標點·索引

御纂醫宗金鑑

清·吳謙等 編

東醫文獻硏究室 再編輯

法仁文化社

일러두기

1. 『標點·索引 御纂醫宗金鑑』은 '文淵閣四庫全書'本 『御纂醫宗金鑑』을 底本으로 하여 전산입력하고, 이에 句讀點을 달고 索引을 붙여준 것이다.

2. 『御纂醫宗金鑑』은 淸나라 朝廷의 命에 따라 吳謙 等이 참여하여 編纂한 90卷으로 된 綜合醫書로서, 乾隆七年(1742年)에 刊行되었다.

3. 『御纂醫宗金鑑』은 내용에 따라 15種으로 구성되어 있다.
   - 『傷寒論註』와 『金匱要略註』 2종으로 된 『訂正仲景全書』는 漢代 張仲景의 『傷寒論』과 『金匱要略』의 원문을 수록하고, 그 아래에 歷代註家들의 精論을 모으고 條文에 따라 註釋을 붙여 訂正(잘못을 고쳐 바로 잡음)해 놓은 것이다.
   - 『刪補名醫方論』은 淸나라 이전의 常用方劑 200餘 首를 모아 그 主治證·方劑組成·劑量·製法·服用法을 수록하고, 金·元·明·淸代 名醫들의 각 方劑에 대한 立方의 意味를 정밀하게 논술해 놓은 것이다.
   - 『四診心法要訣』은 醫經 中에서 望·聞·問·切 四診과 관련된 條文을 精選하여 四言歌訣로 編成하고, 『四言脈訣』의 내용을 수록하여 상세한 註釋을 붙여 놓은 것이다.
   - 『運氣要訣』은 『內經』 中에서 五運六氣와 관련된 주요 내용을 歌訣로 編成하고, 註解와 圖表를 수록해 놓은 것이다.
   - 『傷寒心法要訣』은 『傷寒論』 中에서 六經脈證·病證·治法 등의 要旨를 가려뽑아 歌訣로 編成함으로써 쉽게 읽고 쉽게 기억할 수 있도록 한 傷寒入門書이다.
   - 『雜病心法要訣』은 40餘 種의 內科常見雜病을 가려뽑아 그 病機·治則과 상응하는 治法方劑를 수록해 놓은 것이다.
   - 『婦科心法要訣』은 婦人科 中에서 經·帶·胎·産·乳·前陰 등과 관련된 各種病證과 그 治法方劑를 수록해 놓은 것이다.
   - 『幼科雜病心法要訣』은 小兒科의 四診方法·初生護理 및 各種 常見病證의 病機·治法·處方을 소개해 놓은 것이다.
   - 『痘疹心法要訣』은 痘疹과 그와 상관된 病證의 診斷과 治療를 위한 專門書이다.
   - 『幼科種痘心法要旨』는 古代人의 種痘法을 체계적으로 소개해 놓은 것이다.
   - 『外科心法要訣』에서는 歌訣과 論을 결합하고, 글과 그림을 대조하여 수록함으로써 外科臨床診治知識을 체계적으로 소개해 놓았는데, 이에는 '十二經絡', '外科脈診', '癰疽辨證', '人體 各部位의 外科病證·治法', '外科常用處方', '嬰兒外科病治法' 등이 포함되어 있다.
   - 『眼科心法要訣』에서는 眼科五輪八廓理論과 그 運用 및 內障·外障 등 수십 종의 眼科病證의 診斷과 治療方藥을 소개해 놓았다.
   - 『刺灸心法要訣』은 '九鍼原始' 다음에 經絡·腧穴을 綱으로 삼아 經穴의 位置·臨床主治·刺灸方法을 체계적으로 소개해 놓은 것이다.
   - 『正骨心法要旨』는 骨傷科專門書로서, 먼저 正骨手法을 논하고 各種骨傷整復器具 및 그 使用法을 열거한 다음 40餘 種의 각기 다른 身體部位의 骨骼 및 그 疾病을 소개하고 그

에 따른 方藥을 수록해 놓은 것이다.

4. 글자체는 전산입력 환경에 따라 다소 변형이 이루어졌으며, 다음의 글자들은 일괄적으로 통일하였다.
   - 衇은 脈으로 하였다.
   - 臟腑의 藏과 府는 臟과 腑로 하였다.
   - 麪은 麵으로 하였다.
   - 黃芪의 耆는 芪로 하였다.
   - 觔은 斤으로 하였다.
   - 譫語의 讝은 譫으로 하였다.
   - '망초'의 芒消는 芒硝로 하였다.
   - '풍화초'의 風化消는 風化硝로 하였다.
   - '박초'의 樸消는 朴硝로 하였다.
   - '후박'의 厚樸은 厚朴으로 하였다.
   - '樓英'을 가리키는 婁全善은 樓全善으로 하였다.
   - '인삼'의 人蔘은 四庫全書本에 있는 그대로 人參으로 하였다.
   - '營氣'의 營은 四庫全書本에 있는 그대로 營과 榮을 혼용하여 썼다.
   - '欬'와 '咳'는 四庫全書本에 있는 그대로 혼용하여 썼다.
5. 四庫全書本과 달리 藥材의 法製方法을 앞에 두고 藥量을 뒤에 두었다.
6. 索引은 '病證索引'과 '處方索引'으로 나누어 수록하였다.

御纂醫宗金鑑 首卷

奏疏

太醫院院使加光祿寺卿銜臣錢斗保等謹奏: 爲欽奉上諭事: 乾隆四年十一月十七日, 右院判臣王炳·御醫吳臣謙奉上諭, "爾等衙門該修醫書, 以正醫學." 欽此. 臣等聞命之下, 曷勝惶懼欣躍. 醫道廢弛, 師範不立久矣. 皆因醫書駁雜, 人不知宗. 今我皇上聖慈仁心, 視民如子, 欲其同登壽域, 德意之厚, 與天無極, 此乃萬世壽民公事. 隨會同院使臣錢斗保·左院判臣陳止敬·御醫臣劉裕鐸合詞恭謝天恩. 臣等竊聞上古之醫, 通天之紀, 察地之理, 調其運, 和其化, 使上下合德, 皆神聖爲之, 其道大也如此, 周時以冢宰領其職. 上保聖躬, 下全民命, 其任重也如此. 至漢而降, 醫入方技, 然習之者, 猶非常人, 淳于意·張機之屬. 迨後視醫甚輕, 習之者僅爲一己衣食計, 並不存心濟世. 自好之士, 恥與同儔, 是以良醫代乏, 其道日衰, 其術失傳. 今惟我皇上仰體聖祖仁皇帝·世宗憲皇帝聖心未就, 下頒修醫書之旨. 臣等思維醫雖小道, 實天下蒼生性命所關, 非諸末藝之可比也. 考醫之書, 『天元玉冊』·『本草』·『靈樞·素問』三經, 始自伏羲氏·神農氏·軒轅黃帝與臣岐伯等所作也. 殷時伊尹著『湯液本草』, 戰國時扁鵲著『難經』, 後漢時張機著『傷寒論』, 其書世遠, 詞奧難明, 且多編次傳寫錯譌. 自晉而下, 至今醫書甚夥, 不能枚舉. 雖諸大家多所發明, 然亦各自成家. 或博而不精, 或雜而不一, 間有自相牴牾, 反足惑人者, 皆當改正註釋, 分別諸家是非. 先自張機書起, 蓋以前之書, 皆有法無方. 『傷寒論』·『金匱要略雜病論』, 創立方法格式, 始有法有方. 誠醫宗之正派, 啓萬世之法程, 實醫門之聖書也. 故先改正錯譌註釋, 以利天下時用. 臣等請將大內所有醫書發出, 再命下京省, 除書坊現行醫書外, 有舊醫書無板者, 新醫書未刻者, 並家藏秘書, 及世傳經驗良方, 著地方官婉諭購買, 或借抄錄, 或本人願自獻者, 集送太醫院命官纂修. 上自三皇以至我朝, 分門聚類, 刪其駁雜, 採其精粹, 發其餘蘊, 補其未備, 成書二部. 其小而約者, 以便初學誦讀. 其大而博者, 以便學成參考. 使爲師者, 必由是而教. 爲弟子者, 必由是而學, 則醫學昌明, 壽民於萬萬世矣. 其纂修照何館例, 書成如何頒給之處, 仰候欽定. 謹此奏聞.

乾隆四年十二月初二日奏.

奉旨, "著大學士鄂爾泰酌議具奏. 其一應纂修事宜, 并著總管考核." 欽此.

太保議政大臣大學士三等伯總管醫書館事務臣鄂爾泰謹奏: 爲遵旨酌議事: 太醫院院使錢斗保等, 爲欽奉上諭纂修醫書等因一摺, 奉旨: "著大學士鄂爾泰酌議具奏. 其一應纂修事宜, 并著總管考核." 欽此. 臣查修書各館舊例, 所用纂修官·提調官·收掌官及考取謄錄生監, 以及供事紙匠, 俱酌量人數足用, 多寡不等, 請旨遵行在案. 今蒙皇上特命纂修醫書, 以正醫學. 臣謹詳加酌議, 所修醫書, 不必另行開館. 即於太醫院衙門內, 將現在閒房, 照例量加修葺, 儘可充用, 該醫院官員到館辦事亦稱近便. 其纂修官祇需八員, 總修官須用二員. 御醫吳謙·劉裕鐸, 應令充總修官, 仍兼纂修外, 其餘纂修官八員. 應令太醫院堂官并吳謙·劉裕鐸等, 將平日眞知灼見, 精通醫學·兼通文理之人, 保舉選派. 如不足數, 再於翰林院及各部院官員內, 有通曉醫學者, 酌量查派. 盖因前代醫書, 詞義深奧, 詮解不易, 而分門別類, 考訂成書, 旣欲理明, 亦須辭達. 旣貴詳晰, 尤須貫串. 此醫理·文理·分修·總修, 四者缺一, 必不能成完書, 以垂諸久遠者也. 再院使錢斗保·左院判陳止敬·右院判王炳, 俱有本衙門辦理事件. 且內庭差事, 所關重大, 難以分任修書之事, 請將該館一切應行事務, 令錢斗保等三員照看經理. 其收掌官酌用二員, 亦令該醫院堂官於所屬人員內選派. 再於該醫院效力人等內, 選取字畫尙好者, 以備謄錄. 如不敷用, 照例行文國子監直隸學政, 將生監秉公考試, 務擇字畫端楷, 咨送本館, 以憑選取. 供事酌用四名. 紙匠二名, 亦照例於內閣取用. 其在館官員人役, 月支·桌飯·工食·銀兩, 俱照八旗志書館例支領. 其應用桌凳·什物·紙張·筆墨等項, 照例酌量向各該處咨取. 至院使錢斗保等奏摺內請將大內所有醫書發出, 再請勅下直省, 除書坊現行醫書外, 有舊醫書無板者, 新醫書未刻者, 並家藏秘書, 及世傳經驗良方, 著地方官婉諭購買, 或暫借抄錄, 或本人願自獻者, 俱集送太醫院等語, 應照所奏咨明該部, 行文各省督撫, 轉飭地方官遵照辦理可也. 臣未敢擅便, 謹奏請旨.

於乾隆四年十二月十二日奏.

奉旨: 醫書館與修書各館不同, 該館纂修等官公費, 著照修書各館例減半支給, 餘依議. 欽此.

照管醫書館事務和碩和親王臣弘晝謹奏: 爲遵旨議奏事: 乾隆五年二月初七日, 奉旨太醫院設館纂修醫書一事, 著臣詳細查明, 妥議具奏, 欽此欽遵. 臣謹查得院使錢斗保等, 以古今醫書甚繁, 雖諸大家多所發明, 或博而不精, 或雜而不一, 皆當改正註釋, 以利天下時用. 請將大內所有醫書發出, 命下京省, 令將新舊醫書, 並家藏秘書, 及世傳經驗良方, 集送太醫院纂修成書等情. 經大學士伯鄂爾泰遵旨議稱: 纂修醫書不必另行開館, 卽於太醫院閒房內修葺充用. 所需總修官二員, 應令吳謙·劉裕鐸充當, 仍兼纂修外, 其餘纂修官祗需八員, 收掌官二員. 再於該院人員內, 選取字畫尙好者, 以備謄錄. 仍酌用供事四名·紙匠二名. 該館一切應行事務, 令錢斗保等三員照看經理. 至官員人役, 月支·桌飯·工食·銀兩, 俱照八旗志書館例支領. 所需桌凳·紙張·筆墨等項, 向各處咨取應用. 所請大內醫書發出, 命下京省, 將新舊醫書, 併家藏秘書, 及世傳經驗良方, 集送太醫院之處, 應照所奏施行. 等因具奏. 奉旨: "醫書館與修書各館不同, 該館纂修等官公費, 照修書各館例減半支給. 餘依議." 欽此欽遵. 臣復詳加確查, 該院遵旨將纂修事宜·工食·什物等項, 咨查各館, 尙未移覆. 及行取各省醫書之處, 亦未咨部通行. 其需用人員且未選定, 是以至今未曾開館. 臣將未卽速辦情節, 詢於錢斗保等. 據吳謙詞稱: 以前之書有法無方, 惟『傷寒論』·『金匱要略雜病論』等書創立, 始有法有方. 謙於餘暇已詳加刪訂, 書成八九, 稍加增減, 卽可告竣等語. 竊思吳謙旣稱刪訂已成八九, 兼之大內頒發醫書, 詳加參考. 誠如聖諭. 縱天下之書, 亦未必有過於此者也. 請將大內所有醫書, 及吳謙刪訂未成之書, 一併發與太醫院, 選擇吉期, 卽行開館纂修. 其應行事宜, 俱照原議辦理. 今旣有大內之書, 併吳謙未成之書, 足可纂修. 應將行文各省咨取醫書之處, 毋庸議等因.

於乾隆五年二月十六日具奏.

奉旨: "這所奏是館內事宜, 亦著和親王照看." 欽此.

照管醫書館事務和碩和親王臣弘晝等，奉勅纂修醫書，今已告成. 謹奉表恭進者: 伏以帝德播生成易簡協陰陽之撰，皇仁大胞與中和闡位育之功. 歛箕福以敷民，統寒燠·雨暘而廑念. 辨禹圖而正位，合剛柔·燥濕以咸宜. 體好生之心以爲心，五辰順布. 本博濟之學以爲學，二氣均調. 蕩蕩難名，溥海蘊恬熙之化. 巍巍莫並，普天蒙樂利之休. 臣等誠惶誠恐，稽首頓首上言. 竊惟醫書肇自『靈』·『素』，方藥著於漢唐. 倉扁以前，禁方每多不傳之秘. 宋元而後，著述皆屬補救之文，乃法立理明，往哲示圓機之妙，而執方廢法，後世鮮淹貫之儒. 非有明鏡以燭其源流，萬物何以盡歸仁壽? 必比玉策以通其表裏，群言乃能得所會歸. 欽惟皇帝陛下，道接羲軒，業隆參贊. 沛膏雨於山陬海澨，蔀屋春生. 扇仁風於雲牖松扉，瑤階日麗. 旣已登斯民於衽席，更欲進斯世於吉康. 念天時之寒暑不齊，人事之寢興難節，將正醫門之旨，以昭愛養之方. 爰發宮府藏書，徧集古今典籍，特命臣等纂修旣往，以詔將來. 誠億萬年未遇之鴻恩，千百世難逢之曠典. 臣等四診未諳，五味粗分. 聞命自天，悚惶無地. 愼選醫員，細陳綱目. 焚膏繼晷，不辭午夜. 丹鉛分校合參. 務竭一心研悅，飮蔗槳以解熱，旁搜摩詰之詩，進昌陽以引年. 遠證昌黎之說. 理求精當，不尙奇衺，詞謝浮華，惟期平易. 證詳表裏·陰陽·虛實·寒熱. 方按君臣·佐使·性味·功能. 酌古以準今，芟繁而摘要. 書凡九十卷，類分十一科. 恭輯書成，敬呈御覽. 經宸衷之鑑定，彌覺義理精深. 蒙聖主之披陳，益見微文燦著. 欽定嘉名『醫宗金鑑』. 赤文綠字，誠哉! 壽世鴻編，雲笈瑤函. 允矣! 仁民妙術. 懸之九市，不妨家遇越人，寶之千秋，正使代生岐伯，實乃萬方之慶. 誰云一家之言? 伏願澤永春臺. 恩覃夏甸. 修善政於六府，水火金木土穀，大德常流. 培元化於一心，知仁聖義中和，神功黙運. 將見陽回天上，人歌舜日之舒長. 瑞溢寰中，世戴堯天之廣大矣! 臣等無任瞻天仰聖，激切屛營之至，謹奉表恭進以聞.

乾隆七年十二月十五日.

諸臣職名

武英殿監理照管醫書館事務和碩和親王 臣 弘晝
太保議政大臣大學士三等伯總管醫書館事務 臣 鄂爾泰

經理提調官

太醫院院使加光祿寺卿銜食三品俸紀錄三次 臣 錢斗保
內務府坐辦堂郎中紀錄三次 臣 吉慶
內務府總管六庫郎中紀錄三次 臣 普福
內務府郎中兼佐領雲騎尉紀錄三次 臣 興貴
太醫院左院判食五品俸紀錄三次 臣 陳止敬
內務府總領紀錄三次 臣 福寧

總修官

太醫院右院判食五品俸兼經理事紀錄三次 臣 吳謙
太醫院右院判食五品俸紀錄三次 臣 劉裕鐸

纂修官

太醫院御醫加二級紀錄三次 臣 李毓清
太醫院御醫加二級紀錄三次 臣 武維藩
太醫院御醫加二級紀錄三次 臣 花三格
太醫院御醫加三級紀錄三次 臣 施世德
太醫院御醫加一級紀錄二次 臣 鄧錫璋
太醫院御醫加一級 臣 樊君彩
太醫院八品吏目加一級紀錄二次 臣 劉紳
太醫院八品吏目加一級紀錄二次 臣 甄瀚
太醫院八品吏目紀錄三次 臣 何徵圖
太醫院九品吏目紀錄二次 臣 章垣采
太醫院額外九品吏目加一級紀錄二次 臣 金世榮
太醫院額外吏目加一級 臣 劉植
原任欽天監博士 臣 劉裕錫
遴選廩貢生 臣 孫埏柱

効力副纂修官

太醫院御醫加二級 臣 俞士烜
太醫院八品吏目紀錄二次 臣 朱伯德
太醫院九品吏目紀錄二次 臣 栗堅
太醫院九品吏目紀錄二次 臣 張隆
太醫院醫士紀錄三次 臣 張聖格
太醫院醫士紀錄三次 臣 李國勳
太醫院恩糧紀錄三次 臣 屠文彬
遴選監生考授縣丞 臣 祁宏源
太醫院頂帶吏目 臣 肯國忠
太醫院遴選醫生 臣 孫銓
太醫院遴選醫生 臣 吳灝
遴選生員 臣 任永年

校閱官

太醫院御醫紀錄二次 臣 沈恒宲
太醫院御醫加二級 臣 盛繼祖
太醫院御醫加二級紀錄二次 臣 施世琦
太醫院御醫加一級紀錄二次 臣 陳燦
太醫院御醫加二級紀錄二次 臣 龔可法
太醫院八品吏目加四級紀錄二次 臣 朱廷錦
太醫院八品吏目紀錄二次 臣 朱嘉猷
太醫院吏目加一級軍功紀錄二次又二次 臣 陶起麟
太醫院醫士紀錄二次 臣 周翯
太醫院醫士紀錄二次 臣 姬斌

收掌官

太醫院額外吏目加一級 臣 崔生偉
太醫院額外吏目加一級 臣 甘仁

謄錄官

監生捐職州同 臣 福海
監生 臣 改師立
監生 臣 唐明俊
監生 臣 孫燕
監生 臣 薩克愼
監生 臣 姜起蛟
生員 臣 馬玢
生員 臣 張爾諶
生員 臣 于鐸
生員 臣 李成琯
武生 臣 楊瑛

効力謄錄官

監生捐職州同 臣 陳誠
監生考授縣丞 臣 伍弘杰
監生考授吏目 臣 舒弘量
監生 臣 鄭尙檁
生員 臣 吳秉乾
生員 臣 劉文炯
生員 臣 孫宏度
生員 臣 馬琰
生員 臣 雷開基
生員 臣 馮洲
生員 臣 章繼輪
醫生 臣 朱觀

武英殿監造

內務府南苑郎中兼佐領加五級紀錄十次 臣 雅爾岱
內務府錢糧衙門郎中兼佐領加五級紀錄十一次 臣 永保
內務府愼刑司員外郎紀錄一次 臣 永忠
同知加一級紀錄九次 臣 英廉
內務府廣儲司司庫加二級 臣 三格
監造加一級 臣 李保
監造 臣 鄭桑格
庫掌 臣 李延偉
庫掌 臣 虎什泰

凡 例

一. 醫書自『靈』·『素』而後, 惟漢·張機『傷寒論』·『金匱要略』二書, 實一脈相承. 但義理淵深, 方法微奧, 領會不易, 且多譌錯, 舊註隨文附會, 難以傳信. 今於其錯譌者, 悉爲訂正, 逐條詳加註釋, 更集諸註之實足闡發微義者, 以備參考.

一. 方者一定之法, 法者不定之方也. 古人之方, 卽古人之法寓焉. 立一方必有一方之精意存於其中, 不求其精意而徒執其方, 是執方而昧法也. 舊有『醫方考』·『醫方解』等書, 尙未能暢發前人之精意. 今於各書中能透發古方之精意者, 萃而集之, 不當者刪之, 未備者補之.

一. 天時之不齊, 民病所由生也. 『素問』言五運六氣特詳, 醫不明此, 則不識亢害承制·淫勝鬱復之理, 不足以稱醫之良也. 但經文散見諸篇, 學者每有望洋之歎. 今搜集成編, 俾一覽無遺, 庶易於融會貫通.

一. 望·聞·問·切, 古聖稱爲聖·神·工·巧, 蓋醫者之首務也. 經云, 能合色脈, 可以萬全. 又云, 聞其聲而知其人之疾苦, 問其苦欲而知其病之所在. 是雖聖人不能舍此以爲法也, 而況後學乎! 今取崔紫虛『四言脈訣』, 上合『靈』·『素』之言望·聞·問·切者, 集爲一編. 學者熟讀玩味, 臨證之時, 自有得心應手之妙.

一. 婦科諸證, 與方脈無異, 惟經帶·崩漏·胎産·癥瘕不同. 玆集於此數證, 折衷羣書, 詳加探討, 病情方藥, 要歸正當. 其他諸證, 與方脈同者, 仍當於雜證門求之.

一. 嬰兒氣血未充, 形神怯弱, 臟腑柔脆, 風·痰·驚·食, 諸邪易乘難去. 故急則爲驚, 緩則成疳. 卽吐瀉·感冒等證, 治之稍不如法, 皆足變生不測. 前賢稱爲難醫, 不誠然哉! 非理明心細, 識精膽大, 未易擅場. 玆分門別類, 博採羣書, 撮其精粹, 以爲幼科指南.

一. 痘疹, 亦嬰兒之一證也. 而必耑其科者, 以其傳變迅速, 猶方脈之傷寒, 不可以時日待也. 雖然治痘誠難, 而得其要旨, 則難者易矣. 蓋痘自稟賦天時人事, 以及發熱見點, 起脹灌漿, 結痂落痂, 莫不有順·險·逆之三候. 順證不藥而愈, 險證非藥不愈, 逆證雖藥無濟. 業是科者, 能於此辨之明, 審之確, 更詳察其虛實寒熱, 所兼所挾之證而治之, 則於以挽回造化也無難矣. 疹證雖有數種, 惟痲疹一證, 變幻莫測, 更宜詳究. 若夫種痘一法, 則又去逆就順, 化險爲平, 欲以人定勝天者也. 自宋以後, 始有是法, 皆互相授受, 未有成書. 今取耑科世業·屢經試驗方法, 載之於書.

一. 眼科, 自『靈樞·大惑篇』數語, 已足該後世五輪八廓之義. 『千金』·『外臺』又演其旨, 『銀海精微』列證百餘條, 『龍木論』分爲五輪八廓, 內障·外障七十二證. 宋·金·元·明諸賢著述, 各有發明, 可謂旣詳且盡矣. 然五輪之說, 尙本於經, 而八廓則憑臆立論, 三因病情未見精切. 玆特據經訂正, 採輯諸書精蘊, 棄其駁雜.

一. 『靈樞經』爲刺灸家鼻祖, 其文精微詳盡. 銅人一圖, 星羅棋布. 『甲乙』·『千金』等書, 闡其意旨. 然精斯術者, 恒不易得, 何也? 誠以經脈流行, 交會支別, 過接之際, 與夫井·滎·兪·經·合·原等穴, 毫釐一差, 千里遂謬. 非窮究博考, 口傳心授, 鮮能得其奧旨. 近世惟天星奇穴, 猶有得其傳者, 其他未之嘗聞. 今取『靈樞』各家之書, 精硏詳究, 考其分寸, 明其行列, 一一繪圖立說.

一. 人身臟腑根於內, 經絡行於外, 氣血流貫於其中, 醫固無內外之可分也. 第以證之形於外, 故稱之曰外科. 經云, 六腑不和, 留結爲癰. 亦可知無外之非本於內矣. 是集繪圖立說, 外以辨其形色·部位·經絡, 內以察其臟腑·氣血, 與夫陰陽虛實·六淫七情·病因方藥·內治外治諸法, 詳載於篇.

一. 正骨科向無成書, 各家著述, 惟『準繩』稍備, 然亦只言其證藥, 而於經絡·部位·骨度·名目·手法, 俱未嘗詳言之. 今考『靈』·『素』骨度篇, 及十二經絡與所傷部位, 及外治·內治·藥餌·手法·器具, 一一繪圖立說, 彙集成書.

一. 證候傳變, 難以言盡, 而其要不外陰·陽·表·裏·寒·熱·虛·實八者而已. 是集凡論一證, 必於是八者反覆詳辨, 故謂之心法. 經云, 知其要者, 一言而終, 不知其要, 流散無窮. 此之謂歟.

一. 醫者, 書不熟則理不明, 理不明則識不精. 臨證游移, 漫無定見, 藥證不合, 難以奏效. 今於古今之言病機·病情·治法·方藥, 上參『靈』·『素』, 棄其偏駁, 錄其精粹, 編爲歌鈴, 學者易於成誦, 故曰要訣.

總 目

御纂醫宗金鑑 首卷

訂正仲景全書傷寒論註

御纂醫宗金鑑 卷一

御纂醫宗金鑑 卷二

御纂醫宗金鑑 卷三

御纂醫宗金鑑 卷四

御纂醫宗金鑑 卷五

御纂醫宗金鑑 卷六

御纂醫宗金鑑 卷七

御纂醫宗金鑑 卷八

御纂醫宗金鑑 卷九

御纂醫宗金鑑 卷十

御纂醫宗金鑑 卷十一

御纂醫宗金鑑 卷十二

御纂醫宗金鑑 卷十三

御纂醫宗金鑑 卷十四

御纂醫宗金鑑 卷十五

御纂醫宗金鑑 卷十六

御纂醫宗金鑑 卷十七

訂正仲景全書金匱要略註

御纂醫宗金鑑 卷十八

御纂醫宗金鑑 卷十九

御纂醫宗金鑑 卷二十

御纂醫宗金鑑 卷二十一

御纂醫宗金鑑 卷二十二

御纂醫宗金鑑 卷二十三

御纂醫宗金鑑 卷二十四

御纂醫宗金鑑 卷二十五

刪補名醫方論

御纂醫宗金鑑 卷二十六

御纂醫宗金鑑 卷二十七

御纂醫宗金鑑 卷二十八

御纂醫宗金鑑 卷二十九

御纂醫宗金鑑 卷三十

御纂醫宗金鑑 卷三十一

御纂醫宗金鑑 卷三十二

御纂醫宗金鑑 卷三十三

編輯四診心法要訣

御纂醫宗金鑑 卷三十四

編輯運氣要訣

御纂醫宗金鑑 卷三十五

編輯傷寒心法要訣

御纂醫宗金鑑 卷三十六

御纂醫宗金鑑 卷三十七

御纂醫宗金鑑 卷三十八

編輯雜病心法要訣

御纂醫宗金鑑 卷三十九

御纂醫宗金鑑 卷四十

御纂醫宗金鑑 卷四十一

御纂醫宗金鑑 卷四十二

御纂醫宗金鑑 卷四十三

編輯婦科心法要訣

御纂醫宗金鑑 卷四十四

御纂醫宗金鑑 卷四十五

御纂醫宗金鑑 卷四十六

御纂醫宗金鑑 卷四十七

御纂醫宗金鑑 卷四十八

御纂醫宗金鑑 卷四十九

編輯幼科雜病心法要訣

御纂醫宗金鑑 卷五十

御纂醫宗金鑑 卷五十一

御纂醫宗金鑑 卷五十二

御纂醫宗金鑑 卷五十三

御纂醫宗金鑑 卷五十四

御纂醫宗金鑑 卷五十五

編輯痘疹心法要訣

御纂醫宗金鑑 卷五十六

御纂醫宗金鑑 卷五十七

御纂醫宗金鑑 卷五十八

御纂醫宗金鑑 卷五十九

編輯幼科種痘心法要旨

御纂醫宗金鑑 卷六十

編輯外科心法要訣

御纂醫宗金鑑 卷六十一

御纂醫宗金鑑 卷六十二

御纂醫宗金鑑 卷六十三

御纂醫宗金鑑 卷六十四

御纂醫宗金鑑 卷六十五

御纂醫宗金鑑 卷六十六

御纂醫宗金鑑 卷六十七

御纂醫宗金鑑 卷六十八

御纂醫宗金鑑 卷六十九

御纂醫宗金鑑 卷七十

御纂醫宗金鑑 卷七十一

御纂醫宗金鑑 卷七十二

御纂醫宗金鑑 卷七十三

御纂醫宗金鑑 卷七十四

御纂醫宗金鑑 卷七十五

御纂醫宗金鑑 卷七十六

編輯眼科心法要訣

御纂醫宗金鑑 卷七十七

御纂醫宗金鑑 卷七十八

編輯刺灸心法要訣

御纂醫宗金鑑 卷七十九

御纂醫宗金鑑 卷八十

御纂醫宗金鑑 卷八十一

御纂醫宗金鑑 卷八十二

御纂醫宗金鑑 卷八十三

御纂醫宗金鑑 卷八十四

御纂醫宗金鑑 卷八十五

御纂醫宗金鑑 卷八十六

編輯正骨心法要旨

御纂醫宗金鑑 卷八十七

御纂醫宗金鑑 卷八十八

御纂醫宗金鑑 卷八十九

御纂醫宗金鑑 卷九十

御纂醫宗金鑑

訂正仲景全書傷寒論註

訂正仲景全書凡例

一.『傷寒論』與『金匱要略』原是一書, 自林億校刊遂分爲二, 殊失先賢之意. 後趙開美仍合爲一書. 今復其舊, 使後學知傷寒與雜證原非有二也.

一. 全書經文, 諸家舊本, 或字有增減, 或節有分合, 或重出不書衍文, 或正誤各不相同. 是集則以『仲景全書』爲準, 而參之各家, 以昭畫一.

一.『傷寒論』·『金匱要略』, 法律本自井然, 但係千載遺書, 錯誤頗多. 雖經歷代註家編次詮解, 然各執己見, 位置無常, 難以爲法. 玆集『傷寒』分經, 仍依方有執『條辨』, 而次序先後, 則更爲變通.『金匱』門類, 悉照林億校本, 而綱領條目, 則詳爲分別. 並不拘泥前人, 惟在啓發後學, 足裨實用.

一. 經中凡錯簡遺誤, 文義不屬, 應改·補·刪·移者, 審辨精覈, 皆詳於本條經文之下. 其有全節文義不相符合, 絶難意解者, 雖勉加註釋, 終屬牽强. 然其中不無可採之句, 故另彙二帙. 一曰'正誤', 一曰'存疑'. 附之卷末, 以備參考.『金匱要略』倣此.

一. 書中辭精義奥, 註釋誠難. 若徒尙辭華, 必支離蔓衍, 何以闡發微言! 是註惟期簡易明顯, 發揮經旨. 間或旁參互證, 亦惟援引本經, 不事虛文, 用滋眩惑.

一.『傷寒論』自成無已創註以來, 踵之者百餘家.『金匱要略』自趙良衍義後, 繼之者十餘人. 各有精義, 羽翼經文. 然或涉浮泛, 或近隱晦, 醇疵並見, 難以適從. 玆汰其重複, 刪其冗沓, 取其精確. 實有發明者, 集註於右, 用資考證.

一. 上古有法無方, 自仲景始有法有方. 其規矩變化之妙, 立法成方之旨, 各有精義, 皆當明晰. 玆於每方必審究其立方主治之理, 君臣佐使之相輔, 功能性味之相合, 一一解於其後. 卽方中用水之甘瀾·麻沸, 火之宜文·宜武, 煎之緩急, 漬之遲速, 服之頻頓, 莫不各有適病之宜. 前人或置而不論者, 必備錄而詳解之.

一. 是集『傷寒』, 則首六經, 次合病·併病, 次差後勞復·食復·陰陽易, 次壞病·溫病·痙·濕·暍·霍亂, 次可汗不可汗·可吐不可吐·可下不可下, 次平脈·辨脈法, 此一書之次第也. 首綱領, 次具證, 次出方, 次因誤致變, 次因逆成壞, 此一篇之次第也. 首經文, 次註釋, 次集註, 次方藥, 次方解集解. 其經文有缺誤者, 則加辨論於經文之下, 以按字冒之. 其與本條互相發明, 而非專論本條者, 加辨論於本註之後, 亦以按字冒之, 此逐條之次第也. 俾後學了然心目, 易於融會貫通.『金匱要略』序法倣此.

一. 『金匱』二十五章內有與『傷寒』文同者, 十之一二, 雖爲重出, 然亦間有義別之處. 今將『傷寒論』中已有專註者, 則不復贅釋. 其與本經切要者, 必重加發明, 以闡揚其旨.

一. 古人姓氏, 有傳記詳明者, 昭昭可考. 若僅書其字, 則無從知其名矣. 夫以其人竭慮殫精, 久而泯其迹, 所不忍也. 故於無考者書其字, 可考者書其名, 以示不沒其善之意.

御纂醫宗金鑑 卷一

訂正仲景全書傷寒論註

『傷寒論』後漢張機所著, 發明『內經』奧旨者也. 並不引古經一語, 皆出心裁, 理無不該, 法無不備. 蓋古經皆有法無方, 自此始有法有方. 啓萬世之法程, 誠醫門之聖書! 但世遠殘闕, 多編次傳寫之誤. 今博集諸家註釋, 採其精粹, 正其錯譌, 刪其駁雜, 補其闕漏, 發其餘蘊, 於以行之天下, 則大法微言, 益昭諸萬世矣!

辨太陽病脈證并治上篇

太陽主表, 爲一身之外藩, 總六經而統榮衛. 凡外因百病之襲人, 必先於表. 表氣壯, 則衛固榮守, 邪由何入! 經曰, 雖有大風苛毒, 勿之能害是也. 若表氣虛, 則榮衛之氣不能禦外, 故邪得而乘之. 經曰, 虛邪不能獨傷人, 必因身形之虛而後客之也. 衛, 陽也. 榮, 陰也. 風, 陽邪也. 寒, 陰邪也. 邪之害人, 各從其類, 故中風則衛受之, 傷寒則榮受之. 衛分受邪, 則有汗爲虛邪, 桂枝證也. 榮分受邪, 則無汗爲實邪, 麻黃證也. 榮衛俱受邪, 均無汗, 皆爲實邪, 大青龍證也. 大綱三法, 用之得當, 其邪立解. 用違其法, 變病百出. 緣風爲百病之長, 故以風中衛列爲上篇, 寒傷榮與風寒兩傷, 列爲中·下二篇. 其條目俱詳於本篇之下, 俾讀者開卷了然, 有所遵循也.

太陽之爲病, 脈浮, 頭項强痛而惡寒.

[註] 太陽, 膀胱經也. 太陽之爲病, 謂太陽膀胱經之所爲病也. 太陽主表, 表統榮衛, 風邪中衛, 寒邪傷榮, 均表病也. 脈浮, 表病脈也. 頭項强痛惡寒, 表病證也. 太陽經脈, 上額交巓, 入絡腦, 還出別下項, 連風府, 故邪客其經, 必令頭項强痛也. 惡寒者, 因風寒所傷, 故惡之也. 首揭此條, 爲太陽病之提綱. 凡上·中·下三篇內稱太陽病者, 皆指此脈證而言也.

[按] 榮衛二者, 皆胃中後天之穀氣所生. 其氣之清者爲榮, 濁者爲衛. 衛卽氣中之慓悍者也, 營卽血中之精粹者也. 以其定位之體而言, 則曰氣血. 以其流行之用而言, 則曰營衛. 營行脈中, 故屬於陰也. 衛行脈外, 故屬於陽也. 然營衛之所以流行者, 皆本乎腎中先天之一氣, 故又皆以氣言, 曰營氣·衛氣也.

[集註] 滑壽曰, 脈在肉上行, 主表也.

方有執曰, 表卽皮膚, 榮衛麗焉. 故脈見尺寸俱浮, 知病在太陽表也. 項, 頸後也. 惡寒者, 該風而言也. 風寒初襲而鬱於表, 不能再勝風寒之外忤, 故畏惡之.

程應旄曰, 太陽經之見證, 莫確於頭痛·惡寒, 故首揭之.

吳人駒曰, 頭爲三陽之通位, 項爲太陽之專位, 有所障碍, 不得如常之柔和, 是爲强痛.

太陽病, 發熱, 汗出, 惡風, 脈緩者, 名爲中風.

[註] 太陽病, 卽首條脈浮頭項强痛而惡寒之謂也. 衛爲表陽, 風屬陽邪, 風邪中人, 則衛受之, 從其類也. 風中於衛卽發熱者, 以風·衛皆陽, 其性本熱, 故變熱甚捷, 不似傷寒待其閉鬱而始熱也. 衛病不能固表, 又爲陽邪所

蒸，故腠理踈而汗出也．汗出表虛，爲風所忤，故惡風也．風性柔軟，故脈緩也．此承上條言太陽病又兼見此脈證者，名曰中風，以爲中風病之提綱．後凡稱中風者，皆指此脈證而言也．

［集註］ 方有執曰，脈緩卽下文陽浮而陰弱之謂，言旣有如首條所揭之太陽病，加之發熱，汗出，惡風而脈緩者，則其病乃是觸犯於風所致，故名中風．

汪琥曰，中風，非東垣所云中腑·中臟·中血脈之謂．盖中字與傷字同義．仲景論中，不直言傷風者，恐後學不察，以咳嗽·鼻塞·聲重之傷風，混同立論，故以中字別之也．脈緩當作浮緩看．浮是太陽病脈，緩是中風脈．中篇緊脈，亦當倣此．

太陽中風，陽浮而陰弱，陽浮者熱自發，陰弱者汗自出，嗇嗇惡寒，淅淅惡風，翕翕發熱，鼻鳴，乾嘔者，桂枝湯主之．

［註］ 太陽中風，卽上二條合而言之，又詳擧其證以出其治也．後凡稱太陽中風者，皆指此脈此證也．陰陽指榮衛而言，非指尺寸浮沈也．陽浮，卽越人曰，三菽之浮，肺之浮也．肺主皮毛，取之而得者，卽衛分之浮也．六菽之浮，心之浮也．心主血脈，取之而得者，卽營分之浮也．營分之浮較之衛分之浮，則無力而弱，故曰，陽浮而陰弱也．衛爲風客，則衛邪强而發熱矣．故曰，陽浮者熱自發．營受邪蒸，則營不固而汗出矣．故曰，陰弱者汗自出．營衛不和，則肌表踈緩，故有嗇嗇之惡寒，淅淅之惡風，翕翕之發熱也．然在皮膚之表，非若傷寒之壯熱無汗，惡寒雖近烈火而不減，惡風雖處密室而仍畏也．皮毛內合於肺．皮毛不固，風邪侵肺，則氣壅而鼻鳴矣．胸中者，陽氣之本．衛陽爲風邪所干，不能敷布，則氣上逆而爲乾嘔矣．故宜桂枝湯，解肌固表，調和營衛也．

［集註］ 程應旄曰，嗇嗇惡寒者，肌被寒侵，怯而斂也．淅淅惡風者，肌因風灑，踈難禦也．翕翕發熱者，肌得熱蒸，合欲揚也．嗇嗇·淅淅·翕翕字俱從皮毛上形容，較之傷寒之見證，自有浮·沈·淺·深之別．

桂枝湯方

桂枝 去皮．三兩 芍藥 三兩 甘草 炙．二兩 生薑 切．三兩 大棗 擘．十二枚

右五味，㕮咀三味，以水七升，微火煮取三升，去滓，適寒溫，服一升．服已須臾，啜熱稀粥一升餘，以助藥力．溫覆令一時許，徧身漐漐，微似有汗者益佳，不可令如水流漓，病必不除．若一服汗出，病差，停後服，不必盡劑．若不汗，更服，依前法．又不汗，後服，當小促其間，半日許，令三服盡．若病重者，一日一夜周時觀之．服一劑盡，病證猶在者，更作服．若汗不出者，乃服至二·三劑．禁生冷·粘滑·肉麵·五辛·酒酪·臭惡等物．

［按］ 桂枝湯方，桂枝下有‘去皮’二字．夫桂枝氣味辛甘，全在於皮，若去皮，是枯木矣，如何有解肌發汗之功? 宜刪此二字．後倣此．

［方解］ 名曰桂枝湯者，君以桂枝也．桂枝辛溫，辛能發散，溫通衛陽．芍藥酸寒，酸能收斂，寒走陰營．桂枝君芍藥，是於發汗中寓斂汗之旨．芍藥臣桂枝，是於和營中有調衛之功．生薑之辛，佐桂枝以解表．大棗之甘，佐芍藥以和中．甘草甘平，有安內攘外之能，用以調和中氣，卽以調和表裏，且以調和諸藥．以桂芍之相須，薑棗之相得，藉甘草之調和，陽表陰裏，氣衛血營，並行而不悖，是剛柔相濟以相和也．而精義在服後須臾啜稀粥以助藥力．盖穀氣內充，不但易爲釀汗，更使已入之邪不能少留，將來之邪，不得復入也．又妙在溫覆令一時許，漐漐微似有汗，是授人以微汗之法也．不可令如水流漓，病必不除，是禁人以不可過汗之意也．此方爲仲景羣方之冠，乃解肌發汗·調和營衛之第一方也．凡中風·傷

寒，脈浮弱，汗自出而表不解者，皆得而主之．其他但見一二證卽是，不必悉具．故麻·葛·青龍發汗諸劑，咸用之也．若汗不出，麻黃證也．脈浮緊，麻黃脈也，固不可與桂枝湯．然初起無汗，已用麻黃發汗，汗解後復煩，脈浮數者，與下後脈仍浮，氣上衝者，及下後下利止，而身痛不休者，經中皆用此以解外．誠以此時表雖未解，腠理已疎，邪不在皮毛，而在肌肉．且經汗下，津液已傷，故脈證雖同麻黃，而主治當屬桂枝也．粗工妄謂桂枝湯專治中風，不治傷寒，使人疑而不用．又謂專走肌表，不治他病．不知此湯，倍芍藥生薑，加人參，名桂枝新加湯，用以治榮表虛寒，肢體疼痛．倍芍藥加飴糖，名小建中湯，用以治裏虛心悸，腹中急痛．再加黃芪，名黃芪建中湯，用以治虛損虛熱，自汗盜汗．因知仲景之方，可通治百病也．適寒溫服，歠熱稀粥以助藥力，欲使穀氣內充，易爲釀汗也．溫覆令一時許，微似有汗，不令如水流漓，謂不可過汗也．蓋取汗，在不緩不急，不多不少．緩則邪必留連，急則邪反不盡．汗多則亡其陽，汗少則病必不除，若一服汗出病差，謂病輕者，初服一升病卽解也．停後服，不必盡劑，謂不可再服第二升，恐其過也．若不汗，更服，依前法，謂初服不汗出未解，再服一升，依前法也．又不汗後服，謂病仍不解，後服第三升也．小促其間，半日許令三服，盡謂服此第三升，當小促其服，亦不可太緩，以半日三時許爲度，令三服盡，始適中其服之宜也．若病重者，初服一劑，三升盡，病不解，再服一劑，病猶不解，乃更服三劑，以一日一夜周十二時爲度，務期汗出病解而後已．後凡有曰依服桂枝湯法者，卽此之謂也．

太陽病，發熱汗出者，此爲榮弱衛强，故使汗出．欲救邪風者，宜桂枝湯．

［註］此釋上條陽浮陰弱之義也．經曰，“邪氣盛則實，精氣奪則虛．”衛爲風入則發熱，邪氣因之而實，故爲衛强，是衛中之邪氣强也．營受邪蒸則汗出，精氣因之而虛，故爲營弱，是營中之陰氣弱也．所以使發熱汗出也，欲救邪風者，宜桂枝湯．

［集註］方有執曰，上言陽浮而陰弱，此言營弱衛强．衛强卽陽浮，營弱卽陰弱，彼此互言而互相發明者也．救者，解救救護之謂．不曰風邪，而曰邪風者，以本體言也．

病人臟無他病，時發熱自汗出而不愈者，此衛氣不和也．先其時發汗則愈，宜桂枝湯．

［註］此釋上條榮衛不和之證，而又就其時發熱汗出者，以明其治也．臟，裏也．無他病，謂裏無他病也．有時發熱，有時不熱，有時汗出，有時不汗出，其表病流連而不愈者，非榮不和，是衛强不與榮和也．當於未熱未汗之時，預用桂枝湯解肌發汗，迎而奪之，以遏其勢，則熱退汗斂，而病自愈矣．

［集註］方有執曰，時以暫言．衛氣不和者，表有邪風而不和也．先其時者，言於未發熱之先也．

程知曰，陰虛諸病，亦時發熱自汗．若裏無他病，而時熱自汗，則爲衛受風邪，未得解散，宜於將發之時，先用桂枝湯乘其欲動而擊之．

程應旄曰，桂枝爲解肌之劑，而有時云發汗者，何也？以其能助衛氣升騰，使正氣得宣而汗出，與麻黃湯逐邪氣，使汗從外泄者不同．

汪琥曰，及其發熱自汗之時，用桂枝湯發汗則愈．苟失其時，則風邪入裏，病熱必深，桂枝湯非所宜矣．

病常自汗出者，此爲榮氣和．榮氣和者外不諧，以衛氣不共榮氣諧和故爾．以榮行脈中，衛行脈外，復發其汗，榮衛和則愈，宜桂枝湯．

［註］此又釋上條榮衛所以不和之義也．言

病有時常自出汗者, 此爲榮氣已和也. 榮氣和而熱仍不解者, 則是衛外之氣猶不諧, 而不與榮氣共和諧也. 所以榮氣雖和, 而時時自汗出, 病猶不解也. 盖以榮行脈中, 衛行脈外, 衛不和, 則榮雖和而病不解. 故復發其汗以抑衛而和榮, 榮衛和而病自愈矣. 亦宜桂枝湯.

[集註] 方有執曰, 此與上條同, 上以暫言, 此言常者, 謂無時不然也. 上言臟, 臟爲陰而主裏. 此言榮, 榮亦陰而主裏. 以暫言, 故其詞略. 以常言, 故其詞詳. 兩相互發, 義不殊也.

喩昌曰, 此明衛受邪風, 榮自汗出之理. 凡汗出榮和, 而發熱不解, 是衛强不與榮和也. 復發其汗, 俾風邪從肌竅外出, 斯衛不强而與營和矣. 正如中酒發狂, 酒去其人帖然也. 榮受寒邪, 不與衛和, 宜麻黃湯亦然.

吳人駒曰, 上條發作有時, 此則無時. 而不自汗出, 但熱不解者, 亦屬榮衛不和. 盖榮衛相得之爲和, 而榮不得獨爲之和也.

張錫駒曰, 衛氣者, 所以肥腠理, 司開闔, 衛外而爲固也. 今受邪風, 不能衛外, 故常自汗出而熱不解, 此爲榮氣和而衛不和也.

魏荔彤曰, 前以桂枝解肌者, 和其衛而時發熱之熱止. 此以桂枝發汗者, 和其衛而常自汗之汗止. 盖發其表而熱解矣. 故總結之曰, 榮衛和則愈.

太陽病, 初服桂枝湯, 反煩不解者, 先刺風池·風府, 却與桂枝湯則愈.

[註] 太陽病, 服桂枝湯, 外證不解者, 可更作服. 今初服不惟不解, 而反加煩, 是表邪太盛. 若遽與桂枝, 恐更生煩熱. 故宜先行刺法, 疏其在經邪熱, 然後却與桂枝, 發其肌腠風邪, 俾外內調和, 自然汗出而解矣.

[集註] 方有執曰, 桂枝全在服法, 發汗切要如經. 若服不如法, 汗不如經, 病必不除, 所以反煩. 反者, 轉也. 言轉加熱悶也. 風池穴在耳後陷者中, 按之引於耳中, 手足少陽脈之會, 刺可入同身寸之四分. 風府穴在項上入髮際, 同身寸之一寸, 大筋內宛宛中, 督陰·陽維二經之會, 刺可入同身寸之四分.

張志聰曰, 風池·風府雖非太陽穴道, 乃屬太陽經脈所循之部, 故刺之以衰太陽之病勢.

魏荔彤曰, 恐誤認此爲已傳之躁煩, 故標出以示人. 言不解則太陽之證俱在, 但添一煩, 知其非傳裏之煩, 而仍爲表未解之煩也.

欲自解者, 必當先煩, 乃有汗而解. 何以知之? 脈浮, 故知汗出解也.

[註] 汗之不解而煩, 太陽證仍在者, 是表邪盛也. 有陽明證者, 是裏熱盛也. 然亦有欲自解而未解先煩者, 則又爲邪正相爭, 作汗之兆也. 當其煩時, 解與不解, 固不可定, 但診其六脈俱浮, 則知邪欲還表, 當汗出而解矣.

[集註] 程知曰, 天地鬱蒸而雨作, 人身煩悶而汗作, 當以脈浮決之. 設脈不浮則煩, 又爲入裏之候矣.

程應旄曰, 如診得脈浮, 卽是邪還於表之兆, 切勿妄治其煩, 使汗却而當解者反不解也.

沈明宗曰, 夫自解證, 有從衄解, 有從下血而解, 有從下利而解, 有從小便暗除而解者. 此卽太陽戰汗之一端, 或從脈辨, 或從證參. 仲景妙義, 散見諸篇, 務必合參則備.

病六七日, 手足三部脈皆至, 大煩而口噤不能言, 其人躁擾者, 必欲解也.

[註] 病至六七日, 手足陰陽三部脈皆至而浮, 忽然大煩, 口噤不能言, 躁擾不寧者, 此邪正俱實, 爭勝作汗之象. 故曰, 必欲解也.

[集註] 成無己曰, 手足三部脈皆至, 爲正氣盛, 邪氣雖甚, 必欲解也.

若脈和, 其人大煩, 目重瞼, 內際黃者, 此欲解也.

[按] 瞼字當是 '瞼'字. 瞼, 眼弦也. 作瞼字, 非.

[註] 脈和而大煩者, 其解未可卜也. 若其人目重瞼者, 是瞼覆下垂目欲合也, 爲陰來濟陽之兆. 內際黃者, 爲胃氣來復之徵, 故曰, 此欲解也.

問曰, 脈病欲知愈未愈者, 何以別之? 答曰, 寸口·關上·尺中三處, 大小·浮沈·遲數同等, 雖有寒熱不解者, 此脈陰陽爲和平, 雖劇當愈.

[註] 脈偏勝則病, 脈和平則愈. 今寸口·關上·尺中三部脈, 俱見浮沈·遲數·大小同等, 陰陽和平之象, 卽有寒熱不解之病, 雖劇亦當愈也.

[集註]『內經』曰, 寸口·人迎兩者相應若引繩, 大小齊等者, 名曰平人.

程知曰, 大小·浮沈·遲數同等, 謂三部九候無相失也. 盖大, 不甚大. 小, 不甚小. 浮, 不甚浮. 沈, 不甚沈. 遲, 不甚遲. 數, 不甚數, 爲冲和平等之象也.

病有發熱惡寒者, 發於陽也. 無熱惡寒者, 發於陰也. 發於陽者七日愈, 發於陰者六日愈, 以陽數七, 陰數六故也.

[註] 病謂中風·傷寒也. 有初病卽發熱而惡寒者, 是謂中風之病, 發於衛陽者也. 有初病不發熱而惡寒者, 是謂傷寒之病, 發於榮陰者也. 發於陽者七日愈, 發於陰者六日愈, 以陽合七數, 陰合六數也.

[集註] 方有執曰, 此推原中風·傷寒之所以始, 以要其所以終之意. 凡在太陽皆惡寒也. 發, 起也. 愈, 瘳也.

程知曰, 此辨太陽病有發熱有不發熱之故也. 風, 陽也. 衛, 亦陽也. 寒, 陰也. 榮, 亦陰也. 中風·傷寒均爲表證. 而風入衛, 則邪發於陽而爲熱. 寒入榮, 則邪發於陰而不卽熱. 陽行速, 故常過經而遲愈一日. 陰行遲, 故常循經而早愈一日. 觀此, 則風寒之辨了然矣.

魏荔彤曰, 風傷衛, 寒傷榮, 旣在太陽, 則未有不發熱者, 但遲速有間耳. 至於惡寒則同也. 發於陽·發於陰之義, 不過就風爲陽衛亦陽·寒爲陰榮亦陰而言, 殊未及於三陰也.

問曰, 凡病欲知何時得, 何時愈? 答曰, 假令夜半得病者, 明日日中愈. 日中得病者, 夜半愈. 何以言之? 日中得病, 夜半愈者, 以陽得陰則解也. 夜半得病, 明日日中愈者, 以陰得陽則解也.

[註] 凡病之起, 不外乎陰陽以爲病, 非陽勝陰, 卽陰勝陽. 凡病之愈, 亦不外乎陰陽以爲和, 非陽得陰解, 卽陰得陽解. 陽得陰解者, 謂日中得病, 今日夜半愈也. 陰得陽解者, 謂夜半得病, 明日日中愈也.

[集註] 方有執曰, 日中·夜半以大略言, 餘時可倣此意而推也.

太陽病, 頭痛至七日已上自愈者, 以行其經盡故也. 若欲作再經者, 鍼足陽明, 使經不傳則愈.

[註] 太陽病, 頭痛至七日已上自愈者, 以行其經盡故也, 謂太陽受病, 其邪傳行六日, 三陽·三陰經盡, 至七日已上, 三陽·三陰之病日衰, 大邪皆去, 此不作再經, 故自愈也. 再者, 再傳陽明經也, 謂其邪已傳經盡, 熱盛不衰, 欲再轉屬陽明故也. 鍼足陽明, 以泄其熱, 使其邪不再傳, 則愈矣.

[集註] 方有執曰, 七日已上者, 該六日而言也.

魏荔彤曰, 方有執謂鍼以遏其邪, 喩昌謂鍼以竭其邪, 言遏·言竭, 皆言泄之也. 凡鍼刺者, 泄其盛氣也. 故前言刺風池·風府, 亦主泄其風邪暴甚之意. 因刺法乃治熱之善策, 不欲人妄施汗·下·溫三法也. 言足陽明, 自是胃之經穴, 必有實欲再傳之勢, 方可刺之.

閔芝慶曰, 太陽受病, 以次而終於厥陰爲傳經盡, 諸經受病, 至七日已上自愈者, 爲行其經盡故也. 今有自太陽再傳之說, 若果傳徧六經, 厥陰再傳太陽, 太陽再傳陽明, 則何不於厥陰未傳太陽之前, 預鍼太陽. 而必待傳陽明, 然後鍼陽明哉! 於此可知三陰從無再傳太陽之病, 但轉屬陽明耳.

風家表解而不了了者, 十二日愈.

[註] 風家, 謂太陽中風也. 表解, 謂用桂枝湯病已解也. 不了了者, 不淸楚也. 言用桂枝湯其表已解而猶不淸楚者, 在經餘邪未盡耳. 十二日經盡之時, 餘邪盡, 自然愈也.

[集註] 魏荔彤曰, 此條申明太陽中風病愈後, 風邪留滯之證, 應聽其自愈也.

太陽病, 頭痛, 發熱, 汗出, 惡風者, 桂枝湯主之.重出衍文 桂枝本爲解肌, 若其人脈浮緊, 發熱, 汗不出者, 不可與也. 常須識此, 勿令誤也.

[註] 夫桂枝湯本爲解肌, 中風表虛之藥也. 若其人脈浮緊, 發熱, 汗不出者, 乃傷寒表實之病, 不可與也. 常須識此爲麻黃湯證, 勿令誤與桂枝湯也.

[集註] 程應旄曰, 可與不可與, 在毫釐疑似之間, 誤多失之於倉卒. 須常將營衛之分別處, 兩兩互勘, 陰陽不悖, 虛實了然. 不以桂枝誤治脈浮緊汗不出之傷寒, 自不致以麻黃誤治脈浮緩汗自出之中風矣.

若酒客病, 不可與桂枝湯. 得之則嘔, 以酒客不喜甘故也.

[註] 酒客, 謂好飮之人也. 酒客病, 謂過飮而病也. 其病之狀, 頭痛·發熱·汗出·嘔吐, 乃濕熱薰蒸使然, 非風邪也. 若誤與桂枝湯服之, 則嘔, 以酒客不喜甘故也.

[集註] 成無已曰, 酒客內熱, 喜辛而惡甘. 桂枝湯甘, 酒客得之, 則中煩而嘔.

凡服桂枝湯吐者, 其後必吐膿血也.

[註] 凡酒客得桂枝湯而嘔者, 以辛甘之品能動熱助涌故也. 若其人內熱素盛, 服桂枝湯又不卽時嘔出, 則益助其熱, 所以其後必吐膿血也. 然亦有不吐膿血者, 則是所傷者輕, 而熱不甚也.

[集註] 劉宏璧曰, 桂枝氣味甚薄, 酒客不可與者, 擧一以例其餘也. 庸工不得其解, 每遇熱盛之人, 但去桂枝, 於甘辛極熱之類, 全無顧忌. 仲景豈意後人如此之愚哉! 卽如産後不宜寒凉, 所以擧一白芍之味酸微寒者以示戒. 今祗知除去白芍, 於三黃寒凉等藥, 反恣用無忌. 殊不知聖人一語, 該括無窮, 味薄者尙不可與, 其味厚者可知. 微寒者旣在宜禁, 而大寒者尤所當戒. 世俗不能引伸觸類, 徒以鹵莽滅裂爲事. 可見上古醫書, 非精詳玩味, 烏能有得耶!

太陽病, 發汗, 遂漏不止. 其人惡風, 小便難, 四肢微急, 難以屈伸者, 桂枝加附子湯主之.

[註] 太陽中風, 本當解肌, 若大發其汗, 如水流漓, 因而遂漏不止. 其人必腠理大開, 表陽不固, 故惡風也. 液傷於內, 膀胱津少, 故小便難也. 液傷於外, 復加風襲, 故四肢微急, 難以屈伸也. 宜桂枝加附子湯主之. 服依桂枝湯法者, 是於固陽斂液中, 和榮衛解風邪也.

[集註] 方有執曰, 此太陽中風誤汗之變證. 小便難者, 以汗漏不止, 必亡陽·亡津液. 亡陽則氣不足, 亡津液則水道枯竭. 且小便者, 膀胱所司也. 膀胱本太陽經, 而爲諸陽主氣, 氣不足則化不行矣.

程知曰, 此陽氣與陰液兩亡, 復加外風襲入, 與眞武證微細有別. 眞武湯是救裏寒亡陽之失, 急於回陽者. 桂枝加附子湯是救表寒漏風之失, 急於溫經者.

桂枝加附子湯方

於桂枝湯方內, 加附子一枚, 餘依桂枝湯法.

[集解] 柯琴曰, 是方以附子加入桂枝湯中, 大補表陽也. 表陽密, 則汗漏自止, 惡風自罷矣. 汗止津回, 則小便自利, 四肢自柔矣. 汗漏不止與大汗出同, 而從化變病則異. 服桂枝麻黃湯, 大汗出後, 而大煩渴, 是陽陷於裏, 急當救陰, 故用白虎加人參湯. 服桂枝麻黃湯發汗, 遂漏不止, 而不煩渴, 是亡陽於外, 急當救陽, 故用桂枝加附子湯. 要之, 發汗之劑, 用桂枝不當, 則陽陷於裏者多. 用麻黃不當, 則陽亡於外者多. 因桂枝湯有芍藥而無麻黃, 故雖汗大出而元府尙能自閉, 多不致亡陽於外耳.

服桂枝湯, 大汗出後, 大煩渴不解, 脈洪大者, 白虎加人參湯主之.

[註] 大煩渴, 陽明證也. 洪大, 陽明脈也. 中風之邪, 服桂枝湯, 大汗出後不解, 大煩渴脈洪大者, 是邪已入陽明, 津液爲大汗所傷, 胃中乾燥故也. 宜與白虎加人參湯, 清熱生津, 而煩渴自除矣.

[集註] 張璐曰, 白虎湯, 實解內蒸之熱, 非治外經之熱也. 昔人以石膏辛凉, 能解利陽明風熱, 若不佐以麻·葛之品, 何以走外? 此說似是而實非. 盖陽明在經之邪, 縱使有大熱而不煩渴, 自有葛根湯·桂枝加葛根湯等治法, 並無藉於石膏也.

白虎加人參湯方 見陽明篇

太陽病, 三日, 發汗不解, 蒸蒸發熱者, 屬胃也. 調胃承氣湯主之.

[註] 太陽病, 三日, 發汗後熱不解, 若仍陣陣發熱有汗而不解者, 是太陽表證未罷也, 則當以桂枝湯和之. 今蒸蒸發熱, 有汗而不解者, 乃屬陽明裏證不和, 也故用調胃承氣湯.

[集註] 程應旄曰, 太陽病, 三日, 經期尙未深也, 何以發汗不解便屬胃也? 盖以胃燥素盛, 故他表證雖罷, 而汗與熱仍不解也. 第徵其熱, 如炊籠蒸蒸而盛, 則知其汗必連綿濈濈而來, 此卽大便已硬之徵, 故曰屬胃也. 熱雖聚於胃, 而未見潮熱, 譫語等證, 主以調胃承氣湯者, 於下法內從乎中治, 以其爲日未深故也.

汪琥曰, 言太陽病, 不可拘以日數, 但見屬胃之證, 卽可下也. 病方三日, 曾經汗矣, 其熱自內騰達於外, 非表邪不解, 乃太陽之邪轉屬於胃, 病熱不能解也.

調胃承氣湯方 見陽明篇

太陽病, 發汗後, 大汗出, 胃中乾, 煩躁不得眠, 欲得飮水者, 少少與飮之, 令胃氣和則愈. 若脈浮, 小便不利, 微熱, 消渴者, 五苓散主之.

[註] 太陽病, 發汗後, 或大汗出, 皆令人津液內竭, 胃中乾, 煩躁不得眠, 欲得飮水, 當少少與之, 以滋胃燥, 令胃氣和, 則可愈也. 倘與之飮, 胃仍不和, 若脈浮, 小便不利, 微熱消渴者, 則是太陽表邪未罷, 膀胱裏飮已成也. 經曰, 膀胱者, 津液之府, 氣化則能出矣. 今邪熱薰灼, 燥其現有之津. 飮水不化, 絶其未生之液. 津液告匱, 求水自救, 所以水入卽消, 渴而不止也. 用五苓散者, 以其能外解表熱, 內輸水腑, 則氣化津生, 熱渴止而小便利矣.

[集註] 張秉善曰, 白虎治表證已解, 邪傳裏而煩渴者. 今脈浮身有微熱而渴, 乃表邪未得全解, 故用五苓. 借桂枝之辛散, 和肌表以解微熱也. 朮·澤·二苓之淡滲, 化水生津以止燥渴也.

喩昌曰, 脈浮當用桂枝, 何以變用五苓耶? 盖熱邪得水, 雖不全解, 勢必衰其大半, 所以熱微兼小便不利, 證成消渴, 則蓄飮證具, 故不從單解而從兩解也. 凡飮水多而小便少, 謂之消渴. 裏熱飮盛, 不可單用桂枝解肌, 故兼以利水, 惟五苓有全功耳!

程應旄曰, 微熱字對下條發熱字看. 彼以發熱在表, 則知犯本未深, 故邪熱蓄而拒水. 此曰微熱, 則表熱犯本已深, 故熱邪結而耗液. 所以不惟與水與五苓主治有別, 而前五苓·後五苓主治亦俱有別也.

中風發熱, 六七日不解而煩, 有表裏證. 渴欲飮水, 水入則吐者, 名曰水逆, 五苓散主之.

[註] 中風發熱, 六七日不解而煩者, 是有表證也. 渴欲飮水, 水入則吐者, 是有裏證也. 若渴欲飮水, 水入卽消, 如前條之胃乾, 少少與飮, 令胃和則愈. 今渴欲飮水, 水入不消, 上逆而吐, 故名曰水逆. 原其所以吐之之由, 則因邪熱入裏, 與飮相搏, 三焦失其蒸化, 而不能通調水道, 下輸膀胱, 以致飮熱相格於上, 水無去路於下, 故水入則吐. 小便必不利也, 宜五苓散辛甘淡滲之品, 外解內利. 多服煖水, 令其汗出尿通, 則表裏兩解矣.

[集註] 方有執曰, 中風發熱, 必自汗出. 六七日不解而煩者, 汗出過多, 亡津液, 而內燥也. 表以外證未罷言, 裏以煩渴屬府言. 欲飮水者, 燥甚而渴, 希救故也. 水入則吐者, 伏飮內作, 故外水不得入也. 蓋飮亦水也, 以水得水, 涌溢而爲格拒, 所以謂之水逆. 與五苓散兩解表裏, 汗出而愈也.

喩昌曰, 傷風證原有汗. 以其有汗也, 延至日久, 不行解肌之法, 汗出雖多, 徒傷津液, 表終不解, 轉增煩渴. 邪入於腑, 飮水則吐, 名曰水逆. 乃熱邪挾積飮上逆, 故外水格而不入也. 服五苓, 飮熱湯, 得汗則表裏俱解, 是一擧而兩得也.

五苓散方

猪苓 去黑皮. 十八銖 茯苓 十八銖 澤瀉 一兩六銖 白朮 十八銖 桂 半兩

右五味爲散, 更於臼中杵之, 白飮和方寸匕服之, 日三服, 多飮煖水, 汗出愈.

[方解] 是方也, 乃太陽邪熱入腑, 水氣不化, 膀胱表裏藥也. 一治水逆, 水入則吐. 一治消渴, 水入則消. 夫膀胱者, 津液之府, 氣化則能出矣. 邪熱入之, 與水合化爲病. 若水盛於熱, 則水壅不化, 水蓄於上, 故水入則吐, 乃膀胱之氣化不行, 致小便不行也. 若熱盛於水, 則水爲熱灼, 水耗於上, 故水入則消, 乃膀胱之津液告竭, 致小便無出也. 二證皆小便不利, 故均得而主之. 若小便自利者, 不可用, 恐重傷津液, 以其屬陽明之裏, 故不可用也. 由此可知五苓散非治水熱之專劑, 乃治水熱小便不利之主方也, 君澤瀉之鹹寒, 鹹走水府, 寒勝熱邪. 佐二苓之淡滲, 通調水道, 下輸膀胱, 則水熱並瀉也. 用白朮之燥濕, 健脾助土, 爲之隄防以制水也. 用桂之辛溫, 宣通陽氣, 蒸化三焦以行水也. 澤瀉得二苓下降, 利水之功倍, 則小便利, 而水不蓄矣. 白朮藉桂上升, 通陽之效捷, 則氣騰津化, 渴自止也. 若發熱不解, 以桂易桂枝, 服後多服煖水, 令汗出愈. 是知此方不止治停水小便不利之裏, 而猶解停水發熱之表也. 加人參名春澤湯, 其意專在助氣化以生津. 加茵蔯名茵蔯五苓散, 治濕熱發黃, 表裏不實, 小便不利者, 無不效也.

[集解] 程應旄曰, 太陽爲標, 膀胱爲本. 中風發熱, 標受邪也. 六七日不解, 標邪轉入膀胱矣. 是謂犯本. 五苓散與麻黃·桂枝二湯, 雖同爲太陽經之藥, 一則解肌而治表, 一則利小便而治裏, 表與本所主各有別矣.

[按] 此條謂有表裏證者, 非發熱有汗, 口乾煩渴, 水入則消, 小便自利, 太陽·陽明之表裏證也. 乃發熱無汗, 口潤煩渴, 水入則吐, 小便不利, 太陽·膀胱之表裏證也. 此病雖未發明無汗小便不利之證, 若汗出小便利, 則渴飮之水得從外越下出, 必無水逆之證. 仲景用

五苓散, 多服煖水令汗出愈, 其意在利水發汗, 故知必有無汗小便不利之證也.

太陽病, 小便利者, 以飮水多, 必心下悸. 小便少者, 必苦裏急也.

[註] 太陽初病, 不欲飮水, 將傳陽明, 則欲飮水, 此其常也. 今太陽初病, 卽飮水多, 必其人平素胃燥可知. 設胃陽不衰, 則所飮之水, 亦可以敷布於外, 作汗而解. 今飮水多, 而胃陽不充, 卽使小便利, 亦必停中焦, 而爲心下悸. 若更小便少, 則水停下焦, 必苦裏急矣.

[集註] 方有執曰, 飮水多而心下悸者, 心爲火臟, 水多則受制也. 小便少則水停, 所以裏急也.

汪琥曰, 太陽病, 小便利者, 是膀胱之腑無邪熱也. 若其人飮水多, 此熱在上焦, 心火亢甚, 小便雖利, 而渴飮水多, 則水停犯火, 必心下悸. 若其人飮水多而小便少, 此熱在下焦, 爲太陽邪熱, 隨經入府, 水積不行, 膀胱之裏, 必苦急也.

發汗後, 飮水多必喘, 以水灌之亦喘.

[註] 上條未發汗飮水多, 胃熱津少也. 此條發汗後飮水多, 津亡胃乾也. 而不病心下悸·苦裏急者, 盖以水不停於中焦·下焦, 而停於上焦, 所以攻肺必作喘也. 水灌者, 以水澆洗也. 飮水多者必喘, 是飮冷, 冷傷於內也. 以水灌之亦喘者, 是形寒, 寒傷於外也. 均傷肺, 故俱喘.

[集註] 魏荔彤曰, 此申明本條喘急一證, 有因水而成者. 盖渴而飮水多之喘, 與不渴而灌之亦喘, 其由雖不同, 而致病則一也.

發汗後, 不可更行桂枝湯. 汗出而喘, 無大熱者, 可與麻黃杏仁甘草石膏湯.

[註] 太陽病, 下之後微喘者, 表未解也, 當以桂枝加厚朴杏仁湯, 解太陽肌表, 而治其喘也. 太陽病桂枝證, 醫反下之, 下利脈促, 汗出而喘, 表未解者, 當以葛根黃連黃芩湯, 解陽明之肌熱, 而治其喘也. 今太陽病發汗後, 汗出而喘, 身無大熱而不惡寒者, 知邪已不在太陽之表. 且汗出而不惡熱, 知邪亦不在陽明之裏. 其所以汗出而喘, 旣無大熱, 又不惡寒, 是邪獨在太陰肺經, 故不可更行桂枝湯, 可與麻黃杏子甘草石膏湯, 發散肺邪, 而汗·喘自止矣.

麻黃杏仁甘草石膏湯方

麻黃 去節. 四兩 杏仁 去皮尖. 五十枚 甘草 炙. 二兩 石膏 綿裹, 碎. 半斤

右四味以水七升, 先煮麻黃減二升, 去白沫, 納諸藥, 煮取三升, 去滓, 溫服一升.

[集註] 柯琴曰, 石膏爲淸火之重劑, 靑龍·白虎皆賴以建功, 然用之不當, 適足以召禍. 故靑龍以無汗煩躁, 得薑·桂以宣衛外之陽. 白虎以有汗煩渴, 須粳米以存胃中之液. 今但內熱而無外寒, 故不用薑·桂. 喘不在胃而在肺, 故不需粳米. 其意重在存陰, 不慮其亡陽也. 故於麻黃湯去桂枝之監制, 取麻黃之專開, 杏仁之降, 甘草之和, 倍石膏之寒, 除內蘊之實熱, 斯溱溱之汗出, 而內外之煩熱與喘悉除矣.

下後不可更行桂枝湯. 若汗出而喘, 無大熱者, 可與麻黃杏仁甘草石膏湯.

[註] 此詳上條, 受病兩途, 同乎一治之法也. 又有下後身無大熱, 汗出而喘者, 知邪亦不在表而在肺, 故亦不可更行桂枝湯, 可與麻黃杏仁甘草石膏湯以治肺也. 彼之汗後喘, 此之下後喘, 雖其致病之因不同, 而其所見之證不異, 所以從其證, 不從其因, 均用此湯, 亦喘家急則治其標之法也.

[集註] 方有執曰, 汗與下雖殊, 其爲反誤致變之喘則一. 惟其喘一, 故同歸一治也.

太陽中風, 下利嘔逆, 表解者, 乃可攻

之. 其人漐漐汗出, 發作有時, 頭痛, 心下痞硬滿, 引脇下痛, 乾嘔短氣, 汗出不惡寒者, 此表解裏未和也, 十棗湯主之.

[按] 下利之'下'字, 當是'不'字. 若是'下'字, 豈有上嘔下利而用十棗湯峻劑攻之之理乎? 惟其大便不利, 痞硬滿痛, 始屬裏病. 小便不利, 嘔逆短氣, 始屬飮病, 乃可攻也. 發作之'作'字, 當是'熱'字. 若無熱汗出, 乃少陰陰邪寒飮, 眞武湯證也. 且'作'字與上下句文義皆不相屬.

[註] 太陽中風, 表邪也. 不利嘔逆, 裏飮也. 表邪解者, 乃可攻裏飮也. 審其人微汗漐漐不輟, 發熱有時, 頭痛, 若仍惡寒, 是表未解, 尙不可攻. 若不惡寒, 則爲表已解矣. 而更見裏未和之心下痞硬滿, 引脇下痛, 乾嘔短氣, 水蓄無所從出之急證, 故徑以十棗湯峻劑, 直攻水之巢穴而不疑也.

[按] 傷寒表未解, 水停心下, 嘔逆者, 是寒束於外, 水氣不得宣越也, 宜小靑龍湯汗而散之. 中風表未解, 水停心下而吐者, 是飮格於中, 水氣不得輸泄也, 宜五苓散散而利之. 此皆表未解, 不可攻裏之飮證也. 至如十棗湯與下篇之桂枝去芍藥加白朮茯苓湯二方, 皆治飮家有表裏證者. 十棗湯治頭痛·發熱·汗出·不惡寒之表已解, 而有痞硬滿痛之裏未和, 故專主攻裏也. 桂枝去芍藥加白朮茯苓湯, 治頭痛·發熱·無汗之表未解, 而兼有心下滿微痛之裏不和, 故不主攻裏, 當先解表也. 然其心下硬滿痛之微甚, 亦有別矣.

[集註] 杜任曰, 十棗湯惟壯實者宜之, 不宜輕用.

方有執曰, 乃可攻之, 以上喩人勿妄下早之意. 漐漐汗出至短氣, 言證雖有裏, 猶未可下. 直至汗出不惡寒, 方是承上起下, 言當下以出其治也.

喩昌曰, 此證與結胸頗同. 但結胸者, 邪結於胸, 其位高. 此在心下及脇, 其位卑. 然必表解乃可攻之, 亦與攻結胸之戒不殊也. 藥用十棗, 亦與陷胸湯相倣, 因傷寒下法, 多爲胃實而設. 胃實者邪熱內盛, 不得不用硝·黃以蕩滌之. 今證在胸脇而不在胃, 則蕩滌之藥無所用, 故取蠲熱逐飮於胸脇之間, 以爲下法.

張志聰曰, 頭痛, 表證也. 然亦有在裏者, 如傷寒不大便五六日, 頭痛有熱者, 與承氣湯. 與此節之汗出不惡寒而頭痛, 爲表解裏有飮, 用十棗湯. 則凡遇風寒頭痛, 表未解之證, 當審別矣.

程應旄曰, 所可惑者, 頭痛外惟身汗一證, 表裏難辨. 汗出發熱惡寒, 則微有表. 若汗出發熱不惡寒, 則祗從不惡寒處認證, 知表已解, 裏氣爲飮邪搏結不和, 雖頭痛亦屬裏邪上攻, 非關表也.

魏荔彤曰, 太陽之邪旣入裏, 宜下矣. 又有不下胸膈, 不下腸胃, 而下心與脇下者, 較下結胸部位稍卑, 較下胃實部位又稍高, 此下中之又一法也. 須認明同一下也, 證不同而法自別. 盖太陽·陽明之交, 必辨表裏而施汗下. 彼之在裏應下, 乃邪熱挾食物爲胃實. 此之在裏應下, 乃邪熱挾水飮爲飮實. 二者俱必待表解而後下, 此大同也.

十棗湯方

芫花 熬 甘遂 大戟 大棗 擘. 十枚

右三味等分, 各別搗爲散. 以水一升半, 先煮大棗肥者十枚, 取八合, 去滓, 內藥末. 强人服一錢七, 羸人服半錢, 溫服之, 平旦服. 若下少病不除者, 明日更服, 加半錢, 得快下利後, 糜粥自養.

[方解] 仲景治水之方, 種種不同, 此其最峻者也. 凡水氣爲患, 或喘·或咳·或悸·或噎·或吐·或利, 病在一處而止. 此則水邪留結於中, 心腹脇下痞滿硬痛, 三焦升降之氣阻隔難通. 此時表邪已罷, 非汗散之法所宜. 裏飮實

盛, 又非淡滲之品所能勝. 非選逐水至峻之品, 以直折之, 則中氣不支, 束手待斃矣. 甘遂·芫花·大戟三味, 皆辛苦氣寒而稟性最毒, 並擧而用之, 氣味相濟相須, 故可直攻水邪之巢穴, 決其瀆而大下之, 一擧而患可平也. 然邪之所湊, 其氣必虛, 以毒藥攻邪, 必傷及脾胃, 使無沖和甘緩之品爲主宰, 則邪氣盡而大命亦隨之矣. 然此藥最毒至峻, 參·朮所不能君, 甘草又與之反, 故選十棗之大而肥者以君之. 一以顧其脾胃, 一以緩其峻毒. 得快利後, 糜粥自養. 一以使穀氣內充. 一以使邪不復作. 此仲景用毒攻病之法, 盡美又盡善也. 昧者惑於甘能中滿之說而不敢用, 豈知承制之理乎!

太陽病, 外證未解不可下也, 下之爲逆. 欲解外者, 宜桂枝湯.

[註] 太陽病外證未解者, 謂桂枝湯之表證未解也. 凡表證未解, 無論已汗未汗, 雖有可下之證, 而非在急下之例者, 均不可下. 下之爲逆也. 欲解外者, 仍宜桂枝湯主之.

[集註] 王肯堂曰, 但有一毫頭痛惡寒, 卽爲表證未解, 不可下也.

程應旄曰, 若下後外證未解者, 仍當解外, 有是證用是藥, 不可以旣下, 而遂謂桂枝湯不中與也.

汪琥曰, 下之爲逆, 逆者, 爲病在外而反攻其內, 於治法爲不順也.

太陽病, 先發汗不解, 而復下之, 脈浮者不愈. 浮爲在外, 而反下之, 故令不愈. 今脈浮, 故知在外, 當須解外則愈, 宜桂枝湯.

[註] 太陽病, 先發汗表未解, 仍宜汗之, 而復下之, 治失其宜矣. 脈浮者不愈, 盖以脈浮, 邪在外而反下之, 故令不愈也. 今誤下未成逆, 脈仍浮, 故知邪尙在外, 仍宜桂枝湯解外則愈也.

[集註] 程應旄曰, 愈不愈辨之於脈. 其愈者, 必其脈不浮而離於表也. 若脈浮者, 知尙在表, 則前此之下, 自是誤下, 故令不愈. 從前之誤, 不必計較, 祗據目前. 目前之證, 不必計較, 祗據其脈. 脈若浮, 知尙在外, 雖日久尙須解外則愈. 有是脈, 用是藥, 亦不以旣下, 而遂以桂枝湯爲不中與也.

本發汗而復下之, 此爲逆也. 若先發汗, 治不爲逆. 本先下之, 而反汗之, 爲逆. 若先下之, 治不爲逆.

[註] 立治逆之法, 不外乎表裏. 而表裏之治, 不外乎汗下. 病有表裏證者, 當審其汗·下何先, 先後得宜爲順, 失宜爲逆. 若表急於裏, 本應先汗而反下之, 此爲逆也. 若先汗而後下, 治不爲逆也. 若裏急於表, 本應先下, 而反汗之, 此爲逆也. 若先下而後汗, 治不爲逆也.

[集註] 程知曰, 言汗下有先後緩急, 不得倒行逆施.

汪琥曰, 治傷寒之法, 表證急者卽宜汗, 裏證急者卽宜下, 不可拘拘於先汗而後下也. 汗下得宜, 治不爲逆.

太陽病, 下之, 其脈促不結胸者, 此爲欲解也. 脈浮者必結胸, 脈緊者必咽痛, 脈弦者必兩脇拘急, 脈細數者頭痛未止, 脈沈緊者必欲嘔, 脈沈滑者協熱利, 脈浮滑者必下血.

[按] 脈促當是'脈浮', 始與不結胸爲欲解之文義相屬. 脈浮當是'脈促', 始與論中結胸·胸滿同義. 脈緊當是'脈細數', 脈細數當是'脈緊', 始合論中二經本脈. 脈浮滑當是'脈數滑', 浮滑是論中白虎湯證之脈, 數滑是論中下膿血之脈. 細玩諸篇自知.

[註] 病在太陽, 誤下, 爲變不同者, 皆因人之臟氣不一, 各從所入而化, 故不同也. 誤下邪陷, 當作結胸, 反不結胸, 其脈浮, 此裏和而不受邪, 邪仍在表爲欲解也. 若脈促者, 爲陽結實邪之脈, 故必結胸也. 脈細數, 少陰

邪熱之脈，咽痛，少陰邪熱之證．誤下邪陷少陰，法當從少陰治也．脈弦，少陽之脈．兩脇拘急，少陽之證．誤下邪陷少陽，法當從少陽治也．脈緊，太陽脈．頭痛，太陽證．誤下邪仍在表，法當從太陽治也．脈沈緊，寒邪入裏之脈．欲嘔，胃陽格拒之證．有表誤下，邪陷在胃，法當從陽明治也．脈沈滑，宿食脈．有表誤下，協熱入裏下利，法當從協熱下利治也．脈數滑，積熱脈．有表誤下，邪陷入陰，傷榮下血，法當從下膿血治也．

［按］脈促固陽脈也．若促而有力爲實，則爲結胸實邪之診．若促而無力爲虛，則爲胸滿虛邪之診．故論中有脈促結胸，頭汗小潮熱者，用陷胸湯攻之．脈促胸滿，汗出微惡寒者，用桂枝去芍藥加附子湯溫之．觀此促脈虛實治法，則可以類推矣．

［按］咽痛，少陰寒熱俱有之證也．咽乾腫痛者爲熱，不乾不腫而痛者爲寒，故少陰論中有甘桔湯·通脈四逆湯二治法也．

［集註］方有執曰，凡在太陽皆表證也．誤下則變證雜出，而不可以一途拘之．

程知曰，不宜下而下之，諸變不可勝數，此之謂也．今咽痛脇急欲嘔，是寒邪入裏之變．頭痛熱利下血，是風邪入裏之變．所以然者，脈浮滑數爲陽，沈弦緊細爲陰也．

程應旄曰，據脈見證，各著一必字，見勢所必然．考其源頭，總在太陽病下之而來，故雖有已成壞病·未成壞病之分，但宜以活法治之，不得據脈治脈·據證治證也．

太陽病，二三日，不能臥，但欲起，心下必結．脈微弱者，此本有寒分也．反下之，若利止，必作結胸．未止者，四日復下之，此作協熱利也．

［按］四日復下之'之'字，當是'利'字．上文利未止，豈有復下之理乎？細玩自知，是必傳寫之誤．

［註］太陽病，謂頭項强痛而惡寒也．二三日見不得臥，但欲起之證，謂已傳陽明也．心下，胃之分也．必結，謂胃分必有結也．若脈實大乃胃分有熱而結也，則當下之．今脈微弱，是胃分有寒而結也，法不當下，不當下而下之，謂之反下．二三日正當解太陽·陽明之表，反下之，表熱乘虛入裏，必自利．設利自止，是其人胃實而同燥化，必作結胸矣．今利未止，四日仍復下利，是其人胃虛而同濕化，故必作協熱利也．

［集註］程知曰，此表證誤下，有結胸·熱利之變，不可不愼也．脈旣微弱，則是寒結心下，法當溫散．醫見心下結，而下之使利，是治之反也．

汪琥曰，太陽病，二三日，不臥欲起，心下熱結，似乎可下，然脈微弱，其人本有寒分，豈可下乎？

太陽病，外證未除，而數下之，遂協熱而利．利下不止，心下痞硬，表裏不解者，桂枝人參湯主之．

［註］此承上條脈微弱，協熱利，互詳其證，以明其治也．外證未除，謂太陽病未除．而數下之，是下非一次也．裏因數下而虛，遂協表熱而利，利下不止，裏虛不固也．心下痞硬，裏虛而邪結也．外證旣未除，是表不解也，故用桂枝以解表．利下痞硬，裏因下虛而從寒化也，其脈必如上文之微弱，故用參·朮·薑·草以溫裏，此溫補中兩解表裏法也．若其脈有力者，又當從甘草瀉心湯之法矣．

［集註］喩昌曰，誤下而致裏虛，外熱乘之，變而爲利不止者，裏虛不守也．痞硬者，正虛邪實，中成滯碍，痞塞而不通也．以表未除，故用桂枝以解之．以裏適虛，故用理中以和之．此方卽理中加桂枝而易其名，乃治虛痞下利之法也．

李中梓曰，經云，桂枝證醫反下之，利遂不

止，與葛根黃芩黃連湯．此則又與桂枝人參湯．何用藥有溫凉之異耶？ 盖彼證但曰‘下之’，此則曰‘數下之’． 彼證但曰‘利下’， 此則曰‘利不止’．合兩論味之，自有虛實之分矣．

程知曰，表證誤下，下利不止，喘而汗出者，治以葛根·芩·連．心下痞硬者，治以桂枝·參·朮．一救其表邪入裏之實熱，一救其表邪入裏之虛寒，皆表裏兩解法也．

程應旄曰，協熱而利，向來俱作陽邪陷於下焦，果爾，安得用理中耶？ 盖不知利有寒熱二證也．

桂枝人參湯方

桂枝 四兩 甘草 炙．四兩 白朮 三兩 人參 三兩 乾薑 三兩

右五味，以水九升，先煮四味，取五升，內桂更煮， 取三升， 去滓， 溫服一升， 日再服，夜一服．

太陽病， 桂枝證， 醫反下之， 利遂不止．脈促者，表未解也．喘而汗出者，葛根黃芩黃連湯主之．

［註］ 此承上條又言協熱利之脈促者，以別其治也．太陽病桂枝證，宜以桂枝解肌，而醫反下之，利遂不止者，是誤下，遂協表熱陷入而利不止也．若表未解，而脈緩無力，卽有下利而喘之裏證，法當從桂枝人參湯以治利，或從桂枝加杏仁厚朴湯，以治喘矣．今下利不止，脈促有力， 汗出而喘， 表雖未解， 而不惡寒，是熱已陷陽明，卽有桂枝之表，亦當從葛根黃芩黃連湯主治也． 方中四倍葛根以爲君， 芩·連·甘草爲之佐， 其意專解陽明之肌表， 兼淸胃中之裏熱，此淸解中兼解表裏法也．若脈沈遲，或脈微弱，則爲裏寒且虛，又當用理中湯加桂枝矣． 於此可見上條之協熱利， 利不止，心下痞硬，表裏不解者，脈不微弱，必沈遲也．

［按］ 協熱利二證，以脈之陰陽分虛實，主治固當矣．然不可不辨其下利之黏穢·鴨溏，小便或白或赤，脈之有力無力也．

［集註］ 成無己曰， 病有汗出而喘者， 謂自汗出而喘也，是邪氣外甚所致．若喘而汗出者，謂因喘而汗出也，是裏熱氣逆所致，故與葛根黃芩黃連湯，散表邪除裏熱也．

方有執曰， 利與上條同． 而上條用理中者，以痞硬·脈弱屬寒也． 此用芩·連者， 以喘汗·脈促屬熱也．

喩昌曰，太陽病，原無下法，當用桂枝解外，醫反下之，則邪熱之在太陽者，未傳陽明之表，已入陽明之裏．所以其脈促急，其汗外越，其熱上奔則喘， 下奔則泄， 故舍桂枝而用葛根，以專主陽明之表， 加芩·連以淸裏熱， 則不治喘而喘止， 不治利而利止． 此又太陽·陽明兩解表裏之變法也．

汪琥曰，誤下虛其腸胃，爲熱所乘，遂利不止，此非腸胃眞虛證，乃胃有邪熱，下通於腸而作泄也．脈促者，脈來數時一止復來也，此爲陽獨盛之脈也．脈促見陽，知表未解，此表乃陽明經病，非猶太陽桂枝之表證也．喘而汗出者，亦陽明胃腑裏熱氣逆所致，非太陽風邪氣壅之喘，亦非桂枝湯汗出之證也．故當解陽明表邪，淸胃腑裏熱也．

葛根黃芩黃連湯方

葛根 半斤 黃芩 三兩 黃連 三兩 甘草 炙．二兩

右四味，以水八升，先煮葛根，減二升，內諸藥，煮取二升，去滓，分溫再服．

［集解］ 柯琴曰，外熱不除，是表不解．下利不止，是裏未和．誤下致利，病因則同．一則脈微弱，心下痞硬，是脈不足而證有餘也． 一則脈促而喘，反汗自出，是脈有餘而證不足也．表裏·虛實，當從脈辨，況弱脈見於數下後，則痞硬爲虛， 更可知也． 故用理中之辛甘溫補，止下利化痞硬， 又加桂枝以解表． 先煮四味，後內桂枝，和中之力饒，而解肌之氣銳，是於

兩解中寓權宜法也. 桂枝證本脈緩, 誤下後而反促, 陽氣內盛, 邪蒸於外, 故汗出也. 熱暴於內, 火逆上衝, 故爲喘也. 暴注下迫, 故爲利也. 故君淸輕升發之葛根, 以解肌而止利. 佐苦寒淸肅之芩·連, 以止汗而定喘. 又加甘草以和中. 先煮葛根, 後內諸藥, 解肌之力純, 而淸中之氣銳, 又與補中逐邪者殊法矣.

太陽病, 下之後, 脈促胸滿者, 桂枝去芍藥湯主之. 若微惡寒者, 去芍藥方中, 加附子湯主之.

[按] 若微惡寒者, 當是汗出微惡寒方合. 若無'汗出'二字, 乃表未解, 無取乎加附子也.

[註] 太陽病, 表未解而下之, 胸實邪陷, 則爲胸滿, 氣上衝咽喉不得息, 瓜蒂散證也. 胸虛邪陷, 則爲氣上衝, 桂枝湯證也. 今下之後, 邪陷胸中, 胸滿脈促, 似乎胸實而無衝喉不得息之證, 似乎胸虛又見胸滿之證, 故不用瓜蒂散以治實, 亦不用桂枝湯以治虛, 惟用桂枝之甘辛, 以和太陽之表. 去芍藥之酸收, 以避胸中之滿. 若汗出微惡寒, 去芍藥方中加附子主之者, 以防亡陽之變也.

[按] 上條脈促, 喘而汗出不惡寒, 下利不止, 云屬實熱. 此條脈促胸滿, 汗出微惡寒, 不喘不下利, 反屬虛寒者何也? 上條是裏熱蒸越之汗, 故汗出不惡寒, 陽實也, 喘而下利, 皆爲熱也. 此條乃表陽不固之汗, 故汗出微惡寒, 陽虛也, 卽不喘利亦爲寒也. 要知仲景立法, 每在極微處設辨, 恐人微處易忽也. 今以微惡寒發其義, 却不在汗出上辨寒熱, 而在汗出惡寒·不惡寒上辨寒熱. 不在脈促上辨寒熱, 而在脈促之有力·無力辨寒熱. 於此又可知不惟在胸滿上辨虛實, 而當在胸滿之時滿·時不滿·常常滿而不減上辨虛實矣.

[集註] 喩昌曰, 此條之微惡寒, 合上條觀之, 則脈促·胸滿·喘而汗出之內, 原伏有虛陽欲脫之機. 故仲景於此條, 特以'微惡寒'三字發其義. 可見陽虛則惡寒矣. 又可見汗不出之惡寒, 卽非陽虛矣.

程應旄曰, 有陽盛而見促脈, 亦有陽虛而見促脈者, 當辨之於有力無力, 仍須辨之於外證也.

沈明宗曰, 誤下擾亂陰陽之氣則脈促, 邪入胸膈幾成結胸, 但結滿而未痛耳! 故以桂枝湯單提胸膈之邪, 使從表解. 去芍藥者, 惡其酸收, 引邪內入故也. 若脈促胸滿而微惡寒, 乃虛而跼蹐, 陽氣欲脫, 又非陽實之比, 所以加附子固護眞陽也. 然傷風下後之惡寒, 與未下之惡寒, 迥然有別. 而汗後之惡寒, 與未汗之惡寒亦殊.

桂枝去芍藥湯方

於桂枝湯內去芍藥, 餘依前法.

桂枝去芍藥加附子湯方

於桂枝湯方內去芍藥, 加附子一枚, 炮去皮, 破八片, 餘依前法.

太陽病下之, 微喘者, 表未解故也, 桂枝加厚朴杏子湯主之. 喘家作, 桂枝湯加厚朴杏子佳.

[註] 太陽病, 當汗而反下之, 下利脈促, 喘而汗出不惡寒者, 乃邪陷於裏, 熱在陽明, 葛根黃芩黃連湯證也. 今太陽病當汗而反下之, 不下利而微喘, 是邪陷於胸, 未入於胃, 表仍未解也. 故仍用桂枝湯以解肌表, 加厚朴·杏子以降逆定喘也. 喘家, 謂素有喘病之人. 遇中風而喘者, 桂枝湯皆宜用之, 加厚朴·杏子爲佳也.

[集註] 方有執曰, 喘者, 氣逆於上, 故呼吸不順而聲息不利也. 微者, 聲息緩, 不似大喘之氣急也. 以表尙在, 不解其表, 則喘不可定, 故用桂枝解表, 加厚朴利氣, 杏仁下氣, 所以爲定喘之要藥.

喩昌曰, 此風邪誤下作喘, 治法之大要. 其寒邪誤下作喘, 當用麻黃·杏仁·石膏·甘草, 卽此可推. 又曰, 微喘表未解, 則是表邪因誤下上逆, 與虛證不同.

程應旄曰, 喘之一證, 有表有裏, 不可不辨. 下後汗出而喘, 其喘必盛, 屬裏熱壅逆火炎故也. 下後微喘, 汗必不大出, 屬表邪閉遏氣逆故也. 仍用桂枝湯解表, 內加朴·杏以下逆氣.

魏荔彤曰, 凡病人素有喘證, 每感外邪, 勢必作喘, 故謂之喘家.

桂枝加厚朴杏仁湯方

於桂枝湯方內, 加厚朴二兩, 杏仁五十個, 餘依桂枝湯方.

[按] 戴原禮曰, 太陽病有喘咳, 無汗喘者, 宜麻杏石甘湯. 有汗喘者, 宜桂枝加厚朴杏仁湯. 無汗咳者, 宜小靑龍湯. 少陽病無喘有咳, 咳者, 宜小柴胡湯加五味乾薑. 陽明病無咳有喘, 內實喘者, 宜大承氣湯. 下利者, 宜葛根黃芩黃連湯. 三陰惟少陰有喘咳, 喘者宜四逆湯加五味·乾薑. 咳者陰邪下利, 宜眞武湯加五味·乾薑. 陽邪下利, 宜猪苓湯. 然喘皆危候也.

太陽病, 下之後, 其氣上衝者, 可與桂枝湯, 方用前法. 若不上衝者, 不可與之.

[註] 太陽病, 表未解而下之, 裏實者, 邪陷則爲結胸, 大陷胸湯證也. 裏虛者, 邪陷則爲下利, 桂枝人參湯證也. 胸實者, 邪陷則爲胸中痞硬, 氣上衝咽喉不得息, 瓜蒂散證也. 今胸虛邪陷於胸, 故但爲氣上衝, 是表尙未罷, 然無壅滿不得息痞硬之證, 故不可吐下, 仍當解表, 可與桂枝湯, 如法汗之. 使陷胸之邪, 不受外束, 胸中之氣, 得以四達, 自不致內壅而上衝矣. 若不上衝者不可與也.

[集註] 方有執曰, 氣上衝者, 陽主氣而上升, 風屬陽邪, 下後入裏乘虛而上衝也. 若不上衝, 則非陽邪可知, 故不可與.

病如桂枝證, 頭不痛, 項不强, 寸脈微浮, 胸中痞硬, 氣上衝咽喉不得息者, 此爲胸有寒也, 當吐之, 宜瓜蒂散.

[註] 病如桂枝證, 乃頭項强痛, 發熱汗出, 惡風脈浮緩也. 今頭不痛, 項不强, 是桂枝證不悉具也. 寸脈微浮, 是邪去表未遠, 已離其表也. 胸中痞硬, 氣上衝喉不得息, 是邪入裏未深而在胸中, 必胸中素有寒飮之所致也. 寒飮在胸, 不在肌腠, 解肌之法, 無可用也. 痞硬在胸, 而不在心下, 攻裏之法, 亦無所施. 惟有高者越之一法, 使胸中寒飮一涌而出, 故宜吐之以瓜蒂散也.

[集註] 程應旄曰, 痞硬一證, 因吐下者爲虛, 不因吐下者爲實. 實邪痰飮塡塞心胸, 中·下二焦爲之阻絶, 自不得不從上焦爲出路. 所謂'在上者因而越之'是也.

汪琥曰, 傷寒一病, 吐法不可不講, 所以仲景以此條特出之太陽上篇者, 以吐不宜遲, 與太陽汗證之法相等, 當於二三日間, 審其證而用此法也.

沈明宗曰, 素有痰飮內積, 稍涉風寒, 引動其痰, 卽外如桂枝湯證, 但無頭痛項强, 知非風邪中表矣.

張錫駒曰, 氣上衝咽喉不得息者, 邪挾寒飮從太陽之氣而上越也.

瓜蒂散方

瓜蒂 熬黃. 一分 赤小豆 一分

右二味, 各別搗篩, 爲散已, 合治之, 取一錢匕, 以香豉一合, 用熱湯七合, 煮作稀糜, 去滓, 取汁和散, 溫頓服之. 不吐者, 少少加服, 得快吐乃止. 諸亡血虛家, 不可與瓜蒂散.

[方解] 胸中者, 淸陽之府. 諸邪入胸府, 阻遏陽氣, 不得宣達, 以致胸滿痞硬, 熱氣上衝, 燥渴心煩, 嗢嗢欲吐. 脈數促者, 此熱鬱結也. 胸滿痞硬, 氣上衝咽喉不得息, 手足寒冷, 欲

吐不能吐，脈遲緊者，此寒鬱結也．凡胸中寒熱與氣與飮鬱結爲病，諒非汗下之法所能治，必得酸苦涌泄之品，因而越之，上焦得通，陽氣得復，痞硬可消，胸中可和也．瓜蒂極苦，赤豆味酸，相須相益，能疏胸中實邪，爲吐劑中第一品也．而佐香豉汁合服者，借穀氣以保胃氣也．服之不吐，少少加服，得快吐卽止者，恐傷胸中元氣也．此方奏功之捷，勝於汗下，所謂汗·吐·下三大法也．今人不知仲景·子和之精義，置之不用，可勝惜哉！然諸亡血虛家，胸中氣液已虧，不可輕與，特爲申禁．

病發於陽，而反下之，熱入因作結胸．病發於陰，而反下之，因作痞也．所以成結胸者，以下之太早故也．

［註］此總釋結胸與痞硬之因也．中風陽邪，故曰病發於陽也．不汗而反下之，熱邪乘虛陷入，因作結胸．傷寒陰邪，故曰病發於陰也．不汗而反下之，熱邪乘虛陷入，因作痞硬．所以成結胸與痞硬者，以表未解而下之太早故也．病發於陰，不言熱入者，省文耳．然病發於陽而誤下者，未嘗無痞硬．病發於陰而誤下之，亦時成結胸．良由人之氣體不同，或從實化，或從虛化也．

［集註］張兼善曰，風邪入裏則結胸，寒邪入裏則爲痞．然此皆太陽病之所由來，非別陰證陽證也．

太陽病，脈浮而動數，浮則爲風，數則爲熱，動則爲痛，數則爲虛，頭痛發熱，微盜汗出，而反惡寒者，表未解也．醫反下之，動數變遲，膈內拒痛，胃中空虛，客氣動膈，短氣躁煩，心中懊憹，陽氣內陷，心下因硬，則爲結胸，大陷胸湯主之．若不結胸，但頭汗出，餘處無汗，躋頸而還，小便不利，身必發黃．

［按］'數則爲虛'句，疑是衍文．

［註］太陽病，脈浮而動數，浮則爲風邪脈也，數則爲熱邪脈也，動則爲諸痛脈也．頭痛發熱，太陽證也．熱蒸於陽，陽虛則自汗出．熱蒸於陰，陰虛則盜汗出．陰虛當惡熱，今反惡寒，故知此非陰虛之盜汗，乃表未解之盜汗，微微而出也．表未解當解表，醫反下之，遂使動數之熱脈變爲寒遲．盖動數乃表邪欲傳，因下而逆於膈中，故不傳而脈亦變也．表客陽邪，乘胃空虛，陷入胸膈而拒痛，短氣不能布息，煩躁，心中懊憹，心下因硬，徑從實化而爲結胸矣．法當以大陷胸湯主之．若不從實化，不成結胸，但頭汗出至頸，餘處無汗，則熱不得越也．小便不利，則濕不得瀉也，熱濕合化，故身必發黃也．

［集註］成無已曰，動數變遲，而浮脈獨不變者，以邪結胸中，上焦陽分，脈不得而沈也．

朱震亨曰，太陽病，表未解而攻裏，裏已虛矣．雖見浮而動數之陽脈，一經誤下，則必變爲遲陰之脈矣．胃中空虛，短氣躁煩，虛之甚矣．借曰，陽氣內陷，心中因硬而可迅攻之乎？大陷胸之力，不緩於承氣，下而又下，寧不畏其重虛耶？卽陽病實邪下後，若胃中空虛，客氣動膈，心中懊憹者，亦以梔子豉湯吐胸中之邪可也．况太陽誤下後，明有虛證乎！

［按］朱震亨所論治，以梔子豉湯吐之，亦是未成結胸，從胸虛有熱而化者宜也．若從胸虛有寒而化者，不論已成未成結胸，則又當從『活人書』溫補法矣，不可混施也．

方有執曰，太陽之脈本浮，動數者亦傳也．太陽本自汗，而言微盜汗，本惡寒，而言反惡寒者，稽久而然也．膈，心胸之間也．拒，格拒也．言膈氣與邪氣相格拒而爲痛也．客氣，邪氣也．短氣，促氣不能布息也．懊憹，心爲邪亂而不寧也．陽氣，客氣之別名也，以本外邪，故曰客氣．以邪本風，故曰陽氣，以裏虛因而陷入，故曰內陷．自'若不結胸'句至末，以變之輕者而言也.

大陷胸湯方

大黃 去皮. 六兩 芒硝 一升 甘遂 另碾. 一錢

右三味, 以水六升, 先煮大黃, 取二升, 去滓, 內芒硝, 煮一兩沸, 內甘遂末, 溫服一升, 得快利, 止後服.

[集解] 方有執曰, 上焦有高邪, 必陷下以平之, 故曰陷胸湯. 平邪蕩寇, 將軍之職也, 以大黃爲君. 鹹能軟堅, 以芒硝爲臣. 徹上徹下, 破結逐水, 以甘遂爲佐. 惟大實者, 乃爲合法. 如挾虛或脈浮, 不可輕試.

太陽病, 重發汗而復下之, 不大便五六日, 舌上燥而渴, 日晡所, 小有潮熱, 從心下至少腹, 硬滿而痛, 不可近者, 大陷胸湯主之.

[註] 此承上條互發其義, 以詳其證治也. 太陽病, 重發汗而復下之, 津液傷矣. 不大便五六日, 胃腑燥矣. 舌上燥渴, 胃中乾也. 日晡潮熱, 胃熱盛也. 從心下至少腹, 硬滿而痛不可近者, 謂胸腹之中上·下俱硬滿結實大痛, 手不可近, 故以大陷胸湯主之無疑也.

[集註]『內臺方議』曰, '日晡所'作'日晡所發'.

方有執曰, 此明結胸有陽明內實疑似之辨. 晡, 日加申時也. 小有, 微覺有也. 蓋不大便, 燥渴, 日晡潮熱, 從心下至少腹硬滿而痛, 皆似陽明內熱. 惟小有潮熱, 不似陽明大熱之甚. 所以陽明必以胃家實爲主, 而凡有一毫太陽證在, 皆不得入陽明例者, 亦以此也.

程知曰, 太陽結胸兼陽明內實, 故用大陷胸湯, 由胸脇以及腸胃, 皆可蕩滌無餘. 若但下腸胃結熱, 而遺胸上痰飮, 則非法矣.

吳人駒曰, 一腹之中, 上·下邪氣皆盛, 證之全實者, 其脈常沈伏, 不可生疑畏, 惟下之, 而脈自漸出也.

小結胸, 病正在心下, 按之則痛, 脈浮滑者, 小陷胸湯主之.

[註] 大結胸, 邪重熱深, 病從心下至少腹, 硬滿痛不可近, 脈沈實, 故宜大陷胸湯, 以攻其結, 瀉其熱也. 小結胸, 邪淺熱輕, 病正在心下硬滿, 按之則痛, 不按不痛, 脈浮滑, 故用小陷胸湯以開其結, 滌其熱也.

[集註] 程應旄曰, 按陷胸條曰, '心下痛按之石硬'. 又曰, '心下滿而硬痛'. 此曰, '病正在心下'. 則知結胸不拘在心下與胸上, 祗在痛不痛上分別, 故痞證亦有心下硬者, 但不痛耳.

張錫駒曰, 湯有大小之別, 證有輕重之殊, 今人多以小陷胸湯治大結胸證, 皆致不救, 遂諉結胸爲不可治之證. 不知結胸之不可治, 祗一二節, 餘皆可治者, 苟不體認經旨, 必致臨時推諉, 誤人性命也.

魏荔彤曰, 小結胸無實熱之邪, 但微熱而挾痰飮爲患. 故雖結胸而不能高踞胸巓, 但正在心下而已. 不能實力作痛, 惟按之痛而已. 診之不沈而深, 惟浮而輕淺而已. 不能作石硬, 惟虛而結阻而已. 所以大陷胸湯不應用, 而另設小陷胸湯. 高下·堅軟·輕重·沈浮之間, 病機治法昭然已. 又云, 痞, 陰邪. 結胸, 陽邪. 然於陽邪中又有大小之分, 學者審之. 於凡寒熱雜合之證, 無大實大熱. 俱宜斟酌下法, 勿孟浪也.

小陷胸湯方

黃連 一兩 半夏 洗. 半斤 栝蔞實 大者. 一枚

右三味, 以水六升, 先煮栝蔞, 取三升, 去滓, 內諸藥, 煮取二升, 去滓, 分溫三服.

[方解] 黃連滌熱, 半夏導飮, 栝蔞潤燥下行, 合之以滌胸膈痰熱, 開胸膈氣結. 攻雖不峻, 亦能突圍而入, 故名小陷胸湯. 分溫三服, 乃緩以治上之法也.

傷寒六七日, 結胸熱實, 脈沈而緊, 心下痛, 按之石硬者, 大陷胸湯主之.

[註] 傷寒表不解, 誤下成痞, 此其常也.

傷寒或有因誤下而成結胸者，乃其變也．今傷寒六七日，結胸不因誤下而成此熱實之證，若脈沈緊，裏實脈也．心下痛，按之石硬，裏實證也．此爲脈病皆實，故以大陷胸湯主之也．

［集註］喻昌曰，‘熱實’二字，形容結胸之狀甚明，見邪熱塡實於胸而不散漫也．浮緊主傷寒無汗，沈緊主傷寒結胸，此與中風之陽邪結胸迥別，所以不言浮也．又曰，陽邪誤下成結胸，陰邪誤下成痞，然中風間有痞證，傷寒間有結胸證，又不可不知．

程應旄曰，雖曰陽邪內陷，然‘陰陽’二字從虛實寒熱上區別，非從中風傷寒上區別．表熱盛實轉入胃腑，則爲陽明證．表熱盛實不轉入胃腑，而陷入於膈，則爲結胸證．故不必誤下始成也．不因下而成結胸者，必其人胸有燥邪，以失汗而表邪合之，遂成裏實．觀此條曰，‘傷寒六七日’，又曰，‘脈沈而緊’，則可知矣．

汪琥曰，或問脈沈緊，焉知非寒實結胸？答曰，胸中者，陽氣之所聚也．邪熱當胸而結直至心下，石硬且痛，則脈不但沈緊，甚至有伏而不見者，烏可以脈沈緊爲非熱耶？大抵辨結胸之法，但當憑證最爲有準．

寒實結胸，無熱證者，與三物小陷胸湯，白散亦可服．

［按］無熱證之下，與三物小陷胸湯，當是‘三物白散’，‘小陷胸湯’四字，必是傳寫之誤．桔梗·貝母·巴豆三物，其色皆白，有三物白散之義，溫而能攻，與寒實之理相屬．小陷胸湯，乃栝蔞·黃連，皆性寒之品，豈可以治寒實結胸之證乎？‘亦可服’三字，亦衍文也．

［註］結胸證，身無大熱，口不燥渴，則爲無熱實證，乃寒實也，與三物白散．然此證脈必當沈緊，若脈沈遲或證見三陰，則又非寒實結胸可比，當以枳實理中湯治之矣．

［集註］王肯堂曰，熱實結胸，及寒實結胸，『活人書』不拘寒熱，但用陷胸湯，不瘥者用枳實理中丸，卽應手而愈．

方有執曰，寒以飮言，飮本寒也，又得水寒，兩寒搏結而實於胸中，故謂無熱證也．

程知曰，結胸有大小之別，寒熱之異，不得概用硝·黃也．

鄭重光曰，水寒結實在胸，則心陽被據，自非細故，用三物白散下寒而破結，皆不得已之兵也．

三物白散方

桔梗 三分 巴豆 去皮心·熬黑·研如脂．一分 貝母 三分

右件二味爲末，內巴豆，更於臼中杵之，以白飮和服．强人半錢匕，羸者減之．病在膈上必吐，在膈下必利．不利，進熱粥一杯．利過不止，進冷粥一杯．

［方解］是方也，治寒實水結胸證，極峻之藥也．君以巴豆，極辛極烈，攻寒逐水，斬關奪門，所到之處，無不破也．佐以貝母，開胸之結．使以桔梗，爲之舟楫，載巴豆搜逐胸邪，悉盡無餘．膈上者必吐，膈下者必利．然惟知任毒以攻邪，不量强羸，鮮能善其後也．故羸者減之，不利進熱粥，利過進冷粥．蓋巴豆性熱，得熱則行，得冷則止．不用水而用粥者，借穀氣以保胃也．

傷寒十餘日，熱結在裏，復往來寒熱者，與大柴胡湯．但結胸無大熱者，此爲水結在胸脇也，但頭微汗出者，大陷胸湯主之．

［註］傷寒十餘日，熱結在裏，若胸脇滿硬者，此結胸也．今不滿硬，復往來寒熱者，乃少陽表裏病，非結胸也，當與大柴胡湯兩解之．但結胸證，亦有水結者．水結胸不但表無大熱，裏亦無大熱也．有結胸狀，頭微汗出者，此水停於胸，爲熱氣上蒸使然也．故曰水結在胸脇也．亦以大陷胸湯主之，飮熱並攻也．

［集註］方有執曰，水卽飮也，以不實硬，故曰水結．胸脇亦裏也，以熱結不高，故曰在裏．

程知曰，此言熱結於裏兼少陽者，則不宜陷胸．水結於胸者，雖無大熱，猶宜大陷胸也．

程應旄曰，大柴胡與大陷胸，皆能破結．大柴胡之破結，使表分無留邪．大陷胸之破結，使裏分無留邪．

林瀾曰，此言水結胸之與熱結在裏不同也．十餘日，邪深入腑之時，然熱結在裏，而猶有半表半裏之邪，作往來寒熱者，必以大柴胡兩解之．若但胸脇結滿，初無大熱，收斂入內者，此亦不得爲大柴胡證，必水結胸脇也．何以知之？水結胸者，頭汗出，今但頭微汗，爲水結胸明矣．與大陷胸湯．

結胸者，項亦强，如柔痙狀，下之則和，宜大陷胸丸．

［註］結胸從心上至少腹，硬滿痛不可近，則其勢甚於下者，治下宜急攻之，以大陷胸湯．結胸從胸上，滿硬項强，如柔痙狀，則其熱甚於上者，治上宜緩攻之，以大陷胸丸直攻胸肺之邪．煮服倍蜜，峻治緩行，下而和之，以其病勢緩急之形旣殊，湯丸之製亦異也．故知此項强乃結胸之項强，下之則和，非柔痙之項强也．

［集註］成無己曰，項强者，爲邪結胸中，胸膈結滿，但能仰而不能俯，是項强也．

程知曰，項强如柔痙者，胸中邪氣緊實，項勢常昂，有似柔痙之狀．然痙病身手俱張，此但項强原非痙也，借此以驗胸邪十分緊逼耳．

汪琥曰，下之則和者，言邪實去，胸中和而項自舒之意．若不云如柔痙，恐醫人認以爲太陽經風寒之邪未解，反疑其當用發汗之藥．殊不知項雖强，表證已解，裏證甚急，治法宜下也．

大陷胸丸方

大黃 半斤 葶藶子 熬．半升 芒硝 半升 杏仁 去皮尖，熬黑．半升

右四味，搗篩二味，內杏仁·芒硝，合硏如脂，和散．取如彈丸一枚，別搗甘遂末一錢匕，白蜜二合，水二升，煮取一升，溫頓服之，一宿乃下．如不下，更服，取下爲效．禁如藥法．

結胸證，其脈浮大者，不可下，下之則死．

［註］結胸證，若脈大，是爲胃實，知結熱已實乃可下，下之則愈．今其脈浮大，是尙在表，知熱結未實，故不可下．若誤下之，未盡之表邪復乘虛入裏，誤而又誤，結而又結，病熱彌深，正氣愈虛，則死矣．

［集註］張兼善曰，結胸爲可下之證，若脈浮大，心下雖結，表邪尙多，下之重虛其裏，外邪復聚則死矣．

程知曰，結胸亦有不可下者，宜審其脈以施治也．結胸爲邪結上焦之分，得寸脈浮，關脈沈或沈緊，則爲在裏可下也．若脈浮大，則邪猶在表，下之是令其結而又結也，故死．

結胸證悉具，煩躁者亦死．

［註］結胸證悉具，謂硬滿而痛，結在膈之上下也．悉具者，謂胸之下，少腹之上，左右兩脇，無不硬滿而痛也．較之大結胸爲尤甚，此時宜急下之，或有生者．若復遷延，必至邪勝正負，形氣相離，煩躁不寧，下亦死，不下亦死矣．

［集註］方有執曰，結胸證全具，已主死矣，而更加以煩躁，卽不再下，亦主死也．

程應旄曰，結胸證，妄下不可，失下亦不可．總在適當其宜，則去邪卽所以安正也．

魏荔彤曰，此條乃承上條脈見浮大而言．必結胸證具，脈兼見浮大，而加以煩躁，方可卜其死．不然，煩躁亦結胸證中之一也，何遽云死耶!

**問曰，病有結胸，有臟結，其狀何如？答曰，按之痛，寸脈浮，關脈沈，名曰結胸也．何謂臟結？答曰，如結胸狀，飮食如故，時時下利，寸脈浮，關脈小細沈緊，名曰臟

結. 舌上白胎滑者, 難治.

[註] 邪結三陽, 名曰結胸. 邪結三陰, 名曰臟結. 二者皆下後邪氣乘虛入裏所致, 而其脈與證之狀則不同. 其硬滿而按之痛, 結胸證也. 寸脈浮·關脈沈, 結胸脈也. 寸浮主胸主表, 脈沈主胃主裏, 是知其邪由胸表陷入胃裏而結也. 如結胸狀, 飮食如故, 時時下利, 臟結證也. 寸脈浮, 關脈細小沈緊, 臟結脈也. 細小沈緊主臟結寒痛, 是知其邪由胸表陷入臟裏而結也. 臟結雖硬滿而痛, 如結胸狀, 然結胸病, 屬裏壅塞, 必不能飮食. 臟結病, 屬裏空虛, 故飮食如故. 結胸屬實熱, 故硬痛不大便而脈沈石. 臟結屬虛寒, 故硬痛下利而脈細緊也. 舌上白胎滑者, 胸中無熱可知. 臟結陰邪, 得之爲順, 尙可以理中輩溫之. 結胸陽邪, 得之爲逆, 不堪攻下, 故難治也.

[集註] 成無己曰, 氣宜通也, 以塞故痛. 邪結陽分, 則陰氣不得下通. 邪結陰分, 則陽氣不得上通. 故知二者, 皆按之痛硬也.

方有執曰, 此設問答以明結胸·臟結之同異. 臟結之時時下利者, 陰邪結於陰臟, 而寒甚也. 以寒甚, 故脈小細緊, 此其所以不同也. 盖結胸以陽邪結於陽, 臟結以陰邪結於陰故也.

汪琥曰, 結胸證, 其人本胃中有飮食, 下之太早, 則食去不盡, 外邪反入, 結於胸中, 以故按之則痛, 不能飮食, 臟結證, 其人胃中本無飮食, 下之太過, 則臟虛, 邪入與寒結於陰分, 所以狀如結胸, 按之不痛, 能飮食, 時下利也.

魏荔彤曰, 人知此條爲辨結胸, 非指臟結而論, 不知正謂臟結與痞有相類, 而與結胸實有不同. 盖結胸陽邪也, 痞與臟結陰邪也. 痞則尙有陽浮於上, 臟結則上下俱無陽, 是皆誤下·誤吐之過也.

[按] 此條'舌上白胎滑者難治'句, 前人舊註皆單指臟結而言, 未見明晰, 誤人不少. 盖舌胎白滑, 卽結胸證具, 亦是假實. 舌胎乾黃, 雖臟結證具, 每伏眞熱. 臟結陰邪, 白滑爲順, 尙可溫散. 結胸陽邪, 見此爲逆, 不堪攻下, 故爲難治. 由此可知, 著書立論, 必須躬親體驗, 眞知灼見, 方有濟於用. 若徒就紙上陳言, 牽强附會, 又何異按圖索驥耶.

病脇下素有痞, 連在臍旁, 痛引少腹, 入陰筋者, 此名臟結, 死.

[註] 病臟結之人, 若脇下素有痞連在臍旁, 新舊病合, 痛引少腹, 入陰筋者, 其邪又進厥陰, 乃屬臟結之死證也.

[集註] 程知曰, 宿結之邪, 與新結之邪交結而不解, 痞連臍旁, 脾臟結也. 痛引少腹, 腎臟結也. 自脇入陰筋, 肝臟結也. 三陰之臟俱結矣, 故主死.

臟結無陽證, 不往來寒熱, 其人反靜, 舌上胎滑者, 不可攻也.

[註] 臟結無三陽證. 不發熱, 無太陽也. 不往來寒熱, 無少陽也. 其人反靜, 無陽明也. 舌胎滑白, 胸中有寒, 故可溫不可攻也.

[集註] 方有執曰, 胎滑本丹田有熱·胸中有寒而成. 然丹田, 陰也. 胸中, 陽也. 熱反在陰而寒反在陽, 所以爲不可攻也.

程知曰, 經於臟結白胎滑者, 祇言難治, 未嘗言不可治也. 祇言臟結無熱舌胎滑者, 不可攻, 未嘗言臟結有熱舌胎不滑者, 亦不可攻也. 意者丹田有熱, 胸中有寒之證, 必有和解其熱, 溫散其寒之法. 俾內邪潛消, 外邪漸解者, 斯則良工之苦心乎!

病在陽, 應以汗解之, 反以冷水潠之, 若灌之, 其熱被却不得去, 彌更益煩, 肉上粟起, 意欲飮水, 反不渴者, 服文蛤散. 若不差者, 與五苓散. 身熱皮粟不解, 欲引衣自覆者, 若水以潠之洗之, 益令熱被却不得出, 當汗而不汗則煩. 假令汗出已, 腹中

痛，與芍藥三兩，如上法.

［註］ 病在陽，謂病發於陽而身熱也. 此應以汗解之，而反以冷水潠之灌之，則身熱雖被劫而暫却，然終不得去，故熱煩益甚也. 水寒外束，膚熱乍凝，故肉生膚粟，熱入不深，故意欲飲水反不甚渴也，故以文蛤散內疏膚熱. 若不差，與五苓散外解水寒. 則皮粟·身熱當解矣. 若不解且惡寒，引衣自覆，是尙有表也. 當以桂枝湯汗解之. 假令服桂枝湯，汗已出，熱·粟俱解，而腹中增痛，又爲表已和裏未調也，宜與桂枝湯倍加芍藥，調裏以和其表. 若渴欲飮水而不腹痛，則不須調太陰裏，而仍當調太陽腑矣，宜仍取乎五苓也.

文蛤散方

文蛤 五兩

右一味，爲散，沸湯和一錢匕服，湯用五合.

［按］ 文蛤卽五倍子也.

御纂醫宗金鑑 卷二

辨太陽病脈證幷治中篇

太陽統攝之榮衛，乃風寒始入之兩途. 風則傷衛，寒則傷榮. 衛氣慓疾，統氣而行脈外，其用疏泄而屬陽，邪之犯也易，故其犯之也，則有汗，爲虛邪. 榮氣專精，統血而行脈中，其體固密而屬陰，邪之犯也難，故其犯之也，則無汗，爲實邪. 夫冬固寒令也，然春月餘寒，秋末早寒，皆能致病，但有無汗，實邪證候顯然，卽可謂之傷寒，不必盡屬隆冬也. 然太陽經也，膀胱腑也，由經視腑，則經爲表，而腑爲裏矣. 上篇用桂枝湯解肌，所以治風傷衛之表也，而未及衛分之裏，故又立五苓散一方，佐桂枝以和衛分之裏焉. 此篇用麻黃湯發汗，所以治寒傷榮之表也，而未及榮分之裏，故又立桃核抵當方，佐麻黃以攻榮分之裏焉. 至於汗下失宜，過之則傷正而虛其陽，不及則熱熾而傷其陰. 虛其陽，則從少陰陰化之證多，以太陽少陰爲表裏也. 傷其陰，則從陽明陽化之證多，以太陽·陽明遞相傳也，此篇中所以又有四逆·承氣之治也. 凡風傷衛之虛邪已列上篇，玆以寒傷榮之實邪疏爲中篇，使讀者先會大意於胸中，斯臨證處方，自不致誤矣.

太陽病，或已發熱，或未發熱，必惡寒，體痛，嘔逆，脈陰陽俱緊者，名曰傷寒.

[註] 太陽病，卽上篇首條脈浮，頭項强痛，惡寒之謂也. 榮，表陰也. 寒，陰邪也. 寒邪傷人則榮受之，從其類也. 已發熱者，寒邪束於皮毛，元府閉密，陽氣鬱而爲熱也. 未發熱者，寒邪初入，尙未鬱而爲熱，頃之卽發熱也. 惡寒者，爲寒所傷，故惡之也. 必惡寒者，謂不論已熱未熱，而必惡寒也. 寒入其經，故體痛也. 胃中之氣被寒外束不能發越，故嘔逆也. 寒性勁急，故脈陰陽俱緊也. 此承上篇首條言太陽病，又兼此脈此證者，名曰傷寒. 以爲傷寒病之提綱. 後凡稱傷寒者，皆指此脈證而言也.

[集註] 方有執曰，'或'者，未定之辭. '必'者，定然之謂. 曰'或'曰'必'者，言發熱早晩不一，而惡寒則定然卽見也.

喩昌曰，仲景慮惡寒·體痛·嘔逆·又未發熱，恐誤認爲陰經之證，故早於篇首揭明此語以辨之.

程應旄曰，傷寒陰陽俱緊之脈，大不同於中風陽浮而陰弱之緩脈矣. 證與脈兼得其實，然後乃得正其名曰，此太陽傷寒之病，而非中風所能混也.

魏荔彤曰，傷寒·中風同一浮脈，而彼爲浮緩，此爲浮陰. 陽邪舒散故緩，陰邪勁急故緊. 同爲在表之浮，而一緩一緊，風寒迥異矣.

太陽病，頭痛發熱，身疼腰痛，骨節疼痛，惡風無汗而喘者，麻黃湯主之.

[註] 此承上條而詳言其證，以出其治也. 太陽經脈起於目內眥，上額交巓，入絡腦還出，別下項，循肩髆內，挾脊抵腰中，至足小指出其端. 寒邪客於其經，則榮血凝澁，所傷之處，無不痛也. 榮病者惡寒，衛病者惡風. 今榮病而言惡風者，蓋以風動則寒生，惡則皆惡，未有惡寒而不惡風，惡風而不惡寒者，所以仲景於中風·傷寒證中，每互言之，以是知中風·傷寒，不在惡寒·惡風上辨，而在微·甚中別之也. 無汗者，傷寒實邪，腠理閉密，雖發熱而汗不出，不似中風虛邪，發熱而汗自出也. 陽氣被寒邪所遏，故逆而爲喘. 主之以麻黃湯者，解表發汗，逐邪安正也.

[集註] 成無己曰, 寒則傷榮, 頭痛身疼腰痛, 以致牽連骨節疼痛者, 太陽經榮血不利也.

程應旄曰, 頭痛發熱, 太陽病皆然, 而身疼腰痛, 骨節疼痛, 是寒傷榮室, 若風傷衛, 則無是也. 惡風, 太陽病皆然, 而無汗而喘, 是陽被壅遏, 若風傷衛, 則無是也. 得其所同, 因以別其所異也.

沈明宗曰, 太陽之邪從皮毛而入, 鬱逆肺氣, 以故作喘. 且寒主收斂, 傷榮則腠理閉密, 故用麻黃湯發之.

麻黃湯方

麻黃 去節. 三兩 桂枝 二兩 甘草 炙. 一兩 杏仁 湯浸, 去皮·尖. 七十個

右四味, 以水九升, 先煮麻黃, 減二升, 去上沫, 內諸藥, 煮取二升半, 去渣, 溫服八合, 覆取微似汗, 不須歠粥. 餘如桂枝法將息.

[方解] 名曰麻黃湯者, 君以麻黃也. 麻黃性溫, 味辛而苦, 其用在迅升. 桂枝性溫, 味辛而甘, 其能在固表. 證屬有餘, 故主以麻黃必勝之算也. 監以桂枝, 制節之師也. 杏仁之苦溫, 佐麻黃逐邪而降逆. 甘草之甘平, 佐桂枝和內而拒外. 飲入於胃, 行氣於元府, 輸精於皮毛, 斯毛脈合精, 溱溱汗出, 在表之邪, 必盡去而不留. 痛止喘平, 寒熱頓解, 不須啜粥而藉汗於穀也. 必須煮掠去上沫者, 恐令人煩, 以其輕浮之氣, 過於引氣上逆也. 其不用薑·棗者, 以生薑之性橫散於肌, 碍麻黃之迅升. 大棗之性泥滯於膈, 碍杏仁之速降, 此欲急於直達, 少緩則不迅, 橫散則不升矣. 然此爲純陽之劑, 過於發汗, 如單刀直入之將, 用之若當, 一戰成功. 不當, 則不戢而召禍. 故可一而不可再. 如汗後不解, 便當以桂枝代之. 此方爲仲景開表逐邪發汗第一峻藥也. 庸工不知其制在溫覆取汗, 若不溫覆取汗, 則不峻也, 遂謂麻黃專能發表不治他病. 孰知此湯合桂枝湯, 名麻桂各半湯, 用以和太陽留連未盡之寒熱. 去杏仁·加石膏, 合桂枝湯, 名桂枝二越婢一湯, 用以解太陽熱多寒少之寒熱. 若陽盛於內, 無汗而喘者, 又有麻黃杏仁甘草石膏湯, 以解散太陰肺家之邪. 若陰盛於內而無汗者, 又有麻黃附子細辛甘草湯, 以溫散少陰腎家之寒. 『金匱要略』以此方去桂枝, 『千金方』以此方桂枝易桂, 皆名還魂湯, 用以治邪在太陰, 卒中暴厥, 口噤氣絶, 下咽奏效, 而皆不溫覆取汗. 因是而知麻黃湯之峻與不峻, 在溫覆與不溫覆也. 此仲景用方之心法, 豈常人之所得而窺耶!

[集解] 王肯堂曰, 此方爲元氣不虛者設也. 如挾時氣者宜十神湯, 挾暑濕者宜正氣湯, 挾寒者宜五積散, 挾熱者宜通聖散, 挾食者宜養胃湯, 挾痰者宜芎蘇散. 按肯堂之議誠當矣. 然必證兼表裏, 邪因錯雜, 似傷寒而非傷寒者, 乃可於諸方中斟酌選用. 若脈證與麻黃桂枝脗合, 自當遵仲景之法治之. 卽元氣素虛, 或平素有熱, 不宜麻桂者, 亦必如劉完素·張潔古法, 緩緩消息治之, 庶不誤人. 臨病之工, 宜詳審焉.

吳綬曰, 凡傷寒, 寒邪在表, 閉其腠理, 身痛拘急, 惡寒無汗, 須用麻黃辛苦之藥, 開發腠理, 逐寒邪, 使汗出而解. 惟夏月炎暑之時, 雖有是證, 宜加凉藥方可用, 如防風通聖散·石膏湯是也.

傷寒一日, 太陽受之, 脈若靜者, 爲不傳. 頗欲吐, 若躁煩, 脈數急者, 爲傳也.

[註] 傷寒一日, 太陽受之, 當脈浮緊, 或汗或未汗, 若靜如常, 此人病脈不病, 爲不傳也. 初病或嘔未止頗欲吐, 若躁煩脈數急者, 此外邪不解, 內熱已成, 病勢欲傳也. 宜以大青龍湯發表解熱, 以殺其勢. 或表裏有熱證者, 則當以雙解湯兩解之也.

[集註] 沈明宗曰, 此憑脈辨證, 知邪傳與不傳也. 脈浮而緊, 爲太陽正脈, 乃靜是不傳

他經矣. 若頗欲吐, 或躁煩而脈數急, 則邪機向裏已著, 勢必傳經爲病也.

傷寒二三日, 陽明·少陽證不見者, 爲不傳也.

[註] 傷寒二日, 陽明受之. 三日少陽受之. 此其常也. 若二三日, 陽明證之不惡寒·反惡熱·身熱心煩·口渴不眠等證, 與少陽證之寒熱往來·胸脇滿·喜嘔·口苦·耳聾等證不見者, 此爲太陽邪輕熱微, 不傳陽明·少陽也.

[集註] 程知曰, 傷寒一二日太陽, 二三日陽明, 三四日少陽, 四五日太陰, 五六日少陰, 六七日厥陰, 此第言其常耳! 其中變證不一, 有專經不傳者, 有越經傳者, 有傳一二經而卽止者, 有發於陽卽入少陰者, 有直中三陰者, 有足經寃熱而傳手經者, 有誤藥而傳變者. 大抵熱邪乘經之虛卽傳, 若經實卽不受邪而不傳, 陽邪勝則傳, 陰邪勝多不傳. 故經謂脈靜爲不傳. 脈數急爲欲傳也. 又曰, 足經自足上行胸腹頭背, 主一身之大綱, 故寒邪入之, 卽見於其經. 若手經第行於胸手, 不能主一身之大綱也. 邪旣入足經, 必傳入手經, 故感風寒之重者, 頭項痛, 肩·背·肘·節亦痛也. 聖人言足不言手, 足可該手, 手不可該足也, 非不傳手也. 夫五臟六腑十二經, 氣相輸, 絡相通, 豈有傳足而不傳手者哉! 亦豈有傷足而不傷手者哉! 虞天民謂. 熱先手, 寒先足. 義亦可互通也.

程應旄曰, 傷寒之有六經, 無非從淺深而定部署. 以皮膚爲太陽所轄, 故署之太陽. 肌肉爲陽明所轄, 故署之陽明. 筋膜爲少陽所轄, 故署之少陽云耳! 所以華佗曰. 傷寒一日在皮, 二日在膚, 三日在肌, 四日在胸, 五日在腹, 六日入胃, 祗就軀殼間約略其淺深, 而并不署太陽·陽明等名. 然則仲景之分太陽·陽明等, 亦是畫限之意, 用以轄病也.

脈浮者, 病在表, 可發汗, 宜麻黃湯. 脈浮而數者, 可發汗, 宜麻黃湯.

[註] 傷寒脈浮緊者, 麻黃湯誠爲主劑矣. 今脈浮與浮數, 似不在發汗之列, 然視其病皆傷寒無汗之表實, 則不妨略脈而從證, 亦可用麻黃湯汗之. 觀其不曰以麻黃湯發之·主之, 而皆曰可發汗, 則有商量斟酌之意焉.

[集註] 方有執曰, 傷寒脈本緊, 不緊而浮, 則邪見還表而欲散可知矣. 發者, 拓而出之也. 麻黃湯者, 乘其欲散而拓出之也. 或脈浮而數, 傷寒之欲傳也, 而亦宜麻黃湯發汗者, 言乘寒邪有向表之浮, 當散其數, 而不令其至於傳也.

程應旄曰, 麻黃湯爲寒傷榮之主劑, 然亦當於脈與證之間互參酌之, 不必泥定'緊'之一字, 始爲合法也. 脈浮無緊, 似不在發汗之列, 然視其證, 一一寒傷榮之表病, 則不妨略脈而詳證, 無汗, 可發汗, 宜麻黃湯. 若脈浮數, 邪勢欲傳於裏, 亦不妨略證而詳脈, 無汗, 可發汗, 亦宜麻黃湯. 就此二者之脈與證互參之, 其有脈見浮緊, 證具傷寒, 二者俱符, 又何麻黃湯之必在禁例哉!

劉宏璧曰, 但脈浮不緊, 何以知其表寒實也? 必然無汗始可發也, 脈數何以知其未入裏也? 以脈兼浮故可汗也.

太陽病, 外證未解, 脈浮弱者, 當以汗解, 宜桂枝湯.

[註] 太陽病外證未解, 謂太陽病表證未解也. 若脈浮緊, 是爲傷寒外證未解. 今脈浮弱, 是爲中風外證未解也, 故當以桂枝湯汗解之.

[集註] 方有執曰, 外證未解, 謂頭痛·項強·惡寒等證猶在也. 浮弱卽陽浮而陰弱. 此言太陽證凡在未傳變者, 仍當從於解表, 盖嚴戒不得早下之意.

程知曰, 外證未解, 脈見浮弱, 卽日久猶當以汗解. 然祇宜桂枝解肌之法, 不宜誤行大汗之劑. 至於不可誤下, 更不待言矣.

傷寒發汗已解, 半日許復煩, 脈浮數者,

可更發汗, 宜桂枝湯.

[註] 傷寒服麻黃湯發汗, 汗出已, 熱退身凉解, 半日許復煩熱而脈浮數者, 是表邪未盡退而復集也, 可更發汗. 其不用麻黃湯者, 以其津液前已爲發汗所傷, 不堪再任麻黃, 故宜桂枝更汗可也.

[集註] 方有執曰, 傷寒發汗者, 服麻黃湯以發之之謂也. 解, 散也. 復, 重復也. 旣解半日許, 何事而復哉? 言發汗或不如法, 或汗後不謹風寒, 而復煩熱, 脈轉浮數也, 故曰可更發汗. 更, 改也. 言當改前法, 故曰宜桂枝湯.

喩昌曰, 用桂枝湯者, 一以邪重犯衛, 一以榮虛不能復任麻黃也.

程應旄曰, 改前發汗之法爲解肌, 則雖主桂枝, 不爲犯傷寒之禁也.

汪琥曰, 仲景法脈浮而數者, 可發汗, 宜麻黃湯. 然此條已曾用過麻黃湯矣, 故當更方以發其汗, 宜桂枝湯.

發汗病不解, 反惡寒者, 虛故也, 芍藥甘草附子湯主之.

[按] 發汗病不解之'不'字, 當是衍文. 蓋發汗病不解, 則當惡寒. 今曰'反惡寒'者, 正所謂病解之義也. 病解惡寒, 始謂之虛.

[註] 傷寒, 發汗病不解, 則當惡寒, 非表虛也, 是表邪猶在不解, 仍當汗也. 今發汗汗出, 病已解, 不當惡寒矣. 反惡寒者, 非表邪也, 乃陽虛不能衛外所致, 故以芍藥甘草附子湯主之. 盖用附子以扶陽, 芍藥以補陰, 甘草佐附, 芍補陰陽而調榮衛也.

[集註] 方有執曰, 未汗而惡寒, 邪盛而表實. 已汗而惡寒, 邪退而表虛. 汗出之後, 大邪退散, 榮氣衰微, 衛氣疎慢, 而但惡寒, 故曰虛.

芍藥甘草附子湯方

芍藥 三兩 甘草 炙. 二兩 附子 炮去皮·破八片. 一枚

已上三味, 以水五升, 煮取一升五合, 去滓, 分溫服.

[集解] 程應旄曰, 傷寒發汗一法, 原爲去寒而設. 若表已解, 較前反惡寒者, 非復表邪可知. 緣汗外泄而表遂虛, 故主之以芍藥甘草附子湯. 芍藥得桂枝則發表, 得附子則補表, 甘草和中從陰分, 歛戢其陽, 陽回而虛者不虛矣.

發汗後惡寒者, 虛故也. 不惡寒但熱者, 實也, 當和胃氣, 與調胃承氣湯.

[註] 傷寒發汗, 汗出病解, 必不惡寒, 亦不惡熱, 始可爲愈. 若發汗後惡寒者, 是陽虛也, 宜用芍藥甘草附子湯主之. 今發汗後不惡寒, 但惡熱, 則是胃實也, 故與調胃承氣湯瀉熱以和胃也.

[集註] 方有執曰, 發汗後不惡寒, 其人表氣强也. 但熱·亡津液而胃中乾, 故曰實也. 當和胃氣, 以乾在胃而實也. 故曰與調胃承氣湯所以瀉實, 而甘草則有瀉中調和之義.

程知曰, 汗後惡寒, 則爲榮衛俱虛. 汗後不惡寒但發熱, 則爲津乾胃實, 故有調胃通津之法. 然曰當·曰與, 則似深有酌量而不肯妄下, 以重虛其津者.

調胃承氣湯方 見陽明篇

脈浮緊者, 法當身疼痛, 宜以汗解之. 假令尺中遲者, 不可發汗. 何以知之然? 以榮氣不足血少故也.

[註] 脈浮緊者, 寒傷榮之脈也. 身痛者, 寒傷榮之證也. 脈證皆表實邪, 則當發汗, 宜麻黃湯, 設若寸關脈浮緊, 惟尺中遲者, 則又不可發汗. 何也? 以其人平素榮氣不足血少故也. 由此可知, 脈陰陽不俱緊, 不可輕汗也.

[集註] 方有執曰, 尺以候陰, 遲爲不足. 榮主血, 汗者血之液. 尺遲不宜汗者, 嫌奪血也.

張璐曰, 尺中脈遲, 不可用麻黃發汗, 當頻與小建中湯和之. 和之而邪解, 不須發汗. 設不解, 不妨多與之, 覆而汗之可也.

發汗後, 身疼痛, 脈沈遲者, 桂枝加芍藥生薑各一兩·人參三兩新加湯主之.

[註] 發汗後, 身疼痛脈浮緊或浮數, 乃發汗未徹, 表邪未盡也, 仍當汗之, 宜桂枝湯. 今發汗後身雖疼痛, 脈見沈遲, 是榮衛虛寒, 故宜桂枝新加湯, 以溫補其榮衛也.

[集註] 成無己曰, 表邪盛則身疼, 血虛亦身疼. 其脈浮緊者邪盛也, 脈沈遲者血虛也. 盛者損之則安, 虛者益之則愈.

喩昌曰, 脈沈遲者, 六部皆然, 與尺遲大異. 尺遲乃素虛, 此爲發汗新虛, 故於桂枝方中, 倍加芍藥生薑各一兩以去邪, 加人參三兩以補正. 名曰新加湯者, 明非桂枝湯中之舊法也.

汪琥曰, 身疼痛脈沈遲, 焉知非中寒證? 要知此證, 乃太陽傷寒發汗後身疼不止, 脈變沈遲, 非中寒比也.

桂枝新加湯方

桂枝 一兩 芍藥 四兩 甘草 二兩 人參 三兩 生薑 切. 四兩 大棗 擘. 十二枚

右六味, 以水一斗二升, 微火煮取三升, 去滓, 分溫服, 如桂枝法.

[方解] 是方卽桂枝湯倍芍藥·生薑, 加人參也. 汗後身疼痛, 是榮衛虛而不和也, 故以桂枝湯調和其榮衛. 倍生薑者, 以脈沈遲榮中寒也. 倍芍藥者, 以榮不足血少故也. 加人參者, 補諸虛也. 桂枝得人參, 大氣周流, 氣血足而百骸理. 人參得桂枝, 通行內外, 補榮陰而益衛陽, 表虛身疼未有不愈者也.

病發熱頭痛, 脈反沈, 若不差, 身體疼痛, 當溫其裏, 宜四逆湯.

[按] 身體疼痛之下, 當有'下利淸穀'四字, 方合'當溫其裏'之文. 觀太陰篇云, "傷寒醫下之, 續得下利淸穀不止, 身痛者, 急當救裏, 宜四逆湯." 此雖未下, 但脈反沈, 可知裏寒, 必是脫簡.

[註] 病發熱頭疼, 太陽表證也. 脈當浮, 今反沈, 是太陽表證而得少陰裏脈也. 凡太陽·少陰表裏皆寒無汗之病, 均宜以麻黃附子細辛湯發之. 若不差, 不下利者, 更以麻黃附子甘草湯和之. 若下利淸穀, 卽有身體疼痛之表未解, 不可更汗, 當溫其裏, 宜四逆湯. 防其陽從陰化, 變厥惕亡陽之逆, 斷不可謂病在太陽, 無可溫之理也.

四逆湯方 見少陰篇

傷寒, 若吐·若下後, 七八日不解, 熱結在裏, 表裏俱熱, 時時惡風, 大渴, 舌上乾燥而煩, 欲飮水數升者, 白虎加人參湯主之.

[按] 傷寒二字之下, 當有'若汗'二字, 盖發汗較吐下更傷津液爲多也. 時時惡風, 當是'時汗惡風', 若非'汗'字, 則時時惡風, 是表不解, 白虎湯在所禁也. 論中謂發熱無汗, 表不解者, 不可與白虎湯. 渴欲飮水, 無表證者, 白虎加人參湯主之. 讀者細玩經文自知.

[註] 傷寒, 若汗·若吐·若下後, 七八日不解, 以致熱結表裏, 時汗惡風者, 結熱在表未解也. 大渴, 舌上乾燥而煩, 欲飮水數升者, 結熱在裏已彰也. 故曰表裏俱熱, 宜白虎加人參湯主之. 以白虎能外解肌熱, 內淸裏熱也. 加人參者, 因汗吐下後, 津亡氣弱, 借此以益氣生津也.

[按] 大靑龍湯治太陽表裏俱熱, 表多裏少, 故不渴也. 白虎湯治陽明表裏俱熱, 裏多表少, 故大渴也. 今大渴燥煩, 時汗惡風, 是熱在陽明又兼太陽也. 而用白虎湯者, 以陽明裏熱證多, 太陽表熱證少也. 若無汗微渴, 則爲太陽表證多, 卽表裏大熱, 又當用大靑龍湯矣.

[集註] 喩昌曰, 玩此條本文, 熱結在裏, 表裏俱熱, 已自酌量. 惟熱結在裏, 所以表熱不除, 況加大渴飮水, 安得不以淸熱爲急耶!

程知曰，表熱者，身熱也．裏熱者，內熱也．以汗·吐·下後不解，故邪氣乘虛結爲裏熱．惟結熱在裏，所以表熱不除，有惡風證也．大渴引飮，裏熱熾盛，安得不以白虎急解之．石膏辛寒，能淸裏熱，兼散表熱也．惟其在汗·吐·下後，故必加人參以顧其正氣也．

汪琥曰，與白虎湯加人參扶正氣，以分解內外之邪熱．要之，此湯惟正氣虛而邪氣微者宜之．若邪氣甚者，不敢輕加人參也．

白虎加人參湯方 見陽明篇

發汗已，脈浮數，煩渴者，五苓散主之．

［按］脈浮數之下當有‘小便不利’四字，若無此四字，則爲陽明內熱口燥之煩渴，白虎湯證也．以其有小便不利煩渴，則爲太陽水熱瘀結之煩渴，五苓散證也．況無小便不利證而用五苓散，則犯重竭津液之禁矣．太陽上篇，類此證者數條，惟一條水入卽吐，水不下行，故無小便不利之文，此條應有‘小便不利’四字．

［註］發汗已，爲太陽病已發過汗也．脈浮數，知邪仍在表也．若小便利而煩渴者，是初入陽明胃熱，白虎湯證也．今小便不利而煩渴，是太陽腑病，膀胱水畜，五苓證也．故用五苓散，如法服之，外疏內利，表裏均得解矣．

［集註］方有執曰，已者言發汗畢，非謂表病罷也．煩渴者，膀胱水畜，不化津液，故用四苓以利之．浮數者，外表未除，故憑一桂以和之，所以謂五苓能兩解表裏也．

傷寒汗出而渴者，五苓散主之．不渴者，茯苓甘草湯主之．

［註］此申上條或渴而不煩，或煩而不渴者，以別其治也．傷寒發汗後，脈浮數，汗出煩渴，小便不利者，五苓散主之，今惟曰汗出者，省文也．渴而不煩，是飮盛於熱，故亦以五苓散主之，利水以化津也．若不煩且不渴者，是裏無熱也．惟脈浮數汗出，小便不利，是榮衛不和也，故主以茯苓甘草湯和表以利水也．

［集註］鄭重光曰，傷寒本無汗，汗因發而出也．上條煩而渴，此條但渴不煩，裏證較輕，治亦不殊．若更不渴，則內無燥，裏病少而表證猶多也．故用桂枝湯之三，五苓散之一，示三表一裏之意，易名曰茯苓甘草湯者，乃桂枝五苓之變制也．

茯苓甘草湯方

茯苓 二兩 桂枝 二兩 生薑 切．三兩 甘草 炙．一兩

右四味，以水四升，煮取三升，去滓，分溫三服．

［方解］是方乃倣桂枝·五苓二方之義，小制其法也．有脈浮數汗出之表，故主以桂枝．去大棗·芍藥者，因有小便不利之裏，恐滯斂而有碍於癃閉也．五苓去朮·澤·猪苓者，因不渴不煩，裏飮無多，惟小便一利可愈，恐過於燥滲傷陰也．

［集解］汪琥曰，五苓散·茯苓甘草湯二方，皆太陽標本齊病，表裏兼主之劑．何謂標？太陽之經是也 何謂本？膀胱之腑是也．經在表，本在裏．五苓散，邪已入腑表證已微，故方中祇用桂枝一味以主表，其餘四味皆主裏之藥也．茯苓甘草證，邪猶在經，裏證尙少，故方中祇用茯苓一味以主裏，其餘三味皆主表之藥也．

脈浮數者，法當汗出而愈，若下之，身重心悸者，不可發汗，當自汗出乃解．所以然者，尺中脈微，此裏虛，須表裏實，津液自和，便自汗出愈．

［註］傷寒未發熱，脈多浮緊，寒盛也．已發熱，脈多浮數，熱盛也．均宜麻黃湯發汗則愈．若不發汗而誤下之，不成逆壞者，必其人裏氣素實也．故惟見失汗身重之表，誤下心悸之裏，則不可復發其汗．當待其表裏自和，自然汗出而解．所以然者，因失汗表實，誤下裏虛，尺中脈微，表裏未諧，故不卽解也．須待其裏亦

實而與表平，平則和，和則陽津陰液自相和諧，所以便自汗出而愈也．使裏實之法，卽下條用小建中湯法也．

［集註］喻昌曰，此亦先建中而後發汗之變法．要知仲景云，尺脈微者，不可發汗．又云，尺微者，不可下．無非相人津液之奧旨．所以誤下之，脈雖浮數不改，亟宜發汗者，亦必當諦其尺脈，不可率意徑情有如此者．

張璐曰，誤下身重心悸，縱脈仍浮數，亦不可復發其汗．設尺脈微，爲裏陰素虛，尤宜戒也．脈浮而數，熱邪已甚，將欲作汗，今誤下之，故身重心悸，當與小建中和其津液，汗出而愈．

傷寒二三日，心中悸而煩者，小建中湯主之．

［註］傷寒二三日，未經汗下，卽心悸而煩，必其人中氣素虛，雖有表證，亦不可汗之．蓋心悸陽已微，心煩陰已弱，故以小建中湯先建其中，兼調榮衛也．

［集註］王肯堂曰，傷寒二三日，心中悸而煩者，小建中湯主之．傷寒脈弦細，屬少陽，不可汗，汗之則譫語，胃不和則煩而悸．大抵先煩而後悸者是熱，先悸而後煩者是虛，治病必求其本者此也．

程應旄曰，可見陽去入陰，必有其先兆，善治者，急宜杜之於未萌．心中悸而煩，則裏氣虛而陽爲陰襲，建中湯補虛和裏，保定中州，以資氣血爲主．雖悸與煩，皆小柴胡湯中兼見之證，而得之二三日，裏證未必卽具，小柴胡湯非所宜也．

魏荔彤曰，建中者治其本也．與建中後，徐審其在表，則仍當發汗，以中州旣建，雖發汗陽亦不致亡矣．審其傳裏，則應下之，以中州旣建，雖下陽亦不致陷矣．所謂急則從標，而緩則從本也．

小建中湯方

桂枝 三兩 芍藥 六兩 甘草 二兩 生薑 切. 三兩 膠飴 一升 大棗 擘. 十二枚

右六味，以水七升，煮取三升，去滓，內膠飴，更上微火消解，溫服一升，日三服．嘔家不可用建中湯，以甛故也．

［方解］是方也，卽桂枝湯倍芍藥加膠飴也．名曰小建中者，謂小小建立中氣也．蓋中氣雖虛，表尙未和，不敢大補，故仍以桂枝和榮衛，倍芍藥加膠飴，調建中州，而不啜稀粥溫覆令汗者，其意重在心悸中虛，而不在傷寒之表也．中州建立，榮衛自和，津液可生，汗出乃解，悸煩可除矣．嘔家不可用，謂凡病嘔者不可用，恐甛助嘔也．

傷寒脈結代，心動悸，炙甘草湯主之．

［註］心動悸者，謂心下築築，惕惕然動而不自安也．若因汗下者多虛，不因汗下者多熱，欲飮水小便不利者屬飮，厥而下利者屬寒．今病傷寒，不因汗下而心動悸，又無飮熱寒虛之證，但據結代不足之陰脈，卽主以炙甘草湯者，以其人平日血氣衰微，不任寒邪，故脈不能續行也．此時雖有傷寒之表未罷，亦在所不顧，總以補中生血復脈爲急，通行榮衛爲主也．

［集註］成無已曰，脈之動而中止，能自還者，名曰結．不能自還者，名曰代，由血氣虛衰，不能相續也．

程知曰，此又爲議補者，立變法也．曰傷寒，則有邪氣未解也．心主血，曰脈結代，心動悸，則是血虛而眞氣不相續也．故峻補其陰以生血，更通其陽以散寒，無陽則無以綰攝微陰，故方中用桂枝湯去芍藥，而漬以淸酒，所以挽眞氣於將絶之候，而避中寒於脈弱之時也．觀小建中湯，而後知傷寒有補陽之方．觀炙甘草湯，而後知傷寒有補陰之法也．

程應旄曰，此又以脈論，邪氣留結曰結，正氣虛衰曰代．傷寒見此，而加以心動悸，乃眞氣內虛, 故用炙甘草湯, 益陰寧血和榮衛以爲主. 又曰, 太陽變證, 多屬亡陽, 少陽變證, 兼屬亡陰, 以少陽與厥陰爲表裏, 榮陰被傷故也. 用炙甘草湯, 和榮以養陰氣爲治也.

炙甘草湯方

甘草 炙. 四兩 生薑 切. 三兩 桂枝 三兩 麥門冬 半升 麻子仁 半斤 大棗 擘. 十二枚 人參 二兩 阿膠 二兩 生地黃 一斤

右九味, 以清酒七升, 水八升, 先煮八味, 取三升, 去滓, 內阿膠, 烊消盡, 溫服一升, 日三服. 一名復脈湯.

[集解] 張璐曰, 津液枯槁之人, 宜預防二便秘濇之虞. 麥冬·生地溥滋膀胱之化源. 麻仁·阿膠專主大腸之枯約. 免致陰虛泉竭, 火燥血枯, 此仲景救陰退陽之妙法也.

柯琴曰, 仲景凡於不足之脈, 陰弱者用芍藥以益陰, 陽虛者用桂枝以通陽, 甚則加人參以生脈. 未有用麥冬者, 豈以傷寒之法, 義重扶陽乎? 抑陰無驟補之法, 與此以中虛脈結代, 用生地黃爲君, 麥冬爲臣, 峻補眞陰者, 是已開後學滋陰之路矣. 然地黃·麥冬味雖甘而氣則寒, 非發陳蕃秀之品, 必得人參·桂枝以通陽脈, 生薑·大棗以和榮衛, 阿膠補血, 酸棗安神, 甘草之緩, 不使速下, 清酒之猛, 捷於上行, 內外調和, 悸可寧而脈可復矣. 酒七升, 水八升, 祗取三升者, 久煎之則氣不峻, 此虛家用酒之法, 且知地黃·麥冬得酒則良. 此證當用酸棗仁, 肺痿用麻子仁可也. 如無眞阿膠, 以龜板膠代之.

未持脈時, 病人叉手自冒心, 師因教試令欬而不欬者, 此必兩耳聾無聞也, 所以然者, 以重發汗, 虛, 故如此.

[註] 未持脈時, 病人叉手自冒其心, 師因教試令欬而不欬者, 此必兩耳聾無所聞也. 其聾與叉手冒心同見, 則非少陽之邪可知, 乃重發汗, 陽虛, 故致此也.

[集註] 喻昌曰, 此示人推測陽虛之一端也. 陽虛耳聾, 宜急固其陽, 與少陽傳經邪盛之耳聾逈別.

程應旄曰, 諸陽受氣於胸中, 而精氣上通於耳, 今以重發汗而虛其陽, 陽氣所不到之處, 精氣亦不復注而通之, 故聾.

發汗過多, 其人叉手自冒心, 心下悸, 欲得按者, 桂枝甘草湯主之.

[註] 此申上條, 以詳其證而明其治也. 發汗過多, 外亡其液, 內虛其氣, 氣液兩虛, 中空無倚, 故心下悸, 惕惕然不能自主, 所以叉手冒心, 欲得自按, 以護庇而求定也, 故用桂枝甘草湯, 以補陽氣而生津液, 自可愈矣.

[集註] 方有執曰, 汗多則傷血, 血傷則心虛, 心虛則動惕而悸, 故叉手自冒, 而欲得人按也. 桂枝走表, 斂液宅心, 能固踈漫之表. 甘草和裏, 補中益氣, 能調不足之中. 合二物以爲方, 盖斂陰補陽之法也.

程知曰, 此汗後心虛補陽法也. 陽受氣於胸中, 胸中陽氣衰微, 故叉手冒心, 心悸欲按也.

程應旄曰, 汗爲心液, 不惟妄汗不可, 卽當汗而失其分數亦不可. 叉手冒心欲得按者, 因陽虛不能自主, 而心下悸也. 然心悸有心氣虛, 有水氣乘, 水乘先因心虛. 今心下悸者, 乃陽氣虛惕然自恐, 欲得按以禦之, 故用桂枝·甘草, 載還上焦之陽, 使迴旋於胸中也.

魏荔彤曰, 此條乃發汗過多之禁也. 風傷衛, 固不宜汗出如水流漓矣. 卽寒傷榮, 宜發汗, 亦祗汗出表解斯已耳! 不可聽其大汗不止, 致有陽虛之變證也. 仲景言"其人叉手自冒心, 心下悸欲得按者", 乃形容汗多亡陽之象也.

桂枝甘草湯方

桂枝 四兩 甘草 炙. 二兩

右二味, 以水三升煮取一升, 去滓, 頓服.

[集解] 柯琴曰, 汗出多, 則心液虛, 中氣餒, 故悸. 叉手自冒, 則外有所衛, 得按, 則

內有所依. 如此不堪之狀, 望之而知其爲虛矣. 桂枝本榮分藥, 得麻黃則令榮氣外發而爲汗, 從辛也. 得芍藥則收斂榮氣而止汗, 從酸也. 得甘草則補中氣而養血, 從甘也. 故此方以桂枝爲君, 獨任甘草爲佐, 以補陽氣, 生心液, 甘溫相得, 斯氣血和而悸自平. 不須附子者, 以汗雖多, 而未至於亡陽. 不須芍藥者, 以汗已止, 而嫌其斂陰也.

發汗後, 其人臍下悸者, 欲作奔豚, 茯苓桂枝甘草大棗湯主之.

[註] 發汗後心下悸者, 乃虛其心中之陽, 本經自病也. 今發汗後, 臍下悸, 欲作奔豚者, 乃心陽虛, 而腎水之陰邪, 乘虛欲上干於心也. 主之以茯苓桂枝甘草大棗湯者, 一以扶陽, 一以補土, 使水邪不致上干, 則臍下之悸可安矣.

[集註] 程知曰, 發汗後心下悸者, 心液虛而腎氣將動也, 腎氣欲上奔, 故臍下先悸也. 謂之豚者, 指腎氣也.

喩昌曰, 汗本心之液, 發汗後臍下悸者, 心氣虛而腎氣發動也. 故取茯苓·桂枝直趨腎界, 預伐其邪. 所謂上兵伐謀也.

汪琥曰, 奔豚者, 腎之積名也. 發於少腹, 上至心下, 若豚狀, 乃腎氣發動, 有似乎奔豚之狀, 非眞臍下有積如豚也.

茯苓桂枝甘草大棗湯方

茯苓 半斤 桂枝 四兩 甘草 炙. 一兩 大棗 擘. 十五枚

右四味, 以甘瀾水一斗, 先煮茯苓, 減二升, 內諸藥, 煮取三升, 去滓, 溫服一升, 日三服

作甘瀾水法: 取水二斗, 置大盆內, 以杓揚之, 水上有珠子五六千顆相逐, 取用之.

[方解] 此方卽苓桂朮甘湯, 去白朮加大棗倍茯苓也. 彼治心下逆滿, 氣上衝胸, 此治臍下悸, 欲作奔豚. 盖以水停中焦, 故用白朮. 水停下焦, 故倍茯苓. 臍下悸, 是邪上干心也, 其病由汗後而起, 自不外乎桂枝之法. 仍以桂枝·甘草補陽氣, 生心液. 倍加茯苓以君之, 專伐腎邪. 用大棗以佐之, 益培中土. 以甘瀾水煎, 取其不助水邪也. 土强自可制水, 陽建則能禦陰, 欲作奔豚之病, 自潛消而黙化矣. 若已作奔豚, 腎陰邪盛, 又非此藥所能治, 則當從事乎桂枝加桂湯法矣.

服桂枝湯, 或下之, 仍頭項强痛, 翕翕發熱, 無汗, 心下滿, 微痛, 小便不利者, 桂枝湯去桂加茯苓白朮湯主之.

[按] 去桂當是去芍藥. 此方去桂, 將何以治仍頭項强痛, 發熱無汗之表乎? 細玩服此湯, 曰餘依桂枝湯法煎服, 其意自見. 服桂枝湯已, 溫覆令一時許, 通身漐漐微似有汗, 此服桂枝湯法也. 若去桂則是芍藥·甘草·茯苓·白朮, 幷無辛甘走榮衛之品, 而曰餘依桂枝湯法, 無所謂也. 且論中有脈促胸滿, 汗出惡寒之證, 用桂枝去芍藥加附子湯主之. 去芍藥者, 爲胸滿也. 此條證雖稍異, 而其滿則同, 爲去芍藥可知矣.

[註] 此條爲汗下後表不解, 而心下有水氣者立治法也. 服桂枝湯或下之, 均非其治矣. 仍有頭項强痛, 翕翕發熱, 無汗之表證. 心下滿, 微痛, 小便不利, 停飮之裏證. 設未經汗下, 則是表不解, 而心下有水氣, 當用小青龍湯汗之. 今已經汗下, 表裏俱虛, 小青龍湯非所宜也. 故用桂枝湯去芍藥之酸收, 避無汗心下之滿, 加苓朮之燥滲, 使表裏兩解, 則內外諸證自愈矣.

[集註] 『外臺方議』問曰, 心下滿微痛, 乃是欲成結胸, 何緣作停飮治之? 答曰, 諸證皆似結胸, 但小便不利一證, 乃停飮也, 故此條仲景祗作停飮治之.

喩昌曰, 服桂枝湯, 病不解而證變, 又或下之, 則邪勢乘虛入裏, 是益誤矣. 在表之邪未除, 而在裏之飮上逆, 故仿五苓兩解表裏之法也.

張璐曰, 此條頗似結胸, 所以辨爲太陽表證尙在者, 全重在翕翕發熱無汗上.

林瀾曰, 頭項强痛, 經汗下而不解, 心下滿, 微痛, 小便不利, 此爲水飮內蓄, 故加苓·朮, 得小便利, 水飮行, 腹滿減, 而表證悉愈矣. 如十棗湯證, 亦頭痛, 乃飮熱內蓄, 表證已解, 故雖頭痛, 祇用逐飮, 飮去則病自安也.

桂枝去桂加茯苓白朮湯方

於桂枝湯方內去桂, 加茯苓·白朮各三兩, 餘依桂枝湯法煎服. 小便利則愈.

[按] 去桂去芍之義, 詳見上條經文下正誤文內.

[方解] 曰, 餘依桂枝湯法煎服, 謂依桂枝湯法取汗也. 小便利則愈, 謂飮病必輸水道始愈也. 此方卽苓桂朮甘湯, 而有生薑·大棗, 其意專在解肌, 利水次之, 故用生薑·大棗佐桂枝以通津液取汗也. 苓桂朮甘湯, 不用生薑·大棗, 而加茯苓, 其意專在利水, 扶陽次之, 故倍加茯苓, 君桂枝, 於利水中扶陽也, 所以方後不曰依服桂枝湯法也.

傷寒若吐若下後, 心下逆滿, 氣上衝胸, 起則頭眩, 脈沈緊, 發汗則動經, 身爲振振搖者, 茯苓桂枝白朮甘草湯主之.

[註] 傷寒若過發汗, 則有心下悸, 叉手冒心, 臍下悸, 欲作奔豚等證. 今誤吐下, 則胸虛邪陷, 故心下逆滿, 氣上衝胸也. 若脈浮緊, 表仍不解, 無汗, 當用麻黃湯, 有汗當用桂枝湯, 一汗而胸滿氣衝可平矣. 今脈沈緊, 是其人必素有寒飮相挾而成, 若不頭眩, 以瓜蒂散吐之, 亦自可除. 今乃起則頭眩, 是又爲胸中陽氣已虛, 不惟不可吐, 亦不可汗也. 如但以脈之沈緊爲實, 不顧頭眩之虛, 而誤發其汗, 則是無故而動經表, 更致衛外之陽亦虛, 一身失其所倚, 故必振振而搖也. 主之以苓桂朮甘湯者, 滌飮與扶陽並施, 調衛與和榮共治也.

茯苓桂枝白朮甘草湯方

茯苓 四兩 桂枝 三兩 白朮 二兩 甘草 炙. 二兩

右四味, 以水六升, 煮取三升, 去滓, 分溫三服.

[方解] 身爲振振搖者, 卽戰振身搖也. 身振振欲擗地者, 卽戰振欲墮於地也. 二者皆爲陽虛失其所恃, 一用此湯, 一用眞武者, 蓋眞武救靑龍之誤汗, 其邪已入少陰, 故主以附子, 佐以生薑·苓·朮, 是壯裏陽以制水也. 此湯救麻黃之誤汗, 其邪尙在太陽, 故主以桂枝, 佐以甘草·苓·朮, 是扶表陽以滌飮也. 至於眞武湯用芍藥者, 裏寒陰盛, 陽衰無依, 於大溫大散之中, 若不佐以酸斂之品, 恐陰極格陽, 必速其飛越也. 此湯不用芍藥者, 裏寒飮盛, 若佐以酸斂之品, 恐飮得酸, 反凝滯不散也.

發汗, 若下之而煩熱, 胸中窒者, 梔子豉湯主之.

[註] 發汗表未解, 若下之, 表邪入裏, 旣不從實化而爲結胸氣衝, 亦不從虛化而爲痞硬下利, 但作煩熱胸中窒者, 以表邪輕, 所陷者淺, 故祇爲煩熱, 胸中不快也. 梔子苦能涌泄, 寒能勝熱, 豆豉輕腐上行, 佐梔子使邪熱上越於口, 庶一吐而胸中舒, 煩熱解矣.

[集註] 方有執曰, 窒者, 邪熱壅滯而窒塞, 未至於痛, 較痛爲輕也.

程知曰, 下之而陽邪內結, 則以陷胸攻之. 陰邪內結, 則以瀉心開之. 至虛熱上煩, 則以梔豉涌之. 未經下而胸中多痰, 則以瓜蒂吐之. 已經下而胸中虛煩, 則以梔豉吐之. 古人於虛實寒熱之法, 旣明且備如此.

林瀾曰, 陽受氣於胸中, 若汗若下, 使陽氣不足, 邪熱客於胸中, 結而不散, 煩熱窒塞, 故宜此湯吐胸中之邪.

汪琥曰, 胸中窒者, 胸中有物也. 下之而不出, 以其物在膈上, 故宜吐之.

梔子豉湯方

梔子 擘. 十四枚 香豉 綿裹. 四合

右二味, 以水四升, 先煮梔子, 得二升半, 內豉煮取一升半, 去滓, 分爲二服, 溫進一服, 得吐者, 止後服.

下利後更煩, 按之心下濡者, 爲虛煩也, 宜梔子豉湯.

[註] 此承上條誤下下利後, 不見諸逆, 惟更加煩者而言. 然按之心下濡而不痞者, 是虛煩也, 故亦宜梔子豉湯. 若按之不濡而痞硬, 則又爲實煩, 當用大黃黃連瀉心湯矣.

[集註] 方有執曰, 更煩本有煩, 不爲利除而轉甚也.

林瀾曰, 此利後餘熱之證也. 曰下利後而利止者, 必非虛寒之煩, 乃熱遺於胸中也. 按之心下濡, 雖熱而非實熱, 故用此以淸其虛煩.

程應旄曰, 熱利則煩, 若得之利後而心下不硬者, 此爲虛煩, 乃餘熱乘虛而客於胃中也.

發汗吐下後, 虛煩不得眠. 若劇者, 必反覆顚倒, 心中懊憹, 梔子豉湯主之. 若少氣者, 梔子甘草豉湯主之. 若嘔者, 梔子生薑豉湯主之.

[註] 未經汗吐下之煩多屬熱, 謂之熱煩. 已經汗吐下之煩多屬虛, 謂之虛煩. 不得眠者, 煩不能臥也. 若劇者, 較煩尤甚, 必反覆顚倒心中懊憹也. 煩, 心煩也. 躁, 身躁也. 身之反覆顚倒, 則謂之躁無寧時, 三陰死證也. 心之反覆顚倒, 則謂之懊憹, 三陽熱證也. 懊憹者, 卽心中欲吐不吐, 煩擾不寧之象也. 因汗吐下後, 邪熱乘虛客於胸中所致. 旣無可汗之表, 又無可下之裏, 故用梔子豉湯, 順其勢以涌其熱, 自可愈也. 有前證若更加少氣者, 是熱傷其氣也, 加甘草以扶之. 若嘔者, 是熱迫其飮也, 加生薑以散之.

[集註] 方有執曰, 虛煩不得眠者, 大邪乍退, 正氣暴虛, 餘熱悶亂, 胃中不和也. 劇, 極也. 反覆顚倒, 心中懊憹者, 胸膈壅滯, 不得舒快也. 所以用梔子豉湯, 高者因而越之之法也.

程應旄曰, 發汗若吐若下, 或胸中窒, 或虛煩不得眠, 或反覆顚倒, 心中懊憹, 皆屬三法後, 遺熱壅遏在上, 客於心胸, 是以擾亂不寧也. 並非汗不出之煩躁, 大靑龍無所用, 諸法亦無所用, 惟宜以梔子豉湯主之. 盖梔子氣味輕越, 合以香豉能化濁爲淸, 但使涌去客邪, 則氣升液化, 而鬱悶得舒矣.

汪琥曰, 虛煩證奚堪再吐, 不知虛者正氣之虛, 煩者邪氣之實, 邪熱鬱於胸中, 是爲邪實, 吐證仍在, 理宜更用吐法. 所以'虛煩'二字, 不可作眞虛看, 作汗·吐·下後暴虛看.

梔子甘草豉湯方

於梔子豉湯方內, 加入甘草二兩, 餘依前法. 得吐, 止後服.

梔子生薑豉湯方

於梔子豉湯方內, 加生薑五兩, 餘依前法. 得吐, 止後服.

傷寒下後, 心煩腹滿, 臥起不安者, 梔子厚朴湯主之.

[註] 論中下後滿而不煩者有二. 一熱氣入胃之實滿, 以承氣湯下之. 一寒氣上逆之虛滿, 以厚朴生薑甘草半夏人參湯溫之. 其煩而不滿者亦有二. 一熱邪入胸之虛煩, 以竹葉石膏湯淸之. 一懊憹欲吐之心煩, 以梔子豉湯吐之. 今旣煩且滿, 滿甚則不能坐, 煩甚則不能臥, 故臥起不安也. 然旣無三陽之實證, 又非三陰之虛證, 惟熱與氣結, 壅於胸腹之間, 故宜梔子·枳·朴, 涌其熱氣, 則胸腹和而煩自去·滿自消矣. 此亦吐中寓和之意也.

[集註] 程應旄曰, 凡邪客胸, 便上下不交,

此與結胸心下痞相等. 雖吐·下和解, 各不同法, 其爲交通陰陽則一也.

沈明宗曰, 下後微邪內陷, 而無痰飮搏結, 故無結胸下利. 但邪陷胸膈, 擾亂於上則心煩. 邪入腹中, 在下則腹滿. 兩邪逼湊胸腹, 所以心煩腹滿. 用此一涌一瀉, 亦表裏兩解法也.

梔子厚朴湯方

梔子 擘. 十四枚 厚朴 薑炙. 四兩 枳實 去穰, 炒. 四兩

已上三味, 以水三升半, 煮取一升半, 去滓, 分三服, 溫進一服, 得吐, 止後服.

傷寒醫以丸藥大下之, 身熱不去, 微煩者, 梔子乾薑湯主之.

[按] 梔子乾薑湯當是梔子豉湯, 梔子豉湯當是梔子乾薑湯, 斷無煩熱用乾薑, 結痛用香豉之理.

[註] 傷寒表邪未解, 醫以丸藥大下之, 不至結胸痞硬, 猶未成逆也. 然身熱不去, 表仍未罷也. 微煩者, 熱陷於胸也. 表熱之在胸者, 旣輕且微, 故不可下, 亦不可淸, 惟宜以梔子豉湯, 微涌其熱, 則微煩可除, 而吐中有發散之意, 身熱亦可解矣.

[集註] 汪琥曰, 丸藥誤下, 邪熱不除, 所以身熱不去, 邪氣乘虛客於胸中, 故令微煩也.

梔子乾薑湯方

梔子 擘. 十四枚 乾薑 二兩

右二味, 以水三升半, 煮取一升半, 去滓, 分二服, 溫進一服, 得吐者, 止後服.

[按] 此方乾薑當是香豉. 餘義詳前經文下正誤文內.

傷寒五六日, 大下之後, 身熱不去, 心中結痛者, 未欲解也, 梔子豉湯主之.

[按] 此方香豉當是乾薑. 餘義亦詳前經文下正誤文內.

[註] 傷寒五六日, 邪氣在裏之時也. 大下之後, 若身熱去, 心胸和, 是爲欲解矣. 今身熱不去, 邪仍在表也. 心中結痛, 過下寒裏也, 故曰未欲解也. 但此表熱裏寒之證, 欲溫其裏, 旣礙表熱, 欲解其表, 又礙裏寒, 故惟以梔子之寒, 乾薑之熱, 並擧而涌之, 則解表溫裏兩得之矣. 豈尙有身熱結痛而不盡除者哉! 此仲景立兩難治法, 其妙如此, 餘可類推矣.

[集註] 王肯堂曰, '身熱不去'四字宜玩. 結胸身不熱, 知熱不在表也. 今身熱不去, 惟宜越之而已.

程應旄曰, 痛而云結, 殊類結胸, 但結胸身無大熱, 知熱已盡歸於裏爲實邪. 此則身熱不去, 則所結者, 因下而結, 客邪仍在於表, 故云未欲解也.

凡用梔子湯, 病人舊微溏者, 不可與服之.

[註] 若汗·吐·下後, 懊憹少氣, 嘔逆煩滿, 心中結痛者, 皆宜以梔子等湯吐之. 以其邪留連於胸胃之間, 或與熱·與虛·與飮·與氣·與寒相結而不實, 則病勢向上, 卽經所謂在上者因而越之之意也. 若未經汗·吐·下, 而有是證, 則爲實邪, 非梔子湯輕劑所能治矣, 又當以瓜蒂散重劑主之也. 若病人舊微溏者, 雖有是證, 但裏旣久虛, 不可與服. 若與之, 卽使客邪盡去, 亦必正困難支, 盖病勢向下, 涌之必生他變也. 本草不言梔子爲吐劑, 仲景用之以爲吐者, 何也? 梔子本非吐藥, 以其味苦能吐, 故用之以涌其熱也.

[按] 吐藥不止梔子也, 諸藥皆可爲之, 惟要確審胸胃之邪, 是寒是熱? 是食是水? 是痰是氣? 因何阻滯, 使胸胃陽氣不伸? 遂以當用之藥而吐涌之, 自可愈也. 如欲吐寒, 則以乾薑·桂皮之類. 吐熱, 則以梔子·苦茶之類. 吐食, 平胃·食鹽之類. 吐水, 五苓·生薑之類. 吐痰稀涎, 橘皮之類. 吐氣流氣, 枳·朴之類. 但形氣弱者, 藥宜少, 仍當佐以補中益氣等升藥爲妥. 形氣壯者藥宜多, 更佐以瓜蒂·藜蘆

等猛藥更效. 凡煎吐藥湯及調散, 或用酸米湯, 或用白湯, 或用稀米粥, 須備十餘鍾. 令病者頓服一鍾, 即用指探吐藥出, 再服一鍾, 亦隨用指探吐藥出, 再服再吐, 以順溜快吐爲度, 則頭額身上自有微汗, 所有病證輕減, 即爲中病, 不必盡服餘藥. 若過吐之, 即使病盡除, 恐損胸中陽氣也. 近世之醫, 以吐爲古法不可用久矣. 皆因仲景之道不彰, 其法失傳, 無怪乎其不敢用也. 夫不知其妙, 而不敢用, 猶之可也. 若竟委之曰古法不可用, 則不可也. 盖邪之在上者, 非吐不愈. 若如俗工所云, 使病者畏不敢服, 因循生變, 致輕者重, 重者死, 夫誰之咎與? 抑知汗·吐·下三法, 用之誠當, 其證無不立時取效. 後之業醫者, 又安可祇言汗下兩法, 而置吐法於不用, 致使古法淪亡也耶!

[集註] 程知曰, 此言服梔子亦有禁忌也. 病人舊微溏, 裏虛也, 又服苦寒, 則不能上涌, 而反下泄, 故禁之.

張志聰曰, 此言梔子而不言豉者, 申明梔子之苦能下泄, 故病人舊微溏, 不可與服之也.

太陽病, 脈浮緊, 無汗, 發熱, 身疼痛, 八九日不解, 表證仍在, 此當發其汗. 服藥已, 微除, 其人發煩目瞑. 劇者必衄, 衄乃解. 所以然者, 陽氣重故也. 麻黃湯主之.

[按] 張兼善曰, '麻黃湯主之'五字, 不當在陽氣重之下, 豈有衄乃解之後, 而用麻黃湯之理乎? 其說甚是. 况'服藥已'之上, 並無所服何藥之文, 宜將此五字移於其上始合.

[註] 太陽病, 脈浮緊無汗, 發熱身疼痛, 八九日不解, 謂傷寒表證仍在, 當以麻黃湯發其汗也. 服藥已, 微除者, 謂已發汗, 邪雖微除, 猶未盡除也, 仍當汗之, 若因循失汗, 則陽邪久鬱榮中, 不得宣泄, 致熱併於陽而發煩, 熱鬱於陰而目瞑. 劇者, 謂熱極也. 熱極於榮, 勢必逼脈中之血妄行爲衄, 衄則熱隨血去而解矣. 所以然者, 陽氣重故也.

[集註] 程知曰, 脈見浮緊, 表證仍在, 雖八九日, 仍當以麻黃汗解. 服湯已, 其病微除, 至於煩瞑劇衄, 乃熱鬱於榮, 陽氣重盛, 表散之藥, 與之相搏而然. 然至於逼血上衄, 則熱隨血解矣. 此言發汗當主以麻黃湯, 非衄解之後, 仍用麻黃湯也.

張璐曰, 服藥已微除, 復發煩者, 餘邪未盡也. 目瞑煩劇者, 熱盛於經也, 故迫血妄行而爲衄, 衄則餘熱隨血而解也. 以汗後復衄, 故爲陽氣重也. 或言汗後復衄, 而熱邪仍未盡, 重以麻黃湯散其未盡之邪, 非也. 若果邪熱不盡, 則'衄乃解'三字從何著落?

太陽病, 脈浮緊, 發熱身無汗, 自衄者愈.

[註] 太陽病脈浮緊, 發熱無汗, 此傷寒脈證也, 當發其汗. 若當汗不汗, 則爲失汗. 失汗則寒閉於衛, 熱鬱於榮, 初若不從衛分汗出而解, 久則必從榮分衄血而愈也. 故太陽病凡從外解者, 惟汗與衄二者而已. 今旣失汗於榮, 則榮中血熱妄行, 自衄, 熱隨衄解, 必自愈矣.

[集註] 方有執曰, 此承上條復以其證之較輕者言, 以見亦有不治而自愈者, 所以曉人勿妄治以致誤之意. 太陽病脈浮緊, 發熱身無汗, 與上條同, 而無疼痛, 則比之上條較輕可知矣. 所以不待攻治, 得衄自愈也. 汗本血之液, 北人謂衄爲'紅汗', 即此說耳.

程知曰, 言得衄雖無汗必自愈也. 人之傷於寒而爲熱者, 得衄發越故愈.

張璐曰, 衄血成流, 則邪熱隨血而散. 奪血則無汗也. 設不自衄, 當以麻黃湯發之. 發之而邪解, 則不衄矣. 發之而餘邪未盡, 必仍衄而解.

傷寒脈浮緊, 不發汗, 因致衄者, 麻黃湯主之.

[註] 此承上條以出其治也. 傷寒脈浮緊,

法當發汗，若不發汗，是失汗也．失汗則熱鬱於榮，因而致衄者，宜麻黃湯主之．若能於未衄之先，早用麻黃湯汗之，汗出則解，必不致衄．其或如上條之自衄而解，亦無須乎藥也．

［按］凡傷寒初起，但不甚惡寒，便知夾熱後多得衄．其熱多寒少者，則熱隨衄去．繼而汗出，表與熱均解也．其熱少寒多者，縱熱隨衄去，繼必不汗出，表仍不解．誠能用青龍·麻黃湯於未衄之先發之，則汗衄兩解矣．若已經衄後而汗不出，表不解，即用麻·桂之藥，以和榮衛，亦須少兼芩·連·犀·地淸陰凉血之品佐之，以護及陰血可也．然大衄之後，麻黃·青龍不可輕用，若用之不當，則犯衄家不可汗之戒矣．

［集註］『活人書』云，衄後脈浮者，宜麻黃湯．衄後脈微者，不可行麻黃湯，宜黃芩芍藥湯．盖衄後脈浮，表未解也．脈微，表已解也．於此見仲景用麻黃湯於衄後之大旨．

方有執曰，傷寒脈浮緊者，寒多風少之謂也．上二條皆風多寒少，前條以服藥已微除，汗發不透而致衄，上條以較輕得自衄，此以寒多不發汗而致衄，三條之所以辨差分也．盖寒多，則於法當發汗，而不發汗，熱鬱血亂，所以衄也．衄則陽邪之風散．麻黃湯者，發其尙未散之寒也．

程知曰，此言寒邪不發之衄，仍宜溫散也．不發汗而致衄，是入榮之寒，不得泄越而然也，寒不盡則衄不止，故仍用麻黃，不必待其衄也．此與上條有寒熱之別．

程應旄曰，大抵傷寒見衄者，由其榮分素熱，一被寒閉，榮不受遏，從而上升矣．

傷寒不大便六七日，頭痛有熱者，與承氣湯．其小便清者，知不在裏，仍在表也，當須發汗．若頭痛者，必衄，宜桂枝湯．

［按］若頭痛之'若'字，當是'苦'字．苦頭痛，方爲必衄之證．若是'若'字，則凡頭痛皆能致衄矣．

［註］傷寒不大便六七日，裏已實，似可下也．頭痛熱未已，表未罷，可汗也．然欲下則有頭痛發熱之表，欲汗則有不大便之裏，値此兩難之時，惟當以小便辨之．其小便渾赤，是熱已在裏，卽有頭痛發熱之表，亦屬裏熱，與承氣湯下之可也．若小便淸白，是熱尙在表也，卽有不大便之裏，仍屬表邪，宜以桂枝湯解之．然傷寒頭痛不論表裏，若苦頭痛者，是熱劇於榮，故必作衄，衄則榮熱解矣．方其未衄之時，無汗宜麻黃湯，有汗宜桂枝湯汗之，則不衄而解矣．

［集註］汪琥曰，頭痛不已者，爲風寒之邪上壅，熱甚於經，勢必致衄．須乘其未衄之時，酌用麻黃湯或桂枝湯以汗解之．而驗小便，實爲仲景妙法．

魏荔彤曰，此條之衄，乃意料之辭，非已見之證也．

太陽病不解，熱結膀胱，其人如狂，血自下，下者愈．其外不解者，尙未可攻，當先解其外．外解已，但少腹急結者，乃可攻之，宜桃核承氣湯．

［註］太陽病不解，當傳陽明，若不傳陽明而邪熱隨經，瘀於膀胱榮分，則其人必如狂．如狂者，瘀熱內結，心爲所擾，有似於狂也．當此之時，血若自下，下者自愈．若不自下，或下而未盡，則熱與瘀血，下蓄膀胱，必少腹急結也．設外證不解者，尙未可攻，當先以麻黃湯解外．外解已，但少腹急結痛者，乃可攻之，宜桃核承氣湯，卽調胃承氣加桃核，所以攻熱逐血也．盖邪隨太陽經來，故又加桂枝以解外而通榮也．先食服者，謂空腹則藥力下行捷也．

［按］太陽病不解，不傳陽明，邪熱隨經入裏，謂之犯本．犯本者，謂犯膀胱之腑也．膀胱腑之衛爲氣分，膀胱腑之榮爲血分．熱入而

犯氣分，氣化不行，熱與水結者，謂之犯衛分之裏，五苓散證也．熱入而犯血分，血蓄不行，熱與血結者，謂之犯榮分之裏，桃核承氣湯證也．二者雖皆爲犯本之證，二方雖皆治犯本之藥，而一從前利，一從後攻，水與血，主治各不同也．

[集註] 喩昌曰，桃核承氣湯用桂枝解外，與大柴胡湯解外相似，益見太陽隨經之熱，非桂枝不解也．

程知曰，太陽病不解，隨經入腑，故熱結膀胱．其人如狂者，瘀熱內結，心不安寧，有似於狂也．若血自下，下則熱隨瘀解矣．然必外證已解，乃可直攻少腹急結之邪，於調胃承氣中加桃核者，欲其直達血所也．加桂枝以通血脈，兼以解太陽隨經之邪耳!

汪琥曰，膀胱乃小腹中之物．膀胱熱結，在衛則尿不利，在榮則血不流，故作急結之形，爲下焦畜血之證諦也．所以用桃核承氣湯，乃攻下焦畜血，治少腹急結之藥，實非通膀胱熱結之藥也．

桃核承氣湯方

桃核 去皮·尖．五十個 桂枝 三兩 大黃 四兩 芒硝 二兩 甘草 炙．二兩

右五味，以水七升，煮取二升半，去滓，內芒硝，更上火微沸，下火，先食溫服五合，日三服，當微利．

太陽病六七日，表證仍在，脈微而沈，反不結胸，其人發狂者，以熱在下焦，少腹當硬滿．而小便自利者，下血乃愈．所以然者，以太陽隨經瘀熱在裏故也，宜下之以抵當湯．

[註] 太陽病六七日，表證仍在者，脈當浮大．若脈微而沈，則是外有太陽之表而內見少陰之脈，乃麻黃附子細辛湯證也．或邪入裏，則爲結胸·臟結之證．今既無太陽·少陰兼病之證，而又不作結胸·臟結之病，但其人發狂，是知太陽隨經瘀熱，不結於上焦之衛分，而結於下焦之榮分也，故少腹當硬滿．而小便自利者，是血畜於下焦也．下血乃愈者，言不自下者，須當下之，非抵當湯不足以逐血下瘀，乃至當不易之法也．

[集註] 喩昌曰，蓄血而至於發狂，則熱勢攻心，桃核承氣不足以動其血，桂枝不足以散其邪，非用單刀直入之將，必不能斬關取勝也，故名其湯爲抵當．抵者，至也．乃至當不易之良法也．

張璐曰，邪結於胸，則用陷胸以滌飮．邪結少腹，則用抵當以逐血．

程知曰，脈微而沈，邪結於裏也．表證仍在，而反不結胸，太陽隨經之邪，不結上焦，而結下焦．小便自利，血病而氣不病也．

程應旄曰，熱結於氣分，則爲溺澁．熱結於血分，則爲蓄血．血旣蓄而不行，自非大下其血不愈．

抵當湯方

水蛭 熬．三十個 䖟蟲 熬，去頭·足．三十個 大黃 去皮，破六片．三兩 桃核 去皮·尖．二十個

右四味，以水五升，煮取三升，去滓，溫服一升．不下者更服．

太陽病，身黃，脈沈結，少腹硬滿，小便不利者，爲無血也．小便自利，其人如狂者，血證諦，屬抵當湯．

[註] 此承上條詳其脈證，互發其義也．太陽病，無論中風·傷寒，但身黃脈大，腹滿小便不利兼頭汗出者，乃濕熱之黃，非瘀血也．今身黃，脈沈結，少腹硬，小便自利，其人如狂者，則是血證，非濕熱也，故宜抵當湯以攻其血．

[集註] 方有執曰，諦，審也．言如此爲血證審實，無復可疑，必須抵當湯，勉人勿二之意．

程知曰，身黃，脈沈結，少腹硬，三者皆下焦畜血之證．然尙與胃熱發黃證相近，故當以

小便辨之. 其少腹滿而小便不利者, 則爲無形之氣病, 屬茵蔯證也. 其少腹硬而小便自利者, 則爲有形之血證, 屬抵當無可疑矣.

汪琥曰, 按本文云'小便不利者'之下, 仲景不言治法. 成註云, 可與茵蔯湯. 『補亡論』云, 與五苓散. 『後條辨』云, 屬茵蔯五苓散. 此三方可選而用之.

傷寒有熱, 少腹滿, 應小便不利. 今反利者, 爲有血也, 當下之, 宜抵當丸.

[註] 此承上條而言證之輕者, 以互發其義而酌其治也. 傷寒榮病, 有熱不已, 伏於榮中, 其血不隨經妄行致衄, 則必隨經下畜膀胱. 少腹者, 膀胱之室也, 故少腹滿. 若小便不利, 則爲病在衛分, 有停水也. 今小便反利, 則爲病在榮分, 有瘀血也, 法當下之, 宜以抵當湯. 小其制爲丸, 緩緩下之, 不可過用抵當湯也.

[集註] 方有執曰, 上條之方, 變湯而爲丸. 名雖丸也, 而猶煮湯焉. 湯者, 蕩也. 丸者, 緩也. 變湯爲丸, 而猶不離乎湯, 盖取欲緩不緩, 不蕩而蕩之意也.

程應旄曰, 夫滿因熱入氣分, 而畜及津液者, 應小便不利, 今反利者, 則知其所畜非津液也, 乃血也. 血因熱而滿結, 故用抵當湯, 變易爲丸, 煮而連滓服之, 使之直達血所, 以下舊熱, 蕩盡新瘀, 乃除根耳!

抵當丸方

水蛭 熬. 二十個 蝱蟲 熬, 去翅·足. 二十個 桃核 去皮·尖. 二十五個 大黃 三兩

右四味, 擣篩爲四丸, 以水一升, 煮一丸, 取七合, 服之. 晬時當下血, 若不下者更服.

[集解] 柯琴曰, 膀胱爲水腑, 血本無所容蓄者也. 少腹者, 膀胱之室也. 熱結硬滿, 當小便不利, 而反利者, 是病不在膀胱之內, 而在少腹之內也. 其隨經之榮血, 因瘀熱結於少腹之裏, 而非膀胱之裏也. 所以小便雖利, 而硬滿急結如故, 是畜血瘀於少腹也. 熱淫於內, 神魂不安, 故發狂. 血瘀不行, 則榮不運, 故脈微而沈. 榮不運則氣不宣, 故脈沈而結也. 榮氣不周於身, 則身黃. 消穀善饑者, 胃火熾盛也. 大便反易者, 血之濡也. 色黑者, 蓄血之化也. 善忘者, 血不榮智不明也. 此皆瘀血之徵, 非至峻之劑, 不足以抵其巢穴, 而當此重任, 故立抵當湯. 蛭蟲之善飮血者, 而利於水. 蝱蟲之善吮血者, 而猛於陸. 並取水陸之善取血者以攻之, 同氣相求. 更佐以桃核之苦溫, 推陳致新. 大黃之苦寒, 蕩滌邪熱, 故名抵當也. 若熱雖盛而未狂, 少腹滿而未硬, 則宜小其制爲丸, 以緩治之. 若外證已解, 少腹急結, 其人如狂者, 是又爲轉屬陽明之證, 用調胃承氣加桃核·桂枝之行血者於其中, 以微利之, 使胃和則愈矣. 此桃核承氣所以爲治之緩也.

傷寒大下後, 復發汗, 心下痞, 惡寒者, 表未解也. 不可攻痞, 當先解表, 表解乃可攻痞. 解表宜桂枝湯, 攻痞宜大黃黃連瀉心湯.

[註] 傷寒大下後, 復發汗, 先下後汗, 治失其序矣. 邪熱陷入, 心下痞結, 法當攻裏. 若惡寒者, 爲表未盡也. 表旣未盡, 則不可攻痞, 當先解表, 表解乃可攻痞. 解表宜桂枝湯者, 以其爲已汗已下之表也. 攻痞以大黃黃連瀉心湯者, 以其爲表解裏熱之痞也.

[集註] 『活人書』云, 大抵結胸·痞皆應下, 然表未解者, 不可攻也.

方有執曰, 表非初病之表, 乃下後復汗, 疎緩其表之表也. 解猶救也, 如解渴·解急之類是也. 解表與發表不同, 傷寒初病之表當發, 故用麻黃湯. 此以汗後之表當解, 故曰宜桂枝湯.

張璐曰, 大下之後復發汗, 先裏後表, 顚倒差誤. 究竟已陷之邪痞結心下, 證兼惡寒, 表邪不爲汗衰, 卽不可更攻其痞, 當先行解肌之

法以治外, 外解已後, 乃用大黃黃連攻其邪熱凝聚之痞, 方爲合法.

大黃黃連瀉心湯方

大黃 二兩 黃連 一兩

右二味, 以麻沸湯二升漬之, 須臾絞去滓, 分溫再服.

[方解] 痞硬虛邪, 而用大黃·黃連, 能不起後人之疑耶? 然仲景使人疑處, 正是使人解處. 盖因後人未能細玩, 不得其法, 竟煎而服之, 大悖其旨矣. 觀其以滾沸如麻之湯, 漬大黃·黃連, 須臾絞去滓, 僅得其無形之氣, 不重其有形之味, 是取其氣味俱薄, 不大瀉下. 雖曰攻痞, 而用攻之妙, 不可思議也.

脈浮而緊, 而復下之, 緊反入裏, 則作痞, 按之自濡, 但氣痞耳.

[註] 傷寒脈浮緊, 不汗而下之, 浮緊之脈, 變爲沈緊, 是爲寒邪內陷作痞之診也. 按之自濡者, 謂不硬不痛, 但氣痞不快耳. 此甘草瀉心湯證也.

[集註] 程應旄曰, 誤下成痞, 旣誤在證, 尤誤在脈, 則救之之法, 仍當兼憑夫脈與證而定治矣. 緊反入裏, 則浮緊變爲沈緊, 表邪陷入而不散, 徒怫鬱於心下, 故作痞.

心下痞, 按之濡, 其脈關上浮者, 大黃黃連瀉心湯主之.

[按] 濡字上當有'不'字. 若按之濡, 乃虛痞也. 補之不暇, 豈有用大黃瀉之之理乎?

[註] 此承上條以互明之也. 按之自濡者, 但氣痞耳! 若心下痞, 按之不濡, 此爲可攻之熱痞也. 然其脈, 關上不沈緊而浮, 則是所結之熱亦淺, 未可峻攻也. 故以大黃黃連瀉心湯主之.

心下痞, 而復惡寒汗出者, 附子瀉心湯主之.

[註] 心下硬痛, 結胸也. 硬而不痛, 心下痞也. 心下痞而復惡寒汗出者, 非表不解, 乃表陽虛也. 故以大黃·黃連·黃芩瀉痞之熱, 附子溫表之陽, 合外寒內熱而兼治之. 其妙尤在以麻沸湯漬三黃, 須臾絞去滓, 內附子別煮汁, 義在瀉痞之意輕, 扶陽之意重也.

[集註] 方有執曰, 痞本陰邪內伏而虛熱上凝, 復惡寒汗出, 則表虛而陽不爲護衛可知矣. 瀉心湯固所以爲清熱傾痞之用, 加附子者, 盖欲斂其汗, 而固其陽也. 黃芩因附子而更加, 表裏兩解具見矣.

李中梓曰, 以三黃之苦寒, 清中濟陰, 以附子之辛熱, 溫經固陽. 寒熱互用, 攻補并施而不悖, 此仲景之妙用入神也.

程應旄曰, 此條宜與傷寒大下後, 復發汗, 心下痞, 惡寒者, 表未解也, 不可攻痞, 當先解表, 表解乃可攻痞, 解表宜桂枝湯, 攻痞宜大黃黃連瀉心湯合看. 彼條用桂枝者, 緣發汗汗未出, 而初時之惡寒不罷, 故屬表未和. 此條加附子者, 緣汗已出, 惡寒已罷, 而復惡寒汗出, 故屬之表陽虛, 須於異同處細細參看.

附子瀉心湯方

大黃 二兩 黃連 一兩 黃芩 一兩 附子 炮, 去皮, 破, 別煮取汁. 一枚

右四味, 切三味, 以麻沸湯二升漬之, 須臾絞去滓, 內附子汁, 分溫再服.

傷寒中風, 醫反下之, 其人下利, 日數十行, 穀不化, 腹中雷鳴, 心中痞硬而滿, 乾嘔, 心煩不得安. 醫見心下痞, 謂病不盡, 復下之, 其痞益甚. 此非結熱, 但以胃中虛, 客氣上逆, 故使硬也, 甘草瀉心湯主之.

[註] 毋論傷寒中風, 表未解總不當下. 醫反下之, 或成痞, 或作利. 今其人以誤下之故, 下利日數十行, 水穀不化, 腹中雷鳴, 是邪乘裏虛而利也. 心下痞硬而滿, 乾嘔, 心煩不得安, 是邪陷胸虛而上逆也. 似此痞利, 表裏兼

病，法當用桂枝加人參湯兩解之．醫惟以心下痞，謂病不盡，復下之，其痞益甚，可見此痞非熱結，亦非寒結，乃乘誤下中虛，而邪氣上逆，陽陷陰凝之痞也，故以甘草瀉心湯以緩其急，而和其中也．

［集註］沈亮宸曰，半夏瀉心，甘草瀉心，皆下後傷氣之過也．生薑瀉心，因於飮食．大黃瀉心，因於內熱．附子瀉心，因於外寒．證旣不同，藥亦各異也．

喩昌曰，下利完穀，腹鳴嘔煩，皆誤下而胃中空虛之故也．設不知此義，以爲結熱而復下之，其痞必益甚，故復以胃中虛，客氣上逆，昭揭病因．

程應旄曰，仲景恐結熱之疑難明，故特揭出胃中空虛，客氣上逆之故，以明其非．所以用辛溫以調其陽，制住客氣，使不得上逆，用苦寒淸肅，徹去客熱，使無阻留．庶兩勿羈縻，陰陽相和，否轉爲泰矣．

汪琥曰，其人下利，日數十行，則胃中之物已盡，何得而不虛？況醫復下之，而痞益甚，愈可知其非實證矣．若是實證，當必曰硬而痛，不曰硬而滿矣．祇此'滿'字，而虛實之證了然．

魏荔彤曰，前條因惡寒汗出，陽隨汗而在表，恐亡陽於外，故用附子以回陽．此條重在胃虛，陽微於中，故用甘草乾薑以益陽．亦表裏分治之急務也．而其固陽以爲瀉邪之本，則一意耳．

甘草瀉心湯方

甘草 煮．四兩 黃芩 三兩 黃連 一兩 乾薑 三兩 半夏 洗．半升 大棗 擘．十二枚

右六味，以水一斗，煮取六升，去滓，再煎取三升，溫服一升，日三服．

［方解］方以甘草命名者，取和緩之意也．用甘草·大棗之甘，補中之虛，緩中之急．半夏之辛，降逆止嘔．芩·連之寒，瀉陽陷之痞熱．乾薑之熱，散陰凝之痞寒．緩中降逆，瀉痞除煩，寒熱并用也．

傷寒汗出，解之後，胃中不和，心下痞硬，乾噫食臭，脇下有水氣，腹中雷鳴下利者，生薑瀉心湯主之．

［註］傷寒汗出表解之後，餘邪轉屬陽明，心下痞滿硬痛不大便者，必其人胃素燥熱，因而成實，攻之可也．今其人平素胃虛，兼脇下有水氣，卽不誤下，而餘熱亦乘虛入裏，以致胃中不和，穀氣不化，故心下痞硬，乾噫食臭也．水氣不行，故腹中雷鳴下利也．主之以生薑瀉心湯者，其意重在散水氣之虛痞耳．

［集註］喩昌曰，篇中論結胸及痞之根源，云胃中空虛．此云胃中不和，以其未經誤下而致空虛耳．故但言不和也，然不和已足成痞，胃氣所關之巨，固若此哉．

程知曰，此爲汗後，未經誤下，心中痞硬，水飮搏聚者，立治法也．外邪雖解，然必胃氣通和，始得脫然無恙．汗出解後，胃中不和，飮食搏結，故心中痞硬．中焦不能消穀，故乾噫食臭．土弱不能制水，故脇下有水氣旁流．腹中雷鳴者，搏擊有聲，下利而淸濁不分也．故於瀉心湯內，君生薑以散之，法用再煮，取其熟而和胃也．

程應旄曰，汗多亡陽，人皆知之矣．然人身之陽，部分各有所主．有衛外之陽，爲周身榮衛之主，此陽虛，遂有汗漏不止，惡寒身疼痛之證．有腎中之陽，爲下焦眞元之主，此陽虛，遂有發熱眩悸，身瞤動，欲擗地之證．有膻中之陽，爲上焦心氣之主，此陽虛，遂有叉手冒心，耳聾及奔豚之證．有胃中之陽，爲中焦水穀化生之主，此陽虛，遂有腹脹滿，胃中不和，而成心下痞之證．雖皆從發汗後所得，然救誤者，須觀其脈證，知犯何逆，以法治之，不得以汗多亡陽一語，混同漫及之也．

生薑瀉心湯方

甘草 煮．三兩 人參 三兩 乾薑 一兩 半夏 洗．半升 黃芩 三兩 黃連 一兩 生薑 切．四兩

大棗 擘. 十二枚

右八味, 以水一斗, 煮取六升, 去滓再煎, 取三升, 溫服一升, 日三服.

[方解] 生薑瀉心湯者, 其義重在散水氣之痞也. 生薑·半夏散脇下之水氣, 人參·大棗補中州之土虛, 乾薑·甘草以溫裏寒, 黃芩·黃連以瀉痞熱, 備乎虛水寒熱之治, 胃中不和下利之痞, 焉有不愈者乎?

傷寒五六日, 嘔而發熱者, 柴胡湯證具, 而以他藥下之, 柴胡證仍在者, 復與柴胡湯. 此雖已下之不爲逆, 必蒸蒸而振, 却發熱汗出而解. 若心下滿而硬痛者, 此爲結胸也, 大陷胸湯主之. 但滿而不痛者, 此爲痞, 柴胡不中與之, 宜半夏瀉心湯.

[註] 結胸兼陽明裏實者, 大陷胸湯證也. 兼陽明不成實者, 小陷胸湯證也. 痞硬兼少陽裏實證者, 大柴胡湯證也. 兼少陽裏不成實者, 半夏瀉心湯證也. 今傷寒五六日, 嘔而發熱者, 是邪傳少陽之病也. 旣柴胡證具, 乃不以柴胡和之, 而以他藥下之, 誤矣. 若柴胡證仍在者, 此雖已下, 尙未成逆, 則當復與柴胡湯, 必蒸蒸而振戰, 然後發熱汗出而解矣. 蓋以下後虛中·作解之狀皆如是也. 若下後心下滿而硬痛者, 此爲結胸, 大陷胸湯固所宜也. 若但滿而不痛, 此爲虛熱氣逆之痞, 卽有嘔而發熱之少陽證, 柴胡湯亦不中與之. 法當治痞也, 宜半夏瀉心湯主之.

[集註] 成無己曰, 若下後陽邪傳裏者, 則結於胸中爲結胸, 以胸中爲陽受氣之分也. 陰邪傳裏者, 則留於心下爲痞, 以心下爲陰受氣之分也.

程應旄曰, 瀉心雖同, 而證中具嘔, 則功專滌飮, 故以半夏名湯也. 曰瀉心者, 言滿在心下淸陽之位, 熱邪挾飮, 尙未成實, 故淸熱滌飮, 使心下之氣得通, 上下自無阻留, 陰陽自然交互矣. 然樞機全在於胃, 故復補胃家之虛, 以爲之斡旋, 與實熱入胃而瀉其畜滿者, 大相逕庭矣. 痞雖虛邪, 乃表氣入裏, 寒成熱矣. 寒雖成熱, 而熱非實, 故用苦寒以瀉其熱, 兼佐辛甘以補其虛, 不必攻痞而痞自散. 所以一方之中, 寒熱互用. 若陰痞不陰陽鬱, 卽鬱而亦未成熱, 瀉心之法概可用也.

汪琥曰, 少陽病誤下, 邪在半表半裏, 居陰陽之間, 故有痞結證. 夫人身, 膈以下屬陰, 膈以上屬陽, 少陽居淸道而介乎膈之間, 亦爲半表半裏. 此可徵少陽病誤下, 邪氣乘虛入裏, 而結胸痞氣所由分也.

半夏瀉心湯方

半夏 洗. 半升 黃芩 三兩 乾薑 三兩 人參 三兩 黃連 一兩 甘草 炙. 三兩 大棗 擘. 十二枚

右七味, 以水一斗, 煮取六升, 去滓再煮, 取三升, 溫服一升, 日三服.

本以下之, 故心下痞, 與瀉心湯. 痞不解, 其人渴而口燥煩, 小便不利者, 五苓散主之.

[註] 本以下之早, 故成心下痞. 如系結熱成實之痞, 則宜大黃黃連瀉心湯, 寒攻之法也. 如系外寒內熱之痞, 則宜附子瀉心湯, 溫攻之法也. 如系虛熱水氣之痞, 則宜生薑瀉心湯, 散飮之法也. 如系虛熱而嘔之痞, 則宜半夏瀉心湯, 折逆之法也. 如系虛熱益甚之痞, 則宜甘草瀉心湯, 緩急之法也. 今以諸瀉心湯, 審證與之, 而痞不解, 則當審其人. 若渴而口燥, 心煩小便不利者, 非辨證不明, 藥力之不及也, 蓋水飮內蓄, 津液不行, 故痞病不解耳. 宜五苓散外發內利, 汗出小便利則愈, 於此可類推矣.

[集註] 方有執曰, 瀉心湯治痞而痞不解, 則非氣聚之痞可知. 渴而口燥·煩·小便不利者, 津液澁而不行, 伏飮凝結也. 五苓散利水生津, 津生而渴煩止, 水利而痞自除, 所以又爲消痞滿之一法也.

程應旄曰, 瀉心諸方, 開結·蕩熱·益虛, 可謂備矣. 然其治法實在上·中二焦. 亦有痞在上而治在下焦者, 斯又不同其法也. 若痞之來路雖同, 而其人口渴, 燥煩, 小便不利, 則知下後胃虛, 以致水飮內蓄, 津液不行, 痞無去路, 非結熱也. 以五苓散主之者, 使濁陰出下竅, 而淸陽之在上焦者, 自無阻留矣. 況五苓散宣通氣化, 兼行表裏之邪, 使心邪不從心瀉, 而從膀胱瀉, 又一法也.

傷寒服湯藥, 下利不止, 心下痞硬, 服瀉心湯已, 復以他藥下之, 利不止, 醫以理中與之, 利益甚. 理中者, 理中焦. 此利在下焦, 赤石脂禹餘糧湯主之. 復利不止者, 當利其小便.

[註] 傷寒服湯藥, 下利不止, 心中痞硬者, 誤下之所致也. 下利痞硬, 乃虛痞也, 服瀉心湯已合法矣. 而痞不愈, 復以他藥下之, 痞雖去而利不止, 醫與理中湯溫之, 其利益甚. 不知理中者, 理中焦也, 此利在下焦, 屬滑脫也. 故用赤石脂禹餘糧湯, 澁滑固脫, 利可止也. 若止而復利, 則當審其小便之利與不利. 小便若利, 當佐以溫補之藥以收全功. 小便不利, 是水無去路, 固澁日久, 所以復利不止. 則又當利其小便, 使水道通而利自止矣.

[集註] 鄭重光曰, 湯者, 蕩也. 卽下藥也. 誤下利不止, 心下痞硬, 服瀉心湯爲合法矣. 乃復以他藥下之, 誤而又誤, 用理中開痞止利, 原不爲過, 而利益甚者, 以屢下傷腎, 下焦失守也. 故用石脂·禹糧固腸虛而收滑脫, 利仍不止, 當利其小便. 盖膀胱者, 腎之府也. 腎主二便, 開竅於二陰, 利小便者, 令臟腑各司其事, 庶水穀分而下利自止也.

赤石脂禹餘糧湯方

赤石脂 碎. 一斤 太乙禹餘糧 碎. 一斤

右二味, 以水六升, 煮取二升, 去滓, 分溫三服.

[方解] 柯琴曰, 甘·薑·參·朮, 可以補中宮元氣之虛, 而不足以固下焦脂膏之脫. 此利在下焦, 未可以理中之劑收功也. 然大腸之不固, 仍責在胃. 關門之不緊, 仍責在脾. 此二味皆土之精氣所結, 能實胃而澁腸. 盖急以治下焦之標者, 實以培中宮之本也. 要之, 此證是土虛而非火虛, 故不宜於薑·附. 若水不利而濕甚, 復利不止者, 則又當利其小便矣.

傷寒發汗, 若吐若下, 解後, 心下痞硬, 噫氣不除者, 旋覆代赭石湯主之.

[註] 傷寒發汗, 若吐若下, 解後, 設表裏俱淸, 自然胃和思食而愈. 今邪雖解, 而心下痞硬, 胃虛結也. 噫氣不除, 胃氣逆也. 然治痞之法, 無出諸瀉心湯. 故於生薑瀉心湯方中, 去芩·連·乾薑, 以病解無寒熱之邪也. 佐旋覆·代赭石者, 所以補虛宣氣, 滌飮鎭逆也.

[集註] 方有執曰, 解, 謂大邪已散也. 心下痞硬, 噫氣不除者, 正氣未復, 胃氣尙弱, 而伏飮爲逆也. 故用旋覆代赭石湯, 以養正而散餘邪也.

喩昌曰, 大意重在噫氣不除上, 旣心下痞硬, 更加噫氣不除, 則胃氣上逆, 全不下行, 有升無降. 所謂弦絶者, 其聲嘶. 土敗者, 其聲噦也. 故用代赭石領人參下行, 以鎭安其逆氣也.

汪琥曰, 此噫氣, 較前生薑瀉心湯之乾噫不同, 是雖噫而不至食臭, 故知其爲中氣虛也.

沈明宗曰, 誤下成痞, 觀此之發汗解後, 亦可成痞. 盖發汗·吐·下, 皆傷內氣. 然最虛之處, 便是容邪之處, 所以微邪從虛內陷, 濁陰上逆衝心, 則心下痞硬, 而噫氣不除也.

旋覆代赭石湯方

旋覆花 三兩 人參 二兩 生薑 切. 五兩 代赭石 一兩 半夏 洗. 半升 甘草 炙. 三兩 大棗 擘. 十二枚

右七味, 以水一斗, 煮取六升, 去滓再煎,取三升, 溫服一升, 日三服.

[方解] 羅天益曰, 汗·吐·下解後, 邪雖去而胃氣已虧矣. 胃氣旣虧, 三焦因之失職, 淸無所歸而不升, 濁無所納而不降, 是以邪氣留滯, 伏飮爲逆, 故心下痞硬, 噫氣不除也. 方中以人參·甘草養正補虛, 生薑·大棗和脾養胃, 所以安定中州者至矣. 更以代赭石之重, 使之斂浮鎭逆. 旋覆花之辛, 用以宣氣滌飮. 佐人參以歸氣於下, 佐半夏以蠲飮於上, 濁降則痞硬可消, 淸升則噫氣可除矣. 觀仲景治少陰水氣上凌, 用眞武湯鎭之. 治下焦滑脫不守, 用赤石脂禹餘糧湯固之. 此胃虛氣失升降, 復用此法理之, 則胸中轉否爲泰. 其爲歸元固下之法, 各極其妙如此.

傷寒大吐大下之, 極虛, 復極汗出者, 以其人外氣怫鬱, 復與之水, 以發其汗, 因得噦. 所以然者, 胃中寒冷故也.

[註] 傷寒大吐·大下之後, 津液極虛. 其人面赤, 表氣怫鬱, 渴欲引飮, 復與湯水, 以助發其汗, 因得噦. 所以然者, 大吐·下已虛其中, 又發其汗, 陽從外亡, 故曰胃中虛冷故也. 宜以吳茱萸湯, 溫中降逆可也.

[按] 胃主納, 下通地道. 若胃病失職, 則不下輸大小腸, 不納而反出也. 物出無聲, 謂之吐. 聲物並出, 謂之嘔. 聲出無物, 謂之乾嘔. 乾嘔者, 卽噦也, 以其有噦噦之聲, 故名曰噦也. 論中以嘔爲輕, 以噦爲重. 蓋以胃中有物, 物與氣並逆, 所傷者輕. 胃中空虛, 惟氣上逆, 所傷者重故也. 噦, 與三陰證同見者, 爲虛爲寒. 與三陽證同見者, 爲實爲熱. 虛寒者, 四逆·理中·吳茱萸等湯. 實熱者, 調胃·大小承氣等湯, 擇而用之, 勿謂噦者胃敗不可下也. 論中云, 傷寒噦而腹滿, 視其前後, 知何部不利, 利之則愈是也. 又世有謂噦爲呃逆·吃逆·噫氣者, 皆非也. 盖噦之聲氣, 自胃出於口, 而有噦噦之聲, 壯而迫急也. 呃逆之聲, 氣自臍下衝上, 出口而作格兒之聲, 散而不續也. 夫所謂呃逆者, 卽論中平脈篇所謂餲餲者, 氣噎結有聲也. 觀呃逆之人, 與冷水卽時作格, 噦則不然, 自可知也. 吃逆·噫氣者, 卽今之所謂噯氣也, 因飽食太急, 比時作噯, 而不食臭, 故名曰吃逆也. 因過食傷食, 過時作噯有食臭氣, 故名曰噫氣也. 噦餲噯噫, 俱有聲無物, 雖均屬氣之上逆, 然不無虛實寒熱, 輕重新久之別也. 甚至以欬逆爲呃逆者, 殊不知欬逆卽今之喘嗽也, 玆乃與呃逆混而爲一, 皆不考之過, 而得失利害系焉, 不可以不辨. 乾嘔卽噦, 欬逆卽喘嗽. 詳在『金匱要略』中.

[集註] 程應旄曰, 噦之一證, 有虛有實. 虛自胃冷得之, 緣大吐大下後, 陰虛而陽無所附, 因見面赤, 以不能得汗, 而外氣怫鬱也. 醫以面赤爲熱氣怫鬱, 復與水而發汗令大出, 殊不知陽從外泄而胃虛, 水從內搏而邪格. 胃氣虛弱矣, 安得不噦!

汪琥曰, 傷寒旣大吐·大下之後, 已極虛矣! 復極發其汗者何也? 以其人外氣怫鬱, 面上之氣, 恰如外來之邪怫鬱於表也. 此系陽明胃腑虛極, 浮熱之氣上升於面, 醫人認以爲邪熱胃燥過極, 不得汗, 復與之水以助其汗, 因而得噦.

御纂醫宗金鑑 卷三

辨太陽病脈證幷治下篇

太陽中風者，風傷於衛也．傷寒者，寒傷於榮也．其說已詳上·中二篇．玆以風寒兩，傷榮衛俱病者，疏爲下篇．盖風寒二氣，多相因而少相離，有寒時不皆無風，有風時不皆無寒．風寒並發，邪中於人，則榮衛兼病．惟其證均無汗，皆謂之實邪，故立大青龍湯兩解之法，發其寒邪外閉，風邪內鬱，不汗出而煩躁之汗也．然必審其人脈不微弱，無少陰證者，乃可與之．若誤施之，則大汗淋漓，厥逆筋惕肉瞤，必致亡陽之變，故又立眞武一湯，以救青龍之誤．夫表寒裏熱者，大青龍固所宜也．若表裏俱熱，則又非大青龍之所勝任．爰立白虎一湯，以輔青龍之不逮．至於寒熱輕微者，則更出桂枝二越婢一湯·麻黃桂枝各半湯·桂枝二麻黃一湯，皆兩解榮衛法也．合上·中二篇而熟讀之，則三法了然，以之施治，庶不紊耳．

太陽中風，脈浮緊，發熱惡寒，身疼痛，不汗出而煩躁者，大青龍湯主之．若脈微弱，汗出惡風者，不可服，服之則厥逆，筋惕肉瞤．此爲逆也．

［註］太陽中風，脈當浮緩，今脈浮緊，是中風之病而兼傷寒之脈也．中風當身不痛，汗自出，今身疼痛，不汗出，是中風之病而兼傷寒之證也．不汗出而煩躁者，太陽鬱蒸之所致也．風，陽邪也．寒，陰邪也．陰寒鬱於外則無汗，陽熱蒸於內則煩躁，此風寒兩傷，榮衛同病，故合麻·桂二湯加石膏，製爲大青龍湯，用以解榮衛同病之實邪也．若脈微弱，汗出惡風者，即有煩躁，乃少陰之煩躁，非太陽之煩躁也．禁不可服，服之則厥逆·筋惕肉瞤之患生，而速其亡陽之變矣．故曰，此爲逆也．

［集註］成無己曰，風併於衛者，爲榮弱衛强．寒併於榮者．爲榮强衛弱．今風寒兩傷，故爲榮衛俱實，所以宜大青龍湯主之也．

喩昌曰，大青龍湯爲太陽無汗而設，與麻黃湯證何異？因有煩躁一證兼見，則非此法不解．

程應旄曰，此湯非爲煩躁設，爲不汗出之煩躁設．若脈微弱，汗出惡風者，雖有煩躁證，乃少陰亡陽之象．全非汗不出而鬱蒸者比也．

傷寒，脈浮緩，身不疼，但重，乍有輕時，無少陰證者，大青龍湯發之．

［註］傷寒脈當浮緊，今脈浮緩，是傷寒之病而兼中風之脈也．傷寒當身疼，今身不疼，是傷寒之病而兼中風之證也．身輕，邪在陽也．身重，邪在陰也．乍有輕時，謂身重而有時輕也．若但欲寐，身重無輕時，是少陰證也．今無但欲寐，身雖重，乍有輕時，則非少陰證，乃榮衛兼病之太陽證也．脈雖浮緩，證則無汗，屬實邪也，故亦以大青龍湯發之．前條以脈微汗出示禁，此條以無少陰證發明，盖詳審愼重之至也．此二條，承上篇首條·次條，中篇首條·次條，再揭太陽風寒兩傷，以爲下篇榮衛兼病之提綱．後凡稱太陽中風傷寒，涉於榮衛同病者，皆指此二條而言也．

［集註］方有執曰，大青龍湯，一則曰主之，一則曰發之，何也？主之者，以煩躁之急疾，屬動而言．發之者，以但重之沈黙，屬靜而言也．

喩昌曰，無少陰證，‘但重乍有輕時’六字早已指明．言但身重而無少陰之欲寐，其爲寒因可審．況乍有輕時，不似少陰之晝夜俱重．又兼風因可審，所以力驅其在表之風寒而無疑也．若脈微弱，身重欲寐，則內顧少陰且不遑矣，敢發之乎？又曰，細玩二條文義，傷風脈本浮緩，反見浮緊．傷寒脈本浮緊，反見浮緩，是爲傷風見寒，傷寒見風，兩無疑矣．又當辨無少陰證相雜，則用靑龍，萬擧萬當矣．故脈見微弱，卽不可用大靑龍湯，以少陰病脈必微細也．方氏註，泥‘弱’字牽入中風之脈，陽浮陰弱爲解．不思中風之脈，以及誤汗等證，太陽上篇已悉，此處但歸重分別少陰，以太陽膀胱經與少陰腎經合爲表裏，其在陰虛之人，表邪不俟傳經，早從膀胱襲入腎臟者有之．況兩感夾陰等證，臨病猶當細察．設少陰不虧，表邪安能飛渡而見身重欲寐等證耶！ 故有少陰證者，不得已而行表散，自有溫經散邪，兩相綰照之法，豈可徑用靑龍之猛劑，立劃孤陽之根乎！

魏荔彤曰，身重一證，必須辨明，但欲寐而常重，則屬少陰．誤發其汗，變上厥下竭者，少陰熱也．變筋惕肉瞤者，少陰寒也．其犯誤汗之忌一也．

大靑龍湯方

麻黃 去節．六兩 桂枝 二兩 甘草 炙．二兩 杏仁 去皮·尖．四十枚 生薑 切．三兩 大棗 擘．十二枚 石膏 碎，綿裹．如鷄子大

右七味，以水九升，先煮麻黃，減二升，去上沫，內諸藥，煮取三升，去滓，溫服一升，取微似汗，汗出多者，溫粉撲之．一服汗者，停後服．若復服，汗多亡陽，遂虛惡風，煩躁不得眠也．

［方解］ 名大靑龍者，取龍興雲雨之義也．治風不外乎桂枝，治寒不外乎麻黃．合桂枝·麻黃二湯以成劑，故爲兼風寒中傷者之主劑也．二證俱無汗，故減芍藥，不欲其收也．二證俱煩躁，故加石膏以解其熱也．設無煩躁，則又當從事於麻黃桂枝各半湯矣．仲景於表劑中加大寒辛甘之品，則知麻黃證之發熱，熱全在表．大靑龍證之煩躁，熱兼肌裏矣．初病太陽卽用石膏者，以其辛能解肌熱，寒能淸胃火，甘能生津液，是預保陽明存津液之先着也．粗工疑而畏之，當用不用，必致熱結陽明，斑黃狂冒，紛然變出矣．觀此，則可知石膏乃中風·傷寒之要藥，故得麻·桂而有靑龍之名，得知·草而有白虎之號也． 服後取微汗， 汗出多者，溫粉撲之．一服得汗，停其後服，蓋戒人卽當汗之證，亦不可過汗也．所以仲景桂枝湯中不用麻黃者，是欲其不大發汗也．麻黃湯中用桂枝者，恐其過汗無制也．若不愼守其法，汗多亡陽，變生諸逆，表遂空虛，而不任風，陰盛格陽，而更煩躁不得眠也．

［集解］ 許叔微曰，仲景治傷寒，一則桂枝，二則麻黃， 三則靑龍． 桂枝治風， 麻黃治寒，靑龍兼治風寒， 不拘時候， 施與脈證相對者，無不應手而愈．今人皆能言之，而未曉前人處方用藥之意，多不敢用，無足怪也．

吳綬曰，大靑龍湯，治傷寒發熱，惡寒不得汗出，煩躁不安，脈浮緊或浮數者，急用此湯發汗則愈． 乃仲景之妙法也． 譬若亢熱已極，一雨而凉，其理可見也．若不曉此理，見其躁熱，投以寒凉之藥，其害可勝言哉！若脈微弱汗出惡風者，不可用也．如誤用之，其害亦不淺．所以脈證不明者，多不敢用也．

脈浮而緊，浮則爲風，緊則爲寒，風則傷衛，寒則傷榮．榮衛俱病，骨節煩疼，當發其汗而不可下也．

［註］ 此發明風寒兩傷， 榮衛俱病之義也．浮，風邪脈也．風，陽也．衛，陽也．緊，寒邪脈也．寒，陰也．榮，陰也．各從其類而傷之．榮衛俱病， 骨節煩疼， 是大靑龍發汗之脈證，雖發熱煩躁，其熱在肌而不在胃，不可下也．

太陽病發汗，汗出不解，其人仍發熱，心下悸，頭眩身瞤動，振振欲擗地者，眞武湯主之．

[註] 此申首條, 示人以救逆之法也. 首條言誤汗, 此條言過汗, 互文以明其義也. 蓋二證皆屬亡陽, 故均當以眞武湯主之, 扶陽抑陰以救其逆也. 大汗出, 仍熱不解者, 陽亡於外也. 心下悸築築然動, 陽虛不能內守也. 頭眩者, 頭暈眼黑, 陽微氣不能升也. 身瞤動者, 蠕蠕然瞤動, 陽虛液涸, 失養於經也. 振聳動也. 振振欲擗地者, 聳動不已, 不能興起, 欲墮於地, 陽虛氣力不能支也.

[集註] 張璐曰, 此爲誤用大青龍因而致變者立法也. 汗出雖多而熱不退, 則邪未盡而正已大傷. 况裏虛爲悸, 上虛爲眩, 經虛爲瞤, 身振振搖, 無往而非亡陽之象, 所以用眞武, 把關坐鎭之法也.

汪琥曰, 或問治不在表, 何以方中尙用生薑? 盖病自過汗而來, 雖無鬱熱可發, 其內外寒邪猶在, 用生薑者, 乃溫中有發也.

眞武湯方 見少陰篇

太陽病二日, 反躁, 反熨其背, 而大汗出, 大熱入胃, 胃中水竭, 躁煩, 必發譫語. 十餘日, 振慄自下利者, 此爲欲解也. 故其汗從腰以下不得汗, 欲小便不得, 反嘔欲失溲, 足下惡風, 大便硬, 小便當數而反不數, 及多大便已, 頭卓然而痛, 其人足心必熱, 穀氣下流故也.

[註] 太陽病中風·傷寒, 二日不躁, 今反躁者, 是不得汗出而躁, 大青龍湯證也. 不以青龍湯發汗, 反以火劫熨背, 逼汗大出, 火邪入胃, 胃熱水竭, 則煩躁譫語所必發也. 十有餘日, 邪正相持, 持久必爭, 爭必振慄作解, 然解非汗出及下利, 邪無從解也. 若自下利, 此爲欲從裏解也. 若自汗出, 此爲欲從表解也. 今十餘日不自下利, 而有欲小便不得, 反嘔欲失溲者, 是裏不解也. 不自汗出, 而下身無汗, 足下惡風者, 是表不解也. 裏不解者, 大便必硬, 小便當數而反不數, 則知水留胃中, 久必腸潤, 其久積之大便自應多下而解也. 及多大便已, 雖小便不得, 諸病不解, 其頭卓然而痛, 是裏解表未悉解也. 表未悉解者, 是因火逼汗出, 而從腰以下不得汗, 乃上解而下未解也. 故有小便不得, 諸在下之病, 今雖裏解, 而其人頭卓然而痛者, 是表之餘邪上逆也. 足心必熱者, 裏之餘熱下流也. 穀氣者, 卽胃氣也, 言胃中熱氣隨大便而下流也. 此病皆由妄行火劫致變, 難以拘定成規, 當診犯何逆, 隨證治之可也.

服桂枝湯, 大汗出, 脈洪大者, 與桂枝湯如前法. 若形似瘧, 一日再發者, 汗出必解, 宜桂枝二麻黄一湯.

[註] 服桂枝湯, 大汗出, 病不解, 脈洪大, 若煩渴者, 則爲表邪已入陽明, 是白虎湯證也. 今脈雖洪大而不煩渴, 則爲表邪仍在太陽, 當更與桂枝湯如前法也. 服湯不解, 若形如瘧, 日再發者, 雖屬輕邪, 然終是爲風寒所持, 非汗出必不得解, 故宜桂枝二麻黃一湯, 小發榮衛之汗. 其不用麻黃桂枝各半湯者, 盖因大汗已出也.

[集註] 方有執曰, 服桂枝湯, 證轉大汗出, 脈轉洪大者, 乃風多寒少, 風邪欲散而以微寒持之, 兩者皆不得解, 而寒熱如瘧也. 桂枝二麻黃一湯者, 重解風而輕於散寒也.

桂枝二麻黃一湯方

桂枝 一兩十七銖 芍藥 一兩六銖 麻黃 去節. 十六銖 甘草 一兩二銖 杏仁 去皮·尖. 十六枚 生薑 切. 一兩六銖 大棗 擘. 五枚

右七味, 以水五升, 先煮麻黃一二沸, 去上沫, 內諸藥, 煮取二升, 去滓, 溫服一升, 日再服.

[集解] 張璐曰, 詳此方藥品, 與各半不殊, 惟銖分稍異, 而證治攸分, 可見仲景於差多差少之間, 分毫不苟也.

太陽病，得之八九日，如瘧狀，發熱惡寒，熱多寒少，其人不嘔，清便欲自可，一日二三度發，脈微緩者，爲欲愈也．脈微而惡寒者，此陰陽俱虛，不可更發汗，更下更吐也．面色反有熱色者，未欲解也，以其不能得小汗出，身必痒，宜桂枝麻黃各半湯．

［註］太陽榮衛兩傷，風多寒少之病，得之八九日，有如瘧狀之寒熱，熱多寒少，其人不嘔，小便清白者，此裏和不受邪，雖爲欲愈，然必審其人．如瘧狀之寒熱，一日二三度，輕輕而發，診其脈微且緩，則知邪已衰，正欲復，表裏將和，始爲欲愈也．若脈微不緩，是正猶未復，惡寒是邪猶未衰，尙不能自愈，但已爲前之汗·吐·下，虛其表裏，不可更發汗·更下·更吐也．脈微惡寒，表裏俱虛，則面色當白，今色反赤，猶有餘邪怫鬱於表，不能得小汗出，宜發陽氣，故面赤身痒，未欲解也．宜桂枝麻黃各半湯，小小汗之，以和榮衛，自可愈也．

［集註］吳人駒曰，此不專事桂枝，而兼合乎麻黃者，謂其面熱身痒，邪在輕虛浮淺之處，惟麻黃能達也．

桂枝麻黃各半湯方

桂枝 一兩十六銖 芍藥 一兩 生薑 一兩 甘草 炙．一兩 麻黃 去節．一兩 大棗 擘．四枚 杏仁 去皮·尖．二十四枚

右七味，以水五升，先煮麻黃一二沸，去上沫，內諸藥，煮取一升八合，去滓，溫服六合．

脈浮而遲，面熱赤而戰惕者，六七日當汗出而解，反發熱者差遲，遲爲無陽，不能作汗，其身必痒也．

［註］此承上條，發明面赤身痒之義也．表陽氣虛，故脈浮遲．邪氣怫鬱，故面熱赤，正虛邪盛相爭，故戰惕也．至六七日，則邪當衰，應汗出而解．若反發熱，是邪未衰，故差遲也．遲者，正不勝邪也．陽微怫鬱，其身必痒，以無陽氣，不能宣發作汗故也．

［集註］程知曰，此言陽虛不能作汗之脈也．浮則邪在肌表．遲則陽虛．氣怫鬱而不得越，則面熱赤．正與邪爭而不得出，則身戰惕．至六七日傳經盡，當汗解之時，乃不得汗，反發熱者，其差必遲．盖陽虛不能領汗外出，其熱邪浮於肌膚，必作身痒也．

太陽病，發熱惡寒，熱多寒少，陰微弱者，此無陽也，不可發汗，宜桂枝二越婢一湯．

［註］太陽病發熱惡寒，熱多寒少，此爲榮衛兼病，風邪多而寒邪少也．若脈浮緊，或脈浮數，是表有陽邪鬱蒸，則爲無汗熱多之實邪，以大靑龍湯汗之可也．今脈陽微陰弱，乃爲虛邪之診，卽有無汗熱多之實邪，亦不可用大靑龍湯更汗也．盖以脈微弱，是無太陽表脈也，故不可更大汗也．然旣有無汗·熱多·寒少之表證，麻黃·桂枝·石膏之藥，終不可無，故祗宜桂枝二越婢一湯之輕劑，令微微似汗，以解肌表而和榮衛也．

［集註］喻昌曰，此亦風多寒少之證．‘無陽’二字，仲景言之不一．無陽乃無表·無津液之通稱也，故以不可更汗爲戒．然非汗則風寒終不能解，惟取桂枝之二以治風，越婢之一以治寒，乃爲合法耳．

汪琥曰，‘不可更汗’四字，當是不可更大發汗意，因其人脈微弱無陽也．此方比上小發汗之方更輕．

吳人駒曰，微乃微甚之微，非微細之微，但不過强耳．旣曰熱多，脈安得微？無陽者，謂表之陽邪微，故不可更大汗．熱多者，謂肌之熱邪甚，故佐以石膏．越婢者，發越之力如婢子之職，狹小其制，不似大靑龍之張大也．

桂枝二越婢一湯方

桂枝 十八銖 芍藥 十八銖 甘草 炙．十八銖 石膏 碎，綿裹．二十四銖 麻黃 去節．十八銖 大棗 擘．四枚 生薑 一兩二銖

右七味，以水五升，煮麻黄一二沸，去上沫，內諸藥，煮取二升，去滓，溫服一升．本方當裁爲越婢湯·桂枝湯合之，飮一升．今合爲一方，乃桂枝湯二分，越婢湯一分．

［方解］ 此方卽大青龍湯以芍藥易杏仁也．名雖越婢輔桂枝，實則大青龍湯之變制也．去杏仁，惡其從陽而辛散．用芍藥，以其走陰而酸收．以此易彼，裁而用之，則主治不同矣．以桂枝二主之，則不發汗．可知越婢一者，乃麻黄·石膏二物，不過取其辛涼之性，佐桂枝二以和表而淸肌熱，則是寓微汗於不發之中，亦可識也．非若大青龍湯以石膏佐麻黄，而爲發汗驅肌熱之重劑也．

［按］ 桂枝二麻黄一湯，治形如瘧，日再發者，汗出必解，而無熱多寒少，故不用石膏之涼也．桂枝麻黄各半湯，治如瘧狀，熱多寒少，而不用石膏，更倍麻黄者，以其面有怫鬱熱色，身有皮膚作痒，是知熱不向裏而向表，令得小汗，以順其勢，故亦不用石膏之涼裏也．桂枝二越婢一湯，治發熱惡寒，熱多寒少．而用石膏者，以其表邪寒少，肌裏熱多，故用石膏之涼，佐麻·桂以和榮衛，非發榮衛也．今人一見麻·桂，不問輕重，亦不問溫覆與不溫覆，取汗與不取汗，總不敢用，皆因未究仲景之旨．麻黄·桂枝祗是榮衛之藥，若重劑溫覆取汗，則爲發榮衛之藥．輕劑不溫覆取汗，則爲和榮衛之方也．

［集解］ 吳人駒曰，發散表邪，皆以石膏同用者，盖石膏其性寒，寒能勝熱．其味薄，薄能走表．非若芩·連之輩，性寒味苦而厚，不能升達也．

傷寒，無大熱，口燥渴，心煩，背微惡寒者，白虎加人參湯主之．

［註］ 傷寒身無大熱，不煩不渴，口中和，背惡寒，附子湯主之者，屬少陰病也．今傷寒身無大熱，知熱漸去表入裏也．口燥渴心煩，知熱已入陽明也．雖有背微惡寒一證，似乎少陰，但少陰證，口中和，今口燥渴，是口中不和也．背惡寒，非陽虛惡寒，乃陽明內熱熏蒸於背，汗出肌疎，故微惡之也．主白虎湯，以直走陽明，大淸其熱．加人參者，盖有意以顧肌疎也．

［集註］ 喩昌曰，此條辨證最細．脈必滑而帶浮，渾身無大熱，又不惡寒，但背間微覺惡寒，是表邪已將罷．其人口燥渴心煩，是裏熱已大熾．更不可姑待，而當急爲淸解，恐遲則熱深津竭，無濟於事矣．

傷寒表不解，心下有水氣，乾嘔發熱而欬，或渴，或利，或噎，或小便不利·少腹滿，或喘者，小靑龍湯主之．

［註］ 傷寒表不解，謂脈浮緊·頭痛·身痛·發熱·無汗·惡寒之證仍在也．心下有水氣，謂乾嘔而欬也．然水之爲病不一，故曰或渴·或利·或噎·或小便不利·少腹滿·或喘者，皆有水氣之證，故均以小靑龍湯，如法加減主之也．經曰，三焦者決瀆之官，水道出焉．膀胱者州都之官，津液藏焉，氣化則能出矣．太陽受邪，若無水氣，病自在經．若有水氣，病必犯腑．病腑，則膀胱之氣化不行，三焦之水氣失道．停上焦則或欬·或喘·或噎．停中焦則或渴·或乾嘔·或滿．停下焦則或小便不利·少腹滿，或下利．凡水所行之處，皆得而病之也．小靑龍湯外發太陽之表實，內散三焦之寒飮，亦汗法中之峻劑，與大靑龍湯並得其名．一以治太陽表實之熱躁，一以治太陽表實之寒飮也．

［集註］ 程知曰，此明傷寒表證未解，水積心下，散寒滌飮法也．

汪琥曰，『明理論』云，靑龍主風寒兩傷之疾固已．傷寒表不解，則麻黄可以發．中風表不解，則桂枝可以散．惟其表不解，而又加之心下有水氣，則非二湯所能發散，必以小靑龍湯，始可袪除表裏之邪氣爾．

小靑龍湯方

麻黃 去節. 三兩 芍藥 三兩 五味子 半升 乾薑 二兩 甘草 炙. 三兩 半夏 洗. 半升 桂枝 三兩 細辛 三兩

右八味, 以水一斗, 先煮麻黃, 減二升, 去上沫, 內諸藥, 煮取三升, 去滓, 溫服一升.

加減法: 若渴, 去半夏加栝蔞根三兩. 若噎者, 去麻黃加附子一枚 炮. 若小便不利, 少腹滿, 去麻黃加茯苓四兩. 若喘, 去麻黃加杏仁半升 去皮尖. 若微利, 去麻黃加蕘花如一雞子, 熬令赤色.

[按] 加蕘花如雞子大, 熬令赤色, 此必傳寫之誤. 盖『本草』蕘花, 卽芫花類也. 用之攻水, 其力甚峻, 五分可令人下行數十次, 豈有治停飮之微利, 而用雞子大之蕘花者乎? 似當改加茯苓四兩.

[方解] 太陽停飮有二. 一中風有汗爲表虛, 五苓散證也. 一傷寒無汗爲表實, 小靑龍湯證也. 表實無汗, 故合麻·桂二方以解外. 去大棗者, 以其性滯也. 去杏仁者, 以其無喘也, 有喘者, 仍加之. 去生薑者, 以有乾薑也, 若嘔者, 仍用之. 佐乾薑·細辛, 極溫極散, 使寒與水俱得從汗而解. 佐半夏逐痰欲, 以淸不盡之飮. 佐五味收肺氣, 以斂耗傷之氣. 若渴者, 去半夏加花粉, 避燥以生津也. 若微利與噎, 小便不利, 少腹滿, 俱去麻黃, 遠表而就裏也. 加附子以散寒, 則噎可止. 加茯苓以利水, 則微利止, 少腹滿可除矣. 此方與越婢湯同治水飮溢於表, 而爲腹脹水腫, 宜發汗外解者, 無不隨手而消. 越婢治有熱者, 故方中君以石膏, 以散陽水也. 小靑龍治有寒者, 故方中佐以薑·桂以散陰水也.

[集解] 柯琴曰, 兩靑龍俱治有表裏證, 皆用兩解法. 大靑龍是裏熱, 小靑龍是裏寒, 故發表之藥相同, 而治裏之藥則殊也. 此與五苓同爲治表不解, 而心下有水氣. 然五苓治水之蓄而不行, 故專滲瀉以利水, 而微發其汗, 使水從下而去也. 此方治水之動而不居, 故備擧辛溫以散水, 而大發其汗, 使水從外而出也. 仲景發表利水諸法, 精義入神矣.

趙良曰, 溢飮之證, 『金匱』云, 當發其汗, 小靑龍湯治之. 盖水飮溢出於表, 榮衛盡爲之不利, 必倣傷寒榮衛兩傷之法, 發汗以散其水, 而後榮衛行, 經脈通, 則週身之水可消, 必以小靑龍湯爲第一義, 於此可類推矣.

傷寒, 心中有水氣, 欬而微喘, 發熱不渴, 服湯已, 渴者, 此寒去欲解也, 小靑龍湯主之.

[按] '小靑龍湯主之'六字, 當在發熱不渴之下, 始與'服湯已, 渴者'之文義相屬. 豈有寒去欲解, 而更服小靑龍湯之理乎?

[註] 傷寒, 心下有水氣, 欬而微喘, 發熱不渴, 此爲外傷寒邪, 內停寒飮, 宜以小靑龍湯兩解之. 服湯汗解已後渴者, 乃已汗寒去內燥之渴, 非未汗飮停不化之渴, 故曰, 寒去欲解也. 當少少與水飮之, 以滋其燥, 令胃和自可愈也.

[集註] 成無己曰, 欬而微喘者, 水寒射肺也. 發熱不渴者, 表證未罷也. 與小靑龍湯發表散水, 服湯已, 渴者, 裏氣溫, 水氣散, 爲欲解也.

方有執曰, 發熱不渴, 寒勝也, 故以服湯已而渴, 爲寒去欲解, 大意與上條相彷, 故治亦同.

程知曰, 此明水寒未解, 治宜小靑龍也. 心下有水氣, 寒在膈上也, 故喘欬. 發熱不渴, 服湯已而渴, 則水寒解矣. 此解水氣之法, 當用小靑龍, 非謂解後仍用小靑龍也.

張璐曰, 風寒挾水飮, 爲病在表者, 故不渴, 服湯後而渴者, 是爲寒去津傷欲解之徵, 所以雖渴而不必服藥, 但當靜俟津回可也. 欬而微喘, 爲水飮上逆. 今水去而渴, 與水逆而渴不同. 世本'小靑龍湯主之'在'寒去欲解也'之下,錯簡也.

汪琥曰, 上條云渴, 是未服湯而渴, 乃水停津液不化而渴. 此條云渴, 是服湯已而渴, 乃汗後津液旣亡而渴. 渴旣不同, 豈可仍用上藥小青龍主之? 當在'服湯已'之上可知.

下之後, 復發汗, 必振寒, 脈微細, 所以然者, 以內外俱虛故也.

[註] 發汗當於未下之先, 今下之後, 復發汗, 必振寒. 脈微細者, 表裏皆虛也. 所以然者, 以下之失宜, 則內守之陽虛, 故脈微細也. 以汗之失宜, 則外固之陽衰, 故振寒也.

[集註] 鄭重光曰, 治傷寒先汗後下, 此定法也. 若下後外邪不盡, 不得已而復汗之, 邪雖去而內外俱虛, 是以脈細振寒所傷滋大矣.

下之後, 復發汗, 晝日煩躁不得眠, 夜而安靜, 不嘔不渴, 無表證, 脈沈微, 身無大熱者, 乾薑附子湯主之.

[註] 此承上條互詳脈證, 以出其治也. 旣下之以虛其裏, 復發汗以虛其表, 陰陽兩虛, 陽無所附. 夜而安靜, 不嘔不渴, 是內無陽證也. 無表證, 身無大熱, 脈沈微, 是外無陽證也. 表裏無陽, 內外俱陰, 惟有晝日煩躁不得眠, 一假陽證, 則是獨陰自治於陰分, 孤陽自擾於陽分, 非相勝乃相離也, 故以乾薑附子湯, 助陽以配陰. 盖以陰雖盛而未相格, 陽氣微而自不依附也.

[集註] 喩昌曰, 上條但言振寒及微細之脈, 未定所主之病, 以虛證不一也. 然振寒脈微細, 陽虛已見一班. 設晝日煩躁不得眠, 其爲虛陽擾亂可知. 夜反安靜, 不嘔不渴, 則虛陽擾亂不兼外邪可知. 脈沈微, 身無大熱, 則煩躁, 爲亡陽之診, 乾薑·附子在所必需. 由此可推, 日中安靜, 夜而煩躁, 則爲陰病而陽不病, 又可知矣.

程應旄曰, 下之後, 復發汗, 晝日煩躁不得眠, 虛陽擾亂, 外見假熱也. 夜安靜, 不嘔不渴, 無表證, 脈沈微, 身無大熱, 陰氣獨治, 內系眞寒也. 宜乾薑附子湯, 直從陰中回陽, 不當於晝日煩躁, 一假熱證狐疑也.

乾薑附子湯方

乾薑 一兩 附子 去皮, 生用, 破八片. 一枚

右二味, 以水三升, 煮取一升, 去滓, 頓服.

發汗若下之, 病仍不解, 煩躁者, 茯苓四逆湯主之.

[註] 此又承上條言. 先汗後下, 於法不逆, 病應解而仍不解, 反煩躁者, 以別其治也. 盖汗·下俱過, 表裏兩虛, 陰盛格陽, 故晝夜見此擾亂之象也. 當以四逆湯, 壯陽勝陰, 更加茯苓以抑陰邪, 佐人參以扶正氣, 庶陽長陰消, 正回邪退, 病自解而煩躁安矣. 大青龍證, 不汗出之煩躁, 乃未經汗下之煩躁, 屬實. 此條病不解之煩躁, 乃汗下後之煩躁, 屬虛. 然脈之浮緊沈微, 自當別之, 恐其誤人, 故諄諄言之也.

[集註] 汪琥曰, 傷寒汗下, 則煩躁止而病解矣. 若陰盛之煩躁, 强發其汗, 則表疎亡陽. 復下之, 則裏虛亡陰. 衛陽失護, 榮陰內空, 邪仍不解, 更生煩躁, 此亦虛煩虛躁, 乃假熱之象也. 祗宜溫補, 不當散邪, 故以茯苓四逆湯主之.

茯苓四逆湯方

茯苓 六兩 人參 一兩 甘草 炙. 二兩 乾薑 一兩半 附子 生用, 去皮, 破八片. 一枚

右五味, 以水五升, 煮取三升, 去滓, 溫服七合, 日三服.

[方解] 表裏之病, 治不如法, 先過汗後復過下, 或下後復汗, 誤而又誤, 變成壞病. 若其人陽盛而從熱化, 則轉屬三陽. 陽衰而從寒化, 則繫在三陰. 此二條煩躁皆壞病也. 煩躁, 雖六經俱有, 而多見於太陽·少陰者, 太陽爲眞陰之標, 少陰爲眞陽之本也. 未經汗下而煩

躁, 多屬陽, 其脈實大, 其證熱渴, 是煩爲陽盛, 躁爲陰虛. 已經汗下而煩躁, 多屬陰, 其脈沈微, 其證汗厥, 是煩爲陽虛, 躁爲陰盛也. 夫先下後汗, 於法爲逆. 外無大熱, 內不嘔渴, 似乎陰陽自和, 而實陽虛陰盛. 所以虛陽擾亂陰陽分, 故晝日煩躁不得眠. 盛陰獨治於陰分, 故夜而安靜. 脈沈微, 是眞陽將脫而煩躁也. 用乾薑·附子, 壯陽以配陰. 薑·附者, 陽中陽也, 生用則力更銳, 不加甘草, 則勢更猛, 比之四逆爲更峻, 救其相離, 故當急也. 先汗後下, 於法爲順, 病仍不解, 遽增晝夜煩躁, 亦是陰盛格陽之煩躁也, 用茯苓四逆, 抑陰以回陽, 茯苓感太和之氣化, 伐水邪而不傷陽, 故以爲君. 人參生氣於烏有之鄉, 通血脈於欲絶之際, 故以爲佐. 人參得薑·附, 補氣兼以益火. 薑·附得茯苓, 補陽兼以瀉陰. 調以甘草, 比之四逆爲稍緩和, 其相格故宜緩也. 一去甘草, 一加參·苓, 而緩急自別, 仲景用方之妙如此.

太陽病, 先下而不愈, 因復發汗, 以此表裏俱虛, 其人因致冒, 冒蒙汗出自愈. 所以然者, 汗出表和故也. 得裏未和, 然後復下之.

[註] 太陽表病, 當汗不汗, 先下之而不愈, 因復發其汗, 以此表裏俱虛, 因虛其人致冒, 理必然也. 冒蒙者, 謂凡因病而昏冒者也. 然冒蒙或有汗出自愈, 其所以然者, 非表裏俱虛, 乃邪正皆衰, 表裏自和故也. 得汗出而自愈者, 和於表也. 得下利而自愈者, 和於裏也. 得裏未和, 然後下之, 宜調胃承氣湯和之. 由此推之, 得表未和, 然後汗之, 當以桂枝湯和之, 自在言外矣.

[集註] 程知曰, 冒者, 神識不清, 如有物爲之冒蒙也. 得汗出, 表和而邪解矣. 得表和而裏未和, 然後下之, 明不得以其冒而認爲入裏之邪, 遂致妄下, 亦不得以其冒而認爲表之未解, 復妄用汗也.

汪琥曰, 得裏未和'裏'字, 諸註指二便言. 竊思經文中旣云然後下之, 此專指大便而言. 若利小便, 則不言下矣. 其義可不辨而自明.

凡病, 若發汗·若吐·若下·若亡血·若亡津液, 陰陽自和者, 必自愈.

[註] 凡病, 謂不論中風·傷寒一切病也, 若發汗·若吐·若下·若亡血·若亡津液, 施治得宜, 自然愈矣. 卽或治未得宜, 雖不見愈, 亦不至變諸壞逆, 則其邪正皆衰, 可不必施治, 惟當靜以俟之, 診其陰陽自和, 必能自愈也.

[集註] 方有執曰, 陰陽以脈言, 而二便在其中. 兩者和, 則血氣無相勝負, 故可必自愈.

程知曰, 脈以左右三部勻停爲無病. 故汗·吐·下後, 陰陽和者必自愈, 不須過治也.

問曰, 病有戰而汗出, 因得解者何也? 答曰, 脈浮而緊, 按之反芤, 此爲本虛. 故當戰而汗出也. 其人本虛, 是以發戰. 以脈浮, 故當汗出而解也. 若脈浮而數, 按之不芤, 此人本不虛, 若欲自解, 但汗出耳, 不發戰也. 問曰, 病有不戰而汗出解者何也? 答曰, 脈大而浮數, 故知不戰汗出而解也. 問曰, 病有不戰·不汗出而解者何也? 答曰, 其脈自微, 此以曾發汗, 若吐·若下·若亡血, 以內無津液, 此陰陽自和, 必自愈, 故不戰不汗出而解也.

[註] 脈浮而緊, 邪實也. 按之反芤, 正虛也. 正虛邪實, 邪與正爭, 故發戰汗出而解也. 脈浮而數, 邪未實也. 按之不芤, 正不虛也. 正不虛, 邪未實, 邪不能與正爭, 故不戰汗出而解也. 脈不芤, 知不發戰也. 脈不浮, 知不汗出也. 脈自微, 知曾經發汗. 若吐·若下·若亡血也, 因內無津液, 邪正俱衰, 陰陽自和, 故不發戰不汗出而解也.

問曰, 傷寒三日, 脈浮數而微, 病人身涼

和者何也? 答曰, 此爲欲解也, 解以夜半. 脈浮而解者, 濈然汗出也. 脈數而解者, 必能食也. 脈微而解者, 必大汗出也.

[註] 脈浮而數, 按之無力, 當發戰, 汗出而解, 以其人本虛故也. 脈浮而數, 按之有力, 當不發戰, 但汗出而解, 以其人本不虛故也. 脈自微, 曾經發汗, 若吐·若下·若亡血, 不發戰, 不汗出而解, 以其人邪正皆衰, 陰陽自和故也. 傷寒三日, 未經汗·吐·下·亡血也, 脈浮數而微, 病人熱減身和, 此謂欲解. 解以夜半者, 陽病至陰時則和也. 盖浮·數·微三陰, 雖均爲可解之脈, 然解之徵, 則不無別也. 如脈浮, 濈然汗出, 則邪還於表而解. 脈數能食, 則胃和而解. 脈微, 必大汗出而解者, 以其未經汗·吐·下, 其人未虛, 故均不發戰. 津液未傷, 故汗大出而解也.

[集註] 方有執曰, 三日, 言徧三陽也. 浮數, 不傳陰也. 微, 邪氣衰也. 夜半, 陰盡陽生之時也. 濈然, 和而汗出貌. 能食, 胃氣回也.

太陽病未解, 脈陰陽俱停, 必先振慄, 汗出而解. 但陽脈微者, 先汗出而解. 但陰脈微者, 下之而解. 若欲下之, 宜調胃承氣湯.

[註] 太陽病未解, 當見未解之脈, 今不見未解之脈, 而陰陽脈俱停, 三部沈伏不見. 旣三部沈伏不見, 則當見可死之證. 而又不見可死之證, 是欲作解之兆也. 作解之兆, 必先見振慄汗出而始解者, 乃邪正交爭作汗故也. 但作解之脈, 不能久停, 脈之將出, 必有其先. 先者何? 先於三部上下·陰陽·沈伏不見處求之也. 若從寸脈陽部微微而見者, 則知病勢向外, 必先汗出而解. 若從尺脈陰部微微而見者, 則知病勢向內, 必自下利而解. 如不自下利, 若欲下之以和裏, 宜調胃承氣湯主之. 由此推之, 則可知如不自汗出, 若欲汗之以和表, 宜麻桂各半湯主之也. 觀'若欲下之, 宜調胃承氣湯', 意甚輕活, 無取於大下, 俱在言外矣.

[集註] 程應旄曰, 振慄汗解, 單指脈停者言. 下邊兩解, 不必有戰汗, 是指其脈漸出而言也.

傷寒, 腹滿譫語, 寸口脈浮而緊, 此肝乘脾也. 名曰縱, 刺期門.

[註] 傷寒脈浮緊, 太陽表寒證也. 腹滿譫語, 太陰·陽明裏熱也. 欲從太陽而發汗, 則有太陰·陽明之裏. 欲從太陰·陽明而下之, 又有太陽之表, 主治誠爲兩難, 故不藥而用刺法也. 雖然, 太陰論中, 太陽表不解, 太陰腹滿痛, 而用桂枝加大黃湯, 亦可法也. '此肝乘脾, 名曰縱, 刺期門', 與上文義不屬, 似有遺誤.

傷寒發熱, 嗇嗇惡寒, 大渴欲飮水, 其腹必滿, 自汗出, 小便利, 其病欲解. 此肝乘肺也. 名曰橫, 刺期門.

[註] 傷寒發熱, 嗇嗇惡寒, 無汗之表也. 大渴欲飮水, 其腹必滿, 停飮之滿也. 若自汗出, 表可自解, 小便利滿可自除, 故曰, 其病欲解也. 若不汗出, 小便閉, 以小青龍湯先解其外. 外解已, 其滿不除, 十棗湯下之, 亦可愈也. '此肝乘肺, 名曰橫, 刺期門', 亦與上文義不屬, 似有遺誤.

太陽病欲解時, 從巳至未上.

[註] 凡病欲解時, 必於其經氣之旺. 太陽, 盛陽也. 日中陽氣盛, 故從巳·午·未之旺時而病解.

御纂醫宗金鑑 卷四

辨陽明病脈證并治全篇

陽明主裏, 內候胃中, 外候肌肉, 故有病經·病腑之分. 如論中身熱煩渴, 目痛鼻乾不得眠, 不惡寒, 反惡熱者, 此陽明經病也. 潮熱譫語, 手足腋下濈然汗出, 腹滿痛, 大便硬者, 此陽明腑病也. 而其候各有三, 經病則有邪已傳陽明而太陽之表未罷, 兼見頭痛, 惡寒, 無汗之太陽證者. 有太陽之邪已罷, 悉傳陽明, 但見壯熱有汗, 心煩不眠, 口渴引飲之陽明證者. 有陽明之邪未已, 復轉少陽, 兼見胸脇痛, 寒熱往來, 口苦而嘔, 目眩耳聾之少陽證者. 腑病則有太陽陽明, 謂太陽病, 或發汗, 或吐, 或下, 或利小便, 亡其津液, 胃中乾燥, 太陽之邪, 乘胃燥而轉屬陽明, 致小便反數, 大便硬者, 所爲脾約是也. 有正陽陽明, 謂陽氣素盛, 或有宿食, 太陽之邪, 一傳陽明, 遂入胃腑, 致大便不通者, 所爲胃家實是也. 有少陽陽明, 謂病已到少陽, 法當和解, 而反發汗, 利小便, 亡其津液, 胃中燥熱, 復轉屬陽明, 致大便結燥者, 所爲大便難者是也. 其治陽明經病, 則以葛根湯或桂枝加葛根湯發之, 或以白虎湯淸之, 或以柴胡白虎湯和之, 隨其證而施之可也. 其治陽明腑病, 雖均爲可下, 然不無輕重之分, 故或以三承氣湯下之, 或麻仁丸通之, 或蜜煎膽汁導之, 量其病而治之可也. 此陽明病之大略也. 玆以在經·在腑二者, 詳疏於篇, 俾讀者易爲分別, 臨證施治, 自不紊矣.

陽明之爲病, 胃家實是也.

[註] 陽明經, 內以候胃, 外以候肌. 言陽明之爲病, 由太陽之邪, 傳於其經, 則爲陽明病外證. 由太陽之邪, 傳入胃腑, 則爲胃家實也.

[集註] 方有執曰, 陽明, 經也. 胃, 腑也. 實者, 大便結爲硬滿而不得出也. 雖則遲早不同, 而非日數所可拘也.

傷寒三日, 陽明脈大.

[註] 傷寒一日太陽, 二日陽明, 三日少陽, 乃『內經』言傳經之次第, 非必以日數拘也. 此云三日陽明脈大者, 謂不兼太陽陽明之浮大, 亦不兼少陽陽明之弦大, 而正見正陽陽明之大脈也. 蓋由去表傳裏, 邪熱入胃, 而成內實之診, 故其脈象有如此者.

[集註] 方有執曰, 傷寒三日, 該中風而大約言也. 脈大者, 陽明氣血俱多也.

沈明宗曰, 此正陽明之正脈也. 仲景謂三日陽明脈大, 因陽明乃多氣多血之府, 風寒傳入, 邪盛於中, 故脈顯大, 是爲陽明邪實之正脈. 但病陽明務具此脈, 方可下奪, 或兼太陽之浮緊, 少陽之弦細, 或遲疾滑澁虛弱, 乃屬氣血陰陽之虛, 雖見大實大滿, 亦當詳審顧慮, 或以小承氣湯試之, 或用蜜煎導法, 不得直施攻下也.

本太陽初得病時, 發其汗, 汗先出不徹, 因轉屬陽明也.

[註] 陽明之病, 本自太陽初得病時, 發其汗, 汗先出而不透徹, 乃爲汗不如法, 故未盡之邪, 因而轉屬陽明也. 邪在經則爲外證. 邪入腑則爲胃家實矣.

[集註] 方有執曰, 此言由發太陽汗不如法, 致病入胃之大意.

陽明病, 若能食, 名中風. 不能食, 名中寒.

[註] 太陽之邪傳陽明病, 有自中風傳來者, 有自傷寒傳來者, 當於食之能否辨之. 若能食,

名中風，是自中風傳來者，以風乃陽邪，陽能化穀，故能食也．不能食，名中寒，是自傷寒傳來者，以寒乃陰邪，不能化穀，故不能食也．

[集註] 方有執曰，此以食之能否，驗風寒之辨．盖陽明主水穀，風能食，陽能化穀也．寒不能食，陰不殺穀也．名，猶言爲也．中寒，卽傷寒之互詞．大意推原風寒自太陽傳來，其辨驗有如此者，非謂陽明自中而然也．

汪琥曰，仲景云，中寒與傷寒同義，非眞寒證也．若系眞中寒，是胃家虛冷，藥宜理中湯之類．今不能食，是胃氣實，但邪未入腑，不作鬱熱耳．因名中寒，實與傷寒無異．

問曰，陽明病，外證云何？答曰，身熱汗自出，不惡寒反惡熱也．

[註] 陽明病有外證有內證．潮熱·自汗·不大便，內證也．身熱·汗自出·不惡寒·反惡熱，外證也．今汗自出，是從中風傳來，故與中風之外證同．而身熱，不惡寒反惡熱，則知爲陽明外證，故不與中風外證同也．然陽明之熱，發於肌肉，必蒸蒸而熱，又不似太陽之陣陣發熱，可知矣．

[集註] 方有執曰，此以太陽中風，傳入陽明之外證言．

魏荔彤曰，病有太陽中風不解，傳入陽明者，何以辨之？故設問曰，陽明未知其裏之何時傳來？必先驗其外之何所見證？答曰，太陽病，有身熱，汗自出而惡風者，此太陽中風之本證也．若身熱，汗自出，竟不惡風寒而反惡熱，則病已去太陽而入陽明矣．此陽明病，由太陽中風而傳入者也．

問曰，病有得之一日，不發熱而惡寒者，何也？答曰，雖得之一日，惡寒將自罷，卽自汗出而惡熱也．

[註] 太陽病當惡寒，陽明病當惡熱．今陽明病，有初得之一日，不發熱而惡寒者，是太陽去表之邪未盡，故仍惡寒也．然去表未盡之邪，欲傳陽明，不能久持，故惡寒必將自罷，卽日當自汗出而惡熱矣．

[集註] 方有執曰，此以太陽傷寒，傳入陽明之外證言．

程應旄曰，陽明惡寒，終是帶表，至於腑病則惡熱矣．表之罷否，須於此驗之．

鄭重光曰，此辨陽明傷寒之外證，不發熱而惡寒，起自傷寒也．惡寒將自罷，邪過表也．卽自汗出，邪熱鬱於肌肉，腠理開，汗外泄也．

魏荔彤曰，太陽傷寒亦有傳入陽明者，又何以辨之？故設問曰，病有得之一日，起初之時，不見發熱，而但見惡寒者，何病也？答曰，得之一日惡寒，雖爲太陽傷寒之證，而惡寒亦將自罷，卽自汗出而惡熱，此是陽明病由太陽傷寒而傳入者也．可知太陽中風，則發熱惡風，汗自出爲正病．太陽傷寒，則惡寒無汗爲正病．若傳入陽明，則必以汗出，惡熱爲正病也．

問曰，惡寒何故自罷？答曰，陽明居中，主土也．萬物所歸，無所復傳．始雖惡寒，二日卽止，此爲陽明病也．

[註] 此釋上條陽明惡寒自罷之義．陽明屬胃居中，土也．土爲萬物所歸，故邪熱歸胃則無所復傳，亦萬物歸土之義．陽明初病一日，雖仍惡寒，是太陽之表未罷也．至二日惡寒自止，則是太陽之邪已悉歸併陽明，此爲陽明病也．

[集註] 方有執曰，惡寒二日自止者，熱入裏而將惡熱，此以正陽陽明言也．

程應旄曰，六經雖分陰陽，而宰之者胃，五臟六腑，皆朝宗而稟令焉．一有燥熱，無論三陽傳來之邪，從而化熱，卽三陰傳來之邪，亦轉屬而變熱．陰陽之邪，皆歸胃土，故曰，萬物所歸無所復傳也．

問曰，何緣得陽明病？答曰，太陽病，若發汗·若下·若利小便，此亡津液，胃中乾燥，因轉屬陽明．不更衣，內實，大便難者，

此名陽明也.

[註] 問曰, 何緣得陽明胃實之病? 答曰, 由邪在太陽時, 發汗·若下·若利小便, 皆爲去邪而設, 治之誠當, 則邪解而愈矣. 如其不當, 徒亡津液, 致令胃中乾燥, 則未盡之表邪, 乘其燥熱, 因而轉屬陽明. 爲胃實之病者有三, 曰不更衣, 卽太陽陽明脾約是也. 曰內實, 卽正陽陽明胃家實是也. 曰大便難, 卽少陽陽明大便難是也. 三者雖均爲可下之證, 然不無輕重之別, 脾約自輕於大便難, 大便難自輕於胃家實. 盖病脾約大便難者, 每因其人津液素虧, 或因汗下利小便, 施治失宜所致. 若胃實者, 則其人陽氣素盛, 胃有宿食, 卽未經汗下, 而亦入胃成實也. 故已經汗下者, 爲奪血致燥之陽明, 以滋燥爲主. 未經汗下者, 爲熱盛致燥之陽明, 以攻熱爲急. 此三承氣湯, 脾約丸及蜜煎·土瓜根·猪膽汁導法之所由分也.

[集註] 方有執曰, 古人大便必更衣. 不更衣, 言不大便也.

程應旄曰, 轉屬層次, 不止有表罷·不罷之分. 而表罷入裏, 復有燥實·燥不實之辨. 所以有不更衣之陽明病, 有內實之陽明病, 有大便難之陽明病也. 其中有屬表屬裏, 所以下法有禁有宜. 受氣有裏實裏燥, 所以下法有應大應小.

汪琥曰, 或問太陽病若下矣, 則胃中之物已去, 縱亡津液, 胃中乾燥, 未必復成內實. 答云方其太陽初病時, 下之不當, 徒亡津液, 胃中之物去之不盡, 邪傳陽明而成燥糞, 故有內實之證.

問曰, 病有太陽陽明, 有正陽陽明, 有少陽陽明, 何謂也? 答曰, 太陽陽明者, 脾約是也. 正陽陽明者, 胃家實是也. 少陽陽明者, 發汗利小便已, 胃中燥煩實, 大便難是也.

[註] 陽明可下之證, 不止於胃家實也. 其綱有三, 故又設問答以明之也. 太陽之邪, 乘胃燥熱, 傳入陽明, 謂之太陽陽明, 不更衣無所苦, 名脾約者是也. 太陽之邪, 乘胃宿食與燥熱結, 謂之正陽陽明, 不大便, 內實滿痛, 名胃家實者是也. 太陽之邪已到少陽, 法當和解, 而反發汗利小便, 傷其津液, 少陽之邪復乘胃燥, 轉屬陽明, 謂之少陽陽明, 大便澁而難出, 名大便難者是也.

[集註] 程知曰, 言三陽皆有入胃腑之證也. 陽明爲水穀之海, 中土爲萬物所歸, 故三陽經皆能入其腑. 邪自太陽傳入胃腑者, 謂之太陽陽明, 卽經所謂太陽病, 若吐·若下·若發汗後, 微煩, 小便數, 大便因硬者是也. 由脾之斂約, 故用小承氣微下以和之. 邪自陽明經傳入胃腑者, 謂之正陽陽明, 卽經所謂發熱汗出, 胃中燥硬譫語者是也. 乃胃中邪實, 故用大承氣以攻下之. 邪自少陽轉屬胃腑者, 謂之少陽陽明, 卽經所謂少陽不可發汗, 發汗則譫語, 此屬胃者是也. 系津液內竭, 故用麻仁丸潤下, 以和其津液也. 若三陽外證未除, 則陽明正治之法, 又不可用矣.

陽明病, 脈浮而緊者, 必潮熱, 發作有時. 但浮者, 必盜汗出.

[按] 自汗是陽明證, 盜汗是少陽證, 盜汗當是自汗, 文義始屬.

[註] 陽明病在經, 脈當浮長. 入腑, 脈當實大. 今脈浮而緊, 潮熱有時者, 是陽明病而見太陽傷寒脈也, 則知是從傷寒傳來, 太陽傷寒之邪未罷, 必無汗, 故雖見陽明潮熱發作有時之證, 仍當從太陽陽明傷寒治之, 宜麻黃加葛根湯汗之. 若見潮熱發作有時之證, 而脈但浮不緊, 是陽明病而見太陽中風脈也, 則知是從中風傳來. 太陽中風之邪未罷, 必自汗出, 當從太陽陽明中風治之, 宜桂枝加葛根湯解之.

[集註] 沈明宗曰, 此陽明證而見太陽脈也. 脈浮而緊, 太陽表寒未罷之脈. 潮熱發作有時,

則陽明裏證已具. 但浮者, 太陽風傷衛脈, 故必汗出也.

陽明病, 脈遲, 汗出多, 微惡寒者, 表未解也, 可發汗, 宜桂枝湯.

[按] '汗出多'之下, 當有'發熱'二字. 若無此二字, 脈遲, 汗出多, 微惡寒, 乃是表陽虛, 桂枝附子湯證也, 豈有用桂枝湯發汗之理乎? 必是傳寫之遺.

[註] 陽明病脈當數大, 今脈遲·汗出多, 設不發熱惡寒, 是太陽表邪已解矣. 今發熱微惡寒, 是表猶未盡解也, 故宜桂枝湯解肌以發其汗, 使初入陽明之表邪, 仍還表而出也.

[集註] 程知曰, 此言中風傳陽明, 表邪未解, 仍宜用桂枝湯以解肌也.

汪琥曰, 此太陽病初傳陽明經, 中有風邪也. 脈遲者, 太陽中風緩脈之所變, 傳至陽明, 邪將入裏, 故脈變遲. 汗出多者, 陽明熱而肌腠疎也. 微惡寒者, 在表風邪未盡也. 故仍從太陽中風例治之. 又曰, 雖從太陽例治, 但旣云陽明病, 仲景法還宜用桂枝加葛根湯爲是.

陽明病, 脈浮, 無汗而喘者, 發汗則愈, 宜麻黃湯.

[註] 陽明病, 脈應浮大, 證應汗出. 今脈但浮, 表病脈也. 無汗而喘, 表實證也. 是太陽之邪, 未悉入陽明, 猶在表也. 當仍從太陽傷寒治之, 發汗則愈, 宜麻黃湯.

[集註] 張璐曰, 陽明榮衛難辨, 辨之全藉於脈證. 風邪之邪, 傳至陽明, 自汗已多, 則緩去而遲在. 寒邪之脈, 傳至陽明, 發熱已甚, 則緊去而浮在. 此皆邪氣在經之徵. 若入腑, 則遲者必數, 浮者必實矣. 設不數不實, 非胃實也, 必不勝攻下矣.

汪琥曰, 無汗而喘, 但浮不緊, 何以定其爲陽明病? 必其人目痛鼻乾, 身熱不得眠, 故云陽明病也.

魏荔彤曰, 此太陽陽明之證, 入陽明未深, 故令其邪仍自表出, 不至歸於胃而無所復傳也.

陽脈微而汗出少者, 爲自和也. 汗出多者, 爲太過. 陽脈實, 因發其汗, 出多者, 亦爲太過. 太過者, 爲陽絶於裏, 亡津液, 大便因硬也.

[註] 此承上條互詳其脈, 以出其證也. 陰陽微, 謂脈浮無力而微也. 陽脈實, 謂脈浮有力而盛也. 凡中風傷寒脈, 陽微則熱微, 微熱蒸表作汗. 若汗出少者, 爲自和欲解, 汗出多者, 爲太過不解也. 陽脈實則熱盛, 因熱盛而發其汗, 出多者, 亦爲太過. 汗出太過, 則陽極於裏, 亡津液, 大便因硬而成內實之證矣. 勢不得不用下法. 故欲發其汗者, 不可不早慮及此也.

[集註] 喻昌曰, 陽微者, 中風之脈, 陽微緩也. 陽實者, 傷寒之脈, 陽緊實也. 陽絶, 卽亡津液之互辭. 仲景每於亡津液者, 悉名無陽. 玩本文'陽絶於裏, 亡津液, 大便因硬'甚明. 傷寒發太陽膀胱經之汗, 卽當顧慮陽氣, 以膀胱主氣化故也. 發陽明胃經之汗, 卽當顧慮陰津, 以胃中藏津液故也. 所以陽明多有熱越之證, 謂胃中津液隨熱而盡越於外, 汗出不止耳. 然則陽明病, 不論中風, 傷寒, 脈微, 脈實, 汗出少而邪將自解, 汗出多則陰津易致竭絶也.

陽明病法多汗, 反無汗, 其身如蟲行皮中狀者, 此以久虛故也.

[註] 陽明病法當汗多, 反無汗, 其身如蟲行皮中狀者, 以其人胃氣久虛, 邪鬱於太陽之表, 陽明肌腠不能宣發作汗故也. 宜葛根湯小劑微汗, 和其肌表, 自可愈也.

[集註] 汪琥曰, 按此條論仲景無治法. 常器之云, 可用桂枝加黃芪湯. 郭雍云, 宜用桂枝麻黃各半湯. 不知上二湯, 皆太陽經藥, 今

系陽明無汗證, 仍宜用葛根湯主之.

魏荔彤曰, 陽明病法應多汗, 今反無汗, 但見身如蟲行皮中狀者, 此邪熱欲出表作汗, 而正氣衰弱不能達之也.

陽明病, 初欲食, 小便反不利, 大便自調, 其人骨節疼, 翕翕如有熱狀, 奄然發狂, 濈然汗出而解者, 此水不勝穀氣, 與汗共併, 脈緊則愈.

[註] 陽明病, 初欲食, 知其從中風熱邪傳來也. 陽明受邪, 當小便數, 大便硬, 今小便反不利, 大便自調, 知津未傷而胃自和, 不成裏實也. 既不成實, 則在經之邪本輕, 可自愈也. 若其人骨節疼, 翕翕如有熱狀, 是太陽之表未除也. 奄, 忽也. 忽然發狂, 濈然汗出而解者, 盖以太陽傳來之邪本輕, 陽明所受之邪自淺, 津未傷而胃自和, 仍當還表作解也. 然必待發狂而解者, 此胃中水氣不勝, 初欲食之穀氣, 穀氣長陽化熱, 水不勝熱, 釀汗共併而出, 所以發狂作解也. 凡將汗解, 脈必先浮, 今言脈緊則愈者, 亦邪還於表, 欲解應見之脈也.

傷寒發熱無汗, 嘔不能食, 而反汗出濈濈然者, 是轉屬陽明也.

[註] 傷寒發熱無汗, 嘔不能食, 爲太陽之邪欲傳也. 若無汗, 爲太陽陽明之表尚在, 汗之可也. 今反汗出濈濈然者, 是邪已轉屬陽明之腑, 可下不可汗也.

[集註] 成無己曰, 傷寒發熱無汗, 嘔不能食者, 太陽受病也. 若反汗出濈濈然者, 是太陽之邪轉屬陽明也. 故經曰, 陽明病法多汗.

方有執曰, 嘔不能食, 熱入胃也. 反汗出者, 肌肉著熱, 膚腠反開也.

程應旄曰, 太陽本證現在, 而反汗出濈濈然者, 雖表證未罷, 已是轉屬陽明也. 濈濈, 連綿之意, 卽俗云汗一身不了又一身是也.

傷寒脈浮, 發熱無汗, 其表不解, 不可與白虎湯. 渴欲飮水, 無表證者, 白虎加人參湯主之.

[註] 傷寒之邪, 傳入陽明, 脈浮, 發熱無汗, 其表不解者, 雖有燥渴, 乃大青龍湯證, 不可與白虎湯. 卽有陽明渴欲飮水熱證, 應與白虎者, 亦必審其無太陽表證, 始可與也. 加人參者, 以其脈浮不滑, 非有餘也. 且欲於大解熱中, 速生其津液也.

[集註] 鄭重光曰, 此申明用白虎湯之法. 以白虎但能解熱而不解表, 若稍帶外感, 有無汗·惡寒·身痛·頭疼之表證, 愼不可用也.

白虎加人參湯方

於白虎湯方內加人參三兩, 餘依白虎湯方.

傷寒脈浮滑, 此以表有熱裏有寒, 白虎湯主之.

[按] 王三陽云, 經文'寒'字, 當'邪'字解, 亦熱也. 其說甚是. 若是'寒'字, 非白虎湯證矣.

[註] 此言傷寒太陽證罷, 邪傳陽明, 表裏俱熱, 而未成胃實之病也. 脈浮滑者, 浮爲表有熱之脈, 陽明表有熱, 當發熱汗出. 滑爲裏有熱之脈, 陽明裏有熱, 當煩渴引飮. 故曰, 表有熱裏有熱也. 此爲陽明表裏俱熱之證, 白虎乃解陽明表裏俱熱之藥, 故主之也. 不加人參者, 以其未經汗·吐·下, 不虛故也.

[集註] 程知曰, 滑則裏熱, 云浮滑則表裏俱熱矣. 大熱之氣, 得辛凉而解, 猶之暑暍之令, 得金風而爽, 故清凉之劑, 以白虎名之. 又曰, 厥陰條中有傷寒, 脈滑而厥者, 裏有熱也, 白虎湯主之, 可證此條之非裏有寒矣.

魏荔彤曰, 此裏尚爲經絡之裏, 非臟腑之裏, 亦如衛爲表, 榮爲裏, 非指臟腑而言也.

白虎湯方

知母 六兩 石膏 碎. 一斤 甘草 炙. 二兩 粳米 六合

右四味, 以水一斗, 煮米熟, 湯成去滓, 溫服一升，日三服.

[集解] 柯琴曰，陽明邪從熱化，故不惡寒而惡熱. 熱蒸外越，故熱汗出. 熱爍胃中，故渴欲飮水. 邪盛而實，故脈滑，然猶在經，故兼浮也. 盖陽明屬胃，外主肌肉，雖內外大熱而未實，終非苦寒之味所宜也. 石膏辛寒，辛能解肌熱，寒能勝胃火，寒能沈內，辛能走外，此味兩擅內外之能，故以爲君. 知母苦潤，苦以瀉火，潤以滋燥，故用爲臣. 甘草·粳米調和於中宮，且能土中瀉火，稼穡作甘，寒劑得之緩其寒，苦劑得之平其苦，使二味爲佐，庶大寒大苦之品，無傷損脾胃之慮也. 煮湯入胃，輸脾歸肺，水精四布，大煩大渴可除矣. 白虎爲西方金神，取以名湯，秋金得令，而炎暑自解. 方中有更加人參者，亦補中益氣而生津也. 用以協和甘草·粳米之補，承制石膏·知母之寒，瀉火而土不傷，乃操萬全之術者也.

病人煩熱，汗出則解，又如瘧狀，日晡所發熱者，屬陽明也. 脈實者，宜下之. 脈浮虛者，宜發汗. 下之與大承氣湯，發汗宜桂枝湯.

[註] 病人，謂病太陽經中風·傷寒之人也. 太陽病煩熱，汗出則應解矣. 今又寒熱如瘧狀，每至日晡所卽發潮熱. 日晡者，乃申酉陽明旺時，故曰屬陽明也. 證雖如此，當審其果盡歸陽明耶，抑或尙兼太陽也? 故又當以脈辨之. 若脈實者，邪已入裏，則汗出潮熱，爲陽明下證，宜與大承氣湯下之. 若脈浮虛者，邪尙在表，則寒熱如瘧，仍屬太陽當汗之證也，宜與桂枝湯汗之.

[集註] 程知曰，病人得汗後，煩熱解，太陽之邪，將盡未盡，其人復如瘧狀，日晡時發熱，則邪入陽明審矣. 然雖已入陽明，尙恐未離太陽，故必重辨其脈. 脈實者可下. 若脈浮虛者，仍是陽明兼太陽，便宜汗而不宜下也.

太陽病，若吐·若下·若發汗後，微煩小便數，大便因硬者，與小承氣湯和之愈.

[註] 太陽病，若吐·若下·若發汗後不解，入裏微煩者，乃梔子豉湯證也. 今小便數，大便因硬，是津液下奪也，當與小承氣湯和之. 以其結熱未甚，入裏未深也.

[集註] 喩昌曰，微煩小便數，大便因硬，皆是邪漸入裏之機，故用小承氣湯和之.

程應旄曰，吐·下·汗後而見煩證，徵之於大便硬，固非虛煩者比. 然煩旣微而小便數，當由胃家失潤，燥氣客之使然，胃雖實非大實也. 以小承氣湯取其和也，非大攻也.

小承氣湯方

大黃 四兩 厚朴 去皮，炙. 二兩 枳實 大者，炙. 三枚

已上三味，以水四升，煮取一升二合，去滓，分溫二服. 初服湯當更衣. 不爾者，盡飮之. 若更衣者，勿服之.

趺陽脈浮而澁，浮則胃氣强，澁則小便數，浮澁相搏，大便則硬，其脾爲約，麻仁丸主之.

[註] 趺陽，胃經脈也. 趺陽脈浮而澁，陽浮則胃氣强，陰澁則小便數，陰陽相搏，則熱盛而液竭矣，故大便則硬也. 其名爲約者，謂脾爲邪所約束，不能爲胃行其津液，故名脾約也. 以麻仁丸主之，養液潤燥，淸熱通幽，其不敢恣行承氣者，以脈澁故也.

[集註] 程知曰，言胃脈浮澁，不可大攻，宜用麻仁丸潤法也. 趺陽，胃脈也. 在足跗上，動脈應手. 浮則陽熱盛而胃强，澁則陰津少而小便數. 脾主爲胃行其津液者也，胃陽强則脾陰弱，不能爲胃行其津液，故約其食物，如一二彈丸也. 此不當下而當潤之.

程應旄曰，麻仁丸潤燥通幽，傷寒不可恣行大承氣可知矣. 所以然者，以其爲太陽陽明，非正陽陽明胃家實者比也. 推之少陽陽明，其不可以正陽陽明胃家實之法治之，更可知矣.

汪琥曰, 以胃强脾弱爲脾約作解, 盖以胃中之邪熱盛爲陽强, 故脈浮. 脾家之津液少爲陰弱, 故脈澁. 用麻仁丸者, 以瀉胃中之陽而扶脾之陰也.

麻仁丸方

麻仁 二升 芍藥 半斤 枳實 半斤 大黃 去皮. 一斤 厚朴 去皮. 一斤 杏仁 去皮·尖, 熬, 别作脂. 一升

右六味, 蜜合丸, 如桐子大. 飮服十丸, 日三服, 漸加, 以和爲度.

[集註] 方有執曰, 麻子·杏仁能潤乾燥之堅, 枳實·厚朴能導固結之滯, 芍藥斂液以輔潤, 大黃推陳以致新, 脾雖爲約, 此能疏之.

傷寒吐後, 腹脹滿者, 與調胃承氣湯.

[註] 傷寒吐後, 胸不脹滿而腹脹滿者, 是表邪已盡, 胃中壅熱故也. 宜與調胃承氣湯, 下其熱而和之. 以無硬痛, 故不用大小承氣也.

[集註] 程知曰, 言吐後腹脹滿宜調胃也, 熱在上焦則吐, 吐後腹脹滿, 則邪不在胸, 其爲裏實可知. 然脹滿而不硬痛, 自不宜用急下之法, 但與調胃承氣, 和其胃熱可耳!『內經』云諸脹腹大, 皆屬於熱也.

程應旄曰, 吐傷津液, 燥氣不能下達, 遂成土鬱, 是以腹脹滿, 用調胃承氣, 一奪其鬱可耳!

調胃承氣湯方

大黃 去皮, 酒浸. 四兩 甘草 炙. 二兩 芒硝 半升

右三味, 以水三升, 煮取一升, 去滓, 內芒硝, 更煮兩沸, 少少溫服之.

[方解] 方名調胃承氣者, 有調和承順胃氣之義, 非若大小承氣專攻下也. 經曰, 熱淫於內, 治以鹹寒. 火淫於內, 治以苦寒. 君大黃之苦寒, 臣芒硝之鹹寒, 二味並擧, 攻熱瀉火之力備矣. 恐其速下, 故佐甘草之緩. 又恐其過下, 故少少溫服之, 其意在不峻而和也.

陽明病, 不吐不下, 心煩者, 可與調胃承氣湯.

[註] 陽明病, 謂已傳陽明, 不吐·不下, 心煩者, 謂未經吐·下而心煩也, 其爲熱盛實煩可知. 故與調胃承氣湯瀉熱, 而煩自除也.

[集註] 成無己曰, 吐後心煩謂之內煩, 下後心煩謂之虛煩, 今陽明病不吐不下心煩, 則是胃有鬱熱也, 與調胃承氣湯以下其鬱熱.

喩昌曰, 胃氣及津液, 旣不由吐·下而傷, 則心煩明系胃中熱熾, 故可與調胃承氣湯.

陽明發熱汗多者, 急下之, 宜大承氣湯.

[註] 陽明病, 不大便, 發熱汗多不止者, 雖無內實, 亦當急下之. 盖因陽氣大蒸於內, 恐致涩液暴亡於外, 故以全津液爲急務也, 宜大承氣湯下之.

[集註] 喩昌曰, 汗多則津液外滲, 加以發熱, 則津液盡隨熱勢, 蒸蒸騰達於外, 更無他法以止其汗, 惟有急下一法, 引熱勢從大腸而出, 庶津液不致盡越於外耳.

程應旄曰, 此等之下, 皆爲救陰而設, 不在奪實. 奪實之下可緩, 救陰之下不可緩.

沈明宗曰, 陽明裏實, 以潮熱微汗爲正. 玆見發熱汗多, 乃裏熱熾盛之極, 蒸騰胃中津液, 盡越於外, 非亟奪其邪以救津液不可, 故宜大承氣湯急下也.

大承氣湯方

大黃 酒洗. 四兩 厚朴 炙, 去皮. 半斤 枳實 炙. 五枚 芒硝 三合

右四味, 以水一斗, 先煮二物, 取五升去滓, 內大黃更煮. 取二升去滓, 內芒硝, 更上微火一兩沸, 分溫再服. 得下, 餘勿服.

[方解] 諸積熱結於裏而成滿痞燥實者, 均以大承氣湯下之也. 滿者, 腹脇滿急䐜脹, 故用厚朴以消氣壅. 痞者, 心下痞塞硬堅, 故用

枳實以破氣結. 燥者, 腸中燥屎乾結, 故用芒硝潤燥軟堅. 實者, 腹痛大便不通, 故用大黃攻積瀉熱. 然必審四證之輕重, 四藥之多少適其宜, 始可與也. 若邪重劑輕, 則邪氣不服. 邪輕劑重, 則正氣轉傷, 不可不愼也.

[集解] 柯琴曰, 諸病皆因於氣, 穢物之不去, 由於氣之不順也. 故攻積之劑, 必用氣分之藥, 因以承氣名湯. 方分大小有二義焉. 厚朴倍大黃, 是氣藥爲君, 名大承氣. 大黃倍厚朴, 是氣藥爲臣, 名小承氣. 味多性猛, 制大其服, 欲令大瀉下也, 因名曰大. 味寡性緩, 制小其服, 欲微和胃氣也, 因名曰小. 且煎法更有妙義, 大承氣用水一斗煮朴·枳, 取五升去滓, 內大黃, 再煮取二升, 內芒硝, 何哉? 盖生者氣銳而先行, 熟者氣純而和緩, 仲景欲使芒硝先化燥屎, 大黃繼通地道, 而後枳·朴除其痞滿. 若小承氣, 以三味同煎, 不分次第. 同一大黃而煎法不同, 此可見仲景微和之意也.

程知曰, 調胃承氣, 大黃用酒浸. 大承氣, 大黃用酒洗, 皆爲芒硝之鹹寒而以酒制之. 若小承氣, 不用芒硝, 則亦不事酒浸洗矣.

陽明病, 下之, 心中懊憹而煩, 胃中有燥屎者, 可攻. 腹硬滿, 初頭硬, 後必溏, 不可攻之. 若有燥屎者, 宜大承氣湯.

[註] 陽明病, 下之後, 心中懊憹而煩者, 若腹大滿, 不大便, 小便數, 知胃中未盡之燥屎復硬也, 乃可攻之. 若腹硬滿, 不可攻也. 誤攻必變脹滿不能食, 飮水則噦等, 逆矣. 若果有燥屎, 宜下者, 以大承氣湯下之.

[集註] 方有執曰, 可攻以上, 以轉失氣言. 懊憹, 悔憹痛恨之意. 盖藥力不足以勝病, 燥硬欲行而不能, 故曰, 可攻. 言當更服湯以促之也. 腹硬滿以下, 以不轉失氣言. 頭硬後溏裏熱輕也, 故曰, 不可攻之. 言當止湯勿服也.

程知曰, 言有燥屎, 卽可大攻下也. 下後心中懊憹而煩者, 虛煩也, 當與梔子豉湯. 若胃有燥屎, 則非虛煩, 故可攻. 腹不甚滿, 則無必攻之法, 有燥屎則非先硬後溏者也, 故可攻. 又曰, 便硬與燥屎不同. 便硬者, 大便實滿而硬. 燥屎者, 胃中宿食, 因胃熱而結爲燥丸之屎也. 故便硬, 猶有用小承氣者. 若燥屎, 則無不用芒硝之鹹寒也.

程應旄曰, 末句乃申可攻句, 以決治法.

得病二三日, 脈弱, 無太陽柴胡證, 煩躁心下硬, 至四五日, 雖能食, 以小承氣湯, 少少與微和之, 令小安. 至六日, 與承氣湯一升. 若不大便六七日, 小便少者, 雖不能食, 但初頭硬, 後必溏, 未定成硬, 攻之必溏. 須小便利, 屎定硬, 乃可攻之, 宜大承氣湯.

[註] 得病二三日, 無太陽·少陽證, 煩躁心下硬, 至四五日, 不大便, 若脈大, 屬正陽陽明, 胃實之證也, 下之無疑. 今脈弱, 雖胃和能食, 不可輕下, 祗可與小承氣湯, 少少與而微和之, 令其小安. 次日仍不大便, 繼與小承氣湯促之. 若六七日竟不大便而小便少者, 卽不能食, 亦屬胃中尙未乾燥 屎未定硬, 如大攻之, 初見硬復必溏也. 須待小便利, 知屎定硬, 乃可攻之, 宜大承氣湯.

[集註] 方有執曰, 太陽不言藥, 以有桂枝·麻黃之不同也. 少陽言藥, 以專主柴胡也. 凡以此爲文者, 皆互發也. 以無太·少二經證, 故知此屬陽明, 以脈弱, 故宜微和, 至六日以下, 乃歷叙可攻·不可攻之節度也.

程應旄曰, 能食以結在腸間, 而胃火自盛也. 先以小承氣湯少少與之, 和胃中之火, 令少安後, 以前藥增至一升, 去腸中之結. 既用小承氣矣, 而又減去分數, 接續投之, 以脈弱之胃, 其禀素虛, 而爲日又未久也.

張璐曰, 此段之能食·不能食, 全與辨風寒强弱無涉. 言能食者, 不可以爲胃强而輕下. 不能食者, 不可以爲胃中有燥屎而輕下也.

陽明病，脈遲，雖汗出不惡寒者，其身必重，短氣，腹滿而喘，有潮熱者，此外欲解，可攻裏也．手足濈然汗出者，此大便已硬也，大承氣湯主之．若汗多，微發熱惡寒者，外未解也．其熱不潮，未可與承氣湯．若腹大滿不通者，可與小承氣湯，微和胃氣，勿令大泄下．

［註］陽明病脈遲，雖汗出不惡寒，外證欲解而脈不實，尚未可攻也．若其人身重，熱困於體也．短氣而喘，熱壅於上也．腹滿潮熱，熱聚於中也，手足濈然汗出，大便已硬，熱結於下也，斯爲外邪已解，內實已成，始可攻之，主以大承氣湯可也．若汗出，微發熱惡寒者，則外猶未解也，其熱不潮者，裏猶未實也，不可與承氣湯．卽有裏急·腹大滿·不通等證，亦衹宜與小承氣湯微和胃氣，勿令大泄下，盖以脈遲故也．

［集註］方有執曰，潮熱，陽明旺於申酉戌，故熱作於此時，如潮之有信也．手足濈然而汗出者，脾主四肢而胃爲之合，胃中燥實而蒸蒸騰達於四肢，故曰，大便已硬也．

林瀾曰，此節辨脈遲內結之，或宜大承氣攻之，或但可以小承氣微和之也．陽明病脈遲證，兼汗出不惡寒，身重短氣，腹滿而喘，似屬可攻．然必有潮熱者，爲外證已解，裏證已具，手足濈然汗出者，爲大便已硬，主以大承氣湯攻之奚疑！若汗出雖多，猶見發熱惡寒，則表尙在也，其熱不潮，汗亦非手足濈然之汗，安可與承氣以攻之乎？卽腹大滿不通，亦衹可與小承氣微和，勿令大泄下．此何以故？脈遲便非必下之脈，雖內結亦豈大承氣所宜哉！

陽明病，潮熱，大便硬硬者，可與大承氣湯．不硬者，不可與之．若不大便六七日，恐有燥屎，欲知之法，少與小承氣湯，湯入腹中，轉失氣者，此有燥屎也，乃可攻之．若不轉失氣者，此但初頭硬，後必溏，不可攻之，攻之必脹滿不能食也．欲飲水者，與水則噦，其後發熱者，必大便復硬而少也，以小承氣湯和之．不轉失氣者，愼不可攻也．

［註］陽明病，潮熱大便微硬者，可與大承氣湯．不硬者，不可與之也．若不大便六七日，恐有燥屎，欲知之法，少與小承氣湯，湯入腹中轉失穢氣，則爲有燥屎，乃可攻之．若不轉失穢氣，此但初頭硬後必溏，是尚未成硬也，不可攻之，攻之必寒氣乘虛上逆，脹滿不能食也．欲飮水者，得水則噦，亦由虛寒之氣上逆，不能化水而下輸也．若其後所發潮熱不退，必是大便再硬，但已經下後，所硬者無多，祗以小承氣湯和之可也．故凡服承氣湯不轉失氣者，愼不可攻也．此盖仲景戒人不可輕下之意．

［集註］方有執曰，此以潮熱·轉失氣次第而詳言之，以決當下之候也．轉失氣，反屁出也．脹滿，藥寒之過也．噦，亦寒傷胃也．復硬而少者，重下故也．末句重致叮嚀之意．

喩昌曰，若腹中氣仍不轉，則不但用大承氣大差，卽小承氣亦差矣．

程知曰，上條曰，外欲解，可攻裏．曰，外未解，未可與承氣．曰，可與小承氣，微和胃氣，勿令大泄下．此條曰，可與．曰，不可與．曰，乃可攻之，不可攻之．曰，少與小承氣．曰，以小承氣和之，愼不可攻．多少商量愼重之意．故惟手足濈然汗出，大便燥硬者，始主之以大承氣，若小承氣，猶是微和胃氣之法也．

汪琥曰，轉失氣，則知其人大便已硬，腸胃中燥熱之甚，故其氣不外宣，時轉而下．不轉失氣，則腸胃中雖有熱，而滲孔未至於燥，此但初頭硬，後必溏也．

陽明病，譫語，發潮熱，脈滑而疾者，小承氣湯主之．因與承氣湯一升，腹中轉失氣者，更服一升．若不轉失氣者，勿更與之．

明日又不大便，脈反微澁者，裏虛也，爲難治，不可更與承氣湯也.

[註] 陽明病，譫語，潮熱，脈滑而疾者，是可攻之證脈也. 然無濈濈然之汗出，與小便數·大便硬燥實等證，則不可驟然攻之，宜先與小承氣湯一升試之. 若腹中轉失穢氣，則知腸中燥屎已硬，以藥少未能遽下，所轉下者，但屎之氣耳! 可更服一升促之，自可下也. 若不轉失氣，則勿更與服. 俟明日仍不大便，診其脈仍滑疾，則更服之. 今脈反見微澁，則是裏虛無氣，不能承送，故爲難治，所以不可更與承氣湯也.

[集註] 方有執曰，滑以候食，故爲大便硬之診. 疾者，屬裏熱也. 微者，陽氣不充，無以運行. 澁者，陰血不足，無以潤送，故曰，陽微不可下，無血不可下. 此之謂也.

張璐曰，此條脈滑而疾，有譫語·潮熱，而無硬滿實證，祗宜以小承氣湯下之. 下之而脈反微澁，證變裏虛，故爲難治.

傷寒若吐·若下後不解，　不大便五六日，上至十餘日，日晡所發潮熱，不惡寒，獨語如見鬼狀. 若劇者，發則不識人，循衣摸床，惕而不安，微喘直視. 脈弦者生，澁者死. 微者，但發熱，譫語者，大承氣湯主之. 若一服利，則止後服.

[按] 趙嗣眞曰，『活人書』云，弦者，陽也. 澁者，陰也. 陽病見陽脈者生. 在仲景脈法中，弦澁屬陰不屬陽，得無疑乎? 今觀本文內，脈弦者生之‘弦’字，當是‘滑’字. 若是‘弦’字，弦爲陰負之脈，豈有必生之理? 惟滑脈爲陽，始有生理. 滑者通，澁者塞，凡物理皆以通爲生，塞爲死. 玩上條脈滑而疾者小承氣主之，脈微澁者裏虛，爲難治，益見其誤.

[註] 傷寒，若吐·若下後，津液已亡，而表不解，邪因入裏，不大便五·六日，上至十餘日仍不大便，日晡所發潮熱，不惡寒者，此乃表邪悉罷，裏熱漸深也，仍宜大承氣湯，蕩盡餘邪，以存陰液，自可愈也. 若因循失下，以致獨語如見鬼狀，病勢劇者，則不識人，循衣摸床，驚惕不安，微喘直視，見一切陽亢陰微，孤陽無依，神明擾亂之象. 當此之際，惟診其脈滑者爲實，堪下則生. 澁者爲虛，難下則死. 若病勢微者，但見潮熱·譫語·不大便之證，而無前神昏等劇者，宜以大承氣湯下之. 若一服利，卽止後服，盖恐其過也.

[按] 循衣摸床，危惡之候也. 一以陰氣未竭爲可治. 如太陽中風，火劫變逆，捻衣摸床，小便利者生，不利者死是也. 一以陽熱之極爲可攻，如陽明裏熱成實，循衣摸床，脈滑者生，澁者死是也. 大抵此證，多生於汗·吐·下後，陽氣大虛，精神失守. 經曰，四肢者，諸陽之本也. 陽虛，故四肢擾亂失所倚也，以獨參湯救之. 汗多者，以參芪湯. 厥冷者，以參附湯治之. 愈者不少，不可槪謂陽極陰竭也.

[集註] 喩昌曰，此條擧譫語之勢重者爲言. 而勢重之中，復分二等. 劇者主死，微者主生，故以大承氣湯下之.

程知曰，樓全善治循衣摸床，每以補益得愈，亦因其脈證之不足也. 劉守眞每以承氣治熱病，法雖祖於仲景，而辨證其未能如此詳悉，故開後人鹵莽之端. 又曰，喘則氣欲上脫. 微喘者邪實於內，而又不能大喘也. 不識人·循衣摸床，心欲絶也. 動惕不安，肝欲絶也. 微喘，肺欲絶也. 直視，腎欲絶也. 『內經』所謂三陰三陽，五臟六腑皆受病，榮衛不行，臟腑不通，故脈澁者死也.

汪琥曰，日晡所發潮熱者，腑實燥甚，故當其經氣旺時發潮熱也. 獨語者，卽譫語也. 病人自言爲譫. 獨語如見鬼狀，乃陽明腑實而妄見妄聞. 劇者，甚也. 成註云，熱甚昏冒正氣，故不識人. 循衣摸床者，陽熱偏勝而躁動於手也. 惕而不安者，胃熱冲膈，心神爲之不寧也. 又胃熱甚而氣上逆則喘，直視則邪干臟矣. 故其生死之機，須於脈候決之.

陽明病，本自汗出，醫更重發汗，病已差，尚微煩不了了者，此大便必硬故也. 以亡津液，胃中乾燥，故令大便硬，當問其小便日幾行. 若本小便日三四行，今日再行，故知大便不久出. 今爲小便數少，以津液當還入胃中，故知不久必大便也.

[註] 陽明病，本應自汗出，醫誤以爲風邪，更重發汗，病已差，尚微煩不了了者，此大便必硬故也. 然無或滿·或痛之苦者，以重汗亡津，胃中乾燥，故大便硬，本無宿食也. 則當問其小便日幾行，若本一日三四行，今日祗再行，可知大便不久則出. 盖小便數少，則津液當還胃中，故知不久必大便自出，不須藥也.

[集註] 方有執曰，水穀入胃，其精者爲津液，粗者成渣滓. 水精滲出腸胃之外，清者爲津液，濁者外而爲汗，下而爲小便. 故汗與小便過多者，皆能奪乎津液，所以渣滓之爲大便者，乾燥結硬而難出也. 然二便者，水穀分行之道路，此通則彼塞，此塞則彼通. 小便出少，則津液還停胃中，必大便潤而自出也.

陽明病，自汗出，若發汗，小便自利者，此爲津液內竭，雖硬不可攻之，當須自欲大便，宜蜜煎導而通之. 若土瓜根及大猪胆汁，皆可爲導.

[註] 此承上條，詳其義以明其治也. 陽明病，自汗出，或發汗·小便自利者，此爲津液內竭，雖大便硬而無滿痛之苦，不可攻之. 當待津液還胃，自欲大便，燥屎已至直腸，難出肛門之時，則用蜜煎潤竅滋燥，導而利之. 或土瓜根宣氣通燥，或猪膽汁清熱潤燥，皆可爲引導法，擇而用之可也.

[集註] 成無己曰，津液內竭，腸胃乾燥，大便因硬，此非結熱，故不可攻，宜以潤藥外治而導引之.

張璐曰，凡系多汗傷津，及屢經汗下不解，或尺中脈遲弱，元氣素虛之人，當攻而不可攻者，並宜導法.

程應旄曰，小便自利者，津液未還入胃中，津液內竭而硬，故自欲大便，但苦不能出耳. 須有此光景時，方可從外導法，漬潤其腸. 腸潤則水流就濕，津液自歸還於胃，故不但大便通，而小便亦從內轉矣.

蜜煎導方

蜜七合，一味，內銅器中，微火煎之，稍凝似飴狀，攪之勿令焦著，欲可丸，併手捻作挺子，令頭銳大如指，長二寸許. 當熱時急作，冷則硬，以內穀道中，以手急抱，欲大便時乃去之.

『內臺方』用蜜五合，煎凝時，加皂角末五錢，蘸捻作挺，以猪膽汁或油潤穀道，內之.

猪膽汁方

大猪膽一枚，瀉汁和法醋少許，以灌穀道內，如一食頃，當大便，出宿食惡物甚效.

『內臺方』不用醋，以小竹管插入膽口，留一頭用油潤，內入穀道中，以手將膽捻之，其汁自入內，此方用之甚便.

土瓜根方 缺

[按] 土瓜，卽俗名赤雹也. 『肘後方』治大便不通，採根搗汁，用筒吹入肛門內. 此與上猪膽汁方同義. 『內臺方』用土瓜根削如挺，內入穀道中，誤矣. 盖蜜挺入穀道能烊化而潤大便，土瓜根不能烊化，如削挺用之，恐失仲景製方之義.

傷寒六七日，目中不了了，睛不和，無表裏證，大便難，身微熱者，此爲實也. 急下之，宜大承氣湯.

[註] 少陰病，得之二三日，口燥咽乾，急下之，宜大承氣湯者，乃因熱勢甚速，消灼腎水，津液不能到咽，故不必待其有可下之證而急下

之，是下其熱，以救將絶之水．緩則腎水乾竭，陽必無依，躁冒自焚而死也．目中不了了而睛和者，陰證也．睛不和者，陽證也．今傷寒六七日，目中不了了，睛不和者，是腎水爲胃陽所竭，水既不能制火，則火上熏於目，而眸子矇朧，爲之不了了也．此熱結神昏之漸，危惡之候也．雖外無陽證，惟身微熱，內無滿痛，祗大便難，亦爲熱實，故曰，此爲實也．急以大承氣湯下之，瀉陽救陰，以全未竭之水可也．睛不和者，謂睛不活動也．

［集註］方有執曰，了了，猶瞭瞭也．『素問』曰，陽明主肉，其脈俠鼻絡於目．『靈樞』曰，足陽明之正，上循咽出於口，還繫目系合於陽明也．又曰，足陽明之筋，其支者，上頸，上俠口，合於頄，下結於鼻，上合於太陽．太陽爲目上綱，陽明爲目下綱，所以目中不了了，睛不和，知胃實也．急下者，任脈循面入目，督脈上繫兩目中央，諸脈皆屬於目，而人之精神注焉，是以宜急下也．

喩昌曰，少陰有急下三法以救腎水．一本經水竭，一木邪涌水，一土邪凌水．陽明亦有急下三法以救津液．一汗多津越於外，一腹滿津結於內，一目睛不慧，津枯於中．合兩經下法以觀病情生理，如身在冰壺腹飮上池矣．

張錫駒曰，陽火亢極，陰水欲枯，故使目中不了了而睛不和．急下之，所以抑亢極之陽火，而救垂絶之陰水也．

魏荔彤曰，陽明燥屎應下，胃實應下，俱詳考其脈證矣．乃有表裏無他證，獨於陽明胃脈所發見端倪處，體認其證，如傷寒六七日，太陽已罷，陽明已成，其目昏暗矇昧，若隔雲霧而不了了明白者，此證名爲睛不和也．陽明熱盛，循經絡而發其昏矇之象，以致睛失其光，此內熱盛而爲實，其機已兆，兼以大便硬而難，身有微熱者，則胃實已眞，故曰，此爲實也，急下之，宜大承氣湯．

病人小便不利，大便乍難乍易，時有微熱，喘冒不能臥者，有燥屎也，宜大承氣湯．

［註］陽明病之人，小便自利，大便當硬，小便不利，大便不硬．是知硬不硬，不在熱不熱，而在液之竭與不竭也．今小便不利，而大便乍難乍易者，盖熱將欲作結，而液未竭也．有時微熱者，熱入裏也．喘者，熱乘肺也．冒者，熱乘心也．不能臥者，熱併陽也，此皆一派熱結便硬之徵．神昏譫狂之漸，雖無滿痛，亦必有燥屎，宜大承氣湯下之，自愈也．

［集註］王三陽曰，此證不宜妄動，必以手按之臍腹有硬塊，喘冒不能臥，方可攻之．何也？乍難乍易故也．

林瀾曰，既微熱時作，喘冒不能臥，則有燥屎已的，自宜下逐裏實爲急，安可復以小便利，屎定硬，始可攻之常法拘哉!

汪琥曰，此條病未經下而有燥屎，乃醫人不易識之證．成無己云，小便利則大便硬，此有燥屎乃理之常．今病人小便不利，大便乍難乍易，何以知其有燥屎耶？盖大實·大滿之證，則前後便皆不通．大便爲燥屎壅塞，其未堅結者，或有時而併出，故乍易．其極堅結者，終著於大腸之中，故乍難．燥屎結積於下，濁氣攻衝於上，以故時有微熱．微熱者，熱伏於內不得發泄也．後條辨云，濁氣乘於心肺，故既冒且喘也．不得臥者，胃有燥屎所擾，卽胃不和則臥不安也．凡此者，皆是有燥屎之徵，故云，宜大承氣湯．

病人不大便五六日，繞臍痛，煩躁，發作有時者，此有燥屎，故使不大便也．

［註］病人不大便五六日，繞臍痛者，是腸胃中燥屎結無去路，故繞臍痛也．煩躁發作有時者，是燥屎穢熱上攻則煩躁，不攻則不煩躁，故發作有時也．不須以小承氣湯試之，直以大承氣湯下其燥屎，大便利自可愈也．

［集註］方有執曰，病人，謂凡有病之人．而

證犯如此者, 則皆當如此治之. 此示人辨凡百胃實之大旨也.

程應旄曰, 攻法, 必待有燥屎, 方不爲誤攻. 所以驗燥屎之法, 不可不備, 無恃轉失氣之一端也. 病人雖不大便五六日, 屎之燥與不燥未可知也. 但繞臍痛, 則知腸胃乾, 屎無去路, 滯澁在一處而作痛. 煩躁發作有時者, 因屎氣攻動, 則煩躁發作. 又有時伏而不動, 亦不煩躁, 而有繞臍痛者, 斷其不大便當無差矣. 何大承氣湯之不可攻耶!

大下後, 六七日不大便, 煩不解, 腹滿痛者, 此有燥屎也. 所以然者, 本有宿食故也, 宜大承氣湯.

[註] 此承上條以明其治也. 下之未盡, 仍當下之. 乃大下之後, 六七日後不大便, 煩亦不解, 腹仍滿痛者, 此有燥屎下之未盡也. 所以然者, 本有宿食故也, 宜大承氣湯復下之自愈也.

[集註] 程知曰, 大下之後, 宜乎病解矣. 乃復六七日不大便, 煩不解而腹滿痛, 此必有燥屎未盡而然. 盖宿食因熱復爲之結硬也.

陽明病, 下之, 其外有熱, 手足溫, 不結胸, 心中懊憹, 饑不能食, 但頭汗出者, 梔子豉湯主之.

[註] 陽明經病下之, 身熱未除, 手足溫, 不結胸者, 是所陷之邪淺也. 心中懊憹, 饑不能食, 但頭汗出者, 是陽邪蒸鬱於胸膈間也, 故宜梔子豉湯涌其熱也.

[集註] 程知曰, 其外有熱者, 經邪未解也. 手足溫者, 熱入未深也.

程應旄曰, 懊憹擾胃, 故饑不能食. 熱鬱氣蒸, 故但頭汗出.

魏荔彤曰, 表邪未全入裏, 乃卽以爲胃實而遽下之, 則其外仍有熱, 究不能隨下藥而蕩滌也. 於是雖熱而不潮, 手足雖溫而無濈然之汗出, 則是在表者, 仍在表而下之, 徒傷其裏耳! 卽不至於全在太陽者, 誤下成結胸, 而心下懊憹, 饑不能食, 但頭汗出, 其陽明蒸蒸之熱, 爲陰寒之藥所鬱, 俱凝塞於胸膈之上, 其證已昭然矣. 但病仍帶表, 既不可再下, 且已入裏, 又不可復發汗, 惟有主以梔子豉湯, 仍從太陽治也.

傷寒嘔多, 雖有陽明證, 不可攻之.

[註] 傷寒三陽多有嘔證, 以其風寒之表未除, 胸中陽氣爲寒所鬱, 故皆不可攻下也. 其乾嘔而惡寒發熱者, 屬太陽也. 喜嘔而寒熱往來者, 屬少陽也. 今雖祇有惡熱·不惡寒·大便硬之陽明證, 而嘔多亦不可攻之, 其氣逆在上而未歛, 爲實也.

[集註] 沈明宗曰, 惡寒發熱之嘔屬太陽, 寒熱往來之嘔屬少陽, 但惡熱不惡寒之嘔屬陽明. 然嘔多則氣已上逆, 邪氣偏侵上脘, 或帶少陽, 故雖有陽明證, 愼不可攻也.

陽明中風, 口苦咽乾, 腹滿微喘, 發熱惡寒, 脈浮而緊, 若下之, 則腹滿小便難也.

[註] 陽明, 謂陽明裏證. 中風, 謂太陽表證也. 口苦咽乾, 少陽熱證也. 腹滿, 陽明熱證也. 微喘, 發熱惡寒, 太陽傷寒證也. 脈浮而緊, 傷寒脈也. 此爲風寒兼傷表裏同病之證, 當審表裏施治. 太陽·陽明病多, 則以桂枝加大黃湯兩解之. 少陽·陽明病多, 則以大柴胡湯和而下之. 若惟從裏治, 而遽以腹滿一證, 爲熱入陽明而下之, 則表邪乘虛復陷, 故腹更滿也. 裏熱愈竭其液, 故小便難也.

[集註] 程知曰, 此言陽明兼有太陽·少陽表邪, 卽不可攻也. 陽明中風, 熱邪也. 腹滿而喘, 熱入裏矣. 然喘而微, 則未全入裏也. 發熱惡寒, 脈浮而緊, 皆太陽未除之證, 口苦咽乾, 爲有少陽之半表半裏, 若誤下之, 則表邪乘虛內陷, 而腹益滿矣. 兼以重亡津液, 故小便難也.

程應旄曰, 此條與太陽大靑龍證同. 太陽以風寒持其榮衛, 故有煩躁證而無腹滿證. 此以風寒持住陽明, 故有腹滿證而無煩躁證. 然口苦·咽乾, 實與煩躁同其機兆也.

陽明病, 脈浮而緊, 咽燥口苦, 腹滿而喘, 發熱汗出, 不惡寒反惡熱, 身重, 若發汗則躁, 心憒憒反譫語. 若加溫鍼, 必怵惕煩躁不得眠. 若下之, 則胃中空虛, 客氣動膈, 心中懊憹, 舌上胎者, 梔子豉湯主之. 若渴欲飮水, 口乾舌燥者, 白虎加人參湯主之. 若脈浮發熱, 渴欲飮水, 小便不利者, 猪苓湯主之. 陽明病, 汗出多而渴者, 不可與猪苓湯, 以汗多胃中燥, 猪苓湯復利其小便故也.

[註] 此承前條互發其義, 以明其治也. 前條表證居多, 戒不可誤下. 此條表裏混淆, 脈證錯雜, 不但不可誤下, 亦不可誤汗也. 若以脈浮而緊, 誤發其汗, 則奪液傷陰. 或加燒鍼, 必益助陽邪, 故譫語煩躁, 怵惕憒亂不眠也. 或以證之腹滿·惡熱而誤下之, 則胃中空虛, 客氣邪熱, 擾動胸膈, 心中懊憹, 舌上生胎, 是皆誤下之過, 宜以梔子豉湯一涌而可安也. 若脈浮不緊, 證無懊憹, 惟發熱, 渴欲飮水, 口乾舌燥者, 爲太陽表邪已衰, 陽明燥熱正甚, 宜白虎加人參湯, 滋液以生津. 若發熱渴欲飮水, 小便不利者, 是陽明飮熱並盛, 宜猪苓湯利水以滋乾. 然陽明病, 法當多汗, 因汗出多, 致小便少而渴者, 不可與猪苓湯. 盖以汗多胃燥, 無水不能下行, 乃水涸之小便少, 非水蓄之小便不利也. 恐猪苓湯更利其小便, 則益竭津液而助燥矣.

[按] 太陽病, 煩熱無汗而渴, 小便利者, 大靑龍湯證也. 小便不利者, 小靑龍湯去半夏加花粉茯苓證也. 太陽病, 煩熱有汗而渴, 小便利者, 桂枝合白虎湯證也. 小便不利者, 五苓散證. 陽明病, 煩熱無汗而渴, 小便利者, 宜葛根湯加石膏主之. 小便不利者, 以五苓散加石膏·寒水石·滑石主之. 陽明病, 煩熱有汗而渴, 小便利者, 宜白虎湯. 小便不利者, 以猪苓湯. 少陽病寒熱無汗而渴, 小便利者, 當以小柴胡湯去半夏加花粉. 小便不利者, 當以小柴胡湯加茯苓. 太陰無渴. 少陰陽邪, 煩嘔小便赤而渴者, 以猪苓湯. 少陰陰邪下利, 小便白而渴者, 以眞武湯. 厥陰陽邪消渴者, 白虎加人參湯. 厥陰陰邪, 轉屬陽明, 渴欲飮水者, 少少與之則愈. 證旣不同, 法亦各異, 當詳審而明辨之.

[集註] 喩昌曰, 發熱以上與前條同, 而汗出·不惡寒·反惡熱·身重, 四者皆陽明之見證, 所以汗·下·燒鍼俱不可用. 舌上胎, 則膈熱甚, 故涌以梔子豉而徹去其膈熱, 斯治太陽而無碍陽明矣. 若前證更加口乾舌燥, 則宜用白虎湯以解熱生津. 更加小便不利, 則宜以猪苓湯, 以導熱滋乾也. 其汗多而渴, 不可與猪苓湯者, 以熱邪傳入陽明, 必先耗其津液. 加以汗多復奪之於外, 又利小便更奪之於下, 則津液有立亡之患, 故示戒也.

程應旄曰, 熱在上焦, 故用梔子豉湯. 熱在中焦, 故用白虎加人參湯. 熱在下焦, 故用猪苓湯.

猪苓湯方

猪苓 去皮 茯苓 阿膠 澤瀉 滑石 碎. 各一兩

右五味, 以水四升, 先煮四味, 取二升, 去滓, 內阿膠烊消, 溫服七合, 日三服.

[集解] 趙羽皇曰, 仲景製猪苓一湯, 以行陽明·少陰二經水熱. 然其旨全在益陰, 不專利水. 盖傷寒表虛, 最忌亡陽, 而裏虛又患亡陰. 亡陰者, 亡腎中之陰, 與胃家之津液也. 故陰虛之人, 不但大便不可輕動, 卽小水亦忌下通, 倘陰虛過於滲利, 則津液反致耗竭. 方中阿膠質膏, 養陰而滋燥. 滑石性滑, 去熱而

利水. 佐以二苓之滲瀉, 旣疏濁熱而不留其壅瘀, 亦潤眞陰而不苦其枯燥, 是利水而不傷陰之善劑也. 故利水之法, 於太陽用五苓者, 以太陽職司寒水, 故加桂以溫之, 是煖腎以行水也. 於陽明·少陰用猪苓者, 以二經兩關津液, 特用阿膠·滑石以潤之, 是滋養無形以行有形也. 利水雖同, 寒溫逈別, 惟明者知之.

脈浮而大, 心下反硬, 有熱. 屬臟者攻之, 不令發汗. 屬腑者不令溲數. 溲數則大便硬, 汗多則熱愈, 汗少則便難. 脈遲尚未可攻.

[註] 屬臟, 謂屬裏也. 屬腑, 謂屬表也. 溲, 謂小便也. 脈浮而大, 太陽·陽明脈也. 浮屬表, 大屬裏. 今太陽脈浮之表未解, 而心下反硬, 陽明之裏又急, 權乎汗·下可也. 設裏有熱實, 攻之無疑, 不須先汗以解外也. 如無熱實, 而有脈浮之表, 不但不令攻之, 卽小便不利, 亦不令利小便, 仍當解外也. 盖恐溲數汗多, 亡其津液, 致大便硬, 則熱愈實也. 若汗少陰遲, 卽有便硬, 裏尙未實, 亦未可攻也.

[集註] 王肯堂曰, 論言脈浮大, 反發汗反下之爲逆. 此以心下硬有熱, 知傳邪入裏, 故舍脈而從證也. 大便則許攻之, 小便則不許利何也? 曰, 攻大便則內熱除, 利小便則津液傷也.

林瀾曰, 心下硬與腹硬滿不同. 腹硬邪已結聚成實, 此但在心下, 自與非下不可者異矣. 腑與臟對擧而言, 見一爲入裏, 一猶屬表之義也.

陽明病, 脈遲, 食難用飽, 飽則微煩頭眩, 必小便難, 此欲作穀疸. 雖下之, 腹滿如故, 所以然者, 脈遲故也.

[註] 陽明病不更衣, 已食如饑, 食輒腹滿脈數者, 則爲胃熱, 可下證也. 今脈遲, 遲爲中寒, 中寒不能化穀, 所以雖饑欲食, 食難用飽, 飽則煩悶, 是健運失度也. 淸者阻於上升, 故頭眩. 濁者阻於下降, 故小便難. 食鬱濕瘀, 此欲作穀疸之徵, 非陽明熱濕, 腹滿發黃者比. 雖下之腹滿暫減, 頃復如故, 所以然者, 脈遲中寒故也.

[集註] 方有執曰, 遲爲寒不化穀, 故食難用飽. 濕鬱而蒸, 氣逆而不下行, 故微煩頭眩, 小便難也. 疸, 黃病也. 穀疸, 水穀之濕蒸發而身黃也.

張璐曰, 下之腹滿如故, 盖腹滿已是邪陷, 脈遲則胃不實, 徒下其糟粕, 病旣不除, 而反害之耳! 夫陽明證本當下, 陽明而至腹痛, 尤當急下. 獨此一證下之, 腹滿必如故者, 緣脈遲則胃氣空虛, 津液不充, 其滿不過虛熱內壅, 非結熱當下之比也. 可見脈遲胃虛, 不但下之無益, 卽發汗利小便之法, 亦不可用, 惟當用和法, 如甘草乾薑湯, 先溫其中, 然後少與調胃微和胃氣可也.

程應旄曰, 熱畜成黃之腹滿, 下之可去. 此則穀氣不得宣泄, 屬胃氣虛寒使然, 下之益虛其虛矣. 故腹滿如故.

陽明病, 若中寒者, 不能食, 小便不利, 手足濈然汗出, 此欲作固瘕, 必大便初硬後溏. 所以然者, 以胃中冷, 水穀不別故也.

[註] 陽明病內熱, 則不大便, 能食, 小便利, 手足濈然汗出, 是可下之證也. 今中寒不能食, 小便不利, 雖手足濈然汗出, 不可下也, 此爲中寒欲作固瘕. 何以知之? 以大便必初硬而後溏也. 所以然者, 胃中虛冷, 水穀不分, 故小便不利而大便必溏也.

[按] 不能食與上條食難用飽, 同一不能腐熟水穀也. 小便不利與上條小便難, 同一不能下輸膀胱也. 惟手足濈然汗出, 與上條飽則微煩·頭眩不同, 彼欲作穀疸, 此欲作固瘕, 皆胃中寒冷. 一以微煩頭眩, 陽在中上, 故不病瀉而病疸. 一以手足汗出, 陽在四肢, 故不病疸

而病瀉也. 再上條中寒食難用飽, 無汗小便難, 欲作穀疸, 以其尙能少食微煩, 猶有陽氣故也. 此條中寒不能食, 手足冷汗, 小便不利, 欲作固瘕, 則是寒濕不化, 純陰故也. 固瘕者, 大瘕瀉也, 俗謂之溏瀉. 固者, 久而不止之謂也.

[按] 人之汗以天地之雨名之, 陰陽和而後有雨, 陽亢熱而雨少, 陰盛則寒而雨多, 人之汗亦若是也. 四肢手足屬土, 土主脾胃, 若脈大, 其汗蒸蒸而熱, 則爲陽盛可下之證也. 若脈遲, 其汗漐漐而寒, 則爲陰盛可溫之證也.

[集註] 程應旄曰, 水穀不別, 屬濕熱偏滲者多. 此點出胃中冷, 欲人知病本於寒, 宜從寒治, 不在小便也.

太陽病, 寸緩關浮尺弱, 其人發熱汗出, 復惡寒不嘔, 但心下痞者, 此以醫下之也. 如其不下者, 病人不惡寒而渴者, 此轉屬陽明也. 小便數者, 大便必硬, 不更衣十日, 無所苦也, 渴欲飮水, 少少與之, 但以法救之, 渴者, 宜五苓散.

[按] '但以法救之'五字, 當是'若小便不利', 方與上文'小便數', 下文'渴者'之義相合. 此條病勢不急救之之文, 殊覺無謂, 必有遺誤. 王三陽亦云, 此處五苓散難用, 不然, 經文'渴者'之下, 當有闕文也.

[註] 太陽病脈浮緩而弱, 中風脈也. 發熱汗出惡寒, 中風證也. 不嘔則裏氣和, 緣何而有心下痞證? 此必以醫下之故也. 如其不經醫下, 邪熱自傳於裏, 病人不惡寒而渴者, 此邪去太陽, 已轉屬陽明也. 若小便數者, 大便必硬, 然使不更衣十餘日, 而無或滿或痛之苦, 是仍屬虛燥不實之硬, 不可議下, 俟之可也. 如或渴欲飮水, 必是胃中乾燥, 當少少與之以滋其胃可耳. 其或小便不利而渴者, 是又爲水停不化, 宜五苓散以導其所停之水矣. 蓋病在膀胱, 故仍治太陽而不治陽明也.

[集註] 張兼善曰, 十日不更衣, 而不用攻伐何也? 曰, 此非結熱, 雖不大便, 而無潮熱·譫語可下之證, 當須審愼, 勿以日數久而輒爲攻下也.

喩昌曰, 寸緩·關浮·尺弱, 發熱汗出惡寒, 純是太陽中風未罷之證, 設非誤下, 何得心下痞結耶? 如不誤下, 而太陽證必漸傳經, 乃至不惡寒而渴, 邪入陽明審矣. 然陽明津液旣偏滲於小便, 則大腸失其潤而大便硬, 與腸中熱結自是不同, 所以旬日不更衣無所苦也.

汪琥曰, 小便數大便硬, 仲景論中何以無治法耶? 蓋此正是仲景不須用藥處, 俟其陰陽自和, 則小便漸少, 大便必自出也.

陽明病, 心下硬滿者, 不可攻之. 攻之利遂不止者死, 利止者愈.

[註] 此申上條痞硬不更衣十日無所苦, 誤攻之變也. 陽明病非胃家實, 而心下硬滿者, 不可攻之. 若攻之, 其人利不止者, 則正脫而死. 其人利自止者, 邪退則猶可愈也.

[集註] 汪琥曰, 或問結胸證同是心下硬滿, 又屬可下何也? 蓋結胸證, 心下硬滿而痛者, 爲胃中實, 故可下. 此證不痛, 當是虛硬虛滿, 與半夏瀉心湯之心下痞硬略同, 故云不可攻也.

諸虛者, 不可下, 下之則大渴. 求水者易愈, 惡水者劇.

[註] 虛者下之, 是爲重虛, 陰津消亡, 自然大渴. 其求水者, 陽氣猶存, 故易愈. 若惡水者, 陽氣已絶, 則難愈矣.

[集註] 程應旄曰, 諸虛者, 陽津陰液, 必有所亡, 故下之則大渴. 求水者亡陰, 惡水者亡陽, 故有愈劇之分. 觀此知仲景慮誤下之助陰, 甚於慮誤下之亡陰矣.

大下之後, 復發汗, 小便不利者, 亡津液故也. 勿治之, 得小便利, 必自愈.

[註] 大下之後, 復發其汗, 重亡津液, 小便當少, 以水液內竭故也. 勿治之, 言勿利其小

便也. 須俟津液回而小便利, 必自愈矣.

[集註] 程知曰, 言下後復發汗, 有俟津液自回之法, 若强責其小便, 則膀胱之氣化不行, 有增硬滿喘脹者矣. 故宜以不治治之.

陽明病, 下血譫語者, 此爲熱入血室. 但頭汗出者, 刺期門, 隨其實而瀉之, 濈然汗出則愈.

[註] 婦人病傷寒, 經血適至, 則有熱入血室之證, 宜刺期門. 男子病傷寒, 有下血譫語者, 亦爲熱入血室也. 若熱隨血去, 必通身汗出而解矣. 若血已止, 其熱不去, 蓄於陽明, 不得外越而上蒸, 但頭汗出而不解者, 亦當刺期門, 隨其實而瀉之, 則亦必通身濈然汗出而愈也.

[集註] 方有執曰, 血室·頭汗·期門, 註皆見太陽篇中. 陽明之脈, 其直者, 從缺盆下乳內廉下, 俠臍入氣街中. 血室之脈, 起於氣街, 上行至胸中而散. 所以婦人經來, 熱入血室, 則似結胸而譫語, 從陽明裏也. 男子下血, 熱入血室, 但頭汗出亦譫語, 從陽明外也, 故竝宜刺期門.

程應旄曰, 下血則經脈空虛, 熱得乘虛而入血室, 譫語以血室雖衝脈所屬, 而心經實血室之主, 室被熱擾, 故心神不淸也. 但頭汗出者, 血下奪則無汗, 熱上擾則汗蒸也. 刺期門者, 熱入陰分, 實在陰, 隨其實而瀉之, 則榮氣和而心氣下通, 故濈然汗出而解.

陽明病, 口燥, 但欲漱水不欲嚥者, 此必衄.

[註] 陽明屬胃, 開竅於口. 陽明有熱, 故口燥也. 但欲漱水不欲嚥者, 雖燥而不渴, 知熱在經而不在腑, 在血而不在氣也. 熱在經血, 迫血妄行, 必致衄也.

[集註] 喩昌曰, 口中乾燥與渴異, 漱水不欲嚥, 知不渴也. 陽明病, 口燥但漱水不欲嚥, 知邪入血分. 陽明之脈起於鼻, 故知血得熱而妄行, 必由鼻而出也.

沈明宗曰, 陽明病, 口燥漱水而不欲嚥, 乃邪鬱於經, 未入於腑也.

脈浮發熱, 口乾鼻燥, 能食者, 則衄.

[註] 此承上條詳出脈證, 以互發其義也. 陽明病, 脈浮發熱, 口鼻乾燥, 熱在經也. 若其人能食, 則爲胃和, 胃和則邪當還表作解也. 然還表作解, 不解於衛, 則解於榮, 汗出而解者, 從衛解也. 衄血而解者, 從榮解也. 今旣能食·衄血, 則知欲從榮解也.

[集註] 張錫駒曰, 此論陽明經脈燥熱也. 夫熱在經脈, 故脈浮發熱, 熱循陽明經脈而上, 故口乾鼻燥, 不傷胃氣, 故能食. 能食者則衄, 言病不在胃腑, 非因能食而致衄也.

陽明證, 其人喜忘者, 必有畜血. 所以然者, 本有久瘀血, 故令喜忘. 屎雖硬, 大便反易, 其色必黑者, 宜抵當湯下之.

[註] 經曰, 血併於下, 亂而喜忘. 喜忘者, 好忘前言往事也. 今陽明病, 其人喜忘者, 本有久瘀之血, 與熱上併於心, 故令喜忘也. 畜血之屎雖硬, 然大便反易, 其色必黑, 盖以血與糟粕共併, 故反易而色黑也. 不用桃仁承氣湯, 而用抵當湯大下之者, 以其人本有久瘀之血故也.

[集註] 張志聰曰, 太陽畜血在膀胱, 故驗其小便之利與不利. 陽明畜血在腸胃, 故驗其大便之黑與不黑.

張璐曰, 大便色黑, 雖曰瘀血, 而燥結亦黑. 但瘀血則黏如漆, 燥結則晦如煤, 此爲明辨也.

鄭重光曰, 太陽熱結膀胱證, 輕者如狂, 重者發狂. 如狂者血自下, 故用桃仁承氣湯, 因勢而利導之. 發狂者血不下, 須用抵當湯. 此條喜忘差減於狂, 乃用發狂之重劑, 何也? 盖太陽經少血, 陽明經多血, 所以宜用抵當湯峻攻. 太陽云'主之', 乃確然不易之法, 此云'宜用', 則證有輕重, 在於臨時酌量耳.

病人無表裏證，發熱七八日，雖脈浮數者，可下之．假令已下，脈數不解，合熱則消穀善饑，至六七日，不大便者，有瘀血，宜抵當湯．若脈數不解，而下不止，必協熱便膿血也．

［註］此承上條言畜血喜忘，熱結而無表裏證者，當下之義也．病人無表裏證，是無太陽表·陽明裏證也．但發熱而無惡寒，七八日，雖脈浮數不可汗也．若屎硬可下之，假令已下，脈不浮而數不解，是表熱去裏熱未去也．至六七日又不大便，若不能消穀善饑，是胃實熱也，以大承氣湯下之．今旣能消穀善饑，是胃和合熱，非胃邪合熱，故屎雖硬色必黑，乃有瘀血熱結之不大便也，宜用抵當湯下之，若脈數不解，不大便硬而下利不止，必有久瘀，協熱腐化而便膿血也，則不宜用抵當湯下之矣．

［集註］張璐曰，病雖七八日，尙發熱脈浮數，仍屬太陽表證．因誤下引邪內入，所以脈數不解，內外合邪而見消穀善饑．穀入旣多，反至六七日不大便，且不煩渴，是知其證非熱結在胃，乃熱結在血．以其表證誤下，尙兼太陽隨經之熱未盡，故以抵當爲至當也．若脈數不解而下利不止，又當隨其下血與不下血而異治之，倘血分之熱邪不除，必協熱而便膿血也．

傷寒發汗己，身目爲黃．所以然者，以寒濕在裏不解故也，以爲不可下也，於寒濕中求之．

［註］傷寒發汗己，身目爲黃．所以然者，以表有寒裏有濕未解也．夫表寒裏濕，鬱而發黃，自非熱濕內瘀，鬱而成黃者比，故不可下．唯當於表寒裏濕中求其治法，宜發其表寒，利其裏濕可也．

［集註］喩昌曰，傷寒發汗己，熱邪解矣，何由反蒸身目爲黃？所以然者，寒濕搏聚，適在軀殼之裏，故爾發黃也．裏者，在內之通稱，非謂寒濕深入在裏，盖身目正屬軀殼，與臟腑無關也．於寒濕中求之，求其寒濕中之治法也．

程應旄曰，其人素有濕邪在裏，表寒雖經發汗，而其爲裏濕所持者，終在裏而無從解散也．發汗後之寒，與濕鬱蒸爲熱，非實熱也，故不可下．仍當於寒濕中，責其或淺或深而治之可也．

傷寒瘀熱在裏，身必發黃，麻黃連軺赤小豆湯主之．

［註］傷寒表邪未解，適遇其人陽明素有濕邪，熱入裏而與濕合，濕熱蒸瘀，外薄肌表，身必發黃也．若其人頭有汗，小便不利，大便硬，則或清,或下，或利小便，自可愈也．今乃無汗小便利，是裏之瘀熱未深，表之鬱遏猶甚，故用麻黃連軺赤小豆湯，外發其表，內逐其濕也．

［集註］喩昌曰，傷寒之邪，得濕而不行，所以熱瘀身中而發黃，設泥‘裏’字，豈有邪在裏而反治其表之理哉!

程應旄曰，凡傷寒瘀熱在裏者，由濕蒸而來，故身必發黃，此之瘀熱未深，祇從表一邊，開其鬱滯，而散除濕熱，麻黃連軺赤小豆湯是其主也．

林瀾曰，麻黃連軺一證，雖曰在裏，必因邪氣在表之時，有失解散．今雖發黃，猶宜兼汗解以治之也．

汪琥曰，夫寒邪自外而來，若挾內濕瘀於經絡之中，則鬱而變熱，故令其人身目發黃也．此條乃是太陽經傳來者，太陽傷寒，理宜用麻黃湯，祇因邪傳陽明，熱瘀於裏．裏非胃腑，以陽明經居太陽之裏，卽『傷寒論』所云軀殼之裏是也．惟其裏有熱，所以方中用麻黃湯而去桂枝之辛熱，更加赤小豆·薑·棗之甘辛，以祛散在表之寒濕，復加連軺，生梓白皮之苦寒，以淸解肌裏之瘀熱也．

麻黃連軺赤小豆湯方

麻黃 去節. 二兩 赤小豆 一升 杏仁 去皮·尖. 四十枚 生薑 切. 二兩 大棗 擘. 十二枚 甘草 炙. 二兩 生梓白皮 切. 一升 連軺 二兩

已上八味, 以潦水一斗, 先煮麻黃, 再沸去上沫, 內諸藥, 煮取三升, 分溫三服, 半日則盡.

[方解] 濕熱發黃無表裏證, 熱盛者清之, 小便不利者利之, 裏實者下之, 表實者汗之, 皆無非爲病求去路也. 用麻黃湯以開其表, 使黃從外而散. 去桂枝者, 避其熱也. 佐薑, 棗者, 和其榮衛也. 加連軺·梓皮以瀉其熱, 赤小豆以利其濕, 共成治表實發黃之效也, 連軺, 卽連翹根. 無梓皮以茵蔯代之.

[集解] 周揚俊曰, 此亦兩解表裏法也, 故用外汗之藥, 必兼滲濕之味. 傷寒發黃者, 必其人太陰素有濕熱, 更兼寒邪未散, 兩邪相合, 因而蒸鬱爲黃也.

傷寒七八日, 身黃如橘子色, 小便不利, 腹微滿者, 茵蔯蒿湯主之.

[註] 身黃濕熱之爲病也, 濕盛於熱, 則黃色晦. 熱盛於濕, 則黃色明. 如橘子色者, 謂黃色明也. 傷寒七八日, 身黃色明, 小便不利, 其腹硬滿, 此裏熱深也. 故以茵蔯蒿治疸病者爲君, 佐以大黃, 使以梔子, 令濕熱從大小二便瀉出, 則身黃腹自可除矣.

[集註] 唐不巖曰, 熏黃, 陰黃也. 橘子黃, 陽黃也.

程知曰, 此驅濕除熱法也. 傷寒七八日, 可下之時. 小便不利, 腹硬滿, 可下之證. 兼以黃色鮮明, 則爲三陽入裏之邪無疑, 故以茵蔯除濕, 梔子淸熱, 用大黃以助其驅除. 此證之可下者, 猶必以除濕爲主, 而不專取乎攻下有如此者.

茵蔯蒿湯方

茵蔯蒿 六兩 梔子 擘. 十四枚 大黃 去皮. 二兩

右三味, 以水一斗二升, 先煮茵蔯, 減六升, 內二味, 煮取三升, 去滓, 分三服, 小便當利, 尿如皂莢汁狀, 色正赤, 一宿腹減, 黃從小便出也.

傷寒身黃發熱, 梔子柏皮湯主之.

[註] 傷寒身黃發熱者, 設有無汗之表, 宜用麻黃連軺赤小豆汗之可也. 若有成實之裏, 宜用茵蔯蒿湯下之亦可也. 今外無可汗之表證, 內無可下之裏證, 故惟宜以梔子柏皮湯淸之也.

[集註] 林瀾曰, 傷寒身黃, 胃有瘀熱, 須當下之, 此以發熱而熱未實, 故宜梔子柏皮湯解之.

汪琥曰, 身黃兼發熱者, 乃黃證中之發熱, 而非麻黃·桂枝證之發熱也. 熱旣鬱而發黃, 雖表而非純乎表證, 但當淸其鬱, 以退其黃, 則發熱自愈.

魏荔彤曰, 此三條雖皆外寒挾濕之邪, 瘀而成熱之證. 然在表·在裏·濕勝·熱勝, 尤當加意也, 豈可槪以爲裏證而混下耶!

梔子柏皮湯方

梔子 擘. 十五枚 甘草 炙. 一兩 黃柏 二兩

右三味, 以水四升, 煮取一升半, 去滓, 分溫再服.

[按] 此方之甘草, 當是茵蔯蒿, 必傳寫之誤也.

陽明病被火, 額上微汗出, 而小便不利者, 必發黃.

[註] 陽明病無汗, 不以葛根湯發其汗, 而以火劫取汗, 致熱盛津乾, 引飮水停, 爲熱上蒸, 故額上微汗出, 而周身反不得汗也. 若小便利, 則從燥化, 必煩渴, 宜白虎湯. 小便不利, 則從濕化, 必發黃, 宜茵蔯蒿湯.

[集註] 喩昌曰, 陽明病, 濕停熱鬱而煩渴有加, 勢必發黃, 然汗出熱從外越, 則黃可免. 小便多, 熱從下泄, 則黃可免. 若誤攻之, 其熱邪愈陷, 淸液愈傷, 而汗與小便愈不可得矣. 誤火之, 則熱邪愈熾, 津液上奔, 額雖微汗, 而周身之汗與小便愈不可得矣. 發黃之變, 安能免乎?

程知曰, 太陽發黃, 由寒鬱濕, 濕不得解. 陽明發黃, 由濕瘀熱, 熱不得越, 故宜分經論治.

陽明病, 無汗, 小便不利, 心中懊憹者, 身必發黃.

[註] 陽明病無汗, 以熱無從外越也. 小便不利, 濕不能下泄也. 心中懊憹, 濕瘀熱鬱於裏也. 故身必發黃, 宜麻黃連軺赤小豆湯, 外發內利可也. 若經汗吐下後, 或小便利, 而心中懊憹者, 乃熱鬱也, 非濕瘀也. 便硬者, 宜調胃承氣湯下之. 便軟者, 宜梔子豉湯涌之可也.

[集註] 方有執曰, 無汗小便不利, 則濕停懊憹, 濕停熱鬱, 所以知必發黃也.

張璐曰, 外不得汗, 下不得溺, 而濕熱鬱於胸中不得泄, 勢必蒸身爲黃也.

陽明病, 面合色赤, 不可攻之, 必發熱色黃, 小便不利也.

[註] 陽明經病, 面合當色赤, 是熱邪猶怫鬱在經, 尙未入裏而成實也, 故雖不大便, 不可攻之. 若攻之, 則怫鬱在經之邪不解, 必令發熱色黃. 若其人裏燥, 小便利則同燥化, 當不發黃, 而必大便硬矣.

[集註] 方有執曰, 合, 應也. 赤, 熱色也. 胃熱上行, 面應赤色, 攻則亡津液, 故發熱色黃, 因小便不利也.

程知曰, 言熱在陽明之經, 不可攻也. 熱在於經, 陽氣怫鬱在表也, 攻之則經中之熱, 未得表散, 必發熱色黃, 因小便不利也.

程應旄曰, 熱阻於肌膚之間, 故發熱而小便爲之不利, 鬱而成黃也.

陽明病, 發熱汗出, 此爲熱越, 不能發黃也. 但頭汗出, 身無汗, 齊頸而還, 小便不利, 渴飮水漿者, 此爲瘀熱在裏, 身必發黃, 茵蔯蒿湯主之.

[註] 陽明病發熱汗出者, 此爲熱越, 小便若利, 大便因硬, 不能發黃也. 但頭汗出身無汗, 是陽明之熱不得外越, 而上蒸也. 小便不利, 濕蓄膀胱也. 渴飮水漿, 熱灼胃腑也. 此爲濕熱瘀蓄在裏, 外薄肌膚, 故身必發黃也. 茵蔯蒿湯主之者, 通利大小二便, 使濕熱從下竅而出也.

[集註] 方有執曰, 越, 散也. 頭汗瘀熱發黃註皆見太陽篇中. 茵蔯逐濕瘀之黃, 梔子除胃家之熱, 大黃推壅塞之瘀. 三物者, 苦以泄熱, 泄熱則黃散矣.

程應旄曰, 頭汗出, 身無汗, 齊頸而還, 足徵陽熱之氣, 鬱結於內而不得越, 故但上蒸於頭, 頭爲諸陽之首故也. 氣不下達, 故小便不利. 腑氣過燥, 故渴飮水漿. 瘀熱在裏, 指無汗言. 無汗而小便利者屬寒, 無汗而小便不利者屬濕熱. 兩邪交鬱, 不能宣泄, 故盦而發黃. 解熱除濕, 無如茵蔯. 梔子淸上, 大黃滌下, 通身之熱得泄, 又何黃之不散耶?

傷寒脈浮而緩, 手足自溫者, 是爲繫在太陰. 太陰者, 身當發黃. 若小便自利者, 不能發黃. 至七八日大便硬者, 爲陽明病也.

[註] 此太陰轉屬陽明證也. 傷寒脈浮緩, 手足熱者, 太陽也. 今手足自溫, 非太陽證, 是爲繫在太陰也. 然太陰脈當沈緩, 今脈浮緩, 乃太陽脈也. 證太陰而脈太陽, 是邪由太陽傳太陰也, 故曰, 繫在太陰也. 若小便自利者, 則不從太陰濕化而發黃, 至七八日大便硬者, 則是從燥化, 此爲陽明也.

[集註] 程應旄曰, 陽明爲病, 本於胃家實.

胃家之實，不特三陽受邪，能致其轉屬陽明，卽三陰受邪，亦能致其轉屬陽明．聊擧太陰一經例之．脈浮而緩，是爲表脈，然無發熱·頭痛·惡寒等外證，而手足祇溫，是邪不在表而在裏，但入裏有陰陽之分，須以小便別之．小便不利，濕蒸熱瘀而發黃，以其人胃中原無燥氣也．小便自利者，胃乾便硬而成實，以其胃中本有燥氣也．病雖成於七八日，而其始證却脈浮而緩，手足自溫，實是太陰轉屬而來也．卽太陰·陽明推之，少陰三大承氣證，厥陰一小承氣證，何非轉屬陽明之病哉!

魏荔彤曰，病在太陽，熱爲濕鬱，團聚於裏，必有歸著．旣不能發黃，小便自利，則邪何歸乎? 不得不歸之於萬物所歸之胃．至於七八日，小便自多，大便自硬，而爲陽明病矣．

傷寒轉繫陽明者，其人濈然微汗出也．

［註］凡傷寒無論三陰·三陽，若轉繫陽明，其人必有濈濈然微汗出之證，始爲轉屬陽明也．

太陽病吐之，但太陽病當惡寒，今反不惡寒，不欲近衣，此爲吐之內煩也．

［註］太陽病吐之表解者，當不惡寒．裏解者，亦不惡熱．今反不惡寒，不欲近衣者，是惡熱也．此由吐之後，表解裏不解，內生煩熱也．盖無汗煩熱，熱在表，大靑龍證也．有汗煩熱，熱在裏，白虎湯證也．吐下後心中懊憹，無汗煩熱，大便雖硬，熱猶在內，梔子豉湯證也．有汗煩熱，大便已硬，熱悉入腑，調胃承氣湯證也．今因吐後，內生煩熱，是爲氣液已傷之虛煩，非未經汗下之實煩也．已上之法，皆不可施，惟宜用竹葉石膏湯，於益氣生津中，淸熱寧煩可也．

［集註］張璐曰，此以吐而傷胃中之液，故內煩不欲近衣．雖顯虛煩之證，較關上脈細數而成虛熱，脾胃兩傷者稍輕，雖不致逆，亦誤吐之過也．

太陽病，當惡寒發熱．今自汗出，反不惡寒發熱，關上脈細數者，以醫吐之過也．一二日吐之者，腹中饑，口不能食．三四日吐之者，不喜糜粥，欲食冷食．朝食暮吐．以醫吐之所致也，此爲小逆．

［按］‘欲食冷食’之下，當有‘五六日吐之者’六字．若無此一句，則不喜糜粥欲食冷食，與朝食暮吐之文，不相關屬．且以上文一二日·三四日之文細玩之，則可知必有‘五六日吐之’一句，由淺及深之謂也．

［註］太陽病不解，當惡寒發熱．今自汗出，不惡寒發熱，是表已解也．關上脈細數，胃不和也．細者，胃氣虛．數者，胃氣熱．證脈不和，詢其故，知以醫吐之過也．一二日病在太陽，正氣未衰，吐之者，傷胃未深，故腹中知饑，口不能食也．三四日病在陽明，胃中已熱，吐之者，復傷津液，故不喜糜粥，欲食冷食也．五六日病將轉入陰經，正氣已衰．吐之者，胃中虛冷，故朝食暮吐也．此皆醫吐之所致，尙在可治．故曰，此爲小逆也．

［集註］程知曰，本太陽病，醫吐之，則表邪乘虛傳入陽明，傷動胃氣，而關脈細數矣．

程應旄曰，陽明之氣，下行爲順，上行爲逆．以醫吐之所致，則非脾胃本來之病，此爲小逆．更勿誤治使小逆變成大逆也．

食穀欲嘔，屬陽明也，吳茱萸湯主之．得湯反劇者，屬上焦也．

［註］食穀欲嘔，屬陽明者，以胃主受納也．今胃中寒，不能納穀，故欲嘔也．以吳茱萸湯溫中降逆，而止其嘔可也．若得湯反劇者，此必非中焦陽明之裏寒，乃上焦太陽之表熱也．吳茱萸氣味俱熱，藥病不合，故反劇也．法當從太陽·陽明合病，不下利但嘔之例治之，宜葛根加半夏湯．

［集註］方有執曰，食穀欲嘔，胃寒也，故

曰屬陽明, 言與惡寒嘔逆不同也. 上焦, 以膈言也.

病人脈數, 數爲熱, 當消穀引食, 而反吐者, 此以發汗令陽氣微, 膈氣虛, 脈乃數也, 數爲客熱, 不能消穀, 以胃中虛冷, 故吐也.

[註] 病人脈數, 數爲有熱, 則當消穀引食. 今食而反吐者, 盖以身熱脈數, 誤爲表熱而發其汗, 因使其人陽氣微, 膈氣虛也. 不知此脈之數, 乃外邪客熱之數, 非胃中實熱之數也, 其不能消穀食而反吐者, 乃胃中本虛冷故耳.

[集註] 程知曰, 此言汗後脈數吐食, 當責胃之陽虛也. 陽受氣於胸中, 發汗過多, 令陽氣微, 膈氣虛, 客熱外越, 故脈數也. 客熱不能消穀而吐者, 當責其胃之虛冷, 若因其數而投以淸胃之藥, 則左矣.

程應旄曰, 見數脈而反吐者, 數爲熱脈, 無力則爲虛脈. 膈虛陽客於上, 不能下溫, 故令胃中虛冷. 熱爲客熱, 寒爲眞寒. 究其根由, 祗由發汗令陽氣微. 然則陽氣之珍重, 何如而可誤汗乎?

陽明病, 不能食, 攻其熱必噦. 所以然者, 胃中虛冷故也. 以其人本虛, 攻其熱必噦.

[註] 陽明病不能食者, 爲中寒, 卽有脈數客熱, 上條旣戒以不可汗, 此又言亦不可攻. 若攻其熱, 則寒其胃陽, 亦必作噦矣. 所以然者, 客熱雖除, 胃亦虛冷故也. 以其人本來胃虛, 故攻其熱必噦. 噦, 卽乾嘔也.

[集註] 方有執曰, 攻熱皆寒藥, 故知必噦. 胃中虛以不能食言, 此亦戒謹之意.

林瀾曰, 陽明譫語潮熱, 不能食者, 可攻, 由燥屎在內也. 乃亦有胃中虛冷不能食者, 須詳別之, 未可便以不能食爲實證也. 若誤攻之, 熱去噦作矣. 然則安得以陽明概爲宜下哉!

若胃中虛冷, 不能食者, 飮水則噦.

[註] 此承上條不攻亦噦之義也. 若其人胃中虛冷, 不能食者, 雖不攻其熱, 飮水則噦. 盖以胃旣虛冷, 復得水寒, 故噦也, 宜理中湯加丁香·吳茱萸, 溫而降之可也.

[集註] 喩昌曰, 表熱裏寒, 法當先救其裏. 太陽經中亦用四逆湯, 其在陽明更可知矣. 此條比前條虛寒更甚, 故不但攻其熱必噦, 卽飮水亦噦也.

汪琥曰, 若胃中虛冷不能食, 飮水則水寒相搏, 氣逆而亦爲噦矣, 法當大溫.

趺陽脈浮, 浮則爲虛, 浮虛相搏, 故令氣餉, 言胃氣虛竭也. 脈滑則爲噦, 此爲醫咎, 責虛取實, 守空迫血. 脈浮. 鼻中燥者, 必衄血也.

[註] 誤攻飮冷, 皆可致餉, 固矣. 今趺陽胃脈浮而不大, 無力而虛, 則是胃虛與邪相搏, 卽不誤下飮冷, 亦令餉也. 若趺陽胃脈滑則爲噦者, 乃熱氣壅鬱之餉, 非胃氣虛竭之餉, 醫何可取實責虛, 以自取其咎耶! 若趺陽胃脈浮而鼻中燥者, 此熱據榮分, 榮熱迫血妄行, 必作衄也. 世有以噦爲呃逆者, 不知噦卽乾嘔也, 以其有噦噦之聲, 故又名噦也. 觀今病呃逆之人, 與飮冷水則氣自臍下衝上, 出口而作格兒格兒之聲, 聲長時止者爲實. 可治. 聲短不已者, 爲虛, 難治.

[集註] 方有執曰, 此又出趺陽脈, 而以噦與衄言, 皆逼汗而不得汗之所致也. 咎, 過愆也. 責虛, 言求病於虛. 取實, 言反以虛爲實而攻取之也. 血屬陰而爲內守, 故曰守空. 迫血, 言劫汗也.

寸口脈浮大, 而醫反下之, 此爲大逆. 浮則無血, 大則爲寒. 寒氣相搏, 則爲腸鳴, 醫乃不知, 而反飮冷水, 令汗大出, 水得寒氣, 冷必相搏, 其人必餉.

[按] '令汗大出'四字, 當是衍文.

[註] 寸口脈浮大, 指六脈皆浮大也. 六脈皆浮大, 則非陽明. 按之大脈, 乃太陽不按之大脈也. 醫反下之, 此爲大逆, 則從前浮脈變而爲無血之虛, 大脈變而爲胃冷之遲, 虛寒相搏, 則爲腸鳴. 醫乃不知, 而反與飲冷水. 其人得水寒之氣, 冷與虛相搏於胃中, 故必餲也. 餲者, 氣饐結有聲, 卽今之呃逆也.

[集註] 程知曰, 言邪氣在表妄下之變也. 寸口浮大, 而無硬滿臟熱之證, 法應發汗, 若反下之, 此爲大逆. 旣經妄下, 則所謂浮者, 至於內空而無血. 所謂大者, 變爲裏虛而有寒. 虛寒相搏, 則爲腸鳴. 醫見脈大, 以爲有熱, 飮以冷水, 欲以水寒勝熱而作汗. 裏先虛寒, 又得冷水與之相搏, 則冷結上焦, 必至咽噎塞而氣逆矣.

傷寒噦而腹滿, 視其前後, 知何部不利, 利之則愈.

[註] 傷寒噦而不腹滿者, 爲正氣虛, 吳茱萸湯證也. 噦而腹滿者, 爲邪氣實, 視其二便何部不利, 利之則愈也.

[集註] 成無已曰, 噦而腹滿, 氣上而不下也. 視其前後有不利者, 卽利之以降其氣. 前部小便也, 後部大便也.

程知曰, 前部不利, 後人治以五苓. 後部不利, 後人治以承氣是也.

沈明宗曰, 邪傳於胃, 胃氣壅遏, 兩氣相搏, 氣逆上衝, 則爲噦矣.

張錫駒曰, 傷寒至噦, 非胃氣敗, 卽胃中寒. 然亦有裏實不通, 氣不得下泄, 反上逆而爲噦者, 當詳辨之.

夫實則譫語, 虛則鄭聲. 鄭聲者, 重語也.

[註] 譫語一證, 有虛有實. 實則譫語, 陽明熱甚, 上乘於心, 亂言無次, 其聲高朗, 邪氣實也. 虛則鄭聲, 精神衰乏, 不能自主, 語言重複, 其聲微短, 正氣虛也.

[集註] 戴元禮曰, 譫語屬陽, 鄭聲屬陰. 經曰, 實則譫語, 虛則鄭聲. 譫語者, 顚倒錯亂, 言出無倫, 常對空獨語, 如見鬼狀. 鄭聲者, 鄭重頻煩, 語雖謬而諄諄不已. 老年人遇事則誶語不休, 以陽氣虛不精明也. 此譫語·鄭聲, 虛實之所以不同也. 二者本不難辨, 但陽盛裏實, 與陰盛格陽, 皆能錯語, 須以他證別之, 隨證施治可也.

樓全善曰, 余用參·芪·歸·朮等劑治譫語, 得愈者甚多, 豈可不分虛實, 一概用黃連解毒·大小承氣等湯以治之乎?

按: 其所云亦鄭聲也.

張錫駒曰, 實則譫語者, 陽明燥熱甚而神昏氣亂, 故不避親疎, 妄言罵詈也. 虛則鄭聲者, 神氣虛而不能自主, 故聲音不正, 而語言重複也.

傷寒四五日, 脈沈而喘滿. 沈爲在裏, 而反發其汗, 津液越出, 大便爲難. 表虛裏實, 久則譫語.

[註] 傷寒四五日, 入裏之時也. 脈沈而喘滿, 乃爲在裏之喘滿, 而反發其汗, 津液越出, 則表虛也. 汗出胃乾, 大便爲難, 則裏實也. 久則胃熱熾盛, 必發譫語也.

[集註] 方有執曰, 越出, 謂枉道而出也.

張璐曰, 傷寒四五日, 正邪熱傳裏之時, 況見脈沈在裏之喘滿, 而反汗之, 必致燥結譫語矣. 盖燥結譫語, 頗似大承氣證. 此以過汗傷津, 而不致大實大滿腹痛, 祗宜小承氣爲允當耳!

陽明病, 其人多汗, 以津液外出, 胃中燥, 大便必硬, 硬則譫語, 小承氣湯主之. 若一服譫語止者, 更莫復服.

[註] 此詳上條以明其治也. 陽明病其人多汗, 以津液外出, 胃中乾燥, 大便必硬, 久則譫語, 宜以小承氣湯主之. 若一服利, 譫語止, 愼不可更服也.

[集註] 張璐曰, 多汗譫語, 下證急矣. 以其人汗出旣多, 津液外耗, 故不宜大下. 但當略與小承氣湯, 和其胃氣, 譫語自止. 若過服反傷津液也.

沈明宗曰, 此汗多胃燥, 非同實治也.

汗出譫語者, 以有燥屎在胃中, 此爲風也. 須下者, 過經乃可下之. 下之若早, 語言必亂, 以表虛裏實故也. 下之愈, 宜大承氣湯.

[註] 病自汗出而譫語者, 以素有燥屎在胃中, 此爲太陽風邪之所傳也, 須當下之. 然必須太陽之邪, 已過陽明之經, 而入陽明之腑, 乃可下之. 若下之早, 則裏熱未結, 不但熱去不盡, 且虛其中. 熱乘虛而上干於心, 語言必亂. 此表虛汗出, 裏實譫語, 所以必待過經入腑, 而後下之則愈, 宜大承氣湯.

[集註] 方有執曰, 過經, 謂寧遲遲, 非謂必待十三日後也.

程知曰, 此言譫語不當下早也. 旣出汗矣而譫語, 則必有燥屎在胃, 此當屬風. 風爲陽邪, 陽邪入裏, 故譫語. 然須六七日乃可下之, 下之早, 則風邪未解於表, 盡入於裏, 裏邪燥實, 語言更亂也.

陽明病, 譫語有潮熱, 反不能食者, 胃中必有燥屎五六枚也. 若能食者, 但硬爾. 宜大承氣湯下之.

[按] '宜大承氣湯下'之句, 應在 '必有燥屎五·六枚'之下, 始合當用大承氣湯下之之義. 若但便硬而用大承氣湯下之, 殊失仲景顧慮誤下·愼下之旨.

[註] 陽明病譫語有潮熱, 反不能食者, 知胃中必有燥屎已結實也, 宜大承氣湯下之. 若能食者, 知胃將和, 但大便硬耳! 當導之, 不可下也.

[集註] 張璐曰, 此以能食·不能食辨燥結之微·甚也. 潮熱譫語, 皆胃中熱甚所致. 胃熱則能消穀, 今反不能食, 此必熱傷胃中津液, 氣化不能下行, 燥屎逆攻於胃之故. 宜大承氣湯, 急袪亢極之陽, 以救垂絶之陰. 若能食者, 胃中氣化自行, 熱邪不盛, 津液不致大傷, 大便雖硬, 不久自行, 不必用藥, 反傷其氣也.

下利譫語者, 有燥屎也, 宜小承氣湯.

[註] 下利裏虛, 譫語裏實, 若脈滑大, 證兼裏急, 知其中必有宿食也. 其下利之物, 又必稠粘臭穢, 知熱與宿食合而爲之也, 此可決其有燥屎也, 宜以小承氣湯下之. 於此推之, 可知燥屎不在大便硬與不硬, 而在裏之急與不急, 便之臭與不臭也.

[集註] 汪琥曰, 下利者, 腸胃之疾也. 若譫語, 則胃家實, 與厥陰無與, 乃腸中有燥屎不得下也. 治宜小承氣湯者, 此半利半結, 祗須緩以攻之也. 又曰, 或問旣下利矣, 則熱氣得以下泄, 何由而致譫語有燥屎也? 答曰, 此系陽明腑實大熱之證, 胃中糟粕爲邪所壅, 留著於內, 其未成硬者, 或時得下, 其已成硬者, 終不得出, 則燥屎爲下利之根. 燥屎不得出, 則邪熱上乘於心, 所以譫語. 要之此證, 須以手按臍腹, 當必堅痛, 方爲有燥屎之徵.

直視譫語, 喘滿者死, 下利者亦死.

[註] 上條下利譫語爲可治, 此條下利譫語者死. 要知譫語不死於下利, 而死於直視也. 直視者, 精不注乎目也. 譫語者, 神不守乎心也, 已屬惡候. 加之喘滿, 陽上脫也, 故曰死. 下利陰下脫也, 故曰亦死也.

[集註] 方有執曰, 直視,精不榮於目也. 譫語, 神不主乎心也. 喘則陽爭於上, 利則陰爭於下. 胃, 中土也, 陰陽爭奪於上下, 而中氣不守, 故無法可治, 而皆主死也.

發汗多, 若重發汗者, 亡其陽. 譫語, 脈短者死. 脈自和者不死.

[註] 太陽病, 發汗過多, 不解, 又復重發其汗, 以致氣液兩亡, 熱邪乘燥傳入陽明而生譫語. 譫語者, 胃熱陽也. 脈短者, 氣衰陰也. 陽病見陰脈, 爲陰勝於陽, 故死也. 若脈不短, 爲陰陽自和, 故不死也.

[集註] 喩昌曰, 方註以此爲太陽經脫簡, 不知太陽經無譫語之例, 必日久而兼陽明·少陽, 方有譫語. 故此言太陽經得病時, 發汗過多, 及傳陽明時, 重發其汗, 因有亡陽而譫語之一證也. 亡陽之人, 所存者陰氣耳, 故神魂不定, 而妄見妄聞, 與熱邪乘心之候不同. 脈短則陰陽不附, 脈和則陰陽未離, 其生死但從脈定耳.

汪琥曰, 譫語者, 脈當大實或洪滑, 爲自和. 自和者, 言脈與病不相背也, 病雖甚不死. 若譫語脈短, 爲邪熱盛, 正氣衰, 乃陽證見陰脈也, 無法可施.

發汗多, 亡陽譫語者, 不可下, 與柴胡桂枝湯和其榮衛, 以通津液後自愈.

[註] 此又承上條以出其治也. 譫語者, 屬陽明熱實, 可下之證也. 若發汗過多, 大亡氣液而發譫語者, 乃津枯致燥之譫語, 非熱甚內實之譫語, 不可下也. 裏有熱, 宜白虎加人參湯. 表不解, 與柴胡桂枝湯和其榮衛, 以通津液後自愈也.

[按] 發汗過多, 亡陽譫語, 以無大便硬滿痛, 故不可下. 以無身寒汗出惡寒, 故不可溫. 於此可知發太陽汗出過多致譫語者, 必無發熱汗出惡寒也. 發陽明汗出過多致譫語者, 必有潮熱惡熱不大便也. 此則發少陽汗多致譫語者, 即論中少陽不可發汗, 發汗則譫語是也. 然舍小柴胡湯別無治法, 若祗用柴胡又恐升散, 非亡陽所宜, 故合桂枝和其榮衛, 通其津液自可愈也.

陽明中風, 脈弦浮大而短氣, 腹都滿, 脇下及心痛, 久按之, 氣不通, 鼻乾, 不得汗, 嗜臥, 一身及面目悉黃, 小便難, 有潮熱, 時時噦, 耳前後腫. 刺之小差, 外不解, 病過十日, 脈續浮者, 與小柴胡湯. 脈但浮, 無餘證者, 與麻黃湯. 若不尿, 腹滿加噦者, 不治.

[按] 續浮之'浮'字, 當是'弦'字, 始與文義相屬, 則可與小柴胡湯. 若俱是'浮'字, 則上之浮, 旣宜用小柴胡湯, 下之浮又如何用麻黃湯耶?

[註] 中風傳陽明, 病太陽未罷, 脈當浮緩. 今脈弦浮大, 弦, 少陽脈也. 浮, 太陽脈也. 大, 陽明脈也. 脈旣兼見, 證亦如之. 腹滿, 太陽陽明證也. 脇下及心痛, 久按之氣不通快, 少陽證也. 鼻乾, 陽明證也. 不得汗, 太陽證也. 嗜臥, 少陰證也. 面目悉黃, 太陰證也. 小便難, 太陽腑證也. 潮熱, 陽明裏證也. 噦逆, 胃敗證也. 耳前後腫, 少陽證也. 短氣, 氣衰證也. 凡仲景立法無方之條, 皆是此等陰陽錯雜, 表裏混淆之證, 但敎人俟其病勢所向, 乘機而施治也. 故用刺法, 待其小差, 若外病不解, 已成危候. 如過十日, 脈續弦不浮者, 則邪機已向少陽, 可與小柴胡湯和之, 使陽明之邪從少陽而解. 若脈但浮不大, 而無餘證者, 則邪機已向太陽, 當與麻黃湯汗之, 使陽明之邪從太陽而解. 若已過十餘日, 病勢不減, 又不歸於胃而成實, 更加不尿腹滿噦甚等逆, 即有一二可下之證, 胃氣已敗, 不可治也.

[集註] 程知曰, 此條全是表證未解, 而無汗出燥渴之證, 故不可用白虎. 雖有潮熱, 而無硬滿譫語濈濈汗出之證, 故不可用承氣. 不如俟氣之自回, 猶可漸引其邪從外出也.

程應旄曰, 此條證以 '不得汗'三字爲主, 故酌量於柴胡·麻黃二湯間, 以通其久閉, 總是要得汗耳!

脈浮而芤, 浮爲陽, 芤爲陰, 浮芤相搏, 胃氣生熱, 其陽則絶.

[註] 脈浮而芤, 浮爲陽盛, 芤爲陰虛, 陽盛則發熱, 陰虛則汗出. 二者相搏, 則胃氣生熱愈盛, 胃中津液立亡. 其陽則絶者, 言陽亡津液絶也.

[集註] 方有執曰, 浮爲氣上行, 故曰陽. 芤爲血內損, 故曰陰. 胃中生熱者, 陰不足以和陽, 津液乾而成枯燥也.

張璐曰, 此言脾約當下不下, 則浮澁轉爲浮芤, 津液竭而難下矣. 其陽則絶, 卽陽絶於裏, 亡津液之互辭也.

趙良曰, 胃中陽熱亢甚, 脾無陰氣以和之, 孤陽無偶, 不至燔灼竭絶不止耳.

沈明宗曰, 此辨陽明津竭之脈也. 浮爲邪氣强, 芤爲陰血虛, 陽邪盛而陰血虛, 爲浮芤相搏, 胃氣生熱, 故曰, 其陽則絶. 卽亡津液之互詞也. 若見此脈, 當養津液, 不可便攻也.

陽明病, 反無汗, 而小便利, 二三日嘔而欬, 手足厥者, 必苦頭痛. 若不欬不嘔, 手足不厥者, 頭不痛.

[註] 陽明病, 法多汗, 反無汗而小便利, 是寒氣內攻也. 至二三日嘔而欬, 寒邪上逆也. 手足厥者, 寒氣見於四支也. 氣上逆, 則欬而苦頭痛矣. 若不欬·不嘔·不厥·則頭不痛. 此證之頭痛者標也, 欬逆·手足厥者本也.

[集註] 程知曰, 無汗小便利, 嘔欬肢厥頭痛, 曷不謂太陽病? 盖初起無頭痛諸表證也. 此頭痛是二三日後嘔欬而厥所致, 非因頭痛致嘔欬而厥也. 嘔·欬二證, 太陽·少陽俱有之, 其表證未解, 則屬太陽病. 其寒熱往來者, 則謂之少陽病也. 厥, 則厥陰有之, 但無嘔與欬也.

張璐曰, 陽明無汗, 嘔欬手足厥者, 得之榮衛俱傷而邪入深也. 然小便利, 則邪不在內而在外, 不在下而在上, 故知必苦頭痛, 仍宜小靑龍主之. 若不嘔·不欬·不厥而小便利者, 邪必順水道而出, 豈有逆攻顚頂之理哉!

林瀾曰, 須識陽明亦有手足厥證, 胃主四肢, 中虛氣寒所致也. 然頭苦痛而欬, 自與陰寒但厥者異矣. 此類數條最爲難解.

吳人駒曰, 嘔欬手足厥頭痛, 皆由反無汗之故也.

陽明病, 但頭眩, 不惡寒, 故能食而欬, 其人咽必痛. 若不欬者, 咽不痛.

[註] 陽明病, 當惡熱不惡寒. 若從傷寒傳來, 則不能食. 今從中風傳來, 故能食也. 傷寒挾寒邪, 則有頭痛證, 今中風挾風邪, 則有頭眩證, 理固然也. 寒邪屬陰, 若兼飮則欬而嘔, 今不嘔而咽痛, 則以風屬陽邪, 風病則兼火, 故欬而咽痛, 以類相從也.

[集註] 方有執曰, 眩, 風旋而目運也, 風, 故不惡寒能食. 欬, 逆氣也. 咽門, 胃之系也. 胃熱而氣逆攻咽, 則欬而咽傷也.

程知曰, 陰邪下行, 故無汗而小便利. 陽邪上行, 故不惡寒而頭眩. 寒則嘔不能食, 風則能食, 寒則頭痛, 風則咽痛, 是風寒入胃之辨也.

程應旄曰, 陽明以下行爲順, 逆則上行, 故中寒則有頭痛證, 中風則有頭眩證. 以不惡寒而能食, 知其鬱熱在裏也. 寒上攻能令欬, 其欬兼嘔, 故不能食而手足厥. 熱上攻亦令欬, 其欬不嘔, 故能食而咽痛, 以胃氣上通於肺, 而咽爲胃腑之門也. 夫咽痛惟少陰有之, 今以欬傷致痛, 若不欬則咽不痛, 况更有頭眩不惡寒之證, 益可辨其爲陽明之鬱熱也.

病人有寒, 復發汗, 胃中冷, 必吐蛔.

[註] 病人有寒, 謂胃中寒也. 復發汗, 謂汗而復汗也. 胃寒復汗, 陽氣愈微, 胃中冷甚, 蛔不能安, 故必吐蛔也, 宜理中湯送烏梅丸可也.

[集註] 程應旄曰, 汗生於穀精, 胃中陽氣所釀也. 有寒復發汗, 知胃陽不復存於內矣, 蛔何能安?

發汗後, 水藥不得入口爲逆, 若更發汗,

必吐下不止.

[按] 必吐下不止之'下'字, 當是衍文.

[註] 此承上條誤而又誤, 必變而成逆也. 胃中虛冷, 本因誤汗, 水藥不得入口, 入口卽吐而爲逆也. 若更發其汗, 則胃逆益甚, 不能司納, 不特水藥入口方吐, 且必無時而不吐逆也.

[集註] 成無己曰, 汗後水藥不得入口, 爲之吐逆. 發汗亡陽, 胃中虛冷也. 若更發汗, 則愈損陽氣, 胃氣大虛, 故吐不止.

程應旄曰, 發汗後見此者, 由未汗之先, 其人已是中虛而寒, 故一誤不堪再誤也.

脈浮而遲, 表熱裏寒, 下利淸穀者, 四逆湯主之.

[註] 陽明病, 脈浮而遲, 浮主表熱, 遲主裏寒. 今其證下利淸穀, 則爲裏寒太甚, 法當溫之, 宜四逆湯主之.

[集註] 汪琥曰, 陽明經病, 脈當從長, 今脈但浮, 此在表之熱凝也. 腑病脈當從數, 今脈過遲, 此在裏之寒甚也, 故見下利淸穀. 其所利之穀食, 色不變氣不臭, 卽完穀不化也. 此裏寒已極, 故與四逆湯也.

陽明病, 欲解時, 從申至戌上.

[註] 凡陽明病, 無論在經在腑, 必乘其旺時而解. 申·酉·戌, 陽明旺時也. 經氣旺, 則邪氣自退, 故解也.

[集註] 張志聰曰, 經云, 日西而陽氣衰, 陽明之所主也. 從申至戌上, 乃陽明主氣之時, 表裏之邪欲出, 必隨旺時而解.

御纂醫宗金鑑 卷五

辨少陽病脈證幷治全篇

少陽主春，其氣半出地外，半在地中．人身之氣亦如之，故主半表半裏也．半表者，謂在外之太陽也．半裏者，謂在內之太陰也．邪入其間，陰陽相移，寒熱交作，邪正相持，進退互拒，此際汗·吐·下三法俱在所禁，故立小柴胡湯和解法，加減施治．然小柴胡加減法中，又有口不渴身有微熱者，加桂枝以取汗．及下後胸脇滿微結，小便不利，渴而不嘔，頭汗出，往來寒熱者，用柴胡桂枝乾薑湯汗之．又有柴胡證具，而反下之，心下滿而硬痛者，此爲結胸也，大陷胸湯主之．及柴胡證仍在者，先與小柴胡湯．嘔不止心下急，鬱鬱微煩者，爲未解也，與大柴胡湯下之．更有本柴胡證，醫以丸藥，下之微利，胸脇滿而嘔，日晡潮熱者，小柴胡加芒硝湯下之等法．是仲景亦有汗·下之法，惟在臨證詳察，因病施治，不可執一也．

少陽之爲病，口苦，咽乾，目眩也．

［註］少陽者，膽經也．其脈起於目銳眥，從耳後入耳中，挾咽出頤頷中．邪傷其經，故口苦·咽乾·目眩也．口苦者，熱蒸膽氣上溢也．咽乾者，熱耗其津液也．目眩者，熱薰眼發黑也．此揭中風·傷寒邪傳少陽之總綱，凡篇中稱少陽中風·傷寒者，卽具此證之謂也．

［集註］林瀾曰，論中言少陽病，胸脇痛耳聾，往來寒熱，心煩喜嘔，胸脇痞硬，半表半裏之證詳矣．此何以曰口苦咽乾目眩也？大抵病於經絡者，此篇諸條已悉之矣，若膽熱腑自病，則又必有此證也．

沈明宗曰，此雖少陽總證，然偏裏矣．少陽主膽，其脈循脇絡於耳，故胸脇痛而耳聾．仲景另出手眼，以補口苦·咽乾·目眩之裏證，乃括少陽風傷衛·寒傷榮，風寒兩傷而言也．

吳人駒曰，少陽者，一陽也．少陽之上，相火主之．若從火化，火盛則乾，故口苦咽乾也．少陽屬木，木主肝，肝主目，故病則目眩也．

魏荔彤曰，膽腑與少陽經爲表裏，而非半表半裏之謂．半表者，對太陽之全表言．半裏者，對太陰之全裏言．故少陽在半表半裏之間，總以經絡之界爲言．又曰，經中所謂不必悉具者，指或中餘證，而少陽經膽腑之主病，未有不悉具而遽可指爲少陽病成者．

少陽中風，兩耳無所聞，目赤，胸中滿而煩者，不可吐下，吐下則悸而驚．

［註］少陽，卽首條口苦·咽乾·目眩之謂也．中風，謂此少陽病，是從中風之邪傳來也．少陽之脈，起目銳眥，從耳後入耳中．其支者，會缺盆，下胸中，循脇．表邪傳其經，故目赤耳聾，胸中滿而煩也．然此乃少陽半表半裏之胸滿而煩，非太陽證具之邪陷胸滿而煩者比，故不可吐·下，若吐·下則虛其中，神志虛怯，則悸而驚也．此揭中風邪傳少陽之大綱也．

［集註］程知曰，少陽惟宜和解，若吐之則虛其陽而悸，下之則虛其陰而驚．

汪琥曰，少陽有吐下之禁，祇因煩滿，故誤行吐下之法．成註謂，吐則傷氣，氣虛者悸．下則亡血，血虛者驚．不知驚悸，皆主於心，誤吐且下，則津液衰耗，神志虛怯，故悸而驚也．

沈明宗曰，胸中煩滿似乎可吐，但在少陽，其邪已下胸循脇，吐之徒傷胸中之氣，使邪內倂逼迫神明，則悸而驚也．

魏荔彤曰，此條論仲景不出方．小柴胡條中有心煩心下悸之證，想可無事他求也．汗·吐·下三法旣不可行，則當和解之．小柴胡爲少陽對證之藥, 斯用之宜決耳!

傷寒, 脈弦細, 頭痛發熱者, 屬少陽. 少陽不可發汗, 發汗則譫語. 此屬胃, 胃和則愈, 胃不和, 則煩而悸.

[註] 不曰少陽傷寒, 而曰傷寒, 略言之也. 謂此少陽病是從傷寒之邪傳來也. 脈弦細, 少陽之脈也. 上條不言脈, 此言脈者, 補言之也. 頭痛發熱無汗, 傷寒之證也. 又兼見口苦·咽乾·目眩少陽之證, 故曰屬少陽也. 盖少陽之病已屬半裏, 故不可發汗, 若發汗, 則益傷其津, 而助其熱, 必發譫語. 既發譫語, 則是轉屬胃矣. 若其人津液素充, 胃能自和, 則或可愈. 否則津乾熱結, 胃不能和, 不但譫語, 且更煩而悸矣. 此揭傷寒邪傳少陽之大綱也.

[集註] 王肯堂曰, 凡頭痛·發熱俱爲在表, 惟此頭痛·發熱爲少陽者何也? 以其脈弦細, 故知邪入少陽之界也.

喩昌曰, 少陽傷寒禁發汗, 少陽中風禁吐·下, 二義互擧, 其旨益嚴. 盖傷寒之頭痛發熱, 宜於發汗者, 尙不可汗, 則傷風之不可汗, 更不待言矣. 傷風之胸滿而煩, 似可吐·下者, 尙不可吐·下, 則傷寒之不可吐·下, 更不待言矣. 脈弦細者, 邪欲入裏, 其在胃之津液已爲熱耗, 重復發汗, 而驅其津液外出, 安得不譫語乎?

汪琥曰, 誤發其汗, 譫語者, 奪其津液而胃乾, 故言亂也. 此少陽之邪, 已轉屬胃. 胃和則愈者, 言當用藥以下胃中之熱, 而使之和平也. 胃不和, 不但譫語, 更加煩擾忪悸, 此言胃熱上犯於心, 故藏神不自寧也.

傷寒五六日, 中風, 往來寒熱, 胸脇苦滿, 默默不欲飮食, 心煩, 喜嘔, 或胸中煩而不嘔, 或渴, 或腹中痛, 或脇下痞硬, 或心下悸, 小便不利, 或不渴, 身有微熱, 或欬者, 小柴胡湯主之.

[註] 此承上三條, 互詳其證, 以明其治也. 傷寒中風三四日, 見口苦·咽乾·目眩之證, 與弦細之脈, 知邪已傳少陽矣. 若兼見耳聾目赤, 胸滿而煩者, 則知是從中風傳來也. 若兼見頭痛發熱無汗者, 則知是從傷寒傳來也. 今五六日, 更見往來寒熱, 胸脇苦滿, 默默不欲飮食, 心煩喜嘔, 則知是中風·傷寒兼見俱有之證也. 少陽之邪, 進可傳太陰之裏, 退可還太陽之表, 中處於半表半裏之間. 其邪外并於表, 半表不解則作寒. 內并於裏, 半裏不和則作熱. 或表或裏無常, 故往來寒熱不定也. 少陽之脈, 下胸循脇, 邪湊其經, 故胸脇苦滿也. 少陽邪近乎陰, 故默默也. 少陽木邪病則妨土, 故不欲飮食也. 邪在胸脇, 火無從泄, 上逼於心, 故心煩也. 邪欲入裏, 裏氣外拒, 故嘔. 嘔則木氣舒, 故喜之也. 此皆柴胡應有之證也. 其餘諸證, 時或有之, 總宜以小柴胡湯主之. 各隨見證以加減治之可耳! 然既分中風·傷寒之傳, 而不分其治者何也? 盖以太陽有榮衛之分, 故風寒之辨宜嚴, 及傳陽明·少陽, 則無榮衛之分, 且其邪皆化熱, 故同歸一致也.

[集註] 成無已曰, 邪在表裏之間, 謂之半表半裏. 傷寒中風者, 是或傷寒或中風, 非傷寒再中風, 中風復傷寒也. 五六日, 邪自表傳裏之時, 邪在表則寒, 在裏則熱, 今在半表半裏之間, 未有定處, 故往來寒熱也. 邪在表心腹不滿, 邪在裏則心腹脹滿, 今言胸脇苦滿, 亦是在表裏之間也. 邪在表呻吟不安, 邪在裏則內煩. 經云, 陽入之陰, 則靜默默, 由邪方自表之裏, 在表裏之間也. 邪在表則能食, 邪在裏不能食. 不欲食者, 未至於必不能食, 故亦爲在表裏之間也. 邪在表則不煩·不嘔, 邪在裏則煩滿而嘔, 煩而喜嘔者, 邪在表方傳裏也. 邪初入裏, 未有定處, 所傳不一, 故有或見之證也.

方有執曰, 五六日, 大約言也. 往來寒熱者, 邪入軀殼之裏, 臟腑之外, 兩界之隙地, 所謂半表半裏, 乃少陽所主之部位也. 故入而併於陰則寒，出而併於陽則熱．出入無常，故寒熱間作也．太陽一經，有榮衛之不同，所以風寒異治．陽明切近太陽，榮衛之道在邇，風寒之辨尙嚴．少陽一經，越陽明去太陽遠矣，風寒無異治．經以傷寒·中風五六日，往來寒熱，交互爲文者，發明風寒至此，同歸於一致也．

小柴胡湯方

柴胡 半斤 黃芩 三兩 人參 三兩 半夏 洗．半升 甘草 炙．三兩 生薑 切．三兩 大棗 擘．十二枚

右七味，以水一斗二升，煮取六升，去滓再煎，取三升，溫服一升，日三服．

加減法:

若胸中煩而不嘔，去半夏·人參，加栝蔞實一枚．

若渴，去半夏，加人參合前成四兩半，栝蔞根四兩．

若腹中痛者，去黃芩加芍藥三兩．

若脇下痞硬，去大棗加牡蠣四兩．

若心下悸，小便不利者，去黃芩加茯苓四兩．

若不渴，外有微熱者，去人參加桂枝三兩，溫服微汗愈．

若欬者，去人參·大棗·生薑，加五味子半升，乾薑二兩．

[方解] 邪傳太陽·陽明，曰汗·曰吐·曰下．邪傳少陽惟宜和解，汗·吐·下三法皆在所禁，以其邪在半表半裏，而角於軀殼之內界．在半表者，是客邪爲病也．在半裏者，是主氣受病也．邪正在兩界之間，各無進退而相持，故立和解一法．旣以柴胡解少陽在經之表寒，黃芩解少陽在腑之裏熱，猶恐在裏之太陰，正氣一虛在，經之少陽，邪氣乘之，故以薑·棗·人參和中而預壯裏氣，使裏不受邪而和，還表以作解也．世俗不審邪之所據，果在半表半裏之間，與所以應否和解之宜，及陰陽疑似之辨，總以小柴胡爲套劑．醫家幸其自處無過，病者喜其藥味平和，殊不知因循誤人，實爲不淺．故凡治病者，當識其未然，圖機於早也．

[集解] 程應旄曰，方以小柴胡名者，取配乎少陽之義也．至於制方之旨及加減法，則所云上焦得通，津液得下，胃氣因和盡之矣．方中以柴胡疏木，使半表之邪得從外宣．黃芩淸火，使半裏之邪得從內徹．半夏豁痰飮，降裏氣之逆．人參補內虛，助生發之氣．甘草佐柴·芩，調和內外．薑·棗佐參·夏，通達榮衛．相須相濟，使邪不至內向而外解也．至若煩而不嘔者，火氣燥實逼胸也，故去人參·半夏，加栝蔞實也．渴者，燥已耗液逼肺也，故去半夏加栝蔞根也．腹中痛者，木氣散入土中，胃陽受困，故去黃芩以安土，加芍藥以戢木也．脇下痞硬者，邪旣留則木氣實，故去大棗之甘而緩，加牡蠣之鹹而耎也．心下悸，小便不利者，水邪侵乎心，故去黃芩之苦寒，加茯苓之淡滲也．不渴身有微熱者，半表之寒，尙滯於肌，故去人參加桂枝以解之也．欬者，半表之寒，湊入於肺，故去參·棗，加五味子，易生薑爲乾薑以溫之，雖肺寒不減黃芩，恐乾薑助熱也．總之邪在少陽，是半表半裏之熱，鬱而不升，故以小柴胡治之，所謂升·降·浮·沈則順之也．

傷寒中風，有柴胡證，但見一證便是，不必悉具．

[註] 此承上而言，無論傷寒中風，邪傳少陽，病在半表半裏，有柴胡證，但見一證，便以小柴胡隨證加減治之，不必待其悉具也．

[集註] 方有執曰，此承上條辨認少陽一經爲病之大旨．

鄭重光曰，有柴胡證，但見一證便是，不必悉具者，言往來寒熱是柴胡證，此外兼見胸脇滿硬，心煩喜嘔，及諸證中凡有一證者，卽是半表半裏，故曰嘔而發熱者，小柴胡湯主之．因柴胡爲樞機之劑，風寒不全在表未全入裏者，皆可用，故證不必悉具，而方有加減法也．至若柴胡有疑似證，不可不審者，如脇下滿痛，

本渴而飮水嘔者, 柴胡不中與也. 及但欲嘔, 胸中痛微溏者, 亦非柴胡證, 此等又當細爲詳辨者也.

傷寒三日, 少陽脈小者, 欲已也.

[註] 傷寒該中風而言也. 其邪三日, 少陽受之. 脈若大者, 爲邪盛欲傳, 今脈小, 爲邪衰欲自已也.

[集註] 程應旄曰, 脈小則陽得陰以和, 是邪盡退而正來復矣.

張錫駒曰, 三日乃少陽主氣之期, 脈小則病退也.

傷寒四五日, 身熱惡風, 頸項强, 脇下滿, 手足溫而渴者, 小柴胡湯主之.

[註] 傷寒四五日, 邪在三陽之時. 身熱惡風, 太陽證也. 頸項强, 太陽陽明證也. 脇下滿, 手足溫而渴, 陽明少陽證也. 此爲三陽合病之始, 固當權其孰緩孰急, 以施其治. 然其人脇下滿, 手足溫而渴, 是已露去表入裏·歸併少陽之機, 故獨從少陽以爲治也. 主以小柴胡湯者, 和解其表裏也. 此三陽合病不必悉具柴胡證, 而當用柴胡之一法也.

[集註] 方有執曰, 三陽俱見病, 而獨從少陽小柴胡以爲治者, 太陽·陽明之邪微, 少陽近裏而裏證見, 故從少陽一於和而三善備也.

喩昌曰, 本當從三陽合併病之例而用表法, 但手足溫而加渴, 是外邪逼湊於少陽, 向裏之機已著, 更用辛甘發散, 則重增其熱而大耗其津矣, 故從小柴胡之和法, 使陽邪罷而陰津不傷, 一擧而兩得也. 小柴胡湯當從加減法, 不嘔而渴者, 去半夏加栝蔞根爲是.

張志聰曰, 手足溫者, 手足不冷也. 非病人自覺其溫, 乃診者按之而得也. 不然何以旣曰身熱, 而復云手足溫耶?

汪琥曰, 此條系三陽經齊病, 而少陽之邪居多也. 太陽傷寒已至四五日之時, 不曰發熱惡風, 祗曰身熱者, 此太陽之邪漸衰也. 其兼陽明證不曰鼻乾不得臥, 而祗曰頸項强者, 此陽明之邪, 亦將衰也. 惟脇下滿爲少陽經之專證, 況兼手足溫而又渴, 此爲邪將傳裏之機已著也.

陽明病, 發潮熱, 大便溏, 小便自可, 胸脇滿不去者, 與小柴胡湯.

[註] 陽明病發潮熱, 當大便硬·小便數也, 今大便溏·小便如常, 非陽明入腑之潮熱可知矣. 況有胸脇滿不去之少陽證乎? 故不從陽明治, 而從少陽與小柴胡湯主之也.

[集註] 王肯堂曰, 陽明爲病, 胃家實也. 今便溏而言陽明病者, 謂有陽明外證, 身熱汗出, 不惡寒反惡熱也.

程應旄曰, 如得陽明病而發潮熱, 似乎胃實之徵矣. 但胃實必大便硬而小便數, 今大便溏小便自可, 是熱非入腑之熱也, 再以胸脇徵之, 則主以小柴胡湯無疑矣.

陽明病, 脇下硬滿, 不大便而嘔, 舌上白胎者, 可與小柴胡湯, 上焦得通, 津液得下, 胃氣因和, 身濈然汗出而解.

[註] 陽明病, 不大便, 脇下硬滿而嘔, 是陽明傳少陽病也. 若舌上黃胎澁者, 爲陽明之熱未盡, 則當與大柴胡湯兩解之. 今舌上白胎滑者, 是已傳少陽, 故可與小柴胡湯和解之. 俾上焦得通, 則嘔可止, 津液得下, 則便可通, 胃氣因和而硬滿除, 則身必濈然汗出而解矣.

[集註] 程知曰, 此言陽明兼少陽, 宜用小柴胡也. 不但大便溏爲胃未實, 卽使不大便而嘔, 亦爲邪未入裏. 硬滿在脇而不在腹, 舌胎白而不黃, 皆少陽之見證多. 故當從小柴胡分解陰陽, 則上下通和, 濈然汗出, 而表裏之邪爲之一撤矣.

程應旄曰, 脇下硬滿, 不大便而嘔, 是大柴胡湯證也. 其用小柴胡湯者, 以舌上白胎, 猶帶表寒故也. 若胎不滑而澁, 則所謂舌上乾燥而煩, 欲飮水數升, 謂裏熱已耗及津液, 此湯不可主矣. 又曰, 上焦得通, 照脇下硬滿言,津液得下, 照舌胎與嘔言. 胃氣因和, 照不大便言. 上條陽明病, 從潮熱上見. 此條陽明病, 從不大便上見.

凡柴胡湯病證而下之, 若柴胡證不罷者, 復與柴胡湯, 必蒸蒸而振, 却發熱汗出而解.

[註] 凡柴胡湯病證, 不與柴胡湯而反下之, 不變他病, 柴胡證仍在者, 可復與柴胡湯則解, 但以誤下, 其證必虛, 故解必蒸蒸而熱, 振振而寒, 邪正交爭, 然後汗出而解也.

[集註] 方有執曰, 蒸蒸而振, 作戰汗也, 必如此而後解者, 以下後裏虛故也.

程知曰, 邪氣還表, 故蒸蒸而熱. 下後正虛, 故振振而動.

得病六七日, 脈遲浮弱, 惡風寒, 手足溫, 醫二·三下之, 不能食, 而脇下滿痛, 面目及身黃, 頸項强, 小便難者, 與柴胡湯, 後必下重. 本渴而飮水嘔者, 柴胡湯不中與也, 食穀者噦.

[按] '食穀者噦'四字, 衍文. 食穀嘔者有之, 從無噦者.

[註] 得病六七日, 少陽入太陰之時也. 脈遲太陰脈也, 浮弱太陽脈也, 惡風寒太陽證也, 手足溫太陰證也, 醫不以柴胡桂枝湯解而和之, 反二·三下之, 表裏兩失矣. 今不能食, 脇下滿痛, 雖似少陽之證, 而實非少陽也. 面目及身發黃, 太陰之證已具也. 頸項强, 則陽明之邪未已也. 小便難者, 數下奪津之候也. 此皆由醫之誤下, 以致表裏雜揉, 陰陽同病. 若更以有少陽脇下滿痛之一證不必悉具, 而又誤與柴胡湯, 則後必下重, 是使邪更進於太陰也. 雖有渴證, 乃系數下奪津之渴. 其飮水卽嘔, 亦非少陽本證之嘔, 緣誤下所致, 故柴胡湯不中與也.

[集註] 程知曰, 前言柴胡證, 但見一證便是. 此更言脇下滿痛, 亦有不宜柴胡者, 以爲戒也.

程應旄曰, 以一渴證辨之, 前條之手足溫而渴者, 熱在裏, 未經數下, 自能消水. 今本渴而飮水則嘔, 知其渴爲膈燥津亡之渴, 數下中虛, 不能消水, 究於胃陽無涉. 然則柴胡湯之於少陽, 豈可云但見一證便是乎? 又豈可云下之而柴胡證不罷者復與柴胡湯乎?

傷寒六七日, 發熱微惡寒, 支節煩疼, 微嘔, 心下支結, 外證未去者, 柴胡桂枝湯主之.

[註] 傷寒六七日, 發熱微惡寒, 支節煩疼, 微嘔, 心下支結者, 是太陽之邪傳少陽也. 故取桂枝之半, 以散太陽未盡之邪. 取柴胡之半, 以散少陽嘔結之病. 而不名桂枝柴胡湯者, 以太陽外證雖未去, 而病機已見於少陽裏也. 故以柴胡冠桂枝之上, 意在解少陽爲主而散太陽爲兼也. 支者, 側也, 小也. 支結者, 卽心下側之小結也.

[集註] 方有執曰, 支節, 四肢骨節也. 支結, 言支飮摶聚而結也. 發熱至微嘔, 太陽之表也, 故曰, 外證未去.

程知曰, 此邪入少陽, 而太陽證未去者也. 發熱惡寒, 支節煩疼, 太陽證也. 乃惡寒而微, 但支節煩痛, 而不頭項强痛, 則太陽證亦稍減矣. 嘔而支結, 少陽證也. 乃嘔逆而微, 但結於心下之偏旁, 而不結於兩脇之間, 則少陽亦尙淺也. 若此者, 惟當以柴胡湯和解少陽, 而加以桂枝湯發散太陽, 此不易之法也.

柴胡桂枝湯方

柴胡 四兩 桂枝 一兩半 人參 一兩半 甘草 炙. 一兩 半夏 洗. 二合半 黃芩 一兩半 芍藥 一兩半 大棗 擘. 六枚 生薑 切. 一兩半

右九味, 以水七升, 煮取三升, 去滓, 溫服一升.

[集解] 柯琴曰, 仲景書中最重柴·桂二方.

以桂枝解太陽肌表, 又可以調諸經之肌表. 小柴胡解少陽半表, 亦可以和三陽之半表. 故於六經病外, 獨有桂枝證·柴胡證之稱, 見二方之任重不拘於經也. 如陽浮陰弱條, 是仲景自爲桂枝證之註釋. 血弱氣盡條, 是仲景自爲柴胡證之註釋. 桂枝有壞病, 柴胡亦有壞病. 桂枝有疑似證, 柴胡亦有疑似證. 如病似桂枝證, 脚攣急與胸中痞硬者, 及病似柴胡證, 本渴而飮水嘔, 與但欲嘔胸中痛者是已. 此條言傷寒六七日, 寒熱當退之時, 反見發熱惡寒諸表證, 更見心下支結諸裏證, 表裏不解, 法當表裏雙解之矣. 然惡寒微, 則發熱亦微, 可知支節煩疼, 則一身骨節不疼. 可知微嘔心下亦微結, 故謂之支結, 是表證雖不去而已輕, 裏證雖已見而未甚. 故取桂枝之半以散太陽未盡之邪, 取柴胡之半以解少陽微結之證. 口不渴身有微熱者, 法當去人參, 以六七日邪雖未解, 而正已虛, 故仍用之. 外證雖在, 而病機已見於裏, 故方以柴胡冠桂枝之上, 爲雙解兩陽之輕劑也.

傷寒五六日, 已發汗而復下之, 胸脇滿微結, 小便不利, 渴而不嘔, 但頭汗出, 往來寒熱, 心煩者, 此爲未解也, 柴胡桂枝乾薑湯主之.

[註] 傷寒五六日, 已發其汗, 表未解而復下之, 若邪陷入陽明之裏, 則必作結胸痞硬, 協熱下利等證. 今邪陷入少陽之裏, 故令胸脇滿微結也. 小便不利渴而不嘔者, 非停水之故, 乃汗下損其津液也. 論中有身無汗, 獨頭汗出, 發熱不惡寒心煩者, 乃陽明表熱, 鬱而不得外越之頭汗也. 今但頭汗出, 往來寒熱, 心煩者, 無陽明證, 知爲少陽表熱, 鬱而不和, 上蒸之頭汗也. 此爲少陽表裏未解之證, 故主柴胡桂枝乾薑湯, 以專解半表之邪, 兼散半裏之結也.

[集註] 林瀾曰, 五六日, 已經汗下之後, 則邪當解. 今胸脇滿微結, 寒熱心煩者, 是邪猶在半表半裏之間也. 小便不利而渴, 乃汗下後亡津液內燥也. 若有熱飮, 其人必嘔, 今渴而不嘔, 知非飮熱也. 傷寒汗出則和, 今但頭汗出, 餘處無汗者, 津液不足而未和也, 與柴胡桂枝乾薑湯, 以解表裏而復津液也.

汪琥曰, 傷寒頭汗出者, 乃陽鬱於表, 非陽虛於上也.

柴胡桂枝乾薑湯方

柴胡 半斤 桂枝 三兩 乾薑 二兩 栝蔞根 四兩 黃芩 三兩 牡蠣 二兩 甘草 炙. 二兩

右七味, 以水一斗二升, 煮取六升, 去滓, 再煎, 取三升, 溫服一升, 日三服, 初服微煩, 復服汗出便愈.

[方解] 少陽表裏未解, 故以柴胡桂枝合劑而主之, 卽小柴胡湯之變法也. 去人參者, 因其正氣不虛. 減半夏者, 以其不嘔, 恐助燥也. 加栝蔞根, 以其能止渴兼生津液也. 倍柴胡加桂枝, 以主少陽之表. 加牡蠣, 以耎少陽之結. 乾薑佐桂枝, 以散往來之寒. 黃芩佐柴胡, 以除往來之熱, 且可制乾薑不益心煩也. 諸藥寒溫不一, 必需甘草以和之. 初服微煩, 藥力未及. 復服汗出卽愈者, 可知此證非汗出不解也.

服柴胡湯已, 渴者, 屬陽明, 以法治之.

[註] 風寒之邪從陽明而傳少陽, 起初不渴, 今服柴胡湯已, 反渴者, 是少陽轉屬陽明也. 以法治之, 謂當分其經腑見證而治之也. 葛根·白虎·調胃間, 各從其宜而用之可耳!

[集註] 方有執曰, 已, 畢也. 服柴胡湯已畢而渴, 則非暫渴, 其爲熱已入胃亡津液而渴可知, 故曰, 屬陽明也.

沈明宗曰, 服柴胡湯已渴者, 乃少陽之邪不傳三陰, 而轉入陽明矣, 卽當隨陽明現證而治, 故謂以法治之.

鄭重光曰, 少陽·陽明之病機, 在嘔·渴中分, 渴則轉屬陽明, 嘔則仍在少陽. 如嘔多雖有陽明證, 不可攻之, 因病未離少陽也, 服柴胡湯渴當止. 若服柴胡湯已加渴者, 是熱入胃腑. 耗津消水, 此屬陽明胃病也.

傷寒五六日, 頭汗出, 微惡寒, 手足冷, 心下滿, 口不欲食, 大便硬, 脈細者, 此爲陽微結, 必有表復有裏也, 脈沈亦在裏也. 汗出爲陽微, 假令純陰結, 不得復有外證, 悉入在裏, 此爲半在裏半在外也. 脈雖沈緊, 不得爲少陰病. 所以然者, 陰不得有汗, 今頭汗出, 故知非少陰也, 可與小柴胡湯. 設不了了者, 得屎而解.

[按] 脈細, 當是'脈沈細', 觀本條下文, 脈沈亦在裏也之'亦' 字, 自知. 脈雖沈緊之'緊'字, 當是'細'字. 本條上文並無'緊'字, 如何說脈雖沈緊, '雖'字何所謂耶? 必是傳寫之誤.

[註] 傷寒五六日, 雖表有頭汗出, 微惡寒之陽邪未罷, 裏有心下滿, 口不欲食, 大便硬之陽結已形, 但手足冷脈沈細, 則陽邪所結殊微也, 故曰, 此爲陽微結, 必有表復有裏也. 然脈沈細, 似乎裏陰盛, 而頭汗出, 則爲表陽鬱也. 假令純陰結, 則不得復有頭汗出之外證, 始合悉入在裏之純陰結矣. 夫既非悉入在裏之純陰結, 此必爲半在裏·半在表之陽微結也, 故脈雖沈細, 不得爲少陰病. 所以然者, 三陰不得有汗, 今頭汗出, 故知非少陰也. 可與小柴胡湯者, 和其不通, 身汗出微惡寒也. 設不了了者, 必大便之硬未除, 自宜利其大便使得屎而解也.

[集註] 喩昌曰, 陽微結者, 陽邪微結未盡散也. 舊註作陽氣衰微, 故邪氣結聚, 大差. 果爾, 則頭汗出爲亡陽之證, 非半表半裏之證矣. 果爾, 則陰結又是陰氣衰微矣. 玩本文假令純陰結, 及陽邪若不微結, 是純陰邪內結, 則不得復有外證等語, 其義甚明.

程知曰, 此言少陽病有似少陰者, 當細辨其脈證也.

程應旄曰, 凡脈細·脈沈, 皆陰脈也. 今與陽證同見, 則爲陽熱鬱結之診, 無關少陰也. 可見陽氣一經鬱結, 不但陽證似陰, 並陽脈亦似陰矣.

沈明宗曰, 得屎而解, 當用大柴胡之法也.

吳人駒曰, 此證嘗見有誤作陰寒而施溫熱以致大逆者, 盖因其惡寒, 手足冷, 脈細而沈, 不究其證之始末由來也.

周揚俊曰, 此條惡寒肢冷不欲食, 脈細或沈, 有似乎陰, 最難辨晰, 仲景特出'陽微結'三字, 昭示千古. 以頭汗出爲陽, 陰不得有汗也. 至五六日頭痛發熱, 證原屬陽也, 故縱見少陰之脈, 不得爲少陰之病. 然獨未見少陽一證, 何遽得爲少陽病耶? 此仲景所以又明言半在表半在裏也. 爾時裏證既多, 不得純以表藥汗之. 外證似陰, 不得復以裏藥溫之, 故取小柴胡提出其邪於表裏之半, 而大便硬不了了者, 則當下之得屎無疑也. 仲景恐人未明, 自爲詳辨, 然後知手足冷微惡寒者, 正因陽邪鬱結, 不外通於肢體, 故獨頭汗出也.

傷寒陽脈澁, 脈緊弦, 法當腹中急痛者, 先與小建中湯, 不差者, 與小柴胡湯主之.

[註] 傷寒脈得浮澁, 榮衛不足也. 脈得沈弦, 木入土中也. 榮衛不足則表虛, 木入土中則裏急. 惟表虛裏急, 腹中急痛, 所以先用小建中湯, 以其能補榮衛兼緩中急, 則痛可差也. 或不差, 必邪尙滯於表. 知澁爲榮衛不通, 弦爲少陽本脈, 故與小柴胡湯, 按法施治也. 成無已去黃芩加芍藥, 疏外調中, 其說亦是.

[集註] 汪琥曰, 弦脈不除, 痛猶未止者, 爲不差, 此爲少陽經有留邪也.

傷寒胸中有熱, 胃中有邪氣, 腹中痛, 欲嘔吐者, 黃連湯主之.

[註] 傷寒未解欲嘔吐者, 胸中有熱邪上逆也. 腹中痛者, 胃中有寒邪內攻也. 此熱邪在胸, 寒邪在胃, 陰陽之氣不和, 失其升降之常, 故用黃連湯, 寒溫互用, 甘苦並施, 以調理陰

陽而和解之也. 然此屬外因上下寒熱之邪, 故有如是之證. 若內因雜病, 嘔吐而腹痛者, 多因宿食. 由此推之, 外因·內因, 證同而情異, 概可知矣.

[集註] 程知曰, 陰邪在腹, 則陽不得入而和陰, 爲腹痛. 陽邪在上, 則陰不得入而和陽, 爲欲嘔逆.

汪琥曰, 『傷寒論』皆以風寒二邪, 分陰陽寒熱. 殊不知風之初來未必非寒, 寒之旣入亦能化熱, 不可拘也.

鄭重光曰, 此熱邪中於上焦, 寒邪中於下焦, 陰陽不相入, 失其上下升降之常也.

黃連湯方

黃連 三兩 甘草 炙. 三兩 乾薑 三兩 人參 二兩 桂枝 三兩 半夏 洗. 半升 大棗 擘. 十二枚

右七味, 以水一斗, 煮取六升, 去滓, 溫服, 晝三夜二.

[方解] 傷寒邪氣入裏, 因人臟氣素有之寒熱而化病. 如陽明病, 硬滿不大便而嘔, 舌上白胎者, 以小柴胡湯, 及太陽病下之裏虛懊憹, 舌上如胎者, 以梔子豉湯之類, 是隨胸中有寒, 丹田有熱化者也, 此則隨胃中有寒, 胸中有熱而化, 腹中痛欲嘔吐, 故以是方主之. 君黃連以淸胃中之熱, 臣乾薑以溫胃中之寒, 半夏降逆, 佐黃連嘔吐可止, 人參補中, 佐乾薑腹痛可除, 桂枝所以安外, 大棗所以培中也. 然此湯寒溫不一, 甘苦並投, 故必加甘草協和諸藥. 此爲陰陽相格, 寒熱並施之治法也.

太陽病, 十日以去, 脈浮細而嗜臥者, 外已解也. 設胸滿脇痛者, 與小柴胡湯. 脈但浮者, 與麻黃湯.

[註] 太陽病十日以上無他證, 脈浮細而嗜臥者, 外邪已解, 不須藥也. 設有胸滿脇痛等證, 則知少陽之外邪未解, 故與小柴胡湯和之, 若脈但浮不細, 而有頭痛發熱惡寒無汗等證, 則仍是太陽之外邪未解, 當與麻黃湯汗之.

[按] 論中脈浮細, 太陽少陽脈也. 脈弦細, 少陽脈也. 脈沈細, 少陰脈也. 脈浮細, 身熱嗜臥者, 陽也. 脈沈細, 身無熱嗜臥者, 陰也. 脈緩細, 身和嗜臥者, 已解也. 是皆不可不察也.

[集註] 王肯堂曰, 此條當是太陽·少陽合病. 胸滿雖同, 而脈浮細嗜臥, 則爲表邪已解, 脇痛爲少陽有邪, 故與小柴胡湯. 若脈但浮者, 又當先治太陽也, 故與麻黃湯. 此是設爲變通之言, 非爲服柴胡而脈浮也.

傷寒發熱, 汗出不解, 心中痞硬, 嘔吐而下利者, 大柴胡湯主之.

[按] 下利之'下'字, 當是'不'字, 若是'下'字, 豈有上吐下利, 而以大柴胡湯下之之理乎?

[註] 傷寒發熱汗出不解, 表尙未已也. 心中痞硬大便不利, 裏病又急矣. 嘔吐, 少陽·陽明兼有之證也. 少陽·陽明兩急, 心中熱結成痞, 故以大柴胡湯, 外解少陽發熱未盡之表, 內攻陽明成實痞硬之裏也.

[按] 太陽病發熱汗出不解, 心下痞硬, 下利不嘔吐者, 此表裏俱虛, 桂枝人參湯證也. 若嘔吐不利者, 此表裏俱實, 大柴胡湯證也. 彼則脈微弱, 此則脈必有力也.

太陽病, 過經十餘日, 反二三下之, 後四五日, 柴胡證仍在者, 先與小柴胡湯. 嘔不止, 心下急, 鬱鬱微煩者, 爲未解也, 與大柴胡湯下之則愈.

[註] 太陽病傳過三陽之經十餘日, 醫不隨經施治, 反二·三下之, 未致變逆, 後四五日, 惟見少陽寒熱往來之柴胡證仍在者, 宜先與小柴胡湯解表和裏. 如或不愈, 其嘔不止, 心下滿急, 鬱鬱微煩, 此爲少陽表裏均未解也. 與大柴胡湯下之, 攻裏和表, 自可愈也.

[集註] 方有執曰, 過經與壞病同, 不知何逆, 而二·三下之, 適所以致逆, 故曰, 反也.

下而又下，陽明雖未傷，而少陽亦未除，故曰，柴胡證仍在也．嘔不止，鬱鬱微煩，乃邪擾二陽，故曰，未解也．

程知曰，此言過經誤下，有用大小柴胡兩解法也．盖其人之邪，因屢下而深入，若表證未罷，必先用小柴胡和其半表，而後可兼攻其裏也．

程應旄曰，此條與陽明經嘔多，雖有陽明證不可下之條，細細酌量，陽明證嘔在上，而邪亦在膈之上，未入腑，故不可下．此條嘔不止，心下急，乃邪在膈之下，已屬胃，乃可下也．可下不可下，此等處最不容誤也．

林瀾曰，嘔不止，則半表裏證猶在，然心下急，鬱鬱微煩，必中有燥屎也，非下除之不可，故以大柴胡兼而行之．

大柴胡湯方

柴胡 半斤 黃芩 三兩 半夏 洗．半升 芍藥 三兩 枳實 炙．四枚 大黃 二兩 生薑 切．五兩 大棗 擘．十二枚

右八味，以水一斗二升，煮取六升，去滓再煎，溫服一升，日三服．

［按］許叔微曰，大柴胡湯一方無大黃，一方有大黃．此方用大黃者，以大黃有蕩滌蘊熱之功，爲傷寒中要藥．王淑和云，若不用大黃，恐不名大柴胡湯．且經文明言下之則愈，若無大黃，將何以下心下之急乎？應從叔微爲是．

［方解］柴胡證在，又復有裏，故立少陽兩解之法．以小柴胡湯加枳實·芍藥者，解其外以和其內也．去參·草者，以裏不虛也．少加大黃，所以瀉結熱也．倍生薑者，因嘔不止也．

太陽病，過經十餘日，心中嗢嗢欲吐，而胸中痛，大便反溏，腹微滿，鬱鬱微煩．先此時，自極吐下者，與調胃承氣湯．若不爾者，不可與．但欲嘔，胸中痛，微溏者，此非柴胡證，以嘔，故知極吐下也．

［按］王肯堂曰，'溫溫'當是'嗢嗢'．又云'以嘔'之下，當有闕文．

［註］太陽病過經十餘日，曾經吐·下不解者，以極吐則虛其胸，邪熱乘虛入胸，故心下嗢嗢欲吐，而胸中痛也．極下則虛其裏，邪熱乘虛入裏，故大便反溏腹微滿，鬱鬱微煩也．詢知先時若果經極吐下，則爲在表之邪熱，悉陷胸腹，而所見者，皆是裏證未和，故宜與調胃承氣湯下而和之．若不爾者，謂不因極吐·極下而有斯證，則又不可與是湯也．夫但欲嘔者，少陽也．胸中痛者，太陽也．微溏者，太陽少陽合病之利也，並無心中嗢嗢鬱鬱，腹滿煩熱等證，固不可與承氣湯矣．然此亦非柴胡證，故柴胡湯亦不可與也．須從太陽·少陽合病，下利，若嘔者，與黃芩加半夏生薑湯可也．

［集註］方有執曰，胸中痛，邪在膈也．若曾極吐，則應有心下嗢嗢欲吐之狀，何也？以胃口已被吐傷，邪熱上摶於膈，故欲吐而不得吐也．腹微滿·鬱鬱微煩，邪在胃也．若曾極下，則應大便微溏，何也？以下則胃虛，邪雖實於胃，大便反不能結硬也．故曰，先此時自極吐下者，與調胃承氣湯．言當蕩其熱以和其胃也，不爾，言未經極吐下也，但欲嘔至末，申明上文之意．

喩昌曰，太陽病過經十餘日，心下嗢嗢，欲吐而不吐，其人胸中痛，大便反溏，腹微滿，鬱鬱微煩者，此有二辨．若曾經大吐·大下者，表邪從吐解，且已入裏，可用調胃承氣之法．若未經極吐·下，但欲嘔不嘔，胸中痛微溏者，是痛非吐所傷，溏非下所致，調胃之法不可用矣．

程知曰，過經者，謂病過七八日至十三日，經氣已週猶不解也．豈惟十三日，且有二十餘日者矣．盖過經不解，病必皆在陽經留連．若在陰經，則又豈能若是之持久耶！久持且不能，安望其生乎？

程應旄曰，大便溏則氣得下泄，腹不應滿，煩不應鬱鬱，今仍腹微滿，鬱鬱微煩，必胃有

阻留, 而下後仍不快暢也. 病屬陽明證, 反無陽明, 而祗有少陽, 其中必有所誤, 故直窮其所以致證之由, 而後可從證上認病.

傷寒十三日不解, 胸脇滿而嘔, 日晡所發潮熱, 已而微利, 此本柴胡證, 下之而不得利. 今反利者, 知醫以丸藥下之, 非其治也. 潮熱者, 實也, 先宜小柴胡湯以解外, 後以柴胡加芒硝湯主之.

[註] 凡傷寒過經不解, 熱邪轉屬胃腑者多, 皆當下之. 今傷寒十三日不解過經, 胸脇滿而嘔, 日晡所發潮熱, 已而微利, 此本大柴胡證也. 下之而不通利, 今反利者, 詢知爲醫以丸藥迅下之, 非其治也. 迅下則水雖去, 而燥者仍存, 恐醫以下後之利爲虛, 故復指曰潮熱者實也, 是可再下者也. 但胸脇之邪未已, 故先宜小柴胡湯以解少陽之外, 復以小柴胡湯加芒硝, 以下少陽之裏. 不用大黃而加芒硝者, 因裏不急且經迅下, 惟欲其耎堅潤燥耳! 是又下中兼和之意也.

[集註]『內臺方議』曰, 潮熱者, 實也. 何不用大柴胡, 大小承氣下之, 却用芒硝何也? 盖潮熱雖屬實, 然已先用丸藥, 傷動臟腑, 若再用大黃下之, 則脾氣傷而成壞證矣, 祗用芒硝潤燥以取利也.

方有執曰, 十三日, 過經也. 不解, 壞證也, 非其治也. 以上乃原其壞, 由於醫之誤. 以下至末, 救誤之治也.

柴胡加芒硝湯方

於小柴胡湯方內, 加芒硝六兩, 餘依前法服, 不解更服.

傷寒十三日不解, 過經譫語者, 以有熱也, 當以湯下之. 若小便利者, 大便當硬, 而反下利, 脈調和者, 知醫以丸藥下之, 非其治也. 若自下利者, 脈當微厥, 今反和者, 此爲內實也, 調胃承氣湯主之.

[註] 此承上條互發其義, 以詳其治也. 傷寒十三日不解, 過經, 譫語者, 以有熱也, 當以湯藥下其熱. 但上條潮熱之熱, 熱在表裏, 當大便不硬. 此條譫語之熱, 熱歸胃腑, 法當大便硬. 若小便利者, 大便當硬, 今大便不硬而反下利, 脈調和者, 知爲醫以丸藥下之之利, 非其治也. 如未經丸藥下之, 自下利者, 則爲內虛, 內虛之利, 脈當微弱而厥, 今反和而不微厥, 此爲內實有熱, 非內虛有寒也, 雖下利乃熱利也. 仍當下其熱, 故以調胃承氣湯主之.

傷寒三日, 三陽爲盡, 三陰當受邪, 其人反能食而不嘔, 此爲三陰不受邪也.

[註] 傷寒之邪, 一日太陽受之, 二日陽明受之, 三日少陽受之, 四日太陰受之, 五日少陰受之, 六日厥陰受之, 此傳經之次第也. 今傷寒三日, 三陽表邪爲盡, 三陰當受邪, 其人當不能食而嘔, 今反能食而不嘔者, 此爲裏和, 三陰不受邪也. 然此乃『內經』以其大概而言, 究不可以日數拘也.

[集註] 成無己曰, 表邪傳裏, 裏不和則不能食而嘔, 今反能食而不嘔, 是邪不傳陰, 但在陽也.

方有執曰, 陽以表言, 陰以裏言, 能食不嘔, 裏氣和而胃氣回, 陰不受邪可知矣.

汪琥曰, 邪在少陽, 原嘔不能食, 今反能食而不嘔, 可徵裏氣之和, 而少陽之邪自解也. 裏既和而少陽之邪解, 則其不傳三陰, 斷斷可必, 故云, 三陰不受邪也.

傷寒六七日, 無大熱, 其人躁煩者, 此爲陽去入陰故也.

[註] 傷寒六七日, 邪欲入裏之時也. 無大熱, 表熱微也. 躁煩者, 裏熱盛也. 此爲陽去入陰也. 陽去入陰者, 謂陽邪去表入裏, 傳於三陰也.

[集註] 成無己曰, 內熱爲煩, 謂心中鬱煩也. 外熱爲躁, 謂身外熱躁也. 內熱爲有根之

火，故但煩不躁，及先煩後躁者，皆可治．外熱爲無根之火，故但躁不煩，及先躁後煩者，皆不可治．

方有執曰，去，往也．言表邪去而入於裏，所以外無他熱，而內則煩躁也．

婦人中風，發熱惡寒，經水適來，得之七八日，熱除而脈遲身涼，胸脇下滿，如結胸狀，譫語者，此爲熱入血室也，當刺期門，隨其實而瀉之．

［註］婦人中風，發熱惡寒，表病也．若經水不來，熱必無由傳於血室．今經水適來，得之七八日後，脈遲熱除，身涼，似乎表欲解矣．若復見胸脇下滿，如結胸狀，譫語之證，則知非表解入裏，乃表邪之熱因經水適來，乘虛而入於血室也，法當刺期門．期門爲肝之穴，肝爲藏血之所，今邪入血室，故刺期門，隨其血分實熱而瀉之也．

［集註］方有執曰，血室爲營血停留之所，經血集會之處，卽衝脈，所謂血海是也．其脈起於氣衝，並少陰之經，夾臍上行至胸中而散，故熱入而病作，其證則如是也．期門二穴在不容兩傍，各去同身寸之一寸五分，肝之募也．肝納血，故刺期門，所以瀉血分之實熱也．

汪琥曰，邪傳少陽，熱入血室，故作譫語等證．仲景恐人誤認爲陽明腑實證，輕用三承氣以伐胃氣，故特出一刺期門法以療之．

婦人中風七八日，續得寒熱，發作有時，經水適斷者，此爲熱入血室，其血必結，故使如瘧狀，發作有時，小柴胡湯主之．

［註］婦人中風七八日，續得寒熱，發作有時，經水適斷者，此爲熱入血室．血與熱搏，其血必結．然雖結而無胸脇滿如結胸譫語等證，是爲結而未實也．尙有如瘧狀之寒熱，發作有時，乃爲邪在少陽，半表半裏也．故用小柴胡湯以和表裏，熱自解也．

［集註］方有執曰，前經水適來者，因熱入血室，血出而熱遂遺也．此適斷者，熱乘血來而遂入之，與後血相搏，俱留而不出，故曰其血必結也．

程知曰，前證經水來，而胸脇滿結譫語，是邪實於臟也，故用刺以瀉之．此證因血結而寒熱如瘧，是邪發於經也，故用小柴胡湯和之．

婦人傷寒，發熱，經水適來，晝日明了，暮則譫語，如見鬼狀者，此爲熱入血室，無犯胃氣及上二焦，必自愈．

［註］上二條，發明風邪熱入血室之證，此條發明寒邪熱入血室之證．婦人傷寒，發熱無汗，經水適來，則必熱入血室．故晝則明了，知邪不在陽也．暮則譫語，如見鬼狀者，是爲邪在陰也．無犯胃氣及上二焦者，通謂三焦也．盖禁人汗·吐·下三法，皆不可輕用，當俟其經行，必熱隨血去而愈也．

［集註］方有執曰，必自愈者，言俟其經行血下，則邪熱得以隨血而俱出，猶之鼻衄紅汗，故自愈也．盖警人勿妄攻，以致變亂之意．

林瀾曰，傷寒發熱者，寒已成熱也．經水適來，則血室空虛，邪熱乘虛入於血室．若晝日譫語，爲邪客於腑與陽爭也．此晝日明了，暮則譫語如見鬼狀者，是邪不入腑，而入於血室與陰爭也．陽盛譫語宜下，此不可下者，犯胃氣也．彼熱入血結寒熱者，與小柴胡湯散邪發汗．此雖熱入血室，而不留結，不可與發汗藥犯其上焦也．若熱入胸脇滿如結胸者，可刺期門．此雖熱入血室而無滿結，不可刺期門，以犯其中焦也．必自愈者，以經行則熱隨血去，血下則邪熱悉除而愈矣．

血弱氣盡，腠理開，邪氣因入，與正氣相搏，結於脇下．正邪分爭，往來寒熱，休作有時，黙黙不欲飮食，臟腑相連，其痛必下，邪高痛下，故使嘔也，一云，臟腑相連，其病必下, 脇膈中痛, **小柴胡湯主之.**

[註] 此詳申上三條, 婦人中風·傷寒, 經水適來過多, 以致血弱氣盡, 腠理不密, 邪熱之氣乘虛入於血室, 邪與正相搏, 結於少陽之界, 故邪結於脇下也. 邪正相爭, 爭於陽則熱, 爭於陰則寒, 故往來寒熱也. 爭已必衰, 衰則止, 故休作有時也. 少陽病已入半裏, 將近厥陰, 故默默不欲飮食也. 少陽膽與厥陰肝相爲表裏, 故曰臟腑相連也. 少陽之脈, 下胸中, 循脇表. 厥陰之脈, 抵少腹, 循脇裏, 故其痛必及於脇下也. 少陽之邪, 從胸而下脇, 因胸而病及於脇, 故曰邪高痛下也. 邪從胸循脇入裏, 裏氣上拒, 故使嘔也. 仲景重出此條, 仍主之以小柴胡湯者, 使知法不外少陽, 不必另從厥陰血室中求治也.

[集註] 喩昌曰, 四條皆互文見意也. 一云經水適來, 一云經水適斷. 一云七八日熱除, 而脈遲身涼, 一云七八日續得寒熱, 發作有時. 一云胸脇下滿, 一云邪氣因入與正氣相搏, 結於脇下. 一云, 如結胸狀, 一云邪高痛下. 一云譫語, 一云晝日明了, 暮則譫語如見鬼狀. 一云如瘧狀, 一云往來寒熱休作有時. 一云刺期門, 一云用小柴胡湯, 一云毋犯胃氣及上二焦. 皆互文以明大意, 而自爲註脚也. 學者試因此而細繹全書, 思過半矣. '如結胸狀'四字, 仲景尙恐形容不盡, 重以臟腑相連, 邪高痛下之語, 暢發病情. 盖血室者衝脈也, 下居腹內, 厥陰肝之所主也. 而少陽之膽與肝相連, 腑邪在上, 臟邪在下, 胃口逼處二邪之界, 所以默默不欲飮食, 而但喜嘔耳. 期門者, 肝之募也, 隨其實而瀉之, 瀉肝之實也, 又刺期門之註脚也. 小柴胡湯, 治少陽之正法也. 毋犯胃氣及上二焦, 則舍期門·小柴胡湯, 更無他法矣.

嘔而發熱者, 小柴胡湯主之. 衍文. 已見太陽中篇半夏瀉心湯條上. **少陽病, 欲解時, 從寅至辰上.**

[註] 寅·卯·辰, 木旺之時也. 經云, 陽中之少陽, 通於春氣. 故少陽之病, 每乘氣旺之時而解. 經氣之復, 理固然也.

[集註] 魏荔彤曰, 病在少陽, 乘其正旺, 如法治之, 何病不已.

御纂醫宗金鑑 卷六

辨太陰病脈證并治全篇

六氣之邪, 感人雖同, 人受之而生病各異者, 何也? 盖以人之形有厚薄, 氣有盛衰, 臟有寒熱, 所受之邪, 每從其人之臟氣而化, 故生病各異也. 是以或從虛化, 或從實化, 或從寒化, 或從熱化. 譬諸水火, 水盛則火滅, 火盛則水耗, 物盛從化, 理固然也. 誠知乎此, 又何疑乎? 陽邪傳陰, 變寒化熱, 而遂以爲奇耶! 自後漢迄今, 千載以來, 皆謂三陰寒邪不傳, 且以傷寒傳經陰邪, 謂爲直中, 抑知直中乃中寒之證, 非傳經之邪耶! 是皆未曾熟讀仲景之書, 故有此誤耳! 如論中下利腹脹滿, 身體疼痛者, 先溫其裏, 乃攻其表. 溫裏宜四逆湯, 攻表宜桂枝湯. 此三陽陽邪, 傳入太陰, 邪從陰化之寒證也. 如少陰病下利, 白通湯主之, 此太陰寒邪, 傳少陰之寒證也. 如下利清穀, 裏寒外熱, 汗出而厥者, 通脈四逆湯主之, 此少陰寒邪傳厥陰之寒證也. 皆歷歷可據, 豈得謂傷寒陰不相傳, 無陽從陰化之理乎? 夫太陰濕土, 純陰之臟也, 故病一入太陰, 則邪從陰化者多, 從陽化者少. 從陰化者, 如論中腹滿, 吐食, 自利, 不渴, 手足自溫, 時腹自痛, 宜服理中·四逆輩者是也. 從陽化者, 如論中發汗後不解, 腹滿痛者, 急下之, 宜大承氣湯, 腹滿大實痛者, 宜桂枝加大黃湯主之者是也. 盖脾與胃同處腹中, 故腹滿·腹痛兩皆有之. 然腹滿爲太陰主病, 心下滿爲陽明主病, 其陽明亦有腹滿者, 以陽明腹滿與熱同化, 故必有潮熱, 自汗·不大便之證, 而不似太陰與濕同化, 有發黃·暴煩·下利穢腐之證也. 誠能更於腹之時痛, 大實痛, 腹滿痛處, 詳審虛實, 斟酌溫下, 則了無餘義矣. 故以此括之, 自知太陰之要法也.

太陰之爲病, 腹滿而吐食不下, 自利益甚, 時腹自痛, 若下之, 必胸下結硬.

[按] 吳人駒曰, '自利益甚'四字, 當在'必胸下結硬'句之下, 其說甚是. 若在'吐食不下'句之下, 則是已吐食不下, 而自利益甚矣. 仲景復曰'若下之'無所謂也.

[註] 太陰, 脾經也, 其脈布胃中, 絡於嗌. 寒邪傳於太陰, 故腹滿時腹自痛. 寒邪循脈犯胃, 故吐食不下. 此太陰裏虛, 邪從寒化之證也, 當以理中·四逆輩溫之. 若腹滿嗌乾, 不大便, 大實痛, 始爲太陰裏實, 邪從熱化之證, 當以桂枝加大黃湯下之矣. 若以太陰虛寒之滿痛, 而誤認爲太陰實熱之滿痛而下之, 則寒虛相搏, 必變爲臟結痞硬, 及自利益甚矣. 此太陰病全篇之提綱, 後凡稱太陰病者, 皆指此證而言也.

[集註] 程應旄曰, 陽邪亦有腹滿, 得吐則滿去而食可下者, 今腹滿而吐, 食不下, 則滿爲寒脹, 吐爲寒格也. 陽邪亦有下利腹痛, 得利則痛隨利減者, 今下利而時腹自痛, 則利爲寒利, 痛爲寒痛也. 曰胸下陰邪結於胸下之陰分, 異於陽邪結胸之在胸, 且按之而痛也. 曰結硬, 無陽以化氣則爲堅陰, 異於痞之濡而耎也. 彼皆陽從上陷而阻留, 此則陰下逆而不歸, 寒熱大別也.

吳人駒曰, 自利有時, 而腹自痛, 非若積蓄而常痛者. 若以諸痛爲實, 從而下之, 其滿益甚, 必令胸下皆爲結硬, 而自利益甚矣.

傷寒四五日, 腹中痛, 若轉氣下趨少腹者, 此欲自利也.

[註] 傷寒四五日, 邪入太陰之時也. 腹中痛, 若不轉氣下趨者, 屬陽明也. 今腹中痛,

轉氣下趨少腹者, 乃太陰欲作自利之候也. 此仲景示人不可以諸痛爲實, 而妄議下之意也.

[集註] 方有執曰, 腹中痛轉氣下趨者, 裏虛不能守, 而寒邪下迫也.

張璐曰, 腹痛亦有屬火者, 其痛必自下而上攻. 若痛自上而下趨者, 定屬寒痛無疑.

魏荔彤曰, 此重在預防下利, 而非辨寒熱也. 玩'若'字·'欲'字, 可見其辨寒邪者, 自有別法.

自利不渴者, 屬太陰, 以其臟有寒故也, 當溫之, 宜服四逆輩.

[註] 凡自利而渴者, 裏有熱, 屬陽也. 若自利不渴, 則爲裏有寒, 屬陰也. 今自利不渴, 知爲太陰本臟有寒也, 故當溫之. 四逆輩者, 指四逆·理中·附子等湯而言也.

[集註] 程知曰, 言太陰自利爲寒, 宜溫者也. 少陰屬腎水, 熱入而耗其水, 故自利而渴, 太陰屬脾土, 寒入而從其濕, 則不渴而利, 故太陰自利當溫也.

程應旄曰, 三陰同屬臟寒, 少陰,厥陰有渴證, 太陰獨無渴證者, 以其寒在中焦, 總與龍雷之火無涉, 少陰中有龍火, 底寒甚則龍升, 故自利而渴. 厥陰中有雷火, 故有消渴. 太陽一照, 雷雨收聲, 故發熱則利止, 見厥而復利也.

魏荔彤曰, '自利'二字乃未經誤下誤汗誤吐而成者, 故知其臟本有寒也

理中丸方

人參 白朮 甘草 炙 乾薑 各三兩

右四味, 搗篩, 蜜和爲丸, 如雞子黃許大, 以沸湯數合, 和一丸, 研碎溫服之. 日三·四, 夜二服. 腹中未熱, 益至三·四丸, 然不及湯. 湯法以四物, 依兩數切, 用水八升, 煮取三升, 去滓, 溫服一升, 日三服.

加減法:

若臍上築者, 腎氣動也, 去朮加桂枝四兩.

吐多者, 去朮加生薑三兩.

下多者, 還用朮. 悸者, 加茯苓二兩.

渴欲得水者, 加朮, 足前成四兩半.

腹中痛者, 加人參, 足前成四兩半.

寒者, 加乾薑, 足前成四兩半.

腹滿者, 去朮加附子一枚. 服湯後, 如食頃, 飮熱粥一升許, 微自溫, 勿發揭衣被.

[集解] 程應旄曰, 陽之動, 始於溫, 溫氣得而穀精運, 穀氣升而中氣贍, 故名曰理中, 實以燮理之功, 予中焦之陽也. 蓋謂陽虛卽中氣失守, 膻中無發宣之用, 六腑無灑陳之功, 猶如釜薪失焰, 故下至清穀, 上失滋味, 五臟凌奪, 諸證所由來也. 參·朮·炙草, 所以守中州, 乾薑辛以溫中, 必假之以燃釜薪而騰陽氣, 是以穀入於陰, 長氣於陽, 上輸華盖, 下攝州都, 五臟六腑皆受氣矣, 此理中之旨也. 若水寒互勝, 卽當脾腎雙溫, 加之以附子, 則命門益而土母溫矣. 白朮補脾, 得人參則壅氣, 故臍下動氣, 吐多腹滿, 皆去朮也. 加桂以伐腎邪, 加生薑以止嘔也. 加附子以消陰也. 下多者, 濕勝也, 還用朮燥濕也. 渴欲飮水, 飮渴也, 加朮使飮化津生也. 心下悸, 停水也, 加茯苓導水也. 腹中痛, 倍人參, 虛痛也. 寒者, 加乾薑, 寒甚也.

傷寒, 本自寒下, 醫復吐下之, 寒格更逆吐下, 若食入口卽吐, 乾薑黃連黃芩人參湯主之.

[按] 經論中並無寒下之病, 亦無寒下之文. 玩本條下文, 寒格更逆吐下, 可知寒下之'下'字, 當是'格'字, 文義始相屬. 註家皆釋胃寒下利, 不但文義不屬, 且與芩·連之藥不合.

[註] 經曰, 格則吐逆. 格者, 吐逆之病名也. 朝食暮吐, 脾寒格也. 食入卽吐, 胃熱格也. 本自寒格, 謂其人本自有朝食暮吐寒格之病也. 今病傷寒, 醫見可吐·可下之證, 遂執成法, 復行吐·下, 是寒格更逆於吐下也, 當以理中湯溫其太陰, 加丁香降其寒逆可也. 若食入口卽吐, 則非寒格, 乃熱格也, 當用乾薑·人參

安胃，黃連·黃芩降胃火也.

乾薑黃連黃芩人參湯方

乾薑 黃連 黃芩 人參 各三兩

右四味，以水六升，煮取二升，去滓，分溫再服.

傷寒，醫下之，續得下利清穀不止，身疼痛者，急當救裏．後身疼痛，清便自調者，急當救表．救裏宜四逆湯，救表宜桂枝湯.

[註] 傷寒，醫不分表裏·寒熱·虛實而誤下之，續得下利淸穀不止者，寒其裏也．雖有通身疼痛之表未除，但下利淸穀不止，裏寒已盛，法當急救其裏．俟便利自調，仍身疼痛不止，再救其表可也．救裏宜四逆湯，溫中勝寒．救表宜桂枝湯，調榮和衛也.

[集註] 王三陽曰，此證當照顧協熱利，須審其利之色何如與勢之緩急，不可輕投四逆·桂枝也.

喩昌曰，攻裏必須先表後裏，始無倒行逆施之患．惟在裏之陰寒極盛，不得不急救其裏，俟裏證稍定，仍救其表，盖謂救裏後再行救表也.

下利清穀，不可攻表，汗出必脹滿.

[註] 此詳上條不先救裏而發其表，以明太陰·少陰同病之證也．下利淸穀，太陰寒邪已傳少陰，卽有身痛不可攻表．若誤攻其表，卽使汗出，太陽表解而太陰寒凝，必脹滿矣.

下利，腹脹滿，身體疼痛者，先溫其裏，乃攻其表，溫裏宜四逆湯，攻表宜桂枝湯.

[註] 此承上條互發其證，以明先裏後表之治也．下利腹脹滿者，裏寒邪也．身體疼痛者，表寒邪也．凡表裏寒邪之證同見，總以溫裏爲急．故當先溫其裏，後攻其表，溫裏宜四逆湯，攻表宜桂枝湯.

[集註] 方有執曰，裏虛表實，惟其虛也，故必先之，惟其實也，故可後焉.

發汗後，腹脹滿者，厚朴生薑半夏甘草人參湯主之.

[註] 發汗後表已解而腹滿者，太陰裏虛之脹滿也， 故以厚朴生薑甘草半夏人參湯主之．消脹散滿，補中降逆也.

[集註] 成無己曰，吐後脹滿，與下後脹滿，皆爲實者，言邪氣乘虛入裏而爲實也．發汗後則外已解，腹脹滿知非裏實，由太陰不足，脾氣不通，故壅而爲滿也．與此湯和脾胃而降逆氣宜矣.

汪琥曰，此條乃汗後氣虛腹脹滿，其人雖作脹滿而內無實形， 所以用人參·炙甘草等甘溫補藥無疑也.

張錫駒曰，此言發汗而傷其脾氣也．脾主腹，故腹滿爲太陰主病．發汗後而腹脹滿，則知其人脾氣素虛，今脾氣愈虛，則不能轉輸，濁氣不降，淸氣不升，而脹滿作矣.

厚朴生薑半夏甘草人參湯方

厚朴 炙，去皮．半斤 生薑 切．半斤 半夏 洗．半升 甘草 炙．二兩 人參 一兩

右五味，以水一斗，煮取三升，去滓，溫服一升，日三服.

發汗不解，腹滿痛者，急下之，宜大承氣湯．腹滿不減，減不足言，當下之，宜大承氣湯.

[註] 此詳申上條，互發其義，以別其治也．發汗後表已解，腹滿不痛者，乃腹滿時減，減復如故之虛滿也，當溫之，厚朴生薑半夏甘草人參湯證也． 今發汗後表不解， 腹滿大痛者，乃腹滿不減，減不足言之實滿也，當下之，宜大承氣湯，盖以裏急，先攻裏後和表也.

[集註] 喩昌曰，'減不足言'四字，形容腹滿如繪．見滿至十分，卽減去一二分，不足殺其勢也．此所以縱有外邪未解，而當下無疑耳!

程應旄曰，下之而腹滿如故，卽減去一二分，

算不得減. 下之不妨再下, 必當以減盡爲度也.

劉宏璧曰, 太陰無可下之法也, 設在經則各經已無可下之理, 在臟則太陰尤無受下之處, 桂枝加大黃湯安能無疑乎? 不知脾與胃相表裏也, 太陽誤下, 太陰受邪, 適胃有宿食, 則脾因胃之實而實, 亦卽因太陽之邪而痛矣. 旣大滿大痛, 已成胃實, 又非此湯之所能治, 故宜大承氣湯也.

太陰病, 脈浮者, 可發汗, 宜桂枝湯.

[註] 太陰經病, 脈當浮緩. 太陰臟病, 脈當沈緩. 今邪至太陰, 脈浮不緩者, 知太陽表邪猶未全罷也, 故卽有吐利不食, 腹滿時痛一二證, 其脈不沈而浮, 便可以桂枝發汗, 先解其外, 俟外解已再調其內可也, 於此又可知論中身痛腹滿下利, 急先救裏者, 脈必不浮矣.

[集註] 王肯堂曰, 病在太陽脈浮無汗, 宜麻黃湯. 此脈浮當亦無汗, 而不言者, 謂陰不得有汗, 不必言也, 不用麻黃湯而用桂枝湯, 盖以三陰兼表病者, 俱不當大發汗也, 須識無汗亦有用桂枝者.

程知曰, 此言太陰宜散者也. 太陰病, 謂有腹痛下利證也, 太陽脈, 尺寸俱浮, 今脈浮則邪還於表可知矣, 故宜用桂枝解散. 不用麻黃者, 陰病不得大發其汗也, 桂枝湯有和裏之意焉.

程應旄曰, 此太陰中之太陽也, 雖有裏病, 仍從太陽表治, 方不引邪入臟.

本太陽病, 醫反下之, 因而腹滿時痛者, 屬太陰也, 桂枝加芍藥湯主之. 大實痛者, 桂枝加大黃湯主之.

[註] 本太陽中風病, 醫不以桂枝湯發之而反下之, 因而邪陷入裏, 餘無他證, 惟腹滿時痛者, 此屬太陰裏虛痛也, 故宜桂枝加芍藥湯以外解太陽之表, 而內調太陰之裏虛也. 若大滿實痛, 則屬太陰熱化, 胃實痛也, 故宜桂枝加大黃湯以外解太陽之表, 而內攻太陰之裏實也.

[集註] 趙嗣眞曰, 太陰腹滿證有三. 有次第傳經之邪, 有直入中寒之邪, 有下後內陷之邪, 不可不辨.

喩昌曰, 太陽病之誤下, 其變皆在胸脇以上. 此之誤下而腹滿時痛, 無胸脇等證, 則其邪已入陰位, 所以屬在太陰也. 仍用桂枝解肌之法, 以升發太陽之邪, 倍芍藥者以調太陰之氣, 本方不增一藥, 斯爲神耳! 大實, 大滿宜從急下, 然陽分之邪初陷太陰, 未可峻攻, 但於桂枝湯中少加大黃, 七表三裏, 以分殺其邪, 與大柴胡湯同其義也.

程應旄曰. 誤下太陽而成腹滿時痛, 太陰之證見矣. 然表邪內陷, 留滯於太陰, 非臟寒病也. 仍用桂枝湯升發陽邪, 但倍芍藥以調和之. 倘大實而痛, 於證似可急下, 然陰實而非陽實, 仍從桂枝例升發陽邪, 但加大黃以破結滯之物, 使表裏兩邪各有去路, 則寒隨實去, 不溫而自溫矣. 然此二證雖屬之太陰, 實從太陽傳來, 則脈必尙浮可知.

桂枝加芍藥湯方

於桂枝湯方內, 更加芍藥三兩, 隨前共六兩, 餘依桂枝湯法.

桂枝加大黃湯方

桂枝 三兩 大黃 二兩 芍藥 六兩 甘草 炙. 二兩 生薑 切. 三兩 大棗 擘. 十二枚

右六味, 以水七升, 煮取三升, 去滓, 溫服一升, 日三服.

[集解] 柯琴曰, 腹滿爲太陰, 陽明俱有之證, 然位同而職異. 太陰主出, 太陰病則腐穢氣凝不利, 故滿而時痛. 陽明主內, 陽明病則腐穢燥結不行, 故大實而痛, 是知大實痛是陽明病, 而非太陰病矣. 仲景因表證未解, 陽邪已陷入太陰, 故倍芍藥以益脾調中, 而除腹滿之時痛, 此用陰和陽法也. 若表邪未解, 而陽邪陷入陽明, 則加大黃以潤胃通結, 而除其大

實之痛，此雙解表裏法也．凡妄下必傷胃之氣液，胃氣虛則陽邪襲陰，故轉屬太陰．胃液涸則兩陽相搏，故轉屬陽明．屬太陰則腹滿時痛而不實，陰道虛也．屬陽明則腹滿大實而痛，陽道實也．滿而時痛，是下利之兆．大實而痛，是燥屎之徵．故倍加芍藥，小變建中之劑，少加大黃，微示調胃之方也．

太陰爲病，脈弱，其人續自便利，設當行大黃·芍藥者，宜減之，以其人胃氣弱，易動故也．

［註］太陰爲病，必腹滿而痛，治之之法，當以脈消息之．若其人脈弱，則其中不實，雖不轉氣下趨少腹，然必續自便利．設當行大黃·芍藥者，宜減之，以胃氣弱難堪峻攻，其便易動故也．由此推之．可知大便硬者．不論在陰在陽，凡脈弱皆不可輕下也．

［集註］程知曰，此言太陰脈弱，恐續自利，雖有腹痛，不宜用攻，與建中湯相發明也．

喩昌曰，此叚叮嚀與陽明篇中互相發明．陽明曰‘不轉失氣’，曰‘先硬後溏’，曰‘未定成硬’，皆是恐傷太陰脾氣．此太陰證而脈弱，恐續自利，雖有腹痛，減用大黃·芍藥，又是恐傷陽明胃氣也．

汪琥曰，或問大黃能傷胃氣，故宜減，芍藥能調脾陰，何以亦減之？答曰，脈弱則氣餒不充，仲景以溫甘之藥能生氣，芍藥之味酸寒，雖不若大黃之峻，要非氣弱者所宜多用，故亦減之．

傷寒脈浮而緩，手足自溫者，繫在太陰．太陰當發身黃，若小便自利者，不能發黃，至七八日，雖暴煩，下利日十餘行，必自止，以脾家實，腐穢當去故也．

［註］傷寒脈浮而緩，手足熱者，爲繫在太陽，今手足溫，故知繫在太陰也．太陰屬濕，濕與熱瘀，當發身黃，小便自利者，則濕不畜，熱不瘀，故不能發黃也．若至七八日，大便硬，則爲轉屬陽明，今旣不硬，雖暴煩下利日十餘行，必當自止，何也？以脈浮緩手足溫，知太陰脾家素實，邪不自容，腐穢當去故也．

［集註］程知曰，言自利之證，脈浮緩，手足溫，則爲脾實也．太陰脈本緩，故浮緩雖類太陽中風，而手足自溫，則不似太陽之發熱，更不似少陰，厥陰之厥逆，所以爲繫在太陰也．太陰濕熱相蒸，勢必發黃，然小便利，則濕下泄而不發黃矣．此雖暴煩頻利，有似少陰之證，然其利當自止．所以然者，以脈浮緩，手足溫，知其人脾氣實，而非虛寒之比，其濕熱所積之腐穢，自當逐之而下也．若不辨晰而以四逆法治之，則誤矣．

程應旄曰，太陰得浮緩·手足溫之脈證，則胃陽用事，自無臟寒之痛，陰鬱或有之．小便不利必發黃，雖發黃不爲陰黃．若小便自利者，不能發黃，陰欲鬱而陽必驅，至七八日，雖暴煩下利日十餘行，必自止．所以然者，脈不沈且弱而浮緩，手足不凉而自溫，陰得陽以周護則不寒，不寒則不虛，是爲脾家實也．經曰，陽道實陰道虛，陰行陽道，豈肯容邪久住，此則腐穢當去故耳．

汪琥曰，下利煩燥者死，此爲先利而後煩，是正氣脫而邪氣擾也．玆則先煩後利，是脾家之正氣實，故不受邪而與之爭，因暴發煩熱也．

太陰中風，四肢煩痛，陽微陰澁而長者，爲欲愈．

［註］太陰中風者，謂此太陰病是從太陽中風傳來者，故有四肢煩疼之證也．陰陽以浮沈言，夫以浮微沈澁之太陰脈，而兼見陽明之長脈，則爲陰病陽脈，臟邪傳腑，故爲欲愈也．

［集註］程知曰，傷寒，陰邪也，故自利，宜用四逆．傷風，陽邪也，故煩痛見於四肢．凡太陰病脈浮者，多是太陰中風．

喩昌曰，微澁之中，更察其脈之長而不短，

知元氣未漓, 其病當自愈也.

太陰病, 欲解時, 從亥至丑上.

[註] 邪之解也, 必於所旺之時, 亥·子·丑乃太陰所旺之時也. 當此旺時, 故邪不能勝而自解矣.

御纂醫宗金鑑 卷七

辨少陰病脈證幷治全篇

少陰腎經，水火之臟，邪傷其經，隨人虛實．或從水化以爲寒，或從火化以爲熱．水化爲陰寒之邪，是其本也．火化爲陽熱之邪，是其標也．陰邪其脈沈細而微，陽邪其脈沈細而數．至其見證，亦各有別．陰邪但欲寐身無熱，陽邪雖欲寐則多心煩．陰邪背惡寒口中和，陽邪背惡寒則口中燥．陰邪咽痛不腫，陽邪咽痛則腫．陰邪腹痛下利淸穀，陽邪腹痛下利淸水，或便膿血也．陰邪外熱面色赤，裏寒大便利，小便白．陽邪外寒手足厥，裏熱大便秘，小便赤．此少陰標本寒熱之脈證也．凡從本之治，均宜溫寒回陽．從標之治，均宜攻熱救陰．回陽救陰，其機甚微，總在臨證詳究，辨別標本寒熱，以急施其治，庶克有濟，稍緩則不及矣．

少陰之爲病，脈微細，但欲寐也．

［註］少陰腎經，陰盛之臟也．少陰受邪，則陽氣微，故脈微細也．衛氣行陽則寤，行陰則寐．少陰受邪，則陰盛而行陰者多，故但欲寐也．此少陰病之提綱，後凡稱少陰病者，皆指此脈證而言也．

［集註］方有執曰，少陰腎經也，居於極下，其脈起於小趾之下．『靈樞』曰，是主所生病者，嗜臥但欲寐．盖人肖天地，天地之氣行於陽則闢而曉，行於陰則闔而夜，故人之氣行於陽則動而寤，行於陰則靜而寐．凡病人但欲寐者，邪客於陰故也．

張璐曰，此言少陰之總脈總證也．盖少陰屬水主靜，卽使熱邪傳至其經，在先之脈雖浮大，此時亦必變爲沈細．在先之證雖煩熱不寧，此時亦必變爲昏沈嗜臥．但須辨出脈細沈數，口中燥爲熱證．脈沈微細·口中和爲寒證，以此明辨，萬無差誤矣．

程應旄曰，凡陰脈皆沈，異乎太陽之浮，不必言矣．陽明脈大，微者大之反．少陽脈弦，細者弦之反，沈兼微細，陰證定矣．

少陰病，始得之，反發熱，脈沈者，麻黃附子細辛湯主之．

［註］少陰病，謂但欲寐也．脈沈者，謂脈不微細而沈也．今始得之，當不發熱而反發熱者，是爲少陰之裏寒，兼有太陽之表熱也．故宜麻黃附子細辛湯，溫中發汗，顧及其陽，則兩感之寒邪，均得而解之矣．

［集註］方有執曰，發熱，邪在表也．脈沈，少陰位北而居裏也．以其居裏，邪在表而發熱，故曰反也．以邪在表不在裏，故用麻黃以發之．以其本陰而標寒，故用附子以溫之．細辛辛溫通於少陰，用之以佐主治者，以其專經而爲向導也．

程知曰，三陰表法與三陽不同，三陰必以溫經之藥爲表，而少陰尤爲緊關，故用散邪溫經之劑，俾外邪之深入者可出，而內陽亦不因之外越也．

程應旄曰，一起病便發熱，兼以陰經無汗，世有計日按證者，類能用麻黃而忌在附子．不知脈沈者，由其人腎經素寒，裏陽不能協應，故沈而不能浮也．沈屬少陰，不可發汗，而始得病時卽發熱，則兼太陽，又不得不發汗．須以附子溫經助陽，托住其裏，使陽不至隨汗而越，其麻黃始可合細辛用耳!

林瀾曰，傳邪與陰寒皆有沈脈，沈但可爲病之在裏，而未可專以沈爲寒也．夫少陰證中，微細而沈，與細數而沈，其爲寒熱之殊，盖大有別矣．

麻黃附子細辛湯方

麻黃 去節. 二兩 細辛 二兩 附子 炮去皮, 破八片. 一枚

右三味, 以水一斗, 先煮麻黃, 減二升, 去上沫, 內諸藥, 煮取三升, 去滓, 溫服一升, 日三服.

少陰病, 得之二三日, 麻黃附子甘草湯微發汗. 以二三日無裏證, 故微發汗也.

[註] 此詳上條少陰病得之二三日, 仍脈沈發熱不解者, 宜麻黃附子甘草湯微發其汗也. 盖謂二三日不見吐利裏寒之證, 知邪已衰. 然熱仍在外, 尙當汗之, 但不可過耳! 故不用細辛而用甘草, 盖於溫散之中有和意也. 此二證, 皆未曰無汗, 非仲景略之也, 以陰不得有汗, 不須言也.

[集註] 張璐曰, 少陰無發汗之法, 汗之必至亡陽. 惟此一證, 其外有太陽發熱無汗, 其內不吐利躁煩嘔渴, 乃可溫經散寒, 取其微似之汗也.

程應旄曰, 既云微發汗矣, 仍用'以'字·'故'字推原之, 足見鄭重之意. 按此二條, 與太陽篇發熱頭痛脈沈用四逆者同一證. 彼以不差, 則期過三日, 可知病已入裏, 雖尙冒太陽頭痛, 直以少陰法律之. 此少陰病在初得二三日, 雖無頭痛證, 不容竟作少陰治之, 故仍秉太陽之法以律之. 一出一入, 不啻爰書. 假令前條得之二三日, 後二條過二三日不差, 則四逆之與麻黃, 易地皆然矣.

汪琥曰, 上條反發熱脈沈, 此亦反發熱脈沈, 但上言始得之爲急, 此言得之二三日爲緩, 病勢稍緩, 治法亦緩.

麻黃附子甘草湯方

麻黃 去節. 二兩 附子 炮去皮, 破八片. 一枚 甘草 炙. 二兩

右三味, 以水七升, 先煮麻黃一兩沸, 去上沫, 內諸藥, 煮取三升, 去滓, 溫服一升, 日三服.

[集解] 柯琴曰, 彼太陽病而脈反沈, 便用四逆以急救其裏, 是裏寒陰盛也. 此少陰脈而表反熱, 便於表劑中加附子以預固其陽, 是表熱陽衰也. 夫以發熱無汗, 太陽之表脈沈, 但欲寐, 少陰之裏, 設用麻黃開腠理, 細辛散浮熱, 而無附子以固元陽, 則太陽之微陽外亡. 惟附子與麻黃並用, 則寒邪散而陽不亡. 此裏病及表, 脈沈而當發汗者, 與病在表·脈浮而發汗者逕庭也. 若表微熱, 則受寒亦輕, 故以甘草易細辛而微發其汗. 甘以緩之, 與辛以散之者, 又少間矣.

少陰病, 脈微, 不可發汗, 亡陽故也. 陽已虛, 尺脈弱澁者, 復不可下之.

[註] 少陰病, 脈微, 雖有發熱, 亦爲少陰裏寒外熱, 非太陽發熱者可比, 故不可發汗, 發汗則亡陽. 然陽已虛, 津液已涸, 卽見少陰口燥咽乾可下之證. 若尺脈弱澁者, 復不可下之, 又恐亡陰也.

[集註] 方有執曰, 微者, 陽氣不充, 故曰無陽, 無陽則化不行, 故汗不可發也. 尺以候陰, 弱澁者, 陰血不足也, 故謂復不可下, 其當亟行溫補, 又可知矣.

程應旄曰, 少陰多自利證, 人固無肯輕下者. 但拈出'尺脈弱澁'字, 則少陰之有大承氣湯證, 其尺脈必强而滑, 已伏見於此處矣.

病人脈陰陽俱緊, 反汗出者, 亡陽也. 此屬少陰, 法當咽痛, 而復吐利.

[註] 病人脈陰陽俱緊, 發熱無汗者, 太陽傷寒證也. 發熱汗出不止者, 太陽亡陽證也. 今脈緊無熱而反汗出, 此屬少陰. 然少陰證, 法當咽痛而復吐利也. 上條脈微無汗, 不可發汗者, 是以脈爲主也. 此條有汗脈緊, 不可發汗者, 是以證爲主也. 從脈從證, 不可不察.

[集註] 程知曰, 陰陽俱緊, 傷寒之脈也, 法當無汗, 而反汗出, 太陽之陽外亡也. 若以少

陰亡陽之證, 而認爲太陽中風之證, 則誤矣. 少陰之寒上逼, 則咽痛而吐, 下逼則下利也,

少陰病, 脈緊, 至七八日, 自下利, 脈暴微, 手足反溫, 脈緊反去者, 爲欲解也, 雖煩下利, 必自愈.

[註] 此承上條互發其義, 以別陰陽寒熱也. 少陰病, 脈沈微細, 寒邪脈也. 脈沈數細, 熱邪脈也. 若脈緊汗出, 是少陰寒虛證也. 今脈緊無汗, 乃少陰寒實證也. 因循至七八日之久, 而自下利, 若寒實解, 則脈必緊去而暴微, 其證必手足由冷而反溫, 是知邪隨利去, 爲欲解也. 故此時雖煩下利, 乃陰退陽回, 故知其必自愈也.

[集註] 方有執曰, 緊, 寒邪也. 自下利·脈暴微者, 陰寒內瀉也. 故謂手足爲反溫, 言陽回也. 陽回則陰退, 故謂緊反去, 爲欲解也. 夫寒邪在陰而脈緊, 得自利脈暴微, 手足溫, 緊去爲欲解者, 猶之邪在陽脈數而熱, 得汗出脈和身凉數去, 爲欲愈之意, 同陰陽勝復之機也.

程應旄曰, 脈於利後頓變緊而爲微, 手足於利後變不溫而爲溫, 則微非諸微亡陽之微, 乃緊去人安之微. 盖以從前之寒, 已從下利而去, 故陽氣得回而欲解也, 雖煩下利必自愈.

少陰病, 得之一二日, 口中和, 其背惡寒者, 當灸之, 附子湯主之.

[註] 背惡寒爲陰陽俱有之證, 如陽明病無大熱, 口燥渴, 心煩背微惡寒者, 乃白虎加人參湯證也. 今少陰病但欲寐, 得之二三日, 口中不燥而和, 其背惡寒者, 乃少陰陽虛之背惡寒, 非陽明熱蒸之背惡寒也, 故當灸之. 更主以附子湯, 以助陽消陰也. 口燥·口和, 誠二者之確徵矣.

[集註] 程知曰, 言初得之證, 口中和, 不渴·不燥, 全無裏熱也. 『內經』曰, 背爲陽, 背惡寒則陽虛陰盛, 寒深可知. 若風寒在表而惡寒, 則一身盡寒矣. 灸之以助陽消陰, 與附子湯以溫經散寒. 論中云, 傷寒無大熱口燥渴, 心煩背微惡寒者, 白虎湯加人參主之. 彼是陽熱乘陰虛而內陷之惡寒, 與此之陰寒盛者不同. 陽入陰者, 則口燥心煩, 陰寒盛者, 則不能銷鑠津液, 故口中和.

張璐曰, 太陽表氣大虛, 邪氣得入犯少陰, 故得之一二日, 尙背惡寒不發熱, 此陰陽兩虧, 較之兩感, 更自不同. 兩感表裏皆屬熱邪, 猶堪發表攻裏, 此則內外皆屬虛寒, 無邪熱可以攻擊. 惟當溫經補陽, 以溫補其不足, 更灸關元以協助之. 雖其證似緩於發熱脈沈, 而危殆尤甚焉.

汪琥曰, 此條論仲景不言當灸何穴. 常器之云, 當灸膈兪·關元穴, 背兪第三行. 郭雍云, 此有錯字, 當是灸膈兪·關元穴也. 膈兪是背兪第二行穴. 按鬲兪實系背兪部第二行穴, 然常器之所云第三行穴者, 當是膈關, 非鬲兪也. 『圖經』云, 膈關二穴在第七椎下, 兩旁相去各三寸陷中, 正坐取之, 足太陽氣脈所, 發專治背惡寒, 脊强, 俯仰難, 可灸五壯. 盖少陰中寒, 必由太陽而入, 故宜灸其穴. 又關元一穴在腹部中行臍下三寸, 足三陰·任脈之會, 可灸百壯. 常器之所謂灸膈關者, 是溫其表以散外邪. 灸關元者, 是溫其裏以助其元氣也.

少陰病, 身體痛, 手足寒, 骨節痛, 脈沈者, 附子湯主之.

[註] 此承上條詳擧其證, 互發其義, 以出其治也. 身體痛, 表裏俱有之證也, 如太陽病脈浮發熱, 惡寒身痛, 手足熱, 骨節痛, 是爲表寒, 當主麻黃湯, 發表以散其寒. 今少陰病, 脈沈無熱, 惡寒身痛, 手足寒, 骨節痛, 乃是裏寒, 故主附子湯, 溫裏以散寒也.

[集註] 方有執曰, 少陰腎也, 腎主骨, 寒淫則痛.

程應旄曰，身體痛，手足寒，骨節痛，太陽傷寒同有此證也．以脈沈辨之，沈屬陰寒重著所致，裏陰有餘，表陽不足，故以附子湯主之．

附子湯方

附子 去皮，生破八片．二枚 茯苓 三兩 人參 二兩 白朮 四兩 芍藥 三兩

右五味，以水八升，煮取三升，去滓，溫服一升，日三服．

［方解］ 少陰爲寒水之臟，故寒傷之重者，多入少陰，所以少陰一經，最多死證．方中君以附子二枚者，取其力之銳，且以重其任也．生用者，一以壯少火之陽，一以散中外之寒，則身痛自止，惡寒自除．手足自溫矣．以人參爲臣者，所以固生氣之原，令五臟六腑有本，十二經脈有根，脈自不沈，骨節可和矣．更佐白朮以培土，芍藥以平木，茯苓以伐水，水伐火自旺，旺則陰翳消．木平土益安，安則水有制，制則生化，此誠萬全之朮也．其有畏而不敢用，以致因循有誤者，不誠可惜哉!

少陰病，脈沈者，急溫之，宜四逆湯．

［註］ 少陰病，但欲寐，脈沈者，若無發熱，口燥之證，則寒邪已入其臟，不須遲疑，急溫之以四逆湯，消陰助陽可也．

［集註］ 吳人駒曰，脈沈須別虛實及得病新久，若得之多日及沈而實者，須從別論．

四逆湯方

甘草 炙．二兩 乾薑 一兩半 附子 生用，去皮，破八片．一枚

右三味，以水三升，煮取一升二合，去滓，分溫再服．强人可大附子一枚，乾薑三兩．

［方解］ 方名四逆者，主治少陰中外皆寒，四肢厥逆也．君以甘草之甘溫，溫養陽氣．臣以薑·附之辛溫，助陽勝寒．甘草得薑·附，鼓腎陽溫中寒，有水中煖土之功．薑·附得甘草，通關節走四肢，有逐陰回陽之力．腎陽鼓，寒陰消，則陽氣外達而脈自升，手足自溫矣．

［集解］ 汪琥曰，少陰病，本脈微細，但欲寐．今輕取之，微脈不見，重取之，細脈幾亡，伏匿而至於沈．此寒邪深入於裏，殆將入臟，溫之不容以不急也．稍遲則惡寒身踡，吐利煩躁，不得臥寐，手足逆冷，脈不至，諸死證立至矣，四逆湯之用可稍緩乎?

少陰病，下利，白通湯主之．

［註］ 少陰病但欲寐，脈微細，已屬陽爲陰困矣．更加以下利，恐陰降極，陽下脫也．故君以葱白，大通其陽而上升．佐以薑·附，急勝其陰而緩降，則未脫之陽可復矣．

［集註］ 方有執曰，少陰病而加下利者，不獨在經，而亦在臟，寒甚而陰盛也．治之以乾薑·附子者，勝其陰則寒自散也．用葱白而曰白通者，通其陽則陰自消也．

程知曰，此言下利宜通其陽也．少陰病，謂有脈細·欲寐證也．少陰下利，陰盛之極，恐致格陽，故用薑·附以消陰，葱白以升陽．通云者，一以溫之，而令陽氣得入．一以發之，而令陰氣易散也．

汪琥曰，腎虛無火不能主水，故下利用白通湯者，溫裏以散寒也．

白通湯方

葱白 四莖 乾薑 一兩 附子 生，去皮，破八片．一枚

右三味，以水三升，煮取一升，去滓，分溫再服．

［集解］ 汪琥曰，此方與四逆湯相類，獨去甘草，盖驅寒欲其速，辛烈之性取其驟發，直達下焦，故不欲甘以緩之也．而猶重在葱白．少陰之陰，天之寒氣亦爲陰，兩陰相合而偏於下利，則與陽氣隔絶不通．薑·附之力，雖能益陽，不能使眞陽之氣必入於陰中，惟葱白味辛，能通陽氣，令陰得陽而利，庶可愈矣．盖大辛·大熱之藥，不過藉以益人陽氣，非有以通之，令眞陽和會，而何以有濟也耶?

少陰病，下利脈微者，與白通湯．利不止，厥逆無脈，乾嘔煩者，白通加猪膽汁湯主之．服湯脈暴出者死，微續者生．

［註］此承上條詳申其脈，以明病進之義也．少陰病下利脈微者，與白通湯，下利當止．今利不止，而轉見厥逆無脈，更增乾嘔而煩者，此陰寒盛極，格陽欲脫之候也．若㷀以熱藥治寒，寒既甚，必反格拒而不入，故於前方中加人尿·猪膽之陰，以引陽藥入陰．經曰，逆者從之．此之謂也．無脈者，言診之而欲絶也．服湯後，更診其脈，若暴出者，如燭燼焰高，故主死．若其脈徐徐微續而出，則是眞陽漸回，故可生也．故上條所以纔見下利，卽用白通以治於未形，誠善法也．

［集註］程知曰，此言陰盛格陽，用膽汁通陰法也．以白通與之，宜乎陽可救．今乃利不止，反至厥逆無脈，則陰邪愈無忌矣．乾嘔而煩，則陽藥在膈而不入陰矣．此非藥不勝病，乃無鄕導之力也．加人尿·猪膽之陰寒，則可引薑·附之溫，入格拒之寒而調其逆．此『內經』從治之法也．

程應旄曰，脈暴出者死，無根之陽驟迸諸外也．微續者生，陽氣漸交，陰肯納也．

白通加猪膽汁湯方

葱白 四莖 乾薑 一兩 附子 生，去皮，破八片．一枚 人尿 五合 猪膽汁 一合

已上三味，以水三升，煮取一升，去滓．內膽汁·人尿，和令相得，分溫再服．若無膽，亦可用．

［方解］是方卽前白通湯加人尿·猪膽汁也．加尿·膽者，從其類也．下咽之後，冷體旣消，熱性便發，情且不違而致大益，則二氣之格拒可調，上下之陰陽可通矣．

少陰病，欲吐不吐，心煩，但欲寐，五六日，自利而渴者，屬少陰也．虛故引水自救，若小便色白者，少陰病形悉具．小便白者，以下焦虛，有寒，不能制水，故令色白也．

［註］少陰病欲吐不吐，心中煩，但欲寐，五六日，自利而渴者，此屬少陰傳邪，寒熱俱有之證也．若是少陰熱而燥乾，引水之渴，小便必色赤，乃少陰燥不能生津，下焦有熱也．今爲少陰虛，而引水自救之渴，故小便則色白，是少陰虛冷，不能化液，下焦有寒也．於此可知少陰病形悉具，而渴者有寒熱二端之別也．

［集註］成無己曰，欲吐不吐，心煩者，表邪傳裏也．若腹滿痛，則屬太陰．此但欲寐，則知屬少陰．五六日邪傳少陰之時，若自利不渴，寒在中焦，屬太陰也．此自利而渴，爲寒在下焦，屬少陰也．腎虛水燥，故渴欲引水自救．下焦虛寒，故小便色白．下利而渴，小便色白，非裏熱可知矣．

方有執曰，此反覆申明，曉人勿認煩渴均爲熱證，以致誤之意．

程應旄曰，煩證不盡屬少陰，故指出但欲寐來．渴證不盡屬少陰，故指出小便白來．結以下焦虛有寒，教人上病治在下也．蓋上虛而無陰以濟，總由下虛而無陽以溫也．二‘虛’字皆由‘寒’字得來．又曰，吐利而渴，與猪苓湯證同，其別在但欲寐．且猪苓證，小便必不利而色赤飮水，與白頭翁證同．彼曰‘以有熱故也’，小便亦必不白．

林瀾曰，欲吐不吐，心煩，陽虛格越於上．但欲寐，自利，小便白，裏之眞寒已深．要知此渴，與口燥舌乾之渴不同．若兼腹滿·便閉·譫語諸證，自當作陽邪傳裏治之．旣裏虛自利小便白，其爲虛寒明甚．特曰下焦者，足見陰旣盛於下，陽必格於上，豈可以煩渴而誤攻其熱哉!

汪琥曰，以全文觀之大似熱證，惟小便色白，知爲眞寒之證．此但欲寐與熱邪不同，其寐必

不昏濁, 其呼吸必促而細. 曰屬少陰者, 以別其非陽邪之渴, 乃內無津液引水自救之渴. 試以冷水飮之, 必不多也. 細察其小便, 若色白者, 此少陰虛寒之證悉具也, 非熱邪可知矣.

沈明宗曰, 此少陰虛寒, 似乎熱證之辨也. 世但知四肢厥逆爲虛寒證, 詎知小便色白, 乃爲的驗乎?

吳人駒曰, 陽明之欲吐則不得寐, 在少陰則但欲寐, 引此以爲盛虛之別.

少陰病, 飮食入口則吐, 心中溫溫欲吐復不能吐. 始得之, 手足寒, 脈弦遲者, 此胸中實, 不可下也, 當吐之. 若膈上有寒飮, 乾嘔者, 不可吐也, 當溫之, 宜四逆湯.

[按] 溫溫, 當是'嗢嗢'. 嗢嗢者, 乃吐飮之狀也.

[註] 此承上條欲吐不吐詳別脈證, 以明其治也. 飮食入口卽吐, 且心中嗢嗢欲吐復不能吐, 惡心不已, 非少陰寒虛吐也, 乃胸中寒實吐也. 故始得之脈弦遲, 弦者飮也, 遲者寒也. 而手足寒者, 乃胸中陽氣爲寒飮所阻, 不能通於四肢也. 寒實在胸, 當因而越之, 故不可下也. 若膈上有寒飮, 但乾嘔有聲而無物出, 此爲少陰寒虛之飮, 非胸中寒實之飮也, 故不可吐, 惟急溫之, 宜四逆湯或理中湯加丁香·吳茱萸亦可也.

[集註] 程知曰, 此言少陰飮吐, 爲腎邪上逆, 當溫不當吐也. 欲吐不吐, 陰邪上逆之證也. 若始得病時, 邪未深入, 其手足但寒而不厥, 脈但弦遲而不沈細, 則爲邪實胸中, 寒尙在表, 屬於陽分, 當吐而不當下. 吐者有物, 嘔則無物, 兩者須辨. 若膈上有寒飮, 但見乾嘔而不能吐出, 則是陰寒上逆, 當溫而不當吐也. 曰急溫者, 明不溫則見厥逆無脈諸變證也.

程應旄曰, 寒在胸中, 法不可下, 而屬實邪, 但從吐法一吐, 而陽氣得通, 吐法便是溫法. 若膈上有寒飮乾嘔者, 虛寒從下而上, 阻留其飮於胸中, 究非胸中之病也, 直從四逆湯, 急溫其下可矣.

少陰病, 脈微細沈, 但欲臥, 汗出不煩, 自欲吐, 至五六日, 自利, 復煩躁不得臥寐者, 死.

[註] 此發明上條, 互詳脈證, 失於急溫致變之義也. 脈微細沈·但欲臥, 少陰寒也. 當無汗, 今反汗出不煩, 乃少陰亡陽也. 且自欲吐, 陰寒之邪上逆, 正當急溫. 失此不治, 因循至五六日, 加之自利, 復煩躁不得臥寐者, 此少陰腎中眞陽擾亂, 外越欲絕之死證. 此時卽溫之, 亦無及矣.

[集註] 方有執曰, 脈微沈細, 但欲臥, 少陰本病也. 汗出而不作煩熱, 無陽也. 欲吐, 經中之邪不退也. 自利, 臟病進也. 更復煩躁不得臥寐者, 陽欲絕而擾亂不寧也.

程應旄曰, 今時論治者, 不至於惡寒踡臥·四肢逆冷等證疊見, 則不敢溫. 不知證已到此, 溫之何及? 況諸證有至死不一見者, 則盍於本論中之要旨, 一一申詳之. 少陰病, 脈必沈而微細, 論中首揭此, 盖已示人以可溫之脈矣. 少陰病, 但欲臥, 論中又已示人以可溫之證矣. 汗出, 在陽經不可溫, 在少陰宜急溫, 論中又切示人以亡陽之故矣. 況復有不煩·自欲吐, 陰邪上逆之證乎? 則眞武·四逆, 誠不啻三年之艾矣. 乃不知預爲綢繆, 延緩至五六日, 前欲吐, 今且利矣. 前不煩, 今煩且躁矣. 前欲臥, 今不得臥矣. 陽虛擾亂, 陰盛轉加, 焉有不死者乎?

少陰病, 二三日不已, 至四五日, 腹痛, 小便不利, 四肢沈重疼痛, 自下利者, 此爲有水氣. 其人或欬, 或小便不利, 或下利, 或嘔者, 眞武湯主之.

[註] 論中心下有水氣, 發熱有汗, 煩渴引飮, 小便不利者, 屬太陽中風, 五苓散證也.

發熱無汗，乾嘔不渴，小便不利者，屬太陽傷寒，小靑龍湯證也．今少陰病，二三日不已，至四五日腹痛下利，陰寒深矣．設小便利，是純寒而無水，乃附子湯證也．今小便不利，或欬或嘔，此爲陰寒兼有水氣之證．故水寒之氣，外攻於表，則四肢沈重疼痛．內盛於裏，則腹痛自利也．水氣停於上焦胸肺，則欬喘而不能臥．停於中焦胃腑，則嘔而或下利．停於下焦膀胱，則小便不利，而或少腹滿．種種諸證，總不外乎陰寒之水．而不用五苓者，以非表熱之飮也．不用小靑龍者，以非表寒之飮也．故惟主以眞武湯，溫寒以制水也．

［集註］喩昌曰，太陽篇中，厥逆·筋惕肉瞤而亡陽，用眞武矣．玆少陰之水濕上逆，仍用眞武以鎭攝之，可見太陽膀胱與少陰腎，一臟一腑，同爲寒水．腑邪爲陽邪，借用麻·桂爲靑龍．臟邪爲陰邪，借用附子爲眞武．

眞武湯方

茯苓 三兩 芍藥 三兩 生薑 切．三兩 白朮 二兩 附子 炮，去皮，破八片．一枚

右五味，以水八升，煮取三升，去滓，溫服七合，日三服．

若欬者，加五味子半升，細辛·乾薑各一兩．若小便利者，去茯苓．若下利者，去芍藥，加乾薑二兩．若嘔者，去附子加生薑，足前成半斤．

［方解］小靑龍湯，治表不解，有水氣，中外皆寒實之病也．眞武湯，治表已解，有水氣，中外皆寒虛之病也．眞武者，北方司水之神也，以之名湯者，賴以鎭水之義也．夫人一身制水者，脾也．主水者，腎也．腎爲胃關，聚水而從其類者，倘腎中無陽，則脾之樞機雖運，而腎之關門不開，水雖欲行，孰爲之主？故水無主制，泛溢妄行而有是證也．用附子之辛熱，壯腎之元陽，而水有所主矣．白朮之苦燥，建立中土，而水有所制矣．生薑之辛散，佐附子以補陽，溫中有散水之意．茯苓之淡滲，佐白朮以健土，制水之中有利水之道焉．而尤妙在芍藥之酸斂，加於制水·主水藥中，一以瀉水，使子盜母虛，得免妄行之患．一以斂陽，使歸根於陰，更無飛越之虞．孰謂寒陰之品，無益於陽乎？而昧者不知承制之理，論中誤服靑龍發汗亡陽，用此湯者，亦此義也．然下利減芍藥者，以其陽不外散也．加乾薑者，以其溫中勝寒也．水寒傷肺則欬，加細辛·乾薑者，散水寒也．加五味子者，收肺氣也．小便利者去茯苓，以其雖寒而水不能停也．嘔者，去附子倍生薑，以其病非下焦，水停於胃也．所以不須溫腎以行水，祗當溫胃以散水．佐生薑者，功能止嘔也．

［集解］程知曰，白通·通脈·眞武，皆爲少陰下利而設．白通四證，附子皆生用，惟眞武一證熟用者，盖附子生用則溫經散寒，炮熟則溫中去飮．白通諸湯以通陽爲重，眞武湯以益陽爲先，故用藥有輕重之殊．乾薑能佐生附以溫經，生薑能資熟附以散飮也．

張璐曰，按眞武湯方本治少陰病，水飮內結，所以首推朮·附，兼茯苓·生薑之運脾滲水爲務，此人所易明也．至用芍藥之微旨，非仲景不能．盖此證雖曰少陰本病，而實緣水飮內蓄，所以腹痛自利，四肢疼重，而小便反不利也．若極虛極寒，則小便必淸白無禁矣，安有反不利之理哉！此證不但眞陽不足，眞陰亦必素虧，或陰中伏有陽邪所致，若不用芍藥固護其陰，豈能勝附子之雄烈乎？

病人身大熱，反欲得衣者，熱在皮膚，寒在骨髓也．身大寒，反不欲近衣者，寒在皮膚，熱在骨髓也．

［註］身體爲表，臟腑爲裏，此以內外分表裏也．皮膚爲表，骨髓爲裏．六腑爲表，五臟爲裏，此以身體之淺深，臟腑之陰陽分表裏也．病人，已病之人也．身大熱，謂通身內外皆熱，

三陽證也. 反欲得近衣者, 乃是假熱, 雖在皮膚之淺, 而眞寒實在骨髓之深, 陰極似陽證也. 身大寒, 謂通身內外皆寒, 三陰證也. 反不欲近衣者, 乃是假寒, 雖在皮膚之淺, 而眞熱實在骨髓之深, 陽極似陰證也.

[按] 此以人之苦欲, 測其寒熱眞假, 而定陰陽之證也. 當與少陰·厥陰病論中表熱裏寒·裏熱表寒·脈滑而厥·惡寒不欲近衣·口燥咽乾等條參看.

[集註] 成無己曰, 皮膚言淺, 骨髓言深. 皮膚言外, 骨髓言內. 身熱欲近衣, 表熱裏寒也. 身寒不欲近衣, 表寒裏熱也. 大抵表熱裏寒. 脈必沈遲. 裏熱表寒, 脈必滑數. 須當辨之.

鄭重光曰, 皮膚者, 骨髓之外, 浮淺之分也. 骨髓者, 皮膚之內, 沈深之分也. 欲得近衣, 借外以禦內, 此眞寒也. 體有著而成忤, 不在衣之厚薄, 此假寒也. 不察人之苦欲, 何以測其眞寒·眞熱而定標本乎?

少陰病, 下利清穀, 裏寒外熱, 手足厥逆, 脈微欲絶, 身反不惡寒, 其人面色赤, 或腹痛, 或乾嘔, 或咽痛, 或利止脈不出者, 通脈四逆湯主之.

[註] 少陰腎也, 腎象乎坎. 一陽陷於二陰之中, 二陰若盛, 則一陽必衰, 陰邪始得內侵, 孤陽因之而外越也. 下利清穀, 手足厥冷, 脈微欲絶, 裏陰盛極也. 身反不惡寒, 面色反赤, 其外反熱, 格陽於外也. 故雖有腹痛·乾嘔·咽痛等證, 亦當倣白通湯之法, 加葱於四逆湯中, 以消其陰, 而復其陽可也.

[集註] 程應旄曰, 熱因寒格, 無論腹痛·乾嘔·咽痛, 皆下利中格陽之證. 卽使利止, 而脈仍前, 欲絶不出, 亦不得謂裏寒已退, 輒妄治其外熱也. 須循四逆湯例, 消陰翳於下部, 但加葱白, 宣陽氣於下焦, 使陽氣通而脈亦出, 始爲眞愈. 林瀾曰, 格, 拒格也. 亦曰'隔陽', 陰陽隔離也. 又曰'戴陽', 浮於上如戴也. 夫眞寒入裏, 陰氣未有不盛者. 然其劇, 不過陽愈微陰愈盛耳!

通脈四逆湯方

甘草 炙. 二兩 乾薑 三兩. 强人可四兩 附子 生用, 去皮, 破八片. 大者一枚

右三味, 以水三升, 煮取一升二合, 去滓, 分溫再服, 其脈卽出者愈.

面色赤者, 加葱九莖. 腹中痛者, 去葱加芍藥二兩. 嘔者, 加生薑二兩. 咽痛者, 去芍藥加桔梗一兩. 利止脈不出者, 去桔梗加人參二兩, 病皆與方相應者, 乃服之.

[方解] 論中扶陽抑陰之劑, 中寒陽微不能外達, 主以四逆. 中外俱寒, 陽氣虛甚, 主以附子. 陰盛於下, 格陽於上, 主以白通, 陰盛於內, 格陽於外, 主以通脈. 是則可知四逆運行陽氣者也, 附子溫補陽氣者也, 白通宣通上下之陽者也, 通脈通達內外之陽者也. 今脈微欲絶, 裏寒外熱, 是腎中陰盛, 格陽於外, 故主之也. 倍乾薑, 加甘草佐附子, 易名通脈四逆湯者, 以其能大壯元陽, 主持中外, 共招外熱返之於內. 盖此時生氣已離, 亡在俄頃, 若以柔緩之甘草爲君, 何能疾呼外陽? 故易以乾薑. 然必加甘草與乾薑等分者, 恐渙漫之餘, 薑·附之猛, 不能安養元氣, 所謂有制之師也. 若面赤者, 加葱以通格上之陽. 腹痛者, 加芍藥以和在裏之陰. 嘔逆者, 加生薑以止嘔. 咽痛者, 加桔梗以利咽. 利止脈不出氣少者, 俱倍人參, 以生元氣而復脈也.

少陰病, 吐利, 手足不逆冷, 反發熱者, 不死. 脈不至者, 灸少陰七壯.

[註] 少陰吐利, 法當逆冷, 今不逆冷反發熱者, 是陽未衰, 故曰不死. 若脈不至, 雖有外熱, 恐是假熱, 須防陽脫, 宜急灸少陰, 速通其陽, 則脈可復也.

[集註] 程知曰, 前條通脈四逆湯是裏寒外熱, 手足逆冷, 而脈不至者也. 此條用灸法是

裏寒外熱, 手足不逆冷, 而脈不至者也. 少陰動脈, 在足內踝.

喩昌曰, 前條背惡寒之證, 灸後用附子湯, 陰寒內凝, 非一灸所能勝也. 此條手足反熱, 祗是陰內陽外, 故但灸本經, 引之內入, 不必更用溫藥也.

汪琥曰, 經云, 腎之原出於太谿, 灸少陰七壯, 當灸太谿. 二穴在內踝後跟骨動脈陷中.

少陰病, 吐利, 手足逆冷, 煩躁欲死者, 吳茱萸湯主之.

[註] 名曰少陰病, 主厥陰藥者, 以少陰·厥陰多合病, 證同情異, 而治別也. 少陰有吐利, 厥陰亦有吐利. 少陰有厥逆, 厥陰亦有厥逆. 少陰有煩躁, 厥陰亦有煩躁. 此合病而證同者也. 少陰之厥有微甚, 厥陰之厥有寒熱. 少陰之煩躁則多躁, 厥陰之煩躁則多煩. 盖少陰之病, 多陰盛格陽, 故主以四逆之薑·附, 逐陰以回陽也. 厥陰之病, 多陰盛鬱陽, 故主以吳茱萸之辛烈, 迅散以通陽也. 此情異而治別者也. 今吐而不吐蛔, 手足厥冷, 故以少陰病名之也. 盖厥冷不過肘膝, 多煩而躁欲死, 故屬厥陰病主治也. 所以不用四逆湯, 而用吳茱萸湯也.

[集註] 程知曰, 吐利, 陰邪在裏, 上干脾胃也. 厥冷, 陽不溫於四肢也. 煩而躁, 則陰盛之極, 至於陽氣暴露擾亂不寧也. 證至此, 幾瀕危矣. 非茱萸之辛溫, 無以降陰氣之上逆. 非人參·薑·棗之甘溫, 無以培中土而制腎邪也. 躁煩與煩躁亦有別, 躁者陰躁, 煩者陽煩. 躁煩者, 言自躁而煩, 是陰邪已外逼也. 煩躁者, 言自煩而躁, 是陽氣猶內爭也. 其輕重淺深之別, 學者宜詳審之.

程應旄曰, 溫法原爲陰寒而設. 故眞寒類多假熱, 凡陰盛格陽, 陰證似陽等, 皆少陰蠱惑人耳目處. 須從假處勘出眞來, 方不爲之牽制. 如吐利而見厥冷, 是胃陽衰而腎陰併入也. 誰不知爲寒者, 顧反見煩躁欲死之證以誑之, 是皆陽被陰拒而置身無地, 故有此象. 吳茱萸湯挾木力以益火勢, 則土得溫而水寒却矣.

吳茱萸湯方

吳茱萸 一升 人參 三兩 生薑 一兩 大棗 十二枚

右四味, 以水七升, 煮取二升, 溫服七合, 日三服.

[集解] 羅天益曰, 仲景之法, 於少陰則重固元陽, 於厥陰則重固生氣. 厥陰肝木雖爲兩陰交盡, 而一陽之眞氣, 實起其中. 此之生氣一虛, 則三陰濁氣直逼中上, 不惟本經諸證悉具, 將陽明之健運失職, 以致少陰之眞陽浮露, 而吐利厥逆, 煩躁欲死, 食穀欲嘔, 種種叢生矣. 吳茱萸得東方震氣, 辛苦大熱, 能達木鬱, 直入厥陰, 降其陰盛之濁氣, 用以爲君. 人參秉中和正氣, 甘溫大補, 能接天眞, 挽回性命, 升其垂絶之生氣, 用以爲臣. 佐薑·棗和胃而行四末. 斯則震坤合德, 木土不害, 一陽之妙用成, 而三陰之間無非生生之氣矣. 諸證有不退者乎?

方有執曰, 吐則傷陽, 利則損陽. 厥冷者, 陰損而逆也. 煩躁者, 陽傷而亂也. 茱萸辛溫, 散寒暖胃而止嘔. 人參甘溫, 益陽固本而補中. 大棗助胃益脾. 生薑嘔家聖藥. 故四物者, 爲溫中降逆之所須也.

少陰病, 吐利, 躁煩, 四逆者, 死.

[註] 此承上條互明其義, 以別可治不可治也. 此條吐利·煩躁·厥逆, 皆與上條同, 一用吳茱萸湯治之, 一曰死不治者, 何也? 盖以少陰煩躁, 多躁少煩, 躁者陰也. 厥陰煩躁, 多煩少躁, 煩者陽也. 厥陰手足厥冷, 不過肘膝, 微陽未絶, 故可治也. 少陰四肢逆冷, 不能回溫, 獨陰不化, 故曰死也.

[集註] 程應旄曰, 由吐利而躁煩, 陰陽離脫而擾亂可知. 加之四逆, 其陽絶矣, 不死何

待? 使早知溫中, 寧有此乎?

張璐曰, 此條與上條不殊, 何彼可治, 而此不可治耶? 必是已用溫中不愈, 轉加躁煩, 故主死耳.

少陰病, 惡寒身踡而利, 手足厥冷者, 不治.

[註] 此互詳上條手足逆冷不治之義也. 惡寒身踡而臥, 雖系少陰證, 而不至於死. 若下利不止, 手足逆冷不回, 是有陰無陽, 卽不吐利躁煩, 亦不可治也.

[集註] 喩昌曰, 陰盛無陽, 卽用四逆等法, 回陽氣於無何有之鄕, 其不能回者多矣, 故曰不治.

少陰病, 四逆, 惡寒而身踡, 脈不至, 不煩而躁者, 死.

[註] 此總承上三條, 以明不治之死證也. 四逆, 謂四肢逆冷, 過肘膝而不回也. 表陽虛, 故惡寒也. 陰主屈, 故踡臥不伸也. 脈不至, 則生氣已絶, 若有煩無躁, 是尙有可回之陽, 今不煩而躁, 則是有陰無陽, 故曰死也.

[集註] 程應旄曰, 諸陰邪具見, 而脈又不至, 陽先絶矣. 不煩而躁, 孤陰無附, 將自盡也. 經曰, 陰氣者, 靜則神藏, 躁則消亡. 蓋躁則陰藏之神外亡也, 亡則死矣. 使早知復脈以通陽, 寧有此乎?

少陰病, 下利, 脈微澁, 嘔而汗出, 必數更衣, 反少者, 當溫其上, 灸之.

[註] 脈微, 陽虛也. 澁, 血少也. 必數更衣者, 下利勤也. 反少者, 欲下而反少也, 卽今之陽虛血少, 裏急後重, 下利病也. 嘔而汗出者, 陰盛於內, 上逆而作嘔也. 陽虛失護, 故汗出也. 當溫其上, 宜灸之.

[集註] 程應旄曰, 少陰病下利, 陽微可知, 乃其脈微而且澁, 則不但陽微而陰且竭矣. 陽微故陰邪逆上而嘔, 陰竭故汗出而勤. 努責一法之中, 旣欲助陽, 兼欲護陰, 則四逆·附子輩, 俱難用矣. 惟灸頂上百會穴以溫之, 旣可代薑·附輩之助陽而行上, 更可避薑·附輩之辛竄而燥下, 故下利可止, 究於陰血無傷. 可見病在少陰, 不可以難用溫者, 遂棄夫溫也.

汪琥曰, 按此條論, 仲景不言當灸何穴. 『脈經』云, 灸厥陰兪. 常器之曰, 灸太衝. 皆誤. 郭雍曰, 灸太谿. 雖系少陰經穴, 亦誤. 仲景曰, 宜溫其上. 方有執曰, 上, 謂頂, 百會穴是也. 『圖經』云, 一名三陽五會, 在前頂後一寸五分, 頂中央. 原治小兒脫肛久不差, 可灸七壯. 此條亦灸之者, 升擧其陽以調夫陰也.

少陰病, 下利止而頭眩, 時時自冒者, 死.

[註] 少陰病利止, 若胃和能食, 神淸氣爽, 是爲欲愈也. 今利止頭眩, 時時昏冒不省, 是氣脫神去, 故下利雖止, 仍主死也.

[集註] 方有執曰, 頭眩, 俗謂昏暈也. 諸陽在頭, 下利止而頭眩者, 陽無依附, 浮越於外, 神氣散亂, 故時時自冒也, 死可知矣.

張錫駒曰, 此條死證, 全在頭眩·自冒上看出, 若利止而頭不眩不冒, 此中已和矣, 安能死乎?

張璐曰, 人身陰陽相爲依附者也. 陰亡於下, 則諸陽之上聚於頭者, 紛然而動, 所以頭眩時時自冒, 陽脫於上而主死也. 可見陽回利止則生, 陰盡利止則死矣.

汪琥曰, 下利止, 則病當愈, 今者反爲死候, 非陽回而利止, 乃陽脫而利盡也.

少陰病六七日, 息高者, 死.

[註] 少陰病但欲寐, 息平氣和, 順也. 今息高氣促, 逆也. 凡病臥而息高氣促者, 多死.

[集註] 喩昌曰, '六七日'字, 辨證最細. 蓋經傳少陰而息高, 與二三日太陽作喘之表證迥殊也.

程知曰，腎爲生氣之源，息高則眞氣散走於胸中，不能復歸於氣海，故主死也．

程應旄曰，夫肺主氣，而腎爲生氣之源，盖呼吸之門也，關系人之死生者最鉅．息高者，生氣已絶於下，而不復納，故游息僅呼於上，而無所吸也．死雖成於六七日之後，而機自兆於六七日之前．旣値少陰受病，何不豫爲固護，預爲隄防，致令眞陽渙散而無可復返乎？凡條中首旣諄諄禁汗，繼卽急急重溫，無非見及此耳！

魏荔彤曰，七日之久，息高氣逆者，與時時自冒，同一上脫也．一眩冒而陽升不返，一息高而氣根已鏟，同一理而分見其證者也，故仲景俱以死期之．

少陰病，脈細沈數，病爲在裏，不可發汗．

［註］少陰病但欲寐，若脈細沈微，是邪從寒化也．今脈細沈數，乃邪從熱化也．卽有發熱，亦是將轉屬陽明，非若前所言少陰病，始得之，反發熱·脈沈不數，宜麻黃附子細辛湯發汗者可比也．故曰，病爲在裏，不可發汗．

［集註］程知曰，言熱邪在裏，有發汗之禁也．少陰之脈微細，其常也．乃沈而加之以數，正爲熱邪在裏之徵．發汗則動經而增燥熱，有奪血之變矣．

鄭重光曰，脈細沈而數，裏有伏陽矣，故曰病爲在裏．乃熱邪傳裏之證，斷不可發汗，發汗則動經氣，而有亡血之變．少陰發熱脈沈，是病爲在表，以無裏證，故可發汗．若脈浮而遲，表熱裏寒，下利淸穀，是遲爲無陽，病爲在裏，又不得以浮爲在表而發汗也．要知，陰中有陽，沈亦可汗．陽中有陰，浮亦當溫．此條脈細沈數，數則爲熱，沈爲在裏，此陽邪入裏，故以發汗而示戒也．

少陰病，但厥無汗，而强發之，必動其血．未知從何道出，或從口鼻，或從目出者，是名下厥上竭，爲難治．

［註］此條申明强發少陰熱邪之汗，則有動血之變也．少陰病脈細沈數，加之以厥，亦爲熱厥．陰本無汗，卽使無汗，亦不宜發汗．若發其汗，是爲强發少陰熱邪之汗也．不當發而强發之，益助少陰之熱，炎炎沸騰，必動其本經之血，或從口鼻，或從目出，是名下厥上竭．下厥者，少陰熱厥於下也．上竭者，少陰血竭於上也，故爲難治．

［集註］張璐曰，强責少陰汗，而動其血，勢必逆行而上，出陽竅，以發汗皆陽藥故也．

程應旄曰，五液皆主於腎，强發少陰之汗，周身之氣皆逆，血隨奔氣之促逼而見，故不知從何道而出也．

沈明宗曰，少陰病但厥無汗，其病在裏，當以四逆散，和陰散邪，其病自退，而厥自愈矣．豈可强發其汗耶！

魏荔彤曰，厥而有汗，乃內寒陰陽外亡之象，故爲寒化．陰邪無汗而厥，則熱邪伏於裏而不外越，邪熱內耗也，斯可議爲熱化陽邪無疑矣．

少陰病，欬而下利，譫語者，被火氣劫故也，小便必難，以强責少陰汗也．

［註］少陰屬腎，主水者也．少陰受邪，不能主水，上攻則欬，下攻則利．邪從寒化，眞武湯證也．邪從熱化，猪苓湯證也．今被火氣劫汗，則從熱化而轉屬於胃，故發譫語．津液內竭，故小便難，是皆由强發少陰之汗故也．欲救其陰，白虎·猪苓二湯，擇而用之可耳！

［集註］方有執曰，强責，謂過求也．小便與汗，皆血液也．少陰少血，劫汗奪血，則小便爲之涸竭，故難也．

少陰病，下利六七日，欬而嘔渴，心煩不得眠者，猪苓湯主之．

［註］凡少陰下利淸穀，欬嘔不渴，屬寒飮也．今少陰病六七日，下利黏穢，欬而嘔，渴煩不得眠，是少陰熱飮爲病也．飮熱相搏，上攻則欬，中攻則嘔，下攻則利．熱耗津液，故

渴. 熱擾於心, 故煩不得眠. 宜猪苓湯利水滋燥, 飮熱之證, 皆可愈矣.

[集註] 趙嗣眞曰, 少陰欬而下利, 嘔渴心煩不眠, 及厥陰下利欲飮水者, 是皆傳邪之熱, 脈必沈細數, 故以黃連·滑石等淸利之. 其少陰自利而渴, 欲吐不吐, 心中煩, 但欲寐, 小便色白者, 是本經脈邪之寒也, 脈必沈微, 故以附子·乾薑溫之.

汪琥曰, 下利欬而嘔渴, 心煩不得眠, 焉知非少陽·陽明之病? 然少陽·陽明若見此證, 爲裏實, 脈必弦大而長, 此病脈必微細, 故知其爲少陰之病無疑也.

林瀾曰, 下利則邪幷於下矣. 其嘔而且欬何也? 盖至六七日, 渴而心煩不眠, 則傳邪之上客者又盛, 渴則必恣飮, 多飮必停水, 是邪熱旣不能解, 而水蓄之證復作也. 熱邪傳陷之下利, 非陰寒吐利幷作之可比. 嘔而渴者, 盖先嘔後渴, 爲邪欲解. 先渴後嘔, 多爲水停, 況又有水寒射肺爲欬之可兼察乎? 以是知必有挾飮於內耳.

沈明宗曰, 黃連阿膠湯之心煩不得眠, 較此條頗同而治異, 何也? 盖此條乃少陰風熱, 轉入陽明而致下利, 故以猪苓湯驅導水邪, 還從膀胱而去, 急救胃中津液爲主. 彼條之心煩不得眠而無下利, 乃腎水枯少, 故用黃連阿膠湯滋陰淸火, 急救腎陰爲主也.

魏荔彤曰, 欬而咽不痛, 渴而口不乾, 則知邪雖爲傳經而入之熱, 惟其有水飮相混, 故熱勢不能甚肆. 其猛烈雖上衝爲欬嘔, 而不致咽痛, 隔阻正津爲口渴, 而不致乾燥, 兼以心煩不得眠, 於少陰但欲寐, 陰證中見陽證, 豈非傳經之熱兼水濕者乎? 其所以不發黃者, 以少陰病原有下利, 濕不能留, 熱不能蓄故也. 由此觀之, 熱邪兼水飮昭然矣.

少陰病, 四逆, 其人或欬, 或悸, 或小便不利, 或腹中痛, 或泄利下重者, 四逆散主之.

[註] 凡少陰四逆, 雖屬陰盛不能外溫, 然亦有陽爲陰鬱, 不得宣達而令四肢逆冷者, 故有或欬·或悸·或小便不利·或腹中痛·泄利下重諸證也. 今但四逆而無諸寒熱證, 是旣無可溫之寒, 又無可下之熱, 惟宜疏暢其陽, 故用四逆散主之.

[集註] 李中梓曰, 按少陰用藥, 有陰陽之分, 如陰寒而四逆者, 非薑·附不能療. 此證雖云四逆, 必不甚冷, 或指頭微溫, 或脈不沈微, 乃陰中涵陽之證. 惟氣不宣通, 是以逆冷, 故以柴胡凉表, 芍藥淸中. 此本肝膽之劑, 而少陰用之者, 爲水木同源也. 以枳實利七衝之門, 以甘草和三焦之氣, 氣機宣通, 而四逆可痊矣.

程知曰, 盖傷寒以陽爲主, 四逆有陰進之象, 下之則陽益虧陷而不出. 故經謂諸熱邪傳經至於手足逆冷最難辨認, 謂爲寒深於裏, 則無脈微欲絶之象. 謂爲熱深於裏, 則無煩渴之證. 盖祗是熱邪入結於裏, 而陽氣不得順行於四肢也. 此證當用和解, 不當用寒下, 故經中用劑之輕少者, 無如此方, 則其輕緩解散之義可見矣.

程應旄曰, 初得之四逆, 固非熱證, 亦非深寒. 欬悸而或小便不利, 旣似乎水蓄, 腹痛泄利, 又似乎寒凝. 其中更兼下重一證, 得毋氣滯在趺陽, 而經絡失宣通也耶!

汪琥曰, 四逆散, 乃陽邪傳變而入陰經, 是解傳經之邪, 非治陰寒也. 凡陽熱之極, 六脈細弱, 語言輕微, 神色懶靜, 手足淸溫, 有似陰證. 而大便結小便數, 齒燥舌胎, 其熱已伏於內, 必發熱也. 若用熱藥, 則內熱愈熾. 用凉藥, 則熱被寒束而不得散. 法惟宜和表解肌, 疏通氣血, 而裏熱自除. 此仲景四逆散所由設也.

四逆散方

甘草 炙 枳實 破, 水漬, 炙乾 柴胡 芍藥右四味, 各十分, 搗篩, 白飮和服方寸匕, 日三服.

欬者, 加五味子·乾薑各五分, 併主下利. 悸者, 加桂枝五分. 小便不利者, 加茯苓五分, 腹中痛者, 加附子一枚, 炮令折. 瀉利下重者, 先以水五升, 煮薤白三升, 煮取三升, 去滓, 以散三方寸匕, 內湯中, 煮取一升半, 分溫再服.

[方解] 方名四逆散, 與四逆湯均治手足逆冷, 但四逆湯治陰邪寒厥, 此則治陽邪熱厥. 熱厥者, 三陽傳厥陰合病也. 太陽厥陰, 痲黃升痲湯·甘草乾薑湯證也. 陽明厥陰, 白虎湯·大承氣湯證也. 此則少陽厥陰, 故君柴胡以疎肝之陽, 臣芍藥以瀉肝之陰, 佐甘草以緩肝之氣, 使枳實以破肝之逆. 三物得柴胡, 能外走少陽之陽, 內走厥陰之陰, 則肝膽疎泄之性遂, 而厥可通也. 或欬或下利者, 邪飮上下爲病, 加五味子·乾薑, 溫中以散飮也. 或悸者, 飮停侮心, 加桂枝通陽以益心也. 或小便不利者, 飮蓄膀胱, 加茯苓利水以導飮也. 或腹中痛者, 寒凝於裏, 加附子溫中以定痛也. 或瀉利下重者, 寒熱鬱結, 加薤白開結以疏寒熱也.

[集解] 方有執曰, 人之四肢, 溫和爲順, 故以不溫和爲逆. 但不溫和而未至於厥冷, 則熱猶未深入也, 故用柴胡以解之, 枳實以瀉之, 芍藥以收之, 甘草以和之也.

少陰病, 下利, 若利自止, 惡寒而踡臥, 手足溫者, 可治.

[註] 少陰病, 惡寒厥冷下利不止者, 陰寒盛也. 今下利能自止, 手足能自溫, 雖見惡寒踡臥, 乃陰退陽回之兆, 故曰可治.

[集註] 程應旄曰, 少陰病, 下利而利自止, 則陰寒亦得下袪, 而又不致於脫, 雖有惡寒踡臥不善之證, 但使手足溫者, 陽氣有挽回之機, 故可溫而救之也.

沈明宗曰, 手足溫者, 乃眞陽未離, 急用白通·四逆之類, 溫經散寒, 則邪退而眞陽復矣, 故曰可治.

少陰病, 惡寒而踡, 時自煩, 欲去衣被者, 可治.

[註] 少陰病, 惡寒而踡, 陰寒證也. 若時自煩欲去衣被者, 此陽回陰退之徵, 故曰可治.

少陰病, 得之二三日以上, 心中煩, 不得臥, 黃連阿膠湯主之.

[註] 此承上條以出其治也. 少陰病, 得之二三日以上, 謂或四五日也. 言以二三日, 少陰之但欲寐, 至四五日, 反變爲心中煩不得臥, 且無下利清穀欬而嘔之證, 知非寒也, 是以不用白通湯. 非飮也, 亦不用猪苓湯. 乃熱也, 故主以黃連阿膠湯, 使少陰不受燔灼, 自可愈也.

[集註] 程知曰, 二三日邪在少陰, 四五日已轉屬陽明, 故無嘔利厥逆諸證. 而心煩不得臥者, 是陽明之熱內擾少陰, 故不欲寐也, 當以解熱滋陰爲主治也.

黃連阿膠湯方

黃連 四兩 黃芩 二兩 芍藥 二兩 雞子黃 二枚 阿膠 三兩

右五味, 以水六升, 先煮三物, 取二升, 去滓, 內膠烊盡, 小冷, 內雞子黃, 攪令相得, 溫服七合, 日三服.

[集解] 柯琴曰, 此少陰之瀉心湯也. 凡瀉心必借連·芩, 而導引有陰陽之別. 病在三陽, 胃中不和, 而心下痞硬者, 虛則加參·甘補之, 實則加大黃下之. 病在少陰, 而心中煩不得臥者, 旣不得用參·甘以助陽, 亦不得用大黃以傷胃也. 故用芩·連以直折心火. 用阿膠以補腎陰. 雞子黃佐芩·連, 於瀉心中補心血. 芍藥佐阿膠, 於補陰中斂陰氣. 斯則心腎交合, 水升火降, 是以扶陰瀉陽之方, 而變爲滋陰和陽之劑也. 是則少陰之火, 各歸其部, 心中之煩·

不得眠可除矣. 經曰, 陰平陽秘, 精神乃治. 斯方之謂歟!

少陰病, 下利咽痛, 胸滿心煩, 猪膚湯主之.

[註] 身溫腹滿下利, 太陰證也. 身寒欲寐下利, 少陰證也. 身熱不眠咽痛, 熱邪也. 身寒欲寐咽痛, 寒邪也. 今身寒欲寐, 下利咽痛, 與胸滿心煩之證並見, 是少陰熱邪也. 少陰之脈, 循喉嚨. 其支者, 從肺出絡心, 注胸中, 是以少陰之熱邪上逆, 則所過之處無不病也. 以猪膚湯主之, 解少陰上焦之熱, 兼止下焦之利也.

[集註] 喩昌曰, 下利咽痛, 胸滿心煩, 此少陰熱邪充斥上下中間, 無所不到. 寒下之藥, 不可用矣, 故立猪膚湯一法也. 盖陽微者, 用附子溫經. 陰竭者, 用猪膚潤燥. 溫經潤燥中, 同具散邪之義也.

猪膚湯方

猪膚 一斤

右一味, 以水一斗, 煮取五升, 去滓, 加白蜜一升, 白粉五合, 熬香, 和令相得, 溫分六服.

[方解] 猪膚者, 乃革外之膚皮也. 其體輕, 其味鹹, 輕則能散, 鹹則入腎, 故治少陰咽痛, 是於解熱中寓散之意也.

[集解] 成無己曰, 猪, 水畜也. 其氣先入腎, 解少陰之客熱. 加蜜以潤燥除煩, 白粉以益氣斷利也.

少陰病二三日, 咽痛者, 可與甘草湯. 不差, 與桔梗湯.

[註] 少陰病二三日, 咽痛無他證者, 乃少陰經客熱之微邪, 可與甘草湯緩瀉其少陰之熱也. 若不愈者, 與桔梗湯, 即甘草湯加桔梗以開鬱熱. 不用苦寒者, 恐其熱鬱於陰經也.

[集註] 喩昌曰, 用甘草者, 和緩其勢. 用桔梗者, 開提其邪也. 此在二三日, 他證未具, 故可用之. 若五六日, 則少陰之下利·嘔逆諸證皆起, 此法又未可用矣.

甘草湯方

甘草 二兩

右一味, 以水三升, 煮取一升半, 去滓, 溫服七合, 日二服.

桔梗湯方

桔梗 一兩 甘草 二兩

右二味, 以水三升, 煮取一升, 去滓, 溫分再服..

少陰病, 咽中痛, 半夏散及湯主之.

[註] 少陰病咽痛者, 謂或左或右, 一處痛也. 咽中痛者, 謂咽中皆痛也, 較之咽痛而有甚焉. 甚則涎纏於咽中, 故主以半夏散, 散風邪以逐涎也.

[集註] 方有執曰, 此以風邪熱甚, 痰上壅而痺痛者言也. 故主之以桂枝袪風也, 佐之以半夏消痰也, 和之以甘草除熱也. 三物者, 是又爲咽痛之一治法也.

半夏散及湯方

半夏 洗 桂枝 甘草 炙. 各等分

右三味, 各別搗篩已, 合治之, 白飮和服方寸匕, 日三服. 若不能散服者, 以水一升, 煎七沸, 內散兩方寸匕, 更煮三沸, 下火令小冷, 少少嚥之. 半夏有毒, 似不當散服.

少陰病, 咽中傷生瘡, 不能語言, 聲不出者, 苦酒湯主之.

[註] 少陰病, 咽痛不愈, 若劇者, 咽中爲痛所傷, 漸乃生瘡, 不能言語, 聲音不出, 所必然也. 以苦酒湯主之, 用半夏滌涎, 蛋淸斂瘡, 苦酒消腫, 則咽淸而聲出也.

[集註] 程知曰, 咽痛忌汗·忌寒下, 故甘草

·桔梗·苦酒三方, 皆用和解之法. 惟半夏散及湯, 在前條爲辛散溫解之法也.

苦酒湯方

半夏 洗, 破如棗核大. 十四枚 雞子 去黃, 內上苦酒, 著鷄子殼中. 一枚

右二味, 內半夏, 著苦酒中, 以雞子殼置刀環中, 安火上, 令三沸, 去滓, 少少含嚥之, 不差, 更作三劑.

[集解] 李杲曰, 大抵少陰多咽傷·咽痛之證, 古方用醋煮雞子, 主咽喉失音, 取其酸收, 固所宜也. 半夏辛燥, 何爲用之? 盖少陰多寒證, 取其辛能發散, 一發一斂, 遂有理咽之功也.

程知曰, 按卵白象天, 卵黃象地. 前黃連阿膠湯用雞子黃, 義取入腎滋陰. 此苦酒湯用雞子白, 義取入肺潤瘡也.

少陰病八九日, 一身手足盡熱者, 以熱在膀胱, 必便血也.

[註] 邪傳少陰, 不從陰化而見寒證, 亦不從陽化而見熱證, 是其人腎氣素充, 所以臟雖受邪, 留連八九日, 仍復傳腑外散也. 太陽主表, 故一身手足盡熱. 若熱還衛分, 非汗不解. 熱還榮分, 非衄不解. 熱甚於上, 則頭痛·目瞑·衄血. 熱甚於下, 則腹痛·尿難·便血, 理必然也. 凡熱少血多, 瘀成血畜. 熱多血少, 熱迫其血, 血不得蓄. 今爲少陰邪熱, 復轉膀胱而傷榮分, 迫走下竅, 故便血也.

[集註] 程知曰, 前少陰病, 手足不逆冷, 反發熱者不死, 陽未全虧也. 此八九日, 一身及手足盡熱, 陰盛於裏也.

張璐曰, 少陰病, 難於得熱, 熱則陰盡陽復, 故少陰篇中謂手足不逆冷, 反發熱者不死. 然病至八九日, 陰邪內解之時, 反一身手足盡熱, 少陰必無此證, 當是臟邪轉腑, 腎移熱於膀胱, 以膀胱主表, 故一身及手足盡熱也. 膀胱之血, 爲少陰之熱所逼, 其趨必出陰竅, 以陰主降故也.

少陰病, 二三日至四五日, 腹痛, 小便不利, 下利不止, 便膿血者, 桃花湯主之.

[註] 少陰病二三日無陰邪之證, 至四五日始腹痛·小便不利, 乃少陰陽邪攻裏也. 若腹痛·口燥·咽乾而從燥化, 則爲可下之證矣. 今腹痛·小便不利, 是熱瘀於裏, 水無出路, 勢必下迫大腸而作利也. 倘利久熱傷其營, 營爲火化, 血腐爲膿, 則爲可淸之證也. 今下利晝夜不止, 而便膿血, 則其熱已隨利減, 而下焦滑脫可知矣, 故以桃花湯主之, 益中以固脫也.

[集註] 成無已曰, 『要略』云, 陽證內熱, 則溢出鮮血. 陰證內寒, 則下紫黑如豚肝也.

喻昌曰, 治下必先固中, 中氣不下墜, 則滑脫無源, 而自止. 註家見用乾薑, 謂是寒邪傷胃, 不知熱邪挾少陰之氣塡塞胃中, 故少佐乾薑之辛以散之也.

程知曰, 此下利膿血之治法也. 腹痛·小便不利, 少陰熱邪也, 而下利不止, 便膿血, 則證爲傷血, 且有中氣下脫之虞矣, 故用桃花湯固腸止利也.

魏荔彤曰, 此證乃熱在下焦, 而熏蒸中焦, 使氣化因熱鬱而不行, 大便因熱盛而自利也. 久而下利不止, 將腸胃穢濁之物, 如膿帶血, 盡隨大便而下. 熱一日不消, 利一日不止也.

沈明宗曰, 此邪挾內濕凝滯血分, 則便膿血也.

桃花湯方

赤石脂 一半全用, 一半篩末. 一斤 乾薑 一兩 糯米 一升

右三味, 以水七升, 煮米令熟, 去滓, 溫服七合, 內赤石脂末方寸匕, 日三服. 若一服愈, 餘勿服.

[方解] 少陰寒邪, 多利淸穀. 少陰熱邪, 多便膿血, 日久不止, 關門不固, 下焦滑脫矣. 此方君以體膏性澁之石脂, 養腸以固脫. 佐以

味甘多液之糯米，益氣以滋中．則雖下利日久，中虛液枯，未有不愈者也．其妙尤在用乾薑少許，其意不在溫而在散火鬱，借此以開膿血無由而化也．若一服愈，餘勿服，以其粘澁之性甚也．

少陰病，下利便膿血者，桃花湯主之．

［註］少陰病，諸下利用溫者，以其證屬虛寒也．此少陰下利便膿血者，是熱傷榮也．而不徑用苦寒者，蓋以日久熱隨血去，腎受其邪，關門不固也，故以桃花湯主之．

少陰病，下利便膿血者，可刺．

［註］少陰病下利，便膿血用桃花湯不止者，熱瘀於陰分也，則可刺本經之穴，以泄其熱，熱去則膿血自止矣．

［集註］張璐曰，先下利日久，而後便膿血，則用桃花湯．若不先下利，而下利便膿血，則可刺經穴．若刺經穴不愈，則當從事白頭翁湯，設更咽乾·心煩不得眠，則又須黃連阿膠湯爲合法也．

林瀾曰，刺者，瀉其經氣而宣通之也．下利便膿血，旣主桃花湯矣，此復云可刺者，如痞證利不止，復利其小便，與五苓散以救石脂禹餘糧之窮．故此一刺，亦以輔桃花湯之所不逮也．

少陰病，得之二三日，口燥咽乾者，急下之，宜大承氣湯．

［註］邪至少陰二三日，卽口燥咽乾者，必其人胃火素盛，腎水素虧，當以大承氣湯，急瀉胃火以救腎水．若復遷延時日，腎水告竭，其陰必亡，雖下無及矣．

［集註］成無己曰，與大承氣湯急下之以全腎，何也？經云，三陰經受病已入於腑者，可下而已，則是上條少陰病，乃入腑證也．少陰邪熱已轉屬於腑，胃腑實熱消灼腎水，故口燥咽乾，用大承氣以瀉腑，而實熱自除．且少陰之臟本腎屬水，胃腑屬土，瀉土所以救水也．

方有執曰，口燥咽乾者，少陰之脈，循喉嚨挾舌本，邪熱客於其經，而腎水爲之枯竭也．然水乾則土燥，土燥則水愈乾，所以急於下也．

張璐曰，按少陰急下三證，一屬傳經熱邪亢極，一屬熱邪轉入胃腑，一屬溫熱發自少陰，皆刻不容緩之證．故當急救欲絶之腎水，與陽明急下三法，同源異派．

汪琥曰，少陰病得之二三日者，非纔得病二三日卽口燥咽乾，謂少陰口燥咽乾之病，已得之二三日也．

少陰病，自利淸水，色純靑，心下必痛，口乾燥者，急下之，宜大承氣湯．

［註］少陰病自利淸水，謂下利無糟粕也．色純靑，謂所下者皆汚水也．下無糟粕，純是汚水，此屬少陰實熱，所以心下必痛，口燥咽乾，其爲少陰急下之證無疑矣．故當急下之，宜大承氣湯．

［集註］程知曰，陽邪熱結，口必乾燥，設繫陰邪，口中和而不燥矣，故宜急下之以救陰也．

沈明宗曰，邪傳陽明，必俟大便堅硬而攻下者，迺未傷胃中津液之謂．此利淸水，因少陰邪熱熾盛，乘逼胃中津液，頃刻勢已瀕危，不得不以通因通用急奪，而救胃·腎將絶之陰也．

少陰病六七日，腹脹不大便者，急下之，宜大承氣湯．

［註］少陰病六七日，腹脹不大便者，蓋因其人陽氣素盛，胃有宿食故也．所以傳邪已入少陰，復轉屬陽明，而成胃實，故宜大承氣湯急下之也．

［集註］張璐曰，少陰之證，自利者最多，虛寒則下利淸穀，虛熱則下利膿血，故多用溫補．傳經陽邪內結，則自利純靑水，溫熱病，則自利煩渴，並宜下奪淸熱．此以六七日不大便而腹脹，可見邪熱轉歸陽明，而爲胃實之證，所以宜急下也．

少陰中風, 陰陽微脈浮者, 爲欲愈.

[註] 少陰中風, 脈若見陽浮陰弱, 乃風邪傳入少陰, 則是其勢方盛, 未易言愈. 今陽脈反微, 陰脈反浮, 陽微則外邪散而表氣和, 陰浮則裏氣勝而邪外出, 故爲欲愈也.

少陰病欲解時, 從子至寅上.

[註] 子·丑·寅陽生漸長之候也. 病在少陰而解於陽生之際, 所謂陽進則陰退, 陰得陽而邪自解也, 少陰所重在眞陽, 從可見矣.

御纂醫宗金鑑 卷八

辨厥陰病脈證幷治全篇

厥陰者，陰盡陽生之臟，與少陽爲表裏者也．故其爲病，陰陽錯雜，寒熱混淆，邪至其經，從化各異．若其人素偏於熱，則邪從陽化，故消渴，氣上撞心，心中疼熱，蛔厥，口爛，咽痛，喉痺，癰膿，便血等陽證見矣．若其人素偏於寒，則邪從陰化，故手足厥冷，脈微欲絶，膚冷，臟厥，下利，除中等陰證見矣．所以少陽不解，傳變厥陰而病危．厥陰病衰，轉屬少陽爲欲愈．陰陽消長，大伏危機．玆以陰陽從化，厥熱勝復之微旨，詳發於篇中，俾臨證者，診治有要道焉．

厥陰之爲病，消渴，氣上撞心，心中疼熱，饑而不欲食，食則吐蛔，下之利不止．

［註］此條總言厥陰爲病之大綱也．厥陰者，爲陰盡陽生之臟，邪至其經，從陰化寒，從陽化熱，故其爲病，陰陽錯雜，寒熱混淆也．消渴者，飮水多而小便少，乃厥陰熱化而耗水也．厥陰之脈，起足大指，循股內入陰中，環陰器抵少腹，貫心膈．其注肺熱邪，循經上逆膈中，故氣上撞心，心中疼熱也．饑而不欲食者，非不食也，因食則動蛔而吐，故雖饑而不欲食，食則吐蛔也．夫消渴多飮，饑不能食，則胃中所有者，但水與熱耳! 若更以厥陰熱氣，挾蛔撞疼，誤認爲轉屬陽明之實痛而下之，則胃愈虛，必下利不止矣．

［集註］成無己曰，邪自太陽傳至太陰，則腹滿而嗌乾，未成渴也．至少陰則口燥舌乾而渴，未成消也．至厥陰則成消渴者，以勢甚能消水故也．又張卿子云，嘗見厥陰消渴數證，舌盡紅赤，厥冷脈微，渴甚，服白虎·黃連等湯，皆不能救，盖厥陰消渴，皆寒熱錯雜之邪，非純陽亢熱之證可比也．

魏荔彤曰，此申解厥陰傳經熱邪爲患，歷擧其證，以禁誤下也．傷寒之邪，傳入少陰，爲裏中之裏，及自少陰傳厥陰，又爲三陰之極盡處矣．陰盡處受邪，無所復傳，却同少陽爲升降之出路．少陽無下法，厥陰陰邪亦無下法，下之爲誤可知矣．首標‘消渴’二字，凡熱必渴，而寒濕隔阻正氣，亦有渴者，然其渴雖欲飮水，必不能多，未有渴而飮，飮而仍渴，隨飮隨消隨渴．若是者則消渴爲傳經之熱邪，傳入厥陰無疑也．

厥陰病，渴欲飮水者，少少與之，愈．

［註］厥陰病，渴欲飮水者，乃陽回欲和，求水自滋，作解之兆，當少少與之，以和其胃，胃和汗出，自可愈也．若多與之，則水反停漬入胃，必致厥利矣．

［集註］張璐曰，陽氣將復，故欲飮水．而少少與之者，盖陰邪方欲解散，陽氣尙未歸復，若恣飮不消，反有停蓄之患矣．

汪琥曰，厥陰有消渴一證，不言自愈者，盖熱甚而津液消爍，雖飮水不能勝其燥烈，乃邪氣深入未愈之徵也．而此條之渴欲飮水與之愈者，盖其熱非消渴之比，乃邪氣向外欲解之機也，兩者自是不同．

傷寒，厥而心下悸，宜先治水，當服茯苓甘草湯，却治其厥．不爾，水漬入胃，必作利也．

［按］‘厥而心下悸者’之下，當有‘以飮水多’四字，若無此四字，乃陰盛之厥悸，非停水之厥悸矣，何以卽知是水而曰宜先治水耶?

［註］傷寒厥而心下悸者，不渴引飮，乃陰

盛之厥悸也. 若以飮水多, 乃停水之厥悸也. 故宜先治水, 却治其厥, 當與茯苓甘草湯, 卽桂枝甘草湯·加茯苓·生薑也. 桂枝·甘草補陽虛也, 佐生薑外散寒邪, 則厥可回矣, 君茯苓內輸水道, 則悸可安矣. 此先水後厥之治也. 盖停水者, 必小便不利, 若不如是治之, 則所停之水漬入胃中, 必作利也.

[按] 傷寒太陽篇, 汗出表未和, 小便不利, 此條傷寒表未解, 厥而心下悸, 二證皆用茯苓甘草湯者, 盖因二者見證雖不同, 而裏無熱·表未和·停水則同也. 故一用之諧和榮衛以利水, 一用之解表通陽以利水, 無不可也. 此證雖不曰小便不利, 而小便不利之意自在. 若小便利則水不停, 而厥悸屬陰寒矣, 豈宜發表利水耶!

[集註] 方有執曰, 『金匱』云, 水停心下, 甚則悸者, 是悸爲水甚, 而厥則寒甚也. 寒無象而水有形, 水去則寒消, 而厥亦愈. 入胃者, 水能滲土也.

喩昌曰, 太陽篇中飮水多者, 心下必悸, 故此厥而心下悸者, 明系飮水所致. 所以乘其水未漬胃, 先用茯苓甘草湯治水, 以淸下利之源, 後迺治厥, 庶不致厥與利相因耳!

程應旄曰, 寒因水停而作厥者, 其證以心下悸爲驗. 厥陰有此, 多因消渴得之. 水其本也, 寒其標也, 不先水而先厥, 且防水漬入胃, 敢下之乎?

汪琥曰, 厥而心下悸者, 明系飮水多, 寒飮留於心下, 胸中之陽, 不能四布, 故見厥. 此非外來之寒比也, 故法宜先治水, 須與茯苓甘草湯. 而治厥之法, 卽在其中矣, 盖水去則厥自除也. 不爾者, 謂不治其水, 則水漬下入於胃, 必作利也.

吳人駒曰, 氣脈流行, 不循常道, 是爲悖逆, 名之曰厥. 但厥有痰·實·寒·熱·氣·水之不同, 此因於水者也. 水氣不循故道, 則水之寒氣上乘於心而爲悸, 故治水卽所以去悸, 而厥亦回. 設或不然, 則水之甚者, 其土沮洳, 因爲之利矣.

傷寒脈微而厥, 至七八日膚冷, 其人躁無暫安時者, 此爲臟厥, 非蛔厥也. 蛔厥者, 其人當吐蛔. 今病者靜, 而復時煩者, 此爲藏寒, 蛔上入其膈, 故煩, 須臾復止. 得食而嘔, 又煩者, 蛔聞食臭出, 其人當自吐蛔. 蛔厥者, 烏梅丸主之, 又主久利.

[按] '此爲臟寒'之'此'字, 當是'非'字, 若是'此'字, 卽是臟厥, 與辨蛔厥之義不屬.

[註] 首條總論厥陰陽邪化熱, 此條詳辨厥陰陰邪化寒, 以明臟厥·蛔厥之不同, 而出其治也. 傷寒脈微而厥, 厥陰脈證也. 至七八日不回, 手足厥冷, 而更通身膚冷, 躁無暫安之時者, 此爲厥陰陽虛陰盛之臟厥, 非陰陽錯雜之蛔厥也. 若蛔厥者, 其人當吐蛔, 今病者靜而復時煩, 不似臟厥之躁無暫安時, 知非臟寒之躁, 乃蛔上膈之上也, 故其煩須臾復止也. 得食而吐又煩者, 是蛔聞食臭而出, 故又煩也. 得食, 蛔動而嘔, 蛔因嘔吐而出, 故曰, 其人當自吐蛔也. 蛔厥主以烏梅丸, 又主久利者, 以此藥性味酸苦辛溫, 寒熱並用, 能解陰陽錯雜, 寒熱混淆之邪也. 臟厥者, 宜吳茱萸湯. 兼少陰者, 宜四逆·通脈·附子等湯. 臨證者酌而用之可也.

[集註] 方有執曰, 脈微而厥, 統言之也. 膚冷, 言不獨手足, 以見陽氣內陷也. 臟厥, 言非在經也.

喩昌曰, 脈微而厥, 則陽氣衰微可知, 然未定其爲臟厥·蛔厥也. 惟膚冷而躁, 無暫安時, 乃爲臟厥. 臟厥用四逆及灸法, 其厥不回者死. 若蛔厥則時厥時煩, 未爲死候, 但因此而馴至胃中, 無陽則死矣.

程知曰, 言厥有臟與蛔之別也. 臟厥者, 腎臟之陽不行也. 蛔厥者, 手足冷而吐蛔, 胃腑之陽不行也. 蛔厥者, 蛔動則煩而有靜時, 非若臟厥之躁無暫安時也. 此胃陽病而無關於腎陽, 故厥雖同, 而證則異也.

程應旄曰, 脈微而厥, 純陰之象, 徵於脈矣, 七八日膚冷, 無陽之象, 徵於形矣. 陰極則發躁, 無暫安時. 此自是少陰臟厥, 爲不治之證, 厥陰中無此也. 至於吐蛔, 爲厥陰本證, 則蛔厥可與陰陽不相順接者, 連類而明之也. 用烏梅丸名曰安蛔, 實是安胃, 弁主久利. 見陰陽不相順接, 厥而下利之證, 皆可以此方括之也.

林瀾曰, 陽煩陰躁, 煩輕躁重. 於臟厥言躁, 於蛔厥言煩, 已具安危之異矣. 臟厥者, 陽氣將脫, 臟氣欲絶而爭, 故臟厥爲死證. 若蛔厥者, 臟氣虛寒, 而未至於絶. 臟氣寒, 則蛔不安其宮而動, 臟氣虛則蛔求食而出, 是以其證必吐蛔.

烏梅丸方

烏梅 三百枚 細辛 六兩 乾薑 十兩 黃連 十六兩 當歸 四兩 附子 去皮, 炮. 六兩 蜀椒 出汗. 四兩 桂枝 六兩 人參 六兩 黃柏 六兩

右十味, 異搗篩, 合治之. 以苦酒漬烏梅一宿, 去核, 蒸之五升米下. 飯熟搗成泥, 和藥令相得, 內臼中, 與蜜, 杵二千下, 丸如梧桐子大. 先食飲服十丸, 日三服, 稍加至二十丸. 禁生冷·滑物·臭食等.

[集解] 柯琴曰, 六經惟厥陰爲難治. 其本陰, 其標熱. 其體木, 其用火. 必伏其所主, 而先其所因, 或收·或散·或逆·或從, 隨所利而行之, 調其中氣, 使之和平, 是治厥陰之法也. 厥陰當兩陰交盡, 又名陰之絶陽, 宜無熱矣. 第其合晦朔之理, 陰之初盡, 卽陽之初生, 所以厥陰病熱, 是少陽使然也. 火旺則水虧, 故消渴, 氣上撞心, 心中疼熱. 氣有餘便是火也. 木盛則生風, 蟲爲風化. 饑則胃中空虛, 蛔聞食臭而出, 故吐蛔, 雖饑不欲食也. 仲景立方, 皆以辛甘苦味爲君, 不用酸收之品, 而此用之者, 以厥陰主肝木耳! 『洪範』曰, 木曰曲直, 作酸. 『內經』曰, 木生酸, 酸入肝. 君烏梅之大酸, 是伏其所主也. 配黃連瀉心而除疼, 佐黃柏滋腎以除渴, 先其所因也. 連·柏治厥陰, 陽邪則有餘, 不足以治陰邪也. 椒·附·辛·薑·大辛之品並擧, 不但治厥陰陰邪, 且肝欲散, 以辛散之也. 又加桂枝·當歸, 是肝藏血, 求其所屬也. 寒熱雜用, 則氣味不和, 佐以人參, 調其中氣. 以苦酒漬烏梅, 同氣相求. 蒸之米下, 資其穀氣. 加蜜爲丸, 少與而漸加之, 緩則治其本也. 蛔, 昆蟲也. 生冷之物與濕熱之氣相成, 故藥亦寒熱互用. 且胸中煩而吐蛔, 則連·柏是寒因熱用也. 蛔得酸則靜, 得辛則伏, 得苦則下, 信爲治蟲佳劑. 久利則虛, 調其寒熱, 酸以收之, 下利自止.

傷寒六七日, 脈微, 手足厥冷, 煩躁, 灸厥陰. 厥不還者, 死.

[註] 此詳申厥陰臟厥之重證也. 傷寒六七日, 脈微, 手足厥冷, 煩躁者, 是厥陰陰邪之重病也. 若不圖之於早, 爲陰消陽長之計, 必至於陰氣寖寖而盛, 厥冷日深, 煩躁日甚, 雖用茱萸·附子·四逆等湯, 恐緩不及事, 惟當灸厥陰以通其陽. 如手足厥冷, 過時不還, 是陽已亡也, 故死.

[集註] 方有執曰, 灸所以通陽, 陽不回, 故主死也.

程知曰, 六七日, 爲邪傳厥陰之時. 脈微而厥, 未是危證, 危在煩躁, 爲微陽外露耳!

程應旄曰, 脈微·厥冷而煩躁, 是卽前條中所引臟厥之證, 六七日前無是也.

汪琥曰, 煩躁者, 陽虛而爭, 乃臟中之眞陽欲脫, 而神氣爲之浮越, 故作煩躁. 可灸太衝穴, 以太衝二穴, 爲足厥陰脈之所注. 穴在足大指下後二寸, 或一寸半陷中, 可灸三壯.

手足厥寒, 脈細欲絶者, 當歸四逆湯主之. 若其人內有久寒者, 宜當歸四逆加吳茱萸生薑湯.

[註] 此詳申厥陰臟厥之輕證也. 手足厥寒, 脈細欲絶者, 厥陰陰邪寒化之脈證也. 然不通身膚冷, 亦不躁無暫安時者, 則非陽虛陰盛之比, 故不用薑, 附等輩, 而用當歸四逆湯, 和厥陰以散寒邪, 調榮衛以通陽氣也. 若其人內有久寒者, 宜當歸四逆湯, 加吳茱萸, 生薑, 以直走厥陰, 溫而散之也.

[集註] 程知曰, 不用薑, 附者, 以證無下利, 不屬純陰也. 蓋脈細欲絶之人, 薑, 附亦足以劫其陰. 故不惟不輕用下, 且亦不輕用溫也.

鄭重光曰, 手足厥冷, 脈細欲絶, 是厥陰傷寒之外證. 當歸四逆, 是厥陰傷寒之表藥也.

當歸四逆湯方

當歸 三兩 桂枝 三兩 芍藥 三兩 細辛 三兩 通草 二兩 甘草 炙. 二兩 大棗 擘. 二十五枚

右七味, 以水八升, 煮取三升, 去滓, 溫服一升, 日三服.

當歸四逆加吳茱萸生薑湯方

於前方內加吳茱萸半升, 生薑三兩.

右九味, 以水六升, 淸酒六升和, 煮取五升, 去滓, 溫分五服. 一方水酒各四升.

[方解] 凡厥陰病, 必脈細而厥, 以厥陰爲三陰之盡, 陰盡陽生, 若受邪則陰陽之氣不相順接, 故脈細而厥也. 然相火寄居於厥陰之臟, 經雖寒而臟不寒, 故先厥者後必發熱也. 故傷寒初起, 見手足厥冷, 脈細欲絶者, 皆不得遽認爲虛寒而用薑·附也. 此方取桂枝湯君以當歸者, 厥陰主肝爲血室也. 佐細辛味極辛, 能達三陰, 外溫經而內溫臟. 通草性極通, 能利關節, 內通竅而外通榮. 倍加大棗, 卽建中加飴用甘之法. 減去生薑, 恐辛過甚而迅散也. 肝之志苦急, 肝之神欲散, 甘辛並擧, 則志遂而神悅. 未有厥陰神志遂悅, 而脈細不出, 手足不溫者也. 不須參·苓之補, 不用薑·附之峻者, 厥陰厥逆與太陰, 少陰不同治也. 若其人內有久寒, 非辛溫甘緩之品所能兼治, 則加吳茱萸·生薑之辛熱, 更用酒煎, 佐細辛直通厥陰之臟, 迅散內外之寒, 是又救厥陰內外兩傷於寒之法也.

病者手足厥冷, 言我不結胸, 小腹滿, 按之痛者, 此冷結在膀胱關元也.

[註] 此申上條詳出其證也. 經曰, 六日厥陰受之. 厥陰循陰器, 絡於肝, 故煩滿而囊縮. 邪傳厥陰, 其人本自有熱, 必從陽化, 則煩渴, 少腹滿而囊縮, 乃四逆散·承氣湯證也. 若其人本自有寒. 必從陰化, 則手足厥冷, 少腹滿而囊縮, 乃當歸四逆加吳茱萸湯證也. 今病者手足厥冷, 言我不結胸, 是謂大腹不滿, 而惟小腹滿, 按之痛也. 論中有少腹滿, 按之痛, 小便自利者, 是血結膀胱證. 小便不利者, 是水結膀胱證. 手足熱, 小便赤澁者, 是熱結膀胱證. 此則手足冷, 小便數而白, 知是冷結膀胱證也.

[集註] 成無己曰, 手足厥, 不結胸者, 無熱也. 小腹滿, 按之痛, 下焦冷結也.

程知曰, 陽邪結於上, 陰邪結於下. 手足厥冷, 小腹滿, 按之痛, 其爲陰邪下結可知. 此當用溫·用灸. 關元, 穴名, 在臍下三寸, 爲極陰之位, 足三陰·任脈之會, 膀胱所居也.

程應旄曰, 發厥, 雖不結胸, 而小腹滿實作痛結, 則似乎可下. 然下焦之結多冷, 不比上焦之結多熱也. 況手足厥, 上焦不結, 惟結膀胱關元之處, 故曰, 冷結也.

凡厥者, 陰陽氣不相順接, 便爲厥. 厥者, 手足逆冷者是也. 諸四逆厥者, 不可下之. 虛家亦然.

[註] 此詳諸條致厥之由, 愼不可下也. 蓋厥雖陰經俱有, 然所屬者厥陰也, 故厥陰一病, 不問寒熱皆有厥. 若無厥, 則非厥陰也. 太陰寒微, 故手足溫而無厥冷. 少陰寒甚, 故有寒厥而無熱厥. 厥陰陰極生陽, 故寒厥熱厥均有之也. 凡厥者, 謂陰陽寒熱之厥也. 陰陽不相

順接者, 謂陰陽之氣不相順接交通也. 不相順接交通, 則陽自陽而爲熱, 陰自陰而爲寒, 卽爲厥病也. 厥者之證, 手足逆冷是也. 諸四逆厥者, 謂諸病四逆厥冷者也. 然厥病陰陽已不相順接交通, 愼不可下, 虛家見厥, 尤不可下, 故曰, 虛家亦然也.

[集註] 成無己曰, 手之三陰三陽, 相接於手之十指, 足之三陰三陽, 相接於足之十指. 陽氣內陷, 不與陰陽順接, 故手足爲之厥冷也.

喩昌曰, 厥陰證, 仲景總不欲下, 無非欲邪還於表, 使陰從陽解也. 此但擧最不可下之二端, 以嚴其戒.

傷寒五六日, 不結胸, 腹濡, 脈虛, 復厥者, 不可下. 此亡血, 下之死.

[按] '結胸'二字, 當是'大便'二字. 不結胸, 腹濡, 脈虛, 復厥, 皆無可下之理, 而曰不可下, 何所謂耶?

[註] 此承上條詳申不可下之義也. 傷寒五六日, 邪至厥陰之時, 不大便似可下也. 若腹濡·脈虛·復厥者, 此爲亡血虛躁, 更不可下也, 下之則蹈虛虛之戒而死矣. 大病汗後, 産婦亡血之家, 多有此證.

[集註] 張璐曰, 傷寒五六日, 邪入厥陰, 其熱深矣. 今脈虛而復厥, 則非熱深當下之可比. 以其亡血傷津, 大便枯澁, 恐人誤認五六日熱入陽明之燥結, 故有不可下之之戒. 蓋脈虛·腹濡, 知內外無熱. 厥則陰氣用事, 卽當同亡血例治. 若其人陰血更虧於陽, 或陰中稍挾陽邪, 不能勝辛熱者, 又屬當歸四逆證矣.

傷寒病, 厥五日, 熱亦五日, 設六日當復厥, 不厥者, 自愈. 厥終不過五日, 以熱五日, 故知自愈.

[註] 傷寒邪傳厥陰, 陰陽錯雜爲病. 若陽交於陰, 是陰中有陽, 則不厥冷. 陰交於陽, 是陽中有陰, 則不發熱. 惟陰盛不交於陽, 陰自爲陰, 則厥冷也. 陽亢不交於陰, 陽自爲陽, 則發熱也. 蓋厥熱相勝則逆, 逆則病進. 厥熱相平則順, 順則病愈. 今厥與熱日相等, 氣自平, 故知陰陽和而病自愈也.

[集註] 方有執曰, 厥五日, 熱亦五日, 陰陽勝復無偏也, 當復厥不厥, 陽氣勝也. 陽主生, 故自愈可知也.

張璐曰, 此云厥終不過五日, 言厥之常. 後云厥反九日而利, 言厥之變. 蓋常則易治, 變則難復也.

林瀾曰, 三陰經傷寒, 太陰爲始, 則手足溫, 少陰則手足冷, 厥陰則手足厥逆. 然病至厥陰, 陰之極也, 反有發熱之理? 蓋陽極而生陰, 故陽病有厥冷之證. 陰極而生陽, 故厥逆有發熱之條.

傷寒熱少厥微, 指頭寒, 黙黙不欲食, 煩躁數日, 小便利, 色白者, 此熱除也. 欲得食, 其病爲愈. 若厥而嘔, 胸脇煩滿者, 其後必便血.

[註] 傷寒熱少厥微, 所以手足不冷, 而但指頭寒, 寒邪淺也. 黙黙, 陰也. 煩躁, 陽也. 不欲食, 胃不和也. 此厥陰陰陽錯雜之輕病, 卽論中熱微厥亦微之證也. 若數日小便利, 其色白者, 此邪熱已去也. 欲得食, 其胃已和也. 熱去胃和, 陰陽自平, 所以其病爲愈也. 若小便不利而色赤, 厥不微而甚, 不惟黙黙而且煩, 不但不欲食, 更嘔而胸脇滿, 此熱未除而且深也, 卽論中厥深熱亦深之證也. 熱深不除, 久持陰分, 後必便血也. 所謂數日者, 猶曰連日也.

[集註] 王肯堂曰, 設未欲食, 宜乾薑甘草湯. 嘔而胸脇煩滿者, 少陽證也. 少陽與厥陰爲表裏, 邪干其腑, 故嘔而胸脇煩滿. 肝主血, 故後必便血.

方有執曰, 熱少厥微, 邪淺也, 所以手足不冷, 而但指頭寒. 黙黙, 謂無言也. 不欲食,厥陰之脈挾胃也. 煩躁則內熱, 故以小便辨之. 欲食, 邪退而胃回也. 厥而嘔·胸脇煩滿者, 厥陰脈挾胃貫膈布脇肋也. 便血, 陰邪必走下竅也.

林瀾曰, 於熱厥, 言指頭寒. 於寒厥微者, 言手足寒. 甚者, 言四逆. 厥逆輕重淺深, 當細味之.

汪琥曰, 按此條論, 仲景無治法. 郭雍云, 熱不除而便血, 可用犀角地黃湯.

傷寒一二日至四五日而厥者, 必發熱. 前熱者後必厥, 厥深者熱亦深, 厥微者熱亦微. 厥應下之, 而反發汗者, 必口傷爛赤.

[註] 傷寒一二日卽厥, 四五日仍厥不已者, 是陰盛陽衰之寒厥也. 寒厥者, 卽臟厥也. 若一二日厥, 至四五日而熱. 或一二日熱, 至四五日而厥, 前厥後熱, 前熱後厥, 是陰陽互爲勝復之熱厥也. 熱厥者, 卽陽厥也. 厥深者, 熱亦深. 厥微者, 熱亦微, 此厥乃應下之熱厥, 非當溫散之寒厥也. 若誤爲寒厥而反溫散之, 則助其熱上攻, 必口傷爛赤也.

[集註] 成無己曰, 經云, 諸四逆者不可下之. 至此又云'應下', 最宜詳審. 先賢謂熱厥手足雖厥冷, 而或有溫時, 手足雖逆冷, 而手足掌心必煖. 戴元禮又以指甲之煖冷·紅靑, 別厥證之寒熱, 皆愼之至也.

汪琥曰, 此條乃傳經邪熱, 陽極似陰之證. 傷寒一二日至四五日而厥者, 言傷寒在一二日之時本發熱, 至四五日後而厥者, 乃邪傳厥陰之候也. 必發熱者, 言病人四肢及肌表雖厥, 而軀殼以內必發熱也. 前熱者後必厥, 乃申明一二日爲前, 四五日爲後, 以見熱極必發厥也. 陽邪深伏, 應須以苦寒之藥下去其熱, 使陰氣得伸, 則陰陽平, 四肢和順而不厥矣. 粗工見厥, 認以爲寒, 而反用辛溫之藥. 辛溫皆升, 引熱上行, 必口傷爛赤, 以厥陰之脈循頰裏·環脣內故也.

病人手足厥冷, 脈乍緊者, 邪結在胸中. 心下滿而煩, 饑不能食者, 病在胸中, 當須吐之, 宜瓜蒂散.

[註] 病人手足厥冷, 若脈微而細, 是寒虛也. 寒虛者可溫可補. 今脈乍緊者, 是寒實也. 寒實者宜溫宜吐也. 時煩吐蛔, 饑不能食, 乃病在胃中也. 今心中煩滿, 饑不能食, 是病在胸中也. 寒飮實邪壅塞胸中, 則胸中陽氣爲邪所遏, 不能外達四肢, 是以手足厥冷, 胸滿而煩, 饑不能食也. 當吐之, 宜瓜蒂散涌其在上之邪, 則滿可消, 而厥可回矣.

[集註] 喩昌曰, 此與太陽之結胸迥殊. 其脈乍緊, 其邪亦必乍結, 故用瓜蒂散涌載其邪而出, 斯陽邪仍從陽解耳!

程應旄曰, 手足厥冷, 邪氣內阻. 脈乍緊, 緊而不常, 往來中倏忽一見也.

傷寒脈滑而厥者, 裏有熱, 白虎湯主之.

[註] 傷寒脈微細, 身無熱, 小便淸白而厥者, 是寒虛厥也, 當溫之. 脈乍緊, 身無熱, 胸滿而煩厥者, 是寒實厥也, 當吐之. 脈實, 大小便閉, 腹滿硬痛而厥者, 熱實厥也, 當下之, 今脈滑而厥, 滑爲陽脈, 裏熱可知, 是熱厥也. 然內無腹滿痛不大便之證, 是雖有熱而裏未實, 不可下而可淸, 故以白虎湯主之.

[集註] 程應旄曰, 脈滑而厥, 乃陽實拒陰之厥, 白虎湯涼能淸裏, 而辛可解表, 故當舍證而從脈也.

林瀾曰, 熱厥亦有不同, 如傳邪入腑, 秘結不通, 燥矢在內, 非下不可者, 以承氣治之之證是也. 若火極似水, 裏有大熱, 而大便不閉, 無燥糞可除者, 滑則裏熱已深, 厥則邪陷已極, 非以白虎滌其極熱, 則亢甚之陽, 何以淸耶!

吳人駒曰, 厥, 因陽氣不相順接, 其脈當見陰象. 脈滑爲氣有餘, 是陽盛於內, 格陰於外, 內則實熱, 外而假寒者也. 白虎以淸解實熱, 則厥自解矣. 辨之之法, 冷必不甚, 浮而近之則冷，按之肌骨之下，則反熱矣.

傷寒脈促，手足厥逆，可灸之.

[註] 傷寒陰證見陽脈者，雖困無害，無寧俟之也. 今傷寒脈促，手足厥逆，而曰可灸之者，盖以欲溫則有陽脈之疑，欲淸則有陰厥之碍也. 夫證脈無寒熱之確據，設以促之一陽脈淸之，惟恐有誤於脈，或以厥之一陰證溫之，又恐有誤於證，故設兩可之灸法，斯通陽而不助熱，回厥而不傷陰也.

[集註] 喩昌曰，傷寒脈促，則陽氣跼蹐可知. 更加手足厥逆，其陽必爲陰所格拒而不能返，故宜灸以通陽也.

張璐曰，手足厥逆，本當用四逆湯，以其脈促，知爲陽氣內阻，而非陽虛，故但用灸以通其陽，不用溫經以助陽也.

傷寒發熱四日，厥反三日，復熱四日，厥少熱多者，其病當愈. 四日至七日熱不除者，必便膿血. 傷寒厥四日，熱反三日，復厥五日，其病爲進. 寒多熱少，陽氣退，故爲進也.

[註] 傷寒邪在厥陰，陽邪則發熱，陰邪則厥寒，陰陽錯雜，互相勝復，故或厥或熱也. 傷寒發熱四日，厥亦四日，是相勝也. 今厥反三日，復熱四日，是熱多厥少，陽勝陰退，故其病當愈也. 當愈不愈，熱仍不止，則熱鬱於陰，其後必便膿血也. 若厥九日，熱反三日，則厥多熱少，陰勝陽退，故爲病進也.

[集註] 程知曰，此卽厥熱往復之機. 知陰陽進退之義，明厥證所重在陽，則厥陰之大旨昭然矣.

張璐曰，太陽以惡寒發熱爲病進，恐其邪氣傳裏也. 厥陰以厥少熱多爲病退，喜其陰盡陽復也.

程應旄曰，厥陰·少陽，一臟一腑. 少陽在三陽爲盡，陽盡則陰生，故有寒熱之往來. 厥陰在三陰爲盡，陰盡則陽生，故有厥熱之勝復. 凡遇此證，不必論其來自三陽·起自三陰，祗論厥與熱之多少. 熱多厥少，知爲陽勝，陽勝病當愈. 厥多熱少，知爲陰勝，陰勝病日進. 熱在後而不退，則爲陽過勝，過勝而陰不能復，遂有便血諸熱證. 厥在後而不退，則爲陰過勝，過勝而陽不能復，遂有亡陽諸死證. 所以調停二者治法，須合乎陰陽進退之機，陽勝宜下，陰勝宜溫. 若不圖之於早，坐令陰竭陽亡，其死必矣.

吳人駒曰，『內經』言，人之傷於寒也，則爲病熱. 熱雖甚不死，是傷寒以熱爲貴也. 然熱不及者病，太過者亦病. 故此二節，論寒熱之多少，以明不可太過與不及也.

傷寒始發熱六日，厥反九日而利. 凡厥利者，當不能食，今反能食者，恐爲除中. 食以索餠，不發熱者，知胃氣尚在，必愈. 恐暴熱來出而復去也. 後三日脈之，其熱續在者，期之旦日夜半愈. 所以然者，本發熱六日，厥反九日，復發熱三日，並前六日，亦爲九日，與厥相應，故期之旦日夜半愈. 後三日脈之而脈數，其熱不罷者，此爲熱氣有餘，必發癰膿也.

[按] '不發熱者'之'不'字，當是'若'字. 若是'不'字，卽是除中，何以下接恐暴熱來出而復去之文也?

[註] 熱而不厥爲陽，厥而不熱爲陰. 傷寒始發熱六日，厥亦六日，至七日仍發熱而不厥者，是陽來復，當自愈也. 今厥九日，較熱多三日，是陰勝陽，故下利也. 凡厥利者，中必寒，當不能食，今反能食，恐是陰邪除去胃中陽氣，而爲除中之病也. 恐者，疑而未定之辭也. 故以索餠試之. 食後不發熱，則爲除中. 若發熱，知胃氣尚在，則非除中，可必愈也. 若食後雖暴發熱，恐熱暫出而復去，仍是除中，故必俟之三日，其熱續在不去，與厥相應，始

可期之旦日夜半愈也. 若俟之三日後, 雖熱不罷而亦不愈, 且脈猶數者, 此爲熱氣有餘, 留連榮衛, 必發癰膿也.

［集註］方有執曰, 食, 飼也. 索, 常也. 謂以素常所食之餅飼之也. 一說無肉曰索, 謂不令犯食禁也. 旦日, 明日平旦, 朝而陽長之時也. 夜半, 陰盡陽生之時也. 數以候熱. 癰膿者, 厥陰主血, 血熱持久則壅瘀, 壅瘀則腐化, 故可必也.

吳人駒曰, 除者, 去也. 中者, 中氣也. 乃中氣除去, 欲引外食以自救也.

傷寒脈遲, 六七日, 而反與黃芩湯徹其熱. 脈遲爲寒, 今與黃芩湯復除其熱, 腹中應冷, 當不能食, 今反能食, 此名除中, 必死.

［按］'傷寒脈遲, 六七日'之下, 當有'厥而下利'四字. 若無此四字, 則非除中證矣. 有此四字, 始與下文反與黃芩湯之義相屬.

［註］傷寒脈數, 六七日, 厥而下利, 熱厥下利也, 當與黃芩湯徹其熱, 今傷寒脈遲, 六七日, 厥而下利, 寒厥下利也, 當與理中湯溫其寒, 而反與黃芩湯復除其熱, 腹中應冷, 當不能食, 今反能食, 此名除中. 乃胃氣將絶, 求食以救, 終無補於胃也, 故曰必死.

［集註］方有執曰, 反者, 言不順於道也. 黃芩湯, 寒藥也. 徹, 亦除也. 應, 亦當也. 反能食者, 胃欲絶, 引食以自救也. 中, 以胃言. 死, 謂萬物無土不生也.

程知曰, 言脈遲爲寒, 不宜更用寒藥, 以致有除中之變也. 中氣爲陰寒革除, 則胃中無根之陽氣將欲盡除, 而求救於食, 故爲死證.

傷寒, 先厥後發熱而利者, 必自止, 見厥復利.

［註］厥逆, 陰也. 發熱, 陽也. 先厥後發熱, 而利必自止者, 是陰退而陽進也. 見厥復利者, 是陽退而陰進也. 熱多厥少, 病雖甚者亦可愈. 厥多熱少, 病雖微者亦轉甚. 可知厥·熱, 乃陰陽進退生死之機也.

［集註］汪琥曰, 厥陰者, 陰之盡. 厥陰之經, 陽氣甚微, 故不論陰陽二證, 寒熱之邪, 但至其經, 無有不發厥者. 盖厥卽爲逆, 起於手足. 今曰先厥者, 此初起便厥. 厥卽下利發熱者, 則陽氣復而利必自止也.

傷寒先厥後發熱, 下利必自止. 而反汗出, 咽中痛者, 其喉爲痹. 發熱無汗, 而利必自止. 若不止, 必便膿血. 便膿血者, 其喉不痺.

［註］此承上條而詳辨之, 以出其證也. 先厥後發熱, 下利必自止, 厥回利止, 其熱若退, 爲欲愈也. 若厥回利止, 其熱不退, 而反汗出者, 是厥陰病從陽化熱, 其邪上循本經之脈, 故咽喉痛痺也. 若厥回發熱無汗, 利不止者, 是厥陰邪熱因利下迫, 傷及脈中之血, 故必便膿血也. 便膿血者, 其喉不痺, 謂熱邪下利, 而不復上病咽痛也. 可知下利止, 其喉爲痺者, 謂熱邪已上, 病咽痛, 卽不復病下利也.

［集註］喩昌曰, 先厥後熱·下利止, 其病爲欲愈矣. 乃反汗出·咽中痛, 是熱邪有餘, 上攻咽喉而爲痺也. 旣發熱雖無汗, 爲其陽已回, 所以利亦必自止, 若不止, 則無汗, 明系邪不外出, 熱鬱在裏, 必主便膿血也. 便膿血者, 其喉不痺, 見熱邪在裏, 卽不復在表, 在下, 卽不復在上也.

汪琥曰, 咽中痛者, 此熱傷上焦氣分也. 痺者, 閉也. 咽中痛甚, 其喉必閉而不通, 以厥陰經循喉嚨之後, 上入頏顙故也. 無汗利不止, 便膿血者, 此熱傷下焦血分也. 熱邪注下, 則不干上, 故曰, 其喉不痹.

下利脈數, 有微熱, 汗出, 令自愈. 設復緊, 爲未解.

[註] 厥陰下利脈數, 熱利也. 若熱微汗出, 知邪微欲解, 下利必自止, 故令自愈也. 設脈復緊, 爲表邪猶盛, 未能解也.

[集註] 成無己曰, 下利, 陰病也. 脈數, 陽脈也. 陰病見陽脈者生. 微熱汗出, 陽氣得通也, 利必自愈. 諸緊爲寒, 設復脈緊, 寒邪猶盛, 故云, 未解.

沈明宗曰, 數條乃指厥而下利便膿血者, 或見實大·浮數·微弱·沈澁·弦緊·洪長諸脈, 當分虛·實·寒·熱, 卽知欲愈未愈, 眞爲察病之微旨也.

下利有微熱而渴, 脈弱者, 令自愈.

[註] 厥陰下利, 有大熱而渴, 脈强者, 乃邪熱俱盛也. 今下利有微熱而渴, 脈弱者, 是邪熱衰也. 邪熱旣衰, 故可令自愈也.

[集註] 方有執曰, 微熱, 陽漸回也. 渴, 內燥未復也. 脈弱, 邪退也. 令自愈, 言不須治也.

程知曰, 下利以陽復邪微爲愈. 微熱而渴, 證已轉陽, 脈弱則邪氣已退, 故不治自愈. 若下利大熱脈盛, 又是逆候矣.

下利脈數而渴者, 令自愈. 設不差, 必圊膿血, 以有熱故也.

[註] 此承上條互言, 以詳其變也. 下利脈數而渴者, 是內有熱也, 若身無熱, 其邪已衰, 亦可令自愈也. 設下利脈數而渴, 日久不差, 雖無身熱, 必圊膿血, 以內熱傷陰故也.

[集註] 方有執曰, 脈數與上文微熱互相發明.

程應旄曰, 脈數而渴, 陽勝陰矣, 故亦令自愈, 若不差, 則陰虛熱入, 經所云脈數不解而下利不止, 必協熱而便膿血是也.

下利, 寸脈反浮數, 尺中自澁者, 必圊膿血.

[註] 厥陰熱利, 寸脈當沈數, 今寸脈反浮數, 是熱在外而不在內也. 尺中自澁者, 是在外之熱不解, 乘下利入裏, 傷及其陰, 熱與血瘀, 必圊膿血也.

[集註] 喩昌曰, 脈見浮數, 若是邪還於表, 則尺脈自和, 今尺中自澁, 乃熱邪搏結於陰分, 雖寸口得陽脈, 究竟陰邪必走下竅, 而便膿血也.

汪琥曰, 此條乃下利變膿血之候也. 熱利而得數脈非反也, 得浮脈則爲反矣. 此條論無治法, 宜以仲景黃芩湯代之.

下利脈沈弦者, 下重也. 脈大者, 爲未止. 脈微弱數者, 爲欲自止, 雖發熱, 不死.

[註] 此詳申上條下利圊膿血之證脈也. 脈沈, 主裏. 脈弦, 主急. 下重, 後重也. 下利·脈沈弦, 故裏急後重也. 凡下利之證, 發熱脈大者, 是邪盛, 爲未止也. 脈微弱數者, 是邪衰, 爲欲自止, 雖發熱不死也. 由此可知滯下脈大身熱者, 必死也.

[集註] 喩昌曰, 下利而脈沈弦, 主裏急後重, 成滯下之證, 卽今所稱痢證也. 脈大者, 卽沈弦中之大, 脈微弱數者, 卽沈弦中之微弱數也.

下利欲飮水者, 以有熱故也, 白頭翁湯主之. 熱利下重者, 白頭翁湯主之.

[註] 此承上條以出其治也. 下利欲飮水者, 熱利下奪津液, 求水以濟乾也. 熱利下重者, 熱傷氣滯, 裏急後重, 便膿血也. 二者皆以白頭翁湯主之者, 以其大苦大寒, 寒能勝熱, 苦能燥濕也.

[集註] 程知曰, 按少陰自利而渴, 亦有虛而引水自救者. 猶當以小便之赤白, 脈之遲數辨之. 此言熱邪內結者也, 熱邪內結而致下重, 故純用苦寒以勝熱而厚腸也.

白頭翁湯方

白頭翁 三兩 黃連 去鬚. 三兩 黃柏 去皮. 三

兩 秦皮 三兩

右四味，以水七升，煮取三升，去滓，溫服一升，不愈，更服一升.

[方解] 三陰俱有下利證. 自利不渴者，屬太陰也. 自利而渴者，屬少陰也. 惟厥陰下利，屬於寒者，厥而不渴，下利清穀. 屬於熱者，消渴下利，下重便膿血也. 此熱利下重，乃火鬱濕蒸，穢氣奔逼廣腸，魄門重滯而難出，卽『內經』所云，暴注下迫者是也. 君白頭翁，寒而苦辛. 臣秦皮，寒而苦澁. 寒能勝熱，苦能燥濕，辛以散火之鬱，澁以收下重之利也. 佐黃連清上焦之火，則渴可止. 使黃柏瀉下焦之熱，則利自除也. 治厥陰熱利有二. 初利用此方之苦以瀉火，以苦燥之，以辛散之，以澁固之，是謂以寒治熱之法. 久利則用烏梅丸之酸以收火，佐以苦寒，雜以溫補，是謂逆之從之，隨所利而行之，調其氣使之平也.

傷寒下利，日十餘行，脈反實者，死.

[註] 傷寒下利，日十餘行，正氣虛也，其脈當虛，今反實者，邪氣盛也. 正虛邪盛，故主死也.

[集註] 成無己曰，下利裏虛也，脈當微弱，反實者，病勝臟也，故死. 脈不應病，此之謂也.

鄭重光曰，脈實則胃氣失和緩之狀，而眞臟之脈獨見，邪盛正脫矣.

傷寒六七日不利，便發熱而利，其人汗出不止者，死，有陰無陽故也.

[註] 傷寒六七日，邪傳厥陰之時也. 厥而不利，是陰邪未盛，若便發熱，尙在不死. 今六七日不利，忽而下利，發熱汗出不止者，是陰盛於中，而陽亡於外，故爲有陰無陽也，其死可知矣.

[集註] 方有執曰，發熱而利，裏陰內盛也，故曰有陰. 汗出不止，表陽外絶也，故曰無陽.

程知曰，言暴下利汗出，爲亡陽死證也. 六七日不利，忽發熱而利下，至於汗出不止，渾是外陽內陰，眞陽頃刻無存矣.

汪琥曰，寒中厥陰至六七日，當亦厥六七日矣. 不言厥者，省文也. 厥則當利不利者，陽氣未敗，猶能與邪相支吾也. 若至發熱，卽利者亦當止. 今則發熱與利，驟然並至，加之汗出不止，則知其熱非陽回而熱，乃陽脫而熱，故兼下利而汗出不止也.

張令韶曰，厥陰病發熱不死. 發熱亦死者有三證. 一在躁不得臥，一在厥不止，一在汗出不止.

發熱而厥，七日下利者，爲難治.

[註] 此詳申上條，發熱而厥之義也. 發熱而厥至七日，若厥回利止，則可以自解矣. 今發熱而厥至七日，下利不止者，爲難治也. 盖上條有陰無陽故主死，此條陰盛而陽不復，故爲難治也.

[集註] 方有執曰，厥七日而下利，陰盛而陽不復也.

張璐曰，厥利與熱不兩存之勢也. 發熱而厥七日，是熱者自熱，厥利者自厥利，陰陽兩造其偏，漫無相協之期. 故雖未見煩躁，已爲難治. 盖治其熱則愈厥愈利，治其厥利則愈熱，不至陰陽兩絶不止耳.

下利脈沈而遲，其人面少赤，身有微熱，下利清穀者，必鬱冒汗出而解，病人必微厥. 所以然者，其面戴陽，下虛故也.

[註] 脈沈而遲，下利清穀，是裏有陰寒也. 若其人面有少赤色，身有微熱，又屬表有陽熱也. 夫內有裏陰之寒，外有表陽之熱，則陰得陽化而解者有之，但其未解之先，病人必鬱冒汗出而後解. 所以然者，面戴之虛陽，與下利之虛陰，兩相和順，故作解也. 此非在下之陰，格在上之陽，所以病人雖冒而厥必微，必不似不解之冒厥而甚也.

[集註] 喩昌曰，下利脈沈遲，裏寒也. 面少赤有微熱，是仍兼外邪，必從汗解. 但戴陽之

證, 必見微厥, 此中大伏危機, 其用法當迥異常法矣. 六經皆有下利之證, 惟少陰·厥陰爲難治. 盖邪氣入裏, 利深則必致厥, 厥深亦必致利, 故下利一證, 經於少陰·厥陰, 皆詳言之. 盖以傷寒下利, 則無論少陰·厥陰, 其治法皆可會通也.

汪琥曰, 鬱冒者, 頭目之際鬱然昏冒, 乃陽氣能勝寒邪, 裏陽回而表和順, 故解. 汗出而解, 是陽回裏寒散而榮衛和, 故汗出, 非攻表而使之汗出也.

下利清穀, 裏寒外熱, 汗出而厥者, 通脈四逆湯主之.

[註] 此承上條互詳其義, 以出其治也. 下利清穀, 裏寒也. 身有微熱, 外熱也. 上條有無汗怫鬱面赤之表, 尙可期其冒汗而解. 此條汗出而厥, 則已露亡陽之變矣. 故主以通脈四逆湯, 救陽以勝陰也.

[集註] 方有執曰, 下利故曰裏寒, 陰不守也. 外熱故汗出, 陽不固也. 通脈四逆救表裏, 通血氣而復陰陽者也.

喩昌曰, 上條辨證, 此條用藥, 互相發明. 然不但此也, 少陰病下利淸穀, 面色赤者, 已用此法矣.

吳人駒曰, 有協熱下利者, 亦完穀不化, 乃邪熱不殺穀, 其別在脈之陰陽·虛實之不同.

大汗出, 熱不去, 內拘急, 四肢疼, 又下利厥逆而惡寒者, 四逆湯主之.

[註] 通身大汗出, 熱當去矣. 熱仍不去, 而無他證, 則爲邪未盡而不解也. 今大汗出, 熱不去, 而更見拘急肢疼, 且下利厥逆而惡寒, 是陽亡於表, 寒盛於裏也. 故主四逆湯, 溫經以勝寒, 回陽而斂汗也.

[集註] 方有執曰, 大汗出, 陽虛而表不固也. 熱不去, 言邪不除也. 內拘急四肢疼者, 亡津液而骨氣不利也. 下利厥逆, 惡寒亡陽, 而陰寒內甚也.

程知曰, 言大汗後下利厥逆, 急宜回陽也. 大汗出而熱不去, 正恐眞陽飛越. 若內拘急, 四肢痛, 更加下利, 厥逆, 惡寒, 則在裏, 純是陰寒矣.

程應旄曰, 此證大汗出熱不去, 何爲不在亡陽死證之列? 不知亡陽由於汗不止而陽亡, 此證內拘急, 四肢疼, 是汗已止, 陽未亡而惡寒, 故可行溫法也.

大汗, 若大下利而厥冷者, 四逆湯主之.

[註] 大汗出汗不收者, 桂枝加附子湯證也. 大下利, 利不止者, 理中加附子湯證也. 今大汗出, 又大下利不止, 而更見厥冷, 乃陽亡於外, 寒盛於中, 非桂枝·理中之所能治矣, 當與四逆湯急回其陽. 以勝其陰, 使汗利止而厥冷還, 則猶可生也. 已上三條, 皆厥陰·少陰同病, 因少陰寒甚, 故俱從少陰主治也.

[集註] 喩昌曰, 此證無外熱相錯, 其爲陰寒易明. 然旣云大汗大下, 則陰津亦亡, 但此際不得不以救陽爲急, 陽回方可徐救其陰也.

下利, 手足厥冷, 無脈者, 灸之不溫, 若脈不還, 反微喘者, 死. 下利後脈絶, 手足厥冷, 晬時脈還, 手足溫者, 生. 脈不還者死.

[註] 下利手足厥冷無脈者, 有陰無陽也. 雖用附子四逆輩, 恐陽不能急回, 宜急灸厥陰以通其陽. 若脈還·手足溫者生. 脈不還, 手足不溫反微喘者, 乃無氣以續之喘, 是陽氣上脫也, 故主死.

[集註] 方有執曰, 其喘必息短而聲不續, 乃陽氣衰絶也.

程知曰, 少陰下利, 厥逆無脈, 服白通湯, 脈暴出者死, 微續者生. 厥陰下利, 厥逆脈絶, 用灸法, 晬時脈還者生, 不還者死. 可見求陽氣者, 非泛然求之於無何有之鄕也, 必兩腎之中有幾微可續, 然後可借溫灸爲鸞膠耳!

傷寒發熱, 下利厥逆, 躁不得臥者, 死. 傷寒發熱, 下利至甚, 厥不止者, 死.

[註] 傷寒發熱下利而厥, 反煩躁不得臥者, 乃寒盛於中, 孤陽擾亂也. 或發熱下利至甚, 厥逆不止, 卽不煩躁, 亦爲表陽外散, 裏陽內脫, 故均死也.

[集註] 成無己曰, 傷寒發熱, 邪在表也. 下利厥逆, 陽氣虛也. 躁不臥, 病勝臟也, 故死. 『金匱要略』云, 六腑氣絶於外者, 手足寒. 五臟氣絶於內者, 下利不禁. 傷寒發熱, 爲邪獨甚, 下利至甚, 厥不止, 爲腑臟氣絶, 故死.

程知曰, 厥陰病, 但發熱卽不死, 以發熱則邪出於表, 而裏證自除. 若外發熱而內厥逆, 下利不止, 且至煩躁不解, 則發熱又爲陽氣外散之候, 而主死矣.

張璐曰, 躁不得臥, 腎中陽氣越絶之象也. 大抵下利而手足厥冷者, 皆爲危候, 以四肢爲諸陽之本故也. 加以發熱躁不得臥, 不但虛陽發露, 而眞陰亦已消盡無餘矣, 安得不死乎?

嘔而脈弱, 小便復利, 身有微熱, 見厥者, 難治, 四逆湯主之.

[註] 厥陰嘔而脈弱, 大便多利, 今小便復利, 雖身有微熱, 而又見厥冷, 是邪旣上逆, 而下焦虛寒不固, 爲陰進陽退之象, 故爲難治. 以四逆湯主之者, 急壯其陽也, 陽回則可望生矣.

[集註] 方有執曰, 脈弱雖似邪衰, 而小便復利, 則是裏屬虛寒也. 故曰, 見厥者難治. 以身之有微熱, 故雖厥猶可以四逆湯救其陽, 使之復也.

程知曰, 言嘔而厥者, 宜溫其下也. 嘔者, 邪氣上逆也. 脈弱小便利, 虛寒見於下也. 身有微熱, 當爲陽邪在表, 然見厥逆, 則爲陰盛於裏, 而微陽有不能自存之憂也.

汪琥曰, 按諸條厥利證, 皆大便利. 此條以嘔爲主病, 獨小便利而見厥, 前後不能臥鎖, 用四逆湯以附子散寒, 下逆氣, 助命門之火, 上以除嘔, 下以止小便, 外以回厥逆也.

乾嘔吐涎沫, 頭痛者, 吳茱萸湯主之.

[註] 太陰有吐食而無嘔也. 少陰有欲吐不吐, 欬而嘔也. 厥陰之厥而嘔, 嘔而吐蛔也. 今乾嘔者, 有聲無物之謂也. 吐涎沫者, 淸涎冷沫隨嘔而出也. 此由厥陰之寒, 上干於胃也. 三陽有頭痛, 必兼身熱, 至於太陰·少陰二經, 皆無頭痛. 惟厥陰與督脈會於巓, 故有頭痛而無身熱也. 此少陽不解, 傳入厥陰, 陰邪上逆, 故嘔而頭痛也. 以吳茱萸湯主之, 從厥陰本治也.

[集註] 程知曰, 此言嘔而頭痛者, 宜溫中而降逆也.

張錫駒曰, 嘔者, 有聲有物者也. 吐者, 吐出其物也. 故有乾嘔, 而無乾吐. 今乾嘔, 吐涎沫者, 涎沫隨嘔而吐出也.

嘔家有癰膿者, 不可治嘔, 膿盡自愈.

[註] 心煩而嘔者, 內熱之嘔也. 渴而飮水嘔者, 停水之嘔也. 今嘔而有膿者, 此必內有癰膿, 故曰, 不可治. 但俟嘔膿盡自愈也. 盖癰膿腐穢欲去而嘔, 故不當治. 若治其嘔, 反逆其機, 熱邪內壅, 阻其出路, 使無所泄, 必致他變, 故不可治嘔. 膿盡則熱隨膿去, 而嘔自止矣.

[集註] 汪琥曰, 肺胃成癰, 由風寒蘊於經絡, 邪鬱於肺, 或入胃腑, 變而爲熱, 熱甚則氣瘀血積而爲癰. 癰者, 壅也, 言熱毒壅聚而成膿也.

鄭重光曰, 邪熱上逆, 結爲內癰, 肺胃之癰是也.

厥陰中風, 脈微浮, 爲欲愈, 不浮爲未愈.

[註] 厥陰中風, 該傷寒而言也. 脈微, 厥陰脈也. 浮, 表陽脈也. 厥陰之病, 旣得陽浮之脈, 是其邪已還於表, 故爲欲愈也. 不浮則沈.

沈，裏陰脈也. 是其邪仍在於裏，故爲未愈也.

[集註] 成無己曰，脈浮，爲邪氣還表作汗之兆，故云，欲愈. 不浮則邪氣深入，正多變證，故云，未愈.

方有執曰， 風脈當浮， 以厥陰本微緩不浮，故微浮則邪見還表，爲欲愈也.

厥陰病欲解時，從丑至卯上.

[註] 丑·寅·卯三時，厥陰風木乘旺之時也. 正氣得其旺，則邪自退，故病解.

[集註] 方有執曰，厥陰之解，自寅卯而終. 少陽之解，自寅卯而始. 盖寅爲陽初動，陰尚强. 卯爲天地闢，陰陽分，所以二經同旺，其病之解，由此而終始也.

辨合病併病脈證并治篇

傷寒有六經之證，有六經之脈，證脈井然不雜，則可直指爲某經之病．若兩經·三經，陰陽混淆．不可以一經名者．或一經未罷又傳一經，二經·三經同病，不歸併一經者，則名曰合病．或二經·三經同病，其後歸併一經自病者，則名曰併病．論中所著合病·併病，雖單擧陽經，未及陰經，然陽經旣有合病·併病，則陰經亦必有之可知矣．如太陽病脈反沈，少陰病反發熱，是少陰·太陽合病也．陽明病脈遲，太陰病大實痛，是太陰·陽明合病也．少陽病脈細而厥，厥陰病嘔而發熱，是厥陰·少陽合病也．是雖無合病之名，而確有合病之實．且三陽皆有發熱證，三陰皆有下利證，如發熱而下利，是陰陽合病也．陰陽合病，若陽盛者屬陽經，則下利爲實熱，卽論中所謂太陽·陽明，陽明·少陽，太陽·少陽合病者是也．陰盛者屬陰經，則下利爲虛寒，卽論中所謂少陰下利反發熱不死，少陰下利淸穀，裏寒外熱，不惡寒而面赤者是也．盖陽與陽合，不合於陰，爲三陽合病，則不下利而自汗出，乃白虎湯證也．陰與陰合，不合於陽，爲三陰合病，則不發熱而吐利厥逆，乃四逆湯證也．誠以人之臟腑互根，陰陽相合，三陽旣有合併之病，則三陰亦有合併之病，不待言矣．

太陽與陽明合病者，必自下利，葛根湯主之．太陽與陽明合病，不下利，但嘔者，葛根加半夏湯主之．

[註] 一經未罷，又傳一經，二經·三經同病，而不歸併一經者，謂之合病．太陽與陽明合病者，謂太陽之發熱，惡寒無汗與陽明之煩熱不得眠等證，同時均病，表裏之氣，升降失常，故不下利，則上嘔也．治法祇須先解太陽之表，表解而陽明之裏自和矣．若利，則宜葛根湯，表而升之，利自可止．嘔則加半夏，表而降之，嘔自可除也．

[集註] 成無己曰，邪氣外盛，陽不主裏，則裏氣不和．裏氣下而不上者，但利而不嘔．裏氣上逆而不下者，但嘔而不利，故以葛根湯以散表邪，加半夏以下逆氣也．

葛根湯方

葛根 四兩 麻黃 去節. 三兩 桂枝 二兩 芍藥 二兩 甘草 炙. 二兩 生薑 切. 三兩 大棗 擘. 十二枚

右七味，㕮咀，以水一斗，先煮麻黃葛根，減二升，去沫，內諸藥，煮取三升，溫服一升，覆取微似汗，不須歠粥．餘如桂枝法將息及禁忌．

葛根加半夏湯方

於葛根湯內，加半夏半升，餘依葛根湯法．

[方解] 是方卽桂枝湯加麻黃·葛根也．麻黃佐桂枝，發太陽榮衛之汗．葛根君桂枝，解陽明肌表之邪．不曰桂枝湯加麻黃葛根，而以葛根命名者，其意重在陽明，以嘔利多屬陽明也．二陽表急，非溫服覆而取汗，其表未易解也．或嘔，或利，裏已失和，雖歠粥而胃亦不能輸精於皮毛，故不須歠粥也．

[集解] 柯琴曰，李杲定爲陽明經藥，潔古云，未入陽明者，不可便服．豈二子未讀仲景書耶？ 要之葛根·桂枝，俱是解肌和裏之劑，故有汗·無汗，下利·不下利，俱可用，與麻黃之專於發表者不同也．

汪琥曰，『外臺方議』問曰，經云下利不可發汗，發汗則脹滿．今此下利又發汗者何也？答曰，少陰病下利淸穀者，爲裏虛，若更發汗，則脾虛而脹. 今太陽病未罷, 或有頭痛·惡風寒等證, 尙在於表, 其脈尙帶浮, 便傳入陽明而有口渴·身熱等證, 又自下利, 必須此方發散太陽之表, 以中有葛根能除陽明之邪也. 故諸證但發熱, 兼有裏而脈浮者, 此方最善.

太陽與陽明合病, 喘而胸滿者, 不可下, 宜麻黃湯.

[註] 太陽陽明合病, 不利不嘔者, 是裏氣實不受邪也. 若喘而胸滿, 是表邪盛, 氣壅於胸肺間也. 邪在高分之表, 非結胸也, 故不可下, 以麻黃湯發表通肺, 喘滿自愈矣.

[集註] 喩昌曰, 兩經合病, 當用兩經之藥, 何得專用麻黃湯耶? 盖太陽·陽明兩邪相合, 邪攻其胃, 不嘔則利, 故用葛根湯. 今邪攻其肺, 所以喘而胸滿, 麻黃·杏仁者, 肺氣喘逆之專藥也.

魏荔彤曰, 二經合病, 獨見證於胸肺之間. 喘而作滿, 此正二經之表邪爲患, 不可誤認胸膈屬裏, 妄施攻下, 如大·小陷胸之類也.

太陽與少陽合病, 自下利者, 與黃芩湯. 若嘔者, 黃芩加半夏生薑湯主之.

[註] 太陽與少陽合病, 謂太陽發熱·惡寒, 與少陽寒熱往來等證並見也. 若表邪盛, 肢節煩疼, 則宜與柴胡桂枝湯, 兩解其表矣. 今裏熱盛而自下利, 則當與黃芩湯淸之, 以和其裏也. 若嘔者, 更加半夏·生薑, 是淸和之中兼降法也.

[集註] 程知曰, 言太陽·少陽合病下利, 宜用和法也. 曰太陽則尙有表證也. 然已見下利, 則入裏之熱已明, 故不解外而淸內. 成無己云, 太陽陽明合病, 下利爲在表, 當與葛根湯. 陽明少陽合病, 下利爲在裏, 可與承氣湯. 此太陽·少陽合病, 下利爲在半表半裏, 非汗下所宜, 故與黃芩·芍藥以和解之. 嘔者, 邪上逆也, 故加半夏·生薑以散逆氣.

汪琥曰, 太·少合病而至下利, 則在表之寒邪, 悉入而爲裏熱矣. 裏熱不實, 故與黃芩湯以淸裏熱, 使裏熱淸而在表之邪自和矣. 所以此條病, 不但太陽桂枝在所當禁, 幷少陽柴胡亦不須用也.

黃芩湯方

黃芩 三兩 甘草 炙. 二兩 芍藥 二兩 大棗 擘. 十二枚

右四味, 以水一斗, 煮取三升, 去滓, 溫服一升, 日再服, 夜一服.

黃芩加半夏生薑湯方

於黃芩湯方內, 加半夏半升, 生薑三兩, 餘依黃芩湯法.

[方解] 裏熱不和, 故自下利, 用黃芩淸熱, 甘草和中, 得芍藥·大棗其功倍焉, 熱淸裏和, 而利可止.

[集解] 柯琴云, 因熱不在半表, 故不用柴胡. 熱已入半裏, 故主黃芩加芍藥也. 非微弱胃虛, 不須人參. 若兼嘔者, 仍加半夏·生薑可也.

陽明·少陽合病, 必下利. 其脈不負者爲順也. 負者失也. 互相剋賊, 名爲負也. 脈滑而數者, 有宿食也. 當下之, 宜大承氣湯.

[註] 陽明屬土, 少陽屬木, 二經偏裏, 故合病必下利也. 陽明脈大, 少陽脈弦, 脈得大弦, 是爲本脈, 宜黃芩湯淸熱和土, 兼瀉木邪, 利自止矣. 若脈單大不弦, 則爲土不受邪, 其病易愈, 名爲順也. 單弦不大, 則爲木來剋土, 其病難治, 名爲負也. 今脈不大, 弦而滑數, 則知非木土爲害, 乃宿食爲病之熱利也, 故不用黃芩湯, 而以大承氣湯下之也. 太陽·陽明合病下利, 表證居多, 故以葛根湯發之. 陽明·少陽合病下利, 裏證居多, 故以大承氣湯攻之. 太陽·少陽合病下利, 半表半裏居多, 故以黃芩湯和之. 若非合病, 則桂枝湯·麻黃湯分主太陽之表, 五苓散·抵當湯分主太陽之裏. 葛

根湯主陽明之表，三承氣湯主陽明之裏．小柴胡湯主少陽之表，大柴胡湯主少陽之裏．是各有耑司也．

［集註］張兼善曰，凡合病皆下利，各從外證以別焉．夫太陽病，頭項痛，腰脊强．陽明病，目痛鼻乾，不得臥．少陽病，胸脇痛，耳聾．凡遇兩經病證齊見而下利者，曰合病也．然兩經但各見一二證便是，不必悉具．

林瀾曰，此節是三證在內，大承氣祗治得脈滑而數有宿食之證，非並治上兩證也．其脈不負者，雖下利而脈未至純弦也，不言治法．陶華謂嘗以小柴胡加葛根白芍治之，取效如拾芥是也．負者，脈純弦也．土敗但見鬼賊之脈，不必治矣．蓋雖同是陽明之合病，而有入經在腑之殊，安可以在經之際，槪歸之承氣乎?

三陽合病，脈浮大上關上，但欲眠睡，目合則汗．

［按］'浮大上'之'上'字，當是'弦'字，始合論中三陽合病之脈．若是'上'字，則經論中從無兩寸脈主三陽病之理．

［註］脈浮大弦，三陽合病之脈也．浮大弦皆見於關上，知三陽之熱邪，皆聚於陽明也．熱聚陽明，則當煩不得眠，今但欲眠睡，是熱盛神昏之昏睡也．昏睡自然目合，熱蒸則汗自出也．若施治得宜，使邪還於表而解，否則未可卜也，宜以柴胡·桂枝·白虎三湯，酌其所當，合而用之可也．

［集註］方有執曰，太陽脈浮，陽明脈大，關上乃少陽之部位，故曰，三陽合病．

魏荔彤曰，診其脈浮爲太陽，大爲陽明，其長上於關上，則弦可知矣．弦又爲少陽，是三陽之經同受邪，所以三陽之脈同見病．如此再諦之於證，但欲眠睡非少陰也，乃陽盛神昏之睡也．及目合則汗出，是陽勝爭於陰中之汗出也．

三陽合病，腹滿身重，難以轉側，口不仁，面垢，譫語，遺尿．發汗則譫語．下之則額上生汗，手足逆冷．若自汗出者，白虎湯主之．

［註］此承上條復詳其證，以明其治也．三陽合病者，太陽·陽明·少陽合而爲病也．必太陽之頭痛·發熱，陽明之惡熱·不眠，少陽之耳聾·寒熱等證皆具也．太陽主背，陽明主腹，少陽主側．今一身盡爲三陽熱邪所困，故身重難以轉側也．胃之竅出於口，熱邪上攻，故口不仁也．陽明主面，熱邪蒸越，故面垢也．熱結於裏則腹滿．熱盛於胃，故譫語也．熱迫膀胱則遺尿．熱蒸肌腠，故自汗也．證雖屬於三陽，而熱皆聚胃中，故當從陽明熱證主治也．若從太陽之表發汗，則津液愈竭，而胃熱愈深，必更增譫語．若從陽明之裏下之，則陰益傷而陽無依則散，故額汗肢冷也．要當審其未經汗下，而身熱自汗出者，始爲陽明的證，宜主以白虎湯，大淸胃熱，急救津液，以存其陰可也．

［集註］汪琥曰，或問白虎湯何以能解三陽之熱?答云，病至自汗出，則太少之邪總歸陽明矣，安得不從陽明而專治之耶?

鄭重光曰，三陽合病，表裏俱傷也．發汗偏攻太陽，則邪併於陽明而譫語益甚．攻下偏治陽明，則額上生汗，汗出不流，手足厥冷，必成亡陽之證．然則旣不宜於汗下，惟有白虎一湯，兩解陽明表裏之熱．若無自汗，表猶未解，尙不可用此條，當與暍證參治也．

二陽併病，太陽初得病時，發其汗，汗先出不徹，因轉屬陽明，續自微汗出·不惡寒．若太陽證不罷者，不可下，下之爲逆，如此可小發汗．設面色緣緣正赤者，陽氣怫鬱在表，當解之·熏之．若發汗不徹，不足言，陽氣怫鬱不得越，當汗不汗，其人躁煩，不知痛處，乍在腹中，乍在四肢，按之不可得，其人短氣，但坐，以汗出不徹故也，更發汗則愈．何以知汗出不徹?以脈澁故知也．

[按] '當解之'下'熏之'二字, 當是'以汗'二字, 始與上下文義相屬.

[註] 一經未罷, 又傳一經, 同病而後歸併一經自病者, 名曰併病. 二陽者, 太陽·陽明也. 太陽初得病時發汗, 汗出不徹, 未盡之邪, 因而轉屬陽明. 若續自微微汗出, 不惡寒反惡熱, 始爲陽明可下之證. 若不微微汗出, 而惡寒者, 則是太陽之表猶未罷, 不可下也, 下之爲逆矣. 如已經發汗, 尙有未盡之表, 宜仍與麻桂各半湯, 或桂枝二越婢一湯, 小小發汗, 以和其表, 自可解也. 緣緣, 接連不已也. 正赤, 不雜他色也, 謂滿面接連赤色不已也. 此由於汗出不徹, 故陽氣怫鬱不得宣越, 所以其人煩躁短氣, 脈澁, 不知痛處, 乍在腹中, 乍在四肢, 求之而不可得也. 是皆邪氣壅甚於經, 漫無出路, 但坐以汗出不徹之故耳. 當更用大靑龍湯或葛根湯, 發其汗則愈矣.

[按] 面赤一證, 勞損顴紅, 發於午後者, 骨蒸陰虛也. 格陽浮赤, 兼厥利脈微者, 陽虛也. 赤色深重, 潮熱便硬, 裏實也. 赤色淺淡, 惡寒無汗, 表實也. 短氣脈澁, 內因多氣血虛, 若外因短氣, 必氣麤, 是汗出不徹, 邪氣壅促胸中, 不能布息之短氣, 非過汗傷氣, 氣乏不足續息之短氣也. 外因脈澁必有力, 是汗出不徹, 邪氣壅滯, 榮衛不能流通之脈澁, 非過汗傷液, 液少不滋脈道之脈澁也.

[集註] 王肯堂曰, 因病太陽, 故當汗. 因病陽明, 故當小汗. 先字最有次第, 乃仲景之樞機也. 下之以大·小承氣, 汗之以麻黃等湯.

程應旄曰, 太陽既轉屬陽明, 宜從陽明治矣. 然恐轉遞之處, 表邪去尙未盡, 裏邪乘其未深, 兩邪相持, 而前後互見, 是曰併病. 縱使表少裏多, 終是帶表之陽明也. 太陽不應有腹痛, 以邪無出路, 意欲內攻, 故乍在仍不知其處.

林瀾曰, 汗不徹者, 脈必澁, 非再汗, 邪奚自去乎? 是知未汗則爲併病, 已汗卽爲轉屬陽明. 未汗則爲陽氣怫鬱在表, 已汗則爲汗出不徹. 汗不徹者, 必更汗之. 轉屬者, 必下除之. 未汗者, 可小發汗. 怫鬱者, 可解之以汗. 邪由不同, 爲病自不同, 故施治亦不同耳.

二陽併病, 太陽證罷, 但發潮熱, 手足漐漐汗出, 大便難而譫語者, 下之則愈, 宜大承氣湯.

[註] 二陽併病, 太陽·陽明同病也. 太陽證罷, 盡歸併於陽明, 所以但發潮熱, 手足漐漐汗出, 大便難而譫語也, 是皆陽明胃實之證, 故下之則愈, 宜大承氣湯.

[集註] 喩昌曰, 併病二條, 皆是太陽·陽明. 上條初入陽明, 太陽之邪未徹, 故仍宜汗之. 此條已入陽明, 太陽證罷, 而盡歸併陽明, 故宜下之.

程知曰, 併病者, 一經證多, 一經證少, 有歸併之勢也. 太陽證罷, 而歸併陽明, 但手足漐漐汗出, 是大便已硬也, 與大承氣湯以下胃熱可也.

太陽與少陽併病, 頭項强痛, 或眩冒, 時如結胸, 心下痞硬者, 當刺大椎, 第一間·肺兪·肝兪. 愼不可發汗, 發汗則譫語. 脈弦, 五六日譫語不止, 當刺期門.

[註] 太陽與少陽併病, 故見頭項强痛, 或眩冒, 時如結胸, 心下痞硬之證. 而曰或·曰時如者, 謂兩陽歸併未定之病狀也. 病狀未定, 不可以藥, 當刺肺兪, 以瀉太陽, 以太陽與肺通也. 當刺肝兪, 以瀉少陽, 以肝與膽合也. 故刺而俟之, 以待其機也. 苟不知此, 而以頭項强痛爲太陽之邪, 目眩胸滿爲少陽之邪, 發其汗, 兩陽之邪乘燥入胃, 則發譫語. 設脈長大, 則猶爲順, 可以下之, 今脈不大而弦, 五六日譫語不止, 是土病而見木脈也, 名曰負. 負者, 剋賊也. 愼不可下, 當刺期門, 以直瀉其肝可也.

[集註] 方有執曰, 併, 猶合也. 彼此相兼

合，而有輕重多寡之不同，謂之併．蓋少陽間隔陽明，去太陽遠，故但兼併也．

喩昌曰，少陽之脈，絡脇肋間，併入太陽之邪，則與結胸證似是而實非也．肝與膽合，刺肝兪所以瀉膽也．膀胱不與肺合，然肺主氣，刺肺兪以通其氣，斯膀胱之氣化行，而邪自不能留矣．發汗則譫語，與合病木盛剋土之意同，脈弦亦卽合病內少陽勝而陽明負之互詞，刺期門以瀉木邪之盛也．

林瀾曰，大椎卽百勞穴，一椎上陷中，主瀉胸中諸熱氣．第一間疑卽商陽，在手食指內側，主胸中氣滿，熱病汗不出．肝兪在九椎下，肺兪在三椎下，各去脊中二寸，二穴並主瀉五臟之熱．期門在乳根二肋端，主傷寒，胸中煩熱，過經汗不出．

太陽少陽併病，心下硬，頸項强而眩者，當刺大椎·肺兪·肝兪，愼勿下之．

［註］此承上條，戒不可下之義也．太陽·少陽併病，心下硬而眩者，少陽也．頸項强者，太陽也．當刺肺兪·肝兪，以瀉太陽·少陽之邪，愼不可下也．若以心下硬，而誤下之，必變逆候矣．

［集註］成無己曰，愼勿下之．攻少陽之邪，太陽之邪乘虛入裏，必作結胸．經曰，太陽·少陽併病，而反下之，成結胸．

程知曰，上言不可汗，此言不可下也．不可汗，恐其譫語．不可下，恐其結胸也．

程應旄曰，此併病心下硬居首，頸項强而眩次之，似尙可下，不知少陽三法有禁，祗可刺而愼勿下也．

汪琥曰，大椎一穴，實合太·少而齊瀉．諸家註皆不明用鍼之理，竟置大椎而不論，大誤之極．

太陽少陽併病，而反下之，成結胸，心下硬，下利不止，水漿不下，其人心煩．

［註］此承上條，而言誤下之變也．太陽·少陽併病，不刺肺兪·肝兪，而反下之，兩陽之邪，乘虛陷裏，則時如結胸，竟成結胸矣．心下硬，變爲下利不止，水漿不入矣．上不入而下常出，則中空無物，其人心煩忙亂，而變成壞證，雖有前條刺法，亦無所用矣．

［集註］程知曰，此二陽併病，誤下之變也．太陽表邪乘虛入裏，則爲結，心下硬．少陽半裏之邪，乘虛入裏，則爲下利不止，上下俱病，而陽明之居中者，遂至水漿不入，而心煩也．

喩昌曰，併病卽不誤用汗·下，已如結胸，心下痞硬矣，况又誤下乎？故比太陽一經，誤下之變殆有甚焉．其人心煩似不了之語，然經謂結胸證具，躁煩者死，意此亦謂其人心煩者死乎？

汪琥曰，太陽病在經者，不可下，少陽病，下亦在所當禁，故以下之爲反也．

御纂醫宗金鑑 卷十

辨差後勞復食復陰陽易病脈證并治篇

傷寒新愈，起居作勞，因而復病，謂之勞復．强食穀食，因而復病，謂之食復．男女交接，復而自病，謂之房勞復．男女交接，相易爲病，謂之陰陽易，謂男傳不病之女，女傳不病之男，有如交易也．盖因其人新差，餘邪伏於臟腑，未經悉解，故犯之輒復也．學者於臨證時，審其脈證而詳辨之，則施治自無誤矣．

大病差後，勞復者，枳實梔子豉湯主之．若有宿食者，加大黃，如博碁子五六枚．

［註］大病差後，謂傷寒病新差後也．勞復者，謂起居作勞復病，非房勞復也，宜枳實梔子豉湯主之．溫覆，令微似汗自愈，不取其涌者，以熱不在胸而在經也．若因過食復病者，謂之食復，以有宿食也，宜枳實梔子豉湯加大黃下之．

［集註］成無己曰，勞復則熱氣浮越，與枳實梔子豉湯以解之．食復則胃有宿積，加大黃以下之．

王肯堂曰，傷寒之邪自外入，勞復之邪自內發．

枳實梔子豉湯方

枳實 炙. 三枚　梔子 擘. 十四枚　豉 綿裹. 一升

右三味，以清漿水七升，空煮取四升，內枳實·梔子，煮取二升，下豉更煮五·六沸，去滓，溫分再服，覆令微似汗．

［方解］是方也，用清漿水七升，空煮至四升者，是欲水之熟而趨下，不欲上涌作吐也．下豉煮五六沸卽去滓者，取其淸腐之氣走表，易於取汗也．太陽用之以作吐，勞復用之以作汗．仲景用方之妙，藥品雖同，煎法各異，故施用不同也，於此可類推矣．

［集解］方有執曰，大邪初退，血氣新虛，起居作勞，復生餘熱，乃用苦寒以發其微汗者，以勞傷之復熱，與初病之實熱不同倫也．方中用清漿水七升，空煮至四升，全是欲水之熟而趨下，不至上涌作吐，與太陽中篇下後身熱取吐之法不同，所以覆令微似汗也．

傷寒差已後，更發熱，小柴胡湯主之．脈浮者，以汗解之，脈沈實者，以下解之．

［註］此承上條詳言證脈，以別其治也．傷寒差已後，更復發熱者，雖有勞復·食復之別，然須分或宜和·或宜汗·或宜下之不同．如脈浮有表，當以汗解者，用枳實梔子豉湯汗之．脈沈有裏者，當以下解者，用枳實梔子豉加大黃湯下之．若無表裏證，當和解之者，用小柴胡湯和之．對證施治，斯爲合法．

［集註］方有執曰，此示病後不謹調理，致復之大法．脈浮，有所重感者也．脈沈，飮食失節也．

魏荔彤曰，大病後不宜大汗，喩註謂用枳實梔豉湯以微汗是也．大病後不宜大下，喩註謂枳實梔豉湯加大黃以微下是也．然亦有不能盡該者，凡於汗下之中，留心其爲大病之後，庶治復病，而不礙於大病後也．

大病差後，從腰以下有水氣者，牡蠣澤瀉散主之．

［註］傷寒病差後，從腰以下腫者，是有水氣也，宜牡蠣澤瀉散，峻逐水氣．恐緩則水盛，必上犯陽部也．

［集註］成無己曰，大病差後，脾胃氣虛，不能制約腎水，水溢下焦，故腰以下爲腫也．『金

匱要略』云, 腰以下腫, 當利小便, 與牡蠣澤瀉散, 利小便而散水可也.

牡蠣澤瀉散方

牡蠣 熬 澤瀉 栝蔞根 蜀漆 暖水洗去腥 商陸根 熬 海藻 洗去鹹 苦葶藶 熬. 各等分

右七味, 異搗下篩爲散, 更入臼中治之. 白飮和服方寸匕, 日三服. 小便利, 止後服.

[方解] 水停於內, 外泛作腫, 腰以上者, 當汗之, 小靑龍·越婢是也. 腰以下者, 當利小便, 此方是也. 以牡蠣破水之堅, 澤瀉利水之蓄, 海藻散水之泛, 栝蔞根消水之腫, 又以蜀漆·苦葶藶·商陸根辛苦有毒之品, 直搗其巢, 峻逐水氣, 使從大·小二便而出. 然此方施之於形氣實者, 其腫可隨愈也, 若病後土虛, 不能制水, 腎虛不能行水, 則又當別論, 愼不可服也.

大病差後, 喜唾, 久不了了, 胸上有寒, 當以丸藥溫之, 宜理中丸.

[註] 大病差後, 喜唾, 久不了了者, 胃中虛寒, 不能運化津液, 聚而成唾, 故唾日久無已時也, 宜理中丸以溫補其胃, 自可已也.

[集註] 程知曰, 病後陽氣不足, 胃中虛寒, 不內津液, 故喜唾不了了. 前牡蠣澤瀉用散者, 欲其戀肺而下水也. 此理中用丸者, 欲其溫胃而收唾也.

喩昌曰, 身中津液, 因胃寒凝結而成濁唾, 久而不淸, 其人必消瘦索澤, 故不用湯藥蕩滌, 而用丸藥緩圖也.

張璐曰, 傷寒差後體虛, 每有遺熱, 故禁溫補, 卽間有素禀虛寒者, 祇宜理中丸調理, 未嘗輕用桂·附也.

傷寒解後, 虛羸少氣, 氣逆欲吐, 竹葉石膏湯主之.

[註] 傷寒解後, 虛羸, 寒傷形也. 少氣, 熱傷氣也, 氣逆欲吐, 餘邪挾飮犯胃也. 故宜竹葉石膏湯, 益虛淸熱, 以降逆氣也.

[集註] 方有執曰, 病後虛羸少氣, 脾胃未强, 飮食難化, 則痰飮易生, 飮停氣逆, 故欲吐也.

程知曰, 傷寒解後, 津液不足, 則虛羸. 餘熱不盡, 則傷氣. 與竹葉石膏湯, 以調胃而去虛熱. 盖前條是治病後虛寒, 此條是治病後虛熱也.

竹葉石膏湯方

竹葉 二把 石膏 一斤 半夏 洗. 半升 人參 二兩 甘草 炙. 二兩 粳米 半升 麥冬 去心

右七味, 以水一斗, 煮取六升, 去滓, 內粳米, 煮米熟湯成, 去米, 溫服一升, 日三服.

[方解] 是方也, 卽白虎湯去知母, 加人參·麥冬·半夏·竹葉也. 以大寒之劑, 易爲淸補之方, 此仲景白虎變方也. 經曰, 形不足者, 溫之以氣. 精不足者, 補之以味. 故用人參·粳米, 補形氣也. 佐竹葉·石膏, 淸胃熱也. 加麥冬生津. 半夏降逆, 更逐痰飮. 甘草補中, 且以調和諸藥也.

病人脈已解, 而日暮微煩, 以病新差, 人强與穀, 脾胃氣尙弱, 不能消穀, 故令微煩, 損穀則愈.

[註] 病人脈已解, 謂病脈悉解也. 惟日西微煩者, 以病新差, 强食穀蚤, 胃氣尙弱, 不能消穀, 故令微煩, 不須藥也, 損穀自愈.

[集註] 方有執曰, 强與穀, 謂强其進食也. 損者, 言當節減之也.

喩昌曰, 註家牽引日暮爲陽明之旺時, 故以損穀爲當小下. 不知此論差後之證, 非論六經轉陽明之證也. 日暮, 卽『內經』日西而陽氣已衰之意, 所以不能消穀也. 不可引前條宿食, 輕用大黃, 重傷脾胃也.

王鶴田曰, 此言差後强食, 而爲虛中之實證也. 病後起居坐臥, 俱宜聽其自然, 不可勉强, 强則非其所欲, 反逆其性而不安矣, 不特一食也.

傷寒, 陰陽易之爲病, 其人身體重, 少氣, 少腹裏急, 或引陰中拘攣, 熱上衝胸, 頭重不欲擧, 眼中生花, 膝脛拘急者, 燒裩散主之.

[註] 傷寒新愈之後, 男女不謹, 偶犯餘事, 發熱復病者, 謂之房勞復. 男以六味地黃湯主之, 女以四物湯主之, 隨證加減治之可也. 若犯餘事, 男病傳女, 女病傳男, 相易爲病, 謂之陰陽易. 其證身重少氣, 少腹急痛, 牽引陰中, 膝脛拘急, 或熱氣衝胸, 頭重不欲擧, 眼中生花等證, 皆餘毒乘虛傳易也, 當以燒裩散主之.

[集註] 王肯堂曰, 房勞復病, 謂新差之後, 或尙未愈, 而男婦相交接復病者, 若同陰陽易證, 則從陰陽易治. 亦有寒熱多汗, 頭重目眩, 腹中拘急, 百節解離, 經脈緩弱, 筋骨痿軟, 不能動移, 精髓空虛, 心神恍惚, 遷延歲月方死者, 宜當歸四逆湯. 厥者加附子, 寒者加吳茱萸·生薑以治之. 差後男女交合而病者, 若無陰陽易證, 而有表證, 則不可從陰陽易治, 當從房事後犯風寒治, 汗·吐·下法, 皆不可輕用. 卽有應汗·應吐之證, 汗則以補中益氣湯加麻·桂微汗之, 厥者加炮附子, 吐則以補中益氣湯加淡豆豉探吐之. 適可卽止, 總當識此爲新病之後也.

方有執曰, 傷寒, 包中風而言也. 易, 猶交易變易之易, 言大病新差, 血氣未復, 强合陰陽, 則二氣交感, 互相換易而爲病也. 身體重少氣, 眞元虧竭而困倦也. 少腹裏急, 或引陰中拘攣者, 所易之氣內攻也. 熱上衝胸, 頭不欲擧, 眼中生花者, 虛陽生熱而上蒸也. 膝脛拘急者, 脈亂而筋傷也. 裩襠近陰處, 陰陽二氣之所聚也. 男女易用, 物各歸本也.

喩昌曰, 病傷寒之人, 熱毒藏於氣血中者, 漸從表裏解散, 惟熱毒藏于於骨髓之中者, 無繇發泄. 故差後與不病之體交接, 男病傳不病之女, 女病傳不病之男, 所以名爲陰陽易, 卽交易之義也.

燒裩散方

婦人中裩近隱處, 取燒作灰.

右一味, 水服方寸匕, 日三服, 小便卽利, 陰頭微腫, 此爲愈矣. 婦人病, 取男子裩燒服.

[方解] 男女裩襠, 濁敗之物也. 燒灰用者, 取其通散, 亦同氣相求之義耳. 服後或汗出, 或小便利則愈. 陰頭微腫者, 是所易之毒從陰竅而出, 故腫也.

御纂醫宗金鑑 卷十一

辨壞病脈證并治篇

壞病者, 謂不當汗而汗, 不當吐而吐, 不當下而下, 卽當汗·吐·下而過甚, 或當汗·吐·下而失時, 皆爲施治失宜, 所以成壞病也. 凡三陰三陽, 若汗·若吐·若下, 若溫鍼·火熏·火熨·火灸·火劫等法, 致諸壞病者, 有汗後亡陽, 眩冒振惕, 魄汗不收. 有下後虛中, 結胸痞硬, 下利不止. 有吐後煩亂腹滿. 有溫鍼失血驚狂, 甚至陽毒斑狂, 陰躁欲死, 神昏譫語, 循衣摸床之類是也. 其論散見諸篇, 今合爲一集, 以便後學. 其中或有掛漏, 是在能三反者.

太陽病三日, 已發汗, 若吐·若下·若溫鍼仍不解者, 此爲壞病, 桂枝不中與也. 觀其脈證, 知犯何逆, 隨證治之.

[註] 太陽病三日, 邪在三陽時也. 若已經發汗, 若吐·若下·若溫鍼, 其法備施, 病仍不解者, 此爲壞病, 由施治失宜也. 此時卽有表證, 桂枝亦不中與, 當觀其脈證, 知所誤犯者何逆, 而隨證治之, 不可以成法拘也.

[集註] 方有執曰, 旣不可定以正名, 則亦難以出其正治, 故但示人以隨機應變之微旨, 一以貫之, 斯言盡之矣.

程知曰, 病在太陽, 治之不當, 卽成壞病, 故初治不可不愼. 桂枝不可與, 以桂枝證罷也, 若桂枝證仍在, 則不謂之壞病矣.

程應旄曰, 如汗後亡陽動經·渴躁譫語, 下後虛煩·結胸痞氣·吐後內煩腹脹滿, 溫鍼後吐衄驚狂之類, 紛紜錯出者, 俱是爲前治所壞, 後人切不得執成法以救逆. 所以前證雖屬桂枝, 若壞則桂枝亦不中與也. 觀其脈證, 知犯何逆, 隨證治之. 蓋欲反逆爲順也, 非從望·聞·問·切上, 探出前後根因, 無從隨證用法, 非頭痛醫頭之爲隨證治之也.

吳人駒曰, 不得拘三日爲表病而與桂枝, 當依現在之變壞者而爲救治.

本太陽病不解, 轉入少陽者, 脇下硬滿, 乾嘔, 不能食, 往來寒熱, 尙未吐下, 脈沈緊者, 與小柴胡湯. 若已吐·下·發汗·溫鍼, 譫語, 柴胡湯證罷, 此爲壞病. 知犯何逆, 以法治之.

[按] '脈沈緊', 當是'脈沈弦'. 若是沈緊, 是寒實在胸, 當吐之證也. 惟'脈沈弦', 始與上文之義相屬, 故可與小柴胡湯.

[註] 本太陽病不解, 而見脇下硬滿, 乾嘔不能食, 往來寒熱等證. 脈沈弦, 是邪轉入少陽也, 若未經吐下者, 當與小柴胡湯, 解其半表半裏之邪可也. 其已經吐下·發汗·溫鍼者, 則表裏俱虛, 更加譫語, 柴胡證罷, 此爲壞病, 卽小柴胡湯亦不中與也, 當審其所犯何逆, 隨證以法治之可也.

[集註] 成無己曰, 轉入少陽, 柴胡證也. 若已吐·下·發汗·溫鍼, 不惟犯少陽三禁, 更加溫鍼以迫劫之, 損耗津液, 胃中乾燥, 必發譫語. 柴胡證罷者, 謂無脇下硬滿, 乾嘔不能食, 往來寒熱等證也, 此爲壞病.

沈明宗曰, 太陽不解而傳少陽, 當與小柴胡和解, 乃爲定法. 反以吐下·發汗·溫鍼, 以犯少陽之戒, 而邪熱陷入陽明, 故發譫語, 已爲壞證. 要知譫語乃陽明受病, 卽當知犯陽明之逆而治之. 若無譫語, 而見他經壞證, 須憑證憑脈, 另以活法治之也.

太陽病中風, 以火劫發汗, 邪風被火熱, 血氣流溢, 失其常度. 兩陽相熏灼, 其身發

黃. 陽盛則欲衄, 陰虛則小便難. 陰陽俱虛竭, 身體則枯燥, 但頭汗出, 劑頸而還, 腹滿微喘, 口乾咽爛, 或不大便. 久則譫語, 甚者至噦, 手足躁擾, 撚衣摸床, 小便利者, 其人可治.

[註] 太陽病中風, 不以桂枝湯汗之, 而以火劫發汗, 故致生諸逆也. 風屬陽邪, 被火益熱, 故血氣流溢, 失其常度也. 以風火俱陽, 故曰兩陽熏灼. 熱蒸血瘀達於肌表, 故其身發黃也. 血爲熱迫, 故上逆欲衄. 陰虛液竭, 故小便難. 陰陽虛竭, 故身體枯燥. 陽熱熏灼, 陰液上越, 故頭汗出劑頸而還也. 熱傳太陰, 故腹滿口燥, 熱傳少陰, 故口乾咽爛, 熱壅於胸, 故肺燥微喘. 熱結於胃, 故不大便. 愈久則熱益深, 故噦逆譫語. 神明昏亂, 手足躁擾, 撚衣摸床之證見矣. 凡此諸壞證, 推求其源, 皆由邪火逆亂, 眞陰立亡, 多不可治. 然或小便利者, 則陰氣尙在, 故猶爲可治也, 可不愼之於始哉!

[集註] 成無己曰, 『內經』云, 諸脹腹大, 皆屬於熱. 腹滿微喘者, 熱氣內鬱也. 經云, 火氣內發, 上爲口乾咽爛者, 火熱上熏也. 熱氣上而不下, 則大便不硬, 若熱氣下入胃中, 消耗津液, 則大便硬, 故云, 或不大便, 久則胃中燥熱, 必發譫語. 經云, 病深者, 其聲噦, 火氣太甚, 正氣逆亂, 故噦. 經云, 四肢者, 諸陽之本也. 陽盛則動, 故手足躁擾, 撚衣摸床也. 小便利者, 是陰未竭, 猶可治也.

喩昌曰, 此證陽邪挾火, 擾亂陰分, 而亡其陰, 與前二條亡陽證, 天淵懸絶. 觀陽盛欲衄, 身體枯燥諸句, 則知此證宜急驅其陽, 以存一線之陰, 不得泥'陰陽俱虛竭'一語, 而補其陽·劫其陰也. 且頭汗爲陽邪上壅, 不下通於陰, 所以劑頸以下不能得汗. 設見衄血, 則邪從衄解, 頭間且無汗矣. 設有汗, 則邪從汗解, 又不衄矣. 後條火邪深入, 必圊血, 亦身體枯燥而不得汗. 設有汗, 便不圊血矣. 讀古人書, 全要會意, 豈有得汗仍衄血·圊血之理哉! 又曰, 仲景以小便利一端, 辨眞陰之亡與未亡最細. 盖水出高源, 小便利則津液不枯, 肺氣不絶可知也. 腎以膀胱爲腑, 小便利則膀胱之氣化行, 腎水未絶可知也.

程應旄曰, 已上諸證, 莫非邪火逆亂, 眞陰立亡之象. 推求其原, 一皆血氣流溢, 失其常度, 至於如此, 邪風被火熱之害, 可勝言哉! 此際, 欲治風而火勢沸騰, 欲治火而風邪壅遏, 何從治之? 惟利小便一法. 如猪苓湯類, 可以導熱滋乾, 使小便得利, 則太陽之邪亦從膀胱爲去路, 尙可治也. 倘利之而不利, 火無從出, 危矣.

太陽病, 醫發汗, 遂發熱惡寒. 因復下之, 心下痞. 表裏俱虛, 陰陽氣並竭, 無陽則陰獨, 復加燒鍼. 因胸煩, 面色靑黃, 膚瞤者, 難治. 今色微黃, 手足溫者, 易愈.

[註] 太陽表病, 醫過發汗, 已虛其表, 因復下之, 又虛其裏, 雖有未盡之表邪, 陷裏成痞, 但表裏俱虛, 陰陽並竭, 已成壞證矣. 況無陽則陰不生, 陰獨則陽不化, 而復加燒鍼, 火氣內攻, 陰陽皆病, 故胸滿而煩, 面色靑黃, 肌膚瞤動也. 見證如此錯雜, 故爲難治. 若面色微黃不靑, 手足不厥而溫, 則爲陰陽之氣未竭, 故曰易治也.

[集註] 方有執曰, 表以誤汗言, 裏以誤下言, 故曰俱虛. 陰指裏, 陽指表, 無陽謂陽竭也, 陰獨謂痞也. 靑黃, 脾受剋賊之色, 微黃, 土見回生之色. 手足溫, 陽氣回於四末也. 言旣經反覆之誤, 又見剋賊之色, 肌膚瞤動而不寧, 則脾家之眞陰敗, 爲難治也. 今則土見回生之色, 四末得溫, 胃家之陽復, 故爲易愈也.

傷寒脈浮, 自汗出, 小便數, 心煩, 微惡寒, 脚攣急, 反與桂枝湯, 欲攻其表, 此誤也. 得之便厥, 咽中乾, 煩燥, 吐逆者, 作

甘草乾薑湯與之，以復其陽. 若厥愈足溫者，更作芍藥甘草湯與之，其脚卽伸. 若胃氣不和，譫語者，少與調胃承氣湯. 若重發汗，復加燒鍼者，四逆湯主之.

［註］傷寒脈浮，自汗出，中風證也. 小便數，心煩，裏無熱之虛煩也. 微惡寒者，表陽虛不能禦也. 脚攣急者，表寒收引拘急也. 是當與桂枝增桂加附子湯，以溫經止汗，今反與桂枝湯攻發其表，此大誤也. 服後便厥者，陽因汗亡也. 咽乾者，陰因汗竭也. 煩燥者，陽失藏也. 吐逆者，陰拒格也. 故作甘草乾薑湯與之，以緩其陰，而復其陽. 若厥愈足溫，則是陽已復，宜更作芍藥甘草湯與之，以調其陰，而和其陽，則脚卽伸也. 若胃不和而譫語，知爲邪已轉屬陽明，當少少與調胃承氣湯，令其微溏，胃和自可愈也. 若重發汗者，謂不止誤服桂枝湯，而更誤服麻黃湯也. 或復加燒鍼劫取其汗，以致亡陽證具，則又非甘草乾薑湯所能治，故又當與四逆湯，以急救其陽也.

［集註］程應旄曰，脈浮自汗，雖似桂枝證，而頭項不痛，知陽神自歉於上部. 惡寒脚攣急，知陰邪更襲於下焦. 陽虛陰盛，而裏氣上逆，故有心煩證，裏陰攻及表陽，差訛祗在'煩'字上. 觀結句若重發汗，復加燒鍼者，四逆湯主之. 可見陰證不必眞直中也. 治之一誤，寒卽中於治法中矣.

問曰，證象陽旦，按法治之而增劇，厥逆，咽中乾，兩脛拘急而譫語. 師言夜半手足當溫，兩脚當伸. 後如師言. 何以知此? 答曰，寸口脈浮而大，浮爲風，大爲虛，風則生微熱，虛則兩脛攣，病形象桂枝，因加附子參其間，增桂令汗出，附子溫經，亡陽故也. 厥逆，咽中乾，煩躁，陽明內結，譫語煩亂，更飮甘草乾薑湯，夜半陽氣還，兩足當熱，脛尚微拘急，重與芍藥甘草湯，爾乃脛伸，以承氣湯微溏，則止其譫語，故知病可愈.

［註］此設問答，申明上條之義也. 桂枝證當用桂枝，値時令溫熱，或其人有熱，用陽旦湯，卽桂枝湯加黃芩也. 値時令寒冷，或其人有寒，用陰旦湯，卽桂枝湯加乾薑也. 證象陽旦，謂心煩似乎有熱也. 按法治之，謂按法用陽旦湯也. 盖心煩小便數，咽中乾，似乎陽旦，而不審脚攣急，微惡寒之證，是陰寒也，卽以陽旦湯攻其表誤也. 所以增劇，厥逆，咽中乾，兩脛拘急，譫語等壞證作也. 師言夜半手足當溫，兩脚當伸，如其言者何也? 答曰，診脈浮大，則爲風虛，非寒虛也，故此知用桂枝不足以治其寒，而加附子溫經. 卽有陽明內結，譫語煩亂等證，渾不爲意，且更與甘草乾薑湯，至夜半陽回足熱，脛尚微拘急，卽與芍藥甘草湯以和其陰，爾乃脛伸. 繼以承氣治其陽明內結，故微溏而譫語止，其病可愈矣. 是皆由於救之得法耳!

陽旦湯方 補

桂枝 三錢 芍藥 酒焙. 二錢 甘草 炙. 二錢 黃芩 酒炒. 三錢 生薑 三片 大棗 擘. 二枚

右水煎，去滓溫服，無時，日二三服. 本方加乾薑，名陰旦湯.

甘草乾薑湯方

甘草 炙. 四兩 乾薑 炮. 二兩

右二味，以水三升，煮取一升五合，去滓，分溫再服.

芍藥甘草湯方

芍藥 四兩 甘草 炙. 四兩

右二味，以水三升，煮取一升五合，去滓，分溫再服.

傷寒吐·下後，發汗，虛煩，脈甚微，八九日心下痞硬，脇下痛，氣上衝咽喉，眩冒，經脈動惕者，久而成痿.

［按］'八九日心下痞硬，脇下痛，氣上衝咽喉'三句，與上下文義不屬，必是錯簡．註家因此三句，皆蔓衍支離，牽强註釋．不知此證，總因汗出過多，大傷津液而成，當用補氣補血益筋壯骨之藥，經年始可愈也．

［註］傷寒吐下後，復發其汗，治失其宜矣，故令陽氣陰液兩虛也．陰液虛，故虛煩．陽氣虛，故脈微．陽氣微而不升，故目眩冒．陰液虛而不濡，故經脈動惕也．陽氣陰液虧損，久則百體失所滋養，故力乏筋軟而成痿矣．

傷寒六七日，大下後，寸脈沈而遲，手足厥逆，下部脈不至，咽喉不利，唾膿血，泄利不止者，爲難治，麻黃升麻湯主之．

［註］傷寒六七日，邪傳厥陰，厥熱勝復之時，醫不詳審陰陽，而大下之，致變中寒下竭之壞證．中寒故寸脈沈遲，手足厥逆．下竭故尺脈不至，泄利不止也．蓋未下之前，陽經尚伏表熱，大下之後，則其熱乘虛下陷，內犯厥陰．厥陰經循喉嚨，貫膈注肺，故咽喉不利，唾膿血也．此爲陰陽錯雜，表裏混淆之證，若溫其下，恐助上熱．欲淸其上，愈益中寒．仲景故以此湯主之，正示人以陰陽錯雜爲難治，當於表裏上下求治法也．蓋下寒上熱，固爲難溫，裏寒無汗，還宜解表，故用麻黃升麻湯，以解表和裏，淸上溫下，隨證治之也．

［集註］程知曰，言厥逆有因於誤下致變者也．凡傷寒熱熾者，其陰必虛，六七日雖當傳裏之時，設表證仍在而大下之，則陰傷而陽亦陷．寸脈沈遲，手足厥冷，下利不止，傷其陽而氣內陷也．下部脈不至，咽喉不利吐膿血，傷其陰而熱內逼也．一下之誤，旣傷其陽，復傷其陰，故難治．與麻黃升麻湯，以升陽調下，淸熱滋陰．蓋傳經熱邪，從外入於內者，仍當從內出於外也，故曰，汗出愈．

喩昌曰，寸脈沈而遲，明是陽去入陰之故，非陽氣衰微可擬．故雖手足厥冷，下部脈不至，泄利不止，其不得爲純陰無陽可知．況咽喉不利，唾膿血，又陽邪搏陰上逆之徵驗，所以仲景特於陰中提出其陽，得汗出而錯雜之邪盡解矣．

麻黃升麻湯方

麻黃 去節．二兩半 升麻 一兩一分 當歸 一兩一分 知母 十八銖 黃芩 十八銖 萎蕤 十八銖 石膏 碎綿裹．六銖 白朮 六銖 乾薑 六銖 芍藥 六銖 天冬 去心．六銖 桂枝 六銖 茯苓 六銖 甘草 炙．六銖

右十四味，以水一斗，先煮麻黃一二沸，去上沫，內諸藥，煮取三升，去滓，分溫三服，相去如炊三升米頃，令盡．汗出愈．

［方解］下寒上熱若無表證，當以黃連湯爲法，今有表證，故復立此方，以示隨證消息之治也．升麻·萎蕤·黃芩·石膏·知母·天冬乃升舉走上淸熱之品，用以避下寒，且以滋上也．麻黃·桂枝·乾薑·當歸·白芍·白朮·茯苓·甘草，乃辛甘走外溫散之品，用以遠上熱，且以和內也．分溫三服令盡，汗出愈，其意在緩而正不傷，徹邪而盡除也．脈雖寸脈沈遲，尺脈不至，證雖手足厥逆·下利不止，究之原非純陰寒邪，故兼咽喉痛·唾膿血之證，是寒熱混淆陰陽錯雜之病，皆因大下奪中所變，故仲景用此湯，以去邪爲主，邪去而正自安也．

傷寒八九日，下之，胸滿煩驚，小便不利，譫語，一身盡重，不可轉側者，柴胡加龍骨牡蠣湯主之．

［註］傷寒八九日，邪不解，表不盡，不可下也．若下之，其邪乘虛內陷．在上者，輕則胸滿，重則結胸．胸滿者，熱入於胸，氣壅塞也．在中者，輕則煩驚，重則昏狂．煩驚譫語者，熱乘於心，神不寧也．在下者，輕則小便不利，重則少腹滿痛．小便不利者，熱客下焦，水道阻也．邪壅三焦，則榮衛不行，水無去路，則外滲肌體，故一身盡重，不可轉側也．以柴胡

加龍骨牡蠣湯主之, 其大意在和解鎭固, 攻補兼施也.

[按] 此條乃陽經濕熱之身重, 若以爲津亡血澁, 陽氣不能宣布, 陰經濕寒之身重則誤矣. 寒濕身重, 用眞武湯, 桂枝附子湯, 以不渴裏無熱也. 熱濕身重, 用白虎湯, 柴胡加龍骨牡蠣湯, 以譫煩胃有熱也. 其風濕, 風溫身重, 亦不外乎兼寒兼熱, 故此湯中用芩·半·大黃爲佐也.

[集註] 方有執曰, 胸滿者, 下後裏虛, 外熱入裏, 挾飮上搏於膈, 所以煩也. 驚傷心, 心藏神而居膈, 正虛邪勝所以不寧. 一身盡重, 不可轉側者, 傷寒本一身疼痛, 亡津液而血澁不利, 故變爲沈滯而重甚也.

程知曰, 下而心煩腹滿, 治以梔·朴, 爲邪入腹也. 下而胸滿煩驚, 治以龍·牡, 爲邪入心也. 因火劫而致煩驚, 治以桂枝龍牡, 挽心陽之外越也. 因下而致煩驚, 治以柴胡龍骨牡蠣, 解心陽之內塞也. 大·小陷胸, 以高下緩急別之. 諸瀉心湯, 以寒熱虛實辨之. 半·芩治痰, 芩·連降逆, 梔·豉涌虛煩, 參·附回陽虛. 下後大法, 備於斯矣.

喩昌曰, 八九日過經乃下之, 可謂愼矣! 孰知外邪未盡, 乘虛而陷, 邪方在表裏, 其患已及於神明, 於此而補天浴日, 豈復易易.

張璐曰, 此系少陽之裏證, 諸家註作心經病, 誤也. 盖少陽有三禁, 不可妄犯. 雖八九日過經, 下之尙且邪氣內犯, 胃土受傷, 膽木失榮, 痰聚膈上, 有如是之變, 故主以小柴胡和解內外, 逐飮通津, 加龍骨·牡蠣, 以鎭肝膽之驚也.

柴胡加龍骨牡蠣湯方

柴胡 四兩 半夏 洗. 二合 龍骨 一兩半 人參 一兩半 大黃 二兩 牡蠣 一兩半 茯苓 一兩半 鉛丹 一兩半 桂枝 一兩半 生薑 一兩半 大棗 擘. 二枚

右十一味, 以水八升, 煮取四升, 內大黃切如棋子, 更煮一二沸, 去滓, 溫服一升.

[方解] 是證也, 爲陰陽錯雜之邪. 是方也, 亦攻補錯雜之藥. 柴·桂解未盡之表邪, 大黃攻已陷之裏熱, 人參·薑·棗補虛而和胃, 茯苓·半夏利水而降逆, 龍骨·牡蠣·鉛丹之澁重, 鎭驚收心而安神明, 斯爲以錯雜之藥, 而治錯雜之病也.

汗家重發汗, 必恍惚心亂, 小便已, 陰痛, 與禹餘糧丸.

[按] 禹餘糧丸爲澁痢之藥, 與此證不合. '與禹餘糧丸'五字, 衍文也.

[註] 汗家, 謂平素好出汗之人也. 重發汗, 謂大發汗也. 心主血, 汗乃心之液, 重發其汗, 血液大傷, 心失所恃, 故神情恍惚, 心志不寧也. 液竭於下, 宗筋失陽, 故小便已陰莖疼也.

[集註] 方有執曰, 心主血而藏神, 汗多則血虛而舍空. 恍惚心亂者, 以舍空神紛散也. 陰, 宗筋也. 痛者, 液竭而失其所榮養也.

程應旄曰, 心主血, 汗者心之液, 平素多汗之家, 心虛血少可知. 重發其汗, 遂至心失所養, 神恍惚而多忡憧之象, 此之謂亂. 小腸與心爲表裏, 心液虛而小腸之水亦竭, 故小便已而陰疼也.

衄家不可發汗, 汗出必額上陷脈緊急, 目直視, 不能眴, 不得眠.

[註] 衄家者, 該吐血而言也. 謂凡衄血·吐血之人, 陰氣暴亡, 若再發其汗, 汗出液竭, 諸脈失養, 則額角上陷中之脈, 爲熱所灼, 故緊且急也. 目直視, 目瞪不轉睛也. 不能眴, 目睫不合也. 亦皆由熱灼其脈引縮使然. 不得眠者, 陽氣不能行於陰也. 凡此所見之病, 皆陽盛陰微之危證. 誰謂衄家可輕發其汗耶!

[集註] 喩昌曰, 目得血而能視, 汗爲血液, 衄血之人淸陽之氣素傷, 更發其汗, 則額上必陷, 乃上焦枯竭之應也. 諸脈皆屬於目筋, 脈緊急, 則目上瞪而不能合, 目不合, 則不得

眠也. 傷寒發煩目瞑者, 必衄, 宜麻黃湯發其汗. 此言素常失血之人, 戒發其汗, 以重虛其虛故也.

亡血家不可發汗, 發汗則寒慄而振.

[註] 凡失血之後, 血氣未復, 爲亡血虛家, 皆不可發汗也. 蓋失血之初, 固屬陽熱, 然亡血之後, 熱隨血去, 熱固消矣, 而氣隨血亡, 陽亦危矣. 若再發汗, 則陽氣衰微, 力不能支, 故身寒噤慄, 振振聳動, 所必然也. 蓋發陰虛之汗, 汗出則亡陰, 卽發暴吐衄血之汗也, 故見不能眴·不得眠亡陰等病也. 發陽虛之汗, 汗出則亡陽, 卽發亡血虛家之汗也, 故見寒慄而振·亡陽等病也.

[集註] 方有執曰, 亡血陰已虛矣, 發汗復亡其陽, 故寒慄而振也.

程應旄曰, 亡血陰虛, 陽已失依, 若發其汗, 陽從外脫, 故寒慄而振, 是爲陰陽兩竭. 凡遇當汗證, 便當顧慮陰經之榮血, 有如此者.

魏荔彤曰, 與其汗出亡陽方救陽, 何如汗未出先救陰以維陽, 不令汗出亡陽之爲愈也.

咽喉乾燥者, 不可發汗.

[註] 咽喉乾燥, 津液不足也, 更發其汗, 則津液益枯, 故戒. 人雖有可汗之證, 亦不可發汗也.

[集註] 方有執曰, 咽喉乾燥, 津液素虧, 本於腎水不足, 蓋少陰之脈循喉嚨也, 發汗則津液愈亡.

程應旄曰, 凡遇可汗之證, 必當顧慮上焦之津液, 又有如此者.

張璐曰, 此條與咽中閉塞, 似同實異. 此戒發汗以奪陽明之津, 彼戒發汗以奪少陰之血也.

淋家不可發汗, 發汗則便血.

[註] 淋家者, 濕熱蓄於膀胱, 水道澁痛之病也. 若發其汗, 濕隨汗去, 熱必獨留, 水腑告匱, 迫其本經之血, 從小便而出矣.

[集註] 程知曰, 膀胱裏熱則淋, 更發其汗則膀胱愈燥, 而小便血矣.

瘡家雖身疼痛, 不可發汗, 發汗則痓.

[註] 瘡家初起毒熱未成, 法當汗散, 已經潰後, 血氣被傷, 雖有身痛應汗表證, 亦不可發汗. 恐汗出榮衛愈虛, 外風乘襲, 卽不受外風, 筋失液養, 亦必致項强反張, 而成痓病也.

[集註] 喩昌曰, 身疼痛爲寒傷榮之證, 本當發汗, 瘡瘍之人, 肌表素虛, 榮血暗耗, 更發其汗, 則外風襲虛, 內血不榮, 必致頸項强, 身反張而成痓. 亦膀胱之病也.

太陽傷寒者, 加溫鍼必驚也. 燒鍼令其汗, 鍼處被寒, 核起而赤者, 必發奔豚. 氣從少腹上衝心者, 先灸核上各一壯, 與桂枝加桂湯, 更加桂.

[註] 太陽傷寒, 加溫鍼必驚者, 謂病傷寒之人, 卒然加以溫鍼, 其心畏而必驚也, 非溫鍼之後, 必生驚病也. 燒鍼卽溫鍼也, 燒鍼取汗, 亦是汗法, 但鍼處宜當避寒. 若不謹愼, 外被寒襲, 火鬱脈中, 血不流行, 必結腫核赤起矣. 且溫鍼之火, 發爲赤核, 又被寒侵, 故不但不解, 反召陰邪. 蓋加鍼之時, 心旣被驚, 所以腎陰乘心之虛, 上凌心陽而發奔豚也. 奔豚者, 腎陰邪也, 其狀氣從少腹上衝於心也. 先灸核上各一壯者, 外去寒邪. 繼與桂枝加桂湯. 更加桂者, 內伐腎邪也.

桂枝加桂湯方

於桂枝湯方內, 更加桂二兩, 成五兩, 餘依桂枝湯法.

[集解] 徐彬曰, 此乃太陽風邪, 因燒鍼令汗, 復感於寒, 邪從太陽之腑膀胱襲入相合之腎臟, 而作奔豚. 故仍從太陽之例, 用桂枝全方. 倍加桂者, 以內瀉陰氣, 兼驅外邪也.

太陽病, 以火熏之, 不得汗, 其人必躁. 到經不解, 必圊血, 名爲火邪.

［註］火熏，古劫汗法也，即今火炕溫覆取汗之法．太陽病，以火熏之不得汗，其人必內熱躁甚，陰液愈傷，陽不得陰，無從化汗，故反致不解也．其火襲入陰中，傷其陰絡，迫血下行，故必圊血也．命名火邪，示人以當治火邪，不必治圊血也．

［集註］方有執曰，躁，手足疾動也．到，猶言反也，謂徒躁擾而反不得解也．汗爲血之液，血得熱則行，火性大熱，旣不得汗，則血必橫溢，所以必圊血也．

程應旄曰，太陽病以火熏之，取汗竟不得汗，其液之素少可知．盖陽不得陰，則無從化汗也．陰虛被火，熱無從出，故其人躁擾不寧也．

脈浮熱甚，反灸之，此爲實．實以虛治，因火而動，故咽燥而吐血．

［註］脈浮熱甚，實熱在表也，無灸之之理，而反灸之，此爲實實，謂其誤以實爲虛也．故熱因火動，其勢炎炎，致咽燥而吐血必矣．盖上條火傷陰分，迫血下行，故令圊血．此條火傷陰分，迫血上行，故吐血也．

［集註］程應旄曰，表實有熱，誤認虛寒，而用灸法，熱無從泄，因火而動，自然內攻．邪束於外，火攻於內，肺金被傷，故咽燥而吐血．

汪琥曰，表有風熱而反灸，是以實作虛治也．

微數之脈，甚不可灸．因火爲邪，則爲煩逆，追虛逐實．血散脈中，火氣雖微，內攻有力，焦骨傷筋，血難復也．

［註］微數之脈，乃陰虛血少之證，斷不可灸．若誤灸之，艾火內攻，爲煩爲逆．煩者，陰爲陽擾也．逆者，追虛逐實也．陰本虛，而加以火則愈虛，是爲追虛．陽本實，而加以火則愈實，是爲逐實．然血已耗散，脈中艾火之氣雖微，而內攻有力矣．故致焦骨傷筋，血難復也．

［集註］喻昌曰，脈微而數，陰虛多熱之徵也．此而灸之，則虛者愈虛，熱者愈熱，不致傷殘不止矣．

程應旄曰，若血少陰虛之人，脈見微數，尤不可灸，以血主濡之，主潤筋骨也．若失其所濡，則火之所至，其骨必焦，其筋必損，內傷其陰，未有不流散於經脈者也．

榮氣微者，加燒鍼，則血留不行，更發熱而躁煩也．

［註］榮氣微者，榮血虛微也．榮血旣已虛微，若誤加燒鍼，則榮血涸留而無所行也．豈止焦骨傷筋而已哉! 所以更發熱而躁煩也．

［集註］程知曰，言榮微忌燒鍼也．陰虛則內熱，若加燒鍼以助陽，則兩熱相合，而榮血不行，必更外發熱而內煩躁也．

唐不巖曰，其始也雖微流，燒鍼以逼之也．其旣也留而不行，燒鍼以竭之也．

張璐曰，火爲陽邪，必傷陰血，治此者，當以救陰爲主．

脈浮，宜以汗解．用火灸之，邪無從出，因火而盛，病從腰以下，必重而痺，名火逆也．

［註］脈浮表邪，宜以汗解．誤用火灸，傷其血液，不能作汗，反令表邪無所從出，以致邪因火盛，外不焦骨傷筋，內不吐衄·圊血，而病腰以下重痺者，必其人素有濕邪在下，故從濕化也．重者，着也，重着不移也．然不以痺名者，以非風寒濕之痺，乃因火逆不相交通，故名火逆也．

［集註］方有執曰，痺，濕病也．因火逆治火邪夾陽邪而上逆，陽不下通，陰不用事，化不行而水不得泄，故濕著下體而重痺也．

程應旄曰，脈浮在表，汗解爲宜矣．因火灸之，不能得汗，則邪無出路，因火而盛，即不焦骨傷筋，而火阻其邪，陰氣漸竭，下焦乃榮血所治，榮氣竭而不運，必重着而爲痺．名曰火逆，示人欲治其痺，宜先治其火也．

形作傷寒，其脈不弦緊而弱，弱者必渴，被火者必譫語．弱者，發熱．脈浮，解之，當汗出愈．

［按］三'弱'字，當俱是'數'字，若是'弱'字，熱從何有？不但文義不屬，且論中並無此說．

［註］形作傷寒者，言其病形作傷寒之狀也．但其脈不弦緊而數，數者熱也．脈浮數，熱在表，太陽證也．沈數，熱在裏，陽明證也．數脈爲熱，熱入陽明，故必口渴．若被火刦，其熱更甚，故必譫語．脈數之病，雖皆發熱，然其施治不無別焉．若脈浮數發熱，解之當以汗，汗出可愈，宜大青龍湯．脈沈數發熱，解之當以下，下之可愈，宜調胃承氣湯．若脈數無表裏證，惟發熱而渴·譫語者，不可汗下，宜白虎湯·黃連解毒湯，淸之可也．

傷寒脈浮，醫以火逼刦之，亡陽，必驚狂，起臥不安者，桂枝去芍藥加蜀漆龍骨牡蠣救逆湯主之．

［註］傷寒脈浮，醫不用麻·桂之藥，而以火刦取汗．汗過亡陽，故見驚狂，起臥不安之證，盖由火刦之誤．熱氣從心，且大脫津液，神明失倚也．然不用附子四逆輩者，以其爲火刦亡陽也．宜以桂枝湯去芍藥加蜀漆龍骨牡蠣救逆湯主之．去芍藥者，恐其陰性遲滯，兼制桂枝不能迅走其外，反失救急之旨．況旣加龍·蠣之固脫，亦不須芍藥之酸收也．蜀漆氣寒味苦，寒能勝熱，苦能降逆，火邪錯逆，在所必需也．

［集註］喩昌曰，篇中誤服大青龍湯，厥逆，筋惕肉瞤，而亡陽者，乃汗多所致，故用眞武湯救之．此以火迫劫而亡陽者，乃方寸元陽之神，被火迫刦而飛騰散亂，故驚狂起臥不安．有如此者，少緩須臾，神丹莫挽矣，故以此湯救之．盖陽神散亂，當求之於陽，桂枝湯陽藥也，然必去芍藥之陰斂，始得疾趨以達於陽位．更加蜀漆者，緣蜀漆之性最急，又加龍骨·牡蠣，有形之骨屬，爲之舟楫，以載神而返其宅也．

桂枝去芍藥加蜀漆龍骨牡蠣救逆湯方

桂枝 三兩 甘草 炙．二兩 生薑 切．三兩 牡蠣 熬．五兩 龍骨 四兩 大棗 擘．十二枚 蜀漆 洗去脚．三兩

右爲末，以水一斗二升，先煮蜀漆，減二升，內諸藥，煮取三升，去滓，溫服．

火逆下之，因燒鍼煩躁者，桂枝甘草龍骨牡蠣湯主之．

［註］火逆者，謂凡火刦取汗致逆者也．此火逆因火鍼也．燒鍼刦汗，而復下之，火逆之邪，雖因下減，而煩躁一證獨不除者，盖因汗下，大傷津液而然也．故用桂枝，甘草以救表，龍骨，牡蠣以固中，不治煩躁而煩躁自愈也．

［集註］喩昌曰，此證誤而又誤，雖無驚狂等變，然煩躁則外邪未盡之候，亦眞陽欲亡之機也．

程應旄曰，火逆下之，裏氣虛矣，不治其虛，更加燒鍼，自致亡陽，但見煩躁證，而不盡如前條之驚狂起臥不安者，由熱勢之緩急有殊，故前方之加減稍異，總不容煩躁之以假亂眞也．

桂枝甘草龍骨牡蠣湯方

桂枝 一兩 甘草 炙．二兩 龍骨 二兩 牡蠣 熬．二兩

右四味，爲末，以水五升，煮取二升半，去滓，溫服八合，日三服．

［集解］汪琥曰，此方卽桂枝去芍藥，加蜀漆龍骨牡蠣救逆湯，制小其劑而用之也．火邪迫內，則生煩躁，雖煩躁似帶表邪，不宜散以桂枝之辛熱，而火逆旣經下之，則陰血受傷，較之救逆湯，似當增芍藥也．

御纂醫宗金鑑 卷十二

辨溫病脈證幷治篇

『內經』言，熱病皆傷寒之類也．非謂類乎傷寒，乃謂與傷寒同乎一類之病也．蓋傷寒因傷時令之寒而得名也，溫病·熱病，亦隨時而易其名耳！經曰，冬傷於寒，則爲病熱．此卽時而病者也．經曰，冬傷於寒，春必病溫．此過時而病者也．經曰，凡病傷寒而成溫者，先夏至爲病溫，後夏至爲病暑．暑卽熱之謂也．此隨時而病者也．是則秋分已前，皆得以熱病名之．秋分已後，皆得以傷寒名之矣．此軒岐·仲景立傷寒·溫病·熱病之名義也．經又云，藏於精者，春不病溫．此明過時不病之原也．經曰，冬不藏精，春必病溫．此明過時必病之故也．於此可知傷寒爲病，不在精之藏與不藏，而但有觸犯卽得爲病．非若溫病·熱病，藏精則不病，不藏精則必病也．但能藏精者，縱偶感於邪，或溫或暑，其病自輕．不藏精者，雖微感其邪，或溫或暑，其病必重．差爲稍異耳！若專以冬不藏精，毫無外感，爲少陰本病，熱從內生，則悖仲景溫病之旨矣．仲景論中，但言太陽初病，發熱而渴，不惡寒者爲溫病．辨其非傷寒，非謂太陽之寒，不由表入，竟從少陰之熱內生爲病也．經又曰，風溫爲病，脈陰陽俱浮是．明指溫病之發，因感春風，輒動內熱而始發，所以陰陽脈俱浮也．蓋以溫病·風溫與熱病論，互發其義．但熱病一論，經已昭然，若復立論，未免贅疣，非仲景詳於傷寒，而略於溫證也．今將伏氣·溫病·風溫合爲一篇，其溫熱治法，同於六經，讀者再細玩『素問·熱病論』及『刺熱』·『評熱』諸論，與是論互相參考，自有得焉．

師曰，伏氣之病，以意候之．今月之內，欲有伏氣．假令舊有伏氣，當須脈之．若脈微弱者，當喉中痛，似傷，非喉痺也．病人云，實咽中痛．雖爾，今復欲下利．

［註］四時令氣，正氣也．非時之氣，邪氣也．正氣之中人也淺，感之甚者卽病，微者藏在肌膚，不卽爲病，壯實之人可以自已．邪氣之中人也深，感之雖微，亦卽爲病，甚則直入於臟不能自已，虛者死焉．此篇所謂伏氣之病，卽四時令氣正病，非四時不正之邪與非常異氣之疫邪也．所爲伏氣者，如感冬令之風寒，其重者，傷於榮衛，卽時而發者，名爲中風·傷寒是也．其感之輕者，伏藏於肌膚，過時而發，名爲溫病是也．故時氣·伏氣之爲病，二者不可不辨焉．春三月名曰發陳，是伏氣欲發之月也．假令舊有伏氣之人，乘冬不藏精之隙而病者，當須以脈識之．今月之內，初病傷寒·溫病者，脈若微弱，是少陰脈也，若喉中痛，是少陰證也．然其痛必緩，非若外感時氣之喉痺腫傷暴痛也．今旣云實咽中痛，而脈又微弱，故知爲少陰伏氣內發之陰火也．雖爾咽痛，恐復欲下利，不可以時氣外感陽火之喉痺治之也．

［集註］張錫駒曰，此條言伏氣之病，由內而出，非若時行卒病，由外而至也．

太陽病，發熱而渴，不惡寒者，爲溫病．發汗已，身灼熱者，名風溫．風溫爲病，脈陰陽俱浮，自汗出，身重多眠睡，鼻息必鼾，語言難出．若被下者，小便不利，直視失溲．若被火者，微發黃色，劇則如驚癎，時瘈瘲．若火熏之，一逆尚引日，再逆促命期．

［註］發熱不渴，惡寒者，太陽證也．發熱而渴，不惡寒者，陽明證也．今太陽病始得之，

不俟寒邪變熱, 轉屬陽明, 而卽熱渴不惡寒者, 知非太陽傷寒, 乃太陽溫病也. 由於膏粱之人冬不藏精, 辛苦之人冬傷於寒, 內陰已虧, 外陽被鬱, 周身經絡, 早成溫化, 所以至春, 一遇外邪, 卽從內應. 感寒邪者, 則無汗, 名曰溫病, 當以河間法用水解散, 審其表裏以解之. 水解散, 卽天水六一散·防風通聖之合劑也. 感風邪者, 則有汗, 名曰風溫, 當以水解散減麻黃, 加桂枝, 倍石膏, 令微似汗以和之. 若大發其汗, 則益助蘊熱, 必令身熱如火灼也. 盖風溫爲病, 乃風邪外盛於表, 故陰陽六脈俱浮. 熱邪內壅於胸, 故多眠睡, 鼻息鼾也. 風邪傷衛, 表氣不固, 故自汗出. 壯熱傷氣, 故身重倦, 聲微語難出也. 若被下者, 則愈奪陰液, 故水泉竭而小便不利也. 太陽腑氣將絶, 故目直視也. 少陰臟氣不固, 故遺失溲也. 若被火者, 則以火益火而陽氣熏灼, 將欲發黃, 故微發黃也. 劇者熱極生風, 故如驚癇時瘈瘲也. 微黃, 病深色漸加黑, 故若火熏之也. 溫病·熱病不惡寒者, 表熱也. 口渴引飲者, 裏熱也. 表熱無寒, 故不宜汗. 裏熱無實, 故不宜下. 表裏俱熱, 尤不宜火. 曰一逆者, 若汗·若下·若火也. 再逆者, 汗而復下, 下而復火也. 一逆已令陰竭, 尙可延引時日. 再逆則陰立亡, 故曰促命期也. 傷寒者, 傷冬月之正寒也. 溫病·熱病者, 傷三時之暴寒也. 非時暴寒乃異氣也, 以其兼令氣而爲病也, 故春兼風溫, 卽以風溫名之. 夏兼暑熱, 卽以暑熱名之. 世人通名曰傷寒, 又名曰時氣. 醫工見其傳變六經, 表裏情狀皆同, 故同乎一治也. 其溫病·熱病無汗者, 宜大青龍湯. 時無汗·時有汗者, 宜桂枝二越婢一湯. 有汗者, 宜桂枝合白虎湯. 內熱者, 防風通聖散. 表實者, 倍麻黃. 裏實者, 倍大黃. 量其病之輕重, 藥之多少而解之, 三日之前, 未有不愈者. 其有外感邪重, 內早傷陰, 已經汗下而不愈者, 則當審其表裏, 隨其傳變所見之證, 治之可也. 此法惟西·北二方四時皆可行之, 無不隨手取效. 若江淮間地偏煖處, 冬月初春乃可用之. 若春末秋前, 卽脈證允合, 當用麻·桂·青龍等湯者, 亦必輕而減之, 隨證消息, 適可卽止, 愼不可過, 過則反致變逆. 經所謂同病異治者, 此之謂也.

[集註] 程知曰, 溫病熱自內出, 故發熱而渴不惡寒. 風溫內外交熱, 加之自汗, 故有身重多眠諸證, 有輕重死生之分. 醫者當以有汗·無汗爲辨別之大要, 亦卽以可汗·不可汗爲救治之微權. 又曰, 仲景之青龍·白虎神矣! 得此意而推廣之, 可以應用於不窮. 盖溫病宜於發散中重加淸凉, 風溫不可於淸凉中重加發散也.

程應旄曰, 太陽初得之一日, 卽發熱而渴不惡寒者, 因邪氣早已內蓄, 其外感於太陽, 特其發端耳. 其內蓄之熱, 固非一朝一夕矣. 盖自冬不藏精而傷於寒時, 腎陰已虧, 一交春陽發動, 卽病未發, 而周身經絡已莫非陽盛陰虛之氣所布濩. 所云至春發爲溫病者, 盖自其胚胎受之也.

御纂醫宗金鑑 卷十三

辨痙濕暍病脈證并治篇

經云，諸痙項强，皆屬於濕．又云，諸暴强直，皆屬於風．論曰，太陽病，發汗太多，因成痙．夫六氣皆足以致痙，不專在濕也．六經皆有痙證，亦不專在太陽一經也．盖身以後，屬太陽，凡頭項强急，項背几几，脊强反張，腰似折，髀不可以曲，膕如結，皆太陽痙也．身以前屬陽明，頭面動搖，口噤齒齘，缺盆紐痛，脚攣急，皆陽明痙也．身之側屬少陽，口眼喎邪，手足牽引，兩脇拘急，半身不遂，皆少陽痙也．至若腹內拘急，因吐利後而四肢攣急者，未嘗非太陰痙也．惡寒踡臥，尻以代踵，脊以代頭，俯而不能仰者，未嘗非少陰痙也．睾丸上升，宗筋下注，少腹裏急，陰中拘攣，膝脛拘急者，未嘗非厥陰痙也．大抵痙以狀名，而痙因筋急，故凡六經筋病，皆得以痙稱之．其因於風寒者，必發熱惡寒而無汗，其脈浮緊，其狀身强直而口噤，卽經所云，諸病强直，皆屬於風者也．其勢勁急，故名曰剛痙．其因於風濕者，發熱汗出，不惡寒，其脈浮緩，其狀項强几几，而身不强直，卽經所云，諸痙項强，皆屬於濕者也．其勢濡弱，故名曰柔痙．若夫因誤汗亡陽，津竭無以養筋而致痙者，卽本論所云，太陽病，發汗太多而成痙，又非因濕因風，而却因燥者也．盖痙之始，本非正病，多雜於他病之中，如婦人之脫血，跌撲之破傷，俱能致痙．今見患此者，悉指爲風，殊非確論．學者當於證中審察風·寒·濕·燥·內外·虛實之因，分別施治，庶不致誤，愼勿概指爲風也．

傷寒所致太陽病，痙·濕·暍，此三種，宜應別論，以爲與傷寒相似，故此見之．

[按] '傷寒所致'四字，甚無所謂，衍文也．

[註] 傷寒，太陽經中之一病，非謂太陽經惟病傷寒也．盖以六氣外感之邪，人中傷之者，未有不由太陽之表而入者也．痙，風邪也．濕，濕邪也．暍，暑邪也．夫風寒暑濕之病，固皆統屬太陽，然痙·濕·暍三種，雖與傷寒形證相似，但其爲病傳變不同，故曰，宜應別論也．

[集註] 方有執曰，痙·濕·暍三者，皆風寒之變證．旣成變證，則當別爲立論．然自風寒變來，本屬太陽，猶有風寒涉似之疑，須當併爲辨論．

病身熱足寒，頸項强急，惡寒，時頭熱面赤，目脈赤，獨頭面搖，卒口噤，背反張者，痙病也．

[註] 病人身熱惡寒，太陽證也．頸項强急·面赤目赤，陽明證也．頭熱，陽鬱於上也．足寒，陰凝於下也．太陽之脈，循背上頭．陽明之筋，上挾於口．風寒客於二經，則有頭搖·口噤·反張·拘强之證，故名痙病也．

[集註] 方有執曰，此以痙之具證．言身熱頭熱，面赤目脈赤，陽邪發於陽也．足寒，陰邪逆於陰也．獨頭面搖，風行陽而動於上也．卒，忽然也．噤，寒而口閉也．言忽然唇口胎合，噤急而飮食不通也．背反張者，太陽之脈挾背，寒則筋急而拘攣熱，則筋緩而縱弛也．然剛·柔二痙，則各見證之一偏，惟風寒俱有而致證者，則具見也．

鄭重光曰，此總論痙之經兪皆病，氣血併傷，而爲强急反張之證也．風濕俱有，故爲痙之具證也．

太陽病，發熱，脈沈而細者，名曰痙．

[註] 太陽病發熱，脈當浮大，脈若沈細，兼

少陰也. 今發熱脈沈細, 而名曰痓者, 何也? 以其已病痓證, 而得沈細脈, 不可名太陽·少陰傷寒之脈, 當名太陽風濕痓病之脈也. 因風邪鬱於陽, 故病發熱也. 濕邪凝於陰, 故脈沈細也. 此承上條痓病得沈細脈之義, 非謂太陽病發熱, 脈沈細, 卽名之曰痓病也.

[集註] 方有執曰, 發熱, 太陽未除也. 沈, 寒也. 細, 濕也.

程知曰, 脈沈細, 法宜救裏, 而痓又爲燥熱之病, 故『金匱』謂難治. 謂未可輕同於太陽發熱脈反沈之例也.

張璐曰, 發熱脈當浮數, 而反沈細, 知邪風爲濕氣所著, 所以身雖發熱, 而脈不能浮數, 是陽證見陰脈, 故『金匱』指爲難治也.

程應旄曰, 痓病有同有獨, 固以其獨者名之矣. 然脈在太陽, 更有獨而無同, 以頭面搖, 口噤背反張之證, 合沈細之脈, 雖有太陽發熱等證, 不致爲傷寒所溷, 乃可定其名曰痓也.

太陽病, 發熱無汗, 反惡寒者, 名曰剛痓. 太陽病, 發熱汗出, 而不惡寒, 名曰柔痓.

[按] '反惡寒'之'反'字, 衍文也. 剛痓證應惡寒, 非反也.

[註] 痓病旣屬太陽, 當以太陽虛實例之. 故曰, 太陽病發熱無汗, 惡寒, 爲實邪, 名曰剛痓. 發熱汗出, 不惡寒, 爲虛邪, 名曰柔痓. 此詳申上二條痓病虛實, 非謂太陽病, 發熱無汗, 惡寒, 汗出不惡寒, 卽名之曰剛·柔痓病之證也.

[集註] 程知曰, 太陽病, 發熱, 無汗, 惡寒, 爲傷寒. 發熱, 汗出, 惡風, 爲傷風. 發熱, 汗出, 不惡寒, 爲溫熱. 以證有頸項强急, 甚則反張, 故不謂之風寒·溫熱病, 而謂之痓也.

張璐曰, 『金匱』云, 太陽病無汗, 而小便反少, 氣上衝胸, 口噤不能言, 欲作剛痓, 葛根湯主之. 卽是申明此條之義, 而補其治法也. 無汗而小便少者, 以太陽·陽明二經之熱, 聚於胸中, 延傷肺金淸肅之氣, 內外不能宣通故也. 又云, 太陽病, 其證備, 身體强几几, 然脈反沈遲, 此爲痓, 栝蔞桂枝湯主之, 卽是申明此條之義, 而補其治法也. 其證備, 則發熱汗出等證, 『金匱』已詳, 不必贅矣.

太陽病, 項背强几几, 無汗惡風, 葛根湯主之.

[註] 此略其證脈, 單擧痓之頸項强急者, 以明其治也. 太陽脈, 下項循肩挾脊. 陽明脈循喉嚨, 入缺盆, 貫膈·下乳內廉. 太陽主後, 前合陽明. 陽明主前, 後合太陽. 今邪壅於二經之中, 故有几几拘强之貌也. 太陽之强, 不過頸項强. 此痓之强, 則不能俯仰, 項連胸背而俱强, 故曰項背强几几也. 無汗惡風, 實邪也, 宜葛根湯發之, 卽桂枝湯加麻黃·葛根, 兩解太陽·陽明之邪也.

[集註] 方有執曰, 几几, 鳥之短羽者, 動則引頸几几然. 形容病人之頸項俱病者, 俛仰不能自如之貌.

太陽病, 項背强几几, 反汗出惡風者 桂枝加葛根湯主之.

[註] 太陽病, 項背强几几, 無汗惡風者, 實邪也. 今反汗出惡風者, 虛邪也, 宜桂枝加葛根湯, 解太陽之風, 發陽明之汗也.

[集註] 汪琥曰, 太陽病項背强矣, 復几几然, 頸不得舒, 頸之經屬陽明, 項背與頸几几然, 其狀當無汗, 今反汗出, 惡風. 仲景法, 太陽病汗出惡風者, 桂枝湯主之. 今因其几几然, 故加葛根於桂枝湯中, 以兼祛陽明經之風也.

桂枝加葛根湯方

於桂枝湯內, 加葛根三兩, 餘依桂枝湯法.

太陽病, 發汗太多, 因致痓.

[註] 已上論痓, 皆外感風·寒·濕而爲病也. 若太陽病發汗太多, 津液大亡, 表氣不固, 邪風乘虛而入, 因成痓者, 乃內虛之所致也, 不

可以柔痓·剛痓例之, 宜以桂枝加附子湯, 以固表祛風爲主治. 由此推之, 凡病出汗過多, 新産亡血過多, 而變生此證者, 皆類此也.

[集註] 程應旄曰, 卽此一端推之, 則知此病得之亡津亡血, 而因虛致寒, 因虛致燥者不少. 盖陽氣者, 柔則養筋, 發汗太多, 則亡其陽, 而損其經脈之血液故也.

濕家之爲病, 一身盡疼, 發熱, 身色如似熏黃.

[註] 濕家, 謂病濕之人. 濕之爲病, 或因外受濕氣, 則一身盡痛, 或因內生濕病, 則發熱身黃. 若內外同病, 則一身盡痛發熱, 身色如熏黃也. 熏黃者, 濕盛之發黃, 屬脾之瘀濕, 故其色暗如煙熏也. 不似傷寒熱盛之發黃, 屬陽明之鬱熱, 故其色明如橘子色也.

[集註] 張璐曰, 濕證發黃, 須分陰陽表裏. 陽濕, 在裏, 茵蔯蒿湯. 在表, 麻黃連軺赤小豆湯. 陰濕, 在裏, 白朮附子湯. 在表, 麻黃白朮湯, 此陰濕在表而發黃也. 『金匱』有云, 濕家身煩痛, 可與麻黃加朮湯. 盖寒與濕合, 不宜大汗, 故加白朮. 以麻黃得朮, 則汗不致於驟發. 白朮得麻黃, 則濕滯得以宣通也.

濕家病, 身上疼痛, 發熱, 面黃而喘, 頭痛鼻塞而煩, 其脈大, 自能飮食, 腹中和無病, 病在頭中寒濕, 故鼻塞, 內藥鼻中則愈.

[註] 此申上條, 詳其證, 出其脈, 以別其治也. 濕家病, 身上疼痛發熱, 面黃而喘, 此內生外受之濕病也. 外宜羌活勝濕湯, 內宜茵蔯五苓散, 喘甚大陷胸丸. 若更頭痛鼻塞而煩, 其脈大, 證類傷寒, 但其人裏和能食, 知非傷寒, 不可發汗, 乃濕邪之病在頭, 故頭痛鼻塞, 惟宜納藥鼻中, 取黃水從涕出, 自可愈也. 所納之藥, 卽瓜蒂散類也.

[集註] 鄭重光曰, 身上疼痛發熱, 面黃而喘, 頭痛鼻塞, 則寒濕之邪客於上焦. 經曰, '因於濕, 首如裹'是也. 用瓜蒂散吹鼻. 此在上者, 因而越之之法也.

太陽病, 關節疼痛而煩, 脈沈而細者, 此名濕痺. 濕痺之候, 其人小便不利, 大便反快. 但當利其小便.

[註] 濕家脈浮細, 濕在外也, 當汗之. 今太陽病, 關節疼痛而煩, 小便不利, 大便反快, 脈不浮細而沈細, 是濕邪內盛而爲濕痺不通之候也. 故但當利其小便, 使濕從小便而去, 乃濕淫於內之正治也.

[集註] 成無己曰, 濕盛則濡泄. 小便不利, 大便反快者, 濕氣內流也. 但當利其小便, 以宣泄腹中濕氣. 古云, 治濕不利小便, 非其治也.

方有執曰, 此以濕之入裏者言也. 關節疼痛者, 寒濕之氣, 走注內滲, 所以脈沈而細也. 痺以疼痛言, 小便不利, 大便反快者, 濕卽水, 水不外滲, 則橫流不遵故道. 利其小便者, 導其遵故道而行也.

張志聰曰, 關節者, 腰背肘膝之大關, 大筋之所統屬, 不同於骨節也. 濕流關節, 大筋不和, 故疼痛痺閉也. 濕傷太陽, 筋脈澁滯, 故名濕痺. 利其小便, 則水道行而決瀆無愆, 濕邪去而筋脈調和矣.

濕家, 其人但頭汗出, 背强, 欲得被覆, 向火. 若下之早則噦, 胸滿, 小便不利, 舌上如胎者. 以丹田有熱, 胸中有寒, 渴欲得水, 而不能飮, 口燥煩也.

[註] 濕家但頭汗出, 乃濕氣上溜之汗, 非陽明之熱不得越也. 濕家背强, 乃濕氣澁滯之重强, 非痓病之拘强也. 欲得覆被向火, 非外惡寒, 乃濕盛生內寒也. 若誤以濕淫之頭汗, 爲陽明瘀熱之頭汗而下之, 寒濕之氣, 乘虛入胸則胸滿, 入胃則噦矣. 寒濕不化, 故小便不利, 胸中有寒, 故舌上滑白如胎. 丹田有熱, 故口燥渴, 欲得水而不能飮, 由胸中有寒濕故也.

[集註] 成無己曰, 傷寒則無汗, 濕家雖有

汗而不能周身, 故但頭汗出也.

程應旄曰, 雖渴欲得水似熱, 而不能飮可辨, 則祇是口燥煩, 而實非胸中燥煩可知, 證同病別也.

濕家下之, 額上汗出, 微喘, 小便利者死. 若下利不止者, 亦死.

[註] 此承上條濕家誤下之逆也. 濕家誤下, 胸滿而噦, 小便不利, 舌上如胎, 口燥渴不能飮, 已屬逆矣, 尙在可治. 此誤下後, 額汗不已, 微喘不止, 是陽脫於上也. 小便反利, 下利不止, 是陰脫於下也. 陰陽相離, 故死也.

[集註] 方有執曰, 治濕當利其小便, 而以小便利主死, 何也? 誤治而陰陽散亡也.

程知曰, 濕之中人, 陰先受之, 故本經濕證, 多從助陽溫散爲治, 若妄下, 則陽虛陰盛而不可救矣. 額上汗出微喘, 虛陽欲上脫也. 二便不禁, 盛陰欲下脫也. 陰陽離決, 死矣!

病者一身盡疼, 發熱, 日晡所劇者, 此名風濕. 此病傷於汗出當風, 或久傷取冷所致也.

[註] 病者, 謂一身盡痛之病人也. 濕家一身盡痛, 風濕亦一身盡痛. 然濕家之痛, 則重著不能轉側. 風濕之痛, 則輕掣不可屈伸, 此痛之有別者也. 至於發熱, 濕家之熱, 早暮不分微甚. 風濕之熱, 則日晡必劇. 此得之於汗出當風, 或久傷濕, 復受風冷所致也.

[集註] 張志聰曰, 汗出當風, 則爲風濕. 久傷取冷, 則爲寒濕.

張錫駒曰, 發熱日晡所劇者, 日晡而陽氣衰, 陰氣盛, 濕爲陰邪, 故主旺時而甚也.

問曰, 風濕相搏, 一身盡疼痛, 法當汗出而解. 値天陰雨不止, 醫云此可發汗. 汗之病不愈者, 何也? 答曰, 發其汗, 汗大出者, 但風氣去, 濕氣在, 是故不愈也. 若治風濕者, 發其汗, 但微微似欲汗出者, 風濕俱去也.

[註] 此詳風濕相搏, 一身盡痛, 不惟不可下, 卽發汗亦不可失其宜也. 風, 陽邪. 濕, 陰邪, 風濕相搏, 陰陽受邪, 故一身盡痛也. 法當汗出而解, 値天陰雨不止, 則濕氣盛, 雖發其汗, 汗大出而病不愈者, 但以風氣去, 濕氣在, 是故不愈也. 以其値濕盛之時, 發其汗, 大汗出, 此汗之不如法, 所以不解也. 若治風濕者, 必俟天氣晴明發其汗, 但令其汗微微似欲出狀, 則風與濕俱去, 而病自解矣.

[集註] 方有執曰, 陰雨不止, 則濕不除, 所以益當發汗也. 然風濕本由汗出當風而得, 則汗之大出者, 必反濕轉加甚. 微微似欲汗出, 而不見出, 則濕消而風散矣. 此發汗之微機. 後之人動輒以大汗爲言者, 去道遠矣.

張璐曰, 風濕相搏, 法當汗出而解, 合用桂枝加朮, 使微微蒸發, 表裏氣和, 風濕皆去. 正如濕家身煩痛, 可與麻黃湯加朮同義.

程應旄曰, 濕家不惟不可誤下, 卽汗亦不可誤汗. 風濕相搏一證, 一身盡疼痛, 雖是微挾表邪, 然其脈不浮, 終是汗難大汗, 治風兼治濕, 但使微微似欲汗出者, 是其法也.

傷寒八九日, 風濕相搏, 身體疼煩, 不能自轉側, 不嘔不渴, 脈浮虛而澁者, 桂枝附子湯主之. 若其人大便硬, 小便自利者, 去桂枝加白朮湯主之.

[註] 此承上條, 詳申脈證, 以明其治也. 傷寒八九日, 不嘔不渴, 是無傷寒裏病之證也. 脈浮虛澁, 是無傷寒表病之脈也. 脈浮虛, 主在表, 虛風也. 澁者主在經, 寒濕也. 身體疼煩屬風也, 不能轉側屬濕也, 乃風濕相搏之證, 非傷寒也, 與桂枝附子湯溫散其風濕, 使從表而解也. 若脈浮實者, 則又當以麻黃加朮湯, 大發其風濕也. 如其人有是證, 雖大便硬, 小便自利, 而不議下者, 以其非邪熱入裏之硬, 乃風燥濕去之硬, 故仍以桂枝附子湯去桂枝,

以大便硬，小便自利，不欲其發汗，再奪津液也. 加白朮，以身重著，濕在肉分，用以佐附子逐濕氣於肌也.

[集註] 成無已曰，煩者，風也. 身疼不能自轉側者，濕也. 經曰，風則浮虛. 『脈經』曰，脈來澁者，爲病寒濕也.

桂枝附子去桂枝加白朮湯方

附子 炮，去皮，破. 三枚 白朮 四兩 生薑 切. 三兩 大棗 擘. 十二枚 甘草 炙. 二兩

右五味，以水六升，煮取二升，去滓，分溫三服. 初一服，其人身如痺，半日許，復服之，三服都盡，其人如冒狀，勿怪. 此以附子·朮，併走皮內，逐水氣未得除，故使之耳. 法當加桂四兩. 此本一方二法，以大便硬·小便自利，去桂也. 以大便不硬·小便不利，當加桂. 附子三枚，恐多也. 虛弱家及産婦，宜減服之.

風濕相搏，骨節疼煩，掣痛不得屈伸，近之則痛劇，汗出短氣，小便不利，惡風不欲去衣，或身微腫者，甘草附子湯主之.

[註] 風濕相搏，骨節疼煩，重著不能轉側，濕勝風也. 掣痛不可屈伸，風勝濕也. 今掣痛不可屈伸，近之則痛劇，汗出·短氣，惡風不欲去衣，皆風邪壅盛，傷肌表也. 小便不利，濕內蓄也. 身微腫者，濕外薄也. 以甘草附子湯微汗之，祛風爲主，除濕次之也. 已上二條，皆詳風濕之義，以明風濕之治也.

[集註] 方有執曰，搏，捖聚也. 言風與濕捖合摶聚，共爲一家之病也. 煩，風也. 痛，濕也. 風淫則掣，濕淫則痛，風濕之邪注經絡，流關節，滲骨髓，身體所以煩痛·掣痛而不利也. 近之則痛劇者，外邪客於內，迕之則逆也. 短氣者，汗多亡陽而氣傷也. 惡風不欲去衣者，以重傷，故惡甚也. 甘草益氣和中，附子溫經散濕，朮能勝濕燥脾，桂枝祛風固衛，此四物者，所以爲風濕相摶之的藥也.

吳人駒曰，必脈之沈而細者，若浮大而盛，則風多而濕少，附子須在審之.

甘草附子湯方

甘草 炙. 二兩 附子 炮，去皮，破. 二枚 桂枝 四兩 白朮 二兩

右四味，以水六升，煮取三升，去滓，溫服一升，日三服. 初服得微汗則解，能食. 汗止復煩者，服五合. 恐一升多者，宜服六七合爲妙.

[方解] 風濕之治，用甘草附子湯，卽桂枝附子湯去薑·棗加白朮也. 去薑·棗者，畏助汗也. 加白朮者，燥中濕也. 日三服，初服一升，不得汗解，則仍服一升. 若微得汗則解，解則能食，是解已徹也，可止再服. 若汗出而復煩者，是解未徹也，仍當服之，但不可更服一升，恐已經汗，多服而過汗也，服五合可也. 如不解，再服六七合爲妙. 似此服法，總是示人不可盡劑之意，學者於理有未解處，卽於本文中求之自得矣.

太陽中熱者，暍是也. 其人汗出惡寒，身熱而渴也.

[註] 中暑熱病，亦由太陽表入，故曰，太陽中熱者，暍是也. 其人汗出惡寒，身熱而渴，頗似太陽溫熱之病. 但溫熱無惡寒，以熱從內發，故雖汗出而不惡寒. 中暍惡寒者，以暑由外入，故汗出而惡寒也. 究之於脈，溫熱之浮，必浮而實. 中暍之浮，必浮而虛，以暑熱傷氣也. 究之於渴，溫熱之渴，初病不過欲飮水. 中暍之渴，一病卽大渴引飮也. 溫熱則傳經，變病不一，中暍則不傳，不愈卽死也. 雖同爲太陽經中之病，而虛實施治不同，宜以人參白虎湯主治之.

[集註] 方有執曰，蒸熱謂之暑，傷暑謂之暍，汗出惡寒者，太陽表不固也. 身熱者，暑邪傷陽也. 渴者，亡津液而內燥也.

程知曰，此辨暑熱脈證也. 太陽中熱者，謂是太陽表證而屬中熱也. 均是太陽表病，汗出

惡寒，身熱而不渴者，爲中風．汗出身熱而渴，不惡寒者，爲溫病．今汗出惡寒，身熱而渴，則是中暍．暍者，暑熱之氣也．不言暍而言熱，以其胃熱爲獨重也．裏有熱，故身熱而渴，暑傷氣，故汗出惡寒．

吳人駒曰，不可因惡寒而用辛溫，又不可因汗出而固表，惟宜甘寒以解其暑熱可也．

太陽中暍者，發熱惡寒，身重而疼痛，其脈弦細芤遲，小便已，灑灑然毛聳，手足逆冷，小有勞身卽熱，口開，前板齒燥．若發汗則惡寒甚，加溫鍼則發熱甚，數下之則淋甚．

［註］此申上條，詳出證脈，戒人不可妄行汗·下·溫鍼也．太陽中暍，無汗身重疼痛者，似傷寒也，但脈弦細芤遲，非傷寒脈也．且有小便已，而灑灑然惡寒毛聳之證，乃太陽膀胱表氣爲暑所傷而然也．手足逆冷者，乃暑傷氣，氣傷不能達四肢，則寒也．小有勞身卽發熱，口開·前板齒燥者，乃勞則動熱．暑熱益烈，傷陰液也，此皆中暍危證．若以發熱無汗，惡寒身痛，誤爲傷寒之表，妄行發汗，則表氣愈虛，惡寒更甚也．若以手足逆冷，誤爲陽虛，妄加溫鍼，則暑邪愈盛，發熱更熾也．若以壯熱齒乾，誤爲胃火而數下之，則水源竭澁，尿淋窘甚也．凡此之證，皆中暍妄行汗·下·溫鍼致變，惟宜以白虎加人參湯主之．或人參湯調辰砂六一散亦可也．

［集註］成無己曰，經云，因於暑汗，煩則喘喝．口開，謂喘喝也．喘喝不止，故前板齒燥．

程知曰，人身之陽，以汗而外泄，人身之陰，以熱而內竭．故暍證禁用汗·下·溫鍼，謂汗則傷陽，下則傷陰，溫鍼則引火內入也．

張錫駒曰，灑灑者，惡寒之象也．毛聳者，毫毛豎起也．

太陽中暍者，身熱疼重，而脈微弱，此亦夏月傷冷水，水行皮中所致也．

［註］太陽中暍之證，身熱疼重者，暑傷形也．脈微弱者，暑傷氣也，以此證脈揆之，亦其人夏月盛暑喜貪風涼，過飮冷水，水氣輸行於皮中，表爲邪束，不得汗泄所致也．此時卽以香薷飮·大順散汗之，可立愈也．若因循不治，則水氣旣不得外泄於表而作腫，勢必內攻於裏而喘脹矣，是又當以葶藶大棗湯或瓜蒂一物散下之也．上條戒人不可汗下，此條示人宜當汗下．仲景之法，多是如此，盖恐人固執失宜也．

［集註］方有執曰，身熱疼重，而曰夏月傷冷水，水行皮中所致者，土主肌肉而惡濕，水滲土而蒸發也．脈微弱者，熱則血乾而氣耗也．然夏月飮水，人之常事，而曰傷，何哉?良由暑迫，飮之過多，或得之冷水澡洗，暑反內入也．

張璐曰，按論暍三條，首言動而得之之病，謂中暍，屬外因．次言靜而得之之病，雖曰中暍，實暑病也．屬內因．末言因熱傷冷之病，乃中暍之變證，屬不內外因，不得以三者混稱也．

程應旄曰，可見中暍之病，大都陽氣在表，而胃中虛冷，所以身熱疼重，而脈微弱．夏月飮冷水，裏陰鬱住表陽，水氣不得宣泄，而行於皮中，多有此證．此則開鬱宣陽，又爲暍證中增一義也．

御纂醫宗金鑑 卷十四

辨霍亂病脈證并治篇

霍亂者, 因風寒暑熱, 飮食生冷之邪, 雜揉交病於中. 正不能堪, 一任邪之揮霍撩亂, 故令三焦混淆, 淸濁相干, 亂於腸胃也. 表甚, 則有頭痛身痛·發熱惡寒之證. 裏甚, 則有嘔吐瀉利·腹中大痛之證, 寒甚, 則轉筋厥逆冷汗. 暑甚, 則大渴引飮不已. 病旣不同, 治亦各異. 惟在詳審其因, 分而療之, 庶卒然之頃, 不致有誤矣.

問曰, 病有霍亂者何? 答曰, 嘔吐而利, 此名霍亂.

[註] 問曰, 病有霍亂者, 其狀何似? 答曰, 卒然嘔吐·瀉利者, 是名霍亂也.

[集註] 成無己曰, 三焦者, 水穀之道路. 邪在上焦, 則吐而不利. 在下焦, 則利而不吐. 在中焦, 必旣吐且利. 以飮食不節, 寒熱不調, 淸濁相干, 陰陽乖隔, 而成霍亂. 輕者衹曰吐瀉, 重者揮霍撩亂, 故曰霍亂.

問曰, 病發熱, 頭痛, 身疼, 惡寒, 吐利者, 此屬何病? 答曰, 此名霍亂. 自吐下, 又利止, 復更發熱也.

[註] 此承上條, 以詳出其證也. 頭痛身疼, 發熱惡寒, 在表之風·寒·暑·熱爲病也. 嘔吐瀉利, 在裏之飮食·生冷爲病也. 具此證者, 名曰霍亂. 若自嘔吐已, 又瀉利止, 仍有頭痛身疼惡寒, 更復發熱, 是裏解而表不解也, 宜用藿香正氣湯或香薷飮, 散而和之可也. 若不頭痛身疼, 惡寒吐瀉, 汗出發熱, 渴而引飮, 是表解而裏未解也. 宜辰砂六一散或白虎加人參湯, 補而淸之可也.

[集註] 方有執曰, 發熱·頭痛·身疼·惡寒, 外感也. 吐利, 內傷也. 上以病名求病證, 此以病證實病名, 反覆詳明之意.

程應旄曰, 霍亂之證, 僅見嘔吐而利, 誰不知責重中焦者! 若病有發熱頭痛, 身疼惡寒, 夾此吐利而來, 表裏之間, 倉卒難辨, 故從屬定名, 破去傷寒之稱, 名曰霍亂, 不欲人以表惑裏也.

沈明宗曰, 吐利已止, 復更發熱, 乃裏氣和而表邪未解, 當從解表之法. 或無表證, 但有腹痛吐利, 此爲裏邪未解, 當以和裏爲主.

傷寒, 其脈微澁者, 本是霍亂, 今是傷寒, 却四五日至陰經上, 轉入陰必利, 本嘔下利者, 不可治也. 欲似大便而反失氣, 仍不利者, 此屬陽明也. 便必硬, 十三日愈. 所以然者, 經盡故也.

[註] 此承上條辨發熱·頭痛·身疼·惡寒·吐利等證, 爲類傷寒之義也. 若有前證而脈浮緊, 是傷寒也. 今脈微澁, 本是霍亂也. 然霍亂初病, 卽有吐利. 傷寒吐利, 却在四五日後, 邪傳入陰經之時, 始吐利也. 此本是霍亂之卽嘔吐, 爲下利, 故不可作傷寒治之, 俟之自止也. 若止後似欲大便, 而去空氣, 仍不大便, 此屬陽明也. 然屬陽明者, 大便必硬, 雖大便硬, 乃傷津液之硬, 未可下也, 當俟至十三日經盡, 胃和津回, 便利自可愈矣. 若過十三日大便不利, 爲之過經不解, 下之可也.

[集註] 魏荔彤曰, 此申解霍亂病, 似乎傷寒, 應爲辨明孰爲傷寒之吐利, 孰爲霍亂之吐利, 以定治法無誤也. 傷寒中之吐利, 有六經形證. 而霍亂中之吐利, 有表裏陰陽. 俱應一一辨明, 方有確見, 而不搖惑也.

下利後, 當便硬, 硬則能食者愈. 今反不

能食, 到後經中, 頗能食, 復過一經能食, 過之一日當愈. 不愈者, 不屬陽明也.

[註] 此申上條下利後便必硬之義也. 凡下利後, 腸胃空虛, 津液匱乏, 當大便硬, 硬則能食者, 是爲胃氣復至, 十三日津回, 便利自當愈也. 今反不能食, 是爲胃氣未復, 俟到十三日後, 過經之日, 若頗能食, 亦當愈也. 如其不愈, 是爲當愈不愈也. 當愈不愈者, 則可知不屬十三日過經便硬之陽明, 當屬吐利後胃中虛寒不食之陽明, 或屬吐利後胃中虛燥之陽明也. 此則非藥不可, 俟之終不能自愈也, 理中·脾約, 擇而用之可矣.

[集註] 張璐曰, 若利止而不能食, 邪熱去而胃氣空虛也. 俟過一經, 胃氣漸復, 自能食矣.

霍亂, 頭痛發熱, 身疼痛, 熱多欲飲水者, 五苓散主之. 寒多不用水者, 理中丸主之.

[註] 霍亂者, 水飮內發, 故吐瀉交作也. 風寒外襲, 故頭痛發熱, 身疼痛也. 熱多欲飮水者, 是飮熱也, 主五苓散以兩解其飮熱. 若不欲飮水者, 是中寒也, 主理中丸以獨溫其中. 理中丸, 卽理中湯和劑作丸也.

[集註] 方有執曰, 霍亂, 熱多欲飮水者, 陽邪盛也. 寒多不用水者, 陰邪盛也. 五苓散者, 水行則熱瀉, 是亦兩解之謂也. 理, 治也, 料理之謂. 中, 裏也, 裏陰之謂. 參·朮之甘溫裏也, 甘草甘平和中也, 乾薑辛熱散寒也.

沈明宗曰, 此言霍亂須分寒熱而治也. 頭痛·發熱·身疼痛者, 風寒傷於表也. 外風而挾內熱, 飮食以致吐利, 必欲飮水, 當以五苓散兩解表裏, 使邪從汗出, 裏邪卽從小便而去. 不欲飮水者, 寒多無熱, 胃陽氣虛, 當以理中丸溫中散寒爲主. 此以表裏寒熱辨證治病也.

吐利止, 而身痛不休者, 當消息和解其外, 宜桂枝湯小和之.

[註] 霍亂吐利已止, 而身痛不休者, 此裏和而表未和, 當消息輕重以治之, 故宜桂枝湯, 小汗以和其外也.

[集註] 方有執曰, 吐利止, 裏和也. 身痛, 表退而新虛也. 消息, 猶言斟酌也. 桂枝湯固衛以和表也, 小和, 言少少與服. 不令過度之意也.

程應旄曰, 吐利俱止, 毫無霍亂證矣, 僅是身痛不休, 方可從桂枝例. 一和解其外, 以其中有芍藥之寒, 故猶當消息, 猶曰小和. 況吐利未止, 敢恣意於寒凉也哉!

張錫駒曰, 本經凡言小和·微和者, 謂微邪而毋庸大攻也.

旣吐且利, 小便復利, 而大汗出, 下利清穀, 內寒外熱, 脈微欲絶者, 四逆湯主之.

[註] 霍亂之爲病, 旣吐且利, 津液內亡, 小便當少, 而無汗. 今小便復利, 而大汗出, 下利清穀, 脈微欲絶者, 是外之陽虛, 不能固護, 內之陰寒, 獨盛於中, 內眞寒而外假熱也. 故不用理中, 而以四逆主之也.

[集註] 成無己曰, 吐利亡津液, 則小便當少, 小便復利而大汗出, 津液不禁, 陽氣大虛也. 脈微爲亡陽, 若無外熱, 但內寒下利清穀, 爲純陰證. 此以外熱爲陽未絶, 猶可與四逆湯救之.

吳人駒曰, 旣吐且利, 而大汗出, 則泄路盡開. 而小便又復利, 云復利者, 反不欲其利, 而爲收藏之地也. 下利清穀, 內寒外熱, 且脈微欲絶, 一線之微陽, 挽回誠爲不易, 四逆之施, 詎可緩乎?

吐利汗出, 發熱惡寒, 四肢拘急, 手足厥冷者, 四逆湯主之.

[註] 霍亂, 吐利汗出, 發熱惡寒, 四肢拘急, 手足厥冷者, 乃中外皆寒之證也, 宜四逆湯助陽以勝陰也.

[集註] 方有執曰, 吐利, 四肢拘急, 手足厥冷, 裏陰盛也. 汗出, 發熱, 惡寒, 表陽虛也.

宜四逆湯中外合救之劑也.

程知曰, 吐利而復汗出, 陽氣幾於走失矣. 發熱·惡寒, 爲陽未盡亡, 四肢拘急, 手足厥冷, 不得不用四逆以助陽退陰也. 又按少陰證云, 惡寒身蹉而利, 手足厥冷者不治. 又云, 下利惡寒而踡臥, 手足溫者可治. 此之吐·利·汗出, 四肢拘急, 手足厥冷, 而用四逆治之者, 以有發熱一證也. 發熱爲陽未盡亡, 猶是病人生機. 故經又曰, 吐利手足不逆冷, 反發熱者不死.

吐已下斷, 汗出而厥, 四肢拘急不解, 脈微欲絶者, 通脈四逆加猪膽汁湯主之.

[註] 霍亂吐·下已止, 汗出而厥, 四肢拘急, 脈微欲絶者, 乃中寒盛極, 阻格陽氣不達於四肢也, 宜通脈四逆湯加猪膽汁, 從淫以通陽也.

[集註] 成無己曰, 吐已下斷, 津液內竭, 則不當汗出而厥. 今汗出而厥四肢拘急不解, 脈微欲絶者, 陽氣大虛, 陰氣獨盛也. 若純與陽藥, 恐陰爲格拒, 或嘔或躁, 不得復入也. 與通脈四逆湯加猪膽汁, 膽苦入心而通脈, 膽寒補肝而和陰, 引陽藥使不被格拒. 『內經』曰, 微者逆之, 甚者從之. 此之謂也.

[集註] 方有執曰, 已, 止也. 下, 卽利也. 斷, 絶也. 言吐·利兩皆止絶, 而又以其餘證之不解者, 更出其治也.

惡寒, 脈微而復利, 利止, 亡血也, 四逆加人參湯主之.

[按] 利止亡血, 如何用大熱補藥? '利止', 當是'利不止'. '亡血', 當是'亡陽'.

[註] 霍亂吐, 下已止, 若惡寒, 脈微而復利, 利不止者, 是陽氣虛也, 宜四逆加人參, 益其陽補其氣也.

[集註] 林瀾曰, 霍亂要在審察寒熱而治. 若果夏月中暑霍亂, 脈虛, 小便赤少, 不可用附子·乾薑, 須仔細辨之. 利止脈微而惡寒, 乃可用耳. 又曰, 中暑霍亂, 祗宜五苓散, 加香薷·扁荳·葛根·薑汁炒黃連之類治之.

四逆加人參湯方

於四逆湯方內, 加人參一兩, 餘依四逆湯法.

吐利發汗, 脈平, 小煩者, 以新虛不勝穀氣故也.

[註] 霍亂, 吐已利斷, 汗出已止, 脈平和者, 內外俱解也. 法當食. 食之小煩者, 以吐下後新虛, 不勝穀氣故也. 節其飮食, 自可愈矣.

[集註] 鄭重光曰, 吐·利·發汗, 脈平, 陰退陽回, 乃有此象, 猶以新虛不勝穀氣, 而致小煩. 蓋霍亂吐·利, 晬時不可便與飮食, 以胃氣逆反, 倉廩未固, 不可便置米穀耳!

張錫駒曰, 霍亂一病, 夏秋最多, 是風寒暑濕之邪, 中人皆能病霍亂, 非止一寒邪也. 若吐, 利過甚, 損傷中焦之氣, 以致陰陽間隔, 手足厥冷, 脈微欲絶, 不多飮水者, 無分寒暑, 皆宜四逆理中治之. 蓋邪盛而正實者, 當瀉其邪. 邪盛而正衰者, 宜扶其正. 況夏月之時, 陽氣浮於外, 陰氣伏於內, 復以冷風寒其形, 冷水寒其胃, 內外皆寒, 風暑之邪, 未有不乘虛入於陰經者. 所以夏月祗有陰證, 而無傷寒. 今人患暑證死, 而手足指甲皆青者, 陰證也. 古人以大順散治暑, 良有以也.

御纂醫宗金鑑 卷十五

辨可汗病脈證篇

夫以爲疾病至急，倉卒尋按，要者難得，故重集諸可與不可方治，比之三陰三陽篇中，此易見也．又時有不止是三陰三陽，出在諸可與不可中也．

［註］夫以疾病至急，倉卒尋求，治法難得．其要者，汗·吐·下也，故重集汗·吐·下諸可與不可與之法，比之三陰三陽篇中，則易見也．又時有不止是三陰三陽篇中者，亦出在諸可與·不可與中也．

大法，春夏宜發汗．

［註］春夏陽氣舒暢，故宜發汗，醫治常道，此大法也．

［集註］程應旄曰，春夏宜發汗者，發汗有助宣陽氣之功，等於春夏發生長育之義．今人多以麻·桂二湯，作春夏之禁藥，其輕於畔經者，由其未明天道也．

凡發汗，欲令手足俱周時出，以漐漐然．一時間許，亦佳．不可令如水淋漓．若病不解，當重發汗．汗多者必亡陽，陽虛不得重發汗也．

［註］凡發汗，令手足俱周時出，是欲汗緩出周遍，則邪氣悉去，正氣不傷也．以漐漐然，不得令如水淋漓爲度，不欲汗急出過多也．若急出過多，則邪氣不盡，正氣反傷矣．倘若病不解，當重發汗，但前汗已多，更汗必亡其陽，陽虛卽病不解，故不敢再發其汗也．

［集註］成無己曰，汗緩緩出，則表裏之邪悉去．汗大出，則邪氣不除，但亡陽也．陽虛爲無津液，故不可重發汗．

［集註］方有執曰，此丁寧發汗之節度也．

張錫駒曰，汗乃津液，汗多則亡津液，何以又謂亡陽也？經云，上焦開發腠理，薰膚·充身·澤毛，若霧露之漑．盖汗雖津液，必借陽氣之薰蒸宣發而後出，故汗多亡津液，而陽亦隨之俱亡也．

凡服湯發汗，中病卽止，不必盡劑也．

［註］服湯發汗，汗出病解，便可止再服，不必定然盡劑．

［集註］張應旄曰，中病卽止，亦麻黃·桂枝互舉之詞，示撙節於‘中’字，所以嚴不中之禁也．

凡云可發汗，無湯者，丸散亦可用，要以汗出爲解．然不如湯，隨證良驗．

［註］凡云可發汗無湯者，一時倉卒無湯，以丸散代之亦可，要不過以汗出爲解耳．然丸散乃定劑，不如湯可隨證而進，其驗甚準，故曰良也．

［集註］程應旄曰，丸散僅可從權，隨證則不如湯．

夫病脈浮大，問病者，言但便硬耳．設利者爲大逆，硬爲實，汗出而解，何以故？脈浮當以汗解．

［註］脈浮大，屬表未解，雖有便硬裏實，亦不可利下，何以故？因脈浮也．當先解其外，表解熱除，內外和諧，而大便自通矣．設用利藥，是爲大逆也．

［集註］成無己曰，結胸雖急，脈浮大尤不可下，下之卽死，況此便硬乎？論中有云，本發汗而復下之，此爲逆．若先發汗，治不爲逆，此之謂也．

辨不可汗病脈證篇

脈濡而弱，弱反在關，濡反在巔，微反在上，澁反在下．微則陽氣不足，澁則無血，陽氣反微，中風汗出，而反躁煩，澁則無血，厥而且寒，陽微發汗，躁不得眠．

［註］浮而無力，濡脈也．沈而無力，弱脈也．浮中沈俱無力，似有似無，微脈也．滯而不流利，澁脈也．巔謂浮也，上謂寸也，下謂尺也．脈濡而弱，弱反在關，濡反在巔，微反在上，澁反在下，謂關脈浮濡沈弱．寸脈微，尺脈澁，陽虛則寸脈微，血少則尺脈澁．此陽虛血少，不可汗之脈也．陽虛當汗出惡寒，血少當心煩發熱．此陽虛血少，不可汗之證也．若誤認爲太陽中風而發其汗，必致陰陽相失而兩亡，則反煩躁不眠，厥而且寒矣．

脈濡而弱，弱反在關，濡反在巔，弦反在上，微反在下，弦爲陽運，微爲陰寒，上實下虛．意欲得溫，微弦爲虛，不可發汗，發汗則寒慄，不能自還．

［註］此謂關脈浮濡沈弱，寸脈弦，尺脉微也．弦爲少陽熱邪之診，微爲少陰寒邪之診，故曰上實下虛也．然微弦同見，虛實未審，惟察其人意欲得溫，則非惡寒在表，而是畏寒在裏也，故不可發汗．若誤發其汗，則陰愈盛而生寒慄，陽愈衰而不能自還矣．

諸脈得數動微弱者，不可發汗．發汗則大便難，腹中乾，胃燥而煩．其形相像，根本異源．

［註］凡諸病得數動脈者，有餘證也，可發汗．若按之微弱者，是外假實而內眞虛也，不可發汗．若誤發其汗，傷其津液，則腹中乾，大便難，胃燥而煩，其形似胃實熱結之陽明．究其根本，實由發虛家汗，致成津枯虛燥之陽明也．故曰，其形相像，根本異源也．

［集註］程知曰，動數爲熱，微弱爲虛，發汗動津液，則便難腹乾，胃燥而煩．此與陽明裏熱之證，雖曰其形相似，而根本則有虛實之不同也．

張志聰曰，動數陽脈也，微弱陰脈也．諸脈得動數微弱者，猶言左右三部，或得動數之脈而按之微弱者，皆不可發汗．發汗則津液內竭，故大便難．水氣外泄，故腹中乾．火熱上蒸，故胃燥而煩．其形相像者，汗後而燥證相同也．根本異源者，動數之脈屬乎陽，微弱之脈屬乎陰，有陰·有陽·有虛·有實也．

厥，脈緊，不可發汗．發汗則聲亂咽嘶，舌萎聲不得前．

［註］可發汗之脈，必陰陽俱緊，今厥而脈緊，乃少陰之緊，非太陽之緊也．若發其汗，則傷少陰之氣，聲亂咽嘶，舌萎聲不得前之證作矣．

［集註］成無己曰，厥而脈緊，則少陰傷寒也．法當溫裏，而反發汗，則損少陰之氣．其脈不能入肺中，循喉嚨挾舌本，故聲亂咽嘶，舌萎聲微，言語不得高也．

魏荔彤曰，此叚就厥證論脈，知陽虛禁汗，因明諸逆發汗之貽誤也．厥者，凡厥有冷厥·熱厥·蛔厥·寒熱相勝之厥．但見緊脈，無論何厥，病皆在陰．若發汗反攻其陽，則氣散血竭．夫舌根於腎，聲出於肺，聲亂咽嘶，肺氣欲絶也．舌萎，卽萎不爲用也．聲不得前，本氣不振也．皆由於發汗，散亡其腎·肺二臟眞氣也．

動氣在右，不可發汗．發汗則衄而渴，心苦煩，飮卽吐水．動氣在左，不可發汗．發汗則頭眩．汗不止，筋惕肉瞤．動氣在上，不可發汗．發汗則氣上衝，正在心端．動氣在下，不可發汗．發汗則無汗，心中大煩，骨節苦痛，目暈惡寒，食則反吐，穀

不得前.

[註] 動氣者, 築築然氣跳動也. 臍之上下左右, 四臟之位也. 四臟之氣, 不安其位故動也. 緣素爲客邪所據, 本臟之氣, 已失其守, 尙賴中州胃氣爲主, 卽有表邪, 不可發汗, 恐胃中之氣液兩傷, 本臟失養, 則所不勝之邪, 因而同病也. 動氣在上, 肺氣不治, 心不恒德. 若誤汗之, 則心氣愈熱, 血脈沸騰, 故衄而渴·苦煩也. 肺失治節, 不能通調水道, 故飮卽吐水也. 動氣在左, 肝氣不治, 肺不恒德. 若誤汗之, 則肝虛失升, 故頭眩也. 若汗出不止, 津液失養筋肉, 故惕瞤也. 動氣在上, 心氣不治, 腎不恒德. 若誤汗之, 則心氣虛, 故腎氣上衝, 正在心端也. 動氣在下, 腎氣不治, 脾不恒德. 若誤汗之, 腎水虛竭, 故骨痛·惡寒無汗, 心煩目暈也. 脾土過燥, 不守常化, 故食則反吐, 穀不得近也.

[集註] 程知曰, 此言動氣不可發汗也. 蓋正氣內虛, 臟氣不治, 故氣築築然動. 動氣爲裏虛, 故不可發汗.

程應旄曰, 臟氣不安其位, 故動. 因素有邪據, 本臟之氣, 反在依附之間, 最易離經, 所恃奠定之者, 全賴胃氣爲之主. 發汗虛其胃氣, 則四臟失所養, 反被邪攻, 各見離經之象, 病雖左右上下之不同, 要其失於建中之義則一也.

咽中閉塞, 不可發汗. 發汗則吐血, 氣微絶, 手足厥冷, 欲得踡臥, 不能自溫.

[註] 少陰之脈, 循喉嚨繫舌本, 咽中閉塞, 少陰之氣不能上通也. 若强發少陰汗, 陽微不能作汗, 必動其血, 故吐血, 氣微絶, 踡臥厥冷, 不能自溫也.

[集註] 程知曰, 咽中閉塞, 不可發汗, 蓋陰邪盛也, 强發其汗, 必動其血. 至於吐血·氣欲絶, 則倂腎中之陰陽不能自存, 故遂手足厥冷, 欲得踡臥, 不能自溫. 夫下厥上竭, 踡臥厥冷, 在少陰皆危證也.

程應旄曰, 汗劑爲陽, 施於陰經則逆. 咽中閉塞, 由少陰液少, 腎氣不能上通也. 發少陰汗, 則下厥上竭, 故見證如此.

欬者則劇, 數吐涎沫, 咽中必乾, 小便不利, 心中饑煩, 晬時而發, 其形似瘧, 有寒無熱, 虛而寒慄. 欬而發汗, 踡而苦滿, 腹中復堅.

[註] 欬者則劇, 欬之甚也. 數吐涎沫, 肺傷液耗矣. 故咽乾·小便不利, 心中饑煩也. 晬時, 週時也, 謂週時一發. 其形似瘧, 有寒無熱, 中虛而生寒慄也. 若誤以爲形寒之欬而發其汗, 則肺氣旣虛而衛陽又亡. 陽氣兩傷, 不能溫及中下, 陰氣凝於內外, 自踡而苦滿, 腹中復堅矣.

[集註] 程知曰, 此承上言濡弱弦微之脈, 其有欬者, 則病劇, 而不可汗也. 欬則數吐涎沫, 其咽中必乾, 小便必不利. 膈中陽虛, 必心中饑而煩. 衛氣一日夜五十度週於身, 陽虛不能自衛, 故晬時寒慄如瘧, 但有寒無熱. 此而發汗, 則陽氣愈虛, 陰寒益盛, 必踡而苦滿, 腹中轉堅也.

欬而小便利, 若失小便者, 不可發汗. 汗出則四肢厥而逆.

[註] 欬多飮病, 小便應不利, 若小便利, 知無飮也. 今欬而遺失小便, 是不但無飮, 且系下焦陽虛, 膀胱不固之欬也, 故不可發汗, 汗出則陽氣愈衰, 四肢逆冷矣.

[集註] 程知曰, 『內經』謂腎欬不已, 膀胱受之. 膀胱欬狀, 欬而遺尿. 故欬而小便利, 若失小便者, 是腎中陽虛也, 發汗則陽氣益亡, 故厥冷.

諸逆發汗, 病微者難差. 劇者言亂, 目眩者死, 命將難全.

[註] 不當汗而汗, 當汗而過汗, 皆致逆, 故曰, 諸逆也. 發汗致逆之病, 病微者難差, 病

劇者則死. 劇者, 謂陽脫見鬼則言亂, 陰脫目盲則目眩也.

[集註] 程應旄曰, 諸逆屬少陰居多, 陰寒極矣. 發汗是重奪其陽, 雖有微劇不同, 皆關於死, 明乎陽爲人命之根也.

傷寒頭痛, 翕翕發熱, 形象中風, 常微汗出, 自嘔者, 下之益煩, 心懊憹如饑. 發汗則致痓, 身强難以屈伸. 熏之則發黃, 不得小便. 灸則發欬唾.

[註] 頭痛翕翕發熱, 汗出則嘔, 形相中風者, 當以桂枝湯解肌. 若下之, 重則變結胸痞硬, 輕則爲心中益煩·懊憹如饑. 不以桂枝湯解肌, 而以麻黃湯發汗, 表虛風入則致痓, 故身强難以屈伸也. 或以火熏蒸劫汗, 則不得小便, 熱從濕化而發黃也. 灸則火邪傷肺, 故發欬唾不已也.

[集註] 成無己曰, 若反下之, 邪熱乘虛流於胸中爲虛煩, 心中懊憹如饑. 若發汗則虛表, 熱歸經絡, 熱甚生風, 故身强直而成痓. 若熏之則火熱相合, 消爍津液, 故小便不利而發黃. 肺惡火, 灸則火熱傷肺, 必發嗽而欬唾也.

高士宗曰, 汗·下·火熏, 施治各異, 損正則一, 故擧下之·熏之, 與發汗而並論之也.

魏荔彤曰, 此申明雖有表證宜汗, 亦當詳察知禁也. 似中風頭痛, 翕翕發熱, 桂枝證也, 嘔則仍是水飮內畜矣. 誤下益煩, 懊憹如饑, 則未下時已煩可知, 此特更甚耳. 若再誤汗, 表虛風入, 故身强難以屈伸. 火熏逼汗, 熱入於裏, 故小便不得. 盖小便利者不成黃證, 發黃則小便爲濕邪所阻, 熱邪所耗可知. 灸則熱上衝, 故欬唾膿血也.

辨可吐病脈證篇

大法, 春宜吐.

[註] 汗·吐·下, 治病之大法. 謂春宜於吐者, 是象天之春氣上升以立法也. 然凡病有當吐者則吐之, 又不可一槪而論也.

[集註] 程應旄曰, 吐法從升, 有發陳之義, 故曰, 春宜吐.

凡用吐湯, 中病便止, 不必盡劑也.

[註] 凡用吐湯, 原以去上焦之邪, 中病卽止. 若病去而過用之, 反傷中氣, 所以不必盡劑也.

[集註] 程應旄曰, 吐以去上焦之邪. 上焦爲清陽之分, 吐之過劑則邪去, 而所傷者膻中之陽, 陽固不可不寶惜也.

病胸上諸實, 胸中鬱鬱而痛, 不能食, 欲使人按之, 而反有涎唾, 下利日十餘行, 其脈反遲, 寸口脈惟滑, 此可吐之. 吐之利則止.

[註] 胸上諸實, 謂或痰·或熱·或寒之類也. 諸實爲病, 故胸中鬱鬱而痛, 不能食也. 欲使人按之, 不但痛不能減, 而反有涎唾, 知邪在胸中盛滿, 得按而上溢也. 經曰, 下利脈遲而滑者, 內實也. 今下利日十餘行, 其脈反遲, 寸口惟滑, 知寒實在上, 水不下輸膀胱而走大腸也, 故但吐之利自止也.

[集註] 張璐曰, 痛不得食, 按之反有涎唾者, 知有寒痰在胸中也. 下利脈遲, 寸口惟滑者, 爲膈上實, 故吐之則利自止也.

病手足逆冷, 脈乍結, 以客氣在胸中, 心下滿而煩, 欲食不能食者, 病在胸中, 當吐之.

[註] 病人手足厥冷, 脈乍結者, 以寒邪結氣, 結在胸中, 陽氣不能四達也. 心下滿而煩者, 實結則滿, 陽鬱則煩也. 欲食不能食者, 是客氣病在胸中, 故當吐之也.

[集註] 成無己曰, 此與瓜蒂散證同. 彼云脈乍緊, 此云脈乍結, 惟此有異. 緊爲內實, 乍緊則邪在胸中, 實而未深也. 結爲結實, 乍

結則邪在胸中, 結而未深也. 雖所治俱同, 但輕之·重之, 不無別也.

程知曰, 脈來緩, 時一止復來, 曰結. 結者, 痰氣結滯之名. 此與瓜蒂散證同, 但彼云脈乍緊則爲寒邪盛, 此云脈乍結則爲痰氣實也.

張錫駒曰, 病人手足厥冷者, 氣機內結, 不能外達於四肢也. 心下滿而煩者, 邪實則滿, 正傷則煩也.

魏荔彤曰, 脈乍結, 非脈之本然, 乃有形之邪, 阻礙其胸中宗氣, 故榮衛之氣不能暢行, 非同於氣血虛微, 不能流布之結也.

宿食在上脘者, 當吐之.

[註] 胃有三脘, 宿食在上脘者, 痛在胸膈, 痛則欲吐, 可吐不可下也. 在中脘者, 痛在心口, 痛欲吐或不吐, 可吐可下也. 在下脘者, 痛在臍上, 痛不欲吐, 不可吐可下也. 故曰, 宿食在上脘者, 當吐之. 此詳凡在上者, 皆可吐也.

[集註] 成無己曰, 宿食在中下脘, 則宜下, 宿食在上脘, 則當吐. 『內經』曰, 其高者因而越之, 其下者引而竭之.

方有執曰, 上脘, 謂胃腑之口也.

張志聰曰, 胃爲水穀之海, 有上脘·中脘·下脘之分. 上主納, 中主化, 今食在上脘, 不得腐化, 故爲宿食, 當吐之.

程應旄曰, 宗氣聚於胸中, 升降呼吸出焉. 淸陽之分, 豈容濁物留滯? 吐以宣之, 使無障礙也. 若屬表邪傳入, 無形而有形, 則痞滿結胸, 另有治法, 均非宜矣.

辨不可吐病脈證篇

具見六經中.

辨可下病脈證篇

大法, 秋宜下.

[註] 天至秋則氣降, 物至秋則成實, 實則宜下. 凡邪在下者, 俱宜取法乎此義也.

凡可下者, 用湯勝丸散, 中病便止, 不必盡劑也.

[註] 湯者盪也, 丸者緩也. 下藥貴速, 故凡服下藥用湯, 所以勝丸也. 中病卽止, 不必盡劑者, 恐盡劑反傷其正氣也.

[集註] 程應旄曰, 用湯勝丸, 貴活法也. 中病卽止, 示節制也.

下利, 三部脈皆平, 按之心下硬者, 急下之, 宜大承氣湯.

[註] 下利心下硬者, 諸瀉心湯證也. 若寸·關·尺三部脈平實有力, 雖下利仍宜攻其硬也.

[集註] 方有執曰, 三部脈皆平, 血氣和可知矣. 心下硬實也, 所以急下之也.

張錫駒曰, 本經云, 若自下利者, 脈當微厥. 今反和者, 此爲內實也, 宜下之.

下利, 脈遲而滑者, 內實也. 利未欲止, 當下之, 宜大承氣湯.

[註] 脈遲不能兼滑, 惟浮取之遲, 沈取之滑, 則有之矣. 今下利脈遲而滑, 謂浮遲而沈滑也, 浮遲則外和, 沈滑則內實. 欲止內實之下利, 仍當下之, 使積去則利自止, 宜大承氣湯.

[集註] 程應旄曰, 遲而滑, 滑在下而遲在上, 知爲物阻之遲, 非寒陰之遲, 故但下其所阻, 則內實去而利自止矣!

問曰, 人病有宿食, 何以別之? 師曰, 寸口脈浮而大, 按之反澁, 尺中亦微而澁, 故知有宿食, 當下之, 宜大承氣湯.

[按] 尺中'微'字, 當是'大'字, 若是'微'字, 斷無當下之理.

[註] 寸口脈浮而大, 按之反澁, 謂按之且大·且澁·且有力也, 關上尺中亦然. 大澁有力, 爲實而不利之診, 故知有宿食也, 當下之, 宜大承氣湯.

[集註] 程知曰, 滑爲有食, 結滯經宿, 則脈澁矣. 尺以候內, 沈以候裏, 故宿食之脈, 按之反澁, 尺中亦大而澁也.

下利不欲食者, 以有宿食故也, 當下之, 宜大承氣湯.

[註] 初下利不欲食者, 是傷食惡食, 故不欲食也. 若久下利不欲食者, 是傷脾, 食後飽脹不欲食也. 今初下利卽不欲食, 故知有宿食也, 當下之, 宜大承氣湯無疑也.

[集註] 程應旄曰, 傷食惡食, 故不欲食, 與不能食者自別. 下利有此, 更無別樣虛證, 知非三陰之下利, 而爲宿食之下利也, 故當下之.

下利差, 至其年月日時復發者, 以病不盡故也, 當下之, 宜大承氣湯.

[註] 下利差後, 至其年月日時而復發其利者, 此宿食積病攻之不盡故也. 若其人形氣不衰, 飮食尙强, 當攻其未盡, 自不復發矣, 宜大承氣湯.

[集註] 方有執曰, 其期也, 謂周其一年之月日期也.

程應旄曰, 下利差後, 而餘邪之棲於腸胃迴折處者未盡, 是爲伏邪. 凡得其候而伏者, 仍應其候而伸下, 則搜而盡之矣.

下利脈反滑, 當有所去, 下乃愈, 宜大承氣湯.

[註] 此承上條互發其義, 以詳其脈也. 下利脈反滑, 是證虛脈實, 不相宜也. 若其人形氣如常, 飮食如故, 乃有當去之積未去也, 下之乃愈, 宜大承氣湯.

[集註] 程應旄曰, 滑爲實, 故可行通因通用之法.

病腹中滿痛者, 此爲實也, 當下之, 宜大承氣湯.

[註] 腹中不滿而痛者, 病或屬虛, 若滿而痛, 則爲實矣, 當下之, 宜大承氣湯.

[集註] 張璐曰, 腹中旣滿且痛, 爲實結無疑, 急須下之.

程應旄曰, 病腹中滿痛, 雖在陰經, 亦可下, 不必其爲陽明矣.

傷寒後脈沈, 沈者, 內實也, 下之解, 宜大柴胡湯.

[註] 傷寒後不解, 脈沈, 沈而有力者, 內實也, 宜以下解. 然其人必午後小有潮熱, 故取大柴胡兩解之也.

脈雙弦而遲者, 必心下硬, 脈大而緊者, 陽中有淫也, 可下之, 宜大承氣湯.

[註] 雙弦, 謂左關·右關皆見弦脈也. 左關脈弦, 肝本脈也. 右關脈弦, 木刑土也. 弦者, 飮也. 遲者, 寒也. 心下硬者, 是肝邪挾寒飮而傷胃, 故不可下, 乃生薑瀉心湯證也. 若脈大按之緊, 是陽有餘而陰亦實也, 乃有餘之硬, 非胃傷者比, 故可下之, 宜大承氣湯也.

辨不可下病脈證篇

脈濡而弱, 弱反在關, 濡反在巔, 微反在上, 澁反在下. 微則陽氣不足, 澁則無血. 陽氣反微, 中風汗出, 而反躁煩. 澁則無血, 厥而且寒. 陽微則不可下, 下之則心下痞硬.

[註] 此卽前不可發汗之條. 所謂關脈浮濡沈弱, 寸脈微, 尺脈澁, 陽虛血少之診也. 汗旣不可, 下亦不可, 均爲陽虛故也. 若誤下之, 則寒虛內竭, 心下痞硬, 必成太陰誤下下利之

痞硬矣.

[集註] 程應旄曰, 誤汗亡陽分之陽, 誤下亡陰分之陽. 無陽則陰獨, 而地氣得以上居, 故心下痞硬.

脈濡而弱, 弱反在關, 濡反在巓, 弦反在上, 微反在下. 弦爲陽運, 微爲陰寒, 上實下虛. 意欲得溫, 微弦爲虛, 虛者不可下也.

[註] 此亦前不可發汗之條. 所謂關脈浮濡沈弱, 寸脈弦, 尺脈微, 上實下虛之診也. 微弦爲虛, 旣不可汗, 亦不可下, 下虛故也.

[集註] 成無己曰, 虛家下之, 是爲重虛.

脈濡而弱, 弱反在關, 濡反在巓, 浮反在上, 數反在下. 浮爲陽虛, 數爲無血. 浮爲虛, 數生熱. 浮爲虛, 自汗出而惡寒. 數爲痛, 振而寒慄. 微弱在關, 胸下爲急, 喘汗而不得呼吸, 呼吸之中, 痛在於脇. 振寒相搏, 形如瘧狀. 醫反下之, 故令脈數發熱, 狂走見鬼, 心下爲痞, 小便淋漓, 少腹甚硬, 小便則尿血也.

[註] 此謂關脈浮濡沈弱, 寸脈浮, 尺脈數也. 關濡弱爲中氣虛乏, 寸浮無力爲陽虛, 尺數無力爲血虛. 陽虛故汗自出而惡寒, 血虛故身痛振寒而慄, 中氣虛乏故胸膈氣急, 喘汗而不得呼吸, 呼吸之中痛引於脇也. 振寒相搏, 形如瘧狀, 裏邪不實, 表邪未解, 醫反下之, 虛陽未罷之表盡陷於裏, 故令脈虛數無倫, 發熱狂走見鬼, 心下爲痞, 少腹甚硬, 小便淋漓, 尿血也.

[集註] 張璐曰, 寸口浮濡而關弱尺數者, 以其人陽氣本虛, 虛陽陷於陰分也, 若誤下傷血, 必致狂走·痞滿·尿血也.

魏荔彤曰, 前虛寒之忌下易知, 此虛而兼熱之忌下難知, 故兩條相映互言, 以示禁也.

脈濡而緊, 濡則衛氣微, 緊則榮中寒. 陽微衛中風, 發熱而惡寒, 榮緊衛氣冷, 微嘔心內煩. 醫爲有大熱, 解肌而發汗, 亡陽虛煩躁, 心下苦痞堅, 表裏俱虛竭, 卒起而頭眩, 客熱在皮膚, 悵怏不得眠. 不知胃氣冷, 緊寒在關元, 技巧無所施, 汲水灌其身. 客熱因時罷, 慄慄而振寒. 重被而覆之, 汗出而冒巓, 體惕而又振, 小便爲微難, 寒氣因水發, 清穀不容間. 嘔變反腸出, 顚倒不得安, 手足爲微逆, 身冷而內煩. 遲欲從後救, 安可復追還!

[註] 脈濡而緊, 謂浮濡而沈緊也. 濡則衛表微, 緊則榮裏寒, 外有發熱汗出惡寒之表, 內有微嘔心煩之裏. 醫爲有熱, 解肌發汗, 表陽愈虛, 而生煩躁, 裏寒更急, 心下痞硬, 表虛裏冷, 故卒起頭眩, 悵怏不眠. 若徒以客熱在膚, 不知中寒在裏, 而以冷水灌身, 雖客熱因而時罷, 但慄慄振寒, 不容不重被而覆之. 汗出必眩, 惕振厥逆, 下利清穀, 煩躁不安而死. 以中外之陽兩亡, 不能復還也.

[集註] 張錫駒曰, 汗出而冒巓者, 汗出則陽氣外亡, 頭昏冒而目不明, 故曰冒巓. 小便爲微難, 陽亡而氣不施化也. 清穀不容間, 下利清穀無間隙之時也. 嘔變者, 嘔出之味變也. 腸出者, 下利而廣腸脫出也.

脈浮而大, 浮爲氣實, 大爲血虛. 血虛爲無陰, 孤陽獨下陰部者, 小便當赤而難, 胞中當虛. 今反小便利而大汗出, 法應衛家當微, 今反更實, 津液四射. 榮竭血盡, 乾煩而不得眠, 血薄肉消, 而成暴液. 醫復以毒藥攻其胃, 此爲重虛. 客陽去有期, 必下如汚泥而死.

[註] 脈浮而大, 謂脈浮取有力, 按之大而無力, 乃革脈象也. 浮爲氣實外急, 大爲血虛中空, 血虛甚則亡陰, 陰亡則陽無偶也, 故曰, 孤陽獨下陰部. 謂衛陽下就其陰, 小便當赤而難, 以胞中虛竭也. 若陽不下就其陰, 則小便

反利而大汗出，是衛陽表虛，邪陽內入，無陰以化，故反更實，致津液四射，榮竭血盡，肉消胃乾，煩不得眠也. 醫不知此，乃以中空暴液之陽明，誤爲胃實，復以峻藥攻之，則爲虛虛. 胃陽之去可期，必下汚穢如泥而死也.

［集註］程知曰，此言氣實血虛之脈，小便利而大汗出者，不可下也.

程應旄曰，無陰而孤陽獨下陰部，倘得小便赤而難，則胞中不虛，僅爲陽搏. 陽未離，則陰得滯而未散. 今反小便利而大汗出，則衛氣更微矣. 其反更實者，非衛陽之實，而客陽之實也. 衛陽猶或抱陰，客陽則專於攻陰，故津液四射，而爲小便利，爲大汗出. 熱甚逼陰，所以榮竭血盡，乾煩而不得眠，血薄肉消而成暴液. 暴液云者，點滴皆火氣煎熬而出也. 毒藥攻胃，則土敗而四臟無生，下如汚泥而死矣.

傷寒，脈陰陽俱緊，惡寒發熱，則脈欲厥. 厥者，脈初來大，漸漸小，更來漸大，是其候也. 如此者，惡寒甚者，翕翕汗出，喉中痛. 若熱多者，目赤脈多，睛不慧. 醫復發之，咽中則傷. 若復下之，則兩目閉，寒多便清穀，熱多便膿血. 若熏之，則身發黃. 若熨之，則咽燥. 若小便利者，可救之. 若小便難者，爲危殆.

［註］傷寒，脈陰陽俱緊，惡寒發熱，太陽表證也. 則脈欲厥，謂浮緊之脈，初大漸小，知爲欲厥之脈也. 初來大，陽爲之也，故發熱. 漸漸小，陰爲之也，故發厥. 更大更熱，更小更厥，是其候也. 如此者，當以寒熱別其厥. 惡寒甚，翕翕汗出，咽中痛，是少陰寒厥也. 發熱多，目赤脈多，睛不了了，是陽明熱厥也. 寒甚熱多之厥，而誤發之，則咽痛似傷. 而誤下之，則兩目多閉. 凡厥者必下利，寒厥之利，下利清穀也. 熱厥之利，下利膿血也. 此又以利辨厥之寒熱也. 若以薰蒸取汗，則發身黃，濕熱合也. 若以火熨取汗，則咽燥，火甚傷津也. 若小便利者，則陰未亡，故可救之. 小便難者，則陰已亡，爲危殆也.

［集註］程知曰，言外傷於寒，爲濕熱之病，不可汗·下·薰·熨也.

張璐曰，脈來厥者，知厥逆之寒熱交勝也. 初來大者，爲邪氣鼓動. 漸漸小，爲正氣受傷. 更來漸漸大，爲邪氣復進也. 盖因其人正氣本虛，不能主持，隨邪氣進退，故其脈亦隨邪氣進退，忽大忽小也. 小便利者，津液未竭. 小便難者，津液已絶，爲危殆也.

傷寒發熱，口中勃勃氣出，頭痛目黃，衄不可制. 貪水者必嘔，惡水者厥. 若下之，咽中生瘡. 假令手足溫者，必下重便膿血. 頭痛目黃者，若下之，則目閉. 貪水者，若下之，其脈必厥，其聲嚶，咽喉塞. 若發汗，則戰慄，陰陽俱虛. 惡水者，若下之，則裏冷不嗜食，大便完穀出. 若發汗，則口中傷，舌上白胎，煩燥，脈數實，不大便六七日，後必便血. 若發汗，則小便自利也.

［註］傷寒發熱，口中勃勃氣盛而出，頭痛目黃，將欲作衄，衄不可制，以陽邪盛，故衄之甚也. 貪水者，水與熱搏，故嘔也. 惡水者，裏陰寒盛，故厥也. 傷寒發熱，口中出氣盛者，若下之，熱邪入淺，咽中生瘡，入深，下重膿血. 頭痛目黃者，若下之，則兩目閉，液傷乾澁也. 貪水者，若下之，熱去水停，故肢厥聲嚶，咽喉塞也. 若發汗過多亡陽，故戰慄，表裏俱虛也. 惡水者，若下之，裏寒更甚，故不嗜食，下利完穀也. 若發汗動其虛陽，故口中瘡，舌上白胎煩燥也. 若脈數有力，不大便而惡水，熱在於陰，故六七日後必便血也. 若更發其汗，陰陽俱虛，故小便自利也.

［集註］程知曰，傷寒發熱，熱在表也. 口中勃勃氣出，熱在裏也. 頭痛目黃，衄不可制，所感之寒與所鬱之熱，共蒸於上也. 此當以貪水·惡水辨之. 貪水者，陰虛而熱勝，水入而熱

與之拒, 故嘔也. 惡水者, 陽虛而寒勝, 水入而陽氣不任, 故厥也. 盖熱氣挾寒邪上蒸, 法當辨寒熱多寡而用淸解. 設不知而妄下之, 是强抑之而邪不服, 必至咽瘡. 若手足溫而不厥者, 其熱爲勝, 必以下而致便膿血也. 頭痛目黃者, 下之則熱內陷而目閉. 若貪水者, 陰虛爲寒下所抑, 其脈必厥, 其聲必如嚶兒餲塞不揚也. 此而更發其汗, 則亡陽戰慄, 陽亦與陰俱虛矣. 若惡水者, 陽虛, 加之寒下, 則有裏冷不嗜食, 大便完穀出之變也. 此而更發其汗, 則虛陽外發, 必口爛·舌白胎而煩燥也. 脈數實不大便者, 至六七日後當便血, 此當下之. 若更發其汗, 則非惟大便不行, 併小便亦爲之不利矣.

微則爲欬, 欬則吐涎, 下之則欬止, 而利因不休. 利不休, 則胸中如蟲囓, 粥入則出. 小便不利, 兩脇拘急, 喘息爲難. 頸背相引, 臂則不仁. 極寒反汗出, 身冷若氷. 眼睛不慧, 語言不休. 而穀氣多入, 此爲除中. 口雖欲言, 舌不得前.

[註] 陽盛爲痰, 陽虛爲飮. 欬而脈微爲陽虛之欬, 故欬則吐涎飮也. 若脈實, 下之可也. 今脈微, 下之寒虛更甚, 故欬雖止, 而利因不休也. 胸中如蟲囓, 是胃寒蟲動, 故粥入則出也. 下利上吐, 中寒也. 小便不利, 停飮也. 兩脇拘急, 喘息爲難, 頸背相引, 臂則不仁, 此皆中外寒飮之證. 比之少陰停飮, 此無身痛, 彼無項背相引, 臂則不仁也. 若極寒而甚, 則反汗出, 身冷如氷, 目睛不慧, 語言不休而死也. 以如是之證, 而穀氣多入, 此爲除中. 口雖欲言, 舌短難伸, 亦死也.

[集註] 張璐曰, 誤下之下利不止, 胃中空虛, 而反暴食, 爲除中. 少陰虛寒而反冷汗, 爲外脫, 及口雖欲言, 舌萎不能前等死證皆起. 誤下之害如是.

脈數者, 久數不止, 止則邪結, 正氣不能復, 正氣却結於臟, 故邪氣浮之, 與皮毛相得. 脈數者, 不可下, 下之必煩, 利不止.

[註] 脈數者, 謂久數不止, 有熱之人也. 若脈數動時一止, 熱仍不退, 是邪氣結, 正氣不能復, 正氣結於臟, 邪氣浮於外故也. 脈雖數促, 不可下也, 若誤下之, 則邪熱乘虛入裏, 必煩利不止也.

脈浮大, 應發汗, 醫反下之, 此爲大逆.

[註] 脈浮大, 此爲表實之脈, 應發其汗, 若醫誤以大爲裏實而反下之, 此爲大逆也.

[集註] 程應旄曰, 脈大與脈浮而大, 差別盛實, 純在表也, 雖有裏症, 仍宜從表發汗, 下之則爲大逆.

動氣在右, 不可下. 下之則津液內竭, 咽燥鼻乾, 頭眩心悸也. 動氣在左, 不可下. 下之則腹內拘急, 食不下, 動氣更劇, 雖有身熱, 臥則欲踡. 動氣在上, 不可下. 下之則掌握熱煩, 身上浮冷, 熱汗自泄, 欲得水自灌. 動氣在下, 不可下. 下之則腹脹滿, 卒起頭眩, 食則下淸穀, 心下痞也.

[註] 動氣在右, 肺失治矣. 下之則肺先虛, 津液內竭, 故咽燥鼻乾, 頭眩心悸也. 動氣在左, 肝失治矣. 下之則肝氣益急, 故食不下, 腹內拘急, 動氣更劇, 表實未減, 裏虛益甚, 故雖有身熱, 臥則欲踡也. 動氣在上, 心失治矣. 下之則陰液益傷, 心火更甚, 故掌心握熱, 煩熱汗出, 欲得水澆, 卽有身上浮冷, 亦火盛格陰使然也. 動氣在下, 腎失治矣. 下之則寒虛內甚, 而腹脹滿, 故卒起頭眩, 心下痞滿, 食則下利淸穀也.

[集註] 程應旄曰, 動氣誤下, 是爲犯臟, 左右上下, 隨其經氣而致逆, 故禁同汗例.

咽中閉塞, 不可下. 下之則上輕下重, 水漿不下, 臥則欲踡, 身急痛, 下利日數十行.

[註] 咽中閉塞, 燥乾腫痛者, 少陰陽邪也,

宜下之. 今不燥乾, 不腫痛者, 少陰陰邪也, 不可下, 下之則陽愈衰, 陰愈盛, 故曰上輕下重也. 水漿不入, 臥欲蹉, 身急痛, 下利日數十行, 中外陽虛也.

[集註] 張璐曰, 言初病咽乾閉塞, 以其人少陰之眞陽素虧, 故汗下俱禁, 若下之, 則少陰虛寒, 諸證蜂起矣.

程應旄曰, 腎邪上逆, 故有咽中閉塞之證, 下之陽氣益虛, 陰氣益甚, 故有上輕下重等證.

諸外實者, 不可下. 下之則發微熱. 亡脈厥者, 當臍握熱.

[註] 諸外實者, 裏必虛, 卽有不大便, 無所苦之裏, 亦不可下. 若下之, 外發之熱雖微, 內虛之寒則盛, 若無脈而厥, 當臍握熱始暖, 亦寒之甚也.

[集註] 方有執曰, 諸外實, 指一切之邪在表而言也. 發微熱, 邪入裏也. 無脈, 陽內陷也.

程知曰, 下之則表邪內陷, 外不熱而內發微熱也. 其亡脈而厥者, 則寒氣內深, 惟當臍一握熱耳.

太陽病, 有外證未解, 不可下, 下之爲逆.

[註] 此重出, 以申叮嚀告戒之意.

[集註] 程應旄曰, 未解較不解稍異, 勢雖欲下, 仍須俟之.

病欲吐者, 不可下. 嘔多雖有陽明證, 不可攻之.

[註] 欲吐者, 邪在膈上, 可吐之證也. 嘔多者, 邪在少陽, 可和之證也. 雖具裏證, 戒人不可先攻下也.

夫病陽多者熱,下之則硬.

[註] 陽病裏熱多者, 宜乎下. 表熱多者, 宜乎汗. 若表裏熱多, 當兩解也. 若單下之, 表不解則裏虛, 表熱內陷, 因作硬也.

[集註] 張璐曰, 陽熱證多, 卽有陽明證見, 亦屬經證, 不可下也. 不當下而誤下之, 則陽邪乘虛內陷, 不作結胸, 則爲痞硬也.

程應旄曰, 陽病, 謂表裏熱俱多, 下之則胃中水竭. 其硬也, 非轉屬陽明之硬也.

無陽陰强大便硬者, 下之, 必清穀腹滿.

[註] 亡陽陰盛, 燥而無熱, 雖大便硬者, 此乃不大便無所苦之硬也, 下之則中寒猶盛, 故必利清穀腹滿矣.

[集註] 成無已曰, 無陽者, 亡津液也. 陰多者, 寒多也. 大便硬, 則爲陰結. 下之虛胃, 陰寒內甚, 故清穀腹滿.

[集註] 方有執曰, 陰, 以寒言. 强, 猶言多也. 清穀, 陰不能化也. 腹滿陰寒, 凝滯而內脹也.

傷寒, 發熱頭痛, 微汗出, 發汗則不識人. 熏之則喘, 不得小便, 心腹滿. 下之則短氣, 小便難, 頭痛背强. 加溫鍼則衄.

[註] 傷寒發熱, 頭痛背强, 微汗出, 若不惡寒, 非溫病卽邪傳陽明也. 若誤發汗, 不成風溫, 外熱如灼, 必成陽明, 熱甚神昏不識人也. 以火熏·溫鍼劫之, 火氣入裏, 壅塞於胸則喘, 於腹則滿也. 火傷衛分津液, 則不得小便, 火傷榮分血脈, 則必作衄也. 若下之, 則中氣傷, 故氣短. 津液傷, 故小便難也.

[集註] 程應旄曰, 此證近於溫, 有熱無寒, 汗下溫鍼, 均在所禁也.

下利脈大者, 虛也, 以强下之故也. 設脈浮革, 因爾腸鳴者, 屬當歸四逆湯.

[註] 下利脈大, 裏虛也, 以其不當下而强下之故也. 設脈浮革者, 謂脈浮大, 按之空虛, 表急裏虛, 因爾腸鳴, 屬當歸四逆湯, 和其表而溫其裏也.

[集註] 成無已曰, 浮爲虛, 革爲寒, 寒虛相搏, 則腸鳴, 與當歸四逆湯.

御纂醫宗金鑑 卷十六

平脈法

平脈者，平人不病之脈也．如四時平脈，五臟平脈，陰陽同等平脈之類是也．人病則脈不得其平矣．如四時太過不及，陰陽臟腑，相乘相侮， 及百病相錯， 生死不平之脈之類是也．平者又準之謂也．言診者，誠能以諸平脈準諸不平之脈，則凡太過不及之差，呼吸尺寸之乖，莫不了然於心手之間，而無少差謬．然後可以傷寒之脈，準諸壞病．亦可以諸壞病之脈，準之傷寒，誠所謂一以貫之而無餘者已．

問曰，脈有三部，陰陽相乘．榮衛血氣，在人體躬．呼吸出入，上下於中．因息游布，津液流通．隨時動作，效象形容．春弦秋浮，冬沈夏洪．察色觀脈，大小不同．一時之間，變無經常．尺寸參差，或短或長．上下乖錯，或存或亡．病輒改易，進退低昂．心迷意惑，動失紀綱．願爲具陳，令得分明．師曰，子之所問，道之根源．脈有三部，尺寸及關．榮衛流行，不失衡銓．腎沈心洪，肺浮肝弦．此自經常，不失銖分．出入升降，漏刻周旋．水下二刻，一周循環．當復寸口，虛實見焉．變化相乘，陰陽相干．風則浮虛，寒則牢堅．沈潛水滀，支飮急弦．動則爲痛，數則熱煩，設有不應，知變所緣．三部不同，病各異端．太過可怪，不及亦然．邪不空見，終必有奸．審察表裏，三焦別焉．知其所舍，消息診看．料度臟腑，獨見若神．爲子條記，傳與賢人．

[註] 此總敘平脈之根源，借問答以示其法也．脈者，血之府，氣血流行之動會也．三部者，寸爲上部，關爲中部，尺爲下部也．三部既定，陰陽屬焉，上部爲陽，下部爲陰．陰陽平則相易，陰陽偏則相乘．相易則和，相乘則病．人之體躬，衛統氣而行脈外，榮統血而行脈中．故凡呼吸出入，上下於中，莫不因息以游布於四體，隨津液而流通於周身，故隨時動作，而效象夫脈之形容也．察色，察五臟之色也．肝青，心赤，肺白，腎黑，脾黃，各以其色合乎臟． 然四臟又皆以黃色爲主， 他色爲兼，以土寄旺於四季也．觀脈，觀五臟之脈也．肝弦，心洪，肺浮，腎沈，脾緩，各以其脈主乎臟．然四臟又皆以緩脈爲本．盖人以胃氣爲本也．其間，色或參差相錯，脈或大小相乖，一時之間，變無常經，病輒改易，或存或亡，無定象也． 師曰， 子之所問， 脈爲醫道之根源，當以平旦復會於寸口之時診之，而虛實見焉．寸口脈浮無力，爲虛爲風．牢堅有力，爲實爲寒．脈沈爲水滀，脈弦爲支飮，脈動爲痛，脈數爲熱，設或病脈不應，則於其三部太過不及，陰陽變化相乘之理，消息診看．料度臟腑，則順逆吉凶，自然獨見若神也．

師曰，呼吸者，脈之頭也．

[註] 人一呼脈再動，一吸脈再動，呼吸定息脈四動，乃平人不病之緩脈也．閏以太息故五動，亦爲平脈，非呼吸不能定其至數，持脈時必從此始，故曰，呼吸者脈之頭也．

[集註] 方有執曰，呼者，氣之出，脈之來也．吸者，氣之入，脈之去也．頭，頭緒也，脈隨氣之出入來去，名狀雖多，呼吸則其源頭也．然脈有二， 此以尺寸之脈言． 若以周身言之，則循環無端，渾然不斷，無頭尾之可言．學者當識之也．

初持脈，來疾去遲，此出疾入遲，名曰內

虛外實也. 初持脈, 來遲去疾, 此出遲入疾, 名曰內實外虛也.

[註] 此初持脈, 以來去疾遲, 而診表裏虛實法也. 來, 脈出來陽也. 故以候表. 去, 脈入去陰也, 故以候裏. 疾, 脈數疾有餘也, 故以候實. 遲, 脈徐遲不足也, 故以候虛. 言脈若出來疾, 入去遲, 爲表實裏虛, 故名曰內虛外實也. 脈若出來遲, 入去疾, 爲表虛裏實, 故名曰內實外虛也.

[集註] 方有執曰, 來者自骨肉之分, 而出於皮膚之際, 氣之升而上也. 去者自皮膚之際, 而還於骨肉之間, 氣之降而下也. 出呼而來也, 入吸而去也. 經曰, 來者爲陽, 去者爲陰. 疾爲陽太過也, 遲爲陰不及也. 內虛外實者, 陰不及而陽太過也. 內實外虛者, 陰太過而陽不及也. 故來去出入者, 脈之大關鍵也. 內外虛實者, 病之大綱領也. 知內外之陰陽, 而辨其孰爲虛孰爲實者, 診家之切要也.

假令脈來微去大, 故名反, 病在裏也. 脈來頭小本大, 故名覆, 病在表也. 上微頭小者, 則汗出. 下微本大者, 則爲關格不通, 不得尿. 頭無汗者可治, 有汗者死.

[按] 脈來頭小本大者, 當是'脈來大去小'. 上微頭小者, 當是'上微小者爲陰盛'. 下微本大者, 當是'下微小者爲陽盛', 始與上下之義相屬.

[註] 上以脈之來去疾遲, 候內外虛實之診, 此以脈之來去大小, 診表裏盛衰之病. 脈上來微小, 下去反大, 反之象也, 故名曰反脈. 上來益大, 下去微小, 覆之象也, 故名曰覆. 反者, 病在裏爲陰盛. 覆者, 病在表爲陽盛. 陽盛則病格, 陰盛則病關, 陰陽盛極不相交通, 則病關格. 頭無汗者, 陽未離陰, 故可治. 有汗則陽已上脫, 故曰死也.

寸口衛氣盛名曰高, 榮氣盛名曰章, 高章相搏, 名曰綱. 衛氣弱名曰惵, 榮氣弱名曰卑, 惵卑相搏名曰損. 衛氣和名曰緩, 榮氣和名曰遲, 遲緩相搏名曰沈.

[按] '名曰沈'之'沈'字, 當是'强'字, 玩下文自知.

[註] 此詳上條, 脈之來去盛衰之狀也. 寸口, 通指寸·關·尺而言也. 衛主氣爲陽以候表, 榮主血爲陰以候裏. 脈隨指有力上來, 衛氣盛也, 謂之高. 脈隨指有力下去, 榮氣盛也, 謂之章. 高者長盛也, 章者分明也. 高章相合, 名曰綱. 綱者以榮衛俱有餘, 有總攬之意也. 脈隨指無力上來, 衛氣弱也, 謂之惵. 脈隨指無力下去, 榮氣弱也, 謂之卑. 惵者恍惚也, 卑者縮下也. 惵卑相合, 名曰損. 損者以榮衛俱不足, 有消縮之意也. 若高章·惵卑之脈, 與不疾·不徐緩遲之脈同見, 則爲盛者不過, 弱者不衰, 皆名和脈. 强者, 卽下文所著是也.

寸口脈緩而遲, 緩則陽氣長, 其色鮮, 其顏光, 其聲商, 毛髮長. 遲則陰氣盛, 骨髓生, 血滿, 肌肉緊薄鮮硬. 陰陽相抱, 榮衛俱行, 剛柔相得, 名曰强也.

[按] '薄鮮硬'三字不成句, 應是衍文, 當刪之.

[註] 此承上條, 以釋'强'字之義. 言凡人稟陽氣盛, 則得高章之盛. 稟陰氣盛, 則得惵卑之弱, 此平人之常. 若能兼見緩遲平脈, 斯爲陰陽相抱, 榮衛相和, 始名曰强. 强者卽色鮮顏光, 血滿肉緊之謂也.

[集註] 方有執曰, 緩以候胃, 遲以候脾. 陽氣長者, 言胃氣有餘也. 顏色聲音毛髮, 皆陽也. 鮮, 麗也. 光, 輝也. 商, 淸也. 長, 美也. 形容胃陽之有餘也. 陰氣盛者, 言脾氣充足也. 骨髓生, 血脈滿, 肌肉緊, 骨髓血肉皆陰也, 形容脾陰之充足也. 相抱, 言和洽也. 俱行, 言周流也. 相搏, 言合一也. 極言二氣得其和平, 皆由脾·胃盈餘之所致, 必如此, 則其人之健旺而强壯可知, 故曰, 强也.

師曰，脈，肥人責浮，瘦人責沈．肥人當沈，今反浮，瘦人當浮，今反沈，故責之．

［註］上條以脈之盛衰，候人之强弱，此條以脈之浮中沈，分人之皮·脈·肉·筋·骨，以候五臟之診法也．心肺俱浮，肝腎俱沈．以皮之浮·脈之浮而別心肺之浮也．以筋之沈·骨之沈而別肝腎之沈也．脾主肌肉，在浮沈之間，故候中也．肥人肌膚厚，脈當沈，瘦人肌膚薄，脈當浮．今肥人脈反浮，瘦人脈反沈，故當責其病在何臟也．

［集註］方有執曰，責，求也．肥人當沈者，肌膚厚其脈深也，故求其病脈浮．瘦人當浮者，肌膚薄，其脈淺也，故求其病脈沈．

問曰，經說脈有三菽·六菽重者，何謂也？師曰，脈，人以指按之，如三菽之重者，肺氣也．如六菽之重者，心氣也．如九菽之重者，脾氣也．如十二菽之重者，肝氣也．按之至骨者，腎氣也．假令下利，寸口·關上·尺中悉不見脈，然尺中時一小見脈，再擧頭者，腎氣也．若見損脈來，至爲難治．

［註］此承上條詳言皮·脈·肉·筋·骨，各有所主，以候五臟之病也．菽，豆也，約略輕重言之，非謂有其形也．『難經』曰，如三菽之重，與皮毛相得者，肺部也．六菽之重，與血脈相得者，心部也．九菽之重，與肌肉相等者，脾部也．十二菽之重，與筋平者，肝部也．按之至骨，擧之來疾者，腎部也．各隨所主之部，以候臟氣也．至於寸口·關上·尺中，亦各有所主之位，以候臟氣．左寸心也，右寸肺也，左關肝也，右關脾也，尺中腎也．今特擧腎臟之部例之，以槪其餘也．假令下利而甚，元氣暴奪於中，寸口·關上·尺中全不見脈，法當死．其不死者，必是尺中時有一小見之脈也．再擧頭者，謂一呼再起頭，一吸再起頭，合爲四至也．夫尺中時一小見之脈四至，則是腎間生氣之源未絶，卽下利未止，尙爲易治．若一息二至，名曰損脈，是氣衰無胃，故爲難治也．

［集註］程知曰，『難經』三菽·六菽之說，盖言下指輕重有差等，以候五臟之氣也．又云，下利，寸口·關上·尺中悉不見脈者，是胃之陽氣已絶也．『難經』以損脈爲陽氣下脫之脈，故曰損脈，至爲難治也．

寸口脈，浮爲在表，沈爲在裏，數爲在腑，遲爲在臟．假令脈遲，此爲在臟也．

［註］寸口，通指三部言也．此以浮·沈·遲·數，候人表·裏·臟·腑之診法也．浮者，皮膚取而得之脈也，浮主表，故曰，浮爲在表．沈者，筋骨取而得之脈也，沈主裏，故曰，沈爲在裏．數者，一息六至之脈也，數主陽，府屬陽，故曰，數爲在腑．遲者，一息三至之脈也，遲主陰，臟屬陰，故曰，遲爲在臟．假令診其人脈遲，此爲病在臟，擧一遲脈以例其餘也．

［集註］程知曰，軀殼之外，榮衛爲表，軀殼之內，臟腑爲裏，故以浮沈別之．諸陽雖皆屬腑，諸陰雖皆屬臟，當以遲數別之．然傷寒中之傳變，亦有數而入臟，遲而入腑者，熟讀經文自知也．

張璐曰，此以浮·沈·遲·數，定表·裏·臟·腑，而全重於‘遲爲在臟’句，故重申以明之．設脈見浮遲，雖有表證，祗以小建中和之，終非麻黃·青龍所宜，以臟氣本虛也．

陽脈浮大而濡，陰脈浮大而濡，陰脈與陽脈同等者，名曰緩也．

［註］此以陰陽同等，發明平人和緩之脈也．陽脈浮大而濡，陰脈浮大而濡，謂浮·中·沈，陰陽同等也．名曰緩者，謂和緩之脈也．然緩脈有二義，和緩之緩，脈有力濡柔，不大不小，以形狀之緩，驗二氣之和也．至數之緩，脈來四至從容，不徐不疾，以至數之緩，驗胃氣之和也．

［集註］方有執曰，緩有二義，此以相兼言，

盖謂氣血和平也.

程知曰, 緩有和緩之義, 寬緩之義, 與浮大相類, 不與遲相類. 故經謂之浮大而濡, 不曰浮大而遲也. 盖脈之遲數, 以至數言, 緩急以形狀言耳!

張璐曰, 脈雖浮大而濡, 按之仍不絶者爲緩. 若按之卽無, 是虛脈非緩脈也.

問曰, 東方肝脈, 其形何似? 師曰, 肝者木也, 名厥陰. 其脈緊弦, 濡弱而長, 是肝脈也. 肝病自得濡弱者愈也. 假令得純弦脈者死, 何以知之? 以其脈如弦直, 此是肝臟傷, 故知死也.

[註] 此已下四時·五臟平脈·病脈·死脈之診法也. 東方屬木, 主春令風, 在天爲風, 在地爲木在, 人爲肝, 故曰肝者木也, 名足厥陰經, 其脈當弦. 若得微弦濡弱而長, 此弦而有胃, 是肝平脈也, 病自易愈也. 若得微弦而長, 而少濡弱和緩, 爲弦多胃少, 肝病脈也. 若得純弦而直, 無濡弱和緩, 爲但弦無胃, 是肝死脈也. 下三臟雖無純洪·純浮·純沈之文, 省文也, 當倣此.

[集註] 方有執曰, 微非脈名, 盖微微之弦, 有胃氣之謂也.

魏荔彤曰, 微弦. 不甚弦, 且帶濡弱, 如短促, 亦非木之本性, 又必兼長脈, 是象木之柔和而修長, 此肝之本脈. 肝脈見此, 肝臟平脈, 如有微疾, 亦易愈也. 假令純弦, 如樹木將枯, 枝幹乾硬, 故知死也.

問曰, 二月得毛浮脈, 何以處言至秋當死? 師曰, 二月之時, 脈當濡弱, 反得毛浮者, 故知至秋死. 二月肝用事, 肝脈屬木, 脈應濡弱, 反得毛浮脈者, 是肺脈也. 肺屬金, 金來剋木, 故知至秋死. 他皆倣此.

[註] 二月春令也, 毛浮秋脈也, 春得秋脈, 何以斷言至秋當死? 盖春肝木旺, 秋肺金旺, 二月肝旺之時, 尙得毛浮肺脈, 其衰可知. 至秋金氣愈旺, 金乘木, 木愈受剋則絶, 故知至秋當死也. 餘臟皆倣此.

[集註] 方有執曰, 此以四時脈氣屬五行生剋應病, 以主吉凶生死之理. 揭一以例其餘, 所以示人持診之要法也.

南方心脈, 其形何似? 師曰, 心者火也, 名少陰. 其脈洪大而長, 是心脈也. 心病自得洪大者, 愈也.

[註] 南方屬火, 主夏令熱, 在天爲火, 在地爲熱, 在人爲心, 故曰, 心者火也, 名手少陰經, 其脈當洪. 若得洪大和緩, 此洪而有胃, 是心平脈也, 雖有心病, 自易愈也. 若得洪大而少和緩, 此洪多胃少, 是心病脈也. 若得洪大而無和緩, 此但洪無胃, 是心死脈也.

[集註] 方有執曰, 其脈洪大而長, 應萬物盛長之象也.

立夏得洪大脈, 是其本位, 其人病身體苦疼重者, 須發其汗. 若明日身不疼不重者, 不須發汗. 若汗濈濈自出者, 明日便解矣. 何以言之? 立夏得洪大脈, 是其時脈, 故使然也. 四時倣此.

[註] 凡四時之病, 當以四時之脈期之. 期之者, 期其愈不愈也. 立夏之日, 得洪大脈, 是其本位應得之脈. 其人病身體苦疼重者, 須發其汗. 若明日身不疼不重, 雖脈仍洪大, 必非邪脈, 乃時脈也, 不須再汗, 謂已解也. 設若本日汗濈濈然自出者, 此解兆已見, 雖脈洪大, 不須發汗, 明日便自解矣. 何以言之? 立夏得洪大脈, 是得其時脈故也. 四時倣此.

[集註] 方有執曰, 此言脈得應時而旺, 則病有當解之時. 擧夏以例其餘, 示人推倣之意.

程知曰, 春弦·夏洪·秋毛·冬石, 當其時得之, 則爲平脈. 雖外感寒邪, 但微汗出自愈耳! 重則治之, 輕則不必治也. 『內經』曰, 脈得四時之順者. 此也.

程應旄曰, 洪大爲夏令之脈, 亦爲邪盛之脈, 有病則從邪, 無病則從令, 解不解不須另辨.

西方肺脈, 其形何似? 師曰, 肺者金也, 名太陰, 其脈毛浮也. 肺病自得此脈, 若得緩遲者皆愈, 若得數者則劇. 何以知之? 數者南方火, 火剋西方金, 法當癰腫, 爲難治也.

[註] 西方屬金, 主秋令燥, 在天爲燥, 在地爲金, 在人爲肺, 故曰, 肺者金也. 名手太陰經, 其脈當浮. 若得毛浮緩遲, 此浮而有胃, 是肺平脉也, 雖有肺病, 自易愈也. 若得毛浮而少緩遲, 此浮多胃少, 是肺病脈也. 若得毛浮而無緩遲, 此但浮無胃, 是肺死脈也. 若得毛浮而數, 則爲病劇. 何以知之? 數者南方火也, 火剋西方金, 法當發癰腫而難治也.

[集註] 方有執曰, 肺主皮毛, 上爲華盖, 故脈毛浮. 緩遲者, 脾土之脈也. 兼得緩遲爲愈者, 肺金得土爲逢生也, 法當癰膿者, 金逢火化也.

北方腎脈, 其形何似? 師曰, 腎者水也, 名曰少陰, 其脈沈滑, 是腎脈也. 腎病自得沈滑而濡者, 愈也.

[按] 東南西方, 皆有其文, 惟缺北方, 倣經文補之.

[註] 北方屬水, 主冬令寒, 在天爲寒, 在地爲水, 在人爲腎, 故曰腎者水也, 名足少陰經, 其脈當沈. 若得沈滑而濡, 此沈而有胃, 是腎平脈也, 雖有腎病, 自易愈也. 若得沈滑而少濡和, 此爲沈多胃少, 是腎病脈也. 若得沈而無滑濡, 此但沈無胃, 是腎死脈也.

問曰, 翕奄沈, 名曰滑, 何謂也? 師曰, 沈爲純陰, 翕爲正陽, 陰陽和合, 故令脈滑, 關尺自平. 陽明脈微沈, 食飲自可. 少陰脈微滑, 滑者, 緊之浮名也, 此爲陰實, 其人必股內汗出, 陰下濕也.

[按] '滑者緊之浮名也, 此爲陰實'二句, 與上下之義不屬, 當是錯簡.

[註] 此冬月之平脈也. 若陽明關脈微沈而不滑, 是失正陽, 爲胃不和, 故其人食飲僅自可也. 若少陰尺脈微滑而不濡, 是失純陰, 爲腎不和, 故其人汗出, 陰下濕也.

問曰, 脈有相乘, 有縱有横, 有逆有順, 何謂也? 師曰, 水行乘火, 金行乘木, 名曰縱. 火行乘水, 木行乘金, 名曰横. 水行乘金, 火行乘木, 名曰逆. 金行乘水, 木行乘火, 名曰順也.

[註] 此以人之五脈, 候人五臟不平之診法也. 人之五臟, 法天五行, 肝木 心火, 脾土, 肺金, 腎水, 此相屬也. 木生火, 火生土, 土生金, 金生水, 水生木, 此相生也. 木剋土, 土剋水, 水剋火, 火剋金, 金剋木 此相剋也. 相生者生, 相剋者死. 人之臟氣亦然, 故其脈有相乘, 有縱有横, 有逆有順也. 水乘火, 金乘木, 乘其所勝, 是相剋也, 名曰縱. 火乘水, 木乘金, 乘所不勝, 是反侮也, 名曰横. 水乘金, 火乘木, 子乘其母, 是倒施也, 名曰逆. 金乘水, 木乘火, 母乘其子, 是相生也, 名曰順. 五臟之脈, 肝弦·心洪·脾緩·肺浮·腎沈, 五臟各見本脈, 自無病也. 若見他脈, 以此推之, 縱者病甚, 横者病微, 逆者病虛, 順者病實也.

[集註] 方有執曰, 乘, 猶乘舟車之乘. 縱, 直也. 横者, 縱之對. 順, 從也. 逆者, 順之反.

程知曰, 非其時而得之, 則爲相乘, 縱横爲患最重, 順逆猶無大害也.

問曰, 何以知乘腑? 何以知乘臟? 師曰, 諸陽浮數爲乘腑, 諸陰遲澁爲乘臟也.

[註] 上條發明五臟相乘, 縱横順逆之脈, 此條發明陰陽相乘, 各從其類之診. 腑, 陽也.

浮數, 陽也. 臟, 陰也. 遲澁, 陰也. 陽乘陽, 陰乘陰, 各從其類而相乘也. 其陰邪乘陽, 陽邪乘陰, 腑邪乘臟, 臟邪乘腑, 各以脈證錯綜參之, 可類推矣.

[集註] 方有執曰, 浮數陽也, 以陽部而見陽脈, 故知乘腑也. 遲澁陰也, 以陰部而見陰脈, 故知乘臟也.

問曰, 濡弱何以反適十一頭? 師曰, 五臟六腑相乘, 故令十一.

[註] 此承上條, 發明五臟六腑不平相乘之脈也. 適者, 至也. 頭者, 數也. 凡人若見濡弱之脈而相乘者, 是因我虛而彼乘及之也. 越人祇曰一脈輒爲十變, 何以至十一數也? 越人遺包絡·三焦, 故十也. 今五臟六腑相乘, 故十一也. 然陰乘陽, 陽乘陰, 腑乘臟, 臟乘腑, 錯而綜之, 豈止十一耶!

[集註] 程知曰, 此總揭脈之大要, 言脈得濡弱, 則可以和適五臟六腑也. 經曰, 呼吸者, 脈之頭, 濡弱者, 軟和以滑, 『內經』謂之有胃氣也. 五臟六腑之邪, 不能不相乘, 如金邪乘木, 木邪乘火之類. 惟諸相乘中, 有軟和以滑之意, 則爲易愈, 故濡弱可以和適十一臟脈氣也.

問曰, 病有灑淅惡寒而復發熱者何? 答曰, 陰脈不足, 陽往從之, 陽脈不足, 陰往乘之. 曰, 何謂陽不足? 答曰, 假令寸口脈微, 名曰陽不足, 陰氣上入陽中, 則灑淅惡寒也. 曰, 何謂陰不足? 答曰, 尺脈弱, 名曰陰不足. 陽氣下陷於陰中, 則發熱也.

[註] 此以寸·尺發明陰陽相乘爲病之脈也. 若脈緊無汗, 灑淅惡寒發熱者, 是傷寒也. 脈緩有汗, 灑淅惡寒發熱者, 是中風也. 今寸脈微, 灑淅惡寒者, 是陽不足, 陰氣上乘, 入於陽中也. 尺脈弱, 發熱者, 是陰不足, 陽氣下陷, 入於陰中也. 此內傷不足, 陰陽相乘, 有休止之惡寒發熱, 非外感有餘, 風寒中傷榮衛, 無休止之惡寒發熱也.

[集註] 方有執曰, 陽先乎陰以陷入也, 故曰從, 諱之也. 陰隨陰陽以上入也, 故曰乘, 傷之也. 惡寒者, 陽不足以勝陰, 而與陰俱化也. 發熱者, 陰不足以勝陽, 而從陽之化也.

程知曰, 此辨陰陽相乘之脈也. 往來則陰陽之氣, 更盛更虛, 陰併則寒, 陽併則熱矣. 凡瘧與往來寒熱之脈皆然也.

問曰, 脈有陽結·陰結者, 何以別之? 答曰, 其脈浮而數, 能食, 不大便者, 此爲實, 名曰陽結也, 期十七日當劇. 其脈沈而遲, 不能食, 身體重, 大便反硬, 名曰陰結也, 期十四日當劇.

[註] 上條以脈之寸·尺微弱, 辨陰陽不足, 此條以脈之浮沈有力, 別陰陽結實爲病之診法也. 脈浮大而數, 藹藹如車盖者, 陽結實脈也. 脈沈石而遲, 纍纍如循長竿者, 陰結實脈也. 夫脈既可以別陰陽之結實, 又不可不以陰結·陽結之證而合陰結·陽結之脈相參看也. 陽結證, 身輕能食, 陽能消穀也. 不大便, 期十七日當劇者, 陽體終燥, 故遲三日也. 陰結證, 身重不能食, 陰不能消穀也. 不大便, 期十四日當劇者, 陰體終濡, 故早三日也. 劇者謂不大便, 裏急下重, 且滿且痛, 不可再待時日, 宜早圖之也. 故或潤竅以導之, 耎堅以下之, 不致臨期燥屎巨硬, 穀道難出, 窘苦萬狀也. 凡病後傷液, 多有此證. 閱歷深者, 自知之也.

[集註] 程應旄曰, 不曰病有, 而曰脈有, 二氣所禀, 有偏勝也. 陽結者, 偏於陽而無陰以生液. 陰結者, 偏於陰而無陽以化液. 皆於脈之浮而數, 沈而遲辨之也.

陽脈浮, 緊脈弱者, 則血虛, 血虛則筋急也. 其脈沈者, 榮氣微也. 其脈浮而汗出如流珠者, 衛氣衰也.

[按] ‘陽脈浮’, ‘其脈浮’之二‘浮’字, 當是‘濡’字. 若是‘浮’字, 則與衛衰汗出如流珠之義不屬. 其脈沈之‘沈’字, 當是‘弱’字. 若是‘沈’字, 則與血虛營氣微之義不屬.

[註] 此以浮沈緊陰陽不足爲病之診法也. 陽脈濡, 浮而無力脈也. 陰脈弱, 沈而無力脈也. 其脈弱者, 榮氣微也, 榮微則血虛, 故不止於發熱, 而且筋急也. 其脈濡者, 衛氣衰也, 衛衰則表不固, 故不止於惡寒, 而且汗出如流珠也.

[集註] 方有執曰, 沈以候裏, 榮行脈中, 故衰微可知. 浮以候表, 衛行脈外, 汗出如流珠, 則表不固, 故衰憊可知.

脈藹藹如車盖者, 名曰陽結也.

[註] 藹藹如車盖, 形容脈之浮大有力, 即前陽結浮數之脈也. 因其有力而盛, 故名曰, 陽結也.

[集註] 程應旄曰, 脈藹藹如車盖者, 形容其浮數中有擁上之象.

脈纍纍如循長竿者, 名曰陰結也.

[註] 纍纍如循長竿者, 形容脈之沈石有力, 即前陰結沈遲之脈也. 因其有力而盛, 故名曰, 陰結也.

[集註] 程知曰, 纍纍如循長竿, 直引强硬之貌, 爲陰氣固結, 陽不得而和之. 前言陰結·陽結, 盖指便硬一證言之, 此則專言脈象也.

脈瞥瞥如羹上肥者, 陽氣微也.

[註] 瞥瞥如羹上肥者, 形容脈之浮而無力, 即前衛氣衰之濡脈, 故曰, 陽氣微也.

脈綿綿如瀉漆之絶者, 亡其血也.

[註] 綿綿如瀉漆之絶者, 形容脈之沈而無力, 即前榮氣微之弱脈, 故曰, 亡其血也.

[集註] 成無已曰, 綿綿者, 連綿而軟也. 如瀉漆之絶者, 前大而後細也.

脈縈縈如蜘蛛絲者, 陽氣衰也.

[註] 縈縈如蜘蛛絲者, 形容脈之細小, 難於尋按, 而浮·中·沈似有似無, 即前陽不足之微脈, 故曰陽氣衰也.

[集註] 方有執曰, 縈縈如蛛絲, 牽惹旁旋, 微細欲絶之狀.

師曰, 寸脈下不至關, 爲陽絶. 尺脈上不至關, 爲陰絶. 此皆不治, 決死也. 若計其餘命生死之期, 期以月節剋之也.

[註] 此已上發明平脈, 已下皆死候之脈也. 寸·關·尺三部脈之上下, 以候陰陽五臟升降也. 寸位乎上, 候心肺之陽, 主升. 升極而降, 降不至關, 是爲孤陽, 故曰, 寸脈下不至關, 爲陽絶也. 尺位乎下, 候肝腎之陰, 主降. 降極而升, 升不至關, 是爲獨陰, 故曰, 尺脈上不至關, 爲陰絶也. 關位乎中, 以候脾, 界乎寸尺, 所以升降出入者也. 今上下不至關, 是升降出入息矣. 故曰, 此皆不治, 決死也. 若陰陽已離, 胃氣未絶, 尙可計餘命之期, 期以月節剋之. 如經曰, 陰勝則陽絶, 能夏不能冬. 陽勝則陰絶, 能冬不能夏. 肝死於秋, 心死於冬, 脾死於春, 肺死於夏, 腎死於長夏之類是也, 推之於日於時亦然.

又未知何臟陰陽前絶, 若陽氣前絶, 陰氣後竭者, 其人死, 身色必青. 陰氣前絶, 陽氣後竭者, 其人死, 身色必赤, 腋下溫, 心下熱也.

[註] 經曰, 人有兩死, 而無兩生. 有兩死者, 謂陰陽皆可死也. 無兩生者, 謂陰陽不能獨生也. 故陽先絶, 陰後竭, 死則身靑而冷. 陰先絶, 陽後竭, 死則身赤而溫也.

[集註] 成無已曰, 陽主熱而色赤, 陰主寒而色靑. 其人死已, 身色靑, 則陰未離乎體, 故知陰氣後竭也. 身色赤, 腋下溫, 心下熱, 則陽未離乎體, 故知陽氣後竭也.

程知曰, 陽氣前絶, 寒病. 陰氣前絶, 熱病也. 寒熱之治法一悞, 雖死尙有徵驗, 誠可畏也.

師曰, 脈病人不病, 名曰行尸. 以無旺氣, 卒眩仆, 不識人者, 短命則死. 人病脈不病, 名曰內虛. 以無穀神, 雖困無苦.

[註] 脈者, 人之根本也. 脈病人不病者, 謂外形不病, 而見眞臟病脈. 其內本已絶, 雖生猶死, 不過尸居餘氣耳! 故曰, 行尸也. 餘氣者, 未盡五臟生旺之餘氣也. 若旺氣一退, 卽卒然眩仆不識人而死矣. 若良工早察於旺氣未退之先而圖之, 未必無所補也. 人病脈不病, 謂外形羸瘦似病, 其脈自和, 以根本尙固, 不過穀氣不充, 名曰, 內虛, 非行尸可比, 雖困無害. 胃氣復, 穀氣充, 自然安矣. 穀神卽穀氣也.

[集註] 方有執曰, 周氏云, 形體之中, 覺見憔悴, 精神昏憒, 食不忻美, 而脈得四時之從, 無過不及之偏, 是人病脈不病也. 形體安和, 而脈息乍大乍小, 或至或損, 弦脈浮滑, 沈澁不一, 殘賊冲和之氣, 是脈息不與形相應, 乃脈病人不病也.

張錫駒曰, 穀神乃水穀所化之神, 人賴此以資生也. 內虛食少, 陰氣不充, 卽無穀神矣. 故曰, 無害. 若無本然之胃神, 安得謂之無害耶!

又未知何臟先受其災, 若汗出髮潤, 喘不休者, 此爲肺先絶也.

[註] 此申上條不知何臟先絶, 而詳言其證也. 肺主皮毛, 肺絶汗出不流, 故髮潤也. 肺主氣, 肺絶張口氣出, 不能復還也. 故曰, 爲肺先絶也.

[集註] 成無己曰, 肺爲氣之主, 爲津液之帥. 汗出髮潤者, 津脫也. 喘不休者, 氣脫也.

脈浮而洪, 身汗如油, 喘而不休, 水漿不下, 形體不仁, 乍靜乍亂, 此爲命絶也.

[註] 身汗如油, 液外亡也. 喘而不休, 氣上脫也. 水漿不下, 胃氣絶也. 形體不仁, 榮衛敗也. 乍靜乍亂, 精神散也. 此皆命絶之候, 由此推之, 脈雖浮洪, 必然無根, 是爲眞臟孤陽飛越之診也.

[集註] 王肯堂曰, 火之將滅也必明, 脈來浮洪涌盛, 此將去人體之兆也, 然又必兼下一二證, 始可斷其命絶.

陽反獨留, 形體如烟熏, 直視搖頭者, 此心絶也.

[註] 心絶陰盡, 惟陽獨留, 故身體大熱, 形如烟熏, 從火化也. 心藏神, 直視, 神去也. 頭屬陽, 陽無所依, 故搖頭也.

[集註] 成無己曰, 心脈俠咽系, 目直視者, 心經絶也, 頭爲諸陽之會, 搖頭者, 陰絶而陽無根也.

脣吻反青, 四肢漐習者, 此爲肝絶也.

[註] 脣吻之色當赤而黃, 反見青色者, 木土相剋也. 四肢汗出漐漐不已, 此爲肝絶也.

[集註] 成無己曰, 脣吻者, 脾之候. 肝色青, 肝絶則眞色見於所勝之部也. 四肢者, 脾所主. 肝主筋, 肝絶則筋脈引急, 發於所勝也.

方有執曰, 口脣邊曰吻. 四肢, 手足也. 漐, 汗出貌. 習, 鳥數飛也. 言手足顫搖如鳥之習飛, 奮振而不已也.

環口黧黑, 柔汗發黃者, 此爲脾絶也.

[註] 脾之華在脣四白, 環口黧黑, 其華萎矣! 冷汗·陰黃, 皆脾絶也.

[集註] 方有執曰, 口爲脾之竅, 黧黑者, 熏黃黑暗, 土敗之色也. 柔汗, 俗謂冷汗是也.

張錫駒曰, 脾主四白, 環口黧黑, 土敗而水侮也. 柔汗者, 柔軟而膩, 脾之眞液, 黃者脾之眞色, 眞液泄而眞色見, 故爲脾絶也.

溲便遺失, 狂言, 目反直視者, 此爲腎絶也.

[註] 腎司二便, 溲便遺失, 腎絶也. 腎藏精與志, 狂言直視, 精志俱敗也.

[集註] 方有執曰, 溲便, 遺溺也. 腎司闔闢, 闔闢廢, 故二便皆無禁約也. 經曰, 腎藏志. 狂言者, 是失志矣, 失志者死. 腎主骨, 骨之精爲瞳子. 目反直視者, 骨之精不上榮於瞳子, 而不能轉也.

問曰, 上工望而知之, 中工問而知之, 下工脈而知之, 願聞其說. 師曰, 病家人請云, 病人苦發熱, 身體疼. 病人自臥, 師到診其脈, 沈而遲者, 知其差也. 何以知之? 若表有病者, 脈當浮大, 今脈反沈遲, 故知愈也.

[註] 此下皆詳望問而知之之類也. 望謂觀其形之盛衰, 色之深淺. 問謂詢其情之苦欲, 病之根因. 脈謂診其脈之陰陽, 合乎形色也. 設病家人來請, 告以病者苦發熱, 身體疼, 師到病人自臥, 診其脈沈而遲, 知其差也. 何以知之? 表有病脈當浮大, 今反沈遲而無表脈, 且無表證, 故知愈也.

[集註] 張錫駒曰, 有問發熱身疼, 脈反沈遲, 是陽病而見陰脈, 何以說得愈也? 答曰, 是必望其有恬然嗜臥之狀, 問其有熱除身輕之意, 而後合脈以斷其愈也.

假令病人云, 腹內卒痛. 病人自坐, 師到脈之, 浮而大者, 知其差也. 何以知之? 若裏有病者, 脈當沈而細, 今脈浮大, 故知愈也.

[註] 病家人來請, 告以病者腹內卒痛, 醫師到, 病人自坐無苦容, 診其脈浮而大, 知其差也. 何以言之? 裏有病, 脈當沈細, 今反浮大而無裏脈, 且無裏證, 故知愈也.

師曰, 病家人來請云, 病人發熱煩極. 明日師到, 病人向壁臥, 此熱已去也. 設令脈不和, 處言已愈.

[按] '不和'當是'自和', 若不和如何言愈?

[註] 此申上二條之義也. 病家人來言, 病者發熱煩極, 師未卽去. 明日到, 病人向壁靜臥, 此熱已去, 因知其差. 假令脈不和緩, 未可言愈, 必和緩, 而始可斷其已愈也, 推之腹痛亦然. 此篇首所云, 設有不應, 消息診看. 消息者, 謂今日之望, 異於昨日之問·聞也.

假令向壁臥, 聞師到, 不驚起而盼視, 若三言三止, 脈之嚥唾者, 此詐病也. 假令脈自和, 處言此病大重, 當須服吐·下藥, 鍼灸數十百處乃愈.

[註] 此設治詐病之法也. 蓋仲景不欲人售其欺, 亦不欲醫爲其欺而妄治也. 醫者玩此而揣摩之, 則彼不敢欺, 而我不妄治矣.

[集註] 程知曰, 彼以詐病, 我以詐治, 非良工不能具是巧也.

師持脈, 病人欠者, 無病也. 脈之呻者, 病也. 言遲者, 風也. 搖頭言者, 裏痛也. 行遲者, 表强也. 坐而伏者, 短氣也. 坐而下一脚者, 腰痛也. 裏實護腹, 如懷卵物者, 心痛也.

[註] 陰陽相引故欠, 欠者先引氣入而後呵之, 故謂之呵欠. 陰陽不相引則病, 相引則和, 故曰, 欠者無病也. 診脈時, 有呻吟病苦之聲, 故曰, 呻者病也. 言遲者, 語言蹇澁, 故曰, 言遲者, 風也. 搖頭言者, 痛極艱於發聲, 搖頭以意示緩, 故曰, 搖頭言者, 裏痛也. 行遲者, 風病筋絡不利, 故曰, 行遲者, 表强也. 坐而伏者, 氣不能接, 故曰, 坐而伏者, 短氣也. 凡腰痛者, 皆不能坐, 卽略坐非伸足依倚不可, 故曰, 坐而下一脚者, 腰痛也. 凡心痛者, 皆傴僂護其痛處, 故曰, 裏實護腹, 如懷卵物者, 心痛也.

[集註] 方有執曰, 舌强則言遲, 經絡牽急則舌强. 筋攣則經絡拘急, 肝屬木, 其合筋,

其主風. 頭屬陽, 裏屬陰, 頭搖者, 陰不與陽和也. 短氣者, 裏不足也. 此條八者, 皆望而知之之事也.

張志聰曰, 師持脈者, 猶言師但持脈而不問也. 八條皆察人之神情, 得人之病機, 所謂望而知之者.

問曰, 人恐怖者,其脈何狀? 師曰, 脈形如循絲纍纍然, 其面白脫色也.

[註] 人病恐怖者, 陽神不足也. 陽不足則恐, 神不足則怖, 恐則血隨氣下, 故面白脫色不潤澤也. 怖則氣隨神亂, 故脈形如循絲纍纍然而亂也.

[集註] 方有執曰, 恐怖, 惶懼也. 循, 理治也. 絲, 言細也. 纍纍, 聯絡貌. 脫色, 猶言失色也. 盖內氣餒者, 則外色奪, 所以有卒然之變也.

程應旄曰, 此示人察色合脈之法. 恐則氣下, 神被奪矣, 故脈細而且不定, 面色白而且脫也.

問曰, 人不飮, 其脈何類? 師曰, 脈自澁, 脣口乾燥也.

[註] 津液少則脈澁, 脣口因以乾燥. 此因不飮而然, 非由此而不飮也.

[集註] 程應旄曰, 不飮, 如與人別氣, 至二三日湯水不沾脣之類. 肺失游溢精氣, 故脈澁而脣口乾燥也.

問曰, 人愧者, 其脈何類? 師曰, 脈浮, 而面色乍白乍赤.

[註] 愧者, 羞也. 羞則神色蕩而不定, 故脈浮, 而面色乍白乍赤也. 此皆察色合脈, 以意消息而知之之類也.

[集註] 程應旄曰, 以上數條, 不論有病無病, 凡人有所負於中, 輒復形之色與脈也. 於此推之, 以意消息, 則諸病之情, 無不可卽外以徵內矣.

問曰, 脈有災怪, 何謂也? 師曰, 假令人病, 脈得太陽, 與形證相應, 因爲作湯. 比還, 送湯如食頃, 病人乃大吐, 若下利, 腹中痛. 師曰, 我前來不見此證, 今乃變異, 是名災怪. 又問曰, 何緣作此吐利? 答曰, 或有舊時服藥, 今乃發作, 故名災怪耳.

[註] 脈有災怪, 謂因藥而變災怪也. 假令人病太陽病, 得太陽脈, 脈證相應, 因爲作太陽病湯藥與服之. 比還, 如食頃, 病人乃大吐下利, 腹中痛, 師問曰, 我先來不見此證, 今乃災變怪異, 緣何作此吐利? 病者答曰, 或有舊時服藥, 今乃發作, 故爲此災怪耳! 望·問固醫家之事, 亦須病人毫無隱諱, 方能盡醫所長. 仲景爲病家服藥未告於醫, 醫失問先服何藥, 故出此條以示戒耳!

[集註] 成無己曰, 醫以脈證與藥相對, 而反變異爲其災可怪, 故名災怪.

張志聰曰, 脈得太陽與形證相應者, 如太陽病, 脈浮頭項强痛而惡寒, 此脈與形證相應也. 或有舊時服藥, 今乃發作者, 言送湯如食頃, 所投之藥未週於經, 必舊時服藥之故也.

辨脈法

辨者, 別也. 辨脈者, 辨別諸脈之名也. 法者, 諸脈部位·至數, 形狀·相類·相反, 別之各有其法也. 脈名者, 如浮·沈·遲·數·滑·澁諸脈之名是也. 部位者, 如浮·中·沈·上·下之部位是也. 至數者, 如遲三至, 數六至之至數是也. 形狀者, 如滑流·澁滯之形狀是也. 相類者, 如弦與緊, 滑與動之類是也. 相反者, 如浮與沈, 虛與實之反是也. 皮膚取而得之, 謂之浮. 筋骨取而得之, 謂之沈. 此以脈之上下部位而得名也, 是則凡脈因部位而得名, 皆統乎浮沈矣. 如浮而無力謂之濡, 沈而無力謂之弱, 浮而極有力謂之革, 沈而極有力謂之牢. 浮中沈俱有力, 按之且大謂之實. 浮中沈俱無力，按之且大謂之虛．浮中沈極無力，按之且小，似有似無，謂之微．浮中沈極無力，按之且大渙散不收，謂之散．浮沈有力，中取無力，謂之芤．按之至骨，推尋始得，謂之伏．此皆以部位兼形狀相反，而得名者也．一息三至，謂之遲．一息六至，謂之數．此以脈之至數而得名者也，是則凡脈因至數而得名者，皆統乎遲數矣．如一息四至謂之緩．一息七至謂之疾．數時一止謂之促．緩時一止謂之結．至數不乖，動而中止，不能自還，須臾復動，謂之代．此皆以至數兼相類而得名者也．流利如珠，謂之滑．進退艱難滯澁，謂之澁．此以脈之形狀而得名也，是則凡脈因形狀而得名者，皆統乎滑澁矣．如脈形粗大，謂之大．脈形細小，謂之小．來去迢迢，謂之長．來去縮縮，謂之短．來盛去衰，謂之洪．其形如豆，動搖不移，謂之動．狀類弓弦，按之端直且勁，謂之弦．較弦則粗，按之左右彈指，謂之緊．此皆以形狀兼相類相反而得名者也．此辨脈之大概也．診者於此能詳審而擴充之，則進乎法矣．今以浮·沈·遲·數·滑·澁，六脈別之以爲綱．以大·小·虛·實，諸脈辨之以爲目，務使陰陽標本，虛實寒熱，心中有據，指下無差，庶心手相得，而辨證處方，自無錯謬矣．

問曰，脈有陰陽，何謂也？答曰，凡脈大·浮·數·動·滑，此名陽也．脈沈·澁·弱·弦·微，此名陰也．凡陰病見陽脈者生，陽病見陰脈者死．

［註］此以脈之陰陽，辨病之陰陽生死法也．浮·大·數·動·滑五者，比之諸脈爲有餘，陽道有餘，故曰陽也．沈·澁·弱·弦·微五者，比之諸脈爲不及，陰道不及，故曰陰也．陰病，謂陰寒病也．見陽脈，謂見陽熱脈也．陽熱脈，卽浮·大·數·動·滑類也．以陰病得陰脈證脈相應，死難必也．陰病若得陽脈，猶冬盡春生，萬物雖未卽生，然日進生機，故曰生也．陽病，謂陽熱病也．見陰脈，謂見陰寒脈也．陰寒脈卽沈·澁·弱·弦·微類也．以陽病得陽脈，證脈相應，生可卜也．陽病若得陰脈，如暑去秋來，萬物雖未卽死，然日趨死候，故曰死也．蓋天人無二理，春夏爲陽，秋冬爲陰，陽主生，陰主殺故也．

［集註］方有執曰，陰陽者，通臟腑·血氣·表裏·虛實·風寒·寒熱而總言之也．

程知曰，陰病見陽脈而主生者，邪氣自裏之表，欲汗而解也．陽病見陰脈而主死者，邪氣自表入裏，正虛邪盛也．故正氣實者，多見陽脈，正氣虛者，多見陰脈．

脈來緩，時一止復來者，名曰結．脈來數，時一止復來者，名曰促．陽盛則促，陰盛則結，此皆病脈．

［註］緩，四至脈也．緩時一止復來者，名曰結脈．數，六至脈也．數時一止復來者，名曰促陰．陽盛則促，陰盛則結，陰陽偏勝則病，故曰，此皆病脈也．

脈按之來緩，時一止復來者，名曰結．又脈來動而中止，更來小數，中有還者反動，名曰結陰也．脈來動而中止，不能自還，因而復動者，名曰代陰也．得此脈者必難治．

［按］'脈按之來緩，時一止至，名曰結陰也'數語，文義不順，且前論促結之脈已明，當是衍文．

［註］脈來至數不乖而中止，不能自還，因而復動，名曰代．乃一臟無氣，求他臟以代續之故也．凡病得此代脈者，必爲難治，盖以促結之止，如急行而蹶，雖然中止，卽能自還，非代脈之止可比也．

陰陽相搏，名曰動．陽動則汗出，陰動則發熱，形冷惡寒者，此三焦傷也．若數脈見於關上，上下無頭尾，如豆大，厥厥動搖者，名曰動也．

[按]『素問』曰, '陽加於陰謂之汗', 陽加於陽, 豈有汗出之理? 陽動則'汗出'二字當是'發熱'二字. 陰動則'發熱'二字當是'汗出'二字.

[註] 動者, 躁動也, 謂陰陽互相鼓擊而不寧也. 動, 陽脈也. 寸爲陽, 陽乘擊於陽, 故陽動發熱也. 尺爲陰, 陰乘擊於陰, 故陰動汗出也. 關界乎陰陽, 則陰陽互相乘擊, 故發熱汗出同見也. 此爲動而有力, 陽盛之候. 若按之不鼓, 是爲陽衰之診, 則必形冷而不發熱, 汗出而必惡寒, 非搏擊陽盛之動, 乃擾亂陽虛之動也. 由三焦之陽氣傷, 則不能外溫肉分, 故有是證也. 動脈之狀, 頗似數脈, 惟上下無頭尾, 如豆大, 厥厥動搖, 故名曰動也. 厥厥者, 謂似有根之搖動, 動而不移, 非若滑脈之流動, 動而不居也.

[集註] 方有執曰, 陰陽相搏之陰陽, 以二氣言. 陽動陰動之陰陽, 以部位言, 下言動脈之定位與其形狀. 厥厥, 擧發貌.

程知曰, 陽升陰降, 交通上下, 往來於尺·寸之間, 則冲和安靜. 惟陽欲升, 而陰不足以和之使降, 則兩相搏擊, 其脈必數, 而厥厥搖動見於關上也.

脈浮而緊者, 名曰弦也. 弦者, 狀如弓弦, 按之不移也. 脈緊者, 如轉索無常也.

[註] 脈浮而緊者, 名曰弦也, 此非謂浮緊卽弦脈, 乃謂浮而勁緊, 弦之狀也. 弦緊相類, 惟恐人將弦作緊, 將緊作弦, 故並擧相形以別之也. 弦者, 狀如弓弦, 按之不移, 卽所謂端直也. 緊者, 如轉索無常, 卽所謂不端直也. 端直則不能如轉索, 轉索則不能似端直, 其爲勁急則同, 所以相類也.

[集註] 方有執曰, 此明弦·緊之辨. 按之不移, 言如弦之張於弓, 一定而不可動移也. 轉索無常, 言左右旋轉而不可拘也.

程知曰, 緊爲寒邪方盛, 直細中有轉動急疾之意, 故謂如轉索也.

張錫駒曰, 弦·緊之分, 在移與不移耳!

脈弦而大, 弦則爲減, 大則爲芤. 減則爲寒, 芤則爲虛. 寒虛相搏, 此名爲革. 婦人則半産漏下, 男子則亡血失精.

[註] 脈形粗大有力, 謂之大. 浮沈有力, 中取無力, 狀如葱管謂之芤. 沈而且大, 按之勁急有力, 謂之牢. 浮而且大, 擧之勁急有力, 謂之革. 革脈者, 以鼓革而得名, 外急中空之象也. 弦則爲勁, 減其中取之勁, 外急象也. 大則爲實, 小其中取之實, 中空象也. 此以弦減·芤虛二脈, 形容革脈也. 女子得之半産漏下, 男子得之亡血失精, 寒虛相搏故也.

[集註] 程知曰, 言弦而虛大之脈也. 弦則爲減, 謂陽氣減少而寒也. 大則爲芤, 謂似革中空而虛也. 虛寒相搏, 則精血漏失, 故有革象也.

問曰, 脈有殘賊, 何謂也? 師曰, 脈有弦·緊·浮·滑·沈·澁. 此六脈名曰殘賊, 能爲諸脈作病也.

[註] 此下, 皆殘賊爲病之診也. 相乘之脈爲正氣虛, 隨我所虛而乘及之之謂也. 殘賊之脈爲邪氣實, 恃彼之强而虐及之之謂也. 此六脈者名曰殘賊. 殘則明傷, 賊則暗襲, 脈中有此當屬實邪. 不論何部, 但本脈中兼見此脈, 輒防邪至也.

[集註] 方有執曰, 諸脈, 謂各部之脈也. 作, 起也. 言六者若見於各部之脈中, 則皆能於其部生起病端.

張錫駒曰, 殘, 傷殘. 賊, 賊害也. 言此六者之脈, 足以暗傷人之經脈血氣, 如賊之害人而不覺, 故曰能爲諸脈作病也.

寸口脈陰陽俱緊者, 法當淸邪中於上焦, 濁邪中於下焦. 淸邪中上, 名曰潔也. 濁邪中下, 名曰渾也. 陰中陰邪, 必內慄也, 表氣微虛, 裏氣不守, 故使邪中於陰也. 陽中

於邪，必發熱頭痛，項强頸攣，腰痛脛酸．所謂陽中霧露之氣，故曰清邪中上．濁邪中下，陰氣爲慄，足膝逆冷，便溺妄出，表氣微虛，裏氣微急，三焦相溷，內外不通．上焦怫鬱，臟氣相熏，口爛蝕齗也．中焦不治，胃氣上衝，脾氣不轉，胃中爲濁，榮衛不通，血凝不流．若衛氣前通者，小便赤黃，與熱相摶，因熱作使，游於經絡，出入臟腑，熱氣所過，則爲癰膿．若陰氣前通者，陽氣厥微，陰無所使，客氣入內，嚔而出之，聲嗢咽塞，寒厥相追，爲熱所擁，血凝自下，狀如豚肝．陰陽俱厥，脾氣孤弱．五液注下，下焦不闔．淸便下重，令便數難．臍築湫痛，命將難全．

［註］寸口陰陽俱緊者，謂六脈浮沈俱緊也．浮脈緊，則霧露之邪中於上焦．沈脈緊，則寒邪中於下焦．上焦指太陽也，下焦指少陰也．霧露之邪，曰潔·曰淸．淸邪中上，發熱頭痛，項强頸攣，腰疼脛酸者，霧露之邪中於太陽表也．寒邪曰渾·曰濁．濁邪中下，陰氣爲慄，足脛逆冷，便溺妄出者，寒邪中於少陰裏也．經曰，‘虛邪不能獨傷人’，必因身形之虛而後客之也．盖因其人表氣虛，裏氣不固，淸濁之邪，中傷上下．三焦相溷，表裏不通，以致上焦淸氣不宣，邪氣怫鬱，與臟相熏，口爛蝕齗．中焦不治，胃氣主下，而反上衝，脾氣主運，而反不轉，中焦皆濁，榮衛不通，血凝不流行也．若正能勝邪，衛氣先通，其人必先小便赤黃，熱傷之經必血凝肉腐，而外發爲癰膿也．若榮氣先通，其人必先嚔嗢咽塞，熱擁於裏之血凝者自下，狀如豚肝也．若正不勝邪，陰陽俱逆，榮衛不通，脾氣孤弱，不能散精，五液注下，下焦不闔，裏急墜痛，圊便數窘，命將難全也．

［集註］沈亮宸曰，傷寒之證，轉熱卽佳，故少陰·厥陰，皆以發熱而愈，而凡下膿血與癰膿皆非死證．若陰陽俱厥，厥者必利，故五液注下，下焦不闔，命將難全也．

方有執曰，淸指風，濁指寒，曰潔·曰渾，以天地之偏氣言也．‘陰中於邪’已下至‘濁邪中下’一節，是釋上文陰卽下焦，陽卽上焦也．‘陰氣爲慄’已下至‘血凝不流’，是言證．‘若衛氣前通’已下，言變癰膿之故．‘若陰氣前通’已下，言變膿血利之故．衛氣卽陽氣，榮氣卽陰氣，乃承上榮衛不通而言，而淸濁之所以爲病，在其中矣！‘陰陽俱厥’已下，言證併於裏而加重，故曰，命將難全也．

脈陰陽俱緊者，口中氣出，唇口乾燥，踡臥足冷，鼻中涕出，舌上胎滑，勿妄治也．到七日以來，其人微發熱，手足溫者，此爲欲解．或到八日已上，反大發熱者，此爲難治．設使惡寒者，必欲嘔也．腹內痛者，必欲利也．

［註］此承上條互詳其證，戒人臨此陰陽混淆之病，愼勿妄治也．此條之踡臥足冷，卽上條之濁邪中下也．此條之鼻涕舌胎，卽上條之淸邪中上也．此條之唇口乾燥，卽上條之口爛蝕齗也．此條之反大發熱，卽上條之癰膿下血也．此條之腹中痛，卽上條之下重湫痛也．此條之惡寒，卽上條之必內慄也．脈陰陽俱緊，傷寒脈也．口中氣出，唇口乾燥，胃經熱也．踡臥足冷，少陰寒也．鼻中涕出，表傷風也．舌上胎滑，裏無熱也．似此表裏·陰陽·寒熱·虛實雜揉未定之病，愼勿妄治，則當審其孰輕·孰重·孰緩·孰急，先後施治可也．到七日已來，其人微發熱手足漸溫者，此陰退陽復爲欲解也．若到八日已上，反大發熱者，乃邪盛正衰，此爲難治也．設使惡寒，知尙在表．若嘔，必欲入裏也．腹內痛者，知邪已入裏．內攻必欲下利也．

［集註］方有執曰，微發熱，邪退也．大發熱，邪盛也．惡寒，尙在表也．腹內痛，已入裏也．

脈陰陽俱緊，至於吐利，其脈獨不解．緊去入安，此爲欲解．若脈遲，至六七日不欲食，此爲晩發，水停故也，爲未解．食自可者，爲欲解．

［按］‘緊去入安’之‘入’字，當是‘人’字．人安，謂不吐利也．必是傳寫之訛．‘此爲晩發，水停故也’二句，與上下文義不屬，當是衍文．

［註］此發明脈陰陽俱緊，內外寒甚，至於吐·利解不解之義也．吐利後脈仍緊，爲邪未盡不解也．緊去脈緩，爲邪盡人安欲解也．若緊去脈遲，至六七日不欲食者，則胃未和爲未解也．若欲食者，則胃已和，雖脈遲亦爲欲解也．

［集註］成無己曰，脈陰陽俱緊，爲寒氣甚於上下．至於吐利之後，緊脈不罷者，爲其脈獨不解，緊去則人安爲欲解也．

寸口脈浮而大，浮爲虛，大爲實．在尺爲關，在寸爲格．關則不得小便，格則吐逆．

［註］平脈以脈內外候關格，此以脈尺寸候關格．於此推之，凡陰陽盛極皆病關格，而不必定在內外·尺寸也．寸口脈浮而大，浮爲正氣虛，大爲邪氣實．在尺則陰邪實，關閉正氣不能宣，名曰關，關則不得小便也．在寸則陽邪實，格拒正氣不能化，名曰格，格則吐逆也．

［集註］張錫駒曰，浮大之脈在於尺，則爲關陰，陰氣不能施化，故不得小便．浮大之脈在於寸，則爲格陽，陽氣不能宣通，故吐逆．

脈浮而滑，浮爲陽，滑爲實，陽實相搏，其脈數疾，衛氣失度．浮滑之脈數疾，發熱汗出者，此爲不治．

［註］浮爲陽，滑爲實，陽實相搏，其脈行於脈外者，數且疾矣．衛氣行疾，榮氣行遲，榮衛不相輔而行，故曰失度．浮·滑·數·疾，有餘之脈，見發熱無汗有餘之證，脈證相合則爲可治．若見發熱汗出不足之證，脈證不合，不治明矣．

［集註］成無己曰，浮·滑·數·疾之脈，發熱汗出解者，邪氣退也．若不解者，正氣脫也，必不可治．經曰，脈陰陽俱盛大，汗出不解者死．

脈浮而數，浮爲風，數爲虛，風爲熱，虛爲寒，風虛相搏，則灑淅惡寒也．

［按］‘數爲虛’之‘虛’字，當是‘熱’字．‘風爲熱，虛爲寒’二句當是衍文．‘風虛相搏’之‘虛’字，亦當是‘熱’字．

［註］風寒在表則脈浮緊，風熱在表則脈浮數．表受風邪，故灑淅惡寒也．

諸脈浮數，當發熱而灑淅惡寒．若有痛處，飮食如常者，蓄積有膿也．

［註］諸脈浮數，謂寸·關·尺六脈俱浮數也．浮則爲風，數則爲熱．風熱遏鬱於表，則當發熱而灑淅惡寒也．若有隱痛之處，飮食如常者，非表邪之診，乃內癰蓄積有膿之診．於此知浮數之脈，不可概爲風熱也．

［集註］王肯堂曰，人身有焮腫痛楚處，未有不自覺者，此條所言，必是內癰，故曰，蓄積有膿也．如胃脘癰，肺癰，腸癰，皆各有辨．而胃癰之脈，人迎反盛，未有不誤以爲傷寒者，故宜察之．

程應旄曰，脈證似傷寒，若不於‘若有痛處，飮食如常’之證參酌，而誤以辛溫發散，助其陽熱，否則誤以寒凉徹熱，遏住邪氣，滋害深矣．

張璐曰，若有焮腫，爲熱壅經絡．若無腫處，必邪留臟腑，隨內外而發癰膿也．

脈浮而大，浮爲風虛，大爲氣强．風氣相搏，必成癮疹．身體爲痒，痒者名泄風，久久爲痂癩．

［註］六脈俱浮而大，浮爲風虛，大爲氣强．强者，熱也．風熱相搏，必成癮疹也．身體爲痒，痒者肌虛，熱氣外薄故也，名爲泄風．若久不愈，則成痂癩．痂癩，疥·癬·癘·癩之類是也．

［集註］成無己曰，痂癩者，癘風也，眉少

髮稀，身有乾瘡而腥臭．經云，脈風成癘是也．

朱震亨曰，經云，諸痒爲虛．血燥不榮肌腠，所以痒也．

方有執曰，經云，外在腠理，則爲泄風．

寸口諸微亡陽，諸濡亡血，諸弱發熱，諸緊爲寒，諸乘寒者則爲厥．鬱冒不仁，以胃無穀氣，脾澁不通，口急不能言，戰而慄也．

[按] 濡·浮而無力，候陽虛也，豈有亡血之理？弱·沈而無力，候陰虛也，豈止發熱而已？諸濡亡血，當是諸濡衛虛．諸弱發熱，當是諸弱榮虛．

[註] 寸口者，指寸·關·尺三部而言也．諸微，謂凡病見微脈，皆亡陽也．諸濡，謂凡病見濡脈，皆衛虛也．諸弱，謂凡病見弱脈，皆榮虛也．諸緊，謂凡病見緊脈，皆爲寒也．諸乘寒者，謂諸微濡弱脈，亡陽榮衛不足之人，一病卽見殘賊．緊脈則爲寒乘病厥也．厥於中者，鬱冒昏迷，不知痛痒．厥陰經者，戰慄口噤不能言語，以平日胃虛損穀，脾虛不運，中虛不勝外邪也．

[集註] 程知曰，諸乘寒者，則以陽極虛，而陰寒直乘之也，故爲厥逆．其所以昏冒不知人，强直而無覺者，則以胃無穀氣，脾不流通，故使口噤不能言，外戰內慄而厥也．

問曰，曾爲人所難，緊脈從何而來？師曰，假令亡汗若吐，以肺裏寒，故令脈緊也．假令欬者，坐飮冷水，故令脈緊也．假令下利，以胃中虛冷，故令脈緊也．

[註] 此詳申上條，諸亡陽榮衛不足之人，而見緊脈之義也．曾爲人所難，問緊脈爲寒實之診，虛冷亦見緊脈，是從何而來也？師曰，假令其人亡汗表虛，若吐胸虛，下利裏虛，寒邪乘虛爲病，或外感寒邪，或內飮冷水，或中寒陰化，皆令脈緊也．若與浮同見，無汗，則爲傷寒實邪．有汗，則爲亡陽虛邪．與沈同見，腹痛不便，則爲中寒實邪．腹痛下利，則爲中寒虛邪．由此推之，凡諸實脈從虛化者，卽未可謂之實矣．

[集註] 程應旄曰，緊則爲寒，稱曰乘脈，今復列之殘賊何義？曰，虛則爲人乘，實則乘人．凡脈皆然，不獨緊也．

寸口脈微，尺脈緊，其人虛損多汗，知陰常在，絶不見陽也．

[註] 上條以浮沈見微緊，此條以寸尺見微緊，皆陰盛陽亡之診，故曰，知陰常在，絶不見陽也．祇曰虛損多汗者，略言之也．

[集註] 程知曰，言寸微·尺脈爲虛損多汗之證也．寸微弱爲亡陽，尺脈疾爲陰勝，陰勝於內，陽絶於外，故爲虛損多汗．

師曰，病人脈微弱澁者，此爲醫所病也．大發其汗，又數大下之，其人亡血，病當惡寒，後乃發熱，無休止時．夏月盛熱，欲着複衣．冬月盛寒，欲裸其身．所以然者，陽微則惡寒，陰弱則發熱．此醫發其汗，使陽氣微，又大下之，令陰氣弱，五月之時，陽氣在表，胃中虛冷，以陽氣內微，不能勝冷，故欲着複衣．十一月之時，陽氣在裏，胃中煩熱，以陰氣內弱，不能勝熱，故欲裸其身．又陰脈遲澁，故知血亡也．

[按] '又陰脈遲澁，故知血亡也'二句，與上文義不屬，非有闕文，卽是衍文．

[註] 病人脈微而澁，詢之爲醫大發其汗，又數大下之，所以致此病也．其人亡血，略辭也，謂亡其血氣也．氣亡則陽微，陽微則惡寒．血亡則陰弱，陰弱則發熱．陽微陰弱，故病當惡寒後乃發熱也．輕者邪不留連，遇所不勝時則愈．重者無休止時，卽遇所不勝尤甚也．然惡寒雖遇夏月盛熱，欲着複衣．所以然者，五月之時，陽氣在外，胃中虛冷，大發其汗，令陽氣微，故不勝寒也．發熱雖遇冬月盛寒，欲

裸其身. 所以然者, 十一月之時, 陽氣在內, 胃中煩熱, 又數下之, 令陰氣弱, 故不能勝熱也. 此卽論中所謂'熱在骨髓, 寒在皮膚'·'寒在骨髓·熱在皮膚', 沈痼寒熱之病也.

[集註] 王肯堂曰, 非必遇夏乃寒, 遇冬乃熱也. 此但立其例, 論其理耳.

寸口脈微而緩, 微者衛氣疎, 疎則其膚空. 緩則胃氣實, 實則穀消而水化也. 穀入於胃, 脈道乃行, 水入於經, 其血乃成. 榮盛則其膚必疎, 三焦絶經, 名曰血崩.

[註] 寸口脈微而緩, 微者衛氣疎, 疎則其表空虛也. 緩者胃氣實, 實則消化水穀也. 穀入於胃, 脈道之氣乃行. 水入於經, 脈絡之血乃成. 今榮愈盛而衛愈疎, 血愈多而氣愈少, 氣血失其經常之道, 故曰, 三焦絶經. 氣不能制血, 血不能歸經, 故血妄行而崩也.

[集註] 成無己曰, 衛氣者, 溫分肉, 肥腠理. 衛氣旣疎, 皮膚不得溫, 肥則空虛也. 經曰, 緩者胃氣有餘. 有餘爲實, 故云, 緩者胃氣實. 『內經』曰, 食入於胃, 淫精於脈. 是穀入於胃, 脈道乃行也. 『鍼經』曰, 飮而液滲於絡, 合和於血. 是水入於經, 其血乃成也. 經, 常也. 三焦者, 氣之道路. 衛氣疎則氣不循常度, 故三焦絶其常度也.

方有執曰, 疎言不能固護, 實猶言强也. '穀入於胃'至'其血乃成', 乃承上文'穀消而水化也'. 陰血大下, 而曰崩者, 言其不能止靜, 如山壞之勢也.

寸口脈微而澁, 微者衛氣不行, 澁者榮氣不逮. 榮衛不能相將, 三焦無所仰, 身體痺不仁. 榮氣不足, 則煩疼口難言, 衛氣虛, 則惡寒數欠. 三焦不歸其部. 上焦不歸者, 噫而酢呑. 中焦不歸者, 不能消穀引食. 下焦不歸者, 則遺溲.

[註] 凡經脈內外, 榮衛也. 臟腑內外, 三焦也. 故經曰, 榮行脈中, 衛行脈外. 上焦心肺主之, 中焦脾胃主之, 下焦肝腎主之, 分而言之, 榮也, 衛也, 三焦也. 合而言之, 皆本乎一氣之流行, 隨其所在而得名也. 脈微而澁, 榮衛不足, 不足則榮衛不能相將而行, 三焦無所仰賴, 故身體周痺不仁. 榮氣不足, 故身煩疼, 口難言語. 衛氣不足, 故惡寒數欠也. 上焦司降. 降者, 淸中之濁. 下焦司升. 升者, 濁中之淸. 中焦司升降, 淸者令其上升, 濁者令其下降. 今榮衛不相將而行, 三焦無所仰賴, 故不能各歸其部, 而失其職矣. 上焦不歸, 則濁氣不降, 噫氣而呑酸. 中焦不歸, 則升降相違, 故不能消穀引食. 下焦不歸, 則淸氣不升, 故不能約束而遺溲也.

寸口脈微而澁, 微者衛氣衰, 澁者榮氣不足. 衛氣衰, 面色黃. 榮氣不足, 面色靑. 榮爲根, 衛爲葉, 榮衛俱微, 則根葉枯槁, 而寒慄欬逆, 唾腥吐涎沫也.

[註] 此詳申榮衛上焦之證也. 面色黃靑, 榮衛不足之色也. 惡寒而慄, 欬嗽唾腥, 吐痰涎沫, 肺損之證也. 肺主皮毛, 皮毛者, 榮衛之所居, 故肺損則皮聚而毛落, 榮衛枯槁也.

[集註] 成無己曰, 榮行脈中爲根, 衛行脈外爲葉, 根葉俱微, 則陰陽之氣衰也.

寸口脈弱而遲, 弱者衛氣微, 遲者榮中寒. 榮爲血, 血寒則發熱. 衛爲氣, 氣微者, 心內饑, 饑而虛滿, 不能食也.

[按] 條末'心內饑, 饑而虛滿不能食'句, 此是論脾胃, 不關榮衛. 故弱者衛氣微, 當是'陽氣微'. 遲者榮中寒, 當是'脾中寒', 上下文義始屬. 榮爲血, 血寒則發熱, 豈有血寒發熱之理乎? 衛爲氣, 氣微者, 當是陽氣微. 脾中寒者, 心內饑, 閱下條言胃氣有餘, 自知.

[註] 此詳申榮衛中焦之證也. 緩以候胃, 遲以候脾. 胃主納穀, 脾主化穀, 故能食者胃

也，能化者脾也．今陽微中寒，脾胃俱病，所以心內雖饑，饑而虛滿不能食也．

［集註］方有執曰，饑而虛滿者，陽主化穀，衛陽衰微不化穀，故虛滿而不能食也．

寸口脈弱而緩，弱者陽氣不足，緩者胃氣有餘，噫而呑酸，食卒不下，氣塡於膈上也．

［註］此又詳申中焦之證也．寸口脈弱而緩，弱者陽氣不足，緩者胃氣有餘，不足則脾失健運，有餘則胃强能食．此胃强脾弱，所以雖能食而不能消化也，故使呑酸而噫，食卒不化，氣塡脹悶於膈中也．

［集註］方有執曰，陽氣以胃中之陽氣言，不足則不能化穀．胃氣以胃中之穀氣言，有餘言有宿食也．有宿食則鬱而生熱，故噫飽而呑酸，此盖以飮食之內傷者言也．

趺陽脈遲而緩，胃氣如經也．趺陽脈浮而數，浮則傷胃，數則動脾．此非本病，醫特下之所爲也．榮衛內陷，其數先微，脈反但浮，其人必大便硬，氣噫而除．何以言之？本以數脈動脾，其數先微，故知脾氣不治，大便硬，氣噫而除．今脈反浮，其數改微，邪氣獨留，心中則饑，邪熱不殺穀，潮熱發渴．數脈當遲緩，脈因前後度數如法，病者則饑．數脈不時，則生惡瘡也．

［註］此已下辨趺陽之脈，少陰之脈也．趺陽一名衝陽，在脚背上，去陷骨三寸脈動處，乃是陽明胃經之動脈也．少陰一名太谿，在足內踝後跟骨上脈動處，乃足少陰腎經之動脈也．趺陽·少陰，乃古診法．越人以十二經雖皆有動脈，獨取寸口以決死生者，以寸口乃脈之大要會也．然此法不行久矣．設有危急之病，寸口脈不見，診此以決死生可也．若在平時，總不如以關脈爲趺陽，尺脈爲少陰，更爲愈也．如趺陽胃脈遲而和緩，是胃氣不病，如經脈也．今趺陽脈浮而數，按之無力，浮以候腑，浮而無力，則爲傷胃，沈以候臟，數而無力，則爲傷脾．詢之病者，特爲醫下之所爲，以致榮衛之氣內陷．其先數脈變微，爲脾弱也．浮脈仍浮反甚，爲胃强也．胃强則邪氣獨留，故大便硬，潮熱發渴也．脾弱則脾氣不運，故邪熱不能殺穀，雖饑不食，氣噫而快也．醫者前後施治如法，而浮數之脈，自當遲緩如經，則饑欲食，病者愈也．若施治失宜，數脈終始不退，則生惡瘡也．

［集註］方有執曰，惡瘡與屎膿雖不同，其爲血熱則皆然也．

程知曰，此言趺陽脈遲緩，妄下則有浮數之變也．

趺陽脈浮而澁，少陰脈如經者，其病在脾，法當下利．何以知之？若脈浮大者，氣實血虛也．今趺陽脈浮而澁，故知脾氣不足，胃氣虛也．以少陰脈弦而浮纔見，此爲調脈，故稱如經也．若反滑而數者，故知當屎膿也．

［按］‘若脈浮大者，氣實血虛也’二句，與上文義不屬，當是衍文．少陰脈‘弦而浮’，豈可謂如經乎？當改‘沈而滑’字．

［註］脾腎皆病下利，今趺陽胃脈浮澁，少陰腎脈如常，是病在脾不在腎也．何以知之？浮爲陽，以候胃．澁爲陰，以候脾．浮與澁合，故知脾氣不足，胃氣虛也．以少陰脈見沈而滑，故稱如經也．若沈滑而數者，是陽邪傷陰，故知當屎膿血也．

［集註］程知曰，水穀之下利屬於脾·胃，而膿血之下利屬於腎，此可診趺陽·太谿而辨之也．

趺陽脈伏而澁，伏則吐逆，水穀不化，澁則食不得入．名曰關格．

［按］‘水穀不化’之‘化’字，當是‘入’字，若是‘化’字，是能食也，何名曰格？‘食不得入’，當

是'不得小便', 若有小便, 是水道通也, 何名曰關? 必是傳寫之誤.

[註] 前論以浮沈·尺寸候關格, 此以趺陽侯關格之診法也. 趺陽者, 胃脈也. 脈伏而澁, 伏則尺寸之陰陽停升降也, 澁則三焦之元氣不流通也. 不升降流通, 故上則吐逆, 下則不得小便, 病名曰關格也.

趺陽脈滑而緊, 滑者胃氣實, 緊者脾氣强. 持實擊强, 痛還自傷. 以手把刃, 坐作瘡也.

[註] 趺陽之脈以候脾胃, 脈當和緩, 今反滑而緊者, 以滑爲胃氣實, 緊爲脾氣强, 滑緊並見, 如持實以擊强, 故主急痛, 痛還自傷脾胃也. 以手把刃而成瘡者, 猶之操刀自割, 而貽其害也.

[集註] 方有執曰, 滑爲食, 故在胃, 則主穀氣實. 緊爲寒, 故在脾, 則主邪氣强. 持實擊强, 言胃實脾强, 兩相搏擊而爲病. 譬如以手把刃而自傷, 盖謂非由臟腑而傳變也.

趺陽脈沈而數, 沈爲實, 數消穀. 緊者, 病難治.

[註] 胃脈沈而數, 沈主裏, 數主熱, 沈數爲裏實熱, 則能消穀. 凡裏病得此脈者, 皆易治也. 若不沈數而沈緊, 沈緊爲裏寒, 則爲殘傷胃氣之診, 故曰, 難治也.

[集註] 方有執曰, 沈以候裏, 故在脾·胃爲土實, 穀氣實也. 數爲熱, 陽也. 緊爲寒, 陰也. 言趺陽主脾胃, 脾胃主穀, 穀氣實. 若脈見數而陽熱勝, 陽能化穀, 雖病不足爲害. 若脈得緊而陰寒勝, 陰不化穀, 故爲難治.

程知曰, 言趺陽沈數爲消穀之病也. 沈爲實, 沈主裏也. 數消穀, 數爲熱也. 緊盛爲邪勝, 故爲難治也.

趺陽脈大而緊者, 當卽下利, 爲難治.

[註] 下利者, 不論寒熱皆中虛之病, 故脈宜小宜緩, 爲病脈相宜, 則易治也. 今趺陽胃脈大而緊, 爲病虛脈實, 則不相宜, 故爲難治也.

[集註] 成無己曰, 大爲虛, 緊爲寒, 胃中虛寒, 當卽下利. 下利脈亦微小, 今反大陰, 邪盛也, 故曰, 難治. 經曰, 下利脈大者, 爲未止.

張璐曰, 趺陽脈緊, 爲寒邪傷胃, 故必下利. 下利脈大爲邪盛, 故難治也.

趺陽脈微而緊, 緊則爲寒, 微則爲虛, 微緊相搏, 則爲短氣.

[註] 脈見浮微而沈緊, 虛寒之診也. 趺陽胃脈似有似無爲陽虛, 重按似緊爲中寒, 胃陽虛寒則氣短矣. 緊脈主痛而不痛者, 以緊兼微, 雖緊不勁, 故不痛也.

[集註] 程知曰, 言趺陽微緊, 則中氣虛寒, 爲短氣之證也.

趺陽脈不出, 脾不上下, 身冷膚硬.

[註] 趺陽脈伏不出, 則中焦陽虛, 脾胃不能上下輸布, 衛氣不行, 故病通身膚冷而硬也.

[集註] 程知曰, 身冷者衛氣不溫也, 膚硬者榮血不濡也.

趺陽脈浮而芤, 浮者衛氣衰, 芤者榮氣傷, 其身體瘦, 肌肉甲錯. 浮芤相搏, 宗氣衰微, 四屬斷絶.

[註] 胃脈浮芤, 浮者胃脈衰, 芤者榮氣傷. 衛氣衰, 故身體瘦也. 榮氣傷, 故肌肉甲錯也. 浮芤相搏, 日久而宗氣衰微, 生氣少矣. 四屬斷絶, 謂皮·肉·脂·髓四者俱竭, 故一身枯瘦失滋養矣.

[集註] 程應旄曰, 衛以榮爲根, 榮以衛爲護, 而榮衛之統於宗氣者, 又以趺陽胃爲根也.

趺陽脈緊而浮, 浮爲氣, 緊爲寒. 浮爲腹滿, 緊爲絞痛. 浮緊相搏, 腸鳴而轉, 轉卽氣動, 膈氣乃下, 少陰脈不出, 其陰腫大而虛也.

[按] '陰腫大而虛'之'虛'字, 當是'痛'字. 細玩可知.

[註] 外感, 六脈浮緊, 寒氣在外, 故骨節煩痛. 內傷, 胃脈浮緊, 寒氣在內, 故腹滿絞痛. 寒氣相搏, 腸鳴而轉, 轉則膈中寒氣下趨洞泄也. 若少陰脈浮不出, 則下焦陽虛, 寒氣聚於陰器, 不得發泄, 故病疝, 陰腫大而痛也.

[集註] 方有執曰, 趺陽之土敗, 而少陰所以無制也.

少陰負趺陽者, 爲順也.

[註] 此少陰負趺陽大旨. 盖少陰腎屬水, 趺陽胃屬土, 雜病惡土剋水, 而傷寒少陰病, 惟恐土不能制水. 水一泛溢, 則嘔吐·下利, 無所不至. 若趺陽脈和, 胃土有權, 則水有制, 而少陰負則爲順矣. 順者, 土不爲水侮也.

[集註] 方有執曰, 萬物資生於土, 而百骸借養於胃, 水土平成, 物阜人安, 非天下之至順乎? 古今謂趺陽有脈者不死, 有以哉!

汪琥曰, 趺陽脈, 『圖經』原名衝陽脈, 在足跗中指端, 上行五寸, 去陷谷穴三寸, 足陽明脈之所過也. 爲原, 故一名會原. 診法病重者切之以決死生. 傷寒以胃氣爲本, 趺陽之脈不衰, 知胃氣尚在, 病雖危猶可治也.

少陰脈弱而澁, 弱者微煩, 澁者厥逆.

[註] 少陰脈弱而澁, 弱者腎陰虛, 故微煩也. 澁者脈道滯, 故肢冷也.

[集註] 方有執曰, 弱爲虛損不足脈, 陰虛生內熱, 所以煩, 然屬虛煩, 故雖煩亦微也. 澁爲少血而不滑, 不能上與陽相順接, 所以厥而逆冷也.

程知曰, 言腎脈微澁之病也. 少陰, 腎動脈也, 在足內踝後跟骨上陷中也.

少陰脈不至, 腎氣微, 少精血, 奔氣促迫, 上入胸膈, 宗氣反聚, 血結心下. 陽氣退下, 熱歸陰股, 與陰相動, 令身不仁, 此爲尸厥. 當刺期門·巨闕.

[註] 少陰脈不至, 是腎氣衰微, 精血少也. 腎者, 陰中藏陽者也. 腎陰虛竭, 不能藏陽, 陽氣上奔, 迫促胸膈, 宗氣反爲所阻, 聚而不行, 血結心下. 陽氣既奔於上, 極必退下, 退下則陰股間熱, 與陰相動, 所必然也, 雖令知覺冥, 身不仁而不死, 此爲尸厥也. 當刺期門以通結血, 刺巨闕以行宗氣, 庶厥回而復甦也.

正誤存疑篇

仲景『傷寒論』, 篇篇可法, 但成於漢末, 傳寫多訛, 錯簡亦復不少. 如論中下利·嘔逆, 用十棗湯峻劑攻之. 陽重衄血, 以麻黃湯發之. 發汗病解反惡寒, 病解之中, 多一'不'字. 心下痞, 按之濡, 濡字之上少一'不'字之類. 諸家遵經註解, 不得不穿鑿附會, 致令千古不可多得之書, 不能傳信於世, 良可惜也! 今加正誤, 一一列明. 每條凡小字, 傍右者原文也, 傍左者改正之文也, 居中者, 原文所有. 或移上, 或移下, 或他處移入及原文所無而補之者也. 字上加□, 刪去者也. 尤有整節舛謬者三十五條, 證不與脈符, 藥不與病合, 雖有是方, 世無其病. 卽有其病, 難用是藥, 承訛襲謬, 無濟實用. 然其中尙有可採之句, 所以各篇不動經文, 强加註釋, 復錄原文, 附於卷末, 以誌闕疑云.

正 誤

太陽上篇正誤

桂枝湯方

桂枝 去皮三兩 芍藥 三兩 甘草 炙. 二兩 生薑 切. 三兩 大棗 擘. 十二枚

[按] 桂枝湯方, 原文有'去皮'二字. 夫桂枝氣味辛甘, 全在於皮, 若去皮是枯木矣, 如何有解肌發汗之功耶? 當刪之, 後倣此.

若脈和, 其人大煩, 目重瞼瞼內際黃者, 此欲解也.

[按] '臉'字當是'瞼'字. 瞼, 眼弦也. 作'臉'字非, 當改之.

太陽中風, 下不利嘔逆, 表解者, 乃可攻之. 其人漐漐汗出, 發作熱有時, 頭痛, 心下痞鞕滿, 引脇下痛, 乾嘔短氣, 汗出不惡寒者, 此表解裏未和也, 十棗湯主之.

[按] '下利'之'下'字, 當是'不'字. 若是'下'字, 豈有上嘔下利而用十棗湯峻劑攻之之理乎? 惟其大便不利, 痞硬滿痛, 始屬裏病. 小便不利, 嘔逆短氣, 始屬飮病, 乃可峻攻. '發作'之'作'字, 當是'熱'字, 始與太陽陽邪熱飮之義相合. 若無熱汗出, 乃少陰陰邪寒飮, 眞武湯證也. 且'作'字與上下句文義皆不相屬, 當改之.

太陽病, 下之, 其脈促浮不結胸者, 此爲欲解也. 脈浮促者, 必結胸也. 脈緊細數者, 必咽痛. 脈弦者, 必兩脇拘急. 脈細數緊者, 頭痛未止. 脈沈緊者, 必欲嘔. 脈沈滑者, 協熱利. 脈浮數滑者, 必下血.

[按] '脈促'當是'脈浮', 始與不結胸爲欲解之文義相屬. '脈浮'當是'脈促', 始與論中結胸, 胸滿同義. '脈緊'當是'脈細數', '脈細數'當是'脈緊', 始同論中二經本脈. '脈浮滑'當是'脈數滑', 浮滑是論中白虎湯證之脈, 數滑是論中下膿血之脈, 均當改之.

太陽病, 二三日, 不能臥, 但欲起, 心下必結. 脈微弱者, 此本有寒分也. 反下之, 若利止, 必作結胸. 未止者, 四日復下之利, 此作協熱利也.

[按] '四日復下之'之'之'字, 當是'利'字. 上文利未止, 豈有復下之理乎? 當改之.

太陽病, 下之後, 脈促胸滿者, 桂枝去芍藥湯主之. 若汗出微惡寒, 去芍藥方中, 加

附子湯主之.

[按] '微惡寒'之上, 當有'汗出'二字, 若無'汗出'二字, 乃表未解也. 無加附子之理, 當補之.

太陽病, 脈浮而動數, 浮則爲風, 數則爲熱, 動則爲痛, 數則爲虛, 頭痛發熱, 微盜汗出, 而反惡寒者, 表未解也. 醫反下之, 動數變遲, 膈內拒痛, 胃中空虛, 客氣動膈, 短氣煩躁, 心中懊憹, 陽氣內陷, 心下因硬, 則爲結胸, 大陷胸湯主之. 若不結胸, 但頭汗出, 餘無汗, 躋頸而還, 小便不利, 身必發黃也.

[按] '數則爲虛'句, 衍文也, 當刪之.

寒實結胸, 無熱證者, 與三物小陷胸湯白散. 亦可服.

[按] '與三物小陷胸湯', 當是'三物白散'. '小陷胸湯'四字, 當是錯簡. 桔梗·貝母·巴豆三物, 其色皆白, 有三物白散之義, 溫而能攻, 與寒實之理相合. 小陷胸湯乃栝蔞·黃連, 皆性寒之品, 豈可以治寒實結胸之證耶? '亦可服'三字, 亦衍文也, 俱當刪之.

太陽中篇正誤

發汗病不解, 反惡寒者, 虛故也, 芍藥甘草附子湯主之.

[按] '發汗病不解'之'不'字, 衍文也. 發汗病不解, 則當惡寒, 何謂反惡寒? 病解惡寒, 始可謂虛. 當刪之.

病發熱頭痛, 脈反沈, 若不差, 身體疼痛, 下利淸穀, 當溫其裏, 宜四逆湯.

[按] '身體疼痛'之下, 當有'下利淸穀'四字. 若無此四字, 則當溫其裏之文, 竟無着落矣, 未有表病而溫裏之理也. 閱後太陰篇中云, 傷寒醫下之, 續得下利淸穀不止, 身痛者, 急當救裏, 四逆湯. 其義益明, 遵經補之.

傷寒, 若汗·若吐·若下後, 七八日不解, 熱結在裏, 表裏俱熱, 時時汗惡風, 大渴, 舌上乾燥而煩, 欲飮水數升者, 白虎加人參湯主之.

[按] '傷寒'之下, 當有'若汗'二字, 盖汗較吐下傷津液爲多也. '時時惡風', 當是'時汗惡風', 若非'汗'字, 則時時惡風, 是表不解, 白虎湯在所禁也. 論中謂發熱無汗, 表不解者, 不可與白虎湯. 渴欲飮水, 無表證者, 白虎加人參湯主之. 細玩經文自知, 當補之改之.

發汗已, 脈浮數, 小便不利, 煩渴者, 五苓散主之.

[按] '脈浮數'之下, 當有'小便不利'四字, 若無此四字, 則爲陽明內熱口燥之煩渴, 是白虎湯證也. 惟其小便不利而煩渴, 斯爲太陽水熱瘀結之煩渴, 始屬五苓散證. 若非小便不利而用五苓散, 則犯重竭津液之禁矣. 況太陽上篇類此證者數條, 惟水入卽吐一條, 乃水不下行, 故無小便不利之文, 餘皆有'小便不利'四字. 今此四字, 必是傳寫之遺, 當補之.

服桂枝湯, 或下之, 仍頭項强痛, 翕翕發熱, 無汗, 心下滿, 微痛, 小便不利者, 桂枝湯去桂芍藥加茯苓白朮湯主之.

[按] '去桂'當是'去芍藥'. 此方去桂, 將何以治仍頭項痛, 發熱無汗之表乎? 細玩其服此湯, 曰餘依桂枝湯法煎服, 其義自見. 服桂枝湯已, 溫覆令一時許, 通身漐漐微似有汗, 此服桂枝湯法也. 若去桂則是白芍·甘草·茯苓·白朮, 並無辛甘走榮衛之品, 而曰'餘依桂枝湯法', 無所謂也. 且論中脈促胸滿·汗出惡寒者, 用桂枝去芍藥加附子湯主之, 去芍藥者, 爲胸滿也, 今證雖稍異, 而滿則同, 其爲去芍藥可知, 當改之.

傷寒, 醫以丸藥大下之, 身熱不去, 微煩者，梔子乾薑豉湯主之.

傷寒五六日，大下之後，身熱不去，心中結痛者，未欲解也，梔子豉乾薑湯主之.

[按] '梔子乾薑湯'，當是'梔子豉湯'，'梔子豉湯'，當是'梔子乾薑湯'. 斷無煩熱用乾薑，結痛用香豉之理，當移之.

太陽病，脈浮緊，無汗，發熱，身疼痛，八九日不解，表證仍在，此當發其汗，麻黃湯主之. 服藥已，微除，其人發煩目瞑. 劇者必衄，衄乃解. 所以然者，陽氣重故也.

[按] 張兼善曰，'麻黃湯主之'五字，不應在'陽氣重'之下，豈有衄乃解之後，而用麻黃湯之理乎? '服藥已'之上，並無所服何藥之文，將此五字移於其上，文義始合，當移之.

傷寒，不大便六七日，頭痛有熱者，與承氣湯. 其小便清者，知不在裏，仍在表也，當須發汗. 若苦頭痛者，必衄，宜桂枝湯.

[按] '若頭痛'之'若'字，當是'苦'字. 苦頭痛方爲必衄證，若是'若'字，則凡頭痛皆能致衄矣. 當改之.

心下痞，按之不濡，其脈關上浮者，大黃黃連瀉心湯主之.

[按] '按之濡'，當是'按之不濡'，若按之濡，乃虛痞也，補之不暇，豈有用大黃瀉之之理乎? 當補之.

太陽下篇正誤

小青龍湯方加減法內，……若微利者，去麻黃加蕘花如雞子大，熬令赤色茯苓 四兩.

[按] '加蕘花如雞子大'，此必傳寫之誤. 考本草蕘花是芫花類也，每用之攻水其力甚峻，五分可令人下行數十次，豈有治停飮之微利，用雞子大之蕘花者乎? 當改加茯苓四兩.

傷寒，心下有水氣，欬而微喘，發熱不渴，小青龍湯主之. 服湯已，渴者，此寒去欲解也.

[按] '小青龍湯主之'六字，當在'發熱不渴'之下，始與'服湯已渴者'之文義相屬，豈有寒去欲解，而更服小青龍湯之理乎? 當移之.

陽明篇正誤

陽明病，脈浮而緊者，必潮熱，發作有時. 但浮者，必盜自汗出.

[按] 自汗是陽明證，盜汗乃少陽證，'盜汗'應是'自汗'，當改之.

陽明病，脈遲，汗出多，發熱，微惡寒者，表未解也，可發汗，宜桂枝湯.

[按] '汗出多'之下，當有'發熱'二字. 若無此二字，脈遲汗出多，微惡寒乃表陽虛，桂枝附子湯證也，豈有用桂枝湯發汗之理乎? 當補之.

傷寒脈浮滑，此以表有熱，裏有寒熱，白虎湯主之.

[按] '裏有寒'之'寒'字，當是'熱'字. 若是'寒'字，非白虎湯證也，當改之.

傷寒若吐·若下後不解，不大便五六日，上至十餘日，日晡所發潮熱，不惡寒，獨語如見鬼狀. 若劇者，發則不識人，循衣摸床，惕而不安，微喘直視. 脈弦滑者生，澁者死. 微者，但發熱·譫語者，大承氣湯主之. 若一服利，止後服.

[按] '脈弦者生'之'弦'字，當是'滑'字，弦爲陰負之脈，豈有必生之理? 惟滑脈爲陽，始有生理. 況滑者通也，澁者塞也，凡物之理，未有不以通爲生，而塞爲死者，當改之.

太陽病，寸緩關浮尺弱，其人發熱汗出，復惡寒不嘔，但心下痞者，此以醫下之也. 如其不下者，病人不惡寒而渴者，此轉屬陽明也. 小便數者, 大便必硬, 不更衣十日, 無所苦也, 渴欲飮水, 少少與之, 但以法救之若小便不利, 渴者, 宜五苓散.

[按] '但以法救之'五字, 當是'若小便不利'五字, 方與上文小便數, 及下文渴者之義相屬. 此條病勢不急救之之文, 殊覺無謂. 昔王三陽亦云, 此處五苓散難用, 不然經文'渴者'之下當有缺文, 當改之.

梔子蘗皮湯方

[按] 此方之甘草, 當是茵蔯蒿, 必傳寫之誤也.

太陽病, 當惡寒發熱, 今自汗出, 不惡寒發熱, 關上脈細數者, 以醫吐之過也. 一二日吐之者, 腹中饑, 口不能食. 三四日吐之者, 不喜糜粥, 欲食冷食, 五六日吐之者, 朝食暮吐, 以醫吐之所致也, 此爲小逆.

[按] '欲食冷食'之下, 當有'五六日吐之者'六字, 若無此一句, 則不喜糜粥, 欲食冷食, 與朝食暮吐之文不相聯屬. 且以上文一二日, 三四日之文細玩之, 則可知必有'五六日吐之'一句, 由淺及深之義也, 當補之.

寸口脈浮大, 而醫反下之, 此爲大逆. 浮則無血, 大則爲寒. 寒氣相搏, 則爲腸鳴, 醫乃不知, 而反飮冷水, 令汗大出, 水得寒氣, 冷必相搏, 其人必餡.

[按] '令汗大出'四字, 當是衍文, 宜刪之.

陽明病, 譫語有潮熱, 反不能食者, 胃中必有燥屎五六枚也, 宜大承氣湯下之. 若能食者, 但硬耳.

[按] '宜大承氣湯下之'句, 應在'必有燥屎五六枚'之下始合. 若但便硬卽用大承氣湯下之, 殊失仲景愼重誤下之旨, 當移之.

陽明中風, 脈弦浮大而短氣, 腹都滿, 脇下及心痛, 久按之, 氣不通, 鼻乾, 不得汗, 嗜臥, 一身及面目悉黃, 小便難, 有潮熱, 時時噦, 耳前後腫. 刺之小差. 外不解, 病過十日, 脈續浮弦者, 與小柴胡湯. 但浮, 無餘證者, 與麻黃湯. 若不尿, 腹滿加噦者, 不治.

[按] '續浮'之'浮'字, 當是'弦'字, 始與小柴胡湯法之脈相合. 若是'浮'字, 則上之浮旣宜小柴胡湯, 而下之浮又用麻黃湯, 不自相矛盾耶? 當改之.

發汗後, 水藥不得入口爲逆. 若更發汗, 必吐下不止.

[按] '必吐下不止'之'下'字, 衍文也, 當刪之.

少陽篇正誤

得病六七日, 脈遲浮弱, 惡風寒, 手足溫, 醫二·三下之, 不能食, 而脇下滿痛, 面目及身黃, 頸項强, 小便難者, 與柴胡湯, 後必下重. 本渴而飮水嘔者, 柴胡湯不中與也. 食穀者噦.

[按] '食穀者噦'四字, 衍文也. 食穀嘔者有之, 從無食穀噦者之證, 當刪之.

傷寒五六日, 頭汗出, 微惡寒, 手足冷, 心下滿, 口不欲食, 大便硬, 脈沈細者, 此爲陽微結, 必有表復有裏也, 脈沈亦在裏也. 汗出爲陽微, 假令純陰結, 不得復有外證, 悉入在裏, 此爲半在裏半在外也. 脈雖沈緊細, 不得爲少陰病, 所以然者, 陰不得有汗, 今頭汗出, 故知非少陰也, 可與小柴胡湯. 設不了了者, 得屎而解.

[按] '脈細'當是'脈沈細', 觀本條下文'脈沈亦在裏也'之'亦'字自知, 當補之. '脈雖沈緊'之'緊'字, 當是'細'字. 觀本條上文並無'緊'字, 如何說脈雖沈緊, 此'雖'字又何所謂耶? 當改之.

傷寒發熱, 汗出不解, 心下痞硬, 嘔吐而下不利者，大柴胡湯主之.

［按］'下利'之'下'字，當是'不'字，若是'下'字，豈有上吐下利，而猶以大柴胡湯下之者乎? 當改之.

太陽病，過經十餘日，反二·三下之，後四五日，柴胡證仍在者，先與小柴胡湯. 嘔不止，心下急，鬱鬱微煩者，爲未解也，與大柴胡湯下之則愈.

［按］許叔微曰，大柴胡湯，一方無大黃，一方有大黃. 盖大黃蕩滌微熱，傷寒中要藥. 王叔和云，若不用大黃，恐不名大柴胡湯. 且仲景曰，下之則愈，若無大黃，將何以下心下之急乎? 當從叔和爲是，宜補之.

太陽病，過經十餘日，心中溫溫嗢嗢欲吐，而胸中痛，大便反溏，腹微滿，鬱鬱微煩. 先此時，自極吐下者，與調胃承氣湯. 若不爾者，不可與. 但欲嘔，胸中痛，微溏者，此非柴胡證，以嘔，故知極吐下也.

［按］王肯堂曰，'溫溫'當是'嗢嗢'. 又云'以嘔'下，疑有闕文，當改之.

太陰篇正誤

太陰之爲病，腹滿而吐食不下，時腹自痛，若下之，必胸下結硬，自利益甚.

［按］吳人駒曰，'自利益甚'四字，當在'必胸下結硬'之下，若在'吐食不下'之下，則是已吐食不下而自利益甚矣. 仲景復曰，若下之，無所謂也，從而移之.

傷寒，本自寒下格，醫復吐下之，寒格更逆吐下，若食入口卽吐，乾薑黃連黃芩人參湯主之.

［按］經論中並無寒下之病，亦無寒下之文. 玩本條下文，寒格更逆吐下，可知'寒下'之'下'字，當是'格'字，文義始屬. 註家皆釋胃寒下利，不但文義不屬，且與芩·連之藥不合，當改之.

少陰篇正誤

少陰病，飮食入口卽吐，心中溫溫嗢嗢欲吐復不能吐. 始得之，手足寒，脈弦遲者，此胸中實，不可下也，當吐之. 若膈上有寒飮，乾嘔者，不可吐也，當溫之，宜四逆湯.

［按］'溫溫'當是'嗢嗢'，嗢嗢者，乃吐飮之狀也，當改之.

厥陰篇正誤

傷寒，厥而心下悸者，以飮水多，宜先治水，當服茯苓甘草湯，却治其厥. 不爾，水漬入胃，必作利也.

［按］'厥而心下悸者'之下，當有'以飮水多'四字，若無此四字，乃陰盛之厥悸，非停水之厥悸矣. 何以卽知是水，而曰宜先治水耶? 當補之.

傷寒脈微而厥，至七八日膚冷，其人躁無暫安時者，此爲臟厥，非蛔厥也. 蛔厥者，其人當吐蛔. 今病者靜，而復時煩者，此非爲臟寒，蛔上入其膈，故煩，須臾復止. 得食而嘔，又煩者，蛔聞食臭出，其人當自吐蛔. 蛔厥者，烏梅丸主之，又主久利.

［按］'此爲臟寒'之'此'字，當是'非'字，若是'此'字，卽是臟厥，與辨蛔厥之義不屬，當改之.

傷寒五六日，不結胸大便，腹濡，脈虛，復厥者，不可下. 此爲亡血，下之死.

［按］'結胸'二字，當是'大便'二字. 不結胸腹濡脈虛復厥，皆無可下之理，今曰不可下，何所謂也? 當改之.

傷寒，始發熱六日，厥反九日而利. 凡厥利者，當不能食，今反能食者，恐爲除中. 食以索餠，不若發熱者，知胃氣尙在，必愈. 恐暴熱來出而復去也. 後三日脈之，其熱續在者，期之旦日夜半愈．所以然者，本發熱六日，厥反九日，復發熱三日，並前六日，亦爲九日，與厥相應，故期之旦日夜半愈．後三日脈之而脈數，其熱不罷者，此爲熱氣有餘，必發癰膿也．

[按] ‘不發熱者’之‘不’字，當是‘若’字，若是‘不’字，卽是除中，何以下接恐暴熱來出而復去之文耶？當改之．

傷寒脈遲，六七日，厥而下利．而反與黃芩湯徹其熱．脈遲爲寒，今與黃芩湯復除其熱，腹中應冷，當不能食，今反能食，此名除中，必死．

[按] ‘傷寒脈遲六七日’之下，當有‘厥而下利’四字，若無此四字，則非除中證也．況有此四字，始與下文反與黃芩湯之義相屬，當補之．

合病倂病篇正誤

三陽合病，脈浮大上弦關上，但欲眠睡，目合則汗．

[按] ‘浮大上’之‘上’字，當是‘弦’字，始合論中三陽合病之脈，若是‘上’字，則經論中從無兩寸脈主三陽病之理，當改之．

二陽倂病，太陽初得病時，發其汗，汗先出不徹，因轉屬陽明，續自微汗出，不惡寒．若太陽證不罷者，不可下，下之爲逆，如此可小發汗．設面色緣緣正赤者，陽氣怫鬱在表，當解之，熏之以汗．若發汗不徹，不足言，陽氣怫鬱不得越，當汗不汗，其人躁煩，不知痛處，乍在腹中，乍在四肢，按之不可得，其人短氣，但坐，以汗出不徹故也，更發汗則愈．何以知汗出不徹？以脈濇故知也．

[按] ‘熏之’二字，當是‘以汗’二字，始與上下文義相屬，當改之．

壞病篇正誤

本太陽病不解，轉入少陽者，脇下硬滿，乾嘔，不能食，往來寒熱，尚未吐下，脈沈緊弦者，與小柴胡湯．若已吐·下·發汗·溫鍼，譫語，柴胡證罷，此爲壞病．知犯何逆，以法治之．

[按] ‘脈沈緊’當是‘脈沈弦’．若是沈緊，是寒實在胸，當吐之診也．惟‘脈沈弦’方與上文之義相屬，始可與小柴胡湯，當改之．

傷寒吐下後，發汗，虛煩，脈甚微，八九日心下痞硬，脇下痛，氣上衝咽喉，眩冒，經脈動惕者，久而成痿．

[按] ‘八九日心下痞硬，脇下痛，氣上衝咽喉’三句，與上下文義不屬．註家皆因有此三句，不得不支離蔓衍，牽强解釋．每見此病總因汗出過多，大傷津液而成，當用補氣補血·益筋壯骨之藥，經年始愈．此三句必是錯簡，當刪之．

汗家重發汗，必恍惚心亂，小便已，陰疼．與禹餘糧丸．

[按] 禹餘糧丸，爲濇痢之藥，與此證不合．‘與禹餘糧九’五字，衍文也，當刪之．

形作傷寒，其脈不弦緊而弱數，弱數者必渴，被火者必譫語．弱數者，發熱．脈浮，解之當汗出愈．

[按] 三‘弱’字，當俱是‘數’字．若是‘弱’字，熱從何有？不但文義不屬，論中並無此說，當改之．

痙濕暍病篇正誤

傷寒所致太陽病，痙·濕·暍，此三種，宜應別論．

[按] ‘傷寒所致’四字，甚無所謂，當刪之．

太陽病，發熱無汗，反惡寒者，名曰剛痙.

[按] ‘反惡寒’之‘反’字，衍文也. 剛痙證應惡寒，非反也，當刪之.

霍亂篇正誤

惡寒脈微而復利，利(不)止，亡血陽也，四逆加人參湯主之.

[按] 利止亡血，如何用大熱補藥?‘利止’應是‘利不止’，‘亡血’應是‘亡陽’，當改之.

辨可下篇正誤

問曰，人病有宿食，何以別之? 師曰，寸口脈浮而大，按之反澁，尺中亦微大而澁，故知有宿食. 當下之，宜大承氣湯.

[按] 尺中‘微’字，當是‘大’字，若是‘微’字，斷無可下之理，當改之.

平脈法正誤

假令脈來微去大，故名反，病在裏也，脈來頭小本大大去小，故名覆，病在表也. 上微頭小者，爲陰盛，則汗出. 下微本大小者爲陽盛，則爲關格不通，不得尿. 頭無汗者可治，有汗者死.

[按] ‘脈來頭小本大’，當是‘脈來大去小’. ‘上微頭小者’，當是‘上微小者爲陰盛’. ‘下微本大者’，當是‘下微小者爲陽盛’. 始與上下之義相屬，當改之，補之.

寸口衛氣盛名曰高，榮氣盛名曰章，高章相搏，名曰綱. 衛氣弱名曰惵，榮氣弱名曰卑，惵卑相搏，名曰損. 衛氣和名曰緩，榮氣和名曰遲，遲緩相搏，名曰沈强.

[按] ‘名曰沈’之‘沈’字，應是‘强’字，玩下文可知，當改之.

寸口脈緩而遲，緩則陽氣長，其色鮮，其顔光，其聲商，毛髮長. 遲則陰氣盛，骨髓生，血滿，肌肉緊薄鮮硬. 陰陽相抱，榮衛俱行，剛柔相得，名曰强也.

[按] ‘薄鮮硬’三字，不成句，應是衍文，當刪之.

北方腎脈，其形何似? 師曰，腎者水也，名曰少陰，其脈沈滑，是腎脈也. 腎病自得沈滑而濡者，愈也.

[按] 東南西方，皆有其文，惟缺北方，倣經文補之.

問曰，翕奄沈，名曰滑，何謂也? 師曰，沈爲純陰，翕爲正陽，陰陽和合，故令脈滑，關尺自平. 陽明脈微沈，食飮自可. 少陰脈微滑，滑者緊之浮名也，此爲陰實. 其人必股內汗出，陰下濕也.

[按] ‘滑者緊之浮名也，此爲陰實’二句，與上下之義不屬，當是錯簡.

陽脈浮濡，陰脈弱者，則血虛，血虛則筋急也. 其脈沈弱者，榮氣微也. 其脈浮濡而汗出如流珠者，衛氣衰也.

[按] ‘陽脈浮’，‘其脈浮’之二‘浮’字，當是‘濡’字，若是‘浮’字，則與衛氣衰，汗出如流珠之義不屬. ‘其脈沈’之‘沈’字，當是‘弱’字，若是‘沈’字則與血虛榮氣微之義不屬，當改之.

師曰，病家人來請云，病人發熱煩極. 明日師到，病人向壁臥，此熱已去也. 設令脈不自和，處言已愈.

[按] ‘不和’應是‘自和’，若不和，如何言愈? 當改之.

辨脈法正誤

脈來緩，時一止復來者，名曰結. 陰來數，時一止復來者，名曰促. 陽盛則促，陰盛則結，此皆病脈. 脈按之來緩，時一止復動者，

名曰結. 又脈來動而中止, 更來小數, 中有還者反動, 名曰結陰也.

[按] '脈按之來緩, 時一止復動'至'名曰結陰也'數語, 文義不順, 且前論促結之脈已明, 衍文也, 當刪之.

陰陽相搏, 名曰動. 陽動則汗出發熱, 陰動則發熱汗出, 形冷惡寒者, 此三焦傷也. 若數脈見於關上, 上下無頭尾, 如豆大, 厥厥動搖者, 名曰動也.

[按] 陽動則'汗出'二字, 當是'發熱'二字. 陰動則'發熱'二字, 當是'汗出'二字. 陽加於陽, 豈有汗出之理? 『素問』曰, 陽加於陰, 謂之汗. 遵經移之.

脈陰陽俱緊, 主於吐利, 其脈獨不解. 緊去入人安, 此爲欲解. 若脈遲, 至六七日不欲食, 此爲晩發, 水停故也. 爲未解. 食自可者, 爲欲解.

[按] '緊去入安'之'入'字, 當是'人'字. 人安, 謂不吐利也. '此爲晩發, 水停故也'二句, 與上下文義不屬, 應是衍文, 當改之, 刪之.

脈浮而數, 浮爲風, 數爲虛熱, □風爲熱, 虛爲寒, 風虛熱相搏, 則灑淅惡寒也.

[按] '數爲虛'之'虛'字, 應是'熱'字. '風爲熱, 虛爲寒'二句, 應是衍文. '風虛相搏'之'虛'字, 亦應是'熱'字. 當改之.

寸口諸微亡陽, 諸濡亡血衛虛, 諸弱發熱營虛, 諸緊爲寒, 諸乘寒者則爲厥. 鬱冒不仁, 以胃無穀氣, 脾澁不通, 口急不能言, 戰而慄也.

[按] '諸濡亡血', 當是'諸濡衛虛', '諸弱發熱', 當是'諸弱榮虛'. 濡·浮而無力, 候陽虛也, 豈有亡血之理? 弱·沈而無力, 候陰虛也, 豈止發熱而已? 當改之.

師曰, 病人脈微而澁者, 此爲醫所病也. 大發其汗, 又數大下之, 其人亡血, 病當惡寒, 後乃發熱, 無休止時. 夏月盛熱, 欲著複衣. 冬月盛寒, 欲裸其身. 所以然者, 陽微則惡寒, 陰弱則發熱. 此醫發其汗, 使陽氣微, 又大下之, 令陰氣弱. 五月之時, 陽氣在表, 胃中虛冷, 以陽氣內微, 不能勝冷, 故欲著複衣. 十一月之時, 陽氣在裏, 胃中煩熱, 以陰氣內弱, 不能勝熱, 故欲裸其身. 又陰脈遲澁, 故知血亡也.

[按] '又陰脈遲澁, 故知血亡也'二句, 與上文義不屬, 衍文也, 當刪之.

寸口脈弱而遲, 弱者衛陽氣微, 遲者榮脾中寒. 榮爲血, 血寒則發熱. 衛爲氣, 氣微, 陽氣微, 脾中寒者, 心內饑, 饑而虛滿, 不能食也.

[按] 條末'心內饑, 饑而虛滿不能食'句, 此是論脾胃, 不關榮衛. 故弱者'衛氣微', 當是'陽氣微'. 遲者'榮中寒', 當是'脾中寒'. 上下文義始屬. 榮爲血, 豈有血寒發熱之理? 衛爲氣, 氣微者, 皆不成文, 今悉易之. 當是'陽氣微, 脾中寒者心內饑', 閱下條言胃氣有餘自知, 當改之.

趺陽脈浮而澁, 少陰脈如經者, 其病在脾, 法當下利. 何以知之? 若脈浮大者, 氣實血虛也. 今趺陽脈浮而澁, 故知脾氣不足, 胃氣虛也. 以少陰脈弦沈而浮滑纔見, 此爲調脈, 故稱如經也. 若反滑而數者, 故知當尿膿也.

[按] '若脈浮大者, 氣實血虛也'二句, 與上下文義不屬, 當刪之. 少陰脈'弦而浮', 豈可謂如經乎? 當改'沈'·'滑'二字.

趺陽脈伏而澁, 伏則吐逆, 水穀不化入. 澁則食不得入不得小便, 名曰關格.

[按] '水穀不化'之'化'字, 當是'入'字, 若是'化'字, 是能食也, 何名曰格?'食不得入'當是

'不得小便', 若有小便, 是水道通也, 何名曰關? 悉改之.

趺陽脈緊而浮, 浮爲氣, 緊爲寒. 浮爲腹滿, 緊爲絞痛. 浮緊相摶, 腸鳴而轉, 轉卽氣動, 膈氣乃下. 少陰脈不出, 其陰腫大而虛痛也.

[按] '陰腫大而虛'之'虛'字, 應改'痛'字, 細玩自知.

存 疑

太陽上篇存疑

病在陽, 應以汗解之, 反以冷水潠之, 若灌之, 其熱被却不得去, 彌更益煩, 肉上粟起, 意欲飮水, 反不渴者, 服文蛤散. 若不差者, 與五苓散. 身熱皮粟不解, 欲引衣自覆者, 若水以潠之洗之, 益令熱被却不得出, 當汗而不汗則煩. 假令汗出已, 腹中痛, 與芍藥三兩, 如上法.

太陽下篇存疑

太陽病, 二日, 反躁, 反熨其背, 而大汗出, 大熱入胃. 胃中水竭, 躁煩, 必發譫語, 十餘日, 振慄自下利者, 此爲欲解也. 故其汗從腰以下不得汗, 欲小便不得, 反嘔欲失溲, 足下惡風, 大便硬, 小便當數, 而反不數, 及多大便已, 頭卓然而痛, 其人足心必熱, 穀氣下流故也.

下之後, 復發汗, 晝日煩躁不得眠, 夜而安靜, 不嘔不渴, 無表證, 脈沈微, 身無大熱者, 乾薑附子湯主之.

發汗若下之, 病仍不解, 煩躁者, 茯苓四逆湯主之.

傷寒, 腹滿譫語, 寸口脈浮而緊, 此肝乘脾也, 名曰縱, 刺期門.

傷寒, 發熱, 嗇嗇惡寒者, 大渴欲飮水, 其腹必滿, 自汗出, 小便利, 其病欲解. 此肝乘肺也, 名曰橫, 刺期門.

陽明篇存疑

病人無表裏證, 發熱七八日, 雖脈浮數者, 可下之. 假令已下, 脈數不解, 合熱則消穀善饑, 至六七日, 不大便者, 有瘀血, 宜抵當湯. 若脈數不解, 而下不止, 必協熱便膿血也.

脈浮而芤, 浮爲陽, 芤爲陰, 浮芤相搏, 胃氣生熱, 其陽則絶.

陽明病, 反無汗, 而小便利, 二三日, 嘔而欬, 手足厥者, 必苦頭痛. 若不欬不嘔, 手足不厥者, 頭不痛.

陽明病, 但頭眩, 不惡寒, 故能食而欬, 其人咽必痛, 若不欬者, 咽不痛.

少陰篇存疑

少陰病, 吐利, 手足逆冷, 煩躁欲死者, 吳茱萸湯主之.

壞病篇存疑

傷寒脈浮, 自汗出, 小便數, 心煩, 微惡寒, 脚攣急, 反與桂枝湯, 欲攻其表, 此誤也. 得之便厥, 咽中乾, 煩躁, 吐逆者, 作甘草乾薑湯與之, 以復其陽. 若厥愈足溫者, 更作芍藥甘草湯與之, 其脚卽伸. 若胃氣不和, 譫語者, 少與調胃承氣湯. 若重發汗, 復加燒鍼者, 四逆湯主之.

問曰, 證象陽旦, 按法治之而增劇, 厥逆, 咽中乾, 兩脛拘急而譫語. 師言夜半手足當溫, 兩脚當伸. 後如師言. 何以知此? 答曰, 寸口脈浮而大, 浮爲風, 大爲虛, 風則生微熱, 虛則兩脛攣, 病形象桂枝, 因加附子參其間, 增桂令汗出, 附子溫經, 亡陽故也, 厥逆, 咽中乾, 煩躁, 陽明內結, 譫語煩亂, 更飮甘草乾薑湯, 夜半陽氣還, 兩足當熱, 脛尙微拘急, 重與芍藥甘草湯, 爾乃脛伸, 以承氣湯微溏, 則止其譫語, 故知病可愈.

傷寒六七日, 大下後, 寸脈沈而遲, 手足厥逆，下部脈不至，咽喉不利，唾膿血，泄利不止者，爲難治，痲黃升痲湯主之.

傷寒八九日，下之，胸滿煩驚，小便不利，譫語，一身盡重，不可轉側者，柴胡加龍骨牡蠣湯主之.

微數之脈，愼不可灸. 因火爲邪，則爲煩逆，追虛逐實. 血散脈中，火氣雖微，內攻有力，焦骨傷筋，血難復也.

脈浮，宜以汗解，用火灸之，邪無從出，因火而盛，病從腰以下必重而痺，名火逆也.

傷寒脈浮，醫以火逼劫之，亡陽，必驚狂，起臥不安者，桂枝去芍藥加蜀漆龍骨牡蠣救逆湯主之.

痓濕暍病篇存疑

濕家下之，額上汗出，微喘，小便利者死. 若下利不止者，亦死.

太陽中暍者，身熱疼重，而脈微弱，此亦夏月傷冷水，水行皮中所致也.

辨不可汗病篇存疑

脈濡而弱，弱反在關，濡反在巔，微反在上，澁反在下. 微則陽氣不足，澁則無血，陽氣反微，中風汗出，而反躁煩，澁則無血，厥而且寒，陽微發汗，躁不得眠.

脈濡而弱，弱反在關，濡反在巔，弦反在上，微反在下. 弦爲陽運，微爲陰寒，上實下虛. 意欲得溫，微弦爲虛，不可發汗，發汗則寒慄，不能自還.

厥，脈緊，不可發汗. 發汗則聲亂咽嘶，舌萎聲不得前.

欬者則劇，數吐涎沫，咽中必乾，小便不利，心中饑煩，晬時而發，其形似瘧，有寒無熱，虛而寒慄. 欬而發汗，踡而苦滿，腹中復堅.

辨不可下病篇存疑

脈濡而弱，弱反在關，濡反在巔，微反在上，澁反在下. 微則陽氣不足，澁則無血. 陽氣反微，中風汗出，而反躁煩. 澁則無血，厥而且寒. 陽微不可下，下之則心下痞硬.

脈濡而弱，弱反在關，濡反在巔，弦反在上，微反在下. 弦爲陽運，微爲陰寒，上實下虛. 意欲得溫，微弦爲虛，虛者不可下也.

脈濡而弱，弱反在關，濡反在巔，浮反在上，數反在下，浮爲陽虛，數爲無血，浮爲虛，數生熱，浮爲虛，自汗出而惡寒. 數爲痛，振而寒慄. 微弱在關，胸下爲急，喘汗而不得呼吸，呼吸之中，痛在於脇. 振寒相搏，形如瘧狀. 醫反下之，故令脈數發熱，狂走見鬼，心下爲痞，小便淋漓，少腹甚硬，小便則尿血也.

脈濡而緊，濡則衛氣微，緊則榮中寒. 陽微衛中風，發熱而惡寒. 榮緊胃氣冷，微嘔心內煩. 醫爲有大熱，解肌而發汗，亡陽虛煩躁，心下苦痞堅，表裏俱虛竭，卒起而頭眩，客熱在皮膚，悵快不得眠. 不知胃氣冷，緊寒在關元，技巧無所施，汲水灌其身. 客熱因時罷，慄慄而振寒. 重被而覆之，汗出而冒巔，體惕而又振，小便爲微難. 寒氣因水發，淸穀不容間. 嘔變反腸出，顚倒不得安. 手足爲微逆，身冷而內煩. 遲欲從後救，安可復追還!

脈浮而大，浮爲氣實，大爲血虛. 血虛爲無陰，孤陽獨下陰部者，小便當赤而難，胞中當虛. 今反小便利而大汗出，法應衛家當微，今反更實，津液四射. 榮竭血盡，乾煩而不得眠，血薄肉消，而成暴液. 醫復以毒藥攻其胃，此爲重虛. 客陽去有期，必下如汚泥而死.

傷寒，脈陰陽俱緊，惡寒發熱，則脈欲厥. 厥者，脈初來大，漸漸小，更來漸大，是其候也. 如此者，惡寒甚者，翕翕汗出，喉中痛. 若熱多者，目赤脈多，睛不慧. 醫復發之，咽中則傷. 若復下之，則兩目閉，寒多便淸穀，熱多便膿血. 若熏之，則身發黃. 若熨之，則咽燥. 若小便利者，可救之. 若小便難者，爲危殆.

傷寒發熱，口中勃勃氣出，頭痛目黃，衄不

可制. 貪水者必嘔, 惡水者厥. 若下之, 咽中生瘡. 假令手足溫者, 必下重便膿血. 頭痛目黃者, 若下之, 則目閉. 貪水者, 若下之, 其脈必厥, 其聲嚶, 咽喉塞. 若發汗, 則戰慄, 陰陽俱虛. 惡水者, 若下之, 則裏冷不嗜食, 大便完穀出. 若發汗, 則口中傷, 舌上白胎, 煩躁, 脈數實, 不大便六七日, 後必便血. 若發汗, 則小便自利也.

微則爲欬, 欬則吐涎, 下之則欬止, 而利因不休. 利不休, 則胸中如蟲齧, 粥入則出. 小便不利, 兩脇拘急, 喘息爲難. 頸背相引, 臂則不仁. 極寒反汗出, 身冷若氷. 眼睛不慧, 語言不休. 而穀氣多入, 此爲除中, 口雖欲言, 舌不得前.

脈數者, 久數不止, 止則邪結, 正氣不能復, 正氣却結於臟, 故邪氣浮之, 與皮毛相得. 脈數者不可下, 下之必煩利不止.

傷寒, 發熱頭痛, 微汗出, 發汗則不識人. 熏之則喘, 不得小便, 心腹滿. 下之則短氣, 小便難, 頭痛背强. 加溫鍼則衄.

下利脈大者, 虛也, 以强下之故也. 設脈浮革, 因爾腸鳴者, 屬當歸四逆湯.

陶隱居『名醫別錄』合藥分劑法則

凡言剉如麻豆大者, 與㕮咀同意. 夫㕮咀, 古之制也. 古人無鐵刀, 以口咬細, 令如麻豆, 爲粗藥煎之, 使藥水清, 飮於腸中, 則易升易散. 今人以刀剉如麻豆大, 此㕮咀之易成也.

古秤惟有銖兩, 而無分名. 今則以十黍爲一銖, 六銖爲一分, 四分成一兩, 十六兩爲一斤.

今方家云等分者, 非分兩之分, 謂諸藥斤兩多少皆同爾. 多是丸散用之.

丸散云刀圭者, 十分方寸匕之一, 準如梧桐子大也. 方寸匕者, 作匕正方一寸, 抄散取不落爲度. 五匕者, 卽今五銖錢邊五字者, 抄之不落爲度. 一撮者, 四刀圭也.

藥以升·合分者, 謂藥有虛實輕重, 不得用斤兩, 則以升平之. 十撮爲一勺, 十勺爲一合, 十合爲一升. 升方作上徑一寸, 下徑六分, 深八分, 內散藥物, 按抑之, 正爾微動令平爾.

凡方云巴豆若干枚者, 粒有大小, 當去心皮柞之, 以一分準十六枚. 附子·烏頭若干枚者, 去皮畢, 以半兩準一枚. 枳實若干枚者, 去穰畢, 以一分準二枚. 橘皮一分準三枚. 棗大小三枚準一兩. 乾薑一累者, 以一兩爲正.

凡方云半夏一升者, 洗畢稱五兩爲正. 蜀椒一升, 三兩爲正. 吳茱萸一升, 五兩爲正. 菟絲子一升, 九兩爲正. 菴蕳子一升, 四兩爲正. 蛇床子一升, 三兩半爲正. 地膚子一升, 四兩爲正. 其子各有虛實輕重, 不可稱準者, 取平升爲正.

凡方云用桂一尺者, 削去皮, 重半兩爲正. 甘草一尺者, 二兩爲正. 云某草一束者, 三兩爲正. 云一把者, 二兩爲正.

凡煎湯藥, 初欲微火令小沸, 其水數依方多少. 大略藥二十兩用水一斗者, 煮取四升, 以此爲準. 然利湯欲生, 少水而多取汁. 補湯欲熟, 多水而少取汁. 服湯宜小沸, 熱則易下, 冷則嘔涌.

凡云分再服·三服者, 要令勢令相及, 并視人之强弱羸瘦, 病之輕重, 爲之進退增減. 不必局於方說, 則活潑潑地也.

凡丸藥云如細麻者, 卽胡麻也, 不必扁扁, 略相稱爾! 黍·粟亦然. 云如大麻子者, 準三細麻也. 如胡豆者, 卽今靑斑豆也, 以二大麻準之. 如小豆者, 今赤小豆也, 以三大麻準之. 如大豆者, 以二小豆準之. 如梧桐子者, 以二大豆準之. 如彈丸及雞子黃者, 以四十梧子準之.

凡方云蜜一斤者, 有七合. 猪膏一斤者, 有一升二合也.

附: 三陽三陰經脈各圖

膀胱足太陽之脈, 起於目內眥, 上額交巓. 其直者, 從巓入絡腦, 還出別下項, 循肩髆內, 俠脊抵腰中, 入循膂, 絡腎屬膀胱. 其直者, 從腰中下俠脊, 貫臀入膕中. 其支者, 從髆內左右別, 下貫胛, 俠脊內, 過髀樞, 循髀外, 從後廉, 下合膕中, 以下貫腨內, 出外踝之後, 循京骨, 至小指外側. [圖 1]

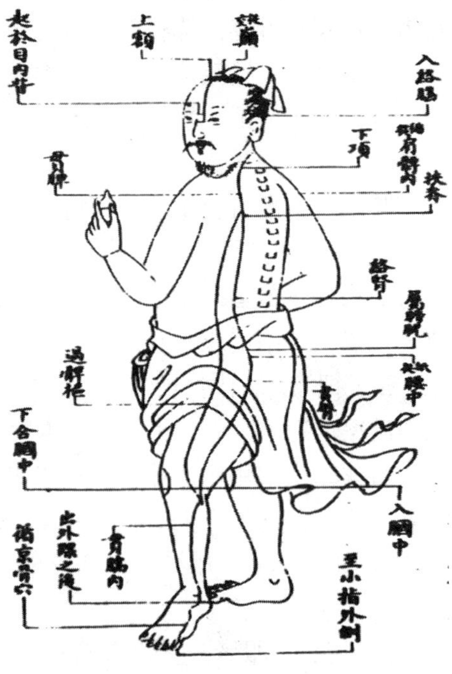

此係腎膀胱兪穴, 因其正經必由腰中而入, 自內而連絡腎與膀胱, 故圖與經文顚倒. 實則兩腎在腰以上, 而膀胱又居於小腹之前也.

圖1 足太陽膀胱經圖

胃足陽明之脈, 起於鼻之交頞中, 旁約太陽之脈, 下循鼻外, 入上齒中, 還出俠口, 環脣, 下交承漿, 却循頤後下廉, 出大迎, 循頰車, 上耳前, 過客主人, 循髮際至額顱. 其支者, 從大迎前, 下人迎, 循喉嚨, 入缺盆, 下膈, 屬胃絡脾. 其直者, 從缺盆下乳內廉, 下挾臍, 入氣街中. 其支者, 起於胃下口, 循腹裏, 下至氣街中, 而合以下髀關, 抵伏兔, 下膝臏中, 下循脛外廉, 下足跗, 入中指外間. 其支者, 下廉穴三寸, 而別下入中指外間. 其支者, 別跗上入大指間, 出其端. [圖 2]

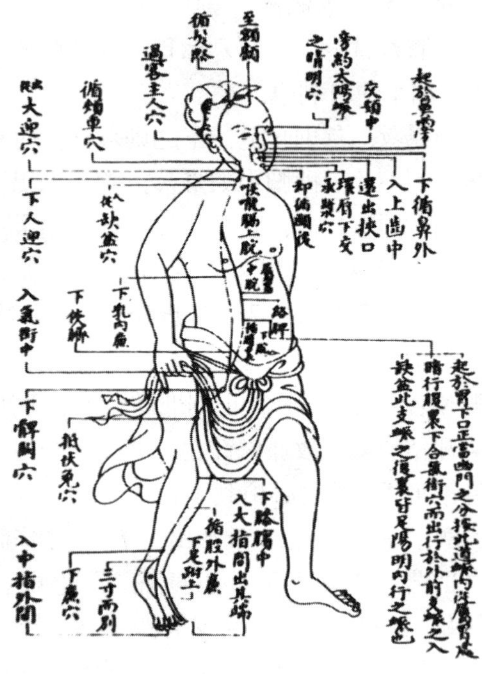

圖2 足陽明胃經圖

膽足少陽之脈, 起於目銳眥, 上抵頭角, 下耳後, 循頸, 行手少陽之前, 至肩上, 却交出手少陽之後, 入缺盆. 其支者, 從耳後入耳中, 出走耳前, 至目銳眥後. 其支者, 別銳眥, 下大迎, 合手少陽, 抵於頔, 下加頰車, 下頸, 合缺盆, 以下胸中, 貫膈, 絡肝屬膽, 循脇裏, 出氣街, 繞毛際, 橫入髀厭中. 其直者, 從缺盆下腋, 循胸, 過季脇, 下合髀厭中, 以下循髀陽, 出膝外廉, 下外輔骨之前, 直下抵絶骨之端, 下出外踝之前, 循足跗上, 入小指次指之間, 其支者, 別跗上, 入大指之間, 循大指岐骨內出其端, 還貫爪甲, 出三毛. [圖 3]

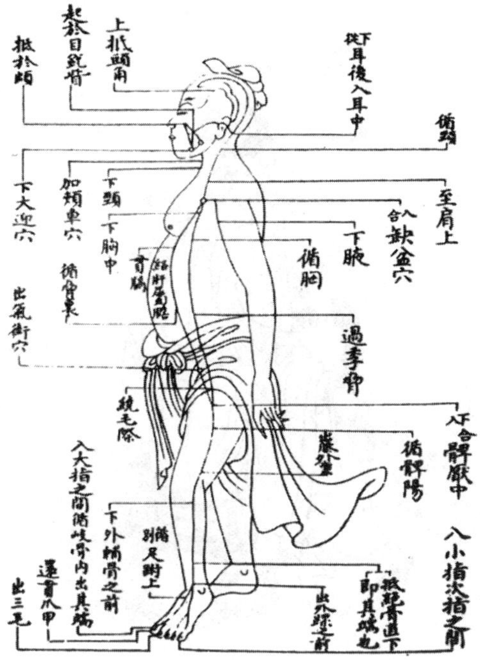

圖3 足少陽膽經圖

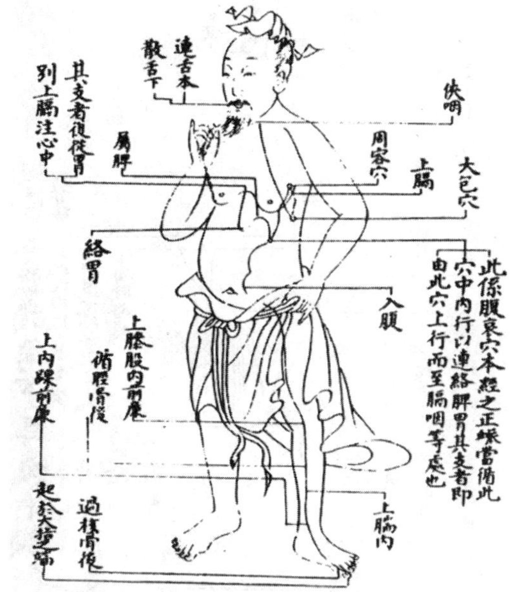

圖4 足太陰脾經圖

脾足太陰之脈, 起於大指之端, 循指內側白肉際, 過核骨後, 上內踝前廉, 上腨內, 循脛骨後, 交出厥陰之前, 上膝股內前廉, 入腹, 屬脾絡胃, 上膈, 挾咽, 連舌本, 散舌下. 其支者, 復從胃別上膈, 注心中. [圖 4]

腎足少陰之脈, 起於小指之下, 斜趨足心之涌泉穴, 出於然谷之下, 循內踝之後, 別入跟中, 以上腨內, 出膕內廉, 上股內後廉, 貫脊, 屬腎絡膀胱. 其直者, 從腎上貫肝膈, 入肺中, 循喉嚨, 挾舌本. 其支者, 從肺出絡心, 注胸中. [圖 5]

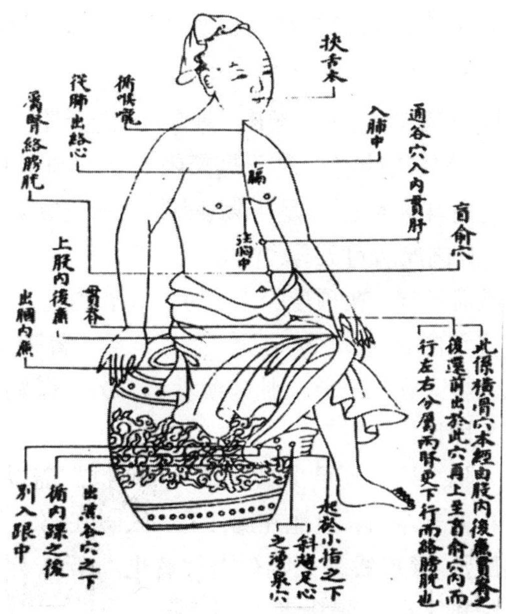

圖5 足少陰腎經圖

肝足厥陰之脈, 起於大指聚毛之上, 上循足跗上廉, 去內踝一寸, 上踝入寸, 交出太陰之後, 上膕內廉, 循股陰, 入毛中, 過陰器, 抵小腹, 俠胃, 屬肝絡膽, 上貫膈, 布脇, 循喉嚨之後, 上入頏顙, 連目系, 上出額, 與督脈會於巓. 其支者, 從目系, 下頰裏, 環脣內. 其支者, 復從肝別貫膈, 上注肺. [圖 6]

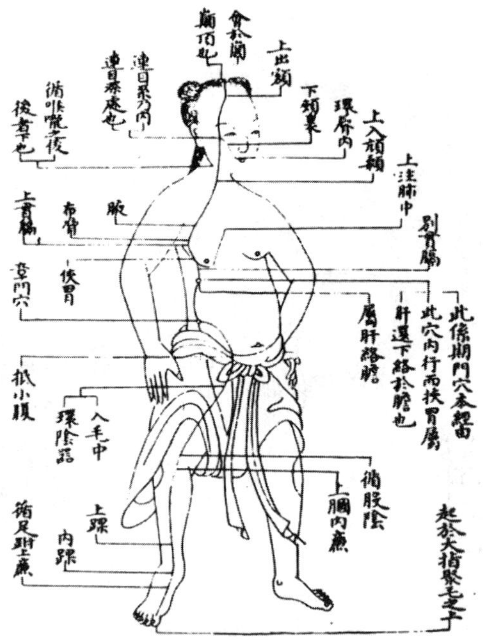

圖6 足厥陰肝經圖

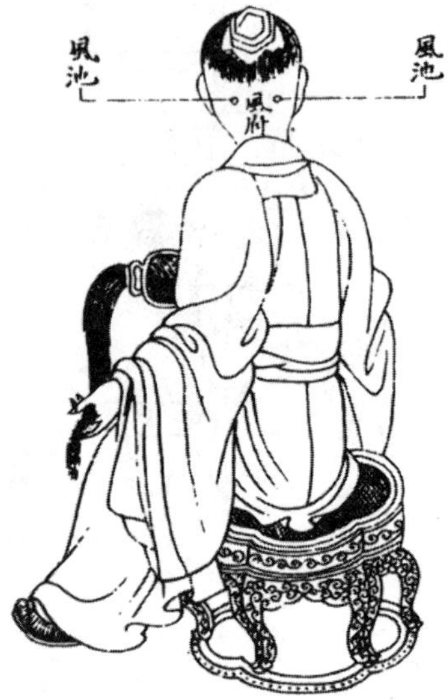

圖7 太陽刺風池·風府穴圖

附: 傷寒刺灸等穴圖

太陽病, 初服桂枝湯, 反煩不解者, 先刺風池·風府, 却與桂枝湯則愈.

[按] 風池穴在顳顬後. 顳顬, 腦空穴也. 後者, 謂俠玉枕傍, 骨下髮際內, 大筋外陷中, 按之引耳中是也. 足少陽·陽維之會, 宜刺三分, 肌肉厚者可五分, 留七呼, 禁灸.

風府一穴, 在項髮際上一寸, 大筋內宛宛中, 疾言其肉立起, 言休立下, 是其穴也. 督脈·陽維之會. 宜刺三分, 肌肉薄者只二分, 候病人呼氣卽出. 禁灸.

太陽之邪, 刺足少陽督脈者, 何也? 盖以風府在頭部中行, 風池在第三行, 太陽在第二行, 則風池·風府實俠太陽經而行者也, 况二穴皆爲陽維之會. 陽維者, 謂諸陽之總也. 刺之, 諸陽之氣得泄, 何患太陽之邪不去哉! [圖 7]

太陽病, 頭痛至七日已上自愈者, 以行其經盡故也. 若欲作再經者, 鍼足陽明, 使經不傳則愈.

[按] 仲景云, 鍼足陽明. 成註未明指其穴. 考之龐氏『總病論』云, 補足陽明上三里穴. 推其意, 得補則經氣實而不傳. 殊不知仲景之意, 鍼足陽明爲迎而奪之, 以泄其經之熱, 使熱邪得泄, 不至再傳他經, 故云愈也. 龐氏不明用鍼之理, 以泄爲補, 恐誤矣. 又考張氏『纘論』云, 刺足陽明衝陽穴. 衝陽者, 卽仲景所謂趺陽脈也, 有診法而不言刺. 張氏之言, 實本史氏『傷寒論註』不足法也.

三里二穴, 在膝眼下三寸, 䯒骨外廉兩筋間宛宛中. 坐而竪膝, 低跗取之, 極重按之, 則跗上動脈卽止, 是其穴也, 可刺五分, 留七呼. [圖 8]

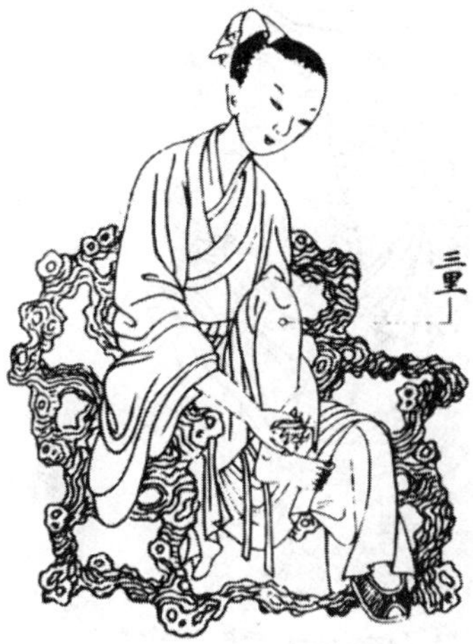

圖8 太陽鍼足陽明三里穴圖

傷寒, 腹滿譫語, 寸口脈浮而緊, 此肝乘脾也, 名曰縱, 刺期門.

傷寒發熱, 嗇嗇惡寒, 大渴欲飮水, 其腹必滿, 自汗出, 小便利, 其病欲解, 此肝乘肺也, 名曰橫, 刺期門.

婦人中風, 發熱惡寒, 經水適來, 得之七八日, 熱除而脈遲身凉, 胸脇下滿, 如結胸狀, 譫語者, 此爲熱入血室也, 當刺期門, 隨其實而瀉之.

陽明病, 下血譫語者, 此爲熱入血室. 但頭汗出者, 刺期門, 隨其實而瀉之, 濈然汗出則愈.

太陽與少陽併病, 頭項强痛或眩冒, 時如結胸, 心下痞硬者, 當刺大椎第一間肺兪·肝兪, 愼不可發汗, 發汗則譫語. 脈弦, 五六日譫語不止, 當刺期門.

[按] 『圖經』云, 期門二穴, 在不容傍一寸五分, 乳直下, 第二肋骨端, 近腹處, 是其穴也. 第二肋者, 從下數至第二肋也. 肋骨端者, 在軟肋骨末之端也. 刺四分, 肥人量之. [圖 9]

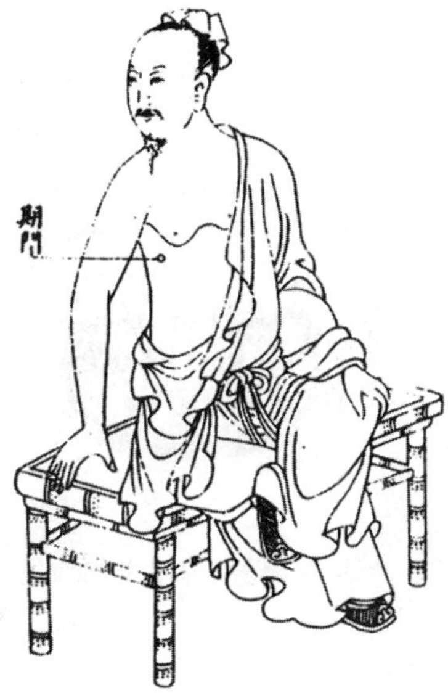

圖9 太陽·陽明·少陽刺期門穴圖

太陽與少陽併病, 頭項强痛或眩冒, 時如結胸, 心下痞硬者, 當刺大椎第一間·肺兪·肝兪, 愼不可發汗, 發汗則譫語. 脈弦, 五六日譫語不止, 當刺期門.

太陽·少陽併病, 心下硬, 頸項强而眩者, 當刺大椎·肺兪·肝兪, 愼勿下之.

[按] 『圖經』云, 督脈大椎穴, 在第一椎上陷中, 可刺五分, 留三呼, 泄五吸. 肺兪二穴, 在第三椎下, 兩傍相去各一寸五分, 可刺三分, 留七呼, 得氣卽泄, 肥人可刺五分. 肝兪二穴在第九椎下, 兩傍相去各一寸五分, 可刺三分, 留六呼. 仲景太陽少陽併病, 乃合邪也, 故刺大椎·肺兪·肝兪, 亦合泄之法也. [圖 10]

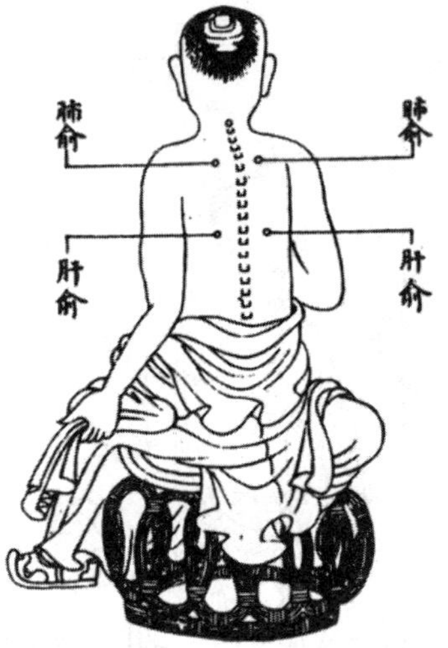

圖10 太陽·少陽倂病刺大椎肺兪肝兪穴圖

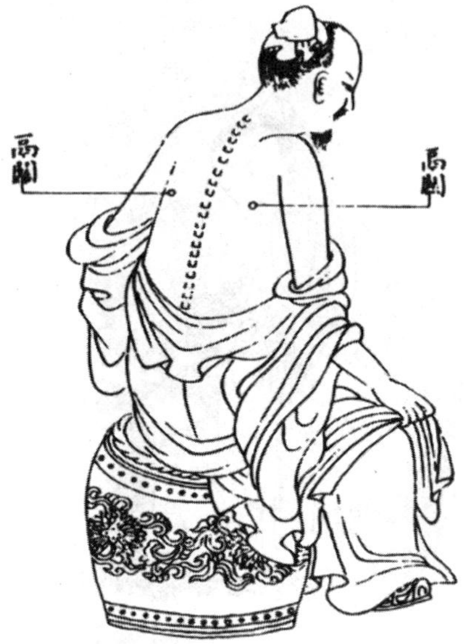

圖11 少陰灸膈關穴圖

少陰病，得之二三日，口中和，其背惡寒者，當灸之，附子湯主之.

[按] 當灸之，仲景未言灸何穴. 常器之云，當是足太陽鬲關二穴，專灸背惡寒. 其穴在第七椎下，兩傍相去各三寸陷中，正坐取之，可灸五壯. 盖以太陽爲少陰之表，故外灸鬲關以溫其表，內用附子以溫其裏也. [圖 11]

少陰病吐利，手足不厥冷，反發熱者，不死. 脈不至，灸少陰七壯.

[按] 灸少陰七壯，仲景未言灸何穴. 常器之云，當灸少陰太谿二穴. 經曰，腎之原出於太谿，其穴在內踝後跟骨，動脈陷中. [圖 12]

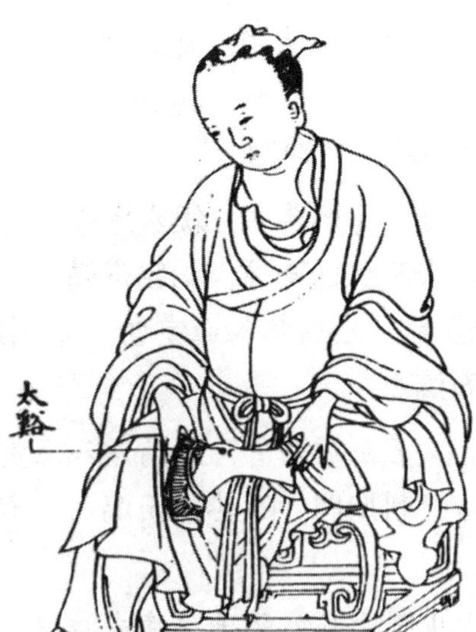

圖12 少陰灸太谿穴圖

少陰病，下利便膿血者，可刺.

[按] 可刺，仲景未言可刺何穴. 常器之云，可刺足少陰幽門·交信. 郭雍曰，可灸. 考幽門二穴，在鳩尾下一寸，巨闕兩傍各五分陷者中，治瀉利膿血，刺五分，灸五壯. 交信二穴，在內踝上二寸，少陰前太陰後，廉筋骨間，治瀉利赤白，刺四分，留五呼，灸三壯. 兩說皆是. [圖 13]

下利，亦當灸幽門爲是.

傷寒六七日，脈微，手足厥冷，煩燥，灸厥陰，厥不還者死.

[按] 灸厥陰，仲景未言當灸何穴. 常器之云，可灸太衝. 以太衝二穴，爲足厥陰之所注，凡病診太衝脈，可決人之生死. 其穴在足大指本節後二寸，跗間陷者中，動脈應手，是其穴也. 灸三壯. [圖 14]

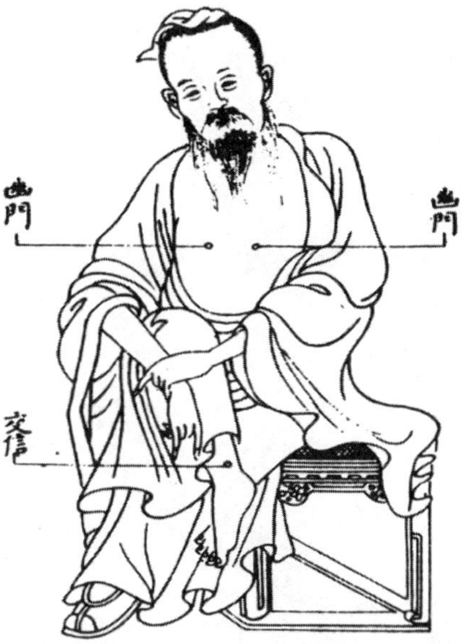

圖13 少陰刺灸幽門·交信穴圖

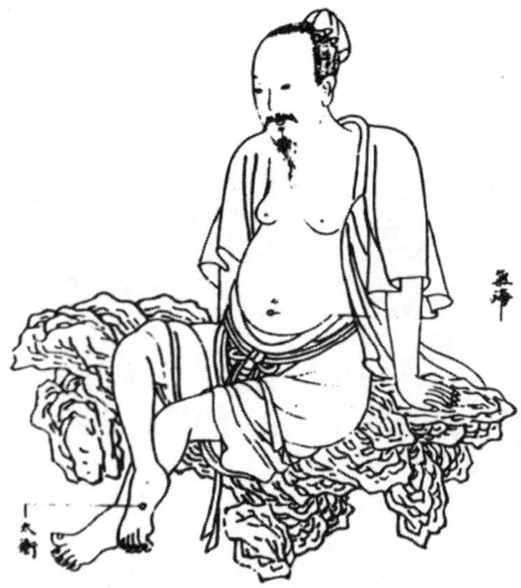

圖14 厥陰灸太衝穴圖

少陰病，下利脈微澁，嘔而汗出，必數更衣，反少者，當溫其上，灸之.

[按] 灸之，仲景未言當灸何穴. 常器之云，灸太衝. 郭雍云，灸太谿. 此穴皆不治嘔而汗出，裏急下利，惟幽門主治乾噦，嘔吐，裏急，

傷寒脈促，手足厥逆者，可灸之.

[按] 可灸之，仲景未言當灸何穴. 常器之云，太衝穴. 前條手足厥逆，灸太衝. 此條亦手足厥逆，亦當灸太衝.

御纂醫宗金鑑

訂正仲景全書金匱要略註

御纂醫宗金鑑 卷十八

訂正仲景全書金匱要略註

『傷寒論』論傷寒, 『金匱要略』論雜病, 乃仲景全書. 『傷寒論』得成無己創註, 續者五十餘家, 故得昌明宇內. 『金匱要略』人罕言之, 雖有趙良·徐彬等註釋, 但其文義古奧, 系千載殘編錯簡, 頗多疑義, 闕文亦復不少, 承譌襲謬, 隨文蔓衍, 宜後人視爲迂遠, 束諸高閣. 今於其失次者序之, 殘缺者補之. 博採羣書, 詳加註釋, 俾二書並行於世. 庶後之業醫者, 不爲俗說所誤, 知仲景能治傷寒, 未嘗不能治雜證也.

臟腑經絡先後病脈證第一

夫人秉五常, 因風氣而生長. 風氣雖能生萬物, 亦能害萬物, 如水能浮舟, 亦能覆舟. 若五臟元眞通暢, 人卽安和. 客氣邪風, 中人多死. 千般疢難, 不越三條. 一者, 經絡受邪入臟腑, 爲內所因也. 二者, 四肢九竅, 血脈相傳, 壅塞不通, 爲外皮膚所中也. 三者, 房室金刃, 蟲獸所傷. 以此詳之, 病由都盡. 若人能養愼, 不令邪風干忤經絡. 適中經絡, 未流傳腑臟, 卽醫治之. 四肢才覺重滯, 卽導引吐納, 鍼灸膏摩, 勿令九竅閉塞. 更能無犯王法, 禽獸災傷, 房室勿令竭之, 服食節其冷熱·苦酸辛甘, 不遣形體有衰, 病則無由入其腠理. 腠者, 三焦通會元眞之處, 爲血氣所注. 理者, 是皮膚臟腑之文理也.

[按] 此篇乃一書之綱領, 前人誤編爲次篇, 先後失序. 今冠於首, 以統大意.

[註] 五常者, 五行也. 五行之氣, 風·暑·濕·燥·寒也. 五行之味-酸·苦·甘·辛·鹹也. 夫人稟此而有其形, 則臟腑日與氣味相通. 不曰五氣, 而曰風氣者, 該他氣而言也. 盖風貫四氣, 猶仁貫四德, 故曰, 因風氣而生長也. 然風氣雖能生萬物, 亦能害萬物者, 盖主氣正風, 從其所居之鄕而來, 主長養萬物者也. 客氣邪風, 從其衝後而來, 主殺害萬物者也. 人在氣交之中, 其生其害, 猶水能浮舟亦能覆舟也. 天之五氣, 人得之則爲五臟眞元之氣, 若通暢相生, 雖有客氣邪風, 勿之能害, 人自安和. 如不通暢, 則客氣邪風, 乘隙而入, 中人多死. 然人致死之由, 雖有千般疢難, 大要不外三因. 一者, 中虛, 經絡受邪, 卽入臟腑, 此爲內所因也. 二者, 中實, 雖感於邪, 臟腑不受, 惟外病軀體, 四肢九竅, 血脈壅塞, 此爲外所中也. 三者, 房室金刃·蟲獸所傷, 非由中外虛實, 感召其邪, 是爲不內外因也. 以此三者詳之, 千般疢難, 病由悉盡矣. 若人能愼養形氣, 不令客氣邪風干忤經絡, 卽適中經絡, 未傳臟腑, 遂醫治之, 自可愈也. 四肢九竅, 纔覺重滯, 尙未閉塞, 卽導引·吐納·鍼灸·按摩·亦可愈也. 更能無犯旺法, 禽獸災傷, 房室勿令竭乏, 服食節其冷熱, 五味各得其宜, 不使形氣有衰, 萬病疢難無由而入其腠理矣. 腠者, 一身空隙, 血氣往來之處, 三焦通會眞元之道路也. 理者, 皮膚臟腑, 內外井然, 不亂之條理也.

[按] 正風者, 從八方應時而來, 相生和緩之主氣也. 邪風者, 從其衝後而來, 相剋衝烈之客氣也. 如時當東風而來西風也. 所謂後者, 以已過之時言也.

[集註] 趙良曰, 人在氣交中, 秉地之剛柔, 以成五臟百骸之形. 秉天之陰陽, 以成六經之氣. 形氣合一, 神機發用, 駕行穀氣, 出入內外, 同乎天度, 升降浮沈, 應夫四時, 主宰於身形之中, 謂之元眞. 外感者, 客氣也. 『靈樞』曰, 虛邪不能獨傷, 必因身形之虛而後客之. 盖天人之氣, 各有正·不正, 人氣正則不受邪, 不正則邪乘之. 天氣正則助其生長, 不正則害之. 人氣不正者, 由七情動中, 服食不節, 房慾過度, 金刃蟲獸, 傷其氣血, 盡足以受病也. 天氣不正者, 由四時不和, 八風不常, 盡足以傷萬物也.

問曰, 上工治未病, 何也? 師曰, 夫治未病者, 見肝之病, 知肝傳脾. 當先實脾. 四季脾旺不受邪, 卽勿補之. 中工不曉相傳, 見肝之病, 不解實脾, 惟治肝也. 夫肝之病, 補用酸, 助用焦苦, 益用甘味之藥調之. 酸入肝, 焦苦入心, 甘入脾. 脾能傷腎, 腎氣微弱, 則水不行. 水不行, 則心火氣盛. 心火氣盛, 則傷肺. 肺被傷, 則金氣不行. 金氣不行, 則肝氣盛. 肝氣盛, 則肝自愈. 此治肝補脾之要妙也. 肝虛則用此法, 實則不在用之. 經曰, 虛虛實實, 補不足, 損有餘. 是其義也. 餘臟準此.

[註] 此承上條受病三因, 以明其治也. 上工, 良醫也. 中工, 常醫也. 已病, 已然之病也. 未病, 未然之病也. 假如現在肝病, 此已然之病也. 肝病將來傳脾, 此未然之病也. 良醫知肝病傳脾, 見人病肝, 先審天時衰旺, 次審脾土虛實. 時旺脾實則知不受肝邪, 不須補脾, 直治已病之肝. 若時衰脾虛, 則知肝必傳脾, 先補未病之脾, 兼治已病之肝. 彼常醫不曉四時所勝, 五臟相傳之理, 見肝之病, 惟瀉已病之肝, 不知補未病之脾也. 上工不但知肝實必傳脾虛之病, 而且知肝虛不傳脾·虛反受肺邪之病. 故治肝虛·脾虛之病, 則用酸入肝, 以補已病之肝. 用焦苦入心, 以助不病之心. 用甘入脾, 以益不實之脾. 使火生土, 使土制水, 水弱則火旺, 火旺則制金, 金被制則木不受邪, 而肝病自愈矣. 此亢則害, 承乃制, 制則生化, 化生不病之理, 隔二·隔三之治, 故曰, 此治肝補脾之要妙也. 然肝虛則用此法, 若肝實則不用此法也. 中工不曉虛實, 虛者瀉之, 是爲虛虛. 實者補之, 是爲實實. 非其義也. 上工知其虛實, 補其不足, 損其有餘. 是其義也. 其餘四臟, 皆準此法. 傷字, 作制字看.

[集註] 徐彬曰, 假如肝經之病, 肝木勝脾土, 知邪必傳脾經, 治宜實脾爲先, 此脾未病而先實之, 所謂治未病也. 不憂本臟之虛, 而憂相傳不已, 其病益深, 故先以實脾爲急務也.

程林曰, 經云, 因其輕而揚之, 因其重而減之, 因其衰而彰之. 所謂因者, 乘其機也. 治未病者, 謂治未病之臟腑, 非治未病之人也. 見肝之病, 當先實脾, 使土旺則能勝水, 水不行則火盛而制金, 金不能平木, 肝自愈矣. 此治肝補脾, 治未病之法也.

高世栻曰, 實脾專爲制水, 使火盛金衰, 肝不受制, 則肝自愈. 其理甚精微, 故曰, 此治肝補脾之要妙也.

問曰, 病人有氣色見於面部, 願聞其說? 師曰, 鼻頭色青, 腹中痛, 苦冷者死. 一云, 腹中冷, 苦痛者死. **鼻頭色微黑者, 有水氣. 色黃者, 胸上有寒. 色白者, 亡血也. 設微赤非時者, 死. 其目正圓者, 痓, 不治. 又色青爲痛, 色黑爲勞, 色赤爲風, 色黃者便難, 色鮮明者有留飮.**

[註] 氣色見於面部, 而知病之死生者, 以

五氣入鼻，藏於五臟，其精外榮於面也．色者，青·赤·黃·白·黑也．氣者，五色之光華也．氣色相得者，有氣有色，平人之色也．卽經云，青如翠羽，赤如雞冠，黃如蟹腹，白如豚膏，黑如烏羽者，生也．氣色相失者，色或淺深，氣或顯晦，病人之色也．卽經云，浮澤爲外，沈濁爲內．察其浮沈，以知淺深．察其夭澤，以觀成敗．察其散搏，以知新故．視色上下，以知病處．色粗以明，沈夭爲甚．不明不澤，其病不甚也．有色無氣者，色枯不澤，死人之色也．卽經云，青如藍葉，黃如黃土，赤如衃血，白如枯骨，黑如炱者，死也．鼻者，明堂也．明堂光澤，則無病矣．而曰見青色爲腹中痛，鼻苦冷甚者死．黑色爲水爲勞，黃色爲上寒下熱，小便難．面目鮮明，內有留飮．色白爲亡血．色赤爲熱爲風，若見於冬，爲非其時者，死．目直視，正圓不合，如魚眼者，痓，不治．此氣色主病之大略也，其詳皆載『內經』．

師曰，病人語聲寂然，喜驚呼者，骨節間病．語聲喑喑然不徹者，心膈間病．語聲啾啾然細而長者，頭中病． 一作痛.

［按］頭中病之‘頭’字，當是‘腹’字．經中從無頭中病之文，且文義不屬，必是傳寫之譌．

［註］病人語聲寂然，謂寂然不語也．若惡人語是心病也．喜驚呼者，謂不惡人語，且喜驚呼，是知其病不在心而在外也，故曰，骨節間病也．病人語聲喑喑然不徹者，謂聲不響亮而不了徹也，此有礙於息氣，故知爲心膈間病也．病人語聲啾啾然細而長者，謂唧唧噥噥小而悠長也，因不敢使氣急促動中，故知腹中病也．

師曰，息搖肩者，心中堅．息引胸中上氣者，欬．息張口短氣者，肺痿唾沫．

［註］息者，一呼一吸也．搖肩，謂擡肩也．心中堅，謂胸中壅滿也．呼吸之息，動形擡肩，胸中壅氣上逆者，喘病也．呼吸引胸中之氣上逆，喉中作痒梗氣者，欬病也．呼吸張口，不能續息，似喘而不擡肩者，短氣病也．盖肺氣壅滿，邪有餘之喘也．肺氣不續息，正不足之短氣也．然不足之喘，亦有不續息者．有餘之短氣，亦有胸中壅滿者．肺氣上逆者，必欬也．欬時唾痰，嗽也．若欬唾涎沫不已者，非欬病也，乃肺痿也．

師曰，吸而微數，其病在中焦．實也，當下之卽愈．虛者不治．在上焦者，其吸促．在下焦者，其吸遠．此皆難治．呼吸動搖振振者，不治．

［按］吸促之‘促’字，當是‘遠’字．吸遠之‘遠’字，當是‘促’字，方合病義，必傳寫之譌．

［註］此承上文，言喘分三焦，有可治·不可治之辨也．喘，肺病也．肺主氣，司呼吸，故以呼吸氣促，謂之喘也．若呼吸氣均促，是病在呼吸，阻升降之氣也，故知喘在中焦也．呼之氣促，吸之氣長，病在呼，呼出心與肺，故知喘在上焦也．呼之氣長，吸之氣短，病在吸，吸入腎與肝，故知喘在下焦也．喘之實者，謂邪氣盛則實也．中實，則必腹滿便硬，當下之，可治也．喘之虛者，謂正氣奪則虛也．中虛，則必腹軟便溏，不堪下，難治也．若喘而呼吸動搖，振振不能擎身者，則爲形氣不相保，勿論虛實不治也．曰吸而微數，數卽促也，促卽短也，遠卽長也．吸不言呼，略辭也，猶言呼吸均短，呼短吸長，吸短呼長也．

師曰，寸口脈動者，因其旺時而動．假令肝旺色青，四時各隨其色．肝色青而反色白，非其時色脈，皆當病．

［註］寸口者，統言左右三部脈也．脈動法乎四時，命乎五臟，然必因其旺時而動，則爲平脈也．假令肝旺於春，隨其時，色當青，脈當弦，此不病之色脈也．若色反白，脈反浮，此非其時，乃病之色脈也．四時準此．

金匱要略註

[集註] 尤怡曰, 旺時, 當時至而氣旺, 乃脈乘之而動, 其色亦應之. 如肝旺於春, 脈弦而色青, 此其常也. 推之四時, 無不皆然. 若色當青而反白, 爲非其時而有是色. 不特肝病爲然, 卽肺亦當病矣.

問曰, 有未至而至, 有至而不至, 有至而不去, 有至而太過, 何謂也? 師曰, 冬至之後, 甲子夜半, 少陽起. 少陽之時, 陽始生, 天得溫和, 以未得甲子, 天因溫和, 此爲未至而至也. 以得甲子, 而天未溫和, 此爲至而不至也. 以得甲子, 而天大寒不解, 此爲至而不去也. 以得甲子, 而天溫如盛夏五六月時, 此爲至而太過也.

[註] 冬至之後, 得甲子日夜半, 少陽之氣始生, 天漸溫和, 氣之常也. 若未得甲子, 天卽溫和, 此爲未至而至也. 氣未應至而先至者, 是來氣有餘也. 已得甲子, 陽氣漸盛, 天未溫和, 此爲至而不至也. 氣應至而不至者, 是來氣不足也. 若天大寒不解, 此爲至而不去也. 氣應去而不去者, 是去氣太過也. 若天過溫如盛夏時, 此爲至而太過也. 氣應至而甚者, 是至氣太過也. 太過者, 其氣淫, 則薄其所不勝, 乘其所勝也. 不及者, 其氣迫, 則所勝妄行, 所生者受病, 所不勝薄之也. 此『內經』所謂謹候其時, 氣可與期. 餘皆倣此.

師曰, 病人脈, 浮者在前, 其病在表. 浮者在後, 其病在裏. 腰痛背强不能行, 必短氣而極也.

[註] 脈浮, 虛風之候也. 關前之寸脈浮者, 病在表也. 關後之尺脈浮者, 病在裏也. 虛風在表, 故主腰痛背强不能行也. 虛風在裏, 故主短氣而極也.

問曰, 經云, 厥陽獨行. 何謂也? 師曰, 此爲有陽無陰, 故稱厥陽.

[註] 陰陽偕行, 順也. 陰陽獨行, 逆也. 厥, 逆也. 逆陽獨行, 此爲有陽無陰, 故稱厥陽也.

[集註] 李彣曰, 厥陽卽陽厥也. 『內經』云, 陽氣衰於下, 則爲寒厥. 陰氣衰於下, 則爲熱厥. 此厥陽獨行, 有陽無陰之大槩也.

高世栻曰, 按此爲有陽無陰, 是爲厥陽也. 經曰, 陰氣衰於下, 則爲熱厥. 帝曰, 熱厥何如而然也? 岐伯曰, 陰氣虛, 則陽氣入. 陽氣入, 則胃不和. 胃不和, 則精氣竭. 精氣竭, 則不營於四肢也. 乃腎氣日衰, 陽氣獨勝, 此所以爲有陽無陰, 而爲厥陽獨行也.

問曰, 寸脈沈大而滑, 沈則爲實, 滑則爲氣. 實氣相搏, 血氣入臟卽死, 入腑卽愈, 此爲卒厥. 何謂也? 師曰, 唇口青, 身冷, 爲入臟, 卽死. 如身和, 汗自出, 爲入腑, 卽愈.

[按] '寸脈沈大而滑, 沈則爲實, 滑則爲氣, 實氣相搏'之十八字, 文理不順, 衍文也. 血氣入臟之'血'字, 當是'厥'字, 始與卒厥相合, 必傳寫之譌也.

[註] 此詳申陽厥·陰厥生死之義也. 厥氣者, 逆氣也, 卽逆陽逆陰之氣也. 氣逆則亂於胸中, 故忽然眩仆, 名曰卒厥. 若脣口青, 身冷, 是陰進陽退, 則爲入臟, 卽死也. 若身溫汗自出, 是陰消陽長, 則爲入腑, 卽愈也.

[集註] 沈明宗曰, 邪氣入臟, 神明昏憒, 卒倒無知, 謂之卒厥. 若脣口青, 身冷, 神機不能出入, 臟氣垂絶, 所以主死. 經曰, 血氣並走於上, 則爲大厥·暴厥是也. 若身和汗出, 乃邪氣入腑, 不得出入, 一時卒倒, 非臟絶之比, 頃時陽機外達, 邪氣隨之外泄, 故知入腑卽愈.

問曰, 脈脫入臟卽死, 入腑卽愈, 何謂也? 師曰, 非爲一病, 百病皆然. 譬如浸淫瘡, 從口起流向四肢者, 可治. 從四肢流來入口者, 不可治. 病在外者可治, 入裏者卽死.

[註] 此詳申入臟卽死·入腑卽愈之義也. 卒厥之病, 多脈脫而不見. 脈脫不見而死者, 是正氣不反也. 脈脫不見而生者, 是邪氣閉而復通也. 非爲厥氣一病, 百病入臟入腑皆然也, 譬如浸淫·癘風等瘡, 從口起流向四肢, 可治. 從四肢流來入口者, 不可治也. 盖以病向外者, 可治. 病入裏者, 難醫, 亦此義也.

[集註] 趙良曰, 脫者去也. 經脈乃臟腑之隧道, 爲邪氣所逼, 故絶氣脫去其脈而入於內. 五臟陰也, 六腑陽也, 陰主死而陽主生, 所以入臟卽死, 入腑卽愈, 而可治. 非惟臟腑之陰陽然也, 凡內外陰陽之邪毒出入表裏者, 皆然也.

徐彬曰, 凡病邪能出陽爲淺, 故生. 閉陰不出爲深, 故死. 非止一病, 百病皆然. 復以浸淫瘡喻之, 若從口起而流向四肢者, 是邪從內發於外, 泄而不進, 故可治. 若從四肢起, 流入口者, 是邪由外入於內, 進而不泄, 此臟氣傷敗, 故不可治.

問曰, 陽病十八, 何謂也? 師曰, 頭痛, 項·腰·脊·臂·脚掣痛. 陰病十八, 何謂也? 師曰, 欬·上氣·喘·噦·咽·腸鳴·脹滿·心痛·拘急. 五臟病各有十八, 合爲九十病. 人又有六微, 微有十八病, 合爲一百八病. 五勞, 七傷, 六極, 婦人三十六病, 不在其中. 清邪居上, 濁邪居下. 大邪中表, 小邪中裏. 槃飪之邪, 從口入者, 宿食也. 五邪中人, 各有法度. 風中於前, 寒中於暮, 濕傷於下, 霧傷於上. 風令脈浮, 寒令脈急, 霧傷皮腠, 濕流關節, 食傷脾胃. 極寒傷經, 極熱傷絡.

[按] 字典無'槃'字, 當是'檠'字. 檠音傾, 側水也. 後之積聚門, 槃氣之'槃'字亦誤.

[註] 此章曰十八·曰九十等文, 乃古醫書之文, 今不可考, 難以强釋. 五勞七傷等說, 亦詳在『千金』, 故不復注也. 頭痛, 項·腰·脊·臂·脚掣痛, 病皆在外, 故爲陽病也. 欬·上氣·喘·噦·咽·腸鳴·脹滿·心痛·拘急, 病皆在內, 故爲陰病也. 清邪居上, 謂霧邪本乎天也. 濁邪居下, 謂濕邪本乎地也. 六淫天邪, 故名大邪, 六淫傷外, 故曰中表也. 七情人邪, 故名小邪, 七情傷內, 故曰中裏也. 檠飪者, 飮食也. 飮食之邪, 從口而入, 食傷隔夜不化, 故名曰宿食也. 五邪, 謂風·寒·濕·霧·飮食也. 夫五邪之中人, 莫不各以類而相從. 前者早也, 風中於早, 從陽類也. 寒中於暮, 從陰類也. 霧邪清輕, 故傷皮膚. 濕邪濁重, 故流關節. 飮食失節, 故傷脾胃. 極寒之食傷經, 以經屬陰也. 極熱之食傷絡, 以絡屬陽也.

問曰, 病有急當救裏·救表者, 何謂也? 師曰, 病, 醫下之, 續得下利, 清穀不止, 身體疼痛者, 急當救裏. 後身體疼痛, 清便自調者, 急當救表也.

[註] 詳見『傷寒論·太陰篇』內, 不復釋.

夫病痼疾, 加以卒病, 當先治其卒病, 後乃治其痼疾也.

[註] 痼疾, 舊病也. 卒病, 新疾也. 當以舊病爲本·爲緩, 新疾爲標·爲急. 急則治標, 緩則治本, 故先治卒病, 後治痼疾也.

[集註] 趙良曰, 痼疾病已沈痼, 非旦夕可取效者. 卒病謂卒然而來, 新感之病, 可取效於旦夕者. 乘其所入未深, 急去其邪, 不使稽留而爲患也. 且痼疾之人, 正氣素虛, 邪尤易傳. 設多瞻顧, 致令兩邪相合, 爲患不淺, 故仲景立言於此, 使後學者知所先後也.

沈明宗曰, 此有舊疾, 復感新邪, 當分先後治也. 痼者, 邪氣堅固難拔. 卒者, 邪氣驟來而易去也. 若病者素有痼疾, 而忽加卒病, 務當先治卒病, 不使邪氣相倂, 轉增舊疾. 但久病乃非朝夕可除, 須當緩圖, 所以後乃治其痼疾也.

師曰，五臟病各有得者愈．五臟病各有所惡，各隨其所不喜者爲病．病者素不應食，而反暴思之，必發熱也．

［註］此明五臟各有所得而愈，言以情志相勝也，卽如怒傷肝，得悲而愈，此悲勝怒也．亦有得之時日而愈者，經曰，病在肝，愈於夏，是喜得子氣，制其勝我者也．夏不愈，勝於秋，是惡其勝我者，得旺氣也．秋不死，持於冬，是我喜得母氣以生我也．起於春，是喜自得其位而氣旺也．餘臟倣此．病者云云，謂平素不愛食之物，及當病之時，而反暴思食，是病邪臟氣之變，故雖思食，而食之必發熱也．

［集註］程林曰，『內經』云，肝色青，宜食甘．心色赤，宜食酸．肺色白，宜食苦．脾色黃，宜食酸．腎色黑，宜食辛．此五臟得飮食而愈者．肝病愈於丙丁，起於甲乙．心病愈於戊己，起於丙丁．脾病愈於庚辛，起於戊己．肺病愈於壬癸，起於庚辛．腎病愈於甲乙，起於壬癸，此五臟自得其位而愈者．五臟所惡，心惡熱，肺惡寒，肝惡風，脾惡濕，腎惡燥，各隨其所惡而不喜者爲病也．若病人素不食而暴食之，則入於陰，長氣於陽，必發熱也．

夫諸病在臟，欲攻之，當隨其所得而攻之，如渴者，與猪苓湯，餘皆倣此．

［按］'如渴者'之下，當有'小便不利'四字，必傳寫之遺也．

［註］臟者裏也．凡諸病在裏有可攻之證，雖欲攻之，當隨其所得之輕重而攻之，不可率意而攻之也．如渴者，小便不利，先與猪苓湯利其小便，俟小便利乃可攻也．餘皆倣此，謂他證或有未可遽攻者，皆倣此也．

痓濕暍病脈證幷治第二

病者，身熱足寒，頸項强急，惡寒，時頭熱，面赤，目赤，獨頭動搖，卒口噤，背反張者，痓病也．若發其汗者，寒濕相搏，其表益虛，卽惡寒甚．發其汗已，其脈如蛇．

［按］諸家以剛·柔二痓，列爲首條，今以此爲第一條者，盖剛·柔之辨，俱從此條分出．痓病之最備者，宜冠諸首．再'痓病也'之下，'若發其汗……'六句，與上文義不屬，與後之十一條中'爲欲解，脈如故，反伏弦者痓'句，文義相屬，宜分於彼．

［註］病人身熱惡寒，太陽證也．頸項强急，面赤目赤，陽明證也．頭熱，陽鬱於上也．足寒，陰凝於下也．太陽之脈循背上頭，陽明之筋上挾於口，風寒客於二經，則有頭搖口噤，反張拘强之證矣．此皆痓病之形證，故首揭之，以爲要領．

［集註］李彣曰，手三陽之筋，結入於頷頰．足陽明之筋，上挾於口．風寒乘虛，入其筋則攣，故牙關急而口噤．

夫痓脈，按之緊如弦，直上下行．

［註］痓之爲病，其狀勁急强直，故其脈亦勁急强直，按之緊，勁急之象也，如弦直行之象也．

『脈經』云，痓家，其脈伏堅，直上下．

［註］痓家其脈緊弦，直上下者，以痓病屬太陽表也．『脈經』所云其脈伏堅，直上下者，以痓病屬陽明裏也．盖痓家原屬二經，故有太陽葛根湯汗之，陽明大承氣湯下之之治也．伏堅，沈實也．直上下，弦直也，卽沈實弦直之脈也．

太陽病發熱無汗，反惡寒者，名曰剛痓．太陽病發熱汗出，而不惡寒，名曰柔痓．

［按］'反惡寒'之'反'字，衍文也．玩痓病之條自知當惡寒也．

［註］痓病旣屬太陽，當以太陽虛實例之，故曰，太陽病發熱·無汗·惡寒爲實邪．名曰剛痓者，强而有力也．發熱汗出·不惡寒爲虛邪，

名曰柔痙者, 强而無力也.

太陽病, 無汗而小便反少, 氣上衝胸, 口噤不得語, 欲作剛痙, 葛根湯主之.

[註] 此申明剛痙在表, 以明其治也. 太陽病, 爲頭項强痛·發熱等證也. 無汗, 謂傷寒也. 太陽傷寒, 小便不當少, 今反少者, 是寒氣盛而收引也. 不當氣上衝胸, 今氣上衝胸, 是寒氣盛而上逆也. 不當口噤不得語, 今口噤不得語, 是寒氣盛, 牙關緊急而甚也. 以太陽傷寒, 而有此衝擊勁急之象, 是欲作剛痙之病也. 麻黃湯能治太陽, 而不能治陽明, 故以葛根湯兼太陽·陽明兩經之治, 爲剛痙無汗之正法也.

痙爲病, 胸滿口噤, 臥不着席, 脚攣急, 必齘齒, 可與大承氣湯.

[註] 此申痙病入裏, 以明其治也. 痙病而更胸滿, 裏氣壅也. 臥不着席, 反張甚也. 脚攣急, 勁急甚也. 必齘齒, 牙緊甚也. 此皆陽明熱盛灼筋, 筋急而甚之象, 故以大承氣湯直攻其熱, 非攻陽明之實也. 其曰可與, 非盡言其可與, 有愼重之意.

大承氣湯方

大黃 酒洗. 四兩 厚朴 炙, 去皮. 半斤 枳實 炙. 五兩 芒硝 三合

右四味, 以水一斗, 先煮二物, 取五升, 去滓, 內大黃, 煮取二升, 去滓, 內芒硝, 更上火, 微一二沸, 分溫再服, 得下止服.

太陽病, 其證備, 身體强, 几几然, 脈反沈遲, 此爲痙, 栝蔞桂枝湯主之.

[註] 太陽病, 其證備, 謂頭痛·項强·發熱·惡風寒具見也. 而更身體强, 有几几然俯仰不能自如之象, 痙病也. 但脈反見沈遲太陰之脈, 非太陽浮緊無汗剛痙者比, 故不與葛根湯, 而與栝蔞桂枝湯, 和太陽之表, 淸太陰之裏也.

栝蔞桂枝湯方

栝蔞根 二兩 桂枝 三兩 芍藥 三兩 甘草 二兩 生薑 三兩 大棗 十二枚

右六味, 以水九升, 煮取三升, 分溫三服, 取微汗. 汗不出, 食頃, 啜熱粥發之.

太陽病, 發熱, 脈沈而細者, 名曰痙, 爲難治.

[註] 發熱, 太陽病也. 脈沈細, 少陰脈也. 而名曰痙者, 必有或剛或柔之證見也. 以太陽痙證, 而見少陰之脈, 表裏兼病也. 夫太陽之邪鬱於外, 故病發熱. 少陰之邪凝於內, 故脈沈細. 然痙病而見弦緊之脈, 是爲本脈, 卽或沈遲, 尙爲可治. 今沈而細, 邪入少陰, 陽氣已衰, 豈易治乎? 故曰難也.

夫風病, 下之則痙, 復發汗, 必拘急.

[註] 以上論痙, 皆外感風·寒·濕而爲病也. 亦有因風邪爲病, 不應下而下之傷液, 不應汗而汗之傷津, 以致津液枯燥, 筋失所養而病痙者, 故曰, 風病下之則痙, 復發汗必拘急. 此不可以外感痙病治之, 當以專養津液爲務也.

太陽病, 發汗太多, 因致痙.

[註] 此承上文, 詳申發汗過多成痙之義也. 太陽病當發汗, 若發汗太過, 腠理大開, 表氣不固, 邪風乘虛而入. 因成痙者, 乃內虛所召入也, 宜以桂枝加附子湯主之, 固表溫經也. 由此推之, 凡病出汗過多, 新産·金瘡破傷出血過多, 而變生此證者, 皆其類也.

暴腹脹大者, 爲欲解. 脈如故, 反伏弦者, 痙.

[按] 本門首條痙病也之下'若發其汗……'六句, 當移於此條之首, 文義始屬. 此條'暴腹脹大者'句, 衍文也, 當刪之.

[註] 不但風病, 發汗過多則痙, 卽寒濕相搏之病, 發汗過多亦痙也. 發汗過多, 其表益

虛, 表虛則必卽惡寒甚也. 發寒濕汗後, 其脈不直緊, 如蛇之曲緩, 則爲邪退, 不成痙病, 爲欲解也. 若脈仍直緊不緩, 或不直緊·反伏堅弦急者, 爲邪不退, 成痙病矣.

瘡家, 雖身疼痛, 不可發汗, 汗出則痙.

[註] 瘡家初起, 毒熱未成, 法當汗散. 已經潰後, 血氣被傷, 雖有身痛表證, 亦不可發汗, 恐汗出血液愈竭, 筋失所養, 因而成痙. 或邪風乘之, 亦令痙也.

痙病有灸瘡, 難治.

[註] 痙病宜灸, 如有灸瘡, 若不發膿, 則爲榮衛已絕, 故曰難治.

濕家之爲病, 一身盡疼, 發熱, 身色如熏黃也.

[註] 濕家, 謂病濕之人. 濕之爲病, 或因外受濕氣, 則一身盡痛. 或因內生濕病, 則發熱身黃. 若內外同病, 則一身盡痛,發熱, 身色如熏黃也. 濕家之身痛發黃, 不似傷寒之身痛發黃者, 以無六經之形證也.

[集註] 徐彬曰, 此言全乎濕而久鬱爲熱者. 若濕挾風者, 風走空竅, 故痛只在關節. 今單濕爲病, 則浸淫徧體, 一身盡痛, 不止關節矣. 然濕久而鬱, 鬱則熱, 故發熱. 熱久而氣蒸於皮毛, 故疼之所至卽濕之所至, 濕之所至卽熱之所至. 而色如熏黃者, 熏火氣也. 濕爲火氣所熏, 故發色黃帶黑而不亮也.

濕家, 病身疼發熱, 面黃而喘, 頭痛鼻塞而煩, 其脈大, 自能飲食, 腹中和無病, 病在頭中寒濕, 故鼻塞內藥鼻中則愈.

[註] 此申上條, 詳其義, 出其脈, 別其治也. 濕家病, 身疼發熱, 面黃而喘, 此內生外受之濕病也. 外宜羌活勝濕湯. 內宜茵蔯五苓散. 喘甚, 大陷胸丸. 若更頭痛鼻塞而煩, 其脈大, 證類傷寒, 但其人裏和能食, 知非傷寒, 不可發汗, 乃頭中寒濕之邪, 故頭痛鼻塞, 惟宜納藥鼻中, 取黃水從涕出, 而寒濕以泄, 病可愈也. 所納之藥, 如爪帝散之類.

[集註] 魏荔彤曰, 頭中爲諸陽之首, 非寒濕能犯之地. 今頭中有寒濕, 則熱氣挾之上炎, 非寒濕外邪自能然也, 有濕熱則內爲之主持也. 熱引濕邪, 上干淸分, 鼻必爲塞, 故用納鼻藥, 宣通淸氣而病愈矣.

濕家, 身煩疼, 可與麻黃加朮湯, 發其汗爲宜, 愼不可以火攻之.

[註] 濕家外證, 身痛甚者, 羌活勝濕湯. 內證發黃甚者, 茵蔯五苓散. 若惟身煩痛而不發黃者, 則爲外感寒濕, 與麻黃加朮湯發其汗, 寒濕兩解也. 愼不可以火攻之者, 謂不可以火劫大發其汗, 必致變也.

[集註] 趙良曰, 濕與寒合, 令人身疼. 大法, 表實成熱, 則可發汗. 無熱是陽氣尙微, 汗之恐虛其表. 是證雖不云熱而煩, 以生煩由熱也, 所以服藥不敢大發其汗. 且濕亦非暴汗可散, 用麻黃湯治寒, 加朮去濕, 使其微汗耳. 不可火攻, 火攻則增其熱, 必有他變, 所以戒人愼之.

喩昌曰, 麻黃加朮, 則雖發汗不至多汗, 而朮得麻黃, 并可以行表裏之濕. 不可以火攻者, 反增發熱也.

麻黃加朮湯方

麻黃 去節. 三兩 桂枝 去皮 甘草 炙. 二兩 杏仁 去皮·尖. 七十個 白朮 四兩

右五味, 以水九升, 先煮麻黃, 減二升, 去上沫, 內諸藥, 煮取二升半, 去滓, 溫服八合, 覆取微似汗.

[按] 桂枝氣味辛甘, 全在於皮, 若去皮是枯木矣. 如何有解肌發汗之功? 宜刪此二字, 後倣此.

太陽病, 關節疼痛而煩, 脈沈而細者, 此名濕痺. 濕痺之候, 小便不利, 大便反快.

但當利其小便.

[註] 此承上條互詳其義, 謂濕家身痛不可發汗, 當有利小便之法也. 太陽病, 一身關節煩疼, 若脈浮細者, 濕在外也, 當汗之. 小便不利, 大便反快, 脈沈細者, 濕在內也, 當利之. 今濕氣淫於內外, 故關節煩疼, 着而不行, 小便不利, 大便反快, 此名濕痺. 雖有身痛, 其脈不浮細, 故不可發汗. 設脈沈細, 故但當利小便. 若小便利, 濡瀉止, 痺不愈, 身仍疼痛, 汗之可也.

[集註] 趙良曰, 痺, 痛也. 因其關節煩疼, 脈沈而細, 則名曰濕痺也. 經云, 濕勝則濡瀉, 小便不利, 大便反快者, 是濕氣內勝也, 但當先利小便, 以瀉腹中濕氣. 故云治濕不利小便, 非其治也. 設小便利已, 而關節之痺不去, 又必自表治之.

李彣曰, 太陽經行身之表, 外邪皆得傷之, 故亦受濕氣也. 關節疼痛者, 濕留關節也. 濕氣鬱蒸而生熱, 故煩也. 經云, 沈潛水畜. 沈細爲內濕脈, 痺者. 閉塞不通之謂, 卽『內經』濕氣勝者爲着痺之意. 今小便不利, 是濕盛於內也, 卽『內經』濕勝則濡泄也. 利小便則濕去, 而瀉煩止矣.

濕家, 其人但頭汗出, 背强, 欲得被覆·向火. 若下之蚤, 則噦, 或胸滿, 小便不利, 舌上如胎者, 以丹田有熱, 胸中有寒, 渴欲得水, 而不能飮, 則口燥煩也.

[註] 濕家頭汗出者, 乃上濕下熱, 蒸而使然, 非陽明內實之熱, 蒸而上越之汗也. 背强者, 乃濕邪重着之强, 非風濕拘急之强也. 欲覆被向火者, 乃一時濕盛生寒, 非傷寒之惡寒也. 若誤以陽明內濕之熱, 上越之頭汗而遂下之, 則濕從寒化, 卽乘虛入於上, 則肺氣逆而胸滿. 入於中, 則胃不和而爲噦. 入於下, 則膀胱氣化不行, 爲小便不利. 舌上白滑如胎者, 盖以誤下熱陷, 丹田有熱也. 寒聚於上, 胸中有寒也, 所以渴欲得水, 而不能飮. 由下有熱而生口燥煩, 由上有寒而不化生津液, 雖口燥舌乾, 而不能多飮也.

濕家下之, 額上汗出, 微喘, 小便利者, 死. 下利不止者, 亦死.

[註] 此承上條, 互詳誤下, 以明濕家頭汗之死證也. 夫誤下, 額汗微喘, 若小便不利, 是濕家額汗之喘, 未可言死也. 今小便反利, 則知非濕氣上溢, 乃上脫額汗之喘, 故曰死. 若下利不止, 亦知非濕去之利, 乃中脫直下之利, 故曰亦死.

[集註] 趙良曰, 此妄下之, 因而致逆, 逆則陽自上越, 陰自下脫. 其額上汗出·微喘者, 陽之越, 小便利與下利不止者, 陰之脫也. 陰陽離決, 必死之兆也. 自此而推之, 下之雖額上汗出微喘, 若大小便不利者, 是陰氣不脫, 而陽之根猶在也. 下之雖大小便利, 設額上無汗與喘, 是陽氣不越, 而陰之根猶在也, 則非離決, 可以隨其證而治之.

李瑋西曰, 前云濕家當利小便, 以濕氣內瘀, 小便原自不利, 宜用藥利之. 此下後裏虛, 小便自利, 液脫而死, 不可一例槪也.

病者一身盡疼, 發熱, 日晡所劇者, 名風濕. 此病傷於汗出當風, 或久傷取冷所致也, 可與麻黃杏仁薏苡甘草湯.

[註] 病者, 謂一身盡痛之病人也. 濕家一身盡痛, 風濕亦一身盡痛, 然濕家痛, 則重着不能轉側. 風濕痛, 則輕掣不可屈伸. 此痛之有別者也. 濕家發熱, 早暮不分微甚. 風濕之熱, 日晡所必劇. 盖以濕無來去, 而風有休作, 故名風濕. 原其由來, 或爲汗出當風, 或爲久傷取冷, 相合而致, 則麻黃杏仁薏苡甘草湯, 發散風濕, 可與也明矣.

[集註] 程林曰, 一身盡疼發熱, 風濕在表也. 日晡, 申時也. 陽明旺於申酉戌, 土惡濕, 今爲風濕所干, 當其旺時, 邪正相搏, 則反劇

也. 汗亦濕類, 或汗出當風而成風濕者, 或勞傷汗出而入冷水者, 皆成風濕之病也.

魏荔彤曰, 痙家非風不成, 雖有寒, 亦附於風. 濕痺無寒不作, 雖有風, 亦附於寒. 此一定之理也.

麻黃杏仁薏苡甘草湯方

麻黃 去節, 湯泡. 半兩 甘草 炙. 一兩 薏苡仁 半兩 杏仁 去皮·尖, 炒. 十枚

右剉麻豆大, 每服四錢, 水盞半, 煮八分, 去滓, 溫服, 有微汗, 避風.

風濕, 脈浮, 身重, 汗出惡風者, 防己黃芪湯主之.

[註] 脈浮風也, 身重濕也. 寒濕則脈沈, 風濕則脈浮. 若浮而汗不出惡風者, 爲實邪, 可與麻黃杏仁薏苡甘草湯汗之. 浮而汗出惡風者, 爲虛邪, 故以防己·白朮以去濕, 黃芪·甘草以固表, 生薑·大棗以和榮衛也.

[集註] 趙良曰, 此證風濕皆從表受之, 其病在外, 故脈浮汗出. 凡身重, 有肌肉痿而重者, 有骨痿而重者. 此之身重, 乃風濕在皮毛之表, 故不作疼. 虛其衛氣, 而濕着爲身重, 故以黃芪實衛, 甘草佐之. 防己去濕, 白朮佐之. 然則風濕二邪, 獨無散風之藥何耶? 盖汗多, 知其風已不留, 以表虛而風出入乎其間, 因之惡風爾. 惟實其衛, 正氣壯則風自退, 此不治而治者也.

尤怡曰, 風濕在表, 法當從汗而解, 乃汗不得發而自出, 表尙未解而已虛, 汗解之法, 不可守矣. 故不用麻黃, 出之皮毛之表, 而用防己, 驅之肌膚之裏. 服後如蟲行皮中及腰下如氷, 皆濕下行之徵也. 然非芪·朮·甘草, 焉能使衛陽復振, 而驅濕下行哉.

防己黃芪湯方

防己 一兩 甘草 半兩 白朮 七錢半 黃芪 去蘆. 一兩一分

右剉麻豆大, 每抄五錢匕, 生薑四片, 大棗一枚, 水盞半, 煎八分, 去滓, 溫服, 良久再服.

喘者, 加麻黃半兩. 胃中不和者, 加芍藥三分. 氣上衝者, 加桂枝三分. 下有陳寒者, 加細辛三分.

服後當如蟲行皮中, 從腰下如氷, 後坐被上, 又以一被繞腰以下, 溫令微汗差.

風濕相搏, 一身盡疼痛, 法當汗出而解. 値天陰雨不止, 醫云此可發汗, 汗之病不愈者, 何也? 盖發其汗, 汗大出者, 但風氣去, 濕氣在, 是故不愈也. 若治風濕者, 發其汗, 但微微似欲汗出者, 風濕俱去也.

[註] 風濕相搏, 一身盡痛, 法當從汗而解, 而汗亦不可失其宜也. 値雨淫濕盛之時, 若發其汗使大出, 亦不能愈, 以風氣去, 濕氣在, 故不愈. 然治風濕者, 必俟其天氣晴明發其汗, 使微微似欲汗出者, 則風濕皆去, 病斯愈矣.

[集註] 徐彬曰, 此言風濕當汗解, 而不可過也. 謂風濕相搏疼痛, 原當汗解, 値天陰雨, 則濕更甚, 可汗無疑而不愈, 何故? 盖風性急可驟驅, 濕性滯當漸解. 汗大出則驟, 風去而濕不去, 故不愈. 若發之微, 則出之緩, 緩則風濕俱去矣. 然則濕在人身, 粘滯難去, 驟汗且不可, 而况驟下乎? 故前章曰下之死, 此但云不愈, 見用法不當, 而非誤下比也.

傷寒八九日, 風濕相搏, 身體疼煩, 不能自轉側, 不嘔不渴, 脈浮虛而澁者, 桂枝附子湯主之. 若大便堅, 小便自利者, 去桂枝加白朮湯主之.

[註] 此承上條, 詳申脈證, 以明其治也. 謂此風濕之病, 雖得之傷寒八九日, 而不嘔不渴, 是無傷寒裏病之證也. 脈浮虛澁, 是無傷寒表病之脈也. 脈浮虛, 表虛風也. 澁者, 濕也. 身體煩疼, 風也. 不能轉側, 濕也. 乃風濕相搏之身體疼痛, 非傷寒骨節疼痛也. 與桂枝附子湯溫散其風濕, 從表而解也. 若脈浮實者, 則

又當以麻黃加朮湯, 大發其風濕也. 如其人有是證, 雖大便硬, 小便自利, 而不議下者, 以其非邪熱入裏之硬, 乃風燥濕去之硬, 故仍以桂枝附子湯. 去桂枝者, 以大便堅, 小便自利, 不欲其發汗, 再奪津液也. 加白朮者, 以身重着濕在肌分, 用以佐附子逐水氣於皮中也.

[集註] 程林曰, 風淫所勝, 則身煩疼. 濕淫所勝, 則身體難轉側. 風濕相搏於榮衛之間, 不干於裏, 故不嘔不渴也. 脈浮爲風, 澁爲濕, 以其脈近於虛, 故用桂枝附子湯溫經以散風濕. 小便利者, 大便必硬, 桂枝近於解肌, 恐大汗故去之. 白朮能去肌濕, 不妨乎內, 故加之. 凡方後有如蟲·如醉·如冒等狀者, 皆藥勢將行使然.

周揚俊曰, 傷寒至八九日, 亦云久矣. 旣不傳經, 復不入腑者, 因風濕持之也. 所現外證煩疼者, 風也. 不能轉側者, 濕也. 不嘔不渴者, 無裏證也. 其脈浮虛而澁, 正與相應. 然後知風濕之邪, 在肌肉而不在筋節, 故以桂枝表之. 不發熱爲陽氣素虛, 故以附子逐濕. 兩相綰合, 自不能留矣.

桂枝附子湯方

桂枝 去皮. 四兩 附子 炮, 去皮, 破八片. 三枚 甘草 炙. 二兩 生薑 切. 三兩 大棗 擘. 十二枚

右五味, 以水六升, 煮取二升, 去滓, 分溫三服.

白朮附子湯方

白朮 二兩 附子 炮, 去皮. 一枚半 甘草 炙. 一兩 生薑 一兩半 大棗 擘. 六枚

右五味, 以水三升, 煮取一升, 去滓, 分溫三服. 一服覺身痺, 半日許再服, 三服都盡. 其人如冒狀勿怪, 卽是朮·附幷走皮中, 逐水氣未得除故耳!

風濕相搏, 骨節疼煩, 掣痛不得屈伸, 近之則痛劇, 汗出短氣, 小便不利, 惡風不欲去衣, 或身微腫者, 甘草附子湯主之.

[註] 風濕相搏, 身體煩疼重着, 不能轉側者, 濕勝風也. 今掣痛不可屈伸, 風勝濕也. 掣痛不可屈伸, 近之則痛劇, 汗出·短氣·惡風不欲去衣, 皆風邪壅盛也. 小便不利, 濕內畜也. 身微腫者, 濕外搏也. 以甘草附子湯微汗之, 袪風爲主, 除濕次之也. 此上二條, 皆詳風濕之義, 以明風濕之治也.

甘草附子湯方

甘草 炙. 二兩 附子 炮, 去皮. 二枚 白朮 二兩 桂枝 去皮. 四兩

右四味, 以水六升, 煮取三升, 去滓, 溫服一升, 日三服. 初服得微汗, 則解能食. 汗出復煩者, 服五合. 恐一升多者, 宜服六七合爲妙.

[方解] 甘草附子湯, 卽桂枝附子湯去薑·棗加白朮也. 去薑·棗者, 畏過散也. 加白朮者, 燥中濕也. 日三服, 初服一升, 不得汗, 則仍服一升, 若得微汗則解. 解則能食, 解已徹也, 可止再服. 若汗出而復煩者, 是解未徹, 仍當服也, 但不可服一升, 恐已經汗出而過汗也, 服五合可也. 如不解, 再服六七合爲妙. 似此服法, 總是示人不可盡劑之意, 學者宜詳求之.

太陽中熱者, 暍是也. 汗出惡寒, 身熱而渴, 白虎加人參湯主之.

[註] 中暑熱病, 亦由太陽而入, 故曰太陽中熱者, 暍是也. 汗出惡寒, 身熱而渴, 頗似太陽溫熱之病, 但溫熱無惡寒, 以熱從裏生, 故雖汗出而不惡寒也. 中暍暑邪, 由表而入, 故汗出惡寒也. 究之於脈, 溫熱之浮, 浮而實. 中暍之浮, 浮而虛, 以暑熱傷氣也. 究之於渴, 溫熱之渴, 初病不過欲飮. 中暍之渴, 初病卽大引飮也. 溫熱則傳經, 變病不一. 中暍則不傳, 不愈卽死也. 雖同爲太陽經中之病, 而虛實施治, 自有不同. 用白虎加人參湯主之者, 盖以益氣爲主, 淸暑熱次之也.

[集註] 李彣曰, 熱傷氣, 氣泄則汗出, 氣虛

則惡寒, 熱蒸肌腠則身熱, 熱傷津液則作渴. 此惡寒身熱, 與傷寒相類. 然所異者, 傷寒初起無汗不渴, 中暍初起卽汗出而渴也.

白虎加人參湯方

知母 六兩 石膏 碎. 一斤 甘草 二兩 粳米 六合 人參 三兩

右五味, 以水一斗, 煮米熟, 湯成去滓, 溫服一升, 日三服.

太陽中暍, 發熱惡寒, 身重而疼痛, 其脈弦細芤遲, 小便已, 灑灑然毛聳, 手足逆冷, 小有勞, 身卽熱, 口開, 前板齒燥, 若發其汗, 則惡寒甚. 加溫鍼, 則發熱甚, 數下之, 則淋甚.

[註] 此承上文, 互詳證脈, 不可妄行汗·下也. 中暍本有汗, 若發熱無汗, 身重疼痛者, 雖證似傷寒, 然見弦細芤遲虛脈, 則非傷寒也. 且有小便已, 灑灑然惡寒毛聳之狀, 皆太陽膀胱表氣, 爲暑所傷而畏也. 手足逆冷者, 暑傷氣, 氣不能達四肢則寒也. 小有勞, 身卽發熱, 口開, 前板齒燥者, 勞則動熱, 暑熱益烈, 傷陰液也. 此皆中暍危證. 若以發熱無汗, 惡寒身痛, 誤爲傷寒之表, 妄行發汗, 則表氣愈虛, 惡寒更甚也. 若以手足逆冷, 誤爲陽虛. 妄加溫鍼, 則暑邪愈盛, 發熱更熾也. 若以壯熱齒乾, 誤爲胃火, 而數下之, 則水源竭澁, 尿淋窘甚也. 凡此之證, 皆中暍, 妄行汗·下·溫鍼致變, 以白虎加人參湯主之, 或人參湯調辰砂六一散亦可也.

[集註] 程林曰, 『內經』云, 先夏至爲病溫, 後夏至爲病暑. 又曰, 熱病者, 皆傷寒之類也. 以其太陽受病與傷寒相似, 亦令發熱惡寒, 身重而疼痛也. 經曰, 寒傷形, 暑傷氣. 氣傷則氣消而脈虛弱, 所以弦細芤遲也. 小便已毛聳者, 陽氣內陷, 不能衛外, 手足亦逆冷也. 勞動則擾乎陽, 故熱甚, 則口開, 口開則前板齒燥也. 發汗虛其陽, 則惡寒甚. 溫鍼動火邪, 則發熱甚. 下之亡津液, 則淋甚也.

太陽中暍, 身熱疼重, 而脈微弱, 此以夏月傷冷水, 水行皮中所致也, 一物瓜蒂湯主之.

[註] 太陽中暍之證, 身熱而倦者, 暑也. 身熱疼重者, 濕也. 脈微弱者, 暑傷氣也. 以此證脈揆之, 乃因夏月中暑之人, 暴貪風凉, 過飮冷水, 水氣雖輸行於皮中, 不得汗瀉所致也. 此時卽以香薷飮·大順散汗之, 可立愈矣. 若稍緩, 水氣旣不得外瀉, 勢必內攻於中而作喘腫脹矣. 喘則以葶藶大棗湯, 腫脹則以瓜蒂一物湯下之可也.

[集註] 周揚俊曰, 無形之熱傷其肺金, 則用白虎加人參湯. 有形之水傷其肺金, 則用瓜蒂湯, 各有所主也.

李彣曰, 中暍邪在表, 故身熱. 傷冷水, 故身疼. 中暑傷氣, 氣虛故脈微弱也. 瓜蒂治身面四肢浮腫, 散皮膚中水氣, 苦以泄之也.

一物瓜蒂湯方

瓜蒂 二十個

右剉, 以水一升, 煮取五合, 去滓, 頓服.

御纂醫宗金鑑 卷十九

百合狐惑陰陽毒病脈證幷治第三

論曰，百合病者，百脈一宗，悉致其病也．意欲食復不能食，常默默然，欲臥不能臥，欲行不能行，欲飮食或有美時，或有不用聞食臭時，如寒無寒，如熱無熱，口苦，小便赤，諸藥不能治，得藥則劇吐·利，如有神靈者，身形如和，其脈微數．每溺時頭痛者，六十日乃愈．若溺時頭不痛，淅然者，四十日愈．若溺快然，但頭眩者，二十日愈．其證或未病而預見，或病四五日而出，或病二十日或一月微見者，各隨證治之．

［註］百合，百瓣一蒂，如人百脈一宗，命名取治，皆此義也．百合病者，謂人百脈一宗，悉致其病也．曰百脈卽一脈也，猶言百體一體也，是盖以周身言之也．周身之脈，分而言之曰百，合而言之曰一，故曰百脈一宗，若曰百合之病，總脈病也．脈者謂十二經脈，三百六十五絡脈也．傷寒大病之後，餘熱未解，百脈未和，或平素多思不斷，情志不遂，或偶觸驚疑，卒臨景遇，因而形神俱病，故有如是之現證也．百脈周於身，脈病則身病，故身形如和不和，欲臥不能臥，欲行不能行也．百脈通於心，脈病則心病，故常默默也．如寒無寒，如熱無熱，似外感而非外感也．意欲食復不能食，或有美時，或聞食臭，有不用時，似裏病而非裏病也．至脈數·口苦·小便赤者，是鬱結之熱，雖侵裏而其熱未甚也．方其初病之時，醫者不識，誤爲表裏之病，以藥汗下之，故劇吐利也．雖劇吐利，不變諸逆．若有神靈，身形如前之和，而脈則比前微數，故其勢卽不能遽進，不覺加甚，而亦不能速愈也．試以緩愈之期，約略言之，重者不過六十日，輕者不過二十日，輕重之間者，不過四十日可愈也．然愈必以每溺時頭痛不頭痛，惡風不惡風，快然不快然辨者，以經脈之邪，莫不由太陽而愈也．頭痛惡風，是其經之候也．溺時快然，是其腑之徵也．其證或未病而預見者，其證指百合病等證言也．未病，言未病傷寒病也．猶言未病傷寒之前，而預先見百合欲食不食等證也．或病四五日而出，謂已病傷寒之後，而始見百合病證也．預先見者，是先有情志不遂，偶觸驚疑而召病也．或病二十日或一月纔見者，是因傷寒病後而纔見也．故曰各隨證治之也．

［集註］李彣曰，『活人書』云，傷寒大病後，氣血未得平復，變成百合病．今由百脈一宗·悉致其病觀之，當是心·肺二經之病也．如行臥·飮食·寒熱等證，皆有莫可形容之狀，在『內經』解㑊病似之．觀篇中有如神靈者，豈非以心藏神·肺藏魄，人生神魄失守，斯有恍惚錯妄之情乎？又曰，『內經』云，凡傷於寒，則爲病熱．熱氣遺留不去，伏於脈中，則昏昏默默，凡行臥·飮食·寒熱，皆有一種虛煩不耐之象矣．

沈明宗曰，若邪淫於胸中，連及上脘，則意欲食，復不能食．走於肝腎，故常默默．流入脾胃，故欲臥不能臥，欲行不能行．邪不在胃，飮食或有美時．壅抑胃氣，則聞食臭．流於膽則口苦．流於膀胱則便赤．以上諸證，非一齊並見，皆移易變動而見也．

百合病，見於陰者，以陽法救之．見於陽者，以陰法救之．見陽攻陰，復發其汗，此爲逆．見陰攻陽，乃復下之，此亦爲逆．

[註] 此承上條以明其治也. 百合一病, 難分陰陽表裏, 故以百合等湯主之. 若病見於陰者, 以溫養陽之法救之. 見於陽者, 以凉養陰之法救之. 卽下文見陽攻陰. 或攻陰之後, 表仍不解, 復發其汗者, 此爲逆. 見陰攻陽, 或攻陽之後, 裏仍不解, 乃復下之者, 此亦爲逆也.

[集註] 徐彬曰, 『內經』所謂用陰和陽, 用陽和陰, 卽是此義. 故諸治法, 皆以百合爲主. 至病見於陽, 加一二味以和其陰. 病見於陰, 加一二味以和其陽.

李彣曰, 百合病多端, 數條之法, 亦說不盡.

沈明宗曰, 此治百合病之總要法也. 微邪伏於榮衛, 流行而病表裏, 當分陰陽以施救治可也.

百合病, 不經吐·下·發汗, 病形如初者, 百合地黃湯主之.

[註] 百合一病, 不經吐·下·發汗, 病形如初者, 是謂其病遷延日久, 而不增減, 形證如首章之初也. 以百合地黃湯, 通其百脈, 凉其百脈. 中病勿更服, 恐過服生地黃, 大便常如漆也.

百合地黃湯方

百合 擘. 七枚 生地黃汁 一升

右以水洗百合, 漬一宿, 當白沫出, 去其水, 更以泉水二升, 煎取一升, 去滓, 內地黃汁, 煎取一升五合, 分溫再服. 中病勿更服, 大便常如漆.

[集解] 程林曰, 百合花葉皆四向, 故能通達上下四旁, 其根亦衆瓣合成, 故名百合, 用以醫百合病也, 有以夫.

高世栻曰, 百合色白味甘, 手太陰之補劑也. 其花晝開夜合, 如氣之日行於陽, 夜行於陰, 司開闔, 以行榮衛和陰陽.

百合病, 變發熱者, 百合滑石散主之.

[註] 百合病, 如寒無寒, 如熱無熱, 本不發熱, 今變發熱者, 其內熱可知也, 故以百合滑石散主之, 使其微利, 熱從小便而除矣.

百合滑石散方

百合 炙. 一兩 滑石 三兩

右爲散, 飲服方寸匕, 日三服. 當微利, 則止服, 熱則除.

[集解] 高世栻曰, 滑石亦名液石, 又名膋石, 石之脂膏也, 主治身熱, 泄澼, 利小便.

百合病, 一月不解, 變成渴者, 百合洗方主之.

[註] 百合病本不渴, 今一月不解, 變成渴者, 外以百合湯浸洗其身, 通表瀉熱. 內食煮餅, 勿以鹽豉, 不致引飮, 而渴自止也.

百合洗方

百合 一升

右以水一斗, 漬之一宿, 以洗身, 洗已, 食煮餅, 勿以鹽豉也.

百合病, 渴不差者, 用後方主之.

[註] 與百合洗身而渴不差者, 內熱盛而津液竭也. 栝蔞根苦寒, 生津止渴. 牡蠣鹹寒, 引熱下行也.

栝蔞牡蠣散方

栝蔞根 牡蠣 熬. 等分

右爲細末, 飮服方寸匕, 日三服.

百合病, 發汗後者, 百合知母湯主之.

[註] 百合病不應汗而汗之, 不解者, 則致燥. 以百合知母湯主之者, 淸而潤之也.

百合知母湯方

百合 擘. 七枚 知母 切. 三兩

右先以水洗百合, 漬一宿, 當白沫出, 去其水, 更以泉水二升, 煎取一升, 去滓. 別以泉水二升, 煎知母, 取一升, 去滓後合和, 煎取一升五合, 分溫再服.

百合病, 下之後者, 滑石代赭湯主之.

[註] 百合病不應下而下之, 不解者, 則怯中, 以滑石代赭湯, 淸而鎭之也.

滑石代赭湯方

百合 擘. 七枚 滑石 碎, 綿裹. 三兩 代赭石 碎, 綿裹. 如彈丸大一枚

右先以水洗百合, 漬一宿, 當白沫出, 去其水, 更以泉水二升, 煎取一升, 去滓. 別以泉水二升, 煎滑石·代赭, 取一升, 去滓, 後合和, 重煎取一升五合, 分溫服.

百合病, 吐之後者, 用後方主之.

[註] 百合病不應吐而吐之, 不解者, 則虛中, 以百合雞子湯, 淸而補之也.

百合雞子湯方

百合 擘. 七枚 雞子黃 一枚

右先以水洗百合, 漬一宿, 當白沫出, 去其水, 更以泉水二升, 煎取一升, 去滓, 內雞子黃, 攪勻, 煎五分, 溫服.

狐惑之爲病, 狀如傷寒, 黙黙欲眠, 目不得閉, 臥起不安. 蝕於喉爲惑, 蝕於陰爲狐. 不欲飮食, 惡聞食臭, 其面目乍赤, 乍黑, 乍白. 蝕於上部則聲嗄, 甘草瀉心湯主之. 蝕於下部則咽乾, 苦參湯洗之. 蝕於肛者, 雄黃熏之.

[註] 狐惑, 牙疳, 下疳等瘡之古名也, 近時惟以疳呼之. 下疳卽狐也, 蝕爛肛陰. 牙疳卽惑也, 蝕咽腐齦, 脫牙穿腮破唇. 每因傷寒病後, 餘毒與濕䘌之爲害也. 或生斑疹之後, 或生癖疾下利之後, 其爲患亦同也. 狀如傷寒, 謂發熱憎寒也. 黙黙欲眠, 目不得閉, 謂其病或在陰, 亦或在陽, 故臥起俱不安也. 此病有蟲, 蟲聞食臭而動, 動則令人煩心, 故不欲飮食, 惡聞食臭也. 面目乍赤, 乍黑, 乍白, 亦由蟲動交亂胃中, 胃主面, 故色無定也. 惑蝕於上部之喉, 故先聲嗄, 毒在喉也. 狐蝕於下部之陰. 故先咽乾, 毒在陰也. 外治之法, 苦參湯, 雄黃散解毒殺蟲, 尙屬有理. 內用甘草瀉心湯, 必傳寫之誤也, 姑存之.

[集註] 程林曰, 『靈樞經』云, 蟲動則令悗心, 是以有臥起不安等項也.

李彣曰, 喉肛與前陰, 皆關竅所通, 津液滋潤之處, 故虫每蝕於此.

甘草瀉心湯方

甘草 四兩 黃芩 人參 乾薑 各三兩 黃連 一兩 大棗 十二枚 半夏 半升

右七味, 水一斗, 煮取六升, 去滓, 再煎, 溫服一升, 日三服.

苦參湯方

苦參 一升

水一斗, 煮取七升, 熏洗, 日三.

雄黃熏方

雄黃

右一味爲末, 筒瓦二枚, 合之燒, 向肛熏之.

『脈經』云, 病人或從呼吸, 上蝕其咽. 或從下焦, 蝕其肛陰. 蝕上爲惑, 蝕下爲狐, 狐惑病者, 猪苓散主之.

病者脈數, 無熱, 微煩, 黙黙但欲臥, 汗出, 初得之三四日, 目赤如鳩眼, 七八日, 目四眥黑, 若能食者, 膿已成也, 赤小豆當歸散主之.

[註] 病者脈數, 謂病狐惑之人脈數也. 數主瘡主熱, 今外無身熱, 而內有瘡熱, 瘡之熱在於陰, 故黙黙但欲臥也. 熱在於陽, 故微煩汗出也. 然其病初得之三四日, 目赤如鳩眼者, 是熱蘊於血, 故眥絡赤也. 七八日四眥皆黑者, 是熱瘀血腐, 故眥絡黑也. 若不能食, 其毒尙伏諸裏. 若已能食, 其毒已化成膿也. 故以赤小豆排癰腫, 當歸調瘍血, 米漿和胃氣也.

[集註] 李彣曰, 經云, 脈數不止, 而熱不

解，則生惡瘡．今膿成何處？大率在喉與陰肛．盖積熱生虫，亦積熱成膿，是亦惡瘡之類也．

赤小豆當歸散方

赤小豆 浸令芽出，暴乾．三升 當歸

右二味，杵爲散，漿水服方寸匕，日三服．

陽毒之爲病，面赤斑斑如錦文，咽喉痛，唾膿血．五日可治，七日不可治．升麻鼈甲湯主之．

陰毒之爲病，面目青，身痛如被杖，咽喉痛．五日可治，七日不可治．升麻鼈甲湯去雄黄蜀椒主之．

［註］陰陽平，正氣也．陰陽偏，邪氣也．陰陽變，異氣也．正氣者，卽四時令平之氣也．中人爲病，徐而淺．邪氣者，卽四時不和之氣也，中人爲病，速而危．異氣者，非常災癘之氣也，中人爲病，暴而死．所以過五日不治，以五臟相傳俱受邪也．此氣適中人之陽，則爲陽毒．適中人之陰，則爲陰毒．非後人所論陰寒極·陽熱極之陰毒·陽毒也．觀其所主之方，要不過升麻·甘草·當歸·鼈甲·蜀椒·雄黄，而並不用大寒大熱之藥，則可知仲景所論陰毒陽毒，非陰寒極·陽熱極之謂也．此二證卽今世俗所稱痧證是也．陽毒終屬陽邪，故見面赤斑斑如錦文，唾膿血之熱證．陰毒終屬陰邪，故見面目青，身痛如被杖之寒證．二證俱咽喉痛者，以此證乃邪從口鼻而下入咽喉，故痛也．

［按］由此推之，凡邪所過之處無不痛也．故中此氣之人，不止咽喉痛，身痛，甚至有心腹絞痛，大滿大脹，通身絡脈青紫暴出，手足指甲色如靛葉，口噤牙緊，心中忙亂，死在旦夕者．若謂必從皮毛而入，未有爲病如是之速者也，是必從口鼻而下入咽喉無疑．况陰毒反去雄黄·蜀椒，必傳寫之譌．故治是證者，不必問其陰陽，但刺其尺澤·委中·手中十指脈絡暴出之處出血，輕則用刮痧法，隨卽服紫金錠，或吐·或下·或汗出而愈者不少．若吐瀉不止，厥逆冷汗，脈微欲絶，用炮附子·炮川烏·吳茱萸·丁香·生乾薑·甘草，虚者加人參救之，亦多得生．

［集註］王履曰，仲景雖有陰毒之名，其叙證不過面目青，身痛咽痛而已，並不言陰寒極盛之說．其升麻鼈甲湯，並不用大熱藥，是知仲景所論陰毒者，非陰寒之病，乃感天地惡毒異氣入於陰經，故曰陰毒耳！後人謂陰寒極盛之證，稱爲陰毒，引仲景所叙面目青，身痛如被杖，咽喉痛數語，却用附子散·正陽散等藥．竊謂陰寒極盛之證，固可名爲陰毒，然終非仲景所以立名之本意．後人所叙陰毒，與仲景所叙陰毒，自是兩般，豈可混論．盖後人所叙陰毒，只是內傷冷物，或暴寒所中，或過服寒凉藥，或內外俱傷於寒而成耳，非天地惡毒異氣所中者也．

李彣曰，趙獻可云，此陰陽二毒，是感天地疫癘非常之氣，沿家傳染，所謂時疫證也．觀方內‘老小再服’可見．

升麻鼈甲湯方

升麻 二兩 當歸 一兩 蜀椒 炒，去汗．一兩 甘草 二兩 鼈甲 炙．手掌大一片 雄黄 半兩研

右六味，以水四升，煮取一升，頓服之．老小再服，取汗．

瘧病脈證幷治第四

師曰，瘧脈自弦，弦數者多熱，弦遲者多寒．弦小緊者下之差，弦遲者可溫之，弦緊者可發汗·鍼灸也，弦浮大者可吐之，弦數者風發也，以飲食消息止之．

［按］弦小緊者之‘小’字，當是‘沈’字，則有可下之理．弦緊者，當是‘弦浮緊’，則有可發汗之理．弦浮大者，當是‘弦滑大’，則有可吐之理．且不遺本文瘧脈自弦之意．

[註] 瘧之爲病, 寒熱也. 三陰三陽皆有之, 因其邪伏藏於半表半裏之間, 故屬少陽, 脈自弦也. 弦數者多熱, 弦遲者多寒, 謂發作之時, 多熱爲陽盛, 多寒爲陰盛也. 夫傷寒少陽病, 則有汗·吐·下三法之禁, 而瘧亦屬少陽, 何以有汗·吐·下三法之宜? 是盖瘧屬雜病, 不可不知也. 初發脈弦兼沈緊者, 主乎裏也, 可下之. 兼遲者, 主乎寒也, 可溫之. 兼浮緊者, 主乎表也, 可汗之. 兼滑大者, 主乎飮也, 可吐之. 兼數者, 風發也, 卽風熱之謂也, 可淸之. 若久發不止, 則不可以此法治之, 當以飮食撙節, 調理消息止之. 盖初病以治邪爲急, 久病以養正爲主也. 其他癉瘧, 卽『內經』所謂但熱不寒之癉瘧也. 溫瘧, 卽『內經』所言先傷於風, 後傷於寒, 熱多寒少之溫瘧也. 牝瘧, 卽『內經』所言先傷於寒, 後傷於風, 寒多熱少之寒瘧也. 惟瘧母一證, 經所未載. 然論諸瘧, 未有詳於『內經』者也. 其文雖略有不同, 必是脫簡, 然所出治法, 亦未有過於仲景者也.

[集註] 徐彬曰, 自者, 謂感有風寒, 而脈惟自弦也. 於是脈旣有一定之象, 而兼數爲熱, 兼遲爲寒, 此其大綱也.

尤怡曰, 瘧之舍固在半表半裏之間, 而人之臟則有偏多偏少之異, 故其病有熱多者, 有寒多者, 有裏多而可下者, 有表多而可汗·可吐者, 當各隨其脈而施治也.

周揚俊曰, 人之瘧證, 由外邪之入, 每伏於半表半裏. 入而與陰爭則寒, 出而與陽爭則熱, 故寒熱往來. 主少陽, 謂兼他經證則有之, 謂全不涉少陽, 則無是理也. 仲景曰, 瘧脈自弦, 正以脈之數·遲·小·緊·浮·大, 皆未可定, 要必兼弦, 弦爲少陽脈也. 夫邪犯少陽與衛氣倂居, 衛氣晝行於陽, 夜行於陰, 故邪得陽而外出, 得陰而內薄, 內外相薄, 是以日作. 若氣之舍深, 內薄於陰, 陽氣獨發, 陰氣內著, 陰與陽爭不得出, 是以間日而作也. 然則偏陰多寒, 偏陽多熱, 其爲癉·爲溫·爲牝, 莫不自少陽而造其極, 補偏救弊, 必從少陽之界, 使邪去而陰陽適, 歸於和而後愈也.

病瘧以月, 一日發, 當以十五日愈. 設不差, 當月盡解. 如其不差, 當云何? 師曰, 此結爲癥瘕, 名曰瘧母, 急治之, 宜鱉甲煎圓.

[註] 病瘧者, 以月計之, 如一日發者, 當以十五日愈, 以十五日更一氣也. 人受氣於天, 天氣更則人身之氣亦更. 更氣旺, 則不受瘧邪, 故愈也. 設若不差, 當月盡解, 是又更一旺氣也. 倘如更二氣不差, 此瘧邪不衰, 與病者氣血痰飮, 結爲癥瘕, 名曰瘧母也. 當急治之, 宜用鱉甲煎丸攻之可也.

[集註] 程林曰, 五日爲一候, 三候爲一氣, 一氣十五日也. 夫人受氣於天, 氣節更移, 榮衛亦因之以易也.

鱉甲煎圓方

鱉甲 炙. 十二分 烏扇 燒. 三分 黃芩 三分 柴胡 六分 鼠婦 熬. 三分 乾薑 三分 大黃 三分 芍藥 五分 桂枝 三分 葶藶 熬. 一分 石葦 去毛. 三分 厚朴 三分 牡丹 去心. 五分 瞿麥 二分 紫葳 三分 半夏 一分 人參 一分 蟅蟲 熬. 五分 阿膠 三分 蜂窠 炙. 四分 赤硝 十二分 蜣蜋 熬. 六分 桃仁 二分

右二十三味爲末, 取鍜竈下灰一斗, 淸酒一斛五斗, 浸灰, 候酒盡一半, 著鱉甲於中, 煮令泛爛如膠漆, 絞取汁, 內諸藥, 煎爲丸, 如梧子大, 空心服七丸, 日三服.

[集解] 徐彬曰, 藥用鱉甲煎者, 鱉甲入肝, 除邪養正, 合煅竈灰所浸酒, 去瘕, 故以爲君. 小柴胡湯·桂枝湯·大承氣湯爲三陽主藥, 故以爲臣. 但甘草嫌柔緩, 而減藥力. 枳實嫌破氣而直下, 故去之. 外加乾薑·阿膠, 助人參·白朮溫養爲佐. 瘕必假血依痰, 故以四蟲·桃仁, 合半夏消血化痰. 凡積必由氣結, 氣利而積消, 故以烏扇·葶藶利肺氣, 合石葦·瞿麥, 淸邪熱

而化氣散結血. 因邪聚則熱, 故以牡丹·紫葳去血中伏火, 膈中實熱, 爲使. 『千金方』去鼠婦·赤硝, 而加海藻·大戟, 以軟堅化水更妙.

師曰, 陰氣孤絶, 陽氣獨發, 則熱而少氣·煩寃, 手足熱而欲嘔, 名曰癉瘧. 若但熱不寒者, 邪氣內藏於心, 外舍分肉之間, 令人消鑠肌肉.

[按] 此言癉瘧, 其文脫簡, 『內經』已詳, 不復釋.

溫瘧者, 其脈如平, 身無寒, 但熱, 骨節疼煩, 時嘔, 白虎加桂枝湯主之.

[按] 此言溫瘧, 其文脫簡, 『內經』已詳, 不復釋.

白虎加桂枝湯方

知母 六兩 甘草 炙. 二兩 石膏 一斤 粳米 二合 桂枝 三兩

右剉, 每五錢, 水一盞半, 煎至八分, 去滓, 溫服, 汗出愈.

瘧多寒者, 名曰牝瘧, 蜀漆散主之.

[按] 此言牝瘧, 其文脫簡, 『內經』已詳, 不復釋.

蜀漆散方

蜀漆 洗, 去腥 雲母 燒二日夜 龍骨 等分

右三味, 杵爲散, 未發前, 以漿水服半錢匕. 溫瘧加蜀漆半分, 臨發時服一錢匕.

[集解] 李彣曰, 牝瘧證多陰寒, 治宜助陽溫散爲主. 雲母之根爲陽起石, 下有雲母, 上多雲氣, 性溫氣升, 乃升發陽氣之物. 龍骨屬陽, 能逐陰邪而起陽氣. 蜀漆乃常山之苗, 功能治瘧, 不用根而用苗者, 取其性多升發, 能透達陽氣於上之義也. 溫瘧加蜀漆, 亦取其升散之功.

中風歷節病脈證幷治第五

夫風之爲病, 當半身不遂. 或但臂不遂者, 此爲痺. 脈微而數, 中風使然.

[註] 風病, 『內經』論之詳矣, 但往往與痺合論, 後人惑之. 故仲景復言之曰, 風之爲病, 當半身不遂, 卽經所謂偏枯也. 或但兩臂不遂者, 非中風也, 卽痺病也. 盖痺爲陰病, 脈多沈澁. 風爲陽病, 脈多浮緩. 今脈微而數, 中風使然. 其脈微者, 正氣虛也. 數者, 邪氣勝也. 故病風中之人, 因虛而召風者, 未有不見微弱之脈者也. 因熱而生風者, 未有不見數急之脈者也.

[集註] 沈明宗曰, 此分中風與痺也. 風之爲病, 非傷於衛, 卽侵於榮, 故當半身不遂, 謂半身之氣傷而不用也. 若但臂不遂, 此爲痺. 痺者, 閉也, 謂一節之氣, 閉而不仁也. 於是診之於脈, 必微而數. 微者, 陽之微也. 數者, 風之數也. 此中風使然, 謂風乘虛入, 而後使半身不遂也.

寸口脈浮而緊, 緊則爲寒, 浮則爲虛, 寒虛相搏, 邪在皮膚. 浮者血虛 絡脈空虛, 賊邪不瀉, 或左或右. 邪氣反緩, 正氣卽急, 正氣引邪, 喎僻不遂. 邪在於絡, 肌膚不仁. 邪在於經, 卽重不勝. 邪入於腑, 卽不識人. 邪入於臟, 舌則難言, 口吐涎.

[按] '寸口脈浮而緊, 緊則爲寒, 浮則爲虛, 寒虛相搏, 邪在皮膚', 此五句與本條文義不屬, 當在後條之首. 後條'寸口脈遲而緩, 遲則爲寒, 緩則爲虛. 榮緩則爲亡血, 衛緩則爲中風, 邪氣中經', 此六句亦與本條文義不屬, 當在此條之首, 文氣相屬, 必是錯簡. 其中有'浮者血虛'一句, 必是衍文. '浮則爲虛, 寒虛相搏', 二'虛'字當是'風'字, 是傳寫之譌.

[註] 中風虛邪之脈, 皆當浮緩, 以浮主風, 緩主虛也. 榮分見緩, 經絡之血亡也. 衛分見緩, 經絡之氣空也. 盖邪風中人, 未有不由經絡血氣空虛而中也. 賊邪不瀉, 留而不去, 在左則病左, 在右則病右, 淺則病經絡, 深則病臟腑, 邪在於絡則爲病肌膚, 痲木不仁也. 邪在於經, 則爲病身肢偏重, 喎斜不遂也. 邪入於腑, 則爲病九竅閉不識人也. 邪入於臟, 則爲病舌瘖難言, 唇緩吐涎也.

寸口脈遲而緩, 遲則爲寒, 緩則爲虛. 榮緩則爲亡血, 衛緩則爲中風. 邪氣中經, 則身痒而癮疹. 心氣不足, 邪氣入中, 則胸滿而氣短.

[按] '寸口脈遲而緩, 遲則爲寒', 二'遲'字當是'浮'字, '寒'字當是'風'字, 始得文義了然. 且遲·緩二脈不能並見, 必是傳寫之謁.

[註] 上條發明虛邪賊風之爲病, 此條發明榮衛風寒之爲病也. 寸口脈浮而緊, 緊則爲寒, 浮則爲風, 風寒之邪, 相搏於表, 鬱於皮膚經絡, 則令人身痒而發癮疹也. 若其人心氣不足, 謂心胸之氣不足, 而邪氣入心胸, 故令人胸滿而短氣也.

寸口脈沈而弱, 沈卽主骨, 弱卽主筋. 沈卽爲腎, 弱卽爲肝. 汗出入水中, 如水傷心, 歷節黃汗出, 故曰歷節.

[註] 寸口脈沈而弱, 肝腎之氣不足也. 盖肝主筋, 腎主骨, 肝腎不足, 筋骨痿緩, 一爲風寒濕邪所乘, 卽病筋骨關節交會之處. 夫人汗出時, 腠理開, 風尙易入, 況入水中浴, 焉得不致寒耶! 水傷心, 心主汗, 汗鬱成濕, 故風勝爲歷節, 濕勝爲黃汗出也.

[集註] 趙良曰, 腎主水, 骨與之合, 故脈沈者, 病在骨也. 肝藏血, 筋與之合, 血虛則脈弱, 故病在筋也. 心主汗, 汗出入水, 其汗爲水所阻, 水汗相搏, 聚以成濕, 久變爲熱, 濕熱相蒸, 是以歷節發出黃汗也.

味酸則傷筋, 筋傷則緩, 名曰泄. 鹹則傷骨, 骨傷則痿, 名曰枯. 枯泄相搏, 名曰斷泄. 榮氣不通, 衛不獨行, 榮衛俱微, 三焦無所御, 四屬斷絶, 身體羸瘦. 獨足腫大, 黃汗出, 脛冷. 假令發熱, 便爲歷節也. 病歷節, 不可屈伸, 疼痛, 烏頭湯主之.

[按] '名曰斷泄'之'泄'字, 當是'絶'字, 始與下文相屬. 必是傳寫之謁.

[註] 此詳申上條, 互發其義, 以明其治也. 歷節之病, 屬肝·腎虛. 肝·腎不足於內, 筋骨不榮於外, 客邪始得乘之而爲是病也. 究其所以致虛之由, 不止一端也. 如飮食之味過傷, 日久亦爲是病也. 味過於酸則傷肝, 肝傷則筋傷, 筋傷則緩不收持, 名曰泄也. 味過於鹹則傷腎, 傷腎則骨傷, 骨傷則枯不能立, 名曰枯也. 枯泄相搏, 名曰斷絶. 斷絶者, 卽榮氣不通, 衛不獨行, 榮衛俱虛, 三焦失所, 四維斷絶, 身體羸瘦也. 若獨足腫·脛冷, 寒勝凝於下也. 黃汗自出, 濕勝發於中也. 假令發熱, 則屬風, 便爲歷節也. 病歷節者, 歷節疼痛不能屈伸也, 故主之以烏頭湯, 通榮行衛, 並驅風寒濕之邪也. 以蜜製烏頭, 亦緩毒法耳!

[集註] 沈明宗曰, 『金匱』補示飮食內傷·脾·胃·心·肺·肝·腎致病, 名曰歷節. 然出脈證, 皆因飮酒, 濕壅內熱而招外邪合病. 謂飮酒汗出當風所致, 卽邪之所湊, 其氣必虛是矣. 或外風而合內濕, 外寒而合內濕, 內寒而招外濕, 內熱而招外濕, 此等關頭, 不可不曉. 又當分別風·寒·濕氣, 偏多偏少, 而處發表·溫中·行陽·補虛·散邪之法, 故治此當與『靈』·『素』·『金匱』合看則備. 若泛用成方, 則非良工所爲之事也.

烏頭湯方

痲黃 芍藥 黃芪 各三兩 甘草 川烏 㕮咀, 以蜜二升, 煎取一升, 卽出烏頭. 五枚

右五味, 㕮咀四味, 以水三升, 煮取一升,

去滓，內蜜煎中，更煎之，服七合．不知，盡服之．

諸肢節疼痛，身體尫羸，脚腫如脫，頭眩短氣，溫溫欲吐，桂枝芍藥知母湯主之．

［按］‘溫溫’當是‘嗢嗢’．

［註］歷節之證，諸肢節疼痛也．身體尫羸，卽上條身體羸瘦，甚言其瘦之甚也．脚腫如脫，卽上條獨足腫大，甚言其腫之甚也．頭眩短氣，陽氣虛也．嗢嗢欲吐，寒邪盛也．而不用烏頭湯者，因無黃汗之濕勝也．用桂枝芍藥知母湯者，以壯陽氣，散寒濕爲急也．故方中桂枝芍藥倍於麻黃·防風，大加白朮·附子，其意專在溫行陽氣，次在散寒濕也．多用生薑，因其欲吐．更佐知母·甘草者，以其劑過辛熱監制之也．

［集註］李彣曰，此歷節病，由氣血兩虛而致者也．風濕相搏，四肢節節皆痛，卽歷節病也．身體尫羸，邪勝正衰也．脚腫如脫，氣絶於下也．頭眩短氣，氣虛於上也．嗢嗢欲吐，氣逆於中也．此三焦氣血兩虛，故是湯主祛風濕而溫氣血．

桂枝芍藥知母湯方

桂枝 四兩 芍藥 三兩 甘草 二兩 麻黃 二兩 生薑 五兩 白朮 五兩 知母 四兩 防風 二兩 附子 炮. 二枚

右九味，以水七升，煮取二升，溫服七合，日三服．

趺陽脈浮而滑，滑則穀氣實，浮則汗自出．

［註］趺陽胃脈也．穀氣，胃氣也．浮則爲風外薄，滑則爲胃實熱，風熱蒸於肌腠之間，故汗自出．此發明黃汗，亦有因風熱之義也．

少陰脈浮而弱，弱則血不足，浮則爲風，風血相搏，卽疼痛如掣．

［註］少陰心脈也，心主血．心脈浮而弱，弱則爲血虛，浮則爲風邪，風血相搏，而交爭於經絡之間，故疼痛牽引如掣也．此發明歷節亦有因血虛之義也．

［集註］李彣曰，風在血中，則慓悍勁切，無所不至，爲風血相搏．盖血主榮養筋骨者也．若風以燥之，則血愈耗而筋骨失其所養，故疼痛如掣．昔人曰，治風先養血，血生風自滅．此其治也．

盛人脈澁小，短氣，自汗出，歷節疼，不可屈伸，此皆飮酒汗出當風所致．

［註］盛人脈盛，不應澁小．盛人氣長，不應氣短．今盛人脈澁小，短氣，是形氣脈不合也．審其證，自汗出，歷節疼不可屈伸，詢其由，得之於飮酒汗出當風也．此又發明歷節不止一端之義也．

［集註］徐彬曰，盛人，肥人也．肥人濕多，脈得澁小，此痹象也．於是氣爲濕所搏而短，因風作使而自汗，氣血爲邪所痹而疼痛不可屈伸．然肥人固多濕，何以脈驟澁小，豈非酒濕困之乎？何以疼痛有加而汗出不已，豈非濕而挾風乎？脈證不同，因風則一，故曰，此皆飮酒汗出當風所致．

血痹虛勞病脈幷治第六

問曰，血痹病從何得之？師曰，夫尊榮人，骨弱肌膚盛，重因疲勞，汗出，臥不時動搖，加被微風，遂得之．但以脈自微澁，在寸口關上小緊，宜鍼引陽氣，令脈和緊去則愈．

［註］歷節屬傷氣也，氣傷痛，故疼痛也．血痹屬傷血也，血傷腫，故麻木也．前以明邪氣聚於氣分，此以明邪氣凝於血分，故以血痹名之也．尊榮人，謂膏粱之人．素食甘肥，故骨弱肌膚盛，是以不任疲勞，疲勞則汗出，汗出

則腠理開. 亦不勝久臥, 臥則不時動搖, 動搖卽加被微風, 亦遂得以干之. 此言膏粱之人, 外盛內虛, 雖微風小邪, 易爲病也. 然何以知病血痹也? 但以身體不仁, 脈自微澁, 則知邪凝於血故也. 寸口關上小緊, 亦風寒微邪應得之脈也. 鍼能導引經絡取諸痹, 故宜鍼引氣血以瀉其邪, 令脈不澁而和, 緊去邪散, 血痹自通也.

[集註] 周揚俊曰, 天下惟尊榮人爲形樂志苦. 形樂故肌膚盛, 志苦故骨弱, 骨弱則不耐勞, 肌盛則氣不固, 稍有勞困卽汗出也, 汗出而陽氣虛, 雖微風且得以襲之, 則血爲之痹. 故一見脈微, 則知其陽之不足. 一見脈澁, 則知其陰之多阻, 此血痹之本脈也. 而其邪入之處, 則自形其小緊, 小爲正氣拘抑之象, 緊爲寒邪入中之徵. 然仲景明言微風, 何以反得寒脈也? 盖邪隨血脈上下, 阻滯汁沫, 未有不痛者, 故痛爲緊脈也. 鍼以泄之, 引陽外出, 則邪去而正自伸也.

血痹, 陰陽俱微, 寸口關上微, 尺中小緊, 外證身體不仁, 如風痹狀, 黃芪桂枝五物湯主之.

[註] 此承上條, 互詳脈證, 以明其治也. 上條言六脈微澁, 寸口關上小緊, 此條言陰陽寸口關上俱微, 尺中亦小緊, 合而觀之, 可知血痹之脈浮沈, 寸口·關上·尺中俱微, 俱澁, 俱小緊也. 微者虛也, 澁者滯也, 小緊者邪也, 故血痹應有如是之證也. 血痹外證, 亦身體頑痲, 不知痛痒, 故曰, 如風痹狀. 但不似風痹, 歷關節流走疼痛也. 主黃芪桂枝五物湯者, 調養榮衛爲本, 祛風散邪爲末也.

[集註] 周揚俊曰, 此申上條旣痹之後, 未能鍼引以愈, 遂令寸口微者. 今則陰陽俱微, 且寸關俱微矣, 且尺中小緊矣. 夫小緊旣見於尺, 則邪之入也愈深而愈不得出, 何也? 正虛之處, 便是容邪之處也. 脈經內外, 謂之陰陽, 上下亦謂之陰陽. 今尺旣小緊, 則微屬內外也明矣. 若言證以不仁槪之, 則疼痛痲木, 每與我相阻, 其爲不仁甚矣, 故以風痹象之, 非眞風痹也. 於是以黃芪固衛, 芍藥養陰, 桂枝調和榮衛, 托實表裏, 驅邪外出. 佐以生薑宣胃, 大棗益胃, 爲至當不易之治也.

黃芪桂枝五物湯方

黃芪 三兩 芍藥 三兩 桂枝 三兩 生薑 六兩 大棗 十二枚

右五味, 以水六升, 煮取二升, 溫服七合, 日三服. 一方有人蔘

夫男子平人, 脈大爲勞, 極虛亦爲勞.

[註] 男子平人, 應得四時五臟平脈, 今六脈大而極虛非平人之脈也. 然大而無力, 勞役傷脾氣也. 極虛者, 內損腎陰精也. 此皆欲作虛勞之候, 故有如是之證也.

[集註] 李彣曰, 平人者, 形如無病之人. 經云, 脈病人不病者是也. 勞則體疲於外, 氣耗於中. 脈大非氣盛也, 重按必空濡, 乃外有餘而內不足之象, 脈極虛則精氣耗矣. 盖大者, 勞脈之外暴者也. 極虛者, 勞脈之內衰者也.

魏荔彤曰, 夫男子平人, 脈大爲勞, 極虛亦爲勞. 脈大者, 邪氣盛也, 極虛者, 精氣奪也. 以二句揭虛勞之總, 而未嘗言其大在何脈? 虛在何經? 是在主治者, 隨五勞七傷之故而諦審之也.

人年五六十, 其病脈大者, 痹俠背行. 若腸鳴·馬刀·俠癭者, 皆爲勞得之.

[按] '若腸鳴'三字, 與上下文不屬, 必是錯簡. '俠癭'之'癭'字, 當是'瘰'字. 每經此證, 先勞後瘰·先瘰後勞者有之, 從未見勞癭先後病也, 必是傳寫之譌.

[註] 平人年二三十, 常得大脈者, 則多病勞, 若人年已五六十, 其脈亦大, 不卽病勞者, 以氣血雖虛, 而火自微也, 火微故不病勞也.

雖不病勞, 然氣血榮衛, 虛痹不行, 故爲馬刀·鼠瘡·俠瘰也. 此發明脈大雖同, 爲病不同之義也.

勞之爲病, 其脉浮大, 手足煩, 春夏劇, 秋冬差, 陰寒精自出, 酸削不能行.

[按] '陰寒精自出'之'寒'字, 當是'虛'字, 是傳寫之譌.

[註] 此言浮大爲勞, 以詳其證也. 手足煩, 卽今之虛勞, 五心煩熱, 陰虛不能藏陽也. 陰虛精自出, 卽今之虛勞遺精, 陰虛不能固守也. 酸削不能行, 卽今之虛勞膝酸, 削瘦骨痿, 不能起於床也. 夫春夏陽也, 陰虛不勝其陽, 故劇. 秋冬陰也, 陰虛得位自起, 故瘥.

[集註] 徐彬曰, 脈大旣爲勞矣, 更加浮, 其證則手足煩, 盖陰旣不足而陽必盛也. 於是春夏助其陽則劇, 秋冬助其陰則瘥. 陰虛而精自出者, 久則痿削不能行矣.

程林曰, '寒'字作'虛'字看, 陰虛則氣不守, 而精自出矣.

李彣曰, 脈浮大者, 裏虛而氣暴於外也. 四肢者, 諸陽之本, 勞則陽耗. 陰虛而生內熱, 故手足煩. 凡勞傷多屬陰虛. 當春夏木火盛炎之際, 氣浮於外則裏愈虛, 故劇. 秋冬金水相生之候, 氣斂於內則外不擾, 故差也. 腎藏精, 精自出者, 腎水不藏也. 腎主骨, 故痿削而不能行也.

男子脈虛沈弦, 無寒熱, 短氣裏急, 小便不利, 面色白, 時目瞑兼衄, 少腹滿, 此爲勞使之然.

[註] 此復申虛極爲勞, 以詳其證之義也. 脈虛沈弦, 陰陽俱不足也. 無寒熱, 是陰陽雖不足而不相乘也. 短氣面白, 時瞑兼衄, 乃上焦虛而血不榮也. 裏急, 小便不利, 少腹滿, 乃下焦虛而氣不行也. 凡此脈證, 皆因勞而病也, 故曰, 此爲勞使之然.

男子面色白者, 主渴及亡血, 卒喘悸. 脈浮者, 裏虛也.

[按] '脈浮者, 裏虛也' 當是衍文.

[註] 此復申虛勞面色白, 互詳其證之義也. 面色白不因衄者, 是血不內生也. 因衄者, 是血亡於外也. 今曰面色薄, 謂面色淺淡不華, 亦不足之色也. 故主津液不足之渴, 及吐衄亡血, 氣虛卒喘, 血虛卒悸也.

[集註] 李彣曰, 此節以亡血爲主. 『內經』云, 精明五色者, 氣之華也. 又云, 心之華在面, 其充在血脈. 勞則氣耗火動, 逼血妄行, 必致亡血. 盖血主濡之, 血亡則精采奪而面色薄, 津液去而煩且渴矣. 又勞者, 氣血俱耗. 肺主氣, 氣虛則喘. 心主血, 血虛則悸. 卒者, 猝然見此病也.

男子脈浮弱而澁, 爲無子, 精氣淸冷.

[註] 男子之脈浮大而虛者, 爲虛勞也. 浮弱而澁者, 則爲精氣淸冷, 故爲無子也.

夫失精家, 少腹弦急, 陰頭寒, 目眩, 髮落, 脈極虛·芤·遲, 爲淸穀亡血失精. 脈得諸芤動微緊, 男子失精, 女子夢交, 桂枝龍骨牡蠣湯主之.

[按] 此條'亡血失精'之下等句, 與上文義不屬, 當另作一條在後.

[註] 失精家, 謂腎陽不固精者也. 少腹弦急, 虛而寒也. 陰頭寒, 陽氣衰也. 目眩, 精氣虧也. 髮落, 血本竭也. 若診其脈極虛而芤遲者, 當知極虛爲勞, 芤則亡血, 遲則爲寒, 故有淸穀·亡血·失精之證也.

[集註] 程林曰, 腎主閉藏, 肝主疏泄, 失精則過於疏泄, 故少腹弦急也. 陰頭爲宗筋之所聚, 眞陽日虧, 故陰頭寒也. 目眩則精衰, 髮落則血竭, 是以脈虛芤遲也. 虛主失精, 芤主亡血, 遲主下利淸穀也.

李彣曰, 肝主藏血, 腎主藏精, 亡血失精,則肝腎俱虛矣. 少腹者, 肝·腎之部, 今少腹弦急, 以肝腎兩虧, 則裏氣虛而張急加弦也. 肝主筋, 前陰者, 宗筋之所聚, 肝衰故陰頭寒也. 肝藏血, 開竅於目, 腎主骨, 骨之精爲瞳子, 又腎之華在髮, 髮者血之餘, 此肝腎兩虛, 故目眩髮落也. 芤脈者, 浮沈有, 中間無, 似中空芤草, 故名芤脈. 此亡血之脈, 以脈者血之府, 血虛則脈亦虛也. 遲爲在臟, 遲則爲寒, 脈極虛芤遲, 則其證亦虛. 淸穀者, 大便完穀不化也. 此虛勞在肝·腎二經者也.

男子平人, 脈虛弱細微者, 善盜汗也.

[按] 此節脈證不合, 必有脫簡, 故不釋.

脈沈·小·遲, 名脫氣. 其人疾行則喘喝, 手足逆寒, 腹滿, 甚則溏泄, 食不消化也.

[註] 脈沈·細·遲, 則陽大虛, 故名脫氣. 脫氣者, 謂胸中大氣虛少, 不充氣息所用, 故疾行喘喝也. 陽虛則寒, 寒盛於外, 四末不溫, 故手足逆冷也. 寒盛於中, 故腹滿溏泄, 食不消化也.

[集註] 徐彬曰, 脈沈·小·遲, 其爲陽衰無疑. 沈·小·遲三陰相倂, 是陽氣全虧, 故名脫氣. 其軀爲空殼, 疾行則氣竭而喘喝, 四肢無陽而寒, 腹中無陽而滿, 甚則胃虛極而溏泄, 脾虛極而食不化也.

李彣曰, 此脾·肺·腎三經俱病也. 肺主氣, 氣爲陽, 沈·小·遲皆陽氣虛衰之脈, 故爲脫氣. 疾行則喘喝, 以肺主出氣, 而腎主納氣, 爲生氣之原, 呼吸之門, 若眞元耗損, 則氣虛不能續息, 肺無所出, 腎無所納, 故喘喝, 此肺腎病也. 又脾主四肢, 四肢者, 諸陽之本, 逆寒者, 陽虛不溫四末也. 腹滿者, 脾經入腹, 氣虛中滿也. 溏泄食不化者, 此脾虛不能運磨水穀, 多見騖溏飧泄之證也.

脈弦而大, 弦則爲減, 大則爲芤. 減則爲寒, 芤則爲虛, 虛寒相搏, 此名爲革. 婦人則半產漏下, 男子則亡血失精.

[註] 詳見『傷寒論·辨脈法』中, 不復釋.

脈得諸芤動微緊, 男子失精, 女子夢交, 桂枝龍骨牡蠣湯主之.

[註] 脈得諸芤動微緊者, 謂概虛勞之諸脈而爲言也, 非謂芤動微緊, 僅主男子失精, 女子夢交之候也. 通擧男女失精之病, 而用桂枝龍骨牡蠣湯者, 調陰陽和榮衛, 兼固澁精液也.

[集註] 徐彬曰, 失精之家, 脈復不一, 苟得諸芤動微緊, 是男子以虛陰而挾火則失精, 女子以虛陰而挾火則夢交. 主以桂枝龍骨牡蠣湯者, 盖陰虛之人, 大概當助腎, 故以桂枝·芍藥通陽固陰, 甘草·薑·棗和中, 龍骨·牡蠣固精也.

桂枝加龍骨牡蠣湯方

桂枝 芍藥 生薑 各三兩 甘草 二兩 大棗 十二枚 龍骨 牡蠣 各三兩

右七味, 以水七升, 煮取三升, 分溫三服.

虛勞裏急, 悸衄, 腹中痛, 夢失精, 四肢痠疼, 手足煩熱, 咽乾口燥, 小建中湯主之.

[註] 虛勞云云者, 概虛勞之證而言也, 非謂虛勞之證, 止於此也, 故下文有諸不足之說也. 均主以小建中湯者, 欲小小建立中虛之意. 合下六節, 皆論虛勞, 各有所主之方也.

小建中湯方

桂枝 三兩 甘草 炙. 三兩 大棗 十二枚 芍藥 六兩 生薑 二兩 膠飴 一升

右六味, 以水七升, 煮取三升, 去滓, 內膠飴, 更上微火消解, 溫服一升, 日三服. 嘔家不可用建中湯, 以甛故也.

虛勞裏急, 諸不足, 黃芪建中湯主之.

[註] 所謂虛勞裏急諸不足者, 亦該上條諸不足證之謂也. 黃芪建中湯, 建立中外兩虛,

非單謂裏急一證之治也. 桂枝龍骨牡蠣湯, 卽桂枝湯加龍骨·牡蠣. 小建中湯, 卽桂枝湯加膠飴. 黃芪建中湯, 卽桂枝湯加膠飴·黃芪也. 故嘗因是而思仲景以一桂枝湯出入加減, 無往不利如此, 何後世一見桂枝, 卽爲傷寒發汗之劑? 是但知仲景用桂枝湯治傷寒, 而不知仲景用桂枝湯治虛勞也. 若知桂枝湯治虛勞之義, 則得仲景心法矣. 盖桂枝湯辛甘而溫之品也, 若啜粥溫覆取汗, 則發散榮衛以逐外邪, 卽經曰, 辛甘發散爲陽, 是以辛爲主也. 若加龍骨·牡蠣·膠飴·黃芪, 則補固中外以治虛勞, 卽經曰, 勞者溫之, 甘藥調之, 是以溫以甘爲主也. 由此推之, 諸藥之性味功能·加減出入, 其妙無窮也.

[集註] 魏荔彤曰, 氣虛甚, 加黃芪. 津枯甚, 加人參, 以治虛勞裏急. 此言裏急非單指裏急之謂也, 乃虛勞諸不足腹痛之謂也, 故名其方爲建中, 正所以扶持其中氣, 使漸生陰陽, 達於榮衛, 布於肢體也.

尤怡曰, 裏虛脈急, 腹中當引痛也. 諸不足者, 陰陽諸脈俱不足, 而眩悸喘喝, 失精亡血等證, 相因而至也, 急者緩之必以甘, 不足者補之必以溫, 而充虛塞空, 則黃芪尤有專長也.

黃芪建中湯方

於小建中湯內, 加黃芪一兩半, 餘依上法.

若氣短胸滿者, 加生薑. 腹滿者, 去棗加茯苓一兩半. 及療肺虛損不足補氣, 加半夏三兩.

虛勞腰痛, 少腹拘急, 小便不利者, 八味腎氣丸主之.

[註] 虛勞之人腰痛, 腎氣虛而不行也, 少腹拘急, 小便不利, 膀胱氣虛不化也, 主以八味腎氣丸溫補下焦. 腎與膀胱表裏之氣足, 而腰痛, 少腹拘急, 小便不利, 未有不愈者也.

[集註] 程林曰, 腰者腎之外候, 腎虛則腰痛. 腎與膀胱爲表裏, 不得三焦之陽氣以決瀆, 則小便不利而少腹拘急矣. 與是方以益腎間之氣, 氣强則便溺行, 而少腹拘急亦愈矣.

尤怡曰, 虛勞之人, 損傷少陰腎氣, 是以腰痛, 少腹拘急, 小便不利. 以八味腎氣丸補陰之虛, 可以生氣. 助陽之弱, 可以化水, 乃補下治下之良劑也.

八味腎氣丸方 見婦人雜病中

虛勞虛煩不得眠, 酸棗湯主之.

[註] 因虛勞而煩, 是虛煩也. 因虛煩而不得眠, 是虛煩不得眠也. 故主以酸棗仁湯, 專治虛煩, 煩去則得眠也.

[集註] 李彣曰, 虛煩不得眠者, 血虛生內熱, 而陰氣不斂也. 『內經』云, 氣行於陽, 陽氣滿, 不得入於陰, 陰氣虛, 故目不得瞑. 酸棗湯養血虛而斂陰氣也.

酸棗湯方

酸棗仁 二升 甘草 一兩 知母 二兩 茯苓 二兩 芎藭 二兩

右五味, 以水八升, 煮酸棗仁, 得六升, 內諸藥, 煮取三升, 分溫三服.

五勞極虛, 羸瘦腹滿, 不能飮食. 食傷·憂傷·飮傷·房室傷·饑傷·勞傷, 經絡榮衛氣傷, 內有乾血, 肌膚甲錯, 兩目黯黑, 緩中補虛, 大黃蟅蟲丸主之.

[按] '緩中補虛'四字, 當在'不能飮食'之下, 必是傳寫之訛.

[註] 五勞所傷, 久之令人極虛羸瘦, 腹中虛滿, 不能飮食, 宜緩中補虛, 如前之建中等方也. 原其所傷之道, 不止過勞傷氣, 房室傷精也, 卽飮食傷胃, 饑過傷脾, 渴過傷腎, 憂思傷心, 罷極傷肝, 過言傷肺, 皆令人經絡榮衛氣傷, 是以勞熱煎熬, 內有乾血, 故肌膚不潤, 甲錯如鱗也. 兩目不榮, 黯黑不明也. 似此乾血之證, 非緩中補虛之劑所能治, 故主以大黃蟅蟲丸, 攻熱下血, 俾瘀積去而虛勞可復也.

［集註］ 程林曰，此條單指內有乾血而言．夫人或因七情，或因飮食，或因房勞，皆令正氣內傷，血脈凝積，致有乾血積於中，而尫羸見於外也．血積則不能以濡肌膚，故肌膚甲錯．不能榮於目，則兩目黯黑．與大黃䗪蟲丸以下乾血，則邪除正旺矣，非大黃䗪蟲丸能緩中補虛也．

尤怡曰，內有乾血不去，適足以留新血而滲灌不周，故去之不可不早也．此方潤以濡其乾，蟲以動其瘀，通以去其閉，而以地黃·芍藥·甘草和養其虛，攻血而仍滋夫血也．

大黃䗪蟲湯方

大黃 蒸．十分 黃芩 二兩 甘草 三兩 桃仁 一升 杏仁 一升 芍藥 四兩 乾漆 一兩 䖟蟲 一升 水蛭 百枚 䗪蟲 半升 蠐螬 一升 乾地黃 十兩

右十二味，末之，煉蜜爲丸，小豆大，酒飮服五丸，日三服．

虛勞諸不足，風氣百疾，薯蕷丸方主之．

［註］ 虛勞諸不足者，謂五勞·諸虛·百損也．上條以熱傷乾血爲言，此條以風氣百疾立論．熱傷其上之血分，則病肺癰．熱傷其下之血分，則病乾血．風中其外之氣分，則病肺痿．風中其內之氣分，則病百疾．主之以薯蕷丸，散諸風邪，補諸不足，滋諸枯槁，調諸榮衛，故其藥溫潤共劑，補散同方也．

［集註］ 徐彬曰，虛勞不足證，多有兼風者，正不可著急治風氣，故仲景以四君·四物，養其氣血．麥冬·阿膠·乾薑·大棗，補其肺胃．而以桔梗·杏仁，開提肺氣．桂枝行陽．防風運脾．神麴開鬱．黃卷宣腎．柴胡升少陽之氣．白蘞化入榮之風．雖有風氣未嘗專治之，謂正氣運而風氣自去也．然以薯蕷名丸者，取其不寒不熱，不燥不滑，脾腎兼宜，故多用以爲君，則諸藥相助以爲理耳．

薯蕷丸方

薯蕷 三十分 當歸 桂枝 麴 乾地黃 豆黃卷 各十分 甘草 二十八分 人參 七分 芎藭 芍藥 白朮 麥門冬 杏仁 各六分 柴胡 桔梗 茯苓 各五分 阿膠 七分 乾薑 三分 白蘞 二分 防風 六分 大棗 爲膏．百枚

右二十一味，末之，煉蜜和丸，如彈子大，空腹酒服一丸，一百丸爲劑．

肺痿肺癰欬嗽上氣病脈證幷治第七

問曰，熱在上焦者，因欬爲肺痿．肺痿之病，從何得之？ 師曰，或從汗出，或從嘔吐，或從消渴，小便利數，或從便難，又被快藥下利，重亡津液，故得之．曰，寸口脈數，其人欬，口中反有濁唾涎沫者何？ 師曰，爲肺痿之病．若口中辟辟燥，欬卽胸中隱隱痛，脈反滑數，此爲肺癰，欬唾膿血．

［註］熱在上焦，不欬，不病肺痿也．因熱病欬，則爲肺痿．肺熱致痿之由，非止一端．或從汗出，或從嘔吐，或從消渴，小便數利，或從便難，又被快藥下之，重亡津液，故令肺熱乾痿也．肺熱乾痿，則淸肅之令不行，水精四布失度．脾氣雖散，精液上歸於肺，而肺不但不能自滋其乾，亦不能內灑陳於臟腑，外輸精於皮毛也．其精液留貯胸中，得熱煎熬，變爲涎沫，侵肺作欬，唾之不已，故乾者自乾，唾者自唾，愈唾愈乾，痿病成矣．若口中辟辟乾燥，不吐濁唾涎沫，每欬卽胸中隱隱而痛，脈數而滑，不數而虛，則非肺痿乃爲肺癰．久則癰成膿潰，不唾涎沫，而必欬唾膿血矣．

［集註］周揚俊曰，喻昌云，行動數武，氣卽喘鳴，冲擊連聲，痰始一應．『金匱』治法，貴得其精意，大要緩而圖之，生胃津，潤肺燥，

下逆氣，開積痰，止濁唾，補眞氣，以通肺之小管．散火熱，以復肺之淸肅．如半身痿廢及手足痿軟，治之得法，亦能復起．而肺近在胸中，呼吸所關，可不致力乎？肺癰屬在有形之血，血結宜驟攻．肺痿屬在無形之氣，氣傷宜徐理．故癰爲實，誤以肺痿治之，是爲實實．痿爲虛，誤以肺癰治之，是爲虛虛．此辨證用藥之大略也．然兩手寸口之脈，原爲手太陰肺脈，此云寸口脈數，云滑數，云數實，云數虛，皆指左右三部統言，　非如氣口獨主右關之上也．其人欬，口中反有濁唾涎沫，頃之遍地者爲肺痿，言欬而口中不乾燥也．若欬而口中辟辟燥，則是肺已結癰，火熱之毒，出現於口，欬聲上下，觸動其癰，胸中卽隱隱而痛．其脈必見滑數有力，正邪氣方盛之徵也．數虛·數實之脈，以之分別肺痿肺癰，是則肺痿當補，肺癰當瀉也可知矣．

又云，纔見久欬，先須防此兩證．肺癰由五臟蘊祟之火，與胃中停蓄之熱，上乘乎肺．肺受火熱薰灼，血爲之凝，痰爲之裹，遂成小癰．所結之形漸長，則肺日脹而脇骨日昻，迺至欬聲頻併，痰濁如膠．發熱畏寒，日晡尤甚．面紅鼻燥，胸生甲錯．始先卽能辨其脈證，屬表屬裏，極力開提攻下，無不愈者，迨至血化爲膿，肺葉朽壞，傾囊吐出，始識其證，十死不救，嗟無及矣．

沈明宗曰，此肺痿肺癰之辨也．心居上，腎水不足，心火刑金，爲熱在上焦，肺陰日消，氣逆則欬，故致肺痿．然本經明其始病之因，或從病後陰虛，過汗傷液，嘔吐傷津，消渴，血虛津竭．或利小便，數而傷陰．或大便難，反被快藥下利而重亡津液，以致肺金枯燥，虛熱熏蒸，故寸口脈數，其人欬嗽，氣弱不振，津液不布，化爲濁唾涎沫而成肺痿．若口中辟辟燥，欬卽胸中隱隱痛者，乃風寒侵入肺中，凝滯榮血爲癰，故脈滑數而欬唾膿血．因無形虛熱致痿，故脈數虛．因有形氣血凝滯成癰，故脈數實．此明肺癰屬實·肺痿屬虛也．

脈數虛者爲肺痿，數實者爲肺癰．

［註］此詳申上條肺痿·肺癰之脈也．肺痿得之於熱亡津液，虛邪也，故脈數而虛．肺癰得之於熱毒蓄結，實邪也，故脈數而實．

［集註］李彣曰，潘碩甫云，痿與癰，皆熱在上焦，其脈皆數，皆欬，亡津液，未有異也．但痿屬肺氣虛而亡津，雖有熱亦不烈，故不至燥涸，雖欬而口中有濁唾涎沫，故脈雖數而虛也．癰則氣壅血凝，邪實而熱烈，故津液亡而更覺乾涸，口中辟辟燥，欬卽胸中隱痛．津液旣涸，脈應澁滯而反滑數者，蓄熱腐膿，脈故數實也．

尤怡曰，痿者萎也，如草木之萎而不榮，爲津亡而肺焦也．癰者壅也，如土之壅而不通，爲熱聚而肺瘄也．故其脈有虛實不同，而其數則一也．

問曰，病欬逆，脈之何以知此爲肺癰？當有膿血，吐之則死，其脈何類？師曰，寸口脈微而數，微則爲風，數則爲熱．微則汗出，數則惡寒．風中於衛，呼氣不入．熱過於榮，吸而不出．風傷皮毛，熱傷血脈．風舍於肺，其人則欬，口乾，喘滿，咽燥不渴，時唾濁沫，時時振寒．熱之所過，血爲之凝滯，蓄結癰膿，吐如米粥．始萌可救，膿成則死．

［按］'肺癰'之上，當有'肺痿'二字，不然本文論肺痿之義，則無著落，必是脫簡．脈微之三'微'字，當是三'浮'字．微字文氣不屬，必是傳寫之譌．

［註］病欬逆者，何以知爲肺痿肺癰也？欬而不渴，濁唾涎沫，脈數而虛，是以脈證知爲肺痿也．口中乾燥，胸中隱痛，脈數而實，是以脈證知爲肺癰也．至於所以受病之由，肺痿前已言之，而肺癰則未嘗言也，故又取所以致

熱而病肺痿肺癰之由，互爲詳悉發明也．寸口肺脈也，肺脈當浮澁而短．今浮而數，是以知浮則爲風，數則爲熱．初病風熱，外摶皮毛，則榮衛受邪，故汗出而惡寒也．末傳風熱，內舍於肺，則榮衛分病．病肺痿者，屬風熱傷於衛氣，氣分有津液而無血，津液爲之濁，故其爲證，欬而不吐膿血，唾濁涎沫也．病肺癰者，屬風熱傷於榮血，血分有血而無津液，血爲之凝蓄，故其爲證，欬而不唾涎沫，吐膿血如米粥也．其發熱汗出，惡寒惡風，欬而喘滿，咽燥不渴，呼氣不入，吸氣不出，則爲痿·癰．互相兼有必然之證也．呼氣不入，吸氣不出，乃言其呼吸氣促，難出難入，非竟不出入也．始萌可救，謂肺傷尚淺．膿成則死，謂肺已壞矣．盖示人圖治於蚤，又特爲肺癰而諄諄言之也．

肺癰，喘不得臥，葶藶大棗瀉肺湯主之．

［註］此承上條，以明急治之義也．肺癰者，謂口中辟辟乾燥，胸中隱隱作痛，脈數實也．而更加喘不得臥，是邪壅肺甚急，故以葶藶大棗瀉肺湯，大苦大寒，峻瀉肺邪，恐稍遷延，膿成則死矣．

葶藶大棗瀉肺湯方

葶藶 熬令黃色，搗丸，如彈子大 大棗 十二枚

右先以水三升，煮棗，取二升，去棗，內葶藶，煮取一升，頓服．

［集解］趙良曰，此治肺癰喫緊之方也．肺中生癰，不瀉何待？恐日久癰膿已成，瀉之無益，日久肺氣已索，瀉之轉傷，乘其血結而膿未成，當急以瀉之之法奪之．況喘不得臥不亦甚乎．

肺癰，胸滿脹，一身面目浮腫，鼻塞清涕出，不聞香臭酸辛，欬逆上氣，喘鳴迫塞，葶藶大棗瀉肺湯主之．

［註］此承上條，互詳其證，以同其治也．肺癰胸脹而滿，欬逆上氣，喘鳴迫塞，一身面目浮腫，鼻塞清涕出，不聞香臭酸辛，是邪外塞皮毛，內壅肺氣，比之喘不得臥，殆尤甚焉．亦以葶藶大棗瀉肺湯者，因其膿未成故也．

欬而胸滿，振寒脈數，咽乾不渴，時出濁唾腥臭，久久吐膿如米粥者，爲肺癰，桔梗湯主之．

［註］欬而胸滿，振寒脈數，咽乾不渴，時出濁唾腥臭，久久吐膿如米粥者，此爲肺癰證也．肺癰尚未成膿實邪也，故以葶藶之劑瀉之．今已潰後虛邪也，故以桔梗之苦，甘草之甘，解肺毒·排癰膿也．此治已成肺癰，輕而不死者之法也．

［集註］高世栻曰，吐如米粥亦膿也，何以上文云膿成則死？若謂如米粥者非膿，上文既曰，畜結癰膿，吐如米粥．此又云，吐膿如米粥．既吐膿矣，奚有始萌·膿成之別也？愚曰，上文先欬逆，而呼吸不利，後凝滯而血脈成膿，陰陽血氣皆傷，故膿成則死．若上節言肺癰而氣機不利，此節言肺癰而經絡不和．病陽氣者不傷陰，病血脈者不傷陽，故可治也．如但以‘始萌可救，膿成則死’二語盡之，是以辭害志也．奚可乎?

桔梗湯方

桔梗 一兩 甘草 二兩

右二味，以水三升，煮取一升，分溫再服，則吐膿血也．

肺痿吐涎沫而不欬者，其人不渴，必遺尿，小便數．所以然者，以上虛不能制下故也．此爲肺中冷，必眩多涎唾，甘草乾薑湯以溫之．若服湯已，渴者，屬消渴．

［註］欬而不吐涎沫者，肺燥欬也．欬而吐涎沫者，肺熱痿也．若似肺痿之吐涎沫而不欬者，此爲肺中有冷飮，非爲肺中成熱痿也．肺中冷則其人必不渴，遺尿小便數，頭眩多涎唾．所以然者，以上焦陽虛，不能約制下焦陰水，

下焦之水泛上而唾涎沫，用甘草乾薑湯以溫散肺之寒飮也．如服湯已渴者，屬消渴，謂始先不渴，服溫藥卽轉渴者，不但非肺中熱，亦非肺中冷，乃胃中熱也，則不當以屬肺中冷寒飮治之，當以屬胃中熱消渴治之也．

甘草乾薑湯方

甘草 炙．四兩 乾薑 炮．二兩

右㕮咀，以水三升，煮取一升五合，去滓，分溫再服．

欬而上氣，喉中水鷄聲，射干麻黃湯主之．

［註］欬逆上氣，謂欬則氣上衝逆也．上條發明不欬而吐涎沫者，非爲肺痿，是爲肺冷也．此條發明欬而不吐涎沫者，亦非肺痿，亦爲肺冷也．上條以不渴，小便數，多唾涎沫爲肺中冷，故以乾薑佐甘草，是以溫中爲主也．此條以氣上逆，喉中有水鷄聲爲肺經寒，故以生薑佐麻黃，是以散外爲主也．病同冷飮，而有在外在內之別．方同辛溫，而有主溫主散之異也．水鷄聲者，謂水與氣相觸之聲，在喉中連連不絕也．

射干麻黃湯方

射干 三兩 麻黃 四兩 生薑 四兩 細辛 紫菀 款冬花 各三兩 五味子 半升 大棗 七枚 半夏 半升

右九味，以水一斗二升，先煮麻黃兩沸，去上沫，內諸藥，煮取三升，分溫三服．

［集解］程林曰，欬而上氣，如水鷄聲連連不絕者，是湯主之．『內經』曰，肺苦氣上逆，急食苦以瀉之．射干·紫菀之苦，所以泄逆氣也．以辛瀉之，麻黃·生薑·細辛·半夏·款冬花之辛，所以瀉風邪也．以酸收之，以酸補之，五味子之酸，以補不足．虛則補其母，大棗之甘，所以補其母也．

大逆上氣，咽喉不利，止逆下氣者，麥門冬湯主之．

［按］大逆上氣之‘大’字，當是‘火’字，文義病藥始屬，必是傳寫之譌．

［註］欬而上氣，咽喉有水鷄聲而連連者，是寒飮上逆也．今欬而上氣，咽喉無水鷄聲而不利者，是火氣上逆也．不利者，謂咽喉若有物相碍，不爽利也．主之以麥門冬湯，止其火逆，下其上氣也．

麥門冬湯方

麥門冬 七升 半夏 一升 人參 三兩 甘草 二兩 粳米 三合 大棗 十二枚

右六味，以水一斗二升，煮取六升，溫服一升，日三，夜一服．

［集解］周揚俊曰，喩昌云，此胃中津液枯燥，虛火上炎之證，麥冬湯乃治本之良法也．夫用降火之藥而火反升，用寒涼之藥而熱轉熾者，不惟無益，而反害之．凡病有胃氣則生，無胃氣卽死，胃氣者，肺之母氣也．本草有知母之名者，謂肺借其清涼，知清涼爲肺之母也．有貝母之名者，謂肺借其豁痰實，豁痰爲肺之母也．然屢施於火逆上氣，咽喉不利之證，而屢不應，名不稱矣．孰知仲景有此妙法，於麥冬·人參·甘草·粳米大補中氣·大生津液隊中，增入半夏之辛溫一味，其利咽下氣，非半夏之功，實善用半夏之功，擅古今未有之奇矣．

欬逆上氣，時時唾濁，但坐不得眠，皂莢丸主之．

［註］欬逆上氣，喉中有水鷄聲者，是寒飮衝肺，射干麻黃湯證也．欬逆上氣，咽喉不利者，是火氣衝肺，麥門冬湯證也．今欬逆上氣，惟時時唾濁，痰涎多也．但坐不得臥，氣逆甚也．此痰氣爲病，非寒飮亦非火氣．主之以皂莢丸者，宣導其痰，通達其氣也．佐棗膏之甘，以藥性慓悍緩其勢也．

［集註］程林曰，濁唾壅塞於肺，則不得臥，故時時唾濁也．皂莢味辛鹹，辛能散，鹹能軟，宣壅導滯，利竅消風，莫過於此．故欬逆上氣，

時時唾濁, 坐不得臥者宜之. 然藥性慓悍, 佐棗膏之甘, 以緩其藥勢.

魏荔彤曰, 欬逆上氣, 時時吐濁, 但坐不得眠, 則較重於喉中水鷄聲者矣. 聲滯者, 挾外感之因. 唾濁則內傷之故. 但坐不得臥, 而肺癰之證將成矣. 是上焦有熱, 痰血包裹, 結聚成患, 不可不急爲宣通其結聚, 而後可津液徐生, 枯乾獲潤也. 皂莢丸主之, 皂莢驅風理痹, 正爲其有除瘀滌垢之能也. 欬逆上氣, 時時唾濁, 胸膈惡臭之痰血已結, 可不急爲滌蕩, 使之湔洗不留乎? 如今用皂莢澡浴以除垢膩, 卽此理也. 用丸俾徐徐潤化, 自上而下, 而上部方清. 若用湯直瀉無餘, 不能治上部之膠凝矣, 古人立法誠善哉. 此爲預治肺癰將成者主治也.

皂莢丸方

皂莢 刮去皮, 用酥炙. 八兩

右一味, 末之, 蜜丸梧子大, 以棗膏和湯, 服三丸, 日三夜一服.

上氣, 面浮腫, 肩息, 其脈浮大不治, 又加利尤甚.

[註] 上氣, 謂欬逆上氣也. 面浮腫, 謂面目浮腫也. 肩息, 謂喘也. 其脈浮大不治, 又加利尤甚, 謂脈證兩虛, 已屬不治, 又加利, 則上喘下利, 陰陽兩脫, 脈證相反, 故曰, 尤甚也.

[集註] 徐彬曰, 此言肺癰之證, 元氣憊者, 爲難治也. 謂肺癰由風則風性上行, 必先上氣, 若兼面浮腫, 肩息, 氣升不降也. 又脈浮大, 元氣不能復斂, 則補旣不可, 汗又不可, 況內外皆逆氣, 非風之比, 可盡汗泄乎? 故云不治. 加利則陽從上脫, 陰從下脫, 故曰尤甚.

尤怡曰, 上氣, 面浮腫, 肩息, 氣但升而不降矣. 脈復浮大, 則陽有上越之機. 脈偏盛者, 偏絶也. 又加下利, 是陰復從下脫矣. 陰陽離決, 故當不治. 肩息息, 搖肩也.

欬而上氣, 此爲肺脹, 其人喘, 目如脫狀, 脈浮大者, 越婢加半夏湯主之.

[註] 欬而上氣, 此爲肺脹, 其證肩息而喘, 目突如脫之狀. 今脈浮大, 則可知浮則爲風, 大則爲實, 故以越婢加半夏湯主之, 外踈皮毛, 內降氣逆也.

[集註] 趙良曰, 欬而上氣, 則其氣之有衝而不下, 可知矣. 其欬之相連而不已, 可知矣. 此皆屬肺之脹使之也. 邪入於肺則氣壅, 氣壅則欲不喘不可得. 惟喘極, 故目如脫, 所以狀脹與喘之至也. 脈浮, 邪也, 兼大則邪實. 而所以遺害於肺, 正未有已, 故必以辛熱發之, 亦兼以甘寒佐之, 使久合之邪, 渙然氷釋, 豈不快乎? 然久蓄之飮, 何由得泄, 故特加半夏於越婢湯中, 一定之法也.

尤怡曰, 外邪內飮, 塡塞肺中, 爲脹·爲喘·爲欬而上氣, 越婢湯散邪之力多, 而蠲飮之力少, 故以半夏輔其未逮. 不用小靑龍者, 以脈浮且大, 病屬陽熱, 故利辛寒, 不利辛熱也. 目如脫狀者, 目睛脹突, 如欲脫落之狀, 壅氣然也.

越婢加半夏湯方

麻黃 六兩 石膏 半斤 生薑 三兩 大棗 十五枚 甘草 二兩 半夏 半斤

右六味, 以水六升, 先煮麻黃, 去上沫, 內諸藥, 煮取三升, 分溫三服.

[集解] 李彣曰, 脾運水穀, 主爲胃行津液, 職卑如婢也. 湯名越婢者, 取發越脾氣, 通行津液之義也. 今治肺脹, 則麻黃散表邪, 石膏淸內熱, 甘草·大棗養正緩邪, 半夏·生薑散逆下氣也.

上氣喘而躁者, 屬肺脹, 欲作風水, 發汗則愈.

[註] 上氣欬逆喘而躁急者, 屬肺脹也. 乃風鬱於外, 水逆於中之候也, 故曰, 欲作風水.

當發其汗, 故曰, 發汗則愈也.

[集註] 徐彬曰, 有邪者, 尙可治也. 若上氣但喘而躁, 則喘爲風之扇, 躁爲風之煩, 其逆上之涎沫, 將挾風勢而爲風水. 今使先泄於肌表, 水無風戰, 自然順趨而從下, 故曰, 可汗而愈.

肺脹, 欬而上氣, 煩躁而喘, 脈浮者, 心下有水, 小靑龍加石膏湯主之.

[註] 此承上條, 互詳脈證, 以明其治也. 肺脹, 欬而上氣, 煩躁而喘, 脈浮, 是外傷風寒, 內有水氣, 主以小靑龍湯, 發汗則愈. 加石膏者, 因多一煩躁證也.

[集註] 沈明宗曰, 此亙上條, 肺脹治法也. 風寒之邪, 入於榮衛, 挾飮上逆, 則欬而上氣也. 煩躁而喘, 肺氣壅逆, 謂之肺脹, 卽肺癰未成之初也.

尤怡曰, 此亦外邪內飮相搏之證, 而兼煩躁, 則挾有熱邪, 麻桂藥中必用石膏, 如大靑龍之例也. 又此條見證與上條頗同, 而心下寒飮, 則非溫藥不能開而去之, 故不用越婢加半夏, 而用小靑龍加石膏, 溫寒並進, 水熱俱捐, 於法尤爲密矣.

小靑龍加石膏湯方

麻黃 芍藥 桂枝 細辛 甘草 乾薑 各三兩 五味子 半夏 各半升 石膏 二兩

右九味, 以水一斗, 先煮麻黃, 去上沫, 內諸藥, 煮取三升, 强人服一升, 羸者減之, 日三服, 小兒服四合.

[集解] 李彣曰, 心下有水, 麻黃·桂枝發汗以泄水於外, 半夏·乾薑·細辛溫中以散水於內, 芍藥·五味子收逆氣以平肝, 甘草益脾土以制水, 加石膏以去煩躁, 兼能解肌出汗也.

欬而脈浮者, 厚朴麻黃湯主之. 脈沈者, 澤漆湯主之.

[註] 欬, 謂欬而不上氣也. 脈浮者, 風寒病外也. 主之厚朴·麻黃者, 以散外邪爲主也. 脈沈者, 痰飮病裏也. 主之澤漆湯, 以逐內飮爲主也.

[集解] 尤怡曰, 此不詳見證, 而但以脈之浮沈爲辨, 而異其治. 按厚朴麻黃湯與小靑龍加石膏湯大同, 則散邪蠲飮之力居多, 而厚朴辛溫亦能助表, 小麥甘平, 五味斂, 安正氣者也. 澤漆湯以澤漆爲主, 而以白前·黃芩·半夏佐之, 則下趨之力輕猛, 雖生薑·桂枝之辛, 亦祗爲下氣降逆之用而已, 不能發表也. 仲景之意, 盖以欬皆肺邪, 而脈浮者, 氣多居表, 故驅之使從外出爲易. 脈沈者氣多居裏, 故驅之使從下出爲易, 亦因勢利導之法也.

厚朴麻黃湯方

厚朴 五兩 麻黃 四兩 石膏 如鷄子大 杏仁 半斤 半夏 半斤 乾薑 二兩 細辛 二兩 小麥 一升 五味子 半斤

右九味, 以水一斗二升, 先煮小麥熟, 去滓, 內諸藥, 煮取三升, 溫服一升, 日三服.

澤漆湯方

半夏 半升 紫參 一作紫菀. 五兩 澤漆 以東流水五斗, 煮取一斗五升. 三升 生薑 五兩 白前 五兩 甘草 黃芩 人參 桂枝 各三兩

右九味, 㕮咀, 內澤漆汁中, 煮取五升, 溫服五合, 至夜盡.

[集解] 李彣曰, 欬者, 水寒射肺也. 脈浮者, 停水而又挾風以鼓之也. 麻黃去風散肺逆, 與半夏·細辛·乾薑·五味子·石膏同用, 卽前小靑龍加石膏, 爲解表行水之劑也. 然土能制水, 而地道壅塞, 則水亦不行, 故用厚朴疎敦阜之土, 使脾氣健運, 而水自下泄矣. 杏仁下氣去逆, 小麥入心經能通火氣, 以火能生土助脾, 而共成決水之功也. 又云, 脈沈爲水, 以澤漆爲君者, 因其功專於消痰行水也, 水性陰寒, 桂枝行陽氣以導之. 然所以停水者, 以脾土衰不能制水, 肺氣逆不能通調水道, 故用人參·

紫參·白前·甘草補脾順肺, 同爲制水利水之方也. 黃芩苦以泄之, 半夏·生薑辛以散之也.

沈明宗曰, 詳『金匱』欬嗽病, 本於肺則一, 大綱有三. 一者, 熱刑肺金, 氣弱不振, 欬而唾沫爲肺痿. 二者, 風傷衛分, 則病欬上氣喘爲肺脹. 三者, 邪傳榮血, 凝而不行爲肺癰. 然肺脹之中, 又分風·寒·表·裏·飮多·風少·風多·飮少之治. 故氣喘而躁, 脈浮者, 爲心下有水, 欲作風水, 當以小靑龍兩解表裏, 加石膏以淸風熱. 目如脫狀, 乃風寒多而飮少, 以越婢驅風, 加半夏而下痰逆. 風寒外束, 火熱內鬱, 喉中水雞聲者, 射干麻黃湯, 宣通表裏之邪, 風熱壅逆, 津液不佈, 化而爲涎, 時時唾濁, 但坐不得眠者, 皂莢丸以驅風鬱之涎. 若欬而脈浮, 邪居肺氣, 以厚朴麻黃湯, 俾從表解. 欬而脈沈, 邪入於榮, 將成肺癰, 以澤漆而破壅結. 火逆上氣, 咽喉不利, 是無外邪, 治當麥門冬湯, 淸潤滋降. 若見浮腫肩息, 脈浮大而下利, 眞氣上浮下脫, 則爲不治. 以上皆外邪兼內飮合病, 微細之辯, 臨證又當合『內經』五臟六腑, 互相傳乘之欬而辯之, 則盡善矣.

御纂醫宗金鑑 卷二十

奔豚氣病脈證并治第八

師曰, 病有奔豚, 有吐膿, 有驚怖, 有火邪, 此四部病, 皆從驚發得之.

[按] 篇中祗有奔豚一證, 而吐膿·驚怖·火邪皆簡脫, 必有缺文.

師曰, 奔豚病從少腹起, 上衝咽喉, 發作欲死, 復還止, 皆從驚恐得之.

[註] 奔豚者, 腎病也, 以其病從少腹上衝咽喉, 有如豚竄奔突之狀, 故名之也. 發作則腎氣上乘於心而欲死, 作已則氣衰復還於腎而止, 故其病雖有微甚不同, 然必皆從驚恐得之. 盖驚傷心, 恐傷腎, 兩臟交病也. 水能勝火, 腎上淩心, 故治法宜瀉腎而補心也.

[集註] 張從政曰, 驚者, 爲自不知故也. 恐者, 爲自知也. 周揚俊曰, 少陰脈循喉嚨, 因其所繫之經, 而上衝殊便也.

發汗後, 燒鍼令其汗, 鍼處被寒, 核起而赤者, 必發奔豚, 氣從少腹上至心, 灸其核上各一壯, 與桂枝加桂湯主之.

[註] 此條與『傷寒論』同. 『傷寒論』中無'發汗後'三字, 而有'太陽傷寒者, 加溫鍼必驚也'十一字, 當從『傷寒論』爲是. 盖明所以致驚之由非一端, 卽寒侵鍼處, 亦能爲是病也. 夫太陽傷寒者, 加溫鍼必驚也. 謂病傷寒之人, 卒然加以溫鍼, 其心必驚, 非謂溫鍼之後必生驚病也. 燒鍼, 卽溫鍼也, 燒鍼取汗亦汗法也. 鍼處宜當避寒, 若不知謹, 外被寒襲, 火鬱脈中, 血不流行, 所以有結核腫赤之患也. 夫溫鍼取汗, 其法亦爲迅烈矣, 旣鍼而榮不奉行作解, 必其人素寒陰盛也. 故雖有溫鍼之火, 但發核赤, 又被寒侵, 故不但不解, 反召陰邪, 而加鍼之時, 心旣驚虛, 所以腎水陰邪, 得上淩心陽而發奔豚也. 奔豚者, 腎水陰邪之氣, 從少腹上衝於心, 若豚之奔也. 先灸核上各一壯者, 外祛其寒邪, 繼與桂枝加桂湯者, 內伐其腎邪也.

[集註] 周揚俊曰, 奔豚, 北方腎邪也. 燒鍼令汗, 縱不合法, 與少陰何與而作奔豚? 盖太陽相表裏也, 鍼處被寒, 核起而赤, 吾知前此之邪未散, 而後此之邪復入, 惟桂能伐腎邪也. 所以用桂加入桂枝湯中, 一以外解風邪, 一以內泄陰氣也. 先灸核上者, 因寒而腫, 惟灸消之也.

桂枝加桂湯方

桂枝 五兩 芍藥 三兩 甘草 炙. 二兩 生薑 三兩 大棗 十二枚

右五味, 以水七升, 微火煮取三升, 去滓, 溫服一升.

奔豚, 氣上衝胸, 腹痛, 往來寒熱, 奔豚湯主之.

[註] 奔豚氣上衝咽喉, 發作欲死, 是奔豚之甚者也. 氣上衝胸, 腹痛, 往來寒熱, 是奔豚之微者也. 甚者以桂枝加桂湯, 從腎逐陰降逆也. 微者以奔豚湯, 從心調血散逆也.

奔豚湯方

甘草 芎藭 當歸 各二兩 半夏 四兩 黃芩 二兩 生葛 五兩 芍藥 二兩 生薑 四兩 甘李根白皮 一升

右九味, 以水二斗, 煮取五升, 溫服一升, 日三夜一服.

[集解] 沈明宗曰, 用芎·歸·白芍·甘草調養厥陰·少陽血氣之正, 而邪自外出. 以生葛·黃

芩·半夏·生薑佐李根，解半表半裏之寒熱，而逆可散．盖奔豚雖屬腎病，然兼厥陰·少陽之邪而發者有之．仲景用此方，明非僅寒邪一端致然也．

發汗後，臍下悸者，欲作奔豚，茯苓桂枝甘草大棗湯主之．

［註］發汗後，心下悸者，心陽虛，本經自病也．臍下悸者，腎邪乘虛上干心病也．奔豚者，臍下氣動而上衝也．欲作奔豚者，有似奔豚之狀而將作未作也．茯苓桂枝甘草大棗湯，所以補火土而伐水邪也．上條發明外感寒邪，能病奔豚，此條更申明內有水氣，亦能病奔豚也．

［集註］徐彬曰，仲景論證，每合數條以盡其變．言奔豚由於驚，又言其從少腹衝至咽喉，又言其兼腹痛，而往來寒熱，又言其兼核起，而無他病，又言汗後臍下悸，欲作奔豚而未成者，其淺深瞭然．用和解，用伐腎，用桂不用桂，酌治微妙．奔豚一證，病因證治，無復剩義，苟不會仲景立方之意，則峻藥畏用，平劑寡效，豈古方不宜於今哉．

周揚俊曰，汗本心之液，發汗而臍下病悸者，心氣虛而腎氣動也．

茯苓桂枝甘草大棗湯方

茯苓 半斤 桂枝 四兩 甘草 炙．二兩 大棗 十五枚

右四味，以甘瀾水一斗，先煮茯苓，減二升，內諸藥，煮取三升，去滓，溫服一升，日三服．

作甘瀾水法：取水三升置大盆內，以杓揚之數千遍，水上有珠子五·六千顆相逐，取用之．

［集解］程林曰，汗後臍下悸者，陽氣虛而腎邪上逆也．臍下爲腎氣發源之地，茯苓泄水以伐腎邪，桂枝行陽以散逆氣，甘草·大棗甘溫助脾土以制腎水，煎用甘瀾水者，揚之無力，全無水性，取其不助腎邪也．

胸痹心痛短氣病脈證幷治第九

師曰，夫脈當取太過不及，陽微陰弦，卽胸痹而痛，所以然者，責其極虛也．今陽虛知在上焦，所以胸痹心痛者，以其陰弦故也．

［註］脈太過則病，不及亦病，故脈當取太過不及而候病也．陽微，寸口脈微也，陽得陰脈爲陽不及，上焦陽虛也．陰弦，尺中脈弦也，陰得陰脈爲陰太過，下焦陰實也．凡陰實之邪，皆得以上乘陽虛之胸，所以病胸痹心痛．胸痹之病輕者卽今之胸滿，重者卽今之胸痛也．

［集註］李彣曰，『內經』云，胃脈平者不可見，太過不及則病見矣．寸脈爲陽以候上焦，正應胸中部分，若陽脈不及而微，則爲陽虛，主病上焦，故受病胸痹．尺脈太過而弦，則爲陽盛，知在下焦，故上逆而爲痛也．

尤怡曰，上焦爲陽之位，而微脈爲虛之甚，故曰責其極虛．

平人無寒熱，短氣不足以息者，實也．

［註］平人，無病之人也．無寒熱，無表邪也．平人無故而有短氣不足以息之證，不可責其虛也，此必邪在胸中，痹而不通，阻碍呼吸，當責其實也．

［集註］李彣曰，上節云責其極虛，此又云實何也？經云，邪之所湊，其氣必虛．留而不去，其病爲實是也．然短氣與少氣有辨．少氣者，氣少不足於言，『內經』云，言而微，終日乃復言者，此奪氣是也．短氣者，氣短不能相續，似喘非喘，若有氣上衝，故似喘而不搖肩，似呻吟而無痛是也．

尤怡曰，平人素無疾之人也，無寒熱，無新邪也．而乃短氣不足以息，當是裏氣因邪而實，或痰·或食·或飮碍其升降之氣而然也．

胸痹之病，喘息欬唾，胸背痛，短氣，寸口脈沈而遲，關上小緊數，栝蔞薤白白酒湯

主之.

[註] 寸口脈沈而遲, 沈則爲裏氣滯, 遲則爲臟內寒, 主上焦臟寒氣滯也. 關上小緊而疾, 小爲陽虛, 緊疾寒痛, 是主中焦氣急寒痛也. 胸背者, 心肺之宮城也. 陽氣一虛, 諸寒陰邪得以乘之, 則胸背之氣痹而不通, 輕者病滿, 重者病痛, 理之必然也, 喘息·欬唾·短氣證之必有也. 主之以栝蔞薤白白酒湯者, 用辛以開胸痹, 用溫以行陽氣也.

[集註] 趙良曰, 凡寒濁之邪, 滯於上焦, 則阻其上下往來之氣, 塞其前後陰陽之位, 遂令爲喘息·爲欬唾·爲痛·爲短氣也.

程林曰, 胸中者, 心肺之分, 故作喘息欬唾也. 諸陽受氣於胸, 而轉行於背, 氣痹不行, 則胸背爲痛, 而氣爲短也.

栝蔞薤白白酒湯方

栝蔞實 搗. 一枚 薤白 半斤 白酒 七升

右三味, 同煮取二升, 分溫再服.

胸痹, 不得臥, 心痛徹背者, 栝蔞薤白半夏湯主之.

[註] 上條胸痹胸背痛, 尙能臥, 以痛微而氣不逆也. 此條心痛徹背不得臥, 是痛甚而氣上逆也, 故仍用前方, 大加半夏以降逆也.

[集註] 尤怡曰, 胸痹不得臥, 是胸中痛甚, 肺氣上而不下也. 心痛徹背, 是氣閉塞而前後不通故也, 其痹爲尤甚矣. 所以然者, 有痰飮以爲之援也.

栝蔞薤白半夏湯方

栝蔞實 搗. 一枚 薤白 三兩 半夏 半升 白酒 一斗

右四味, 同煮取四升, 溫服一升, 日三服.

[集解] 魏荔彤曰, 用半夏之苦, 以開鬱行氣, 痛甚則結甚, 故減薤白之濕, 用半夏之燥, 更能使膠膩之物, 隨湯而蕩滌也. 日三服, 亦從上治者, 應徐取頻服也.

心痛徹背, 背痛徹心, 烏頭赤石脂圓主之.

[註] 上條心痛徹背, 尙有休止之時, 故以栝蔞薤白白酒加半夏湯平劑治之. 此條心痛徹背, 背痛徹心, 是連連痛而不休, 則爲陰寒邪甚, 浸浸乎陽光欲熄, 非薤白白酒之所能治也, 故以烏頭赤石脂圓主之. 方中烏·附·椒·薑, 一派大辛大熱, 別無他顧, 峻逐陰邪而已.

[集註] 李彣曰, 心痛在內而徹背, 則內而達於外矣. 背痛在外而徹心, 則外而入於內矣. 故旣有附子之溫, 而復用烏頭之迅, 佐乾薑行陽, 大散其寒, 佐蜀椒下氣, 大開其鬱. 恐過於大散大開, 故復佐赤石脂入心, 以固澁而收陽氣也.

赤石脂圓方

蜀椒 一兩. 一法二分. 烏頭 炮. 一分 附子 炮. 半兩. 一法一分. 赤石脂 一兩. 一法二分. 乾薑 一兩. 一法一分.

右五味, 末之, 蜜丸如桐子大. 先食服一丸, 日三服, 不知稍加服.

胸痹, 緩急者, 薏苡附子散主之.

[註] 緩急者, 謂胸痹痛而時緩時急也. 當審其緩急而施治. 若緩而不急者, 以栝蔞薤白白酒湯主之. 今時緩時急, 故以薏苡附子散, 急通痹氣, 以迅掃陰邪也.

薏苡附子散方

薏苡仁 十五兩 大附子 炮. 十枚

右二味, 杵爲散, 服方寸匕, 日三服.

[集解] 李彣曰, 緩急者, 或緩而痛暫止, 或急而痛復作也. 薏苡仁入肺利氣, 附子溫中行陽, 爲散服, 則其效更速矣.

魏荔彤曰, 薏苡下氣寬胸, 附子溫中散邪, 爲邪盛甚而陽微亦甚者立法也.

胸痹, 胸中氣塞, 短氣, 茯苓杏仁甘草湯主之, 橘枳薑湯亦主之.

[註] 胸痹胸中急痛, 胸痹之重者也. 胸中

氣塞，胸痹之輕者也．胸爲氣海，一有其隙，若陽邪干之則化火，火性氣開不病痹也．若陰邪干之則化水，水性氣闔，故令胸中氣塞短氣，不足以息，而爲胸痹也．水盛氣者，則息促，主以茯苓杏仁甘草湯，以利其水，水利則氣順矣．氣盛水者，則痞塞，主以橘皮枳實生薑湯，以開其氣，氣開則痹通矣．

［集註］沈明宗曰，邪氣阻塞胸膈，肺氣不得往來流利，則胸中氣塞短氣．方用杏仁使肺氣下通，以茯苓導引濕下行，甘草和中，俾邪去則痹開而氣不短矣．然胸痹乃胸中氣塞，土濕寒濁陰氣以挾外邪上逆所致，故橘·枳·生薑善於散邪下濁，所以亦主之．

魏荔彤曰，此證乃邪實而正不甚虛，陽微而陰不甚盛．蓋痹則氣必塞，氣塞則必短氣，前言之矣．今開降其氣，而諸證自除矣．

茯苓杏仁甘草湯方

茯苓 三兩 杏仁 五十個 甘草 一兩

右三味，以水一斗，煮取五升，溫服一升，日三服，不差更服．

橘皮枳實生薑湯方

橘皮 一斤 枳實 三兩 生薑 半斤

右三味，以水五升，煎取二升，分溫再服．

胸痹，心中痞氣，氣結在胸，胸滿，脇下逆搶心，枳實薤白桂枝湯主之，人參湯亦主之．

［註］心中，卽心下也．胸痹病，心下痞氣，悶而不通者虛也．若不在心下而氣結在胸，胸滿連脇下，氣逆撞心者實也．實者用枳實薤白桂枝湯主之，倍用枳·朴者，是以破氣降逆爲主也．虛者用人參湯主之，卽理中湯，是以溫中補氣爲主也．由此可知痛有補法，塞因塞用之義也．

［集註］魏荔彤曰，胸痹自是陽微陰盛矣．心中痞氣，氣結在胸，正胸痹之病狀也，再連脇下之氣，俱逆而搶心，則痰飮水氣，俱乘陰寒之邪，動而上逆，胸胃之陽氣全難支拒矣．故用枳實薤白桂枝湯，行陽開鬱，溫中降氣．猶必先後煮治，以融和其氣味，俾緩緩蕩除其結聚之邪也．再或虛寒已甚，無敢恣爲開破者，故人參湯亦主之，以溫補其陽，使正氣旺而邪氣自消也．

尤怡曰，心中痞氣，氣痹而成痞也．脇下逆搶心，氣逆不降，將爲中之害也．用此二方者，一以去邪之實，卽以安正．一以養陽之虛，卽以逐陰．是在審其病之新久，與氣之虛實而決之．

枳實薤白桂枝湯方

枳實 四枚 厚朴 四兩 薤白 半斤 桂枝 一兩 栝蔞實 搗．一枚

右五味，以水五升，先煮枳實·厚朴，取三升，去滓，內諸藥，煮數沸，分溫三服．

人參湯方

人參 甘草 乾薑 白朮 各三兩

右四味，以水八升，煮取三升，溫服一升，日三服．

心中痞，諸逆，心懸痛，桂枝生薑枳實湯主之．

［註］心中痞，卽上條心中痞氣也．諸逆，諸氣上逆也．上條之逆，不過撞心而不痛．此條之逆，則心懸而空痛，如空中懸物動搖而痛也．用桂枝生薑枳實湯，通陽氣破逆氣，痛止痞開矣．

［集註］程林曰，諸逆如脇下逆搶心之類，邪氣獨留於上，則心懸痛．

尤怡曰，諸逆，該痰飮客氣而言，心懸痛，謂如懸物動搖而痛，逆氣使然也．

桂枝生薑枳實湯方

桂枝 三兩 生薑 三兩 枳實 五枚

右三味，以水六升，煮取三升，分溫三服．

[集解] 趙良曰, 枳實·生薑, 原以治氣塞, 况於痞乎? 故較前條稍減輕分兩, 使痞者下其氣以開之. 懸痛屬飮者, 得生薑以散之, 旣足建功矣. 乃去橘皮而用桂枝者, 以所逆非一, 或通陽氣, 或破結氣, 或散寒氣, 皆能去痹也.

腹滿寒疝宿食病脈證幷治第十

趺陽脈微弦, 法當腹滿, 不滿者必便難, 兩胠疼痛, 此虛寒從下上也, 當以溫藥服之.

[註] 趺陽胃脈也, 當緩而和, 今見弦脈, 是肝脈也. 肝脈見於脾部, 是木盛土虛也, 法當腹滿. 今不腹滿者, 肝脈微弦, 不盛而脾不虛, 故脾未受病也. 肝自鬱則失其條達之性, 必本經自病, 故便難兩胠痛也. 然非肝火實病, 此乃虛寒從下上也, 當以溫藥服之.

腹滿時減, 復如故, 此爲寒, 當與溫藥.

[按] 此篇無治虛寒腹滿之方. '當與溫藥'之下, 當有'宜厚朴生薑甘草半夏人參湯主之'十四字, 必是脫簡, 閱『傷寒論·太陰篇』自知.

[註] 此承上條, 互詳其證, 以明其治也. 腹滿便難, 脾實病也, 今腹滿而不便難, 脾虛病也, 且腹滿有時而減, 有時復如不滿, 乃虛寒也, 當與溫藥主之. 以厚朴生薑甘草半夏人參湯, 消滿散寒, 緩中降逆補虛, 乃治虛滿之法也.

[集註] 魏荔彤曰, 腹滿或服下藥, 或服補藥. 有時減退, 未幾旋腹滿如故, 則不可作實與熱治也. 仲景明此爲寒, 裏寒從無下法, 惟有溫藥與服, 虛者以溫中補氣, 實者亦以溫中行氣爲義, 是治氣寒腹滿第一善法也.

厚朴生薑甘草半夏人參湯方

厚朴 半斤 生薑 半斤 半夏 半斤 人參 一兩 甘草 炙. 三兩

右五味, 以水一斗, 煮取三升, 去滓, 溫服一升, 日三服.

腹滿不減, 減不足言, 當須下之, 宜大承氣湯.

[註] 腹滿時減·時滿, 虛滿也. 腹滿常常而滿, 實滿也. 腹滿不減, 減不足言, 謂腹滿不減, 雖減不過稍減, 不足言減也. 虛滿當溫, 實滿當下, 故宜大承氣湯下之, 此治實滿之法也.

[集註] 尤怡曰, 減不足言, 謂雖減而不足云減, 所以形其滿之至也, 故宜大下. 所謂中滿者, 瀉之於內也.

大承氣湯方 見前痙病中

病者腹滿, 按之不痛爲虛, 痛者爲實, 可下之. 舌黃未下者, 下之黃自去.

[註] 前條腹滿, 以時減·時不減別虛實. 此條腹滿, 以痛·不痛辨有餘不足也. 腹滿按之不痛爲虛, 虛者脾虛也, 可溫之, 則當與厚朴生薑甘草半夏人參湯也. 按而痛者爲實, 實者胃實也, 可下之, 當與大承氣湯. 胃實者舌胎必黃, 若未下者, 下之黃胎自去也.

[集註] 趙良曰, 腹滿亦有屬實, 實則非虛寒也明矣, 豈槪以溫藥治之乎? 故有試之之法, 在痛與不痛之分, 虛實較然矣. 盖胃實必熱, 熱蒸必舌黃, 下其實熱, 舌黃不自已乎? 有此一辨, 幷虛者愈審已.

魏荔彤曰, 無形之虛氣作痞塞, 則按之無物, 何痛之有? 倘挾有形之實物爲患, 如宿食在胃, 疝氣在少腹等是也. 按之有物阻碍於臟腑之側焉, 有不痛者乎? 是於按之痛否, 以決其虛實之法也.

病者痿黃, 躁而不渴, 胸中寒實而利不止者, 死.

[按] 躁而不渴, 當是'燥而不渴', 文始通順. 胸中寒實, 當是'胃中寒實'. 若是胸中寒實, 如何曰下利不止者死? 皆是傳寫之譌.

[註] 病者面色痿黃, 若口燥而渴者, 熱實也. 今痿黃口燥不渴, 寒實也. 寒實者當不下利, 若下利是寒虛也. 今下利不止, 乃寒虛胃氣下脫, 故死也.

[集註] 程林曰, 痿黃者, 脾胃病也. 見燥而渴者爲熱, 不渴者爲寒. 病人旣痿黃, 又兼下利不禁, 則脾氣衰絶, 故死.

李彣曰, 下利若燥而渴者爲熱, 陽氣尙存, 猶爲可治. 今燥而不渴, 胃中寒邪盛也, 若利不止, 則陰盛陽衰, 氣下脫矣, 故死.

夫瘦人, 繞臍痛, 必有風冷, 穀氣不行, 而反下之, 其氣必衝. 不衝者, 心下則痞.

[註] 此承上條寒實證誤以寒藥下之之義也. 瘦人形氣虛弱, 難禦外邪, 若繞臍痛, 必有風冷傷胃, 致令穀氣不行也. 繞臍疼痛, 雖屬實邪, 但因風冷則爲寒實, 醫者當溫而行之, 今反以寒藥下之, 其風冷之邪, 若上虛則氣上衝, 中虛則痞結心下, 理必然也.

[集註] 尤怡曰, 瘦人臟虛氣弱, 風冷易入, 入則穀氣留滯不行, 繞臍疼痛, 有似裏實而實爲虛冷. 是宜溫藥以助脾之行, 乃反下之, 穀出而風冷不與俱出, 正乃益虛, 邪乃無制, 勢必上衝, 若不衝者, 心下則痞.

寸口脈弦者, 卽脇下拘急而痛, 其人嗇嗇惡寒也.

[註] 此詳申首條, 兩胠疼痛屬寒之義也. 寸口脈弦, 卽首條之弦也. 脇下拘急而痛, 卽首條之兩胠疼痛也. 何以知其爲寒也? 然必其人有陽虛嗇嗇惡寒之證, 始爲肝寒而痛也, 卽有腹滿, 亦當溫之可也.

[集註] 程林曰, 弦, 肝脈, 陰也. 肝脈循脇裏, 寒主收引, 故脇下拘急而痛. 以寒勝於內, 而陽氣不行於外, 故外亦嗇嗇而惡寒也.

夫中寒家, 喜欠, 其人淸涕出, 發熱色和者, 善嚔.

[註] 中寒家, 謂素有中寒病之人也. 前以時減辨腹滿之中寒, 又以惡寒辨脇痛之中寒, 此以喜欠淸涕出而辨心胸之中寒也. 欠者, 呵欠也. 夫人欲睡喜欠者, 陰引陽入也. 睡覺喜欠者, 陽引陰出也. 今中寒喜欠者, 是陰盛引陽也. 年老之人淸涕出者, 是陽虛也. 遇寒之人淸涕出者, 是寒盛也. 今中寒而淸涕出者, 是陽氣虛寒也. 若發熱色和者, 非爲中寒也, 乃爲外寒所搏, 雖有淸涕出, 亦因善嚔而出也.

中寒, 其人下利, 以裏虛也, 欲嚔不能, 此人肚中寒. 一云痛.

[註] 上條以喜欠·淸涕自出, 辨心胸之中寒. 此條以下利·欲嚔不能嚔, 而辨腹中寒也. 其人下利, 裏氣素虛也, 欲嚔不能嚔, 何以知此人腹中寒也? 盖噴嚔者, 雷氣之義也, 其人內陽外陰, 陽氣奮發而爲嚔也. 今欲嚔不能嚔, 是陽欲出而復留, 陰氣盛也, 故知腹中寒也.

[集註] 沈明宗曰, 此脾經受寒現證也. 寒中太陰, 陰寒濕盛, 陽虛不固, 其人下利, 但通多不足, 故爲裏虛. 盖陽和則嚔, 而欲嚔不能, 乃陰寒凝滯於裏, 所以肚中病也

腹中寒氣, 雷鳴切痛, 胸脇逆滿, 嘔吐, 附子粳米湯主之.

[註] 腹中切痛, 寒也, 腹中雷鳴, 氣也, 腹中寒氣, 故雷鳴切痛. 而胸脇逆滿者, 腸胃之外寒氣爲之也. 腹痛雷鳴嘔吐者, 腸胃之中寒氣爲之也. 主之以附子粳米湯, 勝寒氣, 和內外, 此治腹中寒之法也.

附子粳米湯方

附子 炮. 一枚 半夏 半升 甘草 一兩 大棗 十枚 粳米 半升

右五味, 以水八升, 煮米熟湯成, 去滓, 溫服一升, 日三服.

心胸中大寒痛, 嘔不能飮食, 腹中寒, 上衝皮起, 出見有頭足, 上下痛不可觸近, 大

建中湯主之.

[註] 心胸中大寒痛, 謂腹中上連心胸大痛也. 而名大寒痛者, 以有厥逆·脈伏等大寒證之意也. 嘔逆不能飮食者, 是寒甚拒格於中也. 上衝皮起, 出見頭足者, 是寒甚聚結於外也. 上下痛不可觸近, 是內而臟腑, 外而經絡, 痛之甚亦由寒之甚也. 主之以大建中湯, 蜀椒·乾薑大散寒邪, 人參·膠飴大建中虛. 服後溫覆, 令有微汗, 則寒去而痛止. 此治心胸中寒之法也.

大建中湯方

蜀椒 去汗. 二合 乾薑 四兩 人參 二兩

右三味, 以水四升, 煮取二升, 去滓, 內膠飴一升, 微火煎取一升半, 分溫再服, 如一爨頃, 可飮粥二升, 後更服, 當一日食糜溫覆之.

寒氣厥逆, 赤丸主之.

[按] 此條之文·之方, 必有簡脫, 難以爲後世法, 不釋.

赤丸方

茯苓 四兩 半夏 洗. 四兩. 一方用桂. 烏頭 炮. 二兩 細辛 一兩

右四味, 末之, 眞朱爲色煉丸, 丸如麻子大, 先食, 酒飮下三丸, 日再·夜一服. 不知稍增之, 以知爲度.

痛而閉者, 厚朴三物湯主之.

[註] 腹滿而痛下利者, 用理中湯, 所以溫其中也. 腹滿而痛便閉者, 用厚朴三物湯, 所以開其下也.

厚朴三物湯方

厚朴 八兩 大黃 四兩 枳實 五枚

右三味, 以水一斗二升, 先煮二味, 取五升, 內大黃, 煮取三升, 溫服一升, 以利爲度.

其脈數而緊, 乃弦, 狀如弓弦, 按之不移. 脈弦數者, 當下其寒. 脈緊大而遲者, 必心下堅. 脈大而遲者, 陽中有陰, 可下之.

[按] '其脈數而緊, 乃弦, 狀如弓弦, 按之不移, 脈弦數者'之十九字, 當是衍文, 閱『傷寒論·辨脈法』自知. '當下其寒'之四字, 當在'必心下堅'之下, 文義始屬.

[註] 脈緊而遲者, 必心下堅硬, 乃寒實也, 當下其寒. 脈大而緊者, 陽中有陰也, 大者陽實, 緊者陰實也, 故可下之.

脇下偏痛, 發熱, 其脈緊弦, 此寒也, 宜溫藥下之, 以大黃附子湯.

[按] 脇下偏痛之'偏'字, 當是'滿'字, 必是傳寫之訛.

[註] 腹滿而痛, 脾實邪也. 脇下滿痛, 肝實邪也. 發熱若脈數大, 胃熱實邪也. 今脈緊弦, 脾寒實邪也, 當以溫藥下之, 故以大黃附子湯下其寒實. 方中佐細辛者, 以散其肝邪, 此下肝脾寒實之法也.

[集註] 尤怡曰, 脇下滿痛而脈緊弦, 陰寒成聚也, 雖有發熱, 亦是陽氣被鬱所致. 是以非溫不能已其寒, 非下不能去其結, 故曰, 宜以溫藥下之.

大黃附子湯方

大黃 三兩 附子 炮. 三枚 細辛 二兩

右三味, 以水五升, 煮取二升, 分溫三服. 若强人煮取二升半, 分溫三服. 服後如人行四五里, 進一服.

病腹滿, 發熱, 十日脈浮而數, 飮食如故, 厚朴七物湯主之.

[註] 病腹滿, 裏證也. 發熱, 裏熱也. 然十日脈浮而數, 表熱亦未已也. 飮食如故, 胃熱能消穀也. 因胃熱裏實, 表熱發熱, 故用厚朴七物湯, 表裏均解, 腹滿發熱兩除也. 此桂枝湯, 小承氣湯之複方也.

[集註] 程林曰, 腹滿者, 內有實熱也. 十日脈尙浮而數, 浮爲在表, 表熱邪未已, 故發熱.

數爲在裏，裏熱能消穀，故飮食如故．與此方蕩腹滿而除表熱．夫表裏俱實，當先解表，乃可攻裏，今表邪微而裏邪甚，故用承氣桂枝二湯，相合以和表裏，如傷寒之用大柴胡，此其義也．

厚朴七物湯方

厚朴 半斤 甘草 三兩 大黃 二兩 大棗 十枚 枳實 五枚 桂枝 二兩 生薑 五兩

右七味，以水一斗，煮取四升，溫服八合，日三服．嘔者加半夏五合，下利去大黃．寒多者，加生薑至半斤．

按之心下滿痛者，此爲實也，當下之，宜大柴胡湯．

［按］‘按之心下滿痛’之下，當有‘有潮熱’之三字，若無此三字，則不當與大柴胡湯，是必傳寫之遺．

［註］按之心下滿痛，有潮熱者，此爲表裏俱實，當下之，宜大柴胡湯兩解之．此二治皆下實滿之法也．

大柴胡湯方

柴胡 半斤 黃芩 三兩 芍藥 三兩 半夏 洗．半斤 枳實 炙．四枚 大黃 二兩 大棗 十二枚 生薑 五兩

右八味，以水一斗二升，煮取六升，去滓再煎，溫服一升，日三服．

腹痛，脈弦而緊，弦則衛氣不行，卽惡寒，緊則不欲食，邪正相搏，卽爲寒疝．遶臍痛苦，發則白汗出，手足厥冷，其脈沈緊者，大烏頭煎主之．

［按］此條脈重出，下條有證無脈，‘其脈沈緊者’之五字，當在下條裏急之下．然脈弦而緊，是勁急之甚，當屬寒疝之重者．其白汗之‘白’字，當是‘自’字．下條其脈沈緊是裏痛之脈，當屬寒疝之輕者，必是傳寫之譌．

［註］疝病犯寒卽發，故謂之寒疝也．其病發則繞臍少腹急痛，惡寒汗出，手足厥冷，不欲飮食，脈弦而緊，主急主痛，此寒疝應有之證脈也．主之烏頭煎者，是專以破邪治標爲急，虛實在所不論，故曰，强人服七合，弱人服五合也．

烏頭煎方

烏頭 熬，去皮，不㕮咀．大者五枚．

右以水三升，煮取一升，去滓，內蜜二升，煎令水氣盡，取二升，强人服七合，弱人服五合，不差明日更服，不可一日再服．

寒疝，腹中痛，及脇痛裏急者，當歸生薑羊肉湯主之．

［按］脇痛裏急之下，當有上條‘其脈沈緊’四字．

［註］寒疝腹中痛及脇痛裏急，脈見沈緊，較之繞臍苦痛輕矣．且無惡寒汗出，手足厥冷，故不用烏頭煎之大溫大散，而用當歸生薑羊肉湯，養正爲本，散寒爲次，此治寒疝之和劑也．服烏頭煎病勢退者，亦當與之．

［集註］李彣曰，疝屬肝病，肝藏血，其經布脇肋，腹脇幷痛者，血氣寒而凝澁也．當歸通經活血，生薑溫中散寒．裏急者內虛也，用羊肉補之．『內經』云，形不足者，溫之以氣．精不足者，補之以味是也．

沈明宗曰，按此連衝脈爲疝，治當溫補也．肝木受邪，乘脾則腹中痛．本經之氣不舒，故脇亦痛．連及衝脈則裏急矣．所以當歸補養衝任而散風寒，羊肉溫補榮衛之氣，脾邪散而痛自止．方後云‘痛而多嘔’，乃肝氣上逆臨胃，故加橘·朮補之．

當歸生薑羊肉湯方

當歸 三兩 生薑 五兩 羊肉 一斤

右三味，以水八升，煮取三升，溫服七合，日三服．若寒多者，加生薑成一斤．痛多而嘔者，加橘皮二兩，白朮一兩．加生薑者，亦加

水五升, 煮取三升二合, 服之.

寒疝, 腹中痛, 逆冷, 手足不仁, 若身疼痛, 灸刺·諸藥不能治, 抵當烏頭桂枝湯主之.

[按] '抵當'二字, 衍文也.

[註] 寒疝腹中痛, 逆冷, 手足不仁, 身體疼痛, 此疝之寒重者也. 灸刺·諸藥不能取效, 則急以烏頭煎加桂枝湯五合, 以解內外之盛寒也.

[集註] 徐彬曰, 起於寒疝腹痛, 而至逆冷, 手足不仁則陽氣大痹. 加以身疼痛, 榮衛俱不和, 更灸刺諸藥不能治, 是或攻其外, 或攻其內, 邪氣牽制不服也. 故以烏頭攻寒爲主, 而合桂枝全湯以和榮衛, 所謂七分治裏·三分治表也.

烏頭桂枝湯方

烏頭

右一味, 以蜜二斤, 煎減半, 去滓, 以桂枝湯五合解之, 令得一升, 初服二合. 不知, 卽服三合. 又不知, 復加至五合. 其知者如醉狀, 得吐者爲中病.

[方解] 以桂枝湯五合解之者, 溶化也. 令得一升, 謂以烏頭所煎之蜜五合, 加桂枝湯五合溶化, 令得一升也. 不知, 不效也. 又不知, 又不效也. 其知者, 已效也. 如醉狀, 外寒方散, 得吐者, 內寒已伸, 故爲中病也.

問曰, 人病有宿食, 何以別之? 師曰, 寸口脈浮而大, 按之反澁, 尺中亦微而澁, 故知有宿食, 大承氣湯主之.

[按] '尺中亦微而澁'之'微'字, 當按『傷寒論』作'大'字是.

[註] 宿食病, 卽今之傷食病也, 謂食隔宿不化也. 人病腹滿而痛, 何以別之爲宿食也? 寸口脈浮而大, 按之反澁, 謂按且大·且澁·且有力也, 關上尺中亦然. 大澁有力爲實而不利, 故知有宿食也. 當下之, 宜大承氣湯.

脈數而滑者, 實也, 此有宿食, 下之愈, 宜大承氣湯.

[註] 腹滿而痛, 脈數而滑者, 實也, 此有宿食, 故當下之.

[集註] 李彣曰, 滑者, 水穀之氣勝也, 若滑而兼數, 則實熱已入胃腑矣. 故云, 有宿食可下之.

下利不欲食者, 有宿食也, 當下之, 宜大承氣湯.

[註] 初下利不欲食者是傷食, 惡食不欲食也. 久下利不欲食者, 是傷脾不能食也. 今初下利卽不欲食, 以有宿食故也. 當下之, 宜大承氣湯無疑矣.

[集註] 沈明宗曰, 此傷食而致下利也. 驟傷宿食, 停滯胃中, 壅遏升降之機, 不轉腸中, 水穀不分而下奔則利, 宿食在胃, 故不欲食. 必當攻去宿食, 利得止而欲食, 故宜大承氣湯.

宿食在上脘, 當吐之, 宜瓜蒂散.

[註] 胃有三脘, 宿食在上脘者, 隔間痛而吐, 可吐不可下也. 在中脘者, 心中痛而吐, 或痛不吐, 可吐可下也. 在下脘者, 臍上痛而不吐, 不可吐可下也. 今食在上脘, 故當以瓜蒂散吐之也.

瓜蒂散方

瓜蒂 熬黃. 一分 赤小豆 煮. 一分

右二味, 杵爲散, 以香豉七合煮取汁, 和散一錢匕, 溫服之. 不吐者少加之, 以快吐爲度而止. 亡血及虛者, 不可與之.

脈緊如轉索無常者, 有宿食也.

[註] 轉索無常, 緊脈之狀也. 若浮緊, 傷寒. 沈緊, 冷痛. 冷犯胃脘, 穀氣不行, 故曰, 有宿食也.

脈緊, 頭痛風寒, 腹中有宿食不化也. 一云寸口脈緊

[註] 脈緊頭痛, 是外傷風寒病也, 脈緊腹痛, 是內傷宿食病也.

[集註] 李彣曰, 按此脈與證, 似傷寒而非傷寒者, 以身不疼·腰脊不强故也. 然脈緊亦有辨. 浮而緊者, 爲傷寒. 沈而緊者, 爲傷食. 『甲乙經』曰, 人迎緊甚傷於寒, 氣口緊甚傷於食, 則寒與食又以左右手爲辨已. 是以知腹中有宿食不化也.

五臟風寒積聚病脈證幷治第十一

肺中風者, 口燥而喘, 身運而重, 冒而腫脹.

[按] '身運而重', 當是'頭運而身重', '冒而腫脹', 當是'冒風而腫脹', 始與文義相合, 此必傳寫之譌可知.

[註] 肺主氣, 外合皮毛, 肺中風邪, 風傷氣則津結不行, 故口燥. 風傷肺則氣逆上壅, 故喘欬. 頭運而身重者, 氣傷而力乏也. 冒風而腫脹者, 皮傷風水也.

[集註] 李彣曰, 肺主氣, 風邪中之則氣壅而津液不行, 故口燥·氣逆而呼吸不利, 故氣喘也.

肺中寒, 吐濁涕.

[註] 肺中寒邪, 胸中之陽氣不治, 則津液聚而不行, 故吐濁涎如涕也.

[集註] 李彣曰, 五液入肺爲涕, 肺合皮毛, 開竅於鼻, 寒邪從皮毛而入於肺, 則肺竅不利而鼻塞涕唾, 濁涎壅遏不通, 吐出於口也.

肺死臟, 浮之虛, 按之弱如葱葉下無根者, 死.

[註] 肺中風寒之邪, 脈若見浮之極虛, 按之弱如葱葉之空下無根者, 乃肺臟之死脈也. 以下五臟俱言浮者, 是明外中之邪, 應得之脈也.

[集註] 程林曰, 眞肺脈至, 如以毛羽中人膚, 非浮之虛乎? 葱葉中空, 按之弱如葱葉下又無根, 則浮毛虛弱是無胃氣也. 此眞臟已見, 故死.

肝中風者, 頭目瞤, 兩脇痛, 行常傴, 令人嗜甘.

[註] 肝主風, 外合於筋, 肝中風邪, 風勝則動, 故頭目瞤動也. 兩脇肝之部, 肝受病故兩脇痛也. 風傷筋, 故行常傴僂也. 肝苦急, 欲甘緩之, 故令人嗜甘也.

[集註] 徐彬曰, 高巓之上, 惟風可到, 風性動搖, 故頭目瞤動. 肝脈上貫膈, 今脇肋有邪故痛. 肝主筋, 風勝則筋急故傴. 人以脾胃爲主, 木邪甚而土負, 甘益脾, 嗜甘所以自救也.

肝中寒者, 兩臂不擧, 舌本燥, 喜太息, 胸中痛, 不得轉側, 食則吐而汗出也.

[按] '兩臂不擧, 舌本燥'二句, '而汗出'三字, 文義不屬, 必是錯簡, 不釋.

[註] 肝性條達, 氣行於胸側, 肝中寒邪, 故有氣抑不伸, 喜太息. 氣滯不行, 痛不得轉側也. 食則吐, 亦寒邪上逆也.

肝死臟, 浮之弱, 按之如索不來, 或曲如蛇行者, 死.

[註] 肝中風寒之邪, 若脈見浮之極弱, 按之不弦, 是失其肝之本脈也. 今按之如索不來, 曲如蛇行而去, 夫索曲蛇行, 去而不來, 非皆肝臟之死脈乎?

[集註] 周揚俊曰, 按之如索, 則弦緊俱見, 脈有來去, 乃陰陽往復之理. 今曰, 不來但去, 是無胃氣也. 否則眞氣將散, 出入强勉, 有委而不前, 屈且難伸之狀, 故曲如蛇行也.

肝着, 其人常欲蹈其胸上. 先未苦時, 但欲飮熱, 旋覆花湯主之.

[按] '旋覆花湯主之'六字, 與肝着之病不合, 當是衍文.

[註] 肝着者, 爲肝氣着而不行, 致胸痞塞

不快也. 故其人常欲按摩其胸, 以疏通其氣也. 其先未曾痞塞苦時, 但欲飮熱者, 乃寒氣爲病也.

[集註] 李彣曰, 肝主踈泄, 着則氣鬱不伸, 常欲人蹈其胸上, 以舒其氣. 又以寒氣固結於中, 欲飮熱以勝其寒也.

心中風者, 翕翕發熱, 不能起, 心中饑, 食卽嘔吐.

[按] 翕翕發熱, 中風之本證也. 不能起, 心中饑, 食卽嘔吐, 文義不屬, 必是錯簡, 不釋.

心中寒者, 其人苦病心如啖蒜狀, 劇者心痛徹背, 背痛徹心, 譬如蠱注, 其脈浮者, 自吐乃愈.

[註] 其人苦病心如啖蒜狀, 謂辛辣刺心之狀也. 劇者心痛徹背, 背痛徹心, 謂心背相應而痛也. 譬如蠱注, 謂似蟲之往來不已而痛也. 此皆心中寒邪之證. 若其脈浮, 是心得本脈, 爲寒邪上越之候, 故自吐則邪去乃愈也.

[集註] 徐彬曰, 寒則爲陰邪, 外束之則火內鬱, 故如啖蒜狀, 其似辣而非痛也. 劇則邪盛, 故外攻背痛, 內攻心痛. 徹者相應也. 譬如蠱注狀, 其綿綿不息. 若脈浮, 是邪未結, 故自吐而愈.

心傷者, 其人勞倦, 卽頭面赤而下重, 心中痛而自煩, 發熱, 當臍跳, 其脈弦, 此爲心臟傷所致也.

[按] '其脈弦'之'弦'字, 當是'沈'字. 沈爲腎脈, 文義相屬, 必是傳寫之譌.

[註] 心傷者, 謂心傷病之人也. 因其人勞倦則擾其心, 心之陽盛於上, 故頭面赤也. 上盛則下虛, 故下重而無力也. 心中痛, 自煩發熱, 當臍跳. 其脈沈, 腎乘心傷之所致也.

[集註] 尤怡曰, 心傷者, 其人勞倦, 卽頭面赤而下重. 盖心虛者, 其陽易浮, 上盛者, 其下必虛也. 心中痛而自煩發熱者, 心虛失養而熱動於中也. 當臍跳者, 心虛於上, 而腎動於下也.

邪哭使魂魄不安者, 血氣少也. 血氣少者, 屬於心. 心氣虛者, 其人則畏, 合目欲眠, 夢遠行而精神離散, 魂魄妄行. 陰氣衰者爲癲, 陽氣衰者爲狂.

[按] '陰氣衰者爲癲'之'癲'字, 當是'狂'字. '陽氣衰者爲狂'之'狂'字, 當是'癲'字. 『內經』曰, 重陰者癲, 重陽者狂. 必是傳寫之譌.

[註] 邪哭, 謂心傷之人無故而哭也. 邪哭則使人魂魄不安, 心之血氣少也. 血氣少而心虛, 則令人畏, 合目欲眠則夢遠行, 此是精神離散, 魂魄妄行也. 心之血, 陰也, 陰過衰則陽盛, 陽盛則爲病狂也. 心之氣, 陽也, 陽過衰則陰盛, 陰盛則病癲也.

心死臟, 浮之實如丸豆, 按之益躁疾者, 死.

[註] 心中風寒之邪, 若脈見浮之極實, 如丸豆之狀, 按之益勁躁疾亂動者, 乃心臟之死脈也.

[集註] 李彣曰, 『難經』云心脈浮大而散, 若浮之實如麻豆, 按之益躁疾, 則眞臟脈見, 胃氣全無故死. 『內經』云, 眞心脈至堅而搏, 如尋薏苡子, 累累然卽如麻豆. 意可與此同參.

脾中風者, 翕翕發熱, 形如醉人, 腹中煩重, 皮目瞤瞤而短氣.

[按] 脾缺中寒之文, 必是簡脫.

[註] 脾中風邪, 翕翕發熱, 中風之本證也. 形如醉人, 亦風熱擾亂於中, 應有之證也. 腹中不快而煩, 身體懈惰而重, 皮目瞤瞤, 動而氣短, 皆脾經證也.

[集註] 李彣曰, 風屬陽邪而氣踈泄, 形如醉人, 言其面赤而四肢軟也. 風氣內擾, 故腹中煩重. 皮目, 上下眼胞也.

脾死臟, 浮之大堅, 按之如覆杯, 潔潔狀

如搖者，死.

[註] 脾中風寒之邪，若脈見浮之大堅，失其和緩，按之狀如覆杯，高章明潔，有力如搖，乃脾臟之死脈也.

[集註] 李彣曰，脈弱以滑，是有胃氣. 浮之大堅，則胃氣絶，眞臟脈見矣. 覆杯則內空. 潔潔者，空而無有之象也. 狀如搖者，脈躁疾不寧，氣將散也，故死.

趺陽脈浮而澁，浮則胃氣强，澁則小便數，浮澁相搏，大便則堅，其脾爲約，麻子仁丸主之.

[按] 此條當在「腹滿篇」中便難之下，必是錯簡在此.

[註] 趺陽，胃脈也. 若脈澁而不浮，脾陰虛也，則胃氣亦不强，不堪下矣. 今脈浮而澁，胃陽實也，則爲胃氣强，脾陰亦虛也. 脾陰虛不能爲胃上輸精氣，水獨下行，故小便數也. 胃氣强，約束其脾，不化津液，故大便難也. 以麻仁丸主之，養液潤燥，淸熱通幽. 不敢恣行承氣者，盖因脈澁終是虛邪也.

[集註] 徐彬曰，脾約病用丸不作湯者，取其緩以開結，不能驟傷元氣也. 要知人至脾約，皆因元氣不充，津液不到所致耳!

李彣曰，趺陽，胃脈也. 胃爲水穀之海，浮爲陽脈，故胃氣强而能食. 小便數則津液亡，故脈澁. 盖脾主爲胃行津液，此以胃强脾弱，約束津液，不能四布，但輸膀胱，致小便數而大便堅也. 麻子仁丸通幽潤燥.

麻子仁丸方

麻子仁 二升 芍藥 半斤 枳實 一斤 大黃 一斤 厚朴 一尺 杏仁 一升

右六味，末之. 煉蜜爲丸，梧子大，飮服十丸，日三，以知爲度.

腎着之病，其人身體重，腰中冷，如坐水中，形如水狀，反不渴，小便自利，飮食如故，病屬下焦，身勞汗出，衣裏冷濕，久久得之. 腰以下冷痛，腹重如帶五千錢，甘薑苓朮湯主之.

[按] 腎缺中風·中寒二條，必是簡脫.

[註] 腎着者，謂腎爲寒濕所傷，着而不行之爲病也. 腎受寒濕，故體重腰冷，如坐水中. 雖形如水腫之狀，反不渴而小便自利，非水也，乃濕也. 飮食如故，以病屬下焦腎，而不屬中焦脾故也. 詢其所以得之之由，身勞汗出，衣裏冷濕，久久傷之也. 是以腰下冷痛，寒勝也. 腹重，濕勝也. 如帶五千錢，形容重着之甚也. 以甘薑苓朮湯補土以制水，散寒以滲濕也.

[集註] 尤怡曰，其病不在腎之中臟，而在腎之外腑，故其治不在溫腎以散寒，而在燠土以勝水也.

甘草乾薑茯苓白朮湯方

甘草 二兩 白朮 二兩 乾薑 四兩 茯苓 四兩

右四味，以水五升，煮取三升，分溫三服，腰中卽溫.

腎死臟，浮之堅，按之亂如轉丸，益下入尺中者，死.

[註] 腎中風寒之邪，若見浮之極堅，按之亂動有如轉丸，及下入尺中，通然亂動，皆腎死眞臟之脈也.

[集註] 程林曰，腎臟死，浮之堅，與『內經』'辟辟如彈石曰腎死'同意，皆堅之象也. 按之則亂如轉丸，下入尺中者，此陰陽離決之狀也，故死. 以上眞臟與『內經』互有異同. 總之脈無胃氣，現於三部中，脈象形容不一也.

問曰，三焦竭部，上焦竭，善噫，何謂也? 師曰，上焦受中焦氣，未和，不能消穀，故能噫耳. 下焦竭，卽遺溺失便，其氣不和，不能自禁制，不須治，久則愈.

[註] 三焦竭部者，謂三焦因虛竭而不各歸

其部, 不相爲用也. 上焦受氣於中焦, 下焦生氣於中焦, 互相爲用則爲和也. 若中焦虛竭, 不能消化水穀, 穀氣不受, 則上焦不相爲用而失和也, 失和則穀氣鬱而不宣, 故善噫也. 下焦虛竭, 不能供升生之氣於中焦, 則失和也. 失和則腎氣獨沈, 自不能禁, 故前遺溺而後失便也. 不須治, 久則愈, 在善噫可也. 若遺溺失便, 未有不治能愈者, 恐是錯簡.

[集註] 程林曰, 竭, 虛也. 『本經』云三焦不歸其部, 上焦不歸者, 噫而酢呑. 中焦不歸者, 不能消穀引食. 下焦不歸者, 則遺溲. 上焦胃上口也, 中焦脾也, 脾善噫, 脾不和, 則食息迫逆於胃口而爲噫也. 經云, 膀胱不約爲遺溺. 因氣不和則溲便不約, 故遺失而不能自禁制也.

師曰, 熱在上焦者, 因欬爲肺痿. 熱在中焦者, 則爲堅. 熱在下焦者, 則尿血, 亦令淋秘不通. 大腸有寒者, 多鶩溏. 有熱者, 便腸垢. 小腸有寒者, 其人下重便血. 有熱者, 必痔.

[註] 熱在上焦者, 篇中所謂肺痿吐涎沫也. 熱在中焦者, 篇中所謂腹滿堅痛也. 熱在下焦者, 篇中所謂小便淋瀝也. 其外大腸有寒者, 多清澈鶩溏, 卽下利溏瀉也. 有熱者, 便稠粘腸垢, 卽下利膿血也. 小腸有寒者, 下重便血, 卽結陰便血也. 有熱者, 熱流于大腸, 蓄于肛門, 必病痔也.

[集註] 徐彬曰, 小腸爲受盛之官, 與心爲表裏. 丙, 小腸也. 挾火以濟陰, 而陰不滯. 挾氣以化血, 而血歸經. 有寒則氣不上通而下重, 血無主氣而妄行矣. 直腸者, 大腸之頭也, 門爲肛, 小腸有熱, 則大腸傳導其熱, 而氣結於肛門, 故痔. 痔者, 滯其丙小腸之熱於此也.

問曰, 病有積·有聚·有槃氣, 何謂也? 師曰, 積者, 臟病也, 終不移. 聚者, 腑病也, 發作有時, 展轉痛移, 爲可治. 槃氣者, 脇下痛, 按之則愈, 復發爲槃氣. 諸積大法, 脈來細而附骨者, 乃積也. 寸口, 積在胸中. 微出寸口, 積在喉中. 關上, 積在臍傍. 上關上, 積在心下. 微下關, 積在少腹. 尺中, 積在氣衝. 脈出左, 積在左. 脈出右, 積在右. 脈兩出, 積在中央. 各以其部處之. 槃作槃解見首篇.

[註] 病有積·有聚·有槃氣, 當別之也. 積者臟病, 無時不有, 不移其處也. 聚者腑病, 發作有時, 展轉痛移也. 爲可治, 謂腑病易治也. 槃氣者, 飮積脇下痛也, 按之則止, 不按復痛, 以水氣得按暫散, 故痛暫止也, 此卽其證而言之. 然諸積大法, 尤當以診候之也, 脈來沈伏附骨而細者, 乃諸積之證也. 若見兩寸, 積在胸中也. 微出近魚際, 積在喉中也. 兩關, 積在臍傍也. 上關近寸, 積在心下也. 微下近尺, 積在少腹也. 尺中, 積在氣衝也. 脈出左, 積在左. 脈出右, 積在右. 脈兩出, 謂左右俱見, 積在中央也. 各以其部之處, 而診積之所在也.

[集註] 徐彬曰, 積者跡也, 病氣之屬陰者也. 臟屬陰, 兩陰相得, 故不移. 不移者, 有專痛之處, 而無遷改也. 聚則如市井之物, 偶聚而已, 病氣之屬陽者也. 腑屬陽, 兩陽相比, 則非如陰之凝, 故寒氣感則發, 否則已. 所謂有時也, 旣無定着, 則痛無常處, 故展轉痛移, 其根不深, 故比積爲可治也.

李彣曰, 積爲臟病, 深入在裏, 故脈細而附骨也. 寸·關·尺, 上下·左右, 別積病之所在, 皆指細而附骨之部分, 卽『內經』前以候前, 後以候後. 上竟上者, 胸喉中事也. 下竟下者, 少腹腰股膝脛足中事也.

驚悸吐衄下血胸滿瘀血病脈證幷治第十二

寸口脈動而弱，動卽爲驚，弱則爲悸.

［註］寸口通指三部也. 脈動而弱，主驚悸病也. 動卽爲驚，以驚爲外觸而動也. 弱卽爲悸，以悸爲內生而怯也.

［集註］徐彬曰，驚爲外邪襲心，故其寸口脈動. 動者，脈來亂動也. 悸乃神不自主，故其寸口脈弱. 弱者，脈沈無力也. 邪之所襲，因心之虛，故驚悸並見.

李彣曰，此寸口脈兼三部而言. 盖驚自外至者也，驚則氣亂，故脈動而不寧. 悸自內惕者也，悸因中虛，故脈弱而無力.

師曰，夫脈浮，目睛暈黃，衄未止，暈黃去，目睛慧了，知衄今止.

［註］浮脈主陽主表，若目睛淸潔，主陽，表病也. 目睛暈黃，主血脈病也. 盖以諸脈絡於目，而血熱則赤，血瘀則黃. 今目睛黃暈，知其衄未止也. 若黃暈去，目睛慧了，知其衄已止，故曰，衄今止也.

又曰，從春至夏衄者，太陽. 從秋至冬衄者，陽明.

［註］衄血，陽絡傷也. 下血，陰絡傷也. 太陽主外，春夏主外，故從春至夏衄血，屬太陽也. 陽明主內，秋冬主內，故從秋至冬衄血，屬陽明也.

［集註］李彣曰，衄血出於鼻. 手太陽經上䪼抵鼻，目下爲䪼. 足太陽經，從巓入絡腦，鼻與腦通. 手陽明經挾鼻孔. 足陽明經起鼻交頞中. 四經皆循鼻分，故皆能致衄. 太陽行身之表，經云，太陽爲開. 是春生夏長，陽氣在外，有開之義，故春夏衄者太陽. 陽明行身之裏，經云，陽明爲闔. 是秋斂冬藏，陽氣在內，有藏之義，故秋冬衄者陽明.

尤怡曰，少陽之脈不入鼻頞，故不主衄.

衄家不可汗，汗出必額上陷脈緊急，直視，不能眴，不得眠.

［註］衄，該吐血而言也. 衄血吐血之家，陰已亡矣，若發其汗，汗出液竭，諸脈失養，則額角上陷中之脈爲熱所灼，緊且急也. 目直視，目瞪不轉睛也. 不能眴，目睫不合也. 亦爲熱灼其脈，引縮使然也. 不得眠，陽氣不能行於陰也. 凡此之病，皆陽盛陰微之危證，故衄家愼不可汗也.

［集註］趙良曰，足太陽經主表，上巓入額，貫目睛，衄則在上絡脈之血已脫，若更發汗，是重竭津液，津液竭則脈枯，故額上陷中脈緊而急，牽引其目，視不能合也. 無血陰虛，故不得眠.

病人面無血色，無寒熱，脈沈弦者，衄. 脈浮弱，手按之絶者，下血. 煩欬者，必吐血.

［按］脈沈，當是'脈浮'. 脈浮，當是'脈沈'，文義始屬. 必傳寫之譌.

［註］赤色，血色也. 面無血色，謂面白之人，純白而無赤. 面黃之人，純黃而不紅也. 人有恐怖則面色脫白，其狀驚駭. 人有愧心，乍白乍紅，其狀惶怯. 今無故而面無血色，則可知非驚愧致氣亂血散也. 且無寒熱病，又可知非虛損不生血少血也. 旣非血散，又非血少，當詢之病人，必有失血之故. 診之於脈，必有吐衄·下血之因. 衄吐屬陽，故脈見浮弦，按之必芤，榮血空也. 下血屬陰，脈見沈弱，按之欲絶，榮氣微也. 且脈色如斯，而證兼煩欬，是病在心肺，故必吐血也.

夫吐血，欬逆，上氣，其脈數，而有熱，不得臥者，死.

［註］吐血欬逆，肺大傷也. 上氣，肺無降也. 脈數有熱，火爍肺金也. 不得臥者，陽不

入陰, 故曰死也.

[集註] 趙良曰, 脈數有熱, 陽獨勝也. 不能臥, 陰已絶也. 陰旣絶, 陽豈獨生耶? 故死. 若得臥者, 陰未絶, 未可言死.

程林曰, 吐血·欬逆·上氣, 則肺臟傷矣. 脈數則虛熱不去, 火來刑金矣. 陰血消亡, 故不得臥, 死可必矣.

夫酒客欬者, 必致吐血, 此因極飮過度所致也.

[註] 酒性大熱, 潰脈傷經, 極飮過度, 必致欬嗽吐血也.

[集註] 徐彬曰, 此言吐血, 不必由於氣不攝血, 亦不必由於陰火熾盛. 其有酒客而致欬, 則肺傷已極, 又爲欬所擊動, 必致吐血, 故曰, 極飮過度所致. 則治之者, 當以淸酒熱爲主也.

亡血不可發其表, 汗出則寒慄而振.

[註] 凡失血之後, 血氣未復爲亡血也, 皆不可發汗. 失血之初, 固屬陽熱, 亡血之後, 熱隨血去, 熱雖消而氣逐血虛, 陽亦微矣. 若發其汗, 則陽氣衰微, 力不能支, 故身寒噤慄而振振聳動也. 發陰虛之汗, 汗出則亡陰, 卽發吐衄之汗也, 故見不得眴, 不得眠, 亡陰之病也. 發陽虛之汗, 汗出則亡陽, 卽發亡血之汗也, 故見寒慄而振, 亡陽之病也.

[集註] 李彣曰, 奪血者無汗, 以汗與血俱屬心液, 血亡液竭, 無復餘液作汗也. 今又發表, 則陰虛且更亡陽, 表間衛氣虛極, 故寒慄而振.

吐血不止者, 柏葉湯主之.

[註] 吐血之病, 熱傷陽絡, 當淸其熱. 勞傷陽絡, 當理其損. 今以柏葉湯溫散之品, 而治吐血不止者, 則必是熱伏陰分, 用此宣發, 使熱行陽分, 血不爲熱所迫, 則自止矣.

柏葉湯方

柏葉 乾薑 各三兩 艾 三把

右三味, 以水五升, 取馬通汁一升合煮, 取一升, 分溫再服.

[集解] 程林曰, 『神農經』云, 柏葉主吐血, 乾薑主唾血, 艾葉主吐血. 馬通者, 白馬尿也. 凡尿必達洞腸乃出, 故曰通, 亦微溫止吐血. 四味皆辛溫行陽之品, 使血歸經, 遵行隧道, 而血自止, 故吐血不止, 以柏葉湯主之也.

心氣不足, 吐血·衄血, 瀉心湯主之.

[按] 心氣'不足'二字, 當是'有餘'二字, 若是不足, 如何用此方治之, 必是傳寫之譌.

[註] 心氣有餘, 熱盛也, 熱盛而傷陽絡, 迫血妄行, 爲吐·爲衄. 故以大黃·黃連·黃芩大苦大寒直瀉三焦之熱, 熱去而吐衄自止矣.

瀉心湯方

大黃 二兩 黃連 黃芩 各一兩

右三味, 以水三升, 煮取一升, 頓服之.

病人胸滿唇痿, 舌靑口燥, 但欲漱水不欲嚥, 無寒熱, 脈微大來遲, 腹不滿, 其人言我滿, 爲有瘀血.

[註] 表實無汗, 胸滿而喘者, 風寒之胸滿也. 裏實便澁, 胸滿煩熱者, 熱壅之胸滿也. 面目浮腫, 胸滿喘不得臥者, 停飮之胸滿也. 呼吸不快, 胸滿太息而稍寬者, 氣滯之胸滿也. 今病人無寒熱他病, 惟胸滿·唇痿·舌靑·口燥, 漱水不欲嚥, 乃瘀血之胸滿也. 唇·舌, 血華之處也, 血病不榮, 故痿瘁色變也. 熱在血分, 故口燥漱水不欲嚥也. 脈微大來遲, 陰凝之診, 則當腹滿, 今腹不滿, 詢之其人, 言我滿在胸不在腹也, 與上如是之證推之, 爲有瘀血也.

病者如熱狀, 煩滿, 口乾燥而渴, 其脈反無熱, 此爲陰伏, 是瘀血也當下之.

[註] 此承上文, 互詳證脈, 以明其治也. 如熱狀, 卽所謂心煩胸滿, 口乾燥渴之熱證也. 其人當得數大之陽脈, 今反見沈伏之陰脈, 是爲熱伏於陰, 乃瘀血也. 血瘀者當下之, 宜桃

核承氣·抵當湯·丸之類也.

[集註] 李彣曰, 血瘀內無實熱, 故外證但如熱狀, 而其脈不數疾, 反無熱也. 煩滿者, 血瘀經氣不舒. 燥渴者, 血瘀津液不布. 血屬陰, 瘀則脈伏於內, 故爲陰伏. 當下之, 以去瘀生新也.

下血, 先便後血, 此遠血也, 黃土湯主之. 下血, 先血後便, 此近血也, 赤小豆當歸散主之.

[註] 先便後血, 此遠血也, 謂血在胃也, 卽古之所謂結陰, 今之所謂便血也. 先血後便, 此近血也, 謂血在腸也, 卽古之所謂腸澼, 爲痔下血, 今之所謂臟毒·腸風下血也. 一用黃土湯以治結陰之血, 從溫也. 一用赤小豆當歸散以治臟毒之血, 從淸也.

[集註] 趙良曰, 腸胃陽明經也, 以下血言, 胃居大腸之上, 若聚於胃, 必先便後血, 去肛門遠, 故曰遠血. 若聚大腸, 去肛門近, 故曰近血. 故治遠血黃土湯主之, 治近血赤小豆當歸散主之.

黃土湯方

甘草 乾地黃 白朮 附子 炮 阿膠 黃芩 各三兩 竈中黃土 半斤

右七味, 以水八升, 煮取三升, 分溫二服.

赤小豆當歸散方 見狐惑

寸口脈弦而大, 弦則爲減, 大則爲芤. 減則爲寒, 芤則爲虛. 寒虛相擊, 此名曰革. 婦人則半産漏下, 男子則亡血.

[註] 詳見『傷寒·辨脈篇』內, 不復釋.

火邪者, 桂枝去芍藥加蜀漆牡蠣龍骨救逆湯主之.

[按] 此方是治火逆驚狂者, 與首條之脈動驚病不合, 必是錯簡.

桂枝去芍藥加蜀漆牡蠣龍骨救逆湯

桂枝 三兩 甘草 炙. 二兩 生薑 三兩 牡蠣 熬. 五兩 龍骨 四兩 大棗 十二枚 蜀膝 洗去腥. 三兩

右爲末, 以水一斗二升, 先煮蜀漆, 減一升, 內諸藥, 煮取三升, 溫服一升.

心下悸者, 半夏麻黃丸主之.

[按] 此方是治寒水心下悸者, 與首條之脈弱悸病不合, 必是錯簡.

半夏麻黃丸方

半夏 麻黃 等分

右二味, 末之, 煉蜜和丸, 小豆大, 飮服三丸, 日三服.

御纂醫宗金鑑 卷二十一

痰飮欬嗽病脈證幷治第十三

夫病人飮水多，必暴喘滿．凡食少飮多，水停心下，甚者則悸，微者短氣．脈雙弦者，寒也．皆大下後裏虛，脈偏弦者，飮也．

［按］此條'微者短氣'之下，古本有'脈雙弦者，寒也'等句，文義不屬，當另分爲一條在後．

［註］凡病人食少飮多，小便利者，爲消渴病．小便不利者，爲留飮病．留飮者，卽今之停水飮病也．若水停上焦胸中，則壅肺氣不得降，故暴喘滿也．若水停中焦心下，甚者則凌心，故病悸動不安，微者則礙肺，故病呼吸短氣．若水停下焦少腹，則不輸膀胱，故必苦裏急也．仲景于此，但言上·中二焦，不及下焦者，非略之也，謂已詳于『傷寒論』中也．

［集註］程林曰，飮水多，則水氣停泛于胸膈，必暴喘滿也．凡人食少飮多，則胃土不能游溢精氣，甚者必停于心下而爲悸．微者則阻于胸膈而爲短氣也．

先渴後嘔，爲水停心下，此屬飮家，小半夏茯苓湯主之．

［註］水停心下，中焦部也．中焦屬胃，故不止病悸·短氣，而亦病嘔也．病悸·短氣者，是水停胃外，從膈下而上干于胸也．病嘔者，是水停胃內，從胃中而上越于口也．然必先渴飮水多而後作嘔者，方屬飮家嘔病也．主小半夏湯者，以止嘔也．加茯苓者，以飮水多而病嘔，故兼利水也．

［集註］魏荔彤曰，水停心下，阻隔正氣，不化生津液，上于胸咽故渴也．渴必飮水，水得水而愈恣其衝逆，所以先渴而後必嘔也．此屬飮家，當治其飮，不可以爲渴家治其渴也．治飮則用辛燥，治渴必用寒潤，大相逕庭，可不明其屬于何家，而妄治之乎?

尤怡曰，先渴後嘔者，本無嘔病，因渴飮水，水多不下而反上逆也，故曰，此屬飮家．小半夏止嘔降逆，加茯苓去其停水．

小半夏加茯苓湯方

半夏 一升 生薑 半斤 茯苓 三兩

右三味，以水七升，煮取一升五合，分溫再服．

嘔家本渴，渴者爲欲解，今反不渴，心下有支飮故也，小半夏湯主之．

［註］飮家渴者，是水停氣不化生津液而渴也．嘔家渴者，是嘔吐胃乾燥傷津液而渴也，故曰嘔家本應渴也．先嘔後渴者，當少少與飮之，以和胃生津，爲欲解也．若嘔吐後反不渴者，是必心下素有支飮故也．惟主小半夏湯止嘔，而不加茯苓者，以不渴並無新飮，且嘔後已傷津液，不可再行利水，重竭津液也．

［集註］李彣曰，此專以治嘔，言嘔家渴者，爲欲解，以胃氣復而津液生也．若心下素有支飮，則不燥自當不渴，泛溢而嘔也．半夏·生薑溫能和胃氣，辛能散逆氣，爲嘔家聖藥．

小半夏湯方

半夏 一升 生薑 半斤

右二味，以水七升，煮取一升半，分溫再服．

［集解］沈明宗曰，此支飮上溢而嘔之方也．凡作嘔必傷津液，應當作渴，故爲嘔家本渴，渴則病從嘔去，謂之欲解．若心下有支飮，停蓄胸膈致燥，故嘔而不渴，則當治飮，所以生薑散邪，半夏滌飮，嘔自止矣．

卒嘔吐，心下痞，膈間有水，眩悸者，半

夏加茯苓湯主之.

[註] 卒然嘔吐, 雖然不渴而心下痞塞, 是膈間有水凝結也. 眩者, 是水阻陽氣不升也. 悸者, 是水氣上干于心也. 卽不渴無新飮, 而平日飮盛可知, 則不必顧及津液, 亦必加茯苓以利水, 斯結可開而阻可通也.

[集註] 趙良曰, 心下痞, 膈間有水. 眩悸者, 陽氣必不宣散也. 經云, 以辛散之. 半夏·生薑皆味辛,『本草』半夏可治膈上痰. 心下堅嘔逆眩者, 亦上焦陽氣虛不能升發, 所以半夏·生薑並治之. 悸則心受水凌, 非半夏可獨治, 必加茯苓去水, 下腎逆以安神, 神安則悸愈也.

尤怡曰, 飮氣逆于胃則嘔吐, 滯于氣則心下痞, 凌于心則悸, 蔽于陽則眩, 半夏·生薑止嘔降逆, 加茯苓去其水也.

半夏加茯苓湯方 見前

假令瘦人臍下有悸, 吐涎沫而癲眩, 此水也, 五苓散主之.

[按] '瘦人'之'瘦'字, 當是'病'字. '癲眩'之'癲'字, 當是'顚'字. 顚者頭也. 文義相屬. 此傳寫之譌.

[註] 悸者, 築築然跳動病也. 上條心下有悸, 是水停心下爲病也. 此條臍下有悸, 是水停臍下爲病也. 若欲作奔豚, 則爲陽虛, 當以茯苓桂枝甘草大棗湯主之. 今吐涎沫, 水逆胃也. 顚眩, 水阻陽也, 則爲水盛, 故以五苓散主之也.

五苓散方

澤瀉 一兩一分 猪苓 去皮. 三分 茯苓 三分 白朮 三分 桂 去皮. 二分

右五味, 爲末, 白飮服方寸匕, 日三服, 多飮煖水, 汗出愈.

夫短氣有微飮, 當從小便去之, 苓桂朮甘湯主之, 腎氣丸亦主之.

[註] 水停心下, 甚者病悸, 已明其治矣. 微者短氣, 其治有二. 氣虛短氣, 是氣少不能長息而短也. 微飮短氣, 是水停阻礙呼吸而短也. 若呼之氣短, 是心肺之陽有碍也, 用苓桂朮甘湯以通其陽, 陽氣通則膀胱之竅利矣. 吸之氣短, 是肝腎之陰有碍也, 用腎氣丸以通其陰, 陰氣通, 則小便之關開矣. 故曰, 苓桂朮甘湯主之, 腎氣丸亦主之也.

茯苓桂枝白朮甘草湯方

茯苓 四兩 桂枝 白朮 各三兩 甘草 二兩

右四味, 以水六升, 煮取三升, 分溫三服, 小便則利.

腎氣丸方 見婦人雜病中

[集解] 尤怡曰, 飮, 水病也. 治水必自小便去之. 苓·桂·朮·甘, 益土氣以行水, 腎氣丸溫陽氣以行水, 雖所主不同, 而利小便則一也.

夫心下有留飮, 其人背寒冷如掌大. 留飮者, 脇下痛引缺盆, 欬嗽則轉甚. 胸中有留飮, 其人短氣而渴. 四肢歷節痛, 脈沈者有留飮.

[按] 此條古本內于'四肢歷節痛'之下有'脈沈者有留飮'一句, 當另爲一條, 始合論脈之義. '短氣而渴'之'渴'字, 當是'喘'字, '四肢上'當有缺文. 皆傳寫之譌.

[註] 停飮初病, 卽以小半夏湯加茯苓·五苓散·腎氣丸等藥治之而愈者, 微邪也. 若邪甚而不去者, 留于心上則阻心陽, 必背寒冷. 留于脇下則礙肝氣, 必脇下痛引缺盆, 欬嗽轉甚. 留于胸中則壅肺氣, 必短氣而喘. 留于身體則塞經絡, 必四肢歷節痛也. 由此推之, 留于脾則腹腫身重, 留于腎則囊足脛腫, 理必然也.

膈上病痰, 滿喘欬吐, 發則寒熱, 背痛, 腰疼, 目泣自出, 其人振振身瞤劇, 必有伏飮.

[註] 傷飮之病, 留而不去, 謂之留飮. 伏而難攻, 謂之伏飮. 伏飮者, 乃飮留膈上伏而不

出, 發作有時者也. 卽今之或値秋寒, 或感春風, 發則必喘滿欬吐痰盛, 寒熱背痛腰疼, 欬劇則目泣自出, 欬甚則振振身動, 世俗所謂吼喘病也.

[集註] 程林曰, 痰飮留于膈, 則令人喘欬吐. 發于外, 則令人寒熱, 背痛·腰疼. 欬甚則肺葉擧, 而目泣出. 喘甚則息搖肩, 而振振身瞤. 如此劇者, 必有伏飮.

脈浮而細滑, 傷飮.

[註] 凡飮病得脈浮而細滑者, 爲痰飮, 初病水邪未深之證也.

[集註] 李彣曰, 飮脈當沈, 今脈浮者, 水在肺也.

脈沈者, 有留飮.

[按] 此條系在四肢歷節痛之下, 今分在此.

[註] 凡飮病得脈沈者爲留飮, 水邪將深之診也.

[集註] 程林曰, 脈得諸沈者, 當責有水, 故脈沈者爲水飮.

李彣曰, 經云, 沈潛水蓄是也.

病者脈伏, 其人欲自利, 利反快, 雖利, 心下續堅滿, 此爲留飮欲去故也, 甘遂半夏湯主之.

[按] '此爲留飮欲去故也'句, 當在'利反快'之下, 必傳寫之訛.

[註] 凡飮病得脈伏者, 爲伏飮, 水邪已深之證也. 凡病飮之人, 欲自下利, 利後通快, 此爲所留之飮, 欲自去而愈故也. 若雖利, 利反不快, 心下續有堅滿, 乃所留之飮盤結不欲去也, 宜攻之以甘遂半夏湯. 方中反佐甘草以激之, 意在所向無前, 卽潛伏難攻, 水結未有不破者. 因自下利, 故又佐芍藥以約束之, 防勝後窮追不止也.

甘遂半夏湯方

甘遂 大者三枚 半夏 以水一升, 煮取半升, 去滓. 十二枚 芍藥 五枚 甘草 炙. 如指大一枚

右四味, 以水二升, 煮取半升, 去滓, 以蜜半升, 和藥汁煎取八合, 頓服之.

[集解] 程林曰, 留者行之, 用甘遂以決水飮. 結者散之, 用半夏以散痰飮. 甘遂之性直達, 恐其過于行水, 緩以甘草·白蜜之甘, 收以芍藥之酸, 雖甘草·甘遂相反, 而實有以相使, 此酸收甘緩, 約之之法也. 『靈樞經』曰, 約方猶約囊. 其斯之謂歟!

尤怡曰, 甘草與甘遂相反, 而同用之者, 蓋欲其一戰而留飮盡去, 因相激而相成也. 芍藥, 白蜜不特安中, 亦緩藥毒耳!

問曰, 夫飮有四, 何謂也? 師曰, 有痰飮, 有懸飮, 有溢飮, 有支飮. 問曰, 何以爲異? 師曰, 其人素盛今瘦, 水走腸間, 瀝瀝有聲, 謂之痰飮. 飮後水流在脇下, 欬吐引痛, 謂之懸飮. 飮水流行, 歸于四肢, 當汗出而不汗出, 身體疼重, 謂之溢飮. 欬逆倚息, 氣短不得臥, 其形如腫, 謂之支飮.

[註] 設問曰, 夫飮, 不止于留飮伏飮也, 而世謂飮有四者, 何也? 師曰, 留飮·伏飮, 言飮病新久深淺之理也. 今世所謂四者, 有痰飮·懸飮·溢飮·支飮, 言飮病之情狀也. 四飮亦不外乎留飮·伏飮之理, 但因其水流之處, 特分之爲四耳! 由其狀而命之名, 故有四也. 痰飮者, 水飮走腸間不瀉, 水精留膈間不輸, 得陽煎熬成痰, 得陰凝聚爲飮, 凡所在處有聲, 故在上則候中有漉漉之聲, 在下則腸間有瀝瀝之聲, 卽今之遇秋冬則發, 至春夏則止, 久咳嗽痰喘病也. 懸飮者, 飮後水流在脇下, 不上不下, 懸結不散, 欬唾引痛, 卽今之脇下有水氣, 停飮脇痛病也. 溢飮者, 飮後水流行歸于四肢, 當汗出而不汗出, 壅塞經表, 身體疼重, 卽今之風水·水腫病也. 支飮者, 飮後水停于胸, 欬逆碍息, 短氣不得臥, 其形如水腫狀, 卽今之停飮, 喘滿不得臥之病也.

[集註] 趙良曰, 水行走下, 而高原之水, 流入于川, 川入於海, 塞其川則洪水泛溢, 而人之飮水亦若是.『內經』曰, 飮入于胃, 游溢精氣, 上輸于脾. 脾氣散精, 上歸于肺, 通調水道, 下輸膀胱, 水精四布, 五經幷行. 今所飮之水, 或因脾氣而不上散, 或因肺氣而不下通, 以致流溢, 隨處停積而爲病也.

程林曰,『內經』云, 土鬱之發, 飮發于中. 以其性流衍不常, 治法亦有汗·下·溫·利之異.

李彣曰, 夫飮有四, 而此獨以痰飮名, 總之水積陰或爲飮, 飮凝陽或爲痰. 則分而言之, 飮有四, 合而言之, 總爲痰飮而已.

尤怡曰, 素盛今瘦, 知其津液盡化痰飮, 故不復外充形體, 而反下走腸間也. 飮水流溢者, 水多氣逆也, 其流于脇下者, 則爲懸飮. 其歸于四肢者, 則爲溢飮. 懸者懸于一處, 溢者溢于四旁, 其偏結而上附心肺者, 則爲支飮. 支飮者, 如水之有派, 木之有枝, 附近于臟而不正中也. 欬逆倚息不得臥者, 上迫肺也.

水在心, 心下堅築, 短氣, 惡水不欲飮. 水在肺, 吐涎沫, 欲飮水. 水在脾, 少氣身重. 水在肝, 脇下支滿, 嚔而痛. 水在腎, 心下悸.

[按] '心下悸'之'心'字, 當是'臍'字, 必傳寫之譌.

[註] 四飮之水, 或留膈間, 或留腸間, 或留脇下, 或留肢體, 或留胸中, 然不能盡水之爲病也. 故又發明水之在心者, 心下堅硬, 短氣而悸, 不欲飮水也. 水之在肺者, 吐涎沫, 渴欲飮水也. 水之在脾者, 少氣身重也. 水之在肝者, 脇下支滿, 嚔而痛也. 水之在腎者, 臍下悸也. 醫者以此觸類而通之, 則水之病, 自無遁情矣.

支飮胸滿者, 厚朴大黃湯主之.

[按] '支飮胸滿'之'胸'字, 當是'腹'字. 若是'胸'字, 無用承氣湯之理, 是傳寫之譌.

[註] 支飮胸滿, 邪在肺也, 宜用木防己湯·葶藶大棗湯. 支飮腹滿, 邪在胃也, 故用厚朴大黃湯, 卽小承氣湯也.

[集註] 尤怡曰, 胸滿疑作腹滿, 支飮多胸滿, 此何以獨用下法? 厚朴大黃與小承氣湯同, 設非腹中痛而閉者, 未可以此輕試也.

厚朴大黃湯方

厚朴 一尺 大黃 六兩 枳實 四枚

右三味, 以水五升, 煮取二升, 分溫再服.

心下有痰飮, 胸脇支滿, 目眩, 苓桂朮甘湯主之.

[註] 此承上條, 詳出其證, 以明其治也. 心下有痰飮, 謂痰飮之水流在膈間, 故胸脇支滿. 支滿則阻碍陽氣, 不得上通于頭目, 故目眩也. 主以苓桂朮甘湯者, 利水而通陽氣也.

[集註] 李彣曰, 胸脇支滿, 痰飮停滯於中也. 目眩, 阻遏陽氣不上升也. 茯苓淡滲以利水飮, 桂枝宣導以行陽氣, 白朮去濕健脾, 甘草和中益氣, 同爲補土制水之劑.

苓桂朮甘湯方 見上

腹滿, 口舌乾燥, 此腸間有水氣, 已椒藶黃圓主之.

[註] 此又承上條, 互詳其證, 以別其治也. 心下有痰飮, 喉間有漉漉聲, 腸間有水氣, 腸中有瀝瀝聲者, 用苓桂朮甘湯, 卽溫藥和之之法也. 若更腹滿, 則水結實矣. 口舌乾燥, 則水不化矣. 故以防已·椒目·葶藶·大黃, 前後分攻水結, 水結開豁, 則腹滿可除. 水化津生, 則口燥可滋. 小服而頻, 示緩治之意. 稍增者, 稍稍增服之. 口中有津液·渴者, 乃飮渴也. 加芒硝者, 以峻藥力耳!

[集註] 李彣曰, 腹滿, 水聚于胃也. 腸間有水氣, 則濕漬中焦, 津液不爲灌漑, 故口舌乾燥. 前云水走腸間, 瀝瀝有聲爲痰飮, 此腸間有水氣, 卽痰飮也.

防己椒目葶藶大黃圓方

防己 椒目 葶藶 熬 大黃 各一兩

右四味，末之，蜜丸如梧子大，先食飮服一丸，日三服，稍增．口中有津液渴者，加芒硝半兩．

［集解］程林曰，防己·椒目導飮於前，淸者從小便而出．大黃·葶藶推飮於後，濁者得從大便而下也．此前後分消，則腹滿減而水飮行，脾氣轉而津液生矣．若渴則甚於口舌乾燥，加芒硝佐諸藥，以下腹滿而救脾土．

脈沈而弦者，懸飮內痛．

［註］沈主裏，弦主飮，懸飮之病，屬飮停裏，故主懸飮內痛也．

病懸飮者，十棗湯主之．

［註］此承上條，以明其治也．主以十棗湯，亦形氣之實者宜之．若形氣稍虛，又當臨證斟酌也．

［集註］趙良曰，脈沈，病在裏也．凡弦者，爲痛，爲飮，爲癖，懸飮結積，在內作痛，故脈見沈弦．

十棗湯方

芫花 熬 甘遂 大戟 各等分

右三味，擣篩，以水一升五合，先煮肥大棗十枚，取八合，去滓，內藥末．强人服一錢匕，羸人服半錢，平旦溫服之．不下者，明日更服半錢．得快利後，糜粥自養．

［集解］李彣曰，三物皆味苦，苦以泄之，能直達水飮窠囊之處，但恐峻利泄人眞元，故加大棗甘以緩之，且棗爲脾果補土，所以制水也．

病溢飮者，當發其汗，大靑龍湯主之，小靑龍湯亦主之．

［註］溢飮病屬經表，雖當發汗，然不無寒熱之別也．熱者以辛凉發其汗，大靑龍湯．寒者以辛溫發其汗，小靑龍湯．故曰，大靑龍湯主之，小靑龍湯亦主之也．

［集註］尤怡曰，水氣流行，歸于四肢，當汗出而不汗出，身體重痛，謂之溢飮．夫四肢，陽也，水在陰者宜利，在陽者宜汗．

大靑龍湯方

麻黃 去節．六兩 桂枝 二兩 甘草 炙．二兩 杏仁 去皮·尖 生薑 三兩 大棗 十二枚 石膏 如鷄子大

右七味，以水九升，先煮麻黃，減二升，去上沫，內諸藥，煮取三升，去滓，溫服一升，取微似汗．汗多者，溫粉撲之．

小靑龍湯方

麻黃 去節．三兩 芍藥 三兩 五味子 半升 乾薑 三兩 甘草 炙．三兩 細辛 三兩 桂枝 三兩 半夏 湯洗．半升

右八味，以水一斗，先煮麻黃，減二升，去上沫，內諸藥，煮取三升，去滓，溫服一升．

［集解］尤怡曰，大靑龍合桂·麻而去芍藥加石膏，則水氣不甚而挾熱者宜之．倘飮多而寒伏，則必以小靑龍爲當也．

肺飮不弦，但苦喘短氣．

［註］弦爲諸飮之診，然專主者肝也．水在肝部，則病懸飮，故脈沈弦也．水在肺部，則病支飮，故脈不弦也．喘欬短氣，肺飮證也．脇下引痛，肝飮證也．今亦不見脇下引痛之肝證，但見苦喘短氣之肺證，故曰，肺飮不弦也．

［集註］李彣曰，弦爲肝脈，故肺飮不弦，苦喘短氣，肺邪迫塞也，前云欬逆倚息短氣爲支飮是也．

支飮亦喘而不能臥，加短氣，其脈平也．

［註］支飮，水在肺之病，故亦喘而不能臥，短氣也．其脈平，謂見肺之平脈，或浮·或濇·或短．此詳申上條不弦之義也．

支飮不得息，葶藶大棗湯主之．

［註］此承上條，以明其治也．喘欬不能臥，

短氣不得息，皆水在肺之急證也．故以葶藶大棗湯，直瀉肺水也．

［集註］沈明宗曰，此支飮偏溢于肺也．支飮貯于胸膈，上干于肺，氣逆則呼吸難以通徹，故不得息．然急則治標，所以佐大棗之甘以保脾，葶藶之苦以泄肺，俾肺氣通調，脾得轉輸，爲峻攻支飮在肺之方也．

尤怡曰，不得息，肺滿而氣閉也，葶藶入肺，通閉泄滿．用大棗者，不使傷正也．

葶藶大棗湯方 見肺癰中

膈間支飮，其人喘滿，心下痞堅，面色黧黑，其脈沈緊，得之數十日，醫吐下之不愈，木防己湯主之．虛者卽愈，實者三日復發，復與不愈者，宜木防己湯去石膏加茯苓芒硝湯主之．

［註］支飮則喘滿不得息，水在胸肺也，更兼心下痞堅，則水盤結，連引膈間，故曰，膈間支飮也．面色黧黑，水邪深結之色也．其脈沈緊，水邪深結之脈也．水邪深結，故有喘滿痞堅之證也．得之數十日，醫或吐之不愈者，是水邪不單結在上，故越之而不愈也．或下之不愈者，是水邪不單結在下，雖竭之亦不愈也．心下痞堅，飮結在中可知，故以木防己湯開三焦水結，通上中下之氣．方中用人參，以吐下後傷證也．故水邪虛結者，服之卽愈．若水邪實結者，雖愈亦復發也，卽復與前方亦不能愈，當以前方減石膏之寒凝，加芒硝峻開堅結，加茯苓直輸水道，未有不愈者也．

［集註］李彣曰，喘滿痞堅，膈間支飮逆上也．面黑者，飮屬北方水色也．脈沈爲飮，緊爲寒，皆陰脈，以水飮稟陰寒之氣也．吐下俱行不愈，則陰陽之氣俱虛，木防己湯補虛散飮，虛者受補卽愈．實者飮邪固結不解，故復發不愈，乃寒氣凝聚未解，故去石膏，恐寒胃也，加茯苓淡以滲飮，芒硝鹹以軟堅．

木防己湯方

木防己 三兩 石膏 鷄子大．十二枚 桂枝 二兩 人參 四兩

右四味，以水六升，煮取二升，分溫再服．

木防己加茯苓芒硝湯方

木防己 桂枝 各二兩 人參 茯苓 各四兩 芒硝 三合

右五味，以水六升，煮取二升，去滓，內芒硝，再微煎，分溫再服，微利則愈．

心下有支飮，其人苦冒眩，澤瀉湯主之．

［註］心下，膈下也．水在膈上則喘滿，水在膈間則痞悸，水在膈下則惟苦眩暈．以澤瀉湯之平和小劑主之，治支飮之輕者可也．若陽虛水盛，又當從事乎苓桂朮甘湯·五苓散矣．

［集註］尤怡曰，水飮之邪，上乘淸陽之位，則爲冒眩．冒者，昏冒而神不淸，如有物冒蔽之也．眩者，目眩轉而乍見眩黑也．澤瀉泄水氣，白朮補土氣，以勝水也．

澤瀉湯方

澤瀉 五兩 白朮 二兩

右二味，以水二升，煮取一升，分溫再服．

病痰飮者，當以溫藥和之．

［註］稠濁爲痰，陽之盛也．稀淸爲飮，陰之盛也．有痰無飮，當以涼藥治之．有飮無痰，當以熱藥溫之．若痰而兼飮者，此不可純涼，又不可純熱，故當以溫藥和之可也．

夫有支飮家，欬煩，胸中痛者，不卒死，至一百日或一歲，宜十棗湯．

［註］支飮，水在膈之上下也．水乘肺則欬，水乘心則煩，水結胸則痛，其人形氣俱實，以十棗湯攻之可也．然病此卒不死，或至百日，或延至一年者，以飮陰邪，陰性遲，故不卒死也．

十棗湯方 見上

欬家其脈弦，爲有水，十棗湯主之.

[註] 此承上條，以出其脈也. 欬家，謂久欬之家也，欬家未可攻也. 若脈弦，其欬則爲有水也，有水可攻，故以十棗湯攻之.

[集註] 魏荔彤曰，欬嗽者，有飮冷而欬嗽者，有因外感風寒而欬嗽者，所謂形寒飮冷則傷肺也，此外感風寒之欬嗽也. 有因傷倦而欬嗽者，所謂陰虛內熱，火刑肺金，此內傷虛勞之欬嗽也. 于此俱無涉也. 仲景命之曰，欬家，專爲痰飮在內，逆氣上衝之欬嗽言也. 故其脈必弦，無外感家之浮，無內虛家之數，但見弦者，知有水飮在中爲患也. 主之以十棗湯，使水邪有所制，斯下注而免于上厥也.

脈雙弦者，寒也，皆大下後裏虛. 脈偏弦者，飮也.

[按] 此條系在首條'微者短氣'之下，今分在此.

[註] 脈雙弦者，兩手左右脈皆弦也. 偏弦者，或左·或右，脈單弦也. 偏弦者，飮也，故當下之. 雙弦者，寒也，不當下也. 卽偏弦當下，亦不可大下，若大下之，則虛其裏，單弦變而爲雙弦矣. 弦爲陰脈，重陰則寒，故曰雙弦者寒也. 此又示人不可以弦脈，耑主飮也.

脈弦數，有寒飮，冬夏難治.

[按] 脈弦數之'數'字，當是'遲'字，始與寒飮之理合，是傳寫之譌.

[註] 單弦主飮，固當下也，若單弦兼遲，而有寒飮，不可下也. 寒飮之欬，冬夏難治者，以夏陰極于內，冬陰極于外故也. 此承上二條，詳申弦脈飮病可下·不可下之義也.

久欬數歲，其脈弱者，可治. 實大數者，死. 其脈虛者，必苦冒，其人本有支飮在胸中故也，治屬飮家.

[註] 久欬數歲，卽今之年年舉發，痰飮欬嗽水喘之病也. 若其脈弱者，知邪不進則爲可治. 若實大數者，知邪日進故死也. 若脈虛者知正氣虛，必苦冒也，審其人素本有支飮，則不必治其欬，宜于痰飮家求治法也.

[集註] 尤怡曰，久欬數歲不已者，支飮漬肺而欬，飮久不已，則欬久不愈也. 欬久者，其氣必虛，而脈反實大數者，則其邪猶盛，以猶盛之邪，而臨已虛之氣，其能久持乎? 故死. 若脈虛者正氣固虛而飮氣亦衰，故可治. 然飮雖衰而正不能禦，亦足以上蔽淸陽之氣，故其人必苦冒也. 此病爲支飮所致，去其飮則病自愈，故曰，治屬飮家.

欬逆倚息不得臥，小靑龍湯主之. 靑龍湯下已，多唾，口燥，寸脈沈，尺脈微，手足厥逆，氣從少腹上衝胸咽，手足痹，其面翕熱如醉狀，因復下流陰股，小便難，時復冒者，與茯苓桂枝五味甘草湯，治其氣衝. 衝氣卽低，而反更欬，胸滿者，用苓桂五味甘草湯去桂，加乾薑·細辛，以治其欬滿，欬滿卽止，而更復渴，衝氣復發者，以細辛·乾薑爲熱藥也，服之當遂渴. 而渴反止者，爲支飮也. 支飮者，法當冒，冒者必嘔，嘔者復內半夏以去其水，茯苓桂枝五味甘草湯去甘草桂枝加細辛乾薑半夏湯主之. 水去嘔止，其人形腫者，加杏仁主之. 其證應內麻黃，以其人遂痹故不內之. 若逆而內之者必厥. 所以然者，以其人血虛，麻黃發其陽故也. 若面熱如醉，此爲胃熱上衝薰其面，加大黃以利之.

[按] 小'靑龍湯下已'之'下'字，當是'汗'字，大小靑龍湯皆汗劑，必是傳寫之訛.

[註] 欬逆，古欬嗽名也. 倚息，今呼吸促也. 欬嗽呼吸氣促不得臥，久病多屬痰飮，新病每兼形寒，故宜以小靑龍湯汗之，以散內飮外寒也. 小靑龍湯辛溫大散，惟有餘之人宜之，若誤施之于不足之人，辛熱則傷陰，故多唾口燥也. 大散則傷陽，故手足厥逆也. 面熱如醉，

陽外浮也. 小便難, 氣上衝, 陰內竭也. 脈沈微, 裏氣弱也. 手足痹, 表氣虛也. 時復冒, 虛之甚也. 雖陰陽表裏俱虛, 然屬誤汗, 寒熱錯雜之壞病, 故與茯苓桂枝五味甘草湯, 先通陽和陰, 俟上衝氣平, 再議他法也. 今氣衝雖下而反更欬嗽胸滿者, 則知寒飮貯胸, 故嫌桂枝偏于走表, 加乾薑·細辛獨勝中之寒飮也. 服之欬滿卽止, 而更復渴, 衝氣復發, 則知陰火上逆, 爲乾薑·細辛熱藥所動故也. 若服之時遂渴, 稍時而渴反止者, 則爲其人素有支飮也. 支飮者, 法當冒, 冒者是因飮逆胸中作嘔而冒, 非陽虛爲飮所阻不升之冒也. 故仍以本方復加半夏者, 以去水也. 更去甘草者, 恐甘助嘔也. 水去嘔止, 其人面形腫者, 加杏仁以降嘔欬. 上逆之餘邪, 若不因嘔欬面腫, 則爲風邪所襲, 應加麻黃. 今其人血虛手足痹, 陽虛手足厥, 且因嘔欬後而腫, 故不加也. 若兼有面熱如醉, 此爲胃熱上衝熏其面, 更加大黃以利胃熱可也.

苓桂五味甘草湯方

茯苓 四兩 桂枝 四兩 甘草 炙. 三兩 五味子 半升

右四味, 以水八升, 煮取三升, 去滓, 分溫三服.

苓甘五味薑辛湯方

茯苓 四兩 甘草 乾薑 細辛 各三兩 五味子 半升

右五味, 以水八升, 煮取三升, 去滓, 溫服半升, 日三服.

苓桂五味甘草去甘草去桂加乾薑細辛半夏湯方

茯苓 四兩 細辛 乾薑 各二兩 五味子 半夏 各半升

右五味, 以水八升, 煮取三升, 去滓, 溫服半升, 日三.

苓甘五味加薑辛半夏杏仁湯方

茯苓 四兩 甘草 三兩 五味子 半升 乾薑 三兩 細辛 三兩 半夏 半升 杏仁 去皮·尖. 半升

右七味, 以水一斗, 煮取三升, 去滓, 溫服半升, 日三.

苓甘五味加薑辛半杏大黃湯方

茯苓 四兩 半夏 半升 甘草 三兩 五味子 半升 乾薑 三兩 細辛 三兩 杏仁 去皮·尖. 半升 大黃 三兩

右八味, 以水一斗, 煮取三升, 去滓, 溫服半升, 日三.

消渴小便利淋病脈證幷治第十四

厥陰之爲病, 消渴, 氣上衝心, 心中疼熱, 饑而不欲食, 食卽吐蛔, 下之利不止.

[按] 此條是『傷寒論』厥陰經正病, 與雜病消渴之義不同, 必是錯簡.

寸口脈浮而遲, 浮卽爲虛, 遲卽爲勞, 虛則衛氣不足, 勞則榮氣竭.

[按] 此條當在「虛勞篇」中, 錯簡在此.

[註] 寸口, 通指左右三部而言也. 浮而有力爲風, 浮而無力爲虛, 按之兼遲, 卽爲虛勞之診, 故主衛外榮內虛竭也.

趺陽脈浮而數, 浮卽爲氣, 數卽消穀而大堅, 氣盛則溲數, 溲數卽堅, 堅數相搏, 卽爲消渴.

[按] '而大堅'句不成文, '大'字之下當有'便'字, 必是傳寫之遺.

[註] 趺陽, 胃脈也. 胃脈浮盛, 按之而數, 爲胃氣熱, 故善消穀也. 火盛消穀, 則大便必堅, 氣盛消水, 則小便必數, 故溲數卽堅也, 堅數相搏, 卽爲消穀消渴之病.

趺陽脈數, 胃中有熱, 卽消穀引食, 大便

必堅，小便卽數.

[註] 此復申上條大便堅·小便數之義也.

男子消渴，小便反多，以飮一斗，小便一斗，腎氣丸主之.

[註] 飮水多而小便少者，水消于上，故名上消也. 食穀多而大便堅者，食消于中，故名中消也. 飮水多而小便反多者，水消于下，故名下消也. 上中二消屬熱，惟下消寒熱兼之，以腎爲水火之臟也. 飮一溲一，其中無熱消耗可知矣. 故與腎氣丸從陰中溫養其陽，使腎陰攝水則不直趨下源，腎氣上蒸則能化生津液，何消渴之有耶!

[集註] 程林曰，小便多則消渴. 經曰，飮一溲二者不治. 今飮一溲一，故與腎氣丸治之. 腎中之動氣，卽水中之命火，下焦腎中之火，蒸其水之精氣，達于上焦，若肺金清肅，如雲升而雨降，則水精四布，五經并行，自無消渴之患. 今其人必攝養失宜，腎水衰竭，龍雷之火不安于下，但炎于上而刑肺金，肺熱葉焦，則消渴引飮，其飮入于胃，游溢滲出，下無火化，直入膀胱，則飮一斗，溺亦一斗也. 故用桂附腎氣丸，助眞火蒸化，上升津液，何消渴之有哉!

沈明宗曰，'男子'二字，是指房勞傷腎，火旺水虧而成消渴者.

腎氣丸方 見婦人雜病中

脈浮，小便不利，微熱消渴者，宜利小便·發汗，五苓散主之.

[註] 脈浮，病生于外也. 脈浮微熱，熱在表也. 小便不利，水停中也. 水停則不化津液，故消渴也. 發表利水，止渴生津之劑，惟五苓散能之，故以五苓散主之也. 于此推之，曰脈浮，可知上條脈沈也. 曰微熱，可知上條無熱也. 且可知凡脈沈無熱之消渴，皆當用腎氣丸方也.

五苓散方 見痰飮中

脈浮發熱，渴欲飮水，小便不利者，猪苓湯主之.

[註] 此與上條文同義異. 文同者，脈浮小便不利·發熱·微熱·渴欲飮水·消渴也. 而義異者，一以五苓散利水發汗，一以猪苓湯利水滋乾也. 審其所以義異之意，必在有汗·無汗之間也. 何以知之? 一以發汗爲主，其因無汗可知. 一以滋乾爲主，其因有汗可知. 故文同而義異，病同而治別也. 仲景之書，言外寓意處甚多，在學者以意會之自識也.

猪苓湯方

猪苓 去皮 茯苓 阿膠 滑石 澤瀉 各一兩

右五味，以水四升，先煮四味，取二升，去滓，內膠烊消，溫服七合，日三服.

渴欲飮水，口乾舌燥者，白虎加人參湯主之.

[註] 消渴則渴欲飮水，水入卽消，而仍口乾舌燥者，是熱邪盛也，故以白虎加人參湯，清熱生津也.

白虎加人參湯方 見中暍中

渴欲飮水，水入則吐者，名曰水逆，五苓散主之.

[註] 渴欲飮水，水入卽吐，名水逆者，是裏熱微而水邪盛也，故以五苓散利水止吐也.

[集註] 李彣曰，內有積水，故水入則拒格而上吐，名水逆也. 五苓散利水，故主之.

渴欲飮水不止者，文蛤散主之.

[註] 渴欲飮水，水入則吐，小便不利者，五苓散證也. 渴欲飮水，水入則消，口乾舌燥者，白虎人參湯證也. 渴欲飮水而不吐水，非水邪盛也. 不口乾舌燥，非熱邪盛也. 惟引飮不止，故以文蛤一味，不寒不溫，不淸不利，專意于

生津止渴也. 或云, 文蛤卽今吳人所食花蛤, 性寒味鹹, 利水勝熱, 然屢試而不效. 嘗考五倍子亦名文蛤, 按法製之名百藥煎, 大能生津止渴, 故嘗用之, 屢試屢驗也.

文蛤散方

文蛤 五兩

右一味, 杵爲散, 以沸湯五合, 和服方寸匕.

小便不利者, 有水氣, 其人苦渴, 栝樓瞿麥圓主之.

[註] 小便不利, 水畜于膀胱也, 其人苦渴, 水不化生津液也. 以薯蕷·花粉之潤燥生津, 而苦渴自止. 以茯苓·瞿麥之滲泄利水, 而小便自利. 更加炮附宣通陽氣, 上蒸津液, 下行水氣, 亦腎氣丸之變制也. 然其人必脈沈無熱, 始合法也.

栝蔞瞿麥丸方

栝蔞根 卽 花粉. 二兩 茯苓 三兩 薯蕷 三兩 附子 炮. 一枚 瞿麥 一兩

右五味, 末之, 煉蜜丸梧子大, 飮服三丸, 日三服. 不知, 增至七八丸. 以小便利, 腹中溫爲知.

[集解] 李彣曰, 此方與五苓散同爲利水生津之劑. 此用薯蕷卽五苓用白朮之義也. 但五苓兼外有微熱, 故用桂枝走表. 此內惟水氣, 故用附子溫下也.

尤怡曰, 此下焦陽弱氣冷, 而水氣不行之證, 故以附子益陽氣, 茯苓·瞿麥行水氣, 觀方後云, 腹中溫爲知, 可以推矣. 其人苦渴, 則是水氣偏結于下, 而燥火獨聚于上. 夫上浮之焰, 非滋不熄. 下積之陰, 非煖不消. 而寒潤辛溫, 並行不悖, 此方爲良法也. 求變通者, 于此三復焉.

小便不利, 蒲灰散主之, 滑石白魚散, 茯苓戎鹽湯並主之.

[註] 無表裏他證, 小便不利而渴者, 消渴水邪病也. 小便不利不渴者, 小便癃閉病也. 主蒲灰散·滑石白魚散者, 蒲灰·亂髮, 血分藥也. 滑石·白魚, 利水藥也. 然必是水鬱于血分, 故弁主是方也. 觀東垣以通關丸, 治熱鬱血分之小便不利, 則可知在血分多不渴也. 主茯苓戎鹽湯者, 茯苓淡滲, 白朮燥濕, 戎鹽潤下, 亦必是水濕鬱于下也. 鹽爲渴者之大戒, 觀用戎鹽則不渴可知也.

[集註] 魏荔彤曰, 小便不利者, 所因有不同, 治法亦不一, 仲師倂列三方, 以俟主治者擇其善而從之.

蒲灰散方

蒲灰 七分 滑石 三分

右二味, 杵爲散, 飮服方寸匕, 日三服.

滑石白魚散方

滑石 二分 亂髮 燒. 三分 白魚 二分

右三味, 杵爲散, 飮服方寸匕, 日三服.

茯苓戎鹽湯方

茯苓 半斤 白朮 二兩 戎鹽 彈丸大一枚

右三味, 以水五升, 煮取三升, 分溫三服.

淋之爲病, 小便如粟狀, 小腹弦急, 痛引臍中.

[註] 小便不利及淋病, 皆或有少腹弦急, 痛引臍中之證. 然小便不利者, 水道澁少而不痛, 淋則溲數·水道澁少而痛, 有不同也. 小便溺出狀如粟米者, 卽今之所謂石淋也.

淋家不可發汗, 發汗必便血.

[註] 淋家, 濕熱畜于膀胱之病也. 若發其汗, 濕從汗去, 熱則獨留, 水腑告匱, 熱迫陰血從小便出, 卽今之所謂血淋也.

[集註] 高世栻曰, 淋家之膀胱津液先虛, 故不可發汗, 若發汗更奪其津液, 則膀胱氣竭, 胞中倂虛, 故必便血, 溺血也.

水氣病脈證幷治第十五

少陰脈緊而沈，緊則爲痛，沈則爲水，小便卽難，脈得諸沈者，當責有水，身體腫重.

［按］脈得諸沈者一條，乃始論水氣病之脈，當列于篇首. 但古本脈得諸沈之上，有‘少陰脈緊而沈……’四句，文義不屬，幷有脫簡，不釋.

［註］欬喘而不腫脹，謂之痰飮. 腫重而不欬喘，謂之水氣. 沈脈得于諸部，身體不腫重者，當責爲氣也. 腫重者，當責有水也. 以水畜于裏，故脈沈. 水溢于表，故腫重也.

水病脈出者，死.

［註］水病肉腫，脈當不見，今脈出者，是氣外散也，故死.

［集註］沈明宗曰，脈得諸沈，沈爲氣鬱，不行于表，則絡脈虛，虛卽水泛皮膚肌肉. 故身體腫重，當責有水. 但沈爲正水，而正水乃陰盛陽鬱，脈必沈極，若陡見浮起，是眞氣離根之象，故曰，水病脈出者死. 若風·皮二水脈浮洪，不在此例.

問曰，病下利後渴飮水，小便不利，腹滿陰腫者，何也? 答曰，此法當病水，若小便自利及汗出者，自當愈.

［註］病下利則虛，其土傷其津也，土虛則水易妄行，津傷則必欲飮水. 若小便自利及汗出者，則水精輸布，何水病之有? 惟小便不利，則水無所從出，故必病水. 病水者脾必虛，不能制水，故腹滿也. 腎必虛，不能主水，故陰腫也. 于此推之，凡病後傷津，渴欲飮水，小便不利者，皆當防病水也.

［集註］程林曰，病下利，則脾土衰而津液竭，故渴引飮. 而土又不能制水，故小便不利. 脾惡濕，故腹滿. 腎主水，故陰腫. 此爲病水無疑. 若小便利則水行，汗出則水散，雖不藥而亦自愈矣.

夫水病人，目下有臥蠶，面目鮮澤，脈伏，其人消渴. 病水腹大，小便不利，其脈沈絶者，有水可下之.

［按］‘其人消渴’之下，古本有‘病水腹大，小便不利，其脈沈絶者，有水可下之’四句，與上文義不屬，當另分爲一條，在本門五條之次，始合裏水脈證.

［註］目下窠，太陰也. 目下微腫，水也. 惟土不能制水，則水汎溢爲病，故水始病必先見微腫于目下也. 有臥蠶狀，水病證也. 面目鮮澤，水病色也. 沈甚脈伏，水病脈也. 消渴引飮，水病因也，此皆水病先見之徵也.

［集註］趙良曰，『內經』曰，色澤者，病溢飮. 溢飮者，渴而多飮，溢于腸胃之外. 又曰，水陰也，目下亦陰也，腹者至陰之所居也，故水在腹，便目下腫也. 『靈樞』曰，水始起也，目下微腫如蠶，如新臥起之狀. 其人初由水穀不化津液，以成消渴，必多飮，多飮則水積，水積則氣道不宣，故脈伏矣.

沈明宗曰，水外走則泛溢于皮膚肌肉，內逆則浸淫于臟腑腸胃，相隨胃脈上注于面，目下如臥蠶之狀. 水主明亮而光潤，故面鮮澤，爲水病之驗也. 然水病因陽微陰盛，經隧不利，所以脈伏，而胃中津液水飮，外溢皮膚肌肉，不漑喉舌，故作消渴，誠非眞消渴也.

師曰，諸有水者，腰以下腫，當利小便. 腰以上腫，當發汗乃愈.

［註］諸有水者，謂諸水病也. 治諸水之病，當知表裏上下分消之法. 腰以上腫者水在外，當發其汗乃愈，越婢·靑龍等湯證也. 腰以下腫者水在下，當利小便乃愈，五苓·猪苓等湯證也.

［集註］趙良曰，身半以上，天之分，陽也. 身半以下，地之分，陰也. 而身之腠理行天分

之陽, 小便通地分之陰. 故水停于天者, 開腠理而水從汗散. 水停于地者, 決其出關而水自出矣. 卽『內經』開鬼門·潔淨腑法也.

尤怡曰, 發汗·利小便, 因其勢而利導之也.

病水, 腹大, 小便不利, 其脈沈絶者, 有水, 可下之.

[註] 上條爲水之在外·在下者立法也. 若水在裏者, 非其治矣. 腹者至陰脾也, 故病水必腹大也. 水畜于內, 故小便不利也. 其脈沈絶, 卽伏脈也. 脈伏腹大, 小便不利, 裏水已成, 故可下之. 十棗·神祐之類, 酌而用之可也.

[集註] 程林曰, 腹大者, 爲水在裏. 小便不利者, 爲水不行. 是以脈必沈伏也, 故宜下之以利其水.

裏水者, 一身面目黃腫, 其脈沈, 小便不利, 故令病水. 假如小便自利, 此亡津液, 故令渴也. 越婢加朮湯主之.

[按] '越婢加朮湯主之'七字, 當在後'太陽病, 脈浮而緊條, 發汗卽愈'之下, 文義始屬. 必是錯簡在此, 觀其裏有水之文, 自可知非越婢加朮湯發表之藥所能治矣.

[註] 此承上條, 言裏水未實, 不可下·不可利之義也. 裏水者, 謂裏有水也. 一身面目黃腫, 有水之證也. 脈沈, 有水之脈也. 雖有是證, 脈猶必沈, 而小便不利·腹大者, 始爲裏有水也. 設不腹大滿急, 此裏水未實, 不可下也. 若小便自利, 此亡津液作渴, 非裏有水作渴, 亦不可利小便也.

[集註] 尤怡曰, 裏水, 水從裏積, 與風水不同, 故其脈不浮而沈, 而盛于內者, 必溢于外, 故一身面目悉黃腫也. 水病小便當不利, 今反自利, 則津液消亡, 水病已, 而渴病起矣.

越婢加朮湯方 見下

心下堅, 大如盤, 邊如旋盤, 水飮所作, 枳實白朮湯主之.

[註] 心下堅, 大如盤, 邊如旋盤, 此裏水所作也. 似當下而不可下者, 以堅大而不滿痛, 是爲水氣虛結, 未可下也. 故以白朮倍枳實, 補正而兼破堅, 氣行則結開, 兩得之矣. 此裏水不可下之和劑也.

[集註] 趙良曰, 心下, 胃上脘也. 胃氣弱, 則所飮之水入而不消, 痞結而堅. 必强其胃, 乃可消痞. 白朮健脾强胃, 枳實善消心下痞, 逐停水, 散滯氣.

程林曰, 此證如盤而不如杯, 是水飮散漫之狀也. 以散漫于心下如盤, 不必辛熱之劑以發之, 但用枳·朮以散之, 得腹中耎而水自消矣.

沈明宗曰, 見心下堅大如盤, 當審虛實寒熱, 脈之浮沈·遲數·大小爲異, 毋得執方而誤用也.

尤怡曰, 言水飮所作者, 所以別于氣分也. 氣無形以辛甘散之, 水有形以苦泄之.

枳實白朮湯方

枳實 七枚 白朮 二兩

右二味, 以水五升, 煮取三升, 分溫三服. 腹中耎卽當散也.

[集解] 李彣曰, 枳實消脹, 苦以泄之也. 白朮去濕, 苦以燥之也. 後張元素治痞用枳朮丸, 亦從此湯化出. 但此乃水飮所作, 則用湯以蕩滌之. 彼屬食積所傷, 則用丸以消磨之. 一湯一丸, 各有深意, 非漫無主張也.

趺陽脈當伏, 今反緊, 本自有寒, 疝瘕, 腹中痛, 醫反下之, 下之則胸滿短氣. 趺陽脈當伏, 今反數, 本自有熱, 消穀, 小便數, 今反不利, 此欲作水.

[註] 此明裏有水, 兼寒·兼熱, 誤下之義也. 裏水脈伏, 非謂三部脈皆當伏, 乃謂趺陽胃脈當伏也. 若脈不伏反緊, 其人必本自有寒也. 水寒同病, 則疝瘕腹中痛, 醫誤以爲裏水而下之, 水去寒留, 更虛其中, 故胸滿短氣也. 若脈不伏反數, 其人必本自有熱也. 水熱同病, 當消穀而小便數, 不病水也, 今小便反不利,

此欲作水之病也.

[集註] 趙良曰, 趺陽當伏者, 非趺陽胃氣之本脈也, 爲水畜于下, 其氣伏, 故脈亦伏. 脈法曰, 伏者爲水.

魏荔彤曰, 趺陽有水邪, 則當伏, 以胃陽爲衣, 濕陰寒所固閉, 故陽明之脈不出也. 今反緊, 不惟水盛于裏, 而且寒盛于中矣. 蓋其人不止有水氣之邪, 而更兼平日有積寒疝瘕, 腹中常常作痛, 水邪中又兼寒邪也. 醫者不識其爲陰寒, 乃以爲水邪可下, 雖水下沈, 而寒邪上逆, 故胸滿短氣矣. 此病趺陽脈當伏, 今反數, 爲本自有熱. 然本自有熱, 則當消穀, 小便數, 大便堅, 如傷寒胃實之證也. 今小便反不利, 則知爲欲作水, 與濕熱之邪無疑也.

肝水者, 其腹大, 不能自轉側, 脇下腹痛, 時時津液微生, 小便續通.

[註] 以上發明表裏上下之水, 以下發明五臟氣血之水也. 肝主筋, 腹脇是其部也, 水邪干之, 外則筋緩不能自轉側, 內則腹大·脇痛, 淋溲也.

[集註] 魏荔彤曰, 肝水者, 水附肝, 則肝水也. 肝經有水, 必存兩脇, 故腹大而脇下痛. 少陽陰陽往來之道路, 有邪窒礙, 故不能自轉側. 肝有水邪, 必上衝胸咽, 故時時津液微生, 及上升而下降, 小便不利者又續通, 此水邪隨肝木往來升降之氣上下爲患也. 見此知肝經有水, 當于肝臟治之也.

尤怡曰, 肝之腑在脇, 而氣連少腹, 肝之水不行, 則腹大不能轉側, 脇下腹痛也. 時時津液微生, 小便續通者, 肝喜冲逆而主疎泄, 水液隨之而上下也.

心水者, 其身重, 而少氣不得臥, 煩而躁, 其人陰腫.

[按] '其人陰腫'四字, 當在腎水條內, 錯簡在此.

[註] 心主脈, 膻中是其部也. 水邪干之, 外則周身之脈不行, 其身重也. 內則少氣心煩, 不得臥而躁也.

[集註] 程林曰, 『內經』云, 心主身之血脈. 『上經』曰, 水在心, 心下堅築短氣, 是以身重少氣也. 『內經』曰, 諸有水病者, 不得臥. 夫心屬火, 水在心是以不得臥而煩躁也.

魏荔彤曰, 夫水邪, 亦積聚之類也. 切近于其處, 則伏留于是臟, 卽可以臟而名證, 水附于心, 則心水也. 心經有水, 四肢百骸, 皆可灌注, 故身重. 氣爲水邪所阻, 故少氣. 水邪逼處, 神魂不安, 故不得臥. 神明擾亂, 故躁而煩. 見此知心經有水, 當于心經治之也.

脾水者, 其腹大, 四肢苦重, 津液不生, 但苦少氣, 則小便難.

[註] 脾主腹, 四肢是其部也. 水邪干之, 外則四肢苦重, 內則腹大少氣, 小便難也.

[集註] 魏荔彤曰, 脾水者, 水附于脾, 則脾水也. 脾專主腹, 故腹大. 脾主旋運, 又主四肢, 旋運不利, 故四肢苦重. 津液不生, 氣不行于上下, 則阻碍不通, 故上則苦少氣, 下則小便難. 見此知有水在脾, 當于脾臟治水也.

尤怡曰, 脾主腹, 而氣行四肢, 脾受水氣則腹大, 四肢重. 津氣生于穀, 穀氣運於脾, 脾濕不運, 則津液不生而少氣, 小便難者, 濕不行也.

肺水者, 其身腫, 小便難, 時時鴨溏.

[註] 肺主氣, 皮毛是其部也. 水邪干之, 外則周身皮腫, 內則不輸小便. 大腸乃其腑, 水走大腸, 故鴨溏也.

[集註] 趙良曰, 肺主皮毛, 行榮衛與大腸合, 今有水病, 則水充滿皮膚. 肺本通調水道, 下輸膀胱爲尿溺, 今旣不通, 水不得自小便出, 反從其合, 與糟粕混成鴨溏也.

魏荔彤曰, 肺水者, 水附于肺, 則肺水也. 肺主氣, 氣引水行, 亦能使之周身浮腫. 肺不肅則氣化壅, 故小便難, 小便難則淸濁不分,故便鴨溏, 此知爲有水在肺, 當于肺臟治水也.

尤怡曰, 鴨溏如鴨之後, 水糞雜下也.

腎水者, 其腹大臍腫, 腰痛不得溺, 陰下濕, 如牛鼻上汗, 其足逆冷, 面反瘦.

[按] '面反瘦'之下, 當有上條'其人陰腫'四字.

[註] 腎主腰, 足·陰是其部也. 水邪干之, 外則陰腫, 陰下濕, 足冷面瘦. 內則腹大臍腫, 腰痛不得溺也. 此五者, 指水氣等脹爲言, 故俱不喘欬也.

[集註] 程林曰, 腎者, 胃之關也. 關門不利, 故令聚水而生病, 是以有腹大臍腫之證也. 腰者腎之外候, 故令腰痛. 膀胱者, 腎之腑, 故令不得溺也. 以其不得溺, 則水氣不得泄, 浸漬于睾囊而爲陰汗, 流注于下焦而爲足冷. 夫腎爲水臟, 又被水邪, 則上焦之氣血隨水性而下趨, 故其人面反瘦, 非若風水·裏水之面目浮腫也.

魏荔彤曰, 腎水者, 水附于腎, 則腎水也. 腎主少腹, 少腹水濕固冱, 故腹大臍腫腰痛. 腰以下俱腎主之也, 水濕在下焦, 膀胱之氣反塞, 故不惟小便難, 而且竟不得溺. 陰寒下盛, 故陰下濕如牛鼻上汗, 冷而且粘, 其足皆逆冷也. 面乃陽之部位, 下陰盛, 上陽衰, 故面必瘦, 見此知水在腎, 當于腎臟治水也.

尤怡曰, 身半以下, 腎氣主之, 水在腎, 則腰痛臍腫腹大也. 不得溺, 陰下濕如牛鼻上汗, 其足逆冷者, 腎爲陰, 水亦爲陰, 兩陰相得, 陽氣不行, 而濕寒獨勝也. 面反瘦者, 面爲陽, 陰盛于下, 則陽衰于上也.

師曰, 寸口脈沈而遲, 沈則爲水, 遲則爲寒, 寒水相搏, 趺陽脈伏, 水穀不化, 脾氣衰則鶩溏, 胃氣衰則身腫. 少陽脈卑, 少陰脈細, 男子則小便不利, 婦人則經水不通, 經爲血, 血不利則爲水, 名曰血分.

[註] 寸口, 兩寸也. 脈沈而遲, 沈則爲水, 遲則爲寒, 水寒相搏于胸中, 則陽氣不運, 故趺陽兩關之脈伏而不起, 水穀不化也. 若脾氣衰則鶩溏, 胃氣衰則身腫也. 少陽右尺脈陷下, 少陰左尺脈細小, 亦因寒水太甚, 命火受制, 故男子水精不化, 小便爲之不利, 女子血化爲水, 經水爲之不通也. 經血而曰經水者, 以水爲血之體也, 女子以血爲主, 故曰, 血分也.

[集註] 趙良曰, 仲景脈法寸口多與趺陽合, 何也? 蓋寸口屬肺, 手太陰之所過, 肺朝百脈, 十二經各以其時, 來見于寸口. 脾·胃二經, 出在右關. 胃乃水穀之海, 五臟皆禀氣于胃, 則胃又五臟之本, 所以經脈尤爲諸經之要領也. 邪或干于胃者, 必再就趺陽診之. 趺陽, 胃脈之源也.

尤怡曰, 此合診寸口趺陽, 而知爲寒水勝, 而胃陽不行也. 胃陽不行則水穀不化. 水穀不化, 則脾胃俱衰. 脾氣主裏, 故衰則鶩溏. 胃氣主表, 故衰則身腫也. 少陽者生氣也, 少陰者地道也, 而俱受氣于脾胃, 脾胃衰則少陽脈卑, 而生氣不榮, 少陰脈細, 而地道不通, 男子則小便不利, 婦人則經血不通. 而其所以然者, 則皆陽氣不行, 陰氣乃結之故. 曰血分者, 謂雖病于水, 而實出于血也.

師曰, 寸口脈遲而澁, 遲則爲寒, 澁爲血不足. 趺陽脈微而遲, 微則爲氣, 遲則爲寒. 寒氣不足, 則手足逆冷. 手足逆冷, 則榮衛不利. 榮衛不利, 則腹滿腸鳴相逐, 氣轉膀胱. 榮衛俱勞, 陽氣不通, 卽身冷. 陰氣不通, 卽骨疼. 陽氣前通則惡寒, 陰氣前通則痺不仁. 陰陽相得, 其氣乃行. 大氣一轉, 其氣乃散. 實則失氣, 虛則遺溺, 名曰氣分.

[按] '名曰氣分'之下, 當有下條, '桂枝去芍藥加麻黃附子細辛湯主之', 十五字.

[註] 寸口脈遲爲寒, 脈澁少血, 趺陽脈微乏氣, 遲亦爲寒. 是則氣血俱虛, 爲寒氣所干,

榮衛不利, 陰陽不通, 故身寒骨痛, 手足逆冷, 腹滿腸鳴, 惡寒痲痹, 失氣遺溺也. 此氣血俱虛, 寒氣內客之氣脹, 故曰氣分. 而下條發明主治, 用桂枝去芍藥加麻黃附子細辛湯者, 溫養榮衛, 陰陽發散, 寒邪之氣也.

[集註] 程林曰, 氣散必從前後而去, 邪氣實則失氣于後, 正氣虛則遺溺于前也.

尤怡曰, 微則爲氣者, 爲氣不足也. 寒氣不足, 該寸口·趺陽爲言寒, 而氣血復不足也. 寒氣不足, 則手足無氣而逆冷, 榮衛無源而不利, 由是臟腑之中, 眞氣不充, 而客寒獨勝, 則腹滿腸鳴相逐, 氣轉膀胱而下輸也. 榮衛俱勞者, 榮衛俱乏竭也. 陽氣溫于表, 故不通則身冷. 陰氣榮于裏, 故不通卽骨疼. 不通者, 虛極而不能行, 與有餘而壅者不同. 陽前通則惡寒, 陰前通則痹不仁者, 陽先行而陰不與俱行, 則陰失陽而惡寒. 陰先行而陽不與俱行, 則陽獨滯而痹不仁也. 盖陰與陽常相須也, 不可失, 失則氣機不續而邪乃著, 不失則上下交通而邪不容. 故曰, 陰陽相得, 其氣乃行. 大氣一轉, 其氣乃散. 失氣遺溺, 謂分虛實而散也. 曰氣分者, 謂寒氣乘陽之虛, 而病于氣也.

氣分, 心下堅, 大如盤, 邊如旋杯, 水飮所作, 桂枝去芍藥加麻黃附子細辛湯主之.

[按] '氣分, 心下堅, 大如盤, 邊如旋杯, 水飮所作'之十六字, 當是衍文, 觀心下堅之本條自知. '桂枝去芍藥加麻黃附子細辛湯主之'十五字, 當在上條氣分之下, 義始相屬, 正是氣分之治法, 必是錯簡在此.

桂枝去芍藥加麻黃附子細辛湯方

桂枝 三兩 生薑 三兩 甘草 二兩 大棗 十二枚 麻黃 細辛 各一兩 附子 炮. 一枚

右七味, 以水七升, 煮麻黃, 去上沫, 內諸藥, 煮取二升, 分溫三服. 當汗出如蟲行皮中卽愈.

師曰, 病有風水, 有皮水, 有正水, 有石水, 有黃汗. 風水其脈自浮, 外證骨節疼痛, 惡風. 皮水其脈亦浮, 外證胕腫, 按之沒指, 不惡風, 其腹如鼓, 不渴, 當發其汗. 正水其脈沈遲, 外證自喘. 石水其脈自沈, 外證腹滿不喘. 黃汗其脈沈遲, 身發熱, 胸滿, 四肢頭面腫, 久不愈, 必致癰膿.

[註] 風水得之內有水氣, 外感風邪, 風則從上腫, 故面浮腫, 骨節疼痛惡風, 風在經表也. 皮水得之內有水氣, 皮受濕邪. 濕則從下腫, 故胕浮腫, 其腹如鼓, 按之沒指, 水在皮裏也. 非風邪, 故不惡風, 因水濕故不渴也. 其邪俱在外, 故均脈浮, 皆當從汗從散而解也. 正水水之在上病也, 石水水之在下病也. 故在上則胸滿自喘, 在下則腹滿不喘也. 其邪俱在內, 故均脈沈遲, 皆當從下從溫解也. 黃汗者, 汗出柏汁色也. 其脈沈遲, 臟內有寒飮. 身發熱者, 經外有伏熱. 寒飮故胸滿, 四肢頭面浮腫. 伏熱若久不愈, 故必致癰膿也. 由此推之, 可知黃汗是內飮外熱, 蒸鬱于中, 從土化而成也. 以黃汗而列水病之門者, 亦因水之爲病而腫也.

[集註] 程林曰, 風水與皮水相類屬表, 正水與石水相類屬裏. 但風水惡風, 皮水不惡風. 正水自喘, 石水不自喘爲異耳!

尤怡曰, 風水, 水爲風搏, 因風而病水也. 風傷皮毛, 而濕流關節, 故脈浮惡風, 而骨節疼痛也. 皮水, 水行皮中, 內合肺氣, 故其脈亦浮, 不兼風, 故不惡寒也. 其腹如鼓, 卽『內經』鼟鼟然不堅之意. 以其病在皮膚, 而不及腸臟, 故外有脹形, 而內無喘滿也. 水在皮者, 宜從汗解, 故曰, 當發其汗. 正水, 腎臟之水自盛也. 石水, 水之聚而不行者也. 正水乘陽之虛, 而浸及上焦, 故脈沈遲而喘. 石水因陰之盛而結于少腹, 故脈沈腹滿而不喘也. 黃汗, 汗出沾衣如柏汁, 得之濕熱交病, 而濕居熱外，其盛于上而陽不行，則身熱胸滿，四肢頭面腫，久則浸及于裏而榮不通，則逆于肉裏而爲癰膿也.

脈浮而洪，浮則爲風，洪則爲氣. 風氣相搏，風强則爲隱疹，身體爲痒，痒爲泄風，久爲痂癩. 氣强則爲水，難以俯仰. 風氣相擊，身體洪腫，汗出乃愈. 惡風則虛，此爲風水. 不惡風者，小便通利，上焦有寒，其口多涎，此爲黃汗.

［按］‘身體洪腫’之‘洪’字，當是‘浮’字. ‘此爲黃汗’四字，當是衍文.

［註］六脈俱浮而洪，浮則爲風，洪則爲氣. 風氣相搏之病，若風强于氣，相搏爲病，則偏于榮，故爲隱疹，身體爲痒，痒者肌虛，爲風邪外薄故也. 名曰泄風，卽今之風燥瘡是也. 故日久不愈，則成痂癩. 痂癩，疥癬·癘癩之類是也. 若氣强于風，相搏爲病，則偏于衛，故爲水氣，難以俯仰，卽今之支飮喘滿不得臥也. 若風氣兩相强擊爲病，則爲風水，故通身浮腫也. 以上諸證皆屬肌表，故當發汗，汗出乃愈也. 風水無汗，當以越婢湯發汗，若汗出惡風則爲表陽虛，故加附子也. 若不惡風，小便通利，非表陽有寒，乃上焦有寒也. 上焦有寒，惟兼病水者，則其人口內必多生涎沫也.

［集註］尤怡曰，風，天之氣. 氣，人之氣，是皆失其和者也. 風濕相搏，風强則氣從風而浸淫肌體，故爲癮疹. 氣强則風從氣而鼓涌水液，故爲水. 風氣並强，兩相搏擊，而水液從之，則爲風水. 汗之則風去而水行，故曰，汗出乃愈. 若惡風者表虛也，不惡風而小便通利者，以上焦有寒不能約束津液，故其口多涎也.

寸口脈沈滑者，中有水氣，面目腫大有熱，名曰風水. 視人之目裏上微擁，如蠶新臥起狀，其頸脈動，時時欬，按其手足上，陷而不起者，風水.

［註］此承上條，詳申風水之證脈也. 寸口脈沈而滑，中有水氣之診也. 面目腫大，中有水氣之證也. 有寒者，其脈沈遲，則爲石水也. 有熱者，其脈沈滑，名曰風水也. 視其人之目胞上微擁似蠶，如新臥起之狀，人迎頸脈動甚，時欬，按其腫之手足，陷而不起者，皆風水之證也.

［集註］趙良曰，『內經』云脈沈曰水，脈滑曰風，面腫曰風，目腫如新臥起之狀曰水，頸脈動，喘欬曰水. 又腎風者，面跗龐然，少氣時熱，其有跗腫者，亦曰本于腎，名風水. 皆出『內經』也.

程林曰，沈者就下之性，滑者流衍之象，故沈滑者，中有水也. 面腫曰風，風鬱于經則熱，故面胕腫大有熱，名曰風水. 『內經』曰，諸有水者微腫，先見于目下也. 水者陰也，目下亦陰也，腹者至陰之所居，故水在腹者，必使目下腫也. 頸脈人迎脈也，水邪干土，則頸脈動，水之本在腎，水之標在肺，故時時欬也. 以手按其腹，隨手而起，此屬水脹，如按水囊者，必隨手而起. 今風水搏于手足，胕屬肌肉之間，按而散之，猝不能聚，故陷下而不起也.

風水脈浮，身重，汗出惡風者，防已黃芪湯主之. 腹痛加芍藥.

［註］此承上條風水，詳申其證，以明其治也. 風水之病，外風內水也. 脈浮惡風者風也，身重腫者水也. 汗出表虛，故用防已黃芪湯，固表以散風水也. 若腹痛，加芍藥·甘草以調中也

防已黃芪湯方 見濕病中

太陽病脈浮而緊，法當骨節疼痛，反不疼，身體反重而痠，其人不渴，汗出卽愈，此爲風水. 惡寒者，此爲極虛，發汗得之. 渴而不惡寒者，此爲皮水. 身腫而冷，狀如周痹，胸中塞不能食，反聚痛，暮躁不得

眠，此爲黃汗，痛在骨節．欬而喘，不渴者，此爲脾脹，其狀如腫，發汗卽愈．然諸病此者，渴而下利，小便數者，皆不可發汗．

［按］‘脾脹’之‘脾’字，當是‘肺’字，是傳寫之譌．‘發汗卽愈’之下，當有前條‘越婢加朮湯主之’七字．

［註］ 此又詳申風水·皮水·黃汗·肺脹四證之治法也．太陽病，謂頭痛發熱惡風也．脈浮而緊，似傷寒也，傷寒法當骨節疼痛，反不疼，身體反重而痠，面目浮腫，其人不渴，非傷寒也，乃風水也，發汗汗出卽愈也．若愈後而惡寒者，此爲過于發汗，極虛得之，當補表陽，自可愈也．有是證渴而不惡寒，似傳裏也，但跗浮腫，其腹如鼓，乃皮水也．有是證胸中窒反聚痛，不能食，暮躁不得臥，似裏實也．但身腫而冷，痲木如痹，此爲欲作黃汗也．痛在骨節，似傷寒也，但其狀如水腫，欬喘不渴，此爲肺脹也．已上四證，皆初病皮毛，狀類傷寒，故均以越婢加朮湯主之，發汗卽愈也．若渴而下利，小便數者，則津液已奪，故不可發汗也．

［集註］ 趙良曰，‘脾脹’恐是‘肺’字之誤．『靈樞經』云，肺是動則病，肺脹滿膨膨而喘欬也．

魏荔彤曰，其狀如腫者，按其手足，未至陷而不起，故曰如腫，似腫而實非腫也．

尤怡曰，太陽有寒則脈緊，骨疼有濕則脈濡，身重有風則脈浮·體痠，此明辨也．今得傷寒脈，而骨節不疼，身體反重而痠，卽非傷寒，乃風水外勝也．風水在表而非裏，故不渴，風固當汗，水在表者，亦宜汗，故曰，汗出卽愈．然必氣盛而實者，汗之乃愈，不然則其表益虛，風水雖解，而惡寒轉增矣，故曰，惡寒者，此爲極虛發汗得之．若其渴而不惡寒者，則非病風而獨病水，不在皮外，而在皮中，視風水爲較深矣，其證身腫而冷，狀如周痹．周痹者，寒濕痹其陽也，皮水爲水氣淫于膚也．胸中窒不能食者，寒襲于外，而氣窒于中也．反聚痛，暮躁不得眠者，熱爲寒鬱，而寒甚于暮也．寒濕外淫，必流關節，故曰，此爲黃汗，痛在骨節．其欬而喘不渴者，水寒傷肺，氣攻于表，有如腫病，而實同皮水，故曰，發汗則愈．然而諸病若渴而下利，小便數者，則不可謂水氣當汗而概發之也．仲景丁寧之意，豈非慮人之津液先亡也哉！ 或問，風水外證骨節疼，此云骨節反不痛，身體反重而痠．皮水不渴，此云渴，何也？曰，風與水合而成病，其流注關節者，則爲骨節疼痛．其浸淫肌體者，則骨節不疼，而身體痠腫，由所傷之處不同故也．皮水不渴者，非言皮水本不渴也，謂腹如鼓而不渴者，病方外盛而未入裏，猶可發其汗也，此所謂渴而不惡寒者，所以別于風水之不渴而惡風也．

風水惡風，一身悉腫，脈浮不渴，續自汗出，無大熱，越婢湯主之．惡風加附子．

［註］ 此又承上條風水，互詳其證而變其治也．風水之邪，全在表而不在裏，故惡風一身悉腫，脈浮不渴也．初本無汗，身無大熱，續自汗出而不惡風寒，表不虛也，故用越婢湯以發之．若惡風甚者，表陽虛也，前方加附子一枚，以補其在表之陽也．

越婢湯方

痲黃 六兩 石膏 半斤 生薑 三兩 甘草 二兩 大棗 十五枚

右五味，以水六升，先煮痲黃，去上沫，內諸藥，煮取三升，分溫三服．

惡風者，加附子一枚，炮．風水，加朮四兩．

皮水爲病，四肢腫，水氣在皮膚中，四肢聶聶動者，防己茯苓湯主之．

［註］ 此承皮水，互詳其證，以明其治也．皮水之病，是水氣相搏，在皮膚之中，故四肢聶聶

瞤動也, 以防己茯苓湯補衛通榮, 祛散皮水也.

［集註］ 沈明宗曰, 此邪在皮膚而腫也. 風入于衛, 陽氣虛滯, 則四肢腫. 經謂結陽者腫四肢, 卽皮水也. 皮毛受風氣虛而腫, 所謂水氣在皮膚中, 邪正相搏, 風虛內鼓, 故四肢聶聶而動, 是因表虛也. 盖三焦之氣, 同入膀胱, 而行決瀆, 今水不行, 則當使小便利而病得除. 故防己·茯苓除濕而利水, 以黃芪補衛而實表, 表實則邪不能容, 甘草安土而制水邪, 桂枝以和榮衛, 又行陽化氣而實四末, 俾風從外出, 水從內泄矣.

防己茯苓湯方

防己 三兩 黃芪 三兩 桂枝 三兩 茯苓 六兩 甘草 三兩

右五味, 以水六升, 煮取二升, 分溫三服.

裏水, 越婢加朮湯主之, 甘草麻黃湯, 亦主之.

［按］ '裏水'之'裏'字, 當是'皮'字, 豈有裏水而用麻黃之理? 閱者自知, 是傳寫之訛.

［註］ 皮水表虛有汗者, 防己茯苓湯固所宜也. 若表實無汗有熱者, 則當用越婢加朮湯. 無熱者, 則當用甘草麻黃湯發其汗, 使水外從皮去也.

越婢加朮湯方

於越婢湯中加朮四兩.

甘草麻黃湯方

甘草 二兩 麻黃 四兩

右二味, 以水五升, 先煮麻黃, 去上沫, 內甘草, 煮取三升, 溫服一升, 重覆汗出, 不汗再服, 愼風寒.

厥而皮水者, 蒲灰散主之.

［按］ '厥而'二字, 當是衍文.

［註］ 水在皮膚, 浸淫日久, 必然腐潰而出水也, 當以蒲灰散敷之, 以燥水也.

蒲灰散方 見消渴中

水之爲病, 其脈沈小, 屬少陰. 浮者爲風, 無水. 虛脹者爲氣水, 發其汗卽已. 脈沈者, 宜麻黃附子湯. 浮者, 宜杏子湯.

［按］ '爲氣水'之'氣'字, 當是'風'字, 若是'氣'字, 則無發汗之理, 且通篇並無氣水之病.

［註］ 水之爲病, 其脈沈小屬少陰水也, 今脈不沈小而浮, 浮者爲風, 非少陰水也, 若無水虛脹者, 爲風水也, 風水發其汗卽已. 風水脈沈者, 宜麻黃附子湯汗之. 脈浮者, 宜杏子湯汗之.

麻黃附子湯方

麻黃 三兩 甘草 二兩 附子 炮. 一枚

右三味, 以水七升, 先煮麻黃, 去上沫, 內諸藥, 煮取二升半, 溫服八分, 日三服.

［集解］ 沈明宗曰, 麻黃附子湯, 今人置之不講, 余特擧而明之. 麻黃·附子通陽開竅, 治水妙劑. 今人惟用腎氣湯·丸, 壅補其內, 致陽氣不宣, 轉補轉壅, 邪無出路, 水腫日增, 刻血而死者, 不知凡几矣.

杏子湯方

麻黃 四兩 杏仁 五十個 甘草 炙. 二兩

右水七升, 先煮麻黃, 減二升, 去上沫, 內諸藥煮取三升, 去滓, 溫服一升, 得汗止服.

問曰, 黃汗之爲病, 身體腫, 發熱, 汗出而渴, 狀如風水, 汗沾衣, 色正黃如柏汁, 脈自沈, 何從得之? 師曰, 以汗出入水中浴, 水從汗孔入得之, 宜黃芪芍藥桂枝苦酒湯主之.

［註］ 此承黃汗, 互詳其證, 以明其治也. 黃汗屬濕, 故身體腫. 屬風, 故發熱·汗出而渴. 狀如風水者, 謂面目浮腫也. 汗沾衣, 色正黃如柏汁, 謂汗出粘黃也. 脈自沈者, 謂從水得之也. 究其得之之由, 以汗出入冷水中浴, 則

悽愴之寒內入，遏鬱汗液于肌腠，從土蒸化而出，故色黃也．宜黃芪·桂枝解肌邪，以固衛氣．白芍·苦酒止汗液，以攝榮氣．榮衛調和，其病已矣．

［集註］程林曰，汗出則元府開，入水浴則悽愴之水寒，藏留于腠理皮膚之中，則身腫發熱也．汗出沾衣如柏汁，則津液內竭，是以汗出而渴也．身腫雖狀如風水，但風水之脈不沈·汗不黃·口不渴爲異耳!

李升璽曰，按汗出浴水，亦是偶擧一端言之耳．大約黃汗由脾·胃濕久生熱，積熱成黃，濕熱交蒸而汗出矣．

魏荔彤曰，黃汗者，汗出之色黃而身不黃，與發黃之證不同也．

尤怡曰，黃汗之病，與風水相似．但風水脈浮，而黃汗脈沈．風水惡風，而黃汗不惡風爲異．其汗沾衣，色正黃如柏汁，則黃汗之所獨也．風水爲風氣外合水氣，黃汗爲水氣外合熱氣，熱被水遏，互鬱交蒸，汗液則黃．用黃芪·桂枝·芍藥三味，行陽以益陰，則榮氣和而衛氣周，盖欲使榮衛大行，而邪氣畢達耳．

黃芪芍藥桂枝苦酒湯方

黃芪 五兩 芍藥 三兩 桂枝 三兩

右三味，以苦酒一升，水七升相和，煮取三升，溫服一升．當心煩，服至六七日乃解．若心煩不止者，以苦酒阻故也．

［方解］服後心煩者，以苦酒止汗太急也．盖汗出于心，急止之，則不得出，故心煩也．至六七日乃解者，正復而邪自退也．

［集解］魏荔彤曰，古人稱醋爲苦酒，非另有所謂苦酒也．美酒醯，卽人家所製社醋，卽鎭江紅醋是也．又醋之劣者，卽白酒醋，各處皆是，總以社醋入藥．

尤怡曰，苦酒阻者，欲行而未得遽行，久積藥力乃自行耳．故曰，服至六七日乃解．

黃汗之病，兩脛自冷．假令發熱，此屬歷節．食已汗出，又身常暮臥盜汗出者，此榮氣也．若汗出已，反發熱者，久久其身必甲錯．發熱不止者，必生惡瘡．若身重，汗出已輒輕者，久久必身瞤，瞤卽胸中痛．又從腰以上必汗出，下無汗，腰髖弛痛，如有物在皮中狀，劇者不能食，身疼重，煩躁，小便不利，此爲黃汗，桂枝加黃芪湯主之．

［按］此承黃汗，詳申其證也．但文義未屬．必是錯簡，不釋．

桂枝加黃芪湯方

桂枝 芍藥 各二兩 甘草 二兩 生黃 三兩 大棗 十二枚 黃芪 二兩

右六味，以水八升，煮取三升，溫服一升，須臾，飮熱稀粥一升餘，以助藥力，溫覆取微汗，若不汗更服．

寸口脈浮而遲浮，浮脈則熱，遲脈則潛，熱潛相搏，名曰沈．趺陽脈浮而數，浮脈卽熱，數脈卽止，熱止相搏，名曰伏．沈伏相搏，名曰水．沈則絡脈虛，伏則小便難，虛難相搏，水走皮膚，卽爲水矣．

［按］此條文義不屬，不釋．

寸口脈弦而緊，弦則衛氣不行，卽惡寒，水不沾流，走于腸間．

［按］此條必有脫簡，不釋．

問曰，病者苦水，面目·身體·四肢皆腫，小便不利．脈之，不言水，反言胸中痛，氣上衝咽，狀如炙肉，當微欬喘．審如師言，其脈何類？師曰，寸口脈沈而緊，沈則爲水，緊則爲寒．沈緊相搏，結在關元．始時當微，年盛不覺，陽衰之後，榮衛相干．陽損陰盛，結寒微動，腎氣上衝，咽喉塞噎，脇下急痛．醫以爲留飮，而大下之．氣擊不去，其病不除．後重吐之，胃家虛煩．咽燥欲飮水，小便不利，水穀不化，面目手足浮腫. 又與葶藶丸下水, 當時如小差, 食飮過度, 腫復如前, 胸脇苦痛, 象若奔豚, 其水揚溢, 則浮欬喘逆. 當先攻擊衝氣, 令止, 乃治欬, 欬止其喘自差, 先治新病, 病當在後.

[按] 此條文義不屬, 不釋.

御纂醫宗金鑑 卷二十二

黃疸病脈證并治第十六

寸口脈浮而緩, 浮則爲風, 緩則爲痹, 痹非中風. 四肢苦煩, 脾色必黃, 瘀熱以行. 趺陽脈緊而數, 數則爲熱, 熱則消穀. 緊則爲寒, 食卽爲滿. 尺脈浮爲傷腎, 趺陽脈緊爲傷脾. 風寒相搏, 食穀卽眩, 穀氣不消, 胃中苦濁, 濁氣下流, 小便不通, 陰被其寒, 熱流膀胱, 身體盡黃, 名曰穀疸. 額上黑, 微汗出, 手足中熱, 薄暮卽發, 膀胱急, 小便自利, 名曰女勞疸, 腹如水狀, 不治. 心中懊憹而熱, 不能食, 時欲吐, 名曰酒疸.

[註] 寸口脈浮而緩, 浮則爲風, 緩則爲痹, 痹非中風, 前已詳言之矣. 今趺陽緊數而尺脈浮, 四肢苦煩, 身面色黃, 乃疸病也. 黃, 土色也, 土病則見之. 土屬脾胃, 脾爲陰土主濕, 胃爲陽土主熱, 故凡病疸, 皆爲濕瘀熱鬱也, 行於外則必四肢苦煩·身面發黃也. 蓋其人素有濕熱, 外被風寒相搏, 內爲女勞所傷, 及食穀飮酒, 或與濕瘀, 或與熱鬱, 皆能爲是病也. 若胃脈數, 是熱勝於濕, 則從胃陽熱化, 熱則消穀, 故能食而謂之陽黃, 若胃脈緊, 是濕勝於熱, 則從脾陰寒化, 寒則不食, 故食卽滿而謂之陰黃也. 陽黃則爲熱疸·酒疸, 陰黃則爲女勞疸·穀疸也. 若尺脈不沈而浮, 則爲傷腎, 腎傷病疸, 亦爲女勞疸也. 胃脈不緩而緊, 則爲傷脾, 脾傷病疸, 亦爲穀疸也. 穀疸則食穀卽滿, 穀氣不消, 胃中苦濁, 淸氣阻於上行, 故頭眩也. 濁氣流於膀胱, 故小便不通也. 女勞疸則額上黑, 腎病色也. 微汗出, 濕不瘀也. 五心熱, 薄暮發, 腎陰熱也. 膀胱急, 小便利, 下焦虛也. 腹滿如水狀, 脾腎兩敗, 故謂不治也. 若心中懊憹, 熱不能食, 時欲吐, 小腹滿, 小便不利, 雖見目靑面黑, 必是酒疸病也.

脈沈, 渴欲飮水, 小便不利者, 皆發黃.

[註] 脈沈, 主裏也. 渴欲飮水, 熱瘀也. 小便不利, 濕鬱也. 熱瘀濕鬱於裏, 故發黃也. 首條謂脈浮緩·緊數皆令發黃, 是得之於外因也. 此條脈沈亦令發黃, 是得之於內因也, 故治黃有汗·下二法也.

[集註] 李彣曰, 脈沈而渴, 渴欲飮水, 小便不利, 則濕熱內蓄, 無從分消, 故發黃也.

疸而渴者, 其疸難治. 疸而不渴者, 其疸可治. 發於陰部, 其人必嘔. 發於陽部, 其人振寒而發熱也.

[註] 未成疸前, 小便不利而渴者, 是欲作疸病也. 已成疸後而渴者, 是熱深不已, 故難治也. 不渴者是熱淺將除, 故可治也. 疸發於陰者, 人必嘔逆, 嘔逆者, 陰裏爲之也. 發於陽者, 人必振寒發熱. 寒熱者, 陽表爲之也. 此以渴不渴, 別疸之難治·可治. 以嘔逆·寒熱, 辨黃之在表·在裏也.

[集註] 程林曰, 黃家以濕熱相搏, 有口燥·鼻燥而未至於渴, 渴則津液內消, 邪氣獨勝. 不渴則津液未竭, 正氣未衰, 治之所以分難易也. 陰主裏, 濕勝於裏則嘔. 陽主表, 熱勝於表則振寒發熱也. 此條辨疸證之渴與不渴, 有輕重表裏之分也.

尤怡曰, 疸而渴, 則熱方熾, 而濕且日增, 故難治. 不渴則熱已減, 而濕亦自消, 故可治. 陰部者, 裏之臟腑, 關於氣, 故嘔. 陽部者, 表之軀殼, 屬於形, 故振寒而發熱. 此陰陽內外淺深微甚之辨也.

腹滿, 舌痿黃, 躁不得睡, 屬黃家.

[按] '舌痿黃'之'舌'字, 當是'身'字, 必傳寫之譌.

[註] 身痿而黃, 腹滿而躁不得睡者, 屬黃家之病, 在裏, 當下之也.

[集註] 徐彬曰, 腹滿, 裏證也, 乃有腹滿而加身痿黃, 躁不得眠, 瘀熱外行, 此發黃之漸也. 故曰, 屬黃家.

諸黃家病, 但利其小便. 假令脈浮者, 當以汗解之, 宜桂枝加黃芪湯主之.

[註] 諸黃家病, 謂一切黃家病也. 黃病無表裏證, 熱盛而渴者, 當淸之, 濕盛小便不利者, 但當利其小便. 假令脈浮則爲在表, 當以汗解之, 宜桂枝加黃芪湯. 於此推之, 可知脈沈在裏, 當以下解之也.

[集註] 高世栻曰, 利小便, 乃黃家一定之法, 故曰諸病黃家, 但利小便. 然亦自有宜汗者, 故又曰, 假令脈浮爲在表, 當以汗解之. 汗解之法, 宜桂枝加黃芪湯, 用桂枝湯以解肌, 肌解則汗自出, 加黃芪以助表, 表和則榮衛亦通矣.

桂枝加黃芪湯方 見水氣病中

師曰, 病黃疸, 發熱·煩喘·胸滿·口燥者, 以病發時, 火劫其汗, 兩熱相得. 然黃家所得, 從濕得之, 一身盡發熱而黃, 肚熱, 熱在裏, 當下之.

[註] 此詳申黃疸誤用火汗之爲病也. 病疸者, 濕熱也. 今濕淫於內, 則胸滿煩喘. 熱淫於內, 則發熱口燥. 若病發時, 復以火劫其汗, 則爲兩熱相合. 盖黃家所得, 由濕得之, 則一身必盡熱, 而身面卽發黃也. 今因火劫誤汗而發黃, 雖有表熱, 則不當汗也, 但捫其肚熱, 其熱在裏, 當下之以去其熱也.

[集註] 程林曰, 濕淫於內, 則煩喘胸滿. 熱淫於內, 則發熱口燥. 復以火迫劫其汗, 反致兩熱相搏. 殊不知黃家之病, 必得之濕熱瘀於脾土, 故一身盡發熱而黃, 正以明火劫之誤也. 若肚有熱, 則熱在腹, 可下之以去其濕熱.

黃疸腹滿, 小便不利而赤, 自汗出, 此爲表和裏實, 當下之, 宜大黃硝石湯.

[註] 此承上條, 互詳其證, 以明其治也. 腹滿, 小便不利而赤, 是熱在裏, 其人自汗出, 此爲表和裏實也, 宜大黃硝石湯下之.

大黃硝石湯方

大黃 黃柏 硝石 各四兩 梔子 十五枚

右三味, 以水六升, 煮取二升, 去滓, 內消更煮, 取一升, 頓服.

[集解] 李彣曰, 腹滿, 小便不利而赤, 裏病也. 自汗出, 表和也. 裏病者, 濕熱內甚, 用梔子淸上焦濕熱, 大黃瀉中焦濕熱, 黃柏淸下焦濕熱, 硝石則於苦寒瀉熱之中, 而有燥烈發散之意, 使藥力無所不至, 而濕熱悉消散矣.

黃疸病, 茵蔯五苓散主之. 一本云, 茵蔯湯及五苓散並主之.

[按] '黃疸病'之下, 當有'小便不利者'五字, 茵蔯五苓散方有着落. 必傳寫之遺.

[註] 黃疸病, 脈沈腹滿在裏者, 以大黃硝石湯下之. 脈浮無汗在表者, 以桂枝加黃芪湯汗之. 小便不利者, 不在表裏, 故以茵蔯五苓散主之.

茵蔯五苓散方

茵蔯蒿末 十分 五苓散 五分. 方見痰飮中.

右二味和, 先食飮服方寸匕, 日三服.

[集解] 尤怡曰, 此正治濕熱成疸者之法, 茵蔯散熱鬱, 五苓利濕瘀也.

黃疸病, 小便色不變, 欲自利, 腹滿而喘, 不可除熱, 熱除必噦. 噦者, 小半夏湯主之.

[註] 黃疸病小便當赤，今不赤而白，且欲自利，雖腹滿而喘，是濕盛無熱，陰黃證也，切不可除熱. 若除熱以凉藥下之，則胃必寒而作噦. 噦者主之以小半夏湯，以止噦也.

[集註] 李彣曰，小便色不變欲自利，裏無實可知，腹滿而喘，脾氣虛而肺氣不利耳! 用苦寒藥攻裏除熱，則胃寒而虛氣上逆，故噦，宜小半夏湯散逆止噦.

高世栻曰，小便色不變，非赤也. 欲自利，非下利也. 若腹滿而喘，雖似裏實，不可投寒劑以除熱，如大黃硝石湯，不可用也. 若投寒劑而除熱，則必噦. 噦，呃逆也. 半夏生薑辛溫散寒，故噦者，當以小半夏湯主之也.

小半夏湯方 見痰飮中

黃疸之病，當以十八日爲期，治之十日以上瘥，反劇爲難治.

[註] 疸病屬脾，脾主土，土無定位，寄旺於四季之末，各十八日. 期之十八日者，土旺之日也，故治十日以上當瘥，而不踰十八日之外也. 若踰十八日不差而反劇者，則土衰矣. 故曰，難治.

[集註] 高世栻曰，十八日，乃脾土寄旺於四季之期. 十日，土之成數也. 黃疸之病在於脾土，故當以十八日爲期. 然治之宜先，故治之十日以上卽當瘥. 至十日以上不瘥，而疸病反劇者，是謂難治，謂土氣虛敗不可治也.

穀疸之爲病，寒熱不食，食卽頭眩，心胸不安，久久發黃爲穀疸，茵蔯蒿湯主之.

[註] 此詳申穀疸之爲病也. 未成穀疸之時，其人多病寒熱. 寒熱作時，則不能食. 寒熱止時，則或能食，雖能食，然食後卽頭暈目眩，心煩不安. 此爲濕瘀熱鬱而內蒸，將作穀疸之徵也. 久久身面必發黃，爲穀疸矣. 宜茵蔯蒿湯利下，使從大·小二便而出之.

茵蔯蒿湯方

茵蔯蒿 六兩 梔子 十四枚 大黃 二兩

右三味，以水一斗，先煮茵蔯，減六升，內二味，煮取三升，去滓，分溫三服. 小便當利，尿如皂角汁狀，色正赤，一宿腹減，黃從小便去也.

陽明病，脈遲者，食難用飽，飽則發煩，頭眩，小便必難，此欲作穀疸. 雖下之，腹滿如故，所以然者，脈遲故也.

[註] 穀疸屬胃熱，脈當數，今脈遲，脾臟寒也. 寒不化穀，所以雖饑欲食，食難用飽，飽則煩悶，胃中塡塞健運失常也. 淸者阻於上升，故頭眩. 濁者阻於下降，故小便難也. 此皆欲作穀疸之徵. 其證原從太陰寒濕鬱黷而生，若誤以爲陽明熱濕發黃，下之雖腹滿暫減，頃復如故. 所以然者，脈遲寒故也. 此發明欲作穀疸，屬脾陰寒化而不可下者也.

[集註] 程林曰，脈遲爲寒，寒不殺穀，故食難用飽. 飽則穀氣不消，胃中苦濁，濁氣蘊蓄則發煩，熏蒸則作眩也. 小便難者，以脈遲則無陽以施化濁氣，但留於胃而不宣，是以欲作穀疸. 若下之，徒虛其胃而腹滿如故也，所以然者，以脈遲爲寒之故也.

黃家，日晡所發熱，而反惡寒，此爲女勞得之，膀胱急，少腹滿，身盡黃，額上黑，足下熱，因作黑疸，其腹脹如水狀，大便必黑，時溏，此女勞之病，非水也，腹滿者難治，硝石礬石散主之.

[註] 此詳申女勞疸之爲病. 黃疸日晡所發熱，乃陽明熱症，當不惡寒也. 而反惡寒者，非陽明熱症，此或爲女勞得之也. 女勞得之疸證，雖膀胱急，少腹滿，而小便自利. 身雖盡黃，而額上則黑. 雖發熱，惟足下甚. 此少陰熱，因作黑疸也. 故腹脹如水狀，而大便必黑，時溏，知非水脹病，乃爲女勞得之疸脹病也.

時溏黑色者, 亦臟病及血之徵也. 血病者顔必變, 豈有色黑而血不病者乎? 女勞疸腹滿者爲難治, 以其脾腎兩敗也. 以硝石入血消堅, 礬石入氣勝濕, 然此方治標固宜, 非圖本之治. 世久書譌, 姑辨其理也.

[集註] 尤怡曰, 黃家, 日晡所本當發熱, 今發熱而反惡寒者, 此爲女勞得之疸也. 熱在胃淺而腎深, 故熱深則先反惡寒也. 膀胱急, 額上黑, 足下熱, 大便黑, 皆腎熱之徵. 雖少腹滿脹有如水狀, 而實爲腎氣不行, 非脾濕而水不行也. 惟是證兼腹滿, 則脾腎並傷, 而其治爲難耳! 硝石鹹寒除熱, 礬石除痼熱在骨髓, 骨與腎合, 用以淸腎熱也. 大麥粥和服, 恐傷胃也.

硝石礬石散方

硝石 礬石 燒. 等分

右二味爲散, 以大麥粥汁和, 服方寸匕, 日三服. 病隨大小便去, 小便正黃, 大便正黑, 是候也.

男子黃, 小便自利, 當與虛勞小建中湯.

[註] 婦人産後經崩, 發黃色者, 乃脫血之黃色, 非黃疸也. 今男子黃而小便自利, 則知非濕熱發黃也. 詢知其人必有失血亡血之故, 以致虛黃之色外現. 斯時汗·下·滲·利之法俱不可施, 惟當與虛勞失血同治, 故以小建中湯調養榮衛, 黃自愈矣.

[集註] 高世栻曰, 女爲陰, 男爲陽. 陰主血, 陽主氣. 男子黃, 陽氣虛也. 黃者土之色, 陽氣虛而土色外呈. 中無濕熱, 故小便自利. 此爲虛也, 故當以小建中湯和其陰陽, 調其血氣也. 本論「血痹虛勞篇」有小建中湯主治虛勞, 故曰, 虛勞小建中. 意謂此男子黃而小便利, 亦爲虛勞之證云爾.

小建中湯方 見虛勞中

酒黃疸者, 或無熱譫言, 小腹滿欲吐, 鼻燥. 其脈浮者, 先吐之. 沈弦者, 先下之.

[註] 此詳申酒疸之爲病也. 酒體濕而性熱, 過飮之人必生濕熱爲疸病也. 無熱, 無外熱也. 譫語·鼻燥, 有內熱也. 小腹滿, 濕熱畜於膀胱也. 欲吐, 濕熱釀於胃中也. 其脈浮者, 酒熱在經, 先吐之以解外也. 沈弦者酒飮在裏, 先下之以解內也.

[集註] 李彣曰, 胃足陽明之脈, 起於鼻之交頞中, 故鼻燥也.

夫病酒黃疸, 必小便不利, 其候心中熱, 足下熱, 是其證也.

[註] 此詳酒疸之病. 濕熱生也, 必小便不利. 其候心中熱, 胃腑熱也. 足下熱, 胃經熱也. 是其酒疸之證也.

[集註] 程林曰, 夫小便利則濕熱行, 不利則濕留於胃, 胃脈貫膈下足跗, 上熏胃脘則心中熱, 下注足跗, 則足下熱也.

酒疸, 心中熱, 欲吐者, 吐之愈.

[註] 此詳申酒疸宜吐之治也. 酒疸, 心中熱·欲吐者, 謂胃中煩亂懊憹欲吐, 非吐之不能愈也.

[集註] 程林曰, 後證熱深則懊憹欲吐, 今微熱則心中熱亦欲吐. 病屬上焦, 故吐之可愈也.

酒黃疸, 心中懊憹, 或熱痛, 梔子大黃湯主之.

[註] 此詳申酒疸宜下之治也. 酒黃疸, 謂因飮酒過度而成黃疸也. 心中懊憹欲吐, 或自吐之而愈, 或服梔子豉湯吐之而愈, 皆可也. 若心中懊憹不欲吐, 或心中熱痛, 皆非吐之可愈, 故以梔子大黃湯下之愈也.

梔子大黃湯方

梔子 十四枚 大黃 一兩 枳實 五枚 豉 一升

右四味, 以水六升, 煮取三升, 分溫二服.

[集解] 魏荔彤曰, 酒黃疸, 心中懊憹或熱甚而痛, 梔子大黃湯主之, 盖爲實熱之邪立法

也. 酒家積鬱成熱, 非此不除也.

酒疸下之, 久久爲黑疸, 目青面黑, 心中如啖蒜虀狀, 大便正黑, 皮膚爪之不仁, 其脈浮弱, 雖黑微黃, 故知之.

[註] 酒疸, 心中懊憹, 或心中熱痛, 脈沈實者, 當下之. 若心中熱欲吐, 脈浮弱者, 當吐之, 而反下之則爲逆也. 若其人素有勞倦, 下之則熱入於脾, 頃時腹滿如故, 則成穀疸也. 若其人素有女勞, 下之則熱入於腎, 雖黃微黑, 久久必變爲黑疸也. 目靑者精傷也, 面黑者腎傷也, 心中如啖蒜虀狀, 胃傷也. 大便黑色, 血傷也. 皮膚不仁, 血痹也. 此等證皆因酒疸脈浮弱者, 應吐而反下之之誤然也.

[集註] 趙良曰, 酒疸之黑, 非女勞疸之黑也. 盖女勞之黑, 腎氣所發也. 酒疸之黑, 敗血之黑也. 因酒之濕熱傷脾胃, 脾胃不和, 陽氣不化, 陰氣不運, 若更下之, 久久則運化之用愈耗矣. 氣耗血積故腐瘀, 濁色越出面爲黑, 味變於心咽作嘈雜, 心辣如啖蒜虀狀. 榮血衰而不行於皮膚, 抓之不仁. 輸於大腸, 便如黑漆. 其目靑與脈浮弦, 皆血病也.

諸黃, 猪膏髮煎主之.

[按] 諸黃, 謂一切黃也. 皆主猪膏髮煎, 恐未必盡然. 醫者審之, 此必有脫簡也.

[集註] 程林曰, 扁鵲有『黃經』·『明堂』, 有烙三十六黃法, 皆後人所未見, 唯『聖濟總錄』載三十六黃, 方論詳明, 治法始備. 今猪膏髮煎, 能治諸黃, 當是黃之輕者, 可從小便而去, 至若陰黃·急黃·女勞之屬, 豈猪膏髮煎所能治乎? 醫者審之.

猪膏髮煎方

猪膏 半斤 亂髮 如鷄子大三枚

右二味, 和膏中煎之, 髮消藥成, 分再服, 病從小便出.

諸黃, 腹滿而嘔者, 宜柴胡湯.

[註] 嘔而腹痛, 胃實熱也, 然必有潮熱便硬, 始宜大柴胡湯兩解之. 若無潮熱便軟, 則當用小柴胡湯去黃芩加芍藥和之可也.

[集註] 程林曰, 嘔而腹滿, 視其前後, 知何部不利, 利之則愈. 今黃家腹痛而嘔, 應內有實邪, 當是大柴胡湯以下之. 若小柴胡, 則可止嘔, 未可療腹痛也.

柴胡湯方 見寒疝嘔吐中

嘔吐噦下利病脈證幷治第十七

夫嘔家有癰膿, 不可治嘔, 膿盡自愈.

[註] 嘔家, 嘔吐或穀·或水·或痰涎, 或冷沫, 今嘔而有膿, 此內有癰, 膿潰而嘔, 非嘔病也, 故曰, 不可治嘔, 膿盡自愈.

[集註] 趙良曰, 經云, 熱聚於胃口而不行, 胃脘爲壅. 胃脘屬陽明經, 陽明氣逆則嘔, 故膿不自欬出, 從嘔而出, 此癰之在胃脘上口者也. 若過半中, 在肺之下者, 膿則不從嘔出而從大便出矣.

程林曰, 夫癰潰則爲膿, 膿上出必令嘔, 故不必治其嘔, 膿盡則嘔自止也.

先嘔却渴者, 此爲欲解. 先渴却嘔者, 爲水停心下, 此屬飮家.

[註] 嘔病後渴飮而不嘔, 爲胃氣和, 此欲解也. 因渴而後嘔, 嘔而復渴, 爲水停心下, 此屬飮家之嘔, 非嘔病也.

[集註] 趙良曰, 嘔則飮去, 飮去則陽氣回, 津液猶未布, 故渴耳. 雖渴, 終以邪去正回而必解也. 先渴却嘔者, 卽前痰飮條中, 小半夏茯苓湯之證也.

程林曰, 先嘔却渴者, 爲嘔後而胃無津液, 得水和之卽愈. 先渴却嘔者, 本渴而飮水, 水停胃中作嘔也, 故屬水飮.

尤怡曰, 嘔家必有停痰宿水. 先嘔却渴者,痰水已去，而胃氣將復也，故曰，此爲欲解．先渴却嘔者，因熱飮水過多，熱雖解而飮旋積也，此嘔因積飮所致，故曰，此爲飮家．

嘔家本渴，今反不渴者，以心下有支飮故也，此屬支飮．

［註］嘔病之人，津液已傷，本應渴也．今反不渴者，以心下素有支飮故也，此屬支飮之嘔，非嘔病也．

［集註］徐彬曰，支飮者，偏旁而不中正也．

高世栻曰，支飮者，水氣循經，屈曲支行，其形如腫是也．支飮而嘔，故曰，此屬支飮．「飮欬篇」云，嘔家本渴，渴爲欲解，今反不渴，心下有支飮故也，小半夏湯主之．

諸嘔吐，穀不得下者，小半夏湯主之．

［註］此詳諸嘔吐之病，以明其治也．嘔者，有聲有物之謂也．吐者，有物無聲之謂也．凡諸嘔吐，飮食不得下咽者，主之小半夏湯，降逆安胃也．

［集註］趙良曰，嘔吐，穀不得下者，有寒有熱，不可概論也．食入卽吐，熱也．朝食暮吐，寒也．此則非寒非熱，由中焦停飮，氣結而逆，故用小半夏湯．

沈明宗曰，此痰飮多而致嘔之方也．外邪內入而嘔，必自飮食稍進．此痰飮多而外邪少，拒格胸胃之間，氣逆而穀不得入，故用生薑散邪，半夏以消痰飮而止嘔逆．

小半夏湯方 見痰飮中

嘔吐而病在膈上，後思水者，解，急與之．思水者，猪苓散主之．

［註］此詳申上條飮嘔，以明其治也．嘔吐病後，則傷膈上津液，若思水者，急與飮之，不復嘔吐者，是病去胃和自解也．思水者，與飮之而仍嘔吐者，是病未除而有水飮也．主之猪苓散者，利水以止嘔吐也．

［集註］程林曰，上章言先嘔却渴，此爲欲解．今嘔吐而病在膈上，後思水者解，亦與上證不殊，故急與之以和胃．然思水之人，又有得水而貪飮，則胃中熱少不能消水，更與人作病，故思水者，用猪苓散以散水飮．

魏荔彤曰，嘔吐而病在膈上，後思水者，欲解之徵也，卽論中所言，先嘔後渴，此爲欲解之義也．急與之，嘔吐後傷津液，水入而津液可復也．若夫未曾嘔吐卽思水者，卽論中所言，先渴却嘔之證也，是爲水停心下，應治其支飮，而渴方愈也．主以猪苓散，利水補土，以治濕邪者，治渴而卽以治上逆之嘔吐也．

猪苓散方

猪苓 茯苓 白朮 各等分

右三味，杵爲散，飮服方寸匕，日三服．

嘔而發熱者，小柴胡湯主之．

［註］嘔而腹滿是有裏也，主之大柴胡湯，攻裏以止嘔也．今嘔而發熱，是有表也，主之小柴胡湯，和表以止嘔也．

［集註］程林曰，經曰，嘔而發熱者，柴胡湯證具．夫嘔家未有發熱者，以發熱屬半表半裏，故與小柴胡湯以和之．

李彣曰，傷寒發熱者爲表證，然邪欲侵裏，裏氣拒而不納，則逆而作嘔，此半表半裏證也．小柴胡爲治半表半裏，和解之劑．

小柴胡湯方

柴胡 半斤 黃芩 三兩 人參 三兩 甘草 三兩 半夏 半升 生薑 三兩 大棗 十二枚

右七味，以水一斗二升，煮取六升，去滓，再煎取三升，溫服一升，日三服．

嘔而脈弱，小便復利，身有微熱，見厥者難治，四逆湯主之．

［註］嘔而心煩，心中懊憹，內熱之嘔也．今嘔而脈弱，正氣虛也．小便復利，中寒盛也．身有微熱而復見厥，曰難治者，此爲寒盛格熱於外，非嘔而發熱者比，故以四逆湯勝

陰回陽也.

[集註] 高世栻曰, 嘔者水去, 寒猶在上, 小便當少. 今復利者, 寒亦在下也. 脈弱者, 氣衰於內. 身微熱者, 格陽於外. 嘔證如是, 則上下寒而內外虛. 若見手足逆冷而厥者, 則表裏陰陽之氣, 不相順接, 故爲難治. 四逆湯主之, 生附子壯火回陽以治厥, 乾薑溫脾煖胃以治嘔, 甘草安中調上下以治內外也.

四逆湯方

附子 生用. 一枚 乾薑 一兩半 甘草 炙. 二兩

右三味, 以水三升, 煮取一升二合, 去滓, 分溫再服. 强人可大附子一枚, 乾薑三兩.

嘔而胸滿者, 茱萸湯主之.

[註] 嘔逆之氣上衝於胸, 胸中氣實, 則不受邪, 必不滿也. 若胸中氣虛, 客寒邪氣得以留連, 故胸滿也. 主之吳茱萸湯, 補正氣, 降邪氣也.

[集註] 徐彬曰, 胸乃陽位, 嘔爲陰邪, 使胸之陽氣足以禦之則不嘔, 嘔亦胸中無恙也. 乃嘔而胸滿, 是胸虛邪客, 不但胃不和矣. 虛邪屬陰, 故以吳茱萸之苦辛溫, 善驅濁陰者爲君, 人參補虛爲佐, 而以薑·棗宣發上焦之正氣也.

茱萸湯方

吳茱萸 一升 人參 三兩 生薑 六兩 大棗 十二枚

右四味, 以水五升, 煮取三升, 溫服七合, 日三服.

嘔而腸鳴, 心下痞者, 半夏瀉心湯主之.

[註] 嘔而腸鳴, 腸虛而寒也. 嘔而心下痞, 胃實而熱也. 並見之, 乃下寒上熱, 腸虛胃實之病也, 故主之半夏瀉心湯, 用參·草·大棗以補正虛, 半夏以降客逆, 乾薑以勝中寒, 芩·連以瀉結熱也.

[集註] 程林曰, 嘔而腸鳴·心下痞者, 此邪熱乘虛而客於心下, 故用芩·連泄熱除痞, 乾薑·半夏散逆止嘔. 『內經』曰, 脾胃虛則腸鳴. 又曰, 中氣不足, 腸爲之苦鳴. 人參·大棗·甘草, 用以補中而和腸胃.

半夏瀉心湯方

半夏 洗. 半升 黃芩 乾薑 人參 各三兩 黃連 一兩 大棗 十二枚 甘草 炙. 三兩

右七味, 以水一斗, 煮取六升, 去滓, 再煮取三升, 溫服一升, 日三服.

乾嘔吐逆, 吐涎沫, 半夏乾薑散主之.

[註] 有聲有物謂之嘔, 有聲無物謂之噦, 卽乾嘔也. 今有聲無物而吐涎沫, 故曰乾嘔. 吐逆, 吐涎沫也. 乾嘔吐酸苦, 胃中熱也. 乾嘔吐涎沫, 胃中寒也. 主之半夏乾薑散, 溫中止嘔也.

半夏乾薑散方

半夏 乾薑 等分

右二味, 杵爲散, 取方寸七, 漿水一升半, 煎取七合, 頓服之.

乾嘔, 吐涎沫, 頭痛者, 茱萸湯主之.

[註] 乾嘔吐涎沫者, 以半夏乾薑散, 溫中止嘔也. 若更頭痛, 此屬寒氣盛而逆之甚也, 故用吳茱萸湯, 溫寒下氣, 大折衝逆之勢也.

[集註] 徐彬曰, 上焦有寒, 其口多涎. 上焦旣有寒邪, 格陽在上, 故主頭痛. 用吳茱萸溫補以驅濁陰也.

李彣曰, 太陰·少陰經, 從足至胸, 俱不上頭, 二經並無頭痛證. 厥陰經上出額, 與督脈會於巓, 故乾嘔·吐涎沫者, 裏寒也. 頭痛者, 寒氣從經脈上攻也. 不用桂·附, 用吳茱萸者, 以其入厥陰經故耳! 餘皆溫補散寒之藥.

乾嘔而利者, 黃芩加半夏生薑湯主之.

[註] 乾嘔者, 胃氣逆也, 若下利淸澈, 乃腸中寒也. 今下利濁粘, 是腸中熱也, 故用黃芩湯以治其利, 合半夏生薑湯, 以治乾嘔也.

［集註］ 程林曰，中焦不和，則氣逆於上而作嘔．迫於下而爲利，故用半夏·生薑，入上焦而止嘔．甘草·大棗，入中焦而和脾．黃芩·芍藥，入下焦而止利．如是則正氣安而邪氣去，三焦和而嘔利止矣．

魏荔彤曰，此嘔爲熱逆之嘔，利爲挾熱之利．

黃芩加半夏生薑湯方

黃芩 三兩 甘草 炙．二兩 芍藥 二兩 半夏 半升 生薑 三兩 大棗 十二枚

右六味，以水一斗，煮取三升，去滓，溫服一升，日再，夜一服．

食已卽吐者，大黃甘草湯主之．

［註］ 吐者，有物無聲之謂也．朝食暮吐者寒也，食已卽吐者火也，以寒性遲，火性急也．故以大黃甘草湯，緩中瀉火，火平自不吐也．

［集註］ 王肯堂曰，病人欲吐者，不可下之，又用大黃甘草治食已卽吐，何也？曰，欲吐者，其病在上，因而越之可也，而逆之使下，則必抑塞憒亂而益甚，故禁之．若旣已吐矣，吐而不已，有升無降，則當逆而折之，引令下行，無速於大黃，故取之也．

程林曰，經云，諸逆冲上，皆屬於火．食已卽吐，是胃熱上逆而不能容食，與反胃寒嘔水飮不同，故用是湯以平胃熱．

高世栻曰，食已卽吐者，非宿穀不化之胃反，乃火熱攻冲之吐逆．

大黃甘草湯方

大黃 四兩 甘草 一兩

右二味，以水三升，煮取一升，分溫再服．

病人欲吐者，不可下之．

［註］ 病人欲吐，上越之勢方盛，故不可下之．若病人吐後，其勢衰矣，因其衰而濟之，故已吐有可下之法也．

［集註］ 徐彬曰，治病之法，貴因勢利導，故『內經』曰，在上者越之，在下者竭之．今病欲上吐，不可强之使下，凡病皆然．故曰，病人欲吐者，不可下之．

程林曰，按‘欲’字，乃吐而未吐之義．

病人胸中似喘不喘，似嘔不嘔，似噦不噦，徹心中憒憒然無奈者，生薑半夏湯主之．

［註］ 此承上條，詳申欲吐之狀，以明其治也．喘者呼吸氣急也，似喘不喘，謂胸中似喘之不快，而不似喘之氣急也．嘔者吐物而有聲也，似嘔不嘔，謂似作嘔之狀，而不似嘔之有物也．噦者乾嘔也，似噦不噦，謂似乎噦之有聲，而不似噦之聲連連也．胸徹心中憒憒然無奈者，總形容似喘不喘，似嘔不嘔，似噦不噦，心中憒亂無奈，懊憹欲吐之情狀也，故以半夏降逆，生薑安胃也．

［集註］ 沈明宗曰，似喘不喘，似嘔不嘔，似噦不噦，誠不是喘，不是嘔，不是噦也．徹者，通也，竟是通心中憒憒然無奈，卽泛泛惡心之義也．

生薑半夏湯方

半夏 半升 生薑汁 一升

右二味，以水三升，煮半夏取二升，內生薑汁，煮取一升半，小冷分四服，日三夜一服．止，停後服．

［集解］ 李彣曰，生薑·半夏，辛溫之氣，足以散水飮而舒陽氣，然待小冷服者，恐寒飮固結於中，拒熱藥而不納，反致嘔逆．今熱藥冷飮下嗌之後，冷體旣消，熱性便發，情且不違，而致大益，此『內經』之旨也．此方與前半夏乾薑湯略同，但前溫中氣，故用乾薑，此散停飮，故用生薑．前因嘔吐上逆，頓服之則藥力猛峻，足以止逆降氣，嘔吐立除．此心中無奈，寒飮內結，難以猝消，故分四服，使胸中邪氣徐徐散也．

吐後渴欲飮水而貪飮者，文蛤湯主之．兼

主微風，脈緊頭痛.

[按] '文蛤湯主之'五字，當在'頭痛'之下，文義始屬，是傳寫之訛. '兼主'之'主'字，衍文也.

[註] 吐後而渴，當少少與飮之，胃和吐自止也. 若恣意貪飮，則新飮復停，而吐必不已也，當從飮吐治之. 若兼感微風，脈必緊，頭必痛. 主之文蛤湯者，是治渴兼治風水也. 故以越婢湯方中加文蛤. 越婢散風水也，文蛤治渴不已也.

[集註] 程林曰，貪飮者，飮水必多，多則淫溢上焦，必有溢飮之患，故用此湯以散水飮，方中皆辛甘發散之藥，故亦主微風，脈緊頭痛.

文蛤湯方

文蛤 五兩 麻黃 甘草 生薑 各三兩 石膏 五兩 杏仁 五十個 大棗 十二枚

右七味，以水六升，煮取二升，溫服一升，汗出卽愈.

[集解] 李彣曰，文蛤湯，卽大靑龍湯去桂枝，乃發汗之劑，使水飮從毛竅中泄去，以散水飮於外. 經云，開鬼門，潔淨腑. 此一方兩得之. 以內有麻黃，生薑等解表藥，故兼主微風，脈緊頭痛.

問曰，病人脈數，數爲熱，當消穀引食，而反吐者，何也? 師曰，以發其汗，令陽氣微，膈氣虛，脈乃數，數爲客熱，不能消穀，胃中虛冷故也. 脈弦者，虛也. 胃氣無餘，朝食暮吐，變爲胃反，寒在於上，醫反下之，今脈反弦，故名曰虛.

[按] '問曰，病人脈數' 至'胃中虛冷故也'等句，已詳『傷寒論·陽明篇』內，錯簡在此，且與'脈弦者虛也'文義不屬.

[註] 弦，飮脈也，非虛脈也，病吐者若見之，則爲胃氣無餘也. 胃氣無餘，肝邪乘之而見弦脈，故名曰虛也. 詢其所以致弦之由，乃爲寒在上，醫反下之，使胃氣盡而無餘，則不能消化水穀，致令朝食暮吐，暮食朝吐，變爲中寒胃反也.

[集註] 李彣曰，食不得入，是有火也. 食入反出，是無火也. 此寒在上者，法當溫中始愈，反下之則愈虛寒而愈吐矣.

寸口脈微而數，微則無氣，無氣則榮虛，榮虛則血不足，血不足則胸中冷.

[按] 此條文義不屬，必是錯簡.

趺陽脈浮而澁，浮則爲虛，澁則傷脾. 脾傷則不磨，朝食暮吐，暮食朝吐，宿穀不化，名曰胃反. 脈緊而澁，其病難治.

[按] '虛則傷脾'之'虛'字，當是'澁'字，是傳寫之譌.

[註] 前條因誤下而病胃反，則脈弦. 此條不因誤下而病胃反，則脈浮而澁也. 趺陽脈見浮而澁，浮以候胃，澁以候脾. 浮而無力爲胃虛，澁而無力爲傷脾. 胃虛脾傷，則不能消磨水穀，故朝食暮吐，暮食朝吐，所吐皆仍然不化之宿穀，故曰胃反也. 若脈緊澁，則爲邪盛正衰，故其病難治也.

[集註] 徐彬曰，緊爲寒盛，澁爲液竭，正不勝邪，故曰難治.

胃反嘔吐者，大半夏湯主之.

[註] 此承上條，以明其治也. 胃反嘔吐者，謂朝食暮吐·暮食朝吐之嘔吐也. 主之大半夏湯者，補脾胃·止嘔吐也.

大半夏湯方

半夏 洗浣用. 二升 人參 三兩 白蜜 一升

右三味，以水一斗二升，和蜜揚之二百四十遍，煮藥取一升半，溫服一升，餘分再服.

『千金方』云，大半夏湯治胃反不受食，食入卽吐. 『外臺方』云，大半夏湯治嘔·心下痞硬者.

[集解] 高世栻曰，朝食暮吐，宿穀不化，名曰胃反. 胃反但吐不嘔，然吐不離乎嘔，故曰，胃反嘔吐者. 用半夏助燥氣以消穀，人參補元

氣以安胃, 白蜜入水揚之, 使甘味散於水中, 水得蜜而和緩, 蜜得水而淡滲, 庶胃反平而嘔吐愈.

李升璽曰, 嘔家不宜甘味, 此用白蜜何也? 不知此胃反自屬脾虛, 經所謂甘味入脾, 歸其所喜是也. 况君以半夏, 味辛而止嘔, 佐以人參溫氣而補中, 胃反自立止矣.

胃反, 吐而渴欲飮水者, 茯苓澤瀉湯主之.

[註] 胃反吐而不渴者, 寒也. 渴欲飮水者, 飮也, 故以茯苓澤瀉湯, 補陽利水也.

茯苓澤瀉湯方

茯苓 半斤 澤瀉 四兩 甘草 二兩 桂枝 二兩 白朮 三兩 生薑 四兩

右六味, 以水一斗, 煮取三升, 內澤瀉, 再煮取二升半, 溫服八合, 日三服.

『外臺方』云, 茯苓澤瀉湯治消渴·胃反·脈絶.

[集解] 李彣曰, 吐而渴者, 津液亡而胃虛燥也. 飮水則水停心下, 茯苓·澤瀉, 降氣行飮, 白朮補脾生津, 此五苓散原方之義也. 然胃反因脾氣虛逆, 故加生薑散逆, 甘草和脾. 又五苓散治外有微熱, 故用桂枝. 此胃反無表熱, 而亦用之者, 桂枝非一於攻表藥也, 乃徹上徹下, 達表裏, 爲通行津液, 和陽散水之劑也.

尤怡曰, 茯苓澤瀉湯, 治吐未已, 而渴欲飮水者, 以吐未已, 知邪未去, 則宜桂枝·甘薑散邪氣, 茯苓·澤瀉消水氣也.

噦逆者, 橘皮竹茹湯主之.

[註] 噦卽乾嘔也. 因其有噦噦之聲, 而無他物, 故不曰乾嘔, 而曰噦逆, 屬氣上逆爲病也. 上逆之氣, 得出上竅, 皆能作聲, 故肺虛氣上逆, 則作欬, 氣從喉出而有欬逆之聲, 若爲邪所阻, 則爲喘滿, 故無聲也. 胃虛氣上逆, 則作噦, 氣從咽出而有噦逆之聲. 若與物凝結, 則爲痞痛, 故無聲也, 是知氣病也明矣. 然邪氣所湊, 正氣必虛, 故用橘皮·竹茹·生薑以淸邪氣, 人參·甘草·大棗, 以補正氣, 則上逆之氣自可順矣.

橘皮竹茹湯方

橘皮 二斤 竹茹 二升 大棗 三十枚 生薑 半升 甘草 五兩 人參 一兩

右六味, 以水一斗, 煮取三升, 溫服一升, 日三服.

[集解] 李彣曰, 噦有屬胃寒者, 有屬胃熱者, 此噦逆因胃中虛熱, 氣逆所致. 故用人參·甘草·大棗補虛. 橘皮·生薑散逆. 竹茹甘寒, 疏逆氣而淸胃熱, 因以爲君.

尤怡曰, 胃虛而熱乘之, 則作噦逆, 橘皮·生薑和胃散逆, 竹茹除熱止嘔噦, 人參·甘草·大棗益虛安中也.

乾嘔噦, 若手足厥者, 橘皮湯主之.

[註] 乾嘔噦, 猶言乾嘔, 卽噦也. 東垣以乾嘔爲輕, 噦爲重, 識仲景措辭之意也. 噦而手足厥, 乃胃陽虛, 是吳茱萸湯證也. 若初病形氣俱實, 雖手足厥, 非陽虛陰盛者比, 乃氣閉不達於四肢也, 故單以橘皮通氣, 生薑止噦也.

[集註] 程林曰, 乾嘔噦, 則氣逆於胸膈間, 而不行於四末, 故手足爲之厥. 橘皮能降逆氣, 生薑嘔家聖藥, 小劑以和之也. 然乾嘔非反胃, 厥非無陽, 故下咽氣行卽愈.

橘皮湯方

橘皮 四兩 生薑 半斤

右二味, 以水七升, 煮取三升, 溫服一升, 下咽則愈.

噦而腹滿, 視其前後, 知何部不利, 利之卽愈.

[註] 噦虛邪也, 噦而不腹滿者, 爲正氣虛. 兼有熱者, 以橘皮竹茹湯主之. 兼有寒者, 以吳茱萸湯主之. 噦而腹滿者爲邪氣實, 當視其二便, 大便不利者下之, 小便不利者通之卽愈也.

[集註] 朱肱曰, 前部不利猪苓湯, 後部不利調胃承氣湯.

趙良曰, 腹滿爲實, 實則氣上逆而作噦, 故必視其前後何部不利而利之, 則滿去而噦止.

魏荔彤曰, 胃氣上逆, 冲而爲噦, 治法當視其前後, 審大小便調不調也. 前部不利者, 水邪之逆也, 當利其小便而噦愈. 後部不利者, 熱邪實也, 當利其大便而噦愈.

夫六腑氣絕於外者, 手足寒, 上氣脚縮. 五臟氣絕於內者, 利不禁. 下甚者, 手足不仁.

[註] 氣絕非謂脫絕, 乃謂虛絕也. 六腑之氣, 陽也, 陽氣虛不溫於外, 則手足寒縮. 陽虛則陰盛上逆, 故嘔吐噦也. 五臟之氣, 陰也, 陰氣虛不固於中, 則下利不禁, 利甚則中脫形衰, 故手足不仁也. 此發明嘔吐·下利之原委也.

下利淸穀, 裏寒外熱, 汗出而厥者, 通脈四逆湯主之.

[註] 下利淸穀, 裏寒也. 外熱汗出而厥, 陽亡也. 主之以通脈四逆湯, 回陽勝寒, 而利自止也.

通脈四逆湯方

附子 生用. 大者一枚 乾薑 三兩. 强人可四兩
甘草 炙. 二兩

右三味, 以水三升, 煮取一升二合, 去滓, 分溫再服.

下利, 手足厥冷, 無脈者, 灸之不溫. 若脈不還, 反微喘者, 死. 少陰負趺陽者, 爲順也.

[按] 此條'反微喘者死'之下, 有'少陰負趺陽者爲順也'一句, 文義不屬, 其註已詳見『傷寒論·辨脈篇』內, 不復釋.

[註] 下利手足厥冷, 脈絕無者, 有陰無陽之脈證也. 雖用理中四逆輩, 恐其緩不及事, 急灸臍下, 以通其陽. 若脈還手足溫者生, 脈不還手足不溫, 反微喘者, 陽氣上脫也, 故死.

[集註] 程林曰, 下利而至於手足厥冷無脈, 則獨陰無陽, 灸之以復其陽, 而脈絕不來, 反微喘者, 則正氣又脫於上, 孤陽無根, 故死.

下利氣者, 當利其小便.

[註] 下利氣者, 初利則爲氣鬱於大腸而不外滲, 水氣併下, 但當利其小便, 輸其滲瀉之竅, 氣宣而利止也. 久利則爲氣陷於大腸, 而不上擧, 又當於升補中兼利小便也.

[集註] 尤怡曰, 下利氣者, 氣隨利失, 卽所謂氣利是也.

氣利, 訶黎勒散主之.

[註] 氣利, 所下之氣穢臭, 所利之物稠粘, 則爲氣滯不宣, 或下之·或利之皆可也. 若所利之氣不臭, 所下之物不粘, 則謂氣陷腸滑, 故用訶黎勒散以固腸, 或用補中益氣以擧陷亦可.

訶黎勒散方

訶黎勒 煨. 十枚

右一味, 爲散, 粥飮和頓服.

[集解] 李彣曰, 氣利者, 下利氣虛, 下陷而滑脫也. 訶黎勒性斂澁, 能溫胃固腸. 粥飮和者, 假穀氣以助胃. 頓服者, 藥味併下, 更有力也.

尤怡曰, 氣利, 氣與屎俱失也. 訶黎勒澁腸而利氣, 粥飮安中益腸胃. 頓服者, 補下治下制以急也.

若下利脈數, 有微熱汗出, 令自愈. 設脉緊, 爲未解.

[註] 下利脈數, 內熱利也, 微熱汗出, 其邪衰矣, 故令自愈. 設脈緊者, 是表未衰, 故爲未解也.

[集註] 程林曰, 寒則下利, 脈數有微熱, 則裏寒去, 汗出則表氣和. 表裏俱和, 故令自愈.

設復緊者, 知寒邪尙在, 是爲未解也.

下利, 有微熱而渴, 脈弱者, 令自愈.

[註] 下利大熱而渴, 則爲邪盛, 脈弱則爲正虛, 不能愈也. 今微熱而渴, 脈弱者, 邪正俱衰, 故知自愈也.

[集註] 程林曰, 下利大熱而渴, 則偏於陽, 無熱不渴, 則偏於陰, 皆不能愈. 以微熱而渴, 知陰陽和, 脈弱, 知邪氣去, 故卽自愈.

下利, 脈數而渴者, 令自愈. 設不差, 必淸膿血, 以有熱故也.

[註] 此承上條邪正俱衰, 病當自愈而不愈之義也. 設不差者, 則必表和, 熱退而數渴, 仍然是裏熱未除也, 故淸膿血.

[集註] 魏荔彤曰, 下利, 固以陽氣有餘爲吉, 又不可太盛, 成熱邪傷陰, 致陽復有偏勝之患.

下利, 寸脈反浮數, 尺中自澁者, 必淸膿血.

[註] 此承上表裏已和, 病當自愈而不愈之義也. 下利裏病, 而得浮數表脈, 故曰, 脈反浮數也. 但尺中自澁, 則知熱陷血分, 必淸膿血也.

[集註] 徐彬曰, 下利屬寒, 脈應沈遲, 反浮數, 其陽勝可知. 而尺中自澁, 澁爲陽邪入陰, 此亦熱多. 故曰, 必淸膿血.

程林曰, 寸脈浮數, 爲熱有餘, 尺脈自澁, 爲血不足, 以熱有餘, 則挾熱而便膿血.

下利, 三部脈皆平, 按之心下堅者, 急下之, 宜大承氣湯.

[註] 下利之人, 心下硬者, 諸瀉心湯證也. 若寸·關·尺三部脈皆平實有力, 雖下利, 宜攻堅也,

[集註] 李彣曰, 下利, 按之心下堅者, 實也. 設或脈見微弱, 猶未可下, 今三部脈皆平, 則裏氣不虛可知, 自宜急下之. 此憑脈又憑證之法也.

大承氣湯方 見痙病中

下利, 脈遲而滑者, 實也, 利未欲止, 急下之, 宜大承氣湯.

[註] 脈遲不能兼滑, 惟浮取之遲, 沈取之滑, 則有之矣. 今下利脈遲而滑, 謂浮遲而沈滑也. 浮遲則外和, 沈滑則內實. 欲止內實之下利, 當下之, 積去則止, 宜大承氣湯.

[集註] 尤怡曰, 脈遲爲寒, 然與滑俱見, 則不爲寒而反爲實, 以中實有物, 能阻其脈遲行. 夫利因實而致者, 實不去則利不止, 故宜急下.

下利, 脈反滑者, 當有所去, 下乃愈, 宜大承氣湯.

[註] 下利脈反滑者, 是病虛脈實, 不相宜也. 若其人形氣如常, 飮食如故, 乃有當去之積未去也, 下之乃愈, 宜大承氣湯.

[集註] 趙良曰, 下利虛證也, 脈滑實脈也, 以下利之虛證, 而反見滑實之脈, 故當有所去也.

程林曰, 經云, 滑爲有宿食, 故當下去之, 而利自止.

下利已差, 至其年月日時復發者, 以病不盡故也, 當下之, 宜大承氣湯.

[註] 下利差後, 至其或年·或月·或日而復發其利者, 此宿食積病, 攻之不盡故也. 若其人形氣不衰, 飮食尙强, 當攻其未盡, 自不復發其利也, 宜大承氣湯.

[集註] 沈明宗曰, 此舊積之邪復病也. 下利差後, 至其年月日時復發者, 是前次下利之邪, 隱僻腸間, 今値臟腑司令之期, 觸動舊邪而復發. 然隱僻之根未除, 終不能愈, 故用大承氣迅除之耳.

下利譫語者, 有燥屎也, 小承氣湯主之.

[註] 下利裏虛證也, 譫語裏實證也, 何以

決其有燥屎也? 若脈滑數, 知有宿食也. 其利穢粘, 知有積熱也. 然必脈證如此, 始可知其有燥屎也, 宜下之以小承氣湯. 於此推之, 而燥屎又不在大便硬不硬也.

[集註] 李彣曰, 經云, 實則譫語, 故知有燥屎宜下.

小承氣湯方

大黃 四兩 厚朴 炙. 三兩 枳實 炙. 大者三枚

右三味, 以水四升, 煮取一升二合, 去滓, 分溫二服, 得利則止.

下利, 脈反弦, 發熱身汗者, 自愈.

[註] 下利, 脾病也. 弦, 肝脈也. 脾病不當見弦脈, 故曰脈反弦也. 下利裏病也, 發熱表證也, 若發熱身汗, 則爲表與裏和, 雖脈弦亦可自愈也.

下利, 脈沈弦者下重, 脈大者爲未止, 脈微弱數者爲欲自止, 雖發熱不死.

[註] 沈主裏, 弦主急. 下重, 後重也. 下利脈沈弦者, 故裏急後重也. 滯下之證, 發熱脈大則邪盛爲未已也, 脈微弱數者則邪衰, 病當自止, 雖發熱不死也. 由此可知脈大身熱者死也.

熱利下重者, 白頭翁湯主之.

[註] 此承上條, 以明其治也. 下利膿血, 裏急後重, 積熱已深, 故以白頭翁湯大苦大寒. 寒能勝熱, 苦能燥濕, 濕熱去, 下重自除矣.

[集註] 程林曰, 熱利下重, 則熱迫於腸胃, 非苦不足以堅下焦, 非寒不足以除熱, 故加一'熱'字, 別已上之寒利.

尤怡曰, 此證濕熱下注, 故用白頭翁湯, 苦以除濕, 寒以勝熱也.

白頭翁湯方

白頭翁 黃連 黃柏 秦皮 各三兩

右四味, 以水七升, 煮取二升, 去滓, 溫服一升, 不愈更服.

下利, 便膿血者, 桃花湯主之.

[註] 初病下利便膿血者, 大承氣湯或芍藥湯下之. 熱盛者, 白頭翁湯清之. 若日久滑脫, 則當以桃花湯養腸固脫可也.

桃花湯方

赤石脂 一半剉, 一半篩末. 一斤 乾薑 一兩 粳米 一升

右三味, 以水七升, 煮米令熟, 去滓, 溫七合, 內赤石脂末方寸匕, 日三服, 若一服愈, 餘勿服.

下利清穀, 不可攻其表, 汗出必脹滿.

[註] 詳見『傷寒論·太陰篇』內, 不復釋.

下利脈沈而遲, 其人面少赤, 身有微熱, 下利清穀者, 必鬱冒, 汗出而解, 病人必微厥. 所以然者, 其面戴陽, 下虛故也.

[註] 詳見『傷寒論·厥陰篇』內, 不復釋.

下利腹脹滿, 身體疼痛者, 先溫其裏, 乃攻其表, 溫裏宜四逆湯, 攻表宜桂枝湯.

[註] 詳見『傷寒論·太陰篇』內, 不復釋.

桂枝湯方

桂枝 三兩 芍藥 三兩 甘草 炙. 三兩 生薑 三兩 大棗 十二枚

右五味, 㕮咀, 以水七升, 微火煮取三升, 去滓, 適寒溫服一升. 服已須臾, 啜熱稀粥一升, 以助藥力, 溫覆令一時許, 遍身漐漐微似有汗益佳, 不可令如水淋漓. 若一服汗出病差, 停後服.

下利後更煩, 按之心下濡者, 爲虛煩也. 梔子豉湯主之.

[註] 詳見『傷寒論·太陽中篇』, 不復釋.

梔子豉湯方

梔子 十四枚 香豉 綿裹. 四合

右二味，以水四升，先煮梔子，得二升半，內豉煮取一升半，去滓，分二服，溫進一服，得吐則止.

下利，肺痛，紫參湯主之.

[按] 此文脫簡不釋.

紫參湯方

紫參 半斤 甘草 三兩

右二味，以水五升，先煮紫參，取二升，內甘草，煮取一升半，分溫三服.

瘡癰腸癰浸淫病脈證幷治第十八

諸浮數脈，應當發熱，而反洒淅惡寒，若有痛處，當發其癰.

[註] 諸浮數脈，謂寸·關·尺六脈俱浮數也. 浮脈主表，數脈主熱，若是表邪，則當發熱而洒淅惡寒也. 今非表邪，應當發熱，不當惡寒，若有痛處，乃當發癰之診，非表邪之診也.

[集註] 周揚俊曰，病之將發，脈必兆之. 夫浮數陽也，熱也，浮數兼見，爲陽中之陽，是其熱必盡顯於外矣. 而反洒淅惡寒，證不相應，何哉? 必其氣血凝滯，榮衛不和，如經所謂榮氣不從，逆於肉理，乃生癰腫. 陽氣有餘，榮氣不行，乃發爲癰是也，況其身已有痛處乎. 夫脈之見者陽也，其將發而痛者亦屬陽，故曰，當發其癰.

師曰，諸癰腫，欲知有膿無膿，以手掩腫上，熱者爲有膿，不熱者爲無膿.

[註] 諸癰腫者，謂諸陰陽癰腫也. 不論陰陽，凡諸癰腫，欲知有膿無膿，當以手掩之腫上，熱則能腐化成膿. 故熱者爲有膿，不熱者爲無膿也.

[集註] 周揚俊曰，師之所以教人，知癰已成欲其潰，未成托之起也.

腸癰之爲病，其身甲錯，腹皮急，按之濡如腫狀，腹無積聚，身無熱，脈數，此爲腸內有癰膿，薏苡附子敗醬散主之.

[註] 癰生於內，則氣血爲癰所奪，不能外榮肌膚，故枯皺如甲錯也. 腹皮急似腫脹，但按之軟，詢之腹無積聚，審之身無表熱，診之脈數，非有外證也. 此爲腸內有癰膿也，主之薏苡附子敗醬散，流通腸胃消癰腫也.

薏苡附子敗醬散方

薏苡仁 十分 附子 二分 敗醬 一名苦菜. 五分

右三味，杵爲末，取方寸匕，以水二升，煎減半，頓服，小便當下.

[集解] 徐彬曰，薏苡寒能除熱，兼下氣勝濕，利腸胃，破毒腫. 敗醬善排膿破血利，結熱毒氣，故以爲臣. 附子導熱行結，故爲反佐.

腸癰者，少腹腫痞，按之卽痛，如淋，小便自調，時時發熱，自汗出，復惡寒. 其脈遲緊者，膿未成，可下之，當有血. 脈洪數者，膿已成，不可下也，大黃牡丹湯主之.

[註] 此承上條，詳發其證，以明其治也. 腸癰者，其證則少腹腫硬，按之卽痛，可知癰在內也. 溺時如淋，尿色自調，可知腫碍之也. 時時發熱，汗出惡寒，似有表病，而實非表病也. 其脈遲緊，則陰盛血未化，其膿未成，可下之，大便當有血也. 若其脈洪數，則陽盛血已腐，其膿已成，不可下也. 下之以大黃牡丹湯，消瘀瀉熱也.

大黃牡丹湯方

大黃 四兩 牡丹 一兩 桃仁 五十個 芒硝 三合 瓜子 半升

右五味，以水六升，煮取一升，去滓，內芒硝再煎沸，頓服之. 有膿當下，如無膿當下血.

[集解] 李彣曰, 大黃·芒硝泄熱, 桃仁行瘀, 丹皮逐血痹, 去血分中伏火, 瓜子主潰膿血.

問曰, 寸口脈微而澁, 法當亡血, 若汗出. 設不汗者云何? 答曰, 若身有瘡, 被刀斧所傷, 亡血故也.

[註] 脈微氣奪也, 脈澁血奪也, 故曰, 法當亡血汗出也. 設無亡血汗出等病, 則必身有瘡被刀斧所傷, 亡血故也.

[集註] 李彣曰, 汗出亡陽, 則脈微. 亡血傷陰, 則脈澁. 微與澁皆陰脈也, 設不汗而瘡瘍金瘡, 雖不亡陽而亡血, 故亦見微澁之脈也, 總是榮衛虛衰之故.

病金瘡, 王不留行散主之.

[註] 此承上條以明其治也. 金瘡, 謂刀斧所傷之瘡也. 亡血過多, 經絡血虛, 風寒易得干之, 故用王不留行散, 一以止血出, 一以防外邪也. 小瘡粉之, 卽外敷也.

王不留行散方

王不留行 八月八日採. 十分　蒴藋細葉 七月七日採. 十分　桑東南根 白皮, 三月三日採. 十分　甘草 十八分　川椒 除目及閉口·去汗. 三分　黃芩 二分　乾薑 二分　芍藥 二分　厚朴 二分

右九味, 桑根皮以上三味, 燒灰存性, 勿令灰過, 各別杵篩, 合治之爲散, 服方寸匕. 小瘡卽粉之, 大瘡但服之, 産後亦可服. 如風寒, 桑東根勿取之, 前三物皆陰乾百日.

[集解] 徐彬曰, 此乃概治金瘡方也. 蓋王不留行, 性苦平, 能通利血脉, 故反能止金瘡血·逐痛. 蒴藋亦通利氣血, 尤善開痹. 周身肌肉肺主之, 桑根白皮最利肺氣, 東南根向陽, 生氣尤全, 以復肌肉之主氣. 故以此三物, 甚多爲君. 甘草解毒和榮, 尤多爲臣. 椒·薑以養其胸中之陽, 厚朴以疏其內結之氣, 芩·芍以淸其陰分之熱爲佐. 若有風寒, 此屬經絡客邪, 桑皮止利肺氣, 不能逐外邪, 故勿取.

浸淫瘡, 從口流向四肢者可治, 從四肢流來入口者, 不可治.

[註] 浸淫瘡者, 浸謂浸浸, 淫謂不已, 謂此瘡浸淫留連不已也. 從口流向四肢者輕, 以從內走外也, 故曰可治. 從四肢流走入口者重, 以從外走內也, 故曰不可治. 浸淫者, 猶今之癩癘之類.

浸淫瘡, 黃連粉主之.

[按] 此承上條, 以明其治. 黃連粉方脫簡.

[集解] 尤怡曰, 黃連粉方未見大意, 以此爲濕熱浸淫之病, 故取黃連一味爲粉, 粉之, 苦以燥濕, 寒以除熱也.

趺蹶手指臂腫轉筋陰狐疝蛔蟲病脈證幷治第十九

師曰, 病趺蹶, 其人但能前, 不能却. 刺腨入二寸. 此太陽經傷也.

[按] 證刺俱未詳, 必有缺文, 不釋.

病人, 常以手指臂腫動, 此人身體瞤瞤者, 藜蘆甘草湯主之.

[按] 證未詳, 方亦缺, 不釋.

藜蘆甘草湯方 缺

轉筋之爲病, 其人臂脚直, 脈上下行, 微弦, 轉筋入腹者, 雞屎白散主之.

[註] 臂同背, 古通用. 臂脚直, 謂足背强直不能屈伸, 是轉筋之證也. 脈上下行, 謂迢迢長直, 微弦不和, 是轉筋之脈也. 中寒之人, 外寒盛則手足拘急轉筋, 痛不能忍, 甚者入腹, 則牽連少腹拘急而痛也. 主之雞屎白散, 以治風寒痹氣之在筋也.

雞屎白散方

雞屎白

右一味爲散, 取方寸匕, 以水六合和, 溫服.

陰狐疝氣者, 偏有大小, 時時上下, 蜘蛛散主之.

[註] 偏有大小, 謂睾丸左右有大小也. 時時上下, 謂睾丸入腹, 時出時入也. 疝, 厥陰之病也, 以與狐情狀相類, 故名之也. 主之蜘蛛散, 入肝以治少腹拘急而痛也.

[集註] 趙良曰, 睾丸上下, 有若狐之出入無時也, 故曰狐疝.

李彣曰, 偏有大小, 以睾丸言. 時時上下, 以睾丸入小腹出囊中言.

尤怡曰, 陰狐疝氣者, 寒濕襲陰而睾丸受病, 或左或右, 大小不同. 或上或下, 出沒無時, 故名狐疝.

蜘蛛散方

蜘蛛 熬煎. 十四枚 桂枝 半兩

右二味爲散, 取八分一匕, 飮和服, 日再服, 蜜丸亦可.

[集解] 尤怡曰, 蜘蛛有毒, 服之能令人利, 合桂枝辛溫, 入陰而逐其寒濕之氣也.

問曰, 病腹痛有蟲, 其脈何以別之? 師曰, 腹中痛, 其脈當沈, 若弦, 反洪大, 故有蛔蟲.

[按] 腹痛有蟲, 以洪大脈別之, 未詳, 必有缺文, 不釋.

蚘蟲之爲病, 令人吐涎, 心痛, 發作有時, 毒藥不止, 甘草粉蜜湯主之.

[註] 蚘蟲, 卽今之人所名食蟲也. 蚘蟲之爲病, 發作有時, 發則令人吐涎, 心痛欲死, 卽服攻下毒藥, 非積之痛, 乃蟲之痛, 故不能止也. 主之甘草粉蜜湯者, 以蟲得甘蜜而上, 得鉛粉而殺, 從治之法也.

[集註] 徐彬曰, 發作有時, 謂不恒痛也, 則與虛寒之綿綿而痛者異矣. 毒藥不止, 則必治氣治血, 攻寒逐積之藥, 俱不應矣, 故以甘草粉蜜主之. 白粉殺蟲, 甘草與蜜旣以和胃, 又以誘蚘也.

李彣曰, 『靈樞』云, 蚘動則胃緩, 胃緩則廉泉開, 故涎下, 令人吐涎也. 蚘上入膈, 心在膈上, 故心痛, 須臾下膈, 則痛止, 故發作有時也. 廉泉任脈穴名, 在頷下骨尖中.

甘草粉蜜湯方

甘草 二兩 粉 一兩 蜜 四兩

右三味, 以水三升, 先煮甘草, 取二升, 去滓, 內粉, 蜜, 攪令和, 煎如薄粥, 溫服一升, 差卽止.

[集解] 李彣曰, 蚘得甘則動, 其性喜故也. 胡粉有毒能殺蟲, 置粉於甘草蜜湯中, 誘蚘食之也.

蚘厥者, 當吐蚘, 今病者靜而復時煩, 此爲臟寒, 蚘上入膈, 故煩, 須臾復止, 得食而嘔又煩者, 蚘聞食臭出, 其人當自吐蚘. 蚘厥者, 烏梅丸主之.

[按] '此爲臟寒'之'此'字, 當是'非'字, 若是'此'字, 卽是臟厥, 與辨蚘厥之義不屬.

[註] 蚘厥者, 謂蚘痛手足厥冷也. 若臟寒痛厥, 則不吐蚘, 此蚘厥·臟寒之所由分也. 靜而時煩, 乃蚘上入其膈, 故煩, 須臾復止, 得食又吐又煩, 是蚘聞食臭出故也. 主之烏梅丸者, 以蚘得酸則靜, 得辛則伏, 得苦則下, 方中大酸·大辛·大苦, 信爲治蟲之要劑也.

烏梅丸方

烏梅 三百個 細辛 六兩 乾薑 十兩 黃連 一斤 當歸 四兩 附子 炮. 六兩 川椒 去汗. 四兩 桂枝 六兩 人參 六兩 黃柏 六兩

右十味, 異搗篩, 合治之, 以苦酒漬烏梅一宿, 去核, 蒸之五升米下, 飯熟搗成泥, 和藥令相得, 內臼中, 與蜜杵二千下, 圓如梧子大. 先食飮, 服十圓, 日三服, 稍加至二十圓, 禁生冷滑臭等食.

[集解] 李彣曰, 烏梅味酸, 黃連·黃柏味苦, 桂枝·蜀椒·乾薑·細辛·味辛以蚘得酸則止, 得苦則安, 得甘則動於上, 得辛則伏於下也. 然胃氣虛寒, 人參·附子以溫補之, 吐亡津液, 當歸以辛潤之, 則蚘厥可愈矣.

御纂醫宗金鑑 卷二十三

婦人妊娠病脈證幷治第二十

師曰，婦人得平脈，陰脈小弱，其人渴，不能食，無寒熱，名妊娠，桂枝湯主之．於法六十日，當有此證．設有醫治逆者，却一月．加吐下者，則絶之．

［註］婦人經斷得平脈，無寒熱，則內外無病，其人渴不能食，乃妊娠惡阻之漸也．故陰脈雖小弱，亦可斷爲有孕．但惡阻，於法六十日當有此證，設醫不知是孕，而治逆其法，却一月卽有此證也．若更加吐下者，則宜絶止醫藥，聽其自愈可也．然脈平無寒熱，用桂枝湯，與妊娠渴不能食者不合，且文義斷續不純，其中必有脫簡．

［集註］徐彬曰，平脈者，不見病脈，一如平人也．陰脈小弱者，脈形小不大，軟弱無力，非細也．諸脈旣平，而獨下焦陰脈，微見不同，是中·上二焦無病，乃反見渴不能食之證，則渴非上焦之熱，不能食亦非胃家之病矣．少陽有嘿嘿不欲食之證，今無寒熱亦無少陽表證可疑矣．是渴乃陰火上熾，不能食乃惡心阻食．陰脈小乃胎元蝕氣，故曰，名妊娠也．

李彣曰，此節病證，卽妊娠惡阻是也．寸爲陽脈主氣，尺爲陰脈主血，陰脈小弱者，血不足也，血以養胎，則液竭而渴．又脾爲坤土，厚德載物，胎氣賴以奠安，不能食者，脾氣弱也．凡有他病而渴不能食者，脈必不平而有寒熱，今雖不能食，反得平脈，又無寒熱，故主妊娠．

桂枝湯方 見下利中

婦人宿有癥病，經斷未及三月，而得漏下不止，胎動在臍上者，爲癥痼害．妊娠六月動者，前三月經水利時，胎也．下血者，後斷三月，衃也．所以血不止者，其癥不去故也，當下其癥，桂枝茯苓丸主之．

［註］經斷有孕，名曰妊娠．妊娠下血，則爲漏下．婦人宿有癥痼之疾而育胎者，未及三月而得漏下，下血不止，胎動不安者，此爲癥痼害之也．已及六月而得漏下，下血胎動不安者，此亦癥痼害之也．然有血衃成塊者，以前三月經雖斷，血未盛，胎尙弱，未可下其癥痼也．後三月血成衃，胎已强，故主之桂枝茯苓丸，當下其癥痼也．此示人妊娠有病當攻病之義也．此條文義不純，其中必有闕文，姑存其理可也．

［集註］樓全善曰，凡胎動，多當臍，今動在臍上者，故知是癥也．

程林曰，此有癥病而懷胎者，雖有漏血不止，皆癥痼之爲害，非胎動胎漏之證，下其癥痼，妊娠自安．此『內經』所謂‘有故無殞，亦無殞也’．

方氏曰，胎動胎漏皆下血，而胎動有腹痛，胎漏無腹痛．故胎動宜行氣，胎漏宜淸熱．

魏荔彤曰，胎與衃之辨，當於血未斷之前三月求之．前三月之經水順利，則經斷必是胎．前三月有曾經下血者，則經斷必成衃．

桂枝茯苓丸方

桂枝 茯苓 牡丹 去心 桃仁 去皮·尖 芍藥 各等分

右五味，末之，煉蜜和丸，如兎屎大，每日食前服一丸，不知，加至三丸．

婦人懷娠六七月，脈弦，發熱，其胎愈脹，腹痛惡寒者，少腹如扇，所以然者，子臟開故也，當以附子湯溫其臟．方未見．

［註］婦人懷娠六七月，脈弦發熱，似表證

也. 若其胎愈脹, 腹痛惡寒, 而無頭痛身痛, 則非表證也. 少腹如扇狀, 其惡寒如扇風之侵襲也. 所以然者, 因其人陽虛子臟開, 寒邪侵入, 故用附子湯溫子臟而逐寒, 但方缺, 文亦不純, 必有殘缺.

[集註] 程林曰, 胎脹腹痛, 亦令人發熱惡寒. 少腹如扇者, 陰寒勝也. 妊娠陰陽調和, 則胎氣安, 今陽虛陰盛, 不能約束胞胎, 故子臟爲之開也. 附子湯用以溫經.

李炇曰, 按子臟卽子宮也. 臍下三寸爲關元, 關元左二寸爲胞門, 上二寸爲子戶, 命門爲女子繫胞之處, 非謂命門卽子臟也. 盖命門是穴名, 在腰後兩腎中, 附脊骨之第十四椎之兩旁. 今經文明說少腹如扇者, 子臟開, 則子臟在少腹明矣. 豈有在少腹者, 而反謂其在脊後者乎? 此誤也.

尤怡曰, 脈弦發熱, 有似表證, 而乃身不痛而腹反痛, 背不惡寒而腹反惡寒, 甚至少腹陣陣作冷, 若或扇之者, 其所以然者, 子臟開不能闔, 而風冷之氣乘之也. 夫臟開風入, 其陰內勝, 則其脈弦爲陰氣, 而發熱且爲格陽矣. 胎脹者, 熱則消, 寒則脹也. 附子湯方未見, 然溫裏散寒之意槪可推矣.

師曰, 婦人有漏下者, 有半產後, 因續下血都不絶者. 有妊娠下血者, 假令妊娠腹中痛, 爲胞阻, 膠艾湯主之.

[註] 五六月墮胎者, 謂之半產. 婦人有漏下·下血之疾, 至五六月墮胎而下血不絶者, 此癥痼之害也. 若無癥痼下血, 惟腹中痛者, 則爲胞阻. 胞阻者, 胞中氣血不和, 而阻其化育也, 故用芎歸膠艾湯溫和其血, 血和而胎育也.

[集註] 程林曰, 漏下者, 妊娠經來, 脈經以陽不足謂之激經也. 半產者, 以四五月墮胎, 墮胎必傷其血海, 血因續下不絶也. 若妊娠下血腹中痛, 爲胞阻, 則用膠艾湯以治.

尤怡曰, 婦人經水淋瀝, 及胎產前後下血不止者, 皆衝任脈虛, 而陰氣不能守也, 是惟膠艾湯能補而固之.

芎歸膠艾湯方

芎藭 阿膠 甘草 各二兩 艾葉 當歸 各三兩 芍藥 四兩 乾地黃

右七味, 以水五升, 淸酒三升, 合煮取三升, 去滓, 內膠, 令消盡, 溫服一升, 日三服, 不差更作.

婦人懷娠, 腹中㽲痛, 當歸芍藥散主之.

[按] 妊娠腹中急痛用此方, 未詳其義, 必是脫簡, 不釋.

當歸芍藥散方

當歸 三兩 芍藥 一斤 茯苓 四兩 白朮 四兩 澤瀉 半斤 芎藭 半斤

右六味, 杵爲散, 取方寸匕, 酒和, 日三服.

妊娠, 嘔吐不止, 乾薑人參半夏丸主之.

[註] 妊娠嘔吐謂之惡阻. 惡阻者, 謂胃中素有寒飮, 惡阻其胎而妨飮食也. 主之以乾薑去寒, 半夏止嘔. 惡阻之人, 日日嘔吐, 必傷胃氣, 故又佐人參也.

[集註] 程林曰, 寒在胃脘, 則令嘔吐不止, 故用乾薑散寒, 半夏, 生薑止嘔, 人參和胃. 半夏·乾薑能下胎.

樓全善云, 余治娠阻病, 累用半夏, 未嘗動胎, 亦有故無殞之義, 臨病之工, 何必拘泥.

尤怡曰, 此益虛溫胃之法, 爲妊娠中虛而有寒者設也. 夫陽明之脈, 順而下行者也. 有寒則逆, 有熱亦逆, 逆則飮必從之, 而妊娠之體, 精凝血聚, 每多蘊而成熱者矣. 按『外臺』方, 靑竹茹·橘皮·半夏各五兩, 生薑·茯苓各四兩, 麥冬·人參各三兩, 爲治胃熱氣逆嘔吐之法, 可補仲景之未備也.

乾薑人參半夏丸方

乾薑 人參 各一兩 半夏 二兩

右三味, 末之, 以生薑汁糊爲丸, 如梧子大,飮服十丸, 日三服.

妊娠, 小便難, 飮食如故, 當歸貝母苦參丸主之.

[按] 方證不合, 必有脫簡, 不釋.

當歸貝母苦參丸方

當歸 貝母 苦參 各四兩

右三味, 末之, 煉蜜爲丸, 如小豆大, 飮服三丸, 加至十丸.

妊娠, 有水氣, 身重, 小便不利, 灑淅惡寒, 起卽頭眩, 葵子茯苓散主之.

[註] 妊娠外有水氣則浮腫, 灑淅惡寒, 水盛貯於肌膚, 故身重. 內有水氣, 則小便不利, 水盛阻遏陽氣上升, 故起卽頭眩也. 用葵子茯苓者, 是專以通竅利水爲主也.

葵子茯苓散方

葵子 一升 茯苓 三兩

右二味, 杵爲散, 飮服方寸匕, 日三服, 小便利則愈.

婦人妊娠宜常服, 當歸散主之

[註] 妊娠無病不須服藥, 若其人瘦而有熱, 恐耗血傷胎, 宜常服此以安之.

[集註] 尤怡曰, 妊娠最慮熱傷, 故於芎·歸·芍藥養血之中, 用黃芩淸熱, 佐白朮和胃也. 震亨稱黃芩·白朮爲安胎聖藥, 夫芩·朮非能安胎者也, 去其濕熱, 其胎自安耳!

當歸散方

當歸 黃芩 芍藥 芎藭 各一斤 白朮 半斤

右五味, 杵爲散, 酒飮服方寸匕, 日再服, 妊娠常服卽易産, 胎無苦疾, 産後百病悉主之.

妊娠養胎, 白朮散主之.

[註] 妊娠婦人, 肥白有寒, 恐其傷胎, 宜常服此.

[集註] 尤怡曰, 妊娠傷胎, 有因熱者, 亦有因寒者, 隨人臟氣之陰陽而各異也. 當歸散正治熱之劑. 白朮散君白朮和胃, 臣川芎調血, 使蜀椒去寒, 佐牡蠣安胎也, 則正治寒之劑也. 仲景並列於此, 其所以昭示後人者深矣.

白朮散方

白朮 芎藭 蜀椒 去汗. 三分 牡蠣

右四味, 杵爲散, 酒服一錢匕, 日三服, 夜一服. 但苦痛, 加芍藥. 心下毒痛, 倍加芎藭. 心煩吐痛, 不能食飮, 加細辛一兩, 半夏大者二十枚, 服之後, 更以醋漿水服之. 若嘔, 以醋漿水服之復不解者, 小麥汁服之. 已後渴者, 大麥粥服之, 病雖愈, 服之勿置.

婦人傷胎, 懷身腹滿, 不得小便, 從腰已下重, 如有水氣狀, 懷身七月, 太陰當養不養, 此心氣實, 當刺瀉勞宮及關元, 小便微利則愈.

[按] 文義未詳, 此穴刺之落胎, 必是錯簡, 不釋.

婦人産後病脈證幷治第二十一

問曰, 新産婦人有三病. 一者病痓, 二者病鬱冒, 三者大便難, 何謂也? 師曰, 新産血虛, 多汗出, 喜中風, 故令病痓. 亡血復汗, 寒多, 故令鬱冒. 亡津液, 胃燥, 故大便難.

[註] 新産之婦, 畏其無汗, 若無汗則榮衛不和. 而有發熱無汗, 似乎傷寒表病者, 但舌無白胎可辨也. 故喜其有汗, 而又恐汗出過多, 表陽不固, 風邪易入, 而爲項强腰背反張之痓病也. 新産之婦, 畏血不行, 若不行則血瘀於裏. 而有發熱腹痛, 似乎傷寒裏病者, 但以舌無黃胎可辨也. 故喜其血下, 而又恐血下過多, 陰亡失守, 虛陽上厥, 而爲昏冒不省, 合目汗出之血暈也. 新産雖喜其出汗, 喜其血行, 又

恐不免過傷陰液，致令胃乾腸燥，而有潮熱譫語，大便硬難，似乎陽明胃家實者．故仲景於産後首出三病，不只爲防未然之病，而更爲辨已然之疑也．昏冒而曰鬱冒者，謂陰陽虛鬱，不相交通而致冒也．

［集註］尤怡曰，痙，筋病也，血虛汗出，筋脈失養，風入而益其勁也．鬱冒，神病也，亡陰血虛，陽氣遂厥，而陰復鬱之，則頭眩而目瞀．大便難者，液病也，胃藏津液，滲灌諸陽，亡津液胃燥，則大腸失其潤而便難也．三者不同，其爲亡血傷津則一也．

産婦鬱冒，其脈微弱，不能食，大便反堅，但頭汗出，所以然者，血虛而厥，厥而必冒．冒家欲解，必大汗出．以血虛下厥，孤陽上出，故頭汗出．所以産婦喜汗出者，亡陰血虛，陽氣獨盛，故當汗出，陰陽乃復．大便堅，嘔不能食，小柴胡湯主之．病解能食，七八日更發熱者，此爲胃實，大承氣湯主之．

［註］此承上條，互詳其義，以明其治也．産婦昏冒，脈微弱者，是氣血俱虛應得之證也．不能食者，是胃氣未和應得之候也．大便反堅者，是腸胃枯乾應得之病也．究之鬱冒所以然者，由血虛則陰虛，陰虛則陽氣上厥而必冒也．冒家欲解，必大汗出者，是陽氣鬱得以外泄而解也，故産婦喜汗出也．由此推之，血瘀致冒，解必當血下，是陰氣鬱得以內輸而解也．最忌者，但頭汗出，則爲陰亡下厥，孤陽上出也．大便堅，嘔不能食，用小柴胡湯，必其人舌有胎身無汗，形氣不衰者始可，故病得解，自能食也．若有汗當減柴胡，無熱當減黃芩，嘔則當倍薑·半，虛則當倍人參，又在臨證之變通也．大便堅，七八日更發熱，用大承氣湯，亦必其人形氣俱實，胃強能食者始可也．若氣弱液乾，因虛致燥，難堪攻下者，則又當內用元明粉以軟堅燥，外用諸導法以潤廣腸，緩緩圖之也．

［集註］尤怡曰，鬱冒雖有客邪，而其本則爲裏虛，故其脈微弱也．嘔不能食，大便反堅，但頭汗出，津液上行不下逮之象．所以然者，亡陰血虛，孤陽上厥，而津液從之也．厥者必冒，冒家欲解，必大汗出者，陰陽乍離，故厥而冒．及陰陽復通，汗乃大出而解也．産婦新虛，不宜多汗，而此反喜汗出者，血去陰虛，陽受邪氣而獨盛，汗出則邪去，陽弱而後與陰相和，所謂損陽而就陰是也．

小柴胡湯 見嘔吐中

大承氣湯 見痙病中

産婦腹中疞痛，當歸生薑羊肉湯主之，幷治腹中寒疝，虛勞不足．

［註］産後暴然腹中急痛，産後虛寒痛也．主之當歸生薑羊肉湯者，補虛散寒止痛也．幷治虛勞不足，寒疝腹痛者，亦以其虛而寒也．

［集註］程林曰，産後血虛有寒，則腹中急痛．『內經』曰，味厚者爲陰．當歸·羊肉味厚者也，用以補産後之陰．佐生薑以散腹中之寒，則疞痛自止．夫辛能散寒，補能去弱，三味辛溫補劑也，故幷主虛勞寒疝．

魏荔彤曰，妊娠之疞痛，胞阻於血寒也．産後腹中疞痛者，裏虛而血寒也．一阻一虛，而治法異矣．

當歸生薑羊肉湯方 見寒疝中

産後腹痛，煩滿不得臥，枳實芍藥散主之．

［註］産後腹痛，不煩不滿，裏虛也．今腹痛，煩滿不得臥，裏實也．氣結血凝而痛，故用枳實破氣結，芍藥調腹痛．枳實炒令黑者，盖因産婦氣不實也．幷主癰膿，亦因血爲氣凝，久而腐化者也．佐以麥粥，恐傷産婦之胃也．

［集註］尤怡曰，産後腹痛而至煩滿不得臥，知血鬱而成熱，且下病而礙上也，與虛寒疞痛不同矣．

枳實芍藥散方

枳實 燒令黑, 勿太過 芍藥 等分

右二味, 杵爲散, 服方寸匕, 日三服. 幷主癰膿, 以麥粥下之.

師曰, 産婦腹痛, 法當以枳實芍藥散. 假令不愈者, 此爲腹中有乾血著臍下, 宜下瘀血湯主之. 亦主經水不利.

[註] 産婦腹痛, 屬氣結血凝者, 枳實芍藥散以調之. 假令服後不愈, 此爲熱灼血乾·着於臍下而痛, 非枳實·芍藥之所能治也, 宜下瘀血, 主之下瘀血湯, 攻熱下瘀血也. 並主經水不通, 亦因熱灼血乾故也.

下瘀血湯方

大黃 二兩 桃仁 二十枚 蟅蟲 熬, 去足. 二十枚

右三味, 末之, 煉蜜和爲四丸, 以酒一升, 煎一丸, 取八合, 頓服之, 新血下如豚肝.

[集註] 程林曰, 蟅蟲主開血閉, 大黃主攻瘀血, 桃仁主破死血.

産後七八日, 無太陽證, 少腹堅痛, 此惡露不盡. 不大便, 煩躁發熱, 切脈微實, 再倍發熱, 日晡時煩躁者不食, 食則譫語, 至夜卽愈, 宜大承氣湯主之. 熱在裏, 結在膀胱也.

[按] '熱在裏, 結在膀胱也'之八字, 當在本條上文'惡露不盡'之下, 未有大承氣湯下膀胱血之理, 必是傳寫之譌. '再倍'二字, 當是衍文.

[註] 無太陽證, 無表證也. 少腹堅痛, 有裏證也. 因其産後七八日, 有畜血裏證, 而無太陽表證, 則可知非傷寒太陽隨經瘀熱在裏之病, 乃産後惡露未盡, 熱結膀胱之病, 當主以下瘀血可也. 若不大便, 不食·譫語·煩躁·發熱, 日晡更甚, 至夜卽愈, 此爲胃實之病, 非惡露不盡之病. 以其日晡更甚, 至夜卽愈, 則可知病不在血分而在胃也, 故以大承氣湯下之.

[集註] 李彣曰, 此一節具兩證在內. 一是太陽畜血證, 一是陽明裏實證. 因古人文法錯綜, 故難辨也. 無太陽證, 謂無表證也. 少腹堅痛者, 以肝藏血, 少腹爲肝經部分, 故血必結於此, 則堅痛亦在此. 此惡露不盡, 是爲熱在裏, 結在膀胱, 此太陽畜血證也, 宜下, 去瘀血. 若不大便, 煩躁, 脈實, 譫語者, 陽明裏實也, 再倍發熱者, 熱在裏, 蒸蒸發於外也. 陽明旺於申·酉·戌·日晡是陽明向旺時, 故煩躁不能食. 病在陽而不在陰, 故至夜則愈. 此陽明腑病也, 宜大承氣湯以下胃實.

[按]『傷寒論』曰, 陽明病不能食, 攻其熱必噦, 以胃中虛冷故也. 又云, 發熱者, 尤當先解表, 乃可攻之. 況在産後, 豈可妄議攻下哉? 必認證果眞, 方可用此.

産後風續之, 數十日不解, 頭微痛, 惡寒, 時時有熱, 心下悶, 乾嘔, 汗出, 雖久, 陰陽旦證續在耳, 可與陽旦湯.

[註] 産後續感風邪, 數十日不解, 頭微痛, 惡寒, 時熱汗出, 表未解也, 雖有心下悶·乾嘔之裏, 但有桂枝證在, 可與陽旦湯解表可也. 陽旦湯, 卽桂枝湯加黃芩. 陽旦證, 卽桂枝證也.

[集註] 沈明宗曰, 上下三條, 乃産後感冒證也. 世謂産後氣血兩虛, 不論外感內傷, 皆以補虛爲主, 而仲景拈傷寒中之風傷衛發熱, 仍以表裏陰陽去邪爲訓. 故云, 産後中風, 數十日不解, 頭微痛, 惡寒, 時時有熱, 汗出, 乃太陽表未解也. 但心下悶乾嘔, 是外邪入於胸中之裏. 太陽表裏有邪, 謂之陽旦證, 故以桂枝湯加黃芩而爲陽旦湯. 以風邪在表, 故用桂枝解肌, 邪入胸膈之間, 當以淸凉解其內熱, 故加黃芩, 正謂不犯其虛, 是益其餘, 不補正而正自補, 不驅邪而邪自散, 斯爲産後感冒入神之妙方也. 奈後人不察其理, 反謂芍藥酸寒, 能伐生生之氣, 桂枝辛熱, 恐傷其血, 棄而不用, 以致病劇不解, 只因未窺仲景門墻

耳! 故『千金方』以此加飴糖·當歸, 爲當歸建中湯, 治產後諸虛或外感病. 推仲景之意, 嘗以此湯加減出入, 治產後諸病, 屢獲神效, 故表出之.

尤怡曰, 夫審證用藥, 不拘日數, 表裏既分, 汗下斯判. 上條裏熱成實, 雖產後七八日, 與大承氣而不傷於峻. 此條表不解, 雖數十日之久, 與陽旦湯而不慮其散, 非通於權變者, 未足語此也.

陽旦湯方

卽桂枝湯內加黃芩桂枝湯方. 見下利中.

產後中風, 發熱面正赤, 喘而頭痛, 竹葉湯主之.

[按] '產後中風'之下, 當有'病痙者'之三字, 始與方合. 若無此三字, 則人參·附子施之於中風發熱可乎? 而又以竹葉命名者, 何所謂也? 且方內有'頸項强用大附子'之文, 本篇有證無方, 則可知必有脫簡.

[註] 產後汗多, 表虛而中風邪病痙者, 主之竹葉湯, 發散太陽·陽明兩經風邪. 用竹葉爲君者, 以發熱, 面正赤, 有熱也. 用人參爲臣者, 以產後而喘, 不足也. 頸項强急, 風邪之甚, 故佐附子. 嘔者氣逆, 故加半夏也.

[集註] 程林曰, 產後血虛多汗出, 喜中風, 故令病痙, 今證中未至背反張, 而發熱面赤頭痛, 亦風痙之漸也.

竹葉湯方

竹葉 一把 葛根 三兩 防風 一兩 桔梗 桂枝 人參 甘草 各一兩 附子 炮. 一枚 大棗 十五枚 生薑 三兩

右十味, 以水一斗, 煮取二升半, 分溫三服, 溫覆使汗出. 頸項强, 用大附子一枚, 破之如豆大, 前藥揚去沫. 嘔者, 加大半夏半升洗.

婦人乳中虛, 煩亂, 嘔逆, 安中益氣, 竹皮大丸主之.

[按] 此條文義, 證藥未詳.

竹皮大丸方

生竹茹 二分 石膏 二分 桂枝 一分 甘草 七分 白薇 一分

右五味, 末之, 棗肉和丸, 彈子大, 以飮服一丸, 日三夜二服. 有熱者, 倍白薇. 喘者, 加栢實一分.

[集解] 『濟陰綱目』云, 中虛不可用石膏, 煩亂不可用桂枝. 此方以甘草七分, 配衆藥六分, 又以棗肉爲丸, 仍以一丸飮下, 可想其立方之微, 用藥之難, 審虛實之不易也. 仍飮服者, 尤慮夫虛虛之禍耳! 用是方者, 亦當深省.

產後下利虛極, 白頭翁加甘草阿膠湯主之.

[按] 此條文義, 證藥不合, 不釋.

白頭翁加甘草阿膠湯方

白頭翁 甘草 阿膠 各二兩 秦皮 黃連 柏皮 各三兩

右六味, 以水七升, 煮取二升半, 內膠, 令消盡, 分溫三服.

婦人雜病脈證幷治第二十二

婦人之病, 因虛·積冷·結氣, 爲諸經水斷絶, 至有歷年, 血寒積結, 胞門寒傷, 經絡凝堅. 在上嘔吐涎唾, 久成肺癰, 形體損分. 在中盤結, 繞臍寒疝. 或兩脇疼痛, 與臟相連. 或結熱中, 痛在關元, 脈數無瘡, 肌若魚鱗. 時著男子, 非止女身. 在下來多, 經候不匀, 令陰掣痛, 少腹惡寒. 或引腰脊, 下根氣街, 氣衝急痛, 膝脛疼煩, 奄忽眩冒, 狀如厥癲. 或有憂慘, 悲傷多嗔. 此皆帶下, 非有鬼神. 久則羸瘦. 脈虛多寒. 三十六病, 千變萬端, 審脈陰陽, 虛實緊弦. 行其鍼藥, 治危得安. 其雖同病, 脈各異源. 子當辯記, 勿謂不然.

［按］此條爲婦人雜病提綱，當冠篇首，以揭病情．‘在下來多’之‘來’字，當是‘未’字．本條皆經水斷絶之病，若系來多，則與上文不合，與下文經候不勻亦不合．又本條內有‘此皆帶下’一句，當在‘非有鬼神’之下，文義相屬，是傳寫之譌．

［註］此條爲婦人諸病綱領，其病之所以異於男子者，以其有月經也．其月經致病之根源，則多因虛損·積冷·結氣也．三者一有所感，皆能使經水斷絶．至有歷年寒積胞門，以致血凝氣結而不行者．先哲云，女子以經調爲無病，若經不調，則變病百出矣．以下皆言三者阻經之變病．其變病之不同，各因其人之臟腑·經絡·寒熱·虛實之異也．如寒外傷經絡，其人上焦素寒，則凝堅在上，故上焦胸肺受病也．形寒傷肺，則氣滯阻飲，故嘔吐涎唾也．若其人上焦素熱，寒同其化，久則成熱，熱傷其肺，故成肺癰，而形體損瘦也．若其人中焦素寒，則在中盤結，故繞臍疝痛也．或兩脇疼痛，是中焦之部，連及肝臟故也．或其人中焦素熱，則不病寒疝，而病結熱於中矣．中熱故不能爲寒疝，而繞臍之痛，仍在關元也．其人脈數當生瘡，若無瘡，則熱必灼陰，皮膚失潤，故肌粗若魚鱗也．然此嘔吐涎唾，寒疝疼痛，肌若魚鱗等病，亦時著男子，非止女子病也．在下未多，謂經候不勻，而血不多下也．邪侵胞中，乃下焦之部，故病陰中掣痛，少腹惡寒也．或痛引腰脊，下根氣街急痛，腰膝疼煩，皆胞中衝任爲病所必然也．或痛極奄忽眩冒，狀如厥癲，亦痛甚之常狀也．若其人或有憂慘悲傷多嗔之遇，而見此眩冒厥癲之證，實非有鬼神也．凡此胞中衝任血病，皆能病帶，故諺曰，十女九帶也．然帶下病久，津液必傷，形必羸瘦，診其脈虛，審其多寒．豈止病此三十六病，而千變萬端矣．雖千變萬端，然必審脈陰陽虛實緊弦，與病參究，行其鍼藥，治危得安也．其有病雖同而脈不同者，則當詳加審辨，故曰，子當辨記，勿謂不然也．

婦人咽中如有炙臠，半夏厚朴湯主之．

［註］咽中如有炙臠，謂咽中有痰涎，如同炙肉，咯之不出，嚥之不下者，卽今之梅核氣病也．此病得於七情鬱氣，凝涎而生．故用半夏·厚朴·生薑，辛以散結，苦以降逆，茯苓佐半夏，以利飮行涎，紫蘇芳香，以宣通鬱氣，俾氣舒涎去，病自愈矣．此證男子亦有，不獨婦人也．

［集註］尤怡曰，凝痰結氣，阻塞咽嗌之間，『千金』所謂咽中帖帖如有炙肉，呑之不下，吐之不出者是也．

半夏厚朴湯方

半夏 一升 厚朴 三兩 茯苓 四兩 生薑 五兩 乾蘇葉 二兩

右五味，以水七升，煮取四升，分溫四服，日三夜一服．

婦人臟躁，喜悲傷欲哭，象如神靈所作，數欠伸，甘麥大棗湯主之．

［按］甘草小麥大棗湯，方義未詳，必是譌錯．

［註］臟，心臟也，心靜則神藏．若爲七情所傷，則心不得靜，而神躁擾不寧也．故喜悲傷欲哭，是神不能主情也．象如神靈所憑，是心不能神明也，卽今之失志癲狂病也，數欠伸，喝欠也，喝欠頓悶，肝之病也．母能令子實，故證及也．

甘草小麥大棗湯方

甘草 三兩 小麥 一升 大棗 十枚

右三味，以水六升，煮取三升，溫分三服．亦補脾氣．

婦人吐涎沫，醫反下之，心下卽痞，當先治其吐涎沫，小靑龍湯主之．涎沫止，乃治痞，瀉心湯主之．

［註］吐涎沫，形寒飮冷也，不溫散而反下

之，則寒飮虛結成痞硬也．當先治其吐涎沫，以小青龍湯治外寒內飮，俟涎沫止，以半夏瀉心湯，乃治痞也．

[集註] 尤怡曰，吐涎沫，上焦有寒飮也，不與溫散而反下之，則寒內入而成痞．然雖痞而猶吐涎沫，是寒飮未已，不可治痞，當先治飮，而後治痞，亦如傷寒例，表解乃可攻痞也．

小青龍湯方 見肺癰中

瀉心湯方 見驚悸中

問曰，婦人年五十，所病下利，數十日不止，暮卽發熱，少腹裏急，腹滿，手掌煩熱，脣口乾燥，何也？師曰，此病屬帶下．何以故？曾經半産，瘀血在少腹不去．何以知之？其證脣口乾燥，故知之．當以溫經湯主之．

[按] '所病下利'之'利'字，當是'血'字，文義相屬．必是傳寫之譌．

[註] 婦人年已五十，衝任皆虛，天癸當竭，地道不通矣．今下血數十日不止，宿瘀下也．五心煩熱，陰血虛也．脣口乾燥，任衝血傷，不上榮也．少腹急滿，胞中有寒，瘀不行也．此皆曾經半産崩中，新血難生，瘀血未盡，風寒客於胞中，爲帶下，爲崩中，爲經水愆期，爲胞寒不孕．均用溫經湯主之者，以此方生新去瘀，煖子宮，補衝任也．

[集註] 李彣曰，婦人年五十，則已過七七之期，任脈虛，太衝脈衰，天癸竭，地道不通時也．所病下利，據本文帶下觀之，當是崩淋下血之病．盖血屬陰，陰虛故發熱，暮亦屬陰也．任主胞胎，衝爲血海，二脈皆起於胞宮，而出於會陰，正當少腹部分，衝脈俠臍上行，故衝任脈虛，則少腹裏急，有乾血亦令腹滿．『內經』云，任脈爲病，女子帶下瘕聚是也．手背爲陽，掌心爲陰，乃手三陰過脈之處，陰虛，故掌中煩熱也．陽明脈俠口環脣，與衝脈會於氣街，皆屬於帶脈．『難經』云，血主濡之．以衝脈血阻不行，則陽明津液衰少，不能濡潤，故脣口乾燥．斷以病屬帶下，以曾經半産，少腹瘀血不去，則津液不布，新血不生，此則脣口乾燥之所由生也．

溫經湯方

吳茱萸 三兩 當歸 芎藭 芍藥 各二兩 人參 桂枝 牡丹皮 阿膠 生薑 各二兩 甘草 二兩 半夏 半升 麥門冬 去心. 一升

右十二味，以水一斗，煮取三升，分溫三服．亦主婦人少腹寒，久不受胎，兼取崩中去血，或月水來過多，及至期不來．

[集解] 李彣曰，『內經』云，血氣虛者，喜溫而惡寒，寒則凝澁不流，溫則消而去之．此湯名溫經，以瘀血得溫卽行也．方內皆補養氣血之藥，未嘗以逐瘀爲事，而瘀血自去者，此養正邪自消之法也．故婦人崩淋不孕，月事不調者，並主之．

帶下經水不利，少腹滿痛，經一月再見者，土瓜根散主之．

[按] '再'字當是'不'字，若是'再'字，一月兩來，與上文不利不合，是傳寫之譌．

[註] 此亦前條在下未多，經候不勻之證．帶下，胞中病也．胞中有宿瘀，從氣分或寒化，則爲白帶．從血分或熱化，則爲赤帶．從氣血寒熱錯雜之化，則爲雜色之帶也．若兼經水不利，少腹滿痛，乃有瘀血故也．其經至期不見，主以土瓜根散者，土瓜能逐瘀血，蟅蟲能開血閉，桂枝合芍藥舒陽益陰，通和營氣，則瘀去血和，經調帶止矣．

土瓜根散方

土瓜根 芍藥 桂枝 蟅蟲 各三分

右四味，杵爲散，酒服方寸匕，日三服．

寸口脈弦而大，弦則爲減，大則爲芤，減則爲寒，芤則爲虛．寒虛相搏，此名曰革．

婦人則半産漏下, 旋覆花湯主之.

[按] 此條詳在『傷寒論·辨脈法篇』, 錯簡在此. '旋覆花湯主之'一句, 亦必是錯簡. 半産漏下, 則氣已下陷, 焉有再用旋覆下氣之理.

旋覆花湯方

旋覆花 三兩 葱 十四莖 新絳 少許

右三味, 以水三升, 煮取一升, 頓服之.

婦人陷經漏下, 黑不解, 膠薑湯主之.

[註] 陷經者, 謂經血下陷, 卽今之漏下崩中病也. '黑不解'不成文, 膠薑湯方亦缺.

[集註] 李彣曰, 陷經漏下, 謂經脈下陷, 而血漏下不止, 乃氣不攝血也. 黑不解者, 瘀血不去, 則新血不生, 榮氣腐敗也. 然氣血喜溫惡寒, 用膠薑湯溫養氣血, 則氣盛血充, 推陳致新, 而經自調矣.

[按] 此條文義, 必有缺誤, 姑採此註, 以見大意.

婦人少腹滿如敦狀, 小便微難而不渴, 生後者, 此爲水與血俱結在血室也, 大黃甘遂湯主之.

[註] 敦, 大也. 少腹, 胞之室也. 胞爲血海, 有滿大之狀, 是血畜也. 若小便微難而不渴者, 水亦畜也. 此病若在生育之後, 則爲水與血俱結在血室也. 主之大黃甘遂湯, 是水血並攻之法也.

大黃甘遂湯方

大黃 四兩 甘遂 二兩 阿膠 二兩

右三味, 以水三升, 煮取一升, 頓服之, 其血當下.

婦人中風七八日, 續來寒熱, 發作有時, 經水適斷, 此爲熱入血室, 其血必結, 故使如瘧狀, 發作有時, 小柴胡湯主之.

[註] 詳見『傷寒論·少陽篇』內, 不復釋.

婦人傷寒發熱, 經水適來, 晝日明了, 暮則譫語, 如見鬼狀者, 此爲熱入血室. 治之無犯胃氣及上二焦, 必自愈.

[註] 詳見『傷寒論·少陽篇』內, 不復釋.

婦人中風, 發熱惡寒, 經水適來, 得之七八日, 熱除, 脈遲, 身凉和, 胸脇滿, 如結胸狀, 譫語者, 此爲熱入血室也, 當刺期門, 隨其實而瀉之.

[註] 詳見『傷寒論·少陽篇』內, 不復釋.

陽明病, 下血, 譫語者, 此爲熱入血室, 但頭汗出, 當刺期門, 隨其實而瀉之, 濈然汗出卽愈.

[註] 詳見『傷寒論·陽明篇』內, 不復釋.

婦人經水不利下, 抵當湯主之.

[註] 婦人經水不利下, 言經行不通利快暢下也. 乃婦人恒有之病, 不過活瘀導氣, 調和衝任, 足以愈之. 今曰抵當湯主之, 夫抵當重劑, 文內並無少腹結痛, 大便黑, 小便利, 發狂善忘, 寒熱等證, 恐藥重病輕, 必有殘缺錯簡, 讀者審之.

抵當湯方

水蛭 熬. 三十個 蝱蟲 熬, 去翅·足. 三十個 桃仁 去皮·尖 大黃 酒浸. 二兩

右四味爲末, 以水五升, 煮取三升, 去滓, 溫服一升.

婦人經水閉不利, 臟堅癖不止, 中有乾血, 下白物, 礬石丸主之.

[註] 臟, 陰內也. 不止, 不去也. 經水閉而不通. 瘀, 宿血也. 陰中堅塊不去, 血乾凝也. 下白物, 化血成帶也. 用礬石丸坐藥治之. 此方治下白物, 若從濕化者可也, 恐未能攻堅癖乾血也.

[集註] 尤怡曰, 臟堅癖不止者, 子臟乾血堅凝, 成癖而不去也. 乾血不去, 則新血不榮, 而經閉不利矣. 由是蓄泄不時, 胞宮素濕, 所

積之血，與濕化而成白物，時時自下，是宜先去其臟之濕. 礬石燥濕水，杏仁潤乾血也.

礬石丸方

礬石 燒. 三分 杏仁 一分

右二味，末之，煉蜜和丸，如棗核大，內臟中，劇者，再內之.

婦人六十二種風及腹中血氣刺痛，紅藍花酒主之.

[註] 六十二種風無可考. 腹中血氣刺痛，用紅藍花酒通經行血，誠要方也.

紅藍花酒方

紅藍花 一兩

右一味，以酒一大升，煎減半，頓服一半，未去再服.

婦人腹中諸疾痛，當歸芍藥散主之.

[註] 諸疾腹痛，謂婦人腹中諸種疾痛也. 旣曰諸疾痛，則寒·熱·虛·實·氣·食等邪，皆令腹痛，豈能以此一方概治諸疾痛耶? 當歸芍藥散主之，必是錯簡.

當歸芍藥散方 見姙娠中

婦人腹中痛，小建中湯主之.

[註] 若因木盛土衰，中虛急痛者，用此補虛緩中定痛可也.

小建中湯方 見虛勞中

問曰，婦人病. 飮食如故，煩熱不得臥，而反倚息者，何也? 師曰，此名轉胞，不得溺也. 以胞系乖戾，故致此病. 但利小便則愈，宜腎氣丸主之.

[註] 病不在胃，故飮食如故也. 病在於胞，故不得溺也. 陽氣不化，故煩熱也. 水不得下行，故倚息不得臥也. 名曰轉胞，以胞系乖戾不爽也，故致此病，但當利小便則愈. 主之腎氣丸，以溫行下焦陽氣，陽氣化則溺出，諸病自解矣. 胞者乃謂尿胞，非血胞也.

[集註] 趙良曰，此方在虛勞中，治腰痛小便不利，小便拘急，此亦用之何也? 蓋因腎虛用之也，用此補腎則氣化，氣化則水行而愈矣. 然轉胞之病，豈盡由下焦腎虛氣不化出致耶? 或中焦脾虛，不能散精歸於胞，及上焦肺虛，不能下輸布於胞，或胎重壓其胞，或忍溺入房，皆足成此病，必求其所因以治之也.

腎氣丸方

乾地黃 八兩 薯蕷 四兩 山茱萸 四兩 澤瀉 三兩 茯苓 三兩 牡丹皮 三兩 桂枝 附子 炮. 各一兩

右八味，末之，煉蜜和丸，梧子大，酒下十五丸，加至二十五丸，日再服.

[集解] 李彣曰，方名腎氣丸者，氣屬陽，補腎中眞陽之氣也. 內具六味丸，壯腎水以滋小便之源，附·桂益命門火，以化膀胱之氣，則薰蒸津液，水道以通，而小便自利. 此所以不用五苓散，而用腎氣丸也.

婦人陰寒，溫中坐藥，蛇床子散主之.

[註] 陰寒，前陰寒也，治以溫中坐藥. 蛇床子，性溫熱能壯陽，故納之以助陽驅陰也.

[集註] 沈明宗曰，此治陰掣痛，少腹惡寒之方也. 胞門陽虛受寒，現證不一，非唯少腹惡寒之一證也. 但寒從陰戶所受，不從表出，當溫其受邪之處，則病得愈，故以蛇床子一味，大熱溫助其陽，納入陰中，俾子宮得暖，邪去而病自愈矣.

蛇床子散方

蛇床子仁

右一味末，以白粉少許，和合相得，如棗大，綿裹內之，自然溫.

少陰脈滑而數者，陰中卽生瘡，陰中蝕瘡爛者，狼牙湯洗之.

[註] 陰中，卽前陰也. 生瘡蝕爛，乃濕熱不

潔而生䘌也. 用狼牙湯洗之, 以除濕熱殺䘌也. 狼牙非狼之牙, 乃狼牙草也, 如不得, 以狼毒代之亦可. 其瘡深, 洗不可及, 則用後法也.

[集註] 李彣曰, 少陰屬腎. 陰中, 腎之竅也. 『內經』曰, 滑者陰氣有餘. 又云, 數則爲熱. 故陰中生瘡蝕爛, 皆濕熱所致. 狼牙味苦性寒, 寒能勝熱, 苦能殺蟲, 故主洗之.

狼牙湯方

狼牙 四兩

右一味, 以水四升, 煮取半升, 以綿纏筯如繭, 浸湯瀝陰中, 日四遍.

胃氣下泄, 陰吹而正喧, 此穀氣之實也. 膏髮煎導之.

[按] '膏髮煎導之'之五字, 當是衍文. '此穀氣之實也'之下, 當有'長服訶梨勒丸'之六字. 後陰下氣, 謂之氣利, 用訶梨勒散. 前陰下氣, 謂之陰吹, 用訶梨勒丸. 文義始屬, 藥病亦對. 盖訶梨勒丸, 以訶梨勒固下氣之虛, 以厚朴·陳皮平穀氣之實, 亦相允合. 方錯簡在『雜療篇』內. 下小兒疳蟲蝕齒一方, 殺蟲解毒, 或另有小兒門, 或列在雜方內, 今於婦人雜病之末, 亦錯簡也.

[註] 腎虛不固, 則氣下泄. 陰吹而正喧, 謂前陰出氣有聲也. 此穀氣之實, 謂胃氣實而腎氣虛也. 以訶梨勒丸, 固下氣而瀉穀氣也.

膏髮煎方 見黃疸中

小兒疳蟲蝕齒方

雄黃 葶藶

右二味, 末之, 取臘月猪脂熔, 以槐枝綿裹頭, 四五枚, 點藥烙之.

雜療方第二十三

退五臟虛熱, 四時加減柴胡飮子方

冬三月加, 柴胡 八分 白朮 八分 陳皮 五分 大腹 檳榔 并皮·子者 生薑 五分 桔梗 七分

春三月加, 枳實 減, 白朮 共六味

夏三月加, 生薑 三分 枳實 五分 甘草 三分 共八味

秋三月加, 陳皮 三分 共六味

右各㕮咀, 分爲三貼, 一貼以水三升, 煮取二升, 分溫三服. 如人行四五里, 進一服. 如四體壅, 添甘草少許, 每貼分作三小貼, 每小貼以水一升, 煮取七合, 溫服, 再合滓爲一服, 重煮, 都成四服. 疑非仲景方

[按] 此方證不屬, 不釋.

長服訶梨勒丸方

訶梨勒 陳皮 厚朴 各三兩

右三味, 末之, 煉蜜丸, 如桐子大, 酒飮服二十丸, 加至三十丸.

[按] 此方當在前篇'穀氣之實也'之下.

三物備急丸方

大黃 一兩 乾薑 一兩 巴豆 去皮·心, 熬, 外研如脂. 一兩

右藥各須精新, 先擣大黃, 乾薑爲末, 研巴豆內中, 合治一千杵, 用爲散, 蜜和丸, 亦佳密器中貯之, 莫令泄氣. 主心腹諸卒暴百病, 若中惡客忤, 心腹脹滿, 卒痛如錐刺, 氣急口噤, 停尸卒死者, 以煖水苦酒服大豆許三四丸, 或不下, 捧頭起, 灌令下咽, 須臾當差. 如未差, 更與三丸, 當腹中鳴, 卽吐下, 便差. 若口噤, 亦須折齒灌之.

[方解] 方名備急者, 以備暴然諸腹滿, 腹急痛及中惡客忤, 噤閉卒死者也. 若口噤亦須折齒灌之, 是恐人不急救則死之義, 然不如後人管吹入鼻中之法爲良.

[集解] 李彣曰, 人卒得病欲死者, 皆感毒厲邪陰不正之氣而然. 三物相須, 能蕩邪安正, 或吐或下, 使穢氣上下分消, 誠足備一時急需也.

治傷寒令愈不復, 紫石寒食散方

紫石英 白石英 赤石脂 鍾乳 碓煉 栝蔞根

防風 桔梗 文蛤 鬼臼 各十分 太乙餘糧 燒. 十分 乾薑 附子 炮, 去皮 桂枝 去皮. 各四分

右十三味, 杵爲散, 酒服方寸匕.

[按] 方未詳, 不釋.

尸厥, 脈動而無氣. 氣閉不通, 故靜而死也, 治方

菖蒲屑內鼻兩孔中, 吹之. 令人以桂屑着舌下.

[註] 形如不病, 人有氣而脈動失常, 名曰行屍. 卒死不知人, 無氣而脈動如故, 名曰尸厥. 尸厥乃正氣暴然爲邪氣閉塞不通, 故靜而似死. 用菖蒲內鼻, 桂着舌下, 是通心神啓陽氣也.

又方

剔取左角髮方寸, 燒末, 酒和, 灌令入喉, 立起.

[方解] 菖蒲吹鼻, 桂著舌下, 而不愈者, 則用此法. 是以髮乃血之餘, 血乃心所生, 用燒則發其陽, 用酒則行氣血. 用本人者, 喜一氣相通也.

救卒死方

薤搗汁灌鼻中.

[方解] 卒然昏死, 皆尸厥也. 薤白類蒜而小, 北人謂之小根菜, 南人謂之釣喬是也. 其味極辛, 搗汁灌鼻, 亦通竅取嚏之意也.

又方

雄雞冠割取血, 管吹內鼻中.

猪脂如鷄子大, 苦酒一升, 煮沸灌喉中.

雞肝及血塗面上, 以灰圍四旁, 立起.

大豆二七粒, 以雞子白并酒和, 盡以呑之.

[方解] 雄鷄冠血及肝·卵白·猪脂·大豆·酒·醋等物, 無非用陽物以勝陰祟也. 管吹內鼻中, 謂將鷄冠血或合熱酒, 含在不病人口內, 以葦管或筆管插入病人鼻孔中, 使氣連藥吹之, 其藥自能下咽, 氣通噤自開也.

救卒死而壯熱者方

礬石半斤, 以水一斗半煮消, 以漬脚, 令沒踝.

[註] 厥而身壯熱者, 陽厥腑病也, 外以礬水浸脚, 盖以厥起於下, 而收攝陽氣也.

[集註] 程林曰, 厥陽獨行, 故卒死而壯熱. 岐伯曰, 血之與氣, 并走於上則爲大厥, 厥則暴死. 礬石, 收攝藥也, 以之浸足, 而收歛其厥逆之氣.

救卒死而目閉者方

騎牛臨面, 搗薤汁灌耳中, 吹皂莢鼻中, 立效.

救卒死而張口反折者方

灸手足兩爪後, 十四壯了, 飮以五毒諸膏散. 有巴豆者.

[註] 卒死張口反折者, 用灸以通陽氣, 但飮以五毒諸膏方.

救卒死而四肢不收·失便者方

馬屎一升, 水三斗, 煮取二斗, 以洗之. 又取牛洞 稀糞也. 一升, 溫酒灌口中. 灸心下一寸·臍上三寸·臍下四寸, 各一百壯差.

[註] 尸厥目閉, 口張失便, 反張, 四肢不收, 陰厥臟病也. 有如是之證者, 用騎牛臨面之法, 正所以厭邪也. 薤汁灌耳, 皂角吹鼻, 皆通其諸竅, 而閉塞者可通也. 灸手足甲後, 以通外陽法也. 馬屎取吐之法. 灸中脘·關元, 以通內陽之法也.

救小兒卒死而吐利, 不知是何病方

狗屎一丸, 絞取汁, 灌之. 無濕者, 水煮乾者取汁.

[方解] 凡屎皆發陽氣, 用狗屎亦取發陽氣也.

救卒死·客忤死, 還魂湯主之.

方

麻黃 去節. 三兩 杏仁 去皮·尖. 七十個 甘草 炙. 一兩

右三味, 以水八升, 煮取三升, 去滓, 分令咽之, 通治諸感忤.

[註] 中惡客忤, 便閉裏實者, 仲景用備急丸, 可知無汗表實者, 不當用備急丸通裏, 當用還魂湯以通表也. 通裏者, 抑諸陰氣也. 通表者, 扶諸陽氣也. 昧者不知, 以麻黃爲入太陽發汗之藥, 抑知不溫覆取汗, 則爲入太陰通陽之藥也. 陽氣通動, 魂可還矣.

又方

韭根 一把 烏梅 二七個 吳茱萸 炒. 半升

右三味, 以水一斗煮之, 以病人櫛內中三沸, 櫛浮者生, 沈者死, 煮取三升, 去滓, 分飮之.

[方解] 韭根·吳茱萸·烏梅之治, 亦收陽氣法也. 浮爲陽, 沈爲陰, 陽生陰死義也.

救自縊死, 旦至暮雖已冷, 必可治. 暮至旦, 少難也. 恐此當言忿氣盛故也. 然夏時夜短於晝, 又熱, 猶應可治. 又云, 心下若微溫者, 一日已上猶可治之.

方

徐徐抱解, 不得截繩. 上下安被臥之, 一人以脚踏其兩肩, 手少挽其髮, 常弦弦勿縱之. 一人以手按揉胸上, 數動之. 一人摩捋臂脛屈伸之. 若已僵, 但漸漸強屈之, 并按其腹. 如此一炊頃, 氣從口出, 呼吸, 眼開, 而猶引按莫置, 亦勿苦勞之. 須臾, 可少進湯及粥淸含之, 令濡喉, 漸漸能嚥. 及稍止, 更令兩人, 以兩管吹其兩耳朶. 此法最善, 無不活者.

[註] 旦至暮, 陽氣有餘, 陽主生, 故雖已冷必可治也. 暮至旦, 陰氣有餘, 陰主死, 故稍難也. 自縊之人, 必可治者, 恐此當有言語忿爭, 氣盛不散, 故可治也. 暮至旦, 固難治. 然遇夏時夜短於晝, 又熱, 皆陽氣有餘, 猶應可治. 又云, 心下若微溫者, 雖一日以上, 猶可治之. 觀此諄諄告切, 仲景仁心, 惟恐人畏其繁瑣而不治也. 此法嘗試之, 十全八九, 始知言果不謬. 弦弦, 猶言緊緊也. 揉胸按腹, 摩臂脛屈伸之, 皆引導其氣之法也.

凡中暍死, 不可使得冷, 得冷便死. 療之方

屈草帶繞暍人臍, 使三兩人溺其中, 令溫. 亦可用熱泥和屈草, 亦可扣瓦椀底, 按及車缸, 以著暍人, 取令溺須得流去. 此謂道路窮, 卒無湯, 當令溺其中. 欲使多人溺, 取令溫, 若湯便可與之, 不可泥及車缸, 恐此物冷. 暍旣在夏月, 得熱泥土·暖車缸, 亦可用也.

[註] 中暑卒死之人, 不可置放陰涼之處, 恐其閉熱在內, 猶被凍之人, 不可沃以熱湯, 恐其閉寒在內, 反爲大害也.

救溺死方

取竈中灰二石餘, 以埋人從頭至足, 水出七孔卽活. 嘗試蠅子落水而死者, 用竈灰埋之自活.

[集解] 李彣曰, 竈灰得火土相生之氣, 以埋人則外溫衛氣, 而內滲水濕, 故能使水出七孔而活.

治墜馬及一切筋骨損方

大黃 切, 浸湯成汁. 一兩 緋帛 燒灰. 如手大 亂髮 燒灰用. 如鷄子大 久用炊單布 燒灰. 一尺 敗蒲 一握三寸 桃仁 去皮·尖, 熬. 四十九個 甘草 炙, 剉. 如中指節

右七味, 以童子小便, 量多少, 煎湯成, 內酒一大盞, 次下大黃, 去滓, 分溫三服. 先剉敗蒲席半領, 煎湯浴, 衣被盖覆, 斯須通利數行, 痛處立差. 利及浴水赤, 勿怪, 卽瘀血也.

[註] 外浴以散其瘀, 內服以下其瘀, 斯兩得之矣.

[集註] 徐彬曰, 從高墜下, 法當救損傷筋骨爲主. 然頓跌之勢, 內外之血必無不瘀, 瘀不去, 則氣不行, 氣不行, 則傷不愈, 故以桃仁·大黃, 逐瘀爲主, 緋帛紅花之餘, 亂髮血之餘, 合童便以消瘀血. 湯浴能活周身氣血, 然

筋骨瘀血必有熱氣滯鬱，故以炊單布受氣最多而易消者，以散滯通氣，從其類也．加少炙甘草，補中以和諸藥也．

御纂醫宗金鑑 卷二十四

『金匱要略』二十四·二十五兩門, 原列在卷末, 其文似後人補入, 註家或註·或刪, 但傳世已久, 難以削去. 玆仍附原文, 另爲一篇, 以存參考云.

禽獸魚蟲禁忌并治第二十四

凡飮食滋味, 以養於身, 食之有妨, 反能爲害. 自非服藥煉液, 焉能不飮食乎? 切見時人不閑調攝, 疾疢競起, 若不因食而生, 苟全其生, 須知切忌者矣. 所食之味, 有與病相宜, 有與身爲害. 若得宜, 則益體, 害則成疾. 以此致危, 例皆難療. 凡煮藥飮汁, 以解毒者, 雖云救急, 不可熱飮, 諸毒病得熱更甚, 宜冷飮之.

肝病禁辛, 心病禁鹹, 脾病禁酸, 肺病禁苦, 腎病禁甘.

[註] 此言五臟有病, 而禁之以五味, 何也? 肝木病若與之以辛, 辛助肺氣, 恐剋肝也. 故肝病則禁辛. 心火病若與之以鹹, 鹹能益水, 恐水剋火也, 故心病則禁鹹. 脾土病若與之以酸, 酸味屬肝, 恐木剋土也, 故脾病則禁酸. 肺金病若與之以苦, 苦味屬火, 恐剋金也, 故肺病則禁苦. 腎水病若與之以甘, 甘能補脾, 脾主剋水, 故腎病則禁甘.

春不食肝, 夏不食心, 秋不食肺, 冬不食腎, 四季不食脾. 辨曰, 春不食肝者, 爲肝氣旺, 脾氣敗, 若食肝則又補肝, 脾氣敗尤甚, 不可救. 又肝旺之時, 不可死氣入肝, 恐傷魂也. 若非旺時, 卽虛, 以肝補之, 佳. 餘臟準此.

[註] 此言四時有宜食, 有不宜食者. 如春爲肝旺, 則脾弱, 故宜食脾, 而不宜食肝, 若食肝, 則肝益旺, 而脾更弱, 故曰, 不可救. 又云, 肝旺之時, 不可以死氣入肝, 卽『內經』毋伐天和之意. 若伐天和, 則傷肝, 肝主魂, 恐復傷魂也. 若非旺時, 卽虛, 虛則以肝補肝, 故謂之佳, 餘臟準此.

凡肝臟自不可輕啖, 自死者彌甚.

[註] 謂諸畜獸臨殺之時, 心有所驚, 肝有所忿, 食之俱不利, 故曰, 不可輕啖. 如獸自死者, 必中毒而死, 更不可食也.

凡心皆爲神識所舍, 勿食之, 使人來生復其對報矣.

[註] 人與物雖別, 而貪生畏死之心則一也, 惟其心爲神識所舍, 故曰, 勿食之.

凡肉及肝落地不着塵土者, 不可食之.

猪肉落水浮者, 不可食.

諸肉不乾, 火炙而動, 見水自動者, 不可食之.

六畜肉, 熱血不斷者, 不可食之.

諸五臟及魚, 投地塵土不汚者, 不可食之.

[註] 以上五條, 皆怪異非常, 必不可食之.

諸肉及魚, 若狗不食, 鳥不啄者, 不可食之.

[註] 凡禽獸不食之肉, 必有毒, 不可食之.

肉中有如朱點者, 不可食之.

[註] 朱點, 惡血所聚. 此色惡不食也.

父母及本身所屬之相, 不可食, 食之令人神魂不安.

[註] 此爲仁人孝子之心也.

食肥肉及熱羹, 下可飮冷水

[註] 食肥肉熱羹後, 繼飮冷水, 冷熱相搏, 膩膈不行, 不腹痛吐利, 必成痞變積, 愼之愼之.

穢飯·餒肉·臭魚, 食之皆傷人.

[註] 言敗腐之物, 皆不宜食也.

自死禽獸口閉者, 不可食之.

[註] 凡自死之物, 其肉皆有毒, 口閉則毒不得外泄, 切不可食.

六畜自死, 皆疫死, 則有毒, 不可食之.

[註] 疫毒能死六畜, 其肉必有疫毒, 故不可食.

獸自死, 北首及伏地者, 食之殺人.

[註] 凡獸北向自死, 及死不僵而伏地者, 食之多殺人.

食生肉飽, 飮乳, 變白蟲.

[註] 食生肉飽, 卽飮乳酪, 則成濕熱, 必變生白蟲.

疫死牛肉, 食之令病洞下, 亦致堅積, 宜利藥下之.

[註] 疫死牛肉, 有毒不可食, 食之若洞瀉, 爲其毒自下, 或致堅積, 宜下藥利之.

脯藏米甕中有毒, 及經夏食之, 發腎病.

[註] 脯肉藏米甕中, 受濕熱鬱蒸之氣, 及經夏已腐者, 食之腐氣入腎, 故發腎疾.

治自死六畜肉中毒

用黃柏搗屑, 取方寸匕服.

[註] 六畜自死, 肉中有毒, 中其毒者, 以此方服之, 苦能解毒也.

治食鬱肉漏脯中毒方

燒犬屎, 酒服方寸匕. 每服人乳汁亦良. 飮生韭汁三升亦得.

[註] 鬱肉, 密藏經宿之肉也. 漏脯, 經漏水之脯也. 食之中毒, 以燒犬屎·人乳汁·生韮汁, 量其輕重而解之.

治黍米中藏乾脯食之中毒方

大豆濃煮汁飮之, 數升卽解, 亦治狸肉·漏脯等毒.

[註] 同上鬱肉. 大豆汁亦能解毒.

治食生肉中毒方

掘地深三尺, 取其下土三升, 以水五升, 煮數沸, 澄淸汁, 飮一升卽愈.

[註] 地漿能解諸毒, 掘得黃土有泉滲出, 謂之地漿. 三尺, 大槪言也, 未見黃土, 皆穢土, 得黃土乃可取用.

治食六畜鳥獸肝中毒方

水浸豆豉, 絞取汁, 服數升愈.

[註] 食禽肉獸肝, 中毒在胃, 故用豆豉涌吐其毒.

馬脚無夜眼者, 不可食之. 夜眼一名附蟬尸.

[註] 凡馬皆有夜眼, 若無者其形異, 故勿食之.

食酸馬肉, 不飮酒, 則殺人.

[註] 馬肉味酸有毒, 故飮酒以解之.

馬肉不可熱食, 傷人心.

[註] 馬屬火, 肉熱火甚, 恐傷心, 當冷食之.

馬鞍下肉, 食之殺人.

[註] 鞍下肉, 久經汗漬, 有毒, 食之殺人.

白馬黑頭者, 不可食之.

[註]『食療』云, 食之令人癲.

白馬靑蹄者, 不可食之.

[註] 白馬靑蹄, 騎之不利, 人食之必取害, 故不可食.

馬肉·豘肉共食，醉飽臥，大忌.

[註] 馬肉屬火，豘肉屬水，共食已屬不和，若醉飽卽臥，則傷脾氣，故曰，大忌.

驢·馬肉合猪肉食之，成霍亂.

[註] 猪肉雜食，恐難消化，亂於腸胃，故成霍亂.

馬肝及毛，不可妄食，中毒害人.

[註]『漢史』云，文成食馬肝而死. 故曰，不可妄食. 恐中其毒也.

治馬肝毒中人未死方 馬肝一名懸熢.

雄鼠屎二七粒，末之，水和服，日再服.

[註] 馬食鼠屎則腹脹，是鼠能制馬也，故中馬肝毒，以此解之.

又方

人垢，取方寸匕，服之佳.

[註] 人垢，卽人頭垢也. 用方寸匕，酒化下，得吐爲佳.

治馬肉中毒欲死方

香豉 二兩 杏仁 三兩

右二味，蒸一食頃，熟杵之服，日再服.

[方解] 日華子云，黑豆調中下氣，治牛馬瘟毒，杏仁下氣，氣下則毒亦解矣.

又方

煮蘆根汁飮之良.

[方解] 蘆根味甘性寒，解諸肉毒.

疫死牛，或目赤，或黃，食之大忌.

[註] 牛疫死，目或赤或黃，疫毒甚也，大忌食之.

牛肉共猪肉食之，必作寸白蟲.

[註] 牛肉共猪肉食之，脾胃濕熱者，能生寸白蟲，當戒之.

青牛腸不可合犬肉食之.

牛肺從三月至五月，其中有蟲如馬尾，割去勿食，食之損人.

[註] 凡牛腸·肺，値三月至五月，濕熱交蒸之時，必生其蟲，戒勿食之.

牛羊猪肉，皆不得以楮木·桑木蒸炙，食之令人腹內生蟲.

[註] 古人煉藥多用桑柴火，楮實子能健脾消水，楮木亦可燒用，何以蒸炙諸肉食之卽生蟲乎? 其或物性相反也.

啖蛇牛肉有毒，食之殺人，不可食.

[註] 啖蛇牛何以識認? 惟毛髮向後順者是也.

治啖蛇牛肉食之欲死方

飮人乳汁一升，立愈.

以泔水洗頭，飮一升愈.

牛肚細切，水一斗，煮取一升，煖飮之，大汗出愈.

[註] 人乳能解馬肝·牛肉之毒，用頭垢吐其毒而愈，用牛肚不甚善.

治食牛肉中毒方

甘草煮汁，飮之卽愈.

[方解] 甘草味甘，能解百毒.

羊肉，其有宿熱者，不可食之.

[註] 羊肉性熱，若其人有素熱者，忌食之.

羊肉不可共生魚，酪，食之害人.

[註] 羊肉熱，與生魚·酪乳共食，必不益人也.

羊蹄甲中有珠子白者，名羊懸筋，食之令人癲.

[按] 此義未詳.

白羊黑頭，食其腦作腸癰.

[註] 諸腦有毒，惟此羊腦食之作腸癰.

羊肝共生椒食之，破人五臟.

［註］羊肝·生椒皆屬於火，共食恐損傷人五臟也.

猪肉共羊肝和食之，令人心悶.

［註］猪肉滯，羊肝膩，共食則氣滯而心悶矣.

猪肉以生胡荽同食，爛人臍.

［註］胡荽與猪肉不可同食，不可多者，恐動風疾. 云爛人臍，此義未詳.

猪脂不可合梅子食之.

［註］猪脂滑利，梅子酸澁，性相反也，故不可合食.

猪肉合葵，食之少氣.

［按］此義未詳.

鹿肉不可合蒲白作羹，食之發惡瘡.

［註］鹿肉性溫，九月至正月堪食，他月食之，則冷痛. 如和蒲作羹食之，發惡瘡，此義未詳.

麋脂及梅李子，若孕婦食之，令子靑盲，男子傷精.

［集註］李彣曰，人目以陰爲體，以陽爲用. 麋，陰獸也. 梅及李味酸苦，亦屬陰類. 孕婦三物合食，則陰氣太盛，陽氣絶少，故令子靑盲也. 男子精氣宜溫暖，陰盛則精寒. 『本草』云，麋脂令陰痿.

［按］麋蹄下有二竅，爲夜目. 『淮南子』云，孕婦見麋而生子四目. 今三物合食，令子靑盲，皆物類相感，胎敎愼之.

獐肉不可合蝦，及生菜·梅·李果，食之傷人.

［註］獐肉性溫，八月至十一月食之勝羊肉. 餘月食之動氣. 蝦能動風，生菜·梅·李動痰，合食之皆令人病.

白犬自死不出舌者，食之害人.

［註］凡犬死必吐舌，惟中毒而死，其舌不吐，毒在內也，故食之害人.

痼疾人不可食熊肉，令終身不愈.

［註］人有痼疾，不可食熊肉，因熊性猛悍，食之痼疾永不除.

食狗鼠餘，令人發瘻瘡.

［註］狗鼠食物有餘存者，其物必有涎滴，因涎有毒，人若食此物，必發瘻瘡.

治食犬肉不消，心下堅，或腹脹·口乾大渴，心急發熱，妄語如狂，或洞下.

方

杏仁 合皮熟研用. 一升

以沸湯三升，和取汁，分三服，利下兩片大驗.

［方解］此以相畏相制之義也，犬肉畏杏仁，故用此而諸證悉除矣.

婦人妊娠，不可食兎肉及鼈·雞·鴨，令子無聲音.

［註］妊娠食兎肉，令子缺唇. 食鼈肉，令子短項. 食羊犬，令子多熱. 食雞鴨，令子無聲音. 此數者，妊婦皆不當食也.

兎肉不可合白雞肉食之，令人面發黃.

［註］兎肉酸寒，多食損元氣，絶血脉，令人萎黃. 白雞雖得庚金太白之象，實屬風木，能助肝火. 二物合食，動脾氣而發黃，故不可合食.

兎肉着乾薑，食之成霍亂.

［註］兎肉酸寒，陰性也，乾薑辛熱，陽性也，性味相反，同食者必成霍亂.

凡鳥自死，口不閉，翅不合者，不可食之.

［註］諸鳥自死，必閉口斂翅，若開口張翅，恐有毒，不可食.

諸禽肉，肝靑者，食之殺人.

［註］肝靑者，被毒所傷，若食之必殺人.

雞有六翮四距者，不可食之．距，鷄脚爪也．

［註］形有怪異者，有毒，故不可食．

烏雞白頭者，不可食之．

［註］色有不相合者，有毒，不可食．

雞不可合葫蒜，食之滯氣．

［註］雞蒜同食，能動風動痰，風痰發動，故氣滯．

山雞不可合鳥獸肉食之．

［註］山雞食蟲蟻有毒，與鳥獸肉相反，故戒合食．

雉肉久食，令人瘦．

［註］雉肉小毒，發瘡疥生諸蟲，以此則令人瘦．

鴨卵不可合鼈肉食之．

［註］二物性寒發冷氣，不可合食．

雀肉不可合李子食之．

［註］雀肉性煖大溫，李子性寒味酸，溫得寒酸而滯氣，故不可合食．

婦人妊娠，食雀肉飮酒，令子淫亂無恥．

［註］雀之性淫，酒能亂性，妊娠當戒食之，古愼胎敎也．

燕肉勿食，入水爲蛟龍所啖．

［註］蛟龍嗜燕，人食燕者，不可入水．雷公曰，海竭江枯，投游波而立泛，以蛟龍嗜燕故也．凡渡江海者，切不可食燕肉．

鳥獸有中毒箭死者，其肉有毒．

解之方

大豆煮汁，及鹽汁，服之解．

［方解］箭傷有毒，凡鳥獸被箭死者，肉毒，人食之，先服鹽汁，次服豆汁，解不及者死．

魚頭正白如連珠至脊上，食之殺人．

魚頭中無腮者，不可食之，殺人．

魚無腸膽者，不可食之，三年陰不起，女子絶生．

魚頭似有角者，不可食之．

魚目合者，不可食之．

［註］以上皆怪異之形色，必有毒也．

六甲日勿食鱗甲之物．

［註］六甲値日，食鱗甲物犯其所忌，故曰勿食．

魚不可合雞肉食之．

［註］魚屬火，善動．雞屬木，生風．風火相煽，故勿合食．

魚不得合鸕鶿肉食之．

［註］鸕鶿嗜魚，凡物相制相犯者，皆不可合食．

鯉魚鮓不可合小豆藿食之，　魚子不可合猪肝食之，害人．小豆藿卽小豆葉也．

鯉魚不可合犬肉食之．

鯽魚不可合猴·雉肉食之．

鯷魚合鹿肉生食，令人筋甲縮．

青魚酢不可合胡荽及生葵幷麥醬食．

鰌鱔不可合白犬血食之．

［註］以上六條，皆能助熱動風，合食俱不宜．

龜肉不可合酒菓子食之．

［註］龜多神靈，不可輕食，若酒菓合食，更非所宜也．

鼈目凹陷者，及腹下有王字形者，不可食之．其肉不得合雞·鴨食之．

［註］鼈無耳，以目爲聽，目凹陷，及腹有王字形者，皆有毒，愼之．性與雞鴨相反，故不可合食．

龜·鼈肉不可合莧菜食之.

[註] 龜鼈皆與莧菜相反, 若合食之, 必成鼈瘕.

鰕無鬚及腹下通黑, 煮之反白者, 不可食之.

[註] 無鬚腹黑反白者, 怪異之鰕也, 故不可食.

食膾飮乳酪, 令人腹中生蟲爲瘕.

[註] 膾乃牛·羊·魚之腥, 聶而切之爲膾, 乳酪酸寒, 與膾同食則生蟲爲瘕, 故戒合食.

膾食在胃不化, 吐不出, 速下除之, 久成癥病.

治之方

橘皮 一兩 大黃 二兩 朴硝 二兩

右三味, 以水一大升, 煮至小升, 頓服卽消.

[方解] 橘皮解魚毒, 得消·黃使下從大便而出也.

食膾多, 不消, 結爲癥病.

治之方

馬鞭草

右一味, 搗汁飮之. 或以薑葉汁飮之一升亦消, 又可服吐藥吐之.

[方解] 馬鞭草主治癥癖血瘕, 破血殺蟲, 薑葉解毒, 皆可用之.

食魚後食毒兩種煩亂.

治之方

橘皮濃煎汁, 服之卽解.

[方解] 橘皮味苦辛溫, 下氣通神, 故能解毒.

食鯸鮧魚中毒方

蘆根煮汁, 服之卽解.

[方解] 鯸鮧卽河豚魚, 味美. 其腹腴, 呼爲西施乳. 頭無腮, 身無鱗, 其肝毒, 血殺人, 脂令舌痲, 子令腹脹, 眼令目花, 惟蘆根汁能解之.

蟹目相向, 足斑, 目赤者, 不可食之.

[註] 蟹目相背, 若目相向, 足斑目赤者, 有毒, 故戒勿食.

食蟹中毒治之方

紫蘇煮汁飮之三升. 愈紫蘇子搗汁飮之亦良. 冬爪汁飮三升, 食冬爪亦可.

[方解] 紫蘇·冬爪, 俱能解毒, 故用之.

凡蟹未遇霜多毒, 其熟者乃可食之.

[註] 蟹未經霜有毒, 不可生食, 經霜則毒無.

蜘蛛落食中, 有毒, 勿食之.

[註] 蜘蛛有毒, 凡落食上不可食, 有毒故也.

凡蜂蠅蟲蟻等多集食上, 食之致瘻.

[註] 蟲類有毒, 凡蟲集食上者, 食之則致瘻.

果實菜穀禁忌并治第二十五

『內經』曰, 天食人以五氣, 地食人以五味. 果實菜穀皆地産也. 又云, 五穀爲養, 五果爲助, 五菜爲充, 是以草實曰蓏, 木實曰果. 禮云, 棗曰新之, 栗曰撰之, 桃曰胆之, 柤梨曰攢之, 則治果實有法矣. 烹葵斷壺, 紀乎豳風. 芥醬芼羹, 以養父母, 則用五菜有道矣. 牛宜稌, 羊宜黍, 豕宜稷, 犬宜粱, 雁宜麥, 則配五穀有方. 然其物有不宜常食者, 有不宜食者. 經云, 陰之所生, 本在五味. 陰之五宮, 傷在五味. 人安可不知其所禁忌乎?

果子生食, 生瘡.

[註] 果生之性, 多濕多熱而有毒, 或生食之, 故令生瘡, 腹脹作泄.

果子落地經宿, 蟲蟻食之者, 人大忌食之.

[註] 凡果落地, 隔夜尙不可食, 而况蟲蟻食者乎? 見之者切不可食.

生米停留多日, 有損處, 食之傷人.

[註] 凡食之物停留多日, 或隔夜者, 若有損處, 卽蟲鼠所嚙之餘, 皆有毒傷人.

桃子多食, 令人熱, 仍不得入水浴, 令人病寒熱淋瀝病.

[註] 桃味甘酸性熱, 若多食者, 令人熱. 入水浴者, 則濕與熱相搏, 不得宣散, 故令人外寒熱, 內成癃症也.

杏·酪不熟, 傷人. 一云殺人.

[註] 杏味酸苦有毒, 酪釀未熟, 若食之, 恐害人也.

梅多食, 壞人齒.

[註] 梅味苦酸, 若多食者, 令人齒損. 齒者骨之餘也, 因腎主液而合骨, 故傷齒.

李不可多食, 令人腹脹.

[註] 李味酸澁, 若多食, 則中氣不舒, 故令人腹脹.

林禽不可多食, 令人百脈弱.

[註] 林禽味酸澁, 多食則令百脈不得宣, 故脈弱.

橘·柚多食, 令人口爽, 不知五味.

[註] 『尙書』註, 小曰橘·大曰柚. 二者其味皆酸而性寒, 若過食, 則口雖爽而五味不知焉.

梨不可多食, 令人寒中. 金瘡·産婦亦不宜食.

[註] 梨味甘酸性寒, 若過食則令人中焦寒, 金瘡·産婦更宜戒之.

櫻桃·杏, 多食傷筋骨.

[註] 櫻桃·杏味酸性寒, 若過食則傷筋骨. 『內經』云, 酸則傷筋. 寒主傷腎, 故傷筋骨.

安石榴不可多食, 損人肺.

[註] 安石榴味酸澁, 酸澁則氣滯. 肺主氣, 宜利而不宜滯, 滯則傷損矣, 故不可過食也.

胡桃不可多食, 令人動痰飮.

[集註] 程林曰, 胡桃潤肺消痰, 何以動痰飮? 因其性熱, 多食則令人火動, 煎熬津液而爲痰飮矣.

生棗多食, 令人熱渴氣脹, 寒熱. 羸弱者, 彌不可食, 傷人.

[註] 棗性熱生渴, 味甘生滿, 羸弱者內熱必盛, 脾胃必虛, 故令人寒熱, 尤不可食.

食諸果中毒, 治之方

猪骨 煆黑

右一味, 爲末, 水服方寸匕. 亦治馬肝及漏脯等毒.

[方解] 以猪骨治果子毒, 物性相制使然. 治馬肝毒者, 以猪畜屬水, 馬畜屬火, 此水剋火之義也. 治漏脯毒者, 亦骨肉相感之義耳.

木耳赤色及仰生者勿食. 菌仰卷者及赤色者, 不可食.

[註] 木耳諸菌, 皆覆卷而生, 若仰卷而生, 形色皆異, 必有毒也, 故不可食.

食諸菌中毒, 悶亂欲死, 治之方

人糞汁飮一升. 土漿飮一二升. 大豆濃煮汁飮. 服諸吐·利藥, 並解.

[集解] 李彣曰, 悶亂欲死, 毒在胃也. 服吐·利藥並解, 使毒氣上下分消也.

食楓樹菌而笑不止, 治之以前方

[集解] 李彣曰, 心主笑, 笑不止, 是毒氣入心也. 以前方治之則解耳.

誤食野芋煩亂欲死, 治之以前方

[集解] 李彣曰, 煩出於肺, 煩亂欲死, 故知毒氣入肺也, 亦用前方.

蜀椒閉口者有毒, 誤食之戟人咽喉, 氣病欲絶, 或吐下白沫, 身體痹冷.

急治之方

肉桂煎汁飮之. 多飮涼水一二升. 或食蒜. 或濃煮豉飮之, 並解.

[方解] 蜀椒味辛辣, 性熱有毒, 閉口者其毒更勝. 如桂與蒜, 皆大辛大熱之物, 通血脈辟邪穢, 以熱治熱, 是從治之法也. 冷水清涼解熱, 地漿得土氣, 以萬物本乎土, 亦莫不復歸於土, 見土則毒已化矣. 飮豉汁者, 吐以去其毒也.

正月勿食葱, 令人面生游風.

[註] 葱味辛散, 通陽氣而走頭面, 食生葱過於發散, 故面生游風.

二月勿食蓼, 傷人腎.

[註] 蓼味辛散, 辛能走腎. 二月卯木主令, 腎主閉藏, 若食之則傷腎, 故曰, 勿食.

三月勿食小蒜, 傷人志性.

[註] 蒜辛熱有毒, 奪氣傷神, 三月陽氣盛, 故勿食.

四月·八月勿食胡荽, 傷人神.

[註] 胡荽辛溫開竅, 四月陽氣盛, 八月陰氣斂, 若食此辛散之味, 必傷神也.

五月勿食韭, 令人乏氣力.

[註] 韭春食則香, 夏食則臭, 是月食之則乏氣力.

五月五日, 勿食一切生菜, 發百病.

[註] 五月五日, 天中節, 是日純陽, 人當養陽以順時, 若食生菜, 是伐天和, 故百病發焉.

六月·七月勿食茱萸, 傷神氣.

[註] 茱萸辛熱走氣, 六月陽氣盛張, 七月陰微將斂, 若食此辛熱之味, 有傷神氣也.

八月·九月勿食薑, 傷人神.

[註] 薑性熱, 味辛辣, 八·九兩月, 秋主收斂, 過於辛散, 故傷人之神. 朱子晦菴云, 秋食薑, 夭人天年. 謂其辛走氣瀉肺也.

十月勿食椒, 損人心, 傷人脈.

[註] 椒性熱, 味辛辣, 十月陽氣盡斂, 若食此辛熱之味, 必損心傷脈.

十月勿食被霜生菜. 令人面無光. 目澁. 心痛. 腰疼. 或發心瘧. 瘧發時, 手足十指爪皆青困萎.

[註]『道藏』云, 六陰之月, 萬物至此, 歸根復命, 以待來復, 不可食寒冷. 生菜性冷, 經霜則寒, 若食此, 是伐天和, 故有此等證.

十一月·十二月勿食薤, 令人多涕唾.

[註] 薤味辛散走肺氣, 食之令人多涕唾.

四季勿食生葵, 令人飮食不化, 發百病. 非但食中, 藥中皆不可用, 深宜愼之.

[註] 脾旺寄於四時之季月, 生葵滑利傷脾, 若食之則飮食不化, 而發百病.

葱·韭初生芽者, 食之傷人心氣.

[註] 初生芽者, 含抑鬱而未透發, 故食傷心氣.

飮白酒, 食生韭, 令人病增.

[註] 酒多濕, 韭性熱, 濕熱相合, 令人病增.

生葱不可共蜜, 食之殺人. 獨顆蒜彌甚.

[註] 葱·蒜皆不可共蜜食, 若共食令人利下.

棗合生葱食之, 令人病.

[按] 此義未詳.

食糖蜜後, 四日內食生葱·韭, 令人心痛.

[註] 蜜與葱及韭·蒜皆相反, 雖食蜜後四日內, 猶忌之, 若犯令人心痛

生葱和雄雞·白犬肉食之, 令人七竅經年流血.

[集註] 李彣曰, 此皆生風發火之物, 若合食則血氣更淖溢不和, 故七竅流血.

夜食諸薑·蒜·葱等, 傷人心.

[註] 此皆辛熱辣物, 夜屬陰氣, 主收斂, 不宜食而食之, 則擾陽氣, 故曰, 傷人心.

蕪菁根多食, 令人氣脹.

[註] 此言不可過食, 若過食則動氣而脹也.

薤不共牛肉作羹, 食之成瘕病, 韭亦然.

[註] 薤·韭同牛肉食, 皆難剋化, 積而不消, 則成癥瘕.

蓴多食動痔病.

[註] 蓴性滑有毒, 滑而易下, 故發痔病.

野苣不可同蜜食之, 作內痔.

[註] 野苣味苦性寒. 若同蜜食. 必成內痔.

白苣不可共酪同食, 作䘌蟲.

[註] 白苣味苦性寒, 乳酪味甘性熱, 一寒一熱則成濕, 濕成則生蟲, 故曰, 不可食.

黄瓜食之發熱病.

[註] 黄瓜多濕有毒. 程林曰, 動寒熱虛熱, 天行熱病及病後, 皆不可食.

葵心不可食, 傷人. 葉尤冷, 黄背·赤背·赤莖者, 勿食之.

[註] 葵心有毒, 背葉反常亦有毒, 不可食.

胡荽久食之令多忘.

[註] 胡荽辛溫開竅, 久食耗心血, 故令人多忘.

病人不可食胡荽及黄花菜.

[註] 胡荽耗氣, 黄花菜破氣耗血, 皆病人忌食.

芋不可多食, 動病.

[註] 芋滯有毒, 多食則脾困而脹生, 故戒多食.

妊娠食薑, 令子餘指.

[註] 餘指, 手多一指也. 薑形類指, 物性相感如此.

蓼多食, 發心病. 蓼和生魚食之, 令人奪氣, 陰核疼痛.

[集註] 孫思邈曰, 食蓼過多有毒, 發心痛, 以氣味辛溫故也. 生魚酢屬合食, 則相犯奪氣也. 陰核痛, 亦濕熱致病耳.

芥菜不可共兎肉食之, 成惡邪病.

[註] 凡物性相反, 不可同食, 同食則成惡邪病.

小蒜多食, 傷人力.

[註] 小蒜辛溫小毒, 若多食氣散, 故傷心力.

食躁式躁方

豉濃煮汁飮之.

[按] '食躁式躁'之'式'字, 當是'或'字, 應改之.

[註] 食躁或躁者, 卽今之食後時或惡心, 或吐不吐之病也, 故以豉湯吐之.

鉤吻與芹菜相似, 誤食之殺人.

解之方

薺苨 八兩

右一味, 水六升, 煮取二升, 溫分二服.

[註] 太陰之精, 名曰鉤吻, 入口則死. 葛洪云, 鉤吻生處, 無他草, 莖上有毛.

菜中有水莨菪, 葉圓而光, 有毒, 誤食令人狂亂, 狀如中風, 或吐血.

治之方

甘草煮汁, 服之卽解.

春秋二時, 龍帶精入芹菜中, 人偶食之爲

病，發時手青腹滿，痛不可忍，名蛟龍病.

治之方

硬糖 二·三斤

右一味， 日兩度服之， 吐出如蜥蜴三五枚，差.

[方解] 芹生陂澤之中，蛟龍雖變化莫測，其精焉能入此? 大抵是蜥蜴·虺蛇，春夏之交，遺精於此耳. 且蛇嗜芹，尤爲可證. 按『外臺秘要』云， 蛟龍子生在芹上， 誤食入腹， 變成龍子，飴·粳米·杏仁·乳餅煮粥食之， 吐出蛟子大驗. 張機用硬糖治之，考『本草』並無硬糖，當是粳米·飴糖無疑. 二物味甘，甘能解毒是也.

食苦瓠中毒，治之方

黍穰煮汁，數服之解.

[註]『風俗通』云，燒穰可以殺瓠. 又云，種爪之家不燒漆，物性相畏有如是也. 人過食苦瓠，吐利不止者，以黍穰汁解之，本諸此.

扁豆，寒熱者，不可食之.

[註] 扁豆性滯而補，如患寒熱者忌之.

久食小豆，令人枯燥.

[註] 小豆卽赤豆也，性主利水，久食令肌膚枯燥.

食大豆屑，忌啖猪肉.

[註] 大豆卽黃豆也，若同猪肉食之，則閉氣，故忌之，小兒尤當忌之.

大麥久食，令人作癬.

[集註] 李彣曰，癬·疥同. 盖麥入心，久食則心氣盛而內熱.『內經』曰，諸瘡瘍皆屬心火，故作癬.

白黍米不可同飴蜜食，亦不可合葵食之.

[註] 黍米多熱，多食心煩. 飴蜜味甘，多食中滿.『食療』云，黍米同葵食成痼疾. 物性相反如此.

莜麥麵多食之，令人髮落.

[按] 此義未詳.

鹽多食傷人肺.

[註] 鹽味鹹，過食傷肺，發嗽哮喘.

食冷物，冰人齒.

食熱物，勿飮冷水.

[註] 寒熱相搏，脾胃乃傷.

飮酒食生蒼耳，令人心痛.

[註] 酒性純陽，蒼耳味苦有毒，苦先入心，飮酒以行其毒，故心痛.

夏月大醉·汗流，不得冷水洗着身及使扇，卽成病.

[註] 夏月飮酒汗流，則腠理開，若浴水及使扇， 寒風相搏， 或卽成黃汗， 或卽成漏風，戒之愼之!

飮酒大醉，炙腹背，令人腸結.

[註] 灸家云，毋灸大醉人. 卽此義也.

醉後勿飽食，發寒熱.

[註] 醉則肝·膽之氣肆行，木來侮土，故曰，勿食飽·發寒熱.

飮酒食猪肉，臥秫稻穰中，則發黃.

[註] 酒性多濕多熱，飮酒食肉，則濕熱交蒸於中宮，臥秫稻穰中，則濕熱困於外，故發黃也.

食飴多飮酒，大忌.

[按] 諺云，酒家忌甘. 此義未詳.

凡酒及水，照見人影動者，不可飮之.

[註] 見此影動者，乃性異也，切不可飮之.

醋合酪食之，令人血瘕.

[註] 酪性粘滯，醋性酸收，故令成血瘕.

食白米粥，勿食生蒼耳，成走注.

[註] 白米粥·蒼耳子同食, 成走注病, 然必性味不合也.

食甛粥已, 食鹽卽吐.

[註] 粥甘鹽鹹, 先食甛已, 復過食鹽卽吐, 理必然也.

犀角筯攪飮食沫出, 及澆地墳起者, 食之殺人.

[註] 『抱朴子』云, 犀食百草及衆木之棘. 故知飮食之毒, 若攪飮食沫出者, 必有毒也. 澆地墳起者, 此怪異也, 故食之殺人.

飮食中毒煩滿, 治之方

苦參 三兩 苦酒 一升半

右二味, 煮三沸, 三上三下, 服之吐食出, 卽差.

[方解] 苦參味苦, 苦酒味酸, 酸苦涌泄而去其毒, 煩滿自除.

又方

犀角湯亦佳.

[註] 中毒煩滿, 毒在胃中, 犀角解胃中毒.

貪食, 食多不消, 心腹堅滿痛, 治之方

鹽 一升 水 三升

右二味, 煮令鹽消, 分三服, 當吐出食, 便差.

[方解] 鹽鹹能軟堅, 又能涌泄, 堅滿自除.

礬石生入腹, 破人心肝, 亦禁水.

[註] 礬性酸澁, 無故用之, 傷心肝, 礬得水則化, 物性相畏, 故亦禁水.

商陸以水服, 殺人.

[註] 商陸大毒, 能行水而忌水服, 物性相惡而然.

葶藶子傅頭瘡, 藥氣入腦, 殺人.

[註] 葶藶大寒, 雖能傅瘡殺蟲, 然藥氣善能下行, 則瘡毒亦內攻入腦矣, 故殺人.

水銀入人耳及六畜等皆死. 以金銀着耳邊, 水銀則吐.

[註] 水銀大毒, 入耳則沈經墜絡, 皆能死人. 以金銀着耳門, 引之則吐出, 此物性感召之理, 猶磁石之引針也.

苦楝無子者, 殺人.

[註] 苦楝有雌雄兩種, 雄者無子, 根赤有毒, 服之使人吐不能止, 有至死者. 雌者有子, 根白有微毒, 可入藥用.

凡諸毒多是假毒, 以投無知時, 宜煮薺苨·甘草汁飮之, 通除諸毒藥.

[註] 凡諸毒多借飮食以投毒, 而服毒之人, 原自不知, 若覺之, 則時時煮甘草·薺苨湯飮之, 以二物能解草石百毒也.

御纂醫宗金鑑 卷二十五

正誤存疑篇

『金匱要略』一書，其世遠而就闕誤也，與『傷寒論』等．如‘槃飪’之‘槃’字，與緩中補虛用大黃蟅蟲丸主之之類，俱不可以爲法．爰加斟酌其改移刪補諸式，與夫存疑之二十八條，悉倣『傷寒論』敘次云．

正 誤

臟腑經絡先後第一

師曰，病人語聲寂然，喜驚呼者，骨節間病．語聲喑喑然不徹者，心膈間病．語聲啾啾然細而長者，頭腹中病．

[按] ‘頭中病’之‘頭’字，當是‘腹’字．經中從無頭中病之文，且文義不屬，當改之．

師曰，吸而微數，其病在中焦．實也，當下之卽愈．虛者不治．在上焦者，其吸促遠．在下焦者 其吸遠促．此皆難治．呼吸動搖振振者，不治．

[按] ‘吸促’之‘促’字，當是‘遠’字，‘吸遠’之‘遠’字，當是‘促’字，方合病義，當移之．

問曰，寸脈沈大而滑，沈則爲實，滑則爲氣．實氣相搏，血厥氣入臟卽死，入腑卽愈，此爲卒厥．何謂也？師曰，脣口靑，身冷，爲入臟，卽死．如身和，汗自出，爲入腑，卽愈．

[按] ‘寸脈沈大而滑，沈則爲實，滑則爲氣，實氣相搏’之十八字，文理不順，衍文也，當刪之．‘血氣入臟’之‘血’字，當是‘厥’字，始與卒厥相合，當改之．

問曰，陽病十八，何謂也？師曰，頭痛，項·腰·脊·臂·脚掣痛．陰病十八，何謂也？師曰，欬·上氣·喘·噦·咽·腸鳴·脹滿·心痛·拘急．五臟病各有十八，合爲九十病．人又有六微，微有十八病，合爲一百八病．五勞，七傷，六極，婦人三十六病，不在其中．淸邪居上，濁邪居下．大邪中表，小邪中裏．槃槃飪之邪，從口入者，宿食也．五邪中人，各有法度．風中於前，寒中於暮，濕傷於下，霧傷於上．風令脈浮，寒令脈急，霧傷皮腠，濕流關節，食傷脾胃．極寒傷經，極熱傷絡．

[按] 字典無‘槃’字，當是‘槃’字．槃音傾，側水也．後之積聚門，‘槃氣’之‘槃’字，亦誤．

問曰，病有急當救裏·救表者，何謂也？師曰，病，醫下之，續得下利，淸穀不止，身體疼痛者，急當救裏．後身體疼痛，淸便自調者，急當救表也．

[按] 此條註，詳見『傷寒論·太陰篇』內，故不復釋．

夫諸病在臟，欲攻之，當隨其所得而攻之，如渴者，與猪苓湯，餘皆倣此．

[按] ‘如渴者’之下，當有‘小便不利’四字．必是遺失，當補之．

痙濕暍第二

病者，身熱足寒，頸項强急，惡寒，時頭熱，面赤，目赤，獨頭動搖，卒口噤，背反張者，痙病也．若發其汗者，寒濕相搏，其表益虛，卽惡寒甚．發其汗已，其脈如蛇．

[按] ‘痙病也’之下諸句，與上文義不屬．與後條之爲欲解脈如故諸句，文義相屬，宜分於彼．

太陽病發熱無汗, 反惡寒者, 名曰剛痓.

[按] '反惡寒'之'反'字, 衍文也. 玩痓病之條自知, 當惡寒也. 宜刪之.

(若發其汗者, 寒濕相搏, 其表益虛, 卽惡寒甚. 發其汗已, 其脈如蛇.) 暴腹脹大者, 爲欲解. 脈如故, 反伏弦者, 痓.

[按] '暴腹脹大者'五字, 衍文也, 當刪之.

瘧病第四

師曰, 瘧脈自弦, 弦數者多熱, 弦遲者多寒. 弦小沈緊者下之差, 弦遲者可溫之, 弦(浮)緊者, 可發汗鍼灸也, 弦浮滑大者, 可吐之, 弦數者, 風發也, 以飮食消息止之.

[按] '弦小緊者'之'小'字, 當是'沈'字, 則有可下之理. '弦緊'者, 當是'弦浮緊', 則有可發汗之理. '弦浮大'者, 當是'弦滑大', 則有可吐之理. 且不遺本文瘧脈自弦之意, 當改之補之.

師曰, 陰氣孤絶, 陽氣獨發, 則熱而少氣·煩寃, 手足熱而欲嘔, 名曰癉瘧. 若但熱不寒者, 邪氣內藏於心, 外舍分肉之間, 令人消鑠肌肉.

[按] 此言癉瘧, 其文脫簡, 『內經』已詳, 不復釋.

溫瘧者, 其脈如平, 身無寒, 但熱, 骨節疼煩, 時嘔, 白虎加桂枝湯主之.

[按] 此言溫瘧, 其文脫簡, 『內經』已詳, 不復釋.

瘧多寒者, 名曰牝瘧, 蜀漆散主之.

[按] 此言牝瘧, 其文脫簡, 『內經』已詳, 不復釋.

中風歷節第五

(寸口脈遲浮而緩, 遲浮則爲寒風, 緩則爲虛. 榮緩則爲亡血, 衛緩則爲中風. 邪氣中經,) 浮者血虛 絡脈空虛, 賊邪不瀉, 或左或右. 邪氣反緩, 正氣卽急, 正氣引邪, 喎僻不遂. 邪在於絡, 肌膚不仁. 邪在於經, 卽重不勝. 邪入於腑, 卽不識人. 邪入於臟, 舌則難言, 口吐涎.

[按] '寸口脈浮而緊, 緊則爲寒, 浮則爲虛, 寒虛相搏, 邪在皮膚', 此五句與本條文義不屬, 當在後條之首. '寸口脈遲而緩, 遲則爲寒, 緩則爲虛. 榮緩則爲亡血, 衛緩則爲中風, 邪氣中經', 此六句原文在後條, 當在此條之首, 文氣始各得相屬, 必系錯簡, 當移之. 其中有'浮者血虛'一句, 必是衍文. 當刪之. '寸口脈遲而緩, 遲則爲寒', 二'遲'字當是'浮'字, '寒'字當是'風'字, 始得文義了然, 且遲緩二脈不能並見, 當改之.

(寸口脈浮而緊, 緊則爲寒, 浮則爲虛風, 寒虛風相搏, 邪在皮膚,) 則身痒而癮疹. 心氣不足, 邪氣入中, 則胸滿而短氣.

[按] '浮則爲虛, 寒虛相搏'二'虛'字, 應是'風'字, 當改之.

味酸則傷筋, 筋傷則緩, 名曰泄. 鹹則傷骨, 骨傷則痿, 名曰枯. 枯泄相搏, 名曰斷泄絶, 榮氣不通, 衛不獨行, 榮衛俱微, 三焦無所御, 四屬斷絶, 身體羸瘦. 獨足腫大, 黃汗出, 脛冷. 假令發熱, 便爲歷節也. 病歷節, 不可屈伸, 疼痛, 烏頭湯主之.

[按] '名曰斷泄'之'泄'字, 當是'絶'字, 始與下文相屬. 當改之.

諸肢節疼痛, 身體尫羸, 脚腫如脫, 頭眩短氣, 溫溫嗢嗢欲吐, 桂枝芍藥知母湯主之.

[按] '溫溫'當是'嗢嗢', 當改之.

血痹虛勞第六

人年五六十，其病脈大者，痺侠背行．若腸鳴，馬刀，侠瘿瘰者，皆爲勞得之．

［按］‘若腸鳴’三字，與上下文不屬，必是錯簡，當刪之．‘侠瘿’之‘瘿’字，當是‘瘰’字，且先勞後瘰，先瘰後勞者有之，從未見勞瘿先後病也，當改之．

勞之爲病，其脉浮大，手足煩，春夏劇，秋冬差，陰寒虛精自出，酸削不能行．

［按］‘陰寒精自出’之‘寒’字，應是‘虛’字，當改之．

男子面色白者，主渴及亡血，卒喘悸．脈浮者，裏虛也．

［按］‘脈浮者，裏虛也’句，當是衍文．

夫失精家，少腹弦急，陰頭寒，目眩，髮落，脈極虛·芤·遲，爲清穀亡血失精．脈得諸芤動微緊，男子失精，女子夢交，桂枝龍骨牡蠣湯主之．

［按］此條‘脈得諸芤……’五句，與上文義不屬，衍文也．另分一條，在本門十二條之次．

脈弦而大，弦則爲減，大則爲芤．減則爲寒，芤則爲虛，虛寒相搏，此名爲革．婦人則半產漏下，男子則亡血失精．

［註］此條註詳見『傷寒論·辨脈法』中，故不復釋．

五勞極虛，羸瘦腹滿，不能飮食，緩中補虛．食傷·憂傷·飮傷·房室傷·饑傷·勞傷，經絡榮衛氣傷，內有乾血，肌膚甲錯，兩目黯黑，緩中補虛，大黃蟅蟲丸主之．

［按］‘兩目黯黑’句下‘緩中補虛’四字，當在‘不能飮食’之下，必是傳寫之訛，當移之．

肺痿肺癰欬嗽上氣第七

問曰，病欬逆，脈之何以知此爲肺痿肺癰？當有膿血，吐之則死，其脈何類？師曰，寸口脈微浮而數，微浮則爲風，數則爲熱．微浮則汗出，數則惡寒．風中於衛，呼氣不入．熱過於榮，吸而不出．風傷皮毛，熱傷血脈．風舍於肺，其人則欬，口乾，喘滿，咽燥不渴，時唾濁沫，時時振寒．熱之所過，血爲之凝滯，蓄結癰膿，吐如米粥．始萌可救，膿成則死．

［按］‘肺癰’之上，當有‘肺痿’二字，不然本文論肺痿之義，則無著落，必是脫簡，當補之．‘脈微’之三‘微’字，當是三‘浮’字．微字文氣不屬，當改之．

大火逆上氣，咽喉不利，止逆下氣者，麥門冬湯主之．

［按］‘大逆上氣’之‘大’字，當是‘火’字，文義病藥始屬，當改之．

腹滿寒疝宿食第十

腹滿時減，復如故，此爲寒，當與溫藥．宜厚朴生薑甘草半夏人參湯主之．

［按］此篇無治虛寒腹滿之方．當與溫藥之下，當有‘宜厚朴生薑甘草半夏人參湯主之’十四字，必是脫簡，閱『傷寒論·太陰篇』自知，當補之．

病者痿黃，躁燥而不渴，胸胃中寒實而利不止者，死．

［按］‘躁而不渴’當是‘燥而不渴’，文氣通順．‘胸中寒實’當是‘胃中寒實’，若是胸中寒實，如何曰下利不止者死，當改之．

其脈數而緊，乃弦，狀如弓弦，按之不移．脈數弦者，當下其寒．脈緊大而遲者，必心下堅，當下其寒．脈大而遲者，陽中有陰，可下之．

［按］‘其脈數而緊，乃弦，狀如弓弦，按之不移，脈弦數者’之十九字，當是衍文，閱『傷寒論·辨脈法』自知．‘當下其寒’之四字，當在

'必心下堅'之下, 文義始屬, 當移之.

脇下偏滿痛, 發熱, 其脈緊弦, 此寒也, 宜溫藥下之, 以大黃附子湯.

[按] '脇下偏痛'之'偏'字, 當是'滿'字, 當改之.

按之心下滿痛者, 有潮熱此爲實也, 當下之, 宜大柴胡湯.

[按] '按之心下滿痛'之下, 當有'有潮熱'三字, 若無此三字, 則不當與大柴胡湯, 當補之.

腹痛, 脈弦而緊, 弦則衛氣不行, 卽惡寒, 緊則不欲食, 邪正相搏, 卽爲寒疝. 遶臍痛苦, 發則白自汗出, 手足厥冷, 其脈沈緊者, 大烏頭煎主之.

[按] 此條脈重出, 下條有證無脈, '其脈沈緊者'五字, 當在下條裏急之下. 然脈弦而緊, 是勁急之甚, 當屬寒疝之重者. 其白汗之'白'字, 當是'自'字, 改之. 下條'其脈沈緊者', 是裏痛之脈, 當屬寒疝之輕者, 當移之.

寒疝, 腹中痛, 及脇痛裏急, 其脈沈緊者, 當歸生薑羊肉湯主之.

[按] '脇痛裏急'之下, 當有上條'其脈沈緊者' 五字.

寒疝, 腹中痛, 逆冷, 手足不仁, 若身疼痛, 灸刺·諸藥不能治, 抵當烏頭桂枝湯主之.

[按] '抵當'二字, 衍文也.

問曰, 人病有宿食, 何以別之? 師曰, 寸口脈浮而大, 按之反澁, 尺中亦微大而澁, 故知有宿食, 大承氣湯主之.

[按] '尺中亦微而澁'之'微'字, 當按『傷寒論』作'大'字是, 當改之.

五臟風寒積聚第十一

肺中風者, 口燥而喘, 身頭運而重, 冒(風)而腫脹.

[按] '身運而重' 當是'頭運而身重', '冒而腫脹' 當是'冒風而腫脹', 乃與文義始爲相屬, 當改之補之.

肝中寒者, 兩臂不擧, 舌本燥, 喜太息, 胸中痛, 不得轉側, 食則吐而汗出也.

[按] '兩臂不擧, 舌本燥'二句, '而汗出'三字, 文義不屬, 必是錯簡, 不可爲後世法, 不釋.

肝着, 其人常欲蹈其胸上. 先未苦時, 但欲飮熱, 旋覆花湯主之.

[按] '旋覆花湯主之'六字, 與肝着之病不合, 當是衍文.

心傷者, 其人勞倦, 卽頭面赤而下重, 心中痛而自煩, 發熱, 當臍跳, 其脈弦沈, 此爲心臟傷所致也.

[按] '其脈弦'之'弦'字, 當是'沈'字. 沈爲腎脈, 文義相屬, 當改之.

邪哭使魂魄不安者, 血氣少也. 血氣少者, 屬於心. 心氣虛者, 其人則畏, 合目欲眠, 夢遠行而精神離散, 魂魄妄行. 陰氣衰者爲癲狂, 陽氣衰者爲狂癲.

[按] '陰氣衰者爲癲'之'癲'字, 當是'狂'字. '陽氣衰者爲狂'之'狂'字, 當是'癲'字. 『內經』曰, 重陰者癲, 重陽者狂. 當改之.

趺陽脈浮而澁, 浮則胃氣强, 澁則小便數, 浮澁相搏, 大便則堅, 其脾爲約, 麻子仁丸主之.

[按] 此條註詳見『傷寒論·陽明篇』內, 故不復釋.

問曰, 病有積·有聚·有槃槃氣, 何謂也? 師曰, 積者, 臟病也, 終不移. 聚者, 腑病也, 發作有時, 展轉痛移, 爲可治. 槃槃氣者, 脇下痛, 按之則愈, 復發爲槃槃氣. 諸

積大法，脈來細而附骨者，乃積也．寸口，積在胸中．微出寸口，積在喉中．關上，積在臍傍．上關上，積在心下．微下關，積在少腹．尺中，積在氣衝．脈出左，積在左．脈出右，積在右．脈兩出，積在中央．各以其部處之．

[按] 槃作槃解，見首篇．

驚悸吐衄下血胸滿瘀血第十二

病人面無血色，無寒熱，脈沈浮弦者，衄．脈浮沈弱，手按之絶者，下血．煩欬者，必吐血．

[按] ‘脈沈’當是‘脈浮’，‘脈浮’當是‘脈沈’，文義始屬．當改之．

寸口脈弦而大，弦則爲減，大則爲芤．減則爲寒，芤則爲虛．寒虛相擊，此名曰革．婦人則半產漏下，男子則亡血．

[註] 此條註詳見『傷寒·辨脈篇』內，故不復釋．

心氣不足有餘，吐血衄血，瀉心湯主之．

[按] 心氣‘不足’二字，當是‘有餘’二字，若是不足，如何用此方治之，當改之．

痰飮欬嗽第十三

夫病人飮水多，必暴喘滿．凡食少飮多，水停心下，甚者則悸，微者短氣．脈雙弦者，寒也．皆大下後裏虛，脈偏弦者，飮也．

[按] ‘微者短氣’句下，古本有‘脈雙弦者，寒也……’諸句，文義不屬，另分爲一條，在本門二十七條之次．

假令瘦病人臍下有悸，吐涎沫而癲巓眩，此水也，五苓散主之．

[按] ‘瘦人’之‘瘦’字，當是‘病’字．‘癲眩’之‘癲’字，當是‘巓’字．巓者頭也．文義相屬．當改之．

夫心下有留飮，其人背寒冷如掌大．留飮者，脇下痛引缺盆，欬嗽則轉甚．胸中有留飮，其人短氣而渴喘．四肢歷節痛，脈沈者有留飮．

[按] 此條古本內於‘四肢歷節痛’之下，有‘脈沈者，有留飮’一句，當另爲一條，始合論脈之義．‘短氣而渴’之‘渴’字，當是‘喘’字，‘四肢’上，當有缺文．

病者脈伏，其人欲自利，利反快，此爲留飮欲去故也．雖利，心下續堅滿，甘遂半夏湯主之．

[按] ‘心下續堅滿’句下，‘此爲留飮欲去故也’八字，當在‘利反快’之下．此傳寫之譌，當移之．

水在心，心下堅築，短氣，惡水不欲飮．水在肺，吐涎沫，欲飮水．水在脾，少氣身重．水在肝，脇下支滿，嚏而痛．水在腎，心臍下悸．

[按] ‘心下悸’之‘心’字，當是‘臍’字，當改之．

支飮胸腹滿者，厚朴大黄湯主之．

[按] ‘支飮胸滿’之‘胸’字，當是‘腹’字．若是‘胸’字，無用承氣湯之理，當改之．

脈弦數遲，有寒飮，冬夏難治．

[按] ‘脈弦數’之‘數’字，當是‘遲’字，始與寒飮之理合，當改之．

欬逆倚息不得臥，小青龍湯主之．青龍湯下汗已，多唾，口燥，寸脈沈，尺脈微，手足厥逆，氣從少腹上衝胸咽，手足痹，其面翕熱如醉狀，因復下流陰股，小便難，時復冒者，與茯苓桂枝五味甘草湯，治其氣衝．

[按] ‘小青龍湯下已’之‘下’字，當是‘汗’字，盖大·小青龍湯，皆汗劑也，當改之．

消渴小便利淋第十四

厥陰之爲病，消渴，氣上衝心，心中疼熱，饑而不欲食，食卽吐蚘，下之利不止.

[按] 此條是『傷寒論』厥陰經正病，與雜病消渴之義不同，必是錯簡.

寸口脈浮而遲，浮卽爲虛，遲卽爲勞，虛則衛氣不足，勞則榮氣竭.

[按] 此條當在「虛勞篇」中，錯簡在此.

趺陽脈浮而數，浮卽爲氣，數卽消穀而大堅，氣盛則溲數，溲數卽堅，堅數相搏，卽爲消渴.

[按] '而大堅'句不成文，'大'字下，當有'便'字，當補之.

水氣病第十五

少陰脈緊而沈，緊則爲痛，沈則爲水，小便卽難，**脈得諸沈者，當責有水，身體腫重.**

[按] '脈得諸沈者'一條，乃始論水氣病之脈，當列於篇首. 但古本脈得諸沈之上，有'少陰脈，緊而沈……'四句，文義不屬，并有脫簡，不釋. 且刪之.

夫水病人，目下有臥蠶，而目鮮澤，脈伏，其人消渴. 病水腹大，小便不利，其脈沈絶者，有水可下之.

[按] '其人消渴'之下，古本有'病水腹大，小便不利，其脈沈絶者，有水，可下之'四句，與上文義不屬，當另分爲一條，在本門五條之次，始合裏水脈證.

裏水者，一身面目黃腫，其脈沈，小便不利，故令病水. 假如小便自利，此亡津液，故令渴也. 越婢加朮湯主之.

[按] '越婢加朮湯主之'七字，當在後太陽病脈浮而緊條內，發汗卽愈之下，文義始屬. 必是錯簡在此. 觀其裏有水之文，豈有用越婢加朮湯發表之藥，自可知也.

心水者，其身重，而少氣不得臥，煩而躁， 其人陰腫.

[按] '其人陰腫'四字，當在腎水條內，錯簡在此，當移之.

腎水者，其腹大臍腫，腰痛不得溺，陰下濕，如牛鼻上汗，其足逆冷，面反瘦， 其人陰腫.

[按] '面反瘦'之下，當有上條'其人陰腫'四字.

師曰，寸口脈遲而澁，遲則爲寒，澁爲血不足. 趺陽脈微而遲，微則爲氣，遲則爲寒. 寒氣不足，則手足逆冷. 手足逆冷，則榮衛不利. 榮衛不利，則腹滿腸鳴相逐，氣轉膀胱. 榮衛俱勞，陽氣不通，卽身冷. 陰氣不通，卽骨疼. 陽氣前通則惡寒，陰氣前通則痹不仁. 陰陽相得，其氣乃行. 大氣一轉，其氣乃散. 實則失氣，虛則遺溺，名曰氣分. 桂枝去芍藥加麻黃附子細辛湯主之.

[按] '名曰氣分'之下，當補入下條，'桂枝去芍藥加麻黃附子細辛湯主之'，十五字.

氣分，心下堅，大如盤，邊如旋杯，水飮所作，**桂枝去芍藥，加麻黃附子細辛湯主之.**

[按] '氣分，心下堅，大如盤，邊如旋杯，水飮所作'之十六字，當是衍文，觀心下堅之本條自知. '桂枝去芍藥加麻黃附子細辛湯主之'十五字，當在上條氣分之下，文氣始屬，正是氣分之治法，必是錯簡在此，當移之.

脈浮而洪，浮則爲風，洪則爲氣. 風氣相搏，風强則爲隱疹，身體爲痒，痒爲泄風，久爲痂癩. 氣强則爲水，難以俯仰. 風氣相擊，身體洪浮**腫，汗出乃愈. 惡風則虛，此爲風水. 不惡風者，小便通利，上焦有寒，其口多涎，** 此爲黃汗.

[按] '身體洪腫'之'洪'字，當是'浮'字，改

之. '此爲黃汗'四字, 當是衍文.

太陽病脈浮而緊, 法當骨節疼痛, 反不疼, 身體反重而痠, 其人不渴, 汗出卽愈, 此爲風水. 惡寒者, 此爲極虛, 發汗得之. 渴而不惡寒者, 此爲皮水. 身腫而冷, 狀如周痹, 胸中塞不能食, 反聚痛, 暮躁不得眠, 此爲黃汗, 痛在骨節. 欬而喘, 不渴者, 此爲脾肺脹, 其狀如腫, 發汗卽愈, 越婢加朮湯主之. 然諸病此者, 渴而下利, 小便數者, 皆不可發汗.

[按] '脾脹'之'脾'字, 當是'肺'字, 改之. '發汗卽愈'之下, 當補入前條之'越婢加朮湯主之'七字.

裏皮水, 越婢加朮湯主之, 甘草麻黃湯亦主之.

[按] '裏水'之'裏'字, 當是'皮'字, 豈有裏水, 而用麻黃之理, 當改之.

厥而皮水者, 蒲灰散主之.

[按] '厥而'二字, 當是衍文.

水之爲病, 其脈沈小, 屬少陰. 浮者爲風, 無水. 虛脹者爲氣風水. 發其汗卽已. 脈沈者宜麻黃附子湯. 浮者, 宜杏子湯.

[按] '爲氣水'之'氣'字, 當是'風'字, 若是'氣'字, 則無發汗之理, 且通篇並無氣水之病, 當改之.

黃疸病第十六

腹滿, 舌身痿黃, 躁不得睡, 屬黃家.

[按] '舌痿黃'之'舌'字, 當是'身'字, 當改之.

黃疸病, 小便不利者, 茵蔯五苓散主之.

[按] '黃疸病'之下, 當有'小便不利者'五字, 茵蔯五苓散方有着落. 當補之.

嘔吐噦下利第十七

吐後渴欲飮水而貪飮者, 兼主微風, 脈緊頭痛. 文蛤湯主之.

[按] '文蛤湯主之'五字, 當在'頭痛'之下, 文義始屬, 當移之. '兼主'之'主'字, 衍文也.

問曰, 病人脈數, 數爲熱, 當消穀引食, 而反吐者, 何也? 師曰, 以發其汗, 令陽氣微, 膈氣虛, 脈乃數, 數爲客熱, 不能消穀, 胃中虛冷故也. 脈弦者, 虛也. 胃氣無餘, 朝食暮吐, 變爲胃反, 寒在於上, 醫反下之, 今脈反弦, 故名曰虛.

[按] '問曰, 病人脈數', 至'胃中虛冷故也'等句, 已詳『傷寒論·陽明篇』內, 錯簡在此, 且與脈弦者虛也, 文義不屬.

趺陽脈浮而澁, 浮則爲虛, 虛澁則傷脾. 脾傷則不磨, 朝食暮吐, 暮食朝吐, 宿穀不化, 名曰胃反. 脈緊而澁, 其病難治.

[按] '虛則傷脾'之'虛'字, 應是'澁'字, 當改之.

下利, 手足厥冷, 無脈者, 灸之不溫. 若脈不還, 反微喘者, 死. 少陰負趺陽者, 爲順也.

[按] 此條'反微喘者死'之下, 有'少陰負趺陽者爲順也'一句, 文義不屬, 其註已詳見『傷寒論·辨脈篇』內, 不復釋.

下利清穀, 不可攻其表, 汗出必脹滿.

[註] 此條註詳見『傷寒論·太陰篇』內, 不復釋.

下利脈沈而遲, 其人面少赤, 身有微熱, 下利清穀者, 必鬱冒, 汗出而解, 病人必微厥. 所以然者, 其面戴陽, 下虛故也.

[註] 此條註詳見『傷寒論·厥陰篇』內, 故不復釋.

下利腹脹滿, 身體疼痛者, 先溫其裏, 乃攻其表, 溫裏宜四逆湯, 攻表宜桂枝湯.

[註] 此條註詳見『傷寒論·太陰篇』內, 故不復釋.

下利後更煩, 按之心下濡者, 爲虛煩也. 梔子豉湯主之.

[註] 此條註詳見『傷寒論·太陽中篇』, 故不復釋.

趺蹶手指臂腫轉筋陰狐疝蚘蟲病第十九

蚘厥者, 當吐蚘, 今病者靜而復時煩, 此非爲臟寒, 蚘上入膈, 故煩, 須臾復止, 得食而嘔又煩者, 蚘聞食臭出, 其人當自吐蚘. 蚘厥者, 烏梅丸主之.

[按] '此爲臟寒'之'此'字, 當是'非'字, 若是'此'字, 何以辨寒厥, 當改之.

婦人産後病第二十一

産後七八日, 無太陽證, 少腹堅痛, 此惡露不盡, 熱在裏, 結在膀胱也. 不大便煩躁發熱, 切脈微實, 再倍發熱, 日晡時煩躁者不食, 食則譫語, 至夜卽愈, 宜大承氣湯主之.

[按] '熱在裏, 結在膀胱也'之八字, 當在本條上文'惡露不盡'之下, 未有大承氣湯下膀胱血之理, 當移之. '再倍'二字, 當是衍文.

産後中風, 病痙者, 發熱面正赤, 喘而頭痛, 竹葉湯主之.

[按] '産後中風'之下, 當有'病痙者'之三字, 始與方合. 若無此三字, 則人參·附子施之於中風發熱可乎? 而又以竹葉命名者, 何所謂也? 且方內有'頸項强用大附子'之文, 本篇有證無方, 則可知必有脫簡, 當補之.

婦人雜病第二十二

婦人之病, 因虛·積冷·結氣, 爲諸經水斷絶, 至有歷年, 血寒積結, 胞門寒傷, 經絡凝堅. 在上嘔吐涎唾, 久成肺癰, 形體損分. 在中盤結, 繞臍寒疝. 或兩脇疼痛, 與臟相連. 或結熱中, 痛在關元, 脈數無瘡, 肌若魚鱗. 時著男子, 非止女身. 在下來未多, 經候不勻, 令陰掣痛, 少腹惡寒. 或引腰脊, 下根氣街, 氣衝急痛, 膝脛疼煩, 奄忽眩冒, 狀如厥癲. 或有憂慘, 悲傷多嗔. 此皆帶下, 非有鬼神, 此皆帶下. 久則羸瘦. 脈虛多寒. 三十六病, 千變萬端, 審脈陰陽, 虛實緊弦. 行其鍼藥, 治危得安. 其雖同病, 脈各異源. 子當辯記, 勿謂不然.

[按] '在下來多'之'來'字, 當是'未'字. 本條皆經水斷絶之病, 若系'來多', 則與上文不合, 與下文經候不勻亦不合, 當改之. 又本條內'此皆帶下'四字, 當在非有鬼神之下, 文義始屬, 當移之.

婦人臟躁, 喜悲傷欲哭, 象如神靈所作, 數欠伸, 甘麥大棗湯主之.

[按] 甘草小麥大棗湯方, 義未詳, 必是譌錯.

問曰, 婦人年五十, 所病下利血數十日不止, 暮卽發熱, 少腹裏急, 腹滿, 手掌煩熱, 唇口乾燥, 何也? 師曰, 此病屬帶下. 何以故? 曾經半産, 瘀血在少腹不去. 何以知之? 其證唇口乾燥, 故知之. 當以溫經湯主之.

[按] '所病下利'之'利'字, 當是'血'字, 文義始屬, 當改之.

帶下經水不利, 少腹滿痛, 經一月再不見者, 土瓜根散主之.

[按] '再'字當是'不'字, 若是'再'字, 一月兩來, 與上文不利不合, 當改之.

寸口脈弦而大, 弦則爲減, 大則爲芤, 減則爲寒; 芤則爲虛. 寒虛相搏, 此名曰革. 婦人則半産漏下, 旋覆花湯主之.

[按] 此條詳在『傷寒論·辨脈法篇』, 錯簡在此. '旋覆花湯主之'一句, 亦必是錯簡. 半産漏下, 則氣已下陷, 焉有再用旋覆下氣之理?

婦人中風七八日, 續來寒熱, 發作有時, 經水適斷, 此爲熱入血室, 其血必結, 故使如瘧狀, 發作有時, 小柴胡湯主之.

[按] 此條註詳見『傷寒論·少陽篇』內, 故不復釋.

婦人傷寒發熱, 經水適來, 晝日明了, 暮則譫語, 如見鬼狀者, 此爲熱入血室. 治之無犯胃氣及上二焦, 必自愈.

[按] 此條註詳見『傷寒論·少陽篇』內, 故不復釋.

婦人中風, 發熱惡寒, 經水適來, 得之七八日, 熱除, 脈遲, 身涼和, 胸脇滿, 如結胸狀, 譫語者, 此爲熱入血室也, 當刺期門, 隨其實而瀉之.

[按] 此條註詳見『傷寒論·少陽篇』內, 故不復釋.

陽明病, 下血, 譫語者, 此爲熱入血室, 但頭汗出, 當刺期門, 隨其實而瀉之, 濈然汗出卽愈.

[按] 此條註詳見『傷寒論·陽明篇』內, 故不復釋.

胃氣下泄, 陰吹而正喧, 此穀氣之實也. 膏髮煎導之, (長服訶梨勒丸.)

[按] '膏髮煎導之'五字, 當是衍文. '此穀氣之實也'之下, 當有'長服訶梨勒丸'之六字. 後陰下氣謂之氣利, 用訶梨勒散. 前陰下氣謂之陰吹, 用訶梨勒丸. 文義始屬. 盖訶梨勒丸以訶梨勒固下氣之虛, 以厚朴·陳皮平穀氣之實, 藥病相合, 此方錯簡在『雜療篇』內. 下小兒疳蟲蝕齒一方, 殺蟲解毒, 或另有小兒門, 或列在雜方內, 玆列於婦人雜病之末, 亦錯簡也.

雜療第二十三

長服訶梨勒丸方

[按] 此方當移在前篇'穀氣之實也'之下.

果實菜穀禁忌第二十五

食躁式或躁方

[按] '食躁式躁'之'式'字, 當是'或'字, 應改之.

存 疑

臟腑經絡先後第一

問曰, 陽病十八, 何謂也? 師曰, 頭痛, 項·腰·脊·臂·脚掣痛. 陰病十八, 何謂也? 師曰, 欬·上氣·喘·噦·咽·腸鳴·脹滿·心痛·拘急. 五臟病各有十八, 合爲九十病. 人又有六微, 微有十八病, 合爲一百八病. 五勞, 七傷, 六極, 婦人三十六病, 不在其中. 淸邪居上, 濁邪居下. 大邪中表, 小邪中裏. 槃飥之邪, 從口入者, 宿食也. 五邪中人, 各有法度. 風中於前, 寒中於暮, 濕傷於下, 霧傷於上. 風令脈浮, 寒令脈急, 霧傷皮腠, 濕流關節, 食傷脾胃. 極寒傷經, 極熱傷絡.

百合狐惑陰陽毒第三

論曰, 百合病者, 百脈一宗, 悉致其病也. 意欲食, 復不能食, 常默默然, 欲臥不能臥, 欲行不能行, 欲飮食或有美時, 或有不用聞食臭時, 如寒無寒, 如熱無熱, 口苦, 小便赤. 諸藥不能治, 得藥則劇吐·利, 如有神靈者, 身形如和, 其脈微數. 每溺時頭痛者, 六十日乃愈. 若溺時頭不痛, 淅然者, 四十日愈. 若溺快然, 但頭眩者, 二十日愈. 其證或未病而預見, 或病四五日而出, 或病二十日或一月微見者, 各隨證治之.

血痺虛勞第六

男子平人, 脈虛弱細微者, 善盜汗也.

奔豚氣第八

師曰, 病有奔豚, 有吐膿, 有驚怖, 有火邪, 此四部病, 皆從驚發得之.

腹滿寒疝宿食第十

寒氣厥逆, 赤丸主之.

五臟風寒積聚第十一

心中風者, 翕翕發熱, 不能起, 心中饑, 食卽嘔吐.

驚悸吐衄下血胸滿瘀血病第十二

火邪者, 桂枝去芍藥加蜀漆牡蠣龍骨救逆湯主之.

心下悸者, 半夏麻黃丸主之.

痰飮欬嗽第十三

欬逆倚息不得臥, 小靑龍湯主之. 靑龍湯下已, 多唾, 口燥, 寸脈沈, 尺脈微, 手足厥逆, 氣從少腹上衝胸咽, 手足痺, 其面翕熱如醉狀, 因復下流陰股, 小便難, 時復冒者, 與茯苓桂枝五味甘草湯, 治其氣衝. 衝氣卽低, 而反更欬, 胸滿者, 用苓桂五味甘草湯去桂, 加乾薑·細辛, 以治其欬滿, 欬滿卽止, 而更復渴, 衝氣復發者, 以細辛·乾薑爲熱藥也, 服之當遂渴. 而渴反止者, 爲支飮也. 支飮者, 法當冒, 冒者必嘔, 嘔者復內半夏以去其水, 茯苓桂枝五味甘草湯去甘草桂枝加細辛乾薑半夏湯主之. 水去嘔止, 其人形腫者, 加杏仁主之. 其證應內麻黃, 以其人遂痺故不內之. 若逆而內之者必厥. 所以然者, 以其人血虛, 麻黃發其陽故也. 若面熱如醉, 此爲胃熱上衝薰其面, 加大黃以利之.

水氣病第十五

寸口脈浮而遲浮, 浮脈則熱, 遲脈則潛, 熱潛相搏, 名曰沈. 趺陽脈浮而數, 浮脈卽熱, 數脈卽止, 熱止相搏, 名曰伏. 沈伏相搏, 名曰水. 沈則絡脈虛, 伏則小便難, 虛難相搏, 水走皮膚, 卽爲水矣.

寸口脈弦而緊, 弦則衛氣不行, 卽惡寒, 水不沾流, 走於腸間.

問曰, 病者苦水, 面目·身體·四肢皆腫, 小便不利. 脈之, 不言水, 反言胸中痛, 氣上衝咽, 狀如炙肉, 當微欬喘. 審如師言, 其脈何類? 師曰, 寸口脈沈而緊, 沈則爲水, 緊則爲寒. 沈緊相搏, 結在關元. 始時當微, 年盛不覺, 陽衰之後, 榮衛相干. 陽損陰盛, 結寒微動, 腎氣上衝, 咽喉塞噎, 脇下急痛. 醫以爲留飮, 而大下之. 氣擊不去, 其病不除. 後重吐之, 胃家虛煩. 咽燥欲飮水, 小便不利, 水穀不化, 面目手足浮腫. 又與葶藶丸下水, 當時如小差, 食飮過度, 腫復如前, 胸脇苦痛, 象若奔豚, 其水揚溢, 則浮欬喘逆. 當先攻擊衝氣, 令止, 乃治欬, 欬止其喘自差, 先治新病, 病當在後.

黃汗之病, 兩脛自冷. 假令發熱, 此屬歷節. 食已汗出, 又身常暮臥盜汗出者, 此榮氣也. 若汗出已, 反發熱者, 久久其身必甲錯. 發熱不止者, 必生惡瘡. 若身重, 汗出已輒輕者, 久久必身瞤, 瞤卽胸中痛. 又從腰以上必汗出, 下無汗, 腰髖弛痛, 如有物在皮中狀, 劇者不能食, 身疼重, 煩躁, 小便不利, 此爲黃汗, 桂枝加黃芪湯主之.

黃疸病第十六

諸黃, 猪膏髮煎主之.

嘔吐噦下利病第十七

下利, 肺痛, 紫參湯主之.

趺蹶手指臂腫轉筋陰狐疝蚘蟲病第十九

師曰，病趺蹶，其人但能前，不能却．刺腨入二寸．此太陽經傷也．

病人，常以手指臂腫動，此人身體瞤瞤者，藜蘆甘草湯主之．

問曰，病腹痛有蟲，其脈何以別之？師曰，腹中痛，其脈當沈，若弦，反洪大，故有蚘蟲．

婦人妊娠第二十

師曰，婦人得平脈，陰脈小弱，其人渴，不能食，無寒熱，名妊娠，桂枝湯主之．於法六十日，當有此證．設有醫治逆者，却一月．加吐下者，則絶之．

婦人懷娠六七月，脈弦，發熱，其胎愈脹，腹痛惡寒者，少腹如扇，所以然者，子臟開故也，當以附子湯溫其臟．

婦人懷娠，腹中㽱痛，當歸芍藥散主之．

妊娠，小便難，飮食如故，當歸貝母苦參丸主之．

婦人傷胎，懷身腹滿，不得小便，從腰已下重，如有水氣狀，懷身七月，太陰當養不養，此心氣實，當刺瀉勞宮及關元，小便微利則愈．

婦人産後第二十一

婦人乳中虛，煩亂，嘔逆，安中益氣，竹皮大丸主之．

産後下利虛極，白頭翁加甘草阿膠湯主之．

婦人雜病第二十二

婦人陷經漏下，黑不解，膠薑湯主之．

雜療第二十三

退五臟虛熱，四時加減柴胡飮子方

治傷寒令愈不復，紫石寒食散方

御纂醫宗金鑑

删補名醫方論

御纂醫宗金鑑 卷二十六

刪補名醫方論 卷一

古醫方得人乃傳，非人勿言．故扁鵲·倉公皆稱禁方不輕授人，誠重之也．後漢張機著『傷寒雜病論』，始立衆方，公之天下．故建安以前，苦於無方，元豐而後，雖有局方，漫無指歸，不可爲法．今博集『金匱』·『千金』·『外臺』諸書及王好古，李杲，劉完素，朱震亨，張從政，薛已諸方之佳者，採錄成編．然方論始於成無己，近代則有吳琨，李中梓，柯琴，汪昂諸家，於醫方雖各有發明，但其間或有擇焉未精，語焉未詳者．復推其立方之意，綜其簡要，刪繁補闕，歸於明顯，名之曰『刪補名醫方論』，以昭示來玆云．

獨參湯

治元氣大虛，昏厥，脈微欲絶，及婦人崩産，脫血，血暈．

人參 分兩隨人隨證

須上揀者，濃煎頓服，待元氣漸回，隨證加減．

[集註] 柯琴曰，一人而系一世之安危者，必重其權而專任之．一物而系一人之死生者，當大其服而獨用之．故先哲於氣幾息·血將脫之證，獨用人參二兩，濃煎頓服，能挽回性命於瞬息之間，非他物所可代也．世之用者，恐或補住邪氣，姑少少以試之，或加消耗之味以監制之，其權不重·力不專，人何賴以得生乎？如古方霹靂散·大補丸，皆用一物之長而取效最捷，於獨參湯何疑耶？

[按] 若病兼別因，則又當隨機應變，於獨參湯中或加熟附補陽而回厥逆，或加生地凉陰而止吐衄，或加黃芪固表之汗，或加當歸救血之脫，或加薑汁以除嘔吐，或加童便以止陰煩，或加茯苓令水化津生，治消渴泄瀉．或加黃連折火逆衝上，治噤口毒痢．是乃相得相須以有成，亦何害其爲獨哉？如薛已治中風，加人參兩許於三生飲中，以駕馭其邪，此眞善用獨參者矣．

參附湯

治陰陽氣血暴脫等證．

人參 附子 製

水煎服．

[註] 先身而生，謂之先天．後身而生，謂之後天．先天之氣在腎，是父母之所賦．後天之氣在脾，是水穀之所化．先天之氣爲氣之體，體主靜，故子在胞中，賴母息以養生氣，則神藏而機靜．後天之氣爲氣之用，用主動，故育形之後，資水穀以奉生身，則神發而運動．天人合德，二氣互用．故後天之氣得先天之氣，則生生而不息．先天之氣得後天之氣，始化化而不窮也．若夫起居不愼則傷腎，腎傷則先天氣虛矣．飮食不節則傷脾，脾傷則後天氣虛矣．補後天之氣無如人參，補先天之氣無如附子，此參附湯之所由立也．二臟虛之微甚，參附量爲君主．二藥相須，用之得當，則能瞬息化氣於烏有之鄕，頃刻生陽於命門之內，方之最神捷者也．若表虛自汗，以附子易黃芪，名人參黃芪湯，補氣兼止汗．失血陰亡，以附子易生地，名人參生地黃湯，固氣兼救陰，寒濕厥汗，以人參易白朮，名朮附湯，除濕兼溫裏．陽虛

厥汗, 以人參易黃芪, 名芪附湯, 補陽兼固表. 此皆參附湯之轉換變化法也, 醫者擴而充之, 不能盡述其妙.

生脈飮

治熱傷元氣, 氣短倦怠, 口渴出汗.

人參 麥門冬 五味子

水煎服.

[註] 經云, 大氣積於胸中, 則肺主之. 夫暑熱傷肺, 肺傷則氣亦傷矣. 故氣短·倦怠而喘欬也. 肺主皮毛, 肺傷則失其衛護, 故汗出也. 熱傷元氣, 氣傷則不能生津, 故口渴也. 是方君人參以補氣, 卽所以補肺. 臣麥冬以淸氣, 卽所以淸肺. 佐五味以斂氣, 卽所以斂肺. 吳琨云, 一補·一淸·一斂, 養氣之道備矣. 名曰, 生脈, 以脈得氣則充, 失氣則弱. 李杲謂, 夏月服生脈飮, 加黃芪·甘草, 名生脈保元湯, 令人氣力涌出. 更加當歸白芍, 名人參飮子, 治氣虛喘欬, 吐血衄血, 亦虛火可補之例也.

保元湯

治男婦氣虛之總方也. 嬰兒驚怯, 痘家虛者, 最宜.

黃芪 三錢 人參 二錢 甘草 一錢 肉桂 春夏二三分, 秋冬六七分

右四味, 水煎服.

[集註] 柯琴曰, 昔東垣以此三味能瀉火·補金·培土, 爲除煩熱之聖藥, 鎭小兒之驚, 效如桴鼓. 魏桂巖得之, 以治痘家陽虛頂陷, 血虛漿淸, 皮薄發痒, 難灌難斂者, 始終用之. 以爲血脫須補氣, 陽生則飮長, 有起死回生之功, 故名之爲保元也. 又少佐肉桂, 分四時之氣而增損之, 謂桂能治血以推動其毒, 扶陽益氣以充達周身. 血內泣, 引之出表, 則氣從內托. 血外散, 引之歸根, 則氣從外護. 參·芪非桂引導, 不能獨樹其功. 桂不得甘草和平氣血, 亦不能緖其條理, 要非寡聞淺見者能窺其萬一也. 四君中不用白朮, 避其燥. 不用茯苓, 恐其滲也. 用桂而不用四物者, 以芎之辛散, 歸之濕潤, 芍之酸寒, 地黃之泥滯故耳. 如宜升則加升柴, 宜燥加苓·朮, 宜潤加當歸, 宜利氣加陳皮, 宜收加芍, 宜散加芎. 又表實去芪, 裏實去參, 中滿忌甘, 內熱除桂, 斯又當理會矣.

[按] 元氣者, 太虛之氣也. 人得之則藏乎腎, 爲先天之氣, 卽所謂生氣之原, 腎間動氣者是也. 生化於脾, 爲後天之氣, 卽所謂水穀入胃, 其精氣行於脈中之營氣, 其悍氣行於脈外之衛氣者是也. 若夫合先後而言, 卽大氣之積於胸中, 司呼吸·通內外, 周流一身, 頃刻無間之宗氣者是也. 總之, 諸氣隨所在而得名, 實一元氣也. 保元者, 保守此元氣之謂. 是方用黃芪保在外一切之氣, 甘草保在中一切之氣, 人參保上·中·下·內·外一切之氣, 諸氣治而元氣足矣. 然此湯補後天水穀之氣則有餘, 生先天命門之氣則不足, 加肉桂以鼓腎間動氣, 斯爲備耳.

四君子湯

治面色痿白, 言語輕微, 四肢無力, 脈來虛弱者. 若內傷虛熱, 或飮食難化作酸, 須加炮薑.

人參 白朮 茯苓 甘草 各二錢

加薑·棗, 水煎服.

加木香·藿香·葛根, 爲七味白朮散.

加陳皮, 爲五味異功散.

加陳皮·半夏, 爲六君子湯.

加藿香·砂仁, 爲香砂六君子湯.

[集註] 張璐曰, 氣虛者, 補之以甘, 參·朮·苓·草, 甘溫益胃, 有健運之功, 具冲和之德, 故爲君子. 盖人之一生, 以胃氣爲本, 胃氣旺則五臟受蔭, 胃氣傷則百病叢生. 故凡病久虛不愈, 諸藥不效者, 惟有益胃·補腎兩途. 故用四君子, 隨證加減. 無論寒熱補瀉, 先培中土, 使藥氣四達, 則周身之機運流通, 水穀之精微敷布, 何患其藥之不效哉! 是知四君子爲司命

之本也.

吳琨曰, 夫面色痿白, 則望之而知其氣虛矣. 言語輕微, 則聞之而知其氣虛矣. 四肢無力, 則問之而知其氣虛矣. 脈來虛弱, 則切之而知其氣虛矣. 如是則宜補氣. 是方也, 四藥皆甘溫, 甘得中之味, 溫得中之氣, 猶之不偏不倚之人, 故名君子. 本方加木香·藿香·葛根名七味白朮散, 治小兒脾虛肌熱, 泄瀉作渴. 以木·藿之芳香·佐四君入脾, 其功更捷. 以葛根甘寒, 直走陽明, 解肌熱而除渴也.

[按] 本方加陳皮, 名五味異功散, 治氣虛而兼氣滯者. 再加半夏, 名六君子湯, 治氣虛而兼痰飮者. 再加砂仁·藿香, 名香砂六君子湯, 治氣虛而兼嘔吐者. 此皆補中有消導之意也.

香砂六君子湯

治氣虛痰飮, 嘔吐痞悶, 脾胃不和, 變生諸證者.

人參 一錢 白朮 二錢 茯苓 二錢 甘草 七分 陳皮 八分 半夏 一錢 砂仁 八分 木香 七分

右生薑二錢, 水煎服.

[集註] 柯琴曰, 經曰, 壯者氣行則愈, 怯者著而爲病. 盖人在氣交之中, 因氣而生, 而生氣總以胃氣爲本. 若脾胃一有不和, 則氣便著滯, 或痞悶噦嘔, 或生痰留飮, 因而不思飮食, 肌肉消瘦, 諸證蜂起, 而形消氣息矣. 四君子氣分之總方也, 人參致沖和之氣, 白朮培中宮, 茯苓淸治節, 甘草調五臟, 胃氣旣治, 病安從來. 然撥亂反正, 又不能無爲而治, 必擧大行氣之品以輔之, 則補者不至泥而不行. 故加陳皮以利肺金之逆氣, 半夏以疏脾土之濕氣, 而痰飮可除也. 加木香以行三焦之滯氣, 縮砂以通脾腎之元氣, 而膹鬱可開也. 君得四輔, 則功力倍宣, 四輔奉君, 則元氣大振, 相得而益彰矣.

當歸補血湯

治男婦血虛似白虎證, 肌熱面赤, 煩渴引飮, 脈來洪大而虛, 重按則微.

當歸 二錢 黃芪 一兩

水煎服.

[集註] 吳琨曰, 血實則身凉, 血虛則身熱, 或以饑困勞役虛其陰血, 則陽獨治, 故諸證生焉. 此證純象白虎, 但脈大而虛, 非大而實爲辨耳. 『內經』所謂脈虛·血虛是也. 五味之中, 惟甘能補. 當歸味甘而厚, 味厚則補血. 黃芪味甘而薄, 味薄則補氣. 今黃芪多數倍, 而云補血者, 以有形之血不能自生, 生於無形之氣故也. 經言, 陽生陰長, 是之謂耳.

佛手散

治妊娠胎動下血, 或因傷動, 子死腹中, 下血疼痛, 口噤欲死. 服此探之, 不損則痛止, 已損則立下. 及橫生倒生, 交骨不開, 産後血暈昏亂, 崩中金瘡, 去血過多等證.

當歸 二兩或三兩 川芎 一兩

右剉粗末合均, 每服五錢, 水一盞, 酒半盞, 煎八分, 熱服. 未效再服.

加敗龜版一具, 梳髮一團, 名開骨散.

[註] 命名不曰歸芎, 而曰佛手者, 謂此方治婦人胎前·産後諸疾, 如佛手之神妙也. 當歸·川芎爲血分之主藥, 性溫而味甘辛, 以溫能和血, 甘能補血, 辛能散血也. 古人俱必以當歸君川芎, 或一倍或再倍者, 盖以川芎辛竄, 捷於升散, 過則傷氣, 故寇宗奭曰, 不可單服·久服. 亦此義也. 然施之於氣鬱血凝, 無不奏效, 故用以佐當歸而收血病之功, 使瘀去新生, 血各有所歸也. 血旣有所歸, 則血安其部, 而諸血病愈矣. 至妊娠胎動, 胎傷下血, 非血壅胎傷, 卽血亂妄下. 服此以探之, 血亂胎未動者, 血順則痛止. 血壅胎未損者, 血行痛止, 則胎因之而安也. 已動已損者, 血得順行, 則胎亦因之而順下也. 橫生倒生, 因用力太早, 或誤服催生之藥, 致氣逆血亂, 亦用此以調之. 産後崩中金瘡, 亡血昏冒, 亦用此以補之. 子

死腹中, 腹痛欲死, 亦用此以逐之. 已上諸病, 皆血病而氣不虛者也. 若夫氣虛難産, 産後血脫, 脣面黃白, 少氣煩亂, 動則昏冒, 若誤與此, 反致立敗. 則必倍加人參, 速固無形之氣, 以救有形之血也. 至於交骨難開, 加龜版·梳髮, 下輸陰道. 寒加薑·桂, 熱加黃芪, 汗加桂枝, 搐加荊穗, 又當以意消息·加減可也.

四物湯

治一切血虛·血熱·血燥諸證.

當歸 熟地 各三錢 川芎 一錢五分 白芍 酒炒. 二錢

右四味, 水煎服.

[集註] 張璐曰, 四物爲陰血受病之專劑, 非調補眞陰之的方. 方書咸謂四物補陰, 遂以治陰虛發熱, 火炎失血等證, 蒙害至今. 又專事女科者, 咸以此湯隨證漫加風·食·痰·氣等藥, 紛然雜出. 其最可恨者, 不辨熱之虛實, 率加知母·黃柏, 令人久服, 而庸工利其有刼病之能, 咸樂用之. 殊不知四君子氣藥, 治上下失血過多, 一切血藥置而不用, 獨推獨參湯·童便以固其脫者, 以有形之血, 不能速生, 無形之氣, 所當急固也. 昔人有言, 見血休治血, 必先調其氣. 又云, 四物湯不得補氣藥, 不能成陽生陰長之功. 誠哉言也! 然此湯傷寒火邪解後, 餘熱留於血分, 至夜微熱不除, 或合柴胡, 或加桂枝, 靡不應手輒效, 不可沒其功也.

柯琴曰, 經云, 心生血, 肝藏血. 故凡生血者, 則究之於心. 調血者, 當求之於肝也. 是方乃肝經調血之專劑, 非心經生血之主方也. 當歸甘溫和血, 川芎辛溫活血, 芍藥酸寒斂血, 地黃甘平補血. 四物具生長收藏之用, 故能使榮氣安行經隧也. 若血虛加參·芪, 血結加桃仁·紅花, 血閉加大黃·芒硝, 血寒加桂·附, 血熱加芩·連. 欲行血去芍, 欲止血去芎, 隨所利而行之, 則又不必拘拘於四矣. 若婦人數脫其血, 故用以調經種子. 如遇血崩·血暈等證, 四物不能驟補, 而反助其滑脫, 則又當補氣生血, 助陽生陰長之理. 蓋此方能補有形之血於平時, 不能生無形之血於倉卒. 能調陰中之血, 而不能培眞陰之本. 爲血分立法, 不專爲女科套劑也. 王好古治婦女, 不論內傷·外感, 胎前·産後, 隨證加二味於四物中, 名曰六合, 未免任意牽强.

聖愈湯

治一切失血過多, 陰虧氣弱, 煩熱作渴, 睡臥不寧等證.

四物湯加人參·黃芪 一方去芍藥

右水煎服.

[集註] 柯琴曰, 經云, 陰在內, 陽之守也. 陽在外, 陰之使也. 故陽中無陰, 謂之孤陽. 陰中無陽, 謂之死陰. 朱震亨曰, 四物皆陰, 行天地閉塞之令, 非長養萬物者也. 故四物加知柏, 久服便能絶孕, 謂嫌於無陽耳. 此方取參·芪配四物, 以治陰虛血脫等證. 蓋陰陽互爲其根, 陰虛則陽無所附, 所以煩熱燥渴. 氣血相爲表裏, 血脫則氣無所歸, 所以睡臥不寧. 然陰虛無驟補之法, 計在培陰以藏陽, 血脫有生血之機, 必先補氣, 此陽生陰長, 血隨氣行之理也. 故曰, 陰虛則無氣, 無氣則死矣. 此方得仲景白虎加人參之義而擴充者乎. 前輩治陰虛, 用八珍·十全, 卒不獲效者, 因甘草之甘, 不達下焦. 白朮之燥, 不利腎陰. 茯苓滲泄, 礙乎升生. 肉桂辛熱, 動其虛火. 此六味皆醇厚和平而滋潤, 服之則氣血疏通, 內外調和, 合於聖度矣.

地骨皮飮

治陰虛火旺, 骨蒸發熱, 日靜夜劇者, 婦人熱入血室, 胎前發熱者.

四物湯加 地骨皮 牡丹皮 各三錢

水煎服.

[集註] 柯琴曰, 陰虛者陽往乘之, 發熱也. 當分三陰而治之. 陽邪乘入太陰脾部, 當補中

益氣以升擧之, 淸陽復位而火自熄也. 若乘入少陰腎部, 當六味地黃丸以對待之, 壯水之主而火自平也. 乘入厥陰肝部, 當地骨皮飮以凉補之, 血有所藏而火自安也. 四物湯爲肝家滋陰調血之劑, 加地骨皮淸志中之火以安腎, 補其母也. 加牡丹皮淸神中之火以凉心, 瀉其子也. 二皮凉而不潤, 但淸肝火不傷脾胃, 與四物加知·柏之濕潤而苦寒者不同也. 故逍遙散治肝火之鬱於本臟者也, 本鬱達之, 順其性也. 地骨皮飮, 治陽邪之乘於肝臟者也, 客者除之, 勿縱寇以遺患也. 二方皆肝家得力之劑.

犀角地黃湯

治熱傷吐衄·便血, 婦人血崩·赤淋.

生犀角 生地黃 白芍 牡丹皮

右四味, 先用三物水煎, 去滓, 入生犀汁, 熱服.

[註] 吐血之因有三, 曰勞傷, 曰努傷, 曰熱傷. 勞傷以理損爲主, 努傷以去瘀爲主, 熱傷以淸熱爲主. 熱傷陽絡則吐衄, 熱傷陰絡則下血. 是湯治熱傷也, 故用犀角淸心去火之本, 生地凉血以生新血, 白芍斂血止血妄行, 丹皮破血以逐其瘀. 此方雖曰淸火, 而實滋陰, 雖曰止血, 而實去瘀. 瘀去新生, 陰滋火熄, 可爲探本窮源之法也. 若心火獨盛, 則加黃芩·黃連以瀉熱. 血瘀胸痛, 則加大黃·桃仁以逐瘀也.

四生丸

治陽盛陰虛, 血熱妄行, 或吐或衄者.

生地黃 生柏葉 生荷葉 生艾葉 各等分

右四味, 搗爛爲丸, 如雞子大, 每服一丸, 滾湯化服.

[集註] 柯琴曰, 陰虛而陽無所附, 則火炎上焦. 陽盛則陽絡傷, 故血上溢於口鼻也. 凡草木之性, 生者凉, 而熟之則溫. 熟者補, 而生者瀉. 四味皆淸寒之品, 盡取其生者, 而搗爛爲丸, 所以全其水氣. 不經火煮, 更遠於火令矣. 生地多膏, 淸心腎而通血脈之源. 柏葉西指[枝], 淸肺金而調榮衛之氣. 艾葉芳香, 入脾胃而擅去瘀生新之權. 荷葉法震, 入肝家而和藏血攝血之用, 五志之火旣淸, 五臟之陰安堵, 則陰平陽秘, 而血歸經矣. 是方也, 可暫用以遏妄行之熱血, 如多用則反傷榮. 蓋血得寒, 則瘀血不散, 而新血不生也. 設但知淸火凉血, 而不用歸脾·養榮等劑以善其後, 鮮有不綿連歲月而斃者. 非立法之不善, 妄用者之過耳.

當歸六黃湯

治陰虛有火, 令人盜汗者.

當歸 生地 熟地 黃芪 黃芩 黃連 黃柏

右水煎服.

[註] 寤而汗出曰自汗, 寐而汗出曰盜汗. 陰盛則陽虛不能外固, 故自汗. 陽盛則陰虛不能中守, 故盜汗. 若陰陽平和之人, 衛氣晝則行陽而寤, 夜則行陰而寐, 陰陽旣濟, 病安從來? 惟陰虛有火之人, 寐則衛氣行陰, 陰虛不能濟陽, 陽火因盛而爭於陰, 故陰液失守外走而汗出. 寤則衛氣復行出於表, 陰得以靜, 故汗止矣. 用當歸以養液, 二地以滋陰, 令陰液得其養也. 用黃芩瀉上焦火, 黃連瀉中焦火, 黃柏瀉下焦火, 令三火得其平也. 又於諸寒藥中加黃芪, 庸者不知, 以爲贅品, 且謂陽盛者不宜, 抑知其妙義正在於斯耶! 蓋陽爭於陰, 汗出榮虛, 則衛亦隨之而虛. 故倍加黃芪者, 一以完已虛之表, 一以固未定之陰. 經曰, 陰平陽秘, 精神乃治. 此之謂與!

[集註] 吳琨曰, 雜證盜汗, 與傷寒盜汗不同. 傷寒是半表半裏之邪未盡, 雜證則陰虛有火而已. 彼以和表爲主, 此以救陰爲急. 故以補陰之品, 佐瀉火之藥, 明者辨之.

黃芪建中湯

治虛勞裏急, 悸·衄·腹中痛, 夜夢失精, 四肢痠痛, 手足煩熱, 咽乾口燥, 諸不足諸證.

黃芪 膠飴 白芍 甘草 桂枝 生薑 大棗

右七味, 水煎服.

[集註] 喩昌曰, 虛勞而至於亡血·失精, 津液枯槁, 難爲力矣! 『內經』於鍼砭所莫治者, 調以甘藥. 『金匱』遵之而立黃芪建中湯, 急建其中氣, 俾飮食增而津液旺, 以至充血生精, 而復其眞陰之不足. 但用稼穡作甘之本味, 而酸辛鹹苦在所不用, 盖舍此別無良法也. 然用法貴立於無過之地, 不獨嘔家不可用建中之甘, 卽微覺氣滯, 更當慮甘藥太過, 令人中滿也. 至大建中則大建其中之陽, 小建中則小小建立之義, 理中則燮理之義, 治中則分治之義, 補中·溫中, 何莫非先中州之義. 緣傷寒外邪逼入於內, 法難盡用, 仲景但於方首以'小'之一字, 微示其意, 至『金匱』始盡建中之義. 後人引伸觸類, 製樂令建中湯·十四味建中湯, 曲暢建中之旨. 學者心手之間, 所當會其大義也.

雙和飮

治大病之後, 虛勞氣乏. 補血益氣, 不熱不冷, 溫而調之.

白芍 二錢 黃芪 炙. 一錢半 甘草 炙. 七分 中桂 七分 當歸 一錢 熟地黃 一錢 川芎 七分

生薑三片, 大棗二枚, 水二盞, 煎一盞, 溫服.

[註] 此湯乃李杲以黃芪建中湯減飴糖合四物之方也. 黃芪建中, 治虛勞不足, 是從脾胃中化生血氣. 此則直補陰血, 兼之溫養陽氣, 所以減飴糖之甘, 加純陰之品, 名曰雙和也. 地骨皮飮, 其意在凉血熱, 故佐二皮以淸之. 聖愈湯, 其意在救血脫, 故佐參·芪以補之. 雙和飮, 其意在溫養血氣, 故佐芪·桂·炙草以溫之. 經曰, "形不足者, 溫之以氣." 是也.

人參養榮湯

治脾肺俱虛, 發熱惡寒, 肢體瘦倦, 食少作瀉等證. 若氣血虛而變見諸證, 弗論其病其脈, 但用此湯, 諸證悉退.

人參 白朮 茯苓 甘草 黃芪 陳皮 當歸 熟地 白芍 桂心 遠志 五味子

右十二味, 加薑三片, 棗二枚, 水煎服.

[集註] 柯琴曰, 古人治氣虛以四君子, 治血虛以四物, 氣血俱虛者以八珍, 更加黃芪·肉桂, 名十全大補, 宜乎萬擧萬當也. 而用之有不獲效者, 盖補氣而不用行氣之品, 則氣虛之甚者, 幾無氣以運動. 補血而仍用行血之物, 則血虛之甚者, 更無血以流行. 故加陳皮以行氣, 而補氣者悉得效其用. 去川芎行血之味, 而補血者因以奏其功. 此善治者, 祗一加一減, 便能轉旋造化之機也. 然氣可召而至, 血易虧而難成, 苟不有以求其血脈之主而養之, 則榮氣終歸不足. 故倍人參爲君, 而佐以遠志之苦, 先入心以安神定志, 使甘溫之品, 始得化而爲血, 以奉生身. 又心苦緩, 必得五味子之酸, 以收斂神明, 使榮行脈中而流於四臟. 名之曰養榮, 不必仍十全之名, 而收效有如此者.

歸脾湯

治思慮傷脾, 或健忘怔忡, 驚悸盜汗, 寤而不寐, 或心脾作痛, 嗜臥少食, 及婦女月經不調.

人參 龍眼肉 黃芪 甘草 白朮 茯苓 木香 當歸 酸棗仁 遠志

薑三片, 水煎服.

[集註] 羅謙輔曰, 方中龍眼·棗仁·當歸, 所以補心也. 參·芪·朮·苓·草, 所以補脾也. 薛已加入遠志, 又以腎藥之通乎心者補之, 是兩經兼腎合治矣. 而特名'歸脾'何也? 夫心藏神, 其用爲思. 脾藏智, 其出爲意, 見神智思意, 火土合德者也. 心以經營之久而傷, 脾以意慮之鬱而傷, 則母病必傳之子, 子又能令母虛, 所必然也. 其病則健忘怔忡, 怵惕不安之徵見於心也. 飮食倦怠不能運輸, 手足無力, 耳目昏眊之證見於脾也. 故脾陽苟不運, 心腎必不交. 彼黃婆者, 若不爲之媒合, 則已不能

攝腎氣歸心，而心陰何所賴以養? 此取坎塡離者，所以必歸之脾也. 其藥一滋心陰，一養脾陽，取乎健者，以壯子益母. 然恐脾鬱之久，思意不通，故少取木香之辛且散者，以暢氣醒脾，使能速通脾氣，以上行心陰. 脾之所歸，正在斯耳.

張璐曰，補中益氣與歸脾同出保元，並加歸·朮，而有升擧胃氣，滋補脾陰之不同. 此方滋養心脾，鼓動少火，妙佐以木香少許，調順諸氣，暢和心脾. 世醫不諳此理，反以木香性燥不用，服之多致痞悶減食者，以其補藥多滯，不能輸化故耳.

妙香散

治夢遺失精，驚悸鬱結.

山藥 二兩 人參 黃芪 遠志 製 茯苓 茯神 一兩 桔梗 三錢 甘草 辰砂 另硏. 一錢 麝香 一錢 木香 二錢五分

爲末，每服二錢，酒下.

[集註] 汪昂曰，心，君火也. 君火一動，相火隨之. 相火寄於肝膽，腎之陰虛則精不藏，肝之陽强則氣不固，故精脫而成夢矣. 山藥益陰，兼能澁精，故以爲君. 人參，黃芪用以固氣，遠志，二茯用以寧神. 神寧氣固，則精自守其位矣. 丹砂鎭心安魂，二香開鬱通竅，桔梗載諸心藥久留膈上，甘草調和諸藥，交和於中. 是方不以瀉火固澁立法，但安神固氣，使精與神氣相依，而夢少精秘矣.

[按] 朱震亨云，主秘藏者腎也，司疎泄者肝也. 二臟有相火，而其系上屬於心. 心，君火也，爲物所感則易於動，心動則相火翕然隨之，雖不交會，精亦暗流而滲漏矣. 所以聖人祗是教人收心養性，其旨深矣. 震亨此論至當. 其平生精力在補陰以制相火，深得『內經』天以陽生陰長地以陽殺陰藏之旨. 近世醫者惟知陽生，不知陰亦能生. 惟知陰殺，不知陽亦能殺. 經雖每每指出陽脫·陰脫·陽絶·陰絶皆令人死，奈志迷偏見者不回也. 卽此一證，老年之人，心有所動，而相火衰不能翕然隨之，雖有所夢而無所遺. 由此可知震亨用黃柏一味，少佐冰片，名淸心丸，獨瀉相火，而治中年相火盛夢遺心悸者，屢用屢效也.

天王補心丹

治心血不足，神志不寧，津液枯竭，健忘怔忡，大便不利，口舌生瘡等證.

人參 酸棗仁 當歸 生地黃 麥冬 天冬 栢子仁 遠志 五味子 丹參 元參 白茯苓 桔梗

右爲末，煉蜜丸如椒目大，白湯下.

[集註] 柯琴曰，心者主火，而所以主之者神也，火盛則神困. 心藏神，補神者必補其心，補心者必淸其火，而神始安. 補心丹故用生地黃爲君，取其下足少陰以滋水，主水盛可以伏火，此非補心之陽，乃補心之神耳. 凡果核之有仁，猶心之有神也. 淸氣無如栢子仁，補血無如酸棗仁，以其神存耳. 參，苓之甘，以補心氣. 五味之酸，以收心氣. 二冬之寒，以淸氣分之火，心氣和而神自歸矣. 當歸之甘，以補心血. 丹參之寒，以生心血. 元參之鹹，以淸血中之火，血足而神自藏矣. 更加桔梗爲舟楫，遠志爲向導，和諸藥，入心而安神明. 以此養生，則百體從令，何有健忘怔忡，津液乾涸，舌上生瘡，大便不利之虞哉?

酸棗仁湯

治虛勞，虛煩不得眠.

酸棗仁 二升 甘草 一兩 知母 二兩 白茯苓 二兩 川芎 二兩

右五味，以水八升，煮棗仁得六升，內藥煮取三升，分溫三服.

[集註] 羅謙輔曰，經云，肝藏魂，人臥則血歸於肝. 又曰，肝者，罷極之本. 又曰，陽氣者，煩勞則張. 罷極必傷肝，煩勞則精絶. 肝傷精絶，則虛勞虛煩不得臥明矣. 棗仁酸平，應少陽木化而治肝，極者宜收宜補，用酸棗仁

至二升, 以生心血·養肝血, 所謂以酸收之, 以酸補之是也. 顧肝鬱欲散, 散以川芎之辛散, 使輔棗仁通肝調榮, 又所謂以辛補之也. 肝急欲緩, 緩以甘草之甘緩, 使防川芎疏泄過急, 此所謂以土葆之也. 然終恐勞極則火發, 傷陰陽旺, 陽分不行於陰, 而仍不得眠, 故佐知母崇陰水以制火, 茯苓利陽水以平陰, 將水壯而魂自寧, 火淸而神且靜矣. 此治虛勞肝極之神方也.

硃砂安神丸

治心神昏亂, 驚悸怔忡, 寤寐不安.

硃砂 另研 黃連 各半兩 當歸 二錢 生地黃 三錢 甘草 二錢

右爲細末, 酒泡蒸餠丸如麻子大, 硃砂爲衣. 每服三十丸, 臥時津液下.

[集註] 葉仲堅曰, 經云, 神氣舍心, 精神畢具. 又曰, 心者生之本, 神之舍也. 且心爲君主之官, 主不明, 則精氣亂. 神太勞, 則魂魄散, 所以寤寐不安, 淫邪發夢. 輕則驚悸怔忡, 重則癡妄癲狂也. 硃砂具光明之體, 色赤通心, 重能鎭怯, 寒能勝熱, 甘以生津, 抑陰火之浮游, 以養上焦之元氣, 爲安神之第一品. 心若熱, 配黃連之苦寒, 瀉心熱也, 更佐甘草之甘以瀉之. 心主血, 用當歸之甘溫, 歸心血也, 更佐地黃之寒以補之. 心血足則肝得所藏, 而魂自安, 心熱解則肺得其職, 而魄自寧也.

御纂醫宗金鑑 卷二十七

刪補名醫方論 卷二

補中益氣湯

治陰虛內熱，頭痛口渴，表熱自汗，不任風寒，脈洪大，心煩不安，四肢困倦，懶於言語，無氣以動，動則氣高而喘.

黃芪 人參 雲朮 炙甘草 陳皮 當歸 升麻 柴胡

右八味，加生薑三片，大棗二枚，水煎，溫服.

[集註] 柯琴曰，仲景有建中·理中二法. 風木內干中氣，用甘草·飴·棗，培土以禦木. 薑·桂·芍藥，平木而驅風，故名曰建中. 寒水內凝於中氣，用參·朮·甘草，補土以制水，佐乾薑而生土以禦寒，故名曰，理中. 至若勞倦形衰，氣少陰虛而生內熱者，表證頗同外感，惟李杲知其爲勞倦傷脾，穀氣不勝陽氣，下陷陰中而發熱，製補中益氣之法. 謂風寒外傷其形，爲有餘. 脾胃內傷其氣，爲不足. 遵『內經』勞者溫之，損者益之之義，大忌苦寒之藥，選用甘溫之品升其陽，以達陽春升生之令. 凡脾胃一虛，肺氣先絶，故用黃芪護皮毛而閉腠理，不令自汗. 元氣不足，懶言·氣喘，人參以補之. 炙甘草之甘，以瀉心火而除煩，補脾胃而生氣. 此三味，除煩熱之聖藥也. 佐白朮以健脾，當歸以和血. 氣亂於胸，淸濁相干，用陳皮以理之，且以散諸甘藥之滯. 胃中淸氣下陷，用升麻·柴胡氣之輕而味之薄者，引胃氣以上騰，復其本位，便能升浮，以行生長之令矣. 補中之劑，得發表之品而中自安. 益氣之劑，賴淸氣之品而氣益培，此用藥有相須之妙. 是方也，用以補脾，使地道卑而上行，亦可以補心·肺. 損其肺者，益其氣. 損其心者，調其榮衛也. 亦可以補肝木，鬱則達之也. 惟不宜於腎，陰虛於下者不宜升，陽虛於下者更不宜升也. 凡李杲治脾胃方，俱是益氣. 去當歸·白朮，加蒼朮·木香便是調中，加麥冬·五味輩，便是淸暑. 此正是醫不執方，亦是醫必有方.

趙獻可曰，後天脾土，非得先天之氣不行，此氣因勞而下陷於太陰，淸氣不升，濁氣不降，故用升·柴以佐參·芪，是方所以補益後天中之先天也. 凡脾胃不足，喜甘而惡苦，喜補而惡攻，喜溫而惡寒，喜通而惡滯，喜升而惡降，喜燥而惡濕，此方得之矣.

陸麗京曰，此爲淸陽下陷者言之，非爲下虛而淸陽不升者言之也. 倘人之兩尺虛微者，或是腎中水竭，或是命門火衰，若再一升提，則如大木將搖而撥其本也.

升陽益胃湯

治脾胃虛，怠惰嗜臥，四肢不收. 時値秋燥令行，濕熱方退，體重節痛，口乾舌燥，飮食無味，大便不調，小便頻數，食不消，兼見肺病，灑淅惡寒，慘慘不樂，面色不和.

羌活 獨活 防風 柴胡 人參 白朮 茯苓 甘草 黃芪 白芍 半夏 黃連 澤瀉 陳皮

水煎服.

[集註] 吳琨曰，脾土虛弱不能制濕，故體重節痛. 不能運化精微，故口乾無味. 中氣旣弱，傳化失宜，故大便不調，小便頻數也. 灑淅惡寒，肺弱表虛也. 面色不樂，陽氣不伸也.

是方半夏·白朮能燥濕，茯苓·澤瀉滲之，二活·防風·柴胡能升擧淸陽之氣，黃連療濕熱，陳皮平胃氣，參·芪·甘草以益胃，白芍酸收用以和榮，而協羌活·柴胡辛散之性，盖古人用辛散必用酸收，所以防其竣厲，猶兵家之節制也.

[按] 人參屬補，不知君於枳·朴中，卽爲補中瀉也. 羌·防輩爲散，不知佐於參·芪中，卽爲補中升也. 近世之醫，一見羌·防輩，卽曰，發散不可輕用，亦不審佐於何藥之中. 皆因讀書未明，不知造化別有妙理耳.

升陽散火湯

治脾陰血虛，胃陽氣弱，春寒不去，及過食冷物，抑遏少陽淸氣，鬱於脾土之中，四肢發困熱·肌熱·筋骨間熱·表熱如火燎於肌膚，捫之烙手，並宜服之.

升麻 葛根 獨活 羌活 白芍 人參 已上各五錢 甘草 炙. 三錢 柴胡 三錢 防風 二錢 甘草 生. 二錢

右㕮咀，如麻豆大. 每服秤五錢，水二盞，煎一盞，去滓，大溫服，無時，忌寒凉之物.

[集註] 吳琨曰，經云，少火生氣. 天非此火不能生物，人非此火不能有生，揚之則光，遏之則滅. 今爲春寒不去，遏鬱陽氣，飮食冷物，塡塞至陰，以致升生之氣幾於息矣. 故用升麻·柴胡·羌活·獨活·葛根，皆辛溫風藥，以鼓動少陽生氣. 淸陽既出上竅，則濁陰自歸下竅，而食物傳化，自無抑遏之患. 芍藥味酸，能瀉土中之木. 人參味甘，能補中州之氣. 生甘草能瀉鬱火於脾，從而炙之，則健脾胃而和中矣. 李杲聖於脾胃者，其治之也，必主於升陽. 俗醫知降而不知升，是撲其少火也，安望其衛生耶? 若氣不虛，本方除人參·獨活加葱白，名火鬱湯，治同.

補脾胃瀉陰火升陽湯

治飮食傷胃，勞倦傷脾，脾胃一虛，陽氣下陷，陰火乘之，時値夏令，當從此治.

黃芪 蒼朮 泔浸，炒 甘草 炙 羌活 一兩 升麻 八錢 柴胡 兩半 黃連 酒炒. 五錢 黃芩 炒 人參 七錢 石膏 少許，長夏微用，過時去之

每服五錢，薑·棗煎服.

[集註] 汪昂曰，李杲云，脾胃一傷，陽氣日損. 脾胃之淸氣下陷，濁陰之火得以上乘，是有秋冬而無春夏也. 惟以氣味薄之風藥，升發陽氣，佐以苦寒之品，瀉陰中火，則陰不病·陽氣伸矣. 是方參·芪·朮·草，以補脾胃也. 佐羌活·升·柴，以助陽升. 佐石膏·芩·連，以瀉陰火. 假令不能食而瘦，乃本病也. 右關脈緩弱，乃本脈也. 或本脈兼見弦脈，本證兼見四肢滿·閉·淋·溲便難·轉筋一二證，此肝之脾胃病也，當加風藥以瀉肝木. 脈兼見洪大，證兼見肌熱·煩熱·面赤一二證，此心之脾胃病也，當加瀉心火之藥. 脈兼見浮澁，證兼見短氣·氣上·喘欬·痰盛·皮澁一二證，此肺之脾胃病也，當加瀉肺及補氣之藥. 脈兼見沈細，證兼見善欠·善恐一二證，此腎之脾胃病也，當加瀉腎水及瀉陰火之藥. 所以言此者，欲人知百病皆從脾胃而生，處方者當從此法加時令藥也.

淸暑益氣湯

長夏濕熱蒸炎，四肢困倦，精神減少，身熱氣高，煩心便黃，渴而自汗，脈虛者，此方主之.

人參 黃芪 甘草 白朮 神麯 五味子 靑皮 升麻 乾葛 麥冬 黃柏 澤瀉 廣橘皮 蒼朮 錢半 當歸

薑三片，棗二枚，去核，水煎服.

[集註] 吳琨曰，暑令行於夏至，長夏則兼濕令矣. 此方兼而治之. 炎暑則表氣易泄，兼濕則中氣不固. 黃芪所以實表，白朮·神麯·甘草所以調中. 酷暑橫流，肺金受病，人參·五味·麥冬，所以補肺·斂肺·淸肺，經所謂扶其所不勝也. 火盛則水衰，故以黃柏·澤瀉，滋其化源. 津液亡則口渴，故以當歸·乾葛，生其胃

液. 淸氣不升, 升麻可升. 濁氣不降, 二皮可理. 蒼朮之用, 爲兼長夏之濕也.

程應旄曰, 人知淸暑, 我兼益氣, 以暑傷氣也. 益氣不獨金能敵火, 凡氣之上騰而爲津·爲液者, 回下卽爲腎中之水. 水氣足, 火淫自却也.

淸燥湯

治痿厥之病, 腰以下痿軟不能動, 行走不正, 兩足欹側.

黃連 黃柏 酒炒 柴胡 已上各一分 麥冬 當歸身 生地 猪苓 炙甘草 神麴 已上各二分 人參 白茯苓 升麻 已上各三分 橘皮 白朮 澤瀉 已上各五分 蒼朮 一錢 黃芪 一錢五分 五味子 九枚

右㕮咀, 如麻豆大, 水二盞半, 煎一盞, 去滓, 空心溫服.

[註] 淸暑益氣湯與此方均治濕暑之劑. 淸暑益氣湯, 治暑盛於濕. 暑傷氣, 所以四肢困倦, 精神減少, 煩渴身熱, 自汗脈虛, 故以補氣爲主, 淸暑爲兼, 少佐去濕之品, 從令氣也. 此方治濕盛於暑, 濕傷形, 所以李杲曰, 六·七月之間, 濕令大行, 子能令母實, 濕助熱旺而刑燥金, 絶其寒水生化之源, 源絶則腎虧, 痿厥之病作矣. 故以淸暑變爲淸燥, 佐瀉熱利濕之藥, 從邪氣也. 是方卽淸暑益氣湯去葛根者, 以無暑外侵之肌熱也. 加二苓者, 專去濕也. 加黃連·生地, 專瀉熱也. 二苓佐二朮, 利水燥濕之力倍. 連·地佐黃柏, 救金生水之功多. 中氣益, 則陰火熄而肺淸矣. 濕熱除, 則燥金肅而水生矣. 肺淸水生, 則濕熱痿厥之病, 未有不愈者也. 但此方藥味, 性偏滲瀉, 若施之於冬春, 水竭髓枯骨痿, 或非濕熱爲病者, 反刦津液, 其病愈甚, 則爲謬治矣.

白朮附子湯

治寒中腹脹滿, 作涎作淸涕. 或多溺足下痛, 不能任身履地, 骨乏無力, 喜睡, 兩丸多冷, 時作陰陰而痛. 或妄見鬼狀, 夢亡人, 腰背·胛眼·腰脊皆痛.

白朮 附子 炮, 去皮臍 蒼朮 陳皮 厚朴 薑製 半夏 湯洗 茯苓 猪苓 去皮 澤瀉 肉桂 四錢

右剉如麻豆大, 每服半兩, 水三盞, 薑三片, 同煎至一盞, 去滓, 食前溫服. 量虛實加減多少.

[註] 李杲云, 脾胃之證, 有熱中, 有寒中. 熱中者, 是火乘土位之病, 則當上擧淸陽, 下消陰火, 故用補中益氣·瀉陰火升陽等湯. 寒中者, 水反侮土之病, 則當下伐水邪, 中燥脾濕, 故用二苓·朮·澤·蒼·陳·朴·夏, 更用桂·附, 壯陽勝寒, 流通血脈, 寒中之病自可愈也.

[按] 李杲製此方, 施之於脾胃寒濕內盛, 脹滿多溺, 涎涕外盛, 足軟, 腰脊·丸痛, 而氣不虛者宜矣. 若其人中氣已虛, 內外寒濕又盛, 水來侮土者, 總不若理中湯加附子·蒼朮·茯苓爲愈也.

葛花解酲湯

治酒客病.

蓮花靑皮 去穰. 三分 木香 五分 橘皮 去白 白茯苓 人參 猪苓 已上各錢五分 神麴 炒 澤瀉 乾薑 白朮 已上各二錢 白荳蔲仁 葛花 砂仁 以上各五錢

右爲細末, 和均, 每服三錢, 白湯調下. 但得微汗, 酒病去矣. 不可恃此過飮, 頻服取汗, 損人天年.

[註] 酒爲水穀精液所化, 體濕性熱, 少飮則能調和氣血, 流暢陰陽, 內助中氣, 捍禦外邪. 若過飮無度, 輕則傷人脾胃, 重則損人神氣. 所以酒困之人, 昏暈煩亂, 乾嘔惡心, 飮食卽吐, 百體痿軟, 身熱頭疼, 嘈雜呑酸, 胸膈痞塞, 口燥舌乾, 手足顫搖, 心神恍惚, 不思飮食, 小便渾濁, 大便溏瀉, 此皆濕熱傷形與氣也.

[按] 李杲曰, 酒病者, 往往以大熱·大寒下之者, 是無形元氣受病, 反下有形陰血, 乖誤

甚矣. 大熱則傷陰, 大寒則傷胃, 元氣消亡, 七神無依, 折人壽命, 不然則虛損之病成矣. 故製此方, 君葛花, 佐以辛香之品. 用神麴, 佐以快氣之品, 用苓·澤, 佐以甘淡之品. 服後取汗, 是謂外解肌肉, 內淸陽明, 令上下·內外, 分消其患, 使胃中穢爲芳變, 濁爲淸化, 泰然和矣.

平胃散

治濕淫於內, 脾胃不能剋制, 有積飮·痞膈·中滿者.

蒼朮 米泔浸七日. 五斤 陳皮 去白 厚朴 薑汁炒. 各三斤 甘草 炙. 三十兩

右爲末, 每服二錢, 薑湯下, 日三服. 或水煎, 每服五錢.

[集註] 柯琴曰, 『內經』以土運太過曰敦阜, 其病腹滿. 不及曰卑監, 其病留滿痞塞. 張仲景製三承氣湯, 調胃土之敦阜. 李杲製平胃散, 平胃土之卑監. 培其卑者, 而使之平, 非削平之謂. 猶溫膽湯用涼劑, 溫緩而使之和, 非用溫之謂. 後之註本草者, 曰, 敦阜之土, 宜蒼朮以平之. 卑監之土, 宜白朮以培之. 若以濕土爲敦阜, 將以燥土爲卑監耶? 不審敦阜屬燥, 卑監屬濕之義, 因不知平胃之理矣. 二朮苦甘, 皆燥濕健脾之用. 脾燥則不滯, 所以能健運而得其平. 第二朮白者柔而緩, 蒼者猛而悍, 此取其長於發汗, 迅於除濕, 故以蒼朮爲君耳. 不得以白補·赤瀉之說, 爲二朮拘也. 厚朴色赤苦溫, 能助少火以生氣, 故以爲佐. 濕因於氣之不行, 氣行則愈, 故更以陳皮佐之. 甘先入脾, 脾得補而健運, 故以炙甘草爲使. 名曰平胃, 實調脾承氣之劑與! 張潔古取『金匱』之枳朮湯以爲丸, 枳實之峻重於厚朴, 且無甘草以和之, 雖倍白朮, 而消伐過於此方, 昧者以朮爲補而久服之, 不思枳實峻削而不宜多服也.

枳朮丸

治胃虛濕熱, 飮食壅滯, 心下痞悶.

白朮 土蒸. 二兩 枳實 麩炒. 一兩

右爲細末, 荷葉煨陳米飯爲丸, 如椒目大, 白湯下.

[集註] 李杲曰, 白朮苦甘溫, 其苦味除胃中之濕熱, 其甘溫補脾家之元氣. 多於枳實一倍, 枳實味苦溫, 泄心下痞悶, 消胃中所傷. 此藥下胃所傷不能卽去, 須一·二時許, 食乃消化. 先補虛, 而後化所傷, 則不峻厲矣. 荷葉狀如仰盂, 於卦爲震, 正少陽甲膽之氣, 飮食入胃, 榮氣上行, 卽此氣也, 取之以生胃氣. 更以煨飯和藥, 與朮協力, 滋養穀氣而補脾胃, 其利大矣. 若用峻厲之藥下之, 傳變諸證, 不可勝數.

資生丸

治婦人妊娠三月, 脾虛嘔吐, 或胎滑不固. 兼丈夫調中養胃, 饑能使飽, 飽能使饑, 神妙難述.

人參 三兩 茯苓 二兩 雲朮 三兩 山藥 二兩 薏苡仁 半兩 蓮肉 二兩 芡實 兩半 甘草 一兩 陳皮 二兩 麥柏 二兩 神麴 二兩 白荳蔲 八錢 桔梗 一兩 藿香 一兩 川黃連 四錢 砂仁 兩半 白扁豆 兩半 山楂 兩半

右十八味, 爲細末, 煉蜜丸, 彈子大, 每服二丸, 米飮下.

[集註] 羅謙輔曰, 此方始於繆仲醇, 以治妊娠脾虛及胎滑. 盖胎資始於足少陰, 資生於足陽明. 故陽明爲胎生之本, 一有不足, 則元氣不足以養胎, 又不足以自養. 故當三月正陽明養胎之候, 而見嘔逆. 又其甚者, 或三月, 或五月而墮, 此皆陽明氣虛不能固耳. 古方安胎, 類用芎·歸, 不知此正不免於滑. 是方以參·朮·茯·草·蓮·芡·山藥·扁豆·薏苡之甘平, 以補脾元. 陳皮·麯·柏·砂·蔻·藿·桔之香辛, 以調胃氣. 其有濕熱, 以黃連淸之, 燥之. 旣無

參苓白朮散之補滯, 又無香砂枳朮丸之燥消, 能補能運, 臻於至和. 於以固胎, 永無滑墮. 丈夫服之, 調中養胃. 名之資生, 信不虛矣.

六味地黃丸

治腎精不足, 虛火炎上, 腰膝痿軟, 骨熱痠痛, 足跟痛, 小便淋秘或不禁, 遺精夢泄, 水泛爲痰, 自汗·盜汗, 亡血消渴, 頭目眩運, 耳聾齒搖, 尺脈虛大者.

熟地黃 八兩 山茱萸 四兩 白茯苓 三兩 乾山藥 四兩 牡丹皮 三兩 澤瀉 三兩

右爲末, 煉蜜丸, 如桐子大, 空心淡鹽湯下.

[集註] 柯琴曰, 腎虛不能藏精, 坎宮之火無所附而妄行, 下無以奉肝木升生之令, 上絕其肺金生化之源. 地黃禀甘寒之性, 製熟則味厚, 是精不足者補之以味也, 用以大滋腎陰, 塡精補髓, 壯水之主. 以澤瀉爲使, 世或惡其瀉腎而去之, 不知一陰一陽者, 天地之道, 一開一闔者, 動靜之機. 精者屬癸, 陰水也, 靜而不走, 爲腎之體. 溺者屬壬, 陽水也, 動而不居, 爲腎之用. 是以腎主五液, 若陰水不守, 則眞水不足, 陽水不流, 則邪水汎行. 故君地黃以密封蟄之本, 卽佐澤瀉以疏水道之滯也. 然腎虛不補其母, 不導其上源, 亦無以固封蟄之用. 山藥涼補, 以培癸水之上源, 茯苓淡滲, 以導壬水之上源. 加以茱萸之酸溫, 借以收少陽之火, 以滋厥陰之液. 丹皮辛寒, 以淸少陰之火, 還以奉少陽之氣也. 滋化源, 奉生氣, 天癸居其所矣. 壯水制火, 特其一端耳.

[按] 五行皆一, 惟火有二, 君火·相火也. 君火爲心經之火, 君主一身之火也. 相火爲腎中之火, 宣布一身之火也. 使君火無相火, 則不能宣布諸火, 以奉生身之本. 相火無君火, 則不能君主諸火, 以制其妄行之災. 故李杲立內傷勞倦, 火乘土位之論, 以心火有餘, 用升陽氣·瀉陰火硃砂安神等藥, 而未及心火之不足者, 以前人已有歸脾·養心等方也. 震亨立陽常有餘陰常不足之論, 以腎火有餘, 用補陰·補天等藥, 而未及腎火之不足者, 以前人已有腎氣·桂附地黃湯丸也. 依本方加附子·肉桂, 名桂附地黃丸, 治兩尺脈弱, 相火不足, 虛羸少氣, 王氷所謂益火之原, 以消陰翳者是也. 加黃柏·知母, 名知蘗地黃丸, 治兩尺脈旺, 陰虛火動, 午熱骨痿, 王氷所謂壯水之主, 以制陽光者是也. 經云, "陰平陽秘, 精神乃治." 若陰陽偏勝, 則疾病叢生. 夫腎取象乎坎, 陽藏於陰之臟也. 不獨陰盛陽衰, 陽畏其陰而不敢附, 卽陰衰陽盛, 陰難藏陽亦無可依, 雖同爲火不歸原, 而其爲病則異也. 故於腎藥中加桂·附, 壯陽勝陰, 使陽無所畏, 而自歸原矣. 加知·柏補陰秘陽, 使陽有所貯, 而自歸藏矣. 世人但知以桂·附引火歸原, 不知以知·柏平陰秘陽. 擧世皆蒙其誤, 故震亨特立補陰之論, 以闢以火濟火之非. 而未達其旨者, 從而誹之, 良可歎也.

八味地黃丸

治命門火衰, 不能生土, 以致脾胃虛寒, 飮食少思, 大便不實, 或下元衰憊, 臍腹疼痛, 夜多漩溺等證.

熟地黃 九蒸爲度, 搗膏. 八兩 乾山藥 四兩 山茰肉 四兩 白茯苓 丹皮 澤瀉 各三兩 肉桂 附子 各一兩

右八味爲末, 煉蜜丸如桐子大, 酒下十五丸, 日再服.

[集註] 趙獻可曰, 君子觀象於坎, 而知腎中具水火之用. 今人入房而陽易擧者, 陰虛火動也. 陽事先痿者, 命門火衰也. 眞水竭則隆冬不寒, 眞火熄則盛夏不熱. 是方也, 熟地·山藥·澤瀉·丹皮·茯苓·山茰皆濡潤之品, 所以能壯水之主. 肉桂·附子辛潤之物, 能於水中補火, 所以能益火之原. 水火得其養, 則腎氣復矣.

喩昌曰, 『金匱』用八味丸, 治脚氣上入少腹不仁者. 脚氣卽陰氣, 少腹不仁卽攻心之漸,

故用之以驅逐陰邪也. 其虛勞腰痛, 少腹拘急, 小便不利, 則因過勞其腎, 陰氣逆於少腹, 阻遏膀胱之氣化, 小便不能通利, 故用之溫養下焦, 以收腎氣也. 其短氣有微飲者, 飲, 亦陰類, 阻其胸中之陽, 自致短氣, 故用之引飲下出, 以安胸中也. 消渴病, 飲水一斗, 小便亦一斗, 此腎氣不能攝水, 小便恣出, 源泉有立竭之勢, 故急用以逆折其水也. 夫腎水下趨之消證, 腎氣不上升之渴證, 非用是以蟄護封藏, 蒸動水氣, 舍此曷從治哉! 後人謂八味丸爲治消渴之聖藥, 得其旨矣.

柯琴曰, 命門之火, 乃水中之陽. 夫水體本靜, 而川流不息者, 氣之動·火之用也, 非指有形者言也. 然火少則生氣, 火壯則食氣, 故火不可亢, 亦不可衰. 所云火生土者, 卽腎家之少火游行其間, 以息相吹耳. 若命門火衰, 少火幾於熄矣. 欲煖脾胃之陽, 必先溫命門之火, 此腎氣丸納桂·附於滋陰劑中十倍之一, 意不在補火, 而在微微生火, 卽生腎氣也. 故不曰溫腎, 而名腎氣, 斯知腎以氣爲主, 腎得氣而土自生也. 且形不足者, 溫之以氣, 則脾胃因虛寒而致病者固痊, 卽虛火不歸其原者, 亦納之而歸封蟄之本矣. 崔氏加減八味丸, 以五味之酸收, 易附子之辛熱, 腎虛而不寒者宜之也. 『千金方』於八味外, 更加元參之鹹寒, 以助熟地而滋腎. 加芍藥之酸寒, 助丹皮以滋肝. 總之爲桂附加鎖鑰耳. 以之壯水則有餘, 以之益火恐不足也. 『濟生方』加牛膝·車前以治水腫, 倍茯苓以輔地黃·山藥·茱萸, 與澤·丹·車·牛等列, 隨證加減, 允爲得法. 益陰腎氣丸於六味外加當歸·五味·柴胡, 以治目暗不見, 化裁愈妙矣.

資生腎氣丸

治腎虛脾弱, 腰重脚腫, 小便不利, 腹脹喘急·痰盛, 已成鼓證, 其效如神.

熟地黃 四兩 白茯苓 三兩 牡丹皮 一兩 澤瀉 一兩 乾山藥 一兩 車前子 一兩 山茱萸 一兩 牛膝 一兩 肉桂 一兩 附子 五錢

右十味, 蜜和丸, 每服八十丸, 空心米飮下.

[集註] 李中梓曰, 經云, "諸濕腫滿, 皆屬於脾." 又云, "其本在腎, 其末在肺, 皆聚水也." 又曰, "腎者主水, 胃之關也." 關門不利, 故聚水而從其類也. 腫脹之病, 諸經雖有, 無不由於脾·肺·腎者, 蓋脾主運行, 肺主氣化, 腎主五液. 凡五氣所化之液, 悉屬於腎. 五液所行之氣, 悉屬於肺. 轉輸二臟, 以制水生金者, 悉屬於脾. 故腫脹不外此三經也. 然其治法, 有內·外·上·下·虛·實, 不可不辨也. 在外則腫, 越婢湯·小靑龍湯證也. 在內則脹, 十棗丸·神祐丸證也. 在上則喘, 葶藶大棗湯·防已椒目葶藶大黃丸證也. 在下則小便閉, 沈香琥珀丸·疏鑿飮子證也. 此皆治實之法, 若夫虛者, 實脾飮此方證也.

張介賓曰, 地黃·山藥·丹皮, 以養陰中之眞水. 山萸·桂·附, 以化陰中之眞氣. 茯苓·澤瀉·車前·牛膝, 以利陰中之滯. 能使氣化於精, 卽所以治肺也. 補火生土, 卽所以治脾也. 壯水利竅, 卽所以治腎也. 補而不滯, 利而不伐, 治虛水方, 更無有出其上者. 然當因此擴充, 隨證加減. 若其人因大病之後, 脾氣大虛而病水脹者, 服此雖無所碍, 終不見效, 每熟計之, 脾氣大傷, 誠非腎藥之所能治. 專用理中湯一兩, 加茯苓一兩. 命火衰者, 加附子. 兩足冷者, 加肉桂. 腹脹甚者, 加厚朴. 三大劑而足脛漸消, 十餘劑而腹脹退. 凡治中年之後脾腎虛寒者, 悉用此法. 蓋氣虛者, 不可復行氣. 腎虛者, 不可專利水. 溫補卽所以化氣, 塞因塞用之妙, 顧在用之者何如耳. 古法治腫, 不用補劑, 而用去水等藥, 微則分利, 甚則推逐. 如五苓散·五淋散·五皮散·導水茯苓湯之類, 皆所以利水也. 如舟車神祐丸·濬川散·禹功散·十棗湯之類, 皆所以逐水也. 但察其果系實邪, 則此等治法, 仍不可廢也.

大補陰丸

治陰虧火旺，肺痿欬血，骨蒸盜汗，虛勞之證.

黃柏 鹽酒炒 知母 鹽水炒 熟地 酒蒸 敗龜板 酥炙. 各六兩

猪脊髓和煉蜜爲小丸，日乾. 每服三錢，淡鹽湯下.

[註] 朱震亨云，陰常不足，陽常有餘，宜常養其陰. 陰與陽齊，則水能制火，斯無病矣. 今時之人，過慾者多，精血既虧，相火必旺，眞陰愈竭，孤陽妄行，而勞瘵·潮熱·盜汗·骨蒸·欬嗽·咯血·吐血等證悉作. 所以世人火旺致此病者，十居八九，火衰成此疾者，百無二三. 震亨發明先聖千載未發之旨，其功偉哉! 是方能驟補眞陰，承制相火，較之六味功效尤捷. 盖因此時以六味補水，水不能遽生. 以生脈保金，金不免猶燥. 惟急以黃柏之苦以堅腎，則能制龍家之火. 繼以知母之清以凉肺，則能全破傷之金. 若不顧其本，卽使病去猶恐復來，故又以熟地·龜板大補其陰，是謂培其本·清其源矣. 雖有是證. 若食少便溏. 則爲胃虛，不可輕用.

封髓丹

治夢遺·失精及與鬼交.

黃柏 砂仁 甘草

右蜜爲丸，每服三錢.

[集註] 趙羽皇曰，經云，腎者主水，受五臟六腑之精而藏之. 又曰，腎者，主蟄，封藏之本，精之處也. 盖腎爲堅臟，多虛少實，因肝木爲子，偏喜䟽泄母氣. 厥陰之火一動，精卽隨之外溢. 況肝又藏魂，神魂不攝，宜其夜臥鬼交精泄之證作矣. 封髓丹爲固精之要藥，方用黃柏爲君，以其味性苦寒，又能堅腎. 腎職得堅，則陰水不虞其泛溢. 寒能淸肅，則龍火不至於奮揚. 水火交攝，精有不安其位者乎? 佐以甘草，以甘能緩急，瀉諸火與肝火之內擾，且能使水土合爲一家，以妙封藏之固. 若縮砂者，以其味辛性溫，善能入腎，腎之所惡在燥，而潤之者惟辛，縮砂通三焦達津液，能內五臟六腑之精而歸於腎. 腎家之氣內，腎中之髓自藏矣. 此有取於封髓之意也.

汪昂曰，此方加天冬·地黃·人參，名三才封髓丹. 用天冬補肺以生水，地黃補腎以益精，用人參補脾，從飮食中化生水精也. 以藥有天·地·人之名，而補亦在上·下·中之分，使天地位育參贊居中，故曰三才也. 喩昌曰，加黃柏以入腎滋陰，砂仁以入脾行滯，甘草以少變天冬·黃柏之苦，俾合人參建立中氣，以伸參兩之權，殊非好爲增益成方之比也.

虎潛丸

治腎陰不足，筋骨痿軟，不能步履.

龜板 黃柏 各四兩 知母 熟地 各二兩 牛膝 三兩五錢 芍藥 一兩五錢 鎖陽 一兩 虎骨 一兩 當歸 一兩 陳皮 七錢五分

右爲末，煮羯羊肉，搗爲丸，桐子大，淡鹽湯下.

[集註] 王又原曰，腎爲作强之官，有精血以爲之强也. 若腎虛精枯，而血必隨之. 精血交敗，濕熱風毒遂乘而襲焉. 此不能步履·腰酸筋縮之證作矣. 且腎兼水火，火勝爍陰，濕熱相搏，筋骨不用宜也. 方用黃柏淸陰中之火，燥骨間之濕，且苦能堅腎，爲治痿要藥，故以爲君. 虎骨去風毒·健筋骨爲臣. 因高源之水不下，母虛而子亦虛，肝藏之血不歸，子病而母愈病，故用知母淸肺原，歸·芍養肝血，使歸於腎. 龜稟天地之陰獨厚，茹而不吐，使之坐鎭北方. 更以熟地·牛膝·鎖陽·羊肉羣隊補水之品，使精血交補. 若陳皮者，䟽血行氣. 玆又有氣化血行之妙，其爲筋骨壯盛，有力如虎也必矣. 『道經』云，虎向水中生，以斯爲潛之義焉夫! 是以名之曰，虎潛丸.

葉仲堅曰，痿原雖分五臟，然其本在腎，其

標在肺.『內經』云, 五臟因肺熱葉焦, 發爲痿躄. 又曰, 陽氣內伐, 水不勝火, 則骨痿髓虛, 故足不任身. 骨痿者生於大熱也, 若視爲虛寒而投以桂·附, 多致不救. 是方以虎名者, 虎於獸中禀金氣之至剛, 風生一嘯, 特爲肺金取象焉. 其潛之云者, 金從水養, 母隱子胎, 故生金者必麗水, 意在納氣歸腎也. 龜應北方之象, 禀陰最厚, 首常向腹, 善通任脈, 能大補眞陰, 深得夫潛之意者. 黃柏味厚, 爲陰中之陰, 專補腎膀之陰不足, 能使足膝中氣力涌出, 故痿家必用二者爲君, 一以固本, 一以治標, 恐奇之不去, 則偶之也. 熟地塡少陰之精, 用以佐龜板·知母清太陰之氣. 用以佐黃柏·牛膝入肝舒筋. 歸·芍佐之, 肝血有歸. 陳皮疏之, 氣血以流, 骨正筋柔矣. 又慮熱則生風, 逗留關節, 用虎骨所以驅之. 純陰無陽不能發生, 佐鎖陽以溫之. 羊肉爲丸, 補之以味. 淡鹽湯下, 急於入腎. 斯皆潛之爲義.

滋腎丸 又名通關丸

治熱在下焦, 小便癃閉, 而口不渴者.

黃柏 酒炒. 二兩 知母 酒浸, 炒. 二兩 肉桂 一錢

右爲細末, 熟水丸, 桐子大, 每服五十丸, 空心下.

[集註] 李杲曰, 小便者, 足太陽膀胱所主, 生於肺金. 肺中伏熱, 水不能生, 是絶小便之源也. 渴而小便不通者, 肺氣不得降是也. 故用淸燥金之正化·氣薄淡滲之藥, 瀉火而淸肺, 滋水之化源也. 若熱在下焦而不渴, 是絶其流而溺不泄也, 須用氣味俱厚, 陰中之陰藥治之.『素問』云, 無陽則陰無以生, 無陰則陽無以化. 又云, 膀胱者, 州都之官, 津液藏焉, 氣化則能出矣. 無液癃秘, 是無陰則陽無以化也. 須用知·柏大苦寒之劑, 桂一錢爲引, 服之須臾, 前陰若刀刺火燒, 溺如涌泉而愈. 此證一在上焦氣分而渴, 一在下焦血分而不渴. 兩者之殊, 至易辨耳.

柯琴曰, 水爲腎之體, 火爲腎之用. 人知腎中有水, 始能制火, 不知腎中有火, 始能致水耳. 盖天一生水, 一者, 陽氣也, 卽火也, 氣爲水母, 陽爲陰根, 必火有所歸, 斯水有所主. 故反佐以桂之甘溫, 引知·柏入腎而奏其效. 此相須之殷, 亦相制之理也.

瓊玉膏

治虛勞乾欬.

生地黃 四斤 白茯苓 十三兩 白蜜 二斤 人參 六兩

右以地黃汁同蜜熬沸, 用絹濾過, 將參·茯爲細末, 入前汁和勻, 以磁瓶用綿紙十數層, 加箬葉封瓶口, 入砂鍋內, 以長流水沒瓶頸, 桑柴火煮, 三晝夜取出, 換紙扎口, 以蠟封固, 懸井中, 一日取起, 仍煮半日, 湯調服.

[集註] 李中梓曰, 乾欬者, 有聲無痰, 火來乘金, 金極而鳴也. 此本元之病, 非漸漬難以成功. 若誤用苦寒, 祇傷脾土, 金反無母. 故丹溪以地黃爲君, 令水盛則火自息. 又損其肺者益其氣, 故用人參以鼓生發之元. 虛則補其母, 故用茯苓以培萬物之本. 白蜜爲百花之精, 味甘歸脾, 性潤悅肺, 且緩燥急之火. 四者皆溫良和厚之品, 誠堪寶重. 郭機曰, 起吾沈瘵, 珍賽瓊瑤. 故有瓊玉之名.

龜鹿二仙膠

大補精髓, 益氣養神

鹿角 血者. 十斤 龜板 自敗者. 五斤 枸杞子 甘州者. 三十兩 人參 十五兩

右用鉛罈, 如法熬膠. 初服酒化一錢五分, 漸加至三錢, 空心下.

[集註] 李中梓曰, 人有三奇, 精·氣·神, 生生之本也. 精傷無以生氣, 氣傷無以生神. 精不足者, 補之以味. 鹿得天地之陽氣最全, 善通督脈, 足於精者, 故能多淫而壽. 龜得天地之陰氣最具, 善通任脈, 足於氣者, 故能伏息

而壽. 二物氣血之屬, 味最純厚, 又得造化之元微, 異類有情, 竹破竹補之法也. 人參益氣, 枸杞生精, 佐龜·鹿補陰補陽, 無偏勝之憂. 入氣入血, 有和平之美. 由是精生而氣旺, 氣旺而神昌, 庶幾龜·鹿之年矣. 故曰二仙.

四神丸

治脾腎雙虛, 子後作瀉, 不思食, 不化食.

肉果 二兩 補骨脂 炒. 四兩 五味子 二兩 吳茱萸 炮. 二兩

右爲末, 紅棗四十九枚, 生薑四兩·切, 水煮, 棗熟去薑, 取棗肉搗, 和藥丸, 桐子大. 空心鹽湯下.

二神丸

去茱萸·五味.

五味子散

去肉果·補骨脂.

[集註] 柯琴曰, 瀉利爲腹疾, 而腹爲三陰之都會, 一臟不調, 便能瀉利. 故三陰下利, 仲景各爲立方以主之. 太陰有理中·四逆, 厥陰有烏梅·白頭翁, 少陰有桃花·眞武·猪苓·猪膚·四逆湯散·白通·通脈等劑, 可謂曲盡病情, 諸法備矣. 然祗爲一臟立法, 若三臟相關, 久留不痊, 如子後作瀉一證, 猶未之及也. 夫雞鳴至平旦, 天之陰, 陰中之陽也. 因陽氣當至而不至, 虛邪得以留而不去, 故作瀉於黎明. 其由有四, 一爲脾虛不能制水, 一爲腎虛不能行水, 故二神丸君補骨脂之辛燥, 補腎以行水, 佐肉果之辛溫, 補脾以制水, 丸以薑·棗, 又辛甘發生諸陽也. 一爲命門火衰不能生土, 一爲少陽氣虛無以發陳, 故五味子散君五味子之酸溫, 以收坎宮耗散之火, 使少火生氣以培土也, 佐吳茱萸之辛溫, 以順肝木欲散之勢, 爲水氣開滋生之路, 以奉春生也. 此四者, 病因雖異, 而見證則同, 皆水亢爲害. 二神丸是承制之劑, 五味子散是化生之劑也. 二方理不同而用則同, 故可互用以助救, 亦可合用以建功. 合爲四神丸是制生之劑也, 制則生化, 久泄自瘳矣. 稱曰四神, 比理中·八味二丸較速歟!

[按] 命門無火, 不能爲中宮腐熟水穀之用. 腎氣不固, 誰復司其閉藏之職? 故木氣纔萌, 不疏泄而亦疏泄矣. 雖是木邪干土, 亦實腎之侮脾也. 此際當脾腎雙補, 固澁平肝. 故以補骨脂溫腎, 肉果補脾, 五味子收澁, 吳茱萸瀉肝. 腎煖而氣蒸, 肝平而脾旺, 關門閉而水穀腐矣.

御纂醫宗金鑑 卷二十八

删補名醫方論 卷三

續命湯

治中風痱，身體不能自收，口不能言，冒昧不知痛處，或拘急不得轉側.

麻黃 桂枝 石膏 乾薑 杏仁 四十枚 川芎 當歸 人參 甘草 各三兩

右九味，以水一斗，煮取四升，溫服一升，當小汗. 薄覆脊，憑几坐，汗出自愈. 不汗更服. 無所禁，勿當風. 并治脈伏不得臥，欬逆上氣，面目浮腫.

[集註] 趙良曰，痱病者，榮衛氣血，不養於內外，故身體不用，機關不利，精神不治. 然是證有虛·有實. 虛者自飮食房勞七情感之，如『內經』所謂內奪而厥，則爲瘖痱之類是也. 實者自風寒暑濕感之. 虛者不可以實治，治之則愈散其氣血. 今此方明言中風痱，是屬榮衛之實邪也，故用續命. 續命乃麻黃湯之變者，加乾薑以開血受寒邪，石膏以解肌受風邪，當歸和血，人參益氣，川芎行血散風也. 其并治欬逆上氣，面浮者，亦以爲風寒所致也.

三生飮

治卒中，昏不知人，口眼歪斜，半身不遂，并痰厥·氣厥.

南星 生用. 一兩 川烏 去皮, 生用. 五錢 附子 去皮, 生用. 五錢 木香 二錢

右每服五錢，薑水煎. 加人參一兩.

[集註] 柯琴曰，風爲陽邪，風中無寒，不甚傷人，惟風中挾寒，害始劇矣. 寒輕而在表者，宜發汗以逐邪. 寒重而入裏者，非溫中補虛終不可救. 此取三物之大辛·大熱者，且不炮不製，更佐以木香，乘其至剛·至銳之氣而用之，非專以治風兼以治寒也. 然邪之所湊，其氣必虛，但知勇於攻邪，若正氣虛而不支，能無倒戈之患乎? 必用人參兩許以駕馭其邪，此薛已眞知確見，立於不敗之地而收萬全之效者也. 若在庸手，必謂補住邪氣而不敢用，此謹熟陰陽，毋與衆謀，岐伯所以叮嚀致告耳. 觀其每服五錢，必四服而邪始出. 今之畏事者，用烏·附分數，必製熟而後敢用，更以芩連監制之，烏能挽回如是之危證哉? 古今人不相及，信然. 本方去烏·附卽星香散，治痰厥·氣厥足矣.

稀涎千緡湯

治風痰不下，喉中聲如牽鋸，或中濕腫滿.

半夏 大者. 十四枚 猪牙皂角 炙. 一挺 甘草 一錢 白礬 二錢

右四味爲末，用生薑自然汁少許，冲溫水一盞，調末一錢，灌之，得吐痰涎，卽醒.

[集註] 柯琴曰，攻邪有汗·吐·下三法，仲景於吐劑立梔子豉·瓜蒂二方，所以導熱邪之上出，逐寒邪而外散也. 其有不因外感，因醇酒厚味漸積，凝結變爲頑痰，一旦乘虛上塞咽喉，氣不得通，忽然昏仆，目反直視，喉中聲如牽鋸，此爲痰厥. 先輩所云，怪證多屬於痰者，此也. 非用峻藥以攻之，頑痰不能遽退，故用生薑·半夏之辛以散之，甘草之甘以涌之，白礬之澁以斂之，牙皂之勇以開之. 此斬關奪門之勢，惟稟氣素實而暫虛者可用. 壅塞稍疏，續進他藥，不可多用以傷元氣. 如平素虛弱者，又當攻補兼施，六君子湯中加牙皂·白礬末以

吐之，則庶幾矣．若誤作中風治之，去生便遠．

秦艽升麻湯

治風寒客胃，口眼喎斜，惡見風寒，四肢拘急，脈浮而緊．

升麻 葛根 秦艽 白芷 防風 桂枝 甘草 人參 芍藥 葱白

右十味，水煎服．

［集註］李中梓曰，至哉坤元！爲五臟之主．木勝風淫，則倉廩之官受制．脾主四肢，故痿痹也．口爲土之外候，眼爲木之外候，故俱病也．升麻·白芷皆陽明本藥，故用爲直入之兵．桂枝·芍藥和其榮衛，防風·秦艽驅散風邪，葱根佐風藥發汗，則無微不達，又借人參·甘草補而和之，則大氣周流，而邪氣有不散者乎！

防風黃芪湯

治中風不能言，脈遲而弱者．

防風 黃芪 等分

水煎服．

［集註］柯琴曰，夫風者，百病之長也．邪風之至，急如風雨．善治者治皮毛，故用防風以驅逐表邪．邪之所湊，其氣必虛，故用黃芪以鼓舞正氣．黃芪得防風，其功愈大者，一攻一補，相須相得之義也．唐柳太后中風不言，許胤宗造防風黃芪湯數十斤，置床下蒸之，身在氣中居，次日便能語，是以外氣通內氣，令氣行而愈也．經曰，五氣入鼻，藏於心肺，上使耳目修明，聲音能彰．製此方者，其知此義矣．夫熏蒸之力，尙能去病，況服之乎！今人治風，惟以發散爲足法，而禁用參·芪．豈知目盲不能視，口噤不能言，皆元氣不足使然耳．誰知補氣可以禦風，正勝而邪却之理耶！神而明之，存乎其人．信哉！

玉屛風散

治風邪久留而不散者．自汗不止者亦宜．

防風 黃芪 白朮 等分

右爲細末，酒調服．

［集註］柯琴曰，邪之所湊，其氣必虛．故治風者，不患無以驅之，而患無以禦之．不畏風之不去，而畏風之復來．何則？發散太過，元府不閉故也．昧者不知托裏固表之法，徧試風藥以驅之，去者自去，來者自來，邪氣留連，終無解期矣．防風徧行周身，稱治風之仙藥，上淸頭面七竅，內除骨節疼痹，外解四肢攣急，爲風藥中之潤劑，治風獨取此味，任重功專矣．然衛氣者，所以溫分肉而充皮膚，肥腠理而司開闔，惟黃芪能補三焦而實衛，爲元府禦風之關鍵，且無汗能發，有汗能止，功同桂枝，故又能除頭目風熱，大風癩疾，腸風下血，婦人子臟風，是補劑中之風藥也．所以防風得黃芪，其功愈大耳．白朮健脾胃，溫分肉，培土卽以寧風也．夫以防風之善驅風，得黃芪以固表，則外有所衛．得白朮以固裏，則內有所據．風邪去而不復來．此欲散風邪者，當依如屛，珍如玉也．其自汗不止者，亦以微邪在表，皮毛肌肉之不固耳．

黃芪五物湯

治風痱身無痛，半身不遂，手足無力，不能動履者．久久服之，自見其功．

黃芪 蜜炙．六錢 白芍藥 酒炒．三錢 桂枝 嫩枝連皮．三錢 生薑 外皮．三錢 大棗 去核．四枚

水煎服．

［註］經曰，"虛邪偏客於身半，其入深者，內居榮衛，榮衛衰則眞氣去，邪氣獨留，發爲偏枯．其邪氣淺者，脈偏痛．"此謂虛邪賊風之中人也．榮衛虛則其入深，久留發爲偏枯·半身不遂也．榮衛實則其入淺，卽作經脈偏痛·風痹病也．八風·五痹之病，榮衛實者，則以續命湯·換骨丹發其榮衛之邪．風痱·偏枯之病，是榮衛虛，則當以此湯補其榮衛之虛也．故君黃芪以補衛，臣桂·芍以補榮，佐薑·棗補而兼通，以和榮衛也．此方乃小建中湯之變制，加

黃芪, 減甘草·飴糖者, 是其意在補外, 而不在補中也. 若左半身不遂, 則加當歸以補血. 右半身不遂, 則倍黃芪以補氣. 手軟倍桂枝, 足軟加牛膝, 筋軟加木瓜, 骨軟加虎骨, 元氣虛加人參, 陽氣虛加附子, 在臨證者消息之. 久久服之, 無不應也. 如外風邪盛, 則又當從事乎羌活愈風湯, 補而散之可也.

羌活愈風湯

治年近四旬, 榮衛不足, 肝腎虛弱, 風中經絡. 精神恍惚, 語言不清, 半身不遂, 手足痲木, 筋骨無力. 或手足枯瘦浮腫, 或手足筋攣不收. 一切風病稍愈之後, 調理俱宜此方. 及初覺大指次指痲木不用, 手足少力, 或肌肉微掣, 口眼跳動, 若不預防調治, 三年之內, 風病必生, 亦宜服之.

羌活 甘草 炙 防風 黃芪 蔓荊子 地骨皮 川芎 細辛 枳殼 人參 痲黃 知母 甘菊花 薄荷 枸杞 當歸 獨活 白芷 杜仲 秦艽 柴胡 半夏 製 厚朴 薑製 熟地黃 防己 已上各二兩 芍藥 黃芩 白茯苓 各三兩 石膏 生地 蒼朮 各四兩 官桂 一兩 前胡 二兩

右每服一兩, 水二盞, 煎一盞, 去滓, 空心溫服. 如遇天陰, 加生薑三片, 臨臥再煎, 滓俱要, 食遠空心服.

清熱化痰湯

治中風痰熱, 神氣不清, 舌强難言.

人參 白朮 茯苓 甘草 炙 橘紅 半夏 麥冬 石菖蒲 枳實 木香 竹茹 黃芩 黃連 南星

水煎, 加竹瀝·薑汁服.

[註] 中風有內生·外中二因. 內生則因胃濁生痰, 志極動火. 外中則因形氣不固, 感召風邪. 所以內生者, 病必痰迷不語, 火發神昏. 外中者, 病必筋骨不用, 口眼歪斜. 單發者易治, 同發者難愈. 然此病之來, 必有先兆. 如大指·次指痲木不仁, 或手足無力, 或肌肉微掣, 此榮衛受邪, 外中之先兆也. 如上盛下虛, 頭眩脚軟, 神短忽忽, 言語失常, 此痰火將發, 內生之先兆也. 醫方中預防外中·內生之劑甚多, 皆不若羌活愈風·清熱化痰二方, 均以補正爲主, 除邪次之. 故羌活愈風, 以十全大補湯爲君劑. 清熱化痰, 以六君子湯爲君劑也. 羌活愈風湯, 用人參·苓·草以補氣, 歸·地·芍藥以補血, 黃芪·桂枝以扶衛, 痲黃·芎藭以調榮. 濕盛則筋骨痿軟, 故佐蒼·半·防己以除之. 風盛則筋骨拘勁, 故佐枸·杜·地黃以滋之. 病久氣必滯, 故佐枳殼·厚朴以行之. 風多從燥化, 故佐知·膏·黃芩以淸之. 更佐諸羌·獨輩發散之品, 以驅六經之風, 是風非汗不除也. 久病風邪之人, 若一旬無汗, 須加痲黃微汗以和其表. 若數日大便不利, 更加大黃微利以和其裏. 春倍柴胡·半夏, 夏倍知·膏·黃芩, 季夏倍防己·朮·苓, 秋倍厚朴加桂·藿, 冬倍歸·桂加附子, 此皆通塞從時, 活變法也. 一氣一候亦然, 假如今日風氣大來, 是風淫也, 則倍防風. 熱氣大來, 是火淫也, 則倍黃芩. 濕氣大來, 是濕淫也, 則倍蒼朮. 淸氣大來, 是燥淫也, 則倍桂枝皮. 寒氣大來, 是寒淫也, 則加炮附子. 此又隨氣候加藥法也. 清熱化痰湯, 用參·苓·朮·草以補氣, 木香·枳實以利氣, 橘·半·南星以化痰, 黃芩·黃連以瀉熱, 菖蒲通心, 麥·竹清心, 薑汁·竹瀝通神明去胃濁, 則內生諸病自漸愈矣. 氣實減人參·白朮者, 恐助熱也. 氣虛減木香枳實者, 恐傷氣也. 痰熱甚盛, 大便秘實者, 此方攻病力緩, 又當與礞石滾痰丸相兼服之, 大便利, 止再服, 恐過則傷正也. 若利後數日, 仍秘實者, 仍服之, 是又恐痰熱盛而助邪也. 其變通加減施治, 總在臨證者消息之, 難以盡述.

防風通聖散

風熱壅盛, 表裏三焦皆實者, 此方主之.

防風 川芎 當歸 芍藥 大黃 薄荷 麻黃 連翹 芒硝 各半兩 石膏 黃芩 桔梗 各一兩 滑石 三兩 甘草 三兩 荊芥 白朮 梔子 各二錢半 生薑 三片

每服三錢.

[集註] 吳琨曰, 防風·麻黃, 解表藥也, 風熱之在皮膚者, 得之由汗而泄. 荊芥·薄荷淸上藥也, 風熱之在顚頂者, 得之由鼻而泄. 大黃·芒硝, 通利藥也, 風熱之在腸胃者, 得之由後而泄. 滑石·梔子, 水道藥也, 風熱之在決瀆者, 得之由溺而泄. 風淫於膈, 肺胃受邪, 石膏·桔梗, 淸肺胃也. 而連翹·黃芩, 又所以祛諸經之游火. 風之爲患, 肝木主之, 川芎·歸·芍, 和肝血也. 而甘草·白朮, 所以和胃氣而健脾. 劉守眞長於治火, 此方之旨詳且悉哉! 亦治失下發斑, 三焦火實. 全方除硝·黃, 名雙解散, 解表有防風·麻黃·薄荷·荊芥·川芎, 解裏有石膏·滑石·黃芩·梔子·連翹, 復有當歸·芍藥以和血, 桔梗·白朮·甘草以調氣, 榮衛皆和, 表裏俱暢, 故曰雙解. 本方名曰通聖, 極言其用之妙耳.

九味羌活湯 一名冲和湯

四時發散之通劑.

羌活 防風 川芎 白芷 細辛 蒼朮 黃芩 甘草 生地

加生薑三片, 葱白三莖, 水煎服.

活人敗毒散

治傷寒溫疫, 風濕風眩, 拘踡風痰, 頭痛目眩, 四肢痛, 憎寒壯熱, 項强睛疼. 老人小兒皆可服.

羌活 獨活 前胡 柴胡 川芎 枳殼 白茯苓 桔梗 人參 各一兩 甘草 五錢

右爲細末, 每服二錢, 水一盞, 入生薑三片, 煎七分, 溫服, 或沸湯點服.

煩熱口乾, 加黃芩.

[集註] 趙羽皇曰, 東南地土卑濕, 凡患感冒, 輒以傷寒二字混稱. 不知傷者, 正氣傷於中, 寒者, 寒氣客於外, 未有外感而內不傷者也. 仲景醫門之聖, 立法高出千古, 其言冬時嚴寒, 萬類深藏, 君子固密, 不傷於寒. 觸冒之者, 乃名傷寒, 以失於固密而然. 可見人之傷寒, 悉由元氣不固, 膚腠之不密也. 昔人常言傷寒爲汗病, 則汗法其首重矣. 然汗之發也, 其出自陽, 其源自陰, 故陽氣虛, 則榮衛不和而汗不能作. 陰氣弱, 則津液枯涸而汗不能滋. 但攻其外, 不顧其內可乎? 表汗無如敗毒散, 羌活湯. 其藥如二活·二胡·芎·蒼·辛·芷羣隊辛溫, 非不發散, 若無人參·生地之大力者居乎其中, 則形氣素虛者, 必至亡陽. 血虛挾熱者, 必至亡陰, 而成痼疾矣. 是敗毒散之人參, 與冲和湯之生地, 人謂其補益之法, 我知其托裏之法. 盖補中兼發, 邪氣不致於流連. 發中帶補, 眞元不致於耗散. 施之於東南地卑氣煖之鄕, 最爲相宜, 此古人制方之義. 然形氣俱實, 或內熱熾盛, 則更當以河間法爲是也.

胡天錫曰, 非其時而有其氣, 惟氣血兩虛之人受之. 寒客榮而風客衛, 不可用峻劑, 故稍從其輕者, 此羌活湯·敗毒散所由立也. 九味湯主寒邪傷榮, 故於發表中加芎·地, 引而入血, 卽借以調榮. 用葱·薑爲引, 使通體汗出, 庶三陽血分之邪, 直達而無所滯矣. 敗毒散主風邪傷衛, 故於發表中加參·苓·枳·桔, 引而達衛, 固托以宣通. 用生薑爲使, 使留連肺部, 則上焦氣分之邪不能干矣. 是方亦可用黃芩者, 以諸藥氣味辛溫, 恐其僭亢, 一以潤之, 一以淸之也.

柴葛解肌湯

治三陽合病, 頭痛發熱, 心煩不眠, 嗌乾耳聾, 惡寒無汗, 三陽證同見者.

石膏 柴胡 羌活 白芷 黃芩 芍藥 桔梗 甘草 葛根

加薑棗, 水煎服.

[註] 陶華製此以代葛根湯. 不知葛根湯, 祗是太陽·陽明藥, 而此方君柴胡, 則是又治少陽也. 用之於太陽·陽明合病, 不合也. 若用之以治三陽合病, 表裏邪輕者, 無不效也. 仲景於三陽合病, 用白虎湯主之者, 因熱甚也. 曰汗之則譫語遺尿, 下之則額汗厥逆, 正示人惟宜以和解立法, 不可輕於汗下也. 此方得之葛根·白芷, 解陽明正病之邪, 羌活解太陽不盡之邪, 柴胡解少陽初入之邪. 佐膏·芩治諸經熱, 而專意在淸陽明, 佐芍藥歛諸散藥而不令過汗, 桔梗載諸藥上行三陽, 甘草和諸藥通調表裏. 施於病在三陽, 以意增減, 未有不愈者也. 若渴引飮者, 倍石膏加栝蔞根, 以淸熱而生津也. 若惡寒甚無汗, 減石膏·黃芩加麻黃, 春夏重加之, 以發太陽之寒. 若有汗者, 加桂枝以解太陽之風, 無不可也.

升麻葛根湯

治陽明表熱下利, 兼治痘疹初發.

升麻 葛根 芍藥 甘草 炙

右四味, 水煎服.

[集註] 柯琴曰, 此爲陽明初病, 解表和裏之劑, 可用以散表熱, 亦可用以治裏虛, 一方而兩擅其長也. 夫身熱汗自出, 不惡寒反惡熱, 是陽明之本證. 仲景未嘗立治表之方, 見陽明初起, 汗出多而惡寒者, 便用桂枝湯. 及無汗而惡寒者, 則用葛根湯. 證同太陽而稱陽明者, 是陽明之表病自太陽傳來, 故治仍同太陽也. 此方治陽明自病, 不用麻桂者, 恐汗太過而亡津液, 反致胃燥也. 用升麻·葛根發胃脘之陽, 以散肌肉之表熱. 芍藥·甘草瀉脾經之火, 以解胃腑之裏熱. 有汗則發, 無汗則止, 功同桂枝, 而已遠於薑·桂, 且不須歠稀粥以助陽也. 胃實爲陽明之裏證, 仲景用承氣三方. 然陽明初病, 往往有移熱於脾而下利者, 『內經』所謂暴注下迫, 皆屬於熱也. 下利, 正是胃熱之兆, 故太陽陽明合病, 必自下利, 仲景用葛根湯以發兩陽之表熱, 卽所以治裏熱也. 此方卽倣其義, 去薑·桂之辛熱, 以升麻代麻黃, 便是陽明表劑, 而非太陽表劑矣. 葛根稟性甘凉, 可以散表實, 協升麻以上升, 則使淸陽達上而濁陰下降. 可知芍藥收歛脾陰, 甘草緩急和裏, 則下利自止. 可知治裏仍用表藥者, 以表實下利而非裏實故也. 痘疹自裏達表, 出於少陰而發於太陽, 初起則內外皆熱, 故亦宜於凉散耳. 若無汗加麻黃, 有汗加桂枝, 渴熱加石膏, 咽痛加桔梗, 頭痛合芎芷散, 頭面腫合消毒飮, 有少陽證加柴·芩, 火盛加芩·連, 凡邪在三陽, 以此出入, 無不利也.

參蘇飮

治感冒風寒, 頭痛發熱, 憎寒欬嗽, 涕唾稠粘, 胸膈滿悶, 脈弱無汗.

人參 八分 蘇葉 八分 乾葛 八分 前胡 八分 陳皮 八分 枳殼 八分 茯苓 八分 半夏 八分 桔梗 五分 木香 五分 甘草 五分 生薑 五片 大棗 一枚

右水煎, 熱服取汗.

[註] 風寒感冒太陽則傳經, 以太陽主表, 故用麻·桂二方, 發榮衛之汗也. 若感太陰則不傳經, 以太陰主肺, 故用此湯外散皮毛, 內宣肺氣也. 盖邪之所湊, 其氣必虛, 故君人參以補之. 皮毛者, 肺之合也, 肺受風寒, 皮毛先病, 故有頭痛無汗, 發熱憎寒之表, 以蘇葉·葛根·前胡爲臣以散之. 肺一受邪, 胸中化濁, 故用枳·桔·二陳以淸之, 則欬嗽·涕唾稠粘·胸膈滿悶之證除矣. 加木香以宣諸裏氣, 加薑·棗以調諸表氣, 斯則表裏之氣和, 和則解也. 以本方去人參加川芎, 以前胡易柴胡, 名芎蘇飮. 治氣實有火者, 頭痛甚亦加之. 喘嗽者, 加杏仁以降氣, 桑皮以瀉肺. 合四物名茯苓補

心湯，治氣血兩虛，及新産之後虛損吐血，感冒傷風欬嗽，最相宜也.

藿香正氣散

治外受四時不正之氣，內停飮食，頭痛寒熱，或霍亂吐泄，或作瘧疾.

藿香 桔梗 紫蘇 白芷 厚朴 大腹皮 半夏 茯苓 陳皮 甘草

右十味，加薑棗，水煎，熱服.

[集註] 吳琨曰，四時不正之氣，由鼻而入，不在表而在裏，故不用大汗以解表，但用芬香利氣之品以正裏. 蘇·芷·陳·腹·朴·梗，皆氣勝者也，故能正不正之氣. 茯·半·甘草則甘平之品，所以培養中氣者也. 若病在太陽，與此湯全無干涉，傷寒脈沈發熱，與元氣本虛之人，幷夾陰發熱者宜戒. 又金不換正氣散，卽平胃散加半夏·藿香，凡受山嵐瘴氣及出遠方不服水土·吐瀉下利者主之. 盖平胃散，可以平濕土而消瘴，半夏之燥以醒脾，藿香之芬以開胃. 名曰正氣，謂能正不正之氣也.

神朮湯

主治三時外感寒邪·內傷生冷而發熱及脾瀉腸風.

白朮 二錢 防風 二錢 甘草 一錢

右三味，無汗用蒼朮加葱白·生薑，有汗用白朮·生薑.

[集註] 柯琴曰，此王好古得意之方，倣仲景麻·桂二方之義，而制爲輕劑也. 然此是太陰之劑，可以理脾胃之風濕，而不可治太陽之風寒，亦不可以治陽明之表證與少陽之半表裏也. 『內經』所謂春傷於風，邪氣留連而洞泄，至夏而飱泄·腸澼者宜之. 若冬傷於寒，至春而溫病者，又非所宜也. 今人不知仲景立方之旨，祗恐麻黃·桂枝之傷人也，得此平和之劑，恃爲穩當. 不知榮衛不和，非調和脾胃者所可代. 胃家之實者，非補虛之品所能投. 肝膽之相火往來，少陰之水火相射者，不得以燥劑該攝也. 先明藥之理，始得方之用. 能知方，始可用方而不執方. 若病在太陽，先發陽明之汗，是引賊破家，張潔古豈獨爲葛根道哉!

麻黃加朮湯

治濕家身煩疼.

麻黃 三兩 桂枝 二兩 甘草 炙. 二兩 杏仁 七十個 白朮 炒

右五味，以水九升，煮麻黃，減二升，去沫，內諸藥，煮取二升半，去滓，溫服八合，覆取微似汗.

[集註] 程知曰，此湯爲濕家表散法也. 身疼爲濕，身煩爲熱. 加白朮於麻黃湯中，一以助其去濕，一以恐其過散，此治濕之正法也. 發散方中加白朮，又爲張潔古·王好古二人開法門.

桂枝附子湯

主治傷寒八九日，風濕相搏，身體煩疼，不能轉側，不嘔不渴，脈浮虛而澁者.

桂枝 四兩 附子 炮. 三枚 甘草 二兩 生薑 三兩 大棗 十二枚

右五味，以水六升，煮取二升，去滓，分溫三服.

[集註] 程知曰，濕與風相搏，流入關節，身疼極重，而無頭痛·嘔·渴等證，脈浮虛者風也，澁者寒濕也. 風在表者，散以桂·甘之辛甘. 濕在經者，逐以附子之辛熱. 薑·棗辛甘，行榮衛通津液以和表. 盖陽虛則濕不行，溫經助陽散濕，多借附子之大力也.

栝蔞桂枝湯

治太陽證備，身體强几几然，脈反沈遲，此爲痓，此湯主之.

栝蔞根 二兩 桂枝 三兩 芍藥 三兩 甘草 二兩 生薑 三兩 大棗 十二枚

右六味，以水九升，煮取三升，分溫三服，取微汗，汗不出，食頃須歠熱粥發之.

[集註] 喻昌曰, 傷寒方中, 治項背几几, 用桂枝加葛根湯矣. 彼之汗出惡風, 其邪在表, 而此之太陽證, 罔不具備, 其邪之亦在於表可知也. 但以脈之沈遲, 知其在表之邪爲津液內竭所召, 不當從風寒之表法起見, 故不用葛根之發表解肌, 改用栝蔞根之味苦入陰, 擅生津液之長者爲君, 加之桂枝和榮衛·養筋脈而治其痙, 乃變表法爲和法也. 然旣君以栝蔞根, 當增之. 桂枝爲臣, 當減之.

水解散

治天行時氣初起, 頭痛·壯熱等疫.

大黃 四兩 白芍 二兩 黃芩 甘草 炙 桂心 麻黃 各三兩

右爲粗末, 每撮一兩, 水煎服. 汗下不再服.

二聖救苦丹

川大黃 生. 一斤 皂角 猪牙者, 去皮弦, 微炒. 四兩

右爲末, 和勻, 水泛爲丸, 每服三錢, 無根水下. 弱者減服.

[註] 天行時氣, 卽四時不正之氣, 感而爲病者, 初不名疫也. 因病氣互相傳染, 老幼相似, 沿門闔境而共病之, 故曰, 天行時氣也. 然此疫氣從鼻而入, 一受其邪, 臟腑皆病, 若不急逐病出, 則多速死. 急逐之法, 非汗卽下, 故古人治疫之方, 以下爲主, 以汗次之, 是爲病尋出路也. 此二方, 一以治冬疫, 一以治春疫. 冬疫多寒, 春疫多熱. 多寒者宜水解散, 方中用麻·桂·芍·草發榮衛之汗, 大黃·黃芩瀉疫毒之邪. 多熱者宜救苦丹, 方中用皂角開竅而發表, 大黃瀉火而攻裏, 使毒亦從汗下而出也. 二方審而用之, 治疫之大法可類推矣.

天水散 一名益元散 一名六一散

治夏時中暑, 熱傷元氣, 內外俱熱, 無氣以動, 煩渴欲飮, 腸胃枯涸者. 又能催生下乳, 積聚水蓄, 裏急後重, 暴注下迫者宜之.

桂府滑石 水飛. 六兩 甘草 一兩 辰砂 三錢

右爲細末, 新汲水一碗, 調服三錢.

[集註] 柯琴曰, 元氣虛而不支者死, 邪氣盛而無制者亦死. 今熱傷元氣, 無氣以動, 斯時用參·芪以補氣, 則邪愈甚. 用芩·連以淸熱, 則氣更傷. 惟善攻熱者, 不使敗人元氣. 善補虛者, 不使助人邪氣, 必得氣味純粹之品以主之. 滑石禀土中冲和之氣, 行西方淸肅之令, 秉秋金堅重之形, 寒能勝熱, 甘不傷脾, 含天乙之精而具流走之性, 異於石膏之凝滯, 能上淸水原, 下通水道, 蕩滌六腑之邪熱從小便而泄. 炙甘草禀草中冲和之性, 調和內外, 止渴生津. 用以爲佐, 保元氣而瀉虛火, 則五臟自和矣. 然心爲五臟主, 暑熱擾中, 神明不安, 必得硃砂以鎭之, 則神氣可以遽復. 凉水以滋之, 則邪熱可以急除, 此淸心之陽熱可通行也. 至於熱利初起, 裏急後重者宜之, 以滑可去著也. 催生下乳, 積聚蓄水等證, 同乎此義, 故兼治之. 是方也, 益氣而不助邪, 逐邪而不傷氣, 不負益元之名, 宜與白虎·生脈三方鼎足也.

香薷飮

治暑熱乘凉飮冷, 陽氣爲陰邪所遏, 頭痛發熱, 惡寒煩躁, 口渴腹滿, 吐瀉者.

香薷 厚朴 薑汁炒 白扁豆 炒

水煎浸, 冷服.

[集註] 葉仲堅曰, 飮與湯稍有別. 服有定數者名湯, 時時不拘者名飮. 飮因渴而設, 用之於溫暑則最宜者也. 然胃惡燥, 脾惡濕, 多飮傷脾, 反致下利. 治之之法, 心下有水氣者發汗, 腹中有水氣者利小便. 然與其有水患而治之, 曷若先選其能汗, 能利者用之? 香薷芳香辛溫, 能發越陽氣, 有徹上徹下之功, 故治暑者君之, 以解表利小便. 佐厚朴以除濕, 扁豆以和中, 合而用之爲飮. 飮入於胃, 熱去而濕不留, 內外之暑悉除矣. 若心煩口渴者, 去扁豆加黃連, 名黃連香薷飮. 加茯苓·甘草, 名

五物. 加木瓜·參·芪·橘·朮, 名十味. 隨證加減, 盡香薷之用也. 然勞倦內傷, 必用淸暑益氣. 內熱大渴, 必用人參白虎, 若用香薷, 是重虛其表而反濟其內熱矣. 香薷乃夏月解表之藥, 如冬月之麻黃, 氣虛者尤不可服. 今人不知暑傷元氣, 槪用以代茶, 是開門揖盜也.

御纂醫宗金鑑 卷二十九

刪補名醫方論 卷四

黃連解毒湯

治一切陽熱火盛，面赤口乾，狂燥心煩，錯語不眠，大熱乾嘔，吐血衄血，及下後而便不實，熱仍不已者.

黃連 梔子 各等分 黃柏 黃芩

水煎服.

[集註] 汪昂曰，寒極曰陰毒，熱極曰陽毒. 是方名曰黃連解毒，是君以黃連直解心經火毒也. 黃芩瀉肺經火毒，黃柏瀉腎經火毒，梔子通瀉三焦火毒，使諸火毒從膀胱出. 若大便實者加大黃，名梔子金花湯，利大便，是使火毒從大·小二便而出也. 盖陽盛則陰衰，火盛則水衰，故用大苦大寒之藥，抑陽而扶陰，瀉其亢甚之火，而救其欲絶之水也. 然非實熱不可輕投.

[按] 黃連解毒湯·白虎湯·三黃石膏湯·大青龍湯，皆治表裏俱熱證. 然大青龍湯治表實壯熱，裏熱之淺在肌. 三黃石膏湯治表實壯熱，裏熱之深在胃. 故一以石膏佐麻·桂，一以石膏佐麻·豉，均發太陽之表，解陽明之裏也. 大青龍湯，則更以杏·草·薑·棗佐麻黃，其意專發熱鬱之在肌也. 三黃石膏湯，則更以芩·連·梔·柏佐石膏，其意專瀉熱深之在胃也. 白虎湯治表熱在肌，裏熱在胃，所以不用麻·桂·以發太陽，專主石膏而淸陽明也. 解毒湯治表熱在三陽，裏熱在三焦，所以亦不以麻·桂發太陽表，亦不以石膏淸陽明裏，而專以三黃瀉上下內外之實火也. 此皆太陽之邪，侵及陽明，而未入腑成實者也. 若已入腑成實，則又當從事乎三承氣湯，以下其熱也.

三黃湯

治三焦實熱，一切有餘火證，大便秘結者.

黃芩 大黃 各等分 黃連

水煎服.

二黃湯

治上焦火旺，頭面大腫，目赤腫痛，心胸·咽喉·口舌·耳·鼻熱盛及生瘡毒者.

黃芩 黃連 甘草 各等分

水煎，食後服.

[註] 三黃湯用黃芩瀉上焦火，黃連瀉中焦火，大黃瀉下焦火，三焦實火大便實者，誠爲允當. 若大便不實者，黃連解毒湯證也. 以大黃易黃柏者，因其下焦熱結未實也. 加梔子者，使其熱不從大便出而從小便出也. 上·中二焦實火，用凉膈散. 若夫上焦實火，則以此湯之大黃易甘草，名二黃湯，使芩·連之性，緩緩而下，留連膈上. 張潔古以凉膈散減硝·黃加桔梗，亦此義也. 雖同一瀉火之劑，而其中上下·緩急·輕重之不同，此皆加減轉換法也，不可不知.

三黃石膏湯

治傷寒陽證，表裏大熱而不得汗. 或已經汗·下，過經不解，六脈洪數，面赤鼻乾，舌燥大渴，煩躁不眠，譫語鼻衄，發黃·發疹·發斑. 以上諸證，凡表實無汗，而未入裏成實者，均宜主之.

石膏 兩半 黃芩 黃連 黃柏 麻黃 已上各七錢

淡豆豉 二合 梔子 三十個

每服一兩, 加葱三根, 水煎, 熱服. 氣實者倍服.

[註] 仲景於表裏大熱, 立兩解之法. 如大青龍湯治表裏大熱, 表實無汗, 故發汗, 汗出而兩得解也. 白虎湯治表裏大熱, 因表有汗, 不主麻·桂, 因裏未實, 不主硝黃, 惟以膏·知·甘草, 外解陽明之肌熱, 內淸陽明之腑熱, 表裏淸而兩得解也. 若夫表實無汗, 熱鬱榮衛, 裏未成實, 熱盛三焦, 表裏大熱之證. 若以大青龍湯兩解之, 則功不及於三焦. 若以白虎湯兩解之, 則效不及於榮衛. 故陶華製此湯, 以三黃瀉三焦之火盛, 佐梔子屈曲下行, 使其在裏諸熱從下而出. 以麻黃開榮衛之熱鬱, 佐豉·葱直走皮毛, 使其在表之邪從外而散. 石膏倍用重任之者, 以石膏外合麻·豉, 取法乎青龍, 是知解諸表之熱, 不能外乎靑龍也. 內合三黃, 取法乎白虎, 是知解諸裏之熱, 不能外乎白虎也. 且麻·豉得石膏·三黃, 大發表熱, 而不動裏熱. 三黃得石膏·麻·豉, 大淸內熱, 而不礙外邪. 是此方擅表裏俱熱之長, 亦得仲景之心法者也. 若表有微汗, 麻黃減半, 桂枝倍加, 以防外疎. 裏有微溏, 則減去石膏, 倍加葛根, 以避中虛也.

凉膈散

治心火上盛, 中焦燥實, 煩躁口渴, 目赤頭眩, 口瘡脣裂, 吐血衄血, 大小便秘, 諸風瘛瘲, 胃熱發斑發狂, 及小兒驚急, 痘瘡黑陷.

連翹 四兩 大黃 酒浸 黃芩 酒炒 薄荷 一兩 甘草 二兩 梔子 炒 芒硝

右爲末, 每服三錢, 加竹葉, 生蜜煎.

[集註] 汪昂曰, 此上·中二焦, 瀉實火藥也. 熱淫於內, 治以鹹寒, 佐以苦甘. 故以連翹·黃芩·竹葉·薄荷散火於上, 而以大黃·芒硝之猛利, 蕩熱於中, 使上升下行, 而膈自淸矣. 用甘草·生蜜者, 病在膈, 甘以緩之也. 古方用凉膈散居多. 本方加菖蒲·遠志, 名轉舌膏, 治心經蘊熱. 加靑黛·藍根, 名活命金丹, 治肝經風熱. 張潔古減去硝·黃, 加桔梗爲之舟楫, 浮而上行, 治上焦諸熱, 便不實者宜之, 不可以此方過瀉而輕訾之也.

竹葉黃芪湯

治消渴, 氣血虛, 胃火盛而作渴.

淡竹葉 生地黃 各二錢 黃芪 麥冬 當歸 川芎 黃芩 甘草 芍藥 人參 半夏 石膏 各一錢

右水煎服.

[集註] 柯琴曰, 氣血皆虛, 胃火獨盛, 善治者補瀉兼施. 寒之而不至損陽, 溫之而不至助火, 扶正而邪却矣. 四君子氣藥也. 加黃芪而去苓·朮者, 恐火就燥也. 四物湯血藥也, 倍地黃而用生者, 正取其寒也. 人參·黃芪·甘草, 治煩熱之聖藥, 是補中有瀉矣. 且地黃之甘寒, 瀉心腎之火, 竹葉助芍藥淸肝膽之火, 石膏佐芍藥淸脾胃之火, 麥冬同黃芩淸肺腸之火, 則胃火不得獨盛, 而氣血之得補可知. 惟半夏一味溫中辛散, 用之大寒劑中, 欲其通陰陽之路也. 岐伯治陰虛而目不瞑者, 飮以半夏湯, 覆杯則臥, 今人以爲燥而渴者禁用, 是不明陰陽之理耳.

[按] 是方卽竹葉石膏湯加生地·當歸·白芍·川芎·黃芪·黃芩也. 彼則治傷寒解後煩渴少氣, 氣逆欲吐. 此則治消渴, 氣血虛·胃火盛. 因其氣虛, 故加黃芪佐人參·甘草以補氣. 因其血虛, 故加歸·芎·芍·地以補血. 因其胃火盛, 故加黃芩佐石膏以淸胃火. 其煩渴則一, 故餘藥皆同也. 於此二方推之, 用半夏之意, 自可知矣. 故脾者爲胃行其津液也. 脾濕胃燥, 津液不行, 得火則化痰, 得寒則成飮. 胃火淸, 脾濕燥, 其痰飮自除矣. 半夏消痰破飮, 使未化痰之津液回淸, 而已成痰之濁液自化, 非他藥所可比倫也, 故二方於胃火盛燥渴中同用之.

淸胃散

治胃經濕熱, 齒齦腫痛, 或牽引頭腦, 或面發熱.

升麻 甘草 生地黃 川黃連 牡丹皮 當歸

水煎服.

[集註] 羅謙輔曰, 陽明胃多氣多血, 又兩陽合明爲熱盛, 是以邪入而爲病常實. 若大渴·舌胎·煩躁, 此傷氣分, 熱聚胃腑, 燥其津液, 白虎湯主之. 若醇飮肥厚炙煿過用, 以致濕熱壅於胃腑, 逆於經絡, 而爲是病, 此傷血分治宜淸胃. 方中以生地益陰凉血爲君, 佐之以丹皮, 去蒸而疏其滯. 以黃連淸熱燥濕爲臣, 佐之以當歸, 入血而循其經. 仍用升麻之辛凉, 爲本經捷使引諸藥直達血所, 則咽喉不淸, 齒齦腫痛等證, 廓然俱淸矣.

導赤散

治心熱, 口糜舌瘡, 小便黃赤, 莖中作痛, 熱淋不利.

生地 木通 甘草稍

右三味, 水煎服.

[註] 赤色屬心. 導赤者, 導心經之熱從小腸而出, 以心與小腸爲表裏也. 然所見口糜舌瘡, 小便黃赤, 莖中作痛, 熱淋不利等證, 皆心熱移於小腸之證. 故不用黃連直瀉其心, 而用生地滋腎凉心, 木通通利小腸, 佐以甘草稍, 取易瀉最下之熱, 莖中之痛可除, 心經之熱可導也, 此則水虛火不實者宜之, 以利水而不傷陰, 瀉火而不伐胃也. 若心經實熱, 須加黃連, 竹葉, 甚者更加大黃, 亦釜底抽薪之法也.

五淋散

治膀胱結熱, 水道不通, 淋澁熱痛, 或尿如豆汁, 或成砂石, 或如膏膿, 或小便血.

赤苓 一錢五分 赤芍 一錢 梔仁 一錢 當歸 甘草 各錢二分

右五味, 加燈心, 水煎服.

八正散

瞿麥 梔子 萹蓄 大黃 木通 滑石 車前子 甘草 各一錢

加燈心一錢, 煎服. 朱震亨方加木香一錢.

[註] 通調水道, 下輸膀胱, 三焦之職也. 受藏津液, 氣化能出, 膀胱之職也. 若水道不輸, 則內蓄喘脹, 外泛膚腫, 三焦之病也. 若受藏不化, 則諸淋澁痛, 癃閉不通, 膀胱之病也. 經曰, 陰無陽無以生, 陽無陰無以化. 故陰陽偏盛, 皆不生化也. 陽盛陰虛, 而膀胱之氣不化爲病者, 通關丸證也. 陰盛陽虛, 而膀胱之氣不化爲病者, 腎氣丸證也. 此關乎氣化陰陽之爲病也. 經曰, 下虛則遺尿. 又曰, 膀胱不約爲遺尿. 經曰, 胞移熱於膀胱則癃. 又曰, 膀胱不利爲癃. 故虛而寒者, 藏而不能約. 實而熱者, 約而不能出也. 膀胱氣虛, 無氣以固, 則藏而不約不禁, 遺失之病生, 補中固眞湯證也. 膀胱氣熱, 壅結不行, 則約而不出, 淋澁癃閉之病生, 八正·五淋散證也. 此不全關乎氣化, 而又關乎虛寒·實熱之爲病也. 八正·五淋皆治淋澁癃閉之藥, 而不無輕重之別. 輕者, 有熱未結, 雖見淋澁尿赤, 豆汁·砂石·膏血·癃閉之證, 但其痛則輕, 其病不急, 宜用五淋散單淸水道. 故以梔·苓淸熱而輸水, 歸·芍益陰而化陽, 復佐以甘草調其陰陽, 而用稍者, 意在前陰也. 重者, 熱已結實, 不但痛甚勢急, 而且大便亦不通矣, 宜用八正散兼瀉二陰, 故於羣走前陰藥中, 加大黃直攻後竅也. 丹溪方加木香者, 其意亦以氣化者與!

逍遙散

治肝家血虛火旺, 頭痛目眩煩赤, 口苦倦怠煩渴, 抑鬱不樂, 兩脇作痛, 寒熱, 小腹重墜, 婦人經水不調, 脈弦大而虛.

芍藥 酒炒 當歸 白朮 炒 茯苓 甘草 炙 柴胡 各二錢

引用煨薑三片，薄荷少許，煎服.

加味逍遙散，即此方加丹皮·山梔 炒. 各五分

[集註] 趙羽皇曰，五臟苦欲補瀉，云肝苦急，急食甘以緩之. 盖肝性急善怒，其氣上行則順，下行則鬱，鬱則火動而諸病生矣. 故發於上，則頭眩·耳鳴而或爲目赤. 發於中，則胸滿·脇痛而或作呑酸. 發於下，則少腹疼疝而或溲溺不利. 發於外，則寒熱脈來，似瘧非瘧. 凡此諸證，何莫非肝鬱之象乎? 而肝木之所以鬱，其說有二. 一爲土虛不能升木也，一爲血少不能養肝也. 盖肝爲木氣，全賴土以滋培，水以灌漑. 若中土虛，則木不升而鬱. 陰血少，則肝不滋而枯. 方用白朮·茯苓者，助土德以升木也. 當歸·芍藥者，益榮血以養肝也. 薄荷解熱，甘草和中. 獨柴胡一味，一以爲厥陰之報使，一以升發諸陽. 經云，木鬱則達之. 遂其曲直之性，故名曰逍遙. 若內熱·外熱盛者，加丹皮解肌熱，炒梔淸內熱，此加味逍遙散之義也.

龍膽瀉肝湯

治脇痛口苦，耳聾耳腫，筋痿陰濕，熱痒陰腫，白濁溲血.

龍膽草 酒炒 黃芩 炒 梔子 酒炒 澤瀉 木通 車前子 當歸 酒洗 柴胡 甘草 生地 酒炒

水煎服.

[註] 脇痛口苦，耳聾耳腫，乃膽經之爲病也. 筋痿陰濕，熱痒陰腫，白濁溲血，乃肝經之爲病也. 故用龍膽草瀉肝膽之火，以柴胡爲肝使，以甘草緩肝急，佐以芩·梔·通·澤·車前輩大利前陰，使諸濕熱有所從出也. 然皆瀉肝之品，若使病盡去，恐肝亦傷矣，故又加當歸·生地補血以養肝. 盖肝爲藏血之臟，補血卽所以補肝也. 而妙在瀉肝之劑，反作補肝之藥，寓有戰勝撫綏之義矣.

左金丸

治肝臟火實，左脇作痛.

黃連 炒 吳茱萸 湯泡. 一兩

右爲末，作丸.

[集註] 胡天錫曰，此瀉肝火之正劑. 肝之治有數種，水衰而木無以生，地黃丸，乙癸同源是也. 土衰而木無以植，參苓甘草劑，緩肝培土是也. 本經血虛有火，用逍遙散淸火. 血虛無水，用四物湯養陰. 至於補火之法，亦下同乎腎. 而瀉火之治，則上類乎心. 左金丸獨用黃連爲君，從實則瀉子之法，以直折其上炎之勢. 吳茱萸從類相求，引熱下行，幷以辛燥開其肝鬱，懲其扞格，故以爲佐. 然必本氣實而土不虛者，庶可相宜. 左金者，木從左而制從金也.

瀉靑丸

治肝火風熱，不能安臥，多驚多怒，目赤腫痛，及小兒急驚抽搐.

龍膽草 山梔 大黃 酒蒸 川芎 當歸 羌活 防風

等分，蜜丸，竹葉湯下.

[註] 龍膽草直入肝經，以瀉其火，佐梔子·大黃，使其所瀉之火，從大·小二便而出，是治火之標也. 肝主風，風能生火，治肝不治風，非其治也. 故用羌活·防風散肝之風，卽所以散肝之火，是治火之本也. 肝之情欲散，故用川芎之辛以散之. 肝之質喜滋，故用當歸之濡以潤之. 是於瀉肝之中，寓有養肝之意. 瀉肝者，瀉肝之病也. 養肝者，悅肝之神也. 盖肝木主春，乃陽升發動之始，萬物生化之源，不可傷也.

當歸龍薈丸

治肝經實火，頭運目眩，耳聾耳鳴，驚悸搐搦，躁擾狂越，大便秘結，小便澁滯，或胸脇作痛，陰囊腫脹，凡屬肝經實火，皆宜服之.

當歸 一兩 黃連 一兩 黃芩 一兩 龍膽草 一兩 梔子仁 一兩 大黃 五錢 蘆薈 五錢 靑黛 五錢 木香 二錢五分 黃柏 一兩 麝香 別硏. 五錢

右爲末，炒神麴，糊丸．每服二十丸，薑湯下．

［集註］汪昂曰，肝木爲生火之本，肝火盛則諸經之火相因而起，爲病不止一端矣．故以當歸·蘆薈·龍膽草·青黛直入本經氣血兩途，先平其甚者，而諸經之火，無不漸平矣．佐以黃芩瀉肺火，黃連瀉心火，黃柏瀉腎火，大黃瀉腸胃火，梔子瀉三焦火，備擧大苦大寒而直折之，使上·中·下三焦之火，悉從大·小二便利．出少加木香·麝香者，取其調氣開竅靈通周至也．然非實火不可輕投．

越婢加半夏湯

治欬而上氣，此爲肺脹，其人喘，目如脫狀，脈浮大者．

麻黃 六兩 石膏 半斤 生薑 三兩 甘草 二兩 半夏 半升 大棗 十五枚

右六味，以水六升，先煮麻黃，去沫·內藥，取三升，分溫三服．

小靑龍加石膏湯

治肺脹，欬而上氣，煩躁而喘，脈浮者，心下有水氣．

麻黃 三兩 桂枝 三兩 細辛 三兩 芍藥 三兩 半夏 半升 石膏 三兩 乾薑 三兩 五味子 半升 甘草 三兩

右九味，以水一斗，煮麻黃，去沫·內諸藥，取三升．强人服一升，羸者減之，日三服．小兒服四合．

［集註］喩昌曰，前一方，麻黃湯中以桂·杏易石膏，以脈大有熱而加薑·棗，則發散之力微而且緩也．後一方，小靑龍湯中加入石膏，以證兼煩躁，雖宜汗散寒飮，猶防助熱傷津也．越婢方中有石膏·半夏二物，協力建功．石膏淸熱，借辛熱亦能豁痰．半夏豁痰，借辛凉亦能淸熱．前麥冬湯方中下氣止逆，全借半夏入生津藥中．此二方又借半夏入淸溫劑中，仲景加減成方，無非化裁後學矣．

淸燥救肺湯

治諸氣膹鬱，諸痿喘嘔．

桑葉 經霜者．三錢 石膏 炒．二錢五分 甘草 一錢 胡麻仁 炒，研．一錢 眞阿膠 八分 人蔘 七分 麥冬 一錢二分 杏仁 去皮·尖，炒黃．七分 枇杷葉 去毛，蜜炙．一片

右九味，以水一碗，煎六分，頻頻二·三次，滾熱服．

痰多加貝母·栝蔞．血枯加生地．熱甚加犀角·羚羊角，或加牛黃．

［集註］喩昌曰，按諸氣膹鬱之屬於肺者，屬於肺之燥也，而古今治氣鬱之方，用辛香行氣，絶無一方治肺之燥者．諸痿·喘·嘔之屬於上者，亦屬於肺之燥也．而古今治法，以痿·嘔屬陽明，以喘屬肺，是則嘔與痿屬之中·下，而惟喘屬上矣，所以亦無一方及於肺之燥也．卽喘之屬於肺者，非表卽下，非行氣卽泄氣，間有一二用潤劑者，又不得其肯綮．今擬此方名淸燥救肺，大約以胃爲主，胃土爲肺金之母也．其天冬·知母能淸金滋水，以苦寒而不用，至如苦寒降火之藥，尤在所忌．盖肺金自至於燥，所存陰氣不過一線耳．倘更以苦寒下其氣，傷其胃，其人尙有生理乎？誠倣此增減以救肺燥變生諸證，庶克有濟．

柯琴曰，古方用香燥之品以治氣鬱，不獲奏效者，以火就燥也．惟繆仲醇知之，故用甘凉滋潤之品，以淸金保肺立法．喩昌宗其旨，集諸潤劑，而製淸燥救肺湯，用意深，取藥當，無遺蘊矣．

［按］經云，損其肺者益其氣，肺主諸氣故也．然火與元氣不兩立，故用人參·甘草，甘溫而補氣，氣壯火自消，是用少火生氣之法也．若夫火燥膹鬱於肺，非佐甘寒多液之品，不足以滋肺燥，而肺氣反爲壯火所食，益助其燥矣．故佐以石膏·麥冬·桑葉·阿膠·胡麻仁輩，使淸肅令行，而壯火亦從氣化也．經曰，

"肺苦氣上逆, 急食苦以降之." 故又佐以杏仁, 枇杷葉之苦以降氣, 氣降火亦降, 而制節有權. 氣行則不鬱·諸痿·喘·嘔自除矣. 要知諸膹鬱, 則肺氣必大虛, 若泥於肺熱傷肺之說而不用人參, 鬱必不開, 而火愈熾, 皮聚毛落, 喘欬不休而死矣. 此名之救肺, 凉而能補之謂也. 若謂實火可瀉, 而久服芩·連, 苦從火化, 亡可立待耳.

麥門冬湯

火逆上氣, 咽喉不利, 止逆下氣者主之.

麥門冬 七升 半夏 一升 人參 三兩 甘草 二兩 粳米 三合 大棗 十二枚

右六味, 以水一斗二升, 煮取六升. 溫服一升. 日三服, 夜一服.

[集註] 喩昌曰, 此方治胃中津液乾枯, 虛火上炎, 治本之良法也. 夫用降火之藥而火反升, 用寒凉之藥而熱轉熾者, 徒知與火熱相爭, 弗知補正氣以生津液, 不惟無益而反害之矣. 凡肺病有胃氣則生, 無胃氣則死. 胃氣者, 肺之母氣也. 本草有知母之名, 謂肺借其淸凉, 知淸凉爲肺之母也. 又有貝母之名, 謂肺借其豁痰, 豁痰爲肺之母也. 然屢施於火逆上氣, 咽喉不利之證, 而屢不應者, 名不稱矣. 孰知仲景妙法, 於麥冬·人參·甘草·大棗·粳米大補中氣以生津液隊中, 又增入半夏辛溫之味, 以開胃行津而潤肺, 豈特用其利咽下氣哉? 顧其利咽下氣, 非半夏之功, 實善用半夏之功也.

人參淸肺湯

治肺胃虛寒, 欬嗽喘急, 坐臥不安. 並治久年勞嗽, 吐血腥臭.

人參 阿膠 骨皮 知母 烏梅 粟殼 甘草 杏仁 桑皮 各等分

加棗子, 煎服.

人參定喘湯

人參 麻黃 阿膠 五味 粟殼 甘草 半夏麯 各一錢 桑皮 二錢

生薑三片, 水煎服.

人參瀉肺湯

治肺經積熱上喘, 胸膈脹滿痰多, 大便澁.

人參 黃芩 梔子 枳殼 薄荷 甘草 連翹 杏仁 桑皮 大黃 桔梗

水煎服.

[集註] 王又原曰, 經云, "邪之所凑, 其氣必虛." 又肺爲嬌臟, 其不堪破耗也明矣. 自肺熱傷肺之說行, 曰保肺補肺, 衆共諱之. 曰淸肺瀉肺, 藥與和之. 豈知古人淸肺·瀉肺等湯, 而必皆以人參立名, 夫亦可曉然於肺氣之不可耗, 而人參之在所必用也. 肺體淸而法天, 下濟而司降令, 一切渾濁不得上干者, 皆胸中之氣健運行而不息也. 若肺氣少弛, 則降下失令, 渾濁之氣遂逆上行, 此爲欬嗽爲喘急, 肺葉脹擧, 胸膈緊痛, 移熱大腸, 大便艱澁, 種種顯有餘之象, 實種種爲不足之徵. 故不問內傷外感, 爲熱爲寒, 要以人參保定肺氣爲主. 或佐骨皮·知母·阿膠滋之, 烏梅·五味·罌粟殼斂之·半夏麯·生薑降之, 杏仁·桑皮·枳殼·桔梗利之, 梔子·黃芩·連翹凉之, 麻黃·薄荷發之, 大黃下之, 總恃人參之大力, 握樞而運, 已入之邪易出, 而將來之邪無從入也. 肺邪得諸藥以俱出, 而肺氣不隨諸藥以俱出也. 然則人參亦何嘗傷肺, 乃畏而不敢用耶? 又謂風寒欬嗽, 忌用五味子. 嗽用粟殼, 止嗽如神, 切肺如刀. 然此無本之言, 不知始自何出, 皆因不讀本草, 不知藥之性味功能, 以譌傳譌也. 近世之醫, 亦不能辨, 惟識者察之.

瀉白散

治肺氣鬱熱, 欬嗽而喘, 面腫身熱.

桑白皮 地骨皮 甘草

水煎服.

[集註] 季楚重曰, 經云, "肺苦氣上逆." 上逆則上焦鬱熱, 氣鬱生涎, 火鬱生熱, 因而制

節不行，壅甚爲喘滿腫嗽．白者肺之色，瀉白瀉肺氣之有餘也．君以桑白皮，質液而味辛，液以潤燥，辛以瀉肺．臣以地骨皮，質輕而性寒，輕以去實，寒以勝熱．甘草生用瀉火，佐桑皮·地骨皮瀉諸肺實，使金清氣肅而喘嗽可平，較之黃芩·知母苦寒傷胃者遠矣．夫火熱傷氣，救肺之治有三．實熱傷肺，用白虎湯以治其標．虛火刑金，用生脈散以治其本．若夫正氣不傷，鬱火又甚，則瀉白散之淸肺調中，標本兼治，又補二方之不及也．

阿膠散

治肺虛有火，嗽無津液，欬而哽氣者．

眞阿膠 一兩 牛蒡子 炒．二錢半 馬兜鈴 炒．五錢 杏仁 七錢 炙甘草 五錢 糯米 一合

每服兩許，水煎服．

[集註] 程應旄曰，痰帶紅線，嗽有血點，日漸成痿．緣肺處臟之最高，葉間布有細竅，氣從此出入．呼吸成液，灌漑周身，所謂水出高源也．一受火炎，吸時徒引火升，呼時並無液出，久則肺竅俱閉，喉間或痒或瘡，六葉遂日焦枯矣．今用阿膠爲君者，消竅瘀也．用杏仁·大力子，宣竅道也．馬兜鈴者，淸竅熱也．糯米以補脾，母氣到則肺自輕淸無礙矣．

二陳湯

治肥盛之人，濕痰爲患，喘嗽脹滿．

半夏 製．三錢 茯苓 三錢 陳皮 去白．二錢 甘草 一錢

右四味，加薑三片，水煎服．

[集註] 李仲梓曰，肥人多濕，濕挾熱而生痰，火載氣而逆上．半夏之辛，利二便而去濕．陳皮之辛，通三焦而理氣．茯苓佐半夏，共成燥濕之功．甘草佐陳皮，同致調和之力．成無己曰，半夏行水氣而潤腎燥．經曰，辛以潤之是也．行水則土自燥，非半夏之性燥也．或曰，有痰而渴，宜去半夏代以貝母．吳琨曰，渴而喜飮，小便利者易之．不能飮水，小便不利，雖渴宜半夏也．此濕爲本，熱爲標，所謂濕極而兼勝已之化，非眞象也．又東南之人，濕熱生痰，故朱震亨主之加枳實·砂仁，名枳實二陳湯，其性較急也．先哲云，二陳爲治痰之妙劑，其於上下·左右無所不宜，然祗能治實痰之標，不能治虛痰之本．虛痰之本在脾胃，治者詳之．

溫膽湯

治熱嘔吐苦，虛煩，驚悸不眠，痰氣上逆．

竹茹 枳實 半夏 甘草 陳皮 茯苓 生薑

右七味，水煎服．

[集註] 羅謙輔曰，膽爲中正之官，淸靜之府，喜寧謐，惡煩擾，喜柔和，惡壅鬱．盖東方木德，少陽溫和之氣也．若病後，或久病而宿有痰飮未消，胸膈之餘熱未盡，必致傷少陽之和氣，以故虛煩驚悸者，中正之官，以熇蒸而不寧也．熱嘔吐苦者，淸靜之腑，以鬱炙而不謐也．痰氣上逆者，木家挾熱而上升也．方以二陳治一切痰飮，加竹茹以淸熱，加生薑以止嘔，加枳實以破逆，相濟相須，雖不治膽而膽自和，盖所謂膽之痰熱去故也．命名溫者，乃謂溫和之溫，非謂溫凉之溫也．若謂膽家眞畏寒而怯而溫之，不但方中無溫膽之品，且更有凉胃之藥也．

小半夏湯

嘔家本渴，渴爲欲解，今反不渴，心下有支飮故也．

半夏 一升 生薑 半斤

以水七升，煮取一升半，分溫再服．

小半夏加茯苓湯

治卒嘔吐，心下痞，膈間有水，眩悸者．

半夏 一升 生薑 半斤 茯苓 三兩

煎服如前．

外臺茯苓飮

治心胸中有痰飮宿水，自吐出水，復心胸間

虛氣滿不能食, 消痰氣令能食.

茯苓 三兩 人參 三兩 白朮 三兩 枳實 二兩 橘皮 二兩半 生薑 四兩

右六味, 水六升, 煮取一升八合, 分三服. 如人行八九里, 再進之.

[集註] 趙良曰, 嘔爲痰飮動中, 涌而出之. 嘔盡本當渴, 渴則可徵支飮之全去. 今反不渴, 是其飮尙留, 去之未盡也. 用半夏之辛溫, 生薑之辛散, 散其欲出之飮, 則所留之邪自盡矣. 半夏·生薑皆味辛, 可治膈上痰, 心下堅, 嘔逆目眩. 然悸必心受水凌, 故加茯苓以去水, 伐腎邪安心神也. 後方加人參·枳實·橘皮, 此由上·中二焦氣弱, 水飮入胃, 脾不能輸歸於肺, 肺不能通調水道, 以致停積爲痰·爲宿水. 吐之則下氣因而上逆, 虛與氣結, 滿不能食. 當補益中氣, 以人參·白朮爲君, 茯苓逐宿水, 枳實破諸氣爲臣. 開脾胃, 宣揚上焦, 發散凝滯, 則陳皮·生薑爲使也. 其積飮旣去, 而虛氣塞滿其中, 不能進食, 此證最多.

御纂醫宗金鑑 卷三十

刪補名醫方論 卷五

礞石滾痰丸

治實熱老痰之峻劑, 虛寒者不宜用.

黃芩 八兩 大黃 酒蒸. 八兩 沈香 忌火. 五錢 礞石 焰炒煆過, 埋地內七日用. 一兩

右四味爲細末, 水丸川椒大, 量人大小用之. 用溫水一口, 送過咽卽仰臥, 令藥徐徐而下, 半日不可飮食, 勿起身行動言語, 待藥氣自胃口漸下二腸, 然後動作飮食, 服後喉間稠粘壅滯不快, 此藥力相攻, 故痰氣泛上也. 少頃藥力至, 而漸逐惡物入腹下腸, 效如響應.

指迷茯苓丸

治中焦停痰伏飮.

半夏 製. 二兩 茯苓 一兩 枳殼 五錢 風化硝 二錢半

右四味, 薑汁糊爲丸.

[註] 經曰, "飮入於胃, 游溢精氣, 上輸於脾." 游者, 運行也. 溢者, 滲溢也. 輸者, 輸布也. 精氣者, 水化之精氣也. 言入於胃運行水化之精氣, 滲溢於腸胃之外, 而上輸布於脾也. 又曰, "脾氣散精, 上歸於肺." 言水之淸者上升, 猶天之雨露也. 又曰, "通調水道, 下輸膀胱." 言水之濁者下降, 猶地之江河也. 此皆言水自濁化淸, 由腑輸臟. 自淸分濁, 由臟輸腑, 水之運行循環也. 又曰, "水精四布, 五經並行." 言水發源於脾, 周布四臟, 並行五經也. 此皆言水內養臟腑, 外滋百骸, 水之變化精微也. 如是者, 何痰之有? 若飮食失度不和於中, 水精不滲溢於外, 直下走大·小腸而爲泄瀉矣. 若三焦失運, 氣不蒸化, 水之淸者不升, 水之濁者不降, 精化爲水, 則內停作脹, 外泛作腫, 上攻喘呼, 下蓄淋閟矣. 若上焦氣不淸肅, 不能輸布, 留於胸中, 水之精者悉變爲濁, 陽盛煎灼成痰, 陰盛凝蓄爲飮也. 故治痰者, 以淸火爲主, 實者利之, 虛者化之. 治飮者, 以燥濕爲主, 實者逐之, 虛者溫之. 所以古人治飮有溫補之法, 而治痰則無之也. 王隱君製礞石滾痰丸, 治老痰一方, 用黃芩淸胸中無形諸熱, 大黃瀉腸胃有質實火, 此治痰必須淸火也. 以礞石之燥悍, 此治痰必須除濕也. 以沈香之速降, 此治痰必須利氣也. 二黃得礞石·沈香, 則能迅掃直攻老痰巢穴, 濁膩之垢而不少留, 滾痰之所由名也. 若陽氣不盛, 痰飮兼作, 又非此方所宜, 當以指迷茯苓丸合而治之, 用半夏燥濕, 茯苓滲濕, 風消軟堅, 枳殼利氣. 別於二陳之甘緩, 遠於大黃礞石之峻悍, 殆攻中之平劑歟!

金匱枳朮湯

治心下硬如大盤, 邊旋如杯, 水飮所作.

枳實 七枚 白朮 二兩

右二味, 以水五升, 煮取三升, 分溫三服, 腹中軟卽散.

[註] 心下, 胃之上脘也. 上脘結陰如盤, 邊旋如杯, 謂時大時小, 水氣所作, 非有形食滯也. 用枳實以破結氣, 白朮以除水濕, 溫服三服, 則腹軟結開而硬消矣. 李杲法仲景以此方倍白朮, 是以補爲主也. 此方君枳實, 是以瀉爲主也. 然一緩一急, 一補一瀉, 其用不同, 只此多寡轉換之間耳.

桂苓甘朮湯

治心下有痰飮, 胸脇支滿目眩. 又曰, 短氣有微飮, 當從小便去之, 桂苓甘朮湯主之. 腎氣丸亦主之.

茯苓 四兩 桂枝 三兩 白朮 三兩 甘草 三兩

右四味, 以水六升, 煮取三升, 分溫三服, 小便則利.

[集註] 趙良曰, 『靈樞』謂心胞絡之脈動則病胸脇支滿者, 謂痰飮積於心胞, 其病則必若是也. 目眩者, 痰飮阻其胸中之陽, 不能布精於上也. 茯苓淡滲, 逐飮出下竅, 因利而去, 故用以爲君. 桂枝通陽輸水走皮毛, 從汗而解, 故以爲臣. 白朮燥濕, 佐茯苓消痰以除支滿. 甘草補中, 佐桂枝建土以制水邪也. 夫短氣有微飮, 此水飮停蓄, 呼吸不利而然也. 『金匱』並出二方, 妙義益彰. 呼氣之短, 用苓桂朮甘湯之輕淸以通其陽, 陽化氣則小便能出矣. 吸氣之短, 用腎氣丸之重降以通其陰, 腎氣通則關門自利矣.

[按] 風水, 陽水也. 石水, 陰水也. 陽水多實, 陰水多虛. 陽水在上, 故多喘. 陰水在下, 故多滿. 所以治陽水用散用攻, 治陰水用溫用補. 然陰中必有陽, 此方治陰水之在陽而上者也, 腎氣丸治陰水之在陰而下者也. 於此推之, 陽中亦必有陰, 故有小靑龍湯·五苓散之治法也. 今擧世不分陰陽虛實, 皆以金匱腎氣湯治之, 服之無效, 終不改轍, 每至吐血而死, 良可嘆也.

疏鑿飮子

治徧身水腫, 喘呼口渴, 大小便秘.

羌活 秦艽 檳榔 大腹皮 商陸 茯苓皮 椒目 木通 澤瀉 赤小豆 等分

加薑皮, 水煎服.

[註] 經曰, "三焦者, 決瀆之官, 水道出焉." 若水飮阻於內, 風寒束於外, 則三焦之氣化不行. 上焦之如霧, 中焦之如漚, 同爲下焦之如瀆也. 以致水氣外泛, 皮膚作腫, 內停腹裏作脹, 上攻喘欬嘔逆, 下蓄小便不利, 種種諸證, 而治法總不外乎表裏也. 小靑龍湯·眞武湯·越婢湯·五苓散·疏鑿飮子五方, 皆治有水氣兼表裏證之藥也. 小靑龍湯治表裏寒實, 中有水氣. 眞武湯治裏有虛寒, 中兼水氣. 二證俱內不作脹, 外不作腫, 故一以麻·桂輩散寒以行水, 一以薑·附輩溫寒以制水也. 越婢湯治表裏實熱, 中有水氣, 五苓散治表裏虛熱, 中有水氣. 故一以麻黃·石膏, 散膚之水, 淸肌之熱, 以消腫也. 一以桂·苓·朮·澤, 解肌表熱, 利所停水, 以止吐也. 疏鑿飮子治表裏俱實, 不偏寒熱而水濕過盛, 遍身水腫喘脹便秘者. 故以商陸爲君, 專行諸水. 佐羌活·秦艽·腹皮·苓皮·薑皮, 行在表之水, 從皮膚而散. 佐檳榔·赤豆·椒目·澤瀉·木通, 行在裏之水, 從二便而出. 上下·內外, 分消其勢, 亦猶神禹疏鑿江河之意也. 至於越婢湯加半夏者, 因喘氣上逆, 用之降逆也. 加附子者, 因汗出惡風, 散表固陽也. 小靑龍湯加石膏者, 因喘而煩燥, 用之兼淸胃熱也. 五苓散以朮·桂易滑石·阿膠, 名猪苓湯, 專淸陰兼治水也. 眞武湯, 去生薑加人參, 名附子湯, 專溫陽不治水也. 由此可知仲景用方, 於群溫劑中, 加以大寒之品. 大寒劑中, 加以辛熱之品. 去桂枝加滑石, 則不走外. 去生薑加人參, 則不治水. 其轉換變化, 神妙如此, 拘拘之士, 不足語也.

葶藶大棗瀉肺湯

治肺癰喘不得臥及水飮攻肺喘急者.

葶藶 苦. 一兩 大棗 十枚

以水五鍾, 先煮棗三鍾, 去棗, 內葶藶, 煮取一鍾半, 頓服, 弱者減服. 戒鹽·醬.

蘇葶定喘丸

治飮停上焦, 攻肺喘滿不得臥, 面身水腫, 小便不利者.

苦葶藶子 研泥 南蘇子 研泥

各等分，合均，用棗肉爲小丸，陰乾，磁礶盛之，恐滲去油性，減去藥力．每服三錢，於夜三更時白湯下，以利四·五次爲度，利多則減服之，利少則加服之．次日身軟，則隔一日·或隔二日服之．形氣弱者，先減半服之，俟可漸加．戒鹽醬，服之卽奏奇功，如不嚴戒一切鹹物，卽對證用藥，萬無一生．

舟車神祐丸 又名淨府丸

治水腫水脹，形氣俱實．

黑牽牛 炒．四兩 大黃 酒浸．二兩 甘遂 面裹煨．一兩 大戟 面裹煨．一兩 芫花 醋炒．一兩 青皮 炒．一兩 橘紅 一兩 木香 五錢 檳榔 五錢 輕粉 一錢

右爲末，水丸，每服五分，五更白滾水下，大便利三次爲度．若一二次不通利，次日仍服．或六分七分，漸加至一錢．若服後大便利四·五次，或形氣不支，則減其服，三分二分俱可．或隔一·二·三日服一次，以愈爲度．甚者忌鹽醬百日．

［註］葶藶大棗湯·蘇葶定喘丸·舟車神祐丸，三方皆治腫脹之劑．然葶藶大棗湯，治水停胸中，肺滿喘急不得臥，皮膚浮腫，中滿不急者，故獨用葶藶之苦，先瀉肺中之水氣，佐大棗恐苦甚傷胃也．蘇葶定喘丸，卽前方加蘇子以降氣，氣降則水降，氣降則輸水之上源，水降則開水之下流也．舟車神祐丸，治水停諸裏，上攻喘欬難臥，下蓄小便不利，外薄作腫，中停脹急者，故備擧甘遂·大戟·芫花·牽牛·大黃，直攻水之巢穴，使從大·小二便而出，佐青皮·陳皮·木香以行氣，使氣行則水行，腫脹兩消，其尤峻厲之處，又在少加輕粉，使諸攻水行氣之藥，迅烈莫當，無微不入，無窮不達．用之若當，功效神奇，百發百中．然非形實或邪盛者，不可輕試，苟徒利其有刼病之能，消而旋腫，用者愼之!

實脾飮

治身重懶食，肢體浮腫，口中不渴，二便不實．

白朮 土炒 茯苓 甘草 炙 厚朴 薑炒 大腹子 草果仁 木香 木瓜 附子 乾薑

加薑棗煎服．

氣虛者加人參．

［註］脾胃虛，則土不能制水，水妄行肌表，故身重浮腫．用白朮·甘草·生薑·大棗，以實脾胃之虛也．脾胃寒，則中寒不能化水，水停腸胃，故懶食不渴，二便不實．用薑·附·草果，以溫脾胃之寒．更佐大腹·茯苓·厚朴·木香·木瓜者，以導水利氣．盖氣者水之母也，土者水之防也．氣行則水行，土實則水治，故名曰實脾也．然此方導水利氣之力有餘，陰水寒勝而氣不虛者，固所宜也，若氣少聲微，則必以理中湯加附子，數倍茯苓以君之，溫補元氣以行水，爲萬當也．

［按］苓桂朮甘湯·實脾飮·腎氣丸，皆治陽虛水氣之證．苓桂朮甘湯，治上焦陽虛不能輸布，水留於上，心下逆滿，氣上衝胸，故用苓·桂·朮·甘之品，扶陽通氣輸水道也．實脾飮，治中焦陽虛不能蒸化，水漬於中，外泛作腫，二便通利，故用薑·附·苓·朮之劑，培土溫中，勝寒濕也．腎氣丸，治下焦陽虛，不能行水，小便不利，肢體浮腫，喘急腹脹，故用桂·附·地·苓之輩，溫而補之，以行水也．

淸脾飮

治痰積成瘧，無表裏證者．

青皮 厚朴 草果 半夏 柴胡 白朮 甘草 茯苓 黃芩

水煎服．

［註］瘧爲少陽病兼太陽表者，麻桂各半湯汗之．兼陽明裏者，大柴胡湯下之．若不兼表裏，或已汗·下而仍作者，當從少陽和解法也．是方以小柴胡·四君二湯合劑，淸少陽而顧及

於脾，故名曰清脾也．減人參者，以氣不虛也，加草果·厚朴氣味俱厚之品，取以輸胃之積．加青皮·佐茯苓·半夏，用以破痰之原．先哲云，無痰不成瘧，無積不成瘧，此湯是也．若夫氣虛者仍加人參·氣實者更加檳榔，熱多者加石膏，汗多者加桂枝，自當臨病斟酌也．

芍藥湯

治滯下赤白，便膿血，後重窘痛．

芍藥 二兩 當歸 五錢 黃連 五錢 黃芩 五錢 檳榔 三錢 木香 三錢 甘草 三錢

每服半兩，水煎服．痢不減，加大黃．

［註］滯下起於夏秋，非外因濕暑，卽內因生冷，濕蒸熱鬱釀成．初起腑病，久則傳臟，腑病易治，臟病難治．腑者何？病在大腸則從金化，故其色白．病在小腸則從火化，故其色赤．所以赤痢多噤口，以小腸近胃，穢氣易於上攻，而爲嘔逆不食也．臟者何？傳心則熱不休，下利血水．傳腎則利不止，如屋漏水．傳脾則水漿不入，噦逆不食．此湯治初病在腑之方也，用當歸·白芍以調血，木香·檳榔以調氣，血和則膿血可除，氣調則後重自止．芩·連燥濕而清熱，甘草調中而和藥．若窘迫痛甚，或服後痢不減者加大黃，通因通用也．

溫脾湯

主治痼冷在腸胃間，泄瀉腹痛，宜先取去，然後調治，不可謂虛以養病也．

厚朴 二兩 乾薑 二兩 甘草 二兩 桂心 二兩 附子 二兩 大黃 四錢

右㕮咀，取一兩，水二鍾，煎六分，頓服．

［集註］喩昌曰，許叔微製此方，深合仲景以溫藥下之之法．其大黃止用四錢，更爲有見．夫痼冷在腸胃而泄瀉矣，卽溫藥中寧敢用大黃之猛重困之乎？減五之一，乃知許叔微之得於仲景深也．仲景云，病人舊微溏者，梔子湯不可與服．又云，太陰病，脈弱便利，設當行大黃·芍藥者，宜減之，以其人胃氣弱易動故也．卽是觀之，腸胃痼冷之泄瀉，而可恣用大黃耶？不用則溫藥恐不能制，而洞下之勢或至轉增．裁酌用之，眞足法矣．

大黃附子湯

主治脇下偏痛發熱，其脈緊弦，此寒也，以溫藥下之．

大黃 二兩 附子 炮．二枚 細辛 二兩

右三味，以水五升，煮取二升，分溫三服．若强人取二升半，分三服，服後如人行四·五里，再進．

［集註］喩昌曰，仲景治傷寒熱邪痞聚心下，而挾陽虛陰盛之證，用附子瀉心湯之法矣．其雜證脇下偏痛發熱爲陽，其脈弦緊爲陰．是則知陽中陰邪上逆也，復立此溫藥下之一法．然仲景諄諄傳心，後世領略者鮮．『金匱』又別出一條云，其脈數而緊，乃弦狀如弓弦，按之不移，數脈弦者，當下其寒．脈緊而遲者，必心下堅．脈大而緊者，陽中有陰，可下之．讀者罔識其旨，詎知皆以溫藥下之之法耶！其曰，當下其寒，謂陽中有陰實之邪可下，其金鍼不躍躍乎？

張璐曰，三承氣湯，爲寒下之柔劑．白散·備急丸，爲熱下之剛劑．附子瀉心湯·大黃附子湯，爲寒熱互結，剛柔並濟之和劑．近世但知寒下一途，絶不知有溫下一法．蓋暴感之熱結可以寒下，久積之熱結亦可寒下乎？是以備急等法所由設也．然此僅可治寒實之結，設其人禀質素虛，雖有實邪固結，敢用剛猛峻劑攻擊之乎？故仲景又立附子瀉心湯，用芩·連佐大黃以祛膈上之熱痞，卽兼附子之溫以散之．大黃附子湯用細辛佐附子，以攻脇下寒結，卽兼大黃之寒以導之．寒熱合用，溫攻並施，此聖法昭然，不可思議者也．

越鞠湯丸

治一切濕痰食火，氣血諸鬱．

香附 蒼朮 撫芎 神麯 山梔仁

水煎服, 或作丸.

[註] 夫人以氣爲本, 氣和則上下不失其度, 運行不停其機, 病從何生? 若飲食不節, 寒溫不適, 喜怒無常, 憂思無度, 使冲和之氣升降失常, 以致胃鬱不思飮食, 脾鬱不消水穀, 氣鬱胸腹脹滿, 血鬱胸膈刺痛, 濕鬱痰飮, 火鬱爲熱, 及嘔吐惡心, 呑酸吐酸, 嘈雜噯氣, 百病叢生. 故用香附以開氣鬱, 蒼朮以除濕鬱, 撫芎以行血鬱, 山梔以淸火鬱, 神麯以消食鬱. 此朱震亨因五鬱之法, 而變通者也. 五藥相須, 共收五鬱之效. 然當問何鬱病甚, 便當以何藥爲主. 至若氣虛加人參, 氣痛加木香, 鬱甚加鬱金, 懶食加穀蘗, 脹加厚朴, 痞加枳實, 嘔痰加薑夏, 火盛加萸·連, 則又存乎臨證者之詳審也.

四磨飮

治七情感傷, 上氣喘急, 胸膈不快, 妨悶不食.

人參 檳榔 沈香 天台烏藥

右四味, 各濃磨水取七分, 煎三五沸, 放溫, 空心服.

[集註] 王又原曰, 經云, 聖人嗇氣如持至寶, 庸人役物而反傷太和, 此七情隨所感皆能爲病. 然壯者氣行而愈, 弱者氣著爲病. 愚者不察, 一遇上氣喘急, 滿悶不食, 謂是實者宜瀉, 輒投破耗等藥, 得藥非不暫快, 初投之而應, 投之久而不應矣. 夫呼出爲陽, 吸入爲陰, 肺陽淸肅, 則氣下行. 腎陰寧謐, 則氣歸攝, 不復散而上逆矣. 若正氣旣衰, 卽欲削堅破滯, 則邪氣難伏, 法當用人參先補正氣, 沈香納之於腎, 而後以檳榔·烏藥從而導之, 所謂實必顧虛, 瀉必先補也. 四品氣味俱厚, 磨則取其氣味俱足, 煎則取其氣味純和, 氣味齊到, 效如桴鼓矣.

備急丸

治寒氣冷食稽留胃中, 心腹滿痛, 大便不通者.

大黃 二兩 乾薑 二兩 巴豆 去皮, 硏如脂. 一兩

先擣大黃·乾薑爲末, 內巴豆合擣千杵, 和蜜丸, 如豆大, 藏密器中, 勿泄氣, 候用. 每服三·四丸, 煖水或酒下.

『金匱』主中惡心腹脹滿, 卒痛如錐刺, 氣急口噤如卒死者, 捧頭起, 灌令下咽, 須臾當差. 不差更與三丸, 當腹中鳴, 卽吐利便差. 若口噤者, 須化開, 從鼻孔用葦管吹入, 自下於咽.

[集註] 柯琴曰, 大便不通, 當分陽結陰結. 陽結有承氣·更衣之劑, 陰結又製備急·白散之方. 『金匱』用此治中惡, 當知寒邪卒中者宜之. 若用於溫暑熱邪, 速其死矣. 是方允爲陰結者立, 乾薑散中焦寒邪, 巴豆逐腸胃冷積, 大黃通地道, 又能解巴豆毒, 是有制之師也. 然白散治寒結在胸, 故用桔梗佐巴豆, 用吐下兩解法. 此則治寒結腸胃, 故用大黃佐薑·巴, 以直攻其寒. 世徒知有溫補之法, 而不知有溫下之法, 所以但講寒虛, 不議及寒實也.

[按] 世人之情, 惟知畏貧, 不知畏禍, 因其貧遺其禍. 病人之情亦多如是, 惟知畏虛, 不知畏病, 因其虛忘其病. 殊不知虛猶貧也, 病猶禍也. 虛而有病, 猶夫貧者有禍也. 去其禍而但貧, 猶可安也. 實而有病, 猶夫富者有禍也. 不去其禍, 而其富未可保也. 最可笑者, 近世之醫臨診病家, 外飭小心, 中存不決. 且諉言虛不可攻, 縱使病去, 正氣難復. 病人畏懼, 自然樂從. 受病淺者幸而自愈, 設不愈者, 另延醫至. 詎病者先意難入, 攻病之藥尙未入口, 衆議咻咻, 致明通之士, 拂袖而去, 坐而待斃, 終不悟爲庸工之所誤也. 醫者久擅其朮, 初心原爲自全, 恬不知恥, 久之亦竟以爲養病爲能, 攻病爲拙, 而擧世之病者, 皆昧昧於治病也. 嘗考孫思邈以仲景麻黃·桂·杏·甘草之還魂湯, 治卒中昏冒, 口噤握固. 李杲以仲景巴豆·大黃·乾薑之備急丸, 治卒中暴死, 腹痛滿閉, 下咽立效. 豈二人不知虛實耶? 盖上工

之醫，未診病時，並不先存意見，亦不生心自全，有是病但用是藥耳．柯琴曰，備急丸治寒結腸胃，白散治寒結在胸．於此又可知還魂湯治寒結在胸之表，以散無形之邪氣也．白散治寒結在胸之裏，以攻有形之痰飮也．備急丸治寒結在腸胃，以攻不化之糟粕也．

磁硃丸

治神水寬大漸散，昏如霧露中行，漸睹空中有黑花，睹物成二體．及內障，神水淡綠色，淡白色．又治耳鳴及聾．

磁石 二兩 辰砂 一兩 神麯 生．三兩

更以一兩水和作餠，煮浮，入煎藥，煉蜜爲丸．每服十丸，加至三十丸，空心米湯下．

［集註］王又原曰，五臟六腑之精，皆上注於目，則目之能視者氣也，目之所以能視者精也．腎爲藏精，故神水發於腎．心爲離照，故神光發於心．光發陽而外映，有陰精以爲守，則不散而常明．水發陰而凝靜，有陽氣以爲布，則洞悉而不窮．惟心腎有虧，致神水乾涸，神光短少，昏眊內障諸證所由作也．磁石直入腎經，收散失之神，性能引鐵，吸肺金之氣歸藏腎水．硃砂體陽而性陰，能納浮游之火而安神明．水能鑒，火能燭，水火相濟，而光華不四射與！然目受臟腑之精，精裨於穀，神麯能消化五穀，則精易成矣．盖神水散大，緩則不收，賴鎭墜之品，疾收而吸引之，故爲救急之劑也．其治耳鳴·耳聾等證，亦以鎭墜之功能治虛陽之奔耳．

柯琴曰，此丸治癲癎之聖劑．盖狂癡是心·腎·脾三臟之病，心藏神，脾藏意與智，腎藏精與志．心者神明之主也，主不明則十二官危，使道閉塞而不通，形乃大傷，卽此謂也．然主何以不明也？心法離而屬火，眞水藏其中，若天一之眞水不足，地二之虛火妄行，所謂天氣者蔽塞，地氣者冒明，日月不明，邪害空竅，故目多妄見而作此奇疾也．非金石之重劑以鎭之，狂必不止．硃砂禀南方之赤色，入通於心，能降無根之火而安神明．磁石禀北方之黑色，入通於腎，吸肺金之氣以生精，墜炎上之火以定志．二石體重而主降，性寒而凉陰，志同道合，奏功可立俟矣．神麯推陳致新，上交心神，下達腎志，以生意智．且食入於陰，長氣於陽，奪其食則已，此『內經』治狂法也．食消則意智明而精神治，是用神麯之旨乎？煉蜜和丸，又甘以緩之矣．

石斛夜光丸

治神水寬大漸散，昏如霧露，空中有黑花，及覩物成二，神水淡綠·淡白色者．

天門冬 二兩 兎絲子 七錢 人參 二兩 茯苓 二兩 甘菊花 七錢 乾山藥 七錢 麥冬 一兩 熟地 一兩 肉蓯蓉 五錢 青葙子 五錢 生地 一兩 枸杞 七錢 羚羊角 鎊．五錢 草決明 八錢 石斛 七錢 杏仁 七錢 蒺藜 五錢 川芎 五錢 甘草 炙．五錢 黃連 五錢 防風 五錢 枳殼 五錢 烏犀 鎊．五錢 牛膝 七錢五分

右爲細末，煉蜜丸，桐子大，每服三·五十丸，溫酒·鹽湯下．

［集註］羅謙輔曰，此方爲陽衰陰弱，不能升精於目而設，故目科與千金磁硃丸並重，治證亦同．然磁硃爲鎭墜藥，此爲羡補藥．『鍼經』曰，五臟六腑精氣，皆上於目而爲之精．故夫目之精明者，陰陽合傳而爲精明者也．若腎肝虛，則陰弱不能斂精以升養神水於內．脾肺虛，則陽衰不能攝陰而浮散神光於外．以致神水寬大，睹物成二．此其治法，其營在肝，其主在腎，其合在脾，能合腎脾之陰而使肝達之，則必能歸精於兩眸，而繼明如晝夜矣．是方先補腎肝，以二冬·二地·兎絲·枸杞·五味·牛膝·蓯蓉羣隊滋陰之品，以之强陰塡精，斂氣安神養血，此壯水之主，亦所以生水也，復以人參·炙草·茯苓·山藥培補中宮，使調合陰陽也．佐之以蒺藜·甘菊·

川芎·枳殼·防風行肝達氣，靑葙·決明子解結散滯，黃連·烏犀·羚角淸火瀉熱．然必取石斛之妙合脾腎者淸而行之，要使升精歸明之用，臟腑合德，專精致一耳．其以爲丸者，補上治下，利以緩，利以久，不利以速也．

洗刀散

治風熱上攻，火眼赤痛，驟生雲翳，外障遮睛．

防風 一錢 石膏 一錢 滑石 一錢 歸尾 一錢 赤芍 八分 羌活 八分 荊芥 五分 黃芩 五分 連翹 五分 川芎 五分 桔梗 五分 麻黃 五分 白朮 五分 大黃 五分 芒硝 五分 獨活 五分 元參 五分 木賊 五分 菊花 五分 白蒺藜 五分 蟬退 五分 草決明 五分 薄荷 四分 梔子 四分 蔓荊子 四分 細辛 三分 甘草 三分

加淸茶葉五分，水煎服．

[註] 目之病內障者，昏暗不明而不腫痛，得之於內，七情動中，勞傷心腎也．外障者，赤腫而痛，睛不昏暗，得之於六淫所襲，熱蘊經絡也．故內障多虛，外障多實．子和曰，眼無火不病，非止內障，正指外障而立言也．外障赤腫而痛者，或散外邪，或瀉內熱，或倂解之，可立愈也．其有風火上攻，留而不散，凝結雲翳，掩其光明者，又非或散·或下所能卽愈也．洗刀散方旣可以攻風熱，又可以去雲翳，是一方而兼擅其長也．方中用防風通聖散全劑，是主以去風熱也．倍歸尾·赤芍，是治風先治血，血行風自滅也．加羌·獨活·蔓荊子，倍防風，是祛風而專在太陽表也．太陽之裏少陰也，故又加細辛直走少陰，加元參下安腎火，是治表而顧及其裏也．其加木賊·蟬蛻·草決明·白蒺藜·菊花者，是佐諸祛風淸熱之羣藥，以消風熱驟壅之雲翳也．

失笑散

治産後心腹絞痛欲死，或血迷心竅，不省人事．

五靈脂 蒲黃 等分

每服三錢，酒煎服．

獨聖散

南山楂肉 炒．一兩

水煎，用童便沙糖和服．

[集註] 吳于宣曰，經云，“心主血，脾統血，肝藏血．”故産後瘀血停滯，三經皆受其病，以致心腹瘀痛，惡寒發熱，神迷眩運，胞膈滿悶．凡玆者，由寒凝不消散，氣滯不流行，惡露停留，小腹結痛，迷悶欲絶，非純用甘溫破血行血之劑，不能攻逐蕩平也．是方用靈脂之甘溫走肝，生用則行血．蒲黃辛平入肝，生用則破血．佐酒煎以行其力，庶可直抉厥陰之滯，而有推陳致新之功．甘不傷脾，辛能散瘀，不覺諸證悉除，直可以一笑而置之矣．至獨聖散用山楂一味濃煎，與沙糖·童便同服者何也？山楂不惟消食健脾，功能破瘀止兒枕痛．更益以沙糖之甘，逐惡而不傷脾．童便之鹹，入胞而不涼下．相得相須，功力甚偉，名之曰獨聖，誠不虛也．

大黃䗪蟲丸

治五勞七傷，內有乾血，肌膚甲錯，兩目黯黑．

大黃 酒蒸．十兩 桃仁 去皮·尖，炒．四兩 杏仁 去皮·尖，炒．四兩 黃芩 炒．二兩 甘草 三兩 芍藥 炒．四兩 地黃 十兩 乾漆 炒．一兩 蝱蟲 去翅足，炒．一兩五錢 水蛭 炙黃．百枚 蠐螬 炒．一兩五錢 䗪蟲 去頭足，炒．一兩

右十二味爲末，蜜丸如小豆大．酒服五丸，日三服．

[集註] 李中梓曰，勞傷之證，肌膚甲錯，兩目黯黑，此內有瘀血者也．瘀之日久，則必發熱，熱涸其液，則血乾於經隧之間，愈乾愈熱，愈熱愈乾，而新血皆損．人之充養百骸，光華潤澤者，止借此血，血傷則無以沃其膚，故甲錯也．目得血而能視，血枯則無以榮，其目故

黯黑也. 仲景洞見此證, 補之不可, 凉之無益, 而立此方. 經曰, "血主濡之." 故以地黃爲君, 堅者削之, 故以大黃爲臣. 統血者脾也, 脾欲緩, 急食甘以緩之. 又酸苦涌泄爲陰, 故以甘·芍·桃仁爲佐. 鹹走血, 苦勝血, 故以乾漆之苦, 四蟲之鹹爲使. 夫濁陰不降, 則淸陽不升, 瘀血不去, 則新血不生. 今人遇一勞證, 便用滋陰之藥, 服而不效, 坐以待斃, 迷豈止此耶!

仙方活命飮 附: 薛己治瘍通方

治一切瘡瘍, 未成膿者內消, 已成膿者卽潰, 又止痛·消毒之聖藥也.

穿山甲 白芷 防風 皀角刺 乳香 沒藥 當歸尾 赤芍 花粉 貝母 陳皮 金銀花 甘草

右十三味. 用酒一碗. 煎數沸服.

［集註］ 羅謙輔曰, 此瘍門開手攻毒之第一方也. 經云, "榮氣不從, 逆於肉理." 故癰疽之發, 未有不從榮氣之鬱滯, 因而血結痰滯蘊崇熱毒爲患. 治之之法, 妙在通經之結, 行血之滯, 佐之以豁痰理氣解毒. 是方穿山甲以攻堅, 皀刺以達毒所, 白芷·防風·陳皮通經理氣而疏其滯, 乳香定痛和血, 沒藥破血散結, 赤芍·歸尾以驅血熱而行之, 以破其結. 佐以貝母·金銀花·甘草, 一以豁痰解鬱, 一以散毒和血, 其爲潰堅止痛宜矣. 然是方爲榮衛尙强, 中氣不虧者設. 若脾胃素弱, 榮衛不調, 則有托裏消毒散之法, 必須斟酌而用. 此薛已所論千古不易之治也. 因附治瘍用方之法於後, 使學者服膺云.

薛已曰, 治瘍之法, 若腫高焮痛者, 先用仙方活命飮解之, 後用托裏敗毒散. 漫腫微痛者, 用托裏散, 如不應, 加薑·桂. 若膿出而反痛, 氣血虛也, 八珍散. 不作膿不腐潰, 陽氣虛也, 四君加歸·芪·肉桂. 不生肌·不收斂, 脾氣虛也, 四君加芍藥·木香. 惡寒憎寒, 陽氣虛也, 十全大補加薑·桂. 晡熱內熱, 陰血虛也, 四物加參·芪. 欲嘔作嘔, 胃氣虛也, 六君加炮薑. 自汗·盜汗, 五臟虛也, 六味丸料加五味子. 食少體倦, 脾氣虛也, 補中益氣加茯苓·半夏. 喘促欬嗽, 脾肺虛也, 前湯加麥冬·五味. 欲嘔少食, 脾胃虛也, 人參理中湯. 腹痛泄瀉, 脾胃虛寒也, 附子理中湯. 熱渴淋秘, 腎虛陰火也, 加減八味丸. 大凡怯弱之人, 不必分其腫潰, 惟當先補胃氣. 盖瘡瘍之作, 緣陰陽虧損, 其膿旣泄, 氣血愈虛, 豈有不宜補者哉! 或疑參·芪滿中, 間有用者, 又加發散敗毒, 所補不償所損. 又或以有疾不服補劑, 因而致誤者多矣. 可勝惜哉!

托裏消毒散

人參 黃芪 白朮 茯苓 當歸 川芎 白芍 金銀花 白芷 甘草 連翹

水煎服.

［註］ 參·芪·朮·苓·草以益氣分, 歸·芎·芍以滋血分, 銀花·白芷·連翹以解毒.

御纂醫宗金鑑 卷三十一

删補名醫方論 卷六

桂枝湯

治風寒在表, 脈浮弱, 自汗出, 頭痛發熱, 惡風惡寒, 鼻鳴乾嘔等證, 及雜證自汗·盜汗·虛損·虛瘧亦可用. 若脈浮緊, 汗不出者, 酒客病風寒而汗出者, 禁用.

桂枝 三兩 芍藥 三兩 生薑 三兩 甘草 炙. 二兩 大棗 十二枚

右五味, 以水七升, 煮取三升, 服一升, 覆令微汗, 不可令如水流漓, 病必不除. 若服一升, 汗出病瘥, 不必盡劑. 服已, 更歠稀粥一盞, 以助藥力.

[註] 凡風寒在表, 脈浮弱自汗出者, 皆屬表虛, 宜桂枝湯主之. 名曰桂枝湯者, 君以桂枝也. 桂枝辛溫, 辛能散邪, 溫從陽而扶衛. 芍藥酸寒, 酸能斂汗, 寒走陰而益榮. 桂枝君芍藥, 是於發散中寓斂汗之意. 芍藥臣桂枝, 是於固表中有微汗之道焉. 生薑之辛, 佐桂枝以解肌表. 大棗之甘, 佐芍藥以和榮裏. 甘草甘平, 有安內攘外之能, 用以調和中氣, 卽以調和表裏, 且以調和諸藥矣. 以桂·芍之相須, 薑·棗之相得, 借甘草之調和陽表陰裏, 氣衛血榮, 並行而不悖, 是剛柔相濟以爲和也. 而精義在服後須臾歠熱稀粥以助藥力. 蓋穀氣內充, 不但易爲釀汗, 更使已入之邪不能少留, 將來之邪不得復入也. 又妙在溫服令一時許, 漐漐微似有汗, 是授人以微汗之法. 不可令如水流漓, 病必不除, 禁人以不可過汗之意也. 此方爲仲景羣方之冠, 乃解肌·發汗·調和榮衛之第一方也. 凡中風·傷寒, 脈浮弱汗自出而表不解者, 皆得而主之. 其他但見一·二證卽是, 不必悉具. 故麻·葛·青龍發汗諸劑, 咸用之也. 若汗不出麻黃證也, 脈浮緊者麻黃脈也, 固不可與桂枝湯, 然初起無汗, 當用麻黃發汗, 如汗解後復煩, 脈浮數者, 與下後脈仍浮·氣上衝者, 及下後下利止而身痛不休者, 皆用此以解外. 何也? 蓋此時表雖不解, 腠理已疏, 邪不在皮毛而在肌肉, 且經汗下, 津液已傷, 故脈證雖同麻黃, 而主治當屬桂枝矣. 粗工妄謂桂枝湯專治中風, 不治傷寒, 使人疑而不用. 又謂專發肌表不治他病. 不知此湯倍芍藥·生薑加人參, 名桂枝新加湯, 用以治榮表虛寒, 肢體疼痛. 倍芍藥加飴糖, 名小建中湯, 用以治裏虛心悸, 腹中急痛. 再加黃芪, 名黃芪建中湯, 用以治虛損虛熱, 自汗盜汗. 因知仲景之方, 可通治百病也.

麻黃湯

治太陽風寒在表, 頭項强痛, 發熱, 身疼, 腰痛, 骨節痛, 惡風寒無汗, 胸滿而喘, 其脈浮緊或浮數者, 用此發汗. 雖有是證, 若脈浮而弱, 汗自出, 或尺中脈微與遲者, 俱不可用. 風·寒·濕成痹, 肺經壅塞, 昏亂不語, 冷風哮吼最宜.

麻黃 去節. 三兩 桂枝 二兩 甘草 炙. 一兩 杏仁 去皮·尖. 六十枚

右四味, 以水九升, 先煮麻黃, 減二升, 去上沫, 內諸藥, 煮取二升半, 去滓, 溫服八合. 溫覆取微汗, 不須歠粥. 一服汗出, 停後服. 汗出多者, 溫粉撲之.

[註] 凡風寒在表, 脈浮緊數無汗者, 皆表實也, 宜麻黃湯主之. 名曰麻黃湯者, 君以麻黃也. 麻黃性溫, 味辛而苦, 其用在迅升. 桂枝性溫, 味辛而甘, 其能在固表. 證屬有餘, 故主以麻黃必勝之算也, 監以桂枝制節之妙也. 杏仁之苦溫, 佐麻黃逐邪而降逆. 甘草之甘平, 佐桂枝和內而拒外. 飮入於胃, 行氣於元府, 輸精於皮毛, 斯毛脈合精, 溱溱汗出, 在表之邪必盡去而不留, 痛止喘平, 寒熱頓解. 不須歠粥而借汗於穀也. 其不用薑·棗者, 以生薑之性橫散於肌, 碍麻黃之迅升, 大棗之性泥滯於膈, 礙杏仁之速降, 此欲急於直達, 稍緩則不迅, 橫散則不升矣. 然則爲純陽之劑, 過於發散, 如單刀直入之將, 用之若當, 一戰成功, 不當則不戢而召禍. 故可一而不可再, 如汗後不解, 便當以桂枝代之. 此方爲仲景開表逐邪發汗第一峻藥也. 庸工不知其制在溫覆取汗, 若不溫覆取汗, 則不峻也. 世謂麻黃專能發表, 不治他病. 不知此湯合桂枝湯, 名麻桂各半湯, 用以和太陽留連未盡之寒熱. 去杏仁加石膏合桂枝湯, 名桂枝二越婢一湯, 用以解太陽熱多寒少之寒熱. 若陽盛於內而無汗者, 又有麻黃杏仁甘草石膏湯, 以散太陰肺之邪. 若陰盛於內而無汗者, 又有麻黃附子細辛甘草湯, 以溫散少陰腎家之寒. 『金匱要略』以此方去桂枝, 『千金方』以此方桂枝易桂, 皆名還魂湯, 用以治邪在太陰, 卒中暴厥, 口噤氣絶, 下咽奏效, 而皆不溫覆取汗. 是知麻黃湯之峻與不峻, 而溫覆與不溫覆. 此仲景用方之心法, 豈常人所能得而窺耶!

大青龍湯

治太陽風寒兩傷, 榮衛同病. 傷寒之脈而見中風之證, 中風之脈而見傷寒之證, 二證俱不出汗而煩躁者, 用此兩解發汗. 雖有是證, 若脈微弱, 自汗出者, 不可服之, 服必亡陽.

麻黃 去節. 六兩 桂枝 二兩 杏仁 去皮·尖. 四十個 甘草 炙. 二兩 生薑 切. 三兩 大棗 擘. 十二枚 石膏 碎, 綿裹. 如鷄子大

右七味, 以水九升, 先煮麻黃, 減二升, 去上沫, 內諸藥, 煮取三升, 去滓, 溫服一升, 取微汗. 汗出多者, 溫粉撲之. 一服汗者, 停後服. 汗多亡陽, 遂虛, 惡風煩躁不得眠也.

[註] 何以知風寒兩傷·榮衛同病? 以傷寒之脈而見中風之證, 中風之脈而見傷寒之證也. 名大青龍湯者, 取龍興雲雨之義也. 治風不外乎桂枝, 治寒不外乎麻黃, 合桂枝麻黃二湯以成劑, 故爲兼風寒中傷者主之也. 二證俱無汗, 故減芍藥, 不欲其收也. 二證俱煩躁, 故加石膏以解其熱也. 設無煩躁, 則又當從事於麻黃桂枝各半湯也. 仲景於表劑中加大寒辛甘之品, 則知麻黃證之發熱, 熱全在表. 大青龍證之煩躁, 兼肌裏矣. 初病太陽卽用石膏者, 以其辛能解肌熱, 寒能淸胃火, 甘能生津液, 是預保陽明存津液之先着也. 粗工疑而畏之, 當用不用, 必致熱結陽明, 斑黃狂冒, 紛然變出矣. 觀此則可知石膏乃中風傷寒之要藥, 得麻·桂而有青龍之名, 得知·草而有白虎之號也. 服後取微汗, 汗出多者, 溫粉撲之. 一服得汗, 停其後服, 盖戒人卽當汗之證, 亦不可過汗也. 所以仲景桂枝湯中不用麻黃者, 是欲其不大發汗也. 麻黃湯中用桂枝者, 恐其過汗無制也. 若不愼守其法, 汗多亡陽, 變生諸逆, 表遂空虛而不任風, 陰盛格陽而更煩躁不得眠也.

小青龍湯

治傷寒表不解, 心下有水氣乾, 嘔發熱而欬. 或渴·或利·或噎, 或小便不利, 少腹滿, 或喘者. 及雜病膚脹·水腫證, 用此發汗而利水.

麻黃 去節. 三兩 芍藥 三兩 五味子 半升 甘草 炙. 三兩 乾薑 二兩 半夏 洗. 半升 桂枝 三兩 細辛 三兩

右八味, 以水一升, 先煮麻黃, 減二升, 去上沫, 內諸藥, 煮取三升, 去滓, 溫服一升.

若渴者, 去半夏加栝蔞根三兩.

若噎者, 去麻黃加附子 炮 一枚.

若小便不利少腹滿者, 去麻黃加茯苓四兩.

若喘者, 去麻黃加杏仁 去皮·尖 半升.

若微利者, 去麻黃加蕘花如雞子. 熬令赤色

[按] '加蕘花如雞子, 熬令赤色', 此必傳寫之譌. 盖本草蕘花卽芫花類也, 用之攻水, 其力甚峻, 五分可令人下行數十次, 豈有治停飮之微利, 而用雞子大之蕘花者乎? 當改加茯苓四兩.

[註] 太陽停飮有二, 一中風, 表虛有汗, 五苓散證也. 一傷寒, 表實無汗, 小靑龍湯證也. 表實無汗, 故合麻桂二方以解外. 去大棗者, 以其性泥也. 去杏仁者, 以其無喘也, 有喘者加之. 去生薑者, 以有乾薑也, 若嘔者仍用. 佐乾薑·細辛, 極溫極散, 使寒與水俱從汗而解. 佐半夏逐痰飮, 以淸不盡之飮. 佐五味收肺氣, 以斂耗傷之氣. 若渴者, 去半夏加花粉, 避燥以生津也. 若微利與噎, 小便不利, 少腹滿, 俱去麻黃, 遠表以就裏也. 加附子以去噎散寒, 則噎可止. 加茯苓以利水, 則微利少腹滿可除矣. 此方與越婢湯同治水飮溢於表, 而爲膚脹·水腫, 宜發汗外解者, 無不隨手而消. 越婢治有熱者, 故方中君以石膏以散陽水也. 小靑龍治有寒者, 故方中佐以薑·桂以消陰水也.

葛根湯

治太陽·陽明兩經合病, 頭項强痛, 背亦牽强, 脈浮無汗惡風者, 及表不解, 下利而嘔者, 並宜服此發汗.

葛根 四兩 麻黃 去節. 三兩 桂枝 二兩 芍藥 二兩 甘草 炙. 二兩 生薑 切. 二兩 大棗 擘. 十二枚

右七味, 以水一斗, 先煮麻黃·葛根, 減二升, 去沫, 內諸藥, 煮取三升, 溫服一升. 覆取微似汗, 不須歠粥. 餘如桂枝法將息及禁忌.

[註] 是方也, 卽桂枝湯加麻黃·葛根. 麻黃佐桂枝發太陽榮衛之汗, 葛根君桂枝解陽明肌表之邪. 不曰桂枝湯加麻黃·葛根, 而以葛根命名者, 其意重在陽明, 以嘔利屬陽明多也. 二陽表急, 非溫服覆而取汗, 其表未易解也. 或嘔或利, 裏已失和, 雖歠粥而胃亦不能輸精於皮毛, 故不須歠粥也. 柯琴曰, 此證身不疼·腰不疼·骨節不疼·不惡寒, 是骨不受寒矣. 頭項强痛, 下連於背, 牽動不寧, 是筋傷於風矣. 不喘不煩躁, 不乾嘔, 是裏不病. 無汗惡風, 病只在表. 若表病而兼下利, 則是表實裏虛矣. 比麻黃·靑龍二證較輕, 然項强連背拘强, 更甚於項强無汗, 不失爲表. 但脈浮不緊, 故不從乎麻黃, 而於桂枝方加麻黃倍葛根以去實, 小變麻桂之法也. 盖葛根爲陽明主藥, 凡太陽有陽明者, 則佐入太陽藥中. 凡少陽有陽明者, 則佐入少陽藥中, 無不可也. 李杲定爲陽明經藥. 張潔古云, 未入陽明者, 不可便服. 豈二人未讀仲景書乎? 要知葛根·桂枝, 俱是解肌和裏之藥, 故有汗·無汗, 下利·不下利, 俱可用. 與麻黃之專於發表者不同也.

『金匱』治太陽病無汗, 小便反少, 氣上衝胸, 口噤不得語, 欲作剛痓.

[集註] 喩昌曰, 傷寒項背几几, 無汗惡風者, 用葛根湯. 此證亦用之者, 以其邪在太陽·陽明兩經之界. 兩經之熱併於胸中, 必傷肺金淸肅之氣, 故水道不行, 小便少, 津液不布而無汗. 陽明之筋內結胃口, 外行胸中, 過人迎, 環口, 熱併陽明, 斯筋脈牽引, 口噤不得語. 然剛痓無汗, 必從汗解, 況濕邪內鬱, 必以汗出如故而止. 故用此湯, 合解兩經之濕熱, 與風寒之表法, 無害其同也.

桂枝麻黃各半湯

太陽病, 得之八·九日, 如瘧狀, 發熱惡寒, 熱多寒少, 其人不嘔, 淸便欲自可, 一日二·三度發, 脈微緩者, 爲欲愈也. 脈微而惡寒者, 此陰陽俱虛, 不可更發汗·更下·更吐也. 面色反有熱色者, 未欲解也, 以其不能得小汗出, 身必痒, 宜桂枝麻黃各半湯.

桂枝 一兩六銖 芍藥 一兩 麻黃 去節. 一兩 生薑 一兩 甘草 炙. 一兩 大棗 擘. 四枚 杏仁 去皮·尖. 二十四個

右七味, 以水五升, 先煮麻黃一·二沸, 去上沫, 內諸藥, 煮取一升八合, 去滓, 溫服六合.

[註] 太陽病, 得之八·九日, 有如瘧狀之寒熱. 熱多寒少者, 其人不嘔, 小便淸白, 此裏和不受邪. 雖爲欲自愈, 然必審其如瘧狀寒熱, 一日二·三度, 輕輕而發, 診其脈微而且緩, 則知邪衰正復, 表裏將和, 始爲欲愈也. 若脈微不緩, 正未復也. 更惡寒者, 邪未衰也. 雖不能自愈, 但已爲前之汗·吐·下虛其表裏, 故不可更發汗·更吐·更下也. 脈微惡寒, 表裏俱虛, 面色當白, 今色反赤, 是猶有表邪怫鬱, 不能得小汗出宣發陽氣, 故面赤身痒, 未欲解也, 宜桂枝麻黃各半湯, 小小汗之以和榮衛, 自可愈也.

桂枝二麻黃一湯

服桂枝湯, 大汗出, 脈洪大者, 與桂枝湯如前法. 若形如瘧, 日再發者, 汗出必解, 宜桂枝二麻黃一湯.

桂枝 一兩十七銖 芍藥 一兩六銖 麻黃 去節. 十六銖 甘草 一兩二銖 杏仁 去皮·尖. 十六個 生薑 一兩六銖 大棗 擘. 五枚

右七味, 以水五升, 先煮麻黃一·二沸, 去上沫, 內諸藥, 煮取二升, 去滓, 溫服一升, 日再服.

[註] 服桂枝湯大汗出, 脈洪大不解, 若煩渴者, 則表邪已入陽明, 白虎湯證也. 今脈雖洪大而不煩渴, 則爲表邪仍在太陽, 故與桂枝湯如前法也. 若脈不洪大, 壯熱亦減, 惟寒熱如瘧, 日再發者, 雖屬輕邪, 然終爲微寒所持, 非汗出必不解也, 宜桂枝二麻黃一湯, 小發榮衛之汗. 不用麻黃桂枝各半湯者, 盖因已大汗出, 不欲其發榮衛汗, 欲其和榮衛汗也.

桂枝二越婢一湯

太陽病, 發熱惡寒, 熱多寒少. 陰微弱者, 此無陽也, 不可更汗. 宜桂枝二越婢一湯.

桂枝 一兩六銖 芍藥 一兩 甘草 炙. 一兩三銖 石膏 二十四銖 麻黃 十六銖 大棗 擘. 五枚 生薑 切. 一兩六銖

右七味, 以水五升, 煮麻黃一·二沸, 去上沫, 內諸藥, 煮取二升, 去滓, 溫服一升, 日再服. 本方當裁爲越婢湯·桂枝湯, 各飮一升, 今合爲一方, 桂枝二越婢一湯.

[註] 桂枝二越婢一湯, 卽大靑龍以杏仁易芍藥也, 名雖越婢輔桂枝, 實則大靑龍之變制也. 去杏仁惡其從陽而辛散, 用芍藥以其走陰而酸收. 以此易彼, 裁而用之, 則主治不同也. 以桂枝二主之, 則不發汗. 可知越婢一者, 乃麻黃·石膏二物, 不過取其辛涼之性, 佐桂枝二中和表而淸熱, 則是寓微汗於不發之中, 亦可識也. 非若大靑龍以石膏佐麻黃而爲發汗驅熱之重劑也. 桂枝二麻黃一湯, 治若形如瘧, 日再發者, 汗出必解, 而無熱多寒少, 故不用石膏之涼也. 桂枝麻黃各半湯, 治如瘧狀, 熱多寒少, 而不用石膏更倍麻黃者, 以其面有怫鬱熱色, 身有皮膚作痒, 是知熱不向裏而向表, 令得小汗以順其勢, 故亦不用石膏之涼裏也. 桂枝二越婢一湯, 治發熱惡寒, 熱多寒少, 而用石膏者, 以其表邪寒少, 肌裏熱多, 故用石膏之涼, 佐麻桂以和榮衛, 非發榮衛也. 今人一見麻桂, 不問輕重, 亦不問溫覆不溫覆, 取汗不取汗, 總不敢用. 皆因未究仲景之旨, 麻桂祗是榮衛之藥. 若重劑溫覆取汗, 則爲發榮

衛之藥. 輕劑不溫覆取汗, 則爲和榮衛之藥也.

越婢湯

治風水惡風, 一身悉腫, 脈浮不渴, 續自汗出, 無大熱者. 又治裏水, 一身面目黃腫, 其脈沈小便不利, 故令病水. 假令小便自利, 此亡津液, 故令渴也. 越婢加朮湯主之.

麻黃 六兩 石膏 半斤 生薑 切. 三兩 大棗 擘. 十五枚 甘草 一兩

惡風加附子一枚. 炮

右五味, 以水六升, 煮麻黃, 去沫, 內諸藥, 煮取三升, 分三服.

[集註] 喻昌曰, 越婢湯者, 示微發表於不發之方也, 大率取其通調榮衛. 麻黃·石膏二物, 一甘熱, 一甘寒, 合而用之, 脾偏於陰則和以甘熱, 胃偏於陽則和以甘寒. 乃至風熱之陽, 水寒之陰, 凡不和於中土者, 悉得用之何也? 中土不和, 則水穀不化其精悍之氣以實榮衛. 榮衛虛, 則或寒·或熱之氣, 皆得壅塞其隧道, 而不通於表裏. 所以在表之風水用之, 而在裏之水兼渴, 而小便自利者, 咸必用之, 無非欲其不害中土耳. 不害中土, 自足消患於方萌矣. 趙良曰, 五臟各一其陰陽, 獨脾胃居中而兩屬之, 故土不獨成四氣. 土亦從四維而後成, 不惟火生而已. 於是四方有水寒之陰, 卽應於脾. 風熱之陽, 卽應於胃, 飮食五味之寒熱, 凡入於脾胃者亦然. 一有相干, 則脾氣不和, 胃氣不淸, 而水穀不化其精微, 以行榮衛, 以實陰陽也. 甘者, 土之本味, 所以脾氣不和, 和以甘熱, 胃氣不淸, 淸以甘寒. 麻黃之甘熱, 走手足太陰經, 連於皮膚, 行氣於三陰, 以祛陰寒之邪. 石膏之甘寒, 走手足陽明經, 達於肌肉, 行氣於三陽, 以祛風熱之邪. 旣用其味甘以入土, 用其寒·熱以和陰陽, 用其性善走以發越脾氣, 更以甘草和中緩急, 二藥相協而成功. 大棗之甘, 補脾中之血. 生薑之辛, 益胃中之氣. 惡風者陽虛, 故加附子以益陽. 風水者, 則加朮以散皮膚間風水氣, 發穀精以宣榮衛, 與麻黃·石膏爲使, 引其入土也. 越婢之名, 不亦宜乎!

[按] 喩昌所論明析, 趙良之說, 能細剖其理, 開悟後學, 故兩錄之.

麻黃杏仁甘草石膏湯

治溫熱內發, 表裏俱熱, 頭痛身疼, 不惡寒反惡熱, 無汗而喘, 大煩大渴, 脈陰陽俱浮者, 用此發汗而淸火. 若脈浮弱沈緊, 沈細惡寒, 自汗出而不渴者, 禁用.

麻黃 去節. 四兩 杏仁 去皮·尖. 五十枚 甘草 炙. 二兩 石膏 碎, 綿裹. 半斤

右四味, 以水七升, 先煮麻黃, 減二升, 去上沫, 內諸藥, 煮取二升, 去滓, 溫服一升.

[集註] 柯琴曰, 石膏爲淸火之重劑, 靑龍·白虎皆賴以建功, 然用之不當, 適足以召禍. 故靑龍以無汗煩躁, 得薑·桂以宣衛外之陽也. 白虎以有汗煩渴, 須粳米以存胃中之液也. 此但熱無寒, 故不用薑·桂, 喘不在胃而在肺, 故不須粳米. 其意重在存陰, 不必慮其亡陽也, 故於麻黃湯去桂枝之監制, 取麻黃之專開, 杏仁之降, 甘草之和, 倍石膏之大寒, 除內外之實熱, 斯溱溱汗出, 而內外之煩熱與喘悉除矣.

麻黃附子細辛湯

治少陰病始得之, 反發熱脈沈, 二三日無裏證者.

麻黃 一兩 附子 炮. 一枚 細辛 二兩

熱微者, 以甘草易細辛微發汗.

右三味, 以水一斗, 先煮麻黃, 減二升, 去沫, 內藥, 煮取三升, 去滓, 溫服一升, 日三服.

[集註] 柯琴曰, 少陰主裏, 應無表證. 病發於陰, 應有表寒. 今少陰始受寒邪而反發熱, 是有少陰之裏, 而兼有太陽之表也. 太陽之表脈應不沈, 今脈沈者, 是有太陽之證, 而見少陰之脈也. 故身雖熱而脈則沈也. 所以太陽病而脈反沈, 便用四逆以急救其裏. 此少陰病而

表反熱, 便於表劑中加附子以預固其裏. 夫發熱無汗, 太陽之表不得不開. 沈爲在裏, 少陰之樞又不得不固. 設用麻黃開腠理, 細辛散浮熱, 而無附子以固元陽, 則少陰之津液越出, 太陽之微陽外亡, 去生便遠. 惟附子與麻黃並用, 則寒邪雖散, 而陽不亡. 此裏病及表, 脈沈而當發汗者, 與病在表脈浮而發汗者逕庭也. 若表微熱, 則受寒亦輕, 故以甘草易細辛而微發其汗, 甘以緩之, 與辛以散之者, 又少間矣.

桂枝加附子湯

太陽病發汗, 遂漏不止, 其人惡風, 小便難, 四肢微急, 難以屈伸者, 此方主之.

桂枝湯加附子一枚. 炮去皮, 破八片

煎, 服法同, 不須歠粥.

[集註] 柯琴曰, 發汗太過, 陽無所止息, 而汗出不止矣. 汗多亡陽, 元府不閉, 風乘虛入, 故復惡風. 津液外泄, 不能潤下, 故小便難. 四肢者, 諸陽之本. 陽氣者, 柔則養筋, 開闔不得, 風寒從之, 故筋急而屈伸不利也. 是方以附子加入桂枝湯中, 大補表陽也. 表陽密, 則漏汗自止, 惡風自罷矣. 汗止津回, 則小便自利, 四肢自柔矣. 汗漏不止, 與大汗出同, 而從化變病則異. 服桂枝·麻黃後, 大汗出而大煩渴, 是陽陷於裏, 急當救陰, 故用白虎加人參湯. 服桂枝·麻黃湯, 大汗出遂漏不止, 是陽亡於外, 急當救陽, 故用桂枝加附子湯. 要知發汗之劑, 用桂枝不當, 則陽陷於裏者多. 用麻黃不當, 則陽亡於外者多. 因桂枝湯有芍藥而無麻黃, 故雖汗大出, 而元府尚能自閉, 多不致亡陽於外耳.

芍藥甘草附子湯

發汗病解, 又惡寒者, 虛故也, 此方主之.

芍藥 三兩 甘草 炙. 二兩 附子 炮去皮, 破八片. 一枚

右三味, 以水五升, 煮取一升五合, 去滓, 分溫服.

[集註] 柯琴曰, 發汗病解而反惡寒, 比未汗時更甚, 其陽虛可知矣. 夫太陽·少陰爲表裏, 太陽之病, 本由少陰之虛, 不能藏精而爲陽之守也. 今惡寒反見於發汗病解後, 是寒邪已從汗解, 太陽陽虛不能衛外而爲陰之使也, 則陽亡之兆已見於此. 若仍以桂枝湯攻表, 非以扶陽反以亡陽也. 故以芍藥收少陰之精氣, 甘草緩陰邪之上行, 附子補坎宮之少火, 但使腎中元陽得位, 在表之虛陽惡寒自解耳.

桂枝甘草湯

治發汗過多, 其人叉手自冒心, 心下悸, 欲得按者.

桂枝 四兩 甘草 炙. 二兩

右二味, 水三升, 煮取一升, 頓服.

[集註] 柯琴曰, 汗出多, 則心液虛, 中氣餒, 故悸. 叉手自冒, 則外有所衛, 得按則內有所依, 如此不堪之狀, 望之而知其虛矣. 桂枝本榮分藥, 得麻黃, 則令榮氣外發而爲汗, 從辛也. 得芍藥, 則收斂榮氣而止汗, 從酸也. 得甘草, 則補中氣而養血, 從甘也. 故此方以桂枝爲君, 獨任甘草爲佐, 以補陽氣·生心液. 甘溫相得, 斯氣血和而悸自平. 不須附子者, 以汗雖多而未至於陽亡. 不須芍藥者, 以汗已止而嫌其陰斂也.

桂枝加芍藥加大黃湯

本太陽病, 醫反下之, 因而腹滿時痛者, 屬太陰也, 桂枝加芍藥湯主之. 大實痛者, 桂枝加大黃湯主之.

桂枝加芍藥湯方

於桂枝湯方內, 更加芍藥三兩, 隨前共六兩, 餘依桂枝湯法.

桂枝加大黃湯方

卽桂枝加芍藥湯方內, 更加大黃一兩.

[集註] 柯琴曰, 腹滿爲太陰·陽明俱有之

證, 然位同而職異. 太陰主出, 太陰病則腐穢之出不利, 故滿而時痛. 陽明主內, 陽明病則腐穢燥而不行, 故大實而痛. 大實痛是陽明病, 不是太陰病. 仲景因表證未解, 陽邪已陷入於太陰, 故倍芍藥以益脾調中, 而除腹滿時痛, 此用陰和陽法也. 若表邪未解, 而陽邪陷入於陽明, 則加大黃以潤胃通結, 而除其大實痛, 此雙解表裏法也. 凡妄下必傷胃氣, 胃氣虛則陽邪襲陰, 故轉屬太陰. 胃液涸則兩陽相搏, 故轉屬陽明. 屬太陰則腹滿時痛而不實, 陰道虛也. 屬陽明則腹滿大實而痛, 陽道實也. 滿而時痛, 是下利之兆, 大實而痛, 是燥屎之徵. 故倍加芍藥, 小變建中之劑. 少加大黃, 微示調胃之方.

小建中湯

治傷寒表未解, 或心悸而煩, 或腹中急痛, 而陰陽澁脈弦者.

桂枝 三兩 芍藥 六兩 生薑 切. 三兩 甘草 二兩 膠飴 一斤 大棗 擘. 十二枚

右六味, 以水七升, 煮取三升, 去滓, 內膠飴, 更上火消解, 日三服. 嘔家不可用建中湯, 以甛故也.

[註] 是方也, 卽桂枝湯倍芍藥加膠飴. 名曰小建中, 謂小小建立中氣, 以中雖已虛, 表尙未和, 不敢大補也. 故以桂枝湯仍和榮衛, 倍芍藥加膠飴調建中州, 而不歠稀粥溫服令汗, 盖其意重在中虛, 而不在傷寒之表也. 中虛建立, 榮衛自和, 津液可生, 汗出乃解, 煩悸可除矣. 傷寒浮得脈澁, 榮衛不足也. 沈得脈弦, 木入土中也. 榮衛不足則表虛, 木入土中則裏急, 表虛裏急, 故亦以此湯主治也. 嘔家不可用, 謂凡病嘔者不可用, 恐甛助嘔也.

炙甘草湯

治傷寒脈結代, 心動悸者. 又治肺痿, 欬吐多, 心中嗢嗢液液者.

甘草 炙. 四兩 生薑 切. 三兩 桂枝 三兩 麥門冬 半升 麻子仁 半升 大棗 擘. 十二枚 人參 一兩 阿膠 二兩 生地黃 一斤

右九味, 以淸酒七升, 水八升, 先煮八味, 取三升, 去滓, 內膠, 烊消盡, 服一升, 日三服.

[集註] 柯琴曰, 仲景於脈弱陰弱者, 用芍藥以益陰. 陽虛者, 用桂枝以通陽. 甚則加人參以生脈, 未有用地黃·麥冬者, 豈以傷寒之法義重扶陽乎? 抑陰無驟補之法與? 此以心虛脈結代, 用生地黃爲君, 麥冬爲臣, 峻補眞陰, 開後學滋陰之路也. 地黃·麥冬, 味雖甘而氣則寒, 非發陳·蕃莠之品, 必得人參·桂枝以通陽脈, 生薑·大棗以和衛榮, 阿膠補血, 酸棗安神. 甘草之緩, 不使速下. 淸酒之猛, 捷於上行, 內外調和, 悸可寧而脈可復矣. 酒七升水八升, 祗取三升者, 久煎之則氣不峻, 此虛家用酒之法. 且知地黃·麥冬得酒最良. 此證當用酸棗仁, 肺痿用麻子仁可也. 如無眞阿膠, 以龜板膠代之.

桂枝人參·葛根黃芩黃連二湯合論: 太陽外證未解, 而數下之, 遂協熱而利, 利下不止, 表裏不解, 脈微弱, 心下痞硬者, 桂枝人參湯主之. 桂枝證, 醫反下之, 利遂不止, 其脈促喘而汗出者, 葛根黃連黃芩湯主之.

桂枝人蔘湯

桂枝 四兩 甘草 四兩 人參 三兩 白朮 三兩 乾薑 三兩

水九升, 先煮四味, 取五升, 內桂更煮三升, 日再服, 夜一服.

葛根黃芩黃連湯

葛根 半斤 黃連 三兩 黃芩 三兩 甘草 炙. 二兩

水八升, 先煮葛根, 減二升. 內諸藥, 煮二升, 分溫再服.

[集註] 柯琴曰, 外熱不除, 是表不解, 下利不止, 是裏不解, 病因則同. 一以微弱之脈而心下痞硬, 是脈不足而證有餘. 一以脈促而

喘, 反汗自出, 是脈有餘而證不足. 表裏虛實, 當從脈而辨證矣. 弱脈見於數下後, 則痞硬爲虛. 故用理中之辛甘溫補, 止利消痞硬, 又加桂枝以解表. 先煮四味, 後內桂枝, 和中之力饒, 而解肌之氣銳, 是於兩解中寓權宜法也. 桂枝證脈本緩, 誤下後而反促, 陽氣重, 可知邪束於表, 陽擾於內, 故喘而汗出. 利遂不止者, 是暴注下迫, 屬於熱也. 故君氣淸質輕之葛根, 以解肌而止利. 佐苦寒淸肅之芩連, 以止汗而除喘. 又加甘草以和中. 先煮葛根後內諸藥, 解肌之力緩, 而淸中之氣銳, 又與補中逐邪者殊法矣. 又曰, 上條脈證是陽虛, 雖協熱於外, 而裏則虛寒. 下條脈證是陽盛, 雖下利不止, 而表裏俱實. 同一協熱利, 同是表裏不解, 而寒熱虛實攻補不同. 前方理中加桂枝, 而冠桂枝於人參之上. 後方瀉心加葛根, 而冠葛根於芩連之首. 不名理中·瀉心者, 總爲表未解故耳. 補中亦能解表, 凉中亦能散表, 補中亦能散痞, 凉中亦能止利. 仲景製兩解方, 神化如此.

白虎湯

治陽明證, 汗出渴欲飮水, 脈洪大浮滑不惡寒反惡熱.

石膏 碎, 綿裹. 一斤 知母 六兩 甘草 二兩 粳米 六合

右四味, 以水一斗, 煮米熟湯成, 去滓, 溫服一升, 日三服.

[集註] 柯琴曰, 陽明邪從熱化, 故不惡寒而惡熱, 熱蒸外越, 故熱汗自出. 熱爍胃中, 故渴欲飮水. 邪盛而實, 故脈滑, 然猶在經, 故兼浮也. 蓋陽明屬胃, 外主肌肉, 雖有大熱而未成實, 終非苦寒之味所能治也. 石膏辛寒, 辛能解肌熱, 寒能勝胃火, 寒性沈降, 辛能走外, 兩擅內外之能, 故以爲君. 知母苦潤, 苦以瀉火, 潤以滋燥, 故以爲臣. 用甘草·粳米調和於中宮, 且能土中瀉火, 作甘稼穡, 寒劑得之緩其寒, 苦藥得之平其苦, 使沈降之性, 皆得留連於味也. 得二味爲佐, 庶大寒之品無傷損脾胃之慮也. 煮湯入胃, 輸脾歸肺, 水精四布, 大煩大渴可除矣. 白虎爲西方金神, 取以名湯, 秋金得令而炎暑自解矣. 更加人參以補中益氣而生津, 協和甘草, 粳米之外, 承制石膏·知母之寒, 瀉火而土不傷, 乃操萬全之朮者.

白虎加人參湯

治太陽中熱, 汗出惡寒, 身熱而渴者, 暍是也.

石膏 一斤 知母 六兩 甘草 二兩 粳米 六合 人參 三兩

右五味, 以水如前煮服法.

[集註] 趙良曰, 汗出惡寒, 身熱而不渴者, 中風也. 汗出惡寒, 身熱而渴者, 中暍也. 其證相似, 獨以渴不渴爲辨. 然傷寒·中風, 皆有背微惡寒與時時惡風而渴者, 亦以白虎人參湯治之. 蓋爲火爍肺金, 肺主氣者也. 肺傷則衛氣虛, 衛虛則表不足, 由是汗出身熱惡寒. 『內經』曰, 心移熱於肺, 傳爲膈消. 膈消則渴, 皆相火傷肺所致, 可知其要在救肺也. 石膏能治三焦火熱, 功多於淸肺, 退肺中之火, 故用爲君. 知母亦就肺中瀉心火, 滋水之源, 人參生津·益所傷之氣而爲臣. 粳米·甘草補土以資金爲佐也.

猪苓湯

治陽明病, 脈浮發熱, 渴欲飮水. 少陰病下利六·七日, 欬而嘔渴, 心煩不得眠者.

猪苓 去皮 茯苓 阿膠 滑石 澤瀉 各一兩

右五味, 以水四升, 先煮四味, 取二升, 去滓. 內下阿膠, 烊消, 溫服七合, 日三服.

[集註] 趙羽皇曰, 仲景製猪苓一湯, 以行陽明·少陰二經水熱. 然其旨全在益陰, 不專利水. 蓋傷寒表虛最忌亡陽, 而裏熱又患亡陰. 亡陰者, 亡腎中之陰與胃家之津液也. 故陰虛

之人，不但大便不可輕動，卽小水亦忌下通．盖陰虛過於滲利，則津液反致耗竭．方中阿膠質膏養陰而滋燥，滑石性滑去熱而利水，佐以二苓之滲瀉，既疏濁熱而不留其瘀壅，亦潤眞陰而不苦其枯燥，是利水而不傷陰之善劑也．故太陽利水用五苓者，以太陽職司寒水，故加桂以溫之，是煖腎以行水也．陽明·少陰之用猪苓，以二經兩關津液，特用阿膠·滑石以潤之，是滋養無形以行有形也．利水雖同，寒溫逈別，惟明者知之．

五苓散 附：茵蔯五苓散

治脈浮小便不利，熱微消渴者．發汗已，脈浮數煩渴者．中風發熱，六·七日不解，而煩，有表裏證，渴欲飮水，水入則吐者．

茯苓 十八銖 猪苓 十八銖 白朮 十八銖 澤瀉 一兩 桂 半兩

右五味爲散，以白飮和服方寸匕，日三服，多服煖水，汗出愈．

［註］是方也，乃太陽邪熱入腑，水氣不化，膀胱表裏藥也．一治水逆，水入則吐．一治消渴，水入則消．夫膀胱者，津液之腑，氣化則能出矣．邪熱入之，若水盛則水壅不化而水蓄於上，膀胱之氣化不行，致小便不利也．若熱盛則水爲熱耗，而水消於上，膀胱之津液告竭，致小便不利也．水入吐者，是水盛於熱也．水入消者，是熱盛於水也．二證皆小便不利，故均得而主之．然小便利者不可用，恐重傷津液也．由此可知五苓散非治水熱之專劑，乃治水熱小便不利之主方也．君澤瀉之鹹寒，鹹走水腑，寒勝熱邪．佐二苓之淡滲，通調水道，下輸膀胱，並瀉水熱也．用白朮之燥濕，健脾助土，爲之隄防以制水也．用桂之辛溫，宣通陽氣，蒸化三焦以行水也．澤瀉得二苓下降，利水之功倍，小便利而水不蓄矣．白朮須桂上升，通陽之效捷，氣騰津化渴自止也．若發熱表不解，以桂易桂枝，服後多服煖水，令汗出愈．是此方不止治停水小便不利之裏，而猶解停水發熱之表也．加人參名春澤湯，其意專在助氣化以生津．加茵蔯名茵蔯五苓散，治濕熱發黃，表裏不實，小便不利者，無不克也．

桂枝湯去芍藥加茯苓白朮湯

治服桂枝湯或下之，仍頭項强痛，翕翕發熱，無汗，心下滿微痛，小便不利者，桂枝去芍藥加茯苓白朮湯主之．

桂枝去芍藥加茯苓白朮湯方

於桂枝湯方內，去芍藥加茯苓·白朮各三兩，餘依桂枝湯法煎服．小便利則愈．

［註］服桂枝湯已汗也，或下之已下也，今仍有頭項强痛·翕翕發熱·無汗之表，心下滿微痛·小便不利·停飮之裏．無汗表不解，心下有水氣，當用小靑龍汗之．今無汗表不解，有水氣，心下滿微痛，小便不利，而不用小靑龍者，以其已經汗下，表裏俱虛也．故仍用桂枝湯以解表，去芍藥之酸收，避無汗心下之滿．加茯苓之燥滲，因水停小便不利也．餘依桂枝湯法煎服，謂依桂枝湯法取汗也．小便利則愈，謂飮病輸水道則愈也．此方卽桂苓甘朮湯而有生薑·大棗．其意專在解肌，利水次之，故用生薑·大棗佐桂枝，以通津液取汗也．桂苓甘朮湯不用生薑·大棗而加茯苓，其意專在利水，扶陽次之，故倍加茯苓君桂枝，於利水中扶陽也．故方後不曰依服桂枝湯方也．

十棗湯

治太陽中風表解，漐漐汗出而不惡寒，裏有水氣，小便不利，嘔逆短氣，心下至脇痞滿硬痛者．此治水之急方也．

大棗 擘．十枚 甘遂 大戟 芫花 熬．各等分

右三味，各別擣爲散，以水一升半，先煮大棗肥者十枚，取八合，去滓，內藥末，强人一錢，羸人服半錢，平旦溫服．若下少病不除者，明日再服，加半錢．得快下後，糜粥自養．

［集註］柯琴曰，仲景治水之方，種種不同，此其最峻者也．凡水氣爲患，或喘或欬，或悸或噎，或吐或利，病在一處而止．此則水邪留結於中，心腹脇下痞滿硬痛，三焦升降之氣阻隔難通．此時表邪已罷，非汗散之法所宜．裏飮實盛，又非淡滲之品所能勝，非選逐水至峻之品以折之，則中氣不支，束手待斃矣．甘遂·芫花·大戟三味，皆辛苦氣寒而稟性最毒，併擧而用之，氣味相濟相須，故可夾攻水邪之巢穴，決其瀆而大下之，一擧而患可平也．然邪之所湊，其氣必虛．以毒藥攻邪，必傷及脾胃，使無沖和甘緩之品爲主宰，則邪氣盡而大命亦隨之矣．然此藥最毒，參·朮所不能君，甘草又與之相反，故選十棗之大而肥者以君之，一以顧其脾胃，一以緩其峻毒．得快利後，糜粥自養，一以使穀氣內充，一以使邪不復作．此仲景用毒攻病之法，盡美又盡善也．昧者惑於甘能中滿之說，而不敢用，豈知承制之理乎?

御纂醫宗金鑑 卷三十二

刪補名醫方論 卷七

大承氣湯

治陽明病, 潮熱, 手足濈然汗出, 譫語汗出多, 胃燥獨語, 如見鬼狀, 喘冒不能臥, 腹滿痛, 脈滑實. 又目中不了了, 睛不和. 又少陰病初得之, 口燥咽乾者. 自利淸水, 色純靑, 心下痛, 口燥舌乾者. 六·七日, 腹脹不大便者.

大黃 酒洗. 四兩 厚朴 半斤 枳實 炙. 五枚 芒硝 三合

右四味, 以水一斗, 先煮二物, 取五升, 內大黃, 煮取二升, 去滓. 內芒硝, 再上火微煮一·二沸, 分溫再服. 得下卽停後服.

小承氣湯

大黃 四兩 厚朴 炙, 去皮. 二兩 枳實 三枚

右三味, 以水四升, 煮取一升二合, 去滓, 分溫三服. 初服湯當大便, 不爾再服, 以利爲度. 得便卽止服.

[集註] 柯琴曰, 諸病皆因於氣, 穢物之不去, 由於氣之不順也. 故攻積之劑, 必用氣分之藥, 因以承氣名湯. 方分大·小者, 有二義焉. 厚朴倍大黃, 是氣藥爲君, 名大承氣. 大黃倍厚朴, 是氣藥爲臣, 名小承氣. 味多性猛, 制大其服, 欲令大泄下也, 因名曰大. 味寡性緩, 制小其服, 欲微和胃氣也, 因名曰小. 且煎法更有妙義, 大承氣用水一斗, 煮枳·朴, 取五升, 去滓, 內大黃, 再煮取二升, 內芒硝, 何哉? 盖生者氣銳而先行, 熟者氣純而和緩, 仲景欲使芒硝先化燥屎, 大黃繼通地道, 而後枳·朴除其痞滿. 若小承氣以三味同煎, 不分次第, 同一大黃, 而煎法不同, 此可見仲景微和之意也.

喩昌曰, 『金匱』治痙爲病, 胸滿口噤, 臥不着席, 脚攣急必齘齒, 可與大承氣湯, 乃死中求生之法也. 『靈樞』謂熱而痙者死, 腰折·瘈瘲·齒齘也. 玆所云臥不着席, 卽腰折之變文. 脚攣急, 卽瘈瘲之變文. 且齘齒加以胸滿口禁, 上·中·下三焦熱邪充斥, 死不旋踵矣. 在傷寒證腹滿可下, 胸滿則不可下, 然投是湯者, 須知所謂胸滿, 謂其邪尙在表, 故不可下. 此證入裏之熱, 極深極重, 匪可比倫, 況陽熱深極, 陰血立至消亡, 卽小小下之, 尙不足以勝其陽救其陰. 故取此湯以承領其一線之陰氣, 陰氣不盡爲陽熱所刦, 因而得生者多矣. '可與'二字甚活, 臨證酌而用之, 初非定法也. 旣有下之重傷其陰之大戒, 復有下之急救其陰之活法, 學者欲爲深造, 端在此矣.

調胃承氣湯

治表解有汗, 裏熱不除, 胃因不和, 而不作解者.

大黃 酒洗. 四兩 甘草 炙. 二兩 芒硝 半斤

右三味, 以水三升, 先煮二味, 取一升, 去滓. 內芒硝, 微煮令沸, 少少溫服之.

[註] 三承氣湯之立名, 而曰大者, 制大其服, 欲急下其邪也. 小者, 制小其服, 欲緩下其邪也. 曰調胃者, 則有調和承順胃氣之義, 非若大·小專攻下也. 經曰, 熱淫於內, 治以鹹寒. 火淫於內, 治以苦寒. 君大黃之苦寒, 臣芒硝之鹹寒, 二味並擧, 攻熱瀉火之力備矣. 更佐甘草之緩, 調停於大黃·芒硝之間, 又少

少溫服之, 使其力不峻, 則不能速下而和也.

更衣丸

治津液不足, 腸胃乾燥, 大便不通.

硃砂 研如飛麵. 五錢 蘆薈 研細, 生用. 七錢

滴好酒少許, 和丸. 每服一錢二分, 好酒下.

[集註] 柯琴曰, 胃爲後天之本, 不及固病, 太過亦病. 然太過復有陽盛陰虛之別焉. 兩陽合明而胃家實, 仲景製三承氣湯以下之. 三陽燥結而津液亡, 前賢又製更衣丸以潤之. 古人入厠必更衣, 故以此命名也. 硃砂以汞爲體, 性寒重墜下達. 蘆薈以液爲質, 味苦膏潤下滋. 兼以大寒大苦之性味, 能潤燥結, 從上導下而胃關開矣. 合以爲丸, 兩者相須, 得效最宏, 奏功甚捷, 誠匪夷所思矣.

麻仁丸 又名脾約丸

治腸胃燥熱, 大便秘結, 小便數多.

麻子 二升 芍藥 半斤 枳實 半斤 大黃 去皮. 一斤 厚朴 去皮. 一斤 杏仁 去皮·尖熬, 碾脂. 一升

右六味爲末, 煉蜜爲丸, 桐子大, 飮服十丸, 日三服. 漸加, 以利爲度.

[集註] 成無己曰, 約者, 約結之約, 又約束也. 經曰, "飮入於胃, 游溢精氣, 上輸於脾. 脾氣散精, 上歸於肺, 通調水道, 下輸膀胱. 水精四布, 五經幷行." 今胃强脾弱, 約束津液, 不得四布, 但輸膀胱, 小便數而大便硬, 故曰脾約. 麻仁甘平而潤, 杏仁甘溫而潤. 經曰, "脾欲緩, 急食甘以緩之." 本草曰, 潤可去燥. 是以麻仁爲君, 杏仁爲臣. 枳實破結, 厚朴瀉滿, 故以爲佐. 芍藥調中, 大黃通下, 故以爲使.

朱震亨曰, 旣云脾約, 血枯火燔津竭, 理宜滋陰降火, 津液自生, 何秘之有? 此方惟熱甚而禀實者可用, 熱微而虛者, 愈致燥涸之苦矣.

桃仁承氣湯

治血結胸中, 手不可近, 或中焦畜血, 寒熱胸滿, 漱水不欲嚥, 善忘, 昏迷如狂者. 此方治敗血留經, 通月事.

桃仁 去皮·尖. 五十個 桂枝 三兩 大黃 四兩 芒硝 二兩 甘草 二兩

右五味, 以水七升, 煮取二升半, 去滓. 內芒硝, 更上火微沸. 下火先食, 溫服五合. 日三服, 當微利.

抵當湯並丸

治傷寒畜血, 併治癥瘕, 追蟲攻毒甚佳.

水蛭 熬. 三十個 蝱蟲 熬, 去頭足. 三十個 大黃 三兩 桃仁 去皮·尖. 三十個

右四味爲散, 以水五升, 煮三升, 去滓, 溫服一升. 不下再服, 利爲度.

水蛭 熬. 二十個 蝱蟲 熬, 去翅. 二十五個 桃仁 去皮·尖. 二十個 大黃 三兩

右四味杵, 分爲四丸, 以水一升, 煮一丸, 取七合服. 晬時當下血, 若不下更服.

[集註] 柯琴曰, 膀胱爲水腑, 血本無所容畜者也. 少腹者, 膀胱之室也, 熱結硬滿, 當小便不利, 而反利者, 是病不在膀胱內而在少腹內也. 可知其隨經之榮血, 因瘀熱而結於少腹之裏, 而非膀胱之裏也. 故小便雖利, 而硬滿急結, 畜血仍瘀於少腹也. 熱淫於內, 神魂不安, 故發狂. 血瘀不行, 則榮不運, 故脈微而沈, 榮不運, 則氣不宣, 故沈而結也. 榮氣不周於身, 則身黃. 消穀善饑者, 胃火熾盛也. 大便反易者, 血之濡也. 色黑者, 畜血滲入也. 善忘者, 血不榮, 智不明也. 此皆瘀血之徵兆, 非至峻之劑, 不足以抵其巢穴而當此重任, 故立抵當湯. 蛭, 蟲之善飮血者, 而利於水. 蝱, 蟲之善吮血者, 而猛於陸. 並取水陸之善取血者以攻之, 同氣相求, 更佐桃仁之苦甘, 推陳致新, 大黃之苦寒, 蕩滌邪熱, 故名抵當也. 若熱雖盛而未狂, 少腹滿而未硬, 宜小其制, 爲丸以緩治之. 若外證已解, 少腹急結, 其人如狂, 是轉屬陽明, 用調胃承氣加桃仁·桂枝

之行血者於其中, 以微利之, 胃和則愈矣. 此桃仁承氣爲治之緩也.

梔子豉湯 附: 加減諸湯

治陽明病, 脈浮而緊, 咽燥口苦, 腹滿而喘, 發熱汗出, 不惡寒·反惡熱, 身重煩躁, 心中憒憒, 怵惕懊憹, 目疼鼻乾, 不得臥.

梔子 擘. 十四枚 香豉 綿裹. 四合

右二味, 以水四升, 先煮梔子, 得二升半. 內豉, 煮取一升半, 去滓, 分二服. 溫進一服, 得吐·止後服.

若少氣者, 加甘草二兩. 若嘔者, 加生薑三兩. 若下後心煩腹滿·起臥不安者, 去香豉加厚朴四兩·枳實四枚. 若醫以丸藥下之, 身熱不去, 心中結痛, 去香豉加乾薑二兩. 若身熱發黃者, 去香豉加甘草一兩·黃柏二兩.

[集註] 柯琴曰, 太陽以心腹爲裏, 陽明以心腹爲表. 盖陽明之裏是胃實, 不特發熱惡熱·目痛鼻乾·汗出身重謂之表. 一切虛煩虛熱, 咽燥口苦舌胎, 腹滿煩躁不得臥, 消渴而小便不利, 凡在胃之外者, 悉是陽明之表也. 仲景製汗劑, 是開太陽表邪之出路, 製吐劑是引陽明表邪之出路. 所以太陽之表宜汗不宜吐, 陽明之表當吐不當汗. 太陽當汗而反吐之, 便見自汗出不惡寒, 饑不能食, 朝食暮吐, 欲食冷食, 不欲近衣等證, 此太陽轉屬陽明之表法, 當梔子豉湯吐之. 陽明當吐而不吐, 反行汗下, 溫鍼等法, 以致心中憒憒, 怵惕懊憹, 煩躁舌胎等證, 然仍在陽明之表, 仍當梔子豉湯主之. 梔子苦能涌泄, 寒能勝熱, 其形象心, 又赤色通心, 故主治心中上·下一切證. 豆形象腎, 又黑色入腎, 製而爲豉, 輕浮上行, 能使心腹之濁邪上出於口, 一吐而心腹得舒, 表裏之煩熱悉解矣. 所以然者, 急除胃外之熱, 不致胃家之實, 卽此梔豉湯爲陽明解表之聖劑矣. 熱傷氣者少氣, 加甘草以益氣. 虛熱相搏者多嘔, 加生薑以散邪. 若下後而心腹滿, 起臥不安, 是熱已入胃, 便不當吐, 故去香豉. 屎未燥硬, 不宜復下, 故祇用梔子以除煩, 佐枳·朴以泄滿, 此兩解心腹之妙, 又小承氣之輕劑也. 若以丸藥下之, 身熱不去, 知表未解也, 心中結痛, 知寒留於中也. 表熱裏寒, 故任梔子之苦以除熱, 倍乾薑之辛以逐寒, 而表熱自解, 裏寒自除. 然非吐不能達表, 故用此以探吐之. 此又寒熱並用, 爲和中解表之劑矣. 內外熱熾, 肌肉發黃, 必須苦甘之劑以調之, 柏皮·甘草色黃而潤, 助梔子以除內煩而解外熱. 形色之病, 仍假形色以通之. 此皆用梔豉加減以禦陽明表證之變幻也. 夫梔子之性, 能屈曲下行, 不是上涌之劑, 惟豉之腐氣上蒸心肺, 能令人吐耳. 觀瓜蒂散必用豉汁和服, 是吐在豉而不在梔也. 梔子乾薑湯去豉用薑, 是取其橫開. 梔子厚朴湯, 以枳·朴易豉, 是取其下泄. 似皆不欲上越之義, 雖苦亦能作涌, 然非探吐不能吐也, 病人舊微溏者不可與, 則梔子之性自明矣.

瓜蒂散

治胸中痞硬痰飮, 一切實邪, 及氣衝咽不得息者, 用此吐之.

瓜蒂 熬黃. 一分 赤小豆 一分

右二味, 各別搗篩, 爲散已, 合治之. 取一錢匕, 以香豉一合, 熱湯七合, 煮作稀糜, 去滓, 取汁和散, 溫, 頓服之. 不吐者, 少少加服, 得快吐乃止.

[註] 胸中者, 清陽之府, 諸邪入胸, 皆阻陽氣不得宣達, 以致胸滿痞硬, 熱氣上衝, 燥渴心煩, 嗢嗢欲吐, 脈數促者, 熱鬱結也. 胸滿痞硬, 氣上衝咽喉不得息, 手足寒冷, 欲吐不能吐, 脈遲緊者, 寒鬱結也. 凡胸中寒熱與氣與飮鬱結爲病, 諒非汗下之法所能治, 必得酸苦涌瀉之品, 因而越之. 上焦得通, 陽氣得復, 痞硬可消, 胸中可和也. 瓜蒂極苦, 赤豆味酸, 相須相益, 能除胸胃中實邪, 爲吐劑

中第一品也. 而佐香豉粥汁合服者, 借穀氣以保胃氣也. 服之不吐, 少少加服, 得快吐而卽止者, 恐傷胃中元氣也. 此方奏功之捷, 勝於汗下. 所以三法鼎立, 今人不知岐伯·仲景之精義, 置之不用, 可勝惜哉!

小陷胸湯

治心下痞, 按之則痛, 脈浮滑者.

黃連 一兩 半夏 半升 栝蔞實 大者. 一個

右三味, 以水六升, 先煮栝蔞實, 取三升, 去滓, 內諸藥, 煮取二升, 分溫三服.

[集註] 程知曰, 此熱結未深者, 在心下, 不似大結胸之高在心上. 按之痛, 比手不可近爲輕. 脈之浮滑又緩於沈緊, 但痰飮素盛, 挾熱邪而內結, 所以脈見浮滑也. 以半夏之辛散之, 黃連之苦瀉之, 栝蔞之苦潤滌之, 皆所以除熱散結於胸中也. 先煮栝蔞, 分溫三服, 皆以緩治上之法.

程應旄曰, 黃連滌熱, 半夏導飮, 栝蔞潤燥, 合之以開結氣, 亦名曰陷胸者, 攻雖不峻, 而一皆直瀉, 其胸裏之實邪, 亦從此奪矣.

大陷胸湯丸

主治傷寒發熱, 不發汗而反下之, 表熱乘虛入於胸中, 與不得爲汗之水氣結而不散, 令心下至少腹硬滿而痛不可近, 其人身無大熱, 但頭汗出, 或潮熱燥渴, 脈沈緊者, 如水腫·腸澼, 初起形氣俱實者, 亦可用.

大黃 六兩 芒硝 苦葶藶子 杏仁 去皮. 各半升 甘遂 爲末. 一錢

右五味, 以水先煮大黃·杏·藶, 去滓, 內芒硝, 煮一·二沸, 內甘遂末, 溫服, 得快利止後服. 如未劇者, 加白蜜二合, 作丸如彈子大, 水煮一丸, 服過宿乃下, 如不下更服.

[集註] 柯琴曰, 胸中者, 宗氣之所出, 故名氣海. 氣爲陽, 故屬太陽之部. 氣爲水母, 氣清則水精四布, 氣熱則水濁而壅結矣. 水結於胸, 則津液不下, 無以潤腸胃, 故大便必燥, 不下輸膀胱, 故水道不通. 大黃·芒消善滌腸胃之熱實, 此病在胸中而亦用以爲君者, 熱淫於內, 當治以苦寒, 且以潤陽明之燥, 是實則瀉子之法, 補膀胱之寒, 亦制之以其所畏也. 任甘遂之苦辛, 所以直攻其水結. 然水結因於氣結, 必佐杏仁之苦溫, 以開其水中之氣, 氣行而水自利矣. 水結又因於氣熱, 必佐葶藶之大寒, 以清其氣分之熱, 源淸而流自潔矣. 若胸中水結而未及中焦者, 當小其制, 而復以白蜜之甘以緩之, 使留戀於胸中, 過宿乃下, 但解胸心之結滯, 而保腸胃之無傷, 是又以攻劑爲和劑也. 是方爲利水攻積之劑, 故治水腫·痢疾之初起者甚捷. 然必視其人壯實, 可以一戰成功, 如平昔素虛弱與病久而不任攻伐者, 當念虛虛之戒矣.

三物白散方

治傷寒, 寒實結胸無熱證者, 及胸膈寒實痰水內結等證.

桔梗 三分 貝母 三分 巴豆 去皮, 熬黑, 硏如泥. 一分

右杵二味爲末, 內巴豆於臼中杵之, 以白飮合服. 强人一錢, 羸者減之. 病在膈上必吐, 在膈下必利. 不利進熱粥一盃, 利過不止, 進冷粥一盃.

[註] 是方治寒實痰水結胸, 極峻之藥也. 君以巴豆極辛極烈, 攻寒逐水, 斬關奪門, 所到之處無不破也. 佐以貝母開胸之結, 使以桔梗爲之舟楫, 載巴豆搜逐胸邪. 膈上者必吐, 膈下者必利, 使其邪悉盡無餘矣. 然惟知任毒以攻邪, 不量强羸, 鮮能善其後也, 故羸者減之. 不利進熱粥, 利過進冷粥, 盖巴豆性熱, 得熱則行, 得冷則止, 不用水而用粥者, 借穀氣以保胃也.

大黃黃連瀉心湯

治傷寒表解, 心下痞, 按之不軟, 其脈關上浮者.

大黃 二兩 黃連 一兩

右二味，以痲沸湯二升漬之，須臾絞去滓，分溫再服.

[註] 痞硬虛邪而用大黃·黃連，能不起後人之疑耶? 仲景使人疑處，正是妙處. 盖因後人未嘗細玩，不得其法，皆煎而服之，大悖其旨矣. 觀乎用氣薄之痲沸湯漬大黃·黃連，須臾去滓，僅得其無形之氣，不重其有形之味，是取其氣味俱薄，不大瀉下. 雖曰攻痞，而攻之之妙義無窮也.

附子瀉心湯

治傷寒表解，心下痞，惡寒汗出者.

大黃 二兩 黃連 一兩 黃芩 一兩 附子 炮去皮，別煮汁. 一枚

右四味，切三味，以痲沸湯二升漬之，須臾絞去滓，內附子汁，分溫再服.

[註] 心下硬痛，結胸也. 硬而不痛，心下痞也. 惡寒而復汗出，非表不解，乃表陽虛也. 故以大黃·黃連·黃芩瀉痞之熱，附子溫表之陽，合內外而治之. 其妙在以痲沸湯漬三黃，須臾絞去滓，內別煮附子汁，義在瀉痞之意輕，扶陽之意重也.

甘草瀉心湯

治傷寒中風，醫反下之，其人下利，日數十行，穀不化，腹中雷鳴，心下痞硬而滿，乾嘔心煩不得安. 醫見心下痞，謂病不盡，復下之，其痞益甚，此非結熱，但以胃中虛客氣上逆，故使硬也.

甘草 四兩 黃芩 三兩 黃連 一兩 乾薑 三兩 半夏 洗. 半升 大棗 擘. 十二枚

右六味，以水一斗，煮取六升，去滓再煎，取三升，溫服一升，日三服.

[註] 毋論傷寒·中風，表未解，總不可下，醫反下之，因而成痞. 其人下利日數十行，水穀不化，腹中雷鳴者，誤下胃中空虛也. 心下痞硬而滿，乾嘔心煩不得安者，乘虛客邪上逆也. 醫見心下痞硬，謂下之不盡，又復下之，其痞益甚. 但此非結熱之痞，亦非寒結之痞，乃乘胃空虛，客氣上逆，陽陷陰凝之痞也. 方以甘草命名者，取和緩之意. 用甘草·大棗之甘溫，補中緩急，治痞之益甚. 半夏之辛，破客逆之上從. 芩·連瀉陽陷之痞熱，乾薑散陰凝之痞寒. 緩急破逆，瀉痞寒熱，備乎其治矣.

生薑瀉心湯

治傷寒汗出解後，胃中不和，心下痞硬，乾噫食臭，脇下有水氣，腹中雷鳴下利者.

甘草 炙. 二兩 人參 三兩 乾薑 一兩 半夏 洗. 半升 黃芩 三兩 黃連 一兩 生薑 切. 四兩 大棗 擘. 十二枚

右八味，以水一斗，煮取六升，去滓再煎，取三升，溫服一升，日三服.

[註] 傷寒汗出之後，餘邪轉屬陽明，心下痞滿硬痛不大便者，此其人胃素燥熱，因而成實，攻之可也. 今其人平素胃虛，兼脇下有水氣，即不誤下，餘熱乘虛入裏，結成痞硬不痛. 胃虛不能消化水穀，則乾噫食臭也. 胃中寒熱不和，則腹中雷鳴下利也. 名生薑瀉心湯者，其義重在散水氣之痞也. 生薑·半夏散脇下之水氣，人參·大棗補中州之土虛，乾薑·甘草以溫裏寒，黃芩·黃連以瀉痞熱. 備乎虛水寒熱之治，胃中不和下利之痞，未有不愈者也.

半夏瀉心湯

治傷寒五·六日，嘔而發熱，柴胡證具，而以他藥下之，但滿不痛，心下痞者.

半夏 洗. 半升 黃芩 三兩 乾薑 三兩 人參 三兩 黃連 一兩 甘草 炙. 三兩 大棗 擘. 十二枚

右七味，以水一斗，煮取六升，去滓再煎，取三升，溫服一升，日三服.

[集註] 王又原曰，傷寒五·六日，柴胡證具，而以他藥下之成痞. 即用小柴胡湯，以乾薑易生薑，以黃連易柴胡. 彼以和表裏，此以徹上下. 而必推半夏爲君者，痞從嘔得來，半夏之

辛以破結而止嘔也.

旋覆代赭石湯

治汗·吐·下解之後, 心下痞硬, 噫氣不除.

旋覆花 三兩 人參 二兩 代赭石 一兩 半夏 洗. 半升 生薑 切. 五兩 甘草 炙. 三兩 大棗 擘. 十二枚

右七味, 以水一斗, 煮取六升, 去滓再煎, 取三升, 溫服一升, 日三服.

[集註] 羅謙輔曰, 汗·吐·下解後, 邪雖去而胃氣已虧矣. 胃氣旣虧, 三焦因之失職, 淸無所歸而不升, 濁無所納而不降, 是以邪氣留滯, 伏飮爲逆, 故心下痞硬, 噫氣不除. 方中以人參·甘草養正補虛, 薑·棗和脾養胃, 所以安定中州者至矣. 更以代赭石之重, 使之斂浮鎭逆, 旋覆花之辛, 用以宣氣滌飮, 佐人參以歸氣於下, 佐半夏以蠲飮於上. 濁降痞硬可消, 淸升噫氣自除. 觀仲景治少陰水氣上凌, 用眞武湯鎭之. 治下焦滑脫不守, 用赤石脂禹餘糧固之. 此胃虛氣失升降, 復用此法理之, 則胸中轉否爲泰. 其爲歸元固下之法, 各極其妙如此.

麻黃連軺赤小豆湯

治傷寒表不解, 瘀熱在裏發黃者.

麻黃 二兩 赤小豆 一升 杏仁 去皮·尖. 四十枚 生薑 切. 一兩 大棗 擘. 十二枚 甘草 炙. 一兩 生梓白皮 一升 連軺 二兩

以上八味, 以潦水一斗, 先煮麻黃, 再沸, 去上沫, 內諸藥, 煮取三升, 分溫三服, 半日則盡.

[註] 濕熱發黃無表裏證, 熱盛者淸之, 小便不利者利之, 裏實者下之, 表實者汗之, 皆無非爲病求去路也. 用麻黃湯以開其表, 使黃從外而散. 去桂枝者避其濕熱也, 佐薑棗者和其榮衛也, 加連軺·梓皮以瀉其熱, 赤小豆以利其濕, 同成表實發黃之效也. 連軺卽連翹根, 無梓皮以茵蔯代之.

[集註] 成無己曰, 煎以潦水者, 取其味薄不助濕熱也.

梔子柏皮湯

治傷寒身黃發熱, 無表裏證者.

梔子 擘. 十五枚 甘草 一兩 黃柏 一兩

右三味, 以水四升, 煮取一升半, 去滓, 分溫再服.

[註] 傷寒身黃發熱者, 若有無汗之表, 以麻黃連軺赤小豆湯汗之. 若有成實之裏, 以茵蔯蒿湯下之. 今外無可汗表證, 內無可下裏證, 惟有黃熱, 宜以梔子柏皮湯淸之可也. 此方之甘草當是茵蔯, 傳寫之誤也.

茵蔯蒿湯

陽明病發熱, 但頭汗出, 身無汗, 小便不利, 渴飮水漿, 此爲瘀熱在裏, 身必發黃, 腹微滿者, 本方主之.

茵蔯蒿 六兩 梔子 擘. 十四枚 大黃 二兩

右三味, 以水二斗, 先煮茵蔯, 減六升, 內二味, 煮取三升, 去滓, 分溫三服. 小便當利, 如皂角汁狀, 色正赤, 一宿腹減, 黃從小便去也.

[集註] 柯琴曰, 太陽·陽明俱有發黃證, 但頭汗出而身無汗, 則熱不外越. 小便不利, 則熱不下泄, 故瘀熱在裏. 然裏有不同, 肌肉是太陽之裏, 當汗而發之, 故用麻黃連翹赤小豆湯爲凉散法. 心胸是太陽陽明之裏, 當寒以勝之, 用梔子柏皮湯, 乃淸火法. 腸胃是陽明之裏, 當瀉之於內, 故立本方, 是逐穢法. 茵蔯禀北方之氣, 經冬不凋, 傲霜凌雪, 偏受大寒之氣, 故能除熱邪留結, 率梔子以通水源, 大黃以調胃實, 令一身內外瘀熱, 悉從小便而出, 腹滿自減, 腸胃無傷, 乃合引而竭之之法, 此陽明利水之聖劑也. 又曰, 仲景治陽明渴飮有四法. 本太陽轉屬者, 五苓散微發汗以散水氣. 大煩燥渴小便自利者, 白虎加參淸火而生津. 脈浮發熱小便不利者, 猪苓湯滋陰而利水. 小便不利腹滿者, 茵蔯蒿湯以泄滿, 令黃從小便

出. 病情治法, 胸有成竹矣. 每思仲景利小便必用氣化之品, 通大便必用承氣之品. 故小便不利者, 必加茯苓, 甚者兼用猪苓. 因二苓爲氣化之品, 而小便由於氣化也. 玆小便不利, 不用二苓者何? 本論云, 陽明病, 汗出多而渴者, 不可與猪苓湯. 以汗多胃中燥, 猪苓湯復利小便故也. 斯知陽明病汗出多而渴者, 不可用, 則汗不出而渴者, 津液先虛, 更不可用明矣. 此以推陳致新之茵蔯, 佐以屈曲下行之梔子, 不用枳·朴以承氣, 與芒硝之峻利, 則大黃但可以潤胃燥, 而大便之不遽行可知. 故必一宿而腹始減, 黃從小便去而不由大腸去, 仲景立法神奇, 匪夷所思耳.

御纂醫宗金鑑 卷三十三

刪補名醫方論 卷八

小柴胡湯

治傷寒五·六日，寒熱往來，胸脇苦滿，嘿嘿不欲飮食，心煩喜嘔，口苦耳聾，脈弦數者，此是少陽經半表半裏之證，宜此湯以和解之.

柴胡 半斤 黃芩 三兩 人參 三兩 半夏 半升 甘草 炙. 三兩 生薑 切. 三兩 大棗 擘. 十二枚

右七味，以水一斗二升，煮取六升，去滓再煎，取三升，溫服一升，日三服.

若胸中煩而不嘔，去半夏·人參，加栝蔞實.

若渴者，去半夏，加人參·栝蔞根.

若腹中痛，去黃芩，加芍藥.

若脇下痞硬，去大棗，加牡蠣.

若心下悸·小便不利者，去黃芩，加茯苓.

若不渴外有微熱者，去人參，加桂枝，溫覆取微似汗愈.

若欬者，去人參·大棗·生薑，加五味子·乾薑.

[集註] 程應旄曰，方以小柴胡名者，取配乎少陽之義也. 至於制方之旨及加減法，則所云'上焦得通，津液得下，胃氣因和' 盡之矣. 何則? 少陽脈循脇肋，在腹陽背陰兩岐間. 在表之邪欲入裏，爲裏氣所拒，故寒往而熱來. 表裏相拒而留於岐分，故胸脇苦滿. 神識以拒而昏困，故嘿嘿. 木受邪則妨土，故不欲食. 膽爲陽木而居淸道，爲邪所鬱，火無從泄，逼炎心分，故心煩. 淸氣鬱而濁，則成痰滯，故喜嘔. 嘔則木火兩舒，故喜之也. 此則少陽定有之證，其餘或之云者，以少陽在人身爲游部，凡表裏經絡之罅，皆能隨其虛而見之，不定之邪也. 據證俱是太陽經中所有者，特以五·六日上見，故屬之少陽，半表半裏兼而有之，方是小柴胡證. 方中以柴胡疏木，使半表之邪得從外宣，黃芩淸火，使半裏之邪得從內徹. 半夏豁痰飮，降裏氣之逆. 人參補久虛，助生發之氣. 甘草佐柴·芩調和內外. 薑·棗佐參·夏通達榮衛，相須相濟，使邪無內向而外解也. 至若煩而不嘔者，火成燥實而逼胸，故去人參·半夏加栝蔞實也. 渴者，燥已耗液而逼肺，故去半夏加栝蔞根也. 腹中痛，木氣散入土中，胃陽受困，故去黃芩以安土，加芍藥以戢木也. 脇下痞硬者，邪旣留則木氣實，故去大棗之甘而泥，加牡蠣之鹹而耎也. 心下悸·小便不利者，水邪侵乎心矣，故去黃芩之苦而伐，加茯苓之淡而滲也. 不渴身有微熱者，半表之寒尙滯於肌，故去人參加桂枝以解之也. 欬者，半表之寒湊入於肺，故去參·棗，加五味子，易生薑爲乾薑以溫之. 雖肺寒不減黃芩，恐乾薑助熱也. 總之，邪在少陽，是表寒裏熱，兩鬱不得升之，故小柴胡之治，所謂升降浮沈則順之也.

大柴胡湯

治熱結在內，心下急嘔不止，鬱鬱微煩，柴胡證仍在者，與大柴胡湯下之.

柴胡 半斤 黃芩 三兩 半夏 半升 芍藥 三兩 枳實 四枚 大黃 二兩 生薑 五兩 大棗 擘. 十二枚

右八味，以水一斗二升，煮取六升，去滓再煎，溫服一升，日三服.

[註] 柴胡證在, 又復有裏, 故立少陽兩解法也. 以小柴胡湯加枳實·芍藥者, 仍解其外以和其內也. 去參·草者, 以裏不虛. 少加大黃, 以瀉結熱. 倍生薑者, 因嘔不止也. 斯方也, 柴胡得生薑之倍, 解半表之功捷, 枳·芍得大黃之少, 攻半裏之效徐. 雖云下之, 亦下中之和劑也.

柴胡桂枝湯

傷寒六·七日發熱微惡寒, 肢節煩疼微嘔, 心下支結, 此太陽少陽併病也, 柴胡桂枝湯主之.

柴胡 四兩 桂枝 一兩半 人參 一兩半 甘草 一兩 半夏 洗. 二合半 黃芩 一兩半 芍藥 一兩半 大棗 擘. 六枚 生薑 切. 一兩半

右九味, 以水七升, 煮取三升, 去滓, 分溫服.

[集註] 柯琴曰, 仲景書中最重柴·桂二方. 以桂枝解太陽肌表, 又可以調諸經之肌表. 小柴胡解少陽半表, 亦可以和三陽之半表. 故於六經病外, 獨有桂枝證·柴胡證之稱, 見二方之任重不拘於經也. 如陽浮陰弱條, 是仲景自爲桂枝證之註釋. 血弱氣虛條, 亦仲景自爲柴胡證之註釋. 桂枝有壞病, 柴胡亦有壞病, 桂枝有疑似證, 柴胡亦有疑似證. 病如桂枝證而實非, 若脚攣急與胸中痞硬者是已. 病如柴胡證而實非, 本渴而飮水嘔·食穀嘔, 與但欲嘔胸中痛微溏者是已. 此條爲傷寒六七日, 正寒熱當退之時, 反見發熱惡寒諸表證, 更見心下支結諸裏證, 表裏不解, 法當表裏雙解之. 然惡寒微, 發熱亦微, 可知肢節煩疼, 則一身骨節不疼. 可知微嘔, 心下亦微結, 故謂之支結. 表證雖不去而已輕, 裏證雖已見而未甚. 故取桂枝之半, 以散太陽未盡之邪. 取柴胡之半, 以解少陽微結之證. 口不渴·身有微熱者, 法當去人參. 以六·七日來, 邪雖未解, 而正已虛, 故仍用之. 外證雖在, 而病機已見於裏, 故方以柴胡冠桂枝之上, 爲雙解兩陽之輕劑也.

黃芩湯

治太陽·少陽合病, 自下利者. 若嘔者, 加半夏·生薑.

黃芩 甘草 芍藥 各三兩 大棗 擘. 十二枚

右四味, 以水一斗, 煮取三升, 去滓, 溫服一升, 日再服, 夜一服.

嘔者, 加半夏半升, 生薑三兩.

[集註] 程應旄曰, 此之合病者, 頭痛·胸滿口苦·咽乾·目眩, 或往來寒熱, 或脈大而弦. 半表之邪不待太陽傳遞而卽合. 少陽裏氣失守, 所以下利, 陽熱漸盛, 所以上嘔. 故用黃芩湯清熱益陰, 半裏淸而半表自解矣.

柯琴曰, 太陽·少陽合病, 是熱邪已入少陽之裏. 膽火下攻於脾, 故自下利, 上逆於胃, 故兼嘔也. 與黃芩湯, 酸苦相濟, 調中以存陰也. 熱不在半表, 故不用柴胡, 今熱已入半裏, 故黃芩主之. 雖非胃實, 亦非胃虛, 故不須人參以補中. 兼嘔者, 故仍加半夏·生薑, 以降逆也.

黃連湯

治傷寒胸中有熱, 胃中有邪氣, 腹中痛欲嘔吐者.

黃連 三兩 乾薑 三兩 甘草 三兩 人參 二兩 桂枝 三兩 半夏 半升 大棗 十二枚

右七味, 以水一斗, 煮取六升. 去滓, 溫服一升, 日三服, 夜二服.

[集註] 程應旄曰, 熱在胸中, 有煩躁鬱悶之證可知. 胃中反有邪氣, 以寒邪被格在下故也. 此證寒熱俱有, 較之大青龍之寒熱, 已向近裏一層, 故其證不見之表裏際, 而祇見之上下際. 腹中痛者, 陰邪在胃而寒乃獨治於下也. 欲嘔吐者, 陽邪在胸·而熱乃獨治於上也. 此爲上下相格治法, 亦寒熱並施, 而辛寒易以苦寒, 辛熱加以苦熱, 更以人參·半夏以補宣中氣, 升降陰陽. 自此條而互及瀉心諸湯, 皆其法也.

成無己曰, 濕家下後, 舌上如胎者, 以丹田有熱, 胸中有寒, 是邪氣入裏而爲下熱上寒也. 此傷寒傳裏而爲下寒上熱也.

喩昌曰, 陰陽悖逆, 皆當和解法.

黃連阿膠湯

治少陰病, 得之二·三日以上, 心中煩不得臥.

黃連 四兩 黃芩 一兩 芍藥 二兩 雞子黃 二枚 阿膠 三兩

右五味, 以水五升, 先煮三物, 取二升, 去滓, 內膠烊盡, 小冷, 內雞子黃, 攪令相得, 溫服七合, 日三服.

[集註] 柯琴曰, 此少陰病之瀉心湯也. 凡瀉心必借連·芩, 而導引有陰陽之別. 病在三陽, 胃中不和, 而心下痞硬者, 虛則加參·甘補之, 實則加大黃下之. 病在少陰, 而心中煩不得臥者, 旣不得用參·甘以助陽, 亦不得用大黃以傷胃矣. 用芩·連以直折心火, 用阿膠以補腎陰, 雞子黃佐芩·連, 於瀉心中補心血. 芍藥佐阿膠, 於補陰中斂陰氣, 斯則心腎交合, 水升火降. 是以扶陰瀉陽之方, 變而爲滋陰和陽之劑也. 是則少陰之火, 各歸其部, 心中之煩不得臥可除矣. 經曰, 陰平陽秘, 精神乃治. 斯方之謂歟!

理中湯丸

治中氣不運, 腹中不實, 口失滋味, 病久不食, 臟腑不調, 與傷寒直中太陰, 自利不渴, 寒多而嘔等證.

人參 三兩 白朮 三兩 甘草 三兩 乾薑 三兩

右四味, 搗篩爲末, 蜜丸如雞子黃大, 以沸湯數合和一丸, 研碎, 溫服之. 日三·四枚, 夜二枚. 腹中未熱, 益至三·四丸. 然不及湯. 湯法以四物依兩數切, 用水八升, 煮取三升, 去滓, 溫服一升, 日三服.

若臍上築者, 腎氣動也, 去朮, 加桂四兩.

多吐者, 去朮, 加生薑三兩.

下多者, 還用朮.

悸者, 加茯苓二兩.

渴欲得水者, 加朮, 足前成四兩半.

腹中痛者, 加人參, 足前成四兩半.

腹滿者, 去朮, 加附子一枚. 服湯後如食頃, 飮熱粥一升許, 微自溫, 勿發衣被.

[集註] 程應旄曰, 陽之動始於溫, 溫氣得而穀精運, 穀氣升而中氣贍, 故名曰理中. 實以燮理之功, 予中焦之陽也. 若胃陽虛, 則中氣失宰, 膻中無發宣之用, 六腑無灑陳之功, 猶如釜薪失焰, 故下致淸穀, 上失滋味, 五臟凌奪, 諸證所由來也. 參·朮·炙草, 所以守中州, 乾薑辛以溫中, 必假之以焰釜薪而騰陽氣. 是以穀入於陰, 長氣於陽, 上輸華盖, 下攝州都, 五臟六腑, 皆以受氣, 此理中之旨也. 若水寒互勝, 卽當脾腎雙溫, 加以附子, 則命門益·土母溫矣. 白朮補脾, 得人參則壅氣, 故臍下動氣. 吐多腹滿者, 去朮也. 加桂以伐腎邪, 加生薑以止嘔也, 加附子以消陰也. 下多者濕勝也, 還用朮燥濕也. 渴欲飮水飮渴也, 加朮使飮化津生也. 心下悸停水也, 加茯苓導水也. 腹中痛倍人參, 虛痛也. 寒者加乾薑·寒甚也.

乾薑附子湯

下後復發汗, 晝日煩躁不得眠, 夜而安靜, 不嘔不渴, 無表證, 脈沈微, 身無大熱者, 乾薑附子湯主之.

乾薑 一兩 附子 去皮, 生用, 破八片. 一枚

右二味, 以水三升, 煮取一升, 去滓, 頓服.

茯苓四逆湯

傷寒厥而心下悸, 發汗, 若下之, 病仍不解, 煩躁者, 茯苓四逆湯主之.

茯苓 六兩 人參 一兩 甘草 炙. 一兩 乾薑 一兩 附子 生用, 破八片. 一枚

右五味, 以水五升, 煮取三升, 去滓, 溫服七合, 日三服.

[註] 凡太陽病治不如法, 汗後復下, 或下後復汗, 誤而又誤, 變成壞病. 若其人陽盛而

從熱化，則轉屬三陽，陽衰而從寒化，則繫在三陰．此二湯所治之煩躁，皆壞病也．煩躁雖六經俱有，而多見於太陽·少陰者，太陽爲眞陰之標，少陰爲眞陽之本也．未經汗下而煩躁，多屬陽，其脈實大，其證渴熱，是煩爲陽盛，躁爲陰虛．已經汗下而煩躁，多屬陰，其脈沈微，其證汗厥，是煩爲陽虛，躁爲陰極也．夫先下後汗，於法爲逆．外無大熱，內不渴嘔，似乎陰陽自和，而實妄汗亡陽．所以虛陽擾亂於陽分，故晝日煩躁不得眠，盛陰偏安於陰分，故夜而安靜．脈沈微，是眞陽將脫而煩躁也．用乾薑·附子壯陽以配陰．薑·附者，陽中陽也，生用則力更銳，不加甘草則勢更猛，是方比四逆爲峻，救其相離，故當急也．先汗後下，於法雖順，若病不解，厥悸仍然，驟增晝夜煩躁，似乎陰盛格陽，而實腎上凌心，皆因水不安其位，挾陰邪而上乘，是陽虛有水氣之煩躁也．用茯苓君四逆，抑陰以伐水．人參佐四逆，生氣而益陽．參·苓君子也，兼調以甘草，比四逆爲緩，陰陽不急，故當緩也．一去甘草，一加參·苓，而緩急自別，仲景用方之妙如此．

附子湯

治少陰病，身痛手足寒，骨節痛，口中和，背惡寒，脈沈者．

附子 生用，去皮，破八片．二枚 茯苓 三兩 人參 二兩 白朮 四兩 芍藥 三兩

右五味，以水八升，煮取三升，去滓，溫服一升，日三服．

［註］少陰爲寒水之臟，故傷寒之重者多入少陰，所以少陰一經最多死證．方中君附子二枚者，取其力之銳，且以重其任也．生用者，一以壯少火之陽，一以散中外之寒，則惡寒自止，身痛自除，手足自溫矣．所以固生氣之原，令五臟六腑有本，十二經脈有根，脈自不沈，骨節可知矣．更佐白朮以培土，芍藥以平木，茯苓以伐水．水伐火自旺，旺則陰翳消，木平土益安，安則水有制，制則生化．此萬全之朮，其畏而不敢用，束手待斃者，曷可勝計耶!

四逆湯

治脈沈厥逆等證．

甘草 炙．二兩 乾薑 一兩半 附子 生用，去皮，破八片．一枚

右三味，以水三升，煮取一升二合，去滓，分溫再服．

强人可大附子一枚，乾薑三兩．

［註］方名四逆者，主治少陰中外皆寒，四肢厥逆也．君以炙草之甘溫，溫養陽氣．臣以薑·附之辛溫，助陽勝寒．甘草得薑·附，鼓腎陽溫中寒，有水中煖土之功．薑·附得甘草，通關節走四肢，有逐陰回陽之力．腎陽鼓寒，陰消則陽氣外達而脈升手足溫矣．

通脈四逆湯

治少陰下利清穀，裏寒外熱，手足厥逆，脉微欲絶，身反不惡寒，其人面赤色，或腹痛，或乾嘔，或咽痛，或利止脈不出者．厥陰下利清穀，裏寒外熱，汗出而厥者主之．

乾薑 三兩，强人可四兩 甘草 炙．二兩 附子 生用，去皮．大者一枚

右三味，以水三升，煮取一升二合，去滓，分溫再服，其脈卽出者愈．

面色赤者，加葱九莖．腹中痛者，去葱加芍藥二兩．嘔者，加生薑二兩．咽痛，去芍藥，加桔梗一兩．利止脈不出者，加人參二兩．

［註］論中扶陽抑陰之劑，中寒陽微不能外達，主以四逆．中外俱寒，陽氣虛甚，主以附子．陰盛於下，格陽於上，主以白通．陰盛於內，格陽於外，主以通脈．是則可知四逆運行陽氣者也，附子溫補陽氣者也，白通宣通上下之陽氣者也，通脈通達內外之陽氣者也．今脈微欲絶，裏寒外熱，是腎中陰盛，格陽於外，故主之也．倍乾薑加甘草佐附子，易名通脈四逆湯者，以其能大壯元陽，主持中外，共招外

熱反之於內. 盖此時生氣已離, 亡在俄頃, 若以柔緩之甘草爲君, 豈能疾呼外陽耶? 故易以乾薑. 然必加甘草與乾薑等分者, 恐渙漫之餘, 薑·附之猛不能安養元氣, 所謂有制之師也. 若面赤者, 加葱以通格上之陽. 腹痛者, 加芍藥以和在裏之陰. 嘔逆者, 加生薑以止嘔. 咽痛者, 加桔梗以利咽. 利止脈不出氣少者, 俱倍人參, 以生元氣而復脈也.

白通湯

治少陰病, 下利脈微者, 與白通湯. 利不止, 厥逆無脈, 乾嘔煩者, 白通加猪膽汁湯主之. 服湯, 脈暴出者, 死, 脈微續者生.

葱白 四莖 乾薑 一兩 附子 生用, 去皮, 破八片. 一枚

右三味, 以水三升, 煮取一升, 去滓, 分溫再服.

白通加猪膽汁湯

葱白 四莖 乾薑 一兩 附子 生用, 去皮, 破八片. 一枚 人尿 五合 猪膽汁 一合

已上三味, 以水三升, 煮取一升, 去滓, 內猪膽汁人尿, 和令相得, 分溫再服. 若無膽汁亦可.

[註] 是方也, 卽四逆湯減甘草加葱白也, 而名之曰白通者, 以葱白能通陽氣也. 減甘草者, 因其緩也. 加尿·膽者, 從其類也. 下咽之後, 冷體旣消, 熱性便發, 情且不違而致大益, 則二氣之拒格可調, 上下之陰陽可通矣.

眞武湯

治少陰水氣爲患, 腹痛下利, 四肢沈重疼痛, 小便不利, 其人或欬或嘔, 或小便利而下利者, 用此加減.

白朮 二兩 茯苓 二兩 白芍 二兩 大附子 炮. 一枚 生薑 切. 三兩

右五味, 以水八升, 煮取三升, 去滓, 溫服七合, 日三服.

若欬者, 加五味子半升, 細辛·乾薑各一兩.

若小便利者, 去茯苓.

若下利, 去芍藥, 加乾薑二兩.

若嘔, 去附子, 加生薑, 足成半斤.

[註] 小靑龍湯治表不解有水氣, 中外皆寒實之病也. 眞武湯治表已解有水氣, 中外皆寒虛之病也. 眞武者, 北方司水之神也, 以之名湯者, 借以鎭水之義也. 夫人一身, 制水者脾也, 主水者腎也. 腎爲胃關, 聚水而從其類. 倘腎中無陽, 則脾之樞機雖運, 而腎之關門不開, 水卽欲行, 以無主制, 故泛溢妄行而有是證也. 用附子之辛熱, 壯腎之元陽, 則水有所主矣. 白朮之苦燥建立中土, 則水有所制矣. 生薑之辛散, 佐附子以補陽, 於主水中寓散水之意. 茯苓之淡滲, 佐白朮以健土, 於制水中寓利水之道焉. 而尤妙在芍藥之酸收, 仲景之旨微矣. 盖人之身, 陽根於陰, 若徒以辛熱補陽, 不少佐以酸收之品, 恐眞陽飛越矣. 用芍藥者, 是亟收陽氣歸根於陰也. 於此推之, 則可知誤服靑龍致發汗亡陽者, 所以於補陽藥中之必需芍藥也, 然下利減芍藥者, 以其陽不外散也. 加乾薑者, 以其溫中勝寒也. 水寒傷肺則欬, 加細辛·乾薑者, 散水寒也. 加五味子者, 收肺氣也. 小便利者, 去茯苓, 以其雖寒而水不能停也. 嘔者, 去附子倍生薑, 以其病非下焦, 水停於胃也, 所以不須溫腎以行水, 祗當溫胃以散水, 且生薑功能止嘔也.

當歸四逆湯

手足厥冷, 脈細欲絶者, 主之. 若其人內有久寒, 加吳茱萸·生薑.

當歸 三兩 桂枝 三兩 芍藥 三兩 細辛 二兩 通草 二兩 甘草 炙. 二兩 大棗 擘. 二十五枚

右七味, 以水八升, 煮取三升, 去滓, 溫服一升, 日三服.

當歸四逆加吳茱萸生薑湯

於前湯內加吳茱萸半斤, 生薑三兩.

右九味, 以水六升, 淸酒六升和煮, 取五升,

去滓, 分溫五服.

[註] 凡厥陰病則脈微而厥, 以厥陰爲三陰之盡, 陰盡陽生, 若受其邪, 則陰陽之氣不相順接, 故脈微而厥也. 然厥陰之臟, 相火游行其間, 經雖受寒, 而臟不卽寒, 故先厥者後必發熱. 所以傷寒初起, 見其手足厥冷, 脈細欲絶者, 不得遽認爲虛寒而用薑·附也. 此方取桂枝湯, 君以當歸者, 厥陰主肝爲血室也. 佐細辛味極辛, 能達三陰, 外溫經而內溫臟, 通草其性極通, 善開關節, 內通竅而外通榮. 倍加大棗, 卽建中加飴用甘之法. 減去生薑, 恐辛過甚而迅散也. 肝之志苦急, 肝之神欲散, 甘辛並擧, 則志遂而神悅, 未有厥陰神志遂悅, 而脈微不出, 手足不溫者也. 不須參·苓之補, 不用薑·附之峻, 此厥陰厥逆與太少不同治也. 若其人內有久寒, 非辛溫之品所能兼治, 則加吳茱萸·生薑之辛熱, 更用酒煎, 佐細辛直通厥陰之臟, 迅散內外之寒, 是又救厥陰內外兩傷於寒之法也.

吳茱萸湯

治厥陰病乾嘔吐涎沫, 頭痛者, 少陰證吐利手足厥冷, 煩躁欲死者, 陽明食穀欲嘔者.

吳茱萸 一升 人參 三兩 生薑 六兩 大棗 擘. 十二枚

右四味, 以水七升, 煮取二升, 溫服七合, 日三服.

[集註] 羅謙輔曰, 仲景救陽諸法, 於少陰四逆湯必用薑·附. 通脈四逆湯倍加乾薑, 其附子生用. 附子湯又加生附至二枚. 所以然者, 或壯微陽使之外達, 或招飛陽使之內返, 此皆少陰眞陽失所, 故以回陽爲亟也. 至其治厥陰, 則易以吳茱萸, 而併去前湯諸藥, 獨用人參·薑·棗者, 蓋人身厥陰肝木雖爲兩陰交盡, 而一陽之眞氣實起其中, 此之生氣一虛, 則三陰濁氣直逼中上, 不惟本經諸證悉具, 將陽明之健運失職, 以至少陰之眞陽浮露而吐利, 厥逆煩躁欲死, 食穀欲嘔, 種種叢生矣. 吳茱萸得東方震氣, 辛苦大熱, 能達木鬱, 直入厥陰, 降其盛陰之濁氣, 使陰翳全消, 用以爲君. 人參秉冲和之氣, 甘溫大補, 能接天眞, 挽回性命, 升其垂絶之生氣, 令陽光普照, 用以爲臣. 佐薑·棗和胃而行四末. 斯則震坤合德, 木土不害, 一陽之妙用成, 而三焦之間無非生生之氣矣. 諸證有不退者乎? 盖仲景之法, 於少陰則重固元陽, 於厥陰則重護生氣. 學者當深思而得之矣.

烏梅丸

治厥陰病消渴, 氣上撞心, 心中疼熱, 饑而不欲食, 食卽吐蚘. 又主久痢.

烏梅 三百個 細辛 六兩 乾薑 十兩 黃連 一斤 當歸 四兩 附子 六兩 蜀椒 去汗. 四兩 桂枝 六兩 人參 六兩 黃柏 六兩

右十味, 異搗篩, 合治之. 以苦酒浸烏梅一宿, 去核蒸之五升米下, 飯熟搗成泥, 和藥令相得, 內臼中, 與蜜杵二千下, 丸如梧桐子大. 先食飮服十丸, 日三, 稍加至二十丸, 禁生冷滑物臭食等.

[集註] 柯琴曰, 六陰惟厥陰爲難治. 其本陰, 其標熱, 其體木, 其用火, 必伏其所主而先其所因, 或收·或散·或逆·或從, 隨所利而行之, 調其中氣, 使之和平, 是治厥陰法也. 厥陰當兩陰交盡, 又名陰之絶陽, 宜無熱矣. 第其具合晦朔之理, 陰之初盡卽陽之初生, 所以厥陰病熱, 是少陽使然也. 火旺則水虧, 故消渴氣上撞心, 心中疼熱, 氣有餘便是火也. 木勝則剋土, 故饑不欲食. 蟲爲風化, 饑則胃中空虛, 蚘聞食臭出, 故吐蚘也. 仲景立方, 皆以甘辛苦味爲君, 不用酸收之品, 而此用之者, 以厥陰主肝木耳. 『洪範』曰, "木曰曲直作酸." 『內經』曰, "木生酸, 酸入肝." 君烏梅之大酸, 是伏其所主也. 配黃連瀉心而除疼, 佐黃柏滋腎以除渴, 先其所因也. 連·柏治厥陰

陽邪則有餘，不足以治陰邪也．椒·附·辛·薑，大辛之品並擧，不但治厥陰陰邪，且肝欲散，以辛散之也．又加桂枝·當歸，是肝藏血，求其所屬也．寒熱雜用，則氣味不和，佐以人參，調其中氣．以苦酒浸烏梅，同氣相求，蒸之米下，資其穀氣．加蜜爲丸，少與而漸加之，緩則治其本也．蚘，昆蟲也．生冷之物與濕熱之氣相成，故藥亦寒熱互用，且胸中煩而吐蚘，則連·柏是寒因熱用也．蚘得酸則靜，得辛則伏，得苦則下，信爲治蟲佳劑．久痢則虛，調其寒熱，酸以收之，下痢自止．

赤石脂禹餘糧湯

治久利不止，大腸虛脫，服理中丸而利益甚者．

赤石脂 搗碎．一斤 禹餘糧 搗碎．一斤

右二味，以水六升，煮取二升，去滓，分溫三服．

[集註] 柯琴曰，甘·薑·參·朮，可以補中宮元氣之虛，而不足以固下焦脂膏之脫．此利在下焦，故不得以理中之劑收功矣．然大腸之不固，仍責在胃．關門之不閉，仍責在脾．二石皆土之精氣所結，實胃而澁腸，急以治下焦之標者，實以培中宮之本也．要知此證土虛而火不虛，故不宜於薑·附．若濕甚而虛不甚，復利不止者，故又當利小便也．

白頭翁湯

治厥陰熱利，下重，脈沈弦，渴欲飮水者．

白頭翁 三兩 黃連 三兩 黃柏 三兩 秦皮 三兩

右四味，以水七升，煮取三升，去滓，溫服一升．不愈更服一升．

[註] 三陰俱有下利證，自利不渴者，屬太陰也．自利而渴者，屬少陰也．惟厥陰下利屬於寒者，厥而不渴，下利淸穀．屬於熱者，消渴下重，下利膿血．此熱利下重，乃火鬱濕蒸，穢氣奔迫廣腸魄門，重滯而難出，『內經』云‘暴注下迫’者是矣．君以白頭翁寒而苦辛，臣以秦皮寒而苦澁．寒能勝熱，苦能燥濕，辛以散火之鬱，澁以收下重之利也．佐黃連淸上焦之火，則渴可止．使黃柏瀉下焦之熱，則利自除也．治厥陰熱利有二，初利用此方，以苦燥之，以辛散之，以澁固之，是謂以寒治熱之法．久利則用烏梅丸之酸以收火，佐以苦寒，雜以溫補，是謂逆之從之，隨所利而行之，調其氣使之平也．

御纂醫宗金鑑

編輯四診心法要訣

御纂醫宗金鑑 卷三十四

編輯四診心法要訣 上

醫家造精微，通幽顯，未有不先望而得之者．近世惟事切巧，不事望神，大失古聖先賢之旨．今採醫經論色診之文，確然可法者，編爲四言，合崔嘉彦『四言脈訣』，名曰『四診要訣』，實該望·聞·問·切之道．使後之爲醫師者，由是而教．爲弟子者，由是而學．熟讀習玩，揣摩日久，自能洞悉其妙．則造精微·通幽顯也，無難矣．

望以目察，聞以耳占，問以言審，切以指參．明斯診道，識病根源，能合色脈，可以萬全．

[註] 此明望·聞·問·切爲識病之要道也．經曰，"望而知之謂之神，是以目察五色也．聞而知之謂之聖，是以耳識五音也．問而知之謂之工，是以言審五病也．切而知之謂之巧，是以指別五脈也．"神·聖·工·巧四者，乃診病要道．醫者明斯，更能互相參合，則可識萬病根源．以之療治，自萬舉而萬當矣．

五行五色，青赤黃白，黑復生青，如環常德．

[註] 此明天以五行，人以五臟，化生五色，相生如環之常德也．木主化生青色，火主化生赤色，土主化生黃色，金主化生白色，水主化生黑色．肝主化生青色，心主化生赤色，脾主化生黃色，肺主化生白色，腎主化生黑色．

變色大要，生剋順逆．青赤兼化，赤黃合一，黃白淡黃，黑青深碧，白黑淡黑．白青淺碧，赤白化紅，青黃變綠，黑赤紫成，黑黃黧立．

[註] 此明五色生剋順逆，相兼合化之變色也．五色相兼合化，不可勝數，而其大要，則相生之順色有五，相剋之逆色亦有五．青屬木化，赤屬火化，黃屬土化，白屬金化，黑屬水化，此五行所化之常色也．木火同化，火土同化，土金同化，金水同化，水木同化．金木兼化，木土兼化，土水兼化，水火兼化，火金兼化，此五行所化之變色也．如青赤合化，紅而兼青之色．如赤黃合化，紅而兼黃之色．如黃白合化，黃而兼白，淡黃之色．如白黑合化，黑而兼白，淡黑之色．如黑青合化，黑而兼青，深碧之色．皆相生變色，爲病之順也．如白青兼化，青而兼白，淺碧之色．如赤白兼化，白而兼赤之紅色．如青黃兼化，青而兼黃之綠色．如黑赤兼化，黑而兼赤之紫色．如黃黑兼化，黃而兼黑之黧色．皆相剋變色，爲病之逆也．醫能識此，則可推五臟主病·兼病，吉凶變化之情矣．

天有五氣，食人入鼻，藏於五臟，上華面頤．肝青心赤，脾臟色黃，肺白腎黑，五臟之常．

[註] 此明色之本原出於天，徵乎人，五臟不病常色之診法也．天以風·暑·濕·燥·寒之五氣食人，從鼻而入．風氣入肝，暑氣入心，濕氣入脾，燥氣入肺，寒氣入腎，藏於人之五臟，蘊其精氣，上華於面．肝之精華，化爲色青．心之精華，化爲色赤．脾之精華，化爲色黃．肺之精華，化爲色白．腎之精華，化爲色黑也．

臓色爲主，時色爲客．春靑夏赤，秋白冬黑，長夏四季，色黃常則．客勝主善，主勝客惡．

［註］此明四時不病常色之診法也．五臟之色，隨五形之人而見，百歲不變，故爲主色也．四時之色，隨四時加臨，推遷不常，故爲客色也．春氣通肝，其色當靑．夏氣通心，其色當赤．秋氣通肺，其色當白．冬氣通腎，其色當黑．長夏四季之氣通脾，其色當黃，此爲四時常則之色也．主色者，人之臟氣之所生也．客色者，歲氣加臨之所化也．夫歲氣勝人氣爲順，故曰客勝主爲善．人氣勝歲氣爲逆，故曰主勝客爲惡．凡所謂勝者，當靑反白，當赤反黑，當白反赤，當黑反黃，當黃反靑之謂也．

色脈相合，靑弦赤洪，黃緩白浮，黑沈乃平．已見其色，不得其脈，得剋則死，得生則生．

［註］此明色脈相合相反，生死之診法也．凡病人面靑脈弦，面赤脈洪，面黃脈緩，面白脈浮，面黑脈沈，此爲色脈相合，不病平人之候也．假如病人已見靑色，不得弦脈，此爲色脈相反，主爲病之色脈也．若得浮脈，是得剋色之脈，則主死也．得沈脈，是得生色之脈，則主生也．其餘他色皆倣此．

新病脈奪，其色不奪．久病色奪，其脈不奪．新病易已，色脈不奪．久病難治，色脈俱奪．

［註］此以色脈相合，診病新久難易之法也．脈奪者，脈微小也．色奪者，色不澤也．新病正受邪制，故脈奪也．邪受未久，故色不奪也．久病受邪已久，故色奪也．久病不進，故脈不奪也．若新病而色脈俱不奪，則正不衰而邪不盛也，故曰易已．久病色脈俱奪，則正已衰而邪方盛也，故曰難治．

色見皮外，氣含皮中．內光外澤，氣色相融．有色無氣，不病命傾．有氣無色，雖困不凶．

［註］此以五色合五氣之診法也．靑·黃·赤·白·黑，顯然彰於皮之外者五色也，隱然含於皮之中者五氣也．內光灼灼若動，從紋路中映出，外澤如玉，不浮光油亮者，則爲氣色並至，相生無病之容狀也．若外見五色，內無含映，則爲有色無氣．經曰，色至氣不至者死．凡四時·五臟·五部·五官百病，見之皆死，故雖不病，命必傾也．若外色淺淡不澤，而內含光氣映出，而爲有氣無色．經曰，“氣至色不至者生．”凡四時·五臟·五部·五官百病，見之皆生，故雖病困而不凶也．

縞裹雄黃，脾狀並臻．縞裹紅肺，縞裹朱心．縞裹黑赤紫艶腎緣．縞裹藍赤，石靑屬肝．

［註］此明氣色並至容狀之診法也．縞，白羅也．如白羅裹雄黃，映出黃中透紅之色，是脾之氣色並至之容狀也．如白羅裹淺紅，映出淺紅罩白之色，是肺之氣色並至之容狀也．如白羅裹硃砂，映出深紅正赤之色，是心之氣色並至之容狀也．如白羅裹黑赤，映出黑中透赤，紫艶之色，是腎之氣色並至之容狀也．如白羅裹藍赤，映出藍中揚紅，石靑之色，是肝之氣色並至之容狀也．

靑如蒼璧，不欲如藍．赤白裹朱，衃赭死原．黑重漆炱，白羽枯鹽．雄黃羅裹，黃土終難．

［註］此明四時百病，五臟·五部·五官·五色生死之診法也．蒼璧，碧玉也．藍，藍靛葉也．經曰，靑欲如蒼璧之色，卽石靑色，生靑色也．不欲如藍，卽靛葉色，死靑色也．衃血，死血也．赭，代赭石也．經曰，“赤欲如白裹朱．”卽正赤色，生紅色也．不欲如衃·赭，卽死血·赭石之色，死紅色也．重漆，光潤紫色也．炱，

地上蒼枯黑土也. 經曰, “黑欲如重漆.” 卽光潤紫色, 生黑色也. 不欲如炱, 卽枯黑土色, 死黑色也. 白羽, 白鵞羽也. 枯, 枯骨也. 鹽, 食鹽也. 經曰, “白欲如鵞羽.” 卽白而光澤如鵞羽之色, 生白色也. “不欲如枯鹽.” 卽枯骨·食鹽之色, 死白色也. 經曰, “黃欲如羅裹雄黃.” 卽黃中透紅之色, 生黃色也. 不欲如黃土, 卽枯黃土之色, 死黃色也.

舌赤卷短, 心官病常. 肺鼻白喘, 胸滿喘張. 肝目眥青, 脾病脣黃, 耳黑腎病, 深淺分彰.

［註］ 此以五色合五官主病虛實之診法也. 舌者, 心之官也, 舌赤, 心之病也. 色深赤焦卷者, 邪實也, 色淺紅滋短者, 正虛也. 鼻者, 肺之官也, 鼻白, 肺之病也. 色淺白, 喘而不滿者, 正虛也. 色淺白, 喘而胸滿者, 邪實也. 目者, 肝之官也, 目眥青, 肝之病也. 色深青者, 邪實也. 色淺青者, 正虛也. 口脣者, 脾之官也, 脣黃, 脾之病也. 色深黃者, 邪實也. 色淺黃者, 正虛也. 耳者, 腎之官也, 耳黑, 腎之病也. 色深黑者, 邪實也. 色淺黑者, 正虛也. 所謂深淺分彰者, 卽下之所謂淺淡爲虛, 深濃爲實, 分明彰顯也.

左頰部肝, 上頰部肺, 額心頦腎, 鼻脾部位. 部見本色, 深淺病累, 若見他色, 按法推類.

［註］ 此以五色合五部, 主虛·實·賊·微·正, 五邪之診法也. 左頰, 肝之部也. 上頰, 肺之部也. 額上, 心之部也. 頦下, 腎之部也. 鼻者, 脾之部也. 本部見本色, 淺淡不及, 深濃太過者, 皆病色也. 假如鼻者, 脾之部位, 見黃本色, 則爲本經自病, 正邪也. 若見白色, 則爲子盜母氣, 虛邪也. 若見赤色, 則爲母助子氣, 實邪也. 若見青色, 則爲彼能剋我, 賊邪也. 若見黑色, 則爲我能剋彼, 微邪也. 所謂按法推類者, 謂餘臟準按此法而推其類也.

天庭面首, 闕上喉咽, 闕中印堂, 候肺之原. 山根候心, 年壽候肝, 兩傍候膽, 脾胃鼻端. 頰腎腰臍, 顴下大腸, 顴內小腑, 面旺子膀. 當顴候肩, 顴外候臂, 顴外之下, 乃候手位. 根傍乳膺, 繩上候背, 牙車下股, 膝脛足位.

［註］ 此以上部候頭, 下部候足, 中部候臟腑, 合五色主病之診法也. 闕中者, 兩眉之間, 謂之印堂, 中部之最高者, 故應候肺之疾也. 印堂之上, 名曰闕上, 闕上至髮際, 名曰天庭. 天庭爲上部之上, 故應候頭面之疾也. 闕上爲上部之下, 故應候咽喉之疾也. 山根者, 兩目之間, 卽下極也, 在肺下之部, 故應候心之疾也. 年壽者, 下極之下, 卽鼻柱也, 在心下之部, 故應候肝之疾也. 面傍者, 年壽之左右, 膽附於肝, 故應候膽之疾也. 鼻端者, 年壽之下, 謂之面旺, 卽準頭鼻孔也, 在肝下之部, 故應候脾之疾也. 鼻孔者, 卽方上也. 脾胃相連, 故應候胃之疾也. 耳前之下, 謂之兩頰, 四臟居腹而皆一, 惟腎居脊而有兩, 故兩頰應候腎之疾也. 與腰臍對, 故又應候腰臍之疾也. 頰內高骨, 謂之兩顴之下, 在腎下之部, 故應候大腸之疾也. 顴內者, 卽兩顴之內也, 小腑者, 謂小腸之腑也, 小腸在大腸之上, 故應候之也. 準頭上至於庭, 皆謂之明堂, 準頭下至於頦, 皆謂之面王. 面王者, 卽人中承漿之部也. 膀胱者, 腎之腑也, 子處者, 卽精室血海也, 皆居腎之下, 故面旺應候子處膀胱之疾也. 此臟腑上下·內外之部位也.

五部以頦候腎者, 以水居極下, 且子處中通兩腎也. 以天庭候心者, 以火居極上故也. 以左頰候肝者, 以木位居左故也. 以上頰候肺者, 以金位居上故也. 以鼻候脾者, 以土位居中故也. 當顴者當兩顴骨之部也, 顴爲骨之本, 而居外部之上, 故應候肩之疾也. 肩接乎臂, 故顴骨之外，應候臂之疾也．臂接乎手，故顴外之下，應候手部之疾也．根傍者，山根兩傍，兩目內眥之部也，而居內部之上，故應候膺乳胸前之疾也．兩頰候腰腎，頰外從頰骨上引曰繩骨，故應候背之疾也．頰外從頰骨下引曰牙車骨，故應候股下膝脛足部之疾也．此肢體上下·內外之部位也．

庭闕鼻端，高起直平．顴頰蕃蔽，大廣豐隆．骨骼明顯，壽享遐齡．骨骼陷弱，易受邪攻．

［註］ 此明五官·五部·强弱·壽夭之診法也．天庭·闕中至鼻之端，皆高起直平，面顴·兩頰·蕃蔽·耳門，皆大廣豐隆，去之十步，皆見於外，則爲骨骼明顯也．其人不但不病，且享遐齡之壽也． 若天庭·顴·頰·耳門諸處，骨卑肉薄，則爲骨骼陷弱也．其人不但不免於病，且不壽也．

黃赤風熱，靑白主寒，靑黑爲痛，甚則痺攣．恍白脫血，微黑水寒，痿黃諸虛，顴赤勞纏．

［註］ 此以五色隨其所在五官·五部·內部·外部·上部·下部主病之診法也． 黃赤爲陽色，故爲病亦陽，所以主風也，熱也．靑白黑爲陰色，故爲病亦陰，所以主寒也，痛也．若黑甚，在脈則痲痺，在筋則拘攣．恍白者，淺淡白色也， 主大吐衄·下血·脫血也． 若無衄吐下血，則爲心不生血，不榮於色也．微黑者，淺淡黑色也， 主腎病水寒也． 痿黃者， 淺淡黃色也，主諸虛病也． 兩顴深紅赤色者， 主陰火上乘，虛損勞疾也．

視色之銳，所向部官．內走外易，外走內難．官部色脈，五病交參，上逆下順，左右反阽．

［註］ 此以五色傳乘官部之診法也．色之尖處爲銳．凡病相傳相乘，當視其色之銳處所向何官·何部， 則知起自何官·何部， 傳乘何部·何官，生剋順逆，自然明矣．銳處向外，是內部走外部，則爲臟傳腑，腑傳表，易治之病也．銳處向內，是外部走內部，則爲表傳腑，腑傳臟，難治之病也．內走外走，固有難易，然更當以五部·五官·五色·五脈·五病交相推參，則又有微甚生死之別焉．凡病色從下衝明堂而上額，則爲水剋火之賊邪，故逆也．從上壓明堂而下頞，則爲火侮水之微邪，故順也．反，相反也．阽，危也．男子以左爲主，女子以上爲主．男子之色，自左衝上爲從，自上衝左爲逆．女子之色，自上衝左爲從，自左衝上爲逆．逆者相反也，相反故危也．前以內外部位分順逆，後以上下·左右分順逆，不可不知．

沈濁晦暗，內久而重．浮澤明顯，外新而輕．其病不甚，半澤半明．雲散易治，摶聚難攻．

［註］此以五色晦明聚散，別久·重·新·輕之病，易治·難治之診法也．色深爲沈，主病在內，若更濁滯晦暗，主久病與重病也．色淺爲浮，主病在外，若得光澤明顯，主新病與輕病也．若其色雖不枯晦，亦不明澤，主不甚之病也．凡諸病之色，如雲撤散，主病將愈，易治也．摶聚凝滯，主病漸進，難治也．上以內外·上下·左右分順逆， 此以淺深·晦明·聚散分順逆也．

黑庭赤顴，出如拇指，病雖小愈，亦必卒死．脣面黑靑，五官黑起，擦殘汗粉，白色皆死．

［註］ 此明非常之色， 診人暴死之法也．出如拇指，謂成塊成條，摶聚不散也．黑色出如拇指於天庭，赤色出如拇指於兩顴，此皆水火相射之候，故病者雖或小愈，亦必卒然而死也．病者脣面靑黑，及五官忽起黑色白色，如擦殘汗粉之狀，雖不病，亦皆主卒死也．

善色不病，於義誠當．惡色不病，必主凶殃．五官陷弱，庭闕不張．蕃蔽卑小，不病神强．

［註］此明見其色不見其病之診法也．善色者，氣色并至之好色也，其人於理當不病也．惡色者，沈深滯晦之色也，其人卽不病，亦必主凶殃也．凶殃者，卽相家所謂紅主焦勞口舌，白主刑罰孝服，黑主非災凶死，靑主憂訟暴亡之類也．五官陷弱者，謂五官骨陷肉薄也．庭闕不張者，謂天庭·闕中不豊隆張顯也．蕃蔽卑小者，謂頰側耳門卑低不廣也．此皆無病而有不壽之形．若加惡色，豈能堪哉! 其有不病者，必其人神氣强旺素稱其形也．

肝病善怒，面色當靑，左有動氣，轉筋脇疼．諸風掉眩，疝病耳聾，目視䀮䀮，如將捕驚．

［註］此下五條，皆明色病相合，本臟自病，虛實之診法也．怒者，肝之志，故病則好怒也．靑者，肝之色，故病則面色當靑也．肝之部位在左，故病則左脇有動氣而脇疼也．肝主筋，故病則轉筋也．掉者，動搖抽搐也．眩者，昏黑不明也．肝主風，故病則掉眩也．疝主肝，故病疝也．肝與膽爲表裏，故病耳聾也．此皆肝實之病．若肝虛，則目視䀮䀮無所見，以肝開竅於目也．肝虛則膽薄，故不時而有如人將捕之驚也．

心赤善喜，舌紅口乾，臍上動氣，心胸痛煩．健忘驚悸，怔忡不安，實狂昏冒，虛悲凄然．

［註］喜者心之志，故病則好喜也．赤者心之色，故病則面色赤也．心開竅於舌，故病則舌赤紅也．心主熱，故病則口乾心煩也．心之部位在上，故病則臍上有動氣也．胸者心肺之宮城也，故病則心胸痛也．健忘·驚悸·怔忡，皆心神不安之病也．熱乘心實，則發狂昏冒也．神怯心虛，則凄然好悲也．

脾黃善憂，當臍動氣，善思食少，倦怠乏力，腹滿腸鳴，痛而下利，實則身重，脹滿便閉．

［註］黃者脾之色，故病則面色黃也．憂思者，脾之志，故病則好憂思也．脾之部位在中，故病則當臍有動氣也．脾主味，故病則食少也．脾主四肢，故病則倦怠乏力也．脾主腹，故病則腹滿腸鳴·痛而下利也．此皆脾虛之病也．脾主肉，故實則病身重·腹脹滿·便閉也．

肺白善悲，臍上動氣，灑淅寒熱，欬唾噴嚏，喘呼氣促，膺痛胸痹，虛則氣短，不能續息．

［註］白者肺之色，故病則面色白．悲者肺之志，故病則好悲也．肺之部位在上，故病則上脇有動氣也．肺主皮毛，故病則灑淅寒熱膺痛也．欬嗽唾痰，噴嚏流涕，喘呼氣促，皆肺本病也．胸者肺之府也，故病則胸痹而痛也．肺虛則胸中氣少，故喘欬皆氣短不能續息也．

腎黑善恐，臍下動氣，腹脹腫喘，溲便不利，腰背少腹，骨痛欠氣，心懸如饑，足寒厥逆．

［註］黑者腎之色，故病則面色黑也．恐者腎之志，故病則好恐也．腎之部位在下，故病則臍下有動氣也．腎主水，故病則水蓄腹脹·腫滿·喘不得臥也．腎開竅於二陰，故病則溲便不利也．腎主骨，腎與膀胱爲表裏，故病則少腹滿，背與骨俱痛也．腎主欠，故病則呵欠也．腎邪上乘於心，故病則心空如饑也．諸厥屬下，故病則足寒厥逆也．

正病正色，爲病多順．病色交錯，爲病多逆．母乘子順，子乘母逆．相剋逆凶，相生順吉．

［註］　此以五色合五病順逆生死之診法也．

假如肝病色青，是正病正色．若反見他色，是病色交錯也．若見黑色，爲母乘子，相生之順也．若見赤色，爲子乘母，相生之逆也．若見黃色，爲病剋色，其病不加，凶中順也．若見白色，爲色剋病，其病則甚，凶中逆也．曰相剋逆凶者．謂相剋爲凶，凶中順尙可也．凶中逆必凶也．曰相生順吉者，謂相生爲吉，如子乘母，爲吉中小逆也，如母乘子，爲吉中大順也．其餘四臟皆倣此．

色生於臟，各命其部．神藏於心，外候在目．光晦神短，了了神足．單失久病，雙失卽故．

［註］此以色合二目之神，診病生死之法也．五色生於五臟，各命其部而見於面．神藏於心，雖不可得而識，然外候在目，視其目光晦暗，此爲神短病死之候也．若目睛淸瑩，瞭瞭分明，此爲神足不病之候也．單失者，謂或色或神，主久病也．雙失者，神色俱失，故主卽死也．

面目之色，各有相當，交互錯見，皆主身亡．面黃有救，眥紅疹瘍，眥黃病愈，睛黃發黃．

［註］此以色合二目之色，診病之法也．面目之色，各有相當之色，如面之色，肝青·心赤·脾黃·肺白·腎黑．目之色，如睛瞳黑·烏珠青·白珠白·兩眥紅也．若目青·目赤·目白·目黑，與面色但有不同，皆爲交互錯見，病者皆主身亡也．惟面色黃者，爲土未敗，五行有救，皆不死也．若傷寒兩目眥紅，則爲發疹瘍之兆．兩目皆黃，則爲病將愈之徵．若兩睛通黃，則爲主發黃疸之候也．

閉目陰病，開目病陽．朦朧熱盛，時瞑衄常．陽絶戴眼，陰脫目盲．氣脫眶陷，睛定神亡．

［註］此診目陰陽生死之法也．凡病者閉目，則爲病在陰也．開目，則爲病在陽也．朦朧昏不了了，非開目也，則爲熱盛傷神也．視而時瞑，非開目也，則爲衄血之常候也．目上直視，謂之戴眼，則爲陽絶之候也．視不見物，謂之目盲，則爲陰脫之候也．目眶忽陷，則爲氣脫之候也．睛定不轉，則爲神亡之候也．

五色旣審，五音當明．聲爲音本，音以聲生．聲之餘韻，音遂以名．角徵宮商，並羽五聲．

［註］此明五音，乃天地之正氣，人之中聲也．有聲而後有音，故聲爲音本，音以聲生也．聲之餘韻則謂之音，非聲之外復有音也．五色命乎五臟，診人之病，旣已審矣．而五音通乎五臟，診人之病，亦當明也．角屬木通乎肝，徵屬火通乎心，宮屬土通乎脾，商屬金通乎肺，羽屬水通乎腎也．

中空有竅，故肺主聲．喉爲聲路，會厭門戶．舌爲聲機，脣齒扇助．寬隘銳鈍，厚薄之故．

［註］此明聲音各有所主之診法也．凡萬物中空有竅者皆能鳴焉，故肺象之而主聲也．凡發聲必由喉出，故爲聲音之路也．必因會厭開闔，故爲聲音門戶也．必借舌爲宛轉，故爲聲音之機也．必資之於牙齒脣口，故爲聲音之扇助也．五者相須，故能出五音而宣達遠近也．若夫喉有寬隘，寬者聲大，隘者聲小．舌有銳鈍，銳者聲辨，鈍者不眞．會厭有厚薄，厚者聲濁，薄者聲淸．脣亦有厚薄，厚者聲遲，薄者聲疾．牙齒有疎密，疎者聲散，密者聲聚．五者皆無病之聲音，乃形質之禀賦不同也．以此推之，在喉·在會厭·在舌·在齒·在脣之故，當有別也．

舌居中發，喉音正宮，極長下濁，沈厚雄洪．開口張腭，口音商成，次長下濁，鏗鏘肅淸．撮口脣音，極短高淸，柔細透徹，尖利羽聲．舌點齒音，次短高淸，抑揚咏越，

徵聲始通. 角縮舌音, 條暢正中, 長短高下, 淸濁和平.

[註] 此明五臟聲音不病之常之診法也. 經曰, 天食人以五氣, 五氣入鼻藏於心肺, 上使五色修明, 聲音能彰. 故五臟各有正聲, 以合於五音也. 如舌居中, 發音自喉出者, 此宮之正音也. 其聲極長·極下·極濁, 有沈洪雄厚之韻, 屬土入通於脾. 開口張齶, 音自口出者, 此商之正音也. 其聲次長·次下·次濁, 有鏗鏘淸肅之韻, 屬金入通於肺. 撮口而發, 音自脣出者, 此羽之正音也. 其聲極短·極高·極淸, 有柔細尖利之韻, 屬水入通於腎. 以舌點齒成音者, 乃徵之正音也. 其聲次短·次高·次淸, 有抑揚咏越之韻, 屬火入通於心. 內縮其舌而成音者, 乃角之正音也. 其聲長短·高下·淸濁相和, 有條暢中正之韻, 屬木入通於肝. 此五臟不病之常聲也. 齶者, 齒本肉也.

喜心所感, 忻散之聲. 怒心所感, 忿厲之聲. 哀心所感, 悲嘶之聲. 樂心所感, 舒緩之聲. 敬心所感, 正肅之聲. 愛心所感, 溫和之聲.

[註] 前以咽喉·會厭·舌·齒·口脣稟賦不同, 以別非病之音. 此又復以人之情·感物成聲, 以明非病之聲也. 如爲喜感於心者, 則其發聲必忻悅以散也. 怒感於心者, 則其發聲必忿急而厲也. 哀感於心者, 則其發聲必悲悽以嘶也. 樂感於心者, 則其發聲必舒暢不迫也. 敬感於心者, 則其發聲必正直肅歛也. 愛感於心者, 則其發聲必溫柔以和也. 醫者於此比類而推不病之音, 自可識有病之音也.

五聲之變, 變則病生, 肝呼而急, 心笑而雄, 脾歌以漫, 肺哭促聲, 腎呻低微. 色剋則凶.

[註] 此以五聲變而生病之診法也. 五聲失正, 則謂之變, 變則病生也. 肝呼而聲急, 肝聲失正, 故知病生肝也. 心笑而聲雄, 心聲失正, 故知病生心也. 脾歌而聲漫, 脾聲失正, 故知病生脾也. 肺哭而聲促, 肺聲失正, 故知病生肺也. 腎呻而低微, 腎聲失正, 故知病生腎也. 所謂色剋則凶者, 假如肝病呼急, 得相剋之白色, 主凶也. 餘臟倣此.

好言者熱, 懶言者寒. 言壯爲實, 言輕爲虛. 言微難復, 奪氣可知. 譫妄無倫, 神明已失.

[註] 此以聲音診病寒熱·虛實·生死之法也. 『中藏經』曰, "陽候多語·熱也, 陰候無聲·寒也. 發言壯厲, 實也. 發言輕微, 虛也." 若言聲微小不能出喉, 欲言不能復言者, 此奪氣也. 譫言妄語, 不別親疎, 神明失也, 皆主死候.

失音聲重, 內火外寒. 瘡痛而久, 勞啞使然. 啞風不語, 雖治命難. 謳歌失音, 不治亦痊.

[註] 此明失音爲病不同之診也. 失音聲粗重, 乃內火爲外寒所遏, 鬱於肺也. 若不粗重, 且瘡爛而痛, 日久流連者, 是因勞啞使然也. 小兒抽風不語, 大人中風不語, 皆謂之啞風, 雖竭力治之, 而命則終難挽回, 以金不能制木也. 謳歌失音者, 是因歌傷喉, 不治亦可痊也.

聲色旣詳, 問亦當知, 視其五入, 以知起止. 心主五臭, 自入爲焦, 脾香腎腐, 肺腥肝臊. 脾主五味, 自入爲甘, 肝酸心苦, 肺辛腎鹹. 腎主五液, 心汗肝泣, 自入爲唾, 脾涎肺涕.

[註] 此明五入問病之診法也. 肺主五聲, 肝主五色, 前已詳明, 而問之之道, 亦所當知也. 經曰, "治之極於一." 一者, 問其因而得其情也. 其要在視其五入, 卽可以知病情之起止也. 假如心主五臭, 凡病者喜臭·惡臭, 皆主於心, 此統而言之也. 若分而言之, 則自入喜焦, 病生心也. 入脾喜香, 病生脾也. 入腎喜腐,

病生腎也. 入肺喜腥, 病生肺也. 入肝喜臊, 病生肝也. 脾主五味, 凡病者喜味·惡味, 皆主於脾, 此統而言之也. 若分而言之, 則自入喜甘, 病生脾也. 入肝喜酸, 病生肝也. 入心喜苦, 病生心也. 入肺喜辛, 病生肺也. 入腎喜鹹, 病生腎也. 腎主五液, 凡病者多液·少液, 皆主於腎, 此統而言之也. 若分而言之, 則自入出而爲唾, 病生腎也. 入心出而爲汗, 病生心也. 入肝出而爲淚, 病生肝也. 入脾出而爲涎, 病生脾也. 入肺出而爲涕, 病生肺也. 其聲之微壯, 色之順逆, 法同推也.

百病之常, 晝安朝慧, 夕加夜甚, 正邪進退. 潮作之時, 精神爲貴, 不衰者實, 困弱虛累.

[註] 此以問知精神盛衰·虛實之診法也. 凡病朝慧者, 以朝則人氣始生, 衛氣始行, 故慧也. 晝安者, 以日中則人氣長, 長則勝邪, 故安也. 夕加者, 以夕則人氣始衰, 邪氣始生, 故加也. 夜甚者, 以夜半則人氣入臟, 邪氣獨居於身, 故甚也. 此百病消長, 邪正進退之常也. 凡病來潮發作之時, 精神爲貴者, 以病至精神不衰, 則爲邪氣不能勝正, 正氣實也. 病至精神困弱, 則爲正氣不能勝邪, 正氣虛也.

晝劇而熱, 陽旺於陽. 夜劇而寒, 陰旺於陰. 晝劇而寒, 陰上乘陽. 夜劇而熱, 陽下陷陰. 晝夜寒厥, 重陰無陽. 晝夜煩熱, 重陽無陰. 晝寒夜熱, 陰陽交錯, 飮食不入, 死終難却.

[註] 此以問知晝夜起居, 診病陰陽·氣血·生死之法也. 晝, 陽也. 熱, 陽也. 凡病, 晝則增劇煩熱. 而夜安靜者, 是陽自旺於陽分, 氣病而血不病也. 夜, 陰也. 寒, 陰也. 凡病, 夜則增劇寒厥, 而晝安靜者, 是陰自旺於陰分, 血病而氣不病也. 凡病, 晝則增劇寒厥而夜安靜者, 是陰上乘於陽分之病也. 凡病夜則增劇煩熱而晝安靜者, 是陽下陷於陰分之病也. 凡病, 晝夜俱寒厥者, 是重陰無陽之病也. 凡病, 晝夜俱煩熱者, 是重陽無陰之病也. 凡病, 晝則寒厥, 夜則煩熱者, 名曰陰陽交錯. 若飮食不入, 其人之死, 終難却也.

食多氣少, 火化新痊. 食少氣多, 胃肺兩愆. 喜冷有熱, 喜熱有寒, 寒熱虛實, 多少之間.

[註] 此以問知飮食之診法也. 食多氣盛, 此其常也. 若食多氣少, 非胃病火化, 卽新愈之後貪食, 而穀氣未足也. 食少氣少, 此其常也. 若食少氣多, 則必是胃病不食, 肺病氣逆, 兩經之愆也. 喜冷者, 中必有熱. 喜熱者, 中必有寒. 虛熱則飮冷少, 實熱則飮冷多, 虛寒則飮熱少, 實寒則飮熱多, 故曰寒熱虛實, 辨在多少之間也.

大便通閉, 關乎虛實. 無熱陰結, 無寒陽利. 小便紅白, 主乎熱寒. 陰虛紅淺, 濕熱白泔.

[註] 此以問知大·小二便之診法也. 大便之利不利, 關乎裏之虛實也. 閉者爲實, 若內外並無熱證, 則爲陰結便閉也. 通者爲虛, 若內外並無寒證, 則爲陽實熱利也. 小便之紅與白, 主乎裏之寒熱也. 紅者爲熱, 若平素淺紅淡黃, 則爲陰虛也. 白者爲寒, 若平素白渾如米泔, 則爲濕熱所化也.

望以觀色, 問以測情. 召醫至榻, 不盼不驚. 或告之痛, 並無苦容, 色脈皆和, 詐病欺蒙.

[註] 此以色合問, 診病眞僞之法也. 望色祗可以知病之處, 非問不足以測病之情也. 凡病者聞醫至榻, 未有不盼視而驚起者也. 若不驚起而盼視者, 非無病必驕恣之輩也. 若病者或告之痛, 醫視其面並無痛苦容狀, 診其色脈皆利, 此乃詐病欺蒙醫士也.

脈之呻吟，病者常情．搖頭而言，護處必疼．三言三止，言蹇爲風．嚥唾呵欠，皆非病徵．

［註］此以聲合情，診病眞僞之法也．醫家診脈，病者呻吟，以其爲病所苦，無奈之常情也．凡欲言而先搖頭者，是痛極艱於發聲，搖頭以意示緩故也．若以手護腹，則爲裏痛，護頭則爲頭痛，但有所護之處，必有所痛也．持脈之時，病人三言三止者，謂欲言不言，不言欲言，如此者三也．言蹇不能言者，風病也．若非言蹇風病而三言三止者，是故爲詐病之態也．或脈之而嚥唾，或脈之而呵欠，皆非有病之徵，以嚥唾者裏氣和，呵欠者陰陽和故也．舉此二事，以診別其情之眞僞，則其他可推廣矣．盖意在使病者不能售其欺，醫者不致爲其所欺而妄治也．

黑色無痛，女疸腎傷，非疸血畜，衄下後黃．面微黃黑，紋繞口角，饑瘦之容，詢必噎膈．

［註］此以色合問，診病之法也．黑色當主痛，詢之無痛病，或爲腎傷女勞疸也，察之又非女疸，其爲血畜於中，顔變於外可知．然血畜之黑，則必或吐衄·或下血，而後卽轉黃色，以瘀去故也．面微黑黃者，卽淺淡之黧色也，視其壽帶紋短，若纒繞口角，亦非畜血，卽相家所謂塍蛇入口，主人餓死，更視其人有饑餓削瘦之容，可知病不能食，詢問必是噎膈也．

白不脫血，脈如亂絲，問因恐怖，氣下神失，乍白乍赤，脈浮氣怯，羞愧神蕩，有此氣色．

［註］此以色合情之診法也．白者脫血虛色也，察之并無脫血之證，問之始知因恐怖也．恐則血隨氣下，故色白也．怖則神隨氣失，故脈如亂絲也．乍白乍赤，氣血不定之色也，脈浮氣怯，神氣不安之象也．問之始知中心羞愧，有此氣色也．羞則氣收，故氣怯也．愧則神蕩，故脈浮也．舉此情色二端，一以診病，一以診情，他可類推，總在臨病者神而明之也．

眉起五色，其病在皮．榮變蠕動，血脈可知．眥目筋病，脣口主肌，耳主骨病，焦枯垢泥．

［註］此以色合皮·脈·肉·筋·骨，診病之法也．凡眉間起五色，主病在皮者，以肺主皮毛也．榮變五色，蠕蠕然動，主病在脈者，以榮行血脈也．眥目起五色，主病在筋者，以肝主筋也．脣口起五色，主病在肌者，以脾主肉也．耳起五色，主病在骨者，以腎主骨也．焦枯垢泥者，乃枯骨不澤，不能外榮也．此下皆診病之雜法也．

髮上屬火，鬚下屬水，皮毛屬金，眉橫屬木，屬土之毫，腋陰臍腹．髮直如麻，毛焦死故．

［註］此明毛髮診病之法也．髮屬心而上長，故屬火也．鬚屬腎而下長，故屬水也．通身之毛，屬肺而生皮，故屬金也．眉屬肝而橫長，故屬木也．腋下·陰下·臍中·腹中之毫，屬脾以應四維，故屬土也．凡毛髮雖屬五臟，然皆血液所生，故喜光澤．若髮直如麻，鬚毛焦枯，皆死候也．

陰絡從經，而有常色．陽絡無常，隨時變色．寒多則凝，凝則黑青．熱多則淖，淖則黃紅．

［註］此以色合絡脈之診法也．絡有陰陽，隨陰經之絡爲陰絡，隨陽經之絡爲陽絡也．陰絡深而在內，陽絡浮而在外，在內者不可得而見也，惟從經常之色而治之，故曰有常色也．在外者可得而見，則隨四時推遷變色而治之，故曰陽絡無常也．然陽絡之變色，亦不外乎診色之寒熱也．寒多則脈凝，凝則色青黑也．熱多則脈淖，淖則色黃紅也．

胃之大絡，名曰虛里，動左乳下，有過不及，其動應衣，宗氣外泄，促結積聚，不至則死.

［註］此明宗氣診病法也. 胃之大絡，名曰虛里，貫膈絡肺，出於左乳之下，動不應衣，以候宗氣. 若動之微而不見，則爲不及，主宗氣內虛也. 若動之應衣而甚，則爲太過，主宗氣外泄. 若三·四至一止，或五·六至一止，則主有積聚也. 若絶不至者，則主死矣.

脈尺相應，尺寒虛瀉，尺熱病溫，陰虛寒熱. 風病尺滑，痹病尺澁，尺大豐盛，尺小虧竭.

［註］此明診尺之法也. 尺者，謂從關至尺澤之皮膚也. 經曰，"脈急尺之皮膚亦急，脈緩尺之皮膚亦緩，脈小尺之皮膚亦減而少氣，脈大尺之皮膚亦賁而起，脈滑尺之皮膚亦滑，脈澁尺之皮膚亦澁." 故曰脈尺相應也. 若診尺之皮膚寒，則主虛瀉也. 診尺之皮膚熱，則主病溫也. 非病溫則主陰虛寒熱勞疾也. 凡風病則尺之膚滑也，痹病則尺之膚澁也，氣血盛則尺之肉豐盛，氣血虛則尺之肉虧竭也.

肘候腰腹，手股足端，尺外肩背，尺肉膺前，掌中腹中，魚青胃寒，寒熱所在，病生熱寒.

［註］此明肘臂之診法也. 肘上曰髆，肘下曰臂，髆臂之節曰肘，臂內曰尺，尺外曰臂. 肘上候腰腹，手主候股足，臂主候肩背，尺主候胸膺，掌中主候腹中. 手大指本節後名曰魚，或有青色，或現靑脈，主候胃中寒也. 診其寒熱所在，何處主病生寒熱也.

診臍上下，上胃下腸，腹皮寒熱，腸胃相當. 胃喜冷飮，腸喜熱湯. 熱無灼灼，寒無滄滄.

［註］此明診臍之法也. 臍之上主候胃也，臍之下主候腸也. 捫其上·下之腹皮寒熱，則知胃腸有寒熱相當之病也. 胃中有病，每喜冷飮. 腸間有病，多喜熱湯，是其徵也. 然與之飮熱，不可過於灼灼之熱. 與寒，不可過於滄滄之寒. 盖恐其恣意有失，惟當適其寒溫之宜也.

胃熱口糜，懸心善饑. 腸熱利熱，出黃如糜. 胃寒清厥，腹脹而疼. 腸寒尿白，飱瀉腸鳴.

［註］此明胃腸寒熱爲病之診法也. 胃中有熱，則上發口糜，心空善饑. 腸中有熱，則瀉出之物亦熱，色黃如粥. 胃中有寒，面淸冷厥，則腹脹而疼. 腸中有寒，則小便尿白，飱瀉腸鳴也.

木形之人，其色必蒼，身直五小，五瘦五長. 多才勞心，多憂勞事. 軟弱曲短，一有非良.

［註］此下五條，皆以色合形之診法也. 木形之人，其色合靑，貴乎如碧蒼之潤也. 身直者，象木之幹直也. 五小者，謂頭小手足小，象木之巓枝也. 五瘦五長者，謂身肢象木之條細而長也. 多才者，象木之用，隨斲成材也. 多才之人，必勞於心也. 多憂者，象木之性不能自靜也，多憂之人，必勞於事也. 若一有形質軟弱曲短，皆非良材也.

火形赤明，小面五銳，反露偏陋，神清主貴. 重氣輕財，少信多慮，好動心急，最忌不配.

［註］火形之人，其色合赤，貴乎明也. 五銳者，謂頭·額·鼻·面·口，象火上之尖銳也. 五反五露者，謂五官反外·露外也，象火之性，張顯外露也. 五偏五陋者，謂五官不正醜陋也，象火寄體，隨物難定也. 凡此反露偏陋，皆火敗形，若神淸而明，是爲得火之神，則反主貴也. 重氣者，象火屬陽，多氣也. 輕財者，象火之性，多散也. 少信者，象火之性，易變也.

多慮者，象火之明，燭物也．好動者，象火之用，不靜也．心急者，象火之性，急速也．最忌神痴·氣濁·色悖，則爲不配，皆敗形也．

土形之狀，黃亮五圓，五實五厚，五短貴全．面圓頭大，厚腹股肩．容人有信，行緩心安．

［註］土形之人，其色合黃，貴乎亮也．五圓者象土之形圓也．五實五厚者象土之質實厚也．五短者象土之形敦短也．圓·實·厚·短，五者俱全，各成一形，皆爲土之正形，則主貴也．面圓·頭大·厚腹·美肩·美股，皆土厚實之狀也．容人有信，行緩心安，皆土德性之厚也．

金形潔白，五正五方，五朝五潤，偏削敗亡．居處靜悍，行廉性剛，爲吏威肅，兼小無傷．

［註］金形之人，其色合白，貴乎潔也．五正五方者，象金之形方正也．五朝者，金主骨，骨骼貴內朝明堂也．五潤者，象金之藏於水也．偏則不方正，削則骨露陷，敗亡之形也．居處靜悍者，象金靜而悍也．行廉性剛者，象金性潔而剛也．爲吏威肅者，象金之性肅殺也．兼小無傷者，謂方正朝潤，雖小無傷，金之正形也．

水形紫潤，面肥不平，五肥五嫩，五秀五清．流動搖身，常不敬畏，內欺外恭，粗濁主廢．

［註］水形之人，其色合紫，貴乎潤色．面肥不平者，象水之面廣而有波也．五肥者，象水之形廣大也．五嫩者，象水之性滋潤也．五秀五清者，象水之質清澈也．肥嫩之質，發行常流動搖身，象水之流動不居也．常不敬畏者，象水之性趨下不上也．內欺外恭者，象水之質內虛無實也．若神氣粗濁，皆主廢形也．

貴乎相得，最忌相勝．形勝色微，色勝形重．至勝時年，加感則病．年忌七九，猶宜愼恐．

［註］此明得其形不得其色之診法也．假如木形之人，法當色青，是爲形色相得，不病而貴之形也．若見黃色或見白色，是爲相勝，主病而最忌者也．見黃色者，則爲形勝色，主病微．見白色者，則爲色勝形，主病重也．然其生病，必至於勝木之時之年，加感外邪則病也．年忌者，謂五形之人，形色相勝者，凡至七歲，是爲年忌．積九遞加至十六歲·二十五歲·三十四歲·四十三歲·五十二歲·六十一歲，皆年忌之年也．當此之年，加感爲病則甚．故曰尤宜戒愼恐懼也．

形有强弱，肉有脆堅，强者難犯，弱者易干．肥食少痰，最怕如綿．瘦食多火，著骨難全．

［註］此明形肉生死之診法也．五形之人，得其純者，皆謂之强，得其駁者，皆謂之弱．强者加感之邪難犯，弱者加感之邪易干也．能食形肥者·强也．若食少而肥者，非强也，乃痰也．肥人最怕按之如綿絮，謂之無氣，則主死矣．食少而瘦者，弱也．若食多而瘦者，非弱也，乃火也．瘦人最怕肉乾著骨，謂之消瘦，亦主死矣．

形氣已脫，脈調猶死．形氣不足，脈調可醫．形盛脈小，少氣休治．形衰脈大，多氣死期．

［註］此以形合脈，診生死之法也．經曰，形氣已脫，九候雖調猶死者，謂形脫無以貯氣也．形氣俱虛，寸口脈調可醫者，謂形氣未相失也．形盛而肥，脈小少氣者，謂氣不能勝形也．形衰而瘦，脈大多氣者，謂形不能勝氣也．故皆主死也．

頸痛喘疾，目裹腫水，面腫風水，足腫石水．手腫至腕，足腫至踝，面腫至項，陽虛

可嗟.

[註] 此明形腫生死之診法也. 視其病者, 人迎頸脈大動, 主喘不得臥之疾也. 目裹上·下腫者, 主有水氣之病也. 從面腫起者, 名曰風水, 陽水也. 從足脛腫起者, 名曰石水, 陰水也. 若手腫至腕, 足腫至踝, 面腫至項, 非水也, 乃陽氣虛結不還之死證也.

頭傾視深, 背曲肩隨. 坐則腰痿, 轉搖遲回. 行則僂俯, 立則振掉. 形神將奪, 筋骨尩頹.

[註] 此明形憊死候之診法也. 經曰, 夫五臟者, 身之强也. 頭者, 精明之府, 頭傾視深, 精神將奪矣. 背者, 胸中之府, 背曲肩隨, 府將壞矣. 腰者, 腎之府, 轉搖艱難, 腎將憊矣. 膝者, 筋之府, 屈伸不能, 行則僂俯, 筋將憊矣. 骨者, 髓之府, 不能久立, 行則振掉, 骨將憊矣. 凡此形神將奪, 筋骨尩頹之形狀, 故皆主死候也.

太陰情狀, 貪而不仁. 好入惡出, 下意貌親. 不隨時務, 後動於人. 長大似僂, 其色黮黮.

[註] 此明陰陽之人之情狀, 以別陰陽盛衰法也. 太陰, 陰盛而過柔, 故貪而不仁也. 好入惡出, 陰性藏也. 下意貌親, 陰性卑柔也. 不隨時務, 陰喜靜也. 後動於人, 陰性遲也. 長大者, 陰盛之形也. 似僂者, 好曲身傴僂下意之態也. 其色黑黮黮, 陰盛之色也. 此太陰人之情狀也.

少陰情狀, 小貪賊心. 喜失慍得, 傷害無恩. 立則險躁, 寡和無親. 行如伏鼠, 易懼易欣.

[註] 少陰, 陰微而殘忍, 故貪小而賊心也. 喜失慍得, 陰性嫉妬也. 傷害無恩, 陰性殘忍也. 立則險躁, 陰性危險也. 寡和無親, 陰性冷落也. 行如伏鼠, 陰性隱伏也. 易懼易欣, 謂如鼠之得失, 忻然而進, 懼然而退也. 此少陰人之情狀也.

太陽情狀, 自大軒昂. 仰胸挺腹, 足高氣揚. 志大虛說, 作事好强. 雖敗無悔, 自用如常.

[註] 太陽, 陽盛而過剛, 故自大軒昂, 仰胸挺腹, 足高氣揚也. 好志大者, 陽性好剛强也. 好虛說者, 陽性好誇張也. 作事好强, 雖事敗而不悔者, 以其常好自用自是, 亦陽過剛, 果於斷也. 此太陽人之情狀也.

少陽情狀, 諟諦自貴. 志小易盈, 好外不內. 立則好仰, 行則好搖. 兩臂兩肘, 常出於背.

[註] 少陽, 陽微而明小, 故諟諦小察, 自貴小官, 志小易盈滿也. 好外交而不內附者, 陽之性外也. 立則好仰, 陽之性上也. 行則好搖, 陽之性動也, 兩臂兩肘常出於背者, 亦陽之性喜露而不善藏也. 此少陽人之情狀也.

得陰陽正, 平和之人. 無爲懼懼, 無爲忻忻. 婉然從物, 肅然自新. 謙謙君子, 藹藹吉人.

[註] 此明陰陽和平人之情狀也. 無爲懼懼者, 中心有所主, 而威武不能屈也. 無爲忻忻者, 外物不能惑, 而富貴不能臥也. 婉然從物者, 謂豁然而大公, 物來而順應也. 肅然自親者, 謂尊嚴以方外, 恭敬以直內也. 夫如是之人, 天必祐之, 人必愛之, 福祿綏之, 焉得不謂之謙謙君子, 藹藹吉人也哉! 明此五者, 其人之陰陽盛衰, 自可見矣.

編輯四診心法要訣 下

『四言脈訣』, 始自漢·張仲景平脈法, 宋·崔嘉彦衍之, 明·李時珍刪補. 及李中梓又補其缺略, 刪其差謬, 復加註釋, 固已文簡義該矣. 然猶有與經義不合者, 今皆刪去, 其未備者補之.

脈爲血府, 百體貫通, 寸口動脈, 大會朝宗.

[註] 經曰, 脈者, 血之府也. 周身血脈運行, 莫不由此貫通, 故曰百體貫通也.『難經』曰, "十二經中皆有動脈, 獨取寸口, 以決死生." 寸口者, 左右寸·關·尺, 手太陰肺經動脈也. 爲脈之大要會也. 故曰, 寸口動脈, 大會朝宗也.

診人之脈, 高骨上取, 因何名關, 界乎寸尺.

[註] 凡診人之脈, 令仰其手, 視掌後有高骨隆起, 卽是關部脈也. 醫者覆手取之, 先將中指取定關部, 方下前後二指於寸·尺之上. 病人長, 則下指宜疎. 病人短, 則下指宜密. 因其界乎寸·尺二部之間, 故命名曰關.

至魚一寸, 至澤一尺, 因此命名, 陽寸陰尺.

[註] 從高骨上至魚際, 長一寸, 因此命名曰寸. 從高骨下至尺澤, 長一尺, 因此命名曰尺. 寸部候上, 故爲陽也. 尺部候下, 故爲陰也.

右寸肺胸, 左寸心膻. 右關脾胃, 左肝膈膽. 三部三焦, 兩尺兩腎. 左小膀胱, 右大腸認.

[註] 右寸浮候胸中, 沈以候肺. 左寸浮候膻中, 沈以候心. 右關浮以候胃, 沈以候脾. 左關浮候膈膽, 沈以候肝. 兩尺沈俱候腎, 左尺浮候小腸·膀胱, 右尺浮候大腸. 膻, 膻中, 卽包絡也. 五臟皆一, 惟腎有二, 故曰兩尺候兩腎也. 然『內經』言腑不及膽者, 以寄於肝也. 不及大·小腸·膀胱者, 以統於腹中也. 不及三焦者, 以寸候胸中, 主上焦也. 關候膈中, 主中焦也. 尺候腹中, 主下焦也. 此遵『內經』分配三部診脈法也. 至僞訣以大·小腸配於寸上, 以三焦配於左尺, 以命門配於右尺, 其手厥陰包絡, 竟置而不言, 悉屬不經. 滑壽以左尺候小腸·膀胱前陰之病, 右尺候大腸·後陰之病, 可稱千古隻眼也. 浮外候腑·沈內候臟之說, 詳於卷末.

命門屬腎, 生氣之原. 人無兩尺, 必死不痊.

[註] 兩腎之中, 名曰命門. 命門居兩腎之中, 故兩尺屬之. 命門之少火, 卽腎間動氣, 是爲生氣之原也. 人若無兩尺脈, 則生氣絶矣, 病者必死不能痊也.

關脈一分, 右食左風. 右爲氣口, 左爲人迎.

[註] 陰得尺中一寸, 陽得寸內九分. 一寸九分, 寸·關·尺脈三分分之. 今曰關脈一分, 乃關上之一分也. 左關一分名人迎, 肝膽脈也. 肝膽主風, 故人迎緊盛, 主乎傷風. 右關一分名氣口, 脾胃脈也. 脾胃主食, 故氣口緊盛, 主乎傷食. 此創自叔和, 試之於診, 每多不應, 然爲後世所宗, 不得不姑存其說. 觀『內經』以足陽明胃經·頸上之動脈爲人迎, 手太陰肺經高骨之動脈爲氣口, 足知其謬矣.

脈有七診, 曰浮中沈. 上竟下竟, 左右推尋.

[註] 浮者, 輕下指於皮脈間所得之脈也. 沈者, 重下指於筋骨間所得之脈也. 中者, 不輕不重, 下指於肌肉間所得之脈也. 上者, 兩寸也. 竟者, 卽『內經』上竟上者, 胸喉中事也. 下者, 兩尺也. 竟者, 卽『內經』下竟下者, 少

腹·腰·股·脛·足中事也. 左右者, 左右手脈也. 此七診者, 乃推尋取脈之法也, 非謂『內經』獨大·獨小·獨寒·獨熱·獨遲·獨疾·獨陷下七診之脈也.

男左大順, 女右大宜. 男尺恒虛, 女尺恒實.

[註] 天道陽盛於左, 地道陰盛於右. 故男左女右, 脈大爲順, 宜也. 天之陽在南, 陰在北, 地之陽在北, 陰在南, 陽道常饒, 陰道常虧. 故男寸恒實, 尺恒虛, 女寸恒虛, 尺恒實也.

又有三部, 曰天地人, 部各有三, 九候名焉. 額頰耳前, 寸口岐銳, 下足三陰, 肝腎脾胃.

[註] 此遵『內經』三部九候, 十二經中皆有動脈之診法也. 三部, 謂上·中·下也. 曰天·地·人, 謂上·中·下三部, 有天·地·人之名也. 部各有三, 九候名焉, 謂三部各有天·地·人, 三而三之, 合爲九候之名也. 額·頰·耳前, 謂兩額·兩頰·耳前也. 上部天, 兩額之動脈, 當頷厭之分, 足少陽脈氣所行, 以候頭角者也. 上部地, 兩頰之動脈, 卽地倉·人迎之分, 足陽明脈氣所行, 以候口齒者也. 上部人, 耳前之動脈, 卽和髎之分, 手少陽脈氣所行, 以候耳目者也. 寸口岐銳, 謂寸口岐骨銳骨也. 中部天, 乃掌後經渠之次, 寸口之動脈, 手太陰脈氣所行, 以候肺者也. 中部地, 乃手大指次指岐骨間·合谷之動脈, 手陽明脈氣所行, 以候胸中者也. 中部人, 乃掌後銳骨下神門之動脈, 手少陰脈氣所行, 以候心者也. 下足三陰·謂五里·太谿·箕門·肝·腎·脾·胃也. 下部天, 乃氣衝下三寸, 五里之動脈, 足厥陰脈氣所行, 以候肝者也. 下部地, 乃內踝後跟骨傍, 太谿之動脈, 足少陰脈氣所行, 以候腎者也. 下部人, 乃魚腹上越筋間, 箕門之動脈, 足太陰脈氣所行, 以候脾胃者也.

寸口大會, 五十合經. 不滿其動, 無氣必凶. 更加疎數, 止還不能. 短死歲內, 期定難生.

[註] 寸口動脈, 五十一止, 合於經常不病之脈也. 若四十動一止, 一臟無氣, 主四歲死. 三十動一止, 二臟無氣, 主三歲死. 二十動一止, 三臟無氣, 主二歲死. 十動一止, 四臟無氣, 主一歲死. 不滿十動一止, 五臟無氣, 若更乍數乍疎, 止而不能卽還, 則可期短死. 一歲之內, 必難生也.

五臟本脈, 各有所管. 心浮大散, 肺浮澁短, 肝沈弦長, 腎沈滑軟, 從容而和, 脾中遲緩.

[註] 此言五臟各有所管之本脈, 必皆不大不小, 從容而和, 始爲五臟不病之脈也.

四時平脈, 緩而和勻, 春弦夏洪, 秋毛冬沈.

[註] 此言四時各有應見之平脈, 必皆不疾不徐, 緩而和勻, 始爲四時不病之脈也.

太過實强, 病生於外. 不及虛微, 病生於內.

[註] 外因六氣-風·寒·暑·濕·燥·火之邪, 脈必洪大緊數, 弦長滑實而太過矣. 內因七情-喜·怒·憂·思·悲·恐·驚之傷, 脈必虛微細弱, 短澁濡芤而不及矣.

飮食勞倦, 診在右關, 有力爲實, 無力虛看.

[註] 凡病外不因六氣, 內不因七情, 爲不內外因, 內傷飮食勞倦也. 飮食傷胃, 勞倦傷脾, 故診在右關. 飮食傷形爲有餘, 故右關脈有力. 勞倦傷氣爲不足, 故右關脈無力也. 三因百病之脈, 不論陰·陽·浮·沈·遲·數·滑·澁·大·小, 凡有力皆爲實, 無力皆爲虛. 經曰, 諸陽脈按之不鼓, 諸陰脈按之鼓甚. 此之謂與!

凡診病脈, 平旦爲準, 虛靜寧神, 調息細審.

[註] 經曰, "常以平旦, 陰氣未動, 陽氣未散, 飮食未進, 經脈未盛, 絡脈調勻, 氣血未亂, 乃可診有過之脈." 又曰, "診脈有道, 虛靜

爲寶.”言無思無慮, 以虛靜其心, 惟神凝於指下也. 調息細審者, 言醫家調勻自己氣息, 精細審察也.

一呼一吸, 合爲一息, 脈來四至, 平和之則. 五至無疴, 閏以太息. 三至爲遲, 遲則爲冷. 六至爲數, 數則熱證. 轉遲轉冷, 轉數轉熱.

[註] 醫者調勻氣息, 一呼脈再至, 一息脈再至, 呼吸定息, 脈來四至, 乃和平之準則也. 然何以五至無疴乎? 人之氣息, 時長時短. 凡鼓三息, 必有一息之長. 鼓五息, 又有一息之長, 名爲太息. 如三歲一閏, 五歲再閏也. 言脈必以四至爲平, 五至便爲太過. 惟正當太息之時, 始曰無疴. 此息之長, 非脈之急也. 若非太息, 正合四至也. 至於性急之人, 五至爲平脈, 不拘太息之例, 盖性急脈亦急也. 若一息而脈三至, 卽爲遲慢而不及矣. 遲主冷病. 若一息而脈遂六至, 卽爲急數而太過矣, 數主熱病. 若一息僅得二至, 甚而一至, 則轉遲而轉冷矣. 若一息七至, 甚而八至·九至, 則轉數而轉熱矣. 一至·二至·八至·九至, 皆死脈也.

遲數旣明, 浮沈須別. 浮沈遲數, 辨內外因. 外因於天, 內因於人. 天有陰陽, 風雨晦明. 人喜憂怒, 思悲恐驚.

[註] 浮脈法天, 候表之疾, 卽外因也. 沈脈法地, 候裏之病, 卽內因也. 外因者, 天之六氣, 風 風淫末疾. ·寒 寒淫陰疾. ·暑 暑淫心疾. ·濕 濕淫腹疾. ·燥 燥淫涸疾. ·火 火淫陽疾. 是也. 內因者, 人之七情, 喜傷心, 怒傷肝, 憂思傷脾, 悲傷肺, 恐傷腎, 驚傷心也.

浮沈已辨, 滑澁當明. 澁爲血滯, 滑爲氣壅.

[註] 此上六脈, 爲諸脈之提綱. 以浮沈緊諸浮上沈下之部位也. 以遲數統諸三至·六至之至數也, 以滑澁統諸滑流澁滯之形狀也. 脈象雖多, 然不屬部位, 則屬至數, 不屬至數, 則屬形狀, 總不外此六脈, 故爲諸脈之提綱也.

浮脈皮脈, 沈脈筋骨, 肌肉候中, 部位統屬.

[註] 皮脈取之而得者, 謂之浮脈. 筋骨取之而得者, 謂之沈脈. 此以上·下部位而得名也. 凡脈因部位而得名者, 皆統乎浮沈, 故曰部位統屬也. 心肺俱浮, 以皮毛取之而得者, 肺之浮也. 以血脈取之而得者, 心之浮也. 故曰浮緊皮脈. 肝腎俱沈, 以筋平取之而得者, 肝之沈也. 以至骨取之而得者, 腎之沈也. 故曰沈脈筋骨. 肌肉在浮沈之間, 故曰候中也.

浮無力濡, 沈無力弱, 沈極力牢, 浮極力革.

[註] 浮而無力謂之濡脈, 沈而無力謂之弱脈, 浮而極有力謂之革脈, 沈而極有力謂之牢脈.

三部有力, 其名曰實. 三部無力, 其名曰虛.

[註] 浮·中·沈三部俱有力, 謂之實脈. 浮·中·沈三部俱無力, 謂之虛脈.

三部無力, 按之且小, 似有似無, 微脈可考.

[註] 浮·中·沈三部極無力, 按之且小, 似有似無, 謂之微脈.

三部無力, 按之且大, 渙漫不收, 散脈可察.

[註] 浮·中·沈三部極無力, 按之且大, 渙漫不收, 謂之散脈.

惟中無力, 其名曰芤, 推筋着骨, 伏脈可求.

[註] 浮·沈有力, 中取無力, 謂之芤脈. 推筋着骨, 按之始得, 謂之伏脈. 已上十脈, 皆以部位而得名者, 故皆統於浮沈也.

三至爲遲, 六至爲數.

[註] 一呼一吸, 謂之一息. 一息三至, 謂之遲脈. 一息六至, 謂之數脈. 此以脈之至數而得名也. 凡脈因至數而得名者, 皆統乎遲數也.

四至爲緩, 七至疾脈.

[註] 一息四至謂之緩脈, 一息七至謂之疾脈.

緩止曰結, 數止曰促. 凡此之證, 皆統至數. 動而中止, 不能自還, 至數不乖, 代則難痊.

[註] 四至緩脈, 時而一止, 謂之結脈. 六至數脈, 時而一止, 謂之促脈. 結促之脈, 動而中止, 卽能自還. 若動而中止, 不能自還, 須臾復動, 或十至或二·三十至一止, 其至數不乖, 謂之代脈. 難痊, 謂不滿五十動而止, 合經難痊之死脈也. 已上五脈, 皆以至數而得名者, 故皆統於遲數也.

形狀如珠, 滑溜不定. 往來澁滯, 澁脈可證.

[註] 形狀如珠, 滑溜不定, 謂之滑脈. 進退維艱, 往來滯澁, 謂之澁脈. 此以脈之形狀而得名也. 凡脈以形狀而得名者, 皆統乎滑澁也.

弦細端直, 且勁曰弦. 緊比弦粗, 勁左右彈.

[註] 狀類弓弦, 細而端直, 按之且勁, 謂之弦脈. 較弦則粗, 按之且勁, 左右彈指, 謂之緊脈.

來盛去衰, 洪脈名顯. 大則寬濶, 小則細減.

[註] 上來應指而盛, 下去減力而衰, 謂之洪脈. 脈形粗大濶然, 謂之大脈. 脈形細減如絲, 謂之小脈, 卽細脈也.

如豆亂動, 不移約約. 長則迢迢, 短則縮縮.

[註] 其形如豆, 亂動約約, 動搖不移, 謂之動脈. 來去迢迢而長, 謂之長脈. 來去縮縮而短, 謂之短脈. 已上八脈, 皆以形狀而得名者, 故皆統於滑澁也.

浮陽主表, 風淫六氣, 有力表實, 無力表虛. 浮遲表冷, 浮緩風濕, 浮濡傷暑, 浮散虛極, 浮洪陽盛, 浮大陽實, 浮細氣少, 浮澁血虛, 浮數風熱, 浮緊風寒, 浮弦風飮, 浮滑風痰.

[註] 浮, 陽脈主表. 風邪六氣外因之病, 皆從表入, 故屬之也. 浮而有力, 表實風病也. 浮而無力, 表虛風病也. 遲, 寒脈也, 故曰表冷, 緩, 濕脈也, 故曰風濕, 濡, 氣虛脈也, 氣虛則傷暑, 故曰浮濡傷暑也. 散, 氣散脈也, 氣散則虛極, 故曰浮散虛極也. 浮洪, 陽盛脈, 故曰陽盛也. 浮大, 陽實脈, 故曰陽實也. 細, 氣少脈, 氣少不充, 故曰氣少也. 澁, 血少脈, 血少枯滯, 故曰血虛也. 數, 熱脈也, 故曰風熱. 緊, 寒脈也, 故曰風寒寒. 弦, 飮脈也, 故曰風飮. 滑, 痰脈也, 故曰風痰.

沈陰主裏, 七情氣食. 沈大裏實, 沈小裏虛, 沈遲裏冷, 沈緩裏濕, 沈緊冷痛, 沈數熱極, 沈澁痹氣, 沈滑痰食, 沈伏閉鬱, 沈弦飮疾.

[註] 沈, 陰脈主裏. 七情氣食內因之病, 皆由裏生, 故屬之也. 大, 有餘脈也, 故曰裏實. 小, 不足脈也. 故曰裏虛. 遲, 寒脈也. 故曰裏冷. 緩, 濕脈也, 故曰裏濕. 緊, 寒脈也, 故曰冷痛. 數, 熱脈也, 故曰熱極. 澁, 血滯脈, 故曰痹氣. 滑, 痰食脈, 故曰痰食. 伏, 痛甚不得吐瀉脈也, 故曰閉鬱. 弦, 飮脈也, 故曰飮疾.

濡陽虛病, 弱陰虛疾, 微主諸虛, 散爲虛劇.

[註] 濡, 爲陽分無力脈, 故主諸陽虛之病. 弱, 爲陰分無力脈, 故主諸陰虛之病, 微, 爲陰陽血氣不足脈, 故主諸虛. 散, 爲元氣散之脈, 故曰虛劇也.

革傷精血, 半產帶崩. 牢疝癥瘕, 心腹寒疼.

[註] 革, 內空之脈, 故主男子亡血·傷精之病, 婦人半産·崩·帶之疾. 牢, 內堅之脈, 故主諸疝·癥瘕, 心腹寒冷, 疼痛之病也.

虛主諸虛, 實主諸實, 芤主失血, 隨見可知.

[註] 虛, 爲三部無力脈, 故主諸虛. 實, 爲三部有力脈, 故主諸實. 芤, 爲榮空之脈, 故主失血. 然此三脈, 皆隨所見之部位, 可知其

上下·內外之病也.

遲寒主臟, 陰冷相干, 有力寒痛, 無力虛寒.

[註] 遲, 陰脈也, 臟屬陰, 故主之. 凡陰冷之病, 皆屬之也. 有力爲寒實作痛, 無力爲寒虛痛也.

數熱主腑, 數細陰傷, 有力實熱, 無力虛瘡.

[註] 數, 陽脈也, 腑屬陽, 故主之. 凡陽屬之病, 皆屬之也. 數爲陽盛, 細爲不足, 故曰傷陰. 有力爲實熱, 無力爲虛熱. 數亦生瘡, 故曰虛瘡.

緩濕脾胃, 堅大濕壅. 促爲陽鬱, 結則陰凝.

[註] 緩, 脾胃脈, 又主濕邪, 故緩主濕邪脾胃之病. 若搏指堅大, 則爲濕邪壅脹之病. 促, 爲陽盛而鬱之脈, 結, 爲陰盛而凝之脈也.

代則氣乏, 跌打悶絶, 奪氣痛瘡, 女胎三月.

[註] 代者, 眞氣乏而求代之脈也. 若不因跌打氣悶·暴病奪氣·痛瘡傷氣·女胎氣阻者, 而無故見之, 則必死也.

滑司痰病, 關主食風, 寸候吐逆, 尺便血膿.

[註] 滑, 陽脈, 陽盛爲痰, 故司痰病. 右關候胃, 故主痰食. 左關候肝, 故主風痰. 寸候上焦, 故主吐逆. 尺候下焦, 故主便血膿也.

澁虛濕痹, 尺精血傷, 寸汗津竭, 關膈液亡.

[註] 澁, 血少滯澁脈也, 六脈見之, 則主榮虛受濕痹之病. 若兩尺見之, 則主傷精傷血之病. 兩寸見之, 則主汗多津傷之病. 兩關見之, 則主噎膈反胃, 液亡結腸之病也.

弦關主飮, 木侮脾經, 寸弦頭痛, 尺弦腹疼.

[註] 弦, 陰脈, 陰盛爲飮. 弦, 木脈, 木旺侮土, 土虛不能制濕, 故飮病生焉. 寸弦, 陰乘陽也, 故主頭痛. 尺弦, 陰乘陰也, 故主腹疼.

緊主寒痛, 洪是火傷. 動主痛熱, 崩汗驚狂.

[註] 緊, 寒實脈, 故主寒痛. 洪, 熱實脈, 故主火傷. 動, 爲陰陽相搏之陽脈, 故主諸痛. 陽動主發熱·主驚狂, 陰動主汗出·血崩也.

長則氣治, 短則氣病, 細則氣衰, 大則病進.

[註] 長者, 氣之暢也, 故曰氣治. 短者, 氣之縮也, 故曰氣病. 小者, 正氣衰也. 大者, 邪病進也.

脈之主病, 有宜不宜, 陰陽順逆, 吉凶可推.

[註] 病有陰陽, 脈亦有陰陽. 順應則吉, 逆見則凶. 此以下至其死可測句, 凡二十七節, 詳分某病見某脈吉, 某病見某脈凶也.

中風之脈, 却喜浮遲, 堅大急疾, 其凶可知.

[註] 中風虛見虛脈, 以浮遲爲順. 若反見堅大急疾爲逆, 決無生理.

傷寒熱病, 脈喜浮洪, 沈微澁小, 證反必凶. 汗後脈靜, 身凉則安. 汗後脈躁, 熱甚必難. 陽證見陰, 命必危殆. 陰證見陽, 雖困無害.

[註] 此節皆言傷寒之順逆也. 傷寒熱病, 傳裏屬熱, 脈以浮·洪陽脈爲吉. 若見沈·微·澁·小陰脈, 是證與脈反, 故凶. 汗後邪解, 便當脈靜身凉, 若躁而熱, 所謂汗後不爲汗衰, 名曰, 陰陽交, 必難治矣. 陽證而見沈·澁·細·微·弱·遲之陰脈, 則脈與證反, 命必危殆. 陰證而見浮·大·數·動·洪·滑之陽脈, 雖脈與證反, 在他證忌之, 獨傷寒爲陰邪還陽, 將解之證, 病雖危困, 無害於命也.

勞倦傷脾, 脈當虛弱, 自汗脈躁, 死不可却.

[註] 勞倦傷脾, 脈當虛弱, 爲順也. 若自汗出而脈反躁疾, 則逆矣. 安得不死?

瘧脈自弦, 弦遲多寒, 弦數多熱, 代散則難.

[註] 瘧爲寒熱之病, 弦爲少陽之脈. 少陽主病寒熱往來, 凡寒熱之病, 多屬少陽半表半裏之界, 故瘧脈自應得弦象也. 遲多寒, 數多熱, 理自然也. 若得代·散二脈, 邪尙未解, 正

氣已衰, 命則難生矣.

泄瀉下利, 沈小滑弱, 實大浮數, 發熱則惡.

[註] 瀉痢裏虛, 宜見沈小滑弱之脈爲順. 若反見實大浮數之脈, 則身必發熱而成惡候也.

嘔吐反胃, 浮滑者昌, 沈數細澁, 結腸者亡.

[註] 嘔吐反胃, 脾虛有痰也. 浮爲虛, 滑爲痰, 是爲順脈, 故曰昌也. 若沈數細澁, 則爲氣少液枯, 遂致結腸, 糞如羊屎, 死不可救矣.

霍亂之候, 脈代勿訝, 舌卷囊縮, 厥伏可嗟.

[註] 霍亂之診, 陽脈爲佳, 若見代脈, 因一時淸濁混亂, 故脈不接續, 非死候也. 如脈伏不見, 四肢厥逆, 舌卷囊縮, 爲陰寒甚, 則有可嗟之變也.

嗽脈多浮, 浮濡易治, 沈伏而緊, 死期將至.

[註] 嗽乃肺疾, 脈浮爲宜, 兼見濡者, 病將退也. 若沈伏與緊則相反而病深矣. 不死何待?

喘息擡肩, 浮滑是順, 沈澁肢寒, 切爲逆證.

[註] 陽喘多實, 風與痰耳, 故脈以浮滑爲順. 陰喘多虛, 寒與虛也, 故脈沈澁, 四肢寒者, 均爲不治逆證.

火熱之證, 洪數爲宜, 微弱無神, 根本脫離.

[註] 熱證而得洪數, 乃正應也. 若見微弱, 證脈相反, 根本脫離, 藥餌不可施矣.

骨蒸發熱, 脈數而虛, 熱而澁小, 必殞其軀.

[註] 骨蒸者, 腎水不足, 壯火僭上, 虛數二脈, 是正象也. 若澁小之脈, 所謂發熱脈靜, 不可救耳.

勞極諸虛, 浮軟微弱, 土敗雙弦, 火炎細數.

[註] 虛證宜見虛脈, 若兩關脈弦, 謂之雙弦. 弦乃肝脈, 右關見之, 是肝木乘脾, 故曰土敗. 勞證之脈, 若見細數, 乃陰虛火盛, 上刑肺金, 便不可治.

失血諸證, 脈必見芤, 緩小可喜, 數大堪憂.

[註] 芤有中空之象, 失血者宜爾也. 緩小亦爲虛脈, 順而可喜. 若數且大, 謂之邪勝, 故可憂也.

畜血在中, 牢大却宜, 沈澁而微, 速愈者稀.

[註] 畜血者, 有形之實證, 見牢大之脈, 脈證相宜. 倘沈澁而微, 是挾虛矣. 旣不能自行其血, 又難施峻猛之劑, 安望速愈也?

三消之脈, 數大者生, 細微短澁, 應手堪驚.

[註] 渴而多飮爲上消, 消穀善饑爲中消, 渴而便數爲下消. 三消者, 皆燥熱太過, 惟見數大之脈爲吉耳. 細微短澁, 死不可救也.

小便淋閉, 鼻色必黃, 實大可療, 澁小知亡.

[註] 鼻頭色黃, 必患小便難. 六脈實大者, 但用攻病之劑必愈. 若逢澁小, 爲精氣不化, 死亡將及矣.

癲乃重陰, 狂乃重陽, 浮洪吉象, 沈急凶殃.

[註] 癲狂二證, 皆以浮洪爲吉, 取其病尙淺也. 若沈而急, 病已入骨, 雖有扁倉, 莫之能救矣.

癎宜浮緩, 沈小急實, 但弦無胃, 必死不失.

[註] 癎本風痰, 脈見浮緩, 自應然也. 若沈小急實, 是病深也, 或但弦無胃. 則肝之眞臟脈見矣, 安望其更生耶?

心腹之痛, 其類有九, 細遲速愈, 浮大延久.

[註] 九種心腹之痛, 皆宜遲細, 易於施療, 如浮而大, 是爲中虛邪盛, 不能收捷功也.

疝屬肝病, 脈必弦急, 牢急者生, 弱急者死.

[註] 肝主筋, 疝則筋急, 故屬肝也. 肝脈弦急, 是其常也. 疝系陰寒之咎, 牢主裏寒之脈, 亦其常也. 如且弱且急, 必有性命之憂矣.

黃疸濕熱, 洪數便宜, 不妨浮大, 微澁難醫.

[註] 濕蒸熱淤, 黃疸生焉, 洪數浮大, 皆所宜也. 一見微澁, 虛衰已甚, 必食少瀉多, 無藥可療矣.

腫脹之脈, 浮大洪實, 細而沈微, 岐黃無術.

[註] 水腫脹滿, 有餘之證, 宜見有餘之脈, 浮大洪實是矣. 沈細而微, 謂之證實脈虛, 難言生矣.

五臟爲積, 六腑爲聚, 實强可生, 沈細難愈.

[註] 積聚皆實證也, 實脈强盛, 是所當然. 沈細爲虛, 眞氣敗絶, 不可爲矣.

中惡腹脹, 緊細乃生. 浮大爲何? 邪氣已深.

[註] 中惡者, 不正之氣也. 緊細則吉, 浮大則凶也.

鬼祟之脈, 左右不齊, 乍大乍小, 乍數乍遲.

[註] 鬼祟犯人, 左右二手, 脈象不一, 忽大忽小, 忽數忽遲, 無一定之脈形也.

癰疽未潰, 洪大脈宜, 及其已潰, 洪大最忌.

[註] 未潰屬實, 洪大爲正脈也. 潰後則虛, 若仍見洪大, 則爲邪脈, 最所忌也.

肺癰已成, 寸數而實. 肺痿之證, 數而無力. 癰痿色白, 脈宜短澁, 數大相逢, 氣損血失. 腸癰實熱, 滑數相宜. 沈細無根, 其死可期.

[註] 肺癰而寸口數實, 知膿已成矣. 肺葉焦痿, 爲火傷也, 是以數而無力. 肺癰·肺痿得白色者, 肺之本色. 得短澁者, 肺之本脈, 均相宜也. 若逢數大, 是火來剋金, 賊邪之診, 故氣損血失也. 腸癰實也, 滑數相宜. 沈細虛也, 證實脈虛, 死期將至矣.

婦人有子, 陰搏陽別, 少陰動甚, 其胎已結. 滑疾而散, 胎必三月, 按之不散, 五月可別. 左男右女, 孕乳是主. 女腹如箕, 男腹如釜.

[註] 此一節明女科胎前之脈也. 陰搏陽別者, 寸爲陽, 尺爲陰, 言尺陰之脈, 搏指而動, 寸陽之脈, 則不搏指, 逈然分別, 此有子之診也. 或手少陰心脈獨動而甚者, 盖心主血, 血主胎, 故胎結而動甚也. 動者, 謂往來流利之動而滑, 非厥厥搖動爲病之動也. 疾卽數也, 滑而且數, 按之而散, 三月之胎也. 按之不散, 五月之胎也. 左爲陽, 故左疾爲男胎. 右爲陰, 故右疾爲女胎. 五六月後, 孕婦之乳房有核, 吮之有乳者, 則主有子也. 女胎腹形, 狀如箕之圓也. 男胎腹形, 狀如釜之上小而下大也.

欲產離經, 新產小緩, 實弦牢大, 其凶不免.

[註] 此一節明產中之脈也. 欲產脈離經者, 謂見離乎經常之脈也. 盖胎動於中, 脈亂於外, 勢所必然也. 產後氣血兩虛, 見小緩之虛脈爲吉, 若見實大弦牢, 其凶不免矣.

經脈病脈, 業已昭詳, 將絶之形, 更當度量.

[註] 經常之脈, 主病之脈, 皆明於前矣. 而死絶之脈. 亦不可不察也, 分列於後.

心絶之脈, 如操帶鉤, 轉豆躁疾, 一日可憂.

[註] 經曰, 脈來前曲後居, 如操帶鉤, 曰心絶. 前曲者, 謂輕取則堅强而不柔. 後居者, 謂重取則牢實而不動. 如持革帶之鉤, 全失冲和之氣, 但鉤無胃, 故曰心死. 鉤, 卽洪脈也. 轉豆者, 卽經所謂如循薏苡子·纍纍然, 狀其短實堅强, 眞臟脈也. 又曰, 心絶, 一日死.

肝絶之脈, 循刃責責, 新張弓弦, 死在八日.

[註] 經曰, "眞肝脈至, 中外急如循刃." 又曰, "脈來急溢, 勁如新張弓弦, 曰肝死." 又曰, "肝絶, 八日死."

脾絶雀啄, 又同屋漏, 覆杯水流, 四日無救.

[註] 舊訣曰, 雀啄連來四五啄, 屋漏少刻一點落. 若杯覆, 若水流, 皆脾絶也. 經曰, "脾絶, 四日死."

肺絶維何? 如風吹毛, 毛羽中膚, 三日而號.

[註] 經曰, "如風吹毛, 曰肺死." 又曰, "眞肺脈至, 如以毛羽中人膚." 皆狀其但浮而無胃氣也. 又曰, "肺絶, 三日死."

腎絶伊何? 發如奪索, 辟辟彈石, 四日而作.

[註] 經曰, "脈來如奪索, 辟辟如彈石, 曰腎死." 又曰, "腎絶, 四日死." 舊訣云, "彈石硬來尋卽散, 搭指散亂如解索." 正此謂也. 石, 卽沈脈也.

命脈將絶, 魚翔鰕游, 至如涌泉, 莫可挽留.

[註] 舊訣云, "魚翔似有又似無, 鰕游靜中忽一躍." 經曰, "渾渾革至如涌泉, 綿綿其去如弦絶." 皆死脈也.

脈有反關, 動在臂後, 別由列缺, 不干證候.

[註] 反關脈者, 脈不行於寸口, 出列缺絡入臂後手陽明大腸之經也. 以其不順行於關上, 故曰反關. 有一手反關者, 有兩手反關者, 此得於有生之初, 非病脈也. 令病人側立其手, 診之方可見也.

岐黃脈法, 候病死生, 太素脈法, 陰陽貴淸. 淸如潤玉, 至數分明, 濁脈如石, 糢糊不淸. 小大貧富, 澁滑窮通, 長短壽夭, 詳推錯綜.

[註] 脈法倡自岐黃, 所以候病死生. 至楊上善爲風鑑者流, 托名'太素脈法', 以神其說, 每多不驗. 然其中有近理可採者, 如論六陽六陰之脈, 以淸主貴, 以濁主賤. 淸脈之狀, 似玉潤淨, 至數分明. 濁脈之狀, 如石粗澁, 至數糢糊. 小脈主貧, 大脈主富, 澁脈主窮, 滑脈主通, 長脈主壽, 短脈主夭. 如質淸脈濁, 貴中賤也. 質濁脈淸, 賤中貴也. 淸脈兼大, 貴而富也. 兼滑, 貴而通也. 兼長, 貴而壽也. 濁脈兼小, 賤而貧也. 兼澁, 賤而窮也. 兼短, 賤而夭也. 淸脈兼小, 貴而貧也. 兼澁, 貴而窮也. 兼短, 貴而夭也. 濁脈兼大, 賤而富也. 兼滑, 賤而通也, 兼長, 賤而壽也. 詳推錯綜者, 卽詳推此質淸脈淸, 質濁脈濁, 質淸脈濁, 質濁脈淸, 錯綜等說之理耳.

附: 訂正『素問·脈要精微論』一則備考

尺內兩傍, 則季脇也. 尺外以候腎, 尺裏以候腹中. 中附上, 左外以候肝, 內以候膈. 右外以候胃, 內以候脾. 上附上, 右外以候肺, 內以候胸中. 左外以候心, 內以候膻中. 前以候前, 後以候後. 上竟上者, 胸喉中事也. 下竟下者, 少腹·腰·股·膝·脛·足中事也.

[註] '內·外'二字, 前人有以尺部一脈, 前半部脈·後半部脈爲訓者. 有以內側曰內, 外側曰外爲訓者, 皆非也. 盖脈之形, 渾然純一, 並不兩條, 亦不兩截. 若以前半部·後半部爲是, 則視脈爲兩截矣. 若以尺內側·尺外側爲是, 則視脈爲兩條矣. 故知二說皆非也. 熟玩通章經文, 自知其爲傳寫之訛. 豈有獨於脾胃, 則曰, 右外以候胃, 內以候脾者耶? 盖外以候腑, 內以候臟. 『內經』脈書, 確然可考. 故當以'外以候胃, 內以候脾'之句爲正, 其尺外之'外'字, 當是'裏'字. 尺裏之'裏'字, 當是'外'字. 中附上·左右之'內'·'外'字, 上附上·左右之'內'·'外'字, 皆當改之. 故不循舊圖所列, 以符外候腑·內候臟之義也. 前以候前, 謂關之前寸也. 後以候後, 謂關之後尺也. 上竟上者, 謂上盡魚際也. 下竟下者, 謂下盡尺澤也.

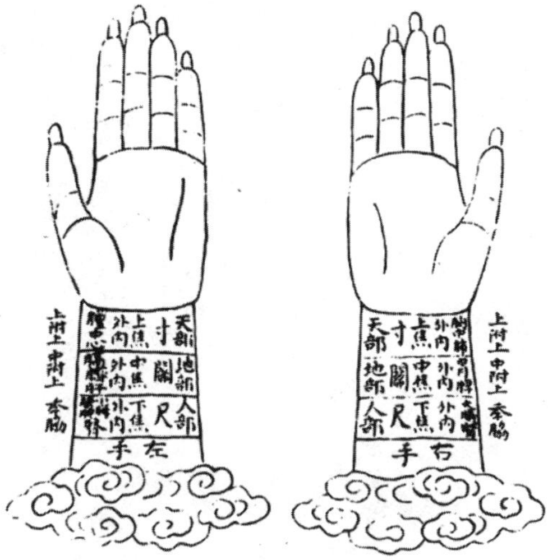

圖15 訂正素問脈位圖

御纂醫宗金鑑

編輯運氣要訣

御纂醫宗金鑑 卷三十五

編輯運氣要訣

經曰, "夫五運陰陽者, 天地之道也, 萬物之綱紀, 變化之父母, 生殺之本始, 神明之府也. 可不通乎?" 又曰, "治不法天之紀·地之理, 則災害至矣." 又曰, "不知年之所加·氣之盛衰·虛實之所起, 不可以爲工矣." 由是觀之, 不知運氣而爲醫, 欲其無失者鮮矣. 玆將『內經』運氣要語, 編成歌訣, 弁列圖於前, 使學者一覽卽明其大綱旨要之所在, 然後徧求全經精義, 庶乎有得云.

太虛理氣天地陰陽訣

無極太虛氣中理, 太極太虛理中氣. 乘氣動靜生陰陽, 陰陽之分爲天地. 未有天地氣生形, 已有天地形寓氣. 從形究氣曰陰陽, 卽氣觀理曰太極.

[註] 太者, 極其至大之謂也. 虛者, 空虛無物之謂也. 盖極大極虛, 無聲無臭之中, 具有極大極至之理氣焉. 理氣未分, 而混沌者, 太虛也. 太虛曰無極者, 是主太虛流行之氣中主宰之理而言也. 太虛曰太極者, 是主太虛主宰之理中流行之氣而言也. 故周子曰, '無極而太極'者, 亦是以極無而推極有也. 盖極無中無是而非理, 極有中無是而非氣. 不以極無之理而推極有之氣, 何以知有是氣也. 不以極有之氣, 而推極無之理, 何以知有是理也. 是則可知理氣以其分殊而言之二也, 以其渾合而言之一也. 有是理則有是氣, 有是氣則有是理. 名雖有二, 其實則一, 本無有無·一二·先後之可言也. 乘氣動靜生陰陽者, 謂太極乘氣機之動而生陽, 乘氣機之靜而生陰, 卽周子曰, 太極動而生陽, 靜而生陰之謂也. 然不曰無極動而生陽, 靜而生陰, 而曰太極動而生陽, 靜而生陰者, 盖以無極專主乎理, 言理無動靜故也. 太極兼主乎氣, 言氣有動靜故也. 陰陽之分爲天地者, 謂陰陽流行, 相生不已, 積陽之淸者爲天, 積陰之濁者爲地. 故周子曰, 分陰分陽, 兩儀立焉也. 未有天地氣生形者, 謂未有天地, 惟太虛中之一氣化生天地之形也. 已有天地形寓氣者, 謂已有天地, 而太虛之氣卽已寓於天地之形也. 是以天得之以資萬物之始, 地得之以資萬物之生也. 從形究氣曰陰陽者, 陰陽卽理中流行之氣也. 卽氣觀理曰太極者, 太極卽氣中主宰之理也. 故周子曰, 陰陽一太極者, 是指氣之極者而言也. 太極本無極者, 是指理之極者而言也. [圖 16·17]

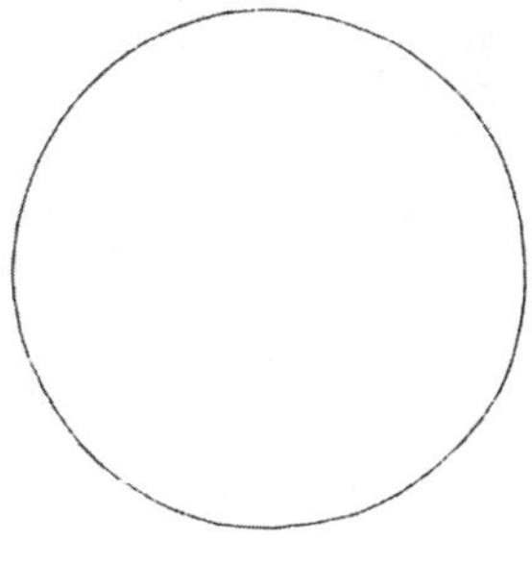

太虛者, 太極也. 太極本無極, 故名曰太虛. 『素問·天元紀大論』曰, 太虛寥廓, 肇基化元, 萬物資始, 五運終天, 布氣眞靈, 總統坤元, 九星懸朗, 七曜周旋, 曰陰曰陽, 曰柔曰剛, 幽顯旣位, 寒暑弛張, 生生化化, 品物咸章.

圖16 太虛圖

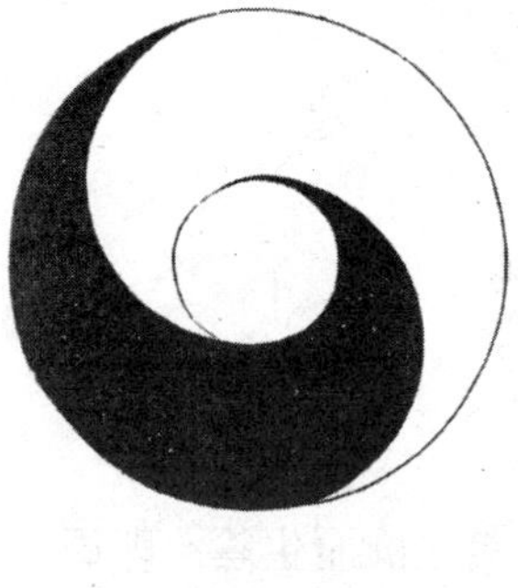

來知德『易經』註曰，對待者數，流行者氣，主宰者理，卽此三句，而天地萬物，無不包括其中矣.

圖17 陰陽圖

［按］吳澄曰，太極無動靜，動靜者氣機也，是以太極專主乎理言也．朱子曰，太極之有動靜，是天命之流行也，是以太極兼主乎氣言也．又曰，太虛者，本然之妙也．動靜者，所乘之機也．本然之妙卽太極，指其本然主宰，是動是靜之妙之理也．所乘之機卽動靜，指其天命流行，乘動乘靜之機之氣也．當依朱子爲是．

五行質氣生剋制化歌

天地陰陽生五行，各一其質各一氣．質具於地氣行天，五行順布四時序．木火土金水相生，木土水火金剋制．亢害承制制生化，生生化化萬物立．

［註］天地旣立，而陰陽卽在天地之中．陽動而變，陰靜而合，生五行也．天一生水，地六成之．地二生火，天七成之，天三生木，地八成之．地四生金，天九成之．天五生土，地十成之，是五行各一其質也．東方生木，木之氣風．南方生火，火之氣熱．中央生土，土之氣濕．西方生金，金之氣燥．北方生水，水之氣寒，是五行各一其氣也．在地曰木，在天曰風．在地曰火，在天曰熱．在地曰土，在天曰濕．在地曰金，在天曰燥．在地曰水，在天曰寒，是五行質具于地，氣行於天也．木位東方，風氣布春．火位南方，熱氣布夏．土位中央四維，濕氣布長夏．金位西方，燥氣布秋．水位北方，寒氣布冬，是五氣順布四時之序也．卽周子曰，陽變陰合，而生水·火·木·金·土．五氣順布，四時行焉．木生火，火生土，土生金，金生水，水復生木，是五行相生，主生養萬物者也．木剋土，土剋水，水剋火，火剋金，金剋木，木復剋土，是五行相剋，主殺害萬物者也．相剋則死，相制則生．木亢害土，土亢害水，水亢害火，火亢害金，金亢害木，此剋其所勝者也．然我之所勝之子，卽我之所不勝者也．我畏彼子出救毋害，不敢妄行，承受乶制，制則生化，則各恒其德，而生化萬物，無不具也．假如木亢太過，土受害矣，是我勝其我之所勝者也．土之子金，承而制焉，則我畏我之所不勝，自然承受乃制，制則生化矣．火亢太過，金受制矣，金之子水，承而制焉．土亢太過，水受制矣，水之子木，承而制焉．金亢太過，木受制矣，木之子火，承而制焉．水亢太過，火受制矣，火之子土，承而制焉．五行皆若此也．此所以相生而不害，相制而不剋也．而生生化化，萬物立命之道，卽在於是矣．此五行生剋制化之理，不可不知者也．［圖 18·19］

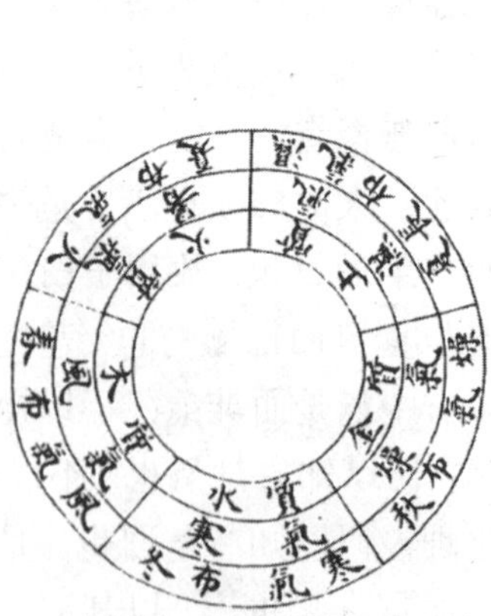

圖18 五行圖

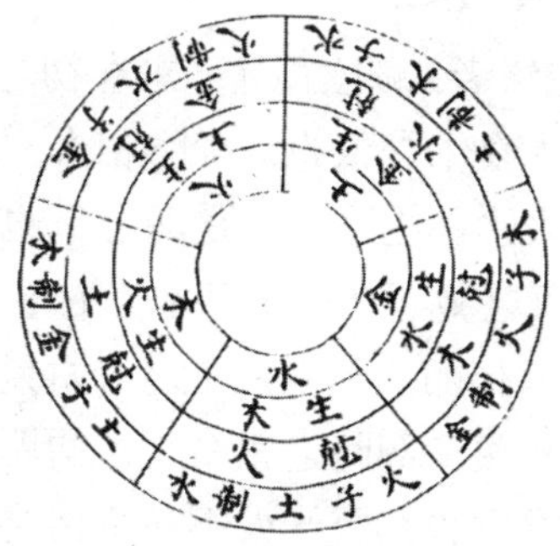

圖19 五行生剋制化圖

運氣合臟腑十二經絡訶

醫明陰陽五行理, 始曉天時民病情. 五運五行五氣化, 六氣天地陰陽生. 火分君相氣熱暑, 爲合人之臟腑. 經天干起運地支氣, 天五地六節制成.

[註] 學醫業者, 必要明天地陰陽·五行之理, 始曉天時之和不和, 民之生病之情由也. 人皆知五運化自五行·五質·五氣也, 而不知六氣化自天地陰陽·六質·六氣也. 六質者, 卽經曰木·火·土·金·水·火, 地之陰陽也, 生·長·化·收·藏下應之也. 六氣者, 卽經曰風·暑·濕·燥·寒·火, 天之陰陽也, 三陰三陽上奉之也. 是以在地之火分爲君火·相火. 在天之氣分爲熱氣·暑氣, 爲合人之五臟六腑, 包絡十二經也. 天干陰陽合而爲五, 故主五運. 甲化陽土, 合人之胃. 己化陰土, 合人之脾. 乙化陰金, 合人之肺. 庚化陽金, 合人大腸. 丙化陽水, 合人膀胱. 辛化陰水, 合人之腎. 丁化陰木, 合人之肝. 壬化陽木, 合人之膽. 戊化陽火, 合人小腸. 癸化陰火, 合人之心, 相火屬陽者, 合人三焦. 相火屬陰者, 合人包絡. 此天干合人之五臟六腑十二經也. 地支陰陽合而爲六, 故主六氣. 子午主少陰君火, 合人之心與小腸也. 丑未主太陰濕土, 合人之脾與胃也. 寅申主少陽相火, 合人之三焦包絡也. 夘酉主陽明燥金, 合人之肺與大腸也. 辰戌主太陽寒水, 合人之膀胱與腎也. 巳亥主厥陰風木, 合人之肝與膽也. 此地支之合人五臟六腑十二經也. 天數五, 而五陰·五陽, 故爲十干. 地數六, 而六陰·六陽, 故爲十二支. 天干之五, 必得地支之六以爲節, 地支之六, 必得天干之五以爲制, 而後六甲成, 歲氣備. 故一歲中運, 以七十二日五位分主之, 六氣以六十日六步分主之也. [圖 20·21]

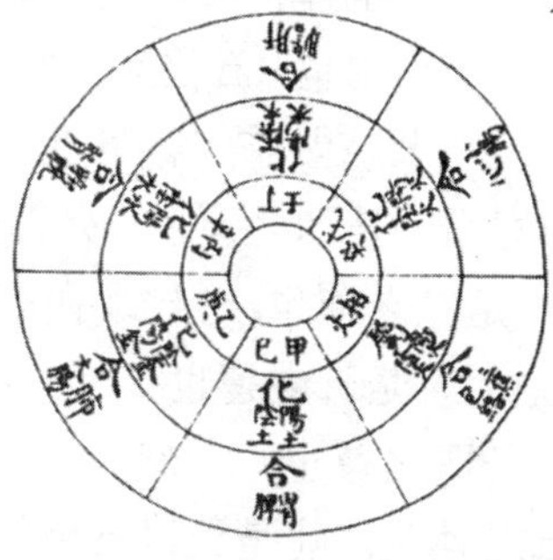

圖20 五運合臟腑十二經絡圖

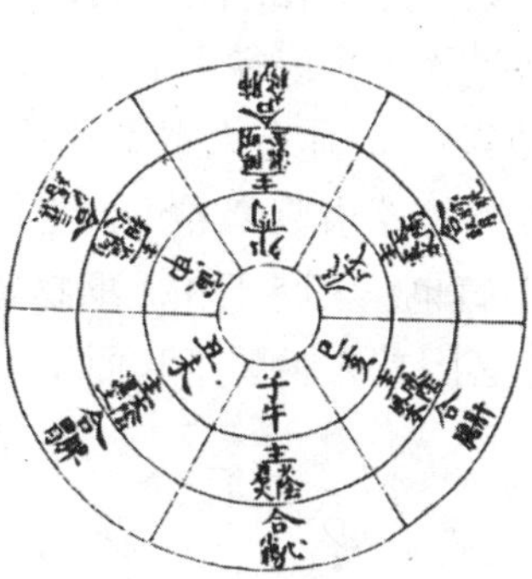

圖21 六氣合臟腑十二經絡圖

[按] 十二經天干訶內云, 甲膽乙肝丙小腸, 丁心戊胃己脾鄕, 庚屬大腸辛屬肺, 壬屬膀胱癸腎臟, 三焦亦向壬中寄, 包絡同歸入癸方. 此以方位言天干所屬, 配合臟腑, 歲歲之常也. 今以五運言天干所化, 配合臟腑, 年年之變, 所以不同也.

十三經地支訶內云, 肺黃大卯胃辰宮, 脾巳心午小未中, 申胱酉腎心包戌, 亥焦子膽丑肝通. 此以流行言地支所屬, 配合臟腑, 日月之常也. 今以六氣言地支所化, 配合臟腑, 年年之變, 所以不同也. 讀者審之.

主運謌

五運五行御五位, 五氣相生順令行. 此是常令年不易, 然有相得或逆從. 運有太過不及理, 人有虛實寒熱情. 天時不和萬物病, 民病合人臟腑生.

[註] 主運者, 主運行四時之常令也. 五行者, 木·火·土·金·水也. 五位者, 東·南·中·西·北也. 五氣者, 風·暑·濕·燥·寒也. 木御東方風氣, 順布春令, 是初之運也. 火御南方暑氣, 順布夏令, 是二之運也. 土御中央四維濕氣, 順布長夏之令, 是三之運也. 金御西方燥氣, 順布秋令, 是四之運也. 水御北方寒氣, 順布冬令, 是五之運也. 此是天以五爲制, 分五方主之, 五運五氣相生, 四時常令, 年年相仍而不易也. 然其中之氣化, 有相得或不相得, 或從天氣, 或逆天氣, 或從天氣而逆地氣, 或逆天氣而從地氣. 故運有太過不及·四時不和之理, 人有臟腑經絡虛實寒熱不同之情, 始召外邪令化而生病也. 天時不和, 萬物皆病, 而爲民病者, 亦必因其人臟腑不和而生也. [圖 22]

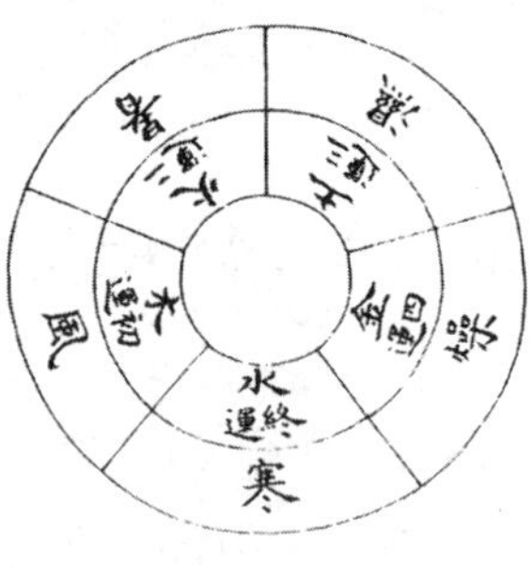

圖22 主運圖

主氣謌

主氣六位同主運, 顯明之右君位知. 退行一步相火治, 復行一步土治之, 復行一步金氣治, 復行一步水治之. 復行一步木氣治, 復行一步君治之.

[註] 主氣者, 厥陰風木, 主春初之氣也. 少陰君火, 主夏二之氣也. 少陰相火, 主盛夏三之氣也. 太陰濕土, 主長夏四之氣也. 陽明燥金, 主秋五之氣也. 太陽寒水, 主冬六之氣也. 此是地以六爲節, 分六位主之. 六氣相生, 同主運五氣相生, 四時之常令也. 顯明者, 正南之位, 當君位也. 而君火不在位治之, 反退位於次, 以相火代君火, 司化則當知, 卽經云, 少陰不司氣化之義也. 正南客氣, 司天之位也, 司天之右, 天之右間位也. 在主氣爲二之氣位, 是少陰君火之位, 主行夏令之氣也. 故曰, 顯明之右, 君火之位也. 君火之右, 退行一步, 乃客氣司天之位也. 在主氣爲三之氣位, 是少陽相火之位, 主行盛夏之令之氣也. 不曰復行, 而曰退行者, 以臣對君之面, 承命司化, 不敢背行, 故曰退行一步, 卽復行一步也. 復行一步, 土氣治之, 乃客氣天之左間位也. 在主氣爲四之氣位, 是太陰濕土之位, 主行長夏令之氣也. 復行一步, 金氣治之, 乃客氣地之右間位也. 在主氣爲五之氣位, 是陽明燥金之位, 主行秋令之氣也. 復行一步, 水氣治之, 乃客氣在泉之位也. 在主氣爲六之氣位, 是太陽寒水之位, 主行冬令之氣也. 復行一步, 木氣治之, 乃客氣地之左間位也. 在主氣爲初之氣位, 是厥陰風木之位, 主行春令之氣也. 復行一步, 君火治之, 卽前君火之位治之也. [圖 23]

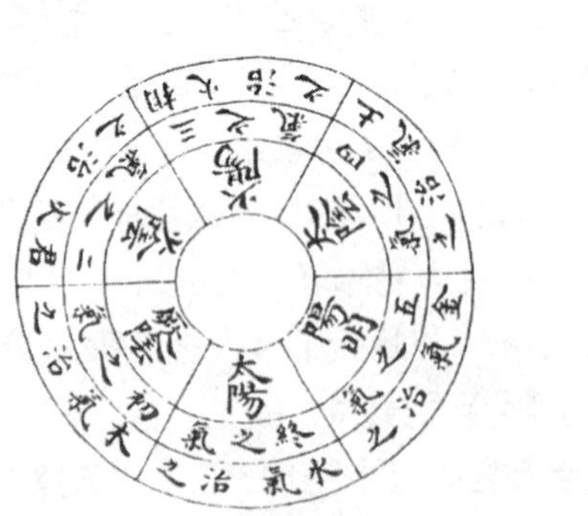

圖23 主氣圖

客運訣

五天蒼丹黅玄素，天氣天干合化臨，甲己化土丙辛水，丁壬化木乙庚金，戊癸化火五客運，起以中運相生輪．陰少乙丁己辛癸，陽太甲丙戊庚壬．

［註］五天者，蒼天，天之色青者也．丹天，天之色赤者也．黅天，天之色黃者也．玄天，天之色黑者也．素天，天之色白者也．天氣者，蒼天之氣，木也．丹天之氣，火也．黅天之氣，土也．玄天之氣，水也．素天之氣，金也．天干者，甲·乙·丙·丁·戊·己·庚·辛·壬·癸也．古聖仰觀五天五氣，蒼天木氣下臨丁壬之方，故識丁壬合化而生木運也．丹天火氣下臨戊癸之方，故識戊癸合化而生火運也．黅天土氣下臨甲己之方，故識甲己合化而生土運也．黅天水氣下臨丙辛之方，故識丙辛合化而生水運也．素天金氣下臨乙庚之方，故識乙庚合化而生金運也，此天氣天干合化，加臨主運五位之客運也．起以所化，統主本年中運爲初運，五行相生，以次輪取．如甲己之年，土運統之，起初運．土生金爲二運，金生水爲三運，水生木爲四運，木生火爲五運．餘四運皆倣土運起之．乙·丁·己·辛·癸屬陰干，爲五陰年，主五少不及之運．甲·丙·戊·庚·壬屬陽干，爲五陽年，主五太太過之運也．［圖 24］

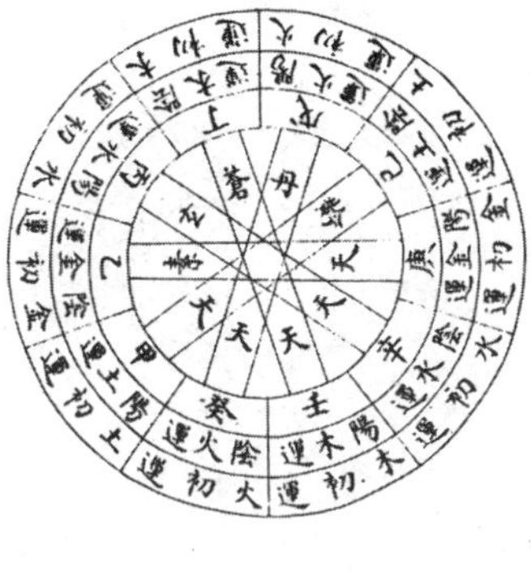

圖24 客運圖

客氣司天在泉間氣訣

子午少陰君火天，陽明燥金應在泉．丑未太陰太陽治，寅申少陽厥陰聯．卯酉却與子午倒，辰戌巳亥亦皆然．每歲天泉四間氣，上下分統各半年．

［註］天干起運，地支起氣．此言地之陰陽，正化·對化，加臨主氣，六位之客氣也．如子午之歲，少陰君火治之，起司天也．陽明燥金在下，起在泉也．氣由下而升上，故以在下之陽明起之，陽明二陽，二陽生三陽，三陽太陽，故太陽寒水爲客初氣，卽地之左間也．三陽，陽極生一陰，一陰厥陰，故厥陰爲客二氣，卽天之右間也．一陰生二陰，二陰少陰，故少陰爲客三氣，卽司天之氣也．二陰生三陰，三陰太陰，故太陰爲客四氣，卽天之左間也．三陰陰極生一陽，一陽少陽，故少陽爲客五氣，卽地之右間也．一陽生二陽，二陽陽明，故陽明爲客六氣，卽在泉之氣也．丑未寅申之歲，皆倣此法起之．卯酉却與子午倒換，辰戌却與丑未倒換，巳亥却與寅申倒換．謂卯酉之歲，陽明燥金司天，少陰君火在泉．辰戌之歲，太陽寒水司天，太陰濕土在泉．巳亥之歲，厥陰風木司天，少陽相火在泉．彼此倒換也．每歲司天在泉左右四間氣者，卽六氣分統上下，本年司天統主上半年，在泉統主下半年之統氣也．［圖 25］

運氣分主節令訣

大立雨驚春清穀，立滿芒夏小大暑，立處白秋寒霜立，小大冬小從頭數．初大二春十三日，三運芒種十日甫，四運處暑後七日，五運立冬四日主．

［註］天以六爲節，謂以二十四氣六分分之，爲六氣之六步也．地以五爲制，謂以二十四氣五分分之，爲五運之五位也．二十四氣，卽大

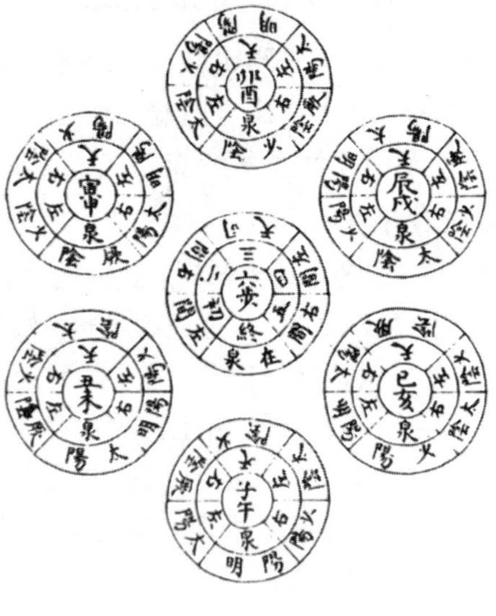

圖25 客氣司天在泉間氣圖

寒·立春·雨水·驚蟄，主初之氣也. 春分·清明·穀雨·立夏，主二之氣也. 小滿·芒種·夏至·小暑，主三之氣也. 大暑·立秋·處暑·白露，主四之氣也. 秋分·寒露·霜降·立冬，主五之氣也. 小雪·大雪·冬至·小寒，主終之氣也. 此主氣·客氣分主六步之時也. 大寒起，至春分後十二日，主初運也. 春分十三日起，至芒種後九日，主二運也. 芒種十日起，至暑處後六日，主三運也. 暑處七日起，至立冬後三日，主四運也. 立冬四日起，至小寒末日，主五運也. 此主運客運分主五位之時也. [圖 26·27]

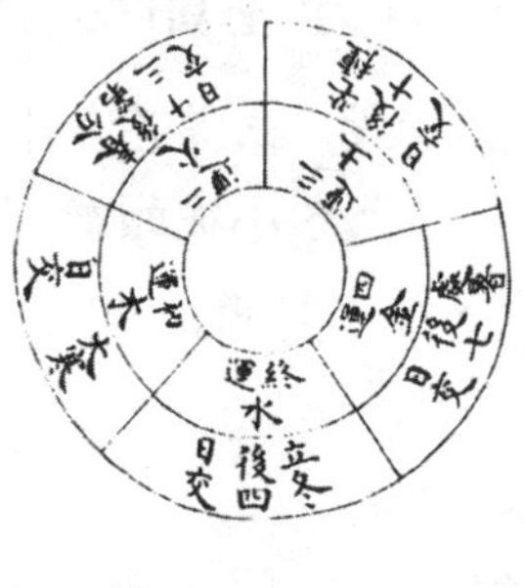

圖26 五運節令圖

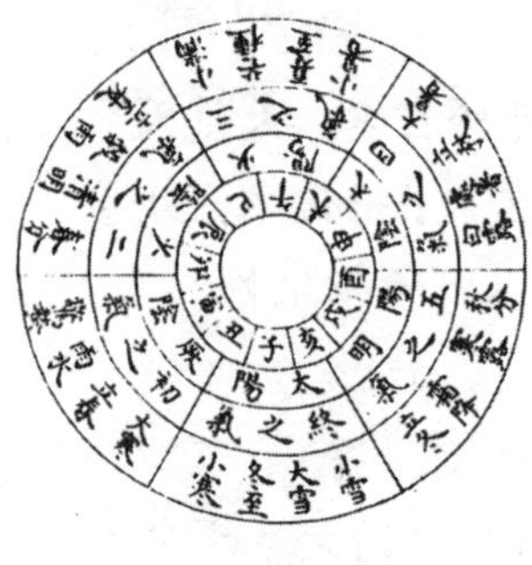

圖27 六氣節令圖

五音主客太少相生謌

主運角徵宮商羽，五音太少中運取. 如逢太徵太商年，必是少角少宮羽. 若逢太角宮羽年，必是少商與少徵. 以客取主太少生，以主定客重角羽.

[註] 主運之音，必始角而終羽者，乃五音分主四時，順布之常序也. 然陽年爲太，陰年爲少者，是五音四時太過不及之變化也. 如逢戊年太徵，庚年太商之年，則主運初運，必是少角，二運則是太徵，三運必是少宮，四運則是太商，終運必是商羽也. 若逢壬年太角，甲年太宮，丙年太羽之年，則主運初運則是太角，二運必是少徵，三運則是太宮，四運必是少商，終運則是太羽也. 故曰太少皆以中運取，此是以客之中運取主之五運，太少相生之義也. 又以主之太少，定客之五運，太少相重之法，以發明相加相臨，太過不及之理也. [圖 28]

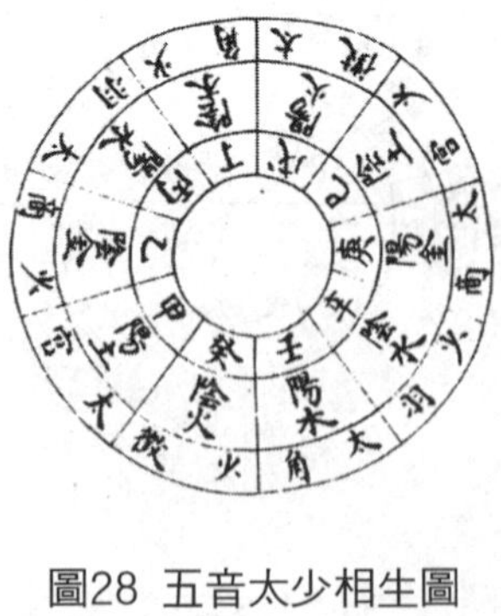

圖28 五音太少相生圖

五運齊化兼化六氣正化對化訣

運過勝已畏齊化，不及乘衰勝已兼．大過被剋不及助，皆爲正化是平年．氣寅午未酉戌亥．正司化令有餘看．子丑卯辰巳申歲．對司化令不足言．

［註］五運之中運，統主一年之運也．中運太過則旺，勝已者則畏其盛，反齊其化矣．如太陰土運，反齊木化．太角木運，反齊金化．太商金運，反齊火化．太徵火運，反齊水化．太羽水運，反齊土化也．卽經所謂畏其旺，反同其化，薄其所不勝也．中運不及則弱，勝已者，則乘其衰，來兼其化矣．如少宮土運，木來兼化．少角木運，金來兼化．少商金運，火來兼化．少徵火運，水來兼化．少羽水運，土來兼化，卽經所謂乘其弱，來同其化，所不勝薄之也．中運戊辰陽年，火運太過，遇寒水司天，則爲太過被制，中運乙卯陰年，金運不及，遇燥金司天，則爲同氣．中運辛卯陰年，水運不及，則爲相生．俱爲不及得助．凡遇此類，皆爲正化平和之年也．

氣者，六氣之客氣，統一歲之司化之氣也．如厥陰司巳亥，以厥陰屬木，木生於亥，故正化於亥，對化於巳也．少陰司子午，以少陰爲君火，當正南離位，故正化於午，對化於子也．太陰司丑未，以太陰屬土居中，王於西南未宮，故正化於未，對化於丑也．少陰司寅申，以少陽屬相火，位卑於君火，火生於寅，故正化於寅，對化於申也．陽明司卯酉，以陽明屬金，酉爲西方金位，故正化於酉，對化於卯也．太陽司辰戌，以太陽爲水，辰戌屬土，然水行土中，而戌居西北，屬水漸旺之鄕，是以洪範五行，以戌屬水，故正化於戌，對化於辰也．是以寅·午·未·酉·戌·亥爲正化．正化者，令之實，主有餘也．子·丑·卯·辰·巳·申爲對化．對化者，令之虛，主不足也．［圖 29·30］

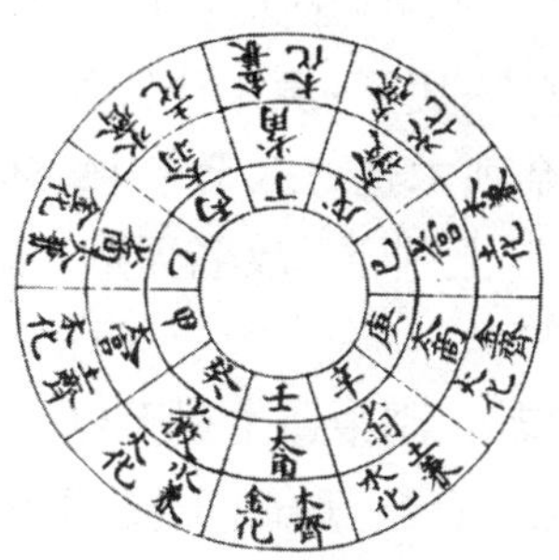

圖29 五運齊化兼化圖

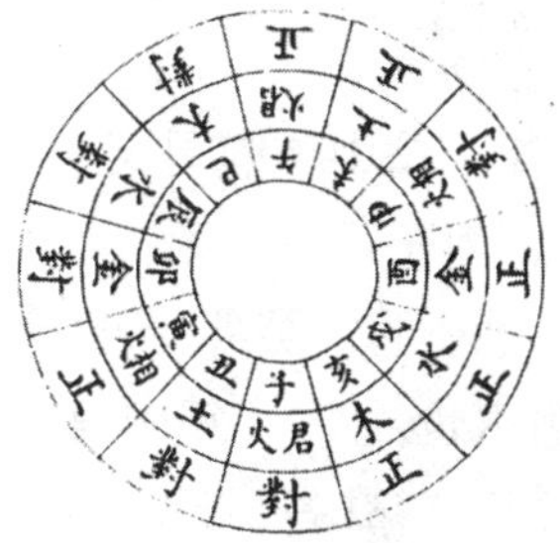

正司化令之實　　對司化令之虛

圖30 六氣正化對化圖

六十年運氣上下相臨訣

客運中運主一歲，客氣天泉主半年．氣生中運曰順化，運被氣剋天刑言．運生天氣乃小逆，運剋司天不和慾．氣運相同天符歲，另有天符歲會參．

［註］客運之初運，卽統主一歲之中運也．經曰，申巳之歲，土運統之云云者是也．客氣司天之三氣之氣，卽統主上半年．六之氣在泉，統主下半年之氣也．經曰，"歲半以前，天氣主之．歲半以後，地氣主之"者是也．六十年中，運氣上下臨運，則有相得·不相得者也．

氣主中運者，謂司天生中運也．如癸巳·癸亥木生火也，甲子·甲午·甲寅·甲申火生土也，乙丑·乙未土生金也，辛卯·辛酉金生水也，壬辰·壬戌水生木也．六十年中，有此十二年天氣生運，以上生下，故名順化，爲相得之歲也．

運被氣剋者，謂司天剋中運也．如己巳·己

亥木剋土也， 辛丑·辛未土剋水也， 戊辰·戊戌水剋火也， 庚子·庚午庚寅庚申火剋金也，丁卯·丁酉金剋木也. 六十年中，有此十二年天氣剋運，以上剋下，故名天刑，爲不相得之歲也.

運生天氣者，謂中運生司天也. 如癸丑·癸未火生土也，壬子·壬午·壬寅·壬申木生火也，辛巳·辛亥水生木也，庚辰·庚戌金生水也，己卯·己酉土生金也. 六十年中有此十二年，運生天氣，以下生上，雖曰相生，然子居母上，故爲小逆而主微病也.

運剋司天者，謂中運剋司天也. 如乙巳·乙亥金剋木也，丙子·丙午·丙寅·丙申水剋火也，丁丑·丁未木剋土也，癸卯·癸酉火剋金也，甲辰·甲戌土剋水也. 六十年中有此十二年運剋天氣，以下剋上，故名不和，亦爲不相得而主病甚也.

氣運相同者，如運氣皆木，丁巳·丁亥. 運氣皆火，戊子·戊午·戊寅·戊申. 運氣皆土，己丑·己未. 運氣皆金，乙卯·乙酉. 運氣皆水，丙辰·丙戌. 六十年中有此十二年運氣相同，皆天符也. 雖曰同氣，不無偏勝亢害焉. [圖 31] 其太乙天符·歲會等年，另詳在後.

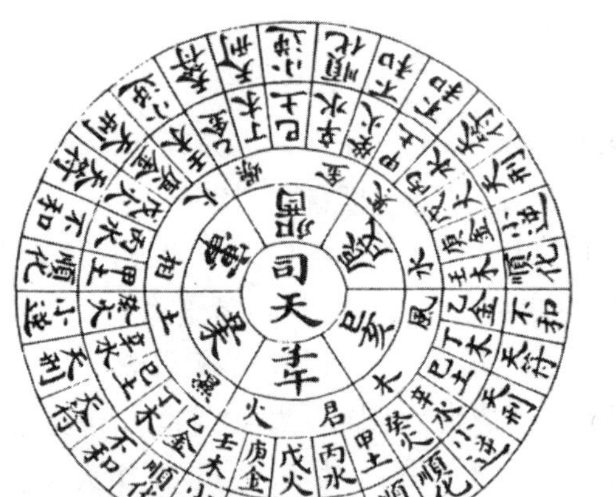

圖31 六十年運氣上下相臨圖

起主客定位指掌訣

掌中指上定司天，中指根紋定在泉，順進食指初二位，四指四五位推傳，司天卽是三氣位，在泉六氣位當然. 主以木火土金水，客以陰陽一二三.

[註] 左手仰掌，以中指上頭定司天之位，中指根紋定在泉之位. 順進食指三節紋，定初之氣位，頭節紋定二之氣位. 中指上頭定三之氣位，卽司天之位也. 第四指頭節紋定四之氣位，二節紋定五之氣位. 中指根紋定六之氣位，卽在泉之位也. 主氣以木火土金水者，五氣順布之五位也. 故初之氣，厥陰風木. 二之氣，少陰君火. 三之氣，少陽相火. 四之氣，太陰濕土. 五之氣，陽明燥金. 六之氣，太陽寒水. 是木生火，火生土，土生金，金生水，水復生木，順布相生之序，一定不易者也. 客氣以一二三名之者，三陰三陽六氣加臨也. 故厥陰爲一陰，少陰爲二陰，太陰爲三陰，少陽爲一陽，陽明爲二陽，太陽爲三陽. 是一生二，二生三，三復生一，陰極生陽，陽極生陰，六步升降之次每歲排取也. 以此定位，主氣客氣，燎然在握矣. [圖 32]

天符太乙天符歲會同天符同歲會訣

天符中運同天氣，歲會本運臨本支，四正四維皆歲會，太乙天符符會俱. 同天符與同歲會，泉同中運卽同司，陰歲名曰同歲，陰陽年同天符所知.

[註] 天符者，謂中運與司天之氣同一氣也. 如木運木司天，丁巳·丁亥也. 火運火司天，戊子·戊午·戊寅·戊申也. 土運土司天，己丑·己未也. 金運金司天，乙卯·乙酉也. 水運水司天，丙辰·丙戌也，共十二年. 歲會者，謂本運臨本支之位也. 如木運臨卯，丁卯年也. 火運臨午，戊午年也. 金運臨酉，乙酉年也. 水

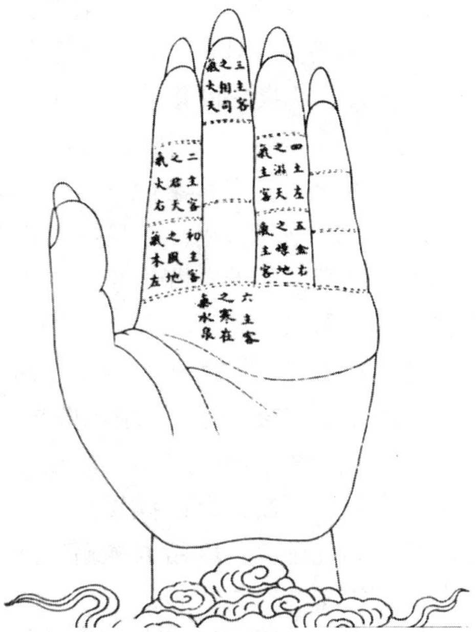

圖32 指掌圖

運臨子，丙子年也，此是四正．土運臨四季，甲辰·甲戌·己丑·己未也，此是四維，共八年．

太乙天符者，謂天符之年，又是歲會，是天氣·運氣·歲支三者俱會也．如己丑·己未，中運之土，與司天土同氣，又土運臨丑未也．乙酉中運之金，與司天金同氣，又金運臨酉也．戊午中運之火，與司天火同氣，又火運臨午也．共四年．

同天符·同歲會者，謂在泉之氣，與中運之氣，同一氣也．以陽年名曰，同天符，如木運木在泉，壬寅·壬申也．土運土在泉，甲辰·甲戌也．金運金在泉，庚子·庚午也．以陰年名曰，同歲會，如水運水在泉，辛丑·辛未也．火運火在泉，癸卯·癸酉·癸巳·癸亥也，共十二年．此氣運符會之不同，人不可不知也．

右天符十二年，太乙天符四年，歲會八年，同天符六年，同歲會六年．然太乙天符四年，已同在天符十二年中矣．歲會八年，亦有四年同在天符中矣．合而言之，六十年中只得二十八年也．[圖 33~35]

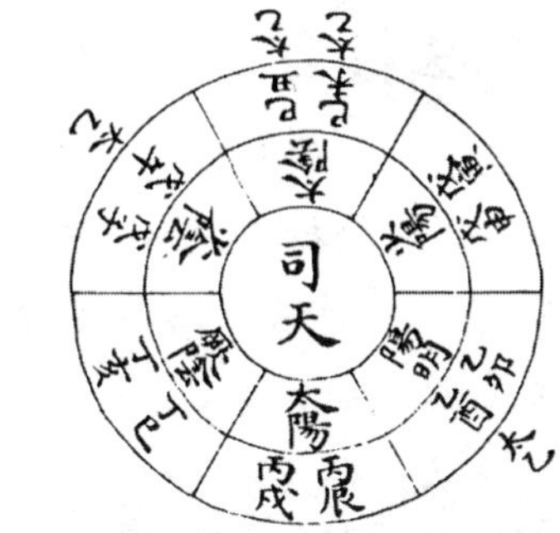

天符者，中運與司天相符也．如丁年木運，上見厥陰風木司天，卽丁巳之類．共十二年．
太乙天符者，如戊午年以火運火支，又是少陰君火司天，三合爲治也．共四年．

圖33 天符之圖

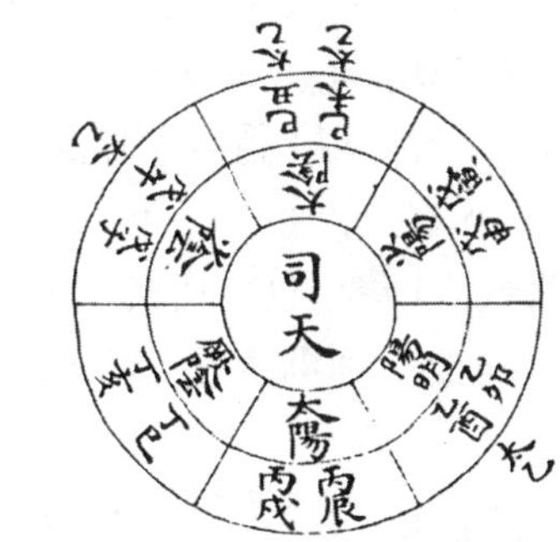

歲會者，中運與年支同其氣化也．如木運臨卯，火運臨午之類．共八年．

圖34 歲會之圖

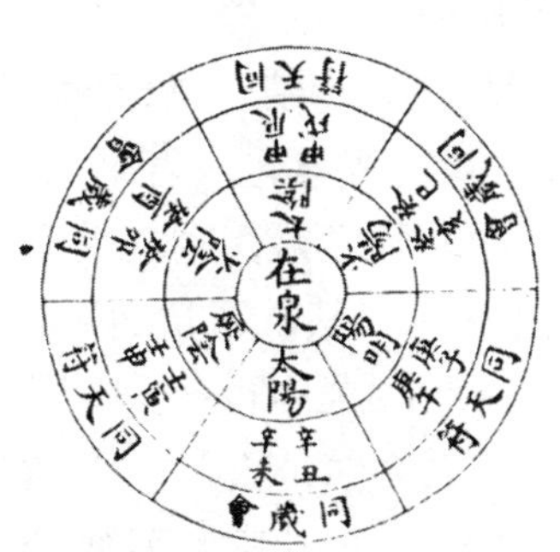

同天符·同歲會者，中運與在泉合其氣化也．陽年曰，同天符．陰年曰，同歲會．如甲辰年，陽土運而太陰在泉，則爲同天符．癸卯年，陰火運而少陰在泉，則爲同歲會．共十二年．

圖35 同天符同歲會圖

執法行令貴人謌

天符執法犯司天, 歲會行令犯在泉, 太乙貴人犯天地, 速危徐持暴死占. 二火相臨雖相得, 然有君臣順逆嫌, 順則病遠其害小, 逆則病近害速纏.

[註] 邪之中人, 在天符之年, 名曰中執法, 是犯司天天氣. 天·陽也. 陽性速, 故其病速而危也. 邪之中人在歲會之年, 名曰中行令, 是犯在泉地氣. 地, 陰也. 陰性徐, 故其病徐而持也. 邪之中人在太乙天符之年, 名曰中貴人, 是犯司天·在泉之氣. 天地之氣俱犯, 故其病暴而死也. 二火, 君火·相火也, 雖同氣相得, 然有君臣順逆之嫌, 不可不知也. 君火, 君也. 相火, 臣也, 二火相臨, 謂司天加臨中運六步, 客主加臨, 君火在上, 相火在下, 爲君臨臣則順, 順則病遠, 其害小也. 相火在上, 君火在下, 爲臣犯君則逆, 逆則病近, 其害速也.

南北政年脈不應謌

天地之氣行南北, 甲己一運南政年, 其餘四運俱爲北, 少陰隨在不應占. 北政反診候不應, 姑存經義待賢滲. 從違非失分微甚, 尺反陰陽交命難.

[註] 天地之氣, 謂三陰三陽, 司天·在泉, 左間·右間之客氣也. 客氣行南政之歲, 謂之南政. 行北政之歲, 謂之北政. 南政之歲, 惟甲己一運, 其餘乙庚·丙辛·丁壬·戊癸四運, 俱爲北政之年也. 少陰隨在不應占者, 謂少陰君火客氣, 隨在司天·在泉·左間·右間加臨之位, 主占其脈不應於診也. 應於診者, 卽經曰, 少陰之至, 其脈鉤. 不應者, 謂脈不鉤也. 南政之年, 少陰司天, 則主占兩寸不應, 在泉則主占兩尺不應. 厥陰司天, 其天左間則少陰, 主占右寸不應. 太陰司天, 其天右間則少陰, 主占左寸不應. 厥陰在泉, 其泉左間則少陰, 主占左寸不應. 太陰在泉, 其泉右間則少陰, 主占右尺不應, 此皆在客氣少陰之位也. 北政之年, 則反診候其不應, 皆在客氣陽明之位. 如少陰司天, 則主占兩尺不應. 在泉則主占兩寸不應. 厥陰司天, 其天左間則少陰, 主占左尺不應. 太陰司天, 其天右間則少陰, 主占右尺不應. 厥陰在泉, 其泉左間則少陰, 主寸右寸不應. 太陰在泉, 其泉右間則少陰, 主寸左寸不應. 然南政十二年, 北政四十八年, 其南政候以正診, 北政候以反診, 應與不應之理, 熟玩經文, 總令人難解, 姑存經義, 以待後之賢者參詳可也.

不應之部不應者, 則爲得其氣而和也. 不應之部反應者, 則爲違其氣而病也. 應左而右, 應右而左者, 則爲非其位. 應上而下, 應下而上者, 則爲失其位. 皆主病也, 而有微甚之別. 甚者卽尺寸反陰陽交也, 謂少陰之脈, 當寸不應反見於尺, 當尺不應反見於寸, 是爲尺寸反, 子·午·卯·酉年有之. 少陰之脈, 當左不應, 反見於右, 當右不應, 反見於左, 是爲陰陽交, 辰·戌·丑·未·寅·申·巳·亥年有之. 皆主死, 故曰命難也. [圖 36~38]

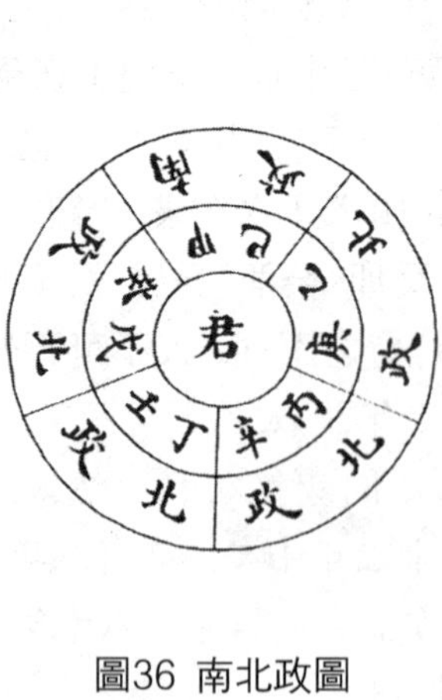

圖36 南北政圖

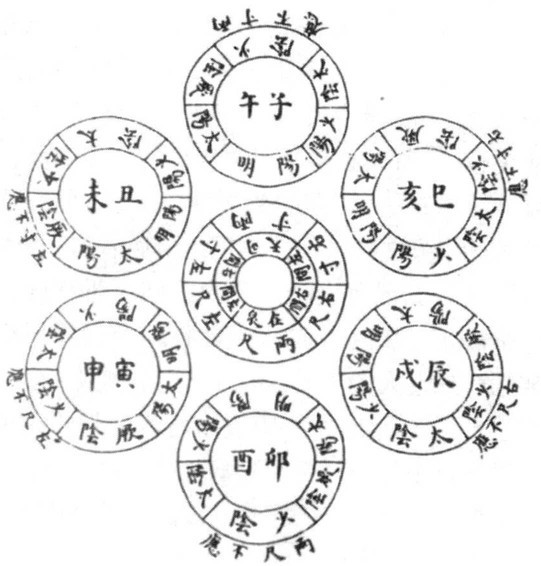

圖37 南政年脈不應圖

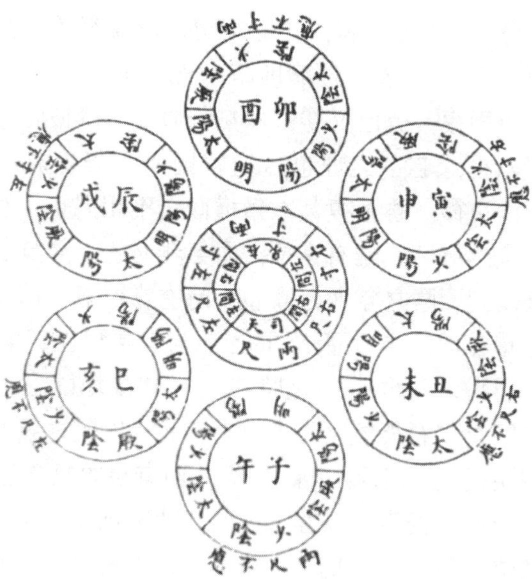

圖38 北政年脈不應圖

五運氣令微甚謌

運識寒熱溫凉正，氣審加臨過及平．六氣大來皆邪化，五運失和災病生．微甚非時卒然至，看與何時氣化幷，更與年虛月空遇，重感於邪證不輕．

［註］運，五運也，主四時，在天則有寒熱溫凉之正令，在地則有生長收藏之正化．氣，六氣也，主六步，在主則有風·熱·火·濕·燥·寒一定之常候，在客則有六氣加臨太過·不及·平和之異應也．凡五運六氣之來，應時而至，無微甚而和者，皆爲平氣也．卽應時而至，或六氣大來，或五運微甚，或至非其時，或卒然而至，皆邪化失和不平之氣，主害物病人也．但看與何時之氣化與病同幷，則當消息其宜而主治也．若犯之而病者，更與不及之年，廓空之月，重感於邪，則其證必重而不輕也．

五運平氣太過不及謌

木曰敷和火升明，土曰備化金審平，水曰靜順皆平運，太過木運曰發生，火曰赫曦土敦阜，水曰流衍金堅成．不及委和伏明共，卑監從革涸流名．

［註］太過被抑，不及得助，皆曰平運．木名敷和，敷布和氣生萬物也．火名升明，陽性上升，其德明也．土名備化，土毋萬物，無不化也．金名審平，金審而平，無妄刑也．水名靜順，體靜性順，喜安瀾也．甲·丙·戊·庚·壬陽年，皆曰太過之運，木氣發生，木氣有餘，發生盛也．火名赫曦，炎暑施化，陽光盛也．土名敦阜，敦厚高阜，土尤盛也．金名堅成，堅則成物，金有餘也．水名流衍，水氣太過，流漫溢也．乙·丁·己·辛·癸陰年，皆曰不及之運，木名委和，和氣委弱，發生少也．火名伏明，火德不彰，光明伏也．土名卑監，土氣不及，化卑監也．金名從革，金氣不及，從火革也．

水名涸流，水氣不及，涸其流也.

運氣所至先後時謌

應時而至氣和平，正化承天不妄行，太過氣淫先時至，侮刑我者乘我刑. 不及氣迫後時至， 所勝妄行刑所生， 所生被刑受其病，我所不勝亦來乘.

［註］ 應時而至， 謂交五運六氣之日·之時，正當其日·其時而氣卽至， 則爲正化平氣， 承天之令，不妄行也. 如時未至而氣先至，來氣有餘則爲太過， 名曰氣淫， 卽邪化也. 刑我，爲剋我者也. 我刑，爲我剋者也. 假如木氣有餘，剋我之金不能制我，金反受木之侮，則木盛而土受剋也必矣. 其年若見肝病爲正邪，見肺病爲微邪， 見脾病則爲賊邪也， 餘時法此. 若時已至而氣未至，來氣不足，則爲不及，名曰氣迫，亦邪化也. 所勝謂我所勝，卽我剋者也. 所生，我所生者也. 所不勝，謂我所不勝，卽剋我者也. 假如木氣不及，我剋之土，無畏妄行，則生我之水必受病也. 木衰，金乘其衰亦來刑木爲病也. 其年若腎病爲實邪，見心病爲虛邪，見肺病則賊邪也. 餘時法此，推此可知二經三經兼病之理矣.

運氣亢害承制謌

運氣亢則皆爲害，畏子之制敢不承，因有承制則生化，亢而無制勝病生. 勝後子報母讐復， 被抑屈伏鬱病成， 鬱極乃發因子弱，待時得位自災刑.

［註］ 五運六氣太過而極，則謂之亢，亢則必害我所勝者也. 假如木亢極，則必害我之所勝之土. 土之子金，隨起而制木，木畏承受其制， 則不敢妄刑被母也. 五行有此承制之道，自相和順，則生化不病矣. 假如木亢盛而無制，則必生勝病. 勝病者肝，受病者脾，二經同病也. 有勝必有復， 有盛必有衰， 自然之道也. 木盛而後必衰，土之子金，則乘衰必復勝母之讐， 是則更生復病也. 復病者肺， 受病者肝，二經同病也. 餘臟法此. 若木不及，則被金遏抑，屈伏不伸，而木鬱之病生也. 然被鬱極而乃發者，盖以木氣不及，不能令子火旺，故不能復也， 所以必待其已之得位時而後乃發也. 雖發而不爲他害，但自爲災病，亦由本氣弱耳. 故方其未發之時，與勝病同. 勝病者肺，鬱病者肝， 及其已發之時， 不復病肺， 惟病肝也. 餘臟法此. 此上文以太過釋勝， 不及釋鬱病，非謂一歲之太過不及，則分司之氣無勝·復·鬱病也. 凡太過妄行， 害彼而病者， 皆勝病也. 受害子終不能復，鬱而發病者，皆鬱病也. 不及被抑而病者，亦鬱病也. 被鬱待子來報母讐而病者，皆復病也. 推此餘皆可通也.

六氣勝復謌

邪氣有餘必有復，勝病將除復病萌，復已又勝衰乃止，有無微甚若權衡. 時有常位氣無必， 勝在天三復地終， 主客有勝而無復，主勝客逆客勝從.

［註］ 六氣有勝，則必有復，陰陽循環之道也. 勝病將除， 復病卽萌， 邪正進退之機也. 勝已而復，復已又勝，本無常數，必待彼此氣衰乃止， 自然之理也. 有勝則復， 無勝則否，勝微復微，勝甚復甚，猶權衡之不相過也. 然勝復之動時，雖有常位，而氣無必也. 氣無必者，謂應勝之年而無勝也. 時有常位者，謂勝之時在前， 司天天位主之. 自初氣以至三氣，此爲勝之常也. 復之時在後， 在泉地位主之. 自四氣以至終氣，此爲復之常也. 所謂六氣互相勝復也. 若至六氣主客， 則有勝而無復也. 有勝而無復者，以客行天令，時去則已，主守其位，順承天命也. 主勝客，則違天之命，而氣化不行，故爲逆. 客勝主，則上臨下奉，而政令乃布，故爲從也.

五運鬱極乃發訶

火土金鬱待時發，水隨火後木無恒．水發雹雪土飄驟，木發毁折金清明，火發曛昧有多少，微者病已甚無刑．木達火發金鬱泄，土奪水折治之平．

［註］五鬱之發，各有其時．火鬱待三氣火時而發，土鬱待四氣土時而發，金鬱待五氣金時而發，此各待旺時而發也．水鬱不待終氣水時，而每發於二氣三氣二火時者，以水陰性險，見陽初退，卽進乘之，故不待水旺而發也．木鬱之發，無一定之時者，以木生風，善行數變，其氣無常，故木發無恒時也．五發之時旣已審矣，然五發徵兆，五氣微甚，天時民病，不可不知也．水發之徵，微者爲寒，甚爲雹雪．雹雪，寒甚也．土發之徵，微者爲濕，甚爲飄驟．飄驟，暴風雨也．木發之徵，微者爲風，甚爲毁折．毁折，摧拔也．金發之徵，微者爲燥，甚爲清明．清明，冷肅也．火發之徵，微者爲熱，甚爲曛昧．曛昧，昏翳也．多少者，謂有太過·不及也．不及者病微，太過者病甚．微者病已，謂本經自病也．甚者兼刑，謂兼我刑·刑我者同病也．如木氣甚，我刑者土，刑我者金，土畏我乘來齊其化，金畏我勝來同其化，故三經兼見病也．餘氣法此．木達謂木鬱達之．達者，條達舒暢之義也．凡木鬱之病，風爲清斂也，宜以辛散之·疏之，以甘調之·緩之，以苦涌之·平之，但使木氣條達舒暢，皆治木鬱之法也．火發謂火鬱發之．發者，發揚解散之義也．凡火鬱之病爲寒束也，宜以辛溫發之，以辛甘揚之，以辛凉解之，以辛苦散之，但使火氣發揚解散，皆治火鬱之法也．金泄爲金鬱泄之．泄者，宣泄疎降之義也．凡金鬱之病，燥爲火困也，宜以辛宣之·疏之·潤之，以苦泄之·降之·清之，但使燥氣宣通疏暢，皆治金鬱之法也．水折謂水鬱折之．折者，逐導滲通之義也．凡水鬱之病，水爲濕瘀也，宜以辛苦逐之·導之，以辛淡滲之·通之，但使水氣流通不蓄，皆治水鬱之法也．土奪謂土鬱奪之．奪者，汗·吐·下利之義也．凡土鬱之病，濕爲風阻也，在外者汗之，在內者攻之，在上者吐之，在下者利之，但使土氣不致壅阻，皆治土鬱之法也．

天時地化五病二火訶

運氣天時地化同，邪正通人五臟中，五臟受邪生五病，五病能該萬病形．熱合君火暑合相，盖以支同十二經，雖分二火原同理，不無微甚重輕情．

［註］木·火·土·金·水，五運之化，不能外乎六氣．風·熱·暑·濕·燥·寒，六氣之化，亦不能出乎五行．故運雖有五，氣雖有六，而天之氣令·地之運化皆同也．邪化正化之氣，皆通乎人之五臟之中．正化養人，邪化病人．五臟受邪，則生五臟之病．五病能該萬病情形，謂主客一定之病，主客錯雜之病，及勝復鬱病，皆莫能逃乎五病之變．猶夫天地化生萬物，皆莫能逃乎五行之屬也．五行惟火有二，在地爲火，在天爲熱·爲暑．以熱合少陰爲君火，暑合少陽爲相火．盖以地有陰陽十二支，同乎人之陰陽十二經，火雖有二，理則一也．故其德·政·令·化·災·病皆同．然不無熱微病輕·暑甚病重之情狀也．

五星所見太過不及訶

五星歲木熒惑火，辰水鎭土太白金，不及減常之一二，無所不勝色停匀，太過北越倍一二，畏星失色兼母云，盛衰徐疾徵順逆，留守多少吉凶分．

［註］天之垂象，莫先乎五星．五星者，木·火·土·金·水之五星也．木曰歲星，居東方．火曰熒惑，星居南．方水曰辰星，居北方．土曰鎭星，居西南．金曰太白星，居西方．其主歲之星，不大不小，不芒不暗，不疾不徐，行所

行道，守所守度，此其常也．若五陰年是爲不及，其星則減常之一．不及之甚，則減常之二，其光芒縮．主歲之星，其色兼我所不勝之色而見也． 如木不及， 歲星靑兼白色也． 火不及，熒惑星紅兼黑色也．土不及，鎭星黃兼靑色也．金不及，太白星白兼紅色也．水下及，辰星黑兼黃色也．五陽年是爲太過，其主歲之星北越，謂越出本度而近於北也．北乃紫微之位，太乙所居之宮也．故倍常之一，太過之甚，倍常之二，其光芒盈．主歲之星，其色純正，畏我之星，失其本色，而兼生我之母色也．假如木太過，畏木之星·土星也，失其本色之黃，而兼生土之火赤色也．盖以木盛而土畏，必盗母氣爲助，故兼母色見也．土兼赤色，土又生子，餘星倣此． 凡星當其時則當盛， 非其時則當衰，星遲於天爲順，爲灾病輕．星速於天爲逆，爲灾病重．稽留不進，守度日多，則灾病重．稽留不進，守度日少，則灾病輕．故日吉凶分也．

五行德政令化災變歌

木德溫和政舒啓，其令宣發化生榮，其變烈風雲物飛，其灾推拔殞落零．

［註］木主春，故其德溫暖柔和也．春氣發，故其政舒展開啓也． 春氣升， 故其令宣發也．春主生，故其化生榮也．春主風，故其變烈風而雲物飛揚，此風之勝也．木勝不已，則爲摧折拔殞，散落飄零之灾也．

火德彰顯化蕃茂，其令爲熱政曜明，其變災烈水泉涸，其灾焦灼萎枯形．

［註］火主夏，故其德彰著昭顯也．夏主長，故其化蕃秀茂盛也．夏陽盛，故其令熱也．夏陽外，故其政光明顯曜也．夏主熱，故其變炎光赫烈而水泉乾涸， 此熱之勝也． 火勝不已，則爲萬物焦灼，草萎木枯之灾也．

土德溽蒸政安靜，其令雲雨其化豐，其變陰埃震驟注，其灾霖雨岸堤崩．

［註］土主長夏，故其德溽蒸熱也．土主靜，故其政安靜也．長夏氣濡，故其令雲雨也．土氣厚，故其化萬物豐備也．長夏主濕，故其變晦陰烟埃震雷，驟注暴雨，此濕之勝也．土勝不已，則爲久霖淫雨，潰岸崩堤之灾也．

金德清潔政勁切，其化緊斂令露膏，其變肅殺霜早降，其灾蒼乾草木凋．

［註］金主秋，故其德清凉皎潔也．秋氣肅，故其政肅勁齊切也．秋主收，故其化緊收斂縮也．秋主露，故其令露膏萬物也．秋主燥，故其變肅寒早霜殺物， 此燥之勝也． 金勝不已，則爲蒼枯，草木凋零之災也．

水德凄滄政堅肅，其化淸謐其令寒，其變凜冽寒太甚，其災氷雹霜雪連．

［註］水主冬，故其德凄滄而寒也．冬氣固，故其政堅凝肅勁也．冬主藏，故其化淸冷靜謐也．冬主寒，故其變凜冽，寒氣太盛，此寒之勝也．水勝不已，則爲冰霜雹之災也．

五行地化蟲畜穀果有太過不及齊兼化謌

木主化毛犬麻李，火主羽馬麥杏饒，土主化倮牛稷棗，金主化介雞稻桃，木主化鱗彘豆栗， 得氣皆育失蕭條， 太過齊化我剋我，不及兼化剋皆芭．

［註］蟲者，毛·羽·倮·介·鱗也．麟爲毛蟲之長，而諸毛皆横生，故屬木也．鳳爲羽蟲之長，而諸羽皆翔升，故屬火也．人爲倮蟲之長，而諸倮物皆具四肢，故屬土也．龜爲介蟲之長，而諸介皆甲堅固， 故屬金也． 龍爲鱗蟲之長，而諸鱗皆生於水，故屬水也．次則其畜犬，其穀麻， 其果李， 皆木化也． 其畜馬， 其穀麥，其果杏，皆火化也．其畜牛，其穀稷，其果棗，皆土化也．其畜雞，其穀稻，其果桃，皆金化也．其畜彘，其穀豆，其果栗，皆水化也．凡

此五化之物，得其氣之和，則皆蕃育，失其氣之和，則皆蕭條而不育也．太過齊化，謂我所化之物，與剋我者所化之物皆育也．假如木太過，毛蟲·犬畜·麻穀·李果，木化之類育，而介蟲·雞畜·稻穀·桃果·金化之類亦育．盖太過則氣盛，所不勝者，來齊其化也，其餘太過之化倣此．不及兼化，謂剋我者·我剋之者皆茂育也．假如木不及剋我之金，其蟲介·其畜雞·其穀稻·其果桃·皆化育也．盖不及則氣衰，剋我者我畏之，我剋者不畏我，來兼其化也．其餘不及之化倣此．苞者，茂也．

運氣爲病歌

五運六氣之爲病，名異情同氣質分，今將二病歸爲一，免使醫工枉費心．

［註］五運六氣之爲病，雖其名有木·火·土·金·水·風·火·濕·燥·寒之異，而其實爲病之情狀則同也．今將木運之病·風氣之病，火運之病·暑氣之病，土運之病·濕氣之病，金運之病·燥氣之病，水運之病·寒氣之病，總歸爲一病．不使初學醫工，枉費心思而不得其頭緖也．

諸風掉眩屬肝木，諸暴强直風所因，支痛緛戾難轉側，裏急筋縮兩脇疼．

［註］在天爲風，在地爲木，在人爲肝，在體爲筋．風氣通於肝，故諸風爲病，皆屬於肝木也．掉，搖動也．眩，昏運也．風主動旋，故病則頭身搖動，目昏眩運也．暴，卒也．强直，筋病，强急不柔也．風性勁急，風入於筋，故病則卒然筋急强直也．其四肢拘急疼痛，筋緛短縮，乖戾失常，難於轉側，裏急脇痛，亦皆風傷其筋，轉入裏病也．

諸痛痒瘡屬心火，諸熱昏瘖躁譫狂，暴注下迫嘔酸苦，膺背徹痛血家殃．

［註］在天爲熱，在地爲火，在人爲心，在體爲脈．熱氣通於心，故諸火痛痒瘡之病，皆屬於心火也．熱微則燥，皮作痒．熱甚則灼，膚作痛．熱入經脈與血凝結，淺則爲痛，深則爲疽，更深入之，則傷臟腑．心藏神，熱乘於心，則神不明，故昏冒不省人事也．心主言，熱乘於心，則神不辨，故瘖而不能言，或妄言而譫語也．火主動，熱乘於身，則身動而不寧，故身躁擾，動甚則發狂也．暴注者，卒暴水瀉，火與水爲病也．下迫者，後重裏急，火與氣爲病也．嘔吐酸苦，火病胃也．膺背徹痛，火傷胸也．血家殃者，熱入於脈，則血滿騰，不上溢則下瀉，而爲一切失血之病也．

諸濕腫滿屬脾土，霍亂積飮痞閉疼，食少體重肢不擧，腹滿腸鳴飧泄頻．

［註］在天爲濕，在地爲土，在人爲脾，在體爲肉．濕氣通於脾，故諸濕爲病，皆屬於脾土也．濕畜內外，故肉腫腹病也．飮亂於中，故病霍亂也．脾失健運，故病積飮也．脾氣凝結，故病痞硬·便閉而痛也．脾主化穀，病則食少也．脾主肌肉，濕勝故身重也．脾主四肢，四肢不擧，亦由濕使然也．脾主腹，濕淫腹疾，故腹滿·腸鳴·飧泄也．

諸氣膹鬱痿肺金，喘欬痰血氣逆生，諸燥澁枯涸乾勁，皴揭皮膚肩臂疼．

［註］在天爲燥，在地爲金，在人爲肺，在體爲皮．燥氣通於肺，故諸燥氣爲病，皆屬於肺金也．膹鬱，謂氣逆胸滿，膹鬱不舒也．痿，謂肺痿欬嗽，唾濁痰涎不已也．喘欬氣逆·唾痰涎血，皆肺病也．凡澁枯涸乾勁，皆燥之化也．乾勁似乎强直，皆筋勁病也．故卒然者，多風入而筋勁也．久之者，多枯燥而筋勁也．皴，膚皴澁也．揭，皮揭起也．此燥之病乎外也，臂痛肩痛也，亦燥之病於經也．

諸寒收引屬腎水，吐下腥穢澈淸寒，厥逆禁固骨節痛，癥瘕㿗疝腹急堅．

［註］在天爲寒，在地爲水，在人爲腎，在體爲骨．寒氣通於腎，故諸寒氣爲病，皆屬於腎

水也. 收, 斂也. 引, 急也. 腎屬水, 其化寒, 斂縮拘急, 寒之化也. 熱之化, 吐下酸苦, 故寒之化, 吐下腥穢也. 熱之化, 水液渾濁, 故寒之化, 澄澈清冷也. 厥逆, 四肢冷也. 禁固, 收引堅勁. 寒傷於外, 則骨節痛也. 寒傷於內, 則癥瘕·癩疝·腹急堅痛也.

五運客運太過爲病歌

風氣大行太過木, 脾土受邪苦腸鳴, 飧泄食減腹支滿, 體重煩冤抑氣升, 雲物飛揚草木動, 搖落木勝被金乘, 甚則善怒巔眩冒, 脇痛吐甚胃絶傾.

[註] 上文統論主運主氣爲病, 此詳言五運客運耑主之病也. 歲木太過, 六壬年也, 或歲土不及, 六已年也. 木太過則恃强乘土, 土不及則母弱而金衰, 無以制木, 而木亦來乘土, 故木氣盛則風氣大行, 爲木太過之化. 在人則脾土受邪爲病, 苦腸鳴·飧泄·食少, 腹滿·體重·煩冤. 煩冤者, 謂中氣抑鬱不伸故也. 在天則有雲物飛揚之變, 在地則有草木動搖之化. 木勝不已而必衰, 衰則反被金乘, 有凋隕搖落之復也. 故更見善怒·顚疾·眩冒·脇痛·吐甚之肝脾病也. 胃絶傾者, 謂胃土衝陽之脈絶而不至, 是爲脾絶, 故主命傾也.

暑熱大行太過火, 肺金受邪喘欬疴, 氣少血失及病瘧, 注下咽乾中熱多, 燔焫物焦水泉涸, 氷雨寒霜水復過, 甚則譫狂胸背痛, 太淵脈絶命難瘥.

[註] 歲火太過, 六戊年也, 或歲金不及, 六乙年也. 火太過, 則火恃强而乘金. 金不及, 則母弱而水衰無以制火, 而火亦乘金. 故火氣盛則暑熱大行, 爲火太過之化. 在人則肺金受邪, 其爲病喘而欬嗽, 氣少不足息, 血失而顏色瘁, 及瘧疾注下, 火瀉咽乾中熱也. 在天則有燔焫炎烈沸騰之變, 在地則有物焦槁·水泉涸之化. 火勝不已而必衰, 衰則反被水乘, 有雨氷雹早霜寒之復也. 故更見譫語狂亂, 胸背痛之心肺病也. 太淵, 肺脈也. 肺金之脈絶而不至, 是爲肺絶, 故主病難愈也.

雨濕大行太過土, 腎水受邪腹中疼, 體重煩冤意不樂, 雨濕河衍涸魚生, 風雨土崩鱗見陸, 腹滿溏瀉苦腸鳴, 足痿瘈痛並飲滿, 太谿腎絶命難存.

[註] 歲土太過, 六甲年也, 歲水不及, 六辛年也. 土太過, 則土恃强而乘水, 水不及, 則母弱而木衰無以制土, 而土亦乘水. 故土氣盛則雨濕大行, 爲土太過之化. 在人則腎水受邪, 其爲病, 四肢冷厥·腹中痛, 體重·煩冤·意不樂也. 在天則有雨濕數至之變, 在地則有河衍涸澤生魚之化. 濕勝不已而必衰, 衰則反被木乘, 有風雨大至, 土崩鱗見於陸之復也, 故更見腹滿·溏瀉·腸鳴·足痿瘈痛·飮滿之脾胃病也. 太谿, 腎脈也, 腎水之脈絶而不至, 是爲腎絶, 故曰主命難存也.

清燥大行太過金, 肝木受邪耳無聞, 脇下少腹目赤痛, 草木凋隕焦槁屯, 甚則胸膺引背痛, 胠脇何能反側身, 喘欬氣逆而血溢, 太衝脈絶命難生.

[註] 歲金太過, 六庚年也. 歲木不及, 六丁年也. 金太過, 則金恃强而乘木. 木不及, 則母弱而火衰無以制金, 而金亦乘木. 故金氣盛則清燥大行, 爲金太過之化. 在人則肝木受邪, 其爲病耳聾無聞, 脇下痛·少腹痛·目眥赤痛也. 在天則有清燥肅殺之變, 在地則有草木凋隕之化. 燥勝不已而必衰, 衰則反被火乘, 有蒼乾·焦槁之復也. 故更見胸膺引背·胠脇疼痛·不能轉側, 喘欬·氣逆·失血之肝肺病也. 太衝, 肝脈也, 肝木之脈絶而不至, 是爲肝絶, 故主命難生也.

寒氣大行太過水, 邪害心火熱心煩, 躁悸譫妄心中痛, 天氷霜雪地裂堅, 埃霧濛鬱寒

雨至，甚則腫欬病中寒，腹滿溏鳴食不化，神門脈絶死何言.

[註] 歲水太過，六丙年也. 歲火不及，六癸年也. 水太過，則水恃强而乘火. 火不及，則母弱而土衰無以制水，而水亦乘火. 故水氣盛則寒氣大行，爲水太過之化. 在人則心火受邪，其爲病心煩躁悸，譫語妄言，心中熱痛也. 在天則有雨氷霜雪之變，在地則有凍裂堅剛之化. 寒勝不已則必衰，衰則反被土乘，有埃霧朦鬱不散，寒雨大至之復也. 故更見腫·喘·中寒，腹滿·溏瀉·腸鳴，飮食不化之腎脾病也. 神門，心脈也，心火之脈絶而不至，是爲心絶，故主死也.

六氣客氣主病歌

少陰司天熱下臨，肺氣上從病肺心，躁行於地肝應病，燥熱交加民病生，喘欬血溢及血瀉，寒熱鼽嚏涕流頻，瘡瘍目赤嗌乾腫，厥心脇痛苦呻吟.

[註] 上文統論主運·主氣爲病，此則詳言六氣客氣耑主之病也. 少陰君火司天，子午歲也. 火氣下臨金之所畏，故肺氣上從而病肺心也. 凡少陰司天，則陽明燥金在泉，故燥行於地而病肝也. 是則知燥熱交加，民病喘欬，血上溢，血下泄，寒熱·鼽塞·噴嚏·流涕·瘡瘍·目赤·溢乾·腫痛·心痛·脇痛，皆其證也.

太陰司天濕下臨，腎氣上從病腎陰，寒行於地心脾病，寒濕交攻內外淫，民病身重足胕腫，霍亂痞滿腹脹䐜，肢厥拘急脚下痛，少腹腰疼轉動屯.

[註] 太陰濕土司天，丑未歲也. 濕氣下臨水之所畏，故腎氣上從而病腎陰也. 凡太陰司天，則太陽寒水在泉，故寒行於地而病心脾也. 是知寒濕內外交攻，民病身重，足胕腫，霍亂，痞滿，腹脹，四肢厥逆拘急，脚下痛，少腹痛，腰痛難於動轉，皆其證也.

少陽司天火下臨，肺氣上從火刑金，風行於地肝木勝，風火爲災是乃因，民病熱中欬失血，目赤喉痹聾眩瞑，瘡瘍心痛瞤瘛冒，暴死皆因臣犯君.

[註] 少陽相火·司天，寅申歲也. 火起下臨金之所畏，故肺氣上從而病肺也. 凡少陽司天，則厥陰風木在泉，故風行於地，木勝則病在肝. 是則知風火爲災，民病熱中，欬而失血，目赤，喉痹，耳聾眩瞑·瘡瘍，心痛·瞤動，瘛瘲，昏冒，皆其證也. 暴死者，是三之客氣，相火加臨君火，以臣犯君故也.

陽明司天燥下臨，肝氣上從病肝筋，熱行於地心肺害，清燥風熱互交侵，民病寒熱欬䐜鬱，掉振筋痿力難伸，煩冤脇痛心熱痛，目痛眥紅小便纁.

[註] 陽明燥金司天，卯酉歲也. 燥氣下臨木之所畏，故肝氣上從而病肝筋也. 凡陽明司天，則少陰君火在泉，故熱行於地而病肺心也. 是則知清燥風熱交侵，民病寒熱而欬，胸鬱䐜滿，掉搖振動，筋痿無力，煩冤抑鬱不伸，兩脇心中熱痛，目痛眥紅，小便絳色，皆其證也.

太陽司天寒下臨，心氣上從病脈心，濕行於地脾肉病，寒濕熱內去推尋，民病寒中終反熱，癰疽火鬱病纏身，皮痛肉苛足痿軟，濡硬滿腫乃濕根.

[註] 太陽寒水司天，辰戌歲也. 寒氣下臨火之所畏，故心氣上從而病心脈也. 凡太陽司天，則太陰濕土在泉，故濕行於地而病脾肉也. 是則知寒濕熱氣相合，民病始爲寒中，終反變熱，如癰疽一切火鬱之病，皮痛痹而重着，肉苛不用不仁，足痿無力，濕瀉腹滿身腫，皆其證也.

厥陰司天風下臨，脾氣上從脾病生，火行於地冬溫化，風火寒濕爲病民，耳鳴掉眩風

化病，支滿腸鳴飧瀉頻，體重食減肌肉痿，溫厲爲災火化淫.

[註] 厥陰風木司天，己亥歲也. 風氣下臨土之所畏，故脾氣上從而病脾也. 凡厥陰司天，則少陽相火在泉，故火行於地而病溫也. 是則知風火寒濕雜揉，民病耳聾，振掉，眩運，腹滿腸鳴，完穀不化之瀉，體重食減，肌肉痿瘦，皆其證也.

運氣當審常變歌

未達天道之常變，反謂氣運不相應，旣識一定之常理，再審不定變化情，任爾百千雜合病，要在天時地化中，知其要者一言畢，不得其旨散無窮.

[註] 近世醫者，皆謂五運六氣與歲不應，置而不習，是未達天道之常變也. 時之常者，如春溫·夏熱·秋凉·冬寒也. 日之常者，早凉·午熱·暮溫·夜寒也. 時之變者，春不溫·夏不熱·暑不蒸·秋不凉·冬不寒也. 日之變者，早溫·午寒·暮凉·夜熱也. 但學醫者，欲達常變之道，當先識一定主客之理，次審不定變化卒然之情，然後知百千雜合之氣爲病，俱莫能逃天時地化之理也. 雖或有不應，亦當審察與天時何時·地化何化·人病何病相同，卽同彼時·彼化·彼病而施治之，乃無差謬. 此知其要者，一言而終也. 爲醫者可不於運氣中一加意耶?

附: 衝陽諸脈穴位

衝陽穴 - 在足跗上五寸，去陷骨二寸骨間動脈.

太淵穴 - 在掌後內側，橫紋頭動脈中.

太谿穴 - 在足內踝後五分，跟骨上動脈陷中.

太衝穴 - 在足大指本節二寸間，動脈應手陷中.

神門穴 - 在掌後銳骨端陷中.

附: 衝陽諸脈穴圖 [圖 39]

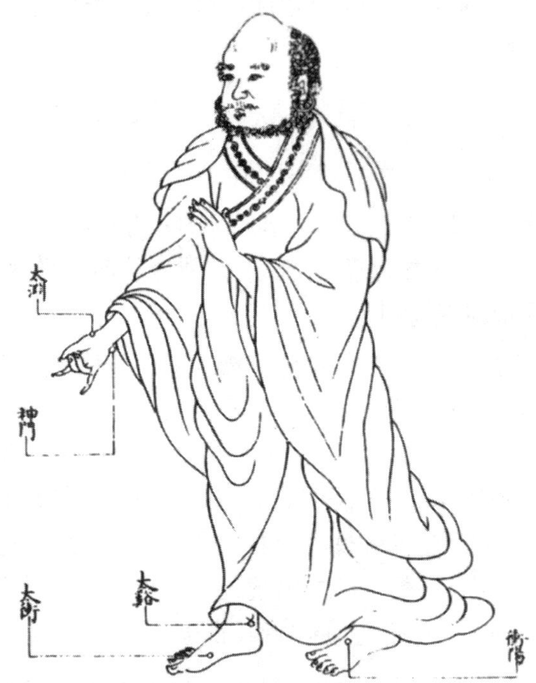

圖39 衝陽諸脈穴圖

御纂醫宗金鑑

編輯傷寒心法要訣

編輯傷寒心法要訣

傷寒一證，仲景論中立三百九十七法，一百一十三方，神明變化，可謂既詳且盡矣．其治雜證也，則有『金匱要略』分門別類，包舉該括，無非示人以規矩準繩，欲其觸類旁通，以應變於無窮也．但其辭旨古奧，義蘊幽深，條目繁多，未易領會，人多苦之．玆特撮其要旨，編爲謌訣，俾學者便於熟讀默記，融會貫通，然後再玩味全書，則易讀易解，有會心之樂，而無望洋之歎矣．由此登堂入室，將見二千年來大法微言，昭如日月，不致塵封，庶幾於斯道不無小補云爾．

傷寒傳經從陽化熱從陰化寒原委

六經爲病盡傷寒，氣同病異豈期然？推其形藏原非一，因從類化故多端．明諸水火相勝義，化寒變熱理何難？漫言變化千般狀，不外陰陽表裏間．

［註］六經，謂太陽·陽明·少陽·太陰·少陰·厥陰也．爲病盡傷寒，謂六經爲病，盡傷寒之變化也．氣同，爲天之六氣，感人爲病同也．病異，謂人受六氣生病異也．豈期然，謂不能預先期其必然之寒熱也．推其形藏原非一，謂推原其人形之厚薄，藏之虛實非一也．因從類化故多端，謂人感受邪氣雖一，因其形藏不同，或從寒化，或從熱化，或從虛化，或從實化，故多端不齊也．明諸水火相勝義，謂水勝則火滅，火勝則水乾也．化寒變熱理何難，謂邪至其經，或從陰化爲寒，或從陽變爲熱，卽水火相勝從化之理，何難明也．漫言變化千般狀二句，謂傷寒變化千般，總不外乎陰陽表裏間也．

太陽風邪傷衛脈證

中風傷衛脈浮緩，頭項强痛惡寒風，病卽發熱汗自出，鼻鳴乾嘔桂枝功．

［註］中風，病名也．傷衛，謂風傷衛也．脈浮緩，謂中風脈也．頭痛項强，惡寒惡風，發熱汗自出，鼻鳴乾嘔，謂中風證也．桂枝功，謂桂枝湯功能治中風虛邪也．詳太陽上篇．

太陽寒邪傷榮脈證

傷寒傷榮脈浮緊，頭疼身痛惡寒風，無汗而喘已未熱，嘔逆麻黃湯發靈．

［註］傷寒，病名也．傷榮，謂寒傷榮也．脈浮緊，謂傷寒脈也．頭疼身痛，惡寒惡風，無汗而喘，或已發熱，或未發熱，嘔逆，謂傷寒證也．麻黃湯發，謂傷寒實邪，當與麻黃湯發汗最靈也．詳太陽中篇．

風寒榮衛同病脈證

中風浮緊徧身痛，頭疼發熱惡寒風，乾嘔無汗兼煩躁，傷寒身重乍時輕，浮緩嘔逆無汗喘，頭疼發熱惡寒風，煩躁而無少陰證，榮衛同病大青龍．

［註］中風謂風傷衛之病也．頭疼發熱，惡風惡寒，乾嘔，中風之證也．浮緊，寒傷榮之脈也．身疼痛，寒傷榮之證也．今以中風之病而得傷寒之脈與證，更兼不汗出之表實內熱之煩躁也．傷寒，謂寒傷榮之病也．身重不痛，

乍有輕時, 風傷衛之證也. 浮緩, 風傷衛之脈也. 嘔逆無汗而喘, 頭疼發熱, 惡寒惡風, 寒傷榮之證也. 是以傷寒之病而得中風之脈與證, 更兼太陽無汗內熱之煩躁也. 而無少陰證, 謂無身重但欲寐之證也. 榮衛同病, 謂風寒中傷·榮衛同病也 二證皆無汗實邪, 故均以大青龍湯發之. 詳太陽下篇.

誤服三湯致變救逆

傷寒酒病桂勿與, 嘔吐不已血膿鮮, 尺遲服麻致漏汗, 惡風肢急小便難, 微弱汗風青龍發, 厥惕悸眩熱仍然, 身瞤振振欲擗地, 桂加附子眞武痊.

[註] 傷寒, 謂傷寒無汗之實邪也. 酒病, 謂病酒狀似中風也. 桂勿與, 謂皆勿與桂枝湯也. 誤與傷寒, 則表氣愈固, 裏氣更逆, 嘔吐不已也. 誤與酒病, 則濕熱內釀, 傷榮吐血膿也. 此皆誤用桂枝湯之變證, 當隨其變證治之可也. 尺遲, 謂傷寒尺中脈遲也. 服麻, 謂服麻黃湯發汗, 遂致汗出不止, 名曰漏汗也. 肢急, 四肢拘急也. 小便難, 謂小便少而難也. 傷寒脈證, 當用麻黃湯發汗, 若尺中脈遲, 是榮氣不足, 不可發汗. 若誤發之, 則致漏汗惡風, 四肢拘急, 小便難等變證也. 當以桂枝加附子湯救逆可也. 微弱, 謂大青龍證脈微弱也. 汗風, 謂大青龍證自汗惡風也. 大青龍證脈不浮緊, 若浮緩而微弱反汗出, 是大青龍脈證未具也. 誤以大青龍發之, 致其人厥冷筋惕, 心悸頭眩, 熱仍不退, 身肉瞤動也. 振振欲擗地, 謂聳動不已, 不能興起欲墮於地也. 此皆誤與大青龍湯發汗之變證, 當以眞武湯救逆可也. 詳太陽篇.

三陽受病傳經欲愈脈證

傷寒一日太陽病, 欲吐煩躁數急傳, 陽明少陽證不見, 脈靜身和爲不傳.

[註] 傷寒一日太陽受病, 二日陽明受病, 三日少陽受病, 此其傳經之常也. 若初病頗欲吐, 煩躁脈數急者, 謂邪盛傳經而不解也. 二·三日陽明少陽證不見, 脈靜身無所苦者, 謂邪衰不傳, 欲自愈矣.

陽明表病脈證

葛根浮長表陽明, 緣緣面赤額頭疼, 發熱惡寒而無汗, 目痛鼻乾臥不寧.

[註] 太陽未罷, 又傳陽明, 太陽表邪怫鬱, 陽明肌熱, 爲陽明經表病也. 葛根表陽明, 謂葛根湯主治陽明表病也. 浮長, 謂陽明之表脈也. 緣緣面赤連額頭疼, 發熱惡寒無汗, 目痛鼻乾臥不得寧, 皆謂陽明經之表證也. 用葛根湯解兩經之邪也. 詳陽明篇.

陽明熱病脈證

白虎煩渴熱陽明, 汗出身熱脈長洪, 不惡寒兮反惡熱, 合柴兼見少陽經.

[註] 太陽已罷, 而傳陽明不傳少陽, 亦未入腑, 其熱漸深, 表裏俱熱, 爲陽明經熱病也. 白虎熱陽明, 謂白虎湯主治陽明熱病也. 脈長洪, 謂陽明之熱脈也. 煩躁口渴, 引飮汗出身熱, 不惡寒反惡熱, 皆謂陽明經熱病之證也. 用白虎湯解陽明表裏俱熱也. 陽明未罷, 又傳少陽, 亦陽明熱病也. 合柴, 謂白虎合小柴胡湯, 治陽明經熱證, 兼見少陽經弦脈, 寒熱往來, 口苦耳聾, 目眩而嘔, 胸脇痛之病也. 詳陽明少陽篇.

陽明腑病脈證

胃實脈大腑陽明, 大便難兮脾約同, 蒸蒸潮熱濈濈汗, 滿痛始可議三承.

[註] 注脈大腑陽明, 謂熱邪入腑, 陽明當脈大也. 曰胃實, 曰大便難, 曰脾約, 謂腑病受邪之不同也. 脾約者, 太陽陽明也. 胃實者, 正陽陽明也. 大便難者, 少陽陽明也. 皆爲可

下之證，不無輕重之別．然必蒸蒸潮熱，身肢濈濈然汗出，或滿或痛，始可議其微·甚，以三承氣湯·麻仁丸下之可也．詳陽明篇．

陽明愼汗愼淸愼下

陽明表證反有汗，桂枝加葛中風傳．熱證無汗亡津液，燥渴仍從白虎痊．胃實汗熱原應下，惡寒浮緩表爲先．欲知定硬識失氣，不轉微澁下之寃．舌滑尿白小便數，便硬休攻導自安．小便數多知便硬，無苦數少是津還．

［註］陽明表證應無汗，反有汗，是從風邪傳來，仍從表治，宜用桂枝加葛根湯．陽明熱證應有汗，反無汗，是或吐·或汗·或下，亡其津液．若無燥渴，則從表治，若有燥渴，仍從熱治，宜用白虎湯．胃實自汗潮熱，原應下之，若有惡寒浮緩之表，宜先解表．表解已，乃可攻之．欲知大便硬定未定，當少與小承氣湯．轉失氣者，已成定硬，當與大承氣湯攻之．若不轉失氣者，未成定硬，攻之必溏，勿更與也．若脈微澁者，亦不可下，下之則寃死也．舌滑·尿白·裏熱微也，雖小便數·大便硬，其熱遠在廣腸，亦不可下，用蜜煎猪膽導法自可安也．凡小便數多，知大便必硬，雖大便硬而無或滿·或痛之苦，當審其小便日幾行，日減數少，是津液還於胃中，愼不可攻，不久必自大便出也．詳陽明篇．

少陽脈證

往來寒熱胸脇滿，脈弦目眩而耳聾，口苦黙黙不欲食，心煩喜嘔少陽經，或渴或欬身微熱，或脇硬痛腹中疼，或悸不嘔尿不利，舌胎滑白小柴宗．

［註］脈弦，謂少陽病脈也．往來寒熱胸脇滿，目眩耳聾，口苦黙黙不欲食，心煩喜嘔，少陽經主證也．或渴·或欬身微熱，或脇硬痛·腹中疼，或悸·不嘔·尿不利·舌胎滑白者，皆少陽或有之證也．均宜小柴胡湯主之，隨證加減治之可也．詳少陽篇．

少陽病用柴胡湯加減法

胸煩不嘔去參夏，加蔞若渴半易根，腹痛去芩加芍藥，心悸尿秘苓易芩，脇下痞硬棗易蠣，不渴微熱桂易參，欬去參棗加乾味，小柴臨證要當斟．

［註］少陽經主證，宜小柴胡湯主治也．其或有之證，務要臨證斟酌加減可也．若胸中煩而不嘔，去半夏·人參，加栝蔞實．若渴者，以半夏易栝蔞根．若腹中痛，去黃芩加白芍．若心下悸，小便不利者，加茯苓去黃芩．若脇下痞硬，加牡蠣去大棗．若不渴外有微熱者，去人參加桂枝微汗之．若欬者，去人參·大棗，加乾薑·五味子．義詳少陽篇小柴胡湯下．

少陽禁汗禁吐禁下

少陽三禁要詳明，汗譫吐下悸而驚，甚則吐下利不止，水漿不入命難生．

［註］三禁，謂少陽禁吐·禁汗·禁下也．若誤發汗，則生譫語，若誤吐下，則心悸而驚．少陽經，卽有心下硬，不可下．下之甚，則下利不止．卽有胸中滿，不可吐．吐之甚，則水漿不入，變成危候，命難生也．詳少陽篇．

少陽可吐可汗可下

胸滿熱煩梔子豉，痞硬衝喉瓜蒂平，發熱惡寒肢煩痛，微嘔支結柴桂寧．鬱鬱微煩嘔不止，心下痛鞕大柴攻．誤下柴胡證仍在，復與柴胡振汗生．

［註］上言其禁，恐失宜也．此言其可，貴變通也．胸滿煩熱，太陽·少陽輕邪也，宜梔子豉湯涌之．胸滿痞硬，氣上衝喉不得息者，太陽·少陽重邪也，宜瓜蒂散吐之．發熱惡寒，四肢

煩疼微嘔, 心下支結, 太陽·少陽表證也, 宜柴胡桂枝湯, 微汗兩解之. 鬱鬱微煩, 嘔不止, 心下痛硬, 少陽·陽明表裏證也, 宜大柴胡湯緩攻兩解之. 誤下不致變逆, 柴胡證仍在者, 復與柴胡湯以和解之. 若解則必蒸蒸振汗出而解, 以下後虛故也. 詳太陽·少陽篇.

三陽合病併病

合病兩三經同病, 併病傳歸併一經. 二陽合病滿喘發, 自利葛根嘔半同. 太少利芩嘔加半, 明少弦負順長生, 滑數宿食大承氣, 三陽合病腹膨膨, 口燥身重而譫語, 欲眠合目汗蒸蒸, 遺尿面垢參白虎, 浮大汗下禁當應. 二陽併病汗不徹, 面赤怫鬱大青龍, 表罷潮熱手足汗, 便難譫語大承攻. 太少頭項痛眩冒, 心下痞硬如結胸, 禁汗吐下惟宜刺, 譫驚不食利多凶.

[註] 一經未罷, 又傳一經, 二經·三經同病, 而不歸併一經者, 謂之合病. 二經·三經同病, 而後歸併一經自病者, 謂之併病. 二陽, 謂太陽·陽明也. 太陽則有頭痛·發熱·惡寒·無汗, 陽明則有肌熱·惡熱·心煩·不眠之證, 相合同病也. 滿喘, 謂二陽合病當下利, 不下利更加胸滿而喘, 宜麻黃湯發之. 自利, 謂二陽合病當有之證, 宜葛根湯也. 嘔半, 謂二陽合病, 不下利但加嘔者, 宜葛根湯加半夏也. 同, 謂二證同用葛根一方也. 太少, 謂太陽·少陽合病也. 太陽則有頭痛發熱, 惡寒無汗. 少陽則有寒熱往來, 口苦耳聾, 目眩胸脇痛之證, 相合同病也. 利芩, 謂太陽·少陽合病當自下利, 宜與黃芩湯也. 嘔加半, 謂太陽·少陽合病不自利, 但加嘔者, 宜黃芩湯加半夏也. 若不嘔利而見太陽·少陽之證, 非合病也. 宜用柴胡桂枝湯兩解之. 明少, 謂陽明·少陽兩經之證同見下利合病也. 弦負, 弦爲少陽木脈, 木勝則土負, 負則死也. 順長生, 長爲陽明土脈, 土盛則木不能災爲順, 順則生也. 滑數, 謂陽明·少陽合病, 下利黏穢者, 脈必滑數, 是宿食也, 宜大承氣湯. 嘔酸苦者, 宜大柴胡湯. 三陽, 謂太陽·陽明·少陽合病也. 腹膨膨, 謂腹脹滿也. 口燥, 謂口中乾燥也. 身重, 謂身重難轉側也. 譫語, 謂妄亂言也. 欲眠, 謂喜睡也. 合目汗蒸蒸, 謂合目出熱汗也. 遺尿, 謂失尿不知也. 面垢, 謂面似有油垢也. 此皆三陽熱盛, 津液枯竭之證, 設使脈浮, 禁不可汗, 脈大亦不可下, 惟宜用白虎加人參, 益氣生津清熱可也. 若未經汗下, 津液未傷, 三陽合病, 輕證惟宜柴葛解肌湯, 淸解三陽可也. 二陽, 謂太陽陽明併病也. 汗不徹, 謂邪在太陽, 發汗未徹, 又傳陽明也. 面赤, 謂邪猶怫鬱於太陽·陽明之表, 未併陽明之腑, 宜大靑龍湯解兩經之熱也. 表罷, 謂太陽證罷也. 潮熱·手足汗·大便難·譫語, 謂已歸併陽明腑也, 宜大承氣湯, 攻陽明實熱也. 太少, 謂太陽·少陽併病也. 頭項强痛, 目眩昏冒, 心下痞硬, 如結胸證, 謂太陽少陽二經之證尙未歸併, 其邪未定, 禁不可汗下, 惟宜刺大椎·肝腧·肺腧, 以瀉其熱也. 若誤發汗, 則必發譫語. 若誤吐下, 則必心煩而驚, 水漿不入 下利不止. 變此惡候, 命多凶也. 義詳合病併病篇.

三陰受病傳經欲愈脈證

傷寒三日三陽盡, 熱微煩躁入陰傳, 其人能食而不嘔, 脈小尿淸爲不傳.

[註] 傷寒三日, 三陽受邪爲盡, 三陰當受邪. 其人身熱雖微, 而煩躁者, 謂邪去陽入陰不解也. 若其人反能食而不嘔, 脈靜小, 小便淸, 謂邪未入於陰爲不傳, 欲自愈也.

太陰陰邪脈證

太陰陰邪沈遲脈, 吐食腹滿有時疼, 手足自溫利不渴, 理中湯主悸加苓, 腹滿去朮加附子, 吐多去朮加薑生, 雖吐下多還用朮,

渴欲得水倍朮寧，欲作奔豚朮易桂，乾薑寒倍參腹疼.

[註] 太陰陰邪，謂邪從陰化之寒證也. 脈沈遲，太陰陰邪脈也. 吐食·腹滿時痛，太陰裏寒證也. 手足自溫，邪入陰也，自利不渴，臟無熱也，宜理中湯主之. 若心下悸，加茯苓. 腹滿，去朮加附子. 吐多，去朮加生薑. 雖吐若下利多，還用白朮. 若渴欲得飮水，仍倍加朮. 若臍下欲作奔豚，去朮易桂. 中寒倍加乾薑，腹痛倍加人參. 詳太陰篇.

太陰陽邪脈證

陽邪嗌乾腹滿痛，誤下時痛大實疼，大承桂枝加芍大，脈弱芍大當審行.

[註] 陽邪，謂太陰邪從陽化之熱證也. 嗌乾，謂咽乾太陰熱也. 腹滿痛，太陰有餘證也. 誤下，謂誤下邪陷太陰當分輕重也. 時痛，謂腹有時痛，有時不痛，宜桂枝加芍藥湯和之. 大實痛，謂腹大滿痛，無時不痛，宜桂枝加大黃湯下之. 兼陽明胃實，以大承氣湯下之. 若脈弱卽當行大黃芍藥，宜斟酌減之，以其人胃氣弱易動也. 詳太陰篇.

太陰陽明表裏同病

腹滿時減復如故，此是寒虛氣上從，腹滿不減不大便，轉屬陽明乃可攻.

[註] 腹滿時減，減復如故，謂腹時滿時不滿，而減復如常，此爲太陰寒邪寒虛之氣上逆之滿，乃可溫之證也，宜厚朴生薑甘草半夏人參湯. 腹滿不減，謂常常而滿，終日不減，或不大便，此爲轉屬陽明實熱內壅之滿，乃可攻之證也，宜大承氣湯. 詳太陰篇.

少陰陰邪脈證

少陰陰邪脈沈細，背寒欲寐口中和，咽痛腹痛骨節痛，厥利淸穀四逆差.

[註] 少陰陰邪，謂邪從陰化之寒證也. 脈沈細，少陰陰邪之脈也. 背寒，謂背惡寒，陽氣虛也. 欲寐，謂但欲寐，陰氣盛也. 口中和，口中不乾燥也. 咽痛腹痛，下利淸穀，寒盛於中也. 骨節疼痛，四肢厥冷，寒淫於外也，宜四逆湯，溫中散寒也. 詳少陰篇.

少陰陽邪脈證

少陰陽邪沈細數，口噪咽乾大承湯，少陰心煩不得臥，黃連阿膠是主方.

[註] 陽邪，謂少陰邪從陽化之熱證也. 少陰病但欲寐，陰邪則脈沈細無力，陽邪則脈加數而有力矣. 始病卽口燥咽乾，水不上升，熱之甚也. 宜大承氣湯急下之，陰陽救陰也. 少陰病但欲寐，　二·三日已上變生心煩不得眠，是陽邪乘陰，陰不能靜也，宜黃連阿膠湯，淸陽益陰也. 詳少陰篇.

少陰太陽表裏同病

少陰脈沈反發熱，麻黃附子細辛湯，若二三日無裏證，減辛加草用之良.

[註] 少陰病脈沈，爲陰寒之證，當無熱，今反發熱，是兼有太陽表也. 宜麻黃附子細辛湯，急溫而散之. 若二·三日熱仍不解，亦無裏寒吐利之證，去細辛易甘草，緩溫而和之. 詳少陰篇.

厥陰陰邪脈證

厥陰陰邪微細厥，膚冷臟厥躁難安，囊縮舌短胎滑黑，四逆當歸四逆先，少滿痛厥薑萸入，蚘厥靜而復時煩，得食而嘔蚘聞臭，煩因蚘動烏梅圓.

[註] 厥陰陰邪，謂邪從陰化之寒證也. 微細，厥陰陰邪脈也. 厥，謂四肢厥冷也. 膚冷，謂肌膚冷也. 臟厥，謂寒陰臟厥也. 躁難安，謂煩躁無有安時也. 囊縮，謂外腎爲寒收引縮

入腹也，婦人則乳縮陰收也．舌短，謂舌縮短也．胎滑黑，謂舌胎不乾而色黑也．四逆，謂四逆湯也．當歸四逆，謂當歸四逆湯也．先者，謂先服當歸四逆湯也．少滿痛，謂少腹滿按之痛也．厥，謂厥冷也．薑萸入，謂當歸四逆湯加入吳茱萸·生薑也．蚘厥，謂厥而吐蚘也．靜而復時煩，謂煩時止時煩也．得食而嘔蚘聞臭，謂嘔因蚘聞食臭而始嘔也．煩因蚘動，謂煩因蚘動而始煩也．烏梅丸蚘厥，謂宜用烏梅丸也．詳厥陰篇．

厥陰陽邪脈證

陽邪熱厥厥而熱，消渴熱氣撞心疼，煩滿囊縮舌焦卷，便硬尚任大承攻，四逆不分四逆散，欬加薑味下利同，悸加桂枝腹痛附，下重薤白秘尿苓．

［註］陽邪，謂厥陰邪從陽化之熱證也．厥，謂手足寒也．厥而復熱，熱而復厥，是謂熱厥．厥微熱微，厥深熱深也．消渴，謂飲水多而小便少也．熱氣上撞心疼，是火挾木邪而逆也．煩滿，謂少腹煩滿也．囊縮，謂外腎爲熱灼，筋縮入腹也．舌焦卷，謂舌胎乾焦而卷也．便硬，謂大便硬，尙可任攻，宜大承氣湯．四逆，謂四肢厥冷也．不分，謂寒熱之厥，疑似不分也．宜四逆散，疏達厥陰．其厥不回，再審寒熱可也．或欬加生薑·五味子．下利亦加，故曰同也．心下悸加桂枝，腹痛加附子，瀉利下重加薤白，秘尿不利加茯苓．詳少陰厥陰篇．

少陰厥陰外熱裏寒脈證

少陰裏寒外熱證，面赤身反不惡寒，厥利清穀脈微絕，通脈四逆主之先，利止參加脈不出，葱入面色赤炎炎，腹痛加芍咽桔梗，嘔加聖藥用薑鮮．

［註］少陰裏寒外熱之證，面赤不惡寒，格陽外熱也．四肢厥冷，下利清穀，脈微欲絕，陰極裏寒也，宜通脈四逆湯主之．服四逆湯下利止，脈仍不出加人參，面色赤者加葱，腹痛加芍藥，咽痛加桔梗，嘔加生薑．詳少陰篇．

兩感

一日太陽少陰病，頭痛口乾渴而煩．二日陽明太陰病，滿不欲食身熱譫．三日少陽厥陰病，耳聾囊縮厥逆寒，水漿不入神昏冒，六日氣盡命難全．

［註］兩感者，臟腑表裏同病也．一日，頭痛，太陽也．口乾煩渴，少陰也．二日，身熱譫語，陽明也．腹滿不欲食，太陰也．三日，耳聾，少陽也．囊縮而厥，厥陰也．傳經之邪其爲病也漸，兩感之邪其爲病也速．盖因陽邪酷烈，正不能禦，所以三日後水漿不入，六腑之氣欲絕，昏不知人，五臟之神已敗，而不卽死者，賴有胃氣未盡耳，故又三日其氣乃盡而死．張潔古製大羌活湯，以羌·獨·芩·連輩，辛甘以散太陽之表，苦寒以淸少陰之熱，施之於表裏不急者，固爲得法也．若夫一日則頭痛口乾煩渴，二日則身熱譫語腹滿不欲食，三日則耳聾囊縮而厥，水漿不入，昏不知人，傳變如此迅速，恐用大羌活湯平緩之劑，反失機宜，當遵仲景治有先後之說，審其表裏孰急，隨證治之，猶或可活．故於此證初病，一日表裏俱熱者，依少陰病得之二·三日，口燥咽乾之法，用大承氣湯重劑以瀉陽邪之烈．表裏俱寒者，依少陰病始得之，反發熱脈沈之法，用麻黃附子細辛湯，以解陰邪之急．二日表裏俱實者，依陽明病譫語有潮熱，腹滿時減，減不足言之法，用大承氣湯攻之．表裏虛者，依三陽合病，腹滿身重，面垢譫語之法，用大劑白虎加人參湯淸之．三日表裏熱者，依厥深熱亦深之法，用大承氣湯下之．表裏寒者，依脈微欲絕手足厥寒之法，用當歸四逆加吳茱萸生薑湯溫之．緩則不及事矣，其間頗有得生者，後之學者其留意焉．

汗下失宜致變壞證

太陽三日已發汗，若吐若下若溫鍼，不解致逆成壞證，觀其脈證犯何經，難辨陰陽六經證，重困垂危莫可憑，惟用獨參煎冷服，鼻上津津有汗生.

[註] 太陽病三日，已發汗不解，若吐·若下·若溫鍼，苟或相當卽成解證. 如其不當，不但病不解，或因而致逆變成壞證，當觀其脈證，知犯何經之逆. 如汗後亡陽·渴躁譫語，下後寒中·結胸痞硬，吐後內煩腹滿，溫鍼後黃·衄·驚·狂之類，隨證治之可也. 甚或脈微欲絶，神昏不能言，循衣摸床，叉手冒心等，重困垂危，難辨陰陽，六經莫可憑之證. 此時此際，惟用人參煎湯，徐徐冷服，以待其機. 倘得鼻上津津有汗，則爲可生之兆也.

表證

表證宜汗太陽經，無汗發熱惡寒風，頭項强痛身體痛，若出自汗表虛明.

[註] 表證，謂寒邪在表，無汗發熱，惡寒惡風，頭項强痛，身體痛也. 太陽經主表，故曰表證. 有是證無汗者，皆屬表實. 雖有是證，若自汗出者，皆屬表虛，未可輕汗，卽有風邪，祗宜桂枝湯解肌可也. 表實無汗，重者麻黃湯主之. 輕者麻桂各半湯主之. 時有汗時無汗者，桂枝二麻黃一湯主之. 表實躁熱甚者，三黃石膏湯主之. 微者，大靑龍湯主之. 不躁有熱者，桂枝二越婢一湯主之. 以上表證，不必悉具，亦不論日之多寡，但見有頭痛惡寒一·二證，卽爲表未罷，雖有裏證，當先解表. 表解已，乃可攻之，臨證者不可不詳辨也. 詳太陽篇.

裏證

裏證宜下不大便，惡熱潮熱汗蒸蒸，燥乾譫語滿硬痛，便溏爲虛不可攻.

[註] 裏證，謂熱邪內結，不大便，惡熱潮熱，自汗蒸蒸，口燥舌乾譫語，腹滿硬痛也. 陽明腑主裏，故曰裏證. 裏實者，有脾約，有胃實，有大便難，三者均爲可下之證，然不無輕重之別. 三承氣湯·脾約丸，量其可者而與之，庶乎無過也. 若便溏爲裏虛，卽有是證不可攻也. 論中有急下數證，不待便實而下之者，是下其熱也，非下其結也. 義詳陽明少陰篇.

陽證

陽證身輕氣高熱，目睛了了面脣紅，熱煩口燥舌乾渴，指甲紅兮小便同.

[註] 陽證，謂陽熱之證也. 不論三陰·三陽，凡見是證者，均爲陽熱有餘也. 陽主動，故身輕也. 陽氣盛，故氣高而喘也. 陽主熱，故口鼻氣熱也. 陽主，寤故目睛了了而不眠也. 目睛不了了，亦有熱極朦朧似不了了，然必目赤多眵，非若陰證之不了了而神短無光也. 陽氣熱，故身熱，面脣紅，指甲紅也. 陽熱入裏，故心煩，口燥，舌乾而渴，小便紅也. 表實者，三黃石膏湯發之. 裏實者，三承氣湯下之. 表裏不實而熱盛者，白虎解毒等湯淸之可也. 詳三陽篇.

陰證

陰證身重息短冷，目不了了色不紅，無熱欲臥厥吐利，小便白兮爪甲靑.

[註] 陰證，謂陰寒之證也. 不論三陰·三陽，凡見是證者，均爲陰寒不足也. 陰主靜，故身重也. 陰主寐，故目不了了但欲臥也. 陽氣虛寒，故息短口鼻氣冷也. 陰淫於外，故面無紅色，四肢厥冷爪甲靑也. 陰邪入內，故嘔吐，下利淸穀，小便淸白也. 以上皆三陰寒證，臨證者以附子·四逆·理中·吳茱萸等湯，擇其宜而與之可也. 詳三陰篇.

陽盛格陰

陽盛格陰身肢厥，惡熱煩渴大便難，沈滑爪赤小便赤，汗下清宜陰自完.

[註] 經曰，陽氣太盛，陰氣不得相營也. 不相營者，不相入也. 旣不相入，則格陰於外，故曰陽盛隔陰也. 其外證雖身肢厥冷，頗似陰寒，而內則煩渴，大便難，小便赤，惡熱不欲近衣，爪甲赤，脈沈滑，一派陽實熱證. 汗下淸三法得宜，則陽得以消，陰得以完全也. 表實無汗，三黃石膏湯. 裏實不便，三承氣湯. 熱盛無表裏證，宜解毒白虎湯.

[集註] 劉完素曰，蓄熱內甚，脈須疾數，以其極熱蓄甚而脈道不利，反致脈沈細欲絶. 俗未明造化之理，反謂傳爲寒極陰毒者，或始得之，陽熱暴甚，而便有此證候者，或兩感熱甚者，通宜解毒加大承氣湯下之，後熱稍退而未愈者，黃連解毒湯調之. 或微熱未除者，凉膈散調之. 或失下熱極，以至身冷脈微而昏冒將死，若急下之，則殘陰暴絶必死，盖陽後竭而然也. 不下亦死，宜凉膈散或黃連解毒湯，養陰退陽，積熱漸以消散，則心胸再暖而脈漸以生也.

陰盛格陽

陰盛格陽色淺赤，發熱不渴厥而煩，下利尿淸爪靑白，浮微通脈復陽還.

[註] 經曰，陰氣太盛，陽氣不得相營也. 不相營者，不相入也. 旣不相入，則格陽於外，故曰陰盛格陽也. 色淺赤，謂面色見浮淺之紅赤色也. 其外證面赤發熱而煩，頗類陽熱，其內則不渴，下利淸穀，小便淸白，爪甲靑白，四肢厥冷，脈浮微欲絶，一派陰寒虛證. 宜通脈四逆湯冷服之，從其陰而復其陽也. 利止脈不出，加倍人參. 下利無脈，宜白通加猪膽汁人尿湯. 厥煩欲死，宜吳茱萸湯.

陽 毒

陽毒熱極失汗下，舌卷焦黑鼻煤烟，昏噤發狂如見鬼，咽疼唾血赤雲斑. 六七日前尙可治，表裏俱實黑奴丸，熱盛解毒裏實下，表實三黃石膏煎.

[註] 陽毒，謂陽熱至極之證也. 失汗下，謂應汗不汗，應下不下，失其汗下之時也. 熱毒炎炎不已，故舌卷焦黑，鼻內生煤烟也. 熱毒內攻乘心，故神昏噤慄，發狂如見鬼神，咽疼唾血也. 熱毒外薄肌膚，故發赤色如錦雲之斑也. 六·七日前，謂日淺毒未深入，故尙可治. 表裏俱實，謂有是證，無汗不大便者，宜黑奴丸兩解之. 無表裏實證熱盛者，宜黃連解毒湯. 兼燥渴者，合白虎湯淸之. 裏實不便者，宜解毒承氣湯下之. 表實無汗者，宜三黃石膏湯發之.

陰 毒

陰毒寒極色靑黑，咽痛通身厥冷寒，重强身疼如被杖，腹中絞痛若石堅，或嘔或利或煩躁，或出冷汗溫補先，無汗還陽退陰汗，急灸氣海及關元.

[註] 陰毒，謂陰寒至極之證也. 血脈受陰毒邪，故面色靑黑也. 陰毒內攻於裏，故咽痛腹中絞痛也. 陰毒外攻於表，故厥冷通身，重强疼痛如被杖也. 獨陰無陽不化，故陰凝腹若石之堅硬也. 或嘔吐·或下利，或煩躁·或冷汗出，皆陽虛不足或有之證，均以溫補爲先，宜四逆湯倍加人參. 若有是證，其人無汗，宜還陽散·退陰散，溫而汗之，使寒毒散而陽伸也. 凡遇此證，俱宜急灸氣海·關元二·三百壯，隨服藥餌，未有不生者也.

御纂醫宗金鑑 卷三十七

表熱裏熱微熱陽熱

發熱無時熱翕翕，炊籠騰越熱蒸蒸，表熱尿白裏熱赤，外需麻桂內涼承. 燥乾煩渴爲陽熱，厥利外熱屬陰經，陽熱宜清白虎輩，微熱四逆與白通.

［註］發熱無時熱翕翕，謂發熱無休止之時，若合羽外覆之表熱也. 炊籠騰越熱蒸蒸，謂發熱如炊籠蒸蒸內越之裏熱也. 表熱，熱不在裏，故尿白也. 裏熱，故尿赤也. 外需麻桂，謂表熱無汗宜麻黃湯，有汗宜桂枝湯. 內涼承，謂裏熱輕者宜涼膈散，重者宜三承氣湯. 發熱兼口燥·舌乾·煩渴者，爲陽經之熱也. 發熱兼厥冷·下利淸穀者，屬陰經之熱也. 陽熱宜淸，白虎解毒輩也. 微熱宜溫，四逆白通湯也.

［按］翕翕·蒸蒸發熱，俱有汗，二證相類. 若以翕翕之表熱，誤爲蒸蒸之裏熱，下之則逆. 若以蒸蒸裏熱，誤爲翕翕表熱，汗之轉傷. 翕翕之汗熱雖同蒸蒸，捫之自溫，不似蒸蒸之汗熱，捫之自有熱氣透手也. 其間或有疑似難辨，又當審小便之白赤，舌胎之潤燥，自可決也.

惡寒背惡寒辨

惡寒表裏陰陽辨，發熱有汗表爲虛，發熱無汗表實證，實以麻黃虛桂枝. 無熱惡寒發陰裏，桂枝加附頗相宜，背寒口和陰附子，口燥渴陽白虎需.

［註］惡寒一證，有表裏·陰陽之辨. 發熱惡寒發於陽表也. 有汗宜桂枝湯，無汗宜麻黃湯. 無熱惡寒發於陰裏也，有汗宜桂枝加附子湯，無汗宜麻黃附子細辛湯. 背惡寒口和，謂口中不燥而和也. 陰，謂屬少陰也，宜附子湯. 背惡寒口燥渴，謂口中燥而渴也. 陽，謂屬陽明也，宜白虎加人參湯.

［按］陰陽二經，惡寒雖同，其身有熱無熱則異也，一則汗之，二則溫之. 少陰·陽明之背惡寒雖同，其口中和·口中不和則異也，一則溫之，一則淸之. 惡寒雖屬輕微之證，仲景立法可辨，他可類推矣.

惡 風

風寒相因相離少，三陽俱有惡寒風，惡風屬陽法從表，三陰惡寒無惡風.

［註］風寒二者，大率多相因而少相離，有寒時不皆無風，有風時不皆無寒，故三陽俱有惡寒惡風同見也. 惡風與惡寒均表病也，法當從表. 然風屬陽·寒屬陰，故三陰經證有惡寒而無惡風也.

頭 痛

三陽頭痛身皆熱，無熱吐沫厥陰經，不便尿紅當議下，尿白猶屬表未淸.

［註］三陽，謂太陽·陽明·少陽也. 頭痛身皆熱，謂三陽頭痛身皆熱也. 三陽經頭痛，法當從三陽治也. 厥陰頭痛，則多厥而無熱，嘔吐涎沫，是厥陰挾寒邪上逆也，宜吳茱萸湯溫而降之. 三陽頭痛，若不大便·小便紅赤，爲裏實熱，法當議下，宜承氣湯. 若小便淸白，卽不大便，爲裏熱未實，表尙未淸，法當先從表治也. 三陰經無頭痛，惟厥陰有頭痛，以其脈與督脈上會於巓也. 三陰經無發熱，厥陰少陰亦有發熱，謂之反發熱，以其臟有相火，陰盛格陽於外也.

項 强

項背几几强太陽，脈浮無汗葛根湯，有汗

桂枝添葛入，脈沈栝蔞桂枝方．結胸項强如柔痙，大陷胸丸下必康．但見少陽休汗下，柴胡去半入蔞良．

［註］項强，太陽病也．項背强，太陽·陽明病也．几几，拘强而甚之貌也．脈浮屬二陽之表脈也．若無汗是從傷寒傳來，宜葛根湯．有汗是從中風傳來，宜桂枝加葛根湯．脈沈，謂邪已入胸裏也，宜栝蔞桂枝湯．結胸，謂結胸病也，項强如柔痙，謂項强背反張，有汗如柔痙之狀也，宜大陷胸丸．但見少陽，謂太陽·少陽併病之項强．休汗下，謂邪入少陽，不可更汗下也，宜柴胡湯去半夏加栝蔞主之．良，好也．栝蔞桂枝湯方在『金匱要略』．

身痛

身痛未汗表實證，汗後身疼屬表虛，桂加生薑參芍藥，尺遲血少建中芪．少陰沈厥附子治，厥陰汗利四逆醫，風濕盡痛難轉側，掣引煩疼桂附宜．

［註］身痛，未汗屬表實證，宜麻黃湯．汗後身疼，屬表虛證，宜桂枝新加湯，即桂枝湯倍生薑·芍藥加人參也．曰桂加，即桂枝湯加此也．尺遲血少建中芪，謂身痛尺中脈遲，是血少榮氣不足也，雖未經汗，不可發汗，宜建中湯加黃芪以補榮血也．少陰，謂身痛見少陰沈脈，四肢厥冷也．附子治，謂宜附子湯治也．厥陰，謂身痛見厥陰厥逆，汗出不止，下利清穀也．四逆醫，謂以四逆湯醫也．風濕，謂風濕身痛也．盡痛難轉側，是濕則令人一身盡痛不能轉側．掣引煩疼，是風則令人筋脈牽引，煩疼不寧也．桂附宜，謂宜以桂枝附子湯也．

煩躁不眠懊憹

躁身不靜煩心擾，不躁難眠作熱觀，懊憹煩甚無冷病，惟躁陰陽表裏看．諸煩無論三法後，便軟梔竹等湯煎，便硬白虎三承氣，躁同陰見便屬寒．

［註］身爲熱動而不安謂之躁，心爲熱擾而不寧謂之煩．煩則擾於內，躁則動於外，故有心煩而無身煩，有身躁而無心躁也．大抵煩屬陽，躁屬陰．若懊憹心中反覆顚倒，煩不得眠，不與躁同見者，皆無冷病，當作熱觀也．惟躁則不然，當分表裏陰陽取治．故太陽有不汗出而煩躁，謂之在表，大青龍證也．陽明有心下硬之煩躁，謂之在陽，白虎湯證也．三陰有吐利手足厥之煩躁，謂之在陰，四逆輩證也．諸煩，謂煩不眠懊憹也．無論三法後，謂不論已經·未經汗·吐·下三法之前後也．但大便不硬者，以竹葉石膏·溫膽·梔子豉等湯主治可也．便硬者，量其熱之深淺，以白虎·三承氣湯主治可也．躁同陰見，謂躁同三陰證見，便屬陰寒之躁，宜四逆·理中·吳茱萸湯主治可也．

自汗頭汗

自汗熱越多急下，更兼熱利不休凶，頭汗熱蒸不得越，黃濕水火血皆成．

［註］自汗在太陽，謂之風邪，桂枝湯證也．在陽明，謂之熱越，白虎湯證也．若大熱蒸蒸汗出過多，則宜調胃承氣湯，急下其熱，救其津也．若更兼發熱下利不休，內外兩脫，故凶也．頭汗出，劑頸而還，則爲熱不得外越，上蒸於首也．或因黃鬱未發，或因濕家誤下，或因水結胸蒸，或因火劫熱迫，或因陽明蓄血，或因熱入血室，皆令成之，則當分門施治可也．

手足汗

手足濈濈然汗出，便硬尿利本當攻，寒中汗冷尿不利，攻之固瘕瀉澄清．

［註］胃主四肢爲津液之主，今熱聚於胃，蒸其津液，傍達於四肢，故手足濈濈然汗出，且小便自利，胃中津液必乾，大便必硬，本當攻也．若中寒胃陽土虛，脾不約束，津液橫溢，

四肢猶如陰盛淫雨滂沱, 故汗出而冷也. 陽虛失運, 中寒不化, 故小便不利也. 今雖便硬而手足汗出, 非爲熱越者比, 愼不可攻, 攻之必變生, 固瘕泄瀉澄淸不止也.

潮熱時熱

午後一發爲潮熱, 無休發熱汗蒸蒸, 時熱自汗無裏證, 先時與藥桂枝稱.

[註] 潮熱, 陽明腑證也. 陽明旺於申酉, 故潮熱發於午後, 如潮信之不失, 因名之曰潮熱, 可下之證也. 無休發熱汗蒸蒸, 謂發熱無休止之時, 熱氣透手溱溱有汗, 名曰蒸蒸發熱, 亦屬陽明內實, 可下之證也. 時熱自汗者, 謂發熱時輕時重而有自汗也, 似潮熱而次數, 似蒸蒸而休止. 潮熱蒸蒸之熱, 則必兼有可下之證, 時熱時止之熱, 則必不兼可下之證, 故曰, 無裏證也. 因其無裏證, 熱而有汗, 知風邪留連在表不已, 故用桂枝主治. 然必先其發熱汗出之時與桂枝湯也, 盖桂枝不爲時熱自汗者設, 而爲時熱自汗有表無裏證者設也. 此處重在無裏證, 非謂凡有時熱自汗, 皆可服桂枝湯也.

譫語鄭聲

譫語爲實聲長壯, 亂言無次數更端. 鄭聲爲虛音短細, 頻言重復更呢喃. 同陽經見均屬熱, 同陰經見總爲寒. 陽無可攻當淸解, 陰不能溫淸補痊.

[註] 言語心主之也. 心氣實熱而神有餘, 則發爲譫語. 譫語爲實, 故聲長而壯, 亂言無次數數更端也. 心氣虛熱而神不足, 則發爲鄭聲. 鄭聲爲虛, 故音短而細, 只將一言重復呢喃也. 盖神有餘, 則能機變而亂言. 神不足, 則無機變而祗守一聲也. 凡譫語·鄭聲與陽經同見者, 均屬熱證, 可以攻之. 與陰經同見者, 總爲寒證, 可以溫之. 若雖與陽經同見, 而無可攻之證, 不可攻之, 當淸解也. 與陰經同見而無可溫之證, 不可溫之, 當淸補也.

渴證

三法傷津胃燥乾, 陽往乘陰渴亦然, 渴欲飮水少少與, 莫使停留飮病干. 太陽五苓尿不利, 陽明白虎飮連連, 少陽證具心煩渴, 小柴去半粉加添.

[註] 渴病, 多因或汗·或吐·或下三法傷其津液, 致令胃中乾燥, 故引飮也. 陽邪往乘三陰, 太陰則嗌乾, 少陰則口燥, 厥陰則消渴. 渴在三陰, 陽邪亦屬熱傷津液, 故曰渴亦然也. 三陰之渴, 治法詳於三陰經內. 凡渴欲飮水者, 當少少與之, 以滋胃乾, 胃和則愈, 若恣意與飮之, 不但渴不能愈, 致水停留爲病也. 太陽之渴用五苓散者, 以水停下焦, 小便不利故也. 陽明之渴用白虎者, 以胃熱飮水連連不已也. 少陽寒熱往來等證已具, 心煩渴者, 用小柴胡湯以和解, 去半夏以避燥, 加花粉以生津液也.

舌胎

舌心外候本澤紅, 紅深赤色熱爲輕, 外紅內紫爲熱重, 滑白寒表少陽經, 沈遲細緊臟寒結, 乾薄氣液兩虛空, 黃黑胎潤裏熱淺, 焦乾刺裂熱深明, 黑滑若與三陰見, 水來剋火百無生.

[註] 舌者心之外候, 色應紅澤爲無病也. 若初感內外紅深, 則爲有熱. 外紅內紫, 則爲熱甚. 舌胎滑白, 則爲表寒. 其胎漸厚, 則爲傳少陽經也. 熱者宜辛凉汗之, 寒者宜辛溫汗之. 在少陽者爲胸中有寒, 丹田有熱也, 小柴胡湯兩解之. 胸中指表也, 淺也. 丹田指裏也, 深也, 非直指胸中丹田, 謂半裏之熱未成, 半表之寒猶在. 故舌白一證, 有寒有熱也. 若其胎滑厚與陰證脈同見, 乃臟虛寒結, 以理中加枳實溫而開之. 若其胎乾薄與陽證同見, 乃氣虛液竭, 以白虎加人參淸而補之. 若白胎漸變

黃色，此爲去表入裏，其熱尚淺，表不罷者，宜三黃石膏湯．已入裏者，凉膈散．如焦乾黑色，或芒刺裂紋，此爲裏熱已深，宜梔子金花湯．兼滿痛者，大承氣湯．紅，火色也．黑，水色也．與三陽證見，爲熱極反兼勝已之化，淸之下之，尙可治也．若與三陰證見，則爲水來剋火，百無一生．治者以生薑擦之，其黑色稍退，急用附子理中·四逆輩救之可生．

胸脇滿痛

邪氣傳裏必先胸，由胸及脇少陽經．太陽脈浮惟胸滿，過經不解有陽明．乾嘔潮熱胸脇滿，大柴加消兩解行．心腹引脇硬滿痛，乾嘔尿秘十棗攻．

［註］邪氣傳裏必先自胸，若脈浮惟胸滿而不及脇者，仍屬太陽表分也，宜麻黃湯．因胸及脇而皆滿者，屬少陽經也，宜小柴胡湯．若十餘日不解，而胸脇滿，兼乾嘔潮熱者，是少陽兼有陽明也，宜大柴胡湯加芒硝兩解之．若表已解，心下及腹引脇·滿硬而痛，乾嘔小便不利者，是停飮內實也，宜十棗湯攻之．

嘔 證

嘔病因何屬少陽？表入裏拒故爲殃，太陽之嘔表不解，食穀欲嘔在胃陽，太陰有吐而無嘔，厥陰涎沫吐蚘長，少陰嘔利有水氣，飮嘔相因是水鄕．

［註］嘔病諸經皆有，因何屬少陽也？因表邪入裏，裏氣拒格，上逆作嘔，故爲殃屬少陽也，宜小柴胡湯．心下硬而煩，或不大便，宜大柴胡湯．表不解之嘔屬太陽也，宜柴桂湯．食穀欲嘔，屬胃陽．胃陽，陽明也．屬中寒，宜吳茱萸湯．得湯更嘔屬表熱，宜葛根加半夏湯．嘔吐涎沫，或嘔吐蚘，屬厥陰也，宜吳茱萸湯．吐蚘者，宜烏梅丸．嘔而下利，是有水氣，屬少陰也，宜眞武湯．飮而嘔，嘔而飮，飮嘔相因不已，是停水也，宜五苓散．

往來寒熱如瘧寒熱

往來寒熱少陽證，寒熱相因小柴胡，如瘧寒熱三五發，太陽麻桂等湯除．

［註］寒而熱，熱而寒，寒熱相因不已，故名曰往來寒熱，爲少陽主證，宜小柴胡湯．寒熱而有作止之常，一日一次，或隔日一次，謂之瘧，屬雜病也．寒熱而無作止之常，日三·五發，謂之如瘧，屬太陽經未盡之表邪也，宜麻桂各半湯．若熱多寒少，宜桂枝二越婢一湯．若有汗，宜桂枝二麻黃一湯．若無汗，亦宜麻桂各半湯．此皆治太陽未盡之微邪法也．

目眩耳聾

少陽目眩神自正，諸逆昏亂不能生，重暍耳聾濕溫汗，不語面色變身靑．

［註］目眩者，目黑不明也．耳聾者，耳無所聞也．皆少陽經主證，非死候也．其目之明，其耳之聰，神自完整．若因三法失宜，致諸變逆壞證，目眩而神昏言亂，乃神散氣脫之候，故曰不能生也．若因誤發濕溫家汗而不能言語，耳聾無聞，身靑面色變者，名曰重暍，亦死證也．

腹滿痛

腹滿時痛不足證，腹滿大痛有餘名．誤下邪陷太陰裏，汗熱便硬轉陽明．

［註］腹滿時痛爲不足，桂枝加芍藥湯，不愈，用理中湯．腹滿大痛爲有餘，桂枝加大黃湯．此皆誤下邪陷太陰之裏證也．若潮熱自汗，大便硬，則爲太陰之邪轉屬陽明也，宜大承氣湯．

吐 證

中寒吐食不能食，不渴而厥吐寒虛，得食吐渴火爲逆，飮吐相因水病居．

[註] 中寒吐食, 謂中寒吐食不能食也. 凡不渴而厥吐, 是寒虛吐也, 宜理中·吳茱萸輩. 凡渴而得食卽吐, 是火吐也, 熱實宜黃連解毒湯. 熱虛宜乾薑黃連黃芩湯, 或竹葉石膏湯. 渴而飮, 飮而吐, 吐而復渴, 水逆病也, 宜五苓散.

熱利寒利

熱利尿紅渴黏穢, 寒利澄清小便白, 理中不應宜固澁, 仍然不應利之差.

[註] 自利不渴者, 屬太陰寒也. 下利欲飮水者, 以有熱故也. 此以渴辨寒熱也. 小便黃赤, 穢氣稠粘者, 皆熱利也. 小便淸白, 澄徹淸穀, 皆寒利也. 熱利有表證, 輕者升麻葛根湯, 重者葛根湯汗之. 有裏證者, 量以三承氣湯下之. 無表裏證, 輕者宜黃芩湯, 重者宜葛根黃連黃芩湯淸之. 寒利宜理中湯溫而補之. 若服理中湯不應者, 此屬下焦滑脫, 宜赤石脂禹餘糧湯固澁. 仍然不應, 此爲淸濁不分, 水走大腸, 宜五苓散或猪苓湯利之, 可差也.

但欲寐

行陰嗜臥無表裏, 呼醒復睡不須驚, 風溫脈浮熱汗出, 多眠身重息鼾鳴.

[註] 行陰欲寐嗜臥, 少陰證也. 若欲寐嗜臥無表裏證, 身和脈小, 知已解也. 然解後之睡, 呼之則醒, 醒而又睡, 是陰氣來復, 非陰盛困陽, 不須驚也. 風溫亦欲寐多眠, 則有脈浮發熱, 汗出身重, 鼻息鼾鳴之別也.

陰陽咽痛

咽痛乾腫爲陽熱, 不乾不腫屬陰寒, 陽用甘桔等湯治, 陰用甘桔附薑攢.

[註] 咽痛一證, 寒熱皆有. 咽乾腫痛, 爲三陽熱證, 宜甘桔·半夏·苦酒·猪膚等湯調治, 不乾不腫而痛, 爲三陰寒證, 宜四逆湯加桔梗主治也.

氣上衝

氣撞吐蚘厥陰本, 無蚘陽表桂枝湯, 少腹急引燒裩散, 衝喉難息瓜蒂良.

[註] 氣撞吐蚘, 謂厥陰本證也. 無蚘, 謂氣撞不吐蚘, 乃邪猶在陽表也, 宜桂枝湯. 少腹急引, 謂氣上衝, 更少腹引陰急痛, 乃陰陽易病也, 宜燒裩散. 衝喉難息, 謂氣上衝喉, 胸滿難以布息, 乃寒實在胸也, 宜瓜蒂散.

饑不欲食

饑不欲食吐蚘厥, 下後不食屬陽明, 懊憹頭汗梔子豉, 厥陰心煩邪在胸.

[註] 饑不欲食吐蚘厥, 謂厥陰本證也. 下後饑不能食屬陽明也. 陽明病則懊憹, 心中煩甚, 頭上汗出, 是熱在胃中, 宜梔子豉湯涌之. 厥陰病則吐蚘·厥逆·脈微·今不微而緊更心煩者, 非寒虛邪, 是寒實邪, 而在胸中, 宜瓜蒂散吐之.

手足厥逆

太陰手足溫無厥, 少陰厥冷不能溫, 厥陰寒厥分微甚, 熱厥相因辨淺深.

[註] 太陰經無厥逆, 而有手足自溫. 少陰經有寒厥, 而無熱厥. 厥陰經有寒·熱二厥. 寒厥者, 祗寒而不熱也. 熱厥者, 由熱而厥, 由厥而熱, 熱厥相因無休歇也. 當辨陰陽淺深, 以當歸四逆·承氣等湯施治可也. 詳厥陰篇.

少腹滿痛

少腹滿而按之痛, 厥逆尿白冷膀胱, 不厥血蓄小便利, 小便不利水爲殃.

[註] 少腹滿按之痛, 若四肢厥冷, 小便淸白者, 是冷結膀胱, 宜當歸四逆加吳茱萸生薑湯. 不厥冷, 小便自利者, 是血蓄膀胱, 宜桃仁承氣湯. 小便不利者, 是水蓄膀胱, 宜五苓散. 若大小便不利者, 是水熱蓄結, 宜八正散.

神昏狂亂蓄血發狂

神昏胃熱重陽狂，三黃三承白解湯．蓄血發狂小便利，少腹硬痛屬太陽．陽明蓄血大便黑，其人如狂而喜忘．桃仁承氣抵當治，須識作汗奄然狂．

［註］神昏胃熱，謂神昏是胃經熱極乘心也．重陽狂，謂熱入於陽則狂亂也．三黃，謂三黃石膏湯，治神昏狂亂表實無汗者也．三承，謂三承氣湯，治神昏狂亂裏實不便者也．白解湯，謂白虎解毒湯，治神昏狂亂，無表裏證而熱極者也．太陽蓄血發狂，則少腹硬痛，小便自利．若小便不利，是水熱蓄也，非血蓄也．陽明血蓄如狂，則喜忘，大便黑．若大便不黑，是熱極也，非血蓄也．蓄血輕者，桃仁承氣湯，重者抵當湯，擇而用之可也．然發狂證，亦有陽盛陰虛之人，作汗將解之時，奄然發狂，濈然汗出而解者，當須識之，不可以藥也．

循衣摸床

循衣摸床有二因，太陽火劫熱傷陰，小便利生不利死，陽明熱極熱彌深．皆緣三法失成壞，脈實堪下弱難禁，虛實陰陽難辨處，獨參六味可回春．

［註］循衣摸床，危惡之證也．一因太陽火劫取汗，致陽盛傷陰．陰若未竭，則小便利，多生．陰若已竭，則小便難，多死．一因陽明熱極，汗·吐·下三法失宜，致成壞證．其熱彌深，脈實者，堪下則可治．脈弱者，不堪下則難治．此已成危惡壞證，往往陰陽虛實，醫莫能辨，無下手處，當以大劑獨參·六味·乾生地黃湯，時時與之，每獲生也．

太陽陽邪停飲

太陽陽邪有水逆，消渴發熱汗出煩，小便不利水入吐，脈浮而數五苓攢．

［註］太陽陽邪，有水逆消渴之病，謂太陽中風，有渴欲飲水，水入卽吐者，名曰水逆．飲水多而小便少者，名曰消渴．發熱汗出，風邪也．煩，熱也．小便不利，水入則吐，飲停也．浮數，風熱脈也．均宜五苓散，多服煖水，令微汗出，外解太陽，內利停水則愈．若不能飲暖水，欲飲冷水者，是熱盛也，以五苓散加寒水石·石膏·滑石可也．詳太陽上篇．

太陽陰邪停飲

太陽陰邪有水氣，傷寒無汗熱烘烘，主證乾嘔欬微喘，外發內散小青龍．小便不利少腹滿，下利除麻共入苓，噎麻易附喘加杏，渴加花粉減半平．

［註］太陽陰邪有水氣，謂太陽傷寒表不解，發熱無汗，兼有乾嘔而欬微喘，飲病之主證，宜以小青龍湯，外發寒邪，內散寒飲，則可愈也．或小便不利少腹滿，或下利，或噎·或喘，或渴，此飲病或有之證，亦以小青龍湯主之．小便不利，少腹滿，是水停下焦，大便下利，是水走大腸，俱除麻黃，共入茯苓，專滲利也．噎爲內寒之甚，以麻黃易附子，散內寒也．喘氣上逆，加杏仁以降逆也．渴加花粉，減去半夏，以避燥生津也．詳太陽下篇．

少陰陽邪停飲

少陰陽邪有停飮，六七日反不得眠，下利而渴欬而嘔，小便不利猪苓煎．

［註］少陰陽邪有停飮，謂少陰陽邪熱證，兼有停飮病也．少陰病當欲寐，至六·七日反心煩不得眠，是少陰熱也，下利而渴，欬嘔，小便不利，是水飲停也．以猪苓湯去其熱而利其水可也．詳少陰篇．

少陰陰邪停飲

少陰陰邪有水氣．腹痛四肢重沈疼．小便不利自下利，或欬或嘔眞武平．欬加乾薑辛

味共, 小便若利去茯苓, 嘔去附子生薑倍, 利去芍藥入乾寧.

[註] 少陰陰邪有水氣, 謂少陰陰寒兼有水氣病也. 飮病主證, 謂腹痛, 四肢沈重疼痛, 大便自利, 小便不利, 宜眞武湯溫中利水也. 飮病或有之證, 或欬, 或小便利, 或嘔, 或下利. 欬加生薑·細辛·五味子. 小便若利去茯苓. 嘔, 去附子倍加生薑. 利, 去芍藥入乾薑也.

喘急短氣

喘息喝喝數張口, 短氣似喘不擡肩, 促難布息爲實證, 短不續息作虛觀. 內因飮病或痰熱, 外因陰陽表裏看, 直視神昏汗潤髮, 脈微肢厥命難全.

[註] 喘息, 氣急喝喝而數張口·擡肩·欠肚者, 喘也. 短氣, 則似喘非喘, 而不張口擡肩也. 二證皆胸中氣病. 肺主氣, 故屬肺也. 無論喘急·短氣, 若氣促壅塞不能布息, 爲有餘之實證. 若氣短空乏不能續息, 爲不足之虛證. 內因, 謂飮冷傷肺, 或因痰熱也. 外因, 謂形寒傷表, 表主皮毛, 肺之合也. 皮毛受邪, 其次及膚·及肌·及胸·及腹入胃, 皆令病喘, 當審陰陽表裏, 從化主治可也. 喘急·短氣, 兼直視神昏, 汗出潤髮, 脈微四肢厥冷, 皆死候也. 與三陰寒證同見, 是爲陰喘, 宜四逆加杏仁, 五味子, 虛者倍加人參. 與三陽熱證同見, 是爲陽喘, 宜白虎·葛根黃芩黃連湯. 與太陽表證同見, 是爲表喘, 無汗者麻黃湯, 兼煩躁者大靑龍湯. 有汗者桂枝加厚朴杏子湯. 與陽明裏證同見, 是爲裏喘, 宜大承氣湯, 兼結胸者, 宜大陷胸丸. 若兼水氣, 表實者, 小靑龍湯. 表虛者及小便不利, 均宜五苓散加葶藶子. 裏實者, 宜葶藶大棗湯, 兼腹脇硬痛者, 宜十棗湯. 裏寒者, 宜眞武湯. 若脈微細, 口鼻氣短喘乏, 而無陰陽表裏證, 此氣虛喘也, 宜保元湯加五味子·杏仁. 若喘而唾痰稠粘, 喉間漉漉有聲, 此痰喘也, 重者宜瓜蒂散·礞石滾痰丸, 輕者二陳加苦葶藶子·蘇子之類也.

心下悸

築築惕惕心動悸, 怔怔忡忡不自安, 飮多尿少爲停水, 厥冷汗後是虛寒.

[註] 心下築築惕惕·怔怔忡忡, 謂悸病之狀也. 飮水多而小便少, 水停心下之悸也, 宜茯苓甘草湯, 或五苓散. 厥冷爲寒, 宜眞武湯. 汗後爲虛, 宜小建中湯. 或不因汗後, 是虛之甚也, 宜炙甘草湯.

戰振慄

戰身聳動慄心慄, 振雖聳動比戰輕, 故振責虛因無力, 慄戰相交邪正爭. 此證若生三法後, 虛其中外逆而成, 不逆因和而作解, 正勝邪却戰汗平.

[註] 戰, 謂身抖聳動也. 慄, 謂心內發慄也. 振, 亦聳動, 比之於戰則無力也. 所以論中曰, 振振者, 皆責其虛也. 慄, 邪氣爲之也. 戰, 正氣爲之也. 邪正相交故爭也. 此證若生於汗, 吐·下之後, 是虛其中外而致逆也. 若不致逆, 邪因以衰, 正因以和而作解, 則爲正勝邪却, 戰慄汗出而平也.

呃逆噦噫

呃逆今名餡古名, 不似噦噦胃裏聲, 餡聲格格連聲作, 原夫臍下氣來衝, 頗類噯噫情自異, 均屬氣逆治能同. 虛熱橘皮竹茹治, 二便不利利之寧, 氣不歸原宜都氣, 寒虛丁萸附理中, 痞硬下利生薑瀉, 痞硬噫氣代赭功.

[註] 今之名曰呃逆, 卽古之名曰餡也. 餡者, 氣噎結有聲也. 世有以噦爲呃逆者, 盖不知噦噦之聲, 聲從胃裏出口, 不似餡之格格連聲, 氣從臍下來自衝脈, 出口作聲也. 呃逆頗

類噯氣·噫氣. 噯氣者, 因飽食太急, 比時作噯, 轉食氣也. 噫氣者, 因過食傷食, 越時作噫, 食臭氣也, 故曰情自異也. 但均屬氣逆爲病, 故曰治能同也. 呃逆之病, 胃氣虛竭也. 兼熱者, 以橘皮竹茹湯加柿蒂主之. 兼大便不利, 以三承氣湯主之. 兼小便不利, 以二苓散湯主之. 兼腎虛不能攝衝脈之氣歸原, 以都氣湯加牛膝主之. 兼寒虛, 太陰手足溫, 以丁萸理中湯主之, 少陰手足厥, 更加附子. 兼痞硬下利, 以生薑瀉心湯主之. 兼痞硬噫氣, 以旋覆代赭石湯主之.

結胸

按之滿硬不痛痞, 硬而滿痛爲結胸, 大結從心至少腹, 小結心下按方疼. 熱微頭汗爲水結, 漱水不嚥血結名, 瘀衄未盡經適斷, 內實沈大審的攻. 抵當桃仁大小陷, 誤攻浮大命多傾, 不實浮滑小陷證, 臟結悉具躁煩凶.

[註] 傷寒下之太早則成痞硬, 中風下之太早則成結胸, 均爲表邪乘虛入裏. 硬滿按之而痛爲結胸, 實邪也. 硬滿按之不痛爲痞硬, 虛邪也. 大結, 謂大結胸, 從心下至少腹, 硬滿而痛, 手不可近者, 宜大陷胸湯攻之. 小結, 謂小結胸, 微結心下. 按之方痛, 不按不痛也, 宜小陷胸湯開之. 身有微熱, 頭自汗出, 兼有是證者, 爲水結胸也, 宜大陷胸丸攻之. 漱水不欲嚥, 兼有是證者, 爲血結胸也. 血瘀不成衄解, 或衄未盡, 或婦人經來適斷, 皆能成之, 宜抵當丸, 或桃仁承氣湯攻之. 內實證實可攻也, 沈大脈實可攻也, 審其的當, 則用抵當·桃仁承氣·大陷胸湯丸以攻之. 審若不內實, 脈浮滑或脈浮大是未的也, 乃小陷胸證, 不可攻也. 誤攻之, 定然凶也. 臟結, 謂狀如結胸, 舌胎白滑, 脈浮而細也. 悉具, 謂結胸通腹, 兩脇皆硬滿痛也, 此證加之煩躁, 凶死可知.

痞硬

陽證痞硬爲熱痞, 大黃黃連瀉心寧, 汗出惡寒寒熱痞, 附子瀉心兩收功. 誤下少陽發熱嘔, 痞滿半夏瀉心能. 虛熱水氣痞下利, 心煩乾嘔腹雷鳴, 虛熱水氣生薑瀉, 痞急氣逆甘草靈. 桂枝表解乃攻痞, 五苓煩渴利尿通.

[註] 傷寒下早則成痞硬, 中風下早則成結胸, 此其常也. 然論中中風下早未嘗無痞硬, 傷寒下早亦有結胸. 大抵從虛化者多爲痞硬, 從實化者多結胸也. 陽證心下痞硬爲熱痞, 宜大黃黃連瀉心湯. 若陽證汗出惡寒, 爲寒熱痞, 宜附子瀉心湯. 誤下少陽發熱而嘔, 心下痞滿, 爲嘔逆痞, 宜半夏瀉心湯. 陽證誤下, 心下痞硬, 下利, 心煩乾嘔, 腹中雷鳴, 脇下有水氣, 致小便不利, 爲虛熱水氣之痞, 宜生薑瀉心湯. 若有是證, 脇下無水氣, 其痞急益甚, 爲虛熱客氣上逆之痞, 宜甘草瀉心湯. 凡有痞者, 有無汗惡寒之表, 宜桂枝湯表解已, 乃可以大黃黃連瀉心湯攻痞也. 若有痞者, 與瀉心湯, 痞不解其人煩渴, 小便不利, 先以五苓散, 小便利後, 乃可與諸瀉心湯治痞也.

發黃

濕熱發黃頭汗出, 小便不利渴陽明. 素有寒濕發汗後, 黃從陰化太陰經. 陽色鮮明陰色暗, 太陽血蓄併狂生. 表實麻翹赤小豆, 茵蔯裏實梔子清. 陰黃茵蔯四逆主, 便溏尿秘茵五苓. 環口黧黑柔汗死, 體若烟熏陽絶徵.

[註] 陽明病應徧身有汗, 謂之熱越. 今頭汗出, 身無汗, 是熱不得越也. 渴而引飮, 小便不利, 是停水也. 熱與濕瘀, 從土而化, 外薄肌肉, 謂之濕熱發黃也. 或其人素有寒濕, 爲表邪遏鬱, 或已成黃, 又經發汗, 傳入太陰,

從陰而化，謂之濕寒發黃也．陽明屬陽，故其色明亮．太陰屬陰，故其色晦暗也．太陽蓄血亦有發黃，多與狂病併生，法當從蓄血治也．表實無汗發黃者，宜麻黃連翹赤小豆湯汗之．裏實不便者，宜茵蔯蒿湯下之．無表裏證熱盛者，宜梔子柏皮湯清之．陰證發黃者，宜茵蔯四逆湯溫之．若大便溏，小便秘，發黃者，宜茵蔯五苓散利之．環口黧黑柔汗者，陰黃死證也．柔汗·謂冷汗也．身體枯燥如烟熏者，陽黃死證也．

疹斑

傷寒疹斑失汗下，感而卽出時氣然．表邪覆鬱榮衛分，外泛皮脈痧疹斑．痧白疹紅如膚粟，斑紅如豆片連連．紅輕赤重黑多死，淡紅稀暗是陰寒．未透升麻消毒治，熱盛三黃石膏煎．已透青黛消斑飲，雙解痧疹法同前．

［註］傷寒發斑·疹·痧，皆因汗下失宜，外邪覆鬱，內熱泛出而成也．惟時氣傳染，感而卽出，亦由疫之爲病烈而速也．發於衛分則爲痧，衛主氣，故色白如膚粟也．發於榮分則爲疹斑，榮主血，故色紅膚淺爲疹，深重爲斑．斑形如豆，甚則成片連屬．斑疹之色紅者輕，赤者重，黑者死，此以熱之深淺驗死生也．若其色淡紅而稀暗者，皆因邪在三陽，已成斑疹入裏，邪從陰化，或過服冷藥所致．是爲陰斑·陰痧·陰疹，法當從陰寒主治也．斑出未透，表熱輕者，宜升麻葛根湯，合消毒犀角飮治之．表熱重者，宜三黃石膏湯發之．已透用青黛消斑飮，加減淸之．痧疹初起，表裏不淸，用雙解散先通表裏，餘法同前治之可也．

衄血

陽明衄血熱在裏，太陽衄血熱瘀經，太陽頭痛目瞑兆，陽明漱水不嚥徵．衄後身涼知作解，不解升麻犀角淸．未衄表實麻黃汗，裏熱犀角苓連同．

［註］陽明衄血熱在裏也，太陽衄血熱瘀經也．太陽失汗則有頭痛目瞑之兆，陽明失下則有漱水不欲嚥之徵．衄血之後，身涼脈靜，知作解也．若仍不解，知衄未盡，熱留於榮也．無汗表熱，宜升麻葛根合犀角地黃湯淸解之．欲作衄未衄者，表實宜麻黃湯汗之，裏熱宜犀角地黃湯加芩連淸之．若表實裏熱者，則又當合二方兩解之．

吐血

傷寒吐血多因逆，下厥上竭少陰經，三陽熱盛宜淸解，血瘀胸滿痛當攻，暴吐腐臭內潰死，過多血脫面無紅，犀角桃仁宜揀用，救脫聖愈及養榮．

［註］傷寒吐血，皆因失汗·失下·火逆，以致邪熱熾盛，沸騰經血故也．若血從口鼻耳目而出，小便難，此爲强發少陰汗，名曰下厥上竭，爲難治也．三陽熱盛吐血，宜升麻葛根合犀角地黃湯，熱甚加芩連淸解可也．若血瘀則胸滿或痛，當以桃仁承氣合犀角地黃湯攻之．若暴吐腐臭之血，名曰內潰，內潰者死．若吐血過多，面脣無紅色，名曰血脫．救脫，輕者以聖愈湯，重者以人參養榮湯．

大小便膿血

熱在膀胱小便血，八正導赤利之佳，熱瘀裏急下膿血，黃連白頭與桃花．

［註］陽經之熱，下注膀胱，傷其榮分，熱少血多，瘀成血蓄．熱多血少，熱迫血行，血不得蓄，而走下竅，故尿血也，以八正散·導赤散利而淸之．陰經之熱，轉陰陽明，傷其榮分，瘀則血蓄，喜忘如狂．不蓄則便血，熱腐則便膿．便膿熱鬱，裏急下重，所必然也．輕者宜黃連阿膠湯，重者白頭翁湯淸之．滑脫者，桃

花湯漩之可也.

頤 毒

傷寒發頤耳下腫, 失於汗下此毒生, 高腫焮紅痛爲順, 反此神昏命必傾. 毒伏未發脈亦隱, 冷汗淋漓肢若冰, 煩渴不便指甲紫, 頗似三陰了了輕.

[註] 傷寒頤毒, 皆因汗下失宜, 毒熱挾少陽相火上攻而成也. 若其人陽氣素盛, 則高腫焮紅疼痛, 易於成膿, 故爲順也, 宜連翹敗毒散散之. 或其人陽氣素虛, 或服冷藥過多, 遏鬱毒熱, 伏藏在裏, 內攻神昏, 外毒漫腫, 肉色不變, 不疼木硬, 則命必危也. 毒伏未發之前, 往往似三陰亡陽之證, 脈隱不見, 冷汗淋漓, 肢冷若冰, 但身輕目睛了了, 煩渴不大便, 指甲紅紫爲異. 此毒發始, 臨治不可忽也.

狐 惑

古名狐惑近名疳, 狐蝕肛陰惑脣咽, 病後餘毒斑疹後, 癖疾利後也同然. 面皆赤白黑不一, 目不能閉喜貪眠, 潮熱聲啞腐穢氣, 能食堪藥治多全.

[註] 狐惑, 牙疳·下疳等瘡之古名也, 近時惟以疳呼之. 下疳卽狐也, 蝕爛肛陰. 牙疳卽惑也, 蝕咽腐齦, 脫牙穿腮破脣. 毒因傷寒病後, 餘毒與濕䘌之爲害也. 或生斑疹之後, 或生癖疾下利之後, 其爲患亦同也. 其證則面色目皆或赤或白或黑, 時時不一, 喜睡目不能閉, 潮熱聲啞, 腐爛之處, 穢氣熏人. 若胃壯能食, 堪受攻病重藥, 或病之勢緩, 治多全也.

百 合

百合百脈合一病, 如寒似熱藥無靈, 飮食起居皆忽忽, 如神若鬼附其形. 脈數溺時輒頭痛, 溺時不痛淅淅風, 溺時快然但頭眩, 六四二十病方寧.

[註] 百合病者, 謂傷寒過期, 留連不解, 不分經絡百脈, 悉合爲一病也. 如寒似熱, 諸藥無靈. 欲飮不能飮, 欲食不能食, 欲臥不能臥, 欲行不能行, 精神忽忽, 如神若鬼附其形體, 而莫知所適從也. 如脈數·溺尿時輒頭痛者, 六十日乃愈. 若溺尿時頭不痛, 惟淅淅然惡風寒者, 四十日乃愈. 若溺時快然, 但頭眩者, 二十日乃愈. 故曰, 六四二十日病方寧也.

熱入血室

婦人傷寒同一治, 胎產經來熱入室, 晝日明了夜譫妄, 小柴生地牡丹皮, 無汗加麻有汗桂, 汗後不解再加枝. 寒熱如瘧加麻桂, 中寒薑附不須疑, 渴熱白虎花粉葛, 瘀血桃仁承氣俱. 產後胎前雖多證, 不外陰陽表裏醫.

[註] 婦人傷寒, 與男子治法同也. 惟產後·經來, 邪熱乘虛而入血室, 另有治法. 熱入血室之證, 晝日明了, 夜則譫語妄見鬼狀, 宜小柴胡湯加生地丹皮. 若無汗則爲表實, 加麻黃汗之. 有汗則爲表虛, 加桂枝解之. 若有發熱惡寒之表, 已經發汗, 雖無汗不加麻黃, 再加桂枝以解之, 不可復用麻黃也. 若有如瘧之寒熱, 加麻黃桂枝兩解之. 若厥而下利, 則爲中寒, 去黃芩加薑·附, 不須疑也. 若發熱煩渴, 則爲裏熱, 去半夏合白虎, 或加花粉葛根. 胸脇少腹或滿硬·或作痛, 則爲瘀血, 宜合桃仁承氣湯攻之. 產後胎前雖有多證, 不能盡述, 總不外陰陽表裏之治, 在臨證者以意消息之耳.

食復勞復

新愈臟腑皆不足, 榮衛腸胃未通和, 多食過勞復生熱, 枳實梔子大黃差. 浮汗沈下小柴解, 燥嘔竹葉石膏合, 氣虛補中益氣主, 陰虧六味倍參多.

［註］新愈之後，臟腑氣血皆不足，榮衛未通，腸胃未和，惟宜白粥靜養．若過食，胃弱難消，因復煩熱，名曰食復．若過勞役復生熱煩，名曰勞復．勞復者，宜枳實梔子豉湯汗之．食復者，宜枳實梔子豉加大黃湯下之．脈浮有表者，宜枳實梔子豉湯以汗解之．脈沈有裏者，宜枳實梔子豉加大黃湯以下解之．若無表裏證者，宜小柴胡湯以和解之．口燥煩渴喜嘔者，宜竹葉石膏湯主之．若內傷氣虛勞復者，宜補中益氣湯主之．若犯內事陰虧者，宜六味生乾地黃湯，氣少者，倍加人參湯主之．

房勞復陰陽易

房勞復與陰陽易，二病情異證則同．病後犯色復自病，病傳不病易之名．男女俱主燒裩散，少腹急痛引陰中，身重少氣頭眩暈，拘攣熱氣上衝胸．

［註］男女新愈交接，因而復病，名曰房勞復．男女新愈交接，病男傳不病之女，病女傳不病之男，名曰陰陽易，卽交易之義也．犯是病者，男以女之裩襠，女以男之裩襠燒灰，白湯或酒，日三服之則愈．少腹急痛牽引陰中，身重少氣，頭目眩暈，四肢拘攣，熱氣衝胸，是其證也．

御纂醫宗金鑑 卷三十八

類傷寒五證

停痰 傷食 脚氣 虛煩 內癰

相類傷寒有五證，頭疼發熱惡風寒，停痰頭項不强痛，胸滿難息氣衝咽．傷食惡食身無痛，痞悶失氣噫作酸，脚氣脚膝脛腫痛，或爲乾枯大便難．虛煩微熱無表裏，內癰能食審疼緣，肺癰喘欬胸引痛，唾黏腥臭吐膿涎，胃癰當胃痛難近，腸癰腫痛少腹堅，身皮甲錯腹中急，便數似淋證中看．

［註］類傷寒五證，初病之時，皆與太陽表證相類．一曰停痰，但胸滿不得息氣，上衝咽，頭項不强痛，與傷寒異耳．一曰傷食，但身無痛，心下痞悶，失氣，噫氣，作酸，呑酸，與傷寒異耳．一曰脚氣，但病起自脚，脚膝兩脛腫痛，或乾枯腫痛，名曰乾脚氣，大便硬難，與傷寒異耳．一曰虛煩，惟發熱而煩，無表裏證，與傷寒異耳．一曰內癰，其狀頗類傷寒，但飮食如故，有癰痛之處，與傷寒異耳．胸中隱痛，或喘或欬，吐唾腥粘，是肺癰也．當胃作痛，手不可近，是胃癰也．少腹重痛，便數似淋，身皮甲錯，是腸癰也．

同傷寒十二證

冬溫 寒疫 瘟疫

春溫夏熱秋清涼，冬氣冷冽令之常，傷之四時皆正病，非時有氣疫爲殃．應冷反溫冬溫病，應溫反冷寒疫傷，瘟疫長幼相傳染，須識歲氣汗攻良．

［註］冬病傷寒，春病傷風，夏病暑病，秋病瘧疾，皆四時正令之常病也．若春應暖而反寒，夏應熱而反涼，秋應涼而反熱，冬應寒而反溫，此非其時而有其氣，疫爲殃也．冬應冷反溫而病傷寒者，名曰冬溫．春應溫反寒而病傷寒者，名曰寒疫．若一時之氣不正，長幼皆病，互相傳染，名曰瘟疫．凡治此病，須識歲氣太過不及，六淫勝復，人之强弱，臟之寒熱，量其輕重，或汗或攻．輕以劉完素之雙解散，重以李杲之二聖救苦丸，隨證施治可也．

溫病 熱病

冬傷於寒春病溫，夏日熱病早虧陰，脈浮頭疼發熱渴，不惡寒兮是所因．無汗河間兩解法，有汗清下早當尋，失治昏狂諸熱至，無證隨經以意神．

［註］經曰，冬傷於寒，春必病溫，至夏爲熱病．熱病者，皆傷寒之類也．冬傷於寒，謂冬傷正令微寒未卽病也．早虧陰，謂冬不藏精之人，或辛苦之人，汗出內外失其固密，在冬則早已損傷腎臟陰氣，陽熱獨治，所以至春一感微邪，卽引內熱，炎炎之勢，不能已矣．故病而卽渴不惡寒也．初病無汗有表證者，從劉完素兩解湯治法可也．有汗內熱盛者，或淸或攻，急瀉其陽而救其陰，若因循失治，昏狂諸熱證至，則緩不及事也．無證，謂表裏無證，當隨六經以意消息治之，自可通神也．

風溫

風溫原自感春風，誤汗灼熱汗津生，陰陽俱浮難出語，身重多眠息鼾鳴，誤下直視失溲少，被火發黃瘈瘲驚，葳蕤桂枝參白虎，一逆引日再命終．

［註］冬傷於寒不卽病者，復感春寒，名曰溫病．復感春風，名曰風溫．風溫有汗，不可汗也．若誤汗之，益助火邪，則身熱如火，自

汗津津不止，言語難出，身重多眠，鼻息鼾鳴也．風溫陰陽脈俱浮，不可下也．若誤下之，熱陷膀胱，竭其津液，則直視失溲，小便少也．風濕熱盛，若誤以火熏蒸强汗，火旺津亡，則發黃色，瘈瘲驚癎也．風溫之證，不可汗下，主以葳蕤湯．若脈虛汗多，主以桂枝合人參白虎湯．一逆引日再命終，謂一逆尙可引日，若汗而又下，下而又火，則爲再逆，是促命期也．

溫瘧

溫瘧得之冬中風，寒氣藏於骨髓中，至春邪氣不能發，遇暑爍髓消肌形．或因用力腠發泄，邪汗同出故熱生，衰則氣復寒後作，證同溫熱治相同．

[註] 經曰，溫瘧得之冬中於風，寒氣藏於骨髓之中，至春陽氣尙微，邪氣不能自出，因值大暑，爍腦髓消肌肉，腠理發泄，或有所用力，邪氣與汗同出，出則陰虛而陽盛，故熱生也．衰則氣復入，入則陽虛而陰盛，故後作寒也．其證同溫熱，治亦相同也．

濕溫

溫復傷濕濕溫病，身重胸滿及頭疼，妄言多汗兩脛冷，白虎湯加蒼朮苓．

[註] 溫病復傷於濕，名曰濕溫．其證則身重胸滿，頭疼妄言，多汗兩脛逆冷，宜白虎湯加蒼朮·茯苓，溫·濕兩治法也．

中暍 溫毒 風濕

溫病中暍溫毒病，證同溫熱熱尤炎，傷濕汗出當風立，風濕發熱重疼牽．

[註] 中暍，卽中暑也．溫熱之病復中於暑，名曰溫毒證．治同乎溫熱，但熱尤盛也．傷濕之病復感於風，名曰風濕．其證發熱身重，疼痛牽掣也，治法已詳於身痛矣．中暍詳在暑門．

痓證

痓證反張搖頭噤，項强拘急轉側難，身熱足寒面目赤，須審剛柔治法全．

[註] 風濕寒之邪合而爲痓，其證則背反張，搖頭口噤，項强拘急，轉側艱難，身熱足寒，面目赤色也．須審剛柔治之可痊也．風濕盛者則有汗，爲柔痓．風寒盛者則無汗，爲剛痓．均以小續命湯主之．剛痓去附子，柔痓去麻黃．表實者去參·附，加羌活·獨活．裏實者去參·附，加芒硝·大黃．甚者則以葛根湯·桂枝加葛根湯發之．此治痓之大略也，詳在痓門．

易愈生證

神淸色澤亮音聲，身輕膚潤脈和洪，忽然口噤難言躁，脈卽停伏戰汗寧．飮多消散知釀汗，能食脈浮表還平，子得午解陽來濟，午得子解是陰從．

[註] 易愈之病，取於神則神淸，取於色則色澤，取於聲則音長，取於體則身輕，取於皮則膚潤，取於脈則和洪，皆一派不死之證，故曰生證也．若有如是之生證，忽然口噤不語，煩躁而甚，六脈停伏，宜謹察之，非變凶也，乃邪正交爭，生戰汗之候，爲將愈之兆也．凡傷寒渴者，多陽證易愈，若忽然飮多尋常，消散無停，知釀汗而作解也．傷寒多不能食，若忽然能食且脈浮，知胃和邪還於表而作解也．若不卽解者，陰陽未得其時也，子時得之午時必解，陽濟陰生而解也，午時得之子時必解，陰從陽化而解也．

難治死證

傷寒死證陽見陰，大熱不止脈失神，陰毒陽毒六七日，色枯聲敗死多聞．心絶烟熏陽獨留，神昏直視及搖頭．環口黧黑腹滿利，柔汗陰黃脾敗由．肺絶脈浮而無胃，汗出如油喘不休．脣胳反青肢冷汗，舌卷囊縮是肝憂．面黑齒長且枯垢，溲便遺失腎可愁．水

漿不入脈代散，呃逆不已命難留．大發風溫而成痙，濕溫重暍促命終．强發少陰動經血，口鼻目出厥竭名．汗後狂言不食熱，脈躁陰陽交死形．厥冷不及七八日，膚冷而躁暫難寧．此病名之曰臟厥，厥而無脈暴出凶，厥而下利當不食，反能食者名除中．

［註］病有生死，治有難易．生病不藥可愈，死病雖藥莫救．何則？以陰陽邪正有盛衰也，正盛邪衰則生，陰盛陽衰則死．傷寒陽證，見浮大數動滑之陽脈，則易愈而生，見沈微澁弱弦之陰脈，則難治而死．故陰病見陽脈者生，陽病見陰脈者死也．大熱不止，邪盛脈失神，正虛．正虛邪盛，故死也．陰毒陽毒，亢極不生化也．色枯聲敗，內外兩奪也，故均主死．形若烟熏，神昏直視搖頭者，此陽邪獨留，攻心而絶也．環口黧黑，腹滿下利不止，柔汗陽黃者，此爲脾絶也．脈但浮無胃，汗出如油，喘息不休者，此爲肺絶也．脣脗反青，四肢冷汗，舌卷囊縮，此爲肝絶也．面黑齒長枯垢，溲便遺失者，此爲腎絶也．水漿不入，生無所賴也．脈代散，眞氣衰散也．呃逆無休，元氣不藏也．誤發風溫之汗，因而成痙．誤發濕溫之汗，名曰重暍，皆促人命也．强發少陰汗，動其經血，從口鼻目出，名曰下厥上竭．以上皆死之候也．汗後狂言不食，仍復發熱，不爲汗衰，脈躁疾者，名曰陰陽交，死之形也．厥逆不回，至七·八日卽通，身膚冷而躁，無暫寧時者，名爲臟厥，爲陰邪盛極，眞陽飛越也．凡厥逆而甚者，多無脈，服四逆·白通等湯，脈微續者，眞陽漸復也．脈暴出者，回光反照也．凡厥逆多下利，當不能食，今反能食，名曰除中．中者，胃也．除者，去也，謂胃氣已去，卽反能食，亦無補於胃也．故仲景曰，除中者死．凡諸病脈不能食，忽然大能食而卽死者，亦此類也．

滙 方

桂枝湯 小建中湯 當歸建中湯 黃芪建中湯 桂枝加葛根湯 桂枝新加湯 當歸四逆湯 當歸四逆加吳茱萸生薑湯 桂枝加附子湯 芍藥甘草湯 桂枝甘草湯

桂枝芍藥草薑棗，加飴歸芪曰建中，加葛根湯加乾葛，新加倍芍加參稱．當歸四逆歸通細，更加吳萸薑用生，加附子湯加附子，去桂去芍兩名興．

［註］桂枝湯，桂枝·芍藥·甘草·生薑·大棗也．依本方倍芍藥加飴糖，名小建中湯．更加當歸，名當歸建中湯．更加黃芪，名黃芪建中湯，依本方加葛根，名桂枝加葛根湯．依本方倍芍藥加人參，名桂枝新加湯．依本方加當歸·通草·細辛，名當歸四逆湯．更加吳茱萸·生薑，名當歸四逆加吳茱萸生薑湯．依本方加附子，名桂枝加附子湯．依本方去桂枝，名芍藥甘草湯．依本方去芍藥，名桂枝甘草湯．

桂枝去芍藥加茯苓白朮湯 苓桂朮甘湯 茯苓甘草湯 茯苓桂枝甘草大棗湯

桂枝去芍加苓朮，苓桂朮甘去棗薑，茯苓甘草生薑桂，加棗除薑大棗湯．

［註］桂枝去芍藥加茯苓白朮湯，卽桂枝·甘草·生薑·大棗·茯苓·白朮也．依本方減去大棗·生薑，卽苓桂朮甘湯也．茯苓甘草湯，卽茯苓·甘草·桂枝·生薑也，依本方加大棗減生薑，卽茯苓桂枝甘草大棗湯也．

葛根湯 桂枝麻黃各半湯 桂枝二麻黃一湯 桂枝二越婢一湯

葛根桂枝加麻葛，合麻桂麻各半湯，桂二麻一麻減半，桂二越一桂倍方．

［註］葛根湯，卽桂枝湯加麻黃·葛根也．桂枝麻黃各半湯，卽桂枝湯·麻黃湯二方合劑也．

桂枝二麻黃一湯, 卽桂枝湯合減一半麻黃湯也. 桂枝二越婢一湯, 卽越婢湯合加一倍桂枝湯也.

麻黃湯 大青龍湯 越婢湯 越婢加附子湯 越婢加半夏湯

麻黃麻桂甘草杏, 加膏薑棗大青龍, 越婢大青減桂杏, 加附加半風水清.

[註] 麻黃湯, 麻黃·桂枝·甘草·杏仁也. 依本方加石膏·生薑·大棗, 名大青龍湯. 依大青龍湯減桂枝·杏仁, 名越婢湯, 治風水病之肌熱者. 若陽虛惡寒, 加附子, 名越婢加附子湯. 喘欬上氣, 加半夏, 名越婢加半夏湯. 當清別而施治也.

麻黃加朮湯 三拗湯 麻杏石甘湯

麻黃加朮風濕痛, 三拗去桂喘寒風, 加膏麻杏石甘劑, 外寒內熱喘收功.

[註] 麻黃加朮湯, 卽麻黃湯加白朮也, 治風濕在表身痛, 麻黃湯去桂枝, 名三拗湯, 治風寒表實而喘. 三拗湯加石膏, 名麻杏石甘湯, 治內熱表寒無汗而喘.

麻黃附子細辛湯 麻黃附子甘草湯

麻黃附子細辛湯, 減辛加草甘草方, 兩感太陽少陰證, 能發表水裏寒涼.

[註] 麻黃附子細辛湯, 卽此三味也. 去細辛加甘草, 名麻黃附子甘草湯. 不但能發兩感太陽·少陰表熱裏寒之證, 且能發太陽·少陰表水裏寒之腫也.

小靑龍湯 附子湯 眞武湯

桂芍乾薑辛半味, 麻黃甘草小青龍, 附子朮附參苓芍, 眞武無參有薑生.

[註] 小靑龍湯, 桂枝·白芍·乾薑·細辛·半夏·五味子·麻黃·甘草也. 附子湯, 白朮·附子·人參·茯苓·白芍也. 眞武湯, 卽附子湯除去人參加生薑也.

乾薑附子湯 白通湯 白通加人尿猪膽汁湯 四逆湯 通脈四逆湯 茯苓四逆湯 理中湯 桂枝人參湯 附子理中湯 治中湯

薑附加葱白通劑, 更加尿膽治格陽, 加草四逆葱通脈, 加參茯苓四逆方. 理中參朮乾薑草, 加桂桂枝人參湯. 加附名曰附子理, 加入青陳治中湯.

[註] 乾薑·附子, 名曰乾薑附子湯. 依本方加葱, 名曰白通湯, 更加人尿·猪膽汁, 名白通加人尿猪膽汁湯. 依本方加甘草, 名四逆湯, 更加葱白, 名通脈四逆湯. 依四逆湯方, 加人參·茯苓, 名茯苓四逆湯, 溫中利水. 人參·白朮·乾薑·甘草, 名理中湯. 依理中湯方加桂枝, 名桂枝人參湯. 依理中湯方加附子, 名附子理中湯. 依理中湯方加靑皮·陳皮, 名治中湯, 溫中理氣.

五苓散 春澤湯 五苓甘露飮 蒼附五苓散 茵蔯五苓散 胃苓湯

五苓停水尿不利, 內蓄膀胱外太陽, 二苓澤朮桂分用, 虛渴加參春澤湯. 甘露寒水膏滑入, 蒼附內寒附子蒼, 茵蔯發黃小便澁, 食瀉合胃胃苓方.

[註] 五苓散, 卽茯苓·猪苓·澤瀉·白朮·桂枝也. 治水停小便不利, 少腹滿, 則爲內蓄膀胱. 若不兼太陽頭痛·惡寒·發熱·自汗之表, 則不用桂枝而用肉桂, 故曰桂分用也. 治諸虛飮渴, 加人參, 名春澤湯. 治水停內熱. 加寒水石, 滑石, 石膏, 名五苓甘露飮. 治水停內寒, 加附子·蒼朮, 名蒼附五苓散. 治內瘀濕熱, 小便不利, 發黃, 加茵蔯名茵陳五苓散, 治停水傷食泄瀉. 合平胃散名胃苓湯.

梔子豉湯 梔子甘草豉湯 梔子生薑豉湯 枳實梔子豉湯 枳實梔子豉加大黃湯 梔

子乾薑湯 梔子厚朴湯

梔豉加草加生薑，枳實梔豉加大黃，去豉梔子乾薑入，枳朴梔子厚朴湯.

［註］梔子·淡豆豉，名梔子豉湯. 加甘草名梔子甘草豉湯，加生薑名梔子生薑豉湯，加枳實名枳實梔子豉湯. 依枳實梔子豉方加大黃，名枳實梔子豉加大黃湯. 去豉加乾薑，名梔子乾薑湯. 去豉加枳實厚朴，名梔子厚朴湯.

麻黃連翹赤小豆湯 梔子柏皮湯 茵陳蒿湯

麻黃連翹赤小豆，梓皮杏草棗生薑，梔子柏皮茵陳草，茵陳蒿湯茵梔黃.

［註］麻黃連翹赤小豆湯，即麻黃·連翹·赤小豆·生梓白皮·杏仁·甘草·大棗·生薑也. 如無梓皮，以茵陳代之. 梔子柏皮湯，即梔子·黃柏·甘草也，此方當有茵陳. 茵陳蒿湯，即茵陳梔子大黃也.

大黃黃連瀉心湯 附子瀉心湯 甘草瀉心湯 半夏瀉心湯 生薑瀉心湯 旋覆代赭石湯

大黃黃連瀉心浸，附子煮汁大連芩. 甘草芩連乾半棗，半夏同上更加參. 生薑瀉心生薑入，覆赭薑棗半甘參.

［註］大黃黃連瀉心湯，即大黃·黃，滾湯浸而服也. 附子·謂附子瀉心湯也. 附子煎汁，大黃·黃連·黃芩·浸而對服. 甘草瀉心湯，即甘草·黃芩·黃連·乾薑·半夏·大棗也. 半夏瀉心湯，即同上方加人參也. 生薑瀉心湯，即半夏瀉心方再加生薑也. 旋覆代赭石湯，即旋覆花·代赭石·甘草·半夏·大棗·生薑·人參也.

十棗湯 白散方 調胃承氣湯 大陷胸湯 大陷胸丸 小陷胸湯

十棗芫花甘遂戟，白散桔貝巴霜俱. 調胃大黃芒硝草，大陷去草入遂須，爲丸更加杏葶蜜，小陷連半栝蔞實.

［註］十棗湯，即十枚大棗，芫花·甘遂·大戟也. 白散，即桔梗·貝母·巴豆霜也. 調胃承氣湯，即大黃·芒硝·甘草也. 大陷胸湯，即調胃承氣湯去甘草加甘遂些須也. 大陷胸丸，即大陷胸湯加杏仁·苦葶藶子·蜜也. 小陷胸湯，即黃連·半夏·栝蔞實也.

小承氣湯 大承氣湯 麻仁丸 桃仁承氣湯 抵當湯丸 三一承氣湯 黃龍湯

小承大黃同枳朴，加消卽是大承方. 麻仁小承麻杏芍，桃仁調胃桂枝長. 抵當湯丸分微甚，俱用桃黃水蛭蝱. 三承合一名三一，加參歸桔黃龍湯.

［註］小承氣湯，即大黃·枳實·厚朴也. 依本方加芒硝，即大承氣湯. 麻仁丸，即小承氣湯方加麻仁·杏仁·芍藥也. 桃仁承氣湯，即調胃承氣湯加桃仁·桂枝也. 抵當湯丸，分病之微甚，俱用桃仁·大黃·水蛭·蝱蟲四味也. 三承，謂大承氣·小承氣·調胃承氣. 三方合爲一方，名曰三一承氣湯. 依三一承氣方，再加人參·當歸·桔梗·名曰黃龍湯.

小柴胡湯 大柴胡湯 柴胡加芒硝湯 柴胡桂枝湯

小柴芩半人參草，大柴芩半枳芍黃. 小柴胡加芒硝入，合桂柴胡桂枝湯.

［註］小柴胡湯，即柴胡·黃芩·半夏·人參·甘草也. 大柴胡湯，柴胡·黃芩·半夏·枳實·芍藥·大黃也. 柴胡加芒硝湯，即小柴胡湯方加芒硝也. 柴胡桂枝湯，即桂枝湯·小柴胡湯，二方合爲一方也.

猪苓湯 白虎湯 竹葉石膏湯

猪苓二苓膠滑澤，白虎膏知甘草粳. 竹葉石膏除知母，加參半竹麥門冬.

[註] 猪苓湯, 卽猪苓·茯苓·阿膠·滑石·澤瀉也. 白虎湯, 卽石膏·知母·甘草·粳米也. 竹葉石膏湯, 卽白虎湯除知母, 加人參·竹葉·半夏·麥門冬也.

炙甘草湯

汗下煩悸小建治, 水悸茯苓甘草君, 虛悸肺痿炙甘草, 地阿桂酒麥酸參.

[註] 汗下後虛煩而悸, 宜小建中湯治之. 心下悸, 若飮水多小便少, 謂之水悸, 宜茯苓甘草湯. 若因汗下後, 謂之虛悸, 宜炙甘草湯, 卽炙草·生地·阿膠·桂枝·麥冬·酸棗仁·人參·生薑·大棗·酒煎也. 肺痿用麻仁可也.

桃花湯 赤石脂禹餘糧湯 黃芩湯 白頭翁湯

桃花乾薑石脂糯, 石脂禹糧固脫功, 黃芩甘草芍大棗, 連柏秦皮白頭翁.

[註] 桃花湯, 卽乾薑·赤石脂·糯米也. 赤石脂禹餘糧湯, 卽此二味也. 黃芩湯, 卽黃芩·甘草·白芍·大棗也. 白頭翁湯, 卽黃連·黃柏·秦皮·白頭翁也.

葛根黃連黃芩湯 乾薑黃連黃芩湯 黃連湯 黃連阿膠湯

葛根連芩湯甘草, 乾薑連芩湯人參, 連參桂草乾半棗, 連膠芩芍卵黃新.

[註] 葛根黃連黃芩湯, 卽此三味加甘草也. 乾薑黃連黃芩湯, 卽此三味加人參也. 黃連湯, 卽黃連, 人參·桂枝·甘草·乾薑·半夏·大棗也. 黃連阿膠湯, 卽黃連·阿膠·黃芩·白芍·雞子黃也.

四逆散 吳茱萸湯 烏梅丸

柴芍枳草四逆散, 人參薑棗吳茱萸. 烏梅參歸連柏細, 椒薑桂附苦酒需.

[註] 四逆散, 卽柴胡·白芍·枳實·甘草也. 吳茱萸湯, 卽人參·生薑·大棗·吳茱萸也. 烏梅丸, 卽烏梅·人參·當歸·黃連·黃柏·細辛·川椒·乾薑·桂枝·附子爲末, 苦酒爲丸也.

傷寒附法

傷寒傳變大法, 已詳『傷寒論註』及『心法要訣』中矣. 然近世治四時傷寒者, 咸用河間兩解等法, 每多神效, 誠治斯證之捷法也. 今復採雙解散·防風通聖散諸經驗名方, 編爲歌訣, 附於心法之後, 俾後之學者, 知所變通, 庶幾於傷寒一證, 經權常變, 有所遵循, 而無遺法云.

雙解散完素解利初法

雙解通聖合六一, 四時溫熱正傷寒. 兩許爲劑葱薑豉, 汗下兼行表裏宣. 强者加倍弱減半, 不解連進自然安. 若因汗少麻倍入, 便硬消黃加倍添.

[註] 名曰雙解散者, 以其能發表攻裏, 卽防風通聖散, 六一散二方合劑也. 河間制此, 解利四時冬溫春溫, 夏熱秋熱, 正令傷寒. 凡邪在三陽表裏不解者, 以兩許爲劑, 加葱·薑·淡豆豉煎服之, 候汗下兼行, 表裏卽解. 形氣强者, 兩半爲劑, 形氣弱者, 五錢爲劑. 若初服因汗少不解, 則爲表實, 倍加麻黃以汗之. 因便硬不解, 則爲裏實, 倍加消黃以下之, 連進二·三服, 必令汗出下利而解也. 今人不知其妙, 以河間過用寒涼, 仲景傷寒初無下法, 棄而不用, 深可惜也. 不知其法神捷, 莫不應手取效, 從無寒中痞結之變, 卽有一·二不解者, 非未盡法之善, 則必已傳陽明, 故不解也. 防風通聖散詳在後.

河間解利後法

汗下已通仍不解, 皆因不徹已傳經. 內熱煩渴甘露飮, 甚用白虎解毒淸. 有表熱煩柴葛解, 表實大熱三黃寧. 裏熱尿赤涼天水,胃實不便大柴承.

[註] 服雙解散, 汗下已通而仍不解者, 皆因汗之不徹, 或已傳經治之不及也. 若表已解而裏有微熱煩渴者, 用桂苓甘露飮, 以和太陽之裏. 若內熱太甚, 大熱·大煩·大渴者, 用白虎湯合黃連解毒湯, 以淸陽明之裏. 若表未解又傳陽明, 身熱而煩, 用柴葛解肌湯, 以解兩陽之邪. 若表實無汗, 大熱而煩, 用三黃石膏湯以淸表裏之熱. 若裏有熱, 尿赤而澁者, 用凉膈散合天水散以淸利之. 若胃實潮熱不大便有微表者, 用大柴胡湯下之, 無表者三承氣湯下之. 桂苓甘露飮·白虎湯·大柴胡湯·三承氣湯, 已詳傷寒要訣. 六一散·凉膈散, 詳在『雜病要訣』.

防風通聖散

防風通聖治風熱, 鬱在三焦表裏中, 氣血不宣經絡壅, 梔翹芩薄草歸芎, 硝黃芍朮膏滑石, 麻黃桔梗共防荊. 利減硝黃嘔薑半, 自汗麻去桂枝增.

[註] 此方治一切風火之邪, 鬱於三焦表裏經絡, 氣血不得宣通. 初感發熱頭痛, 膚疹傳經, 斑黃抽搐, 煩渴不眠, 便秘尿澁, 皆可服之, 功效甚奇, 用之自知其妙也.

柴葛解肌湯

四時合病在三陽, 柴葛解肌柴葛羌, 白芷桔芩膏芍草, 利減石膏嘔半薑.

[註] 此方陶華所制, 以代葛根湯. 凡四時太陽·陽明·少陽合病輕證, 均宜以此湯增減治之. 增減者, 謂如無太陽證者, 減羌活, 無少陽證者, 減柴胡也. 卽柴胡·葛根·羌活·白芷·桔梗·赤芍·石膏·黃芩·甘草也. 下利減石膏, 以避裏虛也. 嘔加半夏·生薑, 以降裏逆也.

黃連解毒湯 梔子金花湯 三黃石膏湯

陽毒熱極疹斑嘔, 煩渴呻吟譫語狂, 下後便軟熱不已, 連芩梔柏解毒湯. 裏實便硬當攻下, 梔子金花加大黃. 表實膏麻葱豆豉, 下利除膏入葛良.

[註] 陽毒熱極等證, 或下後便軟, 壯熱不已, 宜黃連解毒湯, 卽黃連·黃芩·黃柏·梔子也. 若裏實便硬當攻下者, 宜加大黃, 名梔子金花湯. 若表實無汗, 當發汗者, 宜加石膏, 麻黃, 淡豆豉·葱白, 名三黃石膏湯. 下利者, 減石膏加葛根, 避裏不實也.

消毒犀角飮

消毒犀角表疹斑, 毒壅咽喉腫痛難, 犀角牛蒡荊防草, 熱盛加薄翹芩連.

[註] 消毒犀角飮, 卽消毒飮之防風·荊芥·牛蒡子·甘草·加犀角也. 熱盛加連翹·薄荷·黃芩·黃連也.

消斑青黛飮

消斑青黛消斑毒, 參虎柴犀梔地元, 黃連熱實減參去, 苦酒加入大黃煎.

[註] 消斑青黛飮, 卽青黛. 參虎, 謂人參白虎湯, 卽人參·石膏·知母·甘草·柴胡犀角山梔生地元參黃連用苦酒與水煎也熱甚便實者減去人參加大黃可也.

普濟消毒飮

普濟大頭天行病, 無裏邪熱客高巓, 芩連薄翹柴升桔, 蠶草陳葧蒡藍元.

[註] 普濟消毒飮, 治天行傳染, 大頭瘟疫, 無裏可下者, 是其邪熱客於高巓. 卽黃芩·黃連·薄荷·連翹·柴胡·升麻·桔梗·殭蠶·甘草·陳皮·馬葧·牛蒡子·板藍根·元參也.

連翹敗毒散

連翹敗毒散發頤, 高腫焮紅痛可除, 花粉連翹柴胡蒡, 荊防升草桔羌獨, 紅花蘇木芎歸尾, 腫面還加芷漏蘆, 腫堅皂刺穿山甲,便燥應添大黃疏.

[註] 連翹敗毒散, 治時毒發頤, 高腫焮紅疼痛之陽證也. 即連翹·天花粉·柴胡·牛蒡子·荊芥·防風·升麻·甘草·桔梗·羌活·獨活·紅花·蘇木·川芎·歸尾. 兩頤連面皆腫, 加白芷漏蘆. 腫堅不消, 加皂刺·穿山甲. 大便燥結, 加酒炒大黃.

都氣湯 橘皮竹茹湯

呃逆腎虛都氣湯, 六味肉桂五味方, 橘皮竹茹虛熱主, 橘竹參草棗生薑.

[註] 都氣湯, 即六味地黃湯加肉桂·五味子也. 橘皮竹茹湯, 即橘紅·竹茹·人參·甘草·大棗·生薑也.

葳蕤湯

風溫浮盛葳蕤湯, 羌麻葛芷青木香, 芎草石膏葳蕤杏, 裏實熱甚入消黃.

[註] 風溫初起, 六脈浮盛, 表實壯熱汗少者, 宜葳蕤湯, 以發表風邪也. 即羌活·麻黃·葛根·白芷·青木香·川芎·甘草·石膏·葳蕤·杏仁也. 裏實熱甚多汗者, 加芒硝·大黃, 以攻裏熱也.

桂枝白虎湯

風溫虛熱汗出多, 難任葳蕤可奈何, 須是鼾睡而燥渴, 方宜桂枝虎參合.

[註] 風溫初起脈浮有力, 汗少壯熱, 宜與葳蕤湯. 若脈虛身熱汗多, 難用葳蕤湯者, 合與桂枝白虎加人參湯. 如不鼾睡, 口中和而不燥不渴, 身熱汗多脈浮盛者, 乃亡陽之證, 非風溫也, 即桂枝白虎加人參湯亦不可用也.

瀉心導赤各半湯

越經無證如醉熱, 脈和導赤各半湯, 芩連梔子神參麥, 知滑犀草棗燈薑.

[註] 越經, 病名也. 無證, 謂無表裏證也. 無表裏證, 脈和而身熱不解, 形如醉人者, 是越經證也. 宜瀉心導赤各半湯治之, 即黃連·黃芩·梔子·茯神·人參·麥冬·知母·滑石·犀角·甘草·燈心·生薑·大棗也.

大羌活湯

兩感傷寒病二經, 大羌活湯草川芎, 二防二朮二活細, 生地芩連知母同.

[註] 兩感, 傷寒病名也. 二經, 謂一曰太陽少陰, 二曰陽明太陰, 三曰少陽厥陰同病也. 張潔古製大羌活湯治之, 即甘草·川芎·防風·防己·蒼朮·白朮·羌活·獨活·細辛·生地·黃芩·黃連·知母也. 詳在『傷寒要訣』.

還陽散 退陰散 黑奴丸

陰毒還陽硫黃末, 退陰炮烏乾薑均. 陽毒黑奴小麥疸, 芩麻硝黃釜竈塵.

[註] 還陽散, 即石硫黃末, 每服二錢, 新汲水調下. 良久寒熱汗不出, 再服之, 汗出愈. 退陰散, 即炮變色川烏, 微炒乾薑, 等分爲末, 每服一錢, 鹽湯滾數沸服, 四肢不溫, 連服三次即溫. 熱服若吐, 冷服亦可. 黑奴丸, 即小麥成黑疸者, 名曰小麥奴, 黃芩·麻黃·芒硝·大黃·釜底煤·竈突烟·梁上塵也. 爲末, 蜜丸, 重四錢, 新汲水下. 服後若渴欲飮冷水者, 令恣意飮之, 須臾自當寒振汗出, 腹響微利而解也. 若不渴者, 恐是陰極似陽, 服之反爲害耳.

九味羌活湯

九味羌活即冲和, 四時不正氣爲疴. 潔古製此代麻桂, 羌防蒼細芷芎合, 生地草芩喘加杏, 無汗加麻有桂多, 胸滿去地加枳桔, 煩渴知膏熱自瘥.

[註] 此湯即冲和湯. 張潔古製此以代麻黃桂枝二湯. 即羌活·防風·蒼朮·細辛·白芷·川芎·生地·甘草·黃芩也. 喘加杏仁, 無汗加麻黃, 有汗加桂枝. 胸膈滿悶, 去生地加枳殼,

桔梗, 快膈氣也. 煩渴引飮加知母·石膏, 熱自瘥也.

十神湯

十神外感寒氣病, 功在溫經利氣殊, 升葛芎麻甘草芍, 薑葱香附芷陳蘇.

[註] 此湯卽升麻·葛根·川芎·麻黃·甘草·芍藥·香附·白芷·陳皮·蘇葉·生薑·葱白也, 能外發寒邪, 內舒鬱氣, 故曰寒氣病. 較之他劑, 有溫經利氣之功殊也.

人參敗毒散 荊防敗毒散 倉廩散

人參敗毒虛感冒, 發散時毒疹痢良, 參苓枳桔芎草共, 柴前薄荷與獨羌, 時毒減參加翹蒡, 血風時疹入荊防, 表熱噤痢加倉米, 溫熱芩連實消黃.

[註] 人參敗毒散, 治氣虛感冒時氣之病. 卽枳殼·桔梗·川芎·茯苓·人參·甘草·柴胡·前胡·薄荷·獨活·羌活也. 時毒, 謂受四時不正之氣, 或腫兩腮兩頤, 或咽喉腫痛, 依本方減人參加牛蒡·連翹治之. 時疹, 謂初病卽有之疹. 血風, 謂遍身騷痒之疹. 俱依本方減人參, 加荊芥·防風治之, 名荊防敗毒散. 表熱無汗, 噤口痢疾, 依本方加倉米治之, 名倉廩散. 溫病·熱病熱甚, 俱加黃連·黃芩. 胃實便硬, 俱加芒硝·大黃也.

五積散

內傷生冷外感寒, 五積平胃半苓攢, 麻桂枳桔歸芎芍, 薑芷加附逐陰寒, 腹痛嘔逆吳萸入, 有汗除麻桂枝添, 虛加參朮除枳桔, 婦人經痛艾醋煎.

[註] 五積散, 卽蒼朮·陳皮·厚朴·甘草·半夏·茯苓·麻黃·官桂·枳殼·桔梗·當歸·川芎·白芍·乾薑·白芷也. 表重用桂枝, 裏重用官桂, 陰寒肢冷加附子, 腹痛嘔逆加吳茱萸, 有汗除去麻黃加桂枝, 氣虛加人參, 白朮, 除去枳桔. 婦人經痛加艾葉, 醋煎服之.

升麻葛根湯

升葛芍草表陽明, 下利斑疹兩收功, 麻黃太陽無汗入, 柴芩同病少陽經.

[註] 升麻·葛根·白芍·甘草, 卽升麻葛根湯也. 陽明表邪不解, 或數下利, 及斑疹不透者, 均宜主之. 若兼太陽無汗之表證, 入麻黃. 若兼少陽口苦耳聾, 寒熱往來, 半表裏之證, 加柴胡·黃芩也.

二聖救苦丹

初起時疫溫熱病. 救苦汗吐下俱全, 熱實百發而百中, 大黃皂角水爲丸.

[註] 此丹卽大黃四兩, 皂角二兩爲末, 水爲丸也. 每服三錢, 無根水下. 弱者, 老者·幼者·量減服之. 此藥施治於初起時疫, 傳染傷寒, 溫病熱病, 熱盛形氣俱實者, 百發百中. 服後或汗·或吐·或下, 三法俱全, 其病立解.

溫膽湯

傷寒病後液津乾, 虛煩嘔渴不成眠, 乃是竹葉石膏證, 膽經飮熱此方先. 口苦嘔涎煩驚悸, 半苓橘草枳竹煎, 氣虛加參渴去半, 再加麥粉熱芩連.

[註] 傷寒病後燥渴虛煩, 乃竹葉石膏湯證, 非溫膽湯證, 詳在傷寒要訣. 若少陽膽經飮熱, 則口苦·嘔煩·驚悸, 是溫膽湯證也. 卽半夏·茯苓·橘皮·甘草·枳實·竹茹也. 形氣俱虛, 或因汗·吐·下後及氣虛者, 均加人參. 渴去半夏加麥冬·花粉, 以生津也. 有熱加黃芩·黃連, 以淸熱也.

御纂醫宗金鑑

編輯雜病心法要訣

御纂醫宗金鑑 卷三十九

編輯雜病心法要訣

中風總括

風從外中傷肢體，痰火內發病心官，體傷不仁與不用，心病神昏不語言．當分中絡經腑臟，更審虛實寒熱痰，脫證撒手爲脾絶，開口眼合是心肝，遺尿腎絶鼾聲肺，閉證握固緊牙關，初以通關先取嚏，痰壅不下吐爲先．

［註］風謂虛邪，賊風從外而中，傷人四肢軀體，故名曰中風．痰火，謂痰火從內而發，病人心主之官，故名曰痰火．體中風邪，輕則頑痲不仁，重則癱瘓不用．心病痰火，輕則舌强難語，重則痰壅神昏．此證或內或外，單病輕，兼病重，當細辨其中絡·中經·中腑·中臟，及中經絡兼中腑臟．併細審其兼虛·兼實·兼寒·兼熱·兼痰，與夫脫證·閉證之淺深緩急而治之．凡初中宜先用通關散取嚏，有嚏可治，無嚏多死．口噤者，用開關散，擦牙軟之．痰涎壅盛，用諸吐法涌之．若口噤不開，湯藥不能下咽者，則將應服之藥，隨引調如麵茶，含在不病人口內，用葦管或筆管插入病人鼻孔，使氣連藥吹之，其藥自能入咽．不可用金器撬之，恐傷齒也．

［按］中風一證，分中血脈，中腑·中臟，始自李東垣．中血脈者，大秦艽湯．中腑者，小續命湯．中臟者，三化湯．然從未見有三化湯中臟之證，惟『金匱』書中分爲四證，曰絡·曰經，曰腑·曰臟，其說最爲的當，可爲後世法．盖口眼喎斜，肌膚不仁，邪在絡也．左右不遂，筋骨不用，邪在經也．昏不識人，便溺阻隔，邪在腑也．神昏不語，脣緩涎出，邪在臟也．學者細閱諸家之論，自知不謬云爾．

中風死候

寸口脈平卒中死，生氣獨絶暴脫之，五臟幾息呼吸泯，譬如墮溺豈能期．脈來一息七八至，不大不小尚能醫，大小浮晝沈夜死，脈絶不至死何疑．脫證並見皆死候，搖頭上竄氣長噓，喘汗如油痰拽鋸，肉脫筋痛髮枯直．

［註］寸口脈平，謂寸·關·尺脈俱平之人，忽然卒中而死者，皆因中邪太甚，閉塞九竅天眞之氣，不能與人之生氣相通，則獨絶於內也．譬如墮跌溺水，豈能預期其死耶！脈來一息七·八至者，不大不小雖困可治．若大而無倫，小而如纖，浮主晝死，沈主夜死，不可治也．五臟脫證，若三臟·四臟並見，及搖頭上竄等證，皆死候也．

通關散 開關散 熏鼻法 解語法

通關星皂細荷半，開關烏梅氷片南，巴油紙皂烟熏鼻，龜尿舌下點難言．

［註］通關散：南星·皂角·細辛·薄荷·生半夏爲末，吹鼻有嚏可治．開關散：烏梅肉·氷片·生南星爲末，擦牙，其噤可開．巴豆油紙捲皂角末，燒烟熏入鼻內，人事自省．取龜尿點在舌下，言語自易．

三聖散 瓜蒂散 全蝎散 五元散 巴礬丸

無汗吐宜防藜蒂，有汗瓜蒂入蝎全，重劑藜豆礬皂膽，痰壅吐以巴礬丸.

[註] 痰涎壅盛，無汗表實，用三聖散，卽防風·藜蘆·瓜蒂吐之. 有汗裏實，用瓜蒂散，卽瓜蒂·赤小豆，或用全蝎散，卽瓜蒂散加全蝎吐之. 此皆吐之輕劑也. 甚則用五元散，乃藜蘆·赤小豆·白礬·皂角·膽礬，巴礬丸，卽巴豆·枯白礬·吐之.

烏藥順氣散

烏藥順氣實中絡，喎斜頑麻風注疼，麻黃枳桔烏蠶共，白芷乾薑陳草芎.

[註] 實中絡，謂風邪中絡之人，形氣實者也. 喎斜，口眼歪斜也. 頑痲，肌膚痲木也. 風注疼，風氣攻注骨節疼也. 是方痲黃·枳殼·桔梗·烏藥·殭蠶·白芷·陳皮·乾薑·甘草·川芎也.

大秦艽湯

大秦艽湯虛中絡. 喎斜偏廢減參珍. 秦艽生地石膏共. 羌獨防芷細辛芩.

[註] 虛中絡，謂風邪中絡之人，形氣虛者也. 偏廢，謂半身不遂也. 減參珍，謂八珍湯減去人參，加入秦艽·生地·石膏·羌活·獨活·白芷·防風·細辛·黃芩也. 偏廢是中經之證，而亦可治之者，以此方能養血榮筋，爲久病風人調理之劑.

換骨丹

中經氣實宜換骨，喎斜癱瘓芷芎防，氷麝硃香槐苦味，仙人麻首蔓蒼桑.

[註] 中經氣實，謂風邪中經之人，形氣實也. 癱，左不用也. 瘓，右不用也. 換骨丹，白芷·川芎·防風·氷片·麝香·硃砂·木香·槐角·苦參·五味子·威靈仙·人參·痲黃膏·何首烏·蔓荊子·蒼朮·桑皮也. 痲黃膏者，以痲黃熬成膏，和煎藥爲丸，硃砂滾衣也.

小續命湯

小續命湯虛經絡，八風五痹總能全，麻杏桂芍通榮衛，參草歸芎氣血宣，風淫防風濕淫已，黃芩熱淫附子寒，春夏石膏知母入，秋冬桂附倍加添.

[註] 虛經絡，謂風邪中經·中絡之人，形氣虛也. 八風，謂八方之邪風中人爲病也. 五痹，詳見痹門要訣中.

黃芪五物湯

黃芪五物虛經絡，偏廢虛風無力癱，心淸語蹇因舌軟，舌强神濁是火痰. 補衛黃芪起不用，益榮芍桂棗薑煎，左加當歸下牛膝，筋爪骨虎附經添.

[註] 黃芪五物湯，治因虛召風，中人經絡而病半身不遂者. 然審其人若舌强難言，神氣不淸，則是痰火爲病，不宜此方. 若心淸語蹇，舌軟無力難言者，乃是榮衛不足之病，宜用此方. 經曰，衛虛則不用，榮虛則不仁. 此方君黃芪而補衛，以起不用. 臣桂枝·白芍而益營，以治不仁. 佐生薑·大棗以和榮衛也. 不仁不用在右者屬氣，宜倍加黃芪. 在左者屬血，則加當歸. 在下兩腿兩膝軟者，則加牛膝. 骨軟不能臥立者，則加虎骨. 筋軟難於屈伸者，則加木瓜. 周身或左或右經絡不宣通者，則加炮附子. 有寒者亦加之. 此方屢試屢效者，其功力專於補外，所以不用人參補內·甘草補中也.

三化湯 搜風順氣丸

三化氣實風中腑，昏冒閉滿小承羌. 形氣俱虛及風燥，搜風順氣自然康.

[註] 氣實風中腑，謂風邪中腑之人，形氣實也. 昏冒，謂神昏不知人也. 閉滿，謂二便阻隔腹滿脹也. 小承羌，謂小承氣湯-厚朴·枳實·大黃，加羌活，卽三化湯也. 若其人形氣俱

虛，則當以搜風順氣丸緩緩治之，自然康也．久病風之人，大便多結燥，謂之風燥．或用續命湯汗過，三化湯下過，津液枯乾，以致結燥．凡病不論中經絡臟腑，但有二便阻隔，形氣不足，難堪攻下者，均宜此法，以搜六腑之風，通腸胃中之氣，二便自利矣．

牛黃清心丸

牛黃清心實中臟，痰壅神昏不語言，口眼喎斜形氣盛，兩手握固緊牙關．

［註］牛黃清心丸，治風邪中臟之人，形氣俱實．其證痰涎壅塞，神昏不能言語，口眼喎斜，形氣滿盛，兩手握固，牙關緊急之閉證，皆可服之．

參附湯

參附湯治虛中臟，脣緩涎出不語言，昏不知人身偏廢，五脫證見倍參煎．

［註］參附湯，卽人參·附子也．治風邪中臟之人，形氣俱虛，其證脣緩不收，痰涎流出，神昏不語，身肢偏廢，或與五臟脫證並見，宜大倍人參，先固虛脫，次治風邪可也．

千金還魂湯

經絡閉證卒中惡，氣促神昏不識人，無汗拘急身偏痛，肉桂麻草杏還魂．

［註］經絡閉證，謂風邪中經絡之閉證也．氣促，謂氣粗盛也．無汗四肢拘急，身體偏痛，乃表邪固閉，宜用肉桂·麻黃·甘草·杏仁，卽還魂湯以開之．

奪命散

臟腑閉證腹滿閉，昏噤痰結在喉間，危急湯藥不能下，奪命巴芷半葶南．

［註］臟腑閉證，謂風邪中臟腑之閉證也．腹滿閉，謂腹滿二便閉也．兼之神昏口噤不開，結痰喉間不下，宜用是方吐下之，巴豆·白芷·半夏·葶藶·生南星也．

三生飮

三生飮治中風寒，厥逆沈伏涌氣痰，星香烏附俱生用，氣虛加參脫倍添．

［註］中風寒，謂不論經絡臟腑·風邪中臟寒之人也．厥逆，謂四肢冷也．沈伏，謂六脈沈伏也．是方生南星·生川烏·生附子·木香也．惟寒盛氣實者宜之．若氣虛者加人參，虛極將脫者大倍人參，始可用之而無倒戈之害也．

祛風至寶湯

祛風至寶中風熱，浮數面赤熱而煩，通聖加蝎天麻細，白附羌獨連柏蠶．

［註］中風熱，謂不論經絡臟腑風·邪中腑熱之人也．浮數，謂六脈浮數也．熱而煩，謂身熱心煩也．通聖，謂防風通聖散．方中加全蝎·天麻·細辛·白附·羌活·獨活·黃柏·黃連·殭蠶也．防風通聖散，詳在傷寒門．

青州白丸子

青州白丸中風痰，喎斜癱瘓涌痰涎，小兒驚痰爲妙藥，白附烏星半夏丸．

［註］中風痰，謂不論經絡臟腑·風邪中表，有痰飮之人也涌痰涎，謂痰涎涌盛也．是方生白附子·生川烏·生南星·生半夏·法製爲丸也．

羌活愈風湯

羌活愈風治外中，手足無力語出難，肌肉微掣不仁用，大秦艽湯參再添，官桂黃芪杜防己，知枳柴荷蔓菊前，蒼麻半朴杞地骨，調理諸風症可安．

［註］治外中，謂風從外中之病也．此病之來，必有先兆，如手足無力，語言蹇澁，時有肌肉微動牽掣，大指次指麻木不用，皆風邪外中之先兆也，宜用此湯．大秦艽湯參再添，謂

大秦艽湯方中, 再添人參·官桂·黃芪·杜仲·防己·知母·枳殼·柴胡·薄荷·蔓荊子·菊花·前胡·蒼朮·麻黃·半夏·厚朴·枸杞·地骨皮也. 調理諸風症可安, 謂凡中風內邪將除, 外邪漸盡, 更服此藥調理, 以行導諸經, 久則大風悉去, 淸濁自分, 榮衛自和矣.

清熱化痰湯

清熱化痰治內發, 神短忽忽語失常, 頭眩脚軟六君麥, 芩連菖枳竹星香.

[註] 治內發, 謂痰火內發之病也. 此病之來, 必有先兆, 如神短忽忽, 言語失常, 上盛下虛, 頭眩脚軟, 皆痰火內發之先兆也, 宜用此湯. 卽人參·白朮·茯苓·甘草·橘紅·半夏·麥冬·黃芩·黃連·石菖蒲·枳實·竹茹·南星·木香也.

地黃飮子

四肢不收無痛痱, 偏枯身偏不用疼, 其言不變志不亂, 邪在分腠五物能. 甚不能言爲瘖痱, 奪厥入臟病多凶, 地黃桂附蓉巴遠, 萸斛冬味薄菖苓.

[註] 風痱·偏枯·瘖痱三病, 皆屬外中, 而有微甚淺深之別也. 風痱, 謂四肢不收, 身無痛處. 偏枯, 謂半身不遂, 身有痛處. 其言不變志不亂, 乃邪微淺, 病在分腠榮衛之間, 以黃芪五物湯能補榮衛而散風邪也. 甚者不能言, 志亂神昏, 則爲瘖痱, 乃腎虛內奪, 少陰不至而厥, 其邪已入於臟, 故曰病多凶也. 地黃飮子是治腎虛內奪之方, 是方熟地·肉桂·附子·肉蓯蓉·巴戟·遠志·山萸·石斛·麥冬·五味子·薄荷·石菖蒲·茯苓也

滌痰湯

滌痰內發迷心竅, 舌强難言參蒲星, 溫膽熱盛芩連入, 神昏便閉滾痰攻.

[註] 內發, 謂痰火內發, 迷人心竅, 令人精神恍惚, 舌强難言也. 滌痰湯, 卽人參·菖蒲·南星, 合溫膽湯也. 溫膽湯, 橘紅·半夏·茯苓·甘草·竹茹·枳實也. 熱盛加黃芩·黃連, 大小二便閉, 用礞石滾痰丸攻之可也.

類中風總括

類中類乎中風證, 尸厥中虛氣食寒, 火濕暑惡皆昏厥, 辨在喎斜偏廢間.

[註] 類中風證, 皆名尸厥, 謂形厥而氣不厥也. 故口鼻無氣, 狀類死尸而脈自動也. 中虛·中氣·中食·中寒·中火·中濕·中暑·中惡等證, 雖忽然昏倒, 人事不省, 類乎眞中風病, 但不見口眼喎斜, 偏廢不仁不用等證, 自可辨也.

獨參湯 參附湯 星香湯 三物備急丹 奪命散

尸厥無氣而脈動, 或脈微細有無間. 緣於病後氣血竭, 人參參附星香痰. 氣閉腹滿二便閉, 或腹急痛備急丹, 服後轉鳴吐下驗, 喉間痰結奪命先.

[註] 尸厥之證, 有虛·有實. 虛者, 以獨參湯. 虛兼寒者, 以參附湯. 虛兼痰者, 以星香飮加人參湯. 實者氣閉似死, 脈動有力, 腹滿脹, 二便閉或腹急痛, 氣閉, 前後不通者, 以備急丹. 實兼痰者, 以奪命散.

補中益氣湯 生脈補精湯

補中益氣療虛中, 煩勞過度氣不升, 虛冒有痰加苓半, 慾冒生麥地歸茸.

[註] 補中益氣湯 黃芪·人蔘·甘草·當歸身·橘皮·升麻·柴胡·白朮 治虛中之證, 卽李杲所云, 內傷氣虛之人, 煩勞過度, 清氣不升, 忽然昏冒也. 慾冒, 謂因房勞過度昏冒也. 生脈飮卽人參·麥冬·五味子合熟地·當歸·鹿茸, 名曰生脈補精也.

木香調氣飮

木香調氣實氣中, 暴怒氣逆噤昏痰, 風浮

肢溫氣沈冷，木藿砂蔻草丁檀.

［註］實氣中，謂形氣俱實之人中氣也．因暴怒氣逆，忽然昏倒噤急也．風浮肢溫氣沈冷，謂中風之人，脈浮手足溫．中氣之人，脈沈手足冷，可別也．是方木香·藿香·砂仁·白蔻·甘草·丁香·檀香也.

八味順氣散

八味順氣虛氣中，標本兼施邪正安，參苓朮草扶元氣，烏芷青陳利氣痰.

［註］虛氣中，謂形氣俱虛之人中氣也．宜用此標本兼施，邪正相安之劑也.

瓜蒂散 薑鹽湯

食中過飽感寒風，或因怒惱塞胸中，忽然昏厥肢不擧，瓜蒂薑鹽探吐平.

［註］瓜蒂散，挾痰者用之．薑湯，挾寒者用之．鹽湯，過食者用之．探吐，謂作此湯數鍾，令病者飮一鍾，隨用指探吐，不吐再飮再探，以吐通快爲度，可立愈也.

附子理中湯

附子理中療寒中，腹痛拘急噤牙關．有汗身寒或吐瀉，附子參朮草薑乾．無汗身寒加麻細，陰毒川烏用生煎，嘔吐丁香吳萸入，脈微欲絶倍參添.

［註］寒中之證，卽腹痛諸證者是也，宜用附子理中湯．若無汗加麻黃細辛，陰毒加生川烏，嘔吐加丁香·吳茱萸，脈微欲絶倍加人參，陰毒寒極也．詳在『傷寒心法』.

凉膈散

凉膈火中神昏冒，梔翹芩薄草消黃，兼治一切胸膈熱，便燥譫妄與斑狂.

［註］火中之證，卽劉完素所云，七情過極，五志之火內發，則令人昏倒無知，筋骨不用也.

香薷飮 藿香正氣散 辰砂益元散 熨臍法 蒼朮白虎湯 人參白虎湯

暑中須分陰與陽，陰邪無汗似寒傷，壯熱心煩或嘔瀉，香薷扁朴二香湯．更兼昏憒蒸蒸汗，面垢喘渴證爲陽，不省熨臍灌蒜水，益元蒼參白虎湯.

［註］陰邪無汗似寒傷，謂暑中陰邪，似傷寒頭痛身痛，惡寒無汗，而更壯熱心煩，或嘔或瀉也．得之於受暑納凉，寒外暑內，宜香薷飮．二香湯，謂香薷飮合藿香正氣飮，詳在霍亂門．若有如上之證，更兼精神昏憒，蒸蒸自汗，面垢喘渴，則爲暑中陽邪，得之於赤日長途，中外皆熱，初中昏憒不省者，急以熱物熨臍，蒜汁合水灌之卽省，繼以辰砂益元散．氣實者，蒼朮白虎湯．氣虛者，人參白虎湯，選而用之可也.

滲濕湯

滲濕濕中內昏冒，震亨濕熱熱生痰，厚味醇酒生冷水，胃苓香附撫砂連.

［註］濕中內，謂濕從內生之病，卽朱震亨所云，濕熱生痰，昏冒之證，得之於傷厚味醇酒生冷水物過節也．滲濕湯，卽胃苓湯加香附·撫芎·砂仁·黃連.

除濕湯

除濕陰雨濕蒸霧，臥濕涉水瘴山嵐，頭身重痛便溏腫，羌藁升柴防水煎.

［註］除濕湯，卽羌活·藁本·升麻·柴胡·防風·蒼朮，治濕因外中．得之於天陰淫雨，晴後濕蒸，早辰霧露，及久臥濕地，遠行涉水，瘴氣山嵐．其證頭身重痛，甚而昏冒，大便溏瀉，皮膚浮腫也.

調氣平胃散

調氣平胃療惡中，廟塚忤惡卒然昏，面黑

錯忘蘇合主，次以木香平胃匀.

[註] 蘇合主，謂中惡之病，以蘇合香丸爲主也. 次以木香平胃匀，謂以中氣木香調氣散之方，合平胃散之藥調理也.

傷風總括

傷風屬肺欬聲重，鼻塞噴嚏涕流清，鼻淵腦熱不噴嚏，濁涕穢久必鼻紅.

[註] 傷風屬肺，故噴嚏也. 鼻淵屬腦，故不噴嚏也. 傷風寒邪，故涕清也，鼻淵熱邪，故涕濁也. 鼻淵病脈或有穢氣，則熱深，故腦衄鼻血也.

川芎茶調散

參蘇飮治虛傷風，實者茶調及頭疼，芎芷薄草羌茶細，荊防痰半熱膏清.

[註] 參蘇飮方，在欬嗽門，治氣虛之人傷風之病. 若氣實者，用川芎茶調散，卽川芎·白芷·薄荷·甘草·羌活·茶葉·細辛·荊芥·防風. 傷風頭痛者，亦可用也. 有痰者加半夏淸痰，有熱者加石膏淸熱可也.

蒼耳散

蒼耳散治鼻淵病，風熱入腦瞑頭疼，涕流不止鼻塞熱，蒼耳辛夷芷薄葱.

[註] 鼻淵病屬風熱入腦，故目瞑而頭疼涕流不止，較之傷風爲甚焉. 鼻塞，氣不利也. 熱，鼻孔中熱也，甚者，孔熱而痛及其腦也. 蒼耳散，卽蒼耳子炒去刺，研破一兩，加辛夷三錢，白芷·薄荷各一錢，葱三莖也.

黃連防風通聖散

鼻淵初病施蒼耳，黃連防風久病方，孔痛膽調氷硼散，鼻血犀角地黃湯.

[註] 鼻淵，風熱傷腦之病，初病則風邪盛，故用蒼耳散，以散爲主. 久病則熱鬱深，故用防風通聖散加黃連，以淸爲主也. 熱氣涌涕傷其鼻孔成瘡故痛也，宜以猪膽汁調氷硼散敷之. 熱蘊於腦，傷及所過榮血故衄也，宜以犀角地黃湯凉之可也.

痙病總括

痙病項强背反張，有汗爲柔無汗剛，生産血多過汗後，潰瘡犬咬破風傷.

[註] 痙病之證，詳在『傷寒心法』. 有汗爲柔痙，無汗爲剛痙. 産後去血過多，傷寒發汗過多，則爲內因. 潰瘍破傷·狗咬，則爲外因. 皆風邪乘虛入太陽經而成此病也.

痙病死證

痙證脈散多應死，反張離席一掌亡，眼小目瞪昏不語，額汗如珠命必傷.

[註] 反張離席一掌，謂離席四·五指許也. 眼小，謂目瞼緊小也. 目瞪，謂眼珠不轉也.

葛根湯 桂枝加葛根湯 小續命湯 桂枝加附子湯 當歸補血湯 大承氣湯 桃仁承氣湯

剛痙葛根湯發汗，柔痙桂枝加葛良. 若兼雜因小續命，過汗桂枝加附湯. 傷血桂枝合補血，裏實瘀血承氣方. 潰瘍十全加風藥，破傷狗咬另參詳.

[註] 剛痙用葛根湯，卽桂枝湯加麻黃葛根. 柔痙用桂枝加葛根湯，卽桂枝湯加葛根汗之. 雜因，謂風寒濕雜揉爲病，用小續命湯，隨風寒濕輕重治之. 過汗表虛，汗出不止，因而成痙，用桂枝加附子湯，卽桂枝湯加附子也. 傷血，謂産後金瘡大傷血後，用桂枝湯合補血湯，卽當歸黃芪也. 裏實，謂痙病腹滿二便閉，以大承氣湯. 及産後惡露不盡，少腹硬急，以桃仁承氣湯下之. 潰瘍去膿血過多，爲風所襲者，用十全大補湯加祛風之藥治之.

破傷風

破傷亡血筋失養, 微傷風入火之端, 燥起白痂瘡不腫, 濕流汚水緊牙關.

[註] 破傷去血過多, 筋失所養, 經絡空虛, 風邪乘之爲病, 卽經曰風邪乘虛而入也, 爲風虛邪, 宜桂枝湯合當歸補血湯治之. 夫傷重出血過多而病風者常也, 然時有微傷淺損, 去血甚少, 風邪乘之而病者, 以其人素熱, 因風而然. 卽劉完素曰, 熱甚風搏併於經絡也, 爲風火邪, 宜防風通聖散加蝎尾治之. 凡此證不論虛實, 風毒內蘊不發於外, 瘡口周圍燥起白痂, 瘡不甚腫, 濕流汚黑之水, 牙關微緊, 不似尋常活動, 皆破傷風之先兆也.

防風通聖散加蝎尾方　全蝎散　左龍丸　斑蝥大黃方

火盛通聖加蝎尾, 風盛全蝎左龍丸. 外因燒酒火罐法, 犬風斑大酒同煎.

[註] 破傷火盛者, 多陽明證, 用防風通聖散加蝎尾治之. 風盛者, 多太陽證, 用全蝎散, 卽生蝎尾七枚硏末, 熱酒服之. 服後不解, 漸深入裏, 用左龍丸, 卽野鴿糞·江鰾·殭蠶·雄黃·蜈蚣·天麻·硃砂·巴豆霜爲丸也, 方詳在『丹溪心法』諸破傷風門內. 皆宜外用砂燒酒壺兩箇, 盛多半壺燒酒, 先以一壺上火令滾無聲, 傾酒卽按在破傷瘡口, 拔出汚黑血水, 滿則自落. 再以次壺仍按瘡口, 輪流提拔, 以盡爲度, 其風立愈. 犬咬風毒入腹成痙風者, 用斑蝥七枚, 以糯米拌炒米黃, 去米爲末, 生大黃末一錢合均, 黃酒一盞, 煎至半盞, 空心溫服, 取下毒物, 弱者減半服之可也.

痺病總括

三痺之因風寒濕, 五痺筋骨脈肌皮, 風勝行痺寒痺痛, 濕勝着痺重難支. 皮麻肌木脈色變, 筋攣骨重遇邪時, 復感於邪入臟腑, 周同脈痺不相移.

[註] 三痺之因, 風寒濕三氣雜合而爲病也. 其風邪勝者, 其痛流走, 故曰行痺. 寒邪勝者, 其痛甚苦, 故曰痛痺. 濕邪勝者, 其痛重着, 故曰着痺. 此爲病之因而得名, 曰三痺也. 又有曰五痺者, 謂皮·脈·肌·筋·骨之痺也. 以秋時遇此邪爲皮痺, 則皮雖麻尙微覺痛痒也. 以夏時遇此邪爲肌痺, 則脈中血不流行而色變也. 以長夏時遇此邪爲肌痺, 則肌頑木不知痛痒也. 以春時遇此邪爲筋痺, 則筋攣節痛屈而不伸也. 以冬時遇此邪爲骨痺, 則骨重痠疼不能擧也. 曰入臟腑者, 謂內舍五臟之痺也. 以皮痺不已, 復感於邪, 內舍於肺, 成肺痺也. 脈痺不已, 復感於邪, 內舍於心, 成心痺也. 肌痺不已, 復感於邪, 內舍於脾, 成脾痺也. 筋痺不已, 復感於邪, 內舍於肝, 成肝痺也. 骨痺不已, 復感於邪, 內舍於腎, 成腎痺也. 此皆以病遇邪之時, 及受病之處而得名, 曰五痺也. 所謂邪者, 重感於風寒濕之氣也. 周痺亦在血脈之中, 隨脈上下爲病, 故同脈痺, 但患有定處, 不似脈痺左右相移也. 近世曰痛風, 曰流火, 曰歷節風, 皆行痺之俗名也.

周痺

周痺患定無歇止, 左右不移上下行, 似風偏廢隻足手, 口眼無斜有痛疼.

[註] 周痺, 或痛·或腫, 或手·或足, 患有定處, 痛無歇止. 或從上病及於下, 或從下病及於上, 而不似衆痺痛有歇止, 左右相移流走也. 周痺, 或兩手, 或兩足, 或隻手足, 或偏廢不仁不用, 而似中風, 但不口眼喎斜, 身有痛疼也.

痺病生死證

痺在筋骨痛難已, 留連皮脈易爲功, 痺久入臟中虛死, 臟實不受復還生.

［註］痹在筋骨則受邪深，故痛久難已．痹在皮脈則受邪淺，故易治也．凡痹病日久內傳所合之臟，則爲五臟之痹．若其人中虛受邪，則難治多死，其人臟實而不受邪，復還於外，則易治多生．假如久病皮痹，復感於邪，當內傳肺而爲肺痹，若無胸滿而煩喘欬之證，則是臟實不受邪．餘臟倣此．

痹入臟腑證

肺痹煩滿喘欬嗽，腎脹尻踵脊代頭．脾嘔痞硬肢懈墮，心煩悸噫恐時休．數飲臥驚肝太息，飲秘脹瀉在腸究．胞秘沃痛鼻清涕，三焦胃附膽無憂．

［註］久病皮痹，復感於邪，見胸滿而煩喘欬之證，是邪內傳於肺，則爲肺痹也．久病骨痹，復感於邪，而見腹脹，尻以代踵，足攣不伸．脊以代頭，傴僂不直之證，是邪內傳於腎，則爲腎痹也．久病肌痹，復感於邪，而見嘔涎心下痞硬，四肢懈墮之證，是邪內傳於脾，則爲脾痹也．久病脈痹，復感於邪，而見心煩·心悸·嗌乾·噫氣，有時則恐之證，是邪內傳於心，則爲心痹也．久病筋痹，復感於邪，而見喜飲小便數多，夜臥則驚太息之證，是邪內傳於肝，則爲肝痹也．久痹不已復感於邪，臟實不受而傳腑者，凡見喜飲·小便秘，不脹則瀉，不瀉則脹之證，是邪內傳於大小腸，則爲腸痹也．凡見少腹胞中，按如沃湯狀而痛，小便秘澁，鼻流清涕之證，是邪內傳於膀胱，則爲胞痹也．三焦之痹附於膀胱，從水道也．胃痹附於大·小二腸，從傳化也．膽爲清淨之府，不受痹邪，故曰無憂也．

小續命湯 增味五痹湯

痹虛加減小續命，痹實增味五痹湯，麻桂紅花芷葛附，虎羊芪草二防羌．

［註］痹虛，謂氣虛之人病諸痹也．宜用加減小續命湯，風勝行痹倍防風，寒勝痛痹倍附子，濕勝著痹倍防已，皮痹加黃芪或桂枝，皮脈痹加薑黃或加紅花，肌痹加葛根或加白芷，筋痹加羚羊角或加續斷，骨痹加虎骨或加狗脊．有汗減麻黃，便溏減防已，寒勝減黃芩加乾薑，熱勝減附子加石膏，加減治之．痹實，謂氣血實之人病諸痹也．宜用增味五痹湯，卽麻黃·桂枝·紅花·白芷·葛根·附子·虎骨·羚羊角·黃芪·甘草·防風·防已·羌活也．行痹以羌活·防風爲主，痛痹以麻黃·附子爲主，着痹以防已·羌活爲主，皮痹以黃芪·桂枝皮爲主，脈痹以紅花·桂枝爲主，肌痹以葛根·白芷爲主，筋痹以羚羊角爲主，骨痹以虎骨爲主，增味於五痹治之可也．

木通湯 附子五苓散 蒼朮五苓散

三痹木通長流水，濕加防已風羌防，寒痹附麻分汗入，胞腸五苓附子蒼．

［註］三痹．謂行痹·痛痹·着痹也．宜用木通一味，不見水者二兩，以長流水二碗，煎一碗，熱服取微汗，不愈再服，以愈爲度．若其痛上下·左右流走相移者，加羌活·防風以祛風邪．其痛苦甚者，有汗加附子，無汗加麻黃，以去寒邪．其痛重著難移者，加防已以勝濕邪．其所應加之藥，不可過三錢，弱者俱減半服．胞痹宜用五苓散加附子，腸痹宜五苓散加蒼朮，以利寒飲也．五苓散方在傷寒門．

三痹湯 獨活寄生湯

三痹十全無白朮，牛秦續杜細獨防．獨活加桑除芪續，入臟乘虛久痹方．

［註］三痹，謂三痹湯，卽十全大補湯無白朮，加牛膝·秦艽·續斷·杜仲·細辛·獨活·防風也．獨活，謂獨活寄生湯，依三痹湯方加桑寄生，除去黃芪·續斷也．此皆治五痹不已，乘虛入臟，及留連日久，調理痹病之方也．

黃芪益氣湯

黃芪益氣虛皮痹，皮麻不知痒與疼，補中益氣加紅柏，味秋芩夏桂加冬.

[註] 氣實痲木，用小續命湯加痲黃治之. 氣虛痲木，用黃芪益氣湯，卽補中益氣湯加紅花·黃柏也. 秋加五味子，夏加黃芩，冬加桂枝皮.

蠲痹湯 加味升陽散火湯

蠲痹冷痹身寒厥，附歸芪草桂羌防. 肌熱如火名熱痹，羚犀升陽散火湯.

[註] 蠲痹湯，卽附子·當歸·黃芪·炙草·官桂·羌活·防風，治痹病而身寒無熱，四肢厥冷，名曰冷痹也. 加味升陽散火湯，卽內傷門升陽散火湯加羚羊角·犀角，治痹病而肌熱如火，名曰熱痹也.

痿病總論

五痿皆因肺熱生，陽明無病不能成，肺熱葉焦皮毛瘁，發爲痿躄不能行，心熱脈痿脛節縱，腎骨腰脊不能興，肝筋拘攣失所養，脾肉不仁燥渴頻.

[註] 五痿，心·肝·脾·肺·腎之痿也. 痿屬燥病，故皆因肺熱而生也. 陽明者，五臟六腑之海，主潤宗筋. 陽明無病，則宗筋潤·能束骨而利機關，雖有肺熱不能成痿也. 肺熱葉焦，陽明虛弱，津液不化，筋骨失養，皮毛瘁痿，發爲痿躄不能行也. 因而心氣熱爲脈痿，則脛節縱而不任地，肺兼心病也. 因而腎氣熱爲骨痿，則腰脊不能興擧，肺兼腎病也. 因而肝氣熱爲筋痿，則筋失所養，拘攣不伸，肺兼肝病也. 因而脾氣熱爲肉痿，則胃燥而渴，肌肉不仁，肺兼脾病也.

痿痹辨似

痿病足兮痹病身，仍在不疼痛裏分. 但觀治痿無風藥，始曉虛實別有因.

[註] 痿痹之證，今人多爲一病，以其相類也. 然痿病兩足痿軟不痛，痹病通身肢節疼痛. 但觀古人治痿，皆不用風藥，則可知痿多虛，痹多實，而所因有別也.

痿病治法

痿燥因何治濕熱，遵經獨取治陽明，陽明無故惟病肺，胃壯能食審證攻. 控涎小胃濕痰熱，陽明積熱法三承. 胃弱食少先養胃，久虛按證始收功.

[註] 痿屬燥病，因何而用治濕熱苦燥之藥? 盖遵『內經』之治法，獨取於陽明胃也. 故胃家無病，雖有肺熱，惟病肺而不病痿也. 是知病痿者，胃家必有故也. 或濕熱·或積熱·或濕痰，不論新久，若胃壯能食，當先審證攻之. 胃有濕痰，用控涎丹攻之. 有濕熱者，用小胃丹攻之. 有積熱者，用三承氣湯攻之. 此治胃壯能食之法也. 若胃弱飮食減少，氣血津液不足，當先以補養脾胃爲主. 其有久病留連，諸虛燥熱，或攻下之後調理，當審證治之，始收全功也.

加味二妙湯

加味二妙濕熱痿，兩足痿軟熱難當，防己當歸川萆薢，黃柏龜板膝秦蒼.

[註] 熱難當，謂兩足熱難當也. 膝秦蒼，謂牛膝·秦艽·蒼朮也.

清燥湯 虎潛丸 十全大補湯 加味金剛丸

時令濕熱清燥效，陰虛濕熱虎潛靈，久虛痿軟全金主，萆爪牛菟杜蓯蓉.

[註] 清燥湯在內傷門. 虎潛丸有成方. 全金主，謂十全大補湯·加味金剛丸，久病氣血虛，以十全大補湯爲主. 筋骨痿軟，以加味金剛丸爲主. 加味金剛丸，卽萆薢·木瓜·牛膝·菟絲子·杜仲·肉蓯蓉也.

脚氣總括

脚氣風寒濕熱病，往來寒熱狀傷寒，腿脚痛腫熱爲火，不腫不熱是寒乾.

[註] 脚氣乃內有濕熱，外感風寒，相合爲病，故往來寒熱，狀類傷寒. 兩脚腿痛腫熱如火者，是火盛也. 不腫不熱而痛者，是寒盛也，名曰乾脚氣.

脚氣死證

脚氣脈急少腹頑，不三五日入心間，嘔吐喘滿目額黑，恍惚譫妄命難全.

[註] 脚氣脈急，少腹頑木，不知痛痒，不過三·五日內，其邪必入心間. 若入心間，嘔吐喘滿，是爲脚氣衝心之證. 目額皆黑，恍惚譫妄，則是水來剋火之徵，故曰命難全也.

攢風散 羌活導滯湯 勝濕餠子 五積散 獨活寄生湯

脚氣表解攢風散，麻桂杏草萆烏良. 裏解導滯羌獨活，防己當歸枳大黃. 濕盛重腫勝濕餠，二丑蕎麵遂成方. 寒濕五積加附子，寒虛獨活寄生湯.

[註] 初病脚氣，表實無汗，用攢風散汗之，卽麻黃·桂枝·杏仁·甘草·萆薢·炮川烏也. 裏實熱盛，二便不利，用羌活導滯湯下之，卽羌活·獨活·防己·當歸·枳實·大黃也. 濕盛重腫，用勝濕餠子，卽黑丑·白丑頭末，甘遂末，各五錢，蕎麥麵一兩五錢，水和作餠，三錢，煮熟，空心茶淸服，逐之. 寒濕者，用五積散加附子治之，方在傷寒門. 寒虛者，用獨活寄生湯補之，方在痹門.

當歸拈痛湯

當歸拈痛虛濕熱，茵陳四苓與羌防，人參當歸升芩草，苦參知母葛根蒼.

[註] 濕熱脚氣而形氣虛者，宜用當歸拈痛湯，卽茵陳·白朮·茯苓·猪苓·澤瀉·羌活·防己·人參·當歸·升麻·黃芩·甘草·苦參·知母·葛根·蒼朮也.

加味蒼柏散

加味蒼柏實濕熱，二活二朮生地黃，知柏芍歸牛膝草，木通防己木瓜榔.

[註] 濕熱脚氣而形質實者，宜用加味蒼柏散，卽羌活·獨活·蒼朮·白朮·生地黃·知母·黃柏·赤芍·當歸·牛膝·甘草·木通·防己·木瓜·檳榔也.

大防風湯

兩膝腫大而疼痛，髀脛枯細鶴膝風，大防風附羌牛杜，十全大補減茯苓.

[註] 兩膝腫大疼痛，膝上至髀·膝下脛足枯細，但存皮骨，兩膝狀若鶴膝，故名鶴膝風也. 宜大防風湯，卽防風·附子·羌活·牛膝·杜仲·人參·白朮·炙草·當歸·川芎·白芍·熟地·炙芪·肉桂也. 此病若得之於痢疾病後者，名曰痢風，亦用此方.

御纂醫宗金鑑 卷四十

內傷總括

內傷勞役傷脾氣, 飮食傷胃傷其形, 傷形失節溫凉過, 氣濕熱暑火寒中.

[註] 勞役傷氣, 傷元氣也. 飮食傷形, 傷胃腑也. 傷氣宜補, 有熱中·濕熱·暑熱·火鬱·寒中之不同. 傷形宜消, 有飮食失節·過於溫凉之不一也.

內傷外感辨似

內傷脈大見氣口, 外感脈大見人迎, 頭疼時痛與常痛, 惡寒溫解烈火仍, 熱在肌肉從內泛, 熱在皮膚捫內輕, 自汗氣乏聲怯弱, 雖汗氣壯語高聲, 手心熱兮手背熱, 鼻息氣短鼻促鳴, 不食惡食內外辨, 初渴後渴少多明.

[註] 內傷外感脈皆大, 內傷之脈, 氣口大於人迎, 不似外感之脈, 人迎大於氣口也. 內傷外感皆頭痛, 內傷之頭痛有時而痛, 有時不痛, 不似外感之頭痛, 常常而痛不休也. 內傷外感皆惡寒, 內傷之惡寒得就溫衣而卽解, 不似外感之惡寒, 雖近烈火而仍惡也. 內傷外感皆發熱, 內傷之發熱, 熱在肌肉, 以手捫之, 熱從內泛, 不似外感之發熱, 熱在皮膚, 以手捫之, 熱自內輕也. 內傷外感皆自汗, 內傷之自汗, 氣短乏聲怯弱, 不似外感之自汗, 氣壯促語聲高也. 內傷外感手皆熱, 內傷之熱手心熱, 不似外感之熱, 手背熱也. 內傷外感皆鼻不和, 內傷之鼻息氣短而喘, 不似外感之鼻息氣促而鳴也. 內傷外感皆不食, 內傷之不食口中無味, 不似外感之不食, 聞食則惡也. 內傷外感皆渴, 內傷之渴初病卽渴, 其飮甚少, 不似外感之渴, 三日後始渴, 其飮甚多也.

補中益氣湯

補中益氣升陽淸, 熱傷氣陷大虛洪, 頭痛表熱自汗出, 心煩口渴畏寒風, 困倦懶言無氣動, 動則氣高喘促聲. 保元甘溫除大熱, 血歸氣朮補脾經, 佐橘降濁散滯氣, 升柴從胃引陽升, 陰火腎躁加地柏, 陽熱心煩安神寧.

[註] 補中益氣湯治內傷, 淸陽下陷, 因勞役過度, 熱傷元氣, 故脈虛大而洪也. 內傷頭痛, 時作時止也. 內傷表熱, 嘗自汗出也. 心煩, 氣虛惡煩勞也. 口渴, 氣陷不蒸化也. 畏寒畏風, 表氣虛失衛也. 困倦懶言, 中氣乏不周也. 動則氣喘上氣, 不足息也. 保元, 謂人參·黃芪·甘草, 名保元湯也. 臣當歸和脾血, 白朮益脾氣, 佐橘皮降濁·散胸中滯氣, 升·柴·升淸, 從胃中引陽也. 陰火時顯躁熱, 加黃柏·生地, 補水救陰. 陽熱晝夜心煩, 合硃砂安神丸, 瀉火安神.

調中益氣湯

調中弦洪緩沈澁, 濕熱體倦骨痠疼, 氣少心煩忽肥瘦, 口沫食出耳鳴聾, 胸膈不快食無味, 二便失調飧血濃, 保元升柴蒼橘柏, 去柏加木亦同名.

[註] 調中益氣湯亦治內傷. 淸氣下陷, 濁氣上乘, 淸濁相干而兼濕熱者, 故二便不調, 飧瀉膿血也. 此湯與補中益氣湯, 雖互相發明, 然其證脈則不可不分別也. 內傷之病, 脾胃元氣一虛, 四臟失其調和, 所以五臟之脈, 交相混見, 故肝弦·心洪·脾緩之脈反見於上. 按之沈澁, 肺脈而反見於下也. 身肢重倦, 氣不周也. 骨節痠疼, 血不榮也. 氣少, 中氣乏也.

心煩，心血少也. 忽肥忽瘦者，火乘土位，上併陽分，則血脈上行而上盛，故面赤紅而肥. 下併陰分，則血脈下行而上虛，故面青白而瘦. 卽今之虛損病人，早則面青白瘦而惡寒，午後則面紅赤肥而發熱者是也. 口洙，謂口中沃沫，脾不散精也. 食出，謂食入反出，胃虛不納也. 耳鳴聾，謂耳鳴·耳聾，陰火上衝也. 胸膈不快，濁氣滯也. 飲食無味，胃氣傷也. 二便不調，謂大便時瀉不瀉，小便時利不利，脾濕不分也. 飧，謂完穀不化之飧瀉，脾虛濕不化也. 血膿，謂大便後或見膿見血，脾濕熱釀成也. 保元，謂保元湯，卽人參·黃芪·炙草·升麻·柴胡·蒼朮·橘皮·黃柏也. 去黃柏加木香，亦名調中益氣湯，以熱少氣不和者宜之也.

升陽益胃湯

內傷升陽益胃湯，濕多熱少抑清陽，倦怠懶食身重痛，口苦舌乾便不常，灑灑惡寒屬肺病，慘慘不樂乃陽傷，六君白芍連澤瀉，羌獨黃芪柴與防.

［註］內傷氣虛，濕多熱少，遏抑春生清氣，不得上升，脾胃之證，宜服此湯. 其證倦怠懶食，身重而痛，口苦舌乾. 便不常，謂大便不調，小便頻數不如常也. 灑灑惡寒，衛氣不足，屬肺皮毛之病也. 慘慘不樂，面色不和，乃陽氣傷而不伸也. 六君，謂人參·白朮·茯苓·炙草·橘皮·半夏也. 加白芍·黃連·澤瀉·黃芪·羌活·獨活·柴胡·防風，卽是升陽益胃也.

補脾胃瀉陰火升陽湯

補中升陽瀉陰火，火多濕少困脾陽，雖同升陽益胃證，然無瀉數肺陽傷. 補脾胃氣參芪草，升陽柴胡升與羌，石膏芩連瀉陰火，長夏濕令故加蒼.

［註］內傷氣虛，熱多濕少，陰火困脾，陽氣不得上升，脾胃之證，宜服此方. 此方所治，雖同升陽益胃之證，然無大便不調·小便頻數·灑灑惡寒肺病·慘慘不樂陽傷之證也.

內傷補中·調中·益胃等湯加減法:

冬加薑桂草蔻益，秋芍白蔻縮檳榔，夏月氣衝芩連柏，春加風藥鼓清陽，長夏沈困精神少，人參麥味澤苓蒼. 肺熱欬嗽減參去，春加金沸款冬芳，夏加麥冬五味子，秋冬連根節麻黃. 頭痛蔓荊甚芎入，巓腦藁本苦細嘗. 沈重懶倦或嘔逆，痰厥頭疼半夏薑. 口乾嗌乾或表熱，加葛生津清胃陽. 大便燥澁元明粉，血燥歸桃熱大黃. 痞脹香砂連枳朴，寒減黃連加炒薑. 胃痛草蔻寒益智，氣滯青皮白蔻香. 腹痛芍草芩桂審，臍下痛桂熟地黃. 內外煩疼歸和血，脇下痛急草柴良. 身重脚軟已蒼柏，身疼發熱藁防羌.

［註］冬加乾薑·官桂·草豆蔻·益智，助陽氣也. 秋加白芍·白豆蔻·縮砂仁·檳榔，助燥收也. 夏月加黃連·黃芩·黃柏，降陰火也. 或腹中氣上衝逆，屬陰火衝上，雖非夏月亦加之. 春加風藥，謂羌活·獨活·防風·藁本之類，佐參芪之品，能鼓清陽之氣上升也. 長夏身肢沈困，精神短少，加人參·麥冬·五味子，恐暑傷氣也. 加澤瀉·茯苓·蒼朮，去脾濕也. 肺中有熱欬嗽，減人參·遠肺熱也. 春加金沸草·款冬花，散肺風也. 夏加麥冬·五味子，保肺氣也. 冬加連根節麻黃，散肺寒也. 頭痛加蔓荊子，引太陽也. 痛甚加川芎，上行捷也. 巓痛腦痛加藁本，入督脈也. 苦頭痛加細辛，走少陰也. 痰厥頭痛，沈重懶倦，或嘔逆痰涎，加半夏·生薑，治痰逆也. 口乾嗌乾，或表發熱，加葛根，生津解肌也. 大便燥澁加元明粉，血虛燥加當歸，血實燥加桃仁，熱實燥加大黃，心下痞脹氣不快加木香，食不消加砂仁，心下結熱加黃連，心下結氣加枳實，胃氣壅塞加厚朴. 如胃中寒，或冬月，減去黃連，加炒乾薑. 胃痛加草豆蔻，胃寒或唾沫加益智，氣滿不快加白豆

蔻·靑皮, 腹痛加白芍·甘草. 審其有熱加黃芩, 有寒加官桂. 臍下痛加肉桂·熟地黃. 腹內身外刺痛, 此屬血澁不足, 加當歸以活血也. 脇下痛或急縮, 加甘草·柴胡, 以和肝也. 身重脚軟, 加防己·蒼朮·黃柏, 去濕熱在內也. 身痛發熱, 加藁本·防風·羌活, 疎風在表也.

淸暑益氣湯 淸燥湯

長夏濕暑交相病, 暑多淸暑益氣功, 汗熱煩渴倦少氣, 惡食尿澁便溏行, 補中去柴加柏澤, 麥味蒼麯甘葛靑, 濕多痿厥淸燥地, 猪茯柴連減葛靑.

[註] 長夏之令, 暑濕炎蒸, 交相爲病. 暑多濕少爲病, 其證則自汗身熱, 心煩口渴, 倦困少氣惡食, 小便澁少, 大便稀溏, 宜淸暑益氣湯. 卽補中益氣湯去柴胡, 加黃柏·澤瀉·麥冬·五味子·蒼朮·神麯·甘葛·靑皮也. 若濕多暑少爲病, 則成痿厥之證. 腰以下痿軟, 難於轉動, 行走不正, 兩足欹側, 宜淸燥湯. 卽本方更加生地·猪苓·茯苓·柴胡·黃連, 減 去甘葛·靑皮也.

升陽散火湯 火鬱湯

血虛胃弱過食凉, 陽鬱於脾散火湯, 肌膚筋骨肢困熱, 捫之烙手熱非常, 羌獨芍防升柴葛, 人參二草棗生薑, 火鬱加葱減參獨, 惡寒沈數發之方.

[註] 二草, 炙甘草·生甘草. 惡寒, 謂身雖有如是烙手之熱而反惡寒. 脈來沈數, 則可知火鬱肌裏, 宜以此方發之.

白朮附子湯 加味理中湯

內傷水來侮土病, 寒濕白朮附子湯, 涎涕腹脹時多溺, 足軟無力痛爲殃, 腰背胛眼脊背痛, 丸冷陰陰痛不常, 蒼附五苓陳半朴, 虛宜理中附苓蒼.

[註] 東垣內傷熱中之病, 用補中益氣湯. 寒中之病, 用白朮附子湯. 寒中爲水來侮土, 寒濕之病, 其證內則腹脹多溺涎涕, 外則足軟胛脊腰背睾丸痛. 脾胃寒濕而氣不虛者, 宜用是方, 卽五苓散加蒼朮·附子·陳皮·半夏·厚朴也. 若脾胃寒濕而氣虛者, 則宜用理中湯加附子·茯苓·蒼朮是也.

人參資生丸

資生脾胃俱虛病, 不寒不熱平補方, 食少難消倒飽脹, 面黃肌瘦倦難當.

[註] 繆仲醇製資生丸方, 爲脾胃俱虛, 不寒不熱平補之藥. 其所治之證, 乃飮食減少, 過時不化, 倒飽脹悶, 面色痿黃, 肌肉漸瘦, 困倦無力也. 方見諸書, 故不錄藥味.

淸胃理脾湯

淸胃理脾治濕熱, 傷食平胃酌三黃, 大便黏穢小便赤, 飮食愛冷口舌瘡.

[註] 淸胃理脾湯, 卽平胃散加黃連·黃芩·大黃也. 酌三黃者, 謂有熱滯而不實者, 不可入大黃也. 傷食, 謂傷食病證, 如痞脹·噦嘔·不食·呑酸·惡心·噫氣之類. 更兼大便黏臭, 小便赤澁, 飮食愛冷, 口舌生瘡, 皆傷醇酒厚味, 濕熱爲病之證也.

理中湯

理中治虛寒濕傷, 食少喜熱面靑黃, 腹痛腸鳴吐冷沫, 大便腥穢似鴨溏

[註] 白朮附子湯, 治脾胃寒濕形氣實者也. 理中湯, 治脾胃寒濕形氣虛者也. 虛者, 其證食少, 喜食熱物, 面色靑黃, 腹痛腸鳴, 吐冷涎沫, 大便腥穢不臭, 似鴨糞澄澈淸溏也, 故宜此湯.

消食健脾丸

胃强脾弱脾胃病, 能食不化用消食, 平胃炒鹽胡椒共, 麥柏楂麯白蒺藜.

[註] 脾胃病中, 有胃强脾弱一證, 胃强所以能食, 脾弱不能消化. 宜服消食健脾湯丸, 助其消化, 用蒼朮·陳皮·厚朴·甘草·炒鹽·胡椒·山楂·神麯·麥芽·白蒺藜, 末, 蜜丸服之. 更節其飮食, 自然脾胃和而能健運矣.

開胃進食湯

開胃進食治不食, 少食難化胃脾虛, 丁木藿香蓮子朴, 六君炒麥與神麯.

[註] 此方治不思飮食, 少食不能消化, 脾胃兩虛之證. 方卽六君子湯, 加丁香·木香·藿香·蓮子·厚朴·縮砂·麥芽·神麯也.

平胃散

一切傷食脾胃病, 痞脹噦嘔不能食, 呑酸惡心並噫氣, 平胃蒼朴草陳皮, 快膈枳朮痰苓半, 傷穀二芽縮神麯, 肉滯山楂麵菜菔, 滯熱芩連柏大宜.

[註] 傷食等證, 宜用平胃散, 卽蒼朮·厚朴·甘草·陳皮也. 快膈加枳實·白朮, 有痰加半夏·茯苓. 傷穀滯者, 加麥芽·穀芽·縮砂·神麯. 傷肉滯者, 加山楂. 傷麵滯者, 加萊菔. 有熱者, 加黃芩·黃連·黃柏·大黃, 酌而用之.

葛花解酲湯

葛花解酲發酒汗, 懶食熱倦嘔頭疼, 參葛四苓白蔻縮, 神麯乾薑陳木青.

[註] 傷酒宜用葛花解酲湯汗之, 汗出立愈. 其證頭痛懶食, 嘔吐身熱, 倦怠而煩, 似乎外感而實非外感, 皆因酒所致也. 方卽人參·葛花·白朮·茯苓·猪苓·澤瀉·白蔻·縮砂·神麯·乾薑·陳皮·木香·青皮.

秘方化滯丸

秘方化滯寒熱滯, 一切氣積痛攻方, 巴豆醋製稜莪朮, 青陳連半木丁香.

[註] 秘方化滯丸, 治不論寒熱一切氣滯積痛, 攻下之妙藥也. 卽巴豆·三稜·莪朮·青皮·陳皮·黃連·半夏·木香·丁香也. 此方出『丹溪心法·附餘』書中, 屢試屢驗, 按證隨引, 量其老少虛實增損進退, 以意用之, 久久自得其效.

虛勞總括

虛損成勞因復感, 陽虛外寒損肺經. 陰虛內熱從腎損, 飮食勞倦自脾成. 肺損皮毛灑寒嗽, 心損血少月經凝. 脾損食少肌消瀉, 肝損脇痛懶於行. 腎損骨痿難久立, 午熱夜汗骨蒸蒸. 從下皮聚毛落死, 從上骨痿不起終. 恐懼不解則傷精, 怵惕思慮則傷神. 喜樂無極則傷魄, 悲哀動中則傷魂. 憂愁不已則傷意, 盛怒不止則傷志. 勞倦過度則傷氣, 氣血骨肉筋精極.

[註] 虛者, 陰陽·氣血·榮衛·精神·骨髓·津液不足是也. 損者, 外而皮·脈·肉·筋·骨, 內而肺·心·脾·肝·腎消損是也. 成勞者, 謂虛損日久, 留連不愈, 而成五勞·七傷·六極也. 因復感者, 謂不足之人, 陽虛復感外寒, 則損從皮毛肺始. 陰虛更生內熱, 則損從骨髓腎始. 內傷飮食勞倦, 則損從肌肉脾始. 此虛損成勞之因. 然其證有五, 一損皮聚毛落, 灑淅惡寒欬嗽, 肺勞也. 二損血脈虛少, 男子面無血色, 女子月經不通, 心勞也. 三損飮食減少, 肌肉消瘦, 大便溏瀉, 脾勞也. 四損兩脇引胸而痛, 筋緩不能行, 肝勞也. 五損骨痿不能久立, 午後發熱, 盜汗骨蒸, 腎勞也. 從下腎臟損起者, 損至皮聚毛落則死也. 從上肺臟損起者, 損至骨痿不能起於床則終也. 從脾臟損起者, 或至皮聚毛落, 或至骨痿不起, 皆死也.

虛損爲七傷之證: 一, 恐懼不解則傷精, 精傷則骨痠痿厥, 精時自下, 盖五臟主藏精者也, 不可傷, 傷則失守而陰虛, 陰虛則無氣, 無氣則死矣. 一, 怵惕思慮則傷神, 神傷則恐懼自失, 破䐃脫肉, 毛悴色夭, 死於冬也. 一, 喜樂無極則傷魄，魄傷則狂，狂則意不存人，皮革焦，毛悴色夭，死於夏也．一，悲哀動中則傷魂，魂傷則狂妄不精，不精則不正，陰縮而攣筋，兩脇骨不擧，毛悴色夭，死於秋也．一，憂愁不已則傷意，意傷則悗亂，四肢不擧，毛悴色夭，死於春也．一，盛怒不止則傷志，志傷則喜忘其前言，腰脊不可以俯仰屈伸，毛悴色夭，死於季夏也．一，勞倦過度則傷氣，氣傷則火愈壯，壯火則食氣，故無氣以動，喘乏汗出，內外皆越，則氣日耗，氣日耗則死矣．

虛損爲六極之證：一，數轉筋，十指爪甲痛，筋極也．一，牙齒動，手足痛，不能久立，骨極也．一，面無血色，頭髮墜落，血極也．一，身上往往如鼠走，削瘦乾黑，肉極也．一，氣少無力，身無膏澤，翕翕羸瘦，眼無精光，立不能定，身體苦痒，搔之生瘡，精極也．一，胸脇逆滿，恒欲大怒，氣少不能言，氣極也．

［按］前人分七傷之證．似多不經．依『內經』改之．庶後學易明也．

虛勞死證

陰勞細數形盡死，陽勞微革氣脫終，枯白顴紅，一側臥，嗽啞咽痛咯星紅．五臟無胃爲眞臟，形肉雖存不久停．一息二至名曰損，一息一至行尸名．大骨枯槁大肉陷，動作益衰精髓空．眞臟未見一歲死，若見眞臟剋期凶．喘滿動形六月死，一月內痛引肩胸，身熱破䐃肉盡脫，十日之內不能生．眞臟脈見目眶陷，目不見人頃刻傾．若能見人神猶持，至所不勝日時終．

［註］陰虛之勞脈細數，則必形消著骨而後死者，陰主形也．陽虛之勞脈微革，則不待痿盡忽然而脫者，陽主氣也．五臟之脈無和緩象，爲無胃之眞臟脈，卽形肉雖存，亦必不久於人世也．一息二至，損病之脈也．一息一至，行尸之脈也．大骨，顴·肩·股·腰之大骨也．大肉·頭·項·四肢之大肉也．枯槁者，骨痿不能支也．陷下者，肉消陷成坑也．動作精神漸衰，眞臟脈不見，期一歲死．若眞臟脈見，遇所不勝之時日，凶可期也．若眞臟脈不見，有是證者，喘滿動形，六月而死．有是證者，五臟內損，痛引肩胸者，一月而死．有是證者，肉盡之處，皆枯燥破裂，謂之破䐃，身熱不已，十日內死．眞臟脈見，目眶下陷，視不見人，頃刻而死．若能見人，則神尙未去，至所不勝之日時而死也．

虛勞治法

後天之治本血氣，先天之治法陰陽，腎肝心肺治在後，脾損之法同內傷．

［註］後天脾胃水穀生化榮衛，故治法本乎氣血．先天腎藏精氣生化之原，故治法本乎陰陽．五臟虛損治法，俱在於後，而脾臟虛損治法已載內傷，故曰同內傷也．

拯陰理勞湯

陰虛火動用拯陰，皮寒骨蒸欬嗽侵，食少痰多煩少氣，生脈歸芍地板貞．薏苡橘丹連合草，汗多不寐加棗仁，燥痰桑貝濕苓半，阿膠欬血骨熱深．

［註］此方卽人參·麥冬·五味·當歸·白芍·生地·龜板·女貞·薏苡·橘紅·丹皮·蓮子·百合·炙草也．汗多不寐，俱加棗仁．欬而嗽痰，加桑皮·貝母．嗽而濕痰，加茯苓·半夏．欬嗽咯血，加阿膠．骨蒸熱深，加地骨皮也．

極陽理勞湯

陽虛氣弱用拯陽，倦怠惡煩勞則張，表熱自汗身痠痛，減去升柴補中方，更添桂味寒加附，瀉入升柴訶蔻香，夏欬減桂加麥味，冬欬不減味乾薑．

［註］此湯卽人參·黃芪·炙草·白朮·陳皮·肉桂·當歸·五味子也．倦怠，懶於動也，惡煩

勞動, 則氣張而喘乏也. 惡寒加附子, 泄瀉仍入升麻·柴胡, 更加訶子·肉蔻·木香也. 夏月欬嗽·減肉桂加麥冬·五味子, 冬月欬嗽, 不減肉桂, 更加五味子·乾薑也.

六味地黃湯 都氣湯 七味地黃湯 生脈地黃湯 桂附地黃湯 知柏地黃湯 金匱腎氣湯

腎虛午熱形消瘦, 水泛爲痰津液傷, 欬嗽盜汗失精血, 消渴淋濁口咽瘡. 熟地藥萸丹苓澤, 加味勞嗽都氣湯. 引火歸元加肉桂, 火妄刑金生脈良. 桂附益火消陰翳, 知柏壯水制陽光. 車牛桂附名腎氣, 陽虛水腫淋濁方.

[註] 午熱, 午後發熱也. 水泛爲痰, 謂日食飮食所化津液, 腎虛不能攝水, 泛上爲痰也. 盜汗, 謂睡而汗出, 覺而卽止之汗也. 失精, 遺精也. 消渴, 謂飮水而卽消, 渴仍不止也. 淋者, 尿淋漓不利也. 濁者, 尿之前後有濁液也. 口咽生瘡, 虛火炎也. 均宜六味地黃湯治之. 勞嗽加味, 謂加五味子, 名都氣湯也. 引火歸元加肉桂, 名七味地黃湯. 火妄刑金加生脈飮, 名生脈地黃湯也. 桂附, 謂加肉桂·附子. 知柏, 謂加知母·黃柏. 車牛桂附, 謂加車前·牛膝·肉桂·附子, 名桂附·知柏腎氣等湯也.

大補陰丸 滋陰降火湯

大補陰丸制壯火, 滋陰降火救傷金, 龜板知柏地髓劑, 二冬歸芍草砂仁. 欬加百味汗地骨, 血痰金貝虛芪參, 虛熱無汗宜散火, 有汗骨蒸亦補陰.

[註] 陰虛火旺, 無水以制, 宜用大補陰丸滋水制火. 方卽龜板·知母·黃柏·生地爲末, 猪脊髓煉蜜爲丸. 若火旺無制, 妄行傷金, 肺痿欬嗽, 宜用滋陰降火湯救其傷金. 方卽大補陰丸加麥冬·天冬·當歸·白芍·炙草·縮砂. 欬甚加百合·五味子, 盜汗加地骨皮, 咯血加鬱金, 痰多加川貝母, 氣虛加人參·黃芪. 凡虛熱如火烙手, 無汗者爲火鬱, 宜升陽散火湯, 有汗者爲骨蒸, 亦宜大補陰丸及滋陰六黃等湯也.

保元湯

一切氣虛保元湯, 芪外參內草中央, 加桂能生命門氣, 痘瘡灰陷與清漿.

[註] 保元湯, 卽人參·黃芪·炙草也. 黃芪補表氣, 人參補裏氣, 炙草補中氣, 加肉桂能生命門眞氣, 且能治小兒痘瘡灰白·頂陷·淸漿.

四君子湯 五味異功湯 六君子湯 七味白朮湯 四獸飮

脾胃氣虛四君子, 脈軟形衰面白黃, 倦怠懶言食少氣, 參苓朮草棗薑强. 氣滯加陳異功散, 有痰橘半六君湯, 肌熱瀉渴藿木葛, 虛瘧六君果梅薑.

[註] 治氣虛兼氣滯不快, 依四君加陳皮, 名五味異功散. 治氣虛兼有痰飮, 依四君加橘紅, 半夏, 名六君子湯. 治氣虛肌熱渴瀉, 依本方加藿香, 木香, 葛根, 名七味白朮散. 治氣虛久瘧留連不愈, 依六君子湯, 加草菓, 烏梅, 生薑, 名四獸飮.

芎歸湯 開骨散

一切血病芎歸湯, 產後胎前必用方, 氣虛難產參倍入, 交骨難開龜髮良.

[註] 芎歸湯, 卽川芎·當歸, 又名佛手散. 氣虛産難或時久傷氣, 依本方倍加人參. 臨産交骨難開, 依本方加整龜板一具, 本人梳下亂髮一團, 他人梳下之髮亦可, 名開骨散.

四物湯 聖愈湯 六物湯 加味四物湯 地骨皮飮

調肝養血宜四物, 歸芎芍地酌相應, 氣虛血少參芪補, 氣燥血熱知柏清. 寒熱柴丹炒

梔子，但熱無寒丹骨平．熱甚芩連寒桂附，止血茅蒲破桃紅．

［註］調肝養血宜四物湯，卽當歸·川芎·白芍·熟地黃．酌相應，謂補血用白芍·熟地，破血用赤芍，凉血用生地．氣虛血少，宜加參·芪，名聖愈湯．氣燥血熱，宜加知·柏，名六物湯．血虛寒熱往來，宜加味四物湯，卽本方加柴胡·丹皮·炒梔子也．血虛惟發熱不惡寒，宜地骨皮飮，卽本方加地骨皮·牡丹皮也．血分熱甚，依本方加黃芩·黃連．寒甚加肉桂·附子，破血加桃仁·紅花，止血加茅根·蒲黃炒黑．

八珍湯 十全大補湯 人參養榮湯

一切氣血兩虛證，八珍四物與四君，氣乏色枯毛髮落，自汗盜汗悸忘臻，發熱欬嗽吐衄血，食少肌瘦泄瀉頻，十全大補加芪桂，榮去芎加遠味陳．

［註］氣虛，四君子湯．血虛，四物湯．氣血兩虛，八珍湯．八珍者，卽四君·四物也．若有氣乏色枯，毛髮脫落，自汗盜汗，心悸健忘，發熱欬嗽，吐血·衄血，食少肌瘦，泄瀉等證，則宜十全大補湯，卽八珍湯加黃芪·肉桂也．人參養榮湯，卽十全大補湯減去川芎，更加遠志·五味子·陳皮也．

小建中湯 黃芪建中湯 當歸建中湯 雙和飮

虛勞腹痛小建中，悸衄之血夢失精，手足煩熱肢酸痛，芍草飴桂棗薑同，衛虛加芪黃芪建，榮虛當歸建中名，溫養氣血雙和飮，三方減飴加地芎．

［註］諸虛勞極，裏急腹痛，宜以小建中湯溫和脾胃．並治裏虛心悸，衄下亡血，夜夢失精，手足煩熱，四肢痠痛，血液虧損等證．是方白芍藥·甘草·飴糖·中桂·大棗·生薑也．若衛氣虛者，加黃芪，名曰黃芪建中湯．若裏不急，腹不痛有是證者，則當以溫養氣血，用雙和飮，卽此三方減去飴糖，加入熟地·川芎，乃八珍湯減人參·白朮·茯苓，加黃芪·中桂，盖以補陰血爲主也．

補肝湯

補肝湯治肝虛損，筋緩不能自收持，目暗䀮䀮無所見，四物酸棗草瓜宜．

［註］補肝湯，卽當歸·川芎·白芍·熟地·酸棗仁·炙草·木瓜也．

加味救肺飮

加味救肺治肺損，嗽血金家被火刑，歸芍麥味參芪草，百花紫菀馬兜鈴．

［註］加味救肺飮，卽當歸·白芍·麥冬·五味子·人參·黃芪·炙草·百合·款冬花·紫菀·馬兜鈴也

天王補心丹

天王補心心虛損，健忘神虛煩不眠，栢子味苓歸地桔，三參天麥遠砯酸．

［註］是方，卽栢子仁·五味子·茯苓·當歸·生地·桔梗·丹參·人參·元參·天冬·麥冬·遠志·砯砂·酸棗仁．

歸脾湯

歸脾思慮傷心脾，熱煩盜汗悸驚俱，健忘怔忡時恍惚，四君酸遠木歸芪．

［註］悸，心自跳動也．驚，目觸物駭也．健忘，言事易忘也．怔忡，心衝動甚也．恍惚，心時不明也．方乃四君子，加酸棗仁·遠志·木香·當歸·黃芪．

人參固本湯丸 保元生脈固本湯

固本肺腎兩虛病，肺痿欬血欲成勞，二冬二地人參共，保元生脈脾同調．

［註］人參固本湯·丸，卽人參·天冬·麥冬·

生地·熟地也. 依本方再加保元之黃芪·炙草, 生脈之五味, 三方合一, 名保元生脈固本湯. 同調, 謂同調脾·肺·腎三經虛也.

逍遙散

逍遙理脾而淸肝, 血虛骨蒸煩嗽痰, 寒熱頰赤脇不快, 婦人經病脈虛弦, 朮苓歸芍柴薄草, 加味梔丹肝熱添, 肝氣滯鬱陳撫附, 熱加吳萸炒黃連.

[註] 是方, 卽白朮·茯苓·當歸·白芍·柴胡·薄荷·甘草也. 肝氣熱, 依本方加炒梔子·丹皮, 名加味逍遙散. 肝氣滯加陳皮, 肝氣鬱加撫芎·香附, 肝氣鬱熱, 加吳茱萸·炒川黃連. 惟薄荷只可少許爲引, 不宜多用.

癆瘵總括

癆瘵陰虛蟲乾血, 積熱骨蒸欬嗽痰, 肌膚甲錯目黯黑, 始健不瀉下爲先.

[註] 久病癆疾而名曰瘵. 瘵者, 敗也, 氣血兩敗之意也. 有陰虛乾血者, 有陰虛積熱者, 當以諸補陰藥治之. 肌膚甲錯, 謂皮膚乾澁也. 目黯黑者, 謂目黑無光也. 始健, 謂初病尙壯. 不瀉, 謂久病不瀉也, 二者皆可以攻下爲先治也.

癆瘵治法

癆瘵至瀉則必死, 不瀉能食尙可痊. 初取利後宜詳審, 次服柴胡淸骨煎. 虛用黃芪鼈甲散, 熱衰大補養榮參. 皮熱柴胡胡連入, 骨蒸靑蒿鼈甲添. 陰虛補陰諸丸劑, 陽虛補陽等湯圓. 欬嗽自同欬嗽治, 嗽血成方太平丸.

[註] 癆瘵之人, 病至大便泄瀉, 則必死矣. 若不瀉能食, 尙堪任藥攻治, 故可痊也. 初取利後, 審其熱之微甚, 人之强弱. 若熱甚人强, 宜用柴胡淸骨散. 熱不甚人弱, 宜用黃芪鼈甲散. 熱微人弱, 宜用十全大補·人參養榮等湯. 若皮外發熱, 加柴胡·胡連. 骨內蒸熱, 加靑蒿·鼈甲. 午後陰虛發熱, 宜用補陰諸丸湯藥. 陽虛惡寒淸瘦, 宜用補陽諸丸湯藥. 欬嗽不已, 同欬門方參而治之. 嗽血者, 宜用成方太平丸可也.

大黃䗪蟲丸 大黃靑蒿煎 傳屍將軍丸

乾血大黃䗪蟲治, 積熱蒿黃膽便煎, 癸亥腰眼灸七壯, 後服傳屍將軍丸.

[註] 大黃䗪蟲丸有成方. 大黃靑蒿煎, 卽靑蒿·大黃·猪膽汁·童便煎. 癆瘵日久, 有生惡蟲, 身死之後, 多遭傳染, 甚而滅門, 名曰傳屍癆. 宜癸亥日灸兩腰眼各七壯, 後服傳屍將軍丸. 此方載『丹溪心法』書中.

柴胡淸骨散

淸骨骨蒸久不痊, 熱甚秦知草胡連, 鼈甲靑蒿柴地骨, 韭白髓膽童便煎.

[註] 此方乃秦艽·知母·炙草·胡連·鼈甲·靑蒿·柴胡·地骨皮·韭白·猪脊髓·猪膽汁·童便也.

黃芪鼈甲散

黃芪鼈甲虛勞熱, 骨蒸晡熱渴而煩, 肌肉消瘦食減少, 盜汗欬嗽出血痰. 生地赤芍柴秦草, 知芪菀骨半苓煎, 人參桂桔俱減半, 鼈甲天冬桑倍添.

[註] 此方卽生地·赤芍·柴胡·秦艽·炙草·知母·黃芪·紫菀·地骨皮·半夏·茯苓·人參·桂枝·桔梗·鼈甲·天冬·桑白皮也.

自汗盜汗總括

自汗表陽虛惡冷, 陽實蒸熱汗津津, 盜汗陰虛分心腎, 心虛不固火傷陰.

[註] 無因汗出, 謂之自汗. 自汗謂表陽虛, 汗出則惡寒冷, 宜用後方. 若蒸蒸發熱, 汗出

不惡寒，則爲裏陽實，宜以調胃承氣湯下之. 睡則汗出，覺則汗止，謂之盜汗. 盜汗爲陰虛，當分心虛不固，心火傷陰也.

黃芪六一湯 玉屛風散 黃芪建中湯

自汗表虛黃芪草，玉屛風散朮芪防，氣虛加參陽虛附，血虛黃芪建中湯.

[註] 黃芪六一湯，卽黃芪六錢，甘草一錢也. 玉屛風散，卽黃芪·白朮·防風也. 二方皆治表虛自汗，若氣虛加人參，陽虛加附子可也. 若不惡寒不氣少，則爲血虛，不可用參·附，宜黃芪建中湯，卽小建中湯加黃芪也. 方在傷寒門.

當歸六黃湯 酸棗仁湯

盜汗心火下傷陰，歸芪二地柏連芩，心虛酸棗芎歸地，知柏苓芪五味參.

[註] 當歸六黃湯，治心火傷陰盜汗，卽當歸·黃芪·黃芩·黃連·黃柏·生熟地黃也. 酸棗仁湯，治心虛不固盜汗，卽酸棗仁·當歸·白芎·生地·知母·黃柏·茯苓·黃芪·五味子·人參也.

失血總括

九竅出血名大衄，鼻出鼻衄腦如泉，耳目出血耳目衄，膚出肌衄齒牙宣，內衄嗽涎脾唾腎，咯心欬肺嘔屬肝，精竅溺血膀胱淋，便血大腸吐胃間.

[註] 九竅一齊出血，名曰大衄. 鼻出血，曰鼻衄. 鼻出血如泉，曰腦衄. 耳出血，曰耳衄. 目出血，曰目衄. 皮膚出血，曰肌衄. 齒牙出血，曰齒衄，又名牙宣. 此皆衄血隨所患處而命名也. 若從口出則爲內衄，內衄出血，涎嗽出於脾，唾出於腎，咯出於心，欬出於肺，嘔出於肝，吐出於胃，溺血從精竅而出，淋血從膀胱而出. 嘔吐之分，嘔則有上逆漉漉之聲，吐則無聲也.

失血死證

失血身凉脈小順，大疾身熱臥難凶，口鼻涌出而不止，大下潰腐命多傾.

[註] 大疾，脈大疾也. 臥難，不能臥也. 大衄·大下，血出如涌泉不止，內潰腐屍之氣，則命傾也.

失血治法

陽乘微熱血妄行，血犯氣分不歸經，血病及腑滲入濁，由來臟病溢出清. 熱傷失血宜清熱，勞傷理損自然平，努卽內傷初破逐，久與勞傷治法同.

[註] 凡失血之證，陽盛乘陰，則血爲熱迫，血不能安於脈中而妄行氣分，不能回歸經脈也. 若血病傷及於腑者，則血滲入腸胃濁道，上從咽出，下從二便而出也. 血病傷及於臟者，則血溢出胸中淸道，上從喉出，下從精竅而出也. 夫血藏於臟內，行於脈中，軀殼之中不可得而見也. 非有損傷，不能爲病. 而損傷之道有三，一曰熱傷，宜以淸熱爲主. 一曰勞傷，宜以理損爲主. 一曰努傷，初宜以破逐爲主，久亦宜以理損爲主也.

犀角地黃湯

熱傷一切失血病，犀角地黃芍牡丹，胸膈滿痛加桃大，熱甚吐衄入芩連，因怒嘔血柴梔炒，唾血元參知柏煎，咯加二冬嗽二母，涎壅促嗽鬱金丸.

[註] 熱傷一切失血之病，皆宜犀角地黃湯. 若胸膈滿痛，是爲瘀血，加桃仁·大黃. 若吐血熱盛，加黃芩·黃連. 因怒致吐血及嘔血者，加柴胡·炒梔. 唾血加元參·黃柏·知母，咯血加天冬·麥冬，嗽血加知母·貝母. 涎壅氣促，陣陣急嗽帶出血者，宜鬱金丸，方在後.

加味救肺飮加鬱金湯

勞傷吐血救肺飮嗽，血加調鬱金湯．形衰無熱氣血弱，人參養榮加麥良．

［註］ 救肺飮，卽虛勞門之加味救肺飮加調鬱金末也．若氣血虛弱不見火象，宜用人參養榮湯加麥門冬也．

芎歸湯

飽食用力或持重，努破脈絡血歸芎，嘔血漉漉聲上逆，跌撲墮打有瘀行．

［註］ 飽食用力，或因持重努傷脈絡，失血涌吐，宜用芎歸飮，引血歸經．及嘔血跌撲墮打，傷其脈絡，令人大吐者，亦皆宜之．其有瘀血者，或加大黃以下之，或加桃仁·紅花以破之，或加鬱金·黃酒以行之．

參地煎

參地衄吐血不已，熱隨血減氣隨亡，氣虛人參爲君主，血熱爲君生地黃．

［註］ 參地煎，卽人參·生地黃也．凡因熱傷衄·吐血不已者，則熱已隨血減，然氣亦隨血亡也．氣虛甚者，當倍人參爲君，血熱者，宜倍生地爲君．時時煎服自止也．

瀉肺丸

嗽血壅逆虛蘇子，積熱痰黃瀉肺丸，蔞仁半貝金葶杏，三黃惟大有除添．

［註］ 嗽血痰壅氣逆，形氣虛者，蘇子降氣湯降之，方見諸氣門．痰黃積熱，形氣實者，用瀉肺丸下之，卽栝蔞仁·半夏·浙貝母·鬱金·苦葶藶子·杏仁·黃連·黃芩·大黃也．惟大黃形氣實者加之，若形氣虛者，或大便溏瀉，則減去不用．

保肺湯

保肺肺癰吐膿血，白芨薏苡貝金陳，苦梗苦葶甘草節，初加防風潰芪參．

［註］ 保肺湯，卽白芨·薏苡仁·貝母·金銀花·陳皮·苦桔梗·苦葶藶·甘草節也．初起加防風，潰後加生黃芪·人參．

牛膝四物湯

尿血同出痛淋血，尿血分出溺血名，溺血精竅牛四物，淋血八正地金通．

［註］ 淋血·溺血二證，若尿與血同出而痛，名曰淋血．尿與血分出，名曰溺血．溺血爲精竅之病，用四物倍加牛膝．淋血爲尿竅之病，用八正散，加木通·生地·鬱金治之．

珀珠散

溺血諸藥而不效，塊血竅滯莖急疼，珀珠六一硃砂共，引煎一兩整木通．

［註］ 溺血一證，乃精竅爲病，每因忍精不泄，提氣採戰，或因老年竭慾而成．服諸藥不效者，所溺之血成塊，竅滯不利，莖中急疼欲死者，用珀珠散，日三服，每服三錢，引用整木通去粗皮黃色者，煎湯調服．其方卽琥珀末一錢，珍珠末五分，硃砂末五分，飛滑石六錢，甘草末一錢，合均，分三服．若其人大便結燥不通，以八正散加牛膝·鬱金下之．有熱尿澁，以導赤散加牛膝·鬱金淸之．利後仍服此藥，自有奇功．

槐花散

便血內熱傷陰絡，風合腸風濕臟瘍，槐花側枳連炒穗，風加秦防濕楝蒼．

［註］ 便血二證，腸風·臟毒．其本皆熱傷陰絡，熱與風合爲腸風，下血多淸．熱與濕合爲臟毒，下血多濁．均宜槐花散，卽炒槐花·炒側栢葉·醋炒枳殼·川黃連·炒荊芥穗，爲末，烏梅湯調服．腸風，加秦艽·防風．臟毒，加炒苦楝·炒蒼朮．若大腫大痛，大便不通，當以臟毒未潰之瘍治之，非臟毒下血之病也．

升陽去濕和血湯

便血日久凉不應，升補升芪蒼桂秦，歸芍丹陳二地草，熱加萸連虛人參.

[註] 便血日久，服凉藥不應，宜升補，用升陽去濕和血湯. 卽升麻·黃芪·蒼朮·肉桂·秦艽·當歸·白芍·丹皮·陳皮·生地·熟地·生甘草·炙甘草也. 有熱，稍加吳茱萸炒川連. 虛加人參可也.

消渴總括

試觀年老多夜溺，休信三消盡熱乾，飮多尿少渾赤熱，飮少尿多淸白寒.

[註] 上消屬肺，飮水多而小便如常. 中消屬胃，飮水多而小便短赤. 下消屬腎，飮水多而小便渾濁，三消皆燥熱病也. 然試觀年老好飮茶者，夜必多溺，則休信三消皆熱，而亦有寒者矣. 飮水多，小便少而渾赤者屬熱，是火盛耗水而渾也. 飮水少，小便多而淸白者屬寒，是火虛不能耗水也.

消渴生死

三消便硬若能食，脈大實强尚可醫，不食舌白傳腫瀉，熱多舌紫發癰疽.

[註] 三消，飮水多不能食，若能食大便硬，脈大强實者，爲胃實熱，下之尙可醫也. 若不能食，濕多舌白滑者，病久則傳變水腫泄瀉. 熱多舌紫乾者，病久則發癰疽而死也.

消渴治法

竹葉黃芪湯

便硬能食脈大强，調胃金花斟酌當，不食渴瀉白朮散，竹葉黃芪不瀉方，黃芪黃芩合四物，竹葉石膏減粳薑，氣虛胃熱參白虎，飮一溲二腎氣湯.

[註] 調胃，謂調胃承氣湯. 金花，謂梔子金花湯. 方俱在傷寒門，酌其所當用可也. 不食而渴，已屬胃虛，兼之泄瀉，胃虛無熱矣. 故用七味白朮散，方在虛損門. 若不食而渴，亦不瀉者，是雖虛而猶有燥熱也，宜用竹葉黃芪湯，卽黃芪·黃芩·當歸·川芎·白芍·生地·竹葉·石膏·人參·炙草·麥冬·半夏也. 若氣虛胃熱盛者，宜用人參白虎湯. 若下焦虛寒，飮一溲二者，宜用腎氣湯.

御纂醫宗金鑑 卷四十一

神之名義

形之精粹處名心，中含良性本天眞，天眞一氣精神祖，體是精兮用是神.

[註] 動植之物，一有其形，則形之至精·至粹之處，卽名曰心. 動物之心者，形若垂蓮，中含天之所賦，虛靈不昧之靈性也. 植物之心者，卽中心之芽，中含天之所賦·生生不已之生意也. 此形若無此心，則形無主宰，而良性·生意亦無著落矣. 此心若無良性·生意，則心無所施用，不過是一團死肉，一枯草木之芽耳. 盖人雖動物之貴，而其中含良性與一切動物皆同，本乎天眞也. 天眞之氣，分而言之爲精·氣·神. 故曰，以精爲體，以神爲用也. 合而言之，渾然一氣，故曰，天眞一氣，精神之祖也

神之變化

神從精氣妙合有，隨神往來魂陽靈，並精出入陰靈魄，意是心機動未形，意之所專謂之志，志之動變乃思名，以思謀遠是爲慮，用慮處物智因生.

[註] 魂，陽之靈，隨神往來. 魄，陰之靈，並精出入. 盖神機不離乎精氣，亦不雜乎精氣，故曰，妙合而有也，故指神而言，則神超乎精氣之外. 指精氣而言，則神寓乎精氣之中. 意者，心神之機，動而未形之謂也. 志者，意所專注也. 思者，志之變動也. 慮者，以思謀遠之謂也. 智者，以慮處物之謂也. 此皆識神變化之用也.

五臟神情

心藏神兮脾意智，肺魄肝魂腎志精，氣和志達生喜笑，氣暴志憤恚怒生，憂思繫心不解散，悲哭哀苦悽然情，內生懼恐求人伴，外觸駭然響動驚.

[註] 五臟所藏七神，心藏神，脾藏意與智，肺藏魄，肝藏魂，腎藏精與志也. 五臟所生七情，心生喜，肝生怒，脾生憂思，肺生悲，腎生恐也. 氣和則志達，故生喜笑. 氣暴則志憤，故生恚怒. 繫心不解散，故生憂思. 悽心則哀苦，故生悲哭. 內恐外觸非常事物，故生恐懼驚駭也.

神病治法

硃砂安神丸

內生不恐心跳悸，悸更驚惕是怔忡，善忘前言曰健忘，如昏似慧恍惚名，失志傷神心膽弱，痰飮九氣火相乘. 清熱硃連歸地草，餘病他門治法精.

[註] 驚悸·怔忡·健忘·恍惚·失志·傷神等病，皆因心虛膽弱，諸邪得以乘之也. 心氣熱者，先用硃砂安神丸以淸之. 其餘虛實諸邪，則當與虛損·九氣·癲癎·痰飮等門合證揀方，自有效法之處.

仁熟散

恐畏不能獨自臥，膽虛氣怯用仁熟，栢仁地枸味萸桂，參神菊殼酒調服.

[註] 恐畏不能獨自臥者，皆因氣怯膽虛也. 仁熟散，卽栢子仁·熟地黃·枸杞子·五味子·山茱萸·桂心·人參·茯神·菊花·枳殼爲末，老酒調服也.

癲癎總括

經言癲狂本一病，狂乃陽邪癲是陰. 癲疾

始發意不樂, 甚則神癡語不倫.狂 怒兇狂多不臥, 目直罵詈不識親. 癎發吐涎昏噤倒, 抽搐省後若平人.

[註] 李時珍曰, 經有言癲狂疾者, 又言癲疾爲狂者, 是癲狂爲兼病也. 邪入於陽者狂, 邪入於陰者癲. 盖癲疾始發, 志意不樂, 甚則精神呆癡, 言語不倫, 而睡如平時, 以邪併於陰也. 狂疾始發多怒不臥, 甚則兇狂欲殺, 目直罵詈, 不識親疎, 而夜多不臥, 以邪併於陽也. 然俱不似癎疾, 發則吐涎神昏, 卒倒無知, 口噤牙緊, 抽搐時之多少不等, 而省後起居飮食皆若平人爲別也. 癎雖分而爲五, 曰, 雞·馬·牛·羊·猪名者, 以病狀偶類故也. 其實痰·火·氣·驚, 四者而已, 所以爲治同乎癲狂也.

三聖散 青州白丸子 滾痰丸 遂心丹 礬鬱丸 控涎丹 抱膽丸 鎭心丹

癲狂癎疾三聖吐, 風痰白丸熱滾痰. 痰實遂心氣礬鬱, 痰驚須用控涎丹. 無痰抱膽鎭心治, 發灸百會自然安. 初發皂角灌鼻內, 涎多欲止點湯鹽.

[註] 癲狂癎疾初起多痰者, 先以三聖散吐之. 風盛有痰者, 用青州白丸子. 熱盛有痰者, 用礞石滾痰丸 青礞石·沈香·百藥煎·川大黃·黃芩. 痰而形氣實者用遂心散, 甘遂·硃砂·猪心也. 痰而兼氣者用礬鬱丸, 白礬·鬱金也. 痰而兼驚者用控涎丹. 無痰神輕因而驚悸者用鎭心丹·抱膽丸, 皆成方也. 癎病發時灸百會, 不拘壯數, 以甦爲止. 再發再灸, 以愈爲度. 初發用皂角汁灌鼻內, 其風涎卽從鼻口中涕唾而出. 若甦後其涎不止, 以鹽湯服之自止.

諸氣總括

寒氣 炅氣 喜氣 怒氣 勞氣 思氣 悲氣 恐氣 驚氣

一氣觸爲九寒炅, 喜怒勞思悲恐驚. 寒收外束腠理閉, 炅泄內蒸腠理通, 喜則氣緩虛極散, 勞耗思結氣難行, 怒氣逆上甚嘔血, 下乘脾虛飧瀉成, 恐則氣下傷精志, 驚心無倚亂怔忡, 悲消榮衛不散布, 壯行弱著病叢生.

[註] 一氣流行, 不爲邪觸, 何病之有? 若爲寒觸, 外束皮膚, 腠理閉, 其氣收矣, 卽寒病也. 炅, 火也. 若爲火觸, 熱蒸汗出, 腠理閉, 其氣泄矣, 卽暑病也. 若爲喜觸, 喜則氣和志達, 其氣緩矣. 素中虛極者, 緩則氣散, 卽暴脫也. 若爲勞觸, 勞則喘息, 且汗出, 其氣耗矣, 卽勞倦也. 若爲思觸, 心有所存, 氣留不行, 其氣結矣. 卽鬱氣也. 若爲怒觸, 怒則氣逆甚嘔血, 其氣上矣. 上極而下, 乘脾之虛, 則爲飧泄也. 若爲恐觸, 恐則精却傷精志, 其氣下矣. 若爲驚觸, 心無所依, 神無所歸, 慮無所定, 其氣亂矣. 怔忡心動, 不安之病也. 若爲悲觸, 心肺氣戚, 榮衛不散, 其氣消矣. 凡此九氣叢生之病, 壯者得之氣行而愈, 弱者得之氣著爲病也.

諸氣辨證

短氣氣短不能續, 少氣氣少不足言, 氣痛走注內外痛, 氣鬱失志怫情間, 上氣氣逆蘇子降, 下氣氣陷補中宣, 臭甚傷食腸胃鬱, 減食消導自然安.

[註] 短氣者, 氣短而不能續息也. 少氣者, 氣少而不能稱形也, 皆爲不足之證. 氣痛者, 氣爲邪阻, 氣道不通, 或在經絡, 或在臟腑, 攻衝走注疼痛也. 上氣乃濁氣上逆, 下氣爲清氣下陷. 氣鬱者, 或得於名利失志, 或得於公私怫情, 二者之間也. 濁氣上逆, 蘇子降氣湯. 清氣下陷, 補中益氣湯, 甚者加訶子·五味子. 然清氣下陷, 下氣不甚臭穢, 惟傷食下氣, 其臭甚穢, 乃腸胃鬱結, 穀氣內發, 而不宣通於腸胃之外. 鬱在胃者, 上噫氣也. 鬱在腸者,

下失氣也. 補中益氣湯, 方見內傷門.

諸氣治法

寒熱熱寒結者散, 上抑下擧驚者平, 喜以恐勝悲以喜, 勞溫短少補皆同.

[註] 寒者熱之, 痲黃·理中是也. 熱者寒之, 白虎·生脈是也. 結者散之, 越鞠解鬱是也. 上者抑之, 蘇子降氣是也. 下者擧之, 補中益氣是也. 驚者平之, 鎭心·妙香是也. 喜以恐勝, 悲以喜勝, 以情治情是也. 勞者溫之, 短氣·少氣者補之, 保元·四君是也.

木香流氣飮

木香流氣調諸氣, 快利三焦榮衛行, 達表通裏開胸膈, 腫脹喘嗽氣爲疼. 六君丁皮沈木桂, 白芷香附果蘇青, 大黃枳朴檳蓬朮, 麥冬大腹木瓜通.

[註] 木香流氣飮, 調治一切諸氣爲病. 其功能快利三焦, 通行榮衛, 外達表氣, 內通裏氣, 中開胸膈之氣, 其水腫脹滿, 氣壅喘嗽, 氣痛走注, 內外疼痛, 並皆治之. 卽人參·白朮·茯苓·炙草·橘皮·半夏·丁皮·沈香·木香·中桂·白芷·香附·草果·蘇葉·靑皮·大黃·枳殼·厚朴·檳榔·蓬朮·麥冬·大腹皮·木瓜·木通也.

分心氣飮

分心氣飮治七情, 氣滯胸腹不流行. 正減芷朴通木附, 麥桂青桑檳殼蓬.

[註] 分心氣飮, 治七情氣滯, 胸腹之病. 正者, 謂藿香正氣散也. 正減者, 謂卽藿香正氣散方減白芷·厚朴, 加木通·木香·香附·麥冬·官桂·靑皮·桑皮·檳榔·枳殼·蓬朮也.

蘇子降氣湯 越鞠湯

蘇子降氣氣上攻, 下虛上盛氣痰壅, 喘欬涎嗽胸膈滿, 氣秘氣逆嘔鮮紅, 橘半肉桂南蘇子, 前朴沈歸甘草同. 鬱食氣血痰濕熱, 越鞠蒼梔麯附芎.

[註] 蘇子降氣湯, 治下虛上盛, 氣壅上攻, 喘欬涎嗽, 胸膈滿悶, 氣秘便難, 氣逆嘔血, 卽橘皮·半夏·肉桂·南蘇子·前胡·厚朴·沈香·當歸·甘草也. 越鞠湯治六鬱-食鬱·氣鬱·血鬱·痰鬱·濕鬱·熱鬱, 卽蒼朮·山梔·神麯·香附·撫芎也. 夫氣鬱之病若久, 必與血·痰·濕·熱·飮·食相合, 故治鬱之方, 可治氣鬱也. 其氣實者加木香, 氣虛者加人參, 血實者加紅花, 血虛者加當歸, 痰多者加半夏, 濕多者加白朮, 熱多者加萸·連, 飮多者加茯苓, 食多者加麥蘗, 在臨證者消息耳.

四七湯

四七七氣鬱生痰, 梅核吐咯結喉間, 調和諸氣平和劑, 半苓厚朴紫蘇煎, 快氣橘草香附入, 婦人氣病效如仙, 惡阻更加芎歸芍, 氣痰濁帶送白丸.

[註] 四七湯, 治七情過節, 七氣病生, 鬱結生痰, 如絮如膜, 凝結喉間, 咯之不盡, 嚥之不下, 名曰梅核氣. 日久不愈, 變生噎膈, 上吐涎沫, 下秘二便也. 宜用此平和之劑, 卽半夏·茯苓·厚朴·紫蘇葉也. 胸腹中氣不快, 加橘皮·甘草·香附, 亦治婦人一切氣病. 婦人有孕喜吐者, 名曰惡阻, 更加川芎·當歸·白芍. 婦人肥白, 多痰氣鬱, 有白濁帶下者, 亦以本方送青州白丸子可也.

鎭心丹 妙香散

驚實鎭心硃齒血, 驚虛妙香木麝香, 山藥茯神參芪草, 硃砂桔梗遠苓菖.

[註] 心氣實病驚者, 宜用鎭心丹, 卽硃砂·龍齒末等分, 猪心血爲芡實大丸, 每服三丸, 麥冬湯下. 心氣虛病驚者, 宜用妙香散加菖蒲, 卽木香·麝香·山藥·茯神·人參·黃芪·炙草·硃砂·桔梗·遠志·茯苓·石菖蒲也.

遺精總括

不夢而遺心腎弱，夢而後遺火之强，過慾精滑清氣陷，久曠溢瀉味醇傷.

[註] 不夢而遺，謂無所感於心而自遺，則爲心腎虛弱不固也. 夢而後遺，謂有所感於心，相火煽而强迫之，則爲二火之强不固也. 或過慾之人，日慣精滑. 或淸氣不足，下陷不固. 或久曠之人，精盛溢瀉. 或醇酒厚味，火强不固，皆爲是病也.

龍骨遠志丸 坎離旣濟湯 封髓丹

心腎虛弱硃遠志，龍骨神苓菖蒲參，久曠火旺地知柏. 胃虛柏草縮砂仁.

[註] 龍骨遠志丸，治心腎虛弱，不夢而遺者，卽龍骨·硃砂·遠志·茯神·茯苓·石菖蒲·人參也. 坎離旣濟湯，治夢而後遺，火强久曠者，卽生地·黃柏·知母也. 若胃虛食少便軟，則不宜生地·知柏，恐苦寒傷胃，故宜封髓丹，卽黃柏·甘草·縮砂仁也.

補精丸

精出不止陽不痿，强中過補過淫成. 久出血痛形羸死，或發消渴或發癰. 陽盛坎離加龍骨，實熱解毒大黃攻. 調補骨脂韭山藥，磁石蓯蓉參鹿茸.

[註] 精出不止，陽强不倒，名曰强中. 此病皆因過服房術中補藥，或貪淫過慾而成也. 若不急治，日久精盡，陽强不化，迫血而出，疼痛不已，形羸而死. 或不卽死，亦必發消渴·大癰也. 陽盛陰虛者，宜大劑坎離旣濟湯，加生龍骨淸而補之. 形實熱盛者，宜黃連解毒湯，加大黃，先攻其熱可也. 病後熱去，調理宜補精丸，卽補骨脂·韭子·山藥·磁石·肉蓯蓉·人參·鹿茸也.

濁帶總括

濁病精竅溺自淸，穢物如膿陰內疼，赤熱精竭不及化，白寒濕熱敗精成.

[註] 赤多屬熱，亦有濁帶日久，精竭陽虛，不及化白而屬寒者. 白多屬寒，亦有敗精濕熱釀成腐化，變白而屬熱者. 是則不可槩以寒熱論赤白也.

淸心蓮子飮 萆薢分淸飮 珍珠粉丸

濁熱淸心蓮子飮，寒萆菖烏益草苓，濕熱珍珠炒薑栢，滑黛神麯椿蛤同.

[註] 赤濁帶下屬熱者，宜用淸心蓮子飮，方在淋門. 白濁帶下屬寒者，宜用萆薢分淸飮，卽萆薢·菖蒲·烏藥·益智·甘草·茯苓也. 赤白濁帶下屬濕熱者，宜用珍珠粉丸，卽炒黑薑·炒黃栢·滑石·靑黛·炒神麯·炒椿皮·蛤粉也.

黑錫丹

黑錫上盛下虛冷，精竭陽虛火上攻，上壅頭痛痰氣逆，下漏濁帶白淫精. 骨脂茴香葫蘆巴，肉蔻桂附木金櫻，沈香陽起巴戟肉，硫鉛法結要硏明.

[註] 赤白濁帶下屬虛寒者，及虛陽上攻，頭痛喘嗽，痰壅氣逆，俱宜黑錫丹. 卽補骨脂·小茴香·葫蘆巴·肉蔻·附子·肉桂·木香·金櫻子·沈香·陽起石·巴戟·硫黃·黑鉛也.

痰飮總括

陰盛爲飮陽盛痰，稠濁是熱沫淸寒，燥少粘連咯不易，濕多易出風掉眩，膈滿嘔吐爲伏飮，支飮喘欬腫臥難，飮流四肢身痛溢，嗽引脇痛謂之懸，痰飮素盛今暴瘦，漉漉聲水走腸間，飮留肺胸喘短渴，在心下悸背心寒.

[註] 飮則淸稀，故爲陰盛. 痰則稠濁，故爲

陽盛. 稠濁, 是熱痰屬心也. 沫清, 是寒痰屬腎也. 少而粘連咯不易出, 是燥痰屬肺也. 多而易出, 是濕痰屬脾也. 搐搦眩暈, 是風痰屬肝也. 膈上痰滿, 嘔吐痰涎, 此飲留於膈間, 名曰伏飲也. 喘欬面腫不得臥, 此飲留於肺, 名曰支飲也. 飲流四肢, 身體重痛, 此飲留行於體, 名曰溢飲也. 欬嗽引脇疼痛, 此飲留於脇下, 名曰懸飲也. 素盛今瘦, 漉漉有聲, 水走腸間, 此飲留於腸胃, 名曰痰飲也. 凡飲留於胸肺, 則喘滿短氣而渴. 飲留於膈下, 則心下悸或背心寒冷也.

二陳湯 燥痰湯

諸痰橘半茯苓草, 惟有燥者不相當, 風加南星白附子, 熱加芩連寒桂薑, 氣合四七鬱香附, 虛入參朮濕入蒼. 燥芩旋海天冬橘, 風消枳桔貝蔞霜.

[註] 諸痰, 謂一切痰, 皆宜二陳湯治之. 卽橘紅·半夏·茯苓·甘草也. 因有苓·半, 性過滲燥, 故與燥痰不相當也. 依本方風痰加南星·白附子, 熱痰加黃芩·黃連, 寒痰加乾薑·肉桂, 氣痰加厚朴·蘇葉, 卽是合四七湯也. 因鬱生痰加香附, 氣虛有痰加人參·白朮, 卽六君子湯也. 濕痰加蒼朮. 燥痰宜用燥痰湯, 卽枯黃芩·旋覆花·海石·天冬·橘紅·風化芒硝·枳殼·桔梗·貝母·栝蔞霜也.

茯苓指迷丸

茯苓風消枳殼半, 痰飲平劑指迷丸, 寒實瓜蒂透羅治, 熱實大陷小胃丹.

[註] 指迷丸, 治一切痰飲平和之劑, 卽茯苓·風化芒硝·枳殼·半夏也. 痰飲寒實者, 用瓜蒂散吐之, 或用透羅丹下之. 熱實者, 在膈上用大陷胸湯·丸, 在三焦用小胃丹攻之.

半夏茯苓湯加丁香湯 越婢加朮湯

流飲控涎苓桂治, 伏飲神佑半苓丁, 支飲葶藶懸十棗, 溢飲越朮小青龍.

[註] 留飲者, 謂一切飲留於上下, 內外也. 實者用控涎丹攻之, 虛者用苓桂朮甘湯溫之. 伏飲實者用神佑丸, 虛者用半夏三錢, 茯苓二錢, 丁香一錢, 生薑三錢, 煎服治之, 卽半夏茯苓湯加丁香也. 支飲用葶藶大棗湯, 懸飲用十棗湯治之. 溢飲有熱者用越婢加朮湯, 卽麻黃·石膏·甘草·生薑·大棗, 加蒼朮也. 有寒者用小青龍湯治之.

欬嗽總括

有聲曰欬有痰嗽, 聲痰俱有欬嗽名. 雖云臟腑皆欬嗽, 要在聚胃關肺中. 胃濁脾濕嗽痰本, 肺失清肅欬因生. 風寒火鬱燥痰飲, 積熱虛寒久勞成.

[註] 有聲無痰曰欬, 有痰無聲曰嗽, 有聲有痰曰欬嗽. 『內經』雖云, 五臟六腑皆令人欬. 而大要皆在聚於胃·關於肺也. 因胃濁, 則所游溢之精氣, 與脾濕所歸肺之津液皆不能淸, 水精之濁, 難於四布, 此生痰之本, 爲嗽之原也. 肺居胸中, 主氣淸肅. 或爲風寒外感, 或爲痰熱內干淸肅, 有失降下之令, 因氣上逆而欬嗽也. 久勞成, 謂久病欬嗽不已, 傷肺成勞也.

參蘇飮 芎蘇飮 香蘇飮 茯苓補心湯

參蘇感冒邪傷肺, 熱寒欬嗽嚏痰涎. 氣虛用參實減去, 二陳枳桔葛蘇前. 頭痛加芎喘加杏, 芩因熱入麻乾寒. 虛勞胎產有是證, 補心四物量抽添.

[註] 參蘇飮, 治感冒風寒傷肺, 欬嗽嚏唾痰涎·發熱惡寒也, 卽人參·蘇葉·橘紅·半夏·茯苓·甘草·枳殼·桔梗·前胡·葛根也. 形氣虛者, 必用人參, 若形氣實, 減去可也. 若頭痛, 依本方去人參, 以前胡易柴胡加川芎, 名芎蘇飮. 若喘嗽, 依本方去人參加杏仁, 名杏蘇飮.

若內有熱, 加黃芩, 有寒加麻黃·乾薑. 若虛勞之人, 及胎前産後而有是病, 依本方合四物湯, 名茯苓補心湯, 量其虛實·寒熱加減可也.

瀉心散 葶藶瀉白散

瀉白肺火鬱氣分, 喘欬面腫熱無痰, 桑骨甘草寒麻杏, 血分加芩熱甚連, 欬急嘔逆青橘半, 鬱甚失音訶桔添, 停飮喘嗽不得臥, 加苦葶藶效通仙.

[註] 瀉白散, 卽桑皮·地骨皮·甘草也. 治喘嗽面腫, 無痰身熱, 是爲肺經火鬱氣分. 若無汗, 是爲外寒鬱遏肺火, 加麻黃·杏仁以發之. 若無外證惟面赤, 是爲肺經火鬱血分, 加黃芩. 內熱甚者, 更加黃連以淸之. 欬急嘔逆者, 加靑皮·橘紅·半夏以降之. 火鬱甚而失音者, 加訶子肉·桔梗以開之. 若喘嗽面浮不得臥者, 是爲兼有停飮, 加苦葶藶以瀉之, 名葶藶瀉白散.

淸肺湯

淸肺肺燥熱欬嗽, 二冬母草橘芩桑, 痰加蔞半喘加杏, 快氣枳桔斂味良.

[註] 淸肺湯, 卽麥冬·天冬·知母·貝母·甘草·橘紅·黃芩·桑皮也. 有痰燥而難出, 加栝蔞子. 痰多加半夏, 喘加杏仁, 胸膈氣不快加枳殼·桔梗. 久則宜斂, 加五味子.

淸燥救肺湯

喩氏淸燥救肺湯, 肺氣虛燥鬱欬方, 參草麥膏生氣液, 杏枇降逆效功長, 胡麻桑葉阿潤燥, 血枯須加生地黃, 熱甚牛黃羚犀角, 痰多貝母與蔞霜.

[註] 喩氏, 喩嘉言也. 枇, 枇杷葉也. 羚犀, 羚羊角犀角也. 蔞霜, 栝蔞霜也.

透羅丹 瀉肺丸

寒實痰淸透羅丹, 欬時涎壅氣出難, 巴杏大牽皂半餠, 熱實痰稠瀉肺丸.

[註] 寒實痰盛涎淸, 熱實痰盛稠粘, 皆能令人欬嗽. 嗽時痰涎頓壅, 氣閉難出. 寒實者用透羅丹, 卽巴豆·杏仁·大黃·牽牛·皂角·半夏共爲末, 蒸餠爲小丸, 量服, 方出『丹溪心法·附餘』. 熱實者, 宜瀉肺丸, 方見失血門.

人參瀉肺湯

積熱傷肺宜瀉肺, 喘嗽痰多粘色黃, 胸膈滿熱大便澁, 凉膈枳桔杏參桑.

[註] 人參瀉肺湯, 卽凉膈散, 梔子·連翹·薄荷·黃芩·大黃·甘草·枳殼·桔梗·杏仁·人參·桑皮也.

鍾乳補肺湯

補肺虛寒喘嗽血, 皮毛焦枯有多年, 生脈菀款桑皮桂, 鍾英糯米棗薑煎.

[註] 補肺湯, 卽人參·麥冬·五味子·款冬花·紫菀·桑皮·桂枝·鍾乳石·白石英·糯米·大棗·生薑也.

人參養肺湯

養肺平劑肺氣虛, 勞久喘嗽血腥宜, 參草杏阿知母棗, 烏梅罌粟骨桑皮.

[註] 人參養肺湯, 爲治肺氣虛損久勞, 不寒不熱之平劑也. 其方卽人參·炙草·杏仁·阿膠·知母·大棗·烏梅·罌粟殼·地骨皮·桑皮也.

淸寧膏 太平丸

欬嗽痰血淸寧治, 甘桔麥地橘龍圓, 薏米川貝薄荷末, 血過於痰太平丸.

[註] 欬嗽痰少血多, 用太平丸. 方, 諸書俱有.

瓊玉膏 杏酥膏

瓊玉膏治肺虛勞, 肺痿乾嗽欬涎滔, 生地膏蜜參苓末, 不虛燥蜜杏酥膏.

[註] 瓊玉膏治虛燥, 先以生地煎膏, 後入

煉白蜜·人參·茯苓末，攪成膏．杏酥膏治不虛而燥，以杏仁霜·孀酥油·煉白蜜，溶化合膏．

喘吼總括

喘則呼吸氣急促，哮則喉中有響聲，實熱氣粗胸滿硬，虛寒氣乏飲痰清．

[註] 呼吸氣出急促者，謂之喘急．若更喉中有聲響者，謂之哮吼．氣粗胸滿不能布息而喘者，實邪也，而更痰稠便硬者，熱邪也．氣乏息微不能續息而喘者，虛邪也．若更痰飲清冷，寒邪也．

喘急死證

喘汗潤髮爲肺絶，脈澁肢寒命不昌，喘欬吐血不得臥，形衰脈大氣多亡．

[註] 氣多.，謂出氣多，入氣少也．

華盖湯 千金定喘湯 葶藶大棗湯

外寒喘吼華盖湯，麻杏蘇草橘苓桑．減苓加芩款半果，飲喘難臥棗葶方．

[註] 外寒傷肺喘急，用華盖散．卽麻黃·杏仁·蘇子·甘草·橘紅·赤茯苓·桑皮也． 依本方減茯苓， 加黃芩·款冬花·半夏·白菓， 名千金定喘湯，治哮吼表寒之喘．葶藶大棗湯，治停飮不得臥之喘也．

蘿皂丸 蘇子降氣湯

火鬱喘急瀉白散，痰盛作喘蘿皂丸．蔞仁海石星蘿皂，氣喘蘇子降氣痊．

[註] 面赤浮腫，謂之火鬱之喘，宜瀉白散．痰盛聲急， 謂之痰喘， 宜蘿皂丸． 無痰聲急，謂之氣喘，宜蘇子降氣湯．方在諸氣門．

五味子湯 黑錫丹 腎氣湯 人參理肺湯

氣虛味麥參陳杏，虛寒黑錫腎氣湯．日久斂喘參桔味，麻杏罌粟歸木香．

[註] 五味子湯，卽五味子·麥冬·人參·陳皮·杏仁也．人參理肺湯，卽人參·桔梗·五味子·麻黃·杏仁·罌粟殼·當歸·木香也．黑錫丹，方在濁帶門．腎氣湯，方在虛勞門．

腫脹總括

衛氣並脈循分肉，內傷外感正邪攻，外邪客脈爲脈脹，邪留分肉膚脹生．

[註] 經曰，衛氣之在身也，常然並脈循分肉行，陰陽相隨，何病之有? 若其人內傷七情，外感六氣，飮食失節，勞役過度，則邪正相攻，榮衛失和．衛氣與風寒之邪客於脈中，則爲脈脹．衛氣與風寒之邪留於分肉，則爲膚脹也．

諸脈脹單腹脹膚脹鼓脹

脈脹筋起絡色變，久成單腹末脫清．膚脹鼟鼟初不硬，纏綿氣鼓脹膨膨．

[註] 脈脹之證，腹筋起，絡色變，久而不已，則成單腹脹，四末脫瘦淸冷也．膚脹之證，鼟鼟然初不堅硬， 纏綿不愈， 則成氣鼓脹滿，膨膨急硬也．

腸覃石瘕

外邪干衛客腸外，腸覃月事以時行，外邪干榮客胞內，石瘕經閉狀妊盈．

[註] 風寒之邪，不客於脈中分肉，而干衛氣，深入客於腸外，僻而內著，日以益大，狀如懷子，月事仍以時行，名曰腸覃．或干榮氣，深入客於胞中，惡血留止，日以益大，狀如懷子，月事不以時下，名曰石瘕．此皆生於女子，在男子則爲疝病也．

水脹石水風水

皮厚色蒼多是氣，皮薄色澤水濕成，氣速安臥從上下，水漸難眠欬喘徵．石水少腹腫不喘， 風水面腫脛足同， 石水陰邪寒水結，風水陽邪熱濕凝．

[註] 凡腫脹之病, 皮厚色蒼者, 皆屬氣也. 皮薄色澤者, 皆屬水也. 氣, 陽也, 陽性急, 故爲脹速, 每從上腫而漸下, 得以安臥, 邪在外也. 水, 陰也, 陰性遲, 故爲脹漸, 每從下腫而漸上, 更有欬喘不得臥之徵也. 石水之證, 少腹腫滿, 水在下, 故不喘也. 上腫曰風, 下腫曰水. 故風水之證, 面與脛足同腫也. 然石水屬陰邪, 故曰寒結也. 風水屬陽邪, 故曰熱濕凝也.

脹滿水腫死證

腹脹身熱及失血, 四末清脫瀉數行, 腫起四肢後入腹, 利旋滿腫腹筋青, 唇黑臍突陰囊腐, 缺盆脊背足心平, 脈大時絶或虛澁, 腫脹逢之却可驚.

[註] 腹脹身熱, 陽盛脹也, 若吐衄瀉血, 則陰亡矣. 四肢瘦冷, 陰盛脹也, 若數瀉不止, 則中脫矣. 先腫脹腹, 後散四肢者可治. 先腫四肢, 後歸入腹者不治. 腫脹之病多實, 服利下之藥, 旋消旋起, 則爲正不勝邪, 亦不治. 腹筋靑漲高起, 脹腫蒼黑, 臍腫突出, 陰囊腫腐, 缺盆脊背腫平, 足心腫平, 則五臟傷, 皆不治也. 脈大而時絶, 或虛澁細, 則氣血敗, 皆死脈也.

木香流氣飮

膚脹脈脹通身脹, 單腹鼓脹四肢. 平膚脹木香流氣飮, 脈脹加薑黄撫芎.

[註] 膚脹, 皮膚脹也. 脈脹, 經脈脹也. 此二脹皆通身脹也. 單腹脹, 四肢不脹, 鼓脹, 其脹如鼓. 此二脹, 皆腹脹四肢不脹也. 膚脹宜用木香流氣飮, 脈脹亦用此湯, 更加薑黃·撫芎也. 方在諸氣門.

厚朴散 下瘀血湯

單腹鼓脹分氣血, 氣實腸覃厚朴榔, 木枳靑陳遂大戟, 血實石瘕下瘀湯.

[註] 單腹脹·鼓脹, 當分氣血而治. 腸覃亦氣病也, 故同氣實脹者一治之, 皆用厚朴散, 卽厚朴·檳榔·木香·枳殼·靑皮·陳皮·甘遂·大戟. 石瘕亦血病也, 故同血實脹者一治之, 宜用下瘀血湯, 卽大黃·桃仁·蟅蟲·甘遂也.

寒脹中滿分消湯 熱脹中滿分消湯

氣虛脹病分寒熱, 中滿分消有二方. 寒脹參芪歸苓朴, 半夏吳萸連二薑, 升柴烏麻靑柏澤, 蓽澄草蔻益木香. 熱縮六君知猪澤, 枳朴芩連乾薑黃.

[註] 脹有虛·實·寒·熱, 若脹而形氣虛少寒者, 宜用寒脹中滿分消湯, 卽人參·黃芪·當歸·茯苓·厚朴·半夏·吳萸·黃連·乾薑·生薑·升麻·柴胡·川烏·麻黃·靑皮·黃柏·澤瀉·蓽澄茄·草豆蔻·益智·木香也. 脹而形氣虛少熱者, 宜用熱脹中滿分消湯, 卽縮砂·人參·白朮·茯苓·炙草·廣皮·半夏·知母·猪苓·澤瀉·枳殼·厚朴·黃芩·黃連·乾薑·薑黃也.

水腫治法

上腫多風宜乎汗, 下腫多濕利水泉. 汗宜越婢加蒼朮, 利用貼臍琥珀丹. 外散內利疏鑿飮, 喘不得臥蘇葶先. 陽水熱濬濕神祐, 陰水實脾腎氣丸.

[註] 從上腫者, 多外感風邪, 故宜乎汗. 從下腫者, 多內生濕邪, 故宜乎利水. 外散風水, 宜用越婢湯加蒼朮, 卽麻黃·石膏·甘草·蒼朮也. 內利水濕, 宜用貼臍等法. 一以巴豆去油四錢, 水銀粉二錢, 硫黃一錢, 研勻成餠. 先用新綿一片布臍上, 內餠, 外用帛縛, 時許自然瀉下惡水. 待下三·五次, 去藥以粥補住. 日久形羸, 隔一日取一次, 一餠可救三·五人. 一以鮮赤商陸根, 杵爛貼臍上, 以帛縛定, 水自小便出. 一以田螺四個, 大蒜五個, 車前子末三錢, 研成餠, 貼臍中, 以帕縛之, 少時尿利

卽愈. 或內服沈香琥珀丸, 卽苦葶藶子·眞郁李仁·防己·沈香·陳皮·琥珀·杏仁·蘇子·赤茯苓·澤瀉·麝香也. 若通身腫, 則當外散內利, 宜用疏鑿飮子兩解之. 若水盛上攻, 喘急不得臥, 則當先用蘇子葶藶丸以定喘, 卽此二味, 等分爲末, 棗肉丸. 陽水屬熱實者, 熱盛宜用大聖濬川散. 濕盛宜用舟車神祐丸以下之. 二方在『醫宗必讀』. 陰水屬寒虛者, 脾虛不食便軟, 宜用實脾飮. 腎虛脛足冷硬, 宜用腎氣丸.

疏鑿飮子 茯苓導水湯

水腫兩解疏鑿飮, 和劑茯苓導水湯. 疏鑿椒目赤小豆, 檳榔商陸木通羌, 秦艽大腹苓皮澤, 茯苓導水澤苓桑, 木香木瓜砂陳朮, 蘇葉大腹麥檳榔.

[註] 水腫, 外散內利兩解, 峻者疏鑿飮, 卽椒目·赤小豆·檳榔·商陸·木通·羌活·秦艽·大腹皮·茯苓皮·澤瀉也. 外散內利兩解和者, 茯苓導水湯, 卽澤瀉·茯苓·桑皮·木香·木瓜·砂仁·陳皮·白朮·蘇葉·大腹皮·麥冬·檳榔也.

實脾飮

裏實自然尋濬祐, 裏虛實脾四君香. 木瓜附子大腹子, 厚朴草果炒乾薑. 投諸溫補俱無驗, 欲諸攻下又難當. 須行九補一攻法, 緩求淡食命多昌.

[註] 裏實二便澁者, 宜用濬川散』神祐丸. 裏虛二便通者, 宜用實脾飮, 卽人參·白朮·茯苓·炙草·木香·木瓜·川附子·大腹子·厚朴·草果·炒乾薑也. 腫脹之病屬虛寒者, 自宜投諸溫補之藥, 而用之俱無效驗者, 虛中必有實邪也. 欲投諸攻下之藥, 而又難堪, 然不攻之終無法也, 須行九補一攻之法. 是用補養之藥九日, 俟其有可攻之機, 而一日用瀉下之藥攻之. 然攻藥亦須初起少少與之, 不勝病·漸加之, 必審其藥與元氣相當, 逐邪而不傷正, 始爲法也. 其後或補七日·攻一日, 補五日·攻一日, 補三日·攻一日, 緩緩求之, 以愈爲度若能戒鹽醬, 淡食百日, 多有生者.

御纂醫宗金鑑 卷四十二

瘧疾總括

夏傷於暑舍榮內，秋感寒風幷衛居，比時或爲外邪束，暑汗無出病瘧疾.

[註] 經曰，痎瘧皆生於風. 謂四時病瘧，未有不因風寒外束，暑邪內伏者也. 又曰，瘧者，風寒之氣不常也. 此言比時病瘧者也. 又曰，夏傷於暑，秋爲痎瘧. 又曰，夏暑汗不出者，秋成風瘧. 謂夏傷於暑，其邪甚者卽病暑，其邪微者則舍於營，復感秋氣寒風，與衛幷居，則暑與風寒合邪，始成瘧病也. 其不卽病傷寒者，亦以有暑邪預伏於榮中也. 盖有風無暑，惟病風. 有暑無風，惟病暑. 必風暑合邪，始病瘧也.

日作間作

瘧隨經絡循伏膂，深入脊內注伏衝，橫連膜原薄臟腑，會衛之時正邪爭. 得陰內薄生寒慄，得陽外出熱蒸蒸. 邪淺日作日會衛，邪深間作衛遲逢.

[註] 瘧氣之邪，伏藏於營，隨其經絡，循脊膂之表而下. 此初病邪淺，傳舍之次也. 其邪深者，則入脊膂之內，伏注於衝脈，橫連諸經脂膜之原內及臟腑. 此邪漸深，傳舍之次也. 衛氣者，一日·一夜周於身. 每至明旦，則出足太陽睛明，大會於風府，腠理乃開，開則所客榮衛之邪入，邪入得陰內薄則生寒，得陽外出則生熱，內外相薄，邪正交爭，而病乃作也. 病初邪淺者，衛行未失常度，其邪日與衛會，故日作也. 病久邪深者，衛行遲失常度，其邪不能日與衛會，故間日乃作也. 時有間二日·間三日，或至數日作者，亦衛氣行愈遲，會愈遲，故作愈遲也.

瘧晝夜作

衛不循經行脈外，陽會晝發陰夜發，邪退自然歸陽分，病進每必入陰家.

[註] 榮氣循經而行脈中. 衛氣不循經而行脈外，惟日行於三陽，夜行於三陰. 故邪在三陽之淺者，則晝發. 邪在三陰之深者，則夜發. 病邪將退者，夜發退爲晝發，此爲去陰就陽，則病欲已也. 病邪漸進者，晝發退爲夜發，此爲去陽入陰，則病益甚也.

瘧蚤晏作

衛氣平旦會風府，邪傳日下一節間，從頭循下故益晏，下極復上蚤之緣.

[註] 衛氣流行，每日平旦會於風府，而邪氣中人，從頭項歷風府，下循背腰，日下傳脊之一節，邪與衛會日晚，故作日益晏也. 邪傳下極骶衝，其氣復上行，邪與衛會日早，故作日益早也.

瘧疾治法

瘧初氣實汗吐下，表裏俱清用解方，清解不愈方可截，久瘧形虛補自當.

[註] 瘧初氣實，均宜汗·吐·下. 有表裏證汗下之，胸滿嘔逆有飮者吐之. 表裏俱清，宜用和解. 清解不愈，表裏無證，可用截藥止之. 久瘧形羸氣虛，宜用補劑，自當然也.

桂麻各半湯

瘧初寒熱兩平者，桂麻各半汗方療，汗少寒多麻倍入，汗多倍桂熱加膏.

[註] 瘧病初起，寒熱不多不少兩平者，宜桂麻各半湯汗之. 汗少寒多熱少者，倍麻黃湯

汗之. 汗多寒少熱平者, 倍桂枝湯汗之, 熱多者, 更加石膏.

麻黃羌活湯 桂枝羌活湯 麻黃羌活加半夏湯 白虎湯 白虎桂枝湯 柴胡白虎湯 柴胡桂枝湯

寒多寒瘧而無汗, 麻黃羌活草防尋. 熱多有汗爲風瘧, 減麻添桂嘔半均. 先熱後寒名溫瘧, 白虎汗多合桂君. 癉瘧但熱柴白虎, 牝瘧惟寒柴桂親.

[註] 此皆諸瘧初起之汗法也. 先傷於寒, 後傷於風, 先寒後熱, 寒多熱少無汗, 謂之寒瘧, 宜用麻黃羌活湯, 卽麻黃·羌活·防風·甘草也. 先傷於寒, 後傷於風, 先寒後熱, 熱多寒少有汗, 謂之風瘧, 宜用桂枝羌活湯, 卽桂枝·羌活·防風·甘草也. 二證嘔者, 均加半夏. 先傷於風, 後傷於寒, 先熱後寒, 謂之溫瘧, 宜用白虎湯, 汗多合桂枝湯. 陽氣盛·陽獨發, 則但熱而不寒, 謂之癉瘧, 宜用柴胡白虎湯, 卽小柴胡合白虎湯也. 陰氣盛·陰獨發, 則但寒而不熱, 謂之牝瘧, 宜用柴胡桂枝湯, 卽小柴胡合桂枝湯也.

草果柴平湯 大柴胡湯

食瘧痞悶噫惡食, 草果小柴平胃宜, 瘧裏便硬大柴下, 消檳果朴量加之.

[註] 因食而病瘧者, 則痞悶·噫氣·惡食, 宜小柴胡合平胃散加草果淸之. 凡瘧有裏不淸, 便硬者, 宜大柴胡湯加芒硝·厚朴·草果·檳榔下之.

淸脾飮

瘧疾已經汗吐下, 淸解未盡寒熱方, 淸脾白朮青朴果, 小柴參去入苓薑. 氣虛加參痰橘半, 飮多宜逐倍薑榔, 渴熱知膏天花粉, 食滯麥麯濕澤蒼.

[註] 瘧疾已經或汗或吐或下, 表裏無證, 法當淸解, 宜用淸脾飮和之. 卽白朮·靑皮·厚朴·草果·柴胡·黃芩·半夏·甘草·茯苓·生薑也. 氣虛者加人參, 痰多者加橘紅倍半夏, 飮多者倍生薑加檳榔, 渴熱者加知母·石膏·天花粉, 食滯者加麥芽·神麯, 濕盛者加澤瀉·蒼朮.

久瘧虛瘧勞瘧

久瘧氣虛脾胃弱, 四獸益氣等湯斟. 勞瘧鱉甲十全補, 熱除芪桂入柴芩.

[註] 久患瘧疾, 形氣俱虛, 脾胃弱不思食, 宜用四獸飮, 補中益氣等湯, 斟酌治之. 久病勞損, 氣血兩虛, 而病瘧疾者, 名曰勞瘧. 宜用十全大補湯, 倍加鱉甲, 熱盛者除去黃芪, 肉桂, 加柴胡·黃芩也.

柴胡截瘧飮 蜜佗僧散

諸瘧發過三五次, 表裏皆淸截法先. 未淸截蚤發不已, 已淸不截正衰難. 截虛柴胡截瘧飮, 小柴梅桃檳常山. 截實不二佗僧散, 燒酒冷調服面南.

[註] 凡瘧按法治之, 發過三·五次, 表裏無證, 當先以截瘧藥截之. 若表裏未淸截早, 則瘧疾必復發之不已. 表裏已淸不截, 則正衰邪盛而難治也. 截不足人之瘧, 宜用小柴胡湯加常山·檳榔·烏梅·桃仁·薑, 棗煎, 倂滓露一宿, 次日發前一·二時小溫服, 惡心以糖拌烏梅肉壓之. 截有餘人之瘧, 宜用不二飮全方, 或蜜佗僧細末, 大人七分, 小兒量之, 冷燒酒調, 面南如前法服之. 一服不愈, 再服必止, 戒鷄·魚·豆腐·麵食·羹湯·熱粥·熱物.

痎瘧瘧母

痎瘧經年久不愈, 瘧母成塊結癖癥, 形實控涎或化滯, 攻後餘法與前同.

[註] 痎瘧, 經年不愈之老瘧也. 瘧母, 久瘧腹中成塊癖也. 形實宜用控涎丹以攻痰飮, 或

用化滯丸以攻積滯. 攻後之餘法, 與前所治瘧法同也.

桂枝麻黃柴胡四物去杏仁加桃仁湯

瘧在夜發三陰瘧, 桂麻柴物杏易桃, 鬼瘧尸注多惡夢, 恐怖蘇合效功高.

[註] 瘧在夜發, 名曰三陰瘧疾. 初熱宜用桂枝湯·麻黃湯·小柴胡湯·四物湯方合劑, 以杏仁易桃仁, 增損汗之. 汗解之後, 餘同前法. 鬼瘧亦多在夜發, 由尸氣注之, 比三陰瘧疾, 則夜多惡夢, 時生恐怖, 宜用蘇合香丸治之.

霍亂總括

揮霍變亂生倉卒, 心腹大痛吐利兼, 吐瀉不出乾霍亂, 舌卷筋縮入腹難.

[註] 欲吐不吐, 欲瀉不瀉, 心腹大痛, 名曰乾霍亂, 又名攪腸痧. 若舌卷筋縮, 則卵陰入腹, 難治也.

藿香正氣散 二香湯 甘露飮

霍亂風寒暑食水, 雜邪爲病正氣方. 藿蘇陳半茯苓草, 芷桔腹皮厚朴當. 轉筋木瓜吳萸入, 暑合香薷濕入蒼. 暑熱六一甘露飮, 寒極烏附理中湯.

[註] 霍亂之病, 得之於風寒暑食水邪雜揉爲病, 亂於腸胃, 淸濁相干, 故心腹大痛吐瀉也. 藿香正氣散, 卽藿香·蘇葉·陳皮·半夏·茯苓·甘草·白芷·桔梗·大腹皮·厚朴也. 暑則吐多, 合香薷飮名二香湯. 濕則瀉多, 加蒼朮, 暑熱甚者用辰砂六一散, 或五苓散加石膏·滑石·寒水石, 名甘露飮. 寒極肢厥陰伏者, 用炮川烏·炮川附合理中湯.

噎膈翻胃總括

三陽熱結傷津液, 乾枯賁幽魄不通, 賁門不納爲噎膈, 幽門不放翻胃成. 二證留連傳導隘, 魄門應自澁於行, 胸痛便硬如羊糞, 吐沫嘔血命難生.

[註] 三陽熱結, 謂胃·小腸·大腸三腑熱結不散, 灼傷津液也. 胃之上口爲賁門, 小腸之上口爲幽門, 大腸之下口爲魄門. 三腑津液旣傷, 三門自然乾枯, 而水穀出入之道不得流通矣. 賁門乾枯, 則納入水穀之道路狹隘, 故食不能下, 爲噎塞也. 幽門乾枯, 則放出腐化之道路狹隘, 故食入反出爲翻胃也. 二證留連日久, 則大腸傳道之路狹隘, 故魄門自應燥澁難行也. 胸痛如刺, 胃脘傷也. 便如羊糞, 津液枯也. 吐沫嘔血, 血液不行, 皆死證也.

人參利膈丸 汞硫散

五汁大黃淸燥熱, 丁沈君子理虛寒, 便秘壅遏應利膈, 吐逆不止汞硫先. 利膈小承參草木, 歸藿檳桃麻蜜丸, 汞一硫二硏如墨, 老酒薑汁服卽安.

[註] 五汁, 謂五汁飮, 以淸燥乾也. 大黃, 謂大黃湯, 卽大黃一味, 用薑汁炙大黃片變黑黃色, 量人强弱, 每服二·三錢, 加陳倉米一撮, 葱白二莖, 煎去滓服, 以治熱結也. 丁香·沈香加入四君子·六君子·理中湯內, 治虛寒也. 利膈, 謂利膈丸, 卽枳殼·厚朴·大黃·人參·甘草·木香·當歸·藿香·檳榔·桃仁·火麻仁, 蜜爲丸也. 汞硫謂汞硫散也.

四君子湯 四物湯 二陳湯 二十四味流氣飮

氣少血枯四君物, 痰多氣滯二陳流. 餘者亦同嘔吐法, 竭思區畫待天休.

[註] 氣少者宜四君子湯, 血枯者宜四物湯, 痰多宜二陳湯, 氣滯者宜二十四味流氣飮. 其餘之治法同嘔吐. 此病雖竭心思區畫, 亦不過盡人事以待天命也.

嘔吐噦總括

有物有聲謂之嘔, 有物無聲吐之徵, 無物

有聲噦乾嘔，面青指黑痛厥凶.

[註] 面色靑，指甲黑也，中痛不止，肢厥不回，其凶可知也.

小半夏湯 橘皮半夏湯 大半夏湯 黃連半夏湯 丁萸六均湯

嘔吐半薑爲聖藥，氣盛加橘虛蜜参，熱盛薑連便閉下，寒盛丁萸薑六君.

[註] 便閉，謂大小二便閉而不行，宜攻下也．初吐切不可下，恐逆病勢也.

五汁飮 硫汞散 化滯丸

潤燥止吐五汁飲，蘆薺甘蔗竹瀝薑，嘔吐不下硫汞墜，積痛作吐化滯良.

[註] 五汁飮，卽蘆錐·葧薺·甘蔗·竹瀝·薑汁也．嘔吐諸藥，湯水到咽卽吐者，宜用重墜之藥，以石硫黃二錢，水銀一錢，同硏如煤色極細，用老酒薑汁調服．稍點白滾湯，亦可頓服之，其藥卽不能吐出．次日大便，出黑色穢物，諸湯水藥服之，則不吐也．如不大便黑色，再服，以大便利爲度．吐而痛者，乃積也，宜化滯丸.

諸泄總括

濕瀉 濡瀉 水瀉 洞瀉 寒瀉 飧瀉 脾瀉 腎瀉

濕勝濡瀉卽水瀉，多水腸鳴腹不疼．寒濕洞瀉卽寒瀉，鴨溏清徹痛雷鳴．完穀不化名飧瀉，土衰木盛不升淸．脾虛腹滿食後瀉，腎瀉寒虛晨數行.

[註] 濡者，水也．洞者，直傾下也．鴨溏，如鴨屎之溏，澄徹淸冷也．痛，腹痛也．雷鳴，腸鳴甚也．不升淸，謂淸氣在下不上升也．脾瀉，脾虛也．食瀉，飮食後卽瀉也．晨數行，每至早晨行瀉數次也.

食瀉 胃瀉 飮瀉 痰瀉 火瀉 暑瀉 滑瀉 大瘕瀉

傷食作瀉卽胃瀉，噫氣腹痛穢而粘．渴飲瀉復渴飲瀉，時瀉時止却屬痰 火瀉陣陣痛飲冷， 暑瀉面垢汗渴煩． 滑瀉日久不能禁，大瘕今時作痢看.

[註] 過食作瀉，名曰食瀉，卽胃瀉也．穢而黏，所瀉之物臭而黏也．渴而飮，飮而瀉，瀉而復渴，渴而復飮，飮而復瀉，飮瀉也．時或瀉，時或不瀉，屬痰瀉也．陣陣，謂瀉一陣·痛一陣也．大瘕瀉，卽今時之痢疾病也.

泄瀉死證

泄瀉形衰脈實大，五虛噦逆手足寒，大孔直出無禁止，下瀉土嗽命多難.

[註] 五虛，謂脈細，皮寒，氣少，水漿不入，大便不禁也．大孔，謂肛門大孔不禁也.

參苓白朮散

濕瀉胃苓分淸濁，寒瀉理中附子添．飧瀉升陽益胃治，倍加芍藥減黃連．脾瀉参苓白朮散， 扁豆四君蓮肉攢． 薏苡山藥縮砂桔，腎瀉二神四神丸.

[註] 參苓白朮散，卽扁豆·人參·白米·茯苓·炙草·蓮肉·薏苡仁·山藥·縮砂·桔梗也．二神丸，卽補骨脂·肉豆蔻·本方加吳茱萸·五味子，名四神丸.

靑六散 芍藥芩連葛根湯 八柱散

食瀉實下虛消導，飲瀉實者神祐斟．虛者春澤甘露飲，痰瀉實攻虛六君．火瀉草芍芩連葛， 暑瀉紅麯六一勻． 滑瀉八柱理中附，粟殼烏梅訶蔻尋.

[註] 食瀉形氣實者， 宜大承·化滯等藥下之， 形氣虛者， 宜枳朮·平胃等消導之． 神祐斟，謂雖當用神祐丸逐飮，然亦斟酌不可過也．春澤，謂春澤湯也．甘露飮，謂五苓甘露飮也.

芍藥芩連葛根湯, 卽甘草·芍藥·黃芩·黃連·葛根也. 青六散, 卽六一散加紅麯也. 八柱散, 附子理中湯加罌粟殼·烏梅·訶子·肉蔻也.

瀉心導赤散 茯苓車前子飮 苓桂理中湯

口糜泄瀉雖云熱, 上下相移亦必虛, 心脾開竅於舌口, 小腸胃病化職失. 糜發生地通連草, 瀉下參苓白朮宜, 尿少茯苓車前飮, 火虛苓桂理中醫.

[註] 口瘡糜爛泄瀉一證, 古經未載, 以理推之, 雖云屬熱, 然其上發口糜下瀉卽止, 泄瀉方止, 口糜卽生, 觀其上·下相移之情狀, 亦必純實熱之所爲也. 心之竅開於舌, 脾之竅開於口, 心脾之熱, 故上發口舌瘡赤糜爛. 胃主消化水穀, 小腸主盛受消化, 心脾之熱下移小腸胃腑, 則運化之職失矣, 故下注泄瀉也. 口糜發時, 晩用瀉心導赤散, 滾湯淬服之, 卽生地·木通·黃連·甘草梢也. 下泄瀉時, 早晩用參苓白朮散·糯米湯服之. 若小便甚少, 下利不止, 則爲水走大腸, 宜用茯苓·車前子二味各等分, 煎湯時時代飮, 利水導熱. 若服寒凉藥口瘡不效, 則爲虛火上泛, 宜用理中湯加肉桂大倍茯苓, 降陽利水. 降陽而口糜自消, 水利泄瀉自止, 可並愈也.

痢疾總括

大瘕小腸大腸瀉, 腸澼滯下古痢名. 外因風暑濕蒸氣, 內因不謹飮食生. 白痢傷氣赤傷血, 寒虛微痛熱窘疼. 實墜糞前虛墜後, 濕熱寒虛初久稱.

[註] 大瘕瀉者, 裏急後重, 數至圊而不能便, 莖中痛也. 小腸瀉者, 溲澁而便膿血, 少腹痛也. 大腸瀉者, 食已窘迫, 大便色白, 腸鳴切痛也. 腸澼者, 飮食不節, 起居不時, 陰受之, 則入五臟, 䐜脹閉塞, 下爲飧瀉, 久爲腸澼, 腹痛下血也. 滯下者, 積汁垢膩, 與濕熱滯於腸中, 因而下也. 此皆古痢之名也. 然痢之爲病, 裏急後重, 下利膿血, 小便赤澁. 裏急者, 腹痛積滯也. 後重者, 下墜氣滯也. 小便赤澁者, 濕熱鬱滯也. 皆因外受風暑濕蒸之氣, 內傷生冷飮食過度而生也. 白痢自大腸來. 大腸與肺爲表裏, 肺主氣, 故屬傷氣也. 赤痢自小腸來, 小腸與心爲表裏, 心主血, 故屬傷血也. 寒閉痛甚, 寒開痛微, 痢開病減, 故痛微也. 虛者少氣, 氣無壅滯, 故亦痛微也. 熱者多實, 性急不得舒通, 故窘痛甚也. 後墜下迫肛門, 糞出墜止, 爲糞前墜, 乃滯也, 故曰實墜. 糞出更墜, 爲糞後墜, 非滯也, 故曰虛墜. 初痢多屬濕熱, 久痢多屬寒虛也.

噤口痢 水穀痢 風痢 休息痢 熱痢 寒痢 濕痢 五色痢

噤口飮食俱不納, 水穀糟粕雜血膿. 風痢墜重圊清血, 休息時作復時停. 熱痢魚腦稠粘穢, 寒痢稀澥白清腥. 濕痢黑豆汁渾濁, 五色相雜臟氣凶.

[註] 噤口痢者, 下利不食, 或嘔不能食也. 水穀痢者, 糟粕膿血雜下也. 風痢者, 似腸風下淸血而有墜痛也. 休息痢者, 時發作時停止也. 五色痢者, 五色膿血相雜而下也, 若有臟腐屍臭之氣則凶.

痢疾死證

水漿不入利不止, 氣少脈細皮膚寒, 純血噤口嘔臟氣, 身熱脈大命難全.

[註] 下利不止, 水漿不入, 氣少脈細, 皮膚寒, 死於陽絶也. 下利純血, 噤口, 嘔逆臟氣, 身熱脈大, 死於陰絶也.

倉廩湯 大黃黃連湯

初痢表熱宜倉廩, 裏熱衝心大黃連. 寒痢理中訶蔻縮, 附白桂赤不須言.

[註] 初痢有表證發熱者, 不宜攻之, 法當

先解其外, 用倉廩湯汗之. 裏熱盛, 上衝心作嘔噤口者, 法當先攻其裏, 用大黃·黃連·好酒煎服攻之. 寒痢宜用理中湯, 加訶子·肉蔻·縮砂. 白多者加附子, 赤多者加肉桂也.

芍藥湯

初痢內外無大熱, 芩連枳木芍歸榔, 桂草尿澁滑石倍, 利數窘痛入大黃.

[註] 初痢外無表熱, 內熱不盛, 宜用芍藥湯. 卽黃芩·黃連·枳實·木香·芍藥·當歸·檳榔·甘草·肉桂·少許也. 小便澁赤加滑石, 下利次數無度, 下墜痛甚, 入大黃也.

香連和胃湯 參連開噤湯 貼臍法

痢疾下後調氣血, 宜用香連和胃湯, 黃芩芍藥香連草, 陳皮白朮縮砂當. 赤虛更加椿楡炒, 白虛參苓共炒薑, 噤口參連石蓮子, 貼臍旺爪藤散良.

[註] 痢疾攻後病勢大減, 宜調氣血, 用香連和胃湯, 卽黃芩·芍藥·木香·黃連·甘草·陳皮·白朮·縮砂·當歸也. 赤痢下血多虛者, 當澁之, 加炒椿根白皮·炒地楡. 白痢日久氣虛者, 加人參·茯苓·炒乾薑以補之. 實而噤口堪下者, 以大黃黃連湯下之. 不堪下者, 內以人參·黃連·石蓮子煎湯, 徐徐服之, 下咽卽好. 外以貼臍旺爪藤散, 卽旺爪藤·莖·葉經霜者, 燒灰香油調, 納臍中, 卽有效也.

眞人養臟湯

久痢寒熱烏梅治, 寒虛滑痢養臟湯, 參朮肉蔻歸訶桂, 芍藥罌粟草木香.

[註] 久痢臟有寒熱不分者, 宜用烏梅丸調和之. 寒虛滑脫者, 宜用養臟湯溫補之, 卽人參·白朮·肉蔻·當歸·訶子·肉桂·芍藥·罌粟殼·甘草·木香也.

香連平胃散 胃風湯

水穀調中益氣治, 濕痢香連平胃方, 虛濕風痢胃風治, 桂粟八珍減地黃.

[註] 水穀痢者, 乃脾胃虛, 腐化不及, 宜調中益氣湯. 濕痢宜木香·黃連, 合平胃散方. 濕而虛者, 宜用胃風湯, 卽肉桂·粟米·八珍湯減地黃也.

五色痢休息痢治法

五色休息皆傷臟, 澁早滯熱蘊於中, 補之不應脈有力, 日久仍攻餘法同.

[註] 五色·休息二利, 皆因用止澁藥早, 或因滯熱下之未盡, 蘊於腸胃, 傷臟氣也. 用一切補養之藥不應, 則可知初病非止澁太早, 卽下之未盡也. 診其脈若有力, 雖日久仍當攻也. 其餘治法, 與諸痢同.

疸證總括

面目身黃欲安臥, 小便渾黃疸病成, 已食如饑飽煩眩, 胃疸穀疸酒疸名, 女勞額黑少腹急, 小便自利審瘀生, 黃汗微腫皆濕熱, 陰黃重痛厥如氷.

[註] 面目身黃, 但欲安臥, 小便黃渾, 此黃疸病已成也. 如已食如饑, 食難用飽, 飽則心煩頭眩, 此欲作胃疸. 胃疸者, 卽穀疸也. 若已見黃色, 疸已成矣. 得之於胃有濕熱, 大饑過食也. 酒疸者, 得之於飮酒無度, 而發是病也. 女勞疸者, 疸而額黑, 少腹急, 小便自利, 得之於大勞大熱與女交接也. 瘀血發黃, 亦少腹急, 小便自利, 但不額黑耳. 詳在傷寒門. 黃汗者, 汗出黃色染衣, 面目微腫, 得之於素有濕熱, 汗出入水浴之也. 此皆濕熱而成, 惟陰黃則屬濕寒. 陰黃者, 身重而痛, 厥冷如氷, 詳在傷寒門.

疸病死證

疸過十日而反劇, 色若烟薰目暗青, 喘滿

渴煩如啖蒜，面黧汗冷及天行.

［註］仲景曰，黃疸之病，當以十八日爲期，治之十日以上宜差，反劇爲難治也. 色若烟熏，目神暗靑，陽黃死證也. 喘滿渴煩不已，心胸如啖蒜刺痛，黃毒入腹，死證也. 面色黧黑，冷汗漐漐，陰黃死證也. 天行疫癘發黃，名曰瘟黃，死人最暴也.

麻黃茵陳醇酒湯 茵陳蒿湯 梔子柏皮湯 茵陳五苓散

表實麻黃茵陳酒，裏實茵陳梔大黃，無證茵陳梔子柏，尿少茵陳五苓湯.

［註］諸疸表實無汗者，以麻黃·茵陳，無灰好酒煎服汗之. 裏實不便，以茵陳·梔子·大黃下之. 無表裏證，以茵陳·梔子·柏皮淸之. 小便短少，以茵陳五苓散利之.

胃疸湯

穀疸熱實宜乎下，不實宜用胃疸湯，茵陳胃苓減草朴，連梔防己葛秦方.

［註］胃疸湯，即茵陳·蒼朮·陳皮·白朮·茯苓·猪苓·澤瀉·黃連·梔子·防己·葛根·秦艽也.

茵陳解酲湯 梔子大黃湯 蔓菁散 加味玉屛風散

酒疸虛茵解酲湯，實用梔豉枳大黃，黃汗一味蔓菁散，石膏茵陳芪朮防.

［註］酒疸虛者，用茵陳解酲湯，即葛花解酲湯加茵陳也. 實者，用梔子大黃湯，即梔子·淡豆豉·枳實，大黃也. 黃汗宜用蔓菁子一味，爲細末，每服二錢，日三，井華水調服，小便白則愈. 或用加味玉屛風散，即石膏·茵陳·黃芪·白朮·防風也.

石膏散 腎疸湯

女勞實者膏滑麥，女勞虛者腎疸醫，升陽散火減去芍，加芩柏麯四苓俱.

［註］石膏散，即煅石膏·飛滑石，各等分，每服二錢，大麥湯調服. 腎疸湯，即升陽散火湯減去芍藥，乃升麻·蒼朮·防風·獨活·柴胡·羌活·葛根·人參·甘草，加入黃芩·黃柏·神麯·白朮·茯苓·猪苓·澤瀉也.

積聚總括

五積六聚本難經，七癥八瘕載千金. 腸覃石瘕辨月事，痃癖之名別淺深. 臟積發時有常處，腑聚忽散無本根. 癥類積痃瘕聚癖，腸滿汁溢外寒因.

［註］五積·六聚之名，本乎『難經』. 五積者，肥氣·伏梁·痞氣·息賁·奔豚也. 六聚者，積之着於經絡·緩筋·募原·膂筋·腸後·輸脈也. 七癥·八瘕之名，載『千金方』. 七癥者，蛟·蛇·鱉·肉·髮·虱·米也. 八瘕者，靑·黃·燥·血·脂·狐·蛇·鱉也. 腸覃者，積在腸外，狀如懷子，月事以時而下. 石瘕者，積在胞中，狀如懷子，月事不以時下. 故曰辨月事也. 痃者，外結募原肌肉之間. 癖者，內結隱僻膂脊腸胃之後，故曰別淺深也. 然積者屬臟，陰也，故發有常處，不離其部. 聚者屬腑，陽也，故發無根本，忽聚忽散. 癥不移，而可見，故類積·類痃也. 瘕能移，有時隱，故類聚，類癖也. 積聚·癥瘕·腸覃·石瘕·痃癖之疾，皆得之於喜怒不節則傷臟，飮食過飽則傷腑，腸胃塡滿，汁液外溢，爲外寒所襲，與內氣血，食物凝結相成也.

積聚難證

積聚牢堅不軟動，胃弱溏瀉不堪攻，奔豚發作狀欲死，氣上衝喉神怖驚.

［註］積聚牢固不動，堅硬不軟，則病深矣. 胃弱食少，大便溏瀉，不堪攻矣. 五積之中，奔豚最爲難治，若更發作，正氣虛不能支，其狀欲死，從少腹起，氣上衝喉，神色驚怖，皆惡候也.

積聚治法

積聚胃强攻可用，攻虛兼補正邪安，氣食積癖宜化滯，溫白桃仁控涎丹.

[註] 積聚宜攻，然胃强能食，始可用攻. 若攻虛人，須兼補藥，或一攻三補，或五補一攻，攻邪而不傷正，養正而不助邪，則邪正相安也. 凡攻氣食積癖，宜用秘方化滯丸，方在內傷門. 攻積聚·癥瘕，宜用溫白丸，卽萬病紫菀丸，方倍川烏. 攻血積·血瘕，宜用桃仁煎，卽桃仁·大黃各一兩，蝱蟲炒五錢，朴硝一兩，共爲末，先以醇醋一斤，用砂器慢火煎至多半鍾，下末藥攪良久，爲小丸，前一日不喫晩飯，五更初，溫酒送下一錢， 取下惡物如豆汁鷄肝． 未下，次日再服，見鮮血止藥. 如無蝱蟲，以蟅蟲代之，然不如蝱蟲爲愈也. 攻痰積，宜用控涎丹，方在痰飮門.

疝證總括

經云任脈結七疝，子和七疝主於肝，肝經過腹環陰器，任脈循腹裏之原. 疝證少腹引陰痛， 衝上衝心二便難， 厥吐瘕癥狐出入，潰膿癃秘木癲頑.

[註] 經曰，任脈爲病，男子內結七疝，女子帶下瘕聚. 瘕聚者，卽女子之疝也. 七疝主任者，原以任脈起中極，循腹裏也. 七疝主肝者，盖以肝經過腹裏，環陰器也. 是以諸疝病，無不由是二經，故主之也. 疝病之證，少腹痛引陰丸，氣上衝心，不得二便者，爲衝疝也. 少腹痛引陰丸，肝之逆氣衝胃作吐者，爲厥疝也. 少腹之氣不伸， 左右癥塊作痛者， 爲瘕疝也. 臥則入腹，立則出腹入囊，似狐之晝則出穴而溺，夜則入穴而不溺者，爲狐疝也. 少腹痛引陰丸，橫骨兩端約文中狀如黃瓜，內有膿血者，爲𤻤疝也. 少腹痛引陰丸，小便不通者，爲癃疝也. 少腹不痛，陰囊腫大頑硬者，爲癲疝也.

疝證同名異辨

血疝便毒潰魚口，𤻤癲氣墜筋卽疳，水疝胞痹皆癃疝，衝似小腸腰痛連.

[註] 有謂血疝者，其證卽便毒魚口也. 𤻤疝者，其證卽癲疝也. 氣疝者，卽偏墜也. 筋疝者，卽下疳也. 水疝小便不通，胞痹卽膀胱氣，皆癃疝也. 衝疝證似小腸氣，而更連腰痛也.

諸疝治法

治疝左右分氣血，尤別虛濕熱與寒，寒收引痛熱多縱，濕腫重墜虛輕然.

[註] 疝病，凡在左邊陰丸屬血分，凡在右邊陰丸屬氣分. 凡寒則收引而痛甚，熱則縱而痛微. 凡濕則腫而重墜，而虛亦腫墜，但輕輕然而不重也.

當歸溫疝湯 烏桂湯

中寒冷疝歸芍附，桂索茴楝澤萸苓，外寒入腹川烏蜜，肉桂芍草棗薑同.

[註] 當歸溫疝湯，卽當歸·白芍·附子·肉桂·延胡索·小茴香·川楝子·澤瀉·吳茱萸·白茯苓也. 烏桂湯，卽川烏·蜂蜜·肉桂·白芍藥·炙甘草·生薑·大棗也.

烏頭梔子湯

外寒內熱烏梔炒，水酒加鹽疝痛安，癲疝不問新與久，三層茴香自可痊.

[註] 此茴香丸，方在『醫宗必讀』.

十味蒼柏散

醇酒厚味濕熱疝，不謹房勞受外寒，蒼柏香附青益草，茴索楂桃附子煎.

[註] 此散，卽蒼朮·黃柏·香附·青皮·益智·甘草·小茴香·南山楂·元胡索·桃仁·附子也.

茴楝五苓散 大黃皀刺湯

膀胱水疝尿不利，五苓茴楝與葱鹽，瘕硬血疝宜乎下，大黃皀刺酒來煎.

[註] 大黃皀刺湯，卽大黃，皀刺各三錢，酒煎服也.

羊肉湯

血分寒疝女産後，臍腹連陰脹痛疼，羊肉一斤薑五兩，當歸三兩水八升.

奪命湯

衝疝厥疝痛上攻，臍悸奔豚氣上行，吳茱一味爲君主，肉桂澤瀉白茯苓.

靑木香丸

氣疝諸疝走注痛，靑木香附吳萸良，巴豆拌炒川楝肉，烏藥蓽澄小茴香.

[註] 靑木香丸，卽靑木香五錢，酒醋浸炒吳茱萸一兩，香附醋炒一兩，蓽澄茄五錢，烏藥五錢，小茴香五錢，巴豆仁二十一粒·研碎拌炒川楝肉五錢，爲末合均，葱涎爲小丸，每服三錢，酒鹽任下立愈. 及能醫一切疝痛神效.

茴香楝實丸

楝實狐疝一切疝，楝肉茴香馬藺芫，三萸二皮各一兩，仍宜急灸大敦安.

[註] 茴香楝實丸，治狐疝及一切諸疝，卽川楝肉·小茴香·馬藺花·芫花醋炒變焦色，山茱萸·吳茱萸·食茱萸·靑皮·陳皮各一兩，爲末，醋糊爲小丸，酒送二錢.

[按] 大敦，肝經穴，在足大指甲後有毛處，諸疝均宜灸之卽安.

御纂醫宗金鑑 卷四十三

頭痛眩暈總括

頭痛痰熱風濕氣，或兼氣血虛而疼，在右屬氣多痰熱，左屬血少更屬風．因風眩暈頭風痛，熱暈煩渴火上攻，氣鬱不伸痰嘔吐，濕則重痛虛動增．

［註］頭痛，屬痰·屬熱·屬風·屬濕·屬氣，或兼氣虛·血虛．因風而痛，謂之頭風，必眩暈．因熱而痛暈者，則煩渴．因氣鬱而痛暈者，則志意不伸．因痰而痛暈者，則嘔吐痰涎．因濕而痛暈者，則頭重不起．因虛而痛暈者，動則更痛更暈也．

頭痛眩暈死證

眞頭腦痛朝夕死，手足厥逆至節青，瀉多眩暈時時冒，頭卒大痛目瞀凶．

［註］眞頭痛，痛連腦內，手足靑冷至肘膝之節，朝發夕死．凡頭痛眩暈，時時迷冒，及頭目卒然大痛，目視不見，或瀉多之後，皆凶證也．

蓽茇散 芎芷石膏湯

頭痛嗃鼻熱蓽茇，濕盛瓜蒂入茶茗，風盛日久三聖散，內服芎芷石膏靈．芎芷石膏菊羌藁，苦加細辛風防荊，熱加梔翹芩薄草，便秘尿紅消黃攻．

［註］一切頭風兼熱者，以蓽茇散嗃鼻．卽蓽茇一味爲末，用猪膽汁拌過嗃之，作嚏立愈．一切頭風兼濕者，以瓜蒂·松蘿茶，二味爲末，嗃之出黃水立愈．頭風風盛時發，日久不愈，則多令人目昏，以三聖散嗃之，方在中風門內．用芎芷石膏湯，卽芎·芷·石膏·菊花·羌活·藁本也．苦痛者加細辛，風盛目昏加防風·荊芥穗，熱盛加梔子·連翹·黃芩·薄荷·甘草，大便秘小便赤加硝·黃，攻之自愈也．

茶調散 淸震湯 滾痰丸 人參芎附湯

風熱便利茶調散，雷頭荷葉蒼與升，痰熱滾痰芎作引，虛寒眞痛附參芎．

［註］雷頭風痛，頭面疙瘩，耳聞雷聲，宜淸震湯，卽荷葉·蒼朮·升麻也．人參芎附湯，卽人參·川芎·川附也．

芎犀丸

偏正頭風芎犀丸，血虛四物薄羌天，氣虛補中加芎細，氣逆降氣黑鉛丹．

［註］血虛，面少血色，或久脫血也．天，天麻也．降氣，蘇子降氣湯也．

芎麻湯 半夏白朮天麻湯

欲吐暈重風痰痛，芎麻湯下白丸寧，虛者六君芪乾柏，天麻麯蘗澤蒼同．

［註］麻，天麻也．白丸，靑州白丸子也．虛者，謂風痰兼氣虛者，宜半夏白朮天麻湯，卽六君子加黃芪·乾薑·黃柏·天麻·神麯·麥蘗·澤瀉·蒼朮也．

荊穗四物湯

頭暈頭痛同一治，血虛物穗氣補中，氣血兩虛十全補，上盛下虛黑錫靈．

［註］頭暈之虛實寒熱諸證，同乎頭痛一治法也．其有因血虛，宜用荊穗四物湯，卽當歸·川芎·白芍·熟地黃·荊芥穗也．氣虛，宜用補中益氣湯．氣血兩虛，宜用十全大補湯．上盛下虛，宜用黑錫丹．

眼目總括

目爲五臟六腑精，氣白筋黑骨精瞳，血爲眥絡肉約束，裹擷系屬腦項中．經熱腠開因風入，合邪上攻赤腫疼，輕者外障生雲翳，重者積熱頓傷睛．

［註］經曰，五臟六腑之精氣，皆上注於目而爲之精．精之窠爲眼，氣之精爲白眼，筋之精爲黑眼，骨之精爲瞳子，血之精爲絡眥，肉之精爲約束，即眼胞也，裹擷筋骨血氣之精，而與脈系上屬於腦，後出於項中．因經熱蒸開腠理，故風邪得以入之，風熱之邪合上攻於目，赤腫疼痛．輕者則爲外障，或暴生雲翳，重者則積熱之甚，陡然痛傷睛也．

外障病證

火眼赤腫淚澁痛，硬腫多熱軟多風，瞼粟爛弦鷄蜆肉，努肉赤脈貫瞳睛．血灌瞳人高突起，旋螺尖起蟹睛疼，拳毛風淚風痒極，赤膜下垂黃膜衝．

［註］風熱上攻，目赤腫痛多淚，隱澁難開，火眼也．腫而硬者，屬熱盛也，宜先下之．腫而軟者，屬風盛也，宜先發散．兩瞼上·下初生如粟，漸大如米，或赤或白，不甚疼痛，謂之瞼生風粟．兩瞼粘睛，赤爛痒痛，經年不愈，謂之爛弦風，又名赤瞎．瞼內如鷄冠，蜆肉翻出，視物阻礙，痛楚羞明，謂之鷄冠蜆肉．此皆脾經風熱爲病也．兩眥筋膜努出，謂之努肉攀睛．兩眥赤脈漸漸侵睛，謂之赤脈貫睛．兩眼混赤如朱，痛如鍼刺，謂之血灌瞳人．兩眼痒痛，忽然突起，謂之突起睛高．目中大痛，忽生翳膜，狀如旋螺，謂之旋螺尖起．目中大痛，忽然瞳睛努如蟹目，謂之蟹睛疼痛，又名損翳．此皆肝·心二經積熱也．兩瞼燥急，睫毛倒刺，謂之倒睫拳毛．兩目衝風，淚出涓涓，冬月尤甚，謂之迎風流淚．兩目連眥痒極不痛，謂之風痒難任．目中從下忽生黃膜，侵睛疼痛，謂之黃膜上衝．目中從上忽生赤膜，垂下遮睛，謂之赤膜下垂．又名垂簾翳．此皆心·肝·脾三經風熱爲病也．

內障病證

內障頭風五風變，珠白黃綠不光明，頭風痛引目無淚，相注如坐暗室中，綠風頭旋連鼻痛，兩角相牽引目疼，時或白花紅花起，同綠黑花爲黑風，烏花不旋漸昏暗，黃風雀目久金睛，青風微旋不痒痛，青花轉轉目昏蒙．

［註］內障之病，每因頭風五風變成．初病瞳珠漸漸變色，睛裏隱隱似翳，或白或黃或綠，雖與不患之眼相似，然無精彩光明射人．病頭風者，發則頭痛引目無淚，或左目，或右目，或先左目，或先右目，相注不定，如坐暗室之中，此頭風傷目之漸也．綠風者，頭旋兩角連鼻相牽引，目疼痛時，或見起白花·紅花，此綠風傷目之漸也．黑風者，證同綠風，時時見起黑花，此黑風傷目之漸也．烏風者，亦同黑風，但不旋暈而見烏花，漸漸昏暗，此烏風傷目之漸也．黃風者，久病雀目，瞳睛金色，此黃風傷目之漸也．青風者，頭微旋不痒不痛，但見青花轉轉，日漸昏蒙，此青風傷目之漸也．

菊花通聖散 洗刀散

暴發火眼通聖菊，外障等證減加方，風盛羌加防麻倍，熱盛加連倍消黃．痛生翳膜多傷目，洗刀更入細獨羌，元参木賊白蒺藜，草決蟬蛻蔓青箱．

［註］菊花通聖散，卽防風通聖散加菊花也．洗刀散，卽本方更加細辛·羌·獨·蔓荊·青箱子等藥也．

內外障治

外障無寒一句了，五輪變赤火因生．內障

有虛心腎弱，故如不病損光明．火能外鑑水內照，養神壯水自收功，五風內變諸翳障，眼科自有法能攻．

［註］外障目病，子和曰，目不因火不病．所以五輪變赤，氣輪白睛，火乘肺也．肉輪目胞，火乘脾也．風輪黑睛，火乘肝也．水輪瞳人，火乘腎也．血輪兩眥，火自甚也．故能治火者，一句便了也．治火之法，在藥則鹹寒吐之下之，在鍼則神庭·上星·顖會·前項·百會刺之，翳者可使立退，痛者可使立已，昧者可使立明，腫者可使立消矣．內障目病，雖亦無寒，然有虛也．虛或兼熱，亦屬虛熱，故不赤腫疼痛，如不病眼人，但不精彩光明也．心虛則神不足，神者火也，火內暗而外明，故不能外鑑而失其光明也．腎虛則精不足，精者水也，水外暗而內明，故不能內照而失其光明也．心虛者，則養心神．腎虛者，則壯腎水，自可收功於不明也．其五風內變諸翳，如圓翳·氷翳·清翳·澁翳·散翳·橫翳·浮翳·沈翳，偃月·棗花·黃心·黑風等翳，俱列在眼科，方書自有治法，難以盡述，此特其大概耳．

牙齒口舌總括

牙者骨餘屬乎腎，牙齦手足兩陽明，齒長豁動爲腎憊，牙疼胃火風寒蟲．不怕冷熱爲風痛，火腫喜冷得寒疼，寒不腫蛀喜熱飲，蟲牙蝕盡一牙生．

［註］牙齒者，骨之餘，屬乎腎也．若無故齒長，疎豁而動，則爲腎衰憊也．上牙齦屬足陽明，下牙齦屬手陽明．牙痛皆牙齦作痛，惟寒牙痛，則爲客寒犯腦，多頭連齒痛，爲寒邪也，故喜熱飲，不腫不蛀也．餘者，皆爲胃火·邪風·濕熱也．火牙疼多腫喜得冷，得寒則更疼者，讐仇之意也．蟲牙則一牙作痛，蝕盡一牙，又蝕一牙作痛也．

骨槽風 牙疳瘡

骨槽齦頰腫硬疼，牙齦腐爛出血膿，牙疳腫硬潰血臭，皆因痘疹癖疾成．

［註］骨槽風者，牙齦連頰硬腫疼痛，牙齦腐爛，出血膿也．牙疳，以骨槽潰後腫硬不消，然出臭血，而不出膿水也，且皆痘疹癖疾之後而成也．

淸胃散

淸胃血分火牙痛，生地歸連升牡饒，氣分宜加荊防細，積熱涼膈入升膏．

［註］胃火牙痛，赤腫出血者，則爲血分，宜用淸胃散，卽生地·當歸·黃連·升麻·牡丹皮也．饒者，倍加升麻·丹皮也．若腫痛牙齦不出血者，則爲氣分，宜加荊芥·防風·細辛，以散其熱．若腸胃積熱，腫痛爛臭，宜用涼膈散加升麻·石膏，以下其熱可也．

溫風散

溫風風牙歸芎細，蓽茇藁芷露蜂房，寒牙痛加羌麻附，半服含漱吐涎良．

［註］不甚腫痛，不怕冷熱，爲風牙痛，宜用溫風散．卽當歸·川芎·細辛·蓽茇·藁本·白芷·露蜂房也．不腫痛甚，喜飮熱湯，爲寒牙痛，宜本方再加羌活·麻黃·川附子，溫而散之．二方俱服一半，含漱一半，連涎吐之自好也．

一笑丸 玉池散 薰藥

諸牙椒巴飯丸咬，玉池藁芷骨槐辛，歸芎大豆升防草，蟲牙葱韭子烟薰．

［註］諸牙，謂諸牙痛也．均宜一笑丸，卽川椒七粒爲末，巴豆一粒去皮研勻，飯爲丸，綿裹咬痛處，吐涎卽止，均宜用玉池散，卽藁本·白芷·地骨皮·槐花·細辛·當歸·川芎·黑豆·升麻·防風·甘草·煎湯，熱漱冷吐．蟲牙亦宜此咬漱．更須用韭子或葱子，置小爐中燒之，擱在大水碗內，覆以漏斗，口向蟲牙痛處薰之，

其蟲極小, 皆落水碗之中, 累效.

蕪荑消疳湯

牙疳雖有專科治, 然皆未曉累攻神, 能食便軟猶當下, 雄荑黃薈二連苓.

[註] 牙疳一病, 殺人最速, 雖有專科, 然皆未曉累攻之法. 累攻者, 今日攻之, 明日又攻之, 以腫硬消, 黑色變, 臭氣止爲度. 若不能食, 或隔一日, 或隔二·三日攻之, 攻之後漸能食, 不必戒口, 任其所食. 雖大便溏, 仍量其輕重攻之, 自見其神. 若竟不思食, 難任攻下, 則死證也. 攻藥用蕪荑消疳湯, 卽雄黃·蕪荑·生大黃·蘆薈·川黃連·胡黃連·黃芩也.

口舌證治

脣口屬脾舌屬心, 口舌瘡糜蘊熱深, 口淡脾和臭胃熱, 五味內溢五熱淫. 木舌重舌舌腫大, 脣腫脣瘡緊繭脣, 暴發赤痛多實熱, 淡白時痛每虛因.

[註] 口舌生瘡糜爛, 名曰口糜, 乃心·脾二經蘊熱深也. 平人口淡, 故曰脾和. 口出氣臭, 則爲胃熱. 不因食五味而口內溢酸味者, 乃肝熱淫脾也. 苦味者, 心熱淫脾也. 甘味者, 本經熱自淫也. 辛味者, 肺熱淫脾也. 鹹味者, 腎熱淫脾也. 木舌, 謂舌腫硬不痛也. 重舌, 謂舌下腫似舌也. 舌腫, 謂舌腫大也. 脣腫, 謂脣腫痛厚也. 脣瘡, 謂脣腫潰裂成瘡也. 緊繭脣, 謂脣緊小燥裂也. 以上之證, 皆屬心·脾·胃經蘊熱. 若暴發赤腫痛甚, 多爲實熱, 宜以凉膈散·梔子金花湯, 急下其熱, 可卽愈也. 若日久色淡瘡白, 時痛不痛, 每屬虛熱, 宜淸心蓮子飮·知柏四物湯, 補中兼淸可也. 或服凉藥久不愈者, 以七味地黃湯冷服, 引火歸原. 不效甚者, 加附子可立愈也.

咽喉總括

胸膈風熱咽喉痛, 邪盛單雙乳蛾生, 熱極腫閉名喉痹, 語言難出息不通, 痰盛涎繞喉間響, 內外腫閉纏喉風, 喉痹纏喉皆危證, 潰後無膿腫閉凶.

[註] 胸膈上有風熱, 則咽喉腫痛, 風熱之邪若盛, 則生單雙乳蛾, 在會厭兩傍高腫似乳蛾, 故名也. 熱極則腫閉, 湯水不下, 言語難出, 呼吸不通, 名曰喉痹. 若熱極更兼痰盛, 則痰涎繞於喉間, 聲響咽喉, 內外腫閉, 湯水不下, 名曰纏喉風, 皆危病也. 或服藥·或吹藥·或鍼刺, 潰破出膿血則愈. 若潰後不出膿血, 仍然腫閉, 湯水不下則死矣.

如意勝金錠 雄黃解毒丸

咽痛消毒凉膈散, 單雙乳蛾刺血痊, 喉痹纏喉勝金錠, 急攻痰熱解毒丸, 昏噤牙關湯不下, 從鼻吹灌度喉關, 吐下之後隨證治, 潰爛珍珠散上安.

[註] 咽喉初起腫痛, 宜用消毒凉膈散, 卽防風·荊芥·牛蒡子·梔子·連翹·薄荷·黃芩·甘草·大黃·芒硝也. 單雙乳蛾, 則刺少商出血, 在左刺左, 在右刺右, 在左右刺左右也. 喉痹, 纏喉初起, 病勢未甚, 或狀如傷寒, 宜服如意勝金錠, 卽硫黃·川芎·臘茶·火硝·薄荷·生川烏·生地黃各等分爲末, 葱自然汁合爲錠, 重一錢, 薄荷湯磨化服, 甚者連進三次. 若痰涎壅盛, 喉間內外腫閉, 湯水難下, 病勢危急, 宜用雄黃解毒丸, 卽雄黃水飛, 鬱金細末, 各二錢半, 巴豆仁肥白者十四粒, 微去油, 以成散爲度, 合均, 醋糊爲丸, 如菉豆, 茶淸下七丸, 便利吐痰則愈. 若昏冒牙關噤急, 湯不能下, 將藥用醋化開十丸, 按中風門之法, 嗃入鼻內, 吐下則愈, 其後隨證調治可也. 若雖愈咽喉潰爛, 以珍珠散上之卽好.

吹喉七寶散

咽喉諸證七寶散, 消皂蝎雄硼二礬, 細研如塵取一字, 吹中患處效如神.

[註] 咽喉諸證, 謂咽喉腫痛, 單雙乳蛾, 喉痹, 纏喉也. 七寶散, 卽火硝·牙皂·全蝎·雄黃·硼砂·白礬·膽礬也.

肩背總括

通氣防風湯

通氣太陽肩背痛, 羌獨藁草蔓防芎, 氣滯加木陳香附, 氣虛升柴參芪同, 血虛當歸白芍藥, 血瘀薑黃五靈紅, 風加靈仙濕二朮, 硏送白丸治痰凝.

[註] 李杲羌活勝濕湯, 又名通氣防風湯, 治太陽經風濕肩背痛, 卽羌活·獨活·藁本·甘草·蔓荊子·防風·川芎也. 兼氣鬱滯痛者, 則常常作痛, 加木香·陳皮·香附也. 氣虛鬱痛者, 則時止時痛, 加升麻·柴胡·人參·黃芪也. 血虛鬱痛者, 則夜甚時止, 加當歸·白芍藥也. 血瘀鬱痛者, 則夜痛不止, 加薑黃·五靈脂·紅花也. 風氣鬱盛者, 痛則項肩强, 加威靈仙也. 濕氣鬱甚者, 痛則肩背重, 加蒼朮·白朮也. 痰風凝鬱者, 痛則嘔眩, 用本湯硏送青州白丸子也.

心腹諸痛總括

心痛岐骨陷處痛, 橫滿上胸下胃脘, 當臍脾腹連腰腎, 少腹小大腸脇肝. 蟲痛時止吐清水, 疰卽中惡寒外干, 悸分停飮與思慮, 食卽停食冷內寒, 水停痰飮熱胃火, 氣卽氣滯血瘀緣, 隨證分門檢方治, 眞心黑厥至節難.

[註] 岐骨陷處痛, 名心痛. 橫滿連胸, 名肺心痛. 下連胃脘, 名胃心痛. 連臍, 名脾心痛. 連腰, 名腎心痛. 連少, 腹名大腸小腸痛. 連脇, 名肝心痛. 時止吐清水, 名蟲心痛. 中惡腹痛, 名疰痛. 寒邪外干, 名中寒痛. 悸而痛, 名悸心痛. 水停心下, 屬飮也. 思慮傷心, 屬傷也. 停食痛, 停水痛, 停痰痛, 胃火痛, 氣滯痛, 血瘀痛, 皆不死之證也. 當分門施治. 惟眞心痛, 面色黑, 四肢逆冷至節, 死證也.

化滯丸 淸中湯

攻濕積熱求化滯, 攻寒積水備急丹, 火痛二陳梔連蔻, 蟲用烏梅飮控涎.

[註] 化滯丸, 成方也. 淸中湯, 卽陳皮·半夏·茯苓·甘草·薑炒山梔·黃連·草豆蔲也.

木香流氣飮

七情鬱結流氣飮, 思慮悸痛歸脾湯, 內寒理中外五積, 疰痛備急血抵當.

小建中湯

木來乘土腹急痛, 緩肝和脾小建中, 血虛寒痛羊肉治, 氣虛理中加陳青.

[註] 羊肉, 謂羊肉湯也.

烏頭梔子湯

刦諸鬱痛烏梔子, 刦而復痛入元明, 已經吐下或虛久, 急痛欲死求鴉鳴.

[註] 諸鬱, 謂諸寒火鬱而痛也. 寒多炮川烏爲主, 熱多薑炒梔子爲主. 元明, 元明粉也. 鴉鳴, 謂以眞鴉片, 末或加麝香少許, 飯丸如桐子大, 每服三·五丸引. 在本草, 名一粒金丹.

胸脇總括

栝蔞薤白白酒湯 栝蔞薤白半夏湯

栝蔞薤白白酒湯, 胸痹胸背痛難當, 喘息短氣時欬唾, 難臥仍加半夏良.

[註] 栝蔞薤白白酒湯. 卽栝蔞實·小根菜, 水·白酒煎也.

顚倒木金散

胸痛氣血熱飮痰, 顚倒木金血氣安, 飮熱大陷小陷治, 頑痰須用控涎丹.

[註] 胸痛之證, 須分屬氣·屬血·屬熱飮·屬

老痰. 顚倒木金散, 卽木香·鬱金也. 屬氣鬱痛者, 以倍木香君之. 屬血鬱痛者, 以倍鬱金君之. 爲末, 每服二錢, 老酒調下. 虛者, 加人參更效. 胸中有痰飮熱作痛者, 輕者小陷胸湯, 重者大陷胸湯·丸治之. 若吐唾稠粘痰盛, 則用控涎丹.

枳芎散 枳橘散 柴胡疎肝湯 加味逍遙散 左金丸 當歸龍薈丸

脇痛左屬瘀留血, 輕金芎枳草重攻, 右屬痰氣重逐飮, 片薑橘枳草醫輕. 肝實太息難轉側, 肝虛作痛引肩胸, 實用疎肝柴芍草, 香附枳陳與川芎. 肝虛逍遙加芎細, 陳皮生薑緩其中, 肝虛左金實龍薈, 一條扛起積食攻.

[註] 左屬瘀血輕, 謂瘀血輕者, 宜用枳芎散. 重攻, 謂瘀血重者, 宜以攻血之劑也. 枳芎散, 卽枳殼·撫芎·鬱金·甘草也. 右屬痰氣. 重逐飮, 謂以控涎·十棗逐痛之重者也. 枳橘散, 卽枳殼·橘皮·片子·薑黃·甘草, 醫痛之輕者也. 柴胡疎肝散, 卽柴胡·白芍·甘草·香附·枳殼·陳皮·川芎也. 逍遙散, 卽白朮·茯苓·當歸·白芍·柴胡·炙草·薄荷少許, 加川芎·細辛·陳皮·生薑也. 左金, 卽左金丸. 吳茱萸·黃連也. 肝實火旺者, 當歸龍薈丸. 積食者, 以化滯丸. 積飮者, 以控涎丹.

腰痛總括

腰痛腎虛風寒濕, 痰飮氣滯與血瘀, 濕熱閃挫凡九種, 面忽紅黑定難醫.

[註] 腰痛之證, 其因不同, 有腎虛·有風·有寒·有濕·有痰飮·有氣滯·有血瘀·有濕熱·有閃挫, 凡患腰痛極甚, 而面色忽紅忽黑, 是爲心腎交爭, 難治之證也.

安腎丸

腰痛悠悠虛不擧, 寄生靑娥安腎丸, 胡盧骨脂川楝續, 桃杏茴苓山藥鹽.

[註] 寄生, 謂獨活寄生湯. 靑娥丸, 卽補骨脂·杜仲·核桃仁也. 安腎丸, 卽胡盧巴·補骨脂·川楝肉·川續斷·桃仁·杏仁·小茴香·茯苓, 山藥也. 鹽, 鹽湯爲引也.

羌活勝濕湯 通經丸

腰痛屬寒得熱減, 五積吳萸桃杜安, 寒濕重著勝濕附, 內實通經硫麵牽, 風痛無常掣引足, 經虛當用寄生痊, 經實非汗不能解, 續命湯加牛杜穿.

[註] 五積散, 加吳茱萸·桃仁·杜仲. 羌活勝濕湯, 卽防風通氣湯加附子也. 通經丸, 卽硫黃·黑牽牛頭末, 麥麵合丸煮, 浮起服, 方出本草. 小續命湯加牛膝·杜仲·炒穿山甲也.

通氣散 活絡丹

氣滯閃挫通氣散, 木陳穿索草茴牽, 血瘀不移如錐刺, 日輕夜重活絡丹.

[註] 通氣散, 卽木香·陳皮·穿山甲·元胡索·甘草·小茴香·白牽牛也. 活絡丹, 卽川烏·草烏·南星·地龍·乳香·沒藥也. 加五靈脂·麝香丸效.

蒼柏散 煨腎散

濕熱熱注足蒼柏, 二妙牛杜己瓜芎, 腰如物覆濕痰畜, 煨腎椒鹽遂有功.

[註] 蒼柏散, 卽蒼朮·黃柏·牛膝·杜仲·防己·木瓜·川芎也. 煨腎散, 卽猪腰子剖開, 入川椒·食鹽·甘遂末, 濕紙裹煨, 熟酒食之.

小便閉癃遺尿不禁總括

膀胱熱結爲癃閉, 寒虛遺尿與不禁, 閉卽尿閉無滴出, 少腹脹滿痛難伸, 癃卽淋瀝點滴出, 莖中澁痛數而勤, 不知爲遺知不禁,石血膏勞氣淋分.

[註] 膀胱熱結, 輕者爲癃, 重者爲閉. 膀胱寒虛, 輕者爲遺尿, 重者爲不禁. 閉者, 卽小便閉無點滴下出, 故少腹滿脹痛也. 癃者, 卽淋瀝點滴而出, 一日數十次, 或勤出無度, 故莖中澁痛也. 不知而尿出, 謂之遺尿. 知而不能固, 謂之小便不禁.

小便閉遺尿死證

嘔噦尿閉爲關格, 若出頭汗命將傾, 傷寒狂冒遺尿死, 尿閉細澁不能生.

[註] 上爲嘔噦不入, 下爲小便不通, 則陰陽之氣關格. 若出頭汗, 則爲陽絶, 故命傾也. 傷寒狂冒屬陽邪盛, 遺尿屬陰不守, 若尿閉脈細澁, 知陰亦竭, 故俱死也.

治癃閉熨吐汗三法

陰陽熨臍葱白麝, 冷熱互熨尿自行, 宣上木通葱探吐, 達外葱湯薰汗通.

[註] 用葱白一斤細剉, 入麝香五分拌勻, 分二包置臍上, 先以炭火熨斗熨之, 半炷香時換一包, 以冷水熨斗熨之, 互相遞熨, 以尿通爲度. 服諸藥不效, 或服藥卽時吐出, 或服攻下藥不利, 宜用宣上法, 以木通·老葱煎湯服, 頃時探吐, 再服再吐, 以尿通爲度. 服諸藥不效, 或身無汗, 宜用達外法, 以葱湯入木桶內, 令病人坐於杌上, 沒臍爲度, 匝腰繫裙以覆之, 少時汗出, 其尿自出. 欲尿時不可出桶, 卽於桶內溺之, 恐出桶氣收, 而尿又回也.

小便不通

通關丸

熱實不化大便硬, 癃閉八正木香痊, 陽虛不化多厥冷, 惡寒金匱腎氣丸, 陰虛不化發午熱, 不渴知柏桂通關, 氣虛不化不急滿, 倦怠懶言春澤煎.

[註] 小便不通, 熱實者, 宜用八正散加木香. 陽虛者, 宜用金匱腎氣丸. 陰虛者, 宜用通關丸, 卽知母·黃柏·肉桂少許也. 氣虛宜用春澤湯, 卽五苓散加人參也.

八正散

石淋猶如鹻結鐺, 是因濕熱煉膀胱, 一切熱淋八正篙, 通滑梔瞿草車黃.

[註] 八正散, 卽扁蓄·木通·瞿麥·梔子·滑石·甘草·車前子·大黃也.

小薊飮子

血淋心遺熱小腸, 實熱仍宜下之良, 淸熱小薊梔滑淡, 歸藕通蒲草地黃.

[註] 淡, 淡竹葉也. 藕, 藕節也. 蒲, 蒲黃也.

海金沙散 鹿角霜丸

膏淋尿濁或如涕, 精溺俱出海草滑, 熱盛八正加蒼朮, 虛用秋苓鹿角佳.

[註] 海, 海金沙也. 秋, 秋石也. 苓, 茯苓也. 鹿角, 鹿角霜. 糯米糊爲丸也.

加味八正散

氣淋肺熱難淸肅, 八正石葦木葵沈, 內傷氣虛不能化, 五苓益氣自通神.

[註] 八正散, 加石葦·木香·冬葵子·沈香·五苓, 合補中益氣湯.

補中益氣湯合五苓散 淸心蓮子飮

勞淋內傷補中苓, 腎氣知柏過淫成, 勞心淸心蓮地骨, 芪芩車麥草參苓.

[註] 內傷勞脾, 用補中益氣湯合五苓散. 勞腎陽虛, 用『金匱』腎氣湯. 陰虛, 用知柏地黃湯. 思慮勞心, 用淸心蓮子飮, 是方卽蓮子·地骨皮·黃芪·黃芩·車前子·麥門冬·生甘草·人參·白茯苓也.

琥珀散

痰淋七氣白丸子, 熱燥清熱用滋陰, 諸淋平劑琥珀木, 葵蓄通滑歸鬱金.

［註］ 七氣湯見諸氣門. 青州白丸子見類中風門. 滋陰, 通關丸也. 木, 木香也. 葵, 冬葵子也.

桂附地黃丸 補中益氣湯加白果方 坎離既濟湯加山萸肉五味子方

遺尿不禁淋尿白, 桂附補中白果煎, 補之不應或尿赤, 生地知柏萸味攢.

［註］ 遺尿不禁, 及諸淋·尿色白者, 皆屬寒虛. 寒者, 用桂附地黃湯加白果, 虛者, 用補中益氣湯加白果. 凡遺尿不禁·諸淋·尿色赤者, 或補之不應者, 赤有熱虛, 用坎離既濟湯, 卽生地·知母·黃柏·加山萸肉·五味子也.

大便燥結總括

熱燥陽結能食數, 寒燥陰結不食遲, 實燥食積熱結胃, 食少先硬後溏脾. 氣燥阻隔不降下, 血燥乾枯老病虛, 風燥久患風家候, 直腸結陰導之宜.

［註］ 熱燥卽陽結也, 能食而脈浮數有力, 與三陽熱證同見者也. 寒燥卽陰結也, 不能食而脈沈遲有力, 與三陰寒證同見者也. 實燥卽胃實硬燥也, 與腹滿痛同見者也. 虛燥卽脾虛, 先硬後溏之燥也, 與少氣腹縮同見者也. 氣燥卽氣道阻隔之燥也 與噎膈·反胃同見者也. 血燥卽血液乾枯之燥也, 與久病老虛同見者也. 風燥卽久患風病之燥也, 從風家治. 直腸結, 卽燥屎巨硬, 結在肛門難出之燥也, 從導法治之.

結燥治法

溫脾湯 握藥法

熱實脾約三承氣, 寒實備急共溫脾. 大黃薑附桂草朴, 寒虛硫半握藥醫. 虛燥益氣消黃入, 血燥潤腸與更衣. 氣燥四磨參利膈, 風燥搜風順氣宜.

［註］ 溫脾湯, 卽大黃·乾薑·附子·肉桂·甘草·厚朴也. 硫半丸, 卽硫黃·半夏也. 握藥, 卽巴豆仁·乾薑·韭子·良薑·硫黃·甘遂·白檳榔, 各五分, 分末合均, 飮和分二粒, 先以花椒湯洗手, 麻油塗手心握藥, 移時便硬, 欲止則以冷水洗手. 益氣, 卽補中益氣湯, 加大黃·朴硝. 潤腸丸, 卽當歸·生地·枳殼·桃仁·火麻仁, 各等分爲末, 蜜丸, 米飮早服. 更衣丸, 卽生蘆薈·硃砂末等分, 飯丸, 酒服. 四磨湯, 卽人參·烏藥·沈香·檳榔也. 參利膈, 卽人參利膈丸也. 搜風順氣, 卽搜風順氣丸也.

御纂醫宗金鑑

編輯婦科心法要訣

御纂醫宗金鑑 卷四十四

編輯婦科心法要訣

調經門

婦科總括

男婦兩科同一治，所異調經崩帶癥，嗣育胎前並產後，前陰乳疾不相同.

[註] 婦人諸病，本與男子無異，故同其治也. 其異於男子者，惟調經·經閉·帶濁·崩漏·癥瘕·生育子嗣·胎前·產後諸病，及乳疾·前陰諸證不相同耳. 故立婦人一科，以分門而詳治焉. 業是科者，必先讀方脈·心法諸書，然後讀此，自有豁然貫通之妙.

天癸月經之原

先天天癸始父母，後天精血水穀生. 女子二七天癸至，任通衝盛月事行.

[註] 先天天癸，謂腎間之動氣，乃稟自父母，資其始也. 後天精血，謂水穀之所化，得之形成之後，資其生也. 經曰，女子一七而腎氣盛，謂腎間動氣盛也. 二七而天癸至，謂先天癸水中之動氣，至於女子胞中也. 衝爲血海，任主胞胎. 衝任皆起於胞中，所以任脈通，太衝脈盛，月事以時下，故能有子也.

婦人不孕之故

不子之故傷任衝，不調帶下經漏崩. 或因積血胞寒熱，痰飲脂膜病子宮.

[註] 女子不孕之故，由傷其任·衝也. 經曰，女子二七而天癸至，任脈通，太衝脈盛，月事以時下，故能有子. 若爲三因之邪傷其衝任之脈，則有月經不調·赤白帶下·經漏·經崩等病生焉. 或因宿血積於胞中，新血不能成孕. 或因胞寒胞熱，不能攝精成孕. 或因體盛痰多，脂膜壅塞胞中而不孕. 皆當細審其因，按證調治，自能有子也.

月經之常

月經三旬時一下，兩月並月三居經，一年一至爲避年，一生不至孕暗經.

[註] 女子陰類也，以血爲主. 其血上應太陰，下應海潮. 月有盈虧，潮有朝夕. 月經三旬一下與之相符，故又謂之月水·月信也. 女子月經一月一行者，其常也. 或先或後，乃其病也. 然亦有兩月一行，謂之並月者. 有三月一行，謂之居經者. 有一年一行，謂之避年者. 有一生不行而依然能孕育，謂之暗經者. 此所稟之不同，而亦非病，不須治也.

月經異常

經期吐血或衄血，上溢妄行曰逆經，受孕行經曰垢胎，受孕下血漏胎名.

[註] 婦女月經一月一下，此其常也. 若經行而吐血·衄血，上溢妄行者，是謂逆經. 有受孕之後，月月行經而產子者，是謂垢胎. 有受孕數月，其血忽下而胎不隕者，是謂漏胎. 此皆月經之異乎常者也.

外因經病

天地溫和經水安，寒凝熱沸風盪然，邪入胞中任衝損，婦人經病本同參.

[註] 經曰, 天地溫和, 則經水安靜. 天寒地凍, 則經水凝泣. 天暑地熱, 則經水沸溢. 卒風暴起, 則經水波涌而隴起. 六淫之邪入於胞中, 則損傷衝任, 故婦人經病本此同參也. 如寒則血凝, 熱則血沸, 風則血氵盈然波涌而大下, 亦猶經水之被寒·熱·風而不得安瀾也.

內因經病

婦人從人不專主, 病多憂忿鬱傷情, 血之行止與順逆, 皆由一氣率而行.

[註] 婦人從人, 凡事不得專主, 憂思·忿怒·鬱氣所傷, 故經病因於七情者居多. 盖以血之行·止·順·逆, 皆由一氣率之而行也.

不內外因經病

血者水穀之精氣, 若傷脾胃何以生. 不調液竭血枯病, 合之非道損傷成.

[註] 血者, 水穀之精氣也. 在男子則化爲精. 在婦人則化爲血, 上爲乳汁, 下爲月水. 若內傷脾胃, 健運失職, 飮食減少, 血無以生, 則經必不調. 亦有女子天癸既至, 踰期不得與男子合, 未期思與男子合, 與夫經正行時而合, 此皆合之非道, 亦致不調. 或過淫, 合多則液竭. 産多, 乳衆則血枯, 亦皆能損傷陰血致成經病也.

血色不正病因

血從陽化色正紅, 色變紫黑熱之徵, 黃泔淡紅濕虛化, 更審瘀塊黯與明.

[註] 血屬陰, 從陽化, 故其色以正紅爲正, 雖有經病, 亦易爲治也. 若色變深紅·紫黑, 乃熱之徵也. 或黃如米泔, 乃濕化也. 淺淡紅白, 乃虛象也. 更當審其有瘀·有塊·色黯·色明以治之. 若黯而紫黑, 兼見冷證, 多屬寒凝. 若明而紫黑, 兼見熱證, 多屬熱結也.

氣穢淸濁病因

熱化稠粘臭必穢, 寒化淸澈臭則腥, 內潰五色有臟氣, 時下而多命必傾.

[註] 凡血爲熱所化, 則必稠粘臭穢. 爲寒所化, 則必淸澈臭腥. 若是內潰, 則所下之物雜見五色, 似乎膿血. 若更有臟腐敗氣, 且時下不止而多者, 是危證也, 其命必傾矣!

愆期前後多少

經來前後爲愆期, 前熱後滯有虛實. 淡少爲虛不脹痛, 紫多脹痛屬有餘.

[註] 經來或前或後, 謂之愆期, 皆屬經病. 經來往前赶, 日不足三旬者, 屬血熱. 若下血多, 色深紅而濁, 則爲有餘之熱. 若下血少, 色淺淡而淸, 則爲不足之熱也. 經來往後退, 日過三旬後者, 屬血滯. 若色淺淡·血少, 不脹痛者, 則屬氣虛, 血少澁滯, 不足之病. 若色紫·血多, 腹脹痛者, 則屬氣實, 血多瘀滯, 有餘之病也.

經行發熱時熱

經行發熱時潮熱, 經前血熱經後虛, 發熱無時察客熱, 潮熱午後審陰虛.

[註] 經行發熱, 時熱潮熱之病, 若在經前則爲血熱之熱. 經後則爲血虛之熱. 發熱時熱, 多是外感, 須察客邪之熱. 午後潮熱, 多屬裏熱, 當審陰虛之熱也.

經行寒熱身痛

經來寒熱身體痛, 當分榮衛與虛實. 有汗不脹衛不足, 無汗而脹榮有餘.

[註] 經來之時, 惡寒·發熱, 身體疼痛者, 當分榮衛虛實. 若發熱·惡寒, 身痛不脹而有汗者, 屬衛虛榮不足. 若發熱·惡寒, 身脹痛而無汗者, 屬榮實衛有餘也.

經行腹痛

腹痛經後氣血弱，痛在經前氣血凝．氣滯腹脹血滯痛，更審虛實寒熱情．

[註] 凡經來腹痛，在經後痛，則爲氣血虛弱．經前痛，則爲氣血凝滯．若因氣滯血者，則多脹滿．因血滯氣者，則多疼痛．更當審其凝滯作脹痛之故，或因虛·因實·因寒·因熱而分治之也．

經行瀉吐

經行泄瀉是脾虛，鴨溏清痛乃寒濕．胃弱飮傷多嘔飮，食傷必痛吐其食．

[註] 經行泄瀉，乃脾虛也．若鴨溏·冷痛，是寒濕也．經行嘔吐，是胃弱也．若嘔出涎飮，則是傷飮．若吐出食物，則是傷食．然傷食者多痛而吐食，傷飮者不痛而嘔飮也．

錯經妄行成吐衄崩

逆行吐血錯行崩，熱傷陰陽絡妄行．血多熱去當用補，血少雖虛須主清．

[註] 婦女經血逆行，上爲吐血·衄血，及錯行下爲崩血者，皆因熱盛也．傷陰絡則下行爲崩，傷陽絡則上行爲吐衄也．若去血過多，則熱隨血去，當以補爲主．如血少熱尙未減，雖虛仍當以淸爲主也．

經水過多兼時下白帶

多淸淺淡虛不攝，稠粘深紅熱有餘，兼帶時下濕熱穢，形淸腥穢冷濕虛．

[註] 經水過多，淸稀淺紅，乃氣虛不能攝血也．若稠粘深紅，則爲熱盛有餘．或經之前後兼赤白帶，而時下臭穢，乃濕熱腐化也．若形淸腥穢，乃濕瘀寒虛所化也．

調經證治

四君子湯　異功散　六君子湯　香砂六君子湯　七味白朮散　參苓白朮散　歸脾湯　逍遙散　八珍湯　十全大補湯　雙和飮　養榮湯　理中湯

補養元氣四君子，參苓朮草棗生薑．異功加陳兼理氣，虛痰橘半六君湯．嘔吐香砂六君子渴，瀉七味藿葛香．脾瀉參苓白朮散，薏桔山蓮砂扁方．思慮傷脾損心血，歸脾歸芪棗遠香，減參加柴歸芍薄，逍遙調肝理脾方．合物八珍兼補血，芪桂十全大補湯．去參苓朮雙和飮，去芎加陳養榮湯．脾胃虛寒吐且瀉，理中減苓加乾薑．

[註] 四君子湯，補養元氣虛弱通用之方，卽人參·茯苓·白朮·炙草，引用棗薑也．異功散是於補氣中兼理其氣，卽四君子湯加陳皮也．六君子湯治脾虛痰飮，卽四君子湯加橘紅，半夏也．香砂六君子湯治胃虛嘔吐，卽六君子湯加藿香，砂仁也．七味白朮散治脾虛渴瀉，卽四君子湯加藿香·葛根·木香也．參苓白朮散治脾胃虛瀉，卽四君子湯加薏苡·桔梗·山藥·蓮肉·砂仁·扁豆也．歸脾湯治思慮損傷心脾氣血，卽四君子加當歸·黃芪·棗仁·遠志·木香也．逍遙散調肝理脾，卽四君子湯減人參，加柴胡·當歸·白芍·薄荷也．八珍湯於補氣中兼補其血，卽四君子湯合四物湯也．十全大補湯大補氣血，卽八珍湯加黃芪肉桂也．雙和飮平補氣血，卽十全大補湯減人參·茯苓·白朮也．人參養榮湯於補氣中專養榮血，卽十全大補湯減川芎加陳皮也．理中湯治脾胃虛寒吐瀉，卽四君子湯去茯苓加乾薑也．

四物湯　桂枝四物湯　麻黃四物湯　柴胡四物湯　玉燭散

婦人血病主四物，歸芎白芍熟地黃．血瘀改以赤芍藥，血熱易用生地黃．表熱有汗合桂草，表熱無汗合麻黃．少陽寒熱小柴並，

婦科心法要訣

陽明熱合調胃湯.

[主] 四物湯, 乃婦人經産一切血病通用之方, 故主之也. 其方卽當歸·川芎·白芍藥·熟地黃. 凡血瘀俱減白芍藥, 改用赤芍藥破之. 血熱俱去熟地黃, 易用生地黃涼之. 風感太陽衛分, 發熱有汗, 本方合桂枝湯, 以桂枝甘草解之, 名桂枝四物湯. 寒傷太陽榮分, 發熱無汗, 本方合麻黃湯, 以麻黃·杏仁·桂枝·甘草發之, 名麻黃四物湯. 邪傳少陽半表半裏, 往來寒熱, 本方合小柴胡湯, 以柴胡·黃芩·半夏·人參·甘草和之, 名柴胡四物湯. 邪傳陽明, 裏熱便結, 本方合調胃承氣湯, 以大黃·朴硝·甘草下之, 名玉燭散.

先期證治

芩連四物湯 地骨皮飮 膠艾四物湯 芩朮四物湯 桃紅四物湯 當歸補血湯 聖愈湯 薑芩四物湯 佛手散 芎歸湯

先期實熱物芩連, 虛熱地骨皮飮丹, 血多膠艾熱芩朮, 逐瘀桃紅紫塊黏. 血少淺淡虛不攝, 當歸補血歸芪先. 虛甚參芪聖愈補, 熱滯薑芩丹附延. 逐瘀芎歸佛手散, 又名芎歸效若仙.

[註] 經水先期而至, 屬熱而實者, 用四物湯加黃芩·黃連淸之, 名芩連四物湯. 屬熱而虛者, 用四物湯加地骨皮·丹皮涼之, 名地骨皮飮. 血多無熱者, 用四物湯加阿膠·艾葉止之, 名膠艾四物湯. 血多因熱者, 用四物湯加黃芩·白朮和之, 名芩朮四物湯. 若血多有塊, 色紫稠粘, 乃內有瘀血, 用四物湯加桃仁·紅花破之, 名桃紅四物湯. 先期血少淺淡, 乃氣虛不能攝血也, 用當歸補血湯補之, 其方卽當歸·黃芪也. 若虛甚者, 則當用四物湯加人參·黃芪補之, 名聖愈湯. 若血澁少, 其色赤者, 乃熱盛滯血, 用四物湯加薑黃·黃芩·丹皮·香附·延胡通之, 名薑芩四物湯. 逐瘀須用佛手散, 卽四物湯去生地·白芍, 又名芎歸湯, 逐瘀血其效如神也.

過期證治

過期飮

過期血滯物桃紅, 附莪桂草木香通, 血虛期過無脹熱, 雙和聖愈及養榮.

[註] 經水過期不至, 因血氣凝滯脹痛者, 用過期飮, 其方卽四物湯加桃仁·紅花·香附·莪朮·肉桂·甘草·木香·木通也. 若過期不至, 並不脹痛者, 乃無血可行, 是血虛也, 宜用雙和飮·聖愈湯·人參養榮湯.

經行發熱時熱證治

加味地骨皮飮 六神湯

經來身熱有表發, 內熱地骨加胡連. 經後六神加芪骨, 逍遙理脾而淸肝.

[註] 經來發熱有表邪證者, 用前桂枝四物等湯發之. 若內熱者, 用地骨皮飮加胡連淸之, 名加味地骨皮飮. 經後發熱, 乃血虛內熱, 用四物湯加黃芪·地骨皮補而涼之, 名六神湯. 若脾虛肝熱, 用逍遙散理脾而淸肝.

逍遙散 方見前

經行身痛證治

羌桂四物湯 黃芪建中湯

經來身痛有表發, 無表四物羌桂枝. 經後血多黃芪建, 芪桂芍草棗薑飴.

[註] 經來時身體痛疼, 若有表證者, 酌用前麻黃四物·桂枝四物等湯以發之. 若無表證者, 乃血脈壅阻也, 宜用四物湯加羌活·桂枝以疏通經絡, 名羌桂四物湯. 若經行後或血去過多者, 乃血虛不榮也, 宜用黃芪建中湯以補之, 其方卽小建中湯 桂枝·白芍·甘草·薑·棗·飴糖 加黃芪也.

經行腹痛證治

當歸建中湯 加味烏藥散 琥珀散

經後腹痛當歸建, 經前脹痛氣爲殃. 加味烏藥湯烏縮, 延草木香香附榔. 血凝礙氣疼過脹, 本事琥珀散最良. 稜莪丹桂延烏藥, 寄奴當歸芍地黃.

[註] 經後腹痛或去血過多, 乃血虛也, 宜用當歸建中湯補之, 其方卽小建中湯加當歸也. 經前腹脹痛, 乃血氣凝滯. 若脹過於痛, 是氣滯其血也, 宜用加味烏藥湯開之, 其方卽烏藥·縮砂·延胡索·甘草·木香·香附·檳榔也. 若痛過於脹, 是血凝礙氣也, 宜用琥珀散破之, 其方卽三稜·莪朮·丹皮·官桂·延胡索·烏藥·劉寄奴·當歸·赤芍·生地黃也.

大溫經湯 吳茱萸湯

胞虛寒病大溫經, 來多期過小腹疼, 歸芎芍草人參桂, 吳丹膠半麥門冬. 不虛胞受風寒病, 吳茱萸湯更加風, 藁細乾薑茯苓木, 減去阿膠參芍芎.

[註] 凡胞中虛寒, 一切經病, 皆因經水來多, 胞虛受寒所致. 或因受寒過期不行, 小腹冷痛者, 宜用大溫經湯, 卽當歸·川芎·白芍·炙草·人參·肉桂·吳茱萸·丹皮·阿膠·半夏·麥門冬也. 若胞中不虛, 惟受風寒爲病, 宜吳茱萸湯. 依大溫經湯方更加防風·藁本·細辛·乾薑·茯苓·木香, 減去阿膠·人參·白芍藥·川芎·卽是吳茱萸湯也.

經行吐瀉證治

經瀉參苓白朮散, 鴨溏清痛理中湯. 肌熱渴瀉七味散, 嘔飮香砂六君湯.

[註] 經來泄瀉, 乃脾虛也, 宜用參苓白朮散. 鴨溏淸澈冷痛, 乃虛寒也, 宜用理中湯. 肌熱渴瀉, 乃虛熱也, 宜用七味白朮散. 嘔飮痰水, 乃虛濕也, 宜用香砂六君子湯.

經行吐衄證治

三黃四物湯 犀角地黃湯

經前吐衄爲熱壅, 三黃四物大芩連. 經後吐衄仍有熱, 犀角地黃芍牡丹.

[註] 經前吐血·衄血, 乃內熱壅迫其血, 宜用三黃四物湯瀉之, 其方卽四物湯加大黃·黃芩·黃連. 經後吐血·衄血, 雖仍有熱, 亦不宜瀉, 但當用犀角地黃湯淸之, 其方卽犀角·生地黃·赤芍藥·牡丹皮也.

調經門滙方

四君子湯

人參 白朮 土炒 茯苓 各二錢 甘草 一錢

右剉, 薑·棗水煎服.

異功散

人參 白朮 土炒 茯苓 各二錢 甘草 炙. 五分 陳皮 二錢

右剉, 加生薑水煎服.

六君子湯

人參 白朮 土炒 茯苓 半夏 陳皮 各一錢 甘草 炙. 五分

右剉, 薑·棗水煎服.

香砂六君子湯 卽本方加藿香葉·砂仁

七味白朮散

人參 白朮 土炒 茯苓 各一錢. 五分 甘草 炙. 五分 藿香 木香 乾葛 各一錢

右剉, 水煎服.

參苓白朮散

人參 白朮 土炒 茯苓 山藥 甘草 蓮肉 去心 白扁豆 薑汁炒. 各一錢五分 薏苡仁 炒 砂仁 桔梗 各八分

右爲細末, 每服二錢, 薑·棗湯調服.

歸脾湯

人參 黃芪 炙 白朮 土炒 茯神 當歸 龍眼肉 遠志 去心 棗仁 炒 木香 甘草 炙

右剉, 薑·棗水煎服.

逍遙散

當歸 酒洗 白芍 酒炒 白茯苓 柴胡 各一錢 甘草 炙. 五分 白朮 土炒. 一錢

右剉散, 水一盞半, 加薄荷煎服.

八珍湯

人參 白朮 土炒 茯苓 甘草 熟地 當歸 川芎 白芍

右加薑·棗煎服.

十全大補湯

人參 白朮 茯苓 黃芪 當歸 熟地 白芍 川芎 各一錢 肉桂 甘草 炙. 各五分

右薑·棗水煎服.

雙和飮 卽十全大補湯去人蔘·白朮·茯苓

人參養榮湯 卽十全大補湯去川芎, 加陳皮

理中湯

白朮 人參 乾薑 甘草 炙. 各一錢

右剉, 水煎服.

四物湯

熟地 二錢 川芎 一錢 白芍 炒. 二錢 當歸 二錢

右爲粗末, 水煎服.

芩連四物湯 卽本方加黃芩·黃連

芩朮四物湯 卽本方加黃芩·白朮

桃紅四物湯 卽本方加桃仁·紅花

羌桂四物湯 卽本方加羌活·桂枝

柴胡四物湯

川芎 當歸 白芍 熟地 各一錢五分 柴胡 人參 黃芩 各二錢 甘草 五分 半夏 製. 二錢

右爲末, 每五錢, 水煎服.

玉燭散

當歸 川芎 熟地 白芍 各二錢 大黃 芒硝 甘草 各一錢

右剉, 每服八錢, 水煎, 食前服.

地骨皮飮

當歸 生地 各二錢 白芍 一錢 川芎 八分 牡丹皮 地骨皮 各二錢

水煎服.

膠艾四物湯

熟地 當歸 川芎 白芍 阿膠 蛤粉末炒成珠 艾葉 各一錢 甘草 炙. 五分

右剉, 水·酒各半煎, 空心服.

桂枝四物湯

當歸 熟地 川芎 各二錢 白芍 炒. 三錢 桂枝 三錢 甘草 炙. 一錢

薑·棗煎服.

麻黃四物湯

當歸 熟地 白芍 川芎 各二錢 麻黃 桂枝 各一錢 杏仁 二十粒 甘草 一錢

薑·棗煎服.

當歸補血湯

當歸 三錢 黃芪 蜜炙. 一兩

右水煎服.

聖愈湯

熟地 酒拌蒸半日 白芍 酒拌 川芎 人參 各七錢五分 當歸 酒洗 黃芪 炙. 各五錢

右水煎服.

薑芩四物湯

當歸 熟地 赤芍 川芎 薑黃 黃芩 丹皮 延胡索 香附 製. 各等分

水煎服.

佛手散 又名芎歸湯

川芎 二兩 當歸 三兩

右爲細末, 每服二錢. 水一盞, 酒二分, 煎七分, 溫服.

過期飮

熟地 白芍 炒 當歸 香附 各二錢 川芎 一錢 紅花 七分 桃仁泥 六分 蓬莪朮 木通 各五分 甘草 炙 肉桂 各四分 木香 八分

右水二鍾煎一鍾, 食前溫服.

加味地骨皮飮

生地 當歸 白芍 各二錢 川芎 八分 牡丹皮 地骨皮 各三錢 胡連 一錢

右水煎服.

六神湯

熟地 當歸 白芍 川芎 黃芪 地骨皮 各等分

右㕮咀, 水煎.

小建中湯

白芍 炒. 三錢 桂枝 一錢 甘草 炙. 八分

右薑·棗水煎服.

黃芪建中湯

黃芪 炙 肉桂 各一兩 白芍 炒. 二兩 甘草 炙. 七錢

右每服五錢, 薑棗水煎服, 日二三服. 如虛甚者加附子.

當歸建中湯

當歸 一兩 白芍 炒. 二兩 肉桂 一兩 甘草 炙. 七錢

右㕮咀, 每服三錢, 加生薑·棗水煎, 空心服.

加味烏藥湯

烏藥 縮砂仁 木香 延胡索 香附 製 甘草 檳榔 各等分

右細剉, 每服七錢, 生薑三片, 水煎溫服.

琥珀散

三稜 莪朮 赤芍 當歸 劉寄奴 丹皮 熟地 官桂 烏藥 延胡索 各一兩

右前五味, 用烏豆一升, 生薑半斤切片, 米醋四升·同煮, 豆爛爲度, 焙乾. 入後五味, 同爲末. 每服二錢, 溫酒調下, 空心食前服.

大溫經湯

吳茱萸 湯泡 丹皮 白芍 人參 肉桂 當歸 川芎 阿膠 碎炒 甘草 炙. 各一錢 麥冬 去心. 二錢 半夏 製. 二錢半

右加生薑水煎, 食前服.

吳茱萸湯

當歸 肉桂 吳茱萸 丹皮 半夏 製 麥冬 各二錢 防風 細辛 藁本 乾薑 茯苓 木香 炙甘草 各一錢

水煎服.

三黃四物湯

當歸 白芍 川芎 生地 黃連 黃芩 大黃

右剉, 水煎服. 大黃量虛實用.

犀角地黃湯

芍藥 七錢半 生地 半斤 牡丹皮 去心淨, 酒浸. 一兩 犀角 如無, 以川升麻代. 一兩

右㕮咀, 每服五錢, 水煎服. 有熱如狂者, 加黃芩二兩.

經閉門

血滯經閉

石瘕寒氣客胞中, 狀如懷子不經行, 胞閉熱氣迫肺欬, 傷心氣血不流通.

[註] 經曰, 石瘕生於胞中, 寒氣客於子門, 子門閉, 寒氣不得通, 惡血當瀉不瀉, 衃以留止, 日以益大, 狀如懷子, 月事不以時下. 皆生於女子, 可導而下. 此論經閉, 因寒氣客於下, 故病血瘕, 而不病肺勞也. 經曰, 月事不

來者, 胞脈閉也. 胞脈者, 屬心而絡於胞中. 今氣上迫於肺, 心氣不得下通, 故月事不來也. 此論胞脈閉, 因熱氣攻於上, 故迫肺作欬, 病肺勞而不病血瘕也.

血虧經閉

二陽之病發心脾, 不月有不得隱曲, 血枯其傳爲風消, 息賁者死不能醫.

[註] 二陽者, 陽明胃也. 女子有隱曲不得之情, 則心脾氣鬱不舒, 以致二陽胃病, 飮食日少, 血無以生, 故不月也. 血虛則生內熱, 愈熱愈虛, 肌肉乾瘦如風之消物, 故名曰風消也. 火盛無制, 心乘肺金, 金氣不行, 不能運布. 水精留於胸中, 津液悉化爲痰, 欬嗽不已, 日久成勞. 傳爲息賁, 則不能醫矣. 息賁者, 喘也.

血枯經閉

脫血過淫產乳衆, 血枯漸少不行經, 骨蒸面白兩顴赤, 懶食消瘦欬嗽頻.

[註] 失血過多, 面與爪甲之色俱淺淡黃白, 乃脫血病也. 或因過淫精竭, 或因產多乳衆, 傷血血枯, 經來漸少, 二·三月後經閉不行, 以致證見骨蒸肌熱, 面色枯白, 兩顴紅赤, 懶於飮食, 皮乾消瘦, 欬嗽頻頻不已, 多成虛損之證.

久嗽成勞

男勞已詳心法內, 女損陰血傳風消, 或因病後素禀弱, 經閉欬嗽血風勞.

[註] 男子虛勞治法, 已詳於「雜病心法要訣」虛勞門內. 女子之勞多因損其陰血, 或因病後傷其陰血, 或因素禀陰血不足. 然必見陰虧骨蒸, 血枯經閉, 欬嗽日久不已之證, 始名曰勞. 若不欬嗽, 則謂之虛, 不可謂之勞也. 風消者, 古勞證名也. 女子曰血風勞者, 盖以『內經』曰勞風發於肺下, 是謂虛病之人感受風邪, 則肺受之, 故始病必先欬嗽也. 若不先解風邪而卽補者, 未有不因久嗽不已而成勞者也, 故曰血風勞也.

婦人經斷復來

婦人七七天癸竭, 不斷無疾血有餘. 已斷復來審其故, 邪病相干隨證醫.

[註] 婦人七七四十九歲時, 天癸竭, 地道不通, 當月水不下. 若月水不斷, 不見他證, 乃血有餘, 不可用藥止之. 若已斷, 或一年或三五年復來者, 當審其有故無故, 是何邪所干, 隨證醫治也.

室女經來復止

室女經來復不來, 若無所苦不爲災, 必是避年未充足, 若見虛形命可哀.

[註] 室女年幼氣血尙未充足, 有經來數月復又不來者. 若無他證所苦, 則不得謂之災疾, 必是避年或氣血未充. 若兼見虛損形狀, 則爲室女血枯經閉童勞, 多屬難治, 故曰命可哀也.

師尼室寡經閉

師尼室寡異乎治, 不與尋常婦女同. 診其脈弦出寸口, 知其心志不遂情. 調經若不先識此, 錯雜病狀豈能明. 和肝理脾開鬱氣, 清心隨證可收功.

[註] 師, 道姑也. 尼, 女僧也. 室, 未適夫之女也. 寡, 少而亡夫之婦也. 異乎治者, 謂不與尋常婦女同其治也. 如診其脈弦出寸口, 則知其心志不遂, 情志之爲病也. 凡欲調婦女一切經病, 若不先識此因, 則不能明情志錯雜難名之病狀也. 治此證者, 當以和肝理脾·開鬱淸心, 隨證施治, 自可收功也.

血滯經閉證治

三和湯

石瘕帶表吳茱萸，攻理琥珀散最宜．胞閉三和湯四物，消黃連薄草芩梔．

［註］ 寒氣客於胞中， 血留不行而成石瘕．兼表證多者， 宜吳茱萸湯溫散之． 裏證多者，宜琥珀散攻之．胞脈閉，上迫於肺，心氣不得下通，故月事不來，宜三和湯淸之．卽四物湯合凉膈散， 乃朴硝·大黃·連翹·薄荷·甘草·梔子·黃芩也．如大便不實者，去消黃．

吳茱萸湯 琥珀散 四物湯 方俱見前調經門

血枯血虧經閉證治

六味地黃湯

胃熱爍血玉燭散，失血血枯養榮湯．地黃湯治房勞損，萸藥苓丹澤地良．乳衆血枯經若閉，須用十全大補方．

［註］ 經曰， 二陽之病發心脾， 女子不月．二陽， 胃也． 胃熱甚， 則爍其血， 血海乾枯，故月事不下．宜以玉燭散泄其胃熱，則經血自行．若因素有吐衄之證，或生育過多，則血海乾枯，及房勞過傷陰血，乳衆傷其血液，皆足以致經閉．失血多者，宜養榮湯主之．房勞過者，以六味地黃湯滋之，卽山萸·山藥·白茯苓·丹皮·澤瀉·熟地黃也． 乳衆者， 以十全大補湯培補之．

玉燭散 養榮湯 十全大補湯 俱見前調經門

經閉久嗽成勞證治

劫勞散

月水不行蒸潮汗，食減欬嗽血風勞，劫勞散用參苓芍，歸地甘芪半味膠．

［註］ 經閉久嗽，又見骨蒸潮熱，盜汗自汗，飮食減少之證， 則謂之血風勞． 宜用劫勞散，卽人參·茯苓·白朮·當歸·生地·甘草·黃芪·半夏·五味子·阿膠也．

婦人經斷復來

芩心丸 益陰煎

經斷復來血熱甚，芩心醋丸溫酒呑．益陰知柏龜生地，縮砂炙草棗薑尋．血多熱去傷衝任， 十全大補與八珍． 暴怒憂思肝脾損，逍遙歸脾二藥斟．

［註］ 婦人七七四十九歲後，天癸不行．若止而復來，無他證者，乃血有餘，不得用藥止之．若因血熱者，宜芩心丸，用黃芩心末二兩，醋丸溫酒送下．或用益陰煎，卽知母·黃柏·龜板·生地·縮砂·炙草也． 若血去過多， 熱隨血去，衝任虛損，其血不固者，宜十全大補湯·八珍湯． 若因怒氣傷肝， 肝不藏血， 憂思傷脾，脾不攝血者， 宜於逍遙散·歸脾湯二方斟酌用之．

十全大補湯 八珍湯 逍遙散 歸脾湯 俱見前調經門

室女師尼寡婦經閉證治

大黃蟅蟲丸 澤蘭葉湯 栢子仁丸

室女經閉多血結，大黃蟅蟲桃杏仁，蝱蛭蠐螬甘草芍，乾漆生地及黃芩．不足澤蘭歸草芍， 栢子仁丸用栢仁， 熟地澤蘭牛卷續，相兼久服自然行．師尼寡婦逍遙散，附蘭丹地鬱梔芩．

［註］ 室女經閉，多有氣血凝結者，宜用大黃蟅蟲丸，破血行氣，其經自通．方用大黃·蟅蟲·桃仁·杏仁·蝱蟲·水蛭·蠐螬·甘草·白芍·乾漆·生地·黃芩，蜜丸服．若其人虛弱不任攻下， 則用澤蘭葉湯， 卽澤蘭葉·當歸·甘草·白芍也．兼服栢子仁丸，方用栢子仁·熟地·澤蘭

葉·牛膝·卷栢·續斷, 丸服. 煎丸並進, 久久其血自行. 至於師尼, 寡婦經閉之證, 多屬鬱熱, 宜用逍遙散, 加香附·澤蘭葉·丹皮·生地·鬱金·黑梔·黃芩, 以和肝理脾, 清心開鬱, 其經自通也.

逍遙散 方見前調經門

婦病難治

諺云婦病不易治, 盖以幽居情鬱疑, 執拗不喜望聞問, 諱疾忌醫朮莫施.

[註] 寇宗奭曰, 寧治十男子, 莫治一婦人. 謂婦人之病多不易治也. 盖以婦人幽居情鬱, 憂恚愛憎多疑, 所懷不遂, 性執偏拗, 診時又不令醫師觀形·望色·聞聲·問病. 富貴之家, 居奥室之中, 處幃幔之內, 且復以帕蒙手, 既不能行望色之神, 又不能盡切脈之巧. 未免詳問, 問之覺繁, 反謂醫學不精, 往往並藥不信. 不知問非易事, 非精於醫者, 必不能問也. 夫望·聞·問·切四者, 欲去其三, 即是神醫, 亦無由施其朮也. 此古今之通患, 謂之曰婦人不易治, 不誠然哉!

診看婦人須先問經期妊娠

未診婦人女子病, 先問經期與妊娠, 不詳誤藥非細事, 疑似難明昧所因.

[註] 未診婦人女子之病, 必先問經期與有無妊娠. 若不詳細審問, 倘用藥誤觸之, 則所關匪細, 多變生他證. 疑似難明, 豈不昧其病之所因哉!

經閉門滙方

三和湯

當歸 川芎 大黃 朴硝 白芍 地黃 黃芩 梔子 連翹 薄荷 甘草 各等分

右剉, 每服八錢, 水煎服.

六味地黃湯

熟地 八錢 山萸肉 山藥 各四錢 丹皮 澤瀉 茯苓 各三錢

右清水煎服.

劫勞散

白芍 六兩 黃芪 炙. 四兩 甘草 炙 人參 去蘆 當歸 去蘆, 酒洗 熟地 洗淨, 焙乾 五味子 阿膠 炒珠. 各一兩

右㕮咀, 每服三錢. 水一盞, 生薑七片, 棗三枚, 煎至九分, 溫服, 無時, 日三.

芩心丸

用黃芩心枝條者三兩 米泔浸七日, 炙乾, 又浸又炙, 如此七次.

右爲末, 醋丸如桐子大, 每服七十丸, 空心溫酒送下, 日進二服,

益陰煎

生地 三錢 知母 黃柏 各二錢 龜板 醋炙 縮砂仁 甘草 炙. 各一錢

右剉, 水煎服.

大黃䗪蟲丸

大黃 赤芍 生地 桃仁 杏仁 乾漆 甘草 䗪蟲 蝱蟲 蛭蟲 蠐螬 黃芩 各等分

右末, 煉蜜丸. 每服丸數, 量虛實增減.

澤蘭葉湯

澤蘭葉 三兩 當歸 白芍 各一兩 甘草 五錢

右爲粗末, 每服五錢. 水二盞, 煎一盞, 溫服.

栢子仁丸

栢子仁 炒, 另研 牛膝 酒洗 卷栢 各五錢 澤蘭葉 續斷 各二兩 熟地 酒浸半日, 石臼內杵成膏. 三兩五錢

右爲細末, 煉蜜丸如桐子大. 空心米飲下三十丸.

御纂醫宗金鑑 卷四十五

崩漏門

崩漏總括

淋瀝不斷名爲漏，忽然大下謂之崩．紫黑塊痛多屬熱，日久行多損任衝，脾虛不攝中氣陷，暴怒傷肝血妄行．臨證審因須細辨，虛補瘀消熱用清．

［註］婦人經行之後，淋瀝不止，名曰經漏．經血忽然大下不止，名爲經崩．若其色紫黑成塊，腹脇脹痛者，屬熱瘀．若日久不止，及去血過多而無塊痛者，多系損傷任·衝二經所致．更有憂思傷脾，脾虛有不能攝血者．有中氣下陷不能固血者．有暴怒傷肝，肝不藏血而血妄行者．臨證之時，須詳審其因，而細細辨之．虛者補之，瘀者消之，熱者清之．治之得法，自無不愈．

崩漏證治

荊芩四物湯

崩漏血多物膠艾，熱多知栢少芩荊，漏澁香附桃紅破，崩初脹痛琥珀攻．日久氣血衝任損，八珍大補養榮寧．思慮傷脾歸脾治，傷肝逍遙香附青．

［註］崩血·漏血去血過多者，宜用膠艾四物湯補之．如屬熱多者，宜用知柏四物湯清之．熱少者，宜用荊芩四物湯和之．若漏血澁少，此屬血滯，宜用四物湯加香附·桃仁·紅花破之．若崩血初起脹痛，此屬瘀凝，宜用琥珀散攻之．崩漏日久，氣血已虧，衝任傷損者，宜用八珍湯·十全大補湯·人參養榮湯，量補其損傷．若因思慮傷脾者，宜用歸脾湯補之．恚怒傷肝者，宜用逍遙散加炒香附·青皮平之．

膠艾四物湯 四物湯 琥珀散 八珍湯 十全大補湯 人參養榮湯 歸脾湯 逍遙散

方俱見前調經滙方內

補中益氣湯 益胃升陽湯

氣陷補中益氣擧，保元升柴歸朮陳，益胃升陽加芩麯，腹痛加芍嗽減參．

［註］崩漏日久，脾傷食少，中氣下陷，不能載血者，宜用補中益氣湯·益胃升陽湯升擧之．補中益氣湯卽人參·黃芪·甘草·保元湯加升麻·柴胡·當歸·白朮·陳皮也．益胃升陽湯卽補中益氣湯加黃芩·神麯也．若腹痛者，宜加白芍藥．有熱者，用黃芩．無熱者，用肉桂調之．欬嗽者，肺熱也，減人參．

調經升陽除濕湯

夾水水瀉不甚弱，調經升陽除濕湯．芪草升柴歸蒼朮，羌獨藁本蔓荊防．

［註］崩漏下血夾水，或日水瀉一二次，形氣不甚弱者，宜用調經升陽除濕湯．其方卽黃芪·甘草·升麻·柴胡·當歸·蒼朮·羌活·獨活·藁本·蔓荊子·防風也，以風藥先勝其濕．若形氣虛弱者，則當加人參·陳皮，合補中益氣湯，補中勝濕可也．

失笑散 地榆苦酒煎

殺血心痛失笑散，蒲黃五靈脂定疼．崩血不已防滑脫，地榆苦酒亇止崩．

［註］崩血心腹痛甚者，名曰殺血．心痛乃血滯不散，宜用失笑散，其方卽蒲黃·五靈脂也．先定其痛，痛止然後隨證治之．若崩血，補之仍然不止者，當防其滑脫．宜用地榆一兩，

醋煎, 露一宿, 次早溫服立止, 止後隨證治之, 名地楡苦酒煎.

崩漏門滙方

補中益氣湯

黃芪 人參 白朮 甘草 炙. 各一錢 當歸 陳皮 各七分 升麻 柴胡 各三分

右剉, 薑·棗·水煎服.

益胃升陽湯

黃芪 二錢 人參 有嗽去之 神麯 炒. 一錢五分 白朮 三錢 當歸 酒洗 陳皮 甘草 炙. 各一錢 升麻 柴胡 各五分 生黃芩 秋凉不用

右爲麤末, 每服三錢或五錢. 如食添, 再加之. 如食減, 只服三錢, 或更減之, 不可多服. 水煎, 去滓, 熱服.

升陽除濕湯

黃芪 蒼朮 羌活 各一錢五分 防風 藁本 升麻 柴胡 甘草 炙. 各一錢 獨活 五分 蔓荊子 七分

右㕮咀, 水五大盞, 煎至一大盞, 去滓, 稍熱服. 空心服畢, 待少時, 以早膳壓之.

失笑散

五靈脂 蒲黃 各等分

右爲末, 先用釅醋調二錢, 熬膏, 入水一盞, 煎至七分, 食前熱服, 良驗.

地楡苦酒煎

地楡 一兩

醋煎, 露一宿, 次早溫服立止. 止後隨證調治之. 苦酒, 卽醋也.

帶下門

五色帶下總括

帶下勞傷衝與任, 邪入胞中五色分, 靑肝黃脾白主肺, 衃血黑腎赤屬心. 隨人五臟兼濕化, 治從補瀉燥寒溫, 更審瘡膿瘀血化, 須別胞膀濁與淫.

[註] 帶下者, 由於勞傷衝任, 風邪入於胞中, 血受其邪, 隨人臟氣濕熱·濕寒所化. 故色靑者屬肝, 爲風濕. 色赤屬心, 爲熱濕. 色黃屬脾, 爲虛濕. 色白屬肺, 爲淸濕. 色黑屬腎, 爲寒濕也. 其從補·從瀉·從燥·從澁·從寒·從溫, 則隨證治之. 更審其帶久淋瀝之物, 或臭或腥穢, 乃敗血所化, 是胞中病也. 若似瘡膿, 則非瘀血所化, 是內癰膿也. 若如米泔, 兼尿竅不利, 乃膀胱白濁病也. 若尿竅通利, 從精竅出, 或如膠黏, 乃胞中白淫病也.

帶下證治

邪入胞中吳茱萸, 赤黏連梔靑防梔, 白主益氣黑六味, 黃淡六君或歸脾.

[註] 帶下因六淫之邪入於胞中者, 宜吳茱萸湯. 若色赤·色黃而濁黏者, 熱也. 色黃者, 加黃連·梔子. 色靑者, 加防風·梔子. 若色白·色黑而淸稀者, 虛寒也. 色白者, 用補中益氣湯. 色黑者, 用六味地黃湯. 色黃而淡者, 宜六君子湯, 或加味歸脾湯, 分證調治可也.

吳茱萸湯 補中益氣湯 六味地黃湯 六君子湯 歸脾湯 方俱見首卷滙方

加味四物湯

胞中冷痛乃寒濕, 四物附子桂薑宜, 臭腥兼合知蘗用, 脈滑升柴龍牡脂.

[註] 帶下而胞中熱痛, 乃熱濕也. 今胞中冷痛, 乃寒濕也. 宜四物湯加川附子·炮薑·官桂服之. 日久滑脫者, 加升麻·柴胡擧之, 龍骨·牡蠣·赤石脂澁之.

四物湯 方見煎調經門滙方內

清白散

帶下濕熱清白散，四物薑炭草柏椿，赤楡荊芩濕二朮，滑加龍牡久合君.

[註] 帶下，五色帶下也. 皆濕熱所化，宜用清白散. 其方卽四物湯加薑炭·甘草·黃柏·椿皮也. 色赤加地楡·荊芥·黃芩. 濕加蒼朮·白朮. 滑加龍骨·牡蠣. 久則合四君子湯也.

四物湯 四君子湯 俱見煎調經門滙方內

導水丸 萬安丸

帶下有餘皆濕化，少腹脹疼汚水綿. 導水牽滑芩軍熱，萬安牽椒茴木寒.

[註] 五色帶下，皆從濕化. 若少腹脹痛，汚水綿綿，屬濕熱者，宜用導水丸. 其方卽牽牛·滑石·黃芩·生軍，治熱有餘也. 屬濕寒者，宜用萬安丸. 其方卽牽牛·胡椒·小茴香·木香，治寒有餘者也.

威善丸 固精丸

瘀化瘡膿濁淫病，虛實寒熱酌其宜. 威喜蠟苓固精菟，韭味桑苓龍牡脂.

[註] 帶下有因瘀血所化，或瘡瘍膿出及白濁，白淫者，皆帶下類也. 其虛實寒熱，當酌其宜. 藥用威喜丸，卽黃蠟·茯苓也. 固精丸，卽菟絲子·韭菜子·五味子·桑螵蛸·茯苓·龍骨·牡蠣·赤石脂也.

帶下門滙方

清白散

當歸 黃柏 鹽水泡 白芍 醋 樗根皮 酒炒 生地 川芎 貝母 各一錢 炮薑 甘草 各五分

右剉，生薑三片，水煎服.

導水丸

牽牛 頭末 滑石 水飛 黃芩 川大黃

右末，蒸餠爲丸，量虛實服.

萬安丸

牽牛 頭末 胡椒 木香 小茴香 焙. 各等分

右末，水泛爲丸，量虛實服.

威喜丸

白茯苓 去皮作塊，用猪苓二錢半同於磁器內煮二十餘沸出，晒乾，不用猪苓. 四兩 黃蠟 四兩

右以茯苓爲末，煉黃蠟爲丸，如彈子大. 空心細嚼，滿口生津，徐徐咽服，以小便淸爲度. 忌米醋，只喫糠醋. 忌動氣.

固精丸

牡蠣 煆粉 菟絲子 酒蒸，焙 韭子 炒 龍骨 五味子 白茯苓 桑螵蛸 酒炙 白石脂 各等分

右爲末，酒糊丸如桐子大. 每服七十丸，空心鹽湯下.

癥瘕痃癖諸證門

癥瘕積聚痞瘀血血蠱總括

五積六聚分臟腑，七癥八瘕氣血凝. 癥積不動有定處，瘕聚推移無定形. 痞悶不宣氣壅塞，未成堅塊血瘀名. 蓄久不散成血蠱，産後經行風冷乘.

[註] 五臟氣積名曰積，故積有五證. 六腑氣聚名曰聚，故聚有六證. 難經有心·肝·脾·肺·腎五臟之積，而無六聚. 盖以積爲血病，而聚爲氣病也. 故李杲有五積丸方治法. 『巢氏病源』載七癥八瘕，但有八瘕名證，而無七癥病形. 其他方書亦不槪見. 大抵又以癥爲氣病，而瘕爲血病也. 夫病皆起於氣，必氣聚而後血凝，不必過泥於黃·靑·燥·血·脂·狐·蛇·鱉等名，但以牢固不移有定處者，爲癥爲積. 推移轉動，忽聚忽散者爲瘕爲聚可也. 故曰，癥者，徵也，言有形可徵也，瘕者，假也，言假物成形也. 若夫痞者，痞悶不通，氣道壅塞之謂也. 瘀血者，血瘀腹中未成堅塊也. 蓄之旣久，必

成血蠱矣. 凡此諸證, 皆由新産之後, 經行之時, 不知謹避, 以致風冷外襲, 邪正相搏, 結於腹中而成也.

癥瘕證治

大七氣湯

婦人一切癥瘕病, 上下攻疼七氣湯. 藿香益智稜莪朮, 甘桔青陳肉桂香.

[註] 婦人一切癥瘕, 隨氣上下攻築疼痛者, 宜大七氣湯. 其方卽藿香葉·益智仁·京三稜·蓬莪朮·甘草·桔梗·青皮·陳皮·肉桂心·木香也.

食癥證治

烏藥散

經行産後食生冷, 臟氣相搏結塊形, 牢固不移日漸長, 開滯消積溫散行. 烏藥散烏桃莪朮, 木香當歸青桂心.

[註] 婦人經行·産後貪食生冷之物, 與臟氣互相搏聚, 結成堅塊, 牢固不移, 日漸長大者, 治宜開滯消積. 用烏藥散, 卽烏藥·桃仁·莪朮·木香·當歸·青皮·桂心, 以溫散之自愈.

血癥證治

血竭散

乘臟虛兮風冷干, 飮食內與血相搏, 因成血癥堅牢固, 脇腹脹痛熱而煩. 少食多忘頭汗出, 血竭歸芍蒲桂延.

[註] 婦人産後經行之時, 臟氣虛, 或被風冷相干, 或飮食生冷, 以致內與血相搏結, 遂成血癥. 牢固不移, 脇腹脹痛, 內熱心煩, 食少善忘, 但頭汗出者, 宜用血竭散, 卽血竭·當歸·赤芍·蒲黃·桂心·延胡索也.

痞證治

助氣丸

三焦痞滿胸膈悶, 氣不宣通助氣淸. 白朮三稜蓬莪朮, 枳殼檳榔香與陳.

[註] 婦人胸膈痞悶, 謂之痞. 由於氣壅不宣所致, 宜助氣丸, 卽青皮·白朮·三稜·莪朮·枳殼·檳榔·木香·陳皮, 爲丸服也.

積聚證治

開鬱正元散

積聚通用正元散, 苓朮青陳麯麥延, 香砂海粉楂甘桔, 痰飮食積血氣搏.

[註] 五積六聚, 乃痰飮食積, 氣血搏結而成. 通用開鬱正元散, 其方卽茯苓·白朮·青皮·陳皮·神麯·麥芽·延胡索·香附·砂仁·海粉·山楂·甘草·桔梗也. 用以健脾消食·化痰滲飮·理氣和血, 則積聚未有不愈者矣.

瘀血血蠱證治

桃奴散

腹中瘀血未成形, 面黃發熱腹脹疼, 産後經來風冷客, 血室之內有瘀停. 産後惡露失笑散, 經閉瘀凝玉燭攻, 血蠱桃奴豭鼠糞, 延桂砂桃附五靈.

[註] 婦人産後經行之時, 傷於風冷, 則血室之內必有瘀血停留, 未成堅塊, 故不名癥瘕也. 其人必面色萎黃, 臍腹脹痛, 內熱晡熱. 若産後惡露不行者, 宜失笑散. 若經閉不通, 瘀血凝聚者, 宜玉燭散. 瘀血不行, 蓄之旣久, 必成血蠱, 宜用桃奴散, 卽桃奴·豭鼠糞·延胡索·桂心·砂仁·桃仁·香附·五靈脂也. 豭鼠糞, 一名兩頭尖, 卽雄鼠屎. 桃奴, 卽桃樹上未成不落之乾桃子也.

失笑散 方見首卷崩漏 玉燭散 方見首卷滙方內

痃癖疝證總括

臍旁左右一筋疼，突起如弦痃證名．僻在兩肋名曰癖，高起如山疝病稱．必引少腹腰脇痛，三證皆由風冷成．或作或止因寒發，痛時方見不痛平．

［註］婦人臍之兩旁，有筋突起疼痛，大者如臂，小者如指，狀類弓弦者，名曰痃．癖在兩肋之間者，名曰癖．若小腹牽連腰脇，疼痛高起者，謂之疝．名雖有三，其實皆因風冷客於胞中而然，故其發作皆因再受風冷．發則痛，痛則見，不痛則平復如初也．

痃癖證治

葱白散

婦人痃癖腹肋痛，風冷血氣結而成，葱白四物參苓枳，桂朴薑香青莪稜，茴香麯麥苦楝子，葱鹽煎服訶黃斟．

［註］婦人痃癖腹肋疼痛者，皆因風冷與氣血搏結而成，宜用葱白散溫散之．其方卽四物湯加人參·茯苓·枳殼·肉桂·厚朴·乾薑·木香·青皮·莪朮·三稜·茴香·神麯·麥柏·苦楝子·葱白·食鹽煎服也．大便結燥，去鹽加大黃．如大便自利加訶子．

四物湯 方見首卷滙方內

疝病證治

當歸散

婦人疝病氣攻冲，脇腹刺痛當歸芎，鱉甲吳萸桃仁芍，桂榔青木大黃蓬．

［註］婦人疝病攻衝刺痛，多因風冷寒濕客於胞門血室，故其病皆屬厥陰肝經．宜當歸散，卽當歸·川芎·鱉甲·吳茱萸·桃仁·赤芍·肉桂·檳榔·青皮·木香·大黃·蓬莪朮也．

治諸積大法

形虛病盛先扶正，形證俱實去病急．大積大聚衰其半，須知養正積自除．

［註］凡治諸癥積，宜先審身形之壯弱，病勢之緩急而治之．如人虛，則氣血衰弱，不任攻伐，病勢雖盛，當先扶正氣而後治其病．若形證俱實，宜先攻其病也．經云，大積大聚，衰其半而止．盖恐過於攻伐，傷其氣血也．羅天益曰，養正積自除．可謂得經旨者矣．

癥瘕積痞血蠱門滙方

大七氣湯

三稜 莪朮 各煨·切 青皮 去穰 陳皮 去白 木香 藿香 益智仁 桔梗 肉桂 甘草 炙．各七錢半

右㕮咀，每服五錢．水二盞，煎至一盞，食前溫服．

烏藥散

烏藥 莪茂 桂心 當歸 炒 桃仁 青皮 木香 各等分

右爲末，每服二錢，熱酒調下．

血竭散

眞血竭 如無，紫礦代 當歸 赤芍 蒲黃 延胡索

右等分，硏細頻篩，再硏，取盡爲度．每服一錢，用童便合好酒半大盞，煎一沸，溫調下．方産下時一服，上牀良久再服，其惡血自循經下行，不致衝上，免生百病．

助氣丸

京三稜 蓬莪茂 二味各用濕紙包，灰火中煨透，切片 青皮 去白 陳皮 去白 白朮 各十五兩 枳殼 麩炒，去穰 檳榔 木香 各十兩

右爲末，糊丸桐子大．每服五十丸，滾水下．

開鬱正元散

白朮 陳皮 青皮 香附 山楂 海粉 桔梗 茯苓 砂仁 延胡索 麥芽 炒 甘草 炙 神麯 炒. 各等分

右剉, 每服一兩, 生薑三片, 水煎服.

桃奴散

桃奴 炒 雄鼠糞 炒, 兩頭尖者是. 延胡索 肉桂 五靈脂 香附 炒 砂仁 桃仁 各等分

右爲末. 每服三錢, 酒調下.

葱白散

當歸 熟地 赤芍 川芎 人參 茯苓 枳殼 肉桂 厚朴 乾薑 木香 青皮 莪茂 三稜 茴香 神麯 麥芽 苦楝子 各等分

右末, 加葱白三寸, 食鹽五分, 煎服三錢. 大便結燥, 去鹽加大黃. 便自利加訶子.

當歸散

當歸 川芎 各二錢 鱉甲 吳茱萸 桃仁 十五粒赤芍 肉桂 各一錢 檳榔 青皮 各八分 木香 莪茂 川大黃 各七分

右爲末, 每服一錢. 水一盞, 入乾燕脂一錢, 同煎六分, 食後服.

嗣育門

胎孕之原

天癸先天生身氣, 精血後天化成形. 男子二八天癸至, 屬陽應日精日盈. 女子二七天癸至, 屬陰應月血月通. 男女媾精乃有子, 乾道男成坤女成.

[註] 天癸乃父母所賦, 先天生身之眞氣也. 精血水穀所化, 後天成形之本也. 男子二八, 先天腎氣盛, 天癸至, 與後天所生之精會合而盈. 然男子屬陽, 陽應日, 故精盈而日擧也. 女子二七, 先天腎氣實, 天癸至, 與後天所生之血會合而盛. 然女子屬陰, 陰應月, 故血盛而月下也. 所以至期男女媾, 其先天眞氣, 後天精血, 陰陽會和, 乃能有子也. 當此陰陽會合時, 陽盛自然成男, 是乾道成男也. 陰盛自然成女, 是坤道成女也.

男女完實

精通必待三十聚, 天癸二十始適人, 皆欲陰陽完實後, 育子堅壯壽偏增.

[註] 男子十六而精通, 必待三十而娶, 女子十四而天癸至, 必待二十而嫁者, 皆欲陰陽完實. 然後交而孕, 孕而育, 育而其子必堅壯長壽也. 今未笄之女, 天癸始至, 已近男色, 則陰氣早瀉, 未完而傷, 未實而動, 所以雖交而不孕, 孕而不育. 育而其子必脆弱不壽也.

種子時候

男子聚精在寡慾, 交接乘時不可失, 須待絪緼時候至, 樂育難忍是眞機.

[註] 聚精之道, 惟在寡慾. 交接女子, 必乘其時, 不可失之遲早. 盖婦人一月經行一度之後, 必有一日氤氳之時, 氣蒸而熱, 如醉如痴, 有欲交接不可忍之狀, 乃天然節候, 是成胎生化之眞機也.

分男女論

精血先後分男女, 或以奇偶少多分, 或以子宮左右定, 是皆不曉箇中因. 欲識此中眞消息, 乾道陽男坤女陰.

[註] 分男女之說, 先賢有以血先至裹精則成男·精先至裹血則成女, 精血散分並裹則爲騈胎·品胎之原者. 有以月水盡後一·三·五日成男, 二·四·六日成女, 與夫經水斷後一·二日成男, 四·五日成女者. 有以受氣於左子宮成男, 受氣於右子宮成女者, 皆各執一見, 殊爲不曉此中因也. 盖獨男獨女之胎, 可以日數論, 騈胎·品胎, 或男或女, 亦可以日數論乎? 稽之史載, 一産三子·四子, 有半男半女, 或男

多女少，男少女多者，則一·三·五日爲男，二·四·六日爲女之說，不可凭矣！抑豈有一日受男，而二日復受女之理乎？丹田，命門也．在男子曰精室，在女子曰子宮．形如合鉢，並無兩岐可分．曰左右，則是有兩子宮矣．此說尤屬不經．然則何以定之？亦惟以會合天人，陽盛乾道成男，陰盛坤道成女，斯足爲確論耳．

雙胎品胎

古以雙胎精氣盛，不成男女或兼形，陰陽變常駁氣盛，事之所有理難明．

［註］古以雙胎，乃精氣有餘，岐而分之，血因分而攝之故也．若男同孕者，剛日陽時也．女同孕者，柔日陰時也．男女同孕者，剛日陰時，或柔日陽時也．其他或有不成男女，男不可爲父，女不可爲母，與男女之兼形者，又皆陰陽變常，駁氣所感，事之所有，理之所無，莫可稽考者也．

脈見有子

少陰動甚知有子，陰搏陽別尺寸凭．但搏不滑胎三月，搏而滑石五月形．

［註］少陰腎脈動甚者，有子脈也．但當凭其兩尺陰脈搏指有力，兩寸陽脈不搏指而別於兩尺，斯爲有子脈無疑也．其但搏不滑者，主三月之胎．搏而滑者，主五月之胎也．

胎男女辨

上小下大女腹箕，中正圓高男腹釜．右疾爲女左疾男，胎氣鍾於陰陽主．

［註］上小下大，如箕之形，盖以女胎面向母腹，其足膝抵腹，故有是形也．中正圓高，如釜之形，盖以男胎面向母背，則背脊抵腹，故有是形也．右手屬陰，脈疾爲女．左手屬陽，脈疾爲男．是胎氣鍾於陰，則右盛主女．鍾於陽，則左盛主男也．

辨別孕病

孕病不分須診乳，五月之後乳房升．何以知其母子吉，身雖有病脈和平．

［註］婦人經水不至，不分是孕是病者，五個月之後，以孕婦乳房辨之．若乳房升大有乳者是胎，若乳房不大無乳者是病也．凡孕婦有病，其險可知，亦何以知其母子俱吉，惟診其脈象和平，則雖有病，知均吉無慮也．

分經養胎

分經養胎不足凭，無所專養論不經．形始未分無不具，陰陽之道漸分形．

［註］巢元方曰，妊娠一月名胚胎，足厥陰脈養之．二月名始膏，足少陽脈養之．三月名始胎，手心主脈養之，當此時血不流行，形象始化．四月始受水精以成血脈，手少陽脈養之．五月始受火精以成氣，足太陰脈養之．六月始受金精以成筋，足陽明脈養之．七月始受木精以成骨，手太陰脈養之．八月始受土精以成膚革，手陽明脈養之．九月始受石精以成毛髮，足少陰脈養之．十月五臟·六腑·關節·人神皆備．

又有推巢元方養胎之說，謂四時之令必始於春，所以一月·二月間，是足厥陰·少陽木也．三月·四月間，手厥陰·少陽火也．五月·六月間，足太陰·陽明土也．七月·八月間，手太陰·陽明金也．九月·十月間，足少陰·太陽水也．惟手少陰·太陽二經無所專養者，以君主之官無爲而已．此說更爲不經．夫男女交接，精血聚而成胚，此孕形之始也．雖未分身軀臟腑，而其理無不具也．猶太極渾然，包羅萬象，而陰陽之一氣氤氳，浸漸化生而成，子母分形，自然而然如草木成熟，殼脫蒂落也．

受孕分房靜養

受孕分房宜靜養，謹戒食味使脾安，調其

喜怒防驚恐，愼厥起居避風寒.

[註] 受孕之後，分房靜養，恐動相火，致生胎毒. 謹戒飮食五味，使其脾胃調和，母之氣血易生，子之形成必育. 內調七情，外避風寒，起居安順，不持重用力，不安逸多睡，不登高涉險，則母無病，子亦安矣!

安胎母子二法

安胎之道有二法，母病胎病要詳分. 母病動胎但治母，子病致母審胎因.

[註] 安胎之道有二法，母病·胎病當詳分而施治也. 凡因母病以致胎動者，但療其母，母安則胎自安. 或因胎病有所觸動，以致母病者，但宜安胎，胎安則母自愈矣.

胎前用藥三禁

胎前清熱養血主，理脾疎氣是爲兼，三禁汗下利小便，隨證虛實寒熱看.

[註] 丹溪曰，胎前當清熱養血爲主，恐傷陰血也. 理脾脾健，則氣血易生. 疎氣氣順，則氣血調和，理脾疎氣，兼以清熱養血，則胎自安矣. 三禁者，汗·下·利小便也，盖恐過汗亡陽傷氣，過下亡陰傷血，利小便傷津液也. 然又當隨證詳審表裏·虛實·寒熱，以施其治，不可過峻也.

安胎審宜調治

形瘦不宜過熱品，體盛補氣恐動痰，安胎芩朮爲要藥，佐以他藥任抽添. 火盛倍芩痰倍朮，血虛四物氣四君. 杜續膠艾胎不穩，氣盛蘇腹枳砂陳.

[註] 形瘦之人多火，過用溫熱則傷陰血. 肥盛之人多痰，過於補氣，恐壅氣動痰. 白朮消痰健脾，條芩淸熱養陰，二味爲安胎要藥. 若有他證，則以藥佐之，或減白朮加條芩，或加白朮減條芩，任其抽添. 如火盛，則當倍芩以清火. 痰盛，則當倍朮以消痰. 血虛，則合四物湯以補血. 氣虛，則合四君湯以補氣. 胎不安穩，更佐以杜仲·續斷·阿膠·艾葉以安之. 若氣盛胎高，則加紫蘇·大腹皮·枳殼·砂仁·陳皮以舒之.

四物湯 四君子湯 方俱見首卷滙方內

嗣育門滙方

加味地黃丸

治婦人經水不調，必不能受孕，即使受之，亦不全美. 宜常服此方.

熟地 四兩 山萸肉 山藥 各二兩 牡丹皮 白茯苓 各一兩五錢 澤瀉 香附 童便浸三次

右爲末，煉蜜丸如梧子大. 每服七十丸，白沸湯送下.

滌痰湯

治婦人肥盛者，多不受孕，以身中有脂膜閉塞子宮也. 以此湯送後丸藥.

當歸 一兩 茯苓 四兩 川芎 七錢五分 白芍藥 白朮 土炒 半夏 製 香附米 陳皮 甘草 各一兩

右作十貼，每貼薑三片，水煎呑後丸子.

滌痰丸

白朮 土炒. 二兩 半夏麯 川芎 香附米 各一兩 神麯 炒 茯苓 各五錢 橘紅 四錢 甘草 二錢

右爲末，粥丸. 每服八十丸. 如熱者，加黃連·枳實各一兩.

大補丸

治婦人瘦弱，多由血少不能受孕. 宜常服此方.

天冬 去心 麥冬 去心 菖蒲 茯苓 人參 益智仁 枸杞子 地骨皮 遠志肉

右爲細末，煉蜜丸如桐子大，空心酒下三十丸.

蓯蓉菟絲子丸

此方不寒不熱，助陰生子.

肉蓯蓉 一兩三錢 覆盆子 蛇床子 川芎 當歸 菟絲子 各一兩二錢 白芍藥 一兩 牡蠣 鹽泥固煆 烏鰂魚骨 各八錢 五味子 防風 各六錢 條芩 五錢 艾葉 三錢

右爲末, 煉蜜丸如桐子大. 每服三四十丸. 鹽湯下, 早晩皆可服.

調經丸

理氣養血, 調經種子.

香附 川杜仲 薑汁炒. 八兩 大川芎 白芍藥 當歸 去尾 懷生地 陳皮 小茴香 酒炒 延胡索 略炒 肉蓯蓉 酒炒 舊靑皮 麩炒 台烏葯 炒 枯黃芩 酒炒 烏鰂魚骨 酥炙. 以上各四兩

右十四味, 稱足, 眞正好醋和麵打糊爲丸, 如梧桐子大. 每服百丸, 空心好酒送下.

一方無陳皮·地黃, 有人參·黃芪各二兩.

御纂醫宗金鑑 卷四十六

胎前諸證門

胎前總括

妊娠胎前病惡阻，胞阻腫滿氣煩懸，痼嗽轉胞與子淋，激經胎漏胎不安，小產死胎胎不長，子瘖臟燥鬼胎連．餘病當參雜證治，須知刻刻顧胎原．

[註] 此言妊娠胎前，有惡阻·胞阻·子腫·子滿·子煩·子懸·子痼·子嗽·轉胞·子淋·激經·胎漏·胎動不安·小產墮胎·子死腹中·胎萎不長·子瘖·臟燥·鬼胎等證，皆當一一詳辨熟記．其餘胎前傷寒·傷食·瘧痢·霍亂·泄瀉，當於雜證門中參考治之．但須時刻保護胎原，不致誤犯爲要也．

惡阻總括

惡心嘔吐名惡阻，擇食任意過期安．重者須藥主胃弱，更分胎逆痰熱寒．

[註] 婦人受孕月餘之後，時時嘔吐者，名曰惡阻．若無他病擇食者，須隨其意而與之．輕者過期自然勿藥而愈，重者須以藥治之．當以胃弱爲主，更審其或因胎氣阻逆，或痰飮阻逆，與夫兼熱·兼寒而分治之．

惡阻證治

保生湯

胎氣阻逆惟嘔吐，無他兼證保生湯，砂朮香附烏陳草，量加參枳引生薑．

[註] 惡阻，有因胎氣阻逆者，乃受胎後胞門閉塞，臟氣內阻，挾胎氣上逆於胃，故令惡心嘔吐也．若平素胃虛所致，雖無痰飮，寒熱相兼而亦有惡阻證者，宜用保生湯，卽砂仁·白朮·香附·烏藥·陳皮·甘草也．引用生薑者，以止其嘔也．若氣弱者，量加人參．氣實者，量加枳殼．

加味六君湯

痰飮惡阻吐痰水，煩眩加味六君湯．枇杷藿香旋縮枳，熱秘芩軍寒桂薑．

[註] 惡阻因於痰飮者，其吐必多痰水，且心煩頭目眩暈，必其人平素胃虛，中停痰飮也．宜用加味六君湯，於六君湯內加枇杷葉·藿香·旋覆花·縮砂·枳殼．若胃熱便秘，加黃芩·大黃以利之．胃寒喜熱，加肉桂·乾薑以溫之．

六君湯 方見首卷

加味溫膽湯

熱阻惡食喜凉漿，心煩憒悶溫膽湯．橘半茯甘與枳竹，更加芩連蘆麥薑．

[註] 惡阻因於胃熱者，必嘔吐，心中熱煩，憒悶喜飮凉漿也．宜用加味溫膽湯，其方卽陳皮·半夏·茯苓·甘草·枳實·竹茹 名溫膽湯，更加黃芩·黃連·蘆根·麥門冬，引生薑也．

胞阻總括

妊娠腹痛名胞阻，須審心腹少腹間．傷食心胃胎腰腹，少腹胞寒水尿難．

[註] 孕婦腹痛，名爲胞阻．須審其痛，或上在心腹之間者，多屬食滯作痛．或下在腰腹之間者，多屬胎氣不安作痛．若在少腹之間者，則必因胞血受寒，或停水尿難作痛也．

胞阻證治

加味平胃散 延胡四物湯

心胃痛多傷食滯，蒼朴陳甘果枳麯．便秘加軍倍甘草，胎動延胡四物宜．

［註］孕婦心胃作痛者，多因傷食停滯．宜平胃散 卽陳皮·厚朴·蒼朮·甘草也 加草果·枳殼·神麯以消之．若更大便秘結，日久則加硝·黃以攻之，然必倍甘草以緩其峻性，庶不傷胎．若腰腹作痛，胎動下血，則當用四物湯，君以延胡，以定痛而保胎也．

四物湯 方見首卷

加味膠艾四物湯 蜜消湯

腹腰痛甚防胎墮，膠艾四物杜酒葱．外邪宜加羌獨活，內熱便秘蜜消攻．

［註］胞蒂繫於腰．凡腹腰痛者，須防胎墮．宜用膠艾四物湯，加杜仲·大豆淋酒·葱白以定痛而保胎．若因外感風寒之邪，則加羌活·獨活以散之．若內熱·大小便閉者，則用蜂蜜·芒硝煎湯以攻之．經曰有故無隕是也．

膠艾四物湯 方見首卷

加味芎歸飮 導赤散 五苓散

胞血受寒少腹疼，參吳膠艾草歸芎．尿澁熱甚導赤散，木通生地甘草靈．水盛陽虛五苓效，朮澤肉桂茯猪苓．

［註］少腹作痛者，乃胞中之血受寒也．宜加味芎歸飮溫之，其方卽人參·吳茱萸·阿膠·蘄艾·炙甘草·當歸·川芎也．若因尿澁而痛，則是膀胱水病熱甚，則以導赤散淸利之，其方卽生地·木通·甘草也．若水盛陽虛不化，則以五苓散滲利之，其方卽茯苓·白朮·澤瀉·猪苓·肉桂也．

子腫子氣子滿脆脚皺脚總括

頭面四肢腫子腫，自膝至足子氣名，腫脹喘滿曰子滿，但脚腫者脆皺稱．

［註］頭面徧身浮腫，小水短少者，屬水氣爲病，故名曰子腫．自膝至足腫，小水長者，屬濕氣爲病，故名曰子氣．徧身俱腫，腹脹而喘，在六七個月時者，名曰子滿．但兩脚腫而膚厚者，屬濕，名曰皺脚．皮薄者，屬水，名曰脆脚．大凡水之爲病多喘促，氣之爲病多脹滿．喘促屬肺，脹滿屬脾也．以其人素有水氣濕邪，故受孕有腫滿之證．兒未成形，被水浸漬，其胎每致損壞．成形尙可調治，故在五六月後有是證者，多有生育者也．

子腫子氣子滿脆脚皺脚證治

茯苓導水湯

妊娠腫滿與子氣，水氣濕邪脾肺間，水氣浸胎喘難臥，濕氣傷胎脹難堪．均宜茯苓導水治，香瓜檳腹四苓攢，桑砂蘇陳脹加枳，腿脚防己喘葶添．

［註］妊娠水腫脹滿·子氣·皺脚·脆脚等證，皆由水氣濕邪，傷於脾肺爲病也．若水氣盛而浸胎，則必喘而難臥．若濕氣盛而傷胎，則脹滿難堪．皆宜用茯苓導水湯治之，方用木香·木瓜·檳榔·大腹皮·白朮·茯苓·猪苓·澤瀉·桑皮·砂仁·蘇葉·陳皮，以和脾肺而利水濕．脹甚者，加枳殼以破結．腿脚腫者，加防己以利下．濕喘者，加苦葶藶以泄上水也．

子煩證治

知母飮

孕婦時煩名子煩，胎熱乘心知母痊，子芩知麥苓芪草，犀熱參虛膏渴煎．

［註］孕婦別無他證，惟時時心煩者，名曰子煩，由胎中鬱熱上乘於心也．宜用知母飮，

卽子苓·知母·麥冬·茯苓·黃芪·甘草. 熱甚者加犀角, 氣虛加人參, 口渴加石膏煎服.

子懸胎上逼心證治

紫蘇飮

胸膈脹滿子懸名, 喘甚由胎上逼心, 紫蘇飮用歸芎芍, 陳腹蘇甘虛入參.

[註] 孕婦胸膈脹滿, 名曰子懸. 更加喘甚者, 名曰胎上逼心. 俱宜紫蘇飮, 卽當歸·川芎·白芍·陳皮·大腹皮·蘇梗葉·甘草. 虛者加人參煎服.

子癎證治

羚羊角散 鉤籐湯

暴仆抽搐不識人, 須臾自醒子癎名. 羚羊角散防獨杏, 五加棗草薏苡仁, 茯苓木香羚羊角. 抽搐鉤藤湯寄生, 人參茯神歸桔梗, 口喎肢廢中風成.

[註] 孕婦忽然顚仆抽搐, 不省人事, 須臾自醒, 少頃復如好人, 謂之子癎. 乃肝·心二經風熱所致, 宜用羚羊角散, 卽防風·獨活·杏仁·酸棗仁·五加皮·甘草·薏苡仁·茯苓·木香·羚羊角也. 抽搐甚者用鉤藤湯, 乃鉤藤·桑寄生·人參·茯神·當婦·桔梗也. 若口眼喎斜, 半身不遂, 則已成中風廢證, 當參風門治之.

子嗽證治

枳桔二陳湯 桔梗湯

妊娠欬嗽名子嗽, 陰虛痰飮感風寒. 痰飮二陳加枳桔. 風寒桔梗湯可安. 紫蘇桔梗麻桑杏, 赤苓天冬合貝前. 久嗽陰虛宜淸潤, 麥味地黃湯自痊.

[註] 妊娠欬嗽, 謂之子嗽, 嗽久每致傷胎. 有陰虛火動痰飮上逆, 有感冒風寒之不同. 因痰飮者, 用二陳湯加枳殼·桔梗治之. 因感冒風寒者, 用桔梗湯, 卽紫蘇葉·桔梗·麻黃·桑白皮·杏仁·赤茯苓·天冬·百合·川貝母·前胡也. 若久嗽, 屬陰虛, 宜滋陰潤肺以淸潤之, 用麥味地黃湯治之.

六味地黃湯 方見首卷

轉胞證治

擧胎四物湯 阿膠五苓散

飮食如常煩不臥, 不得小便轉胞稱. 擧胎救急丹溪法, 四物升麻參朮陳. 服後探吐吐再服, 不應阿膠入五苓.

[註] 妊娠胎壓, 胞系了戾不得小便, 飮食如常, 心煩不得臥者, 名曰轉胞. 宜用丹溪擧胎法, 令穩婆香油塗手擧胎起, 則尿自出, 以暫救其急. 然後以四物湯加升麻·人參·白朮·陳皮煎服. 服後以指探吐, 吐後再服再吐, 如此三四次, 則胎擧而小便利矣. 如不應, 則是有飮, 用五苓散加阿膠以淸利之.

四物湯 方見首卷

子淋證治

加味五淋散

子淋頻濁窘澁疼, 五淋梔苓歸芍芩, 甘草再加生地澤, 車前滑石木通尋.

[註] 孕婦小便頻數窘澁, 點滴疼痛, 名曰子淋. 宜五淋散, 卽黑梔·赤茯苓·當歸·白芍·黃芩·甘草, 加生地·澤瀉·車前子·滑石·木通, 以淸熱而利水, 則小便自通矣.

激經胎漏尿血總括

妊娠經來名激經, 胎漏下血腹不疼. 若是傷胎腹必痛, 尿血漏血要分明.

[註] 婦人受孕之後, 仍復行經者, 名曰激經, 爲血有餘. 若孕婦無故下血, 或下黃汁豆汁而腹不痛者, 謂之胎漏. 若其胎已傷而下血

者, 其腹必疼. 孕婦又有尿血一證, 腹亦不痛, 然與胎漏之證又不同. 盖尿血出於溺孔, 漏血出自人門. 三者俱下血而各不同治者, 不可不詳辨也.

激經胎漏尿血證治

阿膠湯 黃芪湯 銀苧酒 加味四物湯

激經無病不須治, 子大能食經自停. 胎漏下血多因熱, 四物阿膠梔側芩. 或下黃汁豆汁様, 黃芪糯米苧根銀. 若是尿血膀胱熱, 四物血餘共茅根.

[註] 激經無他證相兼者, 不須用藥, 其胎壯子大能食其血, 而經自停. 若胎漏下血, 多屬血熱, 宜阿膠湯淸之. 其方卽四物湯加阿膠·黑梔·側栢葉·黃芩也. 或漏下黃汁, 或如豆汁甚多者, 其胎乾枯必倚而墮, 宜用黃芪湯, 卽黃芪二兩, 糯米一合煎服. 或銀苧酒, 卽苧麻根, 紋銀煎酒服. 若尿血, 則是膀胱血熱, 宜四物湯加血餘, 白茅根以凉之.

四物湯 方見首卷

胎不安小産墮胎總括

血氣充實胎自安, 衝任虛弱損胎原, 暴怒房勞傷肝腎, 疾病相干跌撲顚. 五月成形名小産, 未成形象墮胎言. 無故至期數小産, 須愼胎爲慾火煎.

[註] 孕婦氣血充足, 形體壯實, 則胎氣安固. 若衝·任二經虛損, 則胎不成實. 或因暴怒傷肝, 房勞傷腎, 則胎氣不固, 易致不安. 或受孕之後, 患生他疾, 干犯胎氣, 致胎不安者亦有之. 或因跌撲築磕, 從高墜下, 以致傷胎·墮胎者亦有之. 然小産·墮胎, 亦自有別. 五·七月已成形象者, 名爲小産. 三月未成形象者, 謂之墮胎. 以上小産·墮胎皆出有因. 若懷胎三·五·七月, 無故而胎自墮, 至下次受孕亦復如是, 數數墮胎, 則謂之滑胎. 多因房勞太過, 慾火煎熬, 其胎因而不安, 不可不愼者也.

胎不安小産墮胎證治

加味聖愈湯 加味佛手散 十聖散 加味芎藭湯 益母丸

胎傷腹痛血未下, 聖愈湯加杜續砂. 下血腹痛佛手散, 膠艾杜續朮芩加. 十全續縮減苓桂, 因病傷胎十聖誇. 跌撲芎藭調益母, 怒勞逍遙地黃佳.

[註] 妊娠胎傷, 若腹痛不下血者, 宜用聖愈湯加杜仲·續斷·砂仁安之. 若下血腹痛者, 宜用佛手散加阿膠·蘄艾·杜仲·續斷·白朮·條芩安之. 若因母病, 以致傷胎欲墮者, 宜十聖散, 卽十全大補湯減茯苓·肉桂, 加續斷·砂仁. 若因跌撲築磕, 傷胎欲墮者, 宜芎藭湯調益母丸服之. 芎藭湯卽川芎·當歸也. 若暴怒·房勞傷肝腎, 以致胎動不安者, 宜逍遙散·地黃湯治之.

聖愈湯 佛手散 逍遙散 地黃湯 方俱見首卷

墮胎下血不止血瘀不出證治

獨參湯 回生丹

墮胎暴下血不止, 面黃唇白獨參湯, 惡血不出凝脹痛, 回生益母酌相當.

[註] 妊娠胎墮後血暴下不止, 面黃唇白者, 名脫榮. 宜用獨參湯峻補其氣, 以生其血, 所謂無形能生有形也. 若惡血瘀滯不行, 腹脇脹痛者, 宜於回生丹·益母丸, 酌其虛實緩急相當而用之.

回生丹 方産後滙方

子死腹中總括

子死腹中須急下, 舌青腹痛冷如氷, 時久口中穢氣出, 寒熱峻緩詳斟平.

[註] 凡一應傷胎, 子死腹中者, 須當急下, 勿使上奔心胸. 然必驗其舌靑面赤, 肚腹脹大, 腹冷如氷, 久之口中有穢氣出者, 方可議下. 然猶必審其人之虛實寒熱, 或宜寒下·熱下·峻下·緩下, 隨其宜而施之.

子死腹中證治

佛手散 平胃散加芒硝方

下胎緩劑佛手散, 峻劑平胃加芒硝. 宜熱宜寒須細審, 產婦虛實莫溷淆.

[註] 孕婦子死腹中宜下者, 緩下用佛手散, 峻下用平胃散加芒硝. 或宜寒下, 或宜熱下, 須細細詳審而投之. 盖以產母之虛實, 或緩或峻, 不可溷淆輕率以致誤也.

佛手散 方見首卷

辨子母存亡

妊娠一切垂危候, 母子存亡可預推. 面赤舌靑必子死, 面靑舌赤母命危. 面舌俱靑口吐沫, 子母俱亡二命虧.

[註] 凡妊娠一切凶危之候, 欲知母子存亡者, 當於孕婦面·舌之色定之. 若面赤舌靑, 則其子必死. 面靑舌赤, 則其母必亡. 若面舌二者俱見靑色, 口角兩邊流涎沫者, 則子母二命俱不能保也.

胎兼癥瘕

妊娠有病當攻下, 衰其大半而止之. 經云有故而無殞, 與病適當又何疑.

[註] 凡孕婦素有癥瘕舊疾, 或有新病應攻下者, 但攻其大半, 餘俟其自消, 不可盡攻. 經云, 有故無殞. 言藥雖峻, 有病則病受之, 不能傷胎也. 攻其大半, 與病相當, 又何疑於有妊必不可攻之說耶?

胎不長證治

八珍湯 六君子湯

胎萎不長失滋養, 氣血不足宜八珍, 脾虛胃弱六君子, 穀化精微氣血生.

[註] 妊娠五六個月, 胎萎不長, 由於妊母禀賦虛弱. 若屬氣血兩虛者, 宜用八珍湯. 若脾虛胃弱者, 宜用六君子湯. 但使飮食强壯, 俾水穀運化精微, 則氣血日生而胎自長矣!

八珍湯 六君子湯 方俱見首卷

子瘖證治

子瘖聲啞細無音, 非謂絕然無語聲, 九月胎盛阻其脈, 分娩之後自然通.

[註] 妊娠九月, 孕婦聲音細啞不響, 謂之子瘖. 非似子啞絕然無語也. 盖少陰之脈絡於舌本, 九月腎脈養胎, 至其時胎盛阻遏其脈, 不能上至舌本, 故聲音細啞. 待分娩之後, 腎脈上通, 其音自出矣.

子啼腹內鐘鳴證治

黃連煎

腹內鐘鳴與兒哭, 子啼之證出偶然. 空房鼠穴土能治, 黃連煎湯亦可捐.

[註] 孕婦腹內有鐘聲, 或嬰兒在內啼哭者, 名曰子啼. 古書雖載其證, 然不經見, 或偶然有之. 古方用空房中鼠穴土, 同川黃連煎湯, 名黃連煎, 飮之自愈.

臟燥證治

甘麥大棗湯

臟燥無故自悲傷, 象若神靈大棗湯, 甘草小麥與大棗, 方出『金匱』效非常.

[註] 孕婦無故, 時時傷悲哀痛, 象若神靈凭依者, 名曰臟燥, 宜用金匱甘麥大棗湯服之. 其

方卽甘草·小麥·大棗三味，煎服，其效非常也.

鬼胎總括

邪思情感鬼胎生，腹大如同懷子形，豈緣鬼神能交接，自身血氣結而成.

[註] 鬼胎者，因其人思想不遂，情志相感，自身氣血凝結而成，其腹漸大如懷子形狀. 古云實有鬼神交接，其說似屬無據. 婦人石瘕·腸覃二證亦俱如懷孕之狀，由氣血凝結而成，則可知其必無是理矣!

腸覃石瘕證治

香稜丸

腸覃石瘕氣血分，寒客腸外客子門. 二證俱如懷子狀，辨在經行經不行. 石瘕吳萸湯最效，腸覃香稜丸若神. 丁木茴香川楝子，青皮廣茂與三稜.

[註] 經云，寒氣客於腸外，與衛氣相搏，氣不得榮，因有所繫，瘕而內着，惡氣乃起，瘜肉乃生. 始如雞卵，稍以益大如懷子狀，按之則堅，推之則移，月事以時下. 石瘕生於胞中，寒氣客於子門，子門閉塞，氣不得通，惡血當下不下，衃以留止，日以益大，狀如懷子，月事不以時下. 皆生於女子，可導而下. 由經文觀之，二證雖皆如懷子狀，腸覃氣病而血不病，故月事以時下. 石瘕先氣病而後血病，故月事不來也. 石瘕宜吳萸湯. 腸覃宜香稜丸，卽木香·丁香·茴香·川楝子·青皮·廣茂·三稜，醋煮麵糊爲丸也.

吳茱萸湯 方見首卷

胎前母子盛衰

母盛子衰胎前病，母衰子盛産後殃，子母平和無衰盛，坦然分娩不須忙.

[註] 此言觀孕婦與所懷之胎有盛衰之辨也. 若娠母氣血壯盛，而胎元弱者，胎前必多病. 若孕婦衰弱而胎元壯實，則産後其母必多病. 若子母俱和平無偏盛偏衰，則胎前産後均平安無疾，可坦然無憂也.

胎前有餘詳不足，産後不足審有餘. 産後惟多虧損病，胎前子母盛衰知.

[註] 古云，胎前無不足，産後無有餘. 此言其常也. 然胎前雖多有餘之證，亦當詳察其亦有不足之時. 産後雖多不足之病，亦當詳審其每挾有餘之證也. 欲知産後常多虧損之故，於胎前子母盛衰求之，可預知也.

胎前門滙方

保生湯

人參 甘草 各二錢半 白朮 香附子 烏藥 橘紅 各五錢

右剉，每服三錢. 薑五片，煎服.

加味六君湯

人參 白朮 土炒 茯苓 陳皮 半夏 製. 各一錢五分 甘草 炙. 五分 藿香葉 枇杷葉 炙. 各一錢 縮砂仁 枳殼 炒

右剉，加生薑煎服.

加味溫膽湯

陳皮 半夏 製 茯苓 各一錢 甘草 炙 枳實 竹茹 黃芩 各一錢 黃連 八分 麥冬 二錢 蘆根 一錢

右剉，薑·棗煎服.

加味平胃散

厚朴 薑汁炒 蒼朮 米泔浸炒 陳皮 甘草 炙 人參 各一錢

右爲末，每服三錢，加薑煎服.

延胡四物湯

當歸 川芎 白芍 熟地 各七錢五分 延胡索 酒煮. 二兩

右剉，水煎服.

加味膠艾四物湯
當歸 熟地 阿膠 白芍 各二錢 杜仲 一錢五分 川芎 蘄艾 各八分
右加葱白三寸, 大豆淋酒煎服.

蜜消煎
蜂蜜 芒硝
右煎, 溶化服.
加味芎歸飮川芎當歸人參吳茱萸
阿膠蘄艾甘草右剉水煎服

導赤散
生地 三錢 木通 二錢 甘草稍 一錢 燈心 一團 煎服.

五苓散
白朮 土炒 茯苓 猪苓 澤瀉 各二錢半 桂 三分
右剉, 作一服, 水煎服.

茯苓導水湯
茯苓 檳榔 猪苓 縮砂 木香 陳皮 澤瀉 白朮 木瓜 大腹皮 桑白皮 蘇梗 各等分
右加薑煎服. 脹, 加枳殼. 喘, 加苦葶藶子. 腿脚腫, 加防己.

知母飮
知母 麥冬 甘草 各五錢 黃芪 子芩 赤苓 各七錢五分
右㕮咀, 每服四錢. 水一盞, 煎至七分, 去滓, 入竹瀝一合溫服.

紫蘇飮
當歸 川芎 白芍 各二兩 陳皮 蘇莖葉 大腹皮 各一兩 甘草 炙. 五錢 人參 量虛實用
右㕮咀, 每服五錢. 水二盞, 生薑五片, 煎至一盞, 去滓服. 日進二服. 有熱, 加黃芩竹茹. 心煩, 加羚羊角. 有食, 加神麴·山楂.

羚羊角散
羚羊角 鎊 獨活 酸棗仁 五加皮 防風 薏苡仁 杏仁 當歸 酒浸 川芎 茯神 去木. 各五分 甘草 木香 各二分
右㕮咀, 加生薑五片, 水煎服.

鉤藤湯
鈎藤鉤 當歸 茯神 人參 各一兩 苦桔梗 一兩五錢 桑寄生 五錢
右爲粗末, 每服五六錢. 水二盞, 煎至一盞, 去滓溫服, 無時, 忌猪肉·菘菜. 煩熱, 加石膏二兩半. 臨産月, 加桂心一兩.

枳桔二陳湯
陳皮 半夏 茯苓 各二錢 甘草 炙. 五分 枳殼 桔梗 各一錢
右剉, 薑煎服.

桔梗湯
天冬 去心 赤苓 各一錢 桑皮 桔梗 紫蘇 各五分 麻黃 去節. 三分 貝母 人參 甘草 炙. 各二分
右剉, 加生薑, 水煎服. 一方有杏仁無貝母.

擧胎四物湯
當歸 白芍 熟地 川芎 人參 白朮 各二錢 陳皮 升麻 各一錢
右剉, 水煎服.

麥味地黃湯
熟地 四錢 山萸肉 二錢 山藥 二錢 澤瀉 茯苓 丹皮 各一錢五分 麥冬 二錢 五味子 十二粒
右剉, 水煎服.

五淋散
赤芍 山梔子 各二錢 赤茯苓 一錢二分 當歸 一錢 子芩 六分 甘草 五分
右水煎服.

阿膠湯
阿膠 炙燥 熟地 焙 艾葉 微炒 芎藭 當歸 切, 焙 杜仲 去粗皮, 炙, 剉 白朮 各一兩
右㕮咀, 每服四錢. 水一盞半, 棗三枚, 擘破, 同煎至八分, 去滓, 食前溫服.

黃芪湯

糯米 一合 黃芪 二兩 川芎 一兩

右細剉, 水二大盞, 煎至一盞, 溫服. 一方無川芎.

銀苧酒

苧麻根 剉. 二兩 紋銀 五兩 淸酒 一盞

右以水二大盞, 煎至一大盞, 去渣, 分溫二服.

十聖散

人參 黃芪 白朮 熟地黃 砂仁 各五分 甘草 炙 當歸 川芎 白芍 炒 川續斷 八分

右剉, 水煎服.

獨參湯

用好人參 二兩或四兩

右水煎, 徐徐服.

益母丸

益母草

右一味, 以石器碾爲細末, 煉蜜丸, 彈子大. 每用一丸, 童便好酒各半, 研化服之.

六味地黃丸

熟地 蒸晒九次. 八兩 山藥 四兩 茯苓 乳拌. 三兩 山萸肉 酒浸. 四兩 丹皮 三兩 澤瀉 三兩

煉蜜爲丸, 如梧桐子大, 每服三錢.

桂附地黃丸

卽六味地黃丸加肉桂·附子

黃連煎

黃連

右一味煎湯, 調空房中鼠穴內土服.

甘麥大棗湯

甘草 三兩 小麥 一升 大棗 十枚

右以水六升, 煮取三升, 溫分三服. 亦補脾氣.

香稜丸

木香 丁香 各半兩 枳殼 麩炒 三稜 酒浸一夕 莪茂 細剉, 每一兩用巴豆三十粒, 去殼同炒, 待巴豆黃色, 去巴豆不用. 靑皮 炙 川楝子肉 茴香 炒. 各等分

右爲末. 醋煮. 麵糊丸如桐子大. 硃砂爲衣. 每服三十丸, 薑鹽湯送下, 或溫酒下, 無時.

御纂醫宗金鑑 卷四十七

生育門

臨 産

妊娠臨産要安詳，腹內雖疼切莫慌，舒身仰臥容胎轉，靜待生時不用忙.

[註] 妊娠月足臨産，腹內如覺動轉疼痛，須要安詳，莫自慌亂. 舒體仰臥，時時緩步，使兒身轉正，靜以待之，至其生育之時，自然順生，不用忙也.

産 室

産室寒溫要適時，嚴寒酷熱總非宜，夏要清凉冬要煖，病者醫人俱要知.

[註] 産室之內，四時俱要寒溫適中，若太熱，太寒，均不相宜. 夏月必須淸凉，勿令炎熱，致産母中暑暈迷. 倘有其事，不妨少與凉水以解之. 冬月必須溫煖，勿令寒冷，以致血凝難産. 當多備火，爐使産母腰背下身就火烘之. 此臨産之家及醫人，皆當知之者也.

擇收生婆

臨産穩婆須預擇，老成歷練又精明，無故莫教使手法，寬心寧耐待時生.

[註] 臨産之家必用收生婆，須預先擇老成歷練明白經事之人. 無故切勿令其先使手法，如試水探漿等事，但囑令寬心寧耐，以待生時可也.

驚 生

人語喧譁産母驚，心虛氣怯號驚生，急須止靜休嘈雜，産母心安胎自寧.

[註] 産房之內不可多人，人多則語聲喧譁，産母之心必驚. 驚則心氣虛怯，至産時多致困乏，號曰驚生. 有如此者，須急急摒出，只留服役一二人，使寂靜而無嘈雜之聲，則母心始安，安則其胎亦寧靜矣.

試胎弄胎

月數未足腹中痛，痛定如常名試胎. 臨月腹痛腰不痛，或作或止名弄胎. 二者均非正産候，但須寧靜莫疑猜.

[註] 妊娠八九個月時，或腹中痛，痛定仍然如常者，此名試胎，宜養血以安其胎. 若月數已足，腹痛或作或止，腰不痛者，此名弄胎，不宜輕動. 二者均非正産之時，切勿躁擾疑惑，惟宜寧靜以待其時.

坐 草

坐草須知要及時，兒身未順且遲遲. 若教産母用力早，逼胎不正悔難追.

[註] 凡産婦坐草，最要及時，不可太早. 若兒身未順，寧可遲遲，寬心以待. 倘坐草太早，非正産之時，妄使産母用力，往往逼胎不正，遂至橫倒者有之，雖悔無及矣!

臨 盆

兒身轉順頂當門，胞漿已破腹腰疼，中指跳動穀道挺，臨盆用力送兒生.

[註] 凡兒之生自有其時，時至則兒身轉順，頭頂正當産門，胞漿大來，腰重腹痛，穀道挺迸，産母中指中節或本節跳動. 此方爲正産之時，方可臨盆用力送兒，自順生矣!

交骨不開

交骨不開須細審，或因不足或初胎. 總宜

開骨通陰氣，佛手龜板婦髮灰．若因不足加參妙，一服能令骨立開．

[註] 産婦交骨不開，有因氣血不足者，有因初次胎産者，二者均宜用開骨散通其陰氣．其方卽佛手散加敗龜板，與生過子女婦人頭髮也．氣血不足者加人參，服之可使其骨立開．

盤腸生

盤腸未産腸先出，已産嬰兒腸不收，頂貼萆麻服升補，腸乾潤以奶酥油．

[註] 妊娠婦人有盤腸生者，臨産之時其腸先拖出，及兒已産下，其腸有仍不收者．須以萆麻仁搗爛貼於頂心，內服升補之劑，如補中益氣湯或八珍·十全大補等湯加升麻，以升補之，其腸自收矣．

補中益氣湯 十全大補湯 方俱見首卷

難 産

難産之由不一端，胎前安逸過貪眠，驚恐氣怯用力早，胞破血壅血漿乾．

[註] 妊娠難産之由，非只一端．或胎前喜安逸不耐勞碌，或過貪眠睡，皆令氣滯難産．或臨産驚恐氣怯，或用力太早，則産母困乏難産．或胞傷血出，血壅産路．或胞漿破早，漿血乾枯，皆足以致難産．臨證之工不可不審也．

産後門

胞衣不下證治

胞衣不下因初産，用力勞乏風冷凝，下血過多産路澁，血入胞衣腹脹疼．急服奪命沒竭散，勿使冲心喘滿生．諭令穩婆隨胎取，休驚産母莫敎聞．

[註] 産婦胞衣不下者，或因初産用力困乏，風冷相干致血瘀凝．或因下血過多，血枯産路乾澁．或血入胞衣，脹滿疼痛，皆能使胞衣不下．均當急用奪命散，卽沒藥·血竭二味爲散也．免致上攻心胸，脹滿喘急，爲害不小．且宜諭令穩婆隨胎取下，莫使産母聞之，恐被驚則愈難下也．

産門不閉證治

産門不閉由不足，初産因傷必腫疼，不足十全大補治，甘草湯洗腫傷平．

[註] 凡産後玉門不閉者，多由氣血不足所致．亦有因初産傷重者，必腫而疼也．氣血不足者，用十全大補湯治之．因傷腫痛者，濃煎甘草湯洗之，其腫傷自平．

十全大補湯 方見首卷

血暈證治

淸魂散

産後血暈惡露少，面脣色赤是停瘀．惡露去多脣面白，乃屬血脫不須疑．虛用淸魂荊芥穗，人參芎草澤蘭隨，腹痛停瘀佛手散，醋漆薰法總相宜．

[註] 産後血暈，有因惡露去少，內有停瘀上攻迷暈者，面脣必赤．色有因去血過多，血脫而暈者，面脣必色白．血弱者宜用淸魂散，卽荊芥穗·人參·川芎·甘草·澤蘭葉也．若停瘀腹痛者，用佛手散．二者俱宜頻燒乾漆及用火燒鐵釘淬醋，不時薰之．

佛手散 方見首卷

惡露不下證治

惡露不下是何因？風冷氣滯血瘀凝，若還不下因無血，面色黃白不脹疼．風冷血凝失笑散，去多聖愈補而行．

[註] 産後惡露不下，有因風冷相干，氣滯血凝而不行者，必腹中脹痛．有因産時去血太多，無血不行者，面色必黃白，腹必不疼，以

此辨之. 血凝者用失笑散逐而行之. 無血者用聖愈湯補而行之.

失笑散 聖愈湯 方俱見首卷

惡露不絶證治

惡露不絶傷任衝, 不固時時淋漓行, 或因虛損血不攝, 或因瘀血腹中停. 審色汚淡臭腥穢, 虛補實攻要辨明, 虛用十全加膠續, 瘀宜佛手補而行.

[註] 産後惡露, 乃裹兒汚血, 産時當隨胎而下. 若日久不斷, 時時淋瀝者, 或因衝任虛損, 血不收攝. 或因瘀行不盡, 停留腹內, 隨化隨行者. 當審其血之色, 或汚濁不明, 或淺淡不鮮, 或臭·或腥·或穢·辨其爲實·爲虛而攻補之. 虛宜十全大補湯加阿膠·續斷, 以補而固之. 瘀宜佛手散, 以補而行之.

十全大補湯 佛手散 方俱見首卷

頭疼證治

産後頭疼面黃白, 無表無裏血虛疼, 惡露不行兼腹痛, 必因瘀血上攻冲, 逐瘀芎歸湯最效, 虛用八珍加蔓荊.

[註] 産後頭疼, 若面色黃白, 無寒熱身痛之表證, 又無便秘之裏證, 則是因産後去血過多, 血虛頭痛也. 若惡露不行, 兼腹痛者, 乃屬瘀血上攻之痛也. 去瘀以芎歸湯, 補虛以八珍湯加蔓荊子.

八珍湯 方見首卷

心胃痛證治

大巖蜜湯

心痛厥逆爪青白, 寒凝大巖蜜溫行, 四物去芎加獨活, 薑桂茱萸草遠辛. 因食惡食多嘔吐, 麯麥香砂入二陳, 大便燥結小便赤, 兼熱飮冷玉燭攻.

[註] 産後心胃痛, 若四肢厥逆, 爪甲靑白, 乃風冷寒凝, 氣血滯澁, 宜用大巖蜜湯溫以行之, 卽生地·當歸·赤芍·獨活·乾薑·桂心·吳茱萸·甘草·遠志·細辛也. 若因飮食停滯, 中脘作痛, 必惡食嘔吐, 宜二陳湯加神麯·麥芽·木香·砂仁. 若大便結硬, 小便赤澁, 渴欲飮冷者, 乃內有實熱也, 宜玉燭散攻之.

玉燭散 方見首卷

腹痛證治

香桂散

去血過多血虛痛, 去少壅瘀有餘疼, 傷食惡食多脹悶, 寒入胞中見冷形. 血虛當歸建中治, 瘀壅失笑有奇功, 傷食異功加楂麯, 胞寒香桂桂歸芎.

[註] 産後腹痛, 若因去血過多而痛者, 爲血虛痛. 若因惡露去少, 及瘀血壅滯而痛者, 爲有餘疼. 若因傷食而痛者, 必惡食脹悶. 若因風寒乘虛入於胞中作痛者, 必見冷痛形狀. 血虛宜當歸建中湯, 血瘀宜失笑散, 傷食宜異功散加山楂·神麯, 胞寒宜香桂散, 卽佛手散加桂心也.

當歸建中湯 失笑散 異功散 方俱見首卷

少腹痛證治

延胡索散

少腹痛微名兒枕, 硬痛尿利血瘀疼. 尿澁淋痛蓄水證, 紅腫須防癀疝癃. 兒枕瘀血延胡散, 歸芍蒲桂琥珀紅. 蓄水須用五苓散, 癀疝吳萸溫散行.

[註] 産後少腹痛, 其痛若微, 乃産時血塊未淨, 名兒枕. 痛若少腹堅硬, 小便利者, 爲瘀血痛. 少腹硬而小便不利, 淋澁脹痛者, 乃蓄水作痛. 若堅硬紅腫而痛者, 須防成癀·疝·癃之證. 因兒枕瘀血者, 宜延胡索散, 卽當歸·

赤芍·蒲黄·肉桂·琥珀·紅花也. 因水蓄者, 宜五苓散. 若將成瘨·疝·瘕者, 當以吳茱萸湯溫散之.

吳茱萸湯 方見首卷 五苓散 方見三卷

脇痛證治

脇痛瘀滯犯肝經, 左血右氣要分明. 血用延胡散可治, 氣宜四君加柴青. 去血過多屬虛痛, 八珍加桂補其榮.

[註] 產後脇痛, 因氣血瘀滯, 干犯肝經. 在左多屬血, 在右多屬氣. 血宜延胡索散, 氣宜四君子湯加柴胡·青皮. 若因去血過多而痛者, 爲虛痛, 宜八珍湯加肉桂以補其榮血, 自愈.

四君子湯 八珍湯 方俱見首卷

腰痛證治

腰疼下注兩股痛, 風冷停瘀滯在經. 佛手散加獨活桂, 續斷牛膝桑寄生. 血多三陰傷氣血, 地黃桂附續杜尋.

[註] 產後腰疼下注兩股皆痛者, 乃產時風冷乘之, 瘀血滯於肝經, 宜用佛手散加獨活·肉桂·續斷·牛膝·防風·桑寄生, 以溫散而行之. 若因去血過多, 三陰經氣血虧損者, 則當用六味地黃湯, 加肉桂·附子·續斷·杜仲, 以溫補之.

佛手散 六味地黃湯 方俱見首卷

徧身疼痛證治

趁痛散

產後身疼榮不足, 若因客感表先形. 趁痛散用歸芪朮, 牛膝甘獨薤桂心. 血瘀面唇多紫脹, 四物秦艽桃沒紅.

[註] 產後徧身疼痛, 多因去血過多, 榮血不足, 或因風寒外客, 必有表證. 二者俱宜用趁痛散, 卽當歸·黃芪·白朮·牛膝·甘草·獨活·薤白·桂心也. 若面唇紫色身脹痛者, 必是停瘀所致, 宜用四物湯. 加秦艽·桃仁·沒藥·紅花以行之.

四物湯 方見首卷

腹中塊痛證治

產後積血塊冲疼, 多因新產冷風乘. 急服延胡散可逐, 日久不散血瘕成. 更有寒疝亦作痛, 吳萸溫散不須攻.

[註] 產後腹中有塊, 堅硬攻痛, 多因新產之後, 風冷乘虛而入, 以致瘀血凝結, 宜服延胡索散以逐之. 若遲久不散, 必結成血瘕矣. 又有寒疝之證, 亦在少腹中攻築而痛, 此屬寒氣滯澁, 宜用吳茱萸湯, 溫散其寒, 自愈, 不必攻也.

吳茱萸湯 方見首卷

筋攣證治

產後筋攣雞爪風, 血虧液損復乘風. 無汗養榮兼除邪, 四物柴瓜桂鉤藤. 有汗八珍加桂枝, 黃芪阿膠大補榮.

[註] 產後筋脈拘攣疼痛, 不能舒展, 俗名雞爪風. 皆由產後血液虧損, 不能榮筋, 又被風乘, 故令拘攣疼痛也. 無汗者, 宜於養榮之中兼祛外邪, 用四物湯加柴胡·木瓜·桂枝·鉤藤. 若有汗者, 宜八珍湯加桂枝·黃芪·阿膠, 以大補其榮血可也.

四物湯 八珍湯 方俱見首卷

傷食嘔吐證治

產後傷食心下悶, 惡食嘈雜呑吐酸, 六君楂麯香砂共, 嘔逆痰涎二陳煎.

[註] 產後過食肉麵, 傷於飮食者, 必心胸飽悶, 惡聞食氣, 懊憹嘈雜, 呑酸吐酸, 宜用六君湯加山楂·神麯·香附·縮砂, 以補而消之.

若更嘔逆痰涎，必是兼痰兼飮，宜二陳湯加減調治.

六君子湯 見首卷 二陳湯 見三卷

呃逆證治

丁香豆蔻散 茹橘飮

產後呃逆胃虛寒，丁香白蔻伏龍肝，桃仁吳萸湯冲服，不應急將參附添．熱渴面紅小便赤，竹茹乾柿橘紅煎.

［註］產後呃逆，皆因氣血兩傷，脾胃虛寒，中焦之氣厥而不順所致．宜服丁香豆蔻散，卽丁香·白豆蔻·伏龍肝爲末也． 用桃仁·吳茱萸煎湯冲服．如不效，當以參附湯峻補之．若發熱面紅，小便赤色，屬熱實者，宜用竹茹·乾柿·橘紅煎服之，名茹橘飮.

氣喘證治

二味參蘇飮

產後氣喘爲危候，血脫氣散參附煎．敗血上攻面紫黑，二味參蘇奪命痊.

［註］產後氣喘，極危證也．因下血過多，榮血暴竭， 衛氣無倚， 孤陽上越． 宜驟補其氣，用參·附煎湯，不時飮之．若因惡露不行，敗血上攻於肺而喘者，必面色紫黑，宜奪命散下瘀，瘀去喘自定． 虛者參蘇飮， 卽人參一兩爲末，蘇木二兩煎湯冲服也.

浮腫證治

枳朮湯 小調中湯

產後腫分氣水血，輕浮脹滿氣之形，水腫喘嗽小便澁，皮如熟李血之情．氣腫枳朮湯最效， 水腫茯苓導水靈， 血腫調中歸芎木，茯陳煎冲小調經．歸芎珀麝辛桂沒，理氣調榮瘀血行.

［註］ 產後浮腫， 由於敗血乘虛流入經絡，血化爲水，故令浮腫．然有氣腫·水腫之別，不可不辨也．若輕虛浮腫，心胸脹滿者，因素有水飮所作，名曰氣分也．宜用枳朮湯，卽枳實·白朮煎湯服之．若喘嗽小便不利者，則爲水腫，宜茯苓導水湯利之．若皮如熟李，或徧身靑腫者，則爲血分，宜小調中湯治之．其方卽當歸·白芍藥·白朮·茯苓·陳皮煎湯， 冲小調經散服之，卽當歸·赤芍·琥珀·麝香·細辛·肉桂心·沒藥也.

茯苓導水湯 方見三卷

發熱總括

產後發熱不一端，內傷飮食外風寒，瘀血血虛與勞力，三朝蒸乳亦當然，陰虛血脫陽外散，攻補溫凉細細參.

［註］產後發熱之故，非止一端．如食飮太過，胸滿嘔吐惡食者，則爲傷食發熱．若早起勞動，感受風寒，則爲外感發熱．若惡露不去，瘀血停留，則爲瘀血發熱．若去血過多，陰血不足，則爲血虛發熱．亦有因產時傷力勞乏發熱者，三日蒸乳發熱者．當詳其有餘不足，或攻或補，或用凉藥正治，或用溫熱反治，要在臨證細細參考也.

發熱證治

加味四物湯 加味異功散 生化湯

產後發熱多血傷，大法四物加炮薑．頭疼惡寒外感熱，四物柴胡葱白良．嘔吐脹悶傷食氣， 異功楂麯厚朴薑． 脾不化食六君子，瘀血腹痛生化湯．當歸川芎丹參共，桃仁紅花炮乾薑.

［註］產後發熱，多因陰血暴傷，陽無所附．大法宜四物湯加炮薑，從陰引陽爲正治．若頭疼惡寒而發熱者，屬外感，不當作傷寒治，惟宜用四物加柴胡·葱白服之． 若嘔吐脹悶， 屬傷食．若倦怠氣乏者，屬傷氣，宜用異功散加

山楂·神麴·厚朴·生薑治之. 若因脾虛不能化食而停食發熱者, 宜六君子湯. 若因瘀血發熱者, 必兼腹痛, 宜用生化湯, 卽當歸·川芎·丹參·桃仁·紅花·薑炭也.

六君子湯 異功散 四物湯 方俱見首卷

十全大補湯 八珍湯 當歸補血湯 參附煎

勞力發熱用十全, 氣血兩虛八珍痊, 血脫躁熱補血效, 虛陽外越參附煎.

[註] 産後發熱, 因産時用力勞乏者, 宜十全大補湯. 氣血兩虛者, 八珍湯. 去血過多, 血脫煩躁乾渴, 面赤而熱者, 宜當歸補血湯. 若陰血暴脫, 孤陽無附而外越發熱者, 急進參附湯. 遲則必大汗大喘, 是陽欲亡, 雖藥必無救矣!

十全大補湯 八珍湯 當歸補血湯 方俱見首卷

寒熱總括

寒熱脈來遞更換, 乍寒乍熱時熱寒, 寒熱似瘧按時發, 壯熱憎寒熱畏寒.

[註] 産後寒熱, 名旣不同, 其證亦異, 當先明辨之. 如曰寒熱脈來者, 謂寒去熱來, 熱去寒來, 遞相更換也. 曰乍寒乍熱者, 謂有時寒有時熱, 寒熱無定時也. 曰寒熱似瘧者, 謂或先寒後熱, 或先熱後寒, 一定不移, 至其時而始作也. 曰壯熱憎寒者, 謂其身旣壯熱, 而復時時畏寒也.

往來寒熱陰陽格, 時熱時寒榮衛乖, 寒熱似瘧瘀兼食, 壯熱憎寒帶表推.

[註] 産後血氣虛損, 陰陽不和, 則寒熱往來. 陰陽相乘, 榮衛不調, 則時寒時熱. 敗血不散, 飮食停滯, 則寒熱似瘧, 汗出遇風, 則壯熱憎寒. 有諸內, 自形諸外, 辨之旣明, 然後治無不愈矣.

寒熱證治

往來寒熱陰陽格, 柴胡四物各半湯. 榮衛不和乍寒熱, 歸芍芎參甘草薑. 寒熱似瘧瘀兼食, 生化柴胡楂麴良. 憎寒壯熱更生散, 歸地芎參荊穗薑.

[註] 産後陰陽不和, 往來寒熱者, 宜柴胡四物湯. 若榮衛不調, 乍寒乍熱者, 用增損四物湯, 其方卽當歸·白芍·川芎·人參·甘草·乾薑也. 若停瘀兼食, 寒熱似瘧者, 用生化湯加柴胡·山楂·神麴. 若感受風寒, 憎寒壯熱者, 宜更生散, 卽當歸·熟地·川芎·人參·荊芥穗·乾薑也.

柴胡四物湯 方見首卷

自汗頭汗總括

産後陰虛陽氣盛, 微微自汗却無妨. 頭汗陰虛陽上越, 周身大汗是亡陽.

[註] 産後血去過多則陰虛, 陰虛則陽盛. 若微微自汗, 是榮衛調和, 故雖汗無妨. 若周身無汗, 獨頭汗出者, 乃陰虛陽氣上越之象也. 若頭身俱大汗不止, 則恐有亡陽之慮矣.

自汗頭汗證治

當歸六黃湯 黃芪湯

虛熱上蒸頭汗出, 治用當歸六黃湯, 黃芩連柏炒黑用, 歸芪生熟二地黃. 自汗黃芪湯牡蠣, 芪朮苓甘麥地防, 大汗不止陽外脫, 大劑參附可陰陽.

[註] 産後亡血陰虛, 陽熱上蒸, 頭上汗出至頸而還者, 宜當歸六黃湯. 卽黃連·黃芩·黃柏·當歸·黃芪·生地·熟地也, 內芩·連·柏, 三味俱炒黑用. 若自汗太甚, 宜黃芪湯, 卽牡蠣粉·黃芪·白朮·茯苓·甘草·麥冬·熟地·防風也. 若陰血大脫, 孤陽外越, 大汗不止, 非大劑參附不能陰陽也.

中風證治

產後中風惟大補，火氣風痰末治之，十全大補爲主劑，臨證詳參佐使宜.

[註] 産後氣血大虛，雖患中風，惟宜大補，卽有火熱·風痰·氣閉，亦當末治. 總以十全大補湯主之，臨證詳參其火氣風痰而佐使之.

十全大補湯 方見首卷

痓病證治

加味八珍湯

新產血虛多汗出，易中風邪痓病成，口噤項强身反折，八珍芪附桂防風. 搖頭氣促寒不止，兩手撮空莫望生.

[註] 産後血氣不足，臟腑皆虛，多汗出，腠理不密，風邪乘虛襲入，遂成痓證. 手三陽之筋結於頷頰，風入頷頰則口噤. 陰陽經絡周環於身，風中經絡，則頭項·肩背强直，如角弓反張之狀. 産後患此，皆屬虛象. 惟宜用八珍湯加黃芪·附子·肉桂，大補其陰陽，少佐防風以治之. 若見頭搖喘促，汗出不止，兩手撮空者，則爲眞氣去，邪氣獨留，必死之候，故曰莫望生也.

八珍湯 方見首卷

瘈瘲抽搐證治

加味八珍湯

陰血去多陽氣熾，筋無所養致抽搐，發熱惡寒煩又渴，八珍丹地鉤藤鉤，抽搐無力戴眼折，大汗不止命將休.

[註] 産後血去太多，陽氣熾盛，筋無所養，必致瘈瘲抽搐·發熱惡寒·心煩口渴，不宜作風治. 惟當氣血兼補，用八珍湯加丹皮·生地·鉤藤鉤治之. 若無力抽搐，戴眼反折，大汗不止者，則爲不治之證，故曰命將休也.

八珍湯 方見首卷

不語證治

加味八珍湯 星連二陳湯 七珍散

產後不語分虛實，痰熱乘心敗血衝. 氣血兩虛神鬱冒，寔少虛多要辨明. 虛用八珍籐菖志，痰熱星連入二陳. 敗血衝心七珍散，芎地辛防硃蒲參.

[註] 産後不語，須分虛實治之. 有痰熱乘心者，有敗血衝心者，有氣血兩虛而鬱冒神昏者，大抵産後屬虛者多，而實者少也. 虛宜八珍湯加鉤藤·菖蒲·遠志，痰熱宜二陳湯加膽星·黃連，敗血冲心宜七珍散，卽川芎·生地·細辛·防風·硃砂·菖蒲·人參也.

八珍湯 方見首卷 二陳湯 方見三卷

御纂醫宗金鑑 卷四十八

驚悸恍惚證治

茯神散 加味歸脾湯

産後血虛心氣弱，驚悸恍惚不安寧．養心須用茯神散，參芪地芍桂茯神，琥珀龍齒歸牛膝．憂思歸脾砂齒靈．

［註］産後血虛，心氣不守，神志怯弱，故令驚悸恍惚不寧也． 宜用茯神散， 其方乃人參·黃芪·熟地·白芍·桂心·茯神·琥珀·龍齒·當歸·牛膝也． 若因憂愁思慮傷心脾者， 宜歸脾湯加硃砂·龍齒治之．

歸脾湯 方見首卷

妄言見鬼發狂證治

妙香散

産後譫狂見鬼神，敗血冲心小調經，心虛悶亂妙香散，二茯參芪遠志辰，甘桂木麝山藥末，歸地煎調效若神．

［註］産後敗血冲心，狂亂見鬼，譫言妄語者，宜服小調經散．若因心血虛，神不守舍而悶亂者，則用妙香散，卽茯苓·茯神·人參·黃芪·遠志·辰砂·甘草·桔梗·木香·麝香·山藥爲散·以當歸·熟地煎湯，調服卽愈，其效如神．

虛煩證治

人參當歸湯

産後血虛煩短氣，人參當歸湯最良，參麥歸芍熟地桂，瘀血衝心失笑方．去血過多煩躁甚，須用當歸補血湯．

［註］産後血虛，心煩短氣者，宜人參當歸湯，卽人參·麥冬·當歸·白芍·熟地·肉桂也．若因敗血冲心者， 宜服失笑散． 若去血過多，煩而躁者，乃亡血證也，宜當歸補血湯．

當歸補血湯 失笑散 方俱見首卷

發渴證治

參麥飮 加味四物湯 竹葉歸芪湯

氣虛津短參麥飮，血虛四物粉麥煎．渴甚竹葉歸芪效，參朮歸芪竹葉甘．

［註］産後氣虛津液不足而渴者，宜參麥飮，卽人參·麥冬·五味子也．血虛而渴者，宜四物湯加花粉·麥冬． 若渴甚不解者， 用竹葉歸芪湯，其方乃人參·白朮·當歸·黃芪·竹葉·甘草，煎服也．

四物湯 方見首卷

欬嗽證治

旋覆花湯 麥味地黃湯 加味佛手散

産後欬嗽感風寒，旋覆花湯荊穗前，麻杏半苓赤芍藥，五味甘草棗薑煎．虛火上炎冲肺嗽， 麥味六黃滋化源． 瘀血入肺佛手散，加入桃紅杏貝延．

［註］産後欬嗽，若因起動太早，感冒風寒者，用旋覆花湯，卽荊芥穗·前胡·麻黃·杏仁·半夏·茯苓·赤芍藥·五味子·甘草·旋覆·棗·薑也．若因陰虛火炎，上爍肺金而嗽者，宜六味地黃加麥冬·五味子， 名麥味地黃湯， 滋其化源．若因瘀血上衝入肺而嗽者，宜佛手散，加桃仁·紅花·杏仁·川貝母·延胡索， 以破其瘀，其嗽自愈．

六味地黃湯 佛手散 方俱見首卷

衄血證治

人參澤蘭葉湯

產後口鼻黑而衄，胃絶肺敗藥難醫，參蘭丹膝生熟地，童便多冲冀萬一.

［註］ 產後惡露不下，虛火載血上行，溢出鼻竅，不循經脈，變黑色見於口鼻，爲熱極反兼水化，故曰胃絶肺敗，藥難醫也. 或用人參澤蘭葉湯， 卽人參·澤蘭葉·丹皮·牛膝·生地·熟地煎湯，多冲童便飮之，間有得生者，然亦希冀於萬一者耳.

痢證總括

產後痢名產子痢，飮食生冷寒暑干. 裏急後重有餘病，日久滑脫不足看，赤黃稠粘多是熱， 淸澈鴨溏定屬寒. 寒熱溫淸調補瀉，虛實新久要詳參.

［註］ 產後痢者，名產子痢. 多因飮食不調·貪食生冷，或起居不愼，衝寒受暑所致. 若腹中疠痛，裏急後重者，屬有餘之證. 若日久虛寒滑脫者，屬不足之證. 痢色黃赤稠粘，多屬於熱. 淸稀澄澈如鴨糞者，則屬於寒. 治之之法， 熱者淸之， 寒者溫之， 冷熱不和者調之，虛者補之，實者瀉之. 虛實新久之間，宜細心詳參也.

痢疾證治

槐連四物湯 芍藥湯 眞人養臟湯

熱痢槐連四物效，冷熱有餘芍藥湯，芍藥芩連歸木草，枳桂墜檳痛大黃. 虛寒滑脫參朮桂， 芍藥訶蔻廣木香， 甘草粟殼名養臟，日久十全大補良.

［註］ 熱者淸之，故熱痢宜槐連四物湯， 卽四物湯加槐花·黃連， 以淸熱而堅腸也. 冷熱不和者調之，故宜芍藥湯，卽白芍藥·黃芩·黃連·當歸·木香·甘草·肉桂·檳榔. 墜者倍加檳榔·痛加生大黃也. 若虛寒滑脫， 則宜溫補而固澁之，宜眞人養臟湯，卽人參·白朮·白芍藥·肉桂·肉豆蔻·訶子·木香·甘草·罌粟殼同煎服也. 若日久不止，氣血大虛，宜十全大補湯補之.

四物湯 十全大補湯 方俱見首卷

人參敗毒散 香連丸 加味四物湯

有表痢用敗毒散，羌獨枳梗共柴前，參苓芎草薑葱引. 暑濕成痢用香連，血滲大腸成血痢，四物膠楡餘鰂添.

［註］ 外感風寒成痢者，宜人參敗毒散，卽羌活·獨活·枳殼·桔梗·柴胡·前胡·人參·茯苓·川芎·甘草·薑·葱引也. 若因暑濕致痢，宜香連丸， 卽黃連·木香爲丸也. 若敗血滲入大腸成血痢者， 宜四物加阿膠·地楡·血餘·烏鰂魚骨服之.

四物湯 方見首卷

瘧 疾

加味生化湯 加味二陳湯 藿香正氣湯

產後瘧多因瘀血，榮衛不和熱又寒，生化湯中加柴甲，痰食二陳楂朴添. 外感不正正氣散， 陳半苓朮蘇朴甘， 腹皮桔梗藿香芷，引加薑棗一同煎.

［註］ 產後患瘧，多因瘀血停留，榮衛不和，故寒熱往來也. 宜用生化湯加柴胡·鱉甲服之. 若因痰飮食積者， 宜二陳湯加山楂·厚朴. 若果外感風寒，方可用藿香正氣散治之，其方卽陳皮·半夏·茯苓·白朮·蘇葉·厚朴·甘草·大腹皮·桔梗·藿香·白芷也.

二陳湯 方見三卷

蓐勞虛羸總括

産後失調氣血弱，風寒外客內停瘀，飮食過傷兼勞怒，不足之中挾有餘．寒熱往來臍腹痛，懶食多眠頭暈迷，骨蒸盜汗痰嗽喘，面黃肌瘦力難支，蓐勞先須調脾胃，後調榮衛補其虛．

[註] 産後氣血兩虛，起居不愼，風寒外襲，瘀血內停，更或飮食厚味過傷，憂勞忿怒，乃不足之中挾有餘之證．致生寒熱往來，臍腹脹痛，懶進飮食，喜眠臥，起則頭暈昏迷，骨蒸潮熱，盜汗自汗，痰喘欬嗽，面色萎黃，肌肉削瘦，氣力難支，名爲蓐勞，醫治甚難．凡欲療斯疾者，必當先調理其脾胃，使飮食强健，能勝藥力，然後調其榮衛，補其虛損，始能痊愈．

蓐勞虛羸證治

三合散

扶脾益胃六君子，穀化精微氣血强，能食漸覺精神爽，調衛和榮三合良．八珍去朮小柴共，隨證加減效非常．病退虛羸補氣血，八珍十補養榮方．

[註] 産後蓐勞治法，當先扶脾益胃，宜六君子湯加減用之．使脾胃强壯，能食能消，則後天水穀之氣，化生精液，氣血自然壯盛，精神自然漸爽．然後調其衛氣，和其榮血，宜三合散，卽八珍湯去白朮加小柴胡湯，乃人參·柴胡·黃芩·半夏·甘草也．隨證加減治之．如寒熱往來，臍腹脹痛，則去人參·黃芩·生地，加延胡·桃仁．如懶食·喜睡·頭眩，則去柴胡，加黃芪·縮砂·陳皮．如骨蒸·盜汗·自汗，則去川芎·柴胡，加鱉甲·地骨皮·牡礪．如痰喘·欬嗽，則去人參·柴胡，加麥冬·川貝母·百合．如面黃肌瘦，乏力，則去柴胡·川芎，加黃芪，倍用人參，臨證消息之．服後如諸證已痊，惟覺虛羸者，則以八珍·十全·養榮等方培補之．

六君子湯　八珍湯　十全大補湯　益氣養榮湯 方俱見首卷

血崩

加味十全大補湯 加味逍遙散

産後亡血更血崩，血脫氣陷病非輕．十全大補膠升續，棗仁山乾薑炭尋．若因暴怒傷肝氣，逍遙梔地白茅根．瘀停少腹多脹痛，佛手失笑效如神．

[註] 産後陰血已亡，更患崩證，則是血脫氣陷，其病非輕，當峻補之．宜用十全大補湯加阿膠·升麻·續斷·棗仁·山萸·炮薑炭，以升補其脫陷可也．若因暴怒傷肝血妄行者，宜逍遙散加黑梔·生地·白茅根以淸之．若因內有停瘀者，必多小腹脹痛，當用佛手散·失笑散，以補而逐之．

十全大補湯　逍遙散　佛手散　失笑散 方俱見首卷

大便秘結

産後去血亡津液，胃燥腸枯大便難，飮食如常無所苦，不須妄下損眞元，量其虛實通利導，血旺津回聽自然．

[註] 産後去血過傷其津液，多致胃燥腸枯，故令大便秘結．若飮食如常，無脹滿之苦者，不宜輕下，反傷元氣．惟宜量其虛實，用諸導法，待血旺津回，大便自然順利也．

小便淋閉

加味四物湯

産後淋閉腹脹痛，熱邪挾血滲胞中，四物蒲瞿桃仁膝，滑石甘草木香通．

[註] 産後熱邪挾瘀血流滲胞中，多令小便淋閉，宜四物湯加蒲黃·瞿麥·桃仁·牛膝·滑石·甘

草稍·木香·木通治之.

四物湯 方見首卷

小便頻數不禁淋瀝

黃芪當歸散 加味地黃湯

產後小便數且白, 腎虛不固自遺尿. 因產傷胞多淋瀝, 頻數補中益氣宜. 胞傷黃芪當歸治, 參芪朮芎草當歸. 不禁六味加桂附, 益智螵蛸補骨脂.

[註] 產後氣虛下陷, 多令小便頻數而色白. 腎虛不固, 小便自遺. 因產時穩婆不愼, 傷其胞脬, 多致小便淋瀝. 氣虛頻數者, 宜補中益氣湯升擧之. 傷胞淋瀝者, 宜黃芪當歸散補之, 其方卽黃芪·當歸·人參·白朮·白芍·甘草也. 引用猪草胞同煮服, 腎虛遺尿不禁者, 宜六味地黃湯加肉桂·附子, 名桂附地黃湯, 更加益智仁·桑螵蛸·補骨脂治之.

補中益氣湯 六味地黃湯 方俱見首卷

大便出血

加味芩連四物湯

產後便血大腸熱, 四物芩連酒炒黑, 地榆阿膠穗炒, 蜜製升麻棕櫚灰. 脾虛不攝歸脾效, 氣虛下陷補中宜.

[註] 產後大便出血, 有因大腸經熱者, 宜芩連四物湯, 黃芩·黃連俱酒炒黑用, 更加地榆·阿膠·荊芥穗微炒, 蜜製升麻·棕櫚皮灰治之. 若因脾虛不能攝血者, 宜歸脾湯. 中氣下陷者, 補中益氣湯.

芩連四物湯 歸脾湯 補中益氣湯 方俱見首卷

敗血成癰

加味生化湯

榮氣不從逆肉理, 敗血留內發癰疽. 只用生化加連翹, 銀花甘草乳沒宜. 切勿敗毒施過劑, 致令潰腐必難醫.

[註] 產後氣血兩虛, 榮氣不從, 逆于肉理, 或敗血留內結成癰疽者, 只宜用生化湯加連翹·金銀花·甘草節·乳香·沒藥治之. 切不可用寒涼敗毒之藥, 恐潰後腐爛, 必難醫治.

產後虛實宜審

震亨產後惟大補, 從政莫作不足看, 二說須合形證脈, 攻補虛實仔細參.

[註] 朱震亨云, 產後氣血兩虛, 惟宜大補, 雖有他證, 以末治之. 張從政云, 產後愼不可作諸虛不足治之. 二說各有偏處, 當合形·證·脈三者細參, 方不致誤.

產後門滙方

開骨散

當歸 五錢 龜板 酥炙, 研. 三錢 川芎 二錢 婦人髮 一團

水煎服.

奪命散

沒藥 血竭 各等分

右研爲細末. 纔產下, 便用童便細酒各半盃, 煎一兩沸, 調下二錢, 良久再服. 其惡血自下行, 便不衝上, 免生百疾.

淸魂散

澤蘭葉 人參 各二錢 川芎 五錢 荊芥穗 一兩 甘草 炙. 二錢

右爲末. 用溫酒熱湯各半盃, 調一錢灌之, 下咽眼卽開, 氣定卽醒.

大巖蜜湯

當歸 熟地 白芍 各二錢 乾薑 肉桂 各一錢 吳茱萸 獨活 遠志 炙 細辛 甘草 炙. 各八分

右水煎服.

香桂散

當歸 肉桂 川芎 各等分

右爲末, 酒調服.

延胡索散

當歸 赤芍 生蒲黃 桂心 琥珀 紅花 延胡索 各等分

右以好醋浸一宿, 焙乾爲末. 每服二錢, 酒調.

趁痛散

當歸 官桂 白朮 黃芪 獨活 牛膝 生薑 各五錢 甘草 炙 薤白 各三錢 桑寄生 五錢

右㕮咀, 每服五錢, 水煎服.

丁香豆蔻散

公丁香 白豆蔻仁 伏龍肝 各等分

右爲末, 生薑湯點服.

茹橘飮

竹茹 橘紅 各三錢 乾柿 一枚

水·薑煎服.

參附湯

人參 一兩 附子 炮. 五錢

右作一服, 薑·棗水煎, 徐徐服. 去人參加黃芪, 名芪附湯.

二味參蘇飮

人參 爲末 蘇木 二兩

右以蘇木煎湯, 冲人參末服.

枳朮湯

枳實 炒 白朮 土炒. 二兩

水·薑煎服.

小調中湯

茯苓 當歸 白芍 陳皮 各一錢 白朮 一錢五分

右作一劑, 煎湯服.

小調經散

白芍 當歸 沒藥 琥珀 桂心 各一錢 細辛 麝香 各五分

右爲細末, 每服五分. 薑汁·溫酒各少許調服.

更生散

當歸 生地 川芎 人參 各二錢 荊芥穗 三錢 乾薑 炮. 八分

水煎服.

當歸六黃湯

當歸 熟地 自製 黃芪 炙. 各二錢 生地 黃柏 炒黑 黃芩 炒黑 黃連 炒黑. 各一錢

右水煎服.

黃芪湯

黃芪 炙. 三錢 牡蠣粉 二錢 白朮 土炒. 二錢 茯苓 一錢 麥冬 二錢 熟地 三錢 防風 一錢 甘草 炙. 七分

右加浮小麥一合, 煎服.

七珍散

人參 石菖蒲 生地 川芎 各一兩 細辛 一錢 防風 辰砂 另研

右爲細末, 每服一錢. 薄荷煎湯調服.

茯神散

茯神 去木. 一兩 人參 黃芪 炙 赤芍 牛膝 琥珀 龍齒 研. 各一錢五分 生地 一兩五錢 桂心 五錢 當歸 二兩

右爲末, 每服三錢, 水煎服.

妙香散

甘草 炒. 五錢 遠志 製, 去心 山葯 薑汁炙 茯苓 茯神 去木 黃芪 炙. 各一錢 人參 桔梗 各五錢 辰砂 另研. 三錢 麝香 另研. 二錢 木香 一錢五分

右爲細末, 每服二錢. 當歸, 熟地煎湯調下.

參麥飮

人參 麥冬

右水煎服.

人參當歸湯

人參 當歸 熟地 麥冬 白芍 各二錢 五味子 三分 桂枝 一錢

右剉, 水煎服.

竹葉歸芪湯

人參 白朮 土炒 當歸 黃芪 炙. 各二錢 竹葉 二十片 甘草 炙. 五分

右剉, 水煎服.

旋覆花湯

旋覆花 赤芍葯 荊芥穗 半夏麯 前胡 甘草 炙 茯苓 五味子 杏仁 去皮尖, 麸炒 麻黃 各等分

右㕮咀, 每服四錢. 水一盞半, 生薑三片, 棗一枚, 煎至七分, 去滓, 食前溫服. 有汗不宜用.

人參澤蘭葉湯

人參 五錢 澤蘭葉 丹皮 牛膝 各二錢 生地 三錢 熟地 五錢

藕節五枚煎, 冲童便服.

槐連四物湯

當歸 川芎 赤芍葯 生地 槐花 黃連 炒. 各一錢 御米殼 去蒂, 蜜炙. 五分

右剉, 水煎服.

芍藥湯

芍藥 炒 當歸 黃連 炒. 各半兩 檳榔 木香 甘草 炙. 各二錢 肉桂 二錢五分 黃芩 炒. 三錢

右每服半兩, 水煎. 如不減, 加大黃. 此證又有因中氣虛弱, 脾氣鬱結者, 治當審察.

眞人養臟湯

人參 白朮 白芍藥 各二錢 肉桂 肉豆蔻 訶子 煨. 各一錢 木香 甘草 罌粟殼 各八分

右剉, 薑·棗煎服.

人參敗毒散

羌活 獨活 柴胡 前胡 一錢五分 枳殼 桔梗 人參 茯苓 各一錢 川芎 八分 甘草 五分

右剉, 薑·葱煎服.

香連丸

黃連 淨. 十二兩 吳茱萸 去枝梗. 十兩

右先將二味用熱水拌和, 入磁器內, 置熱湯炖一日, 同炒至黃連紫黃色, 去茱用連爲末. 每末四兩, 入木香末一兩, 淡醋米飲爲丸, 梧桐子大. 每服二三十丸, 滾湯下. 久痢中氣下陷者, 用補中益氣湯下. 中氣虛者, 用四君子下. 中氣虛寒者, 加薑·桂.

藿香正氣散

藿香 一錢五分 桔梗 大腹皮 紫蘇 茯苓 白朮 炒 白芷 半夏麯 陳皮 厚朴 炙 甘草 炙. 五分

右剉, 加薑·棗, 水煎服.

三合散

當歸 白芍 茯苓 熟地 各一兩 柴胡 人參 各一兩五錢 黃芩 半夏 製 甘草 各六錢 川芎 一兩

右爲粗末, 每服一兩. 水一鍾半, 煎服, 日三.

黃芪當歸散

人參 白朮 土炒 黃芪 當歸 白芍 各三錢 甘草 八分

右剉, 薑·棗水煎服.

桂附地黃湯

熟地 四錢 山萸肉 山葯 各二錢 丹皮 澤瀉 茯苓 各一錢五分 附子 製 肉桂 各一錢

右剉, 水煎服.

回生丹

錦紋大黃 爲末. 一斤 蘇木 打碎, 用河水五碗煎汁三碗聽用. 三兩 大黑豆 水浸取殼, 用絹袋盛殼, 同豆煮熟, 去豆不用, 將殼晒乾, 其汁留用. 三升 紅花 炒黃色, 入好酒四碗, 煎三五滾, 去渣, 取汁聽用. 三兩 米醋 陳者佳. 九斤

將大黃末一斤入淨鍋，下米醋三斤，文火熬之，以長木筯不住手攪之成膏. 再加醋三斤熬之，又加醋三斤，次第加畢，然後下黑豆汁三碗，再熬. 次下蘇木汁，次下紅花汁，熬成大黃膏. 取入瓦盆盛之，大黃鍋粑亦鏟下，入後藥同磨.

人參 當歸 酒洗 川芎 酒洗 香附 醋炒 延胡索 酒炒 蒼朮 米泔浸炒 蒲黃 隔紙炒 茯苓 桃仁 去皮·尖·油. 各一兩 川牛膝 酒洗. 五錢 甘草 炙 地榆 酒洗 川羌活 廣橘紅 白芍 酒炒 木瓜 青皮 去穰，炒 乳香 沒藥 各二錢 益母草 三兩 木香 四錢 白朮 米泔浸炒. 三錢 烏藥 去皮. 二兩 五錢 良薑 四錢 馬鞭草 五錢 秋葵子 三錢 熟地 酒浸，九次蒸晒，如法製就. 一兩 三稜 醋浸透，紙裹煨. 五錢 五靈脂 醋煮化，焙乾，研細. 五錢 山萸肉 酒浸，蒸搗. 五錢

右三十味， 并前黑豆殼共晒爲末， 入石臼內，下大黃膏拌均，再下煉熟蜜一斤，共搗千杵，取起爲丸. 每丸重二錢七八分，靜室音乾，須二十餘日. 不可日晒，不可火烘，乾後只重二錢有零. 鑠蠟護之，卽蠟丸也. 用時去蠟殼調服.

御纂醫宗金鑑 卷四十九

乳證門

乳汁不行證治

加味四物湯

產後血虛乳汁少，四物花粉不留行，木通猪蹄湯熬服，葱白煎湯乳房淋.

[註] 產後乳汁不行，因去血過多，血少不行者，宜四物湯加花粉·王不留行·木通，猪蹄熬湯，煎藥服. 外用葱白煎湯，時時淋洗乳房，以通其氣.

涌泉散

氣脈壅塞乳脹痛，涌泉散用白丁香，王不留行天花粉，漏蘆殭蠶猪蹄湯.

[註] 產後乳汁不行，因瘀血停留，氣脈壅滯者，其乳必脹痛，宜用涌泉散，卽白丁香·王不留行·花粉·漏蘆·殭蠶，猪蹄湯煎服也.

乳汁自涌證治

免懷散 麥芽煎

產後乳汁暴涌出，十全大補倍參芪. 食少乳多欲回乳，免懷紅花歸芎膝. 無兒食乳乳欲斷，炒麥芽湯頻宜.

[註] 服產後乳汁暴涌不止者，乃氣血大虛，宜十全大補湯，倍用人參·黃芪. 若食少乳多，欲回其乳者，宜免懷散，卽紅花·歸尾·赤芍·牛膝也. 若無兒食乳. 欲斷乳者. 用麥芽炒熟. 熬湯作茶飮之.

乳證總括

乳房忽然紅腫痛，往來寒熱乳癰成. 乳被兒吹因結核，堅硬不通吹乳名. 初起結核不腫痛，年深內潰乳巖凶. 乳頭生瘡名妬乳，細長垂痛乳懸稱.

[註] 婦人乳房忽然紅腫堅硬疼痛，憎寒壯熱頭痛者，此欲成乳癰也. 若乳兒之時，乳被兒口中氣吹，以致乳管不通結核者，名曰吹乳. 更有乳內結核如圍棋子，不腫不痛，但堅硬不散，日久內潰者，謂之乳巖，其證甚凶. 若乳頭生小細瘡痛者，爲妬乳. 若瘀血上攻，乳房忽然細小下垂，長過於腹，此名乳懸，惟產後有之.

乳癰證治

消毒飮

乳癰初起消毒飮，青芷歸柴浙貝蠶，花粉銀花甘草節，寒熱荊防羌獨添，膿成皂刺穿山甲，潰後益氣養榮煎.

[註] 乳癰乃陽明·厥陰二經，風熱壅盛，初起宜服消毒飮，卽青皮·白芷·當歸·柴胡·浙貝母·殭蠶·花粉·金銀花·甘草節也. 若兼增寒壯熱者，加荊芥·防風·羌活·獨活，以解散之. 若服後不消，其膿已成者，宜加皂角刺·穿山甲，以穿發之. 若潰後氣血虛者，宜益氣養榮湯培補之. 他如潰久膿淸不斂，又須急服大劑參·芪·桂·附矣.

益氣養榮湯 方見前首卷滙方內

吹乳證治

栝蔞散 外敷法

吹乳結核栝蔞散，乳沒歸甘用酒熬，更加皂刺名立效，已成膿潰未成消. 外敷星夏蠶芷刺，草烏爲末蜜葱調.

［註］吹乳結核不散者，當早消之，久則成癰．宜用栝蔞散，卽栝蔞實·乳香·沒藥·當歸·甘草，酒熬服也．若服後不散者，加皀角刺，名立效散，膿成者潰，未成者消．外用南星·半夏·殭蠶·白芷·皀角刺·草烏爲末，用葱汁合蜜調敷．

乳巖證治

十六味流氣飮 青皮甘草散

乳巖鬱怒損肝脾，流氣飮歸芍參芪，芎防蘇芷枳桔草，檳榔烏朴桂通隨．外熨木香生地餅，青皮甘草服無時．潰後不愈須培補，十全八珍或歸脾．

［註］乳巖之證，初起結核如圍棋子大，不痛不痒．五七年或十餘年，從內潰破，嵌空玲瓏，洞竅深陷，有如山巖，故名乳巖．皆緣抑鬱不舒，或性急多怒，傷損肝脾所致．宜速服十六味流氣飮，其方卽當歸·白芍·人參·黃芪·川芎·防風·蘇葉·白芷·枳殼·桔梗·甘草·檳榔·烏藥·厚朴·官桂·木通．外以木香·生地搗餅，以熱器熨之，且不時以青皮·甘草爲末，煎濃薑湯調服．戒七情，遠葷味，解開鬱怒，方始能愈．若潰後久不愈，惟宜培補其氣血，或十全大補湯·八珍湯·歸脾湯選用之．

十全大補湯 八珍湯 歸脾湯 方俱見首卷

妬乳乳懸證治

鹿角散 連翹散

妬乳甘草鹿角散，雞子黃調炙敷之，連翹散防升元芍，斂射消黃甘杏宜．瘀血上攻乳懸證，芎歸湯飮更薰鼻．不應萆麻貼頂上，乳收卽去莫遲遲．

［註］乳頭生瘡，謂之妬乳，宜鹿角散敷之，卽鹿角·甘草爲末，雞子黃調銅器內，炙敷之．內服連翹散，卽防風·升麻·元參·白芍·白斂·射干·芒硝·大黃·甘草·杏仁也．若産後瘀血上攻，兩乳細長下垂過腹者，謂之乳懸，宜濃煎芎歸湯，不時飮之，以其餘藥薰鼻，則瘀散乳卽上升．如不上者，更以萆麻仁搗貼頂心，收卽去之．

芎歸飮 卽佛手散方見首卷

乳證門滙方

消毒飮

青皮 白芷 當歸 柴胡 浙貝母 殭蠶 花粉 金銀花 甘草節 各等分

右剉，水煎服．

栝蔞散

栝蔞 乳香 沒藥 當歸 甘草 各等分

右爲末，酒煎服．加皁角子，名立效散．

十六味流氣飮

當歸 白芍 人參 黃芪 各二錢 川芎 防風 蘇葉 白芷 枳殼 桔梗 各一錢 甘草 檳榔 各五分 烏藥 官桂 木通 各八分

右剉，每服五錢，水煎服．

青皮甘草散

青皮 甘草 各一錢

右爲末，煎濃薑湯調服．

鹿角散

鹿角 甘草 各等分

右爲末，雞子黃調銅器內，炙敷之．

連翹散

防風 元參 各二錢 白斂 芒硝 大黃 射干 各一錢 升麻 五分 白芍 一錢 甘草 五分 杏仁 二十粒

右剉，薑水煎服．

加味四物湯

當歸 白芍 熟地 川芎 花粉 王不留行 炒 木通 各二錢

右猪蹄熬湯, 煎藥服.

涌泉散

白丁香 王不留行 花粉 漏蘆 各一錢

右猪蹄湯煎服.

免懷散

紅花 赤芍 歸尾 牛膝 各二錢

右剉, 水煎服.

麥芽煎

麥芽 三兩

右一味, 水煎作茶飮.

前陰諸證門

陰腫證治

龍膽瀉肝湯 薰洗法 騰熨法

婦人痃痃兩拗痛, 玉門腫脹墜而疼. 濕熱龍膽瀉肝治, 導赤車前澤瀉芩, 當歸梔子龍膽草. 氣虛下陷補中升, 艾防大戟熬湯洗, 枳實陳皮炒熱騰.

[註] 婦人子戶腫脹墜痛, 及兩拗疼痛者, 謂之痃痃. 乃肝·心二經火盛, 濕熱下流所致. 宜服龍膽瀉肝湯, 其方卽導赤散 生地·木通·甘草 再加車前子·澤瀉·黃芩·當歸·黑梔子·龍膽草也. 若因中氣素虛, 下陷重墜者, 用補中益氣湯以升擧之. 外用蘄艾·防風·大戟熬湯薰洗, 更以枳實·陳皮二味爲末, 炒熱騰之, 其腫自消而痛自定也.

陰痛證治

加味逍遙散 乳香四物敷法

陰中痛名小戶嫁, 痛極手足不能舒. 內服加味逍遙散, 四物乳香搗餅敷.

[註] 婦人陰中作痛, 名小戶嫁痛, 痛極往往手足不能伸舒. 由鬱熱傷損肝脾, 濕熱下注所致. 宜內服逍遙散加丹皮·梔子. 外以四物湯料合乳香搗餠, 納陰中, 其痛卽定.

逍遙散 四物湯 俱見首卷

陰痒證治

桃仁雄黃膏

濕熱生蟲陰戶痒, 內服逍遙龍膽方, 桃仁膏合雄黃末, 雞肝切片納中央.

[註] 婦人陰痒, 多因濕熱生蟲. 甚則肢體倦怠, 小便淋漓. 宜服逍遙散·龍膽瀉肝湯. 外桃仁硏膏, 合雄黃末, 雞肝切片, 醮藥納戶中. 其蟲一聞肝腥, 皆鑽肝內吮食, 將肝提出, 其病卽愈.

逍遙散 方見首卷 龍膽瀉肝湯 方見前陰腫條

陰挺證治

蛇床洗法 藜蘆敷法

陰挺下脫卽癩疝, 突物如蛇或如菌. 濕熱腫痛溺赤數, 氣虛重墜便長清. 氣虛補中青梔入, 濕熱龍膽瀉肝尋. 外熬蛇床烏梅洗, 猪油藜蘆敷自升.

[註] 婦人陰挺, 或因胞絡傷損, 或因分娩用力太過, 或因氣虛下陷, 濕熱下注, 陰中突出一物如蛇, 或如菌如雞冠者, 卽古之癩疝類也. 屬熱者, 必腫痛小便赤數, 宜龍膽瀉肝湯. 屬虛者, 必重墜小便淸長, 宜補中益氣湯加靑皮·梔子. 外用蛇床子·烏梅熬水薰洗之, 更以猪油調藜蘆末敷之, 無不愈者.

逍遙散 方見首卷 龍膽瀉肝湯 方見前陰腫條

陰瘡證治

加味四物湯

䘌蝕成瘡膿水淋, 時疼時痒若蟲行, 少腹脹悶溺赤澁, 食少體倦晡熱蒸. 四物柴梔丹膽草，潰腐逍遙墜補中.

[註] 婦人陰瘡，名曰䘌. 由七情鬱火傷損肝脾，氣血凝滯，濕熱下注，久而蟲生. 蟲蝕成瘡，膿水淋漓，時疼時痒，有若蟲行. 少腹脹悶，溺赤頻數，食少體倦，內熱晡熱，經候不調，赤白帶下，種種證見，宜分治之. 腫痛者，用四物湯加柴胡·梔子·龍膽草. 若潰爛出水而痛者，用加味逍遙散. 若重墜者，用補中益氣湯.

加味逍遙散 方見前陰痛條

四物湯 補中益氣湯 方俱見首卷

陰痔證治

烏頭薰法

陰中突肉名陰痔，或名茄子疾俗稱. 黃水易治白難治，烏頭存性醋熬薰. 內服逍遙與龍膽，補中歸脾酌量行.

[註] 婦人陰中有肉突出者，名曰陰痔. 俗稱茄子疾也. 流黃水者易治，流白水者難治. 用烏頭燒存性，釅醋熬薰. 內服逍遙散·補中益氣湯·歸脾湯，量其虛實，酌而行之.

逍遙散 歸脾湯 補中益氣湯 方俱見首卷

陰冷證治

溫中坐藥

陰冷風寒客子臟，桂附地黃丸最宜. 遠志乾薑蛇床子，吳萸爲末裹納之.

[註] 婦人陰冷，皆由風寒乘虛客於子臟，久之血凝氣滯，多變他證，且艱於受孕. 宜多服桂附地黃丸，外以遠志·乾薑·蛇床子·吳茱萸研細，綿裹納陰中，日二易.

桂附地黃丸 方見首卷

陰吹證治

膏髮煎

胃氣下泄陰吹喧，金匱方用膏髮煎，猪膏亂髮同煎服，導從溺去法通元. 氣虛下陷大補治. 升提下陷升柴添.

[註] 婦人陰吹者，陰中時時氣出有聲，如穀道轉矢氣狀. 『金匱』謂由穀氣實胃氣下泄. 用膏髮煎，卽猪膏煎亂髮服也. 導病從小便而出，其法甚奧. 若氣血大虛，中氣下陷者，宜十全大補湯加升麻·柴胡，以升提之.

十全大補湯 方見首卷

交接出血證治

加味歸脾湯 桂心釜墨散

交接出血傷心脾，伏龍肝末入歸脾. 千金桂心釜底墨，酒服方寸匕相宜.

[註] 婦人每交接輒出血者，由傷損心·脾二經也. 宜用歸脾湯加伏龍肝煎服，或用『千金方』中桂心·釜底墨二味爲末，酒冲服方寸匕，自愈.

前陰諸證門滙方

龍膽瀉肝湯

生地 二錢 木通 車前子 各一錢五分 澤瀉 黃芩 各二錢 當歸 二錢 黑梔仁 龍膽草 各一錢 生甘草 五分

右燈草一團，水煎服.

洗方

防風 三錢 蘄艾 一團 大戟 一錢

右熬湯薰洗.

騰方

枳實 廣皮 各等分

右爲末，炒熱騰之.

敷方

四物湯 一料 乳香 一錢
右搗餠，納戶中，其痛卽定.

桃仁雄黃膏

桃仁 研膏. 五錢 雄黃 末. 三錢
右二味研均，用雞肫肝切片，蘸藥納戶中，其蟲卽鑽入，肝而痒自止.

陰挺洗法

蛇床子 五錢 烏梅 九枚
右二味，熬湯乘熱薰洗.

敷方

藜蘆 爲末
右用猪脂油調敷自收.

陰痔薰法

烏頭
右用釅醋熬薰自消.

溫中坐藥方

遠志 乾薑 吳茱萸 蛇床子 各等分
右爲末，綿裹納戶內，一日二次換.

膏髮煎

婦人亂髮 一團
右用猪膏熬化服之，小便利則愈.

桂心釜墨散

桂心 釜底墨 各等分
右二味爲末，酒服方寸匕.

雜證門

熱入血室

加味小柴胡湯

熱入血室經適斷，邪熱乘虛血室潛，寒熱有時如瘧狀，小柴胡加歸地丹.

[註]『金匱』云，婦人中風七八日，續來寒熱，發作有時，經水適斷，此爲熱入血室，其血必結，故使如瘧狀，發作有時，小柴胡湯主之. 此言邪熱未盡，値經來，乘虛入於血室之間而潛藏之，故令血結，而寒熱有時如瘧狀也. 血室肝主之，肝與膽爲表裏，膽因肝受邪而病寒熱，故用小柴胡湯主之也. 加當歸·生地·丹皮者，所以淸血分之熱也.

小柴胡湯 方見首卷柴胡四物湯註中

熱入血室經適來，晝日明了夜譫妄，無犯胃氣上二焦，熱隨血去自無恙.

[註]『金匱』云，婦人傷寒發熱，經水適來，晝日明了，夜則譫語如見鬼狀，此爲熱入血室. 治之無犯胃氣及上二焦，必自愈也. 此言熱雖入於血室，然經行不斷，則熱不留結. 勿謂譫妄，遂以硝·黃犯其胃氣刺傷榮血，小柴和解犯上二焦. 但俟其熱隨血去，病必自愈.『傷寒論』曰，血自下，下者愈. 此之謂也.

刺期門法 淸熱行血湯

熱入血室成結胸，下血譫語頭汗出. 二者皆當刺期門，隨其實取泄而去. 淸熱行血桃紅丹，靈脂地草穿山赤.

[註]『金匱』云，婦人中風發熱惡寒，經水適來，得七八日熱除，脈遲身涼，胸脇滿，如結胸狀，譫語者，此爲熱入血室也. 當刺期門，隨其實而取之. 又云，陽明病下血譫語者，此爲熱入血室，但頭汗出，當刺期門，隨其實而瀉之，濈然汗出者愈. 此二條，一言適來卽斷，血結在裏爲實證. 一言陽明病亦有熱入血室，但下血頭汗出爲不同，故爲熱入血室，亦由肝實，故均謂當刺期門也. 不能刺者，以淸熱行血湯治之，其方卽桃仁·紅花·丹皮·五靈脂·生地·甘草·穿山甲·赤芍也. 合四證觀之，大抵有寒熱如瘧之證，方可用小柴胡. 否則或不藥自愈，或刺期門而淸熱行血，以隨其實而瀉之.

此仲景心法也, 不得概以小柴胡治之也.

血分水分總括

經水先閉後病腫, 任衝寒濕血壅經. 先發水腫後經閉, 水溢皮膚泛濫行. 血分難醫水易治, 二者詳參要辨明.

[註] 婦人經水先閉後病腫者, 乃寒濕傷於衝·任, 血壅經隧也, 名曰血分. 若先病腫, 而後經閉者, 乃土不制水, 水邪泛濫, 溢於皮膚也, 名曰水分. 血分難治, 水分易治, 二者須當詳辨.

血分證治

加味小調經散

血分血壅不能行, 四肢浮腫病非輕, 但使經通腫自散, 紅丹膝入小調經.

[註] 血分腫, 乃血壅不行, 流於四肢, 故令浮腫. 此不必治腫, 但調其經, 經通其腫自消, 宜小調經散加紅花·丹皮·牛膝治之.

小調經散 方見三卷浮腫

水分證治

先腫後閉名水分, 停飮膀胱氣不行, 水消腫退經自至, 茯苓導水效通神.

[註] 水分腫, 乃水飮內停, 膀胱之氣化不行, 水溢皮膚, 故令浮腫經閉也. 此但宜治水, 水消腫退, 其經自通, 用茯苓導水丸治之.

茯苓導水湯 方見胎前門子腫條

夢與鬼交證治

加味歸脾湯

獨笑獨悲畏見人, 神虛夜夢鬼邪侵. 歸脾湯調辰砂珀, 定志淸心魂魄寧.

[註] 婦人七情內傷, 虧損心脾, 神無所護, 鬼邪干正, 魂魄不寧, 故夜夢鬼交. 獨笑獨悲, 如有對忤, 是其候也. 宜用歸脾湯, 調辰砂·琥珀末服之, 則志定心淸, 魂魄安而無邪夢矣!

歸脾湯 方見首卷

梅核氣證治

半夏厚朴湯

婦人咽中如炙臠, 或如梅核結咽間, 半夏厚朴湯最效, 半朴蘇茯薑引煎.

[註]『千金方』云, 咽中帖帖如有炙肉, 吐之不出, 呑之不下, 卽所謂咽中如有炙臠也, 俗云梅核氣. 盖因內傷七情, 外傷寒冷所致, 宜用金匱半夏厚朴湯主之, 卽半夏·厚朴·蘇葉·茯苓·生薑煎也.

血風瘡證治

加味逍遙散

徧身瘔瘟如丹毒, 痒痛無時搔作瘡, 血風風濕兼血燥, 加味逍遙連地方. 愈後白屑肌膚强, 血虛不潤養榮湯.

[註] 婦人血風瘡證, 徧身起瘔瘟, 如丹毒狀, 或痒或痛, 搔之則成瘡, 由風濕血燥所致. 宜用加味逍遙散加黃連·生地. 如瘡結痂而愈, 復起白屑, 肌膚强硬者, 乃血少不潤也, 宜服益氣養榮湯.

加味逍遙散 方見前陰痛條

益氣養榮湯 方見首卷

臁瘡證治

桂附地黃丸

憂思鬱怒肝脾損, 濕熱生瘡長兩臁, 外屬三陽爲易治, 內屬三陰治每難. 初起紅腫敗毒散, 膿水淋漓補中煎, 晡熱陰虛宜六味, 食少畏寒桂附丸.

[註] 婦人憂思鬱怒, 傷損肝脾, 或飮食不調, 損其胃氣, 則濕熱下注. 更被寒濕外邪所客, 則必兩臁生瘡. 外臁足三陽經, 尙屬易治. 若生於內臁屬足三陰, 經每多難愈. 初起紅腫, 宜人參敗毒散. 潰後膿水淋漓, 宜補中益氣湯. 若更晡熱, 是爲陰虧, 宜兼服六味地黃丸. 若食少體倦畏寒, 則爲眞陽不足, 宜服桂附地黃丸, 卽六味地黃丸加肉桂·附子也.

人參敗毒散 方見産後痢條

補中益氣湯 方見首卷血崩條

六味地黃丸 方見首卷

足跟痛證治

督脈發源腎經過, 三陰虛熱足跟疼. 六味地黃滋眞水, 腫潰流膿用八珍.

[註] 足跟乃督脈發源之地, 足少陰腎經從此所過. 若三陰虛熱, 則足跟疼痛. 宜用大劑六味地黃丸料煎服, 以峻補其眞水. 若痛久不愈, 腫潰流膿者, 宜服八珍湯, 以大補其氣血.

雜證門滙方

半夏厚朴湯

半夏 厚朴 蘇葉 茯苓 各二錢

右生薑煎服.

清熱行血湯

桃仁 一錢 紅花 一錢 丹皮 五靈脂 生地 各二錢 甘草 五分 穿山甲 赤芍 各一錢

右水煎服.

八珍湯 方見首卷

御纂醫宗金鑑

編輯幼科雜病心法要訣

御纂醫宗金鑑 卷五十

編輯幼科雜病心法要訣

四診總括

兒科自古最爲難, 毫釐之差千里愆. 氣血未充難據脈, 神識未發不知言. 惟凭面色識因病, 再向三陰診熱寒, 聽聲審病兼切脈, 表裏虛實隨證參.

[註] 兒科一道, 自古爲難. 盖以小兒形質柔脆, 易虛易實, 調治少乖, 則毫釐之失, 遂致千里之謬, 氣血未充者, 氣血尙未充盈也. 難據脈者, 脈無定準, 不可祗以脈爲主也. 神識未發者, 茫然無知識也. 不知言者, 不能言其疾苦也. 診小兒之病, 惟凭察面部形色, 識其因何而生也. 三關者, 手虎口處風·氣·命三陰也, 當視脈紋形色, 以診其屬熱屬寒也. 聽聲者, 聽其五聲所主之病也. 審病者, 審其安·煩·苦·欲飮食·二便也. 切脈者, 切脈之浮·沈·遲·數·滑·澁·大·小·有力·無力也. 醫者誠能以四診參合表裏·虛實·寒熱之病, 則可保萬全也.

察 色

欲識小兒百病原, 先從面部色詳觀, 五部五色應五臟, 誠中形外理昭然. 額心頦腎鼻脾位, 右腮屬肺左屬肝, 青肝赤心黃脾色, 白爲肺色黑腎顏. 青主驚風赤火熱, 黃傷脾食白虛寒, 黑色主痛多惡候, 明顯濁晦輕重參. 部色相生爲病順, 部色相剋病多難, 相生實者邪助病, 相剋虛者正難堪. 天庭青暗驚風至, 紅主內熱黑難痊, 太陽青驚入耳惡, 印堂青色驚瀉纏. 風氣青驚紫吐逆, 兩眉青吉紅熱煩, 鼻赤脾熱黑則死, 脣赤脾熱白脾寒. 左腮赤色肝經熱, 右腮發赤肺熱痰, 承漿青驚黃嘔吐, 黑主抽搐病纏綿. 此是察色之大要, 還將脈證一同參.

[註] 小兒之病, 先從面部氣色觀之. 詳察五部之色, 則五臟之病, 自昭然可見矣. 五部者, 額屬心, 頦屬腎, 鼻屬脾, 左腮屬肝, 右腮屬肺也. 五色者, 青爲肝色, 赤爲心色, 黃爲脾色, 白爲肺色, 黑爲腎色也. 如面青主是驚風之證, 面赤主火熱, 面黃主傷脾傷食, 面白主虛寒, 面黑主痛, 多是惡候. 總之五色明顯爲新病, 其證輕. 濁晦爲久病, 其證重. 部色相生爲順者, 如脾病色黃, 此正色也. 若見紅色, 乃火能生土, 故爲順也. 若見青色, 乃木來剋土, 故爲逆也. 餘病倣此, 若氣血充實, 又遇部色相生, 縱有外邪助病, 亦易爲治療. 若久病氣血虛弱, 又遇部色相克, 則正氣不支, 每難治療. 如天庭靑暗主驚風, 紅主內熱, 黑則不治. 太陽靑, 主驚風, 靑色入耳者死. 印堂靑, 主驚瀉. 風池在眉下, 氣池在眼下, 二處靑主驚風, 紫多吐逆. 兩眉靑主吉, 紅色主多煩熱. 鼻赤主脾熱, 鼻黑則死. 脣赤主脾熱, 白主脾寒. 左腮發赤主肝經有熱, 右腮發赤主肺熱痰盛. 承漿靑主驚, 黃主吐, 黑主抽搐. 此皆察色之大要, 再以脈證參之, 庶治得其要矣. [圖 40·41]

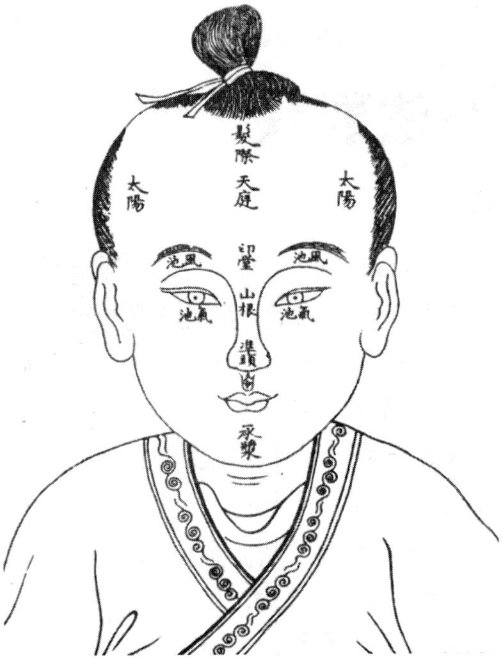

圖40 面部圖

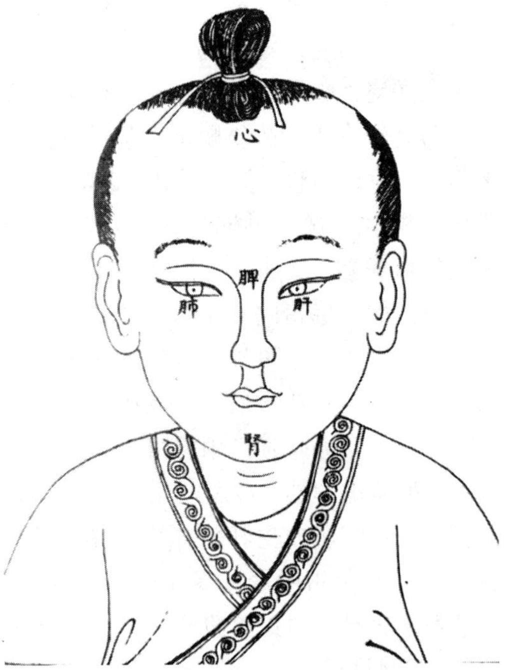

圖41 面部五臟部位圖

聽聲

診兒之法聽五聲, 聆音察理始能明, 五聲相應五臟病, 五聲不和五臟情. 心病聲急多言笑, 肺病聲悲音不清, 肝病聲呼多狂叫, 脾病聲歌音顫輕, 腎病聲呻長且細, 五音昭著證分明. 啼而不哭知腹痛, 哭而不啼將作驚. 嗞煎不安心煩熱, 嗄聲聲重感寒風. 有餘聲雄多壯厲, 不足聲短怯而輕. 多言體熱陽腑證, 懶語身冷陰臟形. 狂言焦躁邪熱盛, 譫語神昏病熱凶, 鴨聲在喉音不出, 直聲無淚命將傾. 虛實寒熱從聲別, 聞而知之無遁情.

[註] 小兒之病, 既觀其色, 又當細脈其聲. 盖笑·呼·歌·悲·呻五聲, 內應心·肝·脾·肺·腎五臟也. 五聲不和, 則知五臟有病之情矣. 如心屬火病, 則聲急喜笑. 肺屬金病, 則聲悲音濁. 肝屬木病, 則聲狂叫多呼. 脾屬土病, 則聲顫輕如歌. 腎屬水病, 則其聲長細如呻吟. 有聲有淚聲長曰哭, 有聲無淚聲短曰啼. 如啼而不哭, 則氣不伸暢, 主腹痛. 哭而不啼, 則氣急心煩, 將成驚也. 嗞煎不安者, 乃心經內熱, 故煩躁不寧也. 嗄聲, 音啞也. 聲重, 聲濁也. 此爲外感風寒也. 有餘之證其氣實, 故聲雄大而壯厲. 不足之證其氣虛, 故聲怯弱而輕短. 多言與身熱皆陽也, 陽主腑, 故曰陽腑證也. 懶語與身凉皆陰也, 陰主臟, 故曰陰臟證也. 狂言焦躁者, 邪熱盛也. 神昏譫語者, 熱乘於心, 故曰病熱凶也. 鴨聲, 聲在喉中而啞, 氣將絶也. 直聲, 聲無回轉而急, 氣將散也, 二者俱爲不治之證. 醫者果能以此察之, 則知表裏臟腑, 寒熱虛實, 諸病之情態無所遁矣!

審病

審兒之病貴詳參, 要在安煩苦欲間, 能食不食渴不渴，二便調和通秘勘．發熱無汗爲表病，內熱便硬作裏看，安煩晝夜陰陽證，苦欲冷暖定熱寒．能食不食胃壯弱，渴與不渴胃濕乾，便稠粘穢爲滯熱，尿清不赤乃寒占．耳尻肢涼知痘疹，指梢發冷主驚癇，肚腹熱悶乃內熱，四肢厥冷是中寒．眉皺曲啼腹作痛，風熱來臨耳熱纏，腹痛須按軟與硬，喜按不喜虛實參．欲保赤子誠心辨，對證施方治不難．

［註］小兒有病，貴乎詳審．先問起居·安煩·苦欲何如？ 次問飮食能食不食？ 渴與不渴？ 又次問二便或通或秘？ 而後病源可識矣！ 如發汗·無汗，此邪在表也．內熱便硬，此邪在裏也．安煩者，謂晝若煩熱而夜安靜，是陽旺于陽分，其病在陽．若夜煩熱而晝安靜，是陽陷于陰分，其病在陰．苦欲者，喜冷惡熱皆屬陽病，故爲熱也．喜熱惡冷皆屬陰病，故爲寒也．胃壯者能食，胃弱者不能食，胃乾燥者口渴，胃濕盛者口不渴．至於大便稠粘，穢氣難聞者，是內有滯熱，從熱化也．小便淸白不赤爲虛寒，從寒化也．若耳梢冷，尻骨冷，四肢發冷者，此痘疹欲發之候．如單指梢發冷者，此驚癎將作之徵．肚腹熱悶主內熱，手足厥冷主中寒．小兒無故皺眉曲腰啼叫者，主內因腹痛也．兩耳常常發熱者，主外因風熱也．然腹痛又當按其或軟與硬，若喜按者爲虛，不喜按者爲實．保赤者須誠心勘問，對證施治，庶隨手奏效矣!

切脈

小兒週歲當切脈，位小一指定三關，浮脈輕取皮膚得，沈脈重取筋骨間．一息六至平和脈，過則爲數減遲傳，滑脈如珠多流利，澁脈滯澁往來艱．三部無力爲虛脈，三部有力作實言，中取無力爲芤脈，微脈微細有無間．洪脈來盛去無力，數緩時止促結占，緊脈左右如轉索，弦則端直張弓弦．浮爲在表外感病，沈爲在裏內傷端，數爲在腑屬陽熱，遲爲在臟乃陰寒．滑痰洪火微怯弱，弦飮結聚促驚癇，芤主失血澁血少，沈緊腹痛浮感寒．虛主諸虛不足病，實主諸實有餘看，痘疹欲發脈洪緊，大小不均中惡勘．一息三至虛寒極，九至十至熱極炎，一二十一十二死，浮散無根沈伏難．表裏陰陽虛實診，惟在兒科隨證參．

［註］週歲者，一歲也．有疾則當切脈，但部位甚小，不能以三指診之，須用一指以定三關．三關者，寸·關·尺也．浮脈者，輕取皮膚之上卽得，故曰浮也．沈脈者，重按筋骨之間則見，故曰沈也．一息者，人之一呼一吸也．至者，脈之至數也．一息六至爲和平之脈，則曰無疾．至數若過者，七至·八至也，謂之數脈．至數若減者，四至·五至也，謂之遲脈．滑脈如珠，往來流利．澁脈滯澁，往來艱難．三部者，脈之浮·中·沈也．浮·中·沈三部無力爲虛，浮·中·沈三部有力爲實．芤脈者，中取無力．微脈者，按之脈細，若有若無．洪脈者，來時雖盛，去時無力．促脈者，數而時止．結脈者，緩而時止．緊脈者，左右如轉索之象．弦脈者，端直如張弓弦，此皆言脈之形象至數也．浮脈病在表，外感風寒也．沈脈病在裏，內傷飮食也．數脈，病在六腑屬陽也．遲脈，病在五臟屬陰也．滑主痰盛，洪主火熱，微主怯弱之證．弦主停飮，結主積聚，促主驚癇，芤主失血，澁主血少．沈緊主腹痛，浮緊主感寒．虛爲不足，主諸虛．實爲有餘，主諸實．洪緊者，痘疹欲發也．大小不勻者，中惡之證也．一息三至是虛寒之極，九至十至乃火熱太甚．此諸脈所主之病也．若一息只一至·二至，或十一·十二至者，皆死脈也．浮散無根，及沈浮取之不應指者，皆難治之脈也．凡病之陰陽表裏虛實，雖可以診脈而得，惟臨證時合望·聞·問三者，細爲參考焉．

虎口三陰部位脈紋形色

初生小兒診虎口，男從左手女右看，次指三節風氣命，脈紋形色隱隱安．形見色變知有病，紫屬內熱紅傷寒，黃主脾病黑中惡，青主驚風白是疳．風關病輕氣關重，命關若見病多難，大小曲紫傷滯熱，曲青人驚走獸占．赤色水火飛禽撲，黃色雷驚黑陰癇，長珠傷食流珠熱，去蛇吐瀉來蛇疳．弓裏感冒外痰熱，左斜傷風右斜寒，鍼形鎗形主痰熱，射指射甲命難全．紋見乙字爲抽搐，二曲如鉤傷冷傳，三曲如蟲傷硬物，水紋欬嗽吐瀉環．積滯曲蟲驚魚骨，形似亂蟲有蛔纏，脈紋形色相參合，醫者留神仔細觀．

［註］凡初生小兒有疾病者，須視虎口義手處脈紋之形色，以決病之生死輕重．男先看左手次指內側，女先看右手次指內側．指之三節，初節曰風關，次節曰氣關，三節曰命關．其紋色紅黃相兼，隱隱不見，則爲平安無病．若紋色紫屬內熱，紅屬傷寒，黃爲傷脾，黑爲中惡，青主驚風，白主疳證．紋在風關主病輕，氣關主病重，若過命關主病危難治．

又當視其紋形大·小·曲·灣．色紫者主傷食內熱，色青者主人驚及走獸驚，色赤者主水·火·飛禽所驚，黃主雷驚，黑主陰癇．如指上紋形一點紅色，名曰流珠紋，主內熱．圓長者名曰長珠形，主飮食傷．上尖長下微大者，名曰去蛇形，主傷食吐瀉．上大下尖長者，名曰來蛇形，主濕熱成疳．弓反裏者，形灣向中指，主感冒寒邪．弓反外者，形灣向大指，主內熱痰盛．紋斜向左者，其紋斜向中指，主傷風．紋斜向右者，其紋斜向大指，主感寒．鍼形者，直若懸鍼微短．槍形者，直射如槍微長，皆主痰熱．透關射指·射甲者，其紋直射指甲指端，主脾氣大敗，病危不起，二者俱屬不治．乙字紋，似乙字，主驚風抽搐．二曲如鉤，主傷生冷．三曲如蟲，主傷硬物．水紋形似水字，主欬嗽．環形聯絡如環，主疳病．曲蟲紋如灣蟲，主積滯．魚骨紋如魚刺，主驚熱．紋形如亂蟲者，主蛔蟲纏擾．習幼科者，必以此形色合參，留神診察，始不誤矣．[圖 42~62]

初生門 上

拭 口 附: 下胎毒法

拭口須用燕脂法，穢淨方無口病生，古云未啼先取穢，只緣未察此中情．

［註］嬰兒初生，須用軟棉裹指，拭淨口中不潔，繼以燕脂蘸茶淸，擦口舌齒頰之間，則不使一切口病生矣! 古云，子未啼時，先取穢血．此古人不詳體察．盖兒在胞衣之中，以臍蒂資生，胞中皆是氤氳精氣，生長蒸化，並無血脈，兒口之血，從何而來? 此說不經，不可爲訓也．

甘草法

甘草之法自古稱，能解諸毒性味平，濃煎頻令兒吮服，免使胎毒蘊腹中．

［註］甘草味甘，平和五臟，解百毒之藥也．四時皆可用，虛實皆可服．取中指一節，用水煎濃，以棉纏指蘸水，令兒吮之，其毒自解．

黃連法

素禀胎熱蘊於中，惟有黃連法最靈，水浸濃汁滴口內，臍糞胎毒自此淸．

［註］黃連，淸熱解毒之要藥也．凡夏月及四時，看兒有胎熱者，恐熱蘊於中致生他病，故宜用之．須取黃連數塊，搥碎用湯浸出汁，時時滴兒口中，以臍糞下爲度，其毒自解矣．

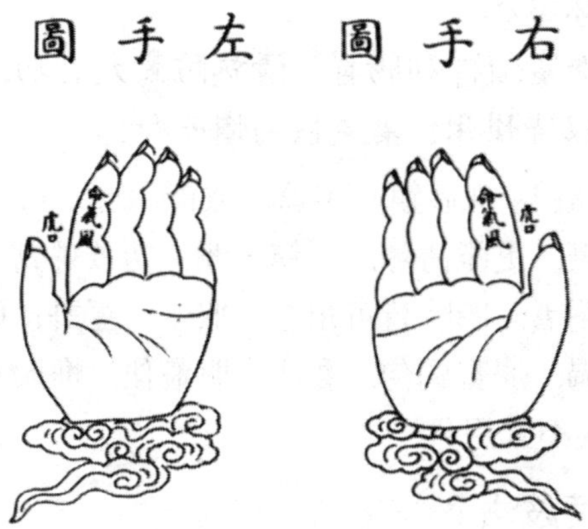

風關次指第一節，氣關次指第二節，命關次指第三節，虎口叉手處也．男先看左手次指內側，女先看右手次指內側．

圖42 虎口三關部位脈紋圖

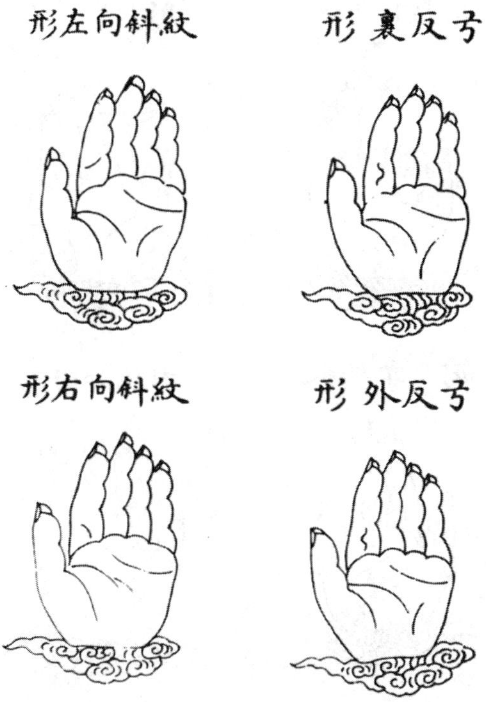

圖47~50 弓反裏形，弓反外形，紋斜向左形，紋斜向右形

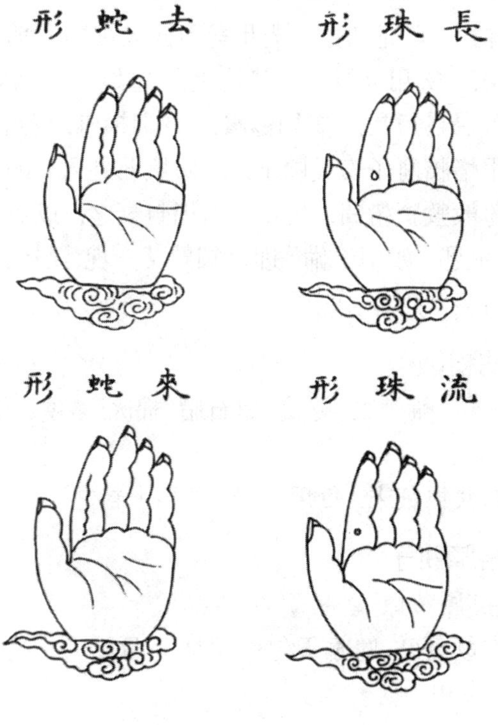

圖43~46 長珠形，流珠形，去蛇形，來蛇形

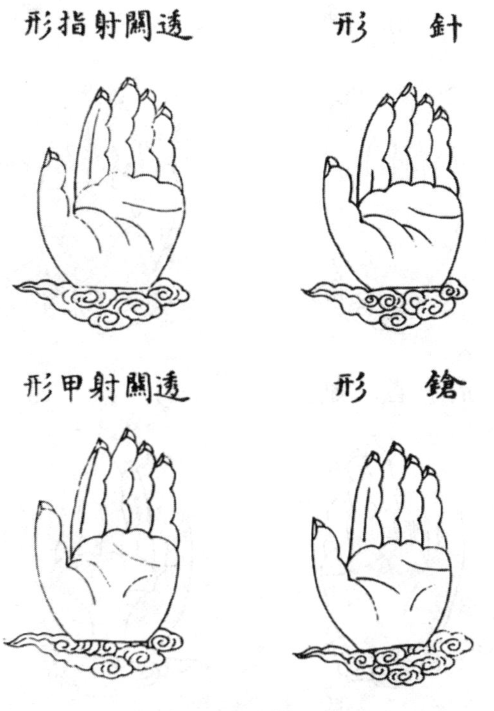

圖51~54 針形，槍形，透關射指形，透關射甲形

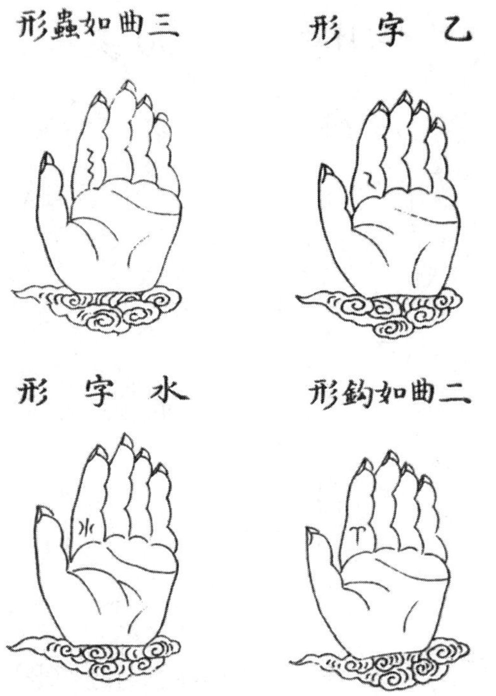

圖55~58 乙字形, 二曲如鉤形,
三曲如蟲形, 水字形

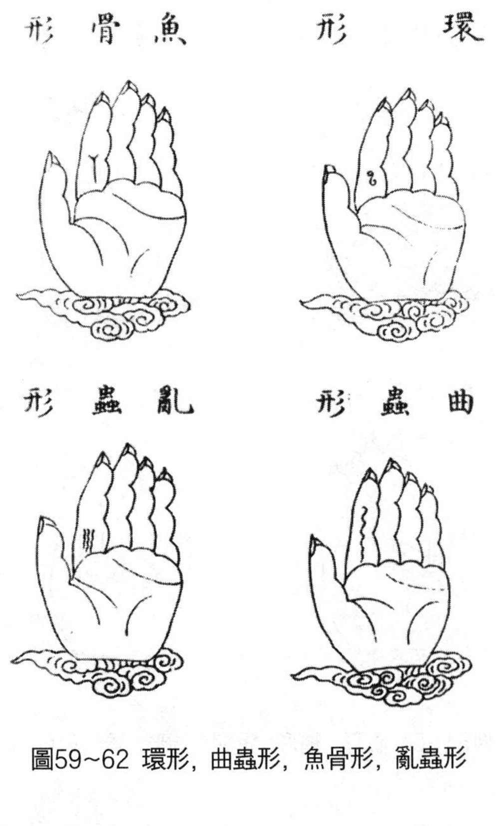

圖59~62 環形, 曲蟲形, 魚骨形, 亂蟲形

硃蜜法

硃蜜鎭神利腸胃, 清熱防驚大有功, 胎熱便秘皆堪用, 稟賦怯弱愼而行.

[註] 硃砂鎭心定驚, 兼能除邪. 蜂蜜解毒潤腸, 更能淸熱. 一鎭一潤, 功效殊常. 胎熱便閉者, 四時皆可用之. 取一大豆許, 硏細水飛過, 煉蜜調勻, 乳汁化服最佳. 惟胎稟太弱者, 不宜用也.

豆豉法

怯弱之兒豆豉法, 宣發胎毒功最良, 兒生冬月亦宜此, 煎取濃汁當乳嘗.

[註] 淡豆豉, 輕腐宣發之藥也. 凡怯弱之兒, 或値冬月欲解胎毒者, 只將此藥煎爲濃汁, 與兒三五口, 其毒自開矣.

斷 臍

臍帶剪下卽用烙, 男女六寸始合宜, 烙臍灸法防風襲, 胡粉封臍爲避濕.

[註] 嬰兒初生, 先用剪刀向火烘熱, 剪斷臍帶. 次用火器繞臍帶烙之, 當以六寸爲度, 不可過爲短長. 短則傷臟, 長則損肌. 斷訖, 又用烙臍餠子安灸臍上, 以防風邪外入. 隨用胡粉散敷臍帶間, 用軟絹新棉封裹之, 以避尿濕·風邪. 如藥不備, 卽以細熟艾一塊, 照依前法封裹.

胡粉散

胡粉 甑帶灰 乾薑 白石脂 棉灰 各等分 麝香 少許

右共爲細末. 每用一錢, 敷臍上封之.

烙臍餠子

豆豉 黃蠟 等分 麝香 少許

右以豆豉·麝香硏勻, 熔蠟, 量臍大小捻爲餠, 灸用.

浴 兒

浴兒之法五枝湯，冬夏寒溫適可當，加猪膽汁去污穢，且滋肌膚免生瘡.

[註] 斷臍後三日浴兒，此法其來舊矣．爲其革汚穢也．臨浴時，須擇無風密處，適可而止，不可久在水中，冬月恐其受寒，夏日恐其傷熱．其爲湯之法，須用桃·槐·桑·梅·柳枝熬成，再加豬膽汁以去其汚穢，且能滋潤肌膚，令兒胎瘡不生.

藏胎衣法

藏衣新瓶用帛纏，埋築天德月空邊，向陽高燥宜嚴密，令兒無疾壽綿綿.

[註] 凡藏胎衣，盛在新瓶內，以青帛裹瓶口，擇向陽高燥之地，天德月空處，掘地三尺埋之，兒自長壽無疾．若藏衣不謹，於兒不利.

天德月空

正月在丁二月坤，三月居壬四月辛，五乾六甲七月癸，八艮九丙十乙宮，十一巽兮庚十二，此是天德牢記心．月空單月壬共丙，雙月俱在甲與庚.

[註] 天德: 如正月在丁，二月在坤，三月在壬，四月在辛，五月在乾，六月在甲，七月在癸，八月在艮，九月在丙，十月在乙，十一月在巽，十二月在庚是也.

月空: 如正月在丙壬，二月在甲庚，三月在丙壬，四月在甲庚，五月在丙壬，六月在甲庚，七月在丙壬，八月在甲庚，九月在丙壬，十月在甲庚，十一月在丙壬，十二月在甲庚是也．[圖 63]

天德方向俱依此圖爲準．其月空方向．單月在丙壬方，雙月在甲庚方．四處如値天德方向不便，卽按圖尋丙·壬·甲·庚所在用之．如値月空方向不便，亦按圖尋天德用之.

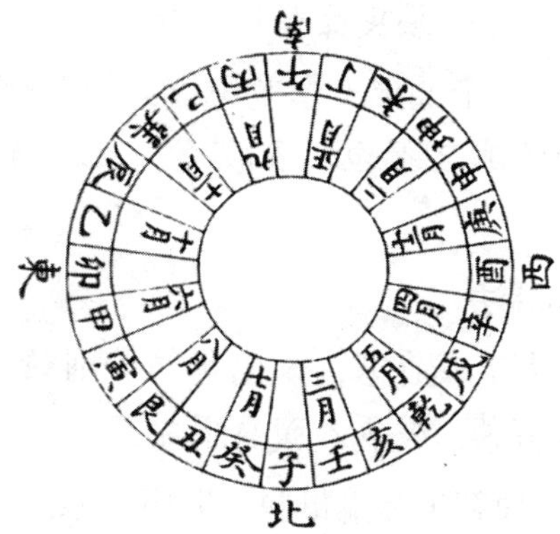

圖63 天德圖

剃 頭

小兒彌月剃胎頭，密室溫和適可求．杏麻薄膩揉頭上，胎毒瘡癤一切休.

[註] 兒滿月剃頭，須向密室溫煖處剃之，爲其氣血未盈，寒風易入．剃後須用杏仁三枚研細，入薄荷三葉，再同研，將麻油滴三四點，合膩粉拌勻，擦頭上能避風邪，免生瘡癤·熱毒等證.

不 啼

小兒生下不能啼，俗語名之爲草迷，多因臨産難生育，或値嚴寒氣所逼．氣閉不通聲不出，奄奄呼吸命須臾，氣閉不通葱鞭背，寒逼急用火熏臍.

[註] 兒生落地，啼聲卽發，形生命立矣．有不啼者，俗云草迷．多因臨産時生育艱難，以致兒生，氣閉不通，所以不啼也．急以葱鞭其背，使氣通則啼．又有時値天寒之際，兒氣爲寒所逼，亦不能啼．宜用熏臍帶法，急爲挽回，庶氣通而啼聲出也．若氣絶無聲，面靑甲黑，是形雖存而命已不立，安望其生哉!

鞭背法

小兒初生氣不通，奄奄呼吸少啼聲，用葱

鞭背輕輕擊，須臾聲發可回生.

[註] 葱辛通氣，擊動醒神. 用葱鞭背者，取開通擊醒之義也. 如無葱，以手輕擊之亦可.

熏臍帶法

小兒生下或冒寒，氣閉無聲啼則難，油捻熏臍休剪帶，煖氣入腹自通安.

[註] 兒初生方離母腹，若値天寒，氣爲寒閉，使兒聲不出. 須急用棉絮包裹，抱于懷中，且勿斷臍，用紙捻蘸油，點火于臍帶下往來熏之，令火氣由臍入腹，寒得溫散，氣得煖通，啼聲自出矣!

不 乳

兒生能乳本天然，若不吮兮必有緣，腹中穢惡未下淨，或在胎中素稟寒. 穢惡不淨一捻效，胎寒不乳勻氣先，若更面青肢冷厥，此是寒虛理中煎.

[註] 不乳，謂初出胞胎不吮乳也. 其故有二，不可不辨. 兒生腹中臍糞未下，能令小兒腹滿氣短，嘔吐不乳，當用一捻金治之. 若兒母過食寒凉，胎受其氣，兒必腹痛多啼，面色青白，宜勻氣散主之. 若四肢厥逆者，理中湯主之.

一捻金

大黃 生 黑丑 白丑 人參 檳榔 各等分

右爲細末，每少許，蜜水調服.

勻氣散

陳皮 桔梗 各一錢 炮薑 砂仁 炙甘草 各五分 木香 三分

右共爲細末. 每服五分，紅棗煎湯調服.

理中湯

人參 白朮 土炒 乾薑 甘草 炙

引用紅棗肉，水煎服.

[方歌] 理中人參並乾薑，白朮甘草共爲湯，胎寒諸疾皆當服，不乳肢冷更堪嘗.

眼不開

兒生眼閉不能開，皆因脾熱受於胎，內用地黃湯最妙，熊膽洗目效靈哉.

[註] 小兒初生眼不開者，因孕婦飮食不節，恣情厚味，熱毒熏蒸，以致熱蘊兒脾. 眼胞屬脾，其脈絡緊束，故不能開也. 內服生地黃湯，外用熊膽湯洗之自愈.

生地黃湯

生地黃 赤芍藥 川芎 當歸 天花粉 甘草 生

水煎服.

[方歌] 目閉不開胎熱成，生地黃湯赤芍芎，當歸花粉生地草，水煎速服莫消停.

熊膽洗法

熊膽 黃連 各少許

用滾湯淬洗，其目自開.

吐不止

兒吐不止何因生，穢惡停留胃內成，或緣稟賦胎寒熱，或因生時感寒風. 穢惡一捻金散下，外感香蘇溫散能，熱涎酸黏連陳治，寒吐淸沫用理中.

[註] 兒自胞胎旣脫以後，有因便秘·腹中穢惡不淨，令兒腹滿其吐不止者，一捻金主之. 若生育時觸冒寒邪，入裏犯胃，則曲腰而啼，吐沫不止者，香蘇飮溫散之. 又有胎前受熱，面黃赤·手足溫，口吐黃涎酸黏者，二陳湯加黃連主之. 若胎前受寒，面青白·四肢冷，口吐淸稀白沫者，理中湯主之.

一捻金 方見不乳

香蘇飮

藿香 蘇葉 厚朴 薑炒 陳皮 枳殼 麸炒 茯苓 木香 煨 炙甘草

引用生薑，水煎服.

［方歌］ 香蘇飮用藿香蘇，厚朴陳皮枳殼茯，甘草木香一併入，生薑爲引吐能除.

黃連二陳湯

半夏 薑製 陳皮 茯苓 生甘草 黃連 薑炒

引用生薑，水煎服.

［方歌］ 兒生胎熱吐頻頻，醫治須當用二陳，半夏陳皮茯苓草，薑連加入效如神.

理中湯 方見不乳

不小便

小便不通胎熱壅，導赤八正二方從，外用豆豉貼臍法，須臾小便自能通.

［註］ 小兒初生不小便者，乃胎熱流於下也，宜導赤散．熱盛者八正散主之．外用豆豉膏貼臍上，則小便自通矣.

導赤散

生地黃 木通 甘草 生

引用燈心，竹葉，水煎服.

加黃連，滑石，赤苓更妙.

［方歌］ 方名導赤妙難言，生地木通甘草煎，引用燈心共竹葉，淸熱利水便如泉.

八正散

扁蓄 瞿麥 滑石 飛 木通 赤苓 車前子 生大黃 梔子 生

引用燈心，水煎服.

［方歌］ 八正散治小便秘，扁蓄瞿麥車前利，木通滑石赤茯苓，大黃梔子合成劑.

豆豉膏

淡豆豉 一勺 田螺 十九個 葱 一大束

右搗爛，用芭蕉汁調貼臍上.

不大便

大便不通名鎖肚，皆緣熱毒受胎中，硃蜜捻金俱可用，急咂五心臍下通.

［註］ 小兒初生之日或次日卽大便者，俗云下臍屎．此腸胃通和，幽門潤澤也．若至二三日不大便者，名曰鎖肚，乃胎中受辛熱之毒，氣滯不通也．其兒必面赤·腹脹·不乳·多啼，宜先用硃蜜法治之．設若不應，用一捻金量兒與之．繼令婦人以溫水漱口，咂兒前後心·手足心並臍下，共七處，以皮見紅赤色爲度，須臾大便自通矣.

硃蜜法 方見拭口

一捻金 方見不乳

大小便不通

二便俱秘胎熱極，木通散與紫霜丸，行熱開結眞神妙，口嘬之法悉如前.

［註］ 小兒初生大小便不通者，最爲急候，乃胎中熱毒太甚而成也．急用前口咂五心臍下法，再以木通散行其熱，紫霜丸開其結，庶可望生．若延至七日，謂之一臘，肚腹硬脹，常作呻吟，則難治矣!

木通散

車前子 扁蓄 瞿麥 朮通 赤苓 山梔 滑石 飛 黃芩 生甘草 大黃

引用燈心，水煎服．或入薄荷同煎.

［方歌］ 二便閉兮如何醫，木通散用甚爲奇，車蓄瞿通苓梔子，滑芩甘草大黃宜.

紫霜丸

代赭石 火煆，醋浸三五次，研．一兩 赤石脂 一兩 杏仁 炒，去皮·尖．六十粒 巴豆 去油膜．三十粒

右爲末，飯糊如痲子大．日服三丸，白水下.

肛門內合

有因熱毒肛門結，或是內合無隙通，淸毒宜服黑白散，脂瞞簪通導法精.

［註］ 小兒初生，肛門內合有二．一者熱毒太甚，壅結肛門．一者脂膜遮瞞，無隙可通．如肛門壅結者，急服黑白散，外用蘇合香丸，

作棗核狀納入孔中, 取其香能開竅, 又能潤澤. 大便一下, 庶可望生. 如脂膜遮瞞, 無隙可通者, 先以金玉簪透之, 刺破脂膜, 再以蘇合香丸照前法導之, 庶可挽回於萬一耳!

黑白散

黑牽牛 半生·半炒 白牽牛 半生·半炒 大黃 生 檳榔 陳皮 各五錢 生甘草 三錢 元明粉 一兩

右除檳榔不過火, 餘五味或晒或焙, 仍合檳榔爲末, 同元明粉入乳鉢內硏細. 每服五分至六七分, 溫蜜湯調化.

蘇合香丸

蘇合香油 入安息香內. 五錢 安息香 另爲末, 用無灰酒半斤熬膏. 丁香 靑木香 白檀香 沈香 蓽茇 香附子 訶子 煨, 取肉 烏犀 鎊 硃砂 水飛. 各一兩 薰陸香 片腦 硏. 各五錢 麝香 七錢半

右爲細末, 入安息香膏, 煉蜜和劑, 圓如芡實大. 空心用沸湯化下, 酒下亦可.

噤 口

噤口舌上如黍米, 吮乳不得啼漸難, 清肝龍膽湯極妙, 腹硬便秘紫霜丸. 吐涎牙緊擦牙效. 次用辰砂全蝎煎, 病勢稍安勿過劑, 調和脾胃匀氣先.

[註] 小兒噤口之證, 失治多至不救. 其候舌上生瘡如黍米狀, 吮乳不得, 啼聲漸小, 因胎熱所致也. 法當淸熱疏利, 以龍膽湯主之. 若肚腹脹硬, 二便不通者, 紫霜丸主之. 又有一種口吐白沫, 牙關緊急者, 此胎熱內結, 復爲風邪外襲, 當以秘方擦牙散先擦其牙關, 次服辰砂全蝎散. 中病卽止, 不可過服. 證退當調和脾胃, 以匀氣散主之.

龍膽湯

柴胡 黃芩 生甘草 鈎籐鉤 赤芍 大黃 紙裹, 煨 龍膽草 蜣螂 去翅·足 桔梗 赤茯苓

引用棗肉, 水煎服.

[方歌] 噤口龍膽湯極靈, 柴胡黃芩草鈎藤. 赤芍大黃龍膽草, 蜣螂桔梗赤茯苓.

紫霜丸 方見二便不通

秘方擦牙散

生南星 去皮·臍. 二錢 龍腦 少許

右硏爲極細末, 用指蘸, 合生薑汁放大牙根擦之立效. 如不開者, 將應用之藥調和稀糊, 含在不病人口內, 以筆管揷入病人之鼻孔, 用氣將藥極力吹入, 其關立時卽開. 此法有通仙之妙, 不可不知.

辰砂全蝎散

辰砂 水飛. 五分 全蝎 去毒. 三枚 硼砂 龍腦 麝香 各一分

右爲極細末, 用乳母唾調, 抹口脣裏及齒上.

匀氣散 方見不乳

撮 口

撮如囊口吮乳難, 舌强脣靑吐沫痰, 面色赤黃胎熱極, 四肢厥冷命難全. 痰盛宜用殭蠶散, 便秘須進紫霜丸, 驚熱龍膽湯極妙, 抽搐撮風散自安.

[註] 撮口者, 口撮如囊口也. 吮乳不得, 舌强脣靑, 面色黃赤, 乃心脾之熱, 受自胎中而然也. 其證爲危候, 急當隨證治之. 如氣高痰盛者, 辰砂殭蠶散主之. 二便秘結者, 紫霜丸主之. 身熱多驚者, 龍膽湯主之. 手足抽搐者, 撮風散主之. 若更口吐白沫, 四肢厥冷, 雖有神丹, 終屬無濟.

辰砂殭蠶散

辰砂 水飛. 五分 殭蠶 直的, 去絲嘴, 炒. 一錢 蛇蛻皮 炒 麝香 五分

右爲末, 用蜜調敷脣口.

紫霜丸 方見二便不通

龍膽湯 方見噤口

撮風散

赤脚蜈蚣 炙 牛條 釣藤鉤 一錢五分 硃砂 水飛 直殭蠶 焙 全蝎尾 各一錢 麝香 一字

右爲末, 每服一字, 竹瀝調下.

臍濕臍瘡

浴兒不愼水浸臍, 或因裯袍濕漬之, 臍間淋漓多痛痒, 甚則焮腫作瘡痍. 臍濕必用滲臍散, 瘡腫金黃散最宜, 治療之法須如此, 臨證施之不可疑.

[註] 兒生洗浴, 不可久在水中, 任意洗濯. 旣包裹畢, 宜時常留意, 勿令尿濕浸臍. 如不知愼, 遂致肚臍浸漬不乾, 名曰臍濕. 須以滲臍散敷之. 甚則焮赤成瘡, 名曰臍瘡. 須以金黃散敷之, 庶不致寒濕之氣內攻也.

滲臍散

枯礬 龍骨 煆. 各二錢 麝香 少許

右研細末, 乾滲臍中.

金黃散

川黃連 二錢半 胡粉 龍骨 煆. 各一錢

右爲末, 敷患處.

臍突

嬰兒微熱在腹中, 伸引頻頻臥不寧, 努脹其氣衝臍本, 虛大光浮臍突成. 速服犀角消毒飮, 二豆能消腫赤攻, 最忌寒凉敷臍上, 氷凝毒熱反成凶.

[註] 嬰兒熱在腹中, 無所發瀉, 故頻頻伸引, 睡臥不寧, 努脹, 其氣衝入臍間, 所以臍忽腫赤, 虛大光浮, 名曰臍突. 此乃胎熱所致, 非斷臍不利之過也. 內服犀角消毒飮, 外敷二豆散, 其腫自消. 最忌寒凉之藥敷于臍上, 恐寒凝毒熱, 反爲害也.

犀角消毒飮

牛蒡子 炒, 研 生甘草 荊芥 防風 金銀花

水煎熟, 臨服入犀角細末, 調匀服.

[方歌] 犀角消毒牛蒡加, 甘草荊防金銀花, 細研犀角調匀服, 臍突能消功最佳.

二豆散

赤小豆 不去皮 豆豉 天南星 去皮臍 白歛 各一錢

右爲細末, 用五分芭蕉汁, 調敷臍四旁, 日二次.

臍風

斷臍不愼起臍風, 感受風寒濕水成, 將作驅風散最效, 已成兼證要分明. 腹脹便秘黑白散, 面白肢寒用理中, 痰涎壅盛殭蠶散, 壯熱面赤龍膽淸. 嘔吐多啼益脾治, 脣靑撮口撮風平, 臍靑口噤爲不治, 一臘逢之命必傾.

[註] 臍者, 小兒之根蒂也, 名曰神闕. 穴近三陰, 喜溫惡凉, 喜乾惡濕, 如斷臍悉遵前法, 臍風何自而起? 惟不知愼重, 以致水濕·風冷之氣入於臍中, 兒必腹脹臍腫, 日夜啼叫, 此臍風之將作也, 須急用驅風散治之. 若寒邪深入, 已成臍風者, 又當視其所兼之形證治之. 如肚腹脹硬, 大便不通者, 風兼實也, 黑白散主之. 面靑肢冷, 二便不實者, 風兼虛也, 理中湯主之. 痰涎壅盛, 氣高喘急者, 風兼痰也, 辰砂殭蠶散主之. 身體壯熱, 面赤口乾者, 風兼熱也, 龍膽湯主之. 面靑嘔吐, 曲腰多啼者, 風兼寒也, 益脾散主之. 撮口脣靑, 抽搐不止者, 風兼驚也, 撮風散主之. 若臍邊靑黑, 口噤不開者, 是爲內抽不治. 臍風見於一臘者, 亦不治. 一臘者, 七日也. 兒生七日, 血脈未凝, 病已中臟, 醫之無益.

驅風散

蘇葉 陳皮 防風 厚朴 薑炒 枳殼 麩炒 木香 煨 殭蠶 炒 釣藤鉤 生甘草

引用生薑, 水煎服.

[方歌] 臍風將作用驅風, 蘇防陳朴枳香從, 殭蠶鈎藤與甘草, 生薑加入更通靈.

黑白散 方見肛門內合

理中湯 方見不乳

辰砂殭蠶散 方見撮口

龍膽湯 方見噤口

益脾散

白茯苓 人參 草果 煨 木香 煨 炙甘草 陳皮 厚朴 薑炒 紫蘇子 炒. 各等分

右爲末, 每服一錢, 薑·棗湯調服.

撮風散 方見撮口

天 鈎

天鈎邪熱積心胸, 痰涎壅盛氣不通, 瘈瘲壯熱同驚證, 頭目仰視若鈎形. 九龍控涎醫搐掣, 牛黃散用善驅風, 瘈瘲減參鈎藤飮, 爪甲青色蘇合精.

[註] 小兒天鈎證, 由邪熱痰涎壅塞胸間, 不得宣通而成. 發時驚悸壯熱, 眼目上翻, 手足瘈瘲, 爪甲靑色, 證似驚風, 但目多仰視, 較驚風稍異. 痰盛兼搐者, 九龍控涎散主之. 驚盛兼風者, 牛黃散主之. 搐盛多熱者, 鈎藤飮主之. 爪甲皆靑者, 蘇合香丸主之.

九龍控涎散

赤脚蜈蚣 酒塗炙乾. 一條 滴乳 天竺黃 二味研勻. 各一錢 臘茶 雄黃 炙甘草 各二錢 荊芥穗 炒 白礬 枯. 各一錢 菉豆 半生半熟. 一百粒

右爲末, 每服五分. 人參薄荷湯調下.

牛黃散

牛黃 細硏. 一錢 硃砂 水飛細硏. 一錢 麝香 五分 天竺黃 二錢 蝎梢 一錢 鈎藤鉤 二錢

右硏勻, 每服一字, 新汲水調下.

鈎藤飮

人參 全蝎 去毒 羚羊角 天麻 甘草 炙 鈎藤鉤

水煎服.

[按] 天鈎乃內熱痰盛, 應減人參.

[方歌] 天鈎須用鈎藤飮, 瘈瘲連連無止歇, 人參羚羊與鈎藤, 炙草天麻共全蝎.

蘇合香丸 方見肛門內合

內 鈎

內鈎肝臟病受寒, 糞靑潮搐似驚癎, 傴僂腹痛吐涎沫, 紅絲血點目中纏. 瘈瘲甚者鈎藤飮, 急啼腹痛木香丸, 肢冷甲靑脣口黑, 養臟溫中或保全.

[註] 內鈎者, 多因肝臟素病, 外受寒冷, 其候糞靑潮搐者, 作止有時也. 傴僂腹痛者, 曲腰而痛也. 口吐涎沫, 證雖與驚癎相類, 但目有紅絲血點. 瘈瘲甚者, 鈎藤飮主之. 急啼腹痛者, 木香丸主之. 若肢冷甲靑, 脣口黑者, 養臟散主之. 然內鈎至此, 乃中寒陰盛不治之證, 用此救治, 庶或保全.

鉤藤飮 方見天鈎

木香丸

沒藥 木香 煨 茴香 炒 鉤藤鉤 全蝎 乳香 各等分

先將乳香沒藥硏勻, 後入諸藥末和畢, 取大蒜少許硏細,和丸如桐子大, 晒乾. 每次二丸, 鉤藤湯下.

養臟散

當歸 沈香 木香 煨 肉桂 川芎 各半兩 丁香 二錢

右爲末, 每服一錢, 淡薑湯調服.

盤腸氣痛

盤腸寒搏腸中痛, 曲腰不乳蹙雙眉, 定痛溫中豆蔻散, 熨臍外治法堪垂.

[註] 凡盤腸氣痛, 皆由寒邪所搏, 肝腎居下, 故痛則曲腰. 宜白豆蔲散主之. 外用熨臍法, 其效甚速.

白豆蔻散

白豆蔻 砂仁 青皮 炒焦 陳皮 炙甘草 香附米 製 蓬莪朮 各等分

右爲末, 每服一錢, 紫蘇煎湯調下.

熨臍法

淡豆豉 生薑 切碎. 各二錢 葱白 五莖 食鹽 一兩

同炒熱, 置臍上熨之.

御纂醫宗金鑑 卷五十一

初生門 下

目 爛

兒生兩目痛難睜，胞邊赤爛胎熱攻，內用地黃湯清熱，外點眞金目卽明.

[註] 目爛者，胞邊赤爛，痛痒難睜. 因胎中蘊熱，生後，毒熱上攻於目，故有是證. 內服地黃湯以淸熱，外用眞金散以點目，其證自愈.

生地黃湯 方見目不開

眞金散

黃連 生 黃柏 生 當歸 赤芍藥 各一錢 杏仁 炒，去皮·尖. 五分

右剉散，乳汁浸一宿，晒乾爲極細末，用生地黃汁調一字，頻頻點眼卽愈.

懸 癰

顎上腫起號懸癰，皆因胎毒熱上衝，法當刺破鹽湯拭，如聖一字摻之靈.

[註] 凡喉裏上顎腫起，如蘆籜盛水狀者，名曰懸癰. 蘆籜者，蘆笋也. 此胎毒上攻，須以棉纏長鍼留鋒刺之，瀉去靑黃赤汁. 未消者來日再刺. 刺後以鹽湯拭口，用如聖散或一字散摻之.

如聖散

鉛霜 一錢 眞牛黃 一錢 太陰元精石 硃砂 水飛. 各二錢五分 龍腦 五分

右爲極細末，每用一字摻患處.

一字散

硃砂 水飛 硼砂 各五分 龍腦 朴硝 各一字

右爲極細末，用蜜調少許，鵞翎蘸搽口內.

重 齦

重齦胎熱胃中蓄，牙根腫脹痛難禁，刺破一字散敷上，繼進淸胃效如神.

[註] 重齦者，因小兒在胎有熱蓄於胃中，故牙根腫如水泡，名曰重齦. 治法用鍼刺破，以鹽湯拭淨，外敷一字散，內服淸胃散，其腫自消.

一字散 方見懸癰

淸胃散

生地 丹皮 黃連 當歸 升麻 石膏 煅

引用燈心，水煎服.

[方歌] 淸胃散治胃熱熏，生地黃連當歸身，丹皮升麻石膏煅，臨煎須要入燈心.

鵝 口

鵝口白屑滿舌口，心脾微熱本胎原，淸熱瀉脾搽保命，少遲糜爛治難痊.

[註] 鵝口者，白屑生滿口舌，如鵞之口也. 由在胎中受母飮食熱毒之氣，蘊於心·脾二經，故生後遂發於口舌之間. 治法以淸熱瀉脾散主之，外用髮蘸井水拭口，搽以保命散，日敷二三次，白退自安. 倘治之稍遲，必口舌糜爛，吮乳不得，則難痊矣.

淸熱瀉脾散

山梔 炒 石膏 煅 黃連 薑炒 生地 黃芩 赤苓

引用燈心，水煎服.

[方歌] 淸熱瀉脾治鵝口，石膏生地赤苓煎，芩連梔子合成劑，加入燈心病卽安.

保命散

白礬 燒灰 硃砂 水飛. 各二錢五分 馬牙硝 五錢

右研末，以白鵞糞水攪取汁，塗舌與口角上.

吐 舌

吐長收緩名吐舌，皆是心經有熱成，面紅煩渴溺赤澁，瀉心導赤服卽寧.

［註］ 吐舌者，伸長而收緩也. 因心經有熱所致，故面紅·煩躁·口渴·尿赤，宜瀉心導赤湯主之.

瀉心導赤湯

木通 生地 黃連 甘草 生

引用燈心，水煎服.

［方歌］ 瀉心導赤湯最良，心熱吐舌卽堪嘗，木通生地黃連草，燈心加入服自强.

弄 舌

弄舌時時口內搖，心脾熱發口脣焦，煩熱舌乾大便穢，瀉黃導赤並能療.

［註］ 兒舌口中搖動者，因心脾有熱，以致脣焦舌乾，煩熱便穢. 先用瀉黃散，次服瀉心導赤湯.

瀉黃散

藿香葉 山梔子 炒 石膏 煆 防風 甘草 生

引加燈心，水煎服.

［方歌］ 弄舌瀉黃散最神，藿香葉配山梔仁，甘草防風石膏煆，臨時煎服入燈心.

瀉心導赤湯 方見吐舌

重 舌

舌下腫突似舌形，心脾積熱上攻衝，內服宜以淸熱飮，外敷凉心功最靈.

［註］ 重舌者，因舌下近舌根處其腫形似舌，故名重舌. 此心·脾之熱，宜服淸熱飮，外吹凉心散.

淸熱飮

黃連 生 生地 木通 甘草 生 連翹 去心 蓮子

引用淡竹葉，水煎，時時灌入口中.

［方歌］ 淸熱飮內用黃連，生地蓮子木通甘，連翹更加淡竹葉，一同煎服自然安.

凉心散

靑黛 硼砂 黃柏 黃連 人乳拌晒 人中白 煆過. 各二錢 風化硝 一錢 氷片 二分

右爲極細末，吹之甚效.

木 舌

木舌心脾積熱成，腫脹木硬證多凶，外用川消敷舌上，內服瀉心導赤靈.

［註］ 木舌一證，皆因心脾積熱而成. 盖脾之脈絡在舌下，又舌爲心苗，遇火上衝，令兒舌腫滿木硬，不能轉動，故名木舌. 外用川消散敷舌上，內服瀉心導赤湯. 若不急治，必至難救.

川硝散

朴硝 五分 眞紫雪 二分 鹽 一分

右爲細末，以竹瀝調敷舌上.

瀉心導赤湯 方見吐舌

哯 乳

哯乳之候非一端，傷乳停痰胃熱寒，熱宜和中淸熱飮，寒用溫中止吐煎. 傷乳平胃散最妙，停痰二陳湯可痊，若是滿而自溢者，常須節乳自能安.

［註］ 小兒哯乳，證非一端，有宿乳·停痰·胃寒·胃熱之分，不可一例而治. 如面色多赤，二便微秘，手足指熱，此爲熱哯也，宜和中淸熱飮主之. 面色靑白，糞靑多沫，手足指冷，此因寒而哯也，宜溫中止吐湯主之. 口熱脣乾，夜臥不寧·手足心熱，此爲傷乳而哯也，宜平胃散主之. 胸膈膨滿，嘔吐痰涎，此因停痰而哯也，宜枳桔二陳湯主之. 若喫乳過多，滿而自溢者，不須服藥，惟節乳則哯自止矣.

和中清熱飲

黃連 薑炒 半夏 薑製 陳皮 茯苓 藿香 砂仁

引用薑, 水煎服.

[方歌] 和中清熱飲黃連, 半夏陳皮茯苓攢, 藿香砂仁合成劑, 水煎徐服可安全.

溫中止吐湯

白豆蔻 研 茯苓 半夏 薑製 生薑

水煎, 沖磨沈香汁服.

[方歌] 溫中止吐白豆蔻, 茯苓半夏共生薑, 臨服沈香汁加入, 專治哯乳自寒傷.

平胃散

蒼朮 炒 陳皮 厚朴 薑炒 甘草 炙 麥芽 炒 砂仁 研

引用薑, 水煎服.

[方歌] 小兒傷乳多吐哯, 平胃調和功可見, 蒼陳厚朴甘草偕, 加入麥砂薑一片.

枳桔二陳湯

枳殼 麩炒 桔梗 陳皮 半夏 薑製 茯苓 甘草 炙

引用薑, 水煎服.

[方歌] 停痰哯乳不能安, 枳桔二陳湯最先, 枳桔陳半苓甘草, 生薑加入卽時痊.

夜 啼

夜啼寒熱因胎受, 須將形色辨分明. 寒屬脾經面青白, 手腹俱冷曲腰疼. 面赤溺閉屬心熱, 熱用導赤寒鈎藤, 若無寒熱表裏證, 古法蟬花散最精.

[註] 小兒初生夜啼, 其因有二. 一曰脾寒, 一曰心熱. 皆受自胎中, 觀其形色便知病情矣. 如面色青白, 手腹俱冷, 不欲吮乳, 曲腰不伸者, 脾寒也, 鉤藤飮主之. 面赤脣紅, 身腹俱熱, 小便不利, 煩躁多啼者, 心熱也, 導赤散主之. 若無已上形證, 但多啼者, 用蟬花散最當.

鈞藤飮

川芎 白當歸 茯神 白芍 炒 茯苓 甘草 炒 木香 煨 鈞藤鉤

引用紅棗, 水煎服.

[方歌] 夜啼之證因脾寒, 須服鈞藤飮可痊, 芎歸神芍苓甘草, 木香鈞藤紅棗煎.

導赤散 方見小便不通

蟬花散

蟬蛻 下半截. 不拘多少

右研細末, 每服少許, 薄荷煎湯調下.

胎 黃

兒生徧體色如金, 濕熱熏蒸胎受深, 法當滲濕兼清熱, 地黃犀角二方神.

[註] 胎黃者, 徧體面目皆黃, 其色如金, 乃孕婦濕熱太盛, 小兒在胎受母熱毒, 故生則有是證也. 法當滲濕淸熱, 須分輕重治之, 色微黃者生地黃湯, 深黃者犀角散.

生地黃湯

生地黃 赤芍藥 川芎 當歸 天花粉 赤茯苓 澤瀉 猪苓 甘草 生 茵陳蒿

引用燈心, 水煎, 食前服.

[方歌] 胎黃須用地黃湯, 四物花粉赤苓良, 澤瀉猪苓甘草等, 茵陳加入水煎嚐.

犀角散

犀角 鎊 茵陳蒿 栝蔞根 升麻 甘草 生 龍膽草 生地 寒水石 煅

水煎, 不拘時服.

[方歌] 胎黃又有犀角散, 甘草犀角與茵陳, 升麻膽草生地共, 寒水石同栝蔞根.

胎 赤

胎赤胎中受毒熱, 生後徧體若丹塗, 清熱解毒湯極妙, 蔣氏化毒功效殊.

[註] 胎赤者, 因孕婦過食辛熱之物, 以致

毒熱凝結，蘊於胞中，遂令小兒生下頭面·肢體赤若丹塗，故名曰胎赤．當以淸熱解毒湯主之．熱盛便秘者，蔣氏化毒丹主之．

淸熱解毒湯

生地 黃連 金銀花 薄荷葉 連翹 去心 赤芍 木通 甘草 生

引用燈心，水煎服．

［方歌］淸熱解毒湯堪誇，生地黃連金銀花，薄荷連翹赤芍藥，木通甘草燈心加．

蔣氏化毒丹

犀角 黃連 桔梗 元參 薄荷葉 甘草 生 大黃 生．各一兩 靑黛 五錢

右爲細末，煉白蜜爲丸，重六分．每服一丸，燈心湯化服．

赤游風

赤游胎中毒熱成，皮膚赤腫徧身行，頭面四肢猶可治，若歸心腹命難生．內服犀角藍葉散，外用砭法敷神功，百日之內忌砭血，貼塗二法可安寧．

［註］小兒赤游風證，多由胎中毒熱而成．或生後過於溫暖，毒熱蒸發於外，以致皮膚赤熱而腫，色若丹塗，游走不定，行於徧身，故名曰赤游風．多發於頭面·四肢之間，若內歸心腹則死．治法當服犀角解毒飮．如不愈，繼以藍葉散，外用砭法刺出毒血．毒甚者，敷以神功散．毒輕者，不用敷藥．在百日內者，小兒忌砭血，以其肌肉難任也．須用猪肉貼法，或以赤小豆末，雞子淸調，塗之甚效．

犀角解毒飮

牛蒡子 炒 犀角 荊芥穗 防風 連翹 去心 金銀花 赤芍藥 生甘草 川黃連 生地黃

引用燈心，水煎服．

［方歌］犀角解毒藥最良，牛蒡犀角合荊防，連翹銀花赤芍藥，甘草川連生地黃．

藍葉散

藍葉 五錢 黃芩 犀角屑 川大黃 剉，微炒 柴胡 梔子 生．各二錢 川升麻 一錢 石膏 一錢 生甘草 一錢

右爲粗末，每服一錢．水一小盞，煎五分，去渣兌竹瀝一酒杯，煎三兩沸，放溫，量兒大小用之，氣怯弱者可去大黃．

砭血法

口吮毒血各聚一處．用細磁器擊碎，取鋒芒者，將筯頭劈開夾住，用線縛定．兩指輕撮筯梢，令磁芒對聚血處，再用筯一根頻擊，刺出毒血．砭後毒甚者，以神功散敷之．毒輕者，砭後不可用，恐皮膚旣破，草烏能作痛也．如患在頭者，不用砭法，祇宜鍼倒挑患處，出毒血則愈．

神功散

黃柏 炒 草烏 生

右各爲末，等分，用漱口水調敷，頻以漱口水潤之．

猪肉貼法

用生猪肉切片，貼於赤腫處，數數更換．

塗法

生赤小豆不拘多少，硏爲細末，用雞子淸調塗患處，乾則再塗．

初生無皮

兒生無皮有二端，父母梅毒遺染傳，或因未足月生早，無皮赤爛痛難堪．梅毒換肌消毒散，胎怯當歸飮能痊．外敷淸凉鶖黃粉，毒解形完膚自堅．

［註］嬰兒生下無皮，其證有二．或因父母素有楊梅結毒，傳染胞胎，故生下或上半身赤爛，或下半身赤爛，甚至色帶紫黑．又有因月分未足，生育太早，徧體浸漬紅嫩而光．二證俱屬惡候．遺毒者，內服換肌消毒散，外用淸

涼膏或鵞黃散敷之. 胎元不足者, 內服當歸飮, 外用稻米粉撲之. 毒解形完者, 謂解去毒氣, 其皮自漸漸生完而堅實矣.

換肌消毒散

當歸 生地黃 赤芍藥 川芎 皂刺 土茯苓 金銀花 連翹 去心 甘草 生 白芷 苦參 白蘚皮 防風

引用燈心, 水煎服.

[方歌] 無皮換肌消毒治, 四物皂刺土茯苓, 銀花連翹草白芷, 苦參白蘚共防風.

當歸飮

何首烏 製 白蘚皮 白蒺藜 甘草 當歸 生地黃 白芍藥 人參 黃芪 川芎

水煎服.

[方歌] 當歸飮治兒無皮, 面白肢冷服最宜, 首烏蘚皮白蒺藜, 甘草四物共參芪.

清凉膏

石灰 未經水濕成塊者. 四兩

用水泡之, 沒指半許, 露一宿, 面上有浮起如雲片者, 輕輕取之, 微帶清水, 視其多寡, 對小磨香油亦如之, 以順攪成膏爲度, 用雞翎搽之自愈.

鵞黃散

黃蘗 生 石膏 煆. 各等分

共研爲細末, 撲之. 濕則乾撲, 乾則用猪苦膽調搽.

撲粉法

旱稻白米作粉, 時時撲之, 其皮漸生, 神效.

變 蒸

萬物春生夏熱長, 兒生同此變形神. 三十二日爲一變, 六十四日曰一蒸. 變長百骸生臟腑, 蒸增智慧發聰明. 十八五百七十六, 變蒸旣畢形神成. 變蒸之狀身微熱, 耳尻骨冷無病情.

[註] 天地生化萬物, 必以春溫·夏熱. 兒之初生, 變生形神亦同此理. 自生之日至三十二日, 曰一變. 至六十四日, 曰一蒸. 變則長其百骸, 生其臟腑. 蒸則增其智慧, 發其聰明也. 曰十八五百七十六者, 謂十變五蒸之外, 又有三大蒸, 合計五百七十六日也. 變蒸旣畢, 形神具足, 此後則不復變蒸矣. 然每變蒸之時, 其狀惟身微熱·耳冷·尻骨冷, 而無他病情狀. 盖以陰陽和變, 生化形神, 故無他病情狀也. 身微熱者, 以陰陽氤氳變蒸之氣而然也. 耳尻冷者, 耳尻屬陰, 以陽不傷陰, 而與陰和之象, 故不熱也.

[按] 變蒸旣曰生五臟六腑次序, 又曰包絡·三焦二經俱無形狀, 故不變不蒸. 夫也絡乃周身脂膜聯絡百骸臟腑者, 三焦乃軀殼內氣充滿百骸臟腑者, 變蒸時豈獨不及之耶? 其說不經, 細閱『靈』·『素』自知, 附辨以俟識者.

驚風門

驚風總括

心主驚兮肝主風, 心熱肝風作急驚, 素虛藥峻因成慢, 吐瀉後起慢脾風. 急驚陽證有實象, 慢脾陰證有虛形, 慢驚半陰半陽證, 虛實寒熱要詳明.

[註] 心藏神, 心病故主驚也. 肝屬木, 肝病故主風也. 凡小兒心熱肝盛, 一觸驚受風, 則風火相搏, 必作急驚之證也. 若素禀不足, 或因急驚用藥過峻, 暴傷元氣, 每致變成慢驚之證. 更有因吐瀉旣久, 中氣大虛, 脾土衰弱, 肝木乘虛而內生驚風者, 名曰慢脾風也. 三者致病之因旣不同, 故所現之證亦各異. 急驚屬陽, 必有陽熱有餘等實象也. 慢脾屬陰, 必有陰冷不足等虛象也. 至於慢驚初得之時, 陰陽尙未過損, 或因急驚傳變而成, 其中常有夾痰,

夾熱等證, 故屬半陰半陽, 不比慢脾純陰之病也. 治者須詳分虛·實·寒·熱以治之, 庶不致誤矣!

驚風八候

驚風八候搐搦掣, 顫反引竄視之名. 肘臂伸縮名爲搐, 十指開合搦狀成, 勢若相撲謂之掣, 顫則頭肢動搖鈴, 反張身仰頭向後, 引狀兩手若開弓, 竄則目直常似怒, 視則覩物不轉睛. 內外左右分順逆, 須識急慢證皆同.

[註] 八候, 謂搐·搦·掣·顫·反·引·竄·視是也. 搐謂肘臂伸縮, 搦謂十指開合, 掣謂肩頭相撲, 顫謂手足動搖, 反者身仰向後, 引者手若開弓, 竄則目直而似怒, 視則睛露而不活. 其搐以男左手女右手, 男大指在外, 女大指在內爲順, 反是爲逆. 此候急驚·慢驚同皆見之, 虛實無所異焉, 治者宜切記之.

通關急救法

驚風搐搦神昏憒, 痰壅氣塞在心胸, 急用通關吹入鼻, 無嚏則死有嚏生.

[註] 驚風搐搦, 必神氣昏憒, 皆由痰壅氣塞, 壅結胸中而致. 急用通關散吹入鼻內, 無嚏者不治. 有嚏者, 審其表裏·虛實隨證治之.

通關散

半夏 生 皂角 細辛 薄荷 各等分

共爲細末, 用筆管吹入鼻內少許.

急驚風

急驚觸異心驚熱, 或由風鬱火生風, 暴發痰盛或熱極, 壯熱煩急面脣紅, 痰壅氣促牙關噤, 二便秘澁脈數洪. 驚用鎭驚風至寶, 牛黃攻痰涼膈清, 平治羌活瀉青等, 化痰導共涼驚.

[註] 急驚風一證, 有因目觸異物, 耳聞異聲, 神散氣亂而生者. 有因心肝火盛, 外爲風寒鬱閉, 不得宣通而生者. 有因痰盛熱極而內動風者. 然證多暴發壯熱, 煩急, 面紅, 脣赤, 痰壅氣促, 牙關噤急, 二便秘澁. 噤急者, 齒緊急不能開也. 二便秘澁者, 大便秘結而小便澁難也. 脈洪數者, 主陽熱也. 觸異致驚者, 清熱鎭驚湯·安神鎭驚丸主之. 火鬱生風者, 至寶丹主之. 痰盛生驚者, 牛黃丸攻下之. 熱極生風者, 涼膈散淸解之. 病不甚者, 則用平治之法. 風熱者, 羌活散主之. 肝熱者, 瀉青丸主之. 痰兼熱者, 清熱化痰湯主之. 心經熱者, 導赤散·涼驚丸主之. 惟在臨證者審而用之.

清熱鎭驚湯

柴胡 薄荷 麥冬 去心 梔子 川黃連 龍膽草 茯神 鉤藤鉤 甘草 生 木通

引加燈心·竹葉, 調硃砂末服.

[方歌] 清熱鎭驚治外驚, 柴胡薄荷麥門冬, 梔子黃連龍膽草, 茯神鉤藤草木通.

安神鎭驚丸

天竺黃 茯神 各五錢 膽星 棗仁 炒 麥冬 赤芍 當歸 各三錢 薄荷葉 黃連 辰砂 牛黃 梔子 木通 龍骨 煆. 各三錢 青黛 一錢

右爲細末, 煉蜜丸如菉豆大, 赤金鉑爲衣. 量兒大小與之, 淡薑湯化下.

至寶丹

麻黃 防風 荊芥 薄荷 當歸 赤芍 大黃 芒硝 川芎 黃芩 桔梗 連翹 去心 白朮 去心 梔子 石膏 煅 甘草 生 滑石 全蝎 去毒 細辛 天麻 白附子 羌活 殭蠶 炒 川連 獨活 黃柏 各等分

右共爲細末, 煉蜜爲丸, 每丸重五分. 量兒大小與之, 薑湯化下.

牛黃丸

黑牽牛 白牽牛 各七錢半 膽星 枳實 麩炒 半夏 薑製. 各五錢 牙皂 去皮·弦. 二錢 大黃 一

兩半

右研極細末, 煉白蜜爲丸, 重五分. 量兒大小與之, 薑湯化下.

凉膈散

黃芩 大黃 連翹 去心 芒硝 甘草 生 梔子 薄荷

引用竹葉·生蜜, 煎服. 無汗者加防風·羌活.

[方歌] 凉膈散治膈熱盛, 梔翹芩薄芒硝黃, 便秘消黃加倍用, 無汗更加羌活防.

羌活散

羌活 防風 川芎 薄荷 天麻 殭蠶 炒 甘草 生 川黃連 柴胡 前胡 枳殼 麩炒 桔梗

引用生薑, 水煎服.

[方歌] 羌活散風兼清熱, 羌防川芎薄荷葉, 天麻殭蠶草黃連, 柴胡前胡枳殼桔.

瀉青丸

龍膽草 焙 梔子 大黃 煨 羌活 防風 各一錢 川芎 錢半

右研末, 煉蜜爲丸, 如梧桐子大. 竹葉·薄荷湯調下.

清熱化痰湯

橘紅 麥冬 去心 半夏 薑製 赤苓 黃芩 竹茹 甘草 生 川連 枳殼 麩炒 桔梗 膽星

引用生薑·燈心, 水煎服.

[方歌] 清熱化痰有橘紅, 麥冬半夏赤茯苓, 黃芩竹茹生甘草, 川連枳桔膽南星.

瀉心導赤湯 方見木舌

凉驚丸

龍膽草 防風 青黛 各三錢 鈎藤鈎 二錢 黃連 五錢 牛黃 一錢

右研細末, 麵糊爲丸, 如粟米大. 量兒大小與之, 金器煎湯化下.

急驚後調理法

急驚之後尚未清, 痰熱琥珀抱龍靈, 神虛氣弱痰兼熱, 清心滌痰大有功.

[註] 急驚多用寒凉之藥, 亦急則治標之法. 但得痰火稍退, 卽當調補氣血. 若過用寒凉, 必致轉成慢驚等證. 故驚邪一退, 餘熱尙在者, 當用琥珀抱龍丸主之. 若脾虛多痰者, 宜淸心滌痰湯主之.

琥珀抱龍丸

人蔘 琥珀 茯神 山藥 炒. 一兩 甘草 炙. 四錢 檀香 三錢 天竺黃 枳殼 麩炒 枳實 麩炒 辰砂 三錢 膽星 五錢 赤金銆 二十片

右爲細末, 煉蜜爲丸, 每丸重一錢. 大兒一丸, 小兒半丸, 淡薑湯化下.

清心滌痰湯

竹茹 橘紅 半夏 薑製 茯苓 枳實 麩炒 甘草 生 麥冬 去心 棗仁 炒 人參 菖蒲 南星 川黃連

引用生薑, 水煎服.

[方歌] 淸心滌痰湯效靈, 補正除邪兩收功, 參苓橘半連茹草, 枳實菖棗星麥冬.

慢驚風

慢驚多緣禀賦弱, 或因藥峻損而成. 緩緩搐搦時作止, 面白青黃身則溫, 昏睡眼合睛或露, 脈遲神慘大便青. 氣虛夾痰醒脾效, 脾虛肝旺緩肝靈.

[註] 慢驚一證, 或緣禀賦虛弱, 土虛木盛者有之. 或由急驚過用峻利之藥, 以致轉成此證者有之. 發時緩緩搐搦, 時作時止, 面色淡黃, 或靑白相兼, 身必溫和, 昏睡眼合, 或睡臥露睛, 脈來遲緩, 神氣慘慘, 大便靑色. 此乃脾胃虛弱, 治宜培補元氣爲主. 虛而夾痰者, 醒脾湯主之. 脾虛肝旺者, 緩肝理脾湯主之.

醒脾湯

人參 白朮 土炒 茯苓 天麻 半夏 薑製 橘紅 全蝎 去毒 殭蠶 炒 甘草 炙 木香 倉米 膽南星

引用生薑, 水煎服.

[方歌] 氣虛夾痰醒脾治, 參朮天麻白茯苓, 橘半全蝎殭蠶草, 木香倉米膽南星.

緩肝理脾湯

廣桂枝 人參 白茯苓 白芍藥 炒 白朮 土炒 陳皮 山藥 炒 扁豆 炒, 研 甘草 炙

引用煨薑·大棗, 水煎服.

[方歌] 肝旺脾虛緩肝湯, 桂枝參苓芍朮良, 陳皮山藥扁豆草, 煎服之時入棗薑.

夾熱夾痰慢驚

慢驚夾熱或夾痰, 身熱心煩口溢涎, 宜以清心滌痰治, 白丸柴芍六君煎.

[註] 慢驚之證, 本無熱可言, 但脾虛虛熱內生, 故痰涎上泛, 咽喉氣粗, 身熱心煩, 所謂虛夾痰熱是也. 痰熱相兼者, 清心滌痰湯主之. 脾虛肝旺痰盛者, 青州白丸子·柴芍六君湯主之.

清心滌痰湯 方見急驚後調理法

青州白丸子

生川烏 去皮·臍. 五錢 生半夏 七兩 南星 生. 三兩 白附子 生. 二兩

右爲末, 盛生絹袋內, 用井花水擺出粉, 未盡再擺, 以粉盡爲度. 置磁盆內, 日晒夜露, 每早撇去舊水, 別用新水攪. 春五日·夏三日·秋七日·冬十日, 去水晒乾, 研爲細末, 用糯米粉煎粥淸丸菉豆大. 每服三五丸, 薄荷湯送下.

柴芍六君子湯

人參 白朮 土炒 茯苓 陳皮 半夏 薑製 甘草 炙 柴胡 白芍 炒 鈎藤鈎

引用薑·棗, 水煎服.

[方歌] 脾虛木旺風痰盛, 四君人參朮草苓, 痰盛陳半因加入, 肝風更用柴芍藤.

慢脾風

肝盛脾衰金氣弱, 金失承制木生風. 每因吐瀉傷脾胃, 閉目搖頭面脣青, 額汗昏睡身肢冷, 舌短聲啞嘔澄清. 溫中補脾爲主劑, 固眞理中隨證從.

[註] 慢脾風一證, 多緣吐瀉旣口, 脾氣大傷, 以致土虛不能生金, 金弱不能制木, 肝木强盛, 惟脾是剋, 故曰脾風. 閉目搖頭, 面脣青黯, 額汗昏睡, 四肢厥冷, 舌短聲啞, 頻嘔清水, 此乃純陰無陽之證. 逐風則無風可逐, 治驚則無驚可治, 惟宜大補脾土, 生胃回陽爲主. 吐瀉亡陽者, 溫中補脾湯主之. 大病後成者, 固眞湯主之. 四肢厥冷者, 理中湯加附子主之.

溫中補脾湯

人參 黃芪 蜜炙 白朮 土炒 乾薑 陳皮 半夏 薑製 附子 製 茯苓 砂仁 肉桂 去粗皮, 研 白芍 炒焦 甘草 炙 丁香

引用煨薑, 水煎服.

[方歌] 慢脾溫中補脾湯, 參芪白朮共乾薑, 陳半附苓縮砂桂, 白芍甘草共丁香.

固眞湯

人參 白朮 土炒 肉桂 去粗皮 白茯苓 山藥 炒 黃芪 蜜炙 甘草 濕紙裹煨透 附子 去皮臍, 湯泡浸

引用薑·棗, 水煎服.

[方歌] 固眞湯治慢脾風, 人參白朮桂茯苓, 山藥黃芪煨甘草, 附子浸泡最宜精.

理中湯 方見不乳

癎證門

癎證總括

小兒癎證類痓驚, 發時昏倒搐涎聲, 食頃卽甦如無病, 陰陽驚熱痰食風.

[註] 癎證類乎驚風. 痓風者, 謂發時昏倒抽搐, 痰涎壅盛, 氣促作聲, 與驚·痓二證相似

也. 但四體柔軟, 一食之頃卽醒, 依然如無病之人, 非若痙風一身强硬, 終日不醒也. 陰者, 陰癎也, 見臟陰證. 陽者, 陽癎也, 見腑陽證. 驚癎因驚熱, 痰癎因痰, 食癎因食, 風癎因風. 其證不一, 治亦不同, 臨證宜詳辨之.

陰 癎

陰癎屬臟肢厥冷, 偃臥拘急面白青, 吐沫聲微脈沈細, 醒脾固眞定癎靈.

[註] 陰癎屬陰, 臟寒之病也. 多因慢驚之後, 痰入心包而得. 發時手足厥冷, 偃臥拘急, 面色青白, 口吐涎沫, 聲音微小, 脈來沈細. 輕者醒脾湯, 甚者固眞湯. 病退調理, 用定癎丹主之.

醒脾湯 方見慢驚風

固眞湯 方見慢脾風

定癎丹

人參 三錢 當歸 三錢 白芍 炒. 三錢 茯神 棗仁 炒. 各五錢 遠志 去心. 三錢 琥珀 三錢 天竺黃 四錢 白朮 土炒 橘紅 半夏 薑製 天麻 各三錢 鉤藤鉤 四錢 甘草 炙. 二錢

右共爲細末, 煉蜜丸如榛子大. 每服一丸, 淡薑湯化服.

陽 癎

陽癎屬腑身熱汗, 仰臥面赤脈數洪, 噤急啼叫吐涎沫, 龍膽瀉青與抱龍.

[註] 陽癎屬陽, 腑熱之病也. 多因急驚去風下痰不淨, 久而致成此證. 發時身熱自汗, 仰臥面赤, 脈象洪數, 牙關噤急, 或啼叫不已, 口吐涎沫. 如風兼熱者, 用龍膽湯. 肝經熱者, 用瀉青丸. 痰涎壅盛者, 用四製抱龍丸主之.

龍膽湯 方見噤口

瀉青丸 方見急驚風

四製抱龍丸

天竺黃 五錢 辰砂 二錢 膽星 一兩 雄黃 二錢 麝香 一分半

右爲極細末. 另用麻黃·款冬花·甘草各五錢, 煎湯去滓, 慢火熬成膏, 合藥末爲丸, 如芡實大. 每服一丸, 薄荷湯化下.

驚 癎

驚癎觸異驚神氣, 吐舌急叫面白紅, 發作如人將捕狀, 安神大青鎭驚靈.

[註] 小兒心·肝熱盛, 偶被驚邪所觸, 因而神氣潰亂, 遂成癎證. 發時吐舌急叫, 面色乍紅乍白, 悚惕不安, 如人將捕之狀. 先服大青膏, 次服鎭驚丸, 則癎自定矣.

大青膏

天麻 三錢 白附子 二錢 青黛 研. 一錢 蝎尾 去毒. 一錢 硃砂 研. 一錢 天竺黃 二錢 麝香 三分 烏稍蛇肉 酒浸, 焙乾. 一錢

右同研細, 煉蜜和膏. 每服大兒五分, 小兒三分, 薄荷湯化服.

鎭驚丸

茯神 麥冬 去心. 各五錢 辰砂 遠志 去心 石菖蒲 棗仁 炒. 各二錢 牛黃 一錢半 川黃連 生 珍珠 二錢 膽星 五錢 鉤藤鉤 五錢 天竺黃 五錢 犀角 三錢 甘草 生. 二錢

右共研細末, 煉蜜爲丸, 每丸重五分. 量兒與之, 用淡薑湯下.

痰 癎

痰癎平素自多痰, 發時痰壅在喉間, 氣促昏倒吐痰沫, 一捻金與滾痰丸.

[註] 痰癎者, 因小兒平素痰盛, 或偶因驚熱, 遂致成癎. 發時痰涎壅塞喉間, 氣促昏倒, 口吐痰沫. 宜先服一捻金, 以急下其痰. 次服朱衣滾痰丸, 則氣順·痰淸而癎自止矣.

一捻金 方見不乳

砯衣滾痰丸

礞石 煅. 一兩 沈香 五錢 黃芩 七錢 大黃 一兩

右爲細末, 水泛爲丸, 硃砂爲衣. 多寡量兒大小, 白滾水化服.

食 癎

食癎食過積中脘, 一時痰熱使之然, 面黃腹滿吐利臭, 妙聖滾痰和胃安.

[註] 食癎者, 其病在脾. 因小兒乳食過度, 停結中脘, 乘一時痰熱壅盛, 遂致成癎. 其初面黃腹滿, 吐利酸臭, 後變時時熱搐. 宜用妙聖丹主之, 痰盛者硃衣滾痰丸主之, 後用清熱和胃丸調理, 則積滯淸而驚癎定矣.

妙聖丹

雄黃 蝎梢 硃砂 代赭石 煅, 醋淬. 各二錢 巴豆 去油. 三個 杏仁 炒, 去皮·尖. 二錢

右共爲細末, 蒸棗肉丸如桐子大. 每服三五丸, 木香煎湯化服.

硃衣滾痰丸 方見痰癎

清熱和胃丸

川連 生. 五錢 梔子 生. 五錢 竹茹 四錢 麥冬 去心. 五錢 連翹 去心. 四錢 山楂 一兩 神麯 炒. 一兩 麥芽 炒. 一兩 陳皮 四錢 枳實 麸炒. 五錢 大黃 五錢 甘草 生. 三錢

右共爲細末, 煉蜜爲丸, 每丸重一錢. 量兒與之, 用滾白水化下.

風 癎

風癎汗出風襲經, 二目青黯面淡紅, 十指屈伸如數物, 化風羌活牛黃寧.

[註] 風癎因汗出脫衣, 腠理開張, 風邪乘隙而入. 發時目青面紅, 手如數物. 治法先宜踈風解表, 輕則化風丹主之. 重則羌活桂枝湯主之. 風兼痰者, 牛黃丸主之.

化風丹

膽星 二錢 羌活 獨活 天麻 防風 甘草 生 荊芥穗 人參 川芎 各一錢

右共爲細末, 煉蜜丸皂子大. 每服一丸, 薄荷湯化開服.

羌活桂枝湯

羌活 防風 麻黃 桂枝 天麻 大黃 甘草 生

引用生薑, 水煎服.

[方歌] 羌活桂枝治風癎, 疎風瀉熱妙難言, 羌防麻桂天麻草, 大黃煎服自然安.

牛黃丸

膽星 全蝎 去毒 蟬退 各二錢半 防風 牛黃 白附子 生 殭蠶 炒 天麻 各一錢五分 麝香 五分

右爲細末, 煮棗去核·皮, 取肉和丸, 如菉豆大. 每服三五丸, 生薑湯化服.

御纂醫宗金鑑 卷五十二

疳證門

疳證總括

大人爲勞小兒疳，乳食傷脾是病原，甘肥失節生積熱，氣血津液被熬煎．初患尿泔午潮熱，日久青筋肚大堅，面色青黃肌肉瘦，皮毛憔悴眼睛眨．

［註］大人者，十五歲以上也．病則爲勞．若十五歲以下者，皆名爲疳．緣所禀之氣血虛弱，臟腑嬌嫩，易於受傷，或因乳食過飽，或因肥甘無節，停滯中脘，傳化遲滯，腸胃漸傷，則生積熱．熱盛成疳，則消耗氣血，煎灼津液．凡疳病初起，尿如米泔，午後潮熱．日久失治，致令青筋暴露，肚大堅硬，面色青黃，肌肉消瘦，皮毛憔悴，眼睛發眨，而疳證成矣．然當分其所屬而治之，庶不致有誤也．

脾 疳

脾疳面黃肌消瘦，身熱困倦喜睡眠，心下痞硬滿腫脹，臥冷食泥腹痛堅，頭大頸細食懶進，吐瀉煩渴便腥黏．攻積消疳肥兒治，補脾參苓白朮先．

［註］脾屬土，色黃主肌肉．故脾疳則見面黃，肌肉消瘦，身體發熱，困倦喜睡，心下痞硬，乳食懶進，睡臥喜冷，好食泥土，肚腹堅硬疼痛，頭大頸細，有時吐瀉，口乾煩渴，大便腥黏之證也．宜先攻其積，用消疳理脾湯·肥兒丸主之．積退然後調理其脾，以參苓白朮散主之．

消疳理脾湯

蕪荑 三稜 莪朮 青皮 炒 陳皮 蘆薈 檳榔 使君子肉 甘草 生 川黃連 胡黃連 麥芽 炒 神麯 炒

引用燈心，水煎服．

［方解］消疳理脾用蕪荑，三稜莪朮青陳皮，蘆薈檳榔史君草，川連胡連麥芽麯．

肥兒丸

人參 二錢半 白朮 土炒 茯苓 三錢 黃連 二錢 胡黃連 五錢 使君子 肉．四錢 神麯 炒．錢半 麥芽 炒 山楂肉 各三錢半 甘草 炙．錢半 蘆薈 煨．二錢半

右爲末，黃米糊丸，如黍米大．每服二三十丸，米湯化下．

參苓白朮散

人參 二錢 茯苓 白朮 土炒 扁豆 炒 薏米 炒 山藥 炒．各五錢 陳皮 三錢 縮砂 桔梗 各二錢 甘草 炙．一錢 建蓮子 去心．五錢

右共爲細末，每服一錢，老米湯調服．

疳 瀉

疳疾傷脾因作瀉，先清後補爲妙訣，初宜清熱和中湯，久瀉參苓白朮捷．

［註］疳瀉之證，多緣積熱傷脾，以致水穀不分，頻頻作瀉，法當清熱滲濕，以清熱和中湯主之．若瀉久不愈，當漸爲調理，參苓白朮散主之．

清熱和中湯

白朮 土炒 陳皮 厚朴 薑炒 赤苓 黃連 神麯 炒 穀芽 炒 使君子 生甘草 澤瀉

引用燈心，水煎服．

［方歌］疳久泄瀉名疳瀉，清熱和中功甚捷，白朮陳厚赤苓連，神穀史君草澤瀉．

參苓白朮散 方見脾疳

疳腫脹

疳疾腫脹面浮光，傳化失宜脾肺傷，氣逆喘欬胸膈滿，御苑匀氣服最良.

[註] 疳疾腫脹之證，多因傳化失宜，以致脾肺兩傷. 現證氣逆喘欬，胸膈痞悶，肚腹腫脹，面色浮光. 宜用御苑匀氣散治之，其腫脹自消矣.

御苑匀氣散

桑皮 蜜炒 桔梗 赤苓 甘草 生 藿香 陳皮 木通

引用薑皮·燈心，水煎服.

[方歌] 疳久脾虛腫脹生，御苑匀氣有奇功，桑皮桔梗赤苓草，藿香陳皮合木通.

疳 痢

疳疾日久頻下痢，多緣腸胃熱凝滯，或赤或白腹窘急，香連導滯爲妙劑.

[註] 疳痢之由，皆因熱結腸胃所致. 故痢時或赤或白，腹中窘痛，急用香連導滯湯治之，其痢自愈.

香連導滯湯

青皮 炒 陳皮 厚朴 薑炒 川黃連 薑炒 生甘草 山楂 神麯 炒 木香 煨 檳榔 大黃

引用燈心，水煎服.

[方歌] 疳久下痢名疳痢，香連導滯功最良，青陳厚朴川連草，楂麯木香檳大黃.

肝 疳

肝疳面目爪甲青，眼生眵淚澁難睜，搖頭揉目合面臥，耳流膿水濕瘡生. 腹大青筋身羸瘦，燥渴煩急糞帶青，清熱柴胡同蘆薈，調養逍遙抑肝靈.

[註] 肝屬木，色青主筋. 故肝疳則見面目爪甲皆青，眼生眵淚，隱澁難睜，搖頭揉目，合面睡臥，耳瘡流膿，腹大青筋，身體羸瘦，燥渴煩急，糞青如苔之證也. 治宜先清其熱，用柴胡清肝散，蘆薈肥兒丸主之. 若病勢稍退，當以逍遙散·抑肝扶脾湯調理.

柴胡清肝散

銀柴胡 梔子 微炒 連翹 去心 胡黃連 生地黃 赤芍 龍膽草 青皮 炒 甘草 生

引用燈心，竹葉，水煎服.

[方歌] 柴胡清肝治肝疳，銀柴梔子翹胡連，生地赤芍龍膽草，青皮甘草一同煎.

蘆薈肥兒丸

五穀蟲 炒. 二兩 蘆薈 生 胡黃連 炒 川黃連 薑炒. 各一兩 銀柴胡 炒. 一兩二錢 扁豆 炒 山藥 炒 南山楂 二兩半 蝦蟆 煅. 四個 肉豆蔻 煨. 七錢 檳榔 五錢 使君子 炒. 二兩半 神麯 炒. 二兩 麥芽 炒. 一兩六錢 鶴虱 炒. 八錢 蕪荑 炒. 一兩 硃砂 飛. 二錢 麝香 二錢

共研細末，醋糊爲丸，如黍米大. 每服一錢，米飮下.

加味逍遙散

茯苓 白朮 炒 當歸 白芍 炒 柴胡 薄荷 炙甘草 丹皮 梔子 炒

引用薑·棗，水煎服.

[方歌] 加味逍遙散如神，茯苓白朮當歸身，白芍柴胡薄荷草，再加丹皮梔子仁.

抑肝扶脾湯

人參 白朮 土炒 黃連 薑炒 柴胡 酒炒 茯苓 青皮 醋炒 陳皮 白芥子 龍膽草 山楂 神麯 炒 炙甘草

引用薑·棗，水煎服.

[方歌] 調理抑肝扶脾湯，參朮黃連柴苓良，青陳白芥龍膽草，山楂神麯甘草嚐.

心 疳

心疳面赤脈絡赤，壯熱有汗時煩驚，咬牙弄舌口燥渴，口舌生瘡小便紅．胸膈滿悶喜伏臥，懶食乾瘦吐利頻，瀉心導赤珍珠治，茯神調理可收功．

［註］ 心屬火，色赤主血脈．故心疳則見面紅目脈絡赤，壯熱有汗，時時驚煩，咬牙弄舌，口舌乾燥，渴飮生瘡，小便紅赤，胸膈滿悶，睡喜伏臥，懶食乾瘦，或吐或利也．熱盛者，瀉心導赤湯主之．熱盛兼驚者，珍珠散主之．病久心虛者，茯神湯調理之．

瀉心導赤湯 方見木舌

珍珠散

珍珠 三錢 麥冬 去心．五錢 天竺黃 三錢 金鉑 二十五片 牛黃 一錢 胡黃連 三錢 生甘草 二錢 羚羊角 大黃 當歸 各三錢 硃砂 二錢 雄黃 一錢 茯神 五錢 犀角 三錢

右爲細末，每服五分，茵陳湯調服．

茯神湯

茯神 當歸 炙甘草 人參

引用龍眼肉，水煎服．煩熱者，加麥冬．

［方歌］ 茯神湯內用茯神，當歸甘草共人參，若是煩熱麥冬入，淸補兼施功最純．

疳 渴

肥甘積熱傷津液，大渴引飮心煩熱，速用淸熱甘露宜，熱減津生渴自歇．

［註］ 疳渴者，多因肥甘積熱煎耗脾胃，以致津液虧損，故不時大渴引飮，心神煩熱．速用淸熱甘露飮，其渴自愈．

淸熱甘露飮

生地黃 麥冬 去心 石斛 知母 生 枇杷葉 蜜炙 石膏 煆 甘草 生 茵陳蒿 黃芩

引用燈心，水煎服．

［方歌］ 耗液傷津成疳渴，淸熱甘露飮如神，生地麥冬斛知母，枇杷石膏草茵芩．

肺 疳

面白氣逆時欬嗽，毛髮焦枯皮粟乾，發熱憎寒流淸涕，鼻頰生瘡號肺疳．疎散生地淸肺效，淸熱甘露飮爲先，肺虛補肺散最妙，隨證加減莫遲延．

［註］ 肺屬金，色白主皮毛．故肺疳則見面白，氣逆欬嗽，毛髮枯焦，皮上生粟，肌膚乾燥，憎寒發熱，常流淸涕，鼻頰生瘡也．先用生地淸肺飮以疎解之，繼用甘露飮淸之．日久肺虛者，當以補肺散主之．

生地淸肺飮

桑皮 炒 生地黃 天冬 前胡 桔梗 蘇葉 防風 黃芩 生甘草 當歸 連翹 去心 赤苓

引用生薑·紅棗，水煎服．

［方歌］ 生地淸肺用桑皮，生地天冬前桔齊，蘇葉防風黃芩草，當歸連翹赤苓宜．

甘露飮

生地黃 熟地黃 天冬 麥冬 去心 枳殼 麸炒 桔梗 黃芩 枇杷葉 蜜炙 茵陳蒿 石斛

引用紅棗肉，水煎服．

［方歌］ 甘露飮治肺火壅，生熟地黃二門冬，枳桔黃芩枇杷葉，茵陳石斛共煎成．

補肺散

白茯苓 阿膠 蛤粉炒 糯米 馬兜鈴 炙甘草 杏仁 炒，去皮·尖

水煎服．

［方歌］ 肺虛補肺散通仙，茯苓阿膠糯米攢，馬兜鈴配炙甘草，杏仁微炒去皮尖．

腎 疳

解顱鶴膝齒行遲，骨瘦如柴面黑黧，齒齦出血口臭氣，足冷腹痛瀉哭啼．腎疳先用金

蟾治, 九味地黃繼進宜, 若逢稟賦氣虛弱, 調元散進莫遲疑.

[註] 腎屬水, 色黑主骨. 患此疳者, 初必有解顱·鶴膝·齒遲·行遲·腎氣不足等證. 更因甘肥失節, 久則漸成腎疳, 故見面色黧黑, 齒齦出血, 口中氣臭, 足冷如冰, 腹痛泄瀉, 啼哭不已之證. 先用金蟾丸治其疳, 繼以九味地黃丸調補之. 若稟賦不足者, 調元散主之.

金蟾丸

乾蝦蟆 煆 胡黃連 黃連 各三錢 鶴蝨 二錢 肉豆蔻 煨 苦楝根白皮 雷丸 蘆薈 生 蕪荑 各三錢

右爲末, 麵糊爲丸, 菉豆大, 雄黃爲衣. 每服十五丸, 米湯化下.

九味地黃丸

熟地 茱萸肉 各五錢 赤茯苓 澤瀉 牡丹皮 山藥 炒 當歸 川楝子 使君子 肉. 各三錢

右爲細末, 煉白蜜爲丸, 如芡實大. 用滾白水研化, 食前服.

調元散

人參 茯苓 白朮 土炒 山藥 炒 川芎 當歸 熟地黃 茯神 黃芪 炙 甘草 炙 白芍 炒

引用薑·棗, 水煎服.

[方歌] 調元散治稟賦弱, 參苓白朮乾山藥, 芎歸熟地共茯神, 黃芪甘草同白芍.

疳 熱

小兒疳疾身發熱, 輕重虛實當分別, 初用青蒿飲爲宜, 日久鼈甲散最捷.

[註] 疳疾之證, 身多發熱. 治者宜分別輕重·虛實治之. 病初起多實者, 鼈甲青蒿飲主之. 日久多虛者, 鼈甲散主之.

鼈甲青蒿飲

銀柴胡 鼈甲 炙 青蒿 生甘草 生地黃 赤芍 胡黃連 知母 炒 地骨皮

引用燈心, 水煎服.

[方歌] 疳疾血虛身發熱, 鼈甲青蒿藥有靈, 銀柴鼈蒿草地芍, 胡連知母地骨同.

鼈甲散

人參 黃芪 炙 鼈甲 炙 生地 熟地 當歸 白芍 炒 地骨皮

水煎服.

[方歌] 疳疾日久骨熱蒸, 鼈甲散治效從容, 參芪鼈甲生熟地, 當歸白芍地骨同.

腦 疳

腦疳多緣受風熱, 又兼乳哺失調節. 頭皮光急生餅瘡, 頭熱髮焦如穗結, 鼻乾心煩腮顖腫, 困倦睛暗身汗熱. 龍膽龍腦丸甚良, 吹鼻龍腦效甚捷.

[註] 腦疳者, 因兒素受風熱, 又兼乳哺失調, 以致變生此證. 頭皮光急, 腦生餅瘡, 頭熱毛焦, 髮結如穗, 鼻乾心煩, 腮顖腫硬, 困倦睛暗, 自汗身熱也. 腦熱生瘡者, 龍膽丸主之. 煩熱羸瘦者, 龍腦丸主之. 外用吹鼻龍腦散吹之, 其證自愈.

龍膽丸

龍膽草 升麻 苦楝根皮 焙 赤茯苓 防風 蘆薈 油髮灰 各二錢 青黛 黃連 各三錢

右爲細末, 猪膽汁浸糕糊丸, 如麻子大. 薄荷湯下, 量兒大小與之.

龍腦丸

龍腦 麝香 各五分 雄黃 二錢 胡黃連 三錢 牛黃 一錢 硃砂 一錢五分 蘆薈 生. 三錢 乾蝦蟆 灰. 四錢

右爲細末, 熊膽合丸, 如麻子大. 每服三丸, 薄荷湯下.

吹鼻龍腦散

龍腦 麝香 各研細末. 少許 蝸牛殼 炒黃 蝦蟆灰 瓜蒂 黃連 細辛 桔梗 各等分

右爲細末, 入磁盒內貯之. 每取少許, 吹入鼻中, 日吹二次.

眼疳

疳熱上攻眼疳成, 痒澁赤爛胞腫疼, 白睛生翳漸遮滿, 流淚羞明目不睜. 疎解瀉肝散最妙, 雲翳清熱退翳靈, 目久不差當補養, 逍遙瀉肝二方從.

[註] 眼疳者, 疳熱上攻於眼, 故發時痒澁赤爛, 眼胞腫疼, 白睛生翳, 漸漸遮滿, 不時流淚, 羞明閉目也. 先用瀉肝散疎解之, 再用清熱退翳湯消其翳, 若目久不差, 法當調補逍遙散, 或羊肝散主之.

瀉肝散

生地黃 當歸 赤芍 川芎 連翹 去心 梔子 生 龍膽草 大黃 羌活 甘草 生 防風

引用燈心, 水煎服.

[方歌] 瀉肝散治肝熱壅, 生地當歸赤芍芎, 連翹梔子龍膽草, 大黃羌活草防風.

清熱退翳湯

梔子 微炒 胡黃連 木賊草 赤芍 生地 羚羊角 龍膽草 銀柴胡 蟬蛻 甘草 生 菊花 蒺藜

引用燈心, 水煎服.

[方歌] 清熱退翳消雲翳, 梔連木賊芍生地, 羚羊龍膽銀柴胡, 蟬蛻甘草菊蒺藜.

逍遙散 方見肝疳

羊肝散

青羊肝 去筋膜, 切韭葉厚片. 一具 人參 羌活 白朮 土炒 蛤粉 各等分

右爲細末, 令勻聽用. 將藥置荷葉上, 如錢厚一層, 鋪肝一層包固, 外以新足青布包裹蒸熟, 任兒食之. 如不食者, 及夏月恐腐壞, 則晒乾爲末, 早晚白湯調服. 服完再合, 以好爲度. 若熱者減人參.

鼻疳

疳熱攻肺成鼻疳, 鼻塞赤痒痛難堪, 浸淫潰爛連脣際, 欬嗽氣促髮毛乾. 熱盛清金化毒效, 疳蟲蝕鼻化蟲丸, 調敷須用鼻疳散, 吹鼻蟬殼效通仙.

[註] 鼻疳者, 因疳熱攻肺而成. 盖鼻爲肺竅, 故發時鼻塞赤痒, 疼痛浸淫潰爛, 下連脣際成瘡, 欬嗽氣促, 毛髮焦枯也. 熱盛者, 宜清金散·蔣氏化毒丹主之. 蟲蝕者, 用化蟲丸主之. 外用鼻疳散敷之, 或以吹鼻蟬殼散吹入鼻內.

清金散

生梔子 黃芩 枇杷葉 蜜炙 生地黃 花粉 連翹 去 麥冬 去心 薄荷 元參 生甘草 桔梗

引用燈心, 水煎服.

[方歌] 清金散治肺壅熱, 梔子黃芩枇杷葉, 生地花粉翹麥冬, 薄荷元參甘草桔.

蔣氏化毒丹 方見胎赤

化蟲丸

蕪荑 蘆薈 生 青黛 川芎 白芷梢 胡黃連 川黃連 蝦蟆 灰. 各等分

右爲細末, 猪膽汁浸糕爲丸, 如麻子大. 每服二十丸, 食後杏仁煎湯下.

鼻疳散

青黛 一錢 麝香 少許 熊膽 五分

右爲細末, 乾者, 用猪骨髓調貼. 濕者, 乾上.

吹鼻蟬殼散

蟬殼 微炒 青黛 研 蛇蛻皮 灰 滑石 麝香 細研. 各等分

右爲細末, 每用菉豆大, 吹入鼻中. 日三用之, 疳蟲盡出.

牙疳

疳成毒熱內攻胃, 上發齦肉赤爛疼, 口鼻

血出牙枯落，穿腮蝕唇命多傾．攻毒消疳蕪荑效，繼以蘆薈肥兒靈，外用牙疳散時上，能食堪藥始能生．

［註］牙疳者，因毒熱攻胃而成．故熱毒上發，齦肉赤爛疼痛，口臭血出，牙枯脫落，穿腮蝕脣，病勢危急．急用消疳蕪荑湯瀉其毒熱，繼以蘆薈肥兒丸清其餘熱．外用牙疳散，時時敷之自愈．總之，此證必胃强能食，堪勝峻藥，始有生機，否則難治也．

消疳蕪荑湯

大黃 芒硝 蕪荑 蘆薈 生 川連 胡黃連 黃芩 雄黃

水煎服．服後便軟及不食者，去大黃·芒硝，加石膏·羚羊角．

［方歌］蕪荑消疳大黃硝，蘆薈蕪荑二連標，黃芩雄黃一同入，能淸積熱牙疳消．

蘆薈肥兒丸 方見肝疳

牙疳散

人中白 煆存性 綠礬 燒紅 五倍子 炒黑．各等分 氷片 少許

右爲極細末．先用水拭淨牙齒，再以此敷之．有蟲者加檳榔．

脊疳

積熱生蟲蝕脊膂，手擊其背若鼓鳴，羸瘦脊骨鋸齒狀，身熱下利煩渴增．十指皆瘡齧爪甲，此名脊疳病熱凶，蘆薈丸同金蟾散，急急調治莫從容．

［註］脊疳者，因積熱生蟲，上蝕脊膂也．以手擊其背，必空若鼓鳴，脊骨羸瘦，狀若鋸齒，始爲脊疳外證．亦身體發熱，下利煩渴，十指皆瘡，頻齧爪甲，其證最爲可畏．須先以蘆薈丸殺其蟲，繼用金蟾散消其疳，隨時調治，或可愈也．

蘆薈丸

生蘆薈 青黛 硃砂 熊膽 胡黃連 貫衆 地龍 微炒 川黃連 蟬蛻 去足 雷丸 各五錢 麝香 一錢 蝦蟆 酥炙，炒焦．一介

右爲細末，用蝸角肉硏和，丸如麻子大．每服五丸，粥飮下．量兒大小與之．

金蟾散

蟾 酥炙，炒焦．一枚 夜明沙 炒 桃白皮 樗根白皮 地楡 黃柏 訶黎勒 去煨 百合 人參 大黃 白蕪荑 炒 胡粉 各三錢 檳榔 一錢 丁香 三十七粒

右爲細末，每服五分，粥飮調下．

蛔疳

過食膩冷並肥甘，濕熱生蛔腹內纏，時煩多啼時腹痛，口脣色變溢淸涎，腹脹靑筋肛濕痒，史君散治莫遲延．不愈下蟲丸極效，蛔退補脾肥兒丸．

［註］蛔疳者，因過食生冷·油膩·肥甘之物，以致濕熱生蛔，腹中擾動，故有時煩躁多啼，有時肚腹攪痛，口脣或紅或白，口溢淸涎，腹脹靑筋，肛門濕痒也．先用使君子散治之．不愈，下蟲丸主之．若蛔退，又當調補其脾，肥兒丸主之．

使君子散

使君子 瓦上炒，爲末．十個 苦楝子 泡，去核．五個 白蕪荑 甘草 膽汁浸一宿．各一錢

右爲末，每服一錢，水調服．

下蟲丸

苦楝根皮 新白者佳，酒浸，焙 木香 桃仁 浸，去皮·尖 綠苞貫衆 蕪荑 焙 雞心檳榔 各二錢 輕粉 五分 鶴蝨 炒．一錢 乾蝦蟆 炒黑．三錢 使君子 取肉，煨．三錢

右爲末，麵糊成丸，如麻子大．每服二十丸，滾白水下．

肥兒丸 方見脾疳

無辜疳

無辜疳傳有二因, 鳥羽汚衣着兒身, 或緣乳母病傳染. 頸項瘡核便利膿, 蟲蝕臟腑身羸瘦, 面黃發熱致疳生. 清熱宜用柴胡飮, 消疳肥兒效如神.

[註] 無辜疳者, 其病原有二. 或因浣衣夜露, 被無辜鳥落羽所汚, 兒着衣後, 致成此證. 或因乳母有病, 傳染小兒, 以有此疾. 其證頸項生瘡, 或項內有核如彈, 按之轉動, 軟而不疼, 其中有蟲如米粉, 不速破之, 使蟲蝕臟腑, 便利膿血, 身體羸瘦, 面黃發熱也. 治宜先淸其熱, 柴胡飮主之. 再消其疳, 以蘆薈肥兒丸主之.

柴胡飮

赤芍藥 柴胡 黃連 半夏 薑製 桔梗 夏枯草 龍膽草 浙貝母 黃芩 甘草 生

引用燈心, 水煎服.

[方歌] 柴胡飮治無辜疳, 赤芍柴胡川黃連, 半夏桔梗夏枯草, 龍膽浙貝芩草煎.

蘆薈肥兒丸 方見肝疳

丁奚疳

徧身骨露號丁奚, 肌肉乾澁晝夜啼, 手足枯細面黧黑, 項細腹大突出臍, 尻削身軟精神倦, 骨蒸潮熱渴煩急. 化滯五疳消積治, 補養人參啓脾宜.

[註] 丁奚者, 徧身骨露, 其狀似丁, 故名曰丁奚也. 其證肌肉乾澁, 啼哭不已, 手足枯細, 面色黧黑, 項細腹大, 肚臍突出, 尻削身軟, 精神倦怠, 骨蒸潮熱, 燥渴煩急也. 先用五疳消積丸化其滯, 繼用人參啓脾丸理其脾病, 可漸愈矣.

五疳消積丸

使君子肉 炒. 五錢 麥芽 炒 陳皮 神麯 炒 山楂 各一兩 白蕪荑 黃連 膽草 各三錢

右爲末, 陳米飯爲丸. 每服一錢, 米飮下.

人參啓脾丸

人參 五錢 白朮 土炒. 五錢 白茯苓 五錢 陳皮 四錢 扁豆 炒. 五錢 山藥 炒. 五錢 木香 煨. 二錢 穀芽 炒 神麯 炒. 三錢 炙甘草 二錢

右硏細末, 煉蜜爲丸, 重一錢. 用建蓮湯化下.

哺露疳

乳食不節傷脾胃, 羸瘦如柴哺露成, 吐食吐蟲多煩渴, 頭骨開張晡熱蒸. 先用集聖消積滯, 繼用肥兒甚有靈, 若還腹大青筋現, 人參丸服莫從容.

[註] 哺露者, 因乳食不節, 大傷脾胃也. 其證羸瘦如柴, 吐食吐蟲, 心煩口渴, 頭骨開張, 日晡蒸熱. 先用集聖丸消其積滯, 再用肥兒丸調理其脾. 若哺露日久, 肚大青筋者, 又宜攻補兼施, 以人參丸主之.

集聖丸

蘆薈 微炒 五靈脂 炒 夜明沙 淘洗, 焙乾 縮砂 木香 陳皮 莪朮 使君子 肉 黃連 川芎 酒洗, 炒 乾蟾 炙. 各二錢 當歸 一錢五分 靑皮 製. 二錢

右爲細末, 用雄猪膽二個, 取汁和麵糊爲丸. 每服一錢, 米飮送下.

肥兒丸 方見脾疳

人參丸

人參 麥冬 去心 半夏 薑製 大黃 微炒 黃芪 炙 茯苓 柴胡 黃芩 炙甘草 川芎 訶黎勒 煨 鼈甲 炙

右爲細末, 煉蜜爲丸, 如麻子大. 以粥飮下, 量兒大小用之.

吐證門

吐證總括

諸逆上衝成嘔吐，乳食傷胃或夾驚，或因痰飲或蟲擾，虛實寒熱要分明.

[註] 嘔吐一證，皆諸逆上衝所致也. 夫諸逆之因，或以乳食過多，停滯中脘，致傷胃氣，不能健運而上逆也. 或於食時觸驚，停積不化而上逆也. 或痰飲壅盛，阻隔氣道. 或蚘蟲擾亂，懊憹不安而上逆也. 總之，上逆之因雖不同，而皆能成嘔吐也. 但病有虛有實，有寒有熱，治者當於臨證時參合兼見之證，審愼以別之，庶不誤矣.

辨嘔吐噦證

有物有聲謂之嘔，有物無聲吐證名，無物有聲爲噦證，分別醫治中病情.

[註] 吐證有三，曰嘔，曰吐，曰噦. 古人謂嘔屬陽明，有聲有物，氣血俱病也. 吐屬太陽，有物無聲，血病也. 噦屬少陽，有聲無物，氣病也. 獨李杲謂嘔·吐·噦俱屬脾胃虛弱. 潔古老人又從三焦以分氣·積·寒之三因. 然皆不外諸逆上衝也. 治者能分虛實，別寒熱以治之，自無不曲中病情矣.

傷乳吐

乳食過飽蓄胃中，乳片不化吐頻頻，身熱面黃腹膨脹，消乳保和有神功.

[註] 傷乳吐者，因乳食過飽，停蓄胃中，以致運化不及，吐多乳片，猶如物盛滿而上溢也. 其證身熱面黃，肚腹膨脹. 治宜消乳丸·保和丸. 化其宿乳，安胃和中，節其乳食，自然止也.

消乳丸

香附 製. 二兩 神麴 炒 麥芽 炒. 各一兩 陳皮 八錢 縮砂仁 炒 甘草 炙. 各五錢

右爲細末，滴水爲丸，如粟米大. 量兒大小服之，薑湯化下.

保和丸

南山楂 二兩 神麴 炒. 一兩 茯苓 半夏 薑製 連翹 去心 陳皮 萊菔子 炒. 各五錢

右爲細末，麵糊爲丸. 麥芽湯化服.

傷食吐

過食傷胃腹脹熱，惡食口臭吐酸黏，眼胞虛浮身潮熱，須服三稜和胃煎.

[註] 傷食吐者，因小兒飮食無節，過食油膩·麵食等物，以致壅塞中脘而成也. 其證肚腹脹熱，惡食口臭，頻吐酸黏，眼胞虛浮，身體潮熱. 治宜淸胃和中爲主，先用三稜丸止其吐，再用和胃湯化其滯，而病漸愈矣.

三稜丸

三稜 煨 陳皮 半夏 薑製 神麴 炒. 各一兩 黃連 薑炒 枳實 麩炒 丁香 各五錢

右硏細末，麵和爲丸，如黃米大. 每服二十丸，食後薑湯下.

和胃湯

陳皮 半夏 薑製 縮砂仁 硏 蒼朮 炒 厚朴 薑炒 藿香葉 香附 炒 甘草 炙 山楂 神麴 炒

引用生薑，水煎服.

[方歌] 和胃湯治嘔吐頻，陳皮半夏縮砂仁，蒼朮厚朴藿香葉，香附甘草山楂神.

夾驚吐

食時觸異吐靑涎，身熱心煩睡不安，截風觀音散極妙，止吐定吐丸可痊.

[註] 夾驚吐者，多因飮食之時，忽被驚邪所觸而致吐也. 其證頻吐靑涎，身體發熱，心神煩躁，睡臥不寧. 先用全蝎觀音散截其風，次用定吐丸止其嘔，而病可痊矣.

全蝎觀音散

人參 三錢 黃芪 蜜炙 扁豆 炒 茯苓 各五錢 蓮肉 去心 木香 煨. 一錢五分 白芷 二錢 羌活 防風 天痲 全蝎 去毒. 各三錢 炙甘草 一錢五分

右爲細末. 薑·棗煎湯調服, 量兒大小與之.

定吐丸

丁香 二十一粒 蝎梢 去毒. 四十九條 半夏 薑製. 三個

右爲細末令勻, 煮棗肉爲丸, 如黍米大. 每服七丸, 金器煎湯化服.

痰飮吐

痰飮壅盛在胸中, 痰因氣逆嘔吐成, 眩暈面靑吐涎飮, 香砂二陳六君寧.

[註] 痰飮吐者, 由小兒飮水過多, 以致停留胸膈, 變而爲痰, 痰因氣逆, 遂成嘔吐之證. 其候頭目眩暈, 面靑, 嘔吐涎水痰沫也, 宜用香砂二陳湯. 虛者, 香砂六君子湯治之.

二陳湯 方見哯乳 本方加藿香·砂仁

香砂六君子湯

藿香 縮砂仁 白朮 土炒 人參 茯苓 半夏 薑製 陳皮 甘草 炙

引用生薑, 水煎服.

[方歌] 香砂六君虛痰吐, 藿香縮砂共白朮, 人參茯苓及陳皮, 半夏甘草同煎服.

蟲吐

蟲吐胃熱或胃寒, 色變時疼嘔淸涎, 寒熱當以陰陽辨, 化蟲加減理中痊.

[註] 蟲吐之證有二, 有以胃經熱蒸者, 有以胃經寒迫者, 皆能令蟲不安, 擾亂胃中而作吐也. 其證脣色或紅或白, 胃口時痛時止, 頻嘔淸涎. 屬寒屬熱, 當從陰陽之證辨之. 熱者化蟲丸主之, 寒者加減理中湯主之.

化蟲丸

蕪荑 五錢 鶴蝨 苦楝根皮 胡粉 使君子 肉 檳榔 各一兩 枯礬 二錢五分

右爲細末, 麵糊爲丸. 量兒大小用之.

加減理中湯

人參 乾薑 白朮 土炒 川椒

引用烏梅一箇, 水煎服.

[方歌] 加減理中寒吐蟲, 人參乾薑白朮從, 川椒烏梅伏蟲動, 煎成服下卽安寧.

虛吐

虛吐多因胃弱成, 神倦顖動睡露睛, 自利不渴頻嘔吐, 丁沈四君藥最靈.

[註] 虛吐之證, 多因胃氣虛弱, 不能消納乳食, 致成此證也. 其精神倦怠, 顖門煽動, 睡臥露睛, 自利不渴, 頻頻嘔吐者, 以丁沈四君子湯治之.

丁沈四君子湯

人參 白朮 土炒 茯苓 炙甘草 丁香 沈香

引用煨薑, 水煎服.

[方歌] 胃虛嘔吐不思食, 丁沈四君治最宜, 參朮苓草補其胃, 丁香沈香溫其脾.

實吐

小兒實吐腹脹滿, 二便不利痞硬疼, 發渴思凉吐酸臭, 三一承氣可收功.

[註] 實吐者, 小兒平素壯實, 偶而停滯, 胸腹脹滿, 二便秘澁, 痞硬疼痛, 口渴思飮寒凉, 吐多酸臭也. 宜用三一承氣湯下之, 二便利而吐止矣.

三一承氣湯

芒硝 生大黃 枳實 麩炒 甘草 生 厚朴 薑炒

引用生薑, 水煎服.

[方歌] 三一承氣治實吐, 滌滯通塞功最著, 芒硝相配生大黃, 枳實甘草同厚朴.

寒吐

朝食暮吐爲冷吐, 乳食不化不臭酸, 四肢厥冷面脣白, 薑橘丁萸理中煎.

[註] 寒吐者, 皆因小兒過食生冷, 或乳母當風取涼, 使寒氣入乳, 小兒飮之, 則成冷吐之證. 其候朝食暮吐, 乳食不化, 吐出之物, 不臭不酸, 四肢逆冷, 面脣色白, 治當溫中定吐. 胃微寒者, 薑橘散主之. 寒甚者, 丁萸理中湯主之.

薑橘散

白薑 二錢 陳皮 一兩 炙甘草 一錢

右爲細末, 每服一錢, 溫棗湯調服.

理中湯 方見不乳 本方加丁香·吳茱萸

熱吐

食入卽吐因胃熱, 口渴飮冷吐酸涎, 身熱脣紅小便赤, 加味溫膽湯可痊.

[註] 熱吐之證, 或因小兒過食煎煿之物, 或因乳母過食厚味, 以致熱積胃中, 遂令食入卽吐, 口渴飮冷, 嘔吐酸涎, 身熱脣紅, 小便赤色. 治宜清熱爲主, 加味溫膽湯主之.

加味溫膽湯

陳皮 半夏 薑製 茯苓 麥冬 去心 枳實 麩炒 生甘草 竹茹 黃連 薑炒

引用燈心, 水煎服.

[方歌] 熱吐須用溫膽湯, 陳皮半夏茯苓良, 麥冬枳實生甘草, 竹茹黃連水煎嚐.

瀉證門

瀉證總括

小兒泄瀉認須清, 傷乳停食冷熱驚, 臟寒脾虛飧水瀉, 分消溫補治宜精.

[註] 瀉之一證, 多因脾被濕侵, 土不勝水而成. 然致病之原各異, 或乳食停滯不化, 或感受寒暑之氣, 或驚邪外觸, 或臟受寒冷, 或脾虛作瀉, 更有飧瀉·水瀉之證. 致疾之因不同, 而調治之法亦異. 醫者詳細辨之, 或分消·或溫補, 因證施治, 庶不誤矣.

傷乳食瀉

乳食過傷瀉酸膿, 噫臭腹熱脹滿疼, 口渴惡食溺赤澁, 保安平胃奏神功,

[註] 傷乳食瀉者, 因乳食過飽, 損傷脾胃, 乳食不化, 故頻瀉酸膿也. 噫臭腹熱, 脹滿疼痛, 口渴惡食, 小便赤澁, 須用保安丸消其滯, 次用平胃散和其脾, 庶積消而瀉止矣.

保安丸

香附 醋炒 縮砂仁 各一兩 白薑 泡 青皮 醋炒 陳皮 三稜 莪朮 炙甘草 各五錢

右爲細末, 麵糊爲丸. 量兒大小與之, 白湯化下.

平胃散 方見見乳

中寒瀉

過食生冷中寒瀉, 腸鳴脹痛泄澄清, 面白肢冷懶飮食, 理中訶子散堪行.

[註] 中寒瀉者, 因過食生冷, 以致寒邪凝結, 腸鳴腹脹, 時復疼痛, 所瀉皆澄澈清冷, 面色淡白, 四肢逆冷, 飮食懶進也. 溫中理中湯主之. 止瀉, 訶子散主之.

理中湯 方見不乳

訶子散

訶子 面煨 肉豆蔻 面煨 白朮 土炒 人參 茯苓 木香 煨. 各一兩 陳皮 炙甘草 各五錢

右爲細末, 每服一錢, 薑湯調服.

火瀉

火瀉內熱或傷暑, 暴注下迫腹痛疼, 煩渴

瀉黃小便赤, 玉露四苓可收功.

[註] 火瀉者, 皆因臟腑積熱, 或外傷暑氣, 故瀉時暴注下迫, 肚腹疼痛, 心煩口渴, 瀉多黃水, 小便赤色也. 先用玉露散淸其熱, 再用四苓湯利其水, 庶得其要矣.

玉露散

寒水石 石膏 各一兩 甘草 三錢

右爲細末, 量兒大小, 溫湯無時調服.

四苓湯

茯苓 白朮 土炒 猪苓 澤瀉

引用燈心, 水煎服.

[方歌] 火瀉小便不利通, 利水除濕用四苓, 茯苓白朮猪苓澤, 燈心爲引共煎成.

驚 瀉

驚瀉因驚成泄瀉, 夜臥不安晝惕驚, 糞稠若膠帶靑色, 鎭驚養脾服通靈.

[註] 驚瀉者, 因氣弱受驚, 致成此證. 其候夜臥不寧, 晝則驚惕, 糞稠若膠, 色靑如苔. 治宜鎭心抑肝, 先以益脾鎭驚散定其驚, 次以養脾丸理其脾, 庶可愈矣.

益脾鎭驚散

人參 錢半 白朮 土炒 茯苓 各三錢 硃砂 八分 鈎藤 三錢 甘草 炙. 五分

右爲細末, 每服一錢, 燈心湯調服.

養脾丸

人參 白朮 土炒 當歸 川芎 各三錢 靑皮 醋炒 木香 煨 黃連 薑炙 陳皮 各二錢 神麴 炒 山楂 縮砂仁 麥芽 炒. 各一錢

右研細末, 神麴糊爲丸, 如麻子大. 每服二十丸, 陳倉米飮下.

臍寒瀉

剪臍失護受寒冷, 糞色靑白腹痛鳴, 散寒和氣飮極效, 溫補調中湯最靈.

[註] 臍寒瀉者, 多因斷臍失護, 風冷乘入, 傳於大腸, 遂成寒瀉之證. 其候糞色靑白, 腹痛腸鳴. 先用和氣飮溫散之, 再以調中湯溫補之, 庶治得其要矣.

和氣飮

蒼朮 紫蘇 防風 赤苓 豆豉 藿香 陳皮 厚朴 薑炒 炙甘草

引用生薑·燈心, 水煎服.

[方歌] 和氣飮具溫散功, 蒼朮紫蘇共防風, 赤苓豆豉藿香葉, 陳皮厚朴甘草同.

調中湯

人參 茯苓 藿香 白朮 土炒 炙甘草 木香 煨 香附 製 縮砂仁

引用煨薑, 水煎服.

[方歌] 臍寒瀉用調中湯, 人參白朮煨木香, 藿香茯苓同香附, 縮砂炙草引煨薑.

脾虛瀉

脾虛食後卽作瀉, 腹滿不渴少精神, 面黃懶食肌消瘦, 參苓白朮奏奇勳.

[註] 脾虛瀉者, 多因脾不健運. 故每逢食後作瀉, 腹滿不渴, 精神短少, 面黃懶食, 肌肉消瘦也, 宜用參苓白朮散以補脾, 其瀉自止.

參苓白朮散 方見脾疳

飧 瀉

淸氣下陷失健運, 完穀不化飧瀉名, 補中益氣湯升補, 久瀉腸滑用四神.

[註] 飧瀉者, 或因春傷風邪, 淸氣下陷, 脾失健運, 以致完穀不化也. 治者須補養脾土, 用補益氣湯升其中氣. 若泄瀉日久, 腸滑不禁者, 用四神丸治之.

補中益氣湯

人參 黃芪 蜜炙 當歸 土炒 白朮 土炒 炙甘草 陳皮 升麻 土炒 柴胡 醋炒

引用薑·棗, 水煎服.

[方歌] 飧瀉多因淸陽陷, 補中益氣湯最驗, 參芪歸朮草陳皮, 升麻柴胡功無限.

四神丸

補骨脂 四兩 五味子 肉豆蔻 面裹煨. 各二兩 吳茱萸 水浸, 炒. 一兩

右爲細末, 生薑·棗肉爲丸. 每服一錢, 米飮下.

水 瀉

脾胃濕盛成水瀉, 懶食溏瀉色多黃, 淸濁不分溺短澁, 胃苓升陽除濕湯.

[註] 水瀉者, 皆因脾胃濕盛, 以致淸濁不分, 變成水瀉之證. 其候小便短澁·懶食·溏瀉色黃, 宜用胃苓湯以除濕. 若瀉久不止, 則用升陽除濕湯治之, 其證自愈.

胃苓湯

蒼朮 炒 陳皮 厚朴 薑炒 白朮 土炒 茯苓 炙甘草 肉桂 澤瀉 猪苓

引用生薑·紅棗, 水煎服.

[方歌] 濕瀉胃苓湯堪行, 蒼朮陳皮厚朴同, 白朮茯苓炙甘草, 肉桂澤瀉共猪苓.

升陽除濕湯

蒼朮 炒 陳皮 防風 神麯 炒 麥芽 炒 澤瀉 炙甘草 升麻 羌活 柴胡 猪苓

引用生薑, 水煎服.

[方歌] 升陽除濕瀉不停, 蒼朮陳皮共防風, 神麯麥芽澤甘草, 升麻羌活柴猪苓.

御纂醫宗金鑑 卷五十三

感冒門

感冒風寒總括

小兒肌膚最柔脆, 偶觸風寒病榮衛. 輕爲感冒病易痊, 重爲傷寒證難退, 夾食夾熱或夾驚, 疎散和解宜體會.

[註] 小兒氣血未充, 肌膚柔脆, 風寒所觸, 邪氣入于腠理, 榮衛受病, 輕者爲感冒, 易痊. 重者爲傷寒, 難治. 又有夾食·夾熱·夾驚等證, 或宜疎散, 或宜和解, 臨證時細爲體察焉.

傷 風

肺主皮毛感邪風, 發熱憎寒頭痛疼, 有汗嚏涕脈浮緩, 鼻塞聲重咳嗽頻. 杏蘇飮同金沸散, 疎風解表莫從容.

[註] 傷風者, 風邪傷衛也. 衛主皮毛, 內合于肺, 故令身體發熱憎寒, 頭疼有汗, 嚏涕鼻塞聲重, 不時咳嗽也. 脈浮緩, 宜杏蘇飮解散外邪, 繼用金沸草散開通氣逆, 則愈.

杏蘇飮

杏仁 炒, 去皮·尖 紫蘇 前胡 桔梗 枳殼 麩炒 桑皮 炒 黃芩 甘草 生 麥冬 去心 浙貝母 去心 橘紅

引用生薑, 水煎服.

[方歌] 杏蘇飮治風傷肺, 杏仁紫蘇前桔同, 枳殼桑皮黃芩草, 麥冬貝母合橘紅.

金沸草散

細辛 荊芥 半夏 薑製 旋覆花 前胡 甘草 生 赤苓

引用薑·棗, 水煎服.

[方歌] 金沸草散微傷風, 細辛荊芥半夏同, 旋覆前胡生甘草, 生薑紅棗赤茯苓.

傷 寒

小兒傷寒表感寒, 發熱無汗而惡寒, 頭痛身痛脉浮緊, 嘔逆煩渴病邪傳. 初用羌活熱通聖, 邪傳柴葛大柴煎.

[註] 傷寒者, 乃寒邪傷表營分也. 其證身體發熱, 惡寒無汗, 頭痛身痛, 而脉浮緊. 若嘔逆煩渴者, 則爲邪盛欲傳經也. 此證初宜九味羌活湯, 如熱盛者, 以雙解通聖湯治之. 服此藥後, 已汗下不解而傳經者, 用柴葛解肌湯. 兼裏證者, 用大柴胡湯以解表通裏, 因證施治, 庶不致誤.

九味羌活湯

蒼朮 炒 白芷 川芎 細辛 羌活 防風 生地 黃芩 甘草 生

引用生薑·葱白, 水煎服. 大便秘者, 加大黃.

[方歌] 傷寒初起羌活湯, 蒼芷芎細合羌防, 生地芩草薑葱入, 便秘之時加大黃.

雙解通聖湯

麻黃 朴硝 大黃 當歸 赤芍 川芎 白朮 土炒 石膏 滑石 桔梗 梔子 連翹 去心 黃芩 薄荷 甘草 生 荊芥 防風

引用生薑·葱白, 水煎服.

[方歌] 傷寒熱盛通聖湯, 表裏兩解麻消黃, 歸芍芎朮膏滑桔, 梔翹芩薄草荊防.

柴葛解肌湯

葛根 柴胡 白芷 羌活 桔梗 石膏 黃芩 赤芍藥 甘草 生

引用生薑·紅棗, 水煎服.

[方歌] 柴葛解肌解三陽, 葛根柴胡白芷羌, 桔梗石膏芩赤芍, 甘草煎服自安康.

大柴胡湯

柴胡 黃芩 赤芍藥 半夏 薑製 枳實 麩炒 大黃

引用生薑·大棗, 水煎服.

[方歌] 大柴胡治邪傳經, 少陽陽明表裏通, 柴胡黃芩赤芍藥, 半夏枳實大黃同.

感冒夾食

內傷飲食感寒風, 發熱憎寒頭痛疼, 惡食噯臭吐酸物, 便秘尿澁腹熱膨. 雙解藿香正氣飲, 化滯平胃斟酌行.

[註] 小兒平日飲食無節, 內傷停滯, 外復爲風寒所襲, 故成是證也. 其候發熱憎寒, 頭痛惡食, 噯臭吐酸, 便秘尿澁, 腹熱膨脹也. 熱盛者, 用雙解通聖湯兩解之. 內無熱者, 用藿香正氣湯和解之. 表邪旣解, 然後調理其脾, 用平胃散消導之. 庶几外無餘邪, 內無滯熱, 而病自愈矣.

雙解通聖湯 方見傷寒

藿香正氣湯

蘇葉 白芷 藿香 陳皮 半夏 薑製 茯苓 大腹皮 甘草 生 厚朴 薑炒 桔梗

引用生薑, 紅棗, 水煎服.

[方歌] 和解藿香正氣湯, 蘇葉白芷共藿香, 陳半茯苓大腹草, 厚朴桔梗引棗薑.

平胃散 方見哯乳. 加山楂·神麯·麥芽.

感冒夾熱

平素有熱感風寒, 面赤脣焦口鼻乾, 憎寒壯熱頻飲冷, 心煩譫妄便多艱. 微熱先宜用通聖, 清熱凉膈天水煎.

[註] 小兒臟腑素禀多熱, 今復爲風寒所傷, 風熱相搏, 則火邪愈盛. 故其現證有面赤脣焦, 口鼻乾燥, 憎寒壯熱, 口渴飲冷, 心神煩燥, 譫語狂妄, 二便秘澁. 治宜散其風寒, 更宜兼瀉其熱, 須用雙解通聖湯兩解之. 若服藥後汗出便利, 病雖少減, 熱猶不退者, 治宜清熱爲主, 當以凉膈散合天水散治之, 則表裏淸而病愈矣.

雙解通聖湯 方見傷寒

凉膈散 方見急驚風

天水散

滑石 飛. 六兩 甘草 生. 一兩

共爲細末, 每服一錢, 燈心湯調下.

感冒夾驚

感冒病時觸驚異, 心驚膽怯睡不安, 身熱煩躁面青赤. 疏解散與凉驚丸, 和以柴胡溫膽劑, 寧神定志效通仙.

[註] 小兒感冒邪氣未解, 復爲驚異所觸, 故見心驚膽怯, 睡臥不安, 身熱煩躁, 面色青赤之證. 先以疏解散疏散之, 再以凉驚丸清鎭之. 如病雖退, 尙覺心驚不寐者, 宜用柴胡溫膽湯和解之.

疏解散

羌活 蘇葉 防風 枳殼 麩炒 桔梗 前胡 赤芍藥 杏仁 炒, 去皮·尖 殭蠶 炒 甘草 生 黃連 酒炒

引用生薑, 水煎服.

[方歌] 疏解散治感冒驚, 羌活蘇葉及防風, 枳桔前胡黃連芍, 杏仁殭蠶甘草同.

凉驚丸 方見急驚風

柴胡溫膽湯

柴胡 陳皮 半夏 薑製 茯苓 甘草 生 竹茹 枳實 麩炒

引用生薑, 水煎服.

[方歌] 柴胡溫膽感冒驚, 病後餘邪尙未寧, 柴胡陳半茯苓草, 竹茹枳實薑用生.

瘟疫門

瘟疫總括

瘟病傷寒傳變同, 感寒卽病傷寒名, 冬受寒邪春復感, 因感而發瘟病成. 至夏感發爲熱病, 逐戶相傳乃天行, 四時不正爲時氣, 痧疹瘟癍要詳明.

[註] 瘟病之傳變與傷寒無異, 有冬感于寒而卽病者, 名曰傷寒. 有冬傷于寒而未卽病者, 寒邪藏于肌膚之內, 伏于榮衛之間, 至春復感春風, 發爲溫病. 至夏復感暑熱, 發爲熱病. 若逐戶闔門老幼相傳, 乃天行瘟疫, 其害更烈. 或春夏應煖熱而反寒, 秋冬應寒涼而反熱, 此爲四時不正之氣, 名曰時氣. 相感爲病, 亦與傷寒同其治也. 其間或發癍·發痧·發疹, 要當詳明其證, 治法在後.

溫 病

冬受寒邪不卽病, 復感春寒發名溫, 證同傷寒治雙解, 嘔加生薑半夏均.

[註] 溫病一證, 乃冬受寒邪不卽爲病, 至春復感春風而發者也. 現證與傷寒相同, 用雙解通聖湯兩解之. 若嘔吐者, 以生薑·半夏入之, 其嘔自止.

雙解通聖湯 方見傷寒

風 溫

風溫復感春風發, 汗熱身重睡鼾眠, 汗少陰防敗毒治, 汗多桂枝白虎煎.

[註] 風溫, 冬受寒邪, 復感春風而發爲病也. 其證身重睡憨, 發熱自汗. 汗少者, 以荊防敗毒散解之. 汗多者, 以桂枝合白虎湯淸解之.

荊防敗毒散

荊芥 防風 羌活 獨活 柴胡 前胡 甘草 生 川芎 枳殼 麩炒 桔梗 茯苓

引用生薑, 水煎服.

[方歌] 荊防敗毒宜時氣, 風溫無汗用之靈, 荊防羌獨柴前草, 川芎枳桔與茯苓.

桂枝合白虎湯

桂枝 芍藥 石膏 煅 知母 生 甘草 生 粳米

引加生薑·大棗, 水煎服.

[方歌] 桂枝湯合白虎湯, 壯熱多汗服此方, 桂芍石膏知母草, 粳米大棗共生薑.

熱 病

冬受寒邪不卽病, 至夏復感暑熱成, 身不惡寒而多渴, 證同溫病治亦同.

[註] 熱病, 乃冬受寒邪不卽爲病, 至夏復感暑熱而成, 故名曰熱病. 現證與溫病相類, 但不惡寒·口乾作渴爲少異耳. 治法亦與溫病同.

瘟 疫

天行厲氣瘟疫病, 爲病挨門合境同, 皆由邪自口鼻入, 故此傳染迅如風. 當分表裏陰陽毒, 因時取治審重輕, 古法皆以攻爲急, 荊防普濟救苦攻.

[註] 瘟疫一證, 乃天地之厲氣流行, 沿門闔戶, 無論老少强弱, 觸之者卽病. 盖邪氣自口鼻而入, 故傳染之速迅如風火. 但毒有在表·在裏·在陰·在陽之分, 其或發·或攻·或淸, 當因春風·夏熱·秋涼·冬寒之四時各異, 隨人虛實, 量乎輕重以施治也. 古法皆以攻毒爲急者, 以邪自口鼻而入, 在裏之病多故也. 發以荊防敗毒散, 淸以普濟消毒飮, 攻以二聖救苦丹, 則酌量合宜, 審度醫治, 庶几臨證時有得心應手之妙矣!

荊防敗毒散 方見風溫

普濟消毒飮

黃芩 酒炒 黃連 酒炒 陳皮 桔梗 板藍根 升麻 柴胡 薄荷 連翹 去心 牛蒡子 炒研 殭蠶 炒 馬勃 甘草 生 元參

引用燈心, 水煎服.

[方歌] 普濟消毒淸時瘟, 芩連陳桔板藍根, 升柴薄荷翹牛蒡, 殭蠶馬勃草元參.

二聖救苦丹

大黃 四兩 皂角 二兩

右爲末, 水丸. 每服一錢, 量兒大小與之, 用無根水下.

瘟瘢疹痧

傷寒疹瘢失汗下, 時氣初感卽其然, 表邪覆鬱榮衛分, 外泛皮脤痧疹瘢. 痧白疹紅如膚粟, 瘢紅如豆片連連, 紅輕赤重黑多死, 淡紅稀暗是陰瘢. 未透升麻消毒治, 熱盛三黃石膏煎, 已透消瘢青黛飮, 痧疹表裏雙解先.

[註] 傷寒發瘢·疹·痧, 皆因汗下失宜, 外邪覆鬱, 內熱泛出而成也. 惟時氣傳染, 感而卽出, 亦猶疫之爲病, 烈而速也. 發于衛分則爲痧, 衛主氣, 故色白如膚粟也. 發于榮分則爲疹瘢, 榮主血, 故色紅. 膚淺爲疹, 深重爲瘢. 瘢形如豆, 甚則成片連連. 瘢疹之色紅者輕, 赤者重, 黑者死, 此以色辨熱之淺深驗死生也. 若其色淡紅稀暗者, 皆因邪在三陽, 已成瘢疹, 由外入裏, 邪從陰化, 或過服凉藥所致, 是爲陰瘢·陰痧·陰疹, 法當從陰寒治也. 瘢出未透, 表熱輕者, 宜升麻葛根湯合消毒犀角飮治之. 表熱重者, 宜三黃石膏湯發之. 已透者, 用消瘢青黛飮加減淸之. 疹痧初起, 表裏不淸, 用雙解通聖湯先通表裏, 餘法同前.

升麻葛根湯合消毒犀角飮

升麻 葛根 芍藥 甘草 生 牛蒡子 荊芥 防風 犀角

引用芫荽, 水煎服.

[方歌] 升麻消毒表瘢疹, 升葛芍草蒡荊防, 倍加犀角急煎服, 表實熱盛另有方.

三黃石膏湯

黃連 黃芩 梔子 黃柏 豆豉 麻黃 石膏

引用生葱, 水煎服.

[方歌] 三黃石膏發瘢疹, 表實熱盛有奇功, 連芩梔柏與豆豉, 麻黃石膏生用葱.

消瘢青黛飮

石膏 煆 知母 犀角 甘草 生 梔子 生 川連 生 青黛 元參 柴胡 生地 人參 大黃

引用薑·棗, 水煎. 臨服入苦酒一匙和服.

[方歌] 消瘢青黛消毒瘢, 石知犀角草梔連, 青黛元參柴生地, 人參大黃斟酌添.

雙解通聖湯 方見傷寒

暑證門

暑證總括

小兒暑病有四證, 中暑陽邪傷暑陰, 暑風攻肝抽搐見, 暑厥攻心不識人.

[註] 中暑, 爲陽邪單中暑熱也. 陽邪身熱有汗. 傷暑, 爲陰邪中暑復感寒也. 陰邪身熱無汗, 中暑熱極, 攻肝則抽搐. 攻心則厥昌不省人事, 治者果能因證分別施治, 自無難矣.

中 暑

中暑汗出身壯熱, 頭痛大渴煩不寧, 氣乏神倦兩足冷, 加味人參白虎靈.

[註] 中暑之證, 身熱有汗. 因暑熱熏蒸, 故頭痛口渴, 煩躁不寧, 甚則氣乏神倦, 足冷惡寒. 須以加味人參白虎湯治之.

加味人參白虎湯

人參 石膏 生 知母 生 粳米 甘草 蒼朮

水煎服.

[方歌] 加味人參白虎湯, 暑熱傷氣服最良, 參膏知母粳米草, 停飮嘔水更加蒼.

傷 暑

傷暑受暑感寒風, 無汗熱渴面赤紅, 乾歲惡心腹絞痛, 嗜臥懶食肢重疼. 淸散二香飮極效, 氣虛六合湯奏功, 夾食惡食多吐瀉, 加味香薷法最靈.

[註] 小兒傷暑, 謂受暑復感風寒也. 其證發熱無汗, 口渴飮水, 面色紅赤, 乾嘔惡心, 或腹中絞痛, 嗜臥懶食. 以二香飮治之, 此內淸外散之法也. 若正氣虛弱, 當補正除邪, 以六合湯治之. 若傷暑夾食, 大吐瀉者, 以加味香薷飮治之.

二香飮

蘇葉 藿香 白茯苓 扁豆 炒 厚朴 薑製 陳皮 半夏 薑製 甘草 生 大腹皮 白芷 桔梗 川黃連 香薷

引用生薑·燈心, 水煎服.

[方歌] 二香飮治風暑病, 蘇葉藿香白茯苓, 扁豆厚朴陳半草, 腹芷桔連香薷靈.

六合湯

人參 香薷 半夏 薑製 甘草 生 砂仁 木瓜 赤茯苓 藿香 杏仁 炒, 去皮·尖 厚朴 薑炒 扁豆 炒

引用薑·棗, 水煎服.

[方歌] 六合虛暑用人參, 香薷半夏草砂仁, 木瓜赤苓藿香杏, 厚朴扁豆棗薑匀.

加味香薷飮

香薷 厚朴 薑炒 陳皮 扁豆 炒 山楂 肉 猪苓 甘草 生 枳實 麩炒

水煎服.

[方歌] 加味香薷治夾食, 香薷厚朴共陳皮, 白扁豆配山楂肉, 猪苓甘草炒枳實.

暑 風

暑風抽搐似驚風, 煩渴汗熱便黃紅, 先用加味香薷飮, 繼用玉露散卽寧.

[註] 暑風者, 手足搐搦, 狀似驚風者也. 由暑熱攻肝, 內生風病. 其證煩渴, 身熱有汗, 二便黃赤. 先宜加味香薷飮, 疏其風. 繼以玉露散, 淸其熱. 暑熱一解, 而搐自止矣. 切不可當驚癎治之.

加味香薷飮

香薷 黃連 扁豆 炒 厚朴 薑炒 羌活

引用燈心, 水煎服.

[方歌] 加味香薷治暑風, 香薷黃連扁豆同, 厚朴薑炒羌活入, 燈心煎服效從容.

玉露散 方見火瀉

暑 厥

暑厥昏眩不知人, 氣虛挾痰上衝心, 虛者淸暑益氣治, 挾痰益元抱龍均.

[註] 暑厥之證, 昏昧不省人事. 因其人元氣素虛, 暑熱衝心, 或挾痰上衝, 以致精神昏憒. 虛者以淸暑益氣湯治之, 實者以辰砂益元散合抱龍丸治之.

淸暑益氣湯

人參 黃芪 炙 當歸 酒洗 白朮 土炒 甘草 炙 陳皮 麥冬 去心 五味子 靑皮 炒 蒼朮 炒 黃柏 酒炒 升麻 葛根 澤瀉 神麴 炒

引用薑·棗, 水煎服.

[方歌] 淸暑益氣虛受暑, 參芪歸朮草陳皮, 麥味靑皮蒼朮柏, 升葛澤瀉炒神麴.

辰砂益元散

辰砂 水飛. 三錢 滑石 水飛. 六兩 甘草 末. 一兩

每用一錢. 薑·燈心湯調匀, 合抱龍丸服.

抱龍丸

黑膽星 九轉者佳. 四兩 天竺黃 一兩 雄黃 水

飛 辰砂 另研. 各半兩 麝香 另研. 一錢

右爲細末, 煮甘草膏和丸, 皂莢子大. 溫水化下.

霍亂門

霍亂總括

霍亂風寒暑飮成, 卒然吐瀉腹心疼, 飮暑盛兮濕霍亂, 寒勝爲乾症不輕.

[註] 霍亂者, 乃風寒暑飮之雜邪爲病, 卒然揮霍變亂, 心腹大痛, 吐瀉交作也. 其能吐能瀉者, 謂之濕霍亂. 夫暑飮雖盛, 若已經吐瀉, 其邪卽解, 故易治也. 若欲吐不能, 欲瀉不能者, 謂之乾霍亂. 盖寒盛則凝, 旣不吐瀉, 則邪無去路, 故病多不救.

濕霍亂

吐瀉不已腹頻疼, 口渴引飮胸悶膨, 飮盛主以二香飮, 暑盛益元散最靈.

[註] 濕霍亂者, 乃暑飮合邪也. 其證吐瀉不已·肚腹疼痛, 口渴引飮, 胸膈膨悶. 飮盛者, 以二香飮主之. 暑盛者, 以辰砂益元散主之. 因證調治, 則暑飮之邪旣淸, 而霍亂之證立愈矣. 治者宜詳辨之.

二香飮 方見傷暑

辰砂益元散 方見暑厥

乾霍亂

欲吐瀉之不吐瀉, 腹中絞痛不能堪, 煩渴大飮甘露飮, 肢厥不渴理中煎.

[註] 乾霍亂者, 乃寒暑凝結, 欲吐不吐, 欲瀉不瀉, 腹中絞痛, 俗名絞腸痧病也. 治者當分寒暑, 如煩渴大飮者爲熱, 以桂苓甘露飮主之. 若厥逆不渴者屬寒, 以理中湯主之. 因證調治, 其病自愈.

桂苓甘露飮

白朮 土炒 茯苓 澤瀉 猪苓 肉桂 少許 石膏 滑石 水飛 寒水石

水煎服.

[方歌] 寒暑凝結霍亂成, 桂苓甘露莫從容, 白朮茯苓猪澤桂, 膏滑寒水石相同.

理中湯 方見不乳

痢疾門

痢疾總括

痢疾暑濕生冷成, 傷氣爲白傷血紅, 後重裏急腹窘痛, 寒熱時痢噤口名.

[註] 痢之爲證, 多因外受暑濕, 內傷生冷而成. 傷于氣者色多白, 以肺與大腸爲表裏也. 傷于血者色多赤, 以心與小腸爲表裏也. 裏急者, 腹窘痛也. 後重者, 頻下墜也. 又有寒痢·熱痢·時痢·噤口痢之別, 醫者須詳察之.

寒 痢

寒傷久痢臟虛寒, 腸鳴切痛實難堪, 面脣青白喜飮熱, 理中養臟效通仙.

[註] 寒痢者, 寒冷傷胃, 久痢不已, 或臟氣本虛, 復爲風冷所乘, 傷于腸胃. 故痢時腸鳴切痛, 面脣青白, 口雖渴喜飮熱, 此裏寒虛之證也. 初宜理中湯, 久則眞人養臟湯治之. 寒得溫散而證愈矣.

理中湯 方見不乳

眞人養臟湯

人參 白朮 土炒 木香 煨 當歸 土炒 白芍 炒 肉桂 甘草 炙 罌粟殼 蜜炙 訶子肉 面煨, 去核 肉果 煨

引用烏梅, 水煎服.

[方歌] 寒痢須用養臟湯, 人參白朮廣木香, 歸芍肉桂炙甘草, 粟殼訶子肉果良.

熱 痢

痢初實熱腹窘痛，下痢無度尿短紅，舌赤脣焦喜飲冷，芍藥白頭香連靈.

[註] 熱痢者，皆因濕熱凝結于腸胃，以致腹中窘痛，頻頻下痢，尿短色紅，舌赤脣焦，喜飲冷水，此裏熱之證也. 重則當歸芍藥湯主之，輕則白頭翁湯主之，或香連丸主之.

當歸芍藥湯

當歸 白芍 木香 黃芩 黃連 肉桂 大黃 甘草 生 檳榔

水煎服.

[方歌] 熱痢當歸芍藥湯，裏急後重服最良，歸芍木香芩連桂，大黃甘草共檳榔.

白頭翁湯

黃連 黃柏 秦皮 白頭翁

水煎服.

[方歌] 白頭翁湯治熱痢，腹中窘痛溺短赤，連柏秦皮白頭翁，煎服之後痢自愈.

香連丸

木香 川黃連 各等分

共爲細末，醋糊爲丸，如桐子大. 量兒大小用之，空心米飮下.

時 痢

時痢痢疾感時氣，發熱無汗徧身疼，熱爲邪束因作嘔，倉廩湯散有奇功.

[註] 時痢者，乃痢疾時復感時氣也. 身熱無汗，徧身疼痛，熱爲邪束，頻作嘔逆. 須以倉廩湯散之，先解時邪，其痢自止.

倉廩湯

人參 茯苓 獨活 桔梗 前胡 川芎 甘草 炙 枳殼 麩炒 倉米 柴胡 羌活

引用生薑，水煎服.

[方歌] 時痢須用倉廩湯，參苓獨活桔梗良，前胡川芎炙甘草，枳殼倉米及柴羌.

噤口痢

火毒冲胃成噤口，脈大身熱不能食，舌赤脣紅惟飮冷，參連開噤散功奇.

[註] 噤口痢一證，乃火毒冲胃而成. 其證脉大身熱，不能飮食，舌赤脣紅，惟喜飮冷，急宜參連開噤散救之.

參連開噤散

人參 川連 薑炒 蓮子肉 各等分

右爲細末，米飮調下.

瘧疾門

瘧疾總括

瘧疾夏暑秋寒風，榮衛合邪病始成，陰陽相並發寒熱，日間淺深作分明.

[註] 瘧疾者，多因夏傷于暑，其氣舍于榮內，至秋復感寒風，則榮衛合邪而成瘧. 發時或寒或熱者，陰陽相並也. 每日作者，因初病邪氣尚淺，伏藏于榮，隨經絡而行故也. 其間日作者，因邪已深入脊膂間，伏藏于衝脈故也. 其晝發者，因邪在三陽之淺. 夜發者，因邪在三陰之深. 瘧將退者，亦由夜而晝，由間日而至每日，此爲去陰就陽，由深而淺，其病欲已也. 治者須詳細分別可也.

寒瘧風瘧

先寒後熱身無汗，此爲寒瘧不須評，先熱後寒身有汗，此爲風瘧須詳明. 寒宜麻黃羌活劑，風惟桂枝羌活從.

[註] 此瘧疾初起，發散之法也. 先寒後熱者，因先傷于寒，後傷于風. 寒多熱少身無汗者，謂之寒瘧，以麻黃羌活湯主之. 先熱後寒者，因先傷于風，後傷于寒. 熱多寒少，身有汗者，謂之風瘧，以桂枝羌活湯主之.

麻黃羌活湯

麻黃 羌活 防風 甘草 生

引用生薑, 水煎服.

[方歌] 麻黃羌活湯醫瘧, 身體無汗寒熱增, 麻黃羌活防風草, 引薑煎服體安寧.

桂枝羌活湯

羌活 防風 桂枝 甘草 生

引用生薑, 水煎服.

[方歌] 桂枝羌活湯, 治瘧豈尋常, 羌活生甘草, 防風桂枝良.

食 瘧

食瘧寒熱腹脹膨, 面黃惡食悶不通, 輕者須用柴平劑, 便硬加味大柴攻.

[註] 食瘧者, 因食而病瘧者也. 由小兒飮食無節, 復受風暑之氣, 以致寒熱交作, 胸腹脹滿, 否悶不通, 面黃惡食也. 但食有輕重, 須當別之. 輕者宜柴平湯主之, 重者宜大柴胡湯加檳榔·草果主之. 治者果能因證調理, 則積滯清, 而瘧漸退矣.

柴平湯

陳皮 半夏 薑製 蒼朮 米泔水浸, 炒 厚朴 薑炒 黃芩 柴胡 甘草 人參

引用薑·棗, 水煎服.

[方歌] 柴平湯治傷食瘧, 陳半蒼朮同厚朴, 黃芩柴胡草人參, 薑棗作引爲良藥.

大柴胡湯 方見傷寒

瘧痰瘧飮

瘧痰瘧飮多嘔逆, 面黃目腫胸膈膨, 痰盛清脾加橘半, 飮盛加蒼倍入苓.

[註] 小兒素有痰飮, 復因外邪凝結脾胃, 故嘔逆也. 若瘧疾或經汗下之後, 表裏無證, 宜用清脾飮以和之. 痰盛者, 本方加橘紅倍半夏. 飮盛者, 加蒼朮倍茯苓. 若兒氣已虛弱, 更當加人參以扶其正.

加減清脾飮

柴胡 黃芩 半夏 薑製 甘草 炙 厚朴 薑製 青皮 醋炒 檳榔 茯苓 草果 人參 白朮 土炒 橘紅 南蒼朮 炒

引用生薑, 水煎服.

[方歌] 青脾治瘧兼痰飮, 柴芩半草朴青榔, 苓果氣虛參朮入, 痰盛加橘飮盛蒼.

咳嗽門

咳嗽總括

肺病咳嗽有痰聲, 有聲無痰咳之名, 有痰無聲謂之嗽, 爲病寒熱食與風.

[註] 『病機式要』云, 咳嗽謂有聲有痰, 因肺氣受傷, 動乎脾濕而然也. 咳謂無痰而有聲, 肺氣傷而不淸也. 嗽謂無聲而有痰, 脾濕動而爲痰也. 二者雖俱屬肺病, 然又有肺寒·肺熱之分, 食積·風寒之別, 醫者宜詳辨之.

肺寒咳嗽

肺虛飮冷致咳嗽, 面色皏白痰涕淸, 聖惠橘皮宜初進, 補肺阿膠久嗽靈.

[註] 寒嗽者, 因平素肺虛, 喜啖生冷, 以致寒邪傷肺, 發爲咳嗽. 其證面色皏白, 痰多淸稀, 鼻流淸涕. 初宜聖惠橘皮散主之, 若日久不愈者, 須以補肺阿膠散主之, 則氣順痰淸而嗽自止矣.

聖惠橘皮散

人參 貝母 蘇葉 陳皮 桔梗 杏仁 去皮·尖, 炒

引用紅棗, 水煎服.

[方歌] 肺虛受寒頻咳嗽, 橘皮散治效通仙, 參貝蘇葉陳皮桔, 杏仁微炒去皮尖.

補肺阿膠散

人參 阿膠 蛤粉炒 牛蒡子 炒 杏仁 去皮·尖,

炒 糯米 甘草 炙 馬兜鈴

水煎, 食後服.

[方歌] 小兒肺寒時時嗽, 補肺阿膠效若神, 人參阿膠牛蒡子, 杏仁糯米草兜鈴.

肺熱咳嗽

火嗽面赤咽乾燥, 痰黃氣穢帶稠粘, 便軟加味瀉白散, 便硬加味凉膈煎.

[註] 火嗽一證, 乃火熱薰擾肺金, 遂致頻頻咳嗽, 面赤咽乾, 痰黃氣穢, 多帶稠粘也. 便軟者, 加味瀉白散主之. 便硬者, 凉膈散加桔梗, 桑皮煎服, 則熱退氣淸而嗽自止矣.

加味瀉白散

桑皮 蜜炙 地骨皮 甘草 生 川貝母 去心, 碾 麥冬 去心 知母 生 桔梗 黃芩 薄荷

水煎服.

[方歌] 加味瀉白治火咳, 桑皮地骨甘草合, 貝母麥冬生知母, 桔梗黃芩同薄荷.

凉膈散 方見急驚風

食積咳嗽

食積生痰熱薰蒸, 氣促痰壅咳嗽頻, 便溏麴麥二陳治, 便燥蘇葶痰攻.

[註] 積嗽者, 因小兒食積生痰, 熱氣薰蒸肺氣, 氣促痰壅, 頻頻咳嗽. 便溏者, 以麴麥二陳湯消導之. 便秘者, 以蘇葶滾痰丸攻下之.

麴麥二陳湯

陳皮 半夏 薑製 茯苓 甘草 生 黃連 薑製 山楂 麥芽 炒 神麴 炒 栝蔞仁 枳實 麩炒

引用生薑·紅棗, 水煎服.

[方歌] 麴麥二陳食積嗽, 陳半苓草川黃連, 山楂麥芽神麴炒, 栝蔞枳實一同煎.

蘇葶滾痰丸

蘇子 炒. 一兩 苦葶藶 微炒. 一兩 大黃 酒蒸一次 沈香 五錢 黃芩 四兩 靑礞石 火煅如金爲度. 五錢

右爲末, 水爲丸. 量兒虛實服之, 薑湯送下.

風寒咳嗽

風寒咳嗽頻嚏涕, 鼻塞聲重唾痰涎, 踈風參蘇金沸散, 散寒加味華盖痊.

[註] 小兒脫衣偶爲風冷所乘, 肺先受邪, 使氣上逆, 衝塞咽膈, 發爲咳嗽, 嚏噴流涕, 鼻塞聲重, 頻唾痰涎. 先以參蘇飮疏解表邪, 再以金沸草散淸其痰嗽. 若寒邪壅蔽, 當以加味華盖散治之. 則風邪解而氣道通, 氣道通而咳嗽止矣!

參蘇飮

蘇葉 乾葛 前胡 陳皮 半夏 薑製 甘草 生 枳殼 麩炒 桔梗 赤茯苓

水煎服.

[方歌] 參蘇飮治風寒嗽, 蘇葉乾葛前胡從, 陳皮半夏生甘草, 枳殼桔梗配赤苓.

金沸草散 方見傷風

加味華盖散

麻黃 杏仁 去皮·尖, 炒 蘇子 炒 前胡 橘紅 甘草 生 桑皮 炒 桔梗 赤茯苓

水煎, 食後溫服.

[方歌] 華盖散治風寒盛, 氣促胸滿咳嗽頻, 麻杏蘇子前橘草, 桑皮桔梗赤茯苓.

喘證門

喘證總括

喘則呼吸氣急促, 擡肩欠肚哮有聲, 實熱氣粗胸滿硬, 寒虛痰飮馬脾風.

[註] 呼吸氣出急促者, 謂之喘急. 外候擡肩欠肚, 若更喉中有聲響者, 謂之哮吼. 然致病之原不一. 如氣粗胸滿痰稠, 便硬而喘者, 此實熱也. 氣乏息微, 不能續息而喘者, 此虛

邪也. 其中有風寒鬱閉而喘者, 又有痰飮壅逆而喘者, 更有馬脾風一證, 最爲急候. 醫者須分別詳明, 庶用藥如響矣.

火熱喘急

火喘燥渴面脣紅, 肺胃凉膈白虎淸, 瀉心宜用導赤散, 陰虛知柏地黃靈.

[註] 火邪刑金作喘者, 多口乾舌燥作渴, 面赤脣紅也. 因于肺熱者, 以凉膈散主之. 胃熱者, 凉膈白虎湯主之. 心火刑金者, 導赤散主之. 腎虛火來爍金者, 宜知柏地黃湯主之. 醫者果能審察精詳, 按證調治, 庶几用藥如響, 而不致有虛實之誤矣!

凉膈散 方見急驚風

凉膈白虎湯

大黃 生 朴硝 甘草 生 連翹 去心 梔子 黃芩 生 薄荷葉 石膏 生 知母 生

引用粳米, 水煎, 溫服.

[方歌] 凉膈白虎肺胃熱, 梔子連翹薄荷葉, 黃芩大黃朴硝草, 知母石膏粳米列.

導赤散 方見不小便

知柏地黃湯

乾生地黃 山茱萸肉 山藥 炒 知母 炒 黃柏 鹽炒 牡丹皮 澤瀉 茯苓

水煎服.

[方歌] 知柏地黃陰虛熱, 知母黃柏牡丹皮, 乾生地黃並澤瀉, 茯苓山藥共茱萸.

肺虛作喘

虛喘氣乏聲短澁, 潔古黃芪湯效捷, 百合固金化虛痰, 本事黃芪淸虛熱.

[註] 虛喘之證, 氣乏聲音短澁, 以潔古黃芪湯主之. 若喘促夾痰者, 以百合固金湯主之. 夾熱者, 以本事黃芪湯主之.

潔古黃芪湯

人參 黃芪 炙 甘草 炙 地骨皮 桑白皮 炒

水煎溫服.

[方歌] 潔古黃芪湯, 虛喘最爲良, 人參黃芪共, 甘草地骨桑.

百合固金湯

百合 天門冬 麥門冬 去心 生地黃 熟地黃 當歸 白芍藥 炒 甘草 生 貝母 去心 元參 桔梗

水煎服.

[方歌] 百合固金虛痰喘, 百合二冬二地黃, 當歸白芍生甘草, 貝母元參桔梗良.

本事黃芪湯

五味子 白芍藥 天門冬 麥門冬 去心 人參 黃芪 炙 熟地黃 甘草 炙 茯苓

引用烏梅·薑·棗, 水煎服.

[方歌] 本事黃芪虛熱喘, 五味芍藥二門冬, 參芪熟地炙甘草, 烏梅薑棗白茯苓.

風寒喘急

風寒傷肺氣喘急, 表熱無汗華盖方, 肺虛被邪紫蘇飮, 無邪氣逆降氣湯.

[註] 肺主皮毛, 一受風寒, 內閉肺氣, 則氣逆不降, 呼吸氣急, 故作喘也. 發熱無汗, 宜以華盖散汗而散之. 若肺氣本虛, 外復被風寒所傷者, 宜以紫蘇飮子補而散之. 若肺虛外無風寒所傷, 內無痰涎壅塞, 惟氣逆喘急者, 以加減蘇子降氣湯降其逆氣, 其喘自愈. 治者宜詳察之.

華盖散 方見風寒咳嗽

紫蘇飮子

蘇葉 杏仁 炒, 去皮·尖 桑皮 炒 陳皮 靑皮 醋炒 半夏 薑製 人參 五味子 甘草 生 麻黃

引用生薑, 水煎服.

[方歌] 氣虛又被風寒傷, 紫蘇飮子最相當, 蘇葉杏桑陳靑半, 人參五味草麻黃.

蘇子降氣湯

蘇子 炒 當歸 陳皮 半夏 薑製 甘草 生 前胡 厚朴 薑製 桂心 沈香

引用薑·棗, 水煎服.

[方歌] 氣逆喘用降氣湯, 肺虛無邪服最良, 蘇子當歸陳半草, 前胡厚朴桂沈香.

痰飮喘急

痰飮壅逆因作喘, 痰飮蘇葶滾痰從, 停飮喘急不得臥, 瀉飮降逆用蘇葶.

[註] 小兒痰飮作喘者, 因痰壅氣逆也. 其音如潮響, 聲如拽鋸者, 須急攻痰壅, 蘇葶滾痰丸主之. 若停飮喘急不得臥者, 又當瀉飮降逆蘇葶丸主之. 醫者須分別施治, 庶几曲中病情矣.

蘇葶滾痰丸 方見食積咳嗽

蘇葶丸

南蘇子 炒 苦葶藶子 微炒. 各等分

右爲細末, 蒸棗肉爲丸, 如痲子大. 每服五丸至七丸, 淡薑湯下.

馬脾風

暴喘傳名馬脾風, 胸高脹滿脇作坑, 鼻竅搧動神悶亂, 五虎一捻服最靈.

[註] 馬脾風俗傳之名, 卽暴喘是也. 因寒邪客于肺兪, 寒化爲熱, 閉于肺經, 故胸高氣促, 肺脹喘滿, 兩脇搧動, 陷下作坑, 鼻竅搧張, 神氣悶亂. 初遇之急服五虎湯, 繼用一捻金下之. 儻得氣開, 其喘自止. 如兒生百日內見此者, 病多不救.

五虎湯

痲黃 蜜炒 杏仁 炒, 去皮·尖 甘草 生 白石膏 研爲末 細茶

引用生薑, 水煎, 臨時用藥沖石膏服.

[方歌] 五虎湯治馬脾風, 痲黃蜜炒杏仁從, 甘草石膏細茶葉, 煎服之後喘自寧.

一捻金 方見不大便

御纂醫宗金鑑 卷五十四

痰證門

痰證總括

痰因津液不四布，陰盛爲飮陽盛痰，稠粘黃色爲燥熱，清稀色白乃濕寒.

[註] 痰者，水穀所化之津液不能四布，留於胸中而成者也. 多因飮食無節，或乳食過食厚味，脾胃不能運化而生. 若陰氣素盛，則化而爲飮. 陽氣素盛，則化而爲痰. 稠粘黃色，澁滯難出，謂之燥痰. 清稀色白，滑而易出，謂之濕痰. 二者或宜淸潤，或宜通利，治各不同也.

燥 痰

燥痰肺燥澁難出，氣逆喘欬臥不舒，面紅口乾小便赤，淸氣化痰滾痰孚.

[註] 燥痰者，痰因火動也. 火盛則痰多燥粘，氣逆喘欬，夜臥不寧，面赤口乾，小便黃赤. 輕者用淸氣化痰丸淸之，重者用蘇葶滾痰丸下之.

淸氣化痰丸

膽南星 九轉 半夏 薑製. 各一兩五錢 橘紅 枳實 麩炒 杏仁 炒，去皮·尖 栝蔞仁 去油 黃芩 麩炒 白茯苓 各一兩

右爲細末，薑汁爲丸. 淡薑湯化服.

蘇葶滾痰丸 方見食積欬嗽

濕 痰

濕痰脾濕懶飮食，倦怠嗜臥面色黃，痰多枳桔二陳劑，飮多桂苓甘朮湯.

[註] 濕痰者，因小兒過食生冷·油膩之物，有傷脾胃，遂致脾土虛濕，不能運化而成濕痰，滑而易出. 脾虛不運，故懶食. 脾主四肢，故倦怠嗜臥. 脾屬土，故面色多黃. 痰多者，宜用枳桔二陳湯加蒼朮·白朮，除濕化痰. 飮盛者，須用桂苓甘朮湯，扶陽散飮. 調治合宜，而痰自化矣.

枳桔二陳湯 方見哯乳

桂苓甘朮湯

茯苓 桂枝 甘草 生 白朮 土炒

引用生薑，水煎服.

[方歌] 桂苓甘朮濕痰飮，除濕利飮更扶陽，茯苓桂枝生甘草，白朮土炒引生薑.

疝證門

疝證總括

諸疝厥陰任脈病，外因風寒邪聚凝，內因濕熱爲寒鬱，證皆牽睾引腹疼. 胎疝多因稟賦病，總審熱縱寒痛疼，血左不移氣上動，濕則墜重虛墜輕.

[註] 厥陰環陰器，入少腹. 任脈起於中極之下，以上毛際，循腹裏上關元，故諸病疝莫不屬之也. 小兒病此，多因先天不足，本臟虛弱. 復因外感風邪，內食生冷，寒邪凝結而成者有之. 或因濕熱鬱於中，復被寒邪束於外，邪氣乘虛幷於血隊，流入厥陰，厥陰屬肝，其性急速，故牽引睾丸，少腹絞痛也. 又有胎疝一證，多因孕婦啼泣過傷，動於陰氣，結聚不散，令兒生下卽成此證者，大抵熱則多縱，寒則多痛. 在血分者不移，在氣分者多動. 濕腫墜則重，虛腫墜則輕. 因證施治，自切中病情矣.

寒疝

寒濕內蓄日已深，復被風冷水氣侵，囊冷硬痛成寒疝，烏頭桂枝金茱神.

［註］寒疝者，因兒平日過食生冷，或臥濕地以致陰結於內，氣滯不行. 爲日旣久，復爲風冷所束，水濕所傷，故發時囊冷結硬，牽引少腹作痛. 初得之兼表者，以烏頭桂枝湯主之. 寒甚者，以金茱丸治之.

烏頭桂枝湯

桂枝 赤芍藥 甘草 炙 烏頭

引用生薑，水煎服.

［方歌］烏頭桂枝治寒疝，解表溫中法最良，廣桂枝同赤芍藥，烏頭甘草引生薑.

金茱丸

金鈴子肉 一兩 吳茱萸 五錢

右爲細末，酒煮麵糊爲丸，如麻子大. 每服數丸，鹽湯下.

濕熱感寒疝

厚味過度生濕熱，復觸風寒疝氣成，囊縱紅腫常刺痛，烏頭梔子服卽寧.

［註］小兒平素過食厚味，致生濕熱. 濕熱之氣下行，流入囊中，復爲風寒所束，而疝證成矣. 發時囊縱紅腫，常常刺痛，當以烏頭梔子湯調治之，庶疝可愈矣.

烏頭梔子湯

烏頭 梔子 炒

引用順流水，入薑汁煎服.

［方歌］濕熱感寒疝氣疼，烏頭梔子湯最靈，梔子烏頭薑汁共，順流水煎病卽寧.

胎疝

胎疝多因母過啼，兒生胞硬痛無時，輕用十味蒼柏治，重用金鈴川楝宜.

［註］胎疝者，因孕婦啼泣過傷，氣結不散，蘊於胞中，令兒生下胞硬疼痛. 輕者十味蒼柏散主之，重者以金鈴散或川楝丸主之.

十味蒼柏散

青皮 醋炒 川附子 泡 黃柏 南山楂肉 酒 蒼朮 米泔水浸 香附 製 益智仁 元胡索 醋炒 桃仁 甘草 炙

引用小茴香，水煎服.

［方歌］十味蒼柏治胎疝，青皮川附柏楂蒼，香附益智元胡索，桃仁甘草引茴香.

金鈴散

三稜 莪朮 各三錢 陳皮 赤茯苓 各五錢 茴香 三錢 甘草 生. 二錢 檳榔 枳殼 麩炒. 各三錢 鉤藤鉤 青皮 炒. 各四錢 南木香 三錢 金鈴子肉 一兩

右除檳榔·木香不過火，餘焙共爲細末. 每服半錢至一錢，無灰酒調服.

川楝丸

木香 檳榔 三稜 莪朮 各三錢 青皮 醋炒 陳皮 各四錢 川楝肉 八錢 芫花 醋炒. 五分 辣桂 二錢 牽牛 生, 取仁. 二錢 巴豆 去油. 三粒

右爲極細末，麵糊爲丸，如麻子大. 每服三四丸，薑湯送下.

陰腫

陰囊腫大邪氣凝，風痒濕墜熱多疼，疏風五苓導赤散，偏墜守效丸最靈.

［註］陰器者，乃諸筋之總會也. 因邪客於少陰·厥陰之經，濕熱之氣與風冷之氣相搏，氣不得通，故結聚而陰囊腫大. 總之風盛多痒，濕盛多墜，熱盛多疼. 如外腎膚囊腫大，痒痛墜下，此風濕襲於下也，宜疏風五苓散主之. 如外腎膚囊腫痛光亮，此因心火移熱於小腸故也，宜加味五苓散或導赤散主之. 更有偏墜一證，或左或右，睾丸作腫者，此因食積不消,

濕氣下行故也，宜加味守效丸主之.

疏風五苓散

防風 蒼朮 米泔水浸 肉桂 羌活 猪苓 澤瀉 赤茯苓 白朮 土炒

引用生薑，水煎服.

［方歌］ 陰腫疏風五苓散，防風蒼朮肉桂羌，猪苓澤瀉赤苓朮，煎服之時入生薑.

加味五苓散

金鈴子 白朮 土炒 澤瀉 木通 茴香 炒 赤茯苓 橘核仁 肉桂 檳榔 猪苓

引用生薑·燈心，水煎服.

［方歌］ 五苓散內用金鈴，白朮澤瀉與木通，茴香赤苓橘核配，肉桂檳榔合猪苓.

導赤散 方見不小便

加味守效丸

南星 山楂肉 酒炒 蒼朮 炒. 各二兩 白芷 半夏 薑製 橘核仁 神麯 炒. 各一兩 海藻 昆布 各五錢 吳茱萸 青皮 醋炒 元胡索 醋炒 荔枝核 炒. 各一兩

右共爲末，神麯糊爲丸，如梧桐子大. 每服三十丸，空心酒下.

小腸氣

痛引腰脊小腸氣，加味香蘇溫散宜，上衝心痛失笑散，有形胡盧巴丸醫.

［註］ 小腸氣一證，其受病與疝氣，等亦因濕氣在內，而寒氣又束於外也. 發時少腹脹控睾丸引腰脊，上衝心痛而不腫是也. 治宜分別形狀，如引腰而痛者，加味香蘇散溫散之. 痛而衝心氣者，加味失笑散主之. 如少腹中有形如卵，上下往來，痛不可忍者，宜胡盧巴丸主之.

加味香蘇散

蒼朮 米泔水浸 陳皮 川楝肉 甘草 蘇葉 香附 醋炒

引用連鬚·葱白，水酒總煎服.

［方歌］ 加味香蘇散蒼朮，廣陳皮與川楝肉，甘草蘇葉香附同，連鬚葱白共煎服.

加味失笑散

五靈脂 蒲黃 隔紙炒 元胡索 醋炒. 各等分

右爲細末，每服一二錢，水酒調下.

胡盧巴丸

胡盧巴 炒 川楝子 蒸，去皮·核，焙. 各四錢 川烏 去皮·臍 巴戟肉 各一錢五分 茴香 三錢 吳茱萸 半酒·半醋浸一宿，焙. 二錢五分 牽牛 炒. 二錢

右共爲細末，酒麵糊爲丸，如梧桐子大. 每服數丸，空心溫酒下.

淋證門

淋證總括

諸淋皆緣寒熱濕，下移膀胱溲無時，水道澁滯常作痛，寒熱石血隨證醫.

［註］ 小兒淋證，或因風寒襲入，或因濕熱下移，乘入膀胱，以致水道澁滯，欲出不出，淋漓不斷，甚至窒塞其間，令兒作痛. 然必辨其爲寒爲熱，爲石爲血，分別治之，則水道宣通，淋自愈矣!

寒 淋

冷氣入胞成寒淋，小便閉塞脹難禁，淋漓不斷腹隱痛，五苓倍桂小茴神.

［註］ 寒淋者，皆因風寒乘入膀胱，致下焦受冷，遂成寒淋. 其候小便閉塞，脹痛難禁，不時淋漓，少腹隱痛. 須以五苓散倍加肉桂，小茴香治之，其淋自愈.

五苓散

白朮 土炒 澤瀉 猪苓 肉桂 小茴香 赤茯苓

水煎服.

［方歌］ 五苓治寒淋，白朮澤猪苓，肉桂加

倍用, 茴香赤茯苓.

熱 淋

膀胱蓄熱淋證成, 十味導赤有奇功, 小腹脹滿大便結, 急服八正莫少停.

[註] 熱淋者, 膀胱蓄熱而成也. 小便不通, 淋漓澁痛, 以十味導赤湯主之. 若少腹脹滿, 引臍作痛, 大便秘結者, 以八正散主之.

十味導赤湯

生地 山梔子 木通 瞿麥 滑石 淡竹葉 茵陳蒿 黃芩 甘草 生 猪苓

水煎服.

[方歌] 十味導赤藥最靈, 生地山梔合木通, 瞿麥滑石淡竹葉, 茵陳黃芩草猪苓.

八正散 方見不小便

石 淋

濕熱蓄久石淋成, 溲如沙石莖中疼, 輕者須用葵子散, 重則八正可相從.

[註] 石淋者, 逢溺則莖中作痛, 常帶沙石之狀, 因膀胱蓄熱日久所致. 正如湯瓶久經火煉, 底結白礆也. 輕則葵子散主之, 重則八正散主之.

葵子散

桑皮 炒 瞿麥 梔子 赤茯苓 木通 車前子 甘草 生 葵子

水煎服.

[方歌] 葵子散治石淋證, 桑皮瞿麥山梔仁, 赤苓木通車前子, 甘草葵子共和勻.

八正散 方見不小便

血 淋

血淋心熱傷血分, 尿血同出莖中疼, 清利須用小薊飲, 莖中痛甚五淋從.

[註] 血淋者, 盖因心熱傷於血分, 熱氣傳入於胞, 日久則尿血同出, 遂成血淋. 莖中不時作痛, 須以小薊飲子治之. 若莖中痛甚者, 五淋散主之.

小薊飲子

通草 滑石 淡竹葉 當歸 小薊 梔子 炒 甘草 生 生地 蒲黃 藕節

水煎, 空心服.

[方歌] 小薊飲子治淋血, 通草滑石淡竹葉, 當歸小薊山梔甘, 生地蒲黃合藕節.

五淋散

當歸 赤芍 苦葶藶 黃芩 炒 木通 梔子 車前子 淡竹葉 滑石 葵子 甘草 生 赤茯苓

引用葱白, 水煎服.

[方歌] 五淋血淋莖中疼, 歸芍葶藶芩木通, 梔子車前淡竹葉, 滑石葵子草赤苓.

頭痛門

頭痛總括

小兒頭痛分表裏, 裏屬內熱表寒風, 風寒外閉須疎散, 內熱薰蒸以清攻.

[註] 小兒頭痛之證不一, 有在表在裏之分. 在表者, 外感風寒也, 法宜疎散之. 在裏者, 內熱薰蒸也, 法宜淸解之. 苟能調治得宜, 則頭痛自除矣.

風寒頭痛

風寒頭痛屬太陽, 上及巓頂額角傍, 惡寒無汗身發熱, 加味清空自堪嘗.

[註] 風寒頭痛者, 乃太陽經受邪也. 其候惡寒發熱, 上及巓頂, 下連額角, 不時作痛. 法宜取汗, 悉以淸空膏主之. 如痛甚者, 於本方中加細辛. 熱盛便秘者, 於本方中加川大黃.

淸空膏

羌活 防風 柴胡 川芎 黃芩 黃連 甘草 生

引用生薑, 水煎服. 痛甚加細辛, 便秘加川大黃.

[方歌] 風熱上攻頭疼痛, 加味清空膏最良, 羌防柴芎芩連草, 痛甚加辛便秘黃.

內熱頭痛

內熱頭痛屬陽明, 鼻乾目痛齒頰疼, 清熱加味茶調治, 便秘加入大黃攻.

[註] 胃熱頭痛, 病在陽明. 因小兒肥甘無節, 胃火上炎, 故發時鼻乾·目痛上至頭下至齒, 頰痛無定時. 宜加味茶調散淸之.

加味茶調散

荊芥穗 薄荷 黃芩 靑茶葉 石膏 生 白芷 川芎

引用生薑, 水煎服. 便秘者加川大黃.

[方歌] 加味茶調治頭疼, 胃經積熱上攻冲, 荊穗薄荷芩茶葉, 石膏生用芷川芎.

腹痛門

腹痛總括

小兒腹痛有四因, 食寒蟲動痛相侵, 停食感寒相兼痛, 臨證醫治要詳分.

[註] 小兒腹痛, 其證有四. 如寒痛·食痛·蟲痛·停食感寒痛也, 須隨證施治. 寒則溫中, 食則消導, 蟲則安蟲, 停食感寒則消散. 調治合宜, 其痛自除矣.

食 痛

食痛傷食心胃痛, 食入卽痛喜飮凉, 惡食腹滿吐便秘, 承氣平胃酌量嘗.

[註] 食痛者, 皆因飮食不節, 積滯不化所致, 故食入卽痛也. 其候喜飮凉水, 惡食腹滿, 吐酸便秘. 宜先以小承氣湯下之. 若下後仍痛者, 以香砂平胃散消導可也.

小承氣湯

大黃 枳實 麩炒 厚朴 薑炒

引用生薑, 水煎服.

[方歌] 小承氣湯治腹痛, 腹硬煩渴便不通, 枳實厚朴大黃共, 煎服便利立時鬆.

香砂平胃散

蒼朮 米泔水浸 陳皮 厚朴 薑炒 甘草 炙 縮砂 研 香附 醋炒 南山楂 神麯 炒 麥芽 炒 枳殼 麩炒 白芍 炒

引用生薑, 水煎服.

[方歌] 香砂平胃傷食痛, 下後仍痛用此和, 蒼陳朴草縮香附, 山楂麯麥枳殼芍.

寒 痛

寒痛中虛脾受寒, 尿爪俱白面靑看, 喜熱腹滿或下利, 理中肢厥加附煎.

[註] 寒痛者, 多因小兒中氣虛弱, 復爲風冷所乘, 則脾經受寒, 故不時腹痛. 現證尿白, 爪甲白, 面多靑, 喜飮熱, 或腹滿下利. 宜理中湯溫之. 若四肢厥冷, 兼屬少陰, 則加附子.

理中湯 方見不乳

蟲 痛

蟲痛不安腹因痛, 面色乍靑乍赤白, 時痛時止吐淸涎, 安蟲理中治最合.

[註] 蟲痛者, 因腹中蟲動不安, 故腹中作痛. 其候面色乍赤乍靑乍白, 其痛時作時止, 時吐淸水. 切不可妄用攻下, 當以安蟲爲主, 其痛卽除. 新痛者, 錢氏安蟲散治之. 痛久不愈者, 加減理中湯治之.

錢氏安蟲散

胡粉 炒黃 鶴蝨 炒黃 白礬 枯 川楝子 去皮·核. 各二錢五分

右爲細末. 每服一匙, 大者五分, 米飮調下, 痛時服.

加減理中湯 方見蟲吐

內食外寒腹痛

內傷乳食外感寒，發熱惡寒腹痛兼，惡食嘔吐多啼叫，藿香和中可急煎.

[註] 小兒內傷乳食，外感寒邪，遂致食寒凝結，腹中作痛. 其候發熱惡寒，而更兼腹痛·惡食·嘔吐，啼叫不已者，以藿香和中湯治之.

藿香和中湯

藿香 砂仁 研 羌活 蒼朮 米泔水浸 陳皮 厚朴 薑炒 甘草 生 山楂 香附 炙 白芷 蘇葉 川芎

引用生薑，水煎服.

[方歌] 藿香和中治腹疼，內傷食滯外寒風，藿砂羌蒼陳朴草，山楂香附芷蘇芎.

黃疸門

黃疸總括

黃疸濕熱鬱蒸成，徧身皆黃及目睛，陽黃色亮身多熱，陰黃色暗冷如氷.

[註] 黃疸一證，乃濕熱鬱久，外發肌膚而然也. 其候徧身面目皆黃，甚則深黃，面如烟薰之狀. 其中又有陰陽之別. 如面紅·口渴·尿赤·色亮·身熱者，乃脾家濕熱，此陽黃也. 口不渴而色暗黃，身冷如氷者，乃脾腎寒濕，此陰黃也. 治者宜分別施治.

陽 黃

陽黃無汗宜𤸱散，茵陳麻黃能發汗，腹滿便秘茵陳攻，表裏無證茵苓善.

[註] 陽黃一證，原因濕熱而成，治者當詳審之. 如表實無汗，宜外發其汗，茵陳麻黃湯主之，使黃從表解也. 裏實二便秘澁，腹滿者，宜茵陳蒿湯下之，使黃從裏解也. 若表有汗，裏不便秘腹滿，是表裏無證，不可汗·下，惟利小便，宜用茵陳五苓散，使黃從水道利之則愈.

茵陳麻黃湯

茵陳蒿 麻黃

水煎，加黃酒少許服之.

[方歌] 兒發陽黃身無汗，茵陳麻黃湯極便，麻黃茵陳各等分，量兒煎服有奇驗.

茵陳蒿湯

茵陳蒿 川大黃 梔子

引用燈心，水煎服.

[方歌] 裏實須用茵陳湯，梔子茵陳生大黃，燈心爲引水煎服，便利黃消體泰康.

茵陳五苓散

茵陳蒿 赤苓 猪苓 澤瀉 白朮 土炒 肉桂

引用燈心，水煎服.

[方歌] 茵陳五苓治黃病，利水除濕有奇功，朮苓澤瀉猪苓桂，茵陳加入便自淸.

陰 黃

陰黃多緣轉屬成，脾濕腎寒兩虧生，溫脾茵陳理中治，溫腎茵陳四逆靈.

[註] 陰黃者，乃脾濕·腎寒，兩虛而成，此最爲危候. 溫脾去黃，以理中湯加茵陳主之. 溫腎去黃，以茵陳四逆湯主之.

茵陳理中湯 方見不乳

茵陳四逆湯

附子 製 乾薑 茵陳蒿 甘草 炙

水煎服.

[方歌] 茵陳四逆湯，附子共乾薑，茵陳炙甘草，黃消病漸康.

水腫門

水腫總括

水腫俱屬脾肺經，肺喘脾脹要分明. 上腫屬風宜汗散，下腫屬濕利水靈. 通身腫者兼汗利，喘則逐飮脹則攻. 再辨陽水與陰水，攻瀉溫補貴變通.

[註] 小兒水腫, 皆因水停於脾·肺二經. 水停胸中則喘, 水停膈下則脹. 其間所腫部位, 不可不察. 如腫在腰以上者, 屬風, 法宜發汗. 腫在腰以下者, 屬濕, 法宜利水. 有通身上下皆腫者, 系風濕兩傷, 法宜汗利兼施. 腫而喘不得臥, 宜逐肺飮. 腫而脹滿便秘, 宜攻脾水. 腫從腹起至四肢者, 可治. 腫從四肢起至腹者, 不可治. 然又有陽水·陰水之分, 宜詳別焉. 陽水屬實, 法宜攻泄. 陰水屬虛, 法宜溫補. 應證而施, 自無不效也.

風水腫

腫在上者因風起, 急宜發汗莫從容. 越婢湯中加蒼朮, 汗後全消病卽寧.

[註] 上身腫者, 頭面·肩臂至腰間皆腫也. 病因外感風邪, 法宜發汗則愈, 經所謂開鬼門是也. 以越婢加蒼朮湯治之.

越婢湯

麻黃 石膏 煅 甘草 生 蒼朮 米泔水浸

水煎服.

[方歌] 越婢湯治風水腫, 麻黃甘草共石膏, 再加蒼朮水煎服, 能使兒童腫卽消.

濕水腫

腫在下者因濕起, 急宜利水可安然, 外法貼臍如神妙, 內服沈香琥珀丸.

[註] 下身腫者, 腰臍至兩足皆腫也. 病因脾經濕熱所成, 急用利水之法, 經所謂潔淨腑是也. 外用貼臍法, 內服沈香琥珀丸.

貼臍法

巴豆 去油. 四錢 水銀粉 二錢 硫黃 一錢

右硏勻成餠, 先用新棉一片, 包藥布臍上, 外用帛縛時許, 自然瀉下惡水, 待下三五次, 去藥以粥補住.

沈香琥珀丸

苦葶藶子 一兩五錢 郁李仁 去皮. 一兩五錢 防巳 七錢五分 沈香 一兩五錢 陳皮 去白. 七錢五分 琥珀 五錢 杏仁 去皮·尖, 炒. 五錢 蘇子 五錢 赤苓 五錢 澤瀉 五錢

共爲細末, 煉蜜爲丸, 如梧桐子大, 以麝香爲衣. 每服一錢, 量兒大小與之, 用滾白水下.

風濕腫

通身皆腫屬風濕, 外散內利最相宜, 峻攻則用疏鑿飮, 和劑茯苓導水醫. 水上攻肺喘不臥, 蘇葶定喘最相宜, 水停中州脹急滿, 舟車神祐量攻之.

[註] 通身腫者, 頭面手足皆腫也. 得病之由, 內停濕飮, 外感風邪, 風濕相搏, 水道不利, 外攻肌表, 因而作腫也. 重者用疏鑿飮峻攻之, 輕者用茯苓導水湯和解之. 若水停上攻於肺, 喘急不得臥者, 以蘇葶丸瀉之. 水停中州脹滿者, 以舟車神祐丸攻之.

疏鑿飮

商陸 秦艽 羌活 椒目 木通 赤小豆 茯苓皮 大腹皮 澤瀉 檳榔

引用薑皮, 水煎服.

[方歌] 疏鑿飮子風濕腫, 外發內利陸秦羌, 椒目木通赤小豆, 苓皮大腹澤檳榔.

茯苓導水湯

紫蘇 陳皮 白朮 土炒 木香 桑白皮 炒 麥冬 去心 赤茯苓 澤瀉 木瓜 大腹皮 縮砂仁 檳榔

引用燈心, 水煎服.

[方歌] 和解茯苓導水湯, 紫蘇陳皮朮木香, 桑皮麥冬赤苓澤, 木瓜大腹縮檳榔.

蘇葶丸 方見痰飮喘急

舟車神祐丸

甘遂 芫花 大戟 俱醋炒. 各一兩 大黃 二兩 黑牽牛 頭末. 四兩 靑皮 炒 陳皮 木香 檳榔

各五錢 輕粉 一錢

右爲細末，水丸如椒目大．小兒二丸三丸，大兒五丸七丸，量服之，滾白水送下．

陽 水

陽水身熱脈沈數，小便赤澁大便難．熱盛煩渴濬川散，濕盛脹滿神祐丸．量兒大小斟酌用，應變而施勿一偏．

［註］陽水者，小兒濕熱內鬱，水道阻塞，外攻肌表，以致外腫內脹，發熱口渴，心煩，小便短赤，大便秘結．法當泄水，不可少緩．熱盛煩渴者，以大聖濬川散攻之．濕盛脹滿者，舟車神祐丸攻之．須量兒大小，視病輕重，合宜而用，勿執一偏過於峻攻，徒傷正氣也．

大聖濬川散

川大黃 煨 牽牛 取頭末 郁李仁 各一兩 木香 三錢 芒硝 三錢 甘遂 五分

右爲細末，薑湯調下．量兒大小用之．

舟車神祐丸 方見風濕腫

陰 水

陰水便利不煩熱，須服實脾腎氣丸．若服溫補俱無驗，攻補兼施病始痊．

［註］陰水者，因脾·腎虛弱也．脾虛不能制水，腎虛不能主水，以致外泛作腫，內停作脹．若二便不實，身不熱心不煩者，宜用實脾散·金匱腎氣丸．若服溫補之藥而無效驗者，則是虛中有實也．欲投攻下之劑，恐小兒難堪．若不攻之，又豈可坐以待斃？須攻補兼施，或一補一攻，或三補一攻，或九補一攻，審其進退，俟有可攻之機，以意消息．藥與元氣相當，始能逐邪而不傷正也．必須忌鹽醬百日，方可收功．

實脾散

草果仁 研 大腹皮 木瓜 木香 研 厚朴 薑炒 乾薑 附子 製 白朮 土炒 茯苓 甘草 炙

引用棗二枚，水煎服．

［方歌］實脾散治陰水腫，草果大腹木瓜香，厚朴薑附朮苓草，虛者仍兼腎氣方．

金匱腎氣丸

熟地黃 一兩 山藥 炒．八錢 山茱萸 八錢 牡丹皮 五錢 茯苓 一兩 澤瀉 五錢 肉桂 五錢 淡附子 五錢 車前子 五錢 牛膝 八錢

右爲細末，煉蜜爲丸，如梧桐子大．每服錢半，白滾水送下．

腹脹門

腹脹總括

腹脹脾虛因久病，胃實多由食滯停，補虛健脾兼理氣，攻食消導自然寧．

［註］腹脹之病，脾·胃二經主之．有虛有實，宜分晰焉．虛者因久病內傷其脾，實者因飮食停滯於胃．虛則補脾，實則消導．調治合宜，其脹自漸除矣！

虛 脹

久病脾虛失運健，或因吐瀉暴傷脾，食少卽脹精神倦，面黃肌瘦四君宜．

［註］凡小兒久病脾虛，或吐瀉暴傷脾氣．健運失常，所以飮食不化，食少腹卽脹滿．現證精神倦怠，面黃肌瘦，此虛脹也．宜用香朴四君子湯治之．

香朴四君子湯

人參 白朮 土炒 白茯苓 甘草 炙 香附 製 厚朴 薑炒

引用生薑，水煎服．

［方歌］香朴四君治虛脹，參朮甘草共茯苓，香附厚朴宜加入，引薑煎服脹卽寧．

實 脹

飮食過度內傷胃，停滯腹脹便不通，潮熱煩渴形氣壯，平胃承氣施治靈.

[註] 小兒飮食過度，則胃中停滯，以致腹脹，大便不利，身體潮熱，心煩口渴，形氣壯實，此實脹也. 輕者，平胃散主之. 重者，小承氣湯主之.

加味平胃散

南蒼朮 炒 厚朴 薑炒 大腹皮 製 甘草 生 陳皮 萊菔子 焙 山楂 麥芽 炒 神麴 炒

引用生薑，水煎服.

[方歌] 加味平胃治實脹，蒼朮厚朴大腹皮，甘草陳皮萊菔子，山楂麥芽炒神麴.

小承氣湯 方見食痛

御纂醫宗金鑑 卷五十五

發熱門

諸熱總括

小兒有病多發熱，表裏虛實宜分別，觀形察色辨因由，審證切脈有妙訣．表證須汗裏下之，虛則宜補實則瀉，平昔體認要精詳，方得臨時無遺闕．

[註] 小兒發熱有表·裏·虛·實之異，治亦有汗·下·補·瀉之殊．須觀形·察色·審證·切脈以別之．惟在平昔講習精詳，臨證庶不致誤．

表 熱

表熱之證因外感，脈浮發熱惡風寒，頭痛身疼而無汗，十神通聖表爲先．

[註] 小兒外感寒邪，脈浮，發熱，惡風，惡寒，頭疼，身痛，無汗，此表熱也，宜十神湯主之．若兼內熱者，雙解通聖湯兩解之．

十神湯

升麻 葛根 麻黃 香附 醋炒 陳皮 蘇葉 赤芍藥 川芎 香白芷 甘草 生

引用生薑，水煎服．

[方歌] 十神湯治表熱證，升麻乾葛共麻黃，香附陳皮蘇葉芍，芎芷甘草引生薑．

雙解通聖湯 方見傷寒

裏 熱

裏熱之證因內熱，徧身蒸熱小便紅，面赤唇焦舌燥渴，調胃白虎解毒清．

[註] 小兒肥甘過度，必生內熱，以致發熱蒸蒸，小便赤澁，面赤唇焦，舌燥而渴．脈實有力者，先以調胃承氣湯下之．不愈用白虎湯，或黃連解毒湯清之．

調胃承氣湯

大黃 芒硝 甘草

引用生薑，水煎服．

[方歌] 調胃承氣治裏熱，大黃甘草共芒硝，引用生薑水煎服，大便通利熱自消．

白虎湯

石膏 煆 知母 生 甘草 生 粳米

水煎服．

[方歌] 胃熱白虎湯，知母生用良，石膏合甘草，粳米共煎嚐．

黃連解毒湯

黃芩 黃連 梔子 黃柏

水煎服．

[方歌] 黃連解毒湯，清熱效非常，芩連梔子柏，煎服保安康．

虛 熱

虛熱病後營衛弱，神倦氣乏用補中，嘔渴竹葉石膏治，面赤尿白厥白通．

[註] 虛熱者，因小兒病後氣血虛弱，榮衛尙未調勻之故．其證神倦氣乏，宜用補中益氣湯治之．若兼口渴引飮而嘔者，宜用竹葉石膏湯治之．又有陰盛格陽，外浮發熱者，其面色雖赤，然小便必淸白，四肢必厥逆，宜用白通湯收斂陽氣，熱退自愈．

補中益氣湯 方見飧泄

竹葉石膏湯

竹葉 石膏 煆 人參 麥冬 去心 甘草 生 半夏 薑製 粳米

引用生薑，水煎服．

[方歌] 病後虛熱煩渴嘔, 皆因氣弱胃津亡, 竹葉石膏參麥草, 半夏粳米共生薑.

白通湯

乾薑 附子 製 葱

水煎服.

[方歌] 虛熱原於關格陽, 眞寒假熱白通湯, 散寒薑附葱白莖, 厥回熱退自然康.

實 熱

實熱積熱午潮熱, 腹脹尿紅大便難, 煩渴口瘡腮頰赤, 凉膈大柴效通仙.

[註] 小兒有餘積熱, 以致午後潮熱, 蒸蒸有汗, 肚腹脹滿, 小便赤, 大便難, 煩渴啼叫, 口舌生瘡, 腮頰紅赤, 脈洪數有力, 法宜淸熱通利. 時時熱者, 凉膈散主之. 午後潮熱者, 大柴胡湯主之.

凉膈散 方見急驚風

大柴胡湯 方見傷寒

積滯門

積滯總括

小兒養生食與乳, 撙節失宜積滯成, 停乳傷食宜分晰, 因證調治保安寧.

[註] 夫乳與食, 小兒資以養生者也. 胃主納受, 脾主運化. 乳貴有時, 食貴有節, 可免積滯之患. 若父母過愛, 乳食無度, 則宿滯不消而病成矣. 醫者當別其停乳·傷食之異, 臨證斟酌而施治焉.

乳 滯

嬰兒乳滯睡不安, 多啼口熱吐驚煩, 肚脹腹熱便酸臭, 愼攻宜用消乳丸.

[註] 乳滯之兒, 其候睡臥不寧, 不時啼叫, 口中氣熱, 頻吐乳片, 肚脹腹熱, 大便酸臭也. 但臟腑嬌嫩, 不可過攻. 惟宜調和脾胃爲上, 以消乳丸消導之.

消乳丸 方見傷乳吐

食 滯

小兒食滯任意餐, 頭溫腹熱便膿酸, 噯氣惡食煩作渴, 大安承氣審宜先.

[註] 小兒恣意肥甘生冷, 不能運化, 則腸胃積滯矣. 其證頭溫, 腹熱, 大便酸臭, 噯氣, 惡食, 煩不安眠, 口乾作渴. 滯輕者, 宜木香大安丸消導之. 滯重便秘者, 宜小承氣湯攻下之.

木香大安丸

木香 黃連 陳皮 白朮 土炒 枳實 麩炒 山楂肉 各三錢 連翹 去心. 二錢 神麯 炒 麥芽 炒. 各三錢 砂仁 萊菔子 焙. 各二錢

右爲細末, 神麯糊爲丸. 每服一錢, 陳倉米湯下.

小承氣湯 方見食痛

癖疾門

癖疾總括

癖疾過食腸胃滿, 濁液外溢被寒凝, 潮熱飮冷肌削瘦, 腹滿硬塊面黃靑.

[註] 癖疾一證, 皆因飮食過節, 腸胃塡滿, 濁汁外溢, 復感寒氣凝結而成. 每生於左脇之下, 始如鷄卵, 堅硬成塊, 漸如覆盆之形, 越臍則難治矣. 其候身體潮熱, 喜飮凉水, 肌膚削瘦, 面色靑黃也, 治者宜詳察之.

癖 疾

癖疾潮熱渴飮冷, 肚大靑筋堅硬疼, 內服消癖木香效, 外貼紅花膏最靈.

[註] 癖疾之始作也, 午後潮熱, 口渴飮冷, 肚大靑筋, 漸至堅硬成塊, 不時作痛. 內以千

金消癖丸治之，外貼紅花膏．內外兼治，其癖自消．若無熱渴者，先以木香丸治之，外亦以紅花膏貼之．

千金消癖丸

蘆薈 阿魏 另爲糊 青黛 木香 厚朴 薑炒 檳榔 陳皮 甘草 生．各一錢 使君子 去殼 胡黃連 山楂肉 香附 醋炒 三稜 醋炒 莪朮 醋炒．各二錢 水紅花子 神麴 炒 麥芽 炒．各四錢 人參 白朮 土炒 茯苓 炒．各三錢

右爲細末，將阿魏一錢，白水和麵，打糊爲丸．綠豆大．米飮下量，兒大小服之．

木香丸

木香 蓬莪朮 縮砂仁 青皮 硃砂 細硏．各二錢

右爲細末和勻，飛白麵糊和丸，麻子大．每服二三丸 乳傷，乳飮下．食傷，以所傷物熬湯下．

紅花膏

沒藥 五錢 血竭 麝香 阿魏 各三錢 當歸 赤芍 各一錢 水紅花料 煎汁，去楂，熬膏一碗．一捆

右爲細末，入膏內攪勻，以青布攤貼患處．

汗證門

汗證總括

自汗屬陽有虛實，或因胃熱或表虛，睡中盜汗爲陰弱，心虛血熱隨證醫．

［註］汗乃人之津液，存於陽者爲津，存於陰者爲液，發泄於外者爲汗．若汗無故而出者，乃因陰陽偏勝也．如小兒無因而汗自出者，謂之自汗，自汗屬陽，有虛實之別．虛者汗出翕翕，發熱惡寒，乃表虛也．汗出蒸蒸，發熱不惡寒，乃裏熱也．表虛者，法當固表．裏實者，法當攻熱．又有睡則汗出，覺則汗止，謂之盜汗，盜汗主陰虛，然當分心虛不固，心火傷陰也．心虛當補心，心熱當凉血．治者宜詳辨之，庶無差謬．

自 汗

表虛自汗玉屛風，甚者桂枝加附從，裏實自汗用白虎，便秘調胃承氣攻．

［註］表虛濈濈自汗，玉屛風散主之．若惡寒冷，陽氣虛也，桂枝湯加附子固之．陽明裏實，蒸蒸自汗，用白虎湯淸之．便秘者，以調胃承氣湯攻之．

玉屛風散

黃芪 蜜炙 防風 白朮 土炒

水煎服．

［方歌］表氣虛弱時自汗，玉屛風治頗相宜，黃芪防風炒白，朮水煎溫服不拘時．

桂枝加附子湯

白芍藥 桂枝 甘草 炙 附子 製

引用薑，棗，水煎服．

［方歌］表氣虛弱甚，桂枝湯最良，芍藥桂枝草，加附病漸康．

白虎湯 方見裏熱

調胃承氣湯 方見裏熱

盜 汗

心虛盜汗睡多驚，酸棗仁湯服卽寧，心火傷陰必煩熱，當歸六黃湯奏功．

［註］盜汗有二，虛實兩分．心虛者，陰氣不斂也，睡則多驚，以酸棗仁湯主之．心熱者，火傷於陰也，身多煩熱，以當歸六黃湯主之．

酸棗仁湯

當歸 白芍 炒 生地 茯苓 酸棗仁 炒 知母 炒 黃柏 炒 五味子 人參 黃芪 炙

水煎服．

［方歌］酸棗仁湯治盜汗，陽不能藏陰本虛，歸芍生地茯苓棗，知柏五味共參芪．

當歸六黃湯

當歸 生地黃 熟地黃 黃芩 黃柏 黃連 黃

芪 炙

引用浮麥, 水煎服.

[方歌] 當歸六黃治盜汗, 陽盛傷陰液自流, 生熟二地芩連柏, 歸芪浮麥汗能收.

失血門

失血總括

陰乘陽熱血妄行, 血犯氣分不歸經, 血病及腑滲濁道, 傷於臟者溢出清. 熱犯陽絡上吐衄, 熱侵陰絡下失紅, 又有努勞成血病, 血止仍嗽勢多凶.

[註] 凡失血之證, 陽盛乘陰, 則血爲熱迫, 不能安於脈中, 犯於氣分, 妄行不能歸入經脈也. 若血病傷及於腑者, 則血滲入腸胃之濁道, 上行於咽, 出而爲吐爲衄. 下從二便而出, 爲便爲溺也. 若血病傷及於臟者, 則溢出於胸中之淸道, 上從喉出, 而兼欬嗽. 下從精竅而出, 爲溺血也. 夫血藏於臟內, 行於脈中, 流於軀殼之內, 不可得而見也. 非損傷不能爲病, 而損之之因有三. 一曰熱傷陽絡, 腑病也. 熱傷陰絡, 臟病也, 宜以淸熱爲主. 一曰努傷, 宜以破逐爲主. 一曰勞傷, 宜以理損爲主. 若日久血止, 而欬嗽不休者, 主必死之證, 故勢多凶也.

衄 血

衄血之候鼻乾燥, 身熱不渴苦頭疼, 失表分汗麻桂治, 內熱犀角瀉心淸.

[註] 衄血者, 鼻中出血也. 其候鼻中乾燥, 身熱不渴, 苦頭痛, 是熱傷陽絡也. 有因傷寒失汗衄血者, 乃熱鬱於營. 其身無汗, 宜以麻黃湯汗之. 身有汗者, 宜以桂枝湯解之. 設無表病, 因內熱而衄者, 宜以犀角地黃湯淸之. 熱盛者, 四物三黃瀉心湯瀉之. 外俱用髮灰散, 或黑梔子末吹鼻, 其衄自止.

麻黃湯

麻黃 杏仁 炒, 去皮·尖 桂枝 甘草 生

引用生薑, 水煎服.

[方歌] 傷寒失表營鬱熱, 身體無汗血妄行, 須用麻黃湯調治, 桂枝麻黃杏草同.

桂枝湯 方見自汗

犀角地黃湯

牡丹皮 白芍藥 犀角 生地黃

水煎服. 便硬者, 加川大黃.

[方歌] 犀角地黃湯, 治衄效非常, 丹皮芍犀地, 便秘加大黃.

四物三黃瀉心湯

川芎 當歸 酒洗 生地黃 赤芍藥 黃芩 黃連 川大黃 酒洗

水煎服.

[方歌] 四物三黃瀉心湯, 熱盛吐衄功最良, 芎歸生地赤芍藥, 黃芩黃連川大黃.

髮灰散

取壯實人頭髮, 陰陽瓦煆成灰, 放在地上, 去火性, 硏細末, 吹入鼻中, 血衄自止.

吐 血

吐血不欬因熱逆, 若兼欬嗽努勞傷, 內熱犀角地黃治, 努傷承氣四物嘗, 勞傷有熱雞蘇散, 無熱須用救肺良.

[註] 小兒吐血不欬嗽者, 多因內熱, 致血妄行上逆也, 宜以犀角地黃湯主之. 若因努勞吐血者, 則兼欬嗽, 先用桃仁承氣湯以破逐之, 次用加味四物湯和之. 又有勞傷吐血者, 亦兼欬嗽. 痰中帶血有熱者, 雞蘇散主之. 無熱者, 救肺散主之.

犀角地黃湯 方見本文衄血

桃仁承氣湯

桃仁 去皮·尖, 硏 大黃 芒硝 甘草 桂枝

加當歸·芍藥·蘇木·紅花, 水煎服.

[方歌] 努傷吐血先破逐, 桃仁承氣湯妙絕, 桃仁黃消草桂枝, 加入歸芍蘇紅捷.

加味四物湯

當歸 芍藥 川芎 生地黃 茅根 蒲黃 牡丹皮 梔子 炒黑 甘草 生

引用藕節, 酒, 水煎服.

[方歌] 努傷吐血須活血, 四物爲主眞妙訣, 再加茅根與蒲黃, 丹皮梔草引藕節.

雞蘇散

雞蘇薄荷葉 川貝母 去心 麥門冬 去心 桔梗 阿膠 蛤粉炒 生地黃 甘草 生 黃芪 炙 白茅根 蒲黃 炒

水煎服.

[方歌] 勞傷有熱嗽痰血, 雞蘇貝母麥門冬, 桔梗阿膠生地草, 黃芪茅根蒲黃同.

加味救肺散

麥冬 去心 人參 黃芪 炙 鬱金 五味子 當歸 酒洗 白芍藥 酒炒 川貝母 去心, 研 甘草 炙 馬兜鈴

水煎服.

[方歌] 勞傷無熱嗽痰血, 加味救肺麥門冬, 參芪鬱金五味子, 歸芍貝母草兜鈴.

便 血

熱傷陰絡病便血, 臟毒血黯腸風紅, 須辨腹痛肛腫痛, 熱盛濕盛要分明. 臟毒初起腫痛甚, 大黃皂刺莫消停, 熱盛俱宜槐花散, 濕盛平胃地榆靈, 日久脈微氣血弱, 升陽和血共養榮.

[註] 大便下血, 皆因小兒恣食肥甘, 致生內熱傷陰絡也. 若血色黯而濁, 肛門腫痛, 先血後糞, 此爲近血, 名曰臟毒. 若血鮮而淸, 腹中不痛, 先糞後血, 此爲遠血, 名曰腸風. 臟毒肛門每多腫痛, 初起宜用皂刺大黃湯消之. 大下血後, 熱盛微痛者, 以槐花散和之. 濕盛不痛者, 以平胃地楡湯和之. 腸風亦宜以槐花散主之. 便血日久, 脈微氣血弱者, 升陽和血湯和之, 繼以人參養榮湯補之.

皂刺大黃湯

皂刺 生川大黃 各等分

量小兒年歲大小·虛實, 酌其多少. 水·酒煎服.

槐花散

槐花 炒 側栢葉 枳殼 麩炒 川黃連 荊芥穗 炒

水煎服.

臟毒加蒼朮·苦楝, 腸風加秦艽·防風.

[方歌] 臟毒腸風槐花散, 黃連枳殼槐栢荊, 臟毒蒼朮苦楝入, 腸風須加艽防風.

平胃地楡湯

蒼朮 炒 陳皮 厚朴 薑炒 甘草 地楡

引用生薑, 水煎服.

[方歌] 便血濕盛腹不痛, 須用平胃地楡湯, 蒼朮陳皮厚朴草, 地楡同煎引生薑.

升陽和血湯

黃芪 炙 當歸 酒洗 白芍 炒 牡丹皮 陳皮 肉桂 秦艽 生地黃 熟地黃 生甘草 炙甘草 蒼朮 炒 升麻

水煎服.

[方歌] 下血日久腹中痛, 治宜升陽和血湯, 二地二草芪歸芍, 陳丹秦艽升桂蒼.

人參養榮湯

人參 黃芪 炙 白朮 土炒 白茯苓 白芍藥 炒 肉桂 熟地黃 當歸 酒洗 甘草 炙 陳皮

引用薑·棗, 水煎服.

[方歌] 失血日久氣血虛, 人參養榮湯頗宜, 參芪朮苓白芍桂, 地黃當歸草陳皮.

溺 血

溺血多緣精竅病, 尿血分出莖或疼, 牛膝

四物湯調治, 急宜煎服效從容.

[註] 溺血爲精竅之病, 乃尿與血先後分出者也. 宜用牛膝四物湯治之, 其證自愈.

牛膝四物湯

牛膝 木通 鬱金 甘草梢 瞿麥 當歸 川芎 生地黃 赤芍藥

水煎服.

[方歌] 小兒溺血精竅病, 宜用牛膝四物湯, 牛膝鬱金通瞿草, 歸芎赤芍生地黃.

雜證門

二便秘結

小兒熱結二便秘, 口渴舌乾脣面紅, 八正尿秘少腹滿, 神芎便秘腹脹疼.

[註] 此證多因乳食停滯生熱, 結於腸胃, 以致二便秘結. 其候舌乾口渴, 面赤脣焦也. 熱積則小便秘澁, 少腹滿急, 宜八正散主之. 若食積大便秘, 腹脹痛者宜, 神芎丸主之.

八正散 方見不小便

神芎丸

大黃 滑石 水飛. 各一兩 薄荷 川芎 各四錢 黃芩 黃連 生. 各五錢 牽牛 四錢

共爲細末, 滴水爲丸. 每服五丸, 蜜湯化下.

氣虛脫肛

瀉痢日久中氣陷, 肛鬆腸薄滑而脫, 面色青黃指梢冷, 脈來沈細脣淡白. 補中益氣湯升擧, 眞人養臟固滑脫, 外用澁腸散調敷, 氣升肛澁腸自合.

[註] 脫肛一證, 因瀉痢日久, 中氣下陷, 腸胃薄瘦, 遂令肛門滑脫不收. 現證面色青黃, 指梢冷, 脈沈細, 脣色淡白. 宜溫補爲主, 先以補中益氣湯升提其氣. 再以眞人養臟湯溫補固滑. 外以澁腸散摻之, 則氣升肛澁而腸自收矣.

補中益氣湯 方見飱瀉

眞人養臟湯 方見寒痢

澁腸散

訶子 赤石脂 龍骨 煆. 各等分

右爲細末, 用臘·茶調敷, 和藥摻腸頭上, 綿帛揉入.

肛腫翻肛

積熱肛腫大便難, 努力肛出翻不還, 外用蟠龍散消腫, 內宜皂刺大黃煎.

[註] 小兒積熱太盛, 以致肛門作腫, 大便艱難努, 力翻出肛, 脫不還外. 用蟠龍散消其腫, 內服皂刺大黃湯. 其腫一消, 肛自收矣.

皂刺大黃湯 方見便血

曾氏蟠龍散

乾地蟠龍 略去土, 焙. 一兩 風化朴硝 二錢

右剉, 硏爲細末, 仍和勻朴硝. 每以二錢至三錢. 肛門濕潤者乾塗, 乾燥者用淸油調塗, 先用荊芥·生葱煎水, 候溫洗浴, 輕與拭乾, 然後敷藥.

龜 胸

肺積痰熱病龜胸, 胸骨高聳若龜形, 氣急喘欬體羸瘦, 寬氣百合酌量行.

[註] 龜胸一證, 多因小兒飮食不節, 痰熱熾盛, 復爲風邪所傷, 風熱相搏, 以致肺經脹滿, 攻於胸膈, 高如覆杯. 現證欬嗽喘急, 身體羸瘦. 治宜淸肺化痰爲主, 先以寬氣飮開其氣道, 再以百合丹除其壅滯. 肺熱淸而脹滿自除矣.

寬氣飮

杏仁 去皮·尖, 炒 桑白皮 炒 橘紅 蘇子 炒 枳殼 麩炒 枇杷葉 蜜炙 麥門冬 去心 生甘草 苦葶藶

水煎服.

[方歌] 寬氣飮治兒龜胸, 杏仁桑皮合橘紅, 蘇子枳殼枇杷葉, 甘草葶藶麥門冬.

百合丹

百合 天門冬 杏仁 炒, 去皮·尖 木通 桑白皮 炒 甛葶藶 石膏 各五錢 大黃 三錢

共爲細末, 煉蜜丸如菉豆大. 量兒大小服之, 臨臥滾白水送下.

龜 背

龜背坐早被風吹, 傴僂背高狀如龜, 內服松蕊丹緩治, 外用灸法粘龜尿.

[註] 龜背者, 因嬰兒坐早, 被客風吹入脊膂, 遂致傴僂曲折, 背高如龜, 往往爲終身痼疾. 內以松蕊丹調治之, 外用聖惠灸穴法. 灸肺兪·心兪·膈兪三穴三五壯. 或以龜尿粘骨節上, 亦可得效.

松蕊丹

松花 枳殼 麸炒 防風 獨活 各一兩 麻黃 前胡 川大黃 生 桂心 各五錢

右爲細末, 煉蜜丸如黍米大. 每服十丸, 粥飮送下.

五 軟

五軟稟賦不足證, 頭項手足口肉肌, 地黃丸與扶元散, 全在後天調養宜.

[註] 五軟者, 謂頭項軟·手軟·足軟·口軟·肌肉軟是也. 頭軟者, 項軟無力也. 手足軟者, 四肢無力也. 肉軟者, 皮寬不長肌肉也. 口軟者, 脣薄無力也. 此五者, 皆因稟受不足, 氣血不充, 故骨脈不强, 筋肉痿弱. 治宜補氣爲主, 先以補腎地黃丸補其先天精氣. 再以扶元散補其後天羸弱. 漸次調理, 而五軟自强矣.

補腎地黃丸

熟地黃 一兩五錢 山萸肉 一兩 懷山藥 炒 茯苓 各八錢 牡丹皮 澤瀉 各五錢 牛膝 八錢 鹿茸 酥炙. 五錢

右爲細末, 煉蜜丸, 如梧桐子大, 每服二錢, 用鹽湯下.

扶元散

人參 白朮 土炒 茯苓 熟地黃 茯神 黃芪 蜜炙 山藥 炒 炙甘草 當歸 白芍藥 川芎 石菖蒲

引用薑·棗, 水煎服.

[方歌] 五軟扶元散堪嚐, 參朮茯苓熟地黃, 茯神黃芪山藥草, 歸芍川芎及石菖.

五 硬

陽氣不營成五硬, 仰頭取氣難搖動, 手足强直冷如氷, 氣壅胸膈牽連痛. 小續命湯最爲良, 烏藥順氣散極應, 若遇肝木乘脾經, 加味六君妙無竟.

[註] 五硬者, 仰頭取氣, 難以動搖, 氣壅疼痛, 連胸膈間, 手心·足心氷凉而硬. 皆由陽氣不營於四末, 最爲難治. 重者以小續命湯疎其風, 輕者以烏藥順氣散調其氣. 若肝木乘脾, 食少氣弱者, 加味六君子湯治之. 內外交治, 而證自日差矣.

小續命湯

人參 麻黃 川芎 黃芩 芍藥 甘草 炙 防風 官桂 去皮 附子 炮, 去皮·臍 杏仁 炒, 去皮·尖 漢防已

引用薑·棗, 水煎服.

[方歌] 小續命湯治五硬, 人參麻黃川芎共, 黃芩芍藥草防風, 官桂附子防已杏.

烏藥順氣散

麻黃 白芷 川芎 桔梗 枳殼 炒 殭蠶 炒 烏藥 炮薑 甘草 生 橘紅

引用葱白, 水煎服.

[方歌] 烏藥順氣五硬輕, 麻黃白芷合川芎, 桔梗枳殼殭蠶炒, 烏藥炮薑草橘紅.

加味六君子湯

人參 白朮 炮薑 陳皮 半夏 製 茯苓 炙甘草 升麻 蜜炙 柴胡 醋炒 肉桂

水煎服.

[方歌] 加味六君虛五硬, 人參白朮共炮薑, 陳半茯苓炙甘草, 升麻柴胡肉桂良.

五 遲

小兒稟來氣血虛, 筋骨軟弱步難移, 牙齒不生髮疎薄, 身坐不穩語言遲. 加味地黃爲主治, 補中益氣繼相醫, 邪乘心氣菖蒲好, 血虛髮遲苣勝宜.

[註] 小兒五遲之證, 多因父母氣血虛弱, 先天有虧, 致兒生下筋骨軟弱, 行步艱難, 齒不速長, 坐不能穩, 要皆腎氣不足之故. 先用加味地黃丸滋養其血, 再以補中益氣湯調養其氣. 又足少陰爲腎之經, 其華在髮, 若少陰之血氣不足, 卽不能上榮於髮, 巨勝丹主之. 又有驚邪乘入心氣, 至四五歲尙不能言者菖蒲丸主之.

加味六味地黃丸

熟地黃 一兩 山萸肉 一兩 懷山藥 炒 茯苓 各八錢 澤瀉 牡丹皮 各五錢 鹿茸 炙. 三錢 五加皮 五錢 麝香 五分

共爲細末, 煉蜜丸如梧桐子大. 大兒每服二錢, 小兒一錢五分, 鹽湯送下.

補中益氣湯 方見飧瀉

巨勝丹

當歸 洗·焙 生地黃 白芍藥 炒. 各一兩 巨勝子 碾. 二兩 胡粉 碾. 三錢

右同研勻, 煉蜜爲丸, 如黍米大. 每服十粒, 煎黑豆湯下.

菖蒲丸

人參 石菖蒲 麥門冬 去心 遠志 去心 川芎 當歸 酒洗 乳香 硃砂 水飛. 各一錢

右爲細末, 煉白蜜爲丸, 如黍米大. 食遠用米湯送下.

鶴膝風

小兒禀賦不充盈, 肌肉削瘦少崢嶸, 膝骨外露如鶴膝, 多緣腎弱髓難生. 血脈不榮筋攣縮, 膝貯風涎時作疼, 大防風湯宜先服, 地黃繼進莫從容小.

[註] 小兒鶴膝風, 多因禀賦不足, 血氣不榮, 肌肉削瘦, 遂致骨節外露, 筋脈攣縮, 股漸細小, 而膝盖愈大, 要皆腎虛不能生精髓之故也. 須先服大防風湯, 繼以補腎地黃丸治之, 庶氣血充而證自愈矣.

大防風湯

人參 白朮 土炒 茯苓 甘草 炙 熟地黃 當歸身 白芍藥 炒 川芎 黃芪 蜜炙 羌活 防風 附子 炮 杜仲 牛膝

引用薑·棗, 水煎服.

[方歌] 大防風湯八珍芪, 羌防附子杜仲移, 榮筋更有川牛膝, 虛風鶴膝最相宜.

補腎地黃丸 方見五軟

解 顱

小兒解顱最堪憐, 先天有損腦髓乾, 面色脈白形瘦弱, 二目多白若愁煩. 補腎地黃丸堪服, 補陽扶元散爲先, 更有封顖散極效, 臨時攤貼保安然.

[註] 解顱者, 乃脈大骨縫不合也. 盖腎生髓, 腦爲髓海, 腎氣有虧, 腦髓不足, 亦如花木無根. 現證面色皖白, 形體瘦弱, 目多白睛, 悲愁少笑, 治宜補養腎氣爲主. 先以補腎地黃丸滋補其陰, 再以扶元散補養其氣, 外用封顖散攤貼之, 則精血稍充, 或可轉危爲安也.

補腎地黃丸 扶元散 俱見五軟

封顖散

栢子仁 防風 天南星 各四兩

右爲細末，每用一錢．以猪膽汁調勻，攤在緋絹帛上，看顖大小剪貼．一日一換不得令乾，時時以湯潤動．

顖 陷

小兒緣何顖下陷，瀉久脾虧虛弱見，面目青黃四肢涼，六脈沈緩神慘淡．補中益氣湯最宜，固眞湯進有奇驗，外用烏附膏攤貼，溫中理脾功無限．

［註］小兒臟腑有熱，渴飮水漿，致成瀉痢．久則脾氣虛寒，不能上充腦髓，故顖陷成坑，名曰顖陷．現證面目靑黃，四肢逆冷，六脈沈緩，神氣慘淡．先以補中益氣湯升提其氣，再以固眞湯溫補其脾，外用烏附膏攤貼於陷處極效．

補中益氣湯 方見飧瀉

固眞湯 方見慢脾風

烏附膏

雄黃 二錢 川烏 附子 生．各五錢

右爲細末．用生葱和根·葉細切，杵爛入前藥末，同煎作成膏．每早空心貼陷處．

顖 塡

顖門腫起氣上衝，其間虛實要分明，毛髮憔悴頻頻汗，胸高氣促口唇紅．肝盛瀉靑丸最效，裏熱連翹飮堪行，因表防風升麻劑，硬冷屬陰用理中．

［註］顖塡者，謂顖門腫起也．盖因乳哺無度，或寒或熱，乘於脾經，致使臟腑不調，其氣上衝，爲之塡脹腫突．現證毛髮憔悴，頻頻出汗，胸高氣促，口唇色紅，須分虛實治之．肝氣盛者，瀉靑丸主之．裏熱盛者，大連翹飮主之．因表者，防風升麻湯主之．堅硬不熱者屬陰，理中湯主之．

瀉靑丸 方見急驚風

大連翹飮

柴胡 荊芥 連翹 去心 木通 滑石 水飛 梔子 蟬退 去足·翅 瞿麥 當歸 酒洗 赤芍藥 黃芩 甘草 生 防風

水煎服．

［方歌］連翹飮治熱上衝，柴胡荊芥翹木通，滑石梔子蟬瞿麥，歸芍黃芩草防風．

防風升麻湯

麥冬 去心 木通 甘草節 山梔 升麻 防風

引用淡竹葉，水煎服．

［方歌］防風升麻湯，顖塡效非常，麥冬木通草，山梔升麻防．

理中湯 方見不乳

中 惡

小兒神氣未充實，觸惡何能自主持，目閉面靑驚悶亂，蘇合皂角功效奇．

［註］小兒神氣未充，一爲邪惡所觸，何能主持？自然神魂離舍，目閉面靑，悶亂不省人事．內以蘇合香丸除其邪．外以皂角末開通其閉，嚏出則氣通而甦矣．

蘇合香丸 方見肛門內合

御纂醫宗金鑑

編輯痘疹心法要訣

御纂醫宗金鑑 卷五十六

編輯痘疹心法要訣

痘 原

上古無痘性淳樸, 中古有痘情欲恣. 痘禀胎元出不再, 毒之深淺重輕識. 天瘡之名因天禀, 瘡形如豆痘名居. 塞北不出寒勝熱, 毒發必自待天時.

[註] 上古之人無出痘者, 天性淳樸也. 中古之人有出痘者, 情欲漸熾也. 古人謂痘禀胎毒, 此定論也. 惟禀於胎元, 故一出不再出也. 毒有淺深, 故出有輕重也. 名爲天瘡者, 因毒禀於先天也. 名爲痘瘡者, 因瘡形如豆也. 其毒伏於形中, 而塞北不出者, 以其氣多寒凉, 鮮邪陽火旺之氣以觸發其毒, 故伏藏於內而不出也. 中土之人必出者, 以其氣多溫熱, 一觸邪陽火旺之氣, 毒隨內發而卽出也. 此皆醫所當識者也.

出痘形證

欲識小兒出痘形, 類是傷寒發熱驚, 氣粗眼睡中指冷, 耳尻不熱耳筋紅.

[註] 痘證初起, 見證大抵與傷寒相似. 其候身體發熱, 不時驚悸, 口鼻氣粗, 兩眼發睡, 惟中指獨冷, 耳尻不熱, 耳後有紅筋, 皆爲出痘之形證也.

痘出五臟形證

痘出五臟主證形, 呵欠頓悶是肝經, 肺證欬嗽痰嚏涕, 心證驚煩面赤紅, 脾證喜睡肢熱利, 耳尻俱凉是腎徵, 肝泡肺膿心赤小, 脾大黃淺腎黑形.

[註] 痘瘡之毒伏於五臟, 故內出何臟, 外卽應之. 如呵欠頓悶, 此痘出肝經證也. 欬嗽有痰, 噴嚏泣涕, 此痘出肺經證也. 驚悸煩躁, 面色紅赤, 此痘出心經證也. 喜睡自利, 四肢發熱, 此痘出脾經證也. 惟腎經但見耳尻發凉者, 是火不能勝水也. 肝痘之形爲水泡, 其色靑而小. 肺痘之形爲膿泡, 其色白而大. 心痘之形, 其色赤而小. 脾痘之形, 其色黃淺而大. 至於腎經, 不宜有證, 若水不勝火, 痘色黑者, 非吉兆也.

痘主部位

額心頦腎鼻脾部, 左頰肝位右肺方. 周身分主面屬胃, 頭背膀胱腰腎疆, 心肺胸膈肝膽脇, 腹肢屬脾大小腸, 包絡之絡聯臟腑, 三焦之氣應無方.

[註] 小兒出痘, 自頭面以及周身, 各有臟腑所屬部位, 治者須詳察部位以定吉凶. 如額先見點者, 是毒發於心也. 頦先見點者, 毒發於腎也. 左頰先見點者, 毒發於肝也. 右頰先見點者, 毒發於肺也. 鼻先見點者, 毒發於脾也. 面屬胃經部位也, 頭背屬膀胱經部位也, 腰屬腎經部位也, 胸膈屬心肺二經部位也, 脇旁屬肝·膽二經部位也, 肚腹四肢屬脾·大·小腸三經部位也. 至於包絡, 乃周身脂膜之絡, 聯屬百骸臟腑者也. 三焦爲周身水精之氣, 充滿軀殼臟腑者也. 凡周身發痘, 俱從此出, 故無一定部位也.

痘形順逆

痘形見點喜尖圓，惡隱蚊迹痱粟蠶．起脹漸綻充肥順，頂平不突板實難．生漿斂束形完固，軟嫩皮薄痒塌纏，結痂如螺先後落，最忌麩薄潰爛粘．

[註] 痘，形氣之爲也．氣勝毒，則毒爲氣馭，其毒解矣，故順也．毒勝氣，則氣爲毒蝕，其氣竭矣，故逆也．氣毒相平，則勢界於險，惟在醫者調治得宜，使險變順也．如始出之形，頂尖而根圓，此氣勝毒，爲順也．若隱如蚊咬，或如熱痱·寒粟·蠶種，此毒勝氣，爲逆也．起脹之形，漸綻充肥，此氣勝毒，爲順也．若頂平不突，板實不綻，此毒勝氣，爲逆也．成漿之形，根紅斂束，痘殼完固，此氣勝毒，爲順也．若殼軟皮薄，則必痒塌，此毒勝氣，爲逆也．結痂之形，痂如螺殼，先結先落，後結後落，此氣勝毒，爲順也．若痂薄如麩，潰爛粘聚，此毒勝氣，爲逆也．此痘形順逆之大略也．

痘色順逆

痘色桃花漸漸紅，淡白枯紫晦多凶，起脹頂白根紅潤，頂灰根散或深紅．生漿由白而黃厚，最忌灰乾與薄清，靨喜蒼栗惡麩白，疤喜紅滿惡白平．

[註] 痘色，血之爲也．血勝毒，則毒爲血載，其毒化矣，故順也．毒勝血，則血爲毒滯，其血涸矣，故逆也．血毒相平，則勢界於險，亦在醫者之調治得宜也．始出之色如桃花，而漸加滋潤，此血勝毒，爲順也．若初出卽淡白乾紫，晦而不亮，此毒勝血，爲逆也．起脹之色，頂漸放白，根紅光潤，此血勝毒，爲順也．若頂色灰滯，根血散漫，或地脚深紅，此毒勝血，爲逆也．生漿之色，白而漸黃，蒼而淳厚，此血勝毒，爲順也．若灰乾不潤，或漿薄清稀，此毒勝血，爲逆也．結痂之色，蒼如栗殼，此血勝毒，爲順也．若痂色麩白，此毒勝血，爲逆也．疤痕之色，紅潤凸起，爲順．若淡白黑紫，平凹無突起之狀，皆爲不順之色，醫者詳之．

痘證老嫩

蒼淳嬌艷老嫩色，厚實浮虛老嫩形，濃濁稀清漿老嫩，厚薄痂之老嫩明．

[註] 痘之一證，自始至終，喜老惡嫩．如蒼淳嬌艷，此色之老嫩也．肥實浮虛，此形之老嫩也．濃濁稀清，此漿之老嫩也．薄軟厚堅，此痂之老嫩也．總之，老者多順，易於成功．嫩多險逆，難於施治也．

痘證疎密

頭項胸背痘疎吉，手足雖密不爲凶，疎兼陽熱須防變，密若磊落不必驚．

[註] 頭面清陽元首，頸項管籥咽喉，胸背乃臟腑所附，惟稀疎則吉也．至於手足無甚關系，雖多不爲凶也．疎固是順，若見陽證譫妄，大渴大熱，唇舌燥裂，煩躁不寧，大小便秘等證，此毒壅遏不出，雖疎未爲吉也．密固是逆，若鋪排磊落，大小勻淨，精神·寢食·二便如常，雖密亦不須驚也．

辨形神聲氣飮食之虛實

軀之肥瘦形衰盛，聲之粗細氣虛實，目瞭不瞭神强弱，胃氣虛實食不食．

[註] 欲治痘者，先看兒體之肥瘦．體肥者，形盛可知也．體瘦者，形衰可知也．次聽聲氣之粗細．聲粗者，聲音雄粗，此氣實也．聲細者，聲音微細，此氣虛也．再觀其目中之神．瞭瞭精彩者，此神强也．目不瞭不精彩者，此神弱也．更問其飮食能否．飮食如常者，胃氣實也．不能飮食者，胃氣虛也．此辨形·神·聲氣·飮食之虛實也．

辨氣血虛實證

氣虛頂陷多軟薄，氣過成泡少漿膿．血虛淡紅摸轉白，血過發瘢紫黑凝．

［註］痘之形色，乃氣血外現也．如頂凹陷，手摸之多軟薄者，此氣虛也．氣過者，氣過盛也．泡者，發水泡也．少漿膿者，不能生漿也．謂氣若過盛，則發水泡而漿不能生也．如痘色淡紅，以手摸過隨卽轉白者，此血虛也．血過者，血過盛也．瘢者，地界有瘢暈也．紫黑凝者，謂毒盛則色紫黑凝滯也．此就痘瘢形色，以辨氣血之虛實也．

辨表證虛實

發熱惡寒身痛表，有汗爲虛無汗實．實隱稠密灰紅滯，虛平塌爛水浸濕．

［註］痘出有發熱惡寒，身體疼痛者，屬表證也．若有汗，則爲表虛．無汗，則爲表實，表實閉塞，痘毒隱伏難出也．稠密者，痘出稠密也．灰者，痘色灰白也．紅者，痘色紅赤也．滯者，謂痘稠密．不論灰紅，若帶滯暗者，皆表毒盛也．若表虛之證，則痘平不起，塌痒無漿也．爛者，痘潰爛也．水浸濕者，痘膿水浸漬，濕而不乾也．此辨表證之虛實也．

辨裏證虛實

發熱惡熱硬痛裏，便秘爲實下利虛．實則板實根緊硬，虛則倒陷靨收遲．

［註］痘出發熱惡寒者，表證也．不惡寒惡熱者，裏證也．硬者，不大便而硬也．痛者，肚腹作痛也．此皆屬裏熱之證．若便秘，則爲裏實．下利，則爲裏虛．板實者，痘囊板實不活動也．根緊硬者，根脚緊束，堅硬不鬆，皆裏實證也．倒陷者，痘已出，復陷入於內也．倒靨者，痘正灌漿卽收靨也．收遲者，痘已灌漿，日久不靨，皆裏虛證也．此辨裏之虛實也．

辨陽熱證

陽熱壯熱面唇赤，舌乾飲冷爪尿紅，煩燥昏狂譫失血，紫黑焦枯不潤通．

［註］凡痘屬陽熱者，身必壯熱，面唇皆赤，舌上乾燥，好飲冷水，爪甲尿溺，皆現紅色．煩躁不寧，神氣昏憒，發狂譫語．失血者，吐血·衄血也．紫黑焦枯者，痘色紫黑焦枯也．不潤通者，九竅不潤通也．此皆屬陽熱之證也．

辨陰寒證

陰寒無熱口鼻冷，面唇尿爪色白青，厥冷難回利不臭，水泡灰白無暈紅．

［註］凡痘屬陰寒者，身肢不熱，口鼻皆冷，面唇·尿溺·爪甲色現青白也．厥冷難回者，謂四肢厥冷，不能卽溫也．利不臭者，謂下利無臭穢也．水泡，濕盛也．灰白無暈者，謂痘色灰白，根脚無紅暈也．此皆屬陰寒之證也．

辨虛實寒熱誤治

溫補過則痘潰爛，毒攻咽齦目腫癰．淸瀉過則痘白陷，嘔吐不渴厥利淸．

［註］痘有虛實，治有補瀉，要在審當而施也．如虛者當補，亦須酌量施治．若溫補過甚，則反助毒熱而痘潰爛也，以致毒熱上攻，或咽喉腫痛，或牙齦發疳，或眼目赤腫生翳，甚而攻於榮衛，發爲癰疽也．如實者當瀉，亦須中病卽止．若淸瀉過甚，則損傷正氣，而痘白陷，或嘔吐不渴，或厥逆下利．此皆發明溫補·淸瀉之過當也．

禀賦順逆險

毒微氣血實則順，毒甚而虛逆自明．毒微若虛恐化險，毒甚逢實變險能．

［註］痘由禀賦毒氣，輕者固順，然必兒之氣血不虛，則始爲順也．重者固逆，亦必兒之氣血虛，則始爲逆也．毒微者順也．若兒之氣

血虛弱, 雖順恐化險也. 毒甚者逆也. 若兒之氣血不虛, 雖逆能變險也. 此以兒之胎毒重輕, 氣血虛實, 定痘之順逆險也.

天時順逆險

毒微天時和者吉, 毒甚天時不和凶. 毒微不和順中險, 毒甚時和逆或更.

[註] 毒微吉矣, 然必逢天時之和, 始爲順而吉也. 毒甚凶矣, 然必遇天時不和, 則始爲逆而凶也. 毒微者順也, 若値天時不和, 恐順中化險也. 毒甚者逆也, 若値天時之和, 或逆中轉險也. 此以胎毒之輕重, 天時之和不和, 定痘之順逆險也.

人事順逆險

險逆時和無病吉, 不和有病定然凶. 由此故識種痘善, 人事能回天命亨.

[註] 凡痘險逆之證, 固不善矣. 若逢天時之和, 兒又無病, 險者可以變順, 逆者可以化險, 故曰吉也. 若逢天時不和, 兒又有病, 則險者變逆, 逆者更逆, 故曰凶也. 由此觀之, 可識種痘之善, 以得其天時之和, 兒素無病, 其中卽有毒之重者, 而人事克盡, 亦能挽回天命而致亨也.

發熱順證

發熱和緩微微汗, 飮食如常二便調, 睡臥安然神氣爽, 此爲順證不須療.

[註] 發熱和緩, 身不甚熱, 毒輕也. 微微汗, 身微微有汗, 表和也. 飮食二便如常, 裏和也. 神氣淸爽, 睡臥安然, 精神氣血大和, 故爲順證, 不須治療也.

發熱險證

發熱三日熱不退, 煩渴咬牙面赤紅, 驚啼戰慄乳食少, 夜不安眠險證明.

[註] 發熱三日見點者, 常候也. 若見微熱不退者, 毒盛也. 更兼煩躁口渴, 頻頻咬牙, 面色紅赤, 驚悸多啼. 身體戰慄, 乳食甚少, 不能安眠等證, 此是毒盛伏鬱難出, 其爲險證明矣! 急宜隨證施治, 庶或從險化順也.

發熱逆證

發熱神昏悶亂成, 妄言喘滿腹腰疼, 不食不眠搐不止, 乾嘔失血證逆凶.

[註] 發熱神昏, 悶亂妄言, 毒伏於心也. 喘滿喘急, 毒伏於肺也. 腹疼, 毒伏於脾也. 腰疼, 毒伏於腎也. 不食不眠, 毒伏於胃也. 驚搐不止, 毒伏於肝也. 不時乾嘔失血, 吐血尿血, 是毒攻氣血內亂也. 此皆爲不治之逆證, 勢多凶也.

發熱證治

痘出發熱固自內, 必因其誘使之然. 時氣風寒驚食熱, 表裏虛實隨證參. 表熱惡寒而無汗, 裏熱有汗溲便難. 氣弱熱微不足治, 形實熱盛有餘看.

[註] 痘出發熱者, 謂痘本火毒, 故未出先發熱也. 自內, 謂其熱自內達外也. 必因其誘使之然者, 謂必因其四時不正風寒邪氣, 使之發熱也. 驚, 謂外觸異物, 跌撲驚嚇使之發熱也. 食, 謂內傷食滯, 使之發熱也. 熱, 謂內熱積久, 因而熱發於外也. 內外旣有所因之邪, 又當以表裏虛實, 隨證參詳治也. 表熱者, 謂發熱在表, 則惡寒而無汗也. 裏熱者, 謂發熱在裏, 則有汗, 小便短澁, 大便燥難也. 氣弱熱微者, 謂形氣不足, 發熱微輕也. 形實熱盛者, 謂形氣有餘, 發熱太甚也. 醫者果能臨時詳察, 因證施治, 則汗·下·淸·補之法自得其宜矣.

升麻葛根湯

發熱升麻葛根湯, 表邪痘疹兩得方, 升麻葛根赤芍草, 隨證宜加法最良. 無汗表實加

麻薄，便秘腹痛裏大黄，形怯氣弱參芪入，熱盛犀連荊蒡防，尿澁通滑車前子，驚搐荊防鈎連羊，煩渴石膏麥冬粉，欬嗽前桔杏蘇桑．傷食腹熱楂芽枳，下利芩連嘔半薑，咽痛蒡梗身羌獨，頭痛荊穗芎芷羌．

［註］痘出發熱當以升麻葛根湯爲主，以其能發表邪·透痘疹，兩得之良方也．然必隨證加佐使之品，斯爲盡善．如身熱無汗者，此表實也，本方中加麻黄·薄荷．如大小便秘，腹作痛者，此裏實也，本方中加大黄．如形氣怯弱者，禀賦不足也，本方中加人參·黄芪．熱盛者，內熱熾盛也，本方中加犀角·黄連·荊芥·牛蒡子·防風．如小便短澁者，熱結膀胱也，本方中加木通·滑石·車前子．如發驚搐者，肝心有熱也，本方中加荊芥·防風·鈎藤鈎·川黄連·羚羊角．如煩渴者，內熱盛也，本方中加石膏·麥冬·花粉．如欬嗽喘急者，肺鬱風邪也．本方中加前胡·桔梗·杏仁·蘇葉·桑皮．如傷食腹皮熱者，胃中停滯也，本方中加山楂·麥芽·枳殼．如下利者，腸胃熱滯也，本方中加黄連·黄芩．如作嘔者，胸膈有痰飲也，本方中加半夏·生薑．如咽痛者，火在上焦也，本方中加牛蒡子·苦桔梗．如遍身痠疼者，外染風寒也，本方中加羌活·獨活．如頭痛者，右冒風寒也，本方中加荊芥穗·川芎·白芷·羌活．此治發熱之大略，又貴臨時詳察，融會貫通也．

升麻葛根湯

升麻 葛根 赤芍藥 生甘草

引加芫荽，水煎服．

歸宗湯

形實無表毒火盛，所以歸宗主大黄，地芍楂青通荊蒡，壯熱爪紫肢厥凉，惡熱頭汗蒸蒸汗，便秘譫語煩躁狂，大渴唇焦舌生刺，失血腰痛不循常．

［註］發熱之初，形實者，形氣壯實也．無表者，無風寒表邪也．若證見毒火太盛，法當攻之．所以用歸宗湯者，因其以大黄爲主也，而佐使生地·赤芍·山楂·青皮·木通·荊芥穗·牛蒡子也．痘未見點，如壯熱不已，毒火熾盛也．爪甲色紫，血熱凝滯也．四肢厥冷，同陽證見者，熱深厥深也．惡熱，內熱盛也．頭汗出，胃熱上蒸也．通身蒸蒸汗出，毒火內迫津液也．大小便閉，腸胃熱結也．譫語，胃熱也．煩躁狂亂，毒火擾心神也．大渴引飲，毒火灼津液也．唇口焦烈，舌生芒刺，毒火胃熱並盛也．失血者，口中失血·小便尿血也．皆緣火毒迫血妄行也．其腰痛不尋常者，毒攻腎位也．以上諸證，非險則逆，若見之急用此方峻攻火毒，庶可挽回，少有逡巡瞻顧，則無及矣．

歸宗湯

大黄 生地黄 赤芍藥 東山楂 青皮 木通 荊芥穗 牛蒡子 炒

引加燈心，水煎服．

清解散

痘驚清解升葛蒡，荊防甘草桔連芩，蟬翹芎前楂通紫，表羌蘇芷弱芪參．

［註］痘欲出而發驚搐者，皆由其毒不得快然宣發，而鬱於經也．其現證則面赤，心煩，口渴，手足抽搐，俱以清解散主之．或因風寒束於表者，其現證則無汗頭疼，身體疼痛，欬嗽噴涕，本方中加羌活·蘇葉·白芷以表發之．若兼形氣虛弱者，其現證則面色淺淡，身體微熱，四肢微溫，倦怠嗜臥，本方中加人參·黄芪以托之．

清解散

防風 荊芥 牛蒡子 炒 生甘草 升麻 葛根 桔梗 黄連 黄芩 蟬蛻 紫草茸 川芎 前胡 南山楂 木通 連翹 去心

引加生薑·燈心，水煎服．

寬中透毒飲

傷食寬中透毒飲，葛桔前青朴枳楂，麥蟬翹蒡連荊草，便秘大黄木通加.

[註] 痘欲出，發熱，有現證嘔吐·煩渴·大便酸臭，此兼傷食也，以寬中透毒飲主之．若更大便秘·小便赤澁·腹熱悶痛者，此兼滯熱也，本方中加大黃·木通通利之．

寬中透毒飲

葛根 桔梗 前胡 青皮 厚朴 薑炒 枳殼 麸炒 南山楂 麥芽 炒 蟬蛻 連翹 去心 牛蒡子 炒研 黃連 荊芥穗 甘草 生

引加生薑·燈心，水煎服．

見點順證

發熱三朝始見點，熱減身和不渴煩，顆粒稀疎漸次出，色潤紅活頂尖圓.

[註] 發熱三朝之後始見點者，此痘如期而出也．熱減身和者，毒已宣發透徹也．不渴不煩者，無裏熱壅滯也．顆粒稀疎者，不稠密連絡也． 漸次出者， 先自頭面漸至周身而出也．色潤紅者，痘色紅活滋潤也．頂尖圓者，痘形頂尖而體圓也．此皆見點順證．

見點險證

痘已見形身仍熱，稠密連絡不潤紅，稀疎淡隱精神少，痘順兼雜病險名.

[註] 痘已見形，身仍發熱者，此毒氣未盡透也，稠密者，痘出稠密不少也．連絡者，顆粒粘連不分也．不潤紅者，痘色雖紅而黯滯也．稀疎淡隱者，痘雖稀疎而色淺淡，隱於皮膚不透出也．精神少者，精神倦怠也．此皆見點險證．痘順兼雜病者，謂痘出雖屬順證，而或兼雜病，亦屬險名也．

見點逆證

發熱一朝卽見形，一齊涌出不分明．密如蠶種平塌隱，紫黑乾枯逆證凶.

[註] 發熱一朝或半朝卽見點者，此毒火太迅， 不循次第也． 一齊涌出者， 此毒火太盛，不受領載也．點不分明者，顆粒不分也．密如蠶種者，密如蠶之種也．平塌者，平塌不起也，隱者，痘已出復隱也．紫黑者，痘色或紫或黑也．乾枯者，痘乾枯不潤也．此皆見點逆證．

見點證治

發熱三朝漸見點，熱減形踈色潤紅，應出不出出猶熱，已出復隱涌出凶．赤紫黑白分亮黯， 平板稠連辨緊鬆， 當審風寒毒火制，氣血虛失領載能.

[註] 發熱三朝漸漸見點者，謂見點不疾不徐也．熱減者，謂痘出齊而熱減退也．形踈者，謂痘稀踈顆粒分明也．色潤紅者，謂色紅而潤澤也．皆見點順痘也．應出不出者，謂發熱三日之後而不見點， 此毒伏於內也． 出猶熱者，謂痘已出齊，而猶身熱不退，此毒熱盛也．已出復隱者，謂痘已見點，復隱藏不見，此毒陷內攻也．涌出者，謂發熱不待三日，其痘一齊涌出， 此毒火迅烈也． 此皆逆而主凶之痘也．赤紫黑白者， 謂痘色紅爲正， 或深紅赤色·深赤紫色·紫甚黑色·不紅白色，皆非正色也．分亮黯者，謂非正色之痘，又當分亮黯而取治焉．亮者多虛，黯者多實．赤紫黑色明亮者，尙有活動可治之機．若滯黯則爲毒熱凝滯而不行也．色白亮者，乃氣血因虛不榮也．白而黯者，謂氣血爲毒所制也．平板稠連者，謂痘形平塌不起，板硬不綻，或稠密成攢，連絡不分，皆非正形也．辨緊鬆者，謂非正形之痘，當辨緊鬆而取治焉．緊鬆者，根脚之緊鬆也．緊者毒滯，鬆者毒鬆．平板稠連，根形鬆綻，尙有活

動可治之機. 若根形緊束, 則爲毒盛瘀滯, 難治之痘也. 當審風寒毒火制者, 謂已上痘之形色, 各有所因, 當審其爲風寒外鬱, 火毒內錮也. 氣血虛失領載能者, 謂或因氣虛不能領毒, 血虛不能載毒, 使毒不能發於肌表, 而失領載之能也.

蘇解散 歸宗湯 保元湯 升麻葛根湯

應出不出表蘇解, 羌蘇升葛桔荊防, 川芎前薄楂通草, 裏熱毒伏歸宗湯. 不足不出無表裏, 參芪甘草保元湯, 毒輕升麻葛根並, 毒重攻毒救正良.

[註] 痘發熱三朝, 期應見點而不見點, 則爲應出不出. 若有表邪風寒外鬱不出, 宜用蘇解散發之, 表開自然出也. 若無表證而有裏熱者, 此爲毒火內伏不出, 宜用歸宗湯攻之, 裏開自然出也. 若形氣不足, 應出不出, 無表裏證者, 是正氣虛而不能發出也. 若毒輕熱微, 宜用保元湯合升麻葛根湯並而用之, 補正除邪可也. 若有表裏證, 或毒重熱甚, 則不宜補, 恐助火毒, 宜蘇解散或歸宗湯, 攻邪救正爲良法也.

蘇解散

川芎 前胡 牛蒡子 炒 南山楂 木通 生甘草 羌活 蘇葉 升麻 葛根 桔梗 荊芥 防風

引加芫荽, 水煎服.

歸宗湯 方見發熱證治

保元湯

人參 黃芪 製 甘草 子

引加生薑, 水煎服.

升麻葛根湯 方見發熱證治

涼血攻毒飮 清熱解毒湯

已出猶熱分表裏, 在內涼血攻毒佳. 紅花紫草丹蟬葛, 合上歸宗減去楂. 在外清熱解毒治, 歸宗太赤不須加, 更入前連丹蟬蛻, 紫花地丁滑紅花.

[註] 痘已見形, 身熱當減, 若仍熱不退, 此屬毒火盛也, 須分表裏施治, 若見在內毒火盛之證, 宜用涼血攻毒飮攻之. 其方卽紅花·紫草·丹皮·蟬蛻·葛根, 合上歸宗湯藥, 減去山楂也. 若見在外毒火盛之證, 宜用淸熱解毒湯解之. 其方卽歸宗湯, 減去大黃·赤芍, 更加前胡·黃連·丹皮·蟬蛻·紫花地丁·滑石·紅花是也.

涼血攻毒飮

大黃 荊芥穗 木通 牛蒡子 炒 赤芍 生地 青皮 蟬蛻 紅花 紫草 葛根 丹皮

引加燈心, 水煎服.

淸熱解毒湯

荊芥穗 木通 牛蒡子 炒 生地 青皮 山楂 丹皮 紅花 蟬蛻 前胡 紫花地丁 黃連 滑石

引加燈心, 水煎服.

蘇解散 必勝湯 保元湯 千金內托散

已出復隱謂之陷, 外邪閉塞蘇解良. 內毒必勝桃紅葛, 丁蟬地龍歸宗湯. 氣虛陷入保元主, 無熱千金內托方. 保元加桂歸芎芍, 白芷楂朴木香防.

[註] 痘已見點, 復隱藏不見者, 謂之毒氣內陷也. 外邪閉塞者, 有外感風寒邪證, 閉塞其毒, 故以蘇解散解之也. 內毒者, 火毒內攻, 故以必勝湯攻之也. 其方卽桃仁·紅花·葛根·紫花地丁·蟬蛻·地龍, 合上歸宗湯也. 若形氣不足, 中氣不能載毒而復陷入者, 宜以保元湯主之也. 若不見熱證者, 虛而兼寒, 宜用千金內托散補而溫之. 其方卽保元湯加官桂·當歸·川芎·白芍·白芷·山楂·厚朴·木香·防風也.

蘇解散 方見本條證治

必勝湯

大黃 荊芥穗 赤芍 青皮 生地黃 山楂 木

通 牛蒡子 炒 桃仁 紫花地丁 蟬蛻 葛根 地龍 紅花

蘆根水煎藥服.

保元湯 方見本條證治

千金內托散

人參 黃芪 製 甘草 炙 官桂 當歸 白芍藥 炒 川芎 白芷 南山楂 厚朴 薑炒 木香 防風

引加生薑, 水煎服.

南金散 必勝湯

見點外觸諸邪穢, 痘陷灰滯黑焦塌. 輕虛南金蠶荷葉, 重實必勝最爲佳.

[註] 痘至見點之後, 房中最要潔淨, 一被邪穢所觸, 則毒卽陷於內矣. 灰滯者, 謂痘色灰白暗滯也. 黑者, 謂痘色紫黑也. 焦者, 謂痘形枯焦也. 塌者, 謂痘形平塌也. 輕虛者, 謂毒輕形氣虛也, 以南金散主之. 重實者, 謂毒重形氣實也, 以必勝湯主之.

南金散

白殭蠶 取直者, 炒 紫背荷葉 取霜後搭水者. 各等分

共爲末, 每服五分, 或一錢, 芫荽汁和黃酒少許調下.

必勝湯 方見本條證治

加味歸宗湯

熱未三朝齊涌出, 毒火內發迅難當. 歸宗湯內加紫草, 石膏犀連歸尾良.

[註] 熱未三朝者, 發熱或半日或一日也. 涌出者, 痘涌出不循序也. 此由毒火迅烈莫能約束, 以歸宗湯加紫草·石膏·犀角·黃連·歸尾治之.

歸宗湯 方見發熱證治

清熱解毒湯 涼血攻毒飲 千金內托散 歸宗湯

赤紫明澤解毒治, 黑黯焦枯攻毒良, 灰白亮虛內托散, 灰白滯鬱歸宗湯.

[註] 凡痘見點, 貴察其色. 如赤紫明亮者, 此毒盛血熱也, 以淸熱解毒湯主之. 如黑暗乾枯者, 此毒錮血凝也, 以涼血攻毒飮主之. 如灰白明亮者, 此血氣虛而不榮也, 以千金內托散主之. 如灰白暗滯者, 此毒氣鬱滯而不行也, 以歸宗湯主之.

清熱解毒湯 涼血攻毒飲 千金內托散 方俱見本條證治

歸宗湯 方見發熱證治

紫草飲子 歸宗湯

平塌板硬根鬆散, 氣虛紫草飲木通, 紫甲楂蟬參枳殼, 根脚緊束主歸宗.

[註] 凡痘見點, 貴觀其形. 若頂平不起, 根脚鬆散, 此氣虛不能載毒, 而痘難宣發也, 以紫草飮主之. 若根脚緊束, 此毒盛氣滯而內伏也, 以歸宗湯主之.

紫草飲子

紫草 蟬蛻 人參 穿山甲 炒 枳殼 麩炒 山楂 木通

水煎服.

歸宗湯 方見發熱證治

歸宗湯

痘出稠密或粘連, 總是梟毒不必言. 惟以歸宗攻毒主, 根鬆猶可緊硬難.

[註] 痘出之形, 貴審疎密. 若稠密攢簇, 粘連不分, 總屬梟毒爲害, 惟以歸宗湯攻毒爲主. 其痘根脚鬆動者, 猶屬可治. 若緊束板硬者難治.

歸宗湯 方見發熱證治

起脹順證

三朝出齊漸次長，尖圓碍指脚紅活，頂漸放白肥潤滿，順證飮食二便和.

[註] 三朝出齊者，謂見點三朝俱出齊也. 漸次長者，謂痘形漸次長也. 尖圓碍指者，謂痘形尖圓摸之碍指也. 脚紅活者，謂痘根脚紅活也. 頂漸放白者，痘頂漸漸放白光瑩也. 肥者，謂痘形肥實也. 潤者，謂痘色潤澤也. 滿者，謂痘體充滿也. 順證飮食二便和者，謂飮食二便如常調和也.

起脹險證

起脹頂陷灰或紫，稠密嬌紅不綻蒼，形色雖順夾雜險，證險神清胃壯康.

[註] 起脹頂陷者，謂痘頂凹陷也. 灰者，謂痘色灰白也. 紫者，痘色赤紫也. 稠密者，痘色稠密成攢也. 嬌紅者，謂痘色紅而嬌嫩也. 不綻蒼者，謂痘形不舒綻，色不蒼老也. 此皆起脹險證也. 又有形色雖順而夾雜病者，雖順恐變爲險也. 若痘之形色雖險，而神氣淸爽，飮食强美，雖險將化爲順也. 此順中險，險中順，不可不詳辨之.

起脹逆證

起脹肉腫痘不腫，根血散亂頂平塌，紫黯乾枯灰白滯，名爲逆證勢多差.

[註] 起脹肉腫痘不腫者，謂或頭面或週身浮腫如瓠瓜之狀，而痘反不腫脹. 此氣血不能拘攝毒氣，致毒散漫也. 根血散亂者，謂根脚血色散亂，此毒迫血，不歸附於痘也. 頂平塌者，謂痘頂不起發也. 此毒火錮於氣分，不能充發也. 紫黯者，痘色紫黯不明，此毒熾血凝也. 乾枯者，枯不潤澤，此血爲毒火燔灼也. 灰白滯者，謂痘色灰白黯滯，此毒火太甚，氣血鬱滯也. 此皆起脹逆證，勢多難救.

起脹證治

痘當起脹漸尖圓，紅潤根鬆體厚堅，平凹嫩白爲虛證，赤紫板塌是毒殘. 更有風寒滯熱鬱，毒不透達起發難. 察痘形色分所屬，合證虛實寒熱參.

[註] 痘出齊之後，當漸漸依次起脹，其形頂尖肥圓，其色紅活滋潤，根脚鬆綻，體厚皮堅皆起脹，順痘也. 平者，謂平扁不脹. 凹者，謂頂陷不起. 嫩者，謂皮薄嬌嫩. 白者，謂色白不紅. 此皆爲氣血虛弱. 赤者，深紅而艶. 紫者，深赤而黯. 板者，板硬不綻. 塌者，平塌不起. 此皆毒熱傷殘，更有風寒外束，滯熱內鬱，使毒不得透出而起發也. 醫者，當察痘之形色. 分其所屬，合其病證，虛實寒熱，參詳施治，庶無差謬矣.

保元化毒湯

平凹灰白皮嫩亮，倦怠氣乏不渴煩，保元化毒參芪草，芎歸楂甲芷香蠶.

[註] 痘不如期起脹，若平扁頂凹，其色灰白，皮薄嫩亮，更現倦怠氣乏，不渴不煩等虛證者，此氣血虛弱，不能起發其毒也. 宜用保元化毒湯主之.

保元化毒湯

人參 黃芪 蜜炙 甘草 炙 當歸 南山楂 穿山甲 炒 白芷 木香 殭蠶 炒研 川芎

引加煨薑，水煎服.

必勝湯 歸宗湯

艶紅紫黯不起脹，板硬平塌不綻鬆，證見陽熱一切證，急服必勝或歸宗.

[註] 痘當起脹之時，若色艶紅紫，黯而不起脹，板硬平塌，而不綻鬆，更見陽熱煩躁，便閉悶亂等證者，此毒火錮滯，氣血不能領載其毒也. 急用必勝湯，或歸宗湯，庶或逆中求

生也.

必勝湯 方見見點證治

歸宗湯 方見發熱證治

蘇解散

外因風寒痘不起, 淺淡黯滯不潤紅, 發熱惡寒無汗表, 蘇解散發自然鬆.

[註] 痘當起脹之時, 偶爲風寒外襲, 閉塞痘毒, 不能起脹者, 其色則淺淡·黯滯·不潤, 其證則現發熱·惡寒·無汗, 宜用蘇解散透發其毒, 自然鬆而起矣.

蘇解散 方見見點證治

寬中快癍湯

傷食滯熱鬱不起, 惡食腹熱便臭粘. 快癍透毒加陳木, 減葛蒡穗桔前蟬.

[註] 起脹之時, 過於飮食, 滯熱內鬱, 痘不起脹. 其現證懶食惡食, 肚皮發熱, 大便臭粘, 宜用寬中快癍湯主之. 其方卽寬中透毒飮加入陳皮·木香, 減去葛根·牛蒡子·荊芥穗·桔梗·前胡·蟬蛻.

寬中快癍湯

青皮 醋炒 陳皮 枳殼 炒 南山楂 麥芽 炒 木香 黃連 生 連翹 去心 厚朴 炒 甘草 生

引用生薑·燈心, 水煎服.

灌漿順證

順證七朝漿自行, 先起先灌次第明, 由紅轉白漸肥澤, 九日蒼蠟顯痂形.

[註] 灌漿順證者, 因氣盈血附, 其毒易化, 至七朝不期行而自行也. 先起先灌, 次第明者, 謂痘先起脹者, 當先灌漿, 自頭面以及週身也. 由紅轉白, 漸肥澤者, 謂痘先見紅點, 由紅轉白, 血變成漿, 漸漸肥滿而光澤也. 至九日漿老, 則蒼如黃蠟色, 而顯結痂之形矣.

灌漿險證

灌漿漿清不按期, 行遲收早總非宜. 亮軟根艷並水泡, 不雜他證險可醫.

[註] 痘當灌漿之時, 漿清不濃, 及不按期而漿行遲者, 皆氣血虛也. 漿行收早者, 是毒熱盛也. 軟薄者, 謂痘皮不能堅實, 恐其易於損破, 則氣泄而漿難成也. 根艷者, 謂痘根赤艷, 熱在血分, 毒未盡化也. 水泡者, 水泡夾雜於痘中, 盖因脾虛多濕也. 此皆險證. 若不夾雜他證, 雖險亦可醫也.

灌漿逆證

紫黑灰白漿不行, 癍爛痒塌痘殼空, 稠密無漿目不閉, 已閉行漿復開凶.

[註] 痘至行漿之時, 其色紫黑或灰白, 而漿不行者, 非梟毒內蘊, 錮滯氣血, 卽虛弱不能領載其毒也. 癍爛者, 謂漿未成而腐爛也. 痒塌者, 謂行漿時作痒塌也. 痘殼空者, 謂殼空而無漿也. 稠密無漿者, 謂稠密不分顆粒, 而復乾枯無漿也. 目不閉者, 謂痘出太稠密, 而眼目不封也. 目已閉復開凶者, 謂起脹時其目已閉, 行漿時目忽復開也. 此皆灌漿逆證, 必主凶也.

灌漿證治

毒化漿行領載功, 膿窠充滿根暈紅, 板黃灰滯紫黯熱, 地紫形焦毒熱凝. 根暈淡紅血虧少, 頂陷灰白氣不盈, 皮薄漿清根無暈, 氣虛血縮甚分明.

[註] 起脹旣順, 而按日毒化漿行, 乃氣領血載之功也. 故發時膿窠充滿, 根暈紅活, 皆灌漿順痘也. 板黃者, 謂板硬乾黃, 乃毒盛凝結氣血也. 灰滯者, 謂灰白黯滯, 乃毒盛鬱滯氣血也. 紫黯者, 痘色紫黯, 乃毒盛血不化膿也. 地界色紫, 痘形焦黑, 乃毒火灼乾血液也.

根脚之暈紅色淺淡, 乃血不足而虧少也. 頂陷不起, 灰白無漿, 乃氣不足不充盈也. 若痘皮薄·漿清·根無紅暈, 乃氣血虛縮, 其用峻補無疑也.

清毒活血湯

板灰紫黯漿不生, 清毒活血地歸茸, 楂芍翹蒡芩連桔, 木通參芪大酌行.

[註] 痘不如期灌漿, 若板硬乾黃, 或灰滯紫黯乾枯, 此皆毒火傷其氣血而漿不行也, 俱以淸毒活血湯爲主. 其方卽紫草茸·當歸·木通·生地·白芍·連翹·牛蒡子·南山楂·桔梗·黃連·黃岑·人參·黃芪是也. 本方中有人參·黃芪, 形氣怯弱者宜之. 若形氣壯實者, 當減去人參·黃芪. 便秘加大黃, 臨時當酌而行之可也.

淸毒活血湯

紫草茸 當歸 木通 生地黃 白芍 酒炒 連翹 去心 牛蒡子 炒硏 南山楂 桔梗 黃連 黃芩 人參 黃芪 生

引加燈心, 水煎服. 便秘者, 加大黃.

加味歸宗湯

灌漿地紫形焦黑, 毒火熾盛氣血凝, 歸宗湯內加歸尾, 紅紫犀連山甲丁.

[註] 痘當灌漿之時, 地界紅紫, 痘形焦黑, 而漿不行, 此毒火熾盛, 氣血錮滯也. 急用歸宗湯主之, 本方中加歸尾·紅花·紫草·犀角·黃連·穿山甲·地丁.

歸宗湯 方見發熱證治

千金內托散

淡紅頂陷無漿膿, 氣血虛失領載功, 千金內托散堪服, 氣充毒化自漿生.

[註] 痘灌漿時, 若色淡紅, 或頂凹陷又無膿漿者, 此氣血虛弱, 失其領載之功, 宜千金內托散補之. 氣充毒化, 而漿自生矣.

千金內托散 方見見點證治

參歸鹿茸湯

皮薄漿清根無暈, 氣虛血縮變須臾, 參歸鹿茸湯峻補, 參歸鹿茸草黃芪.

[註] 痘形皮薄·漿清·根色無紅暈者, 此氣虛血縮, 惟恐變在須臾也. 以參歸鹿茸湯峻補氣血, 漿生毒化, 庶得生矣.

參歸鹿茸湯

人參 鹿茸 白酒炙 歸身 甘草 炙 嫩黃芪 蜜炙

引加糯米, 水煎服.

收靨順證

十朝漿足應收靨, 先蠟後栗似螺形, 不疾不徐循次結, 痂潤身和順證明.

[註] 十朝漿足者, 謂應收靨結痂之期, 然必先如蠟黃, 後如栗殼之色, 痂似旋螺高起, 則爲上吉之痘. 不疾不徐者, 謂先蒼老者先收靨結痂, 次蒼老者次收靨結痂, 從上而下, 循次而結. 且更痂潤有光, 身和無病, 爲順證無疑矣.

收靨險證

險證漿足色不蒼, 停漿不靨或爛傷, 痂色紫黑不卽脫, 便調食美不須慌.

[註] 收靨險證, 謂漿雖足而色不蒼也. 停漿不靨, 謂過期漿不靨結也. 爛者, 謂痘顆潰爛也. 傷者, 謂痒抓傷損也. 痂色紫黑者, 謂痘痂色紫黑也. 不卽脫者, 謂痘雖結痂不卽脫落也. 已上諸證, 皆收靨險證. 若二便調和, 飮食强美, 則險化爲順, 不須驚慌也.

收靨逆證

不靨外剝爲逆證, 麩薄黑黯淡白凶, 痂靨粘連終不脫, 雖脫乾枯亦死形.

[註] 不靨外剝者, 謂痘不待收靨而皮若剝

去, 此名倒靨, 則爲逆證. 麩薄黯黑者, 謂痘痂形色若麩之薄, 若煤之黑. 淡白者, 謂痂色淡白無光, 故皆爲凶也. 粘連不脫者, 謂膿汁粘連久不脫落也. 雖脫乾枯者, 謂痘痂雖脫而乾枯不潤也. 此二者亦爲死形也.

收靨證治

漿足蒼老頂微焦, 漸次收靨不須療, 太遲太速皆非吉, 須辨虛毒濕火條. 漿清皮嫩爲虛象, 焮赤潰臭毒熱淆, 漿水浸漬濕淫勝, 靨速窠燥火煎熬.

[註] 漿至充足, 其色蒼老, 痘頂微焦, 循次收靨, 皆收靨順證, 不須療治也. 太遲者, 謂當靨不靨也. 太速者, 謂不當靨而靨也. 皆非吉痘. 然當辨其所屬, 或不足·或毒盛·或屬濕飮·或屬火盛, 須按證治之. 如漿淸皮嫩, 此屬不足難斂也. 焮赤潰臭, 此屬毒盛難斂也. 漿水浸漬, 此屬濕盛難斂也. 靨速窠燥, 此屬火盛斂早也. 治者須詳辨之.

回漿飮

皮嫩漿清收斂遲, 此證當從不足醫. 回漿參苓白朮草, 首烏白芍炙黃芪.

[註] 痘至收斂之時, 當靨不靨, 皮嫩漿薄, 現證身凉·手足冷·二便不實者, 此原氣不足虛證也. 宜用回漿飮補之, 助其收結.

回漿飮
人參 黃芪 蜜炙 白茯苓 白朮 土炒 何首烏 炙 白芍 炒 甘草 炙
引用煨薑, 水煎服.

大連翹飮

焮赤潰臭因毒盛, 大連翹飮諸熱清. 柴芩歸芍車梔草, 翹蒡荊防蟬滑通.

[註] 痘當收斂之時, 有因毒盛而難斂者, 更現證焮腫而赤, 潰爛而臭, 通身大熱, 煩渴不寧, 此毒氣太盛之故也. 須用大連翹飮以解之.

大連翹飮
連翹 去心 防風 牛蒡子 炒研 荊芥 黃芩 當歸 蟬蛻 柴胡 滑石 梔子 赤芍 車前子 木通 甘草 生
引加燈心, 水煎服.

除濕湯

偏體浸漬出水漿, 證屬濕飮在脾鄉, 除濕赤苓猪通澤, 薄桂蒼防白朮羌.

[註] 痘當收斂之時, 有因濕盛而不得斂者. 其現證輕則有孔漏漿. 重則偏體潰爛, 肚腹脹, 小便短, 皆濕飮爲患也. 須用除濕湯以利之, 濕除而痘自靨矣.

除濕湯
羌活 蒼朮 米泔水浸, 炒 防風 赤苓 猪苓 澤瀉 白朮 土炒 木通 薄桂
引加生薑·燈心, 水煎服.

清毒散

靨速皆因是火傷, 偏體窠燥異尋常, 清毒歸芍連丹草, 翹蒡通花生地黃.

[註] 痘不當收斂之時, 忽一時收斂者, 更現證週身窠粒乾燥, 口渴發熱, 煩急不寧, 此毒火壅盛之故也. 宜用淸毒散主之.

清毒散
生地 赤芍 連翹 去心 金銀花 牛蒡子 炒研 木通 黃連 當歸 丹皮 甘草 生
水煎服.

結痂落痂順證

順證結痂次序脫, 瘢痕潤滿色紅活, 額膝遲落不足慮, 陰陽相濟自然和.

[註] 結痂順證, 謂痘結痂依次序而脫落也. 瘢痕潤滿者, 謂瘢痕潤而不燥, 滿而不陷也. 紅活者, 謂瘢痕不赤, 而色紅活也. 若週

身之痂落盡，而額膝遲落者，不足慮也．盖頭額爲孤陽，脚膝爲孤陰，必待陰陽相濟，而痂自落矣．

結痂落痂險證

險證結痂不盡脫，瘢痕乾燥少紅活，餘毒痕色多紫黯，痘後必發火瘍疴．

［註］結痂險證，謂痘結痂不盡脫也．瘢痕乾燥者，謂瘢痕不潤澤也．已上二證，固屬險證，若飲食强美，二便調和，雖險不足慮也．餘毒者，謂痘後餘毒未盡解也．其色紫黯者，乃餘毒之熱留於血分也．瘍疴者，謂其毒留久，必發痘毒火瘡也．

結痂落痂逆證

逆證結痂痂不脫，痂脫痕色白不紅，痘盤光紫或枯黯，氣乏形羸何以生結痂．

［註］結痂逆證，謂痘結痂日久不脫也．痂已脫落，其瘢色純白不紅，此血脫虛甚也．痘盤光紫者，謂痘痕浮光色紫，此毒焰外熾也．枯黯者，謂痘痕乾枯黑黯，此毒錮血死也．氣乏形羸者，謂痘落痂之後，其兒元氣虛乏，形羸難支，將何恃以生也．

結痂落痂證治

痂厚光澤如栗色，痂落瘢紅潤滿平，乾燥不落血分熱，週痂浸淫濕所乘．半掀半連肌表熱，瘢紫黑焦毒未清，色赤凸起爲風熱，色白凹陷是虛形．

［註］痂厚光潤如栗色者，謂結痂厚而不薄，不乾不濕，不黑不白，如栗殼色．痂落瘢紅澤滿平者，謂痂落瘢痕色紅潤澤，平滿不凸不凹，皆結痂·落痂順痘也．痂乾燥不落者，乃血分熱也．圍痂浸淫，乃濕邪也．半掀半連，乃肌表熱也．瘢紫黑焦，乃毒未清也．若赤而凸起，乃風熱盛也．白而凹陷，乃氣血虛也．治者須詳辨之．

涼血解毒湯

結痂乾燥不潤澤，難落須知血分熱，涼血解毒歸地紫，丹紅翹芷連甘桔．

［註］痘至結痂之後，當落不落者，現證乾燥不潤，根色紅艷，渴欲飲冷，煩急不寧，此毒熱鬱於血分故也．宜用涼血解毒湯主之，熱淸而痂自落矣．

涼血解毒湯

當歸 生地黃 紫草 丹皮 紅花 連翹 去心 白芷 川黃連 甘草 生 桔梗

引加燈心，水煎服．

五苓散

結後根脚漏水漿，甚則潰爛乃濕傷，五苓散中猪澤桂，茯苓白朮更相當．

［註］痘當已結未落之時，根脚浸漏水漿，甚則週身潰爛，小水短澁，大便溏泄，此濕勝浸淫之故也．宜用五苓散分利之，濕除而痂自落矣．

五苓散

猪苓 澤瀉 肉桂 茯苓 白朮 土炒

引加燈心，水煎服．

荊防解毒湯

半掀半連因表熱，似落不落勢纏綿，荊防解毒芎地草，金銀通桔骨翹攢．

［註］痘當落痂之後，宜落不落，其痂一半掀起，一半咬緊．現證身熱乾燥，肌膚紅赤．此熱在肌表之證，宜荊防解毒湯主之．

荊防解毒湯

荊芥 防風 赤芍藥 生地黃 甘草 生 金銀花 木通 桔梗 地骨皮 連翹 去心

引加生薑，水煎服．

黃連解毒加味湯

痂落瘢紫黑與焦，毒熱鬱結未曾消，解毒芩連梔子柏，加丹生地草金翹.

[註] 痘當落痂之後，其瘢或紫或焦或黑，現證通身壯熱，煩渴不寧，皆因灌漑時漿未充足，毒氣未盡化故也. 均宜黃連解毒湯加生地·連翹·丹皮·金銀花·甘草主之.

黃連解毒加味湯

黃連 黃芩 梔子 黃柏 丹皮 生地黃 甘草生 金銀花 連翹 去心

引加燈心，水煎服.

解毒防風湯

落後瘢赤作腫形，內熱未解復受風，解毒黃芩生地草，翹蒡荊防金芍升.

[註] 痘當落痂之後，瘢凸不平，色赤而艷，或發熱，或作痒，皆血有餘熱，復外感於風故也. 宜解毒防風湯主之.

解毒防風湯

黃芩 生地黃 甘草 連翹 去心 牛蒡子 炒·研 荊芥 防風 金銀花 赤芍 升麻

引加生薑，水煎服.

十全大補湯

落痂凹陷最可虞，色白形羸氣血虛，大補參苓白朮草，歸芎芍地桂黃芪.

[註] 痘當落痂之後，其瘢凹而不起，色白不紅，現證精神倦軟，飲食懶少，此氣血兩虛之證也. 宜十全大補湯主之.

十全大補湯

人蔘 茯苓 白朮 土炒 甘草 炙 當歸 川芎 白芍 炒 熟地黃 肉桂 黃芪 蜜炙

引加煨薑，水煎服.

御纂醫宗金鑑 卷五十七

痘形併證治門

面部吉凶論

面爲諸陽聚會之所，其部位各有所屬．欲識痘出之吉凶，須按部位驗之，則立判矣．如額屬心位，自印堂以上，髮際以下，至日月兩角，若先見點，先作漿，先結靨者，皆惡候也．以心爲君主，義不受邪，先見於是位者，乃毒發於心，故非吉兆也．左頰屬肝，右頰屬肺．若兩頰先見紅點，磊落分明者吉．如相聚成塊地界不清，肉體腫硬者凶．盖肝藏魂，肺藏魄，梟毒侵犯，則魂魄將離，安望其有生意乎？頦下屬腎，自承漿以至兩頤，先見點，先灌先靨者吉．誠以此位雖系腎部，而三陰三陽之脈皆聚於此，先發先灌先靨者，乃陰陽和暢，故可治也．至若鼻屬脾臟，位在中央，所最忌者，準頭先出與先靨也．盖脾土榮養於四臟，若毒發於脾，是脾敗矣．脾敗則四臟亦隨之而敗．卽纏綿時日，亦不過苟延性命而已．夫耳爲腎竅，又少陽相火之脈行耳前後．故凡耳輪先見紅點者，乃火毒燔灼，難以撲滅，非吉象也．最可喜者，口脣四圍先出先灌先靨也．以陽明之脈侠口環脣，胃與大腸主之，多氣多血之處，無物不受，故主吉也．此臟腑部位之要，須詳察於平時，庶能權宜於臨證也．

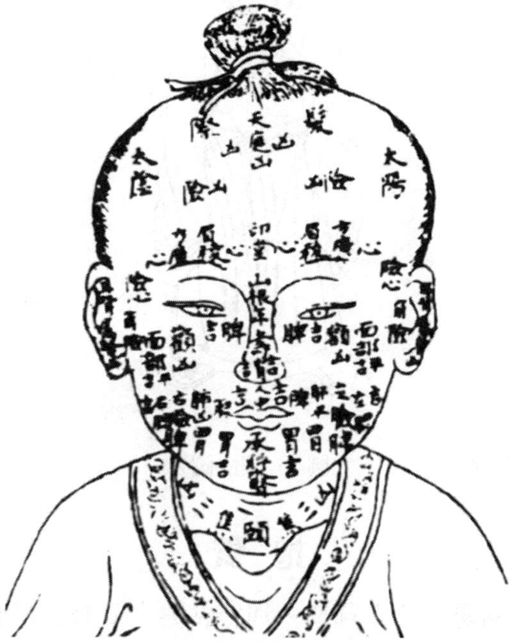

看痘訣曰，三五相連恐不吉，四六排牽定是凶．一二上下皆吉道，雙單挾處不須憂．

圖64 面部吉凶圖

蒙頭

痘瘡貫頂號蒙頭，毒參陽位最可憂，形尖鬆肌通聖治，紅腫如爪藥枉投．

［註］頭爲諸陽之會，偏身稀疎而頭獨稠密者，名曰蒙頭，此毒參陽位也．若痘形稍尖圓者，當以鬆肌通聖散治之．設頭紅腫如爪，是爲不治之證，卽投藥餌，終屬無濟．

鬆肌通聖散

荊芥 羌活 牛蒡子 炒·研 防風 紫草 紅花 青皮 當歸 赤芍 紫花地丁 蜂房 山楂 木通

引加蘆笋·芫荽，水煎服．

［方歌］鬆肌通聖藥最靈，荊芥羌蒡共防風，紫草紅花青歸芍，地丁蜂房楂木通．

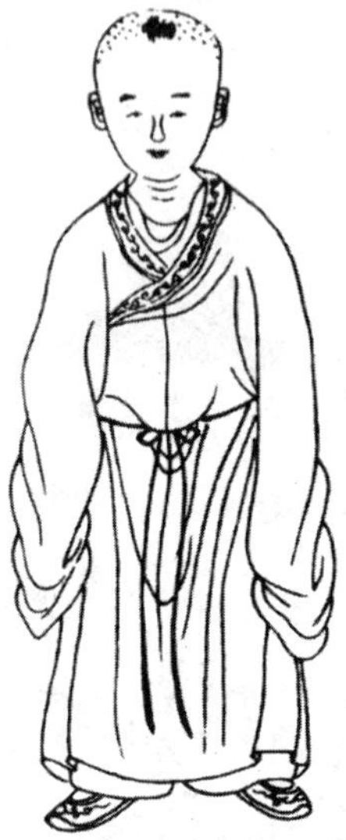

圖65 蒙頭圖

抱鬢

兩鬢出痘貴稀朗，稠密粘連火毒狂，鬆肌通聖先透發，繼以歸宗攻毒良.

[註] 兩鬢近於太陽，出痘稀朗則吉．若稠密粘連，名曰抱鬢，乃火毒狂盛也．宜先用鬆肌通聖散透發其毒，繼用歸宗湯攻其毒熱，庶可轉危爲安.

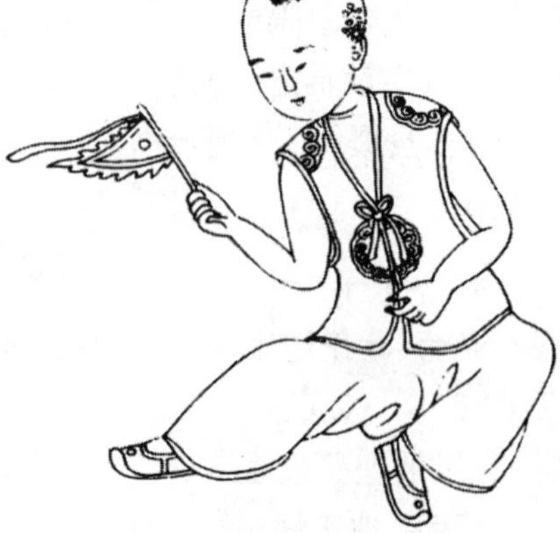

圖66 抱鬢圖

鬆肌通聖散 方見蒙頭證治

歸宗湯 方見發熱證治

蒙骯

痘攢耳後名蒙骯，腎經伏毒最可憂．鬆肌歸宗兩酌用，燕脂貼法莫遲留.

[註] 痘攢聚於耳後高骨，名曰蒙骯．此系毒火發自腎經，其證最惡．內服鬆肌通聖散，外用胭脂膏貼之．若更稠密炮熱者，以歸宗湯攻之.

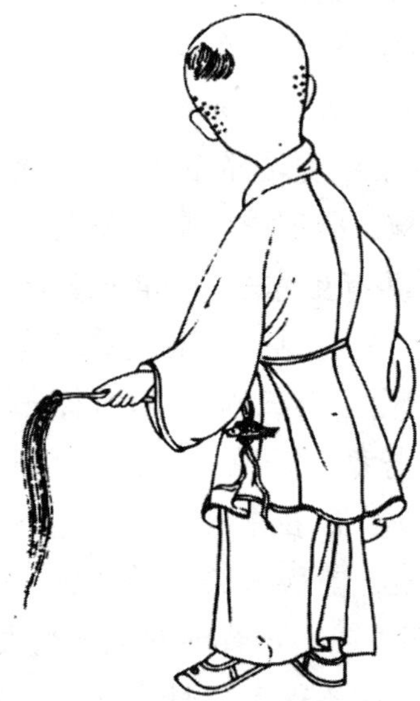

圖67 蒙骯圖

鬆肌通聖散 方見蒙頭證治

燕脂膏

升麻煎濃湯去滓，用棉燕脂於湯內揉出紅汁，再加雄黃細末，調勻貼患處.

歸宗湯 方見發熱證治

鎖眼

兩眼週圍獨稠密，痘名鎖眼毒傷脾，外用

燕脂膏貼法, 內服淸熱解毒宜.

[註] 面部俱稀, 兩眼週圍獨稠密者, 名曰鎖眼也. 乃毒熱熾盛, 傷於脾經. 外宜貼燕脂膏, 內服淸熱解毒湯.

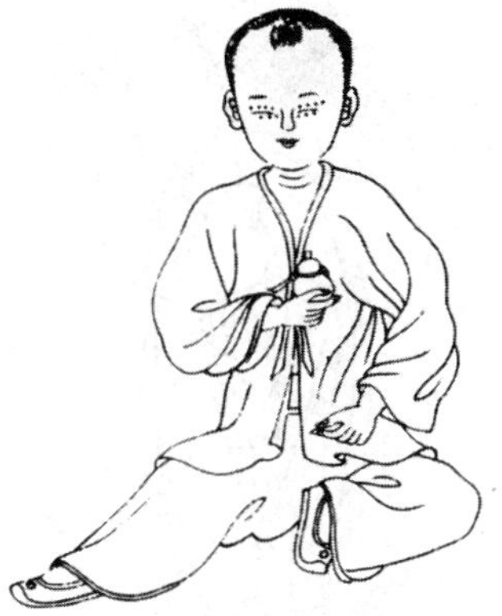

圖68 鎖眼圖

燕脂膏 方見蒙骪證治

淸熱解毒湯 方見見點證治

抱 鼻

痘如蠶種繞鼻端, 毒聚脾肺證難延, 外用燕脂塗鼻上, 內服黃連解毒煎.

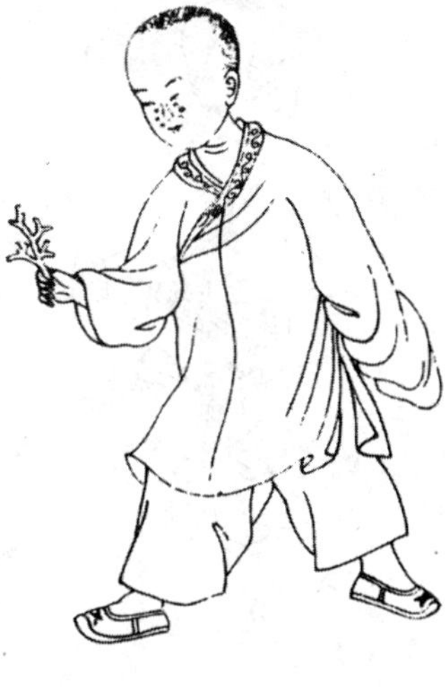

圖69 抱鼻圖

[註] 面部俱稀, 獨鼻梁左右密如蠶種者, 名曰抱鼻. 此乃毒聚脾肺, 至危之證. 先以燕脂膏塗於鼻上, 繼用黃連解毒湯治之.

燕脂膏 方見蒙骪證治

黃連解毒湯 方見結痂落痂證治

鎖 口

鎖口梟毒伏脾經, 或單或雙遶脣生, 外用鍼刺燕脂法, 內服瀉黃散卽寧.

[註] 一嘴角有痘一粒, 較諸痘獨大, 板硬無盤, 名曰單鎖口. 兩嘴角各有一粒, 名曰雙鎖口. 又口之上下四旁, 連串環遶者, 亦名鎖口. 此毒擁于脾也. 初出急以銀鍼挑破, 外以燕脂膏貼之, 內服瀉黃散, 使痘轉紅活, 庶可望生.

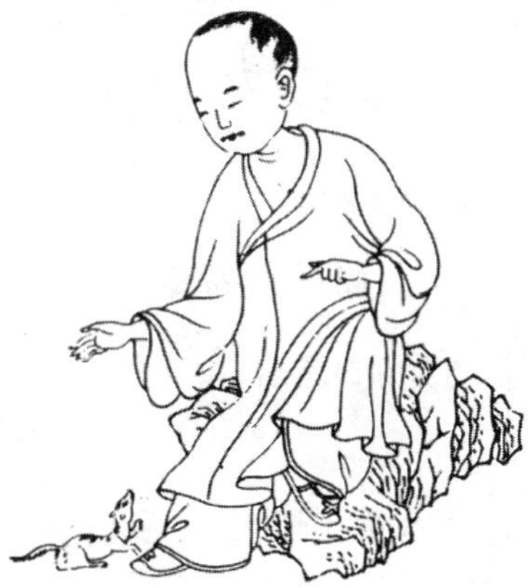

圖70 鎖口圖

燕脂膏 方見蒙骪證治

瀉黃散

犀角 黃連 生地 靑皮 木通 石膏 丹皮 荊芥穗 牛蒡子 炒·硏 大黃 紅花 紫花地丁

引加燈心, 水煎服.

[方歌] 鎖口瀉黃散最靈, 犀連生地靑木通, 石膏丹皮荊牛蒡, 大黃紅花合地丁.

鎖 脣

鎖脣痘聚口脣內，腫裂乾黃板硬實，瀉黃散內合猪尾，燕脂貼法莫少遲.

[註] 痘出攢聚於脣內者，名曰鎖脣. 輕則焦裂腫痛，重則板硬乾黃，此毒火發于脾臟也. 急以瀉黃散合猪尾膏服之，外用燕脂貼法. 若見黑色，則血凝毒錮，終無救矣!

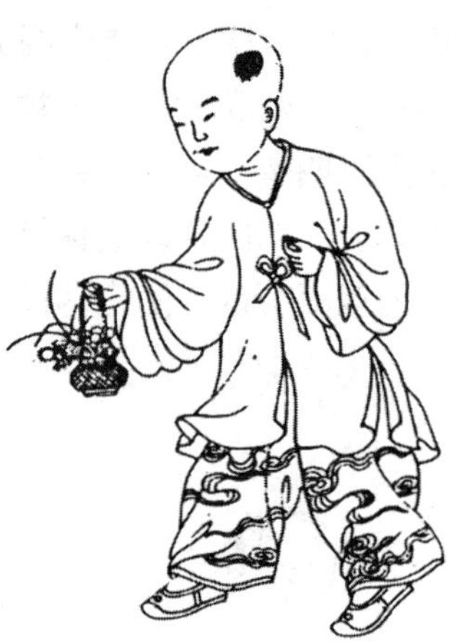

圖71 鎖脣圖

瀉黃散 方見鎖口證治

猪尾膏

取小雄猪尾尖血十數滴， 和梅花氷片少許，卽調於煎劑內服.

燕脂膏 方見蒙飢證治

托 腮

托腮腮邊痘成攢，氣爲毒阻起發難，急用黃連解毒治，板硬紫黯歸宗先.

[註] 滿面俱稀， 獨兩腮之痘攢聚成片者，名曰托腮. 乃正氣爲毒所阻，難以起發也. 當見點之初， 毒勢未成， 卽以黃連解毒湯解之. 如板硬紫黯，以歸宗湯攻之.

黃連解毒湯 方見結痂落痂證治

歸宗湯 方見發熱證治

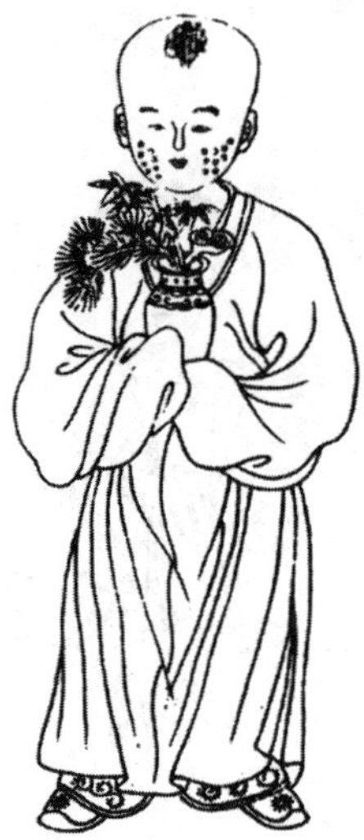

圖72 托腮圖

鎖 項

當喉攢聚名鎖項，毒結咽喉命必難，音啞聲嗆食難入，清金攻毒是良煎.

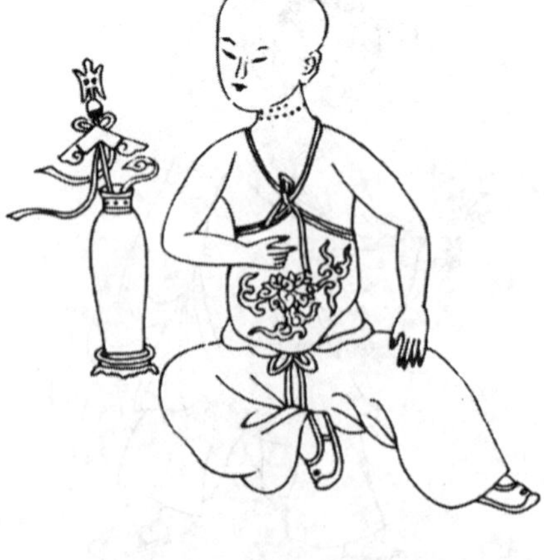

圖73 鎖項圖

[註] 頸項者, 咽喉之管籥也. 此處痘出攢聚, 名曰鎖項. 若不急治, 迨毒攻咽喉, 必發爲腫痛, 音啞聲嗆, 湯水難下, 多致不救. 急用淸金攻毒飮, 庶或望生.

淸金攻毒飮

牛蒡子 炒·硏 甘草 生 苦桔梗 元參 枳殼 麩炒 殭蠶 炒 前胡 荊芥穗 大黃 山楂 蟬退 山豆根

引加燈心, 水煎服.

[方歌] 淸金攻毒飮如神, 牛蒡甘桔合元參, 枳殼殭蠶前胡穗, 大黃山楂蟬豆根.

披 肩

披肩兩肩痘成攢, 上下阻塞毒透難, 淸熱解毒湯投證, 便秘歸宗又爲先.

[註] 兩肩之痘粘連成攢, 其色赤紫滯黯, 名曰披肩. 此毒氣不鬆, 上下阻塞也, 以淸熱解毒湯主之. 大便秘者, 以歸宗湯主之.

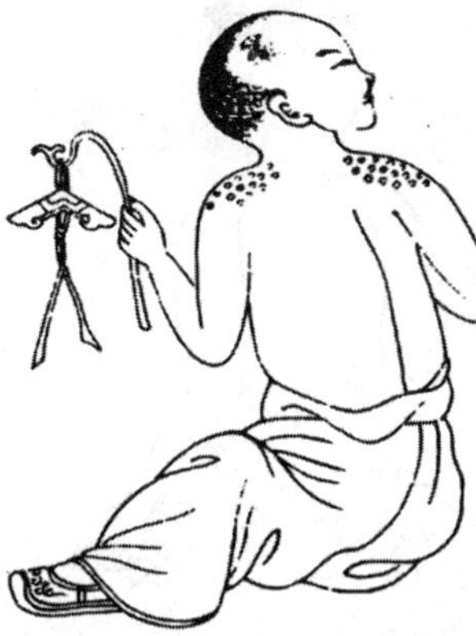

圖74 披肩圖

淸熱解毒湯 方見見點證治

歸宗湯 方見發熱證治

聚 背

背間出痘不宜多, 若逢攢聚命蹉跎, 根鬆鬆肌燕脂貼, 緊硬必勝湯可活.

[註] 大凡毒發於背者, 多關生死, 至於出痘, 更貴稀疎. 若背間攢聚粘連者, 名曰聚背. 而亦當辨根脚之緊鬆. 根鬆者, 毒尙活動, 內服鬆肌通聖散, 外用燕脂膏貼之. 根緊硬者, 因毒錮血凝, 急用必勝湯治之, 然亦死中求活之一法耳.

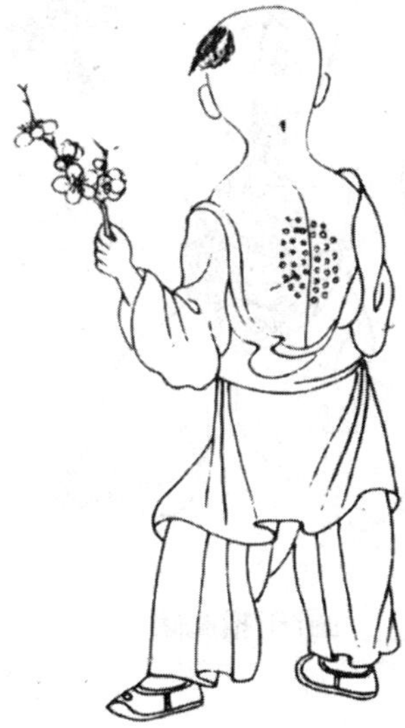

圖75 聚背圖

鬆肌通聖散 方見蒙頭證治

燕脂膏 方見蒙𩕳證治

必勝湯 方見見點證治

攢 胸

胸前出痘貴稀輕, 攢聚粘連毒熱凝, 速用凉膈攻毒飮, 免使梟毒內裏攻.

[註] 胸膈乃心·肺二經部位, 出痘稀少方吉. 倘攢簇於此, 名曰攢胸, 乃毒熱所致也. 當以凉膈攻毒飮主之, 則梟毒不內侵矣.

凉膈攻毒飲

梔子 生 黃連 生 石膏 生 荊芥 紫花地丁 枳殼 麩炒 桔梗 元參 生地 牛蒡子 炒·研 大黃 赤芍 甘草 生 薄荷 木通

引加燈心·竹葉, 水煎服.

[方歌] 凉膈攻毒治攢胸, 梔連石膏荊地丁, 枳桔元參生地蒡, 大黃芍草薄木通.

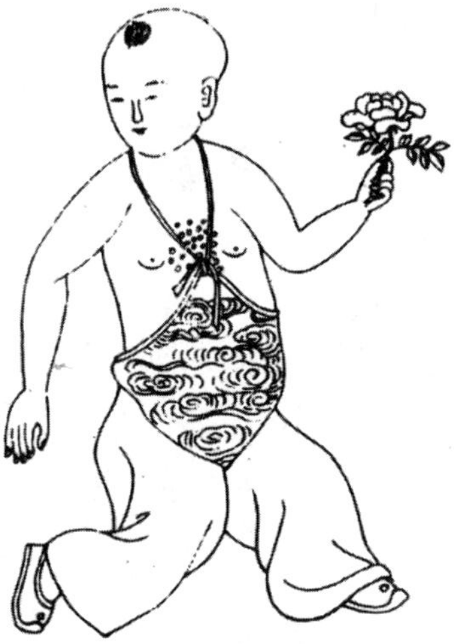

圖76 攢胸圖

斷 橋

斷橋之痘形甚異, 腰間絶無上下密, 氣血阻滯毒熱壅, 歸宗峻攻痘出吉.

[註] 痘名斷橋者, 腰間絶無一點, 惟身之上下稠密也. 盖梟毒壅於上下, 氣血阻於中宮, 故致上下隔斷而成最惡之證. 宜用歸宗湯攻之, 使無痘處透出, 方化爲吉也.

歸宗湯 方見發熱證治

纏 腰

纏腰腰爲腎候痘宜疎, 連珠環遶奈何如, 治宜攻毒莫少待, 歸宗急服患能除.

[註] 腰爲腎候, 痘宜稀疎. 若連珠環遶, 名曰纏腰, 此毒伏于腎也, 治以攻毒爲主, 宜用歸宗湯治之.

歸宗湯 方見發熱證治

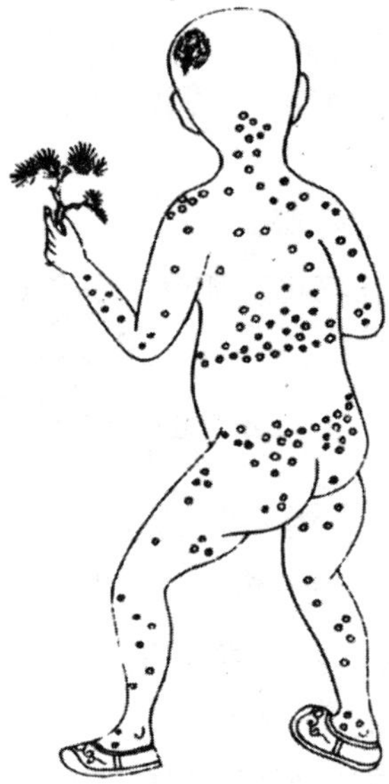

圖77 斷橋圖

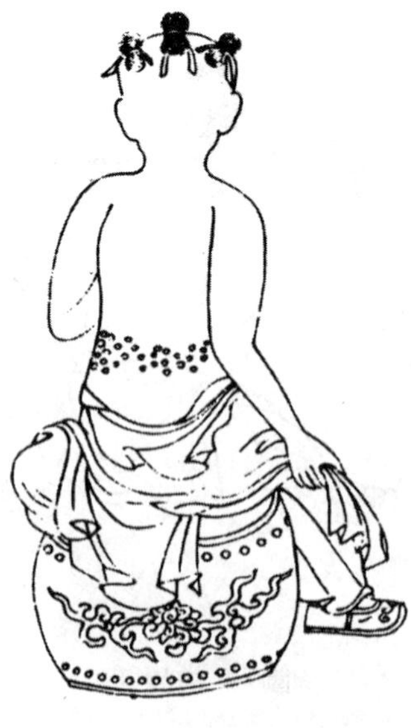

圖78 纏腰圖

囊腹

囊腹腹前痘如囊，梟毒衝突勢猖狂，透毒鬆肌通聖散，攻毒歸宗湯甚良.

[註] 腹前出痘，狀如囊聚，名曰囊腹. 是梟毒衝突，勢甚猖狂也. 此地近於臟腑，毒易內攻. 須先用鬆肌通聖散透發其毒，再用歸宗湯以攻其毒，使地界分明，根脚鬆動，庶無虞矣.

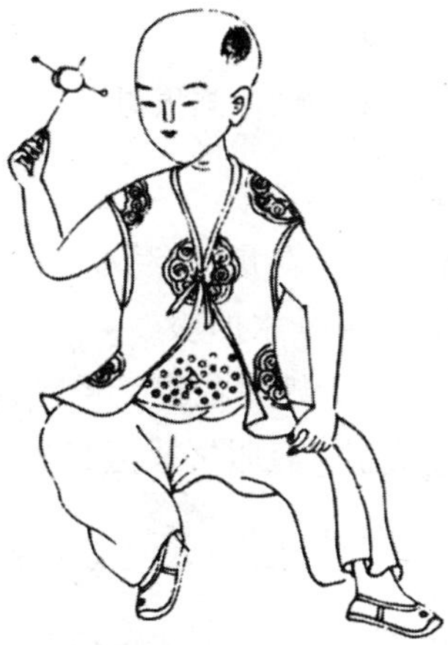

圖79 囊腹圖

鬆肌通聖散 方見蒙頭證治

歸宗湯 方見發熱證治

鱗坐

鱗坐兩臀痘若鱗，急急治之莫逡巡. 平扁灰滯通聖效，板硬紫黯歸宗神.

[註] 鱗坐者，兩臀之痘聚集如鱗也. 因毒火太甚，攢聚於至陰之地. 若不急治，變如反掌. 如平扁灰滯者，鬆肌通聖散主之. 板硬紫黯者，歸宗湯主之.

鬆肌通聖散 方見蒙頭證治

歸宗湯 方見發熱證治

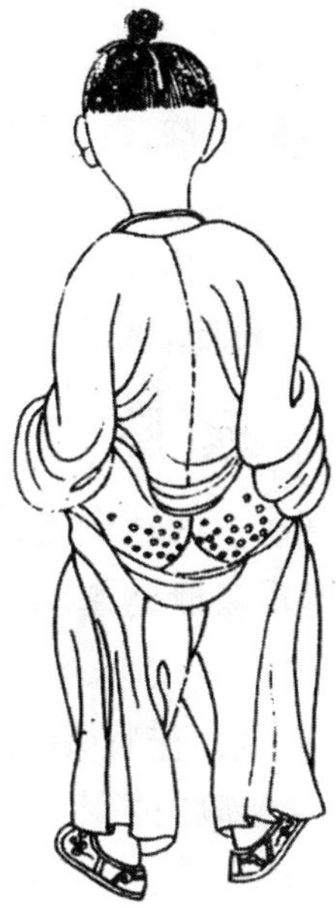

圖80 鱗坐圖

囊毬

囊毬痘密在腎囊，毒聚於斯最難當，卽用散結湯調治，毒宜熱解始安康.

[註] 腎囊者，乃腎之外候關要處也. 若痘出稠密，乃毒聚於斯也. 宜用散結湯主之，疏解通暢，庶可愈矣.

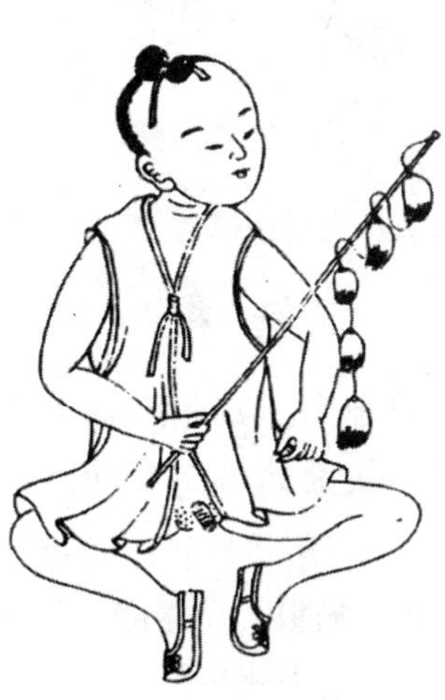

圖81 囊毬圖

散結湯

荊芥 羌活 牛蒡子 炒 升麻 川芎 丹皮 紫花地丁 赤芍 木通 紫草 青皮 山楂

引加蘆笋十株, 水煎服.

[方歌] 散結湯中藥堪誇, 荊芥羌蒡共升麻, 川芎丹皮地丁芍, 木通紫草青山楂.

抱膝

兩膝之痘獨稠密, 因地命名爲抱膝, 須防行漿難下達, 速用鬆肌通聖治.

[註] 抱膝者, 徧身痘出稀疎, 獨兩膝攢簇如餅. 此毒氣凝聚於膝, 至行漿時恐難下達於足脛也. 宜用鬆肌通聖散加牛膝透之, 功效甚速.

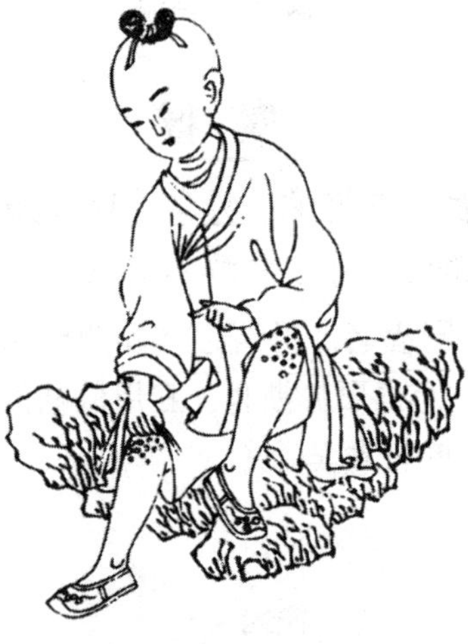

圖82 抱膝圖

鬆肌通聖散 方見蒙頭證治

無根

足踝以下痘無形, 毒熱錮蔽勢多凶, 速宜驅毒扶脾氣, 快癍越婢湯有功.

[註] 足踝以下屬於脾經, 若週身有痘而此地獨無者, 名曰無根, 是毒滯於脾也. 但足爲至陰之地, 非建立中州, 發越脾氣, 不能下達, 故用快癍越婢湯以發之.

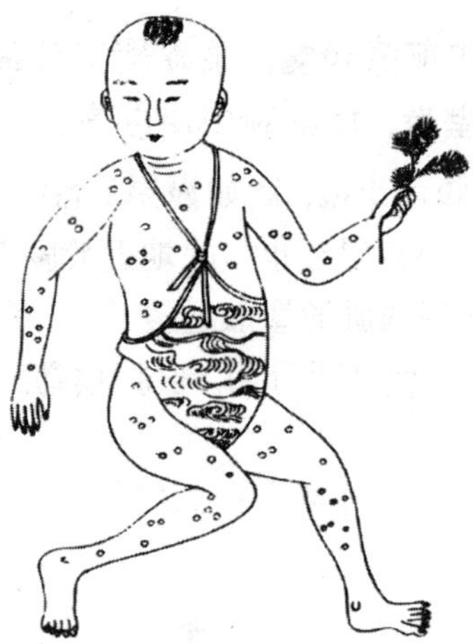

圖83 無根圖

快癍越婢湯

黃芪 蜜製 桂枝 防風 白芍藥 炒 甘草 生

引用生薑·紅棗, 水煎服.

[方歌] 快癍越婢藥最靈, 黃芪桂枝及防風, 白芍甘草薑棗引, 煎服之後痘自生.

蛇皮

蛇皮痘出似蛇皮, 隱隱簇簇漫無拘, 毒輕歸宗湯調治, 毒重必勝猪尾宜.

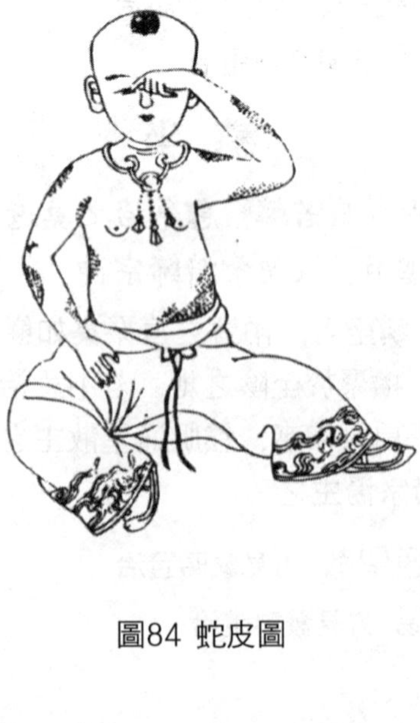

圖84 蛇皮圖

[註] 痘出叢簇成片, 散漫無拘, 名曰蛇皮. 見點之初, 視其隱隱簇簇, 細脈無倫, 乃毒火所致. 以歸宗湯攻其毒, 甚者以必勝湯佐以猪尾膏救之.

歸宗湯 方見發熱證治

必勝湯 方見見點證治

猪尾膏 方見鎖脣證治

蠶種

痘出形如蠶佈種, 梟毒勢重逆而凶, 速用歸宗湯救治, 毒鬆痘起可望生.

[註] 痘出稠密如蠶佈種者, 名曰蠶種. 乃梟毒太重, 凶逆之甚. 速用歸宗湯攻之, 使毒鬆痘起, 方可望生.

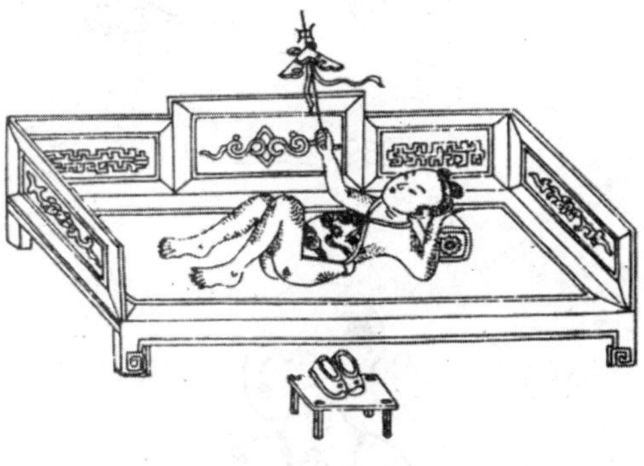

圖85 蠶種圖

歸宗湯 方見發熱證治

燕窩

痘形纍纍似燕窩, 聯絡細密不成顆, 外用燕脂點痘上, 內服凉血解毒和.

[註] 痘出纍纍, 聯絡細密, 不成顆粒, 故謂之燕窩. 宜外用燕脂膏貼法, 內服凉血解毒湯和之.

燕脂膏 方見蒙瞉證治

凉血解毒湯 方見結痂落痂證治

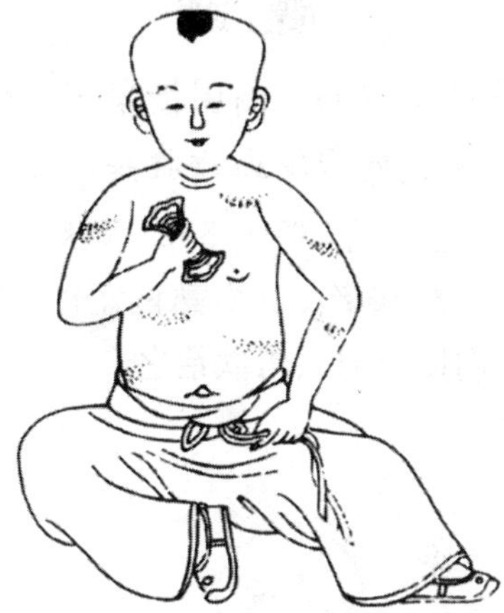

圖86 燕窩圖

鼠跡

四五相連名鼠跡, 周身爲重少見輕, 速用歸宗攻毒熱, 相併成泡始堪生.

[註] 痘出四五粒, 或六七粒, 相聚粘連者, 名曰鼠跡. 見一二處者輕, 見周身者爲重. 速用歸宗湯攻之, 令相併成泡, 其毒方解, 始可望生.

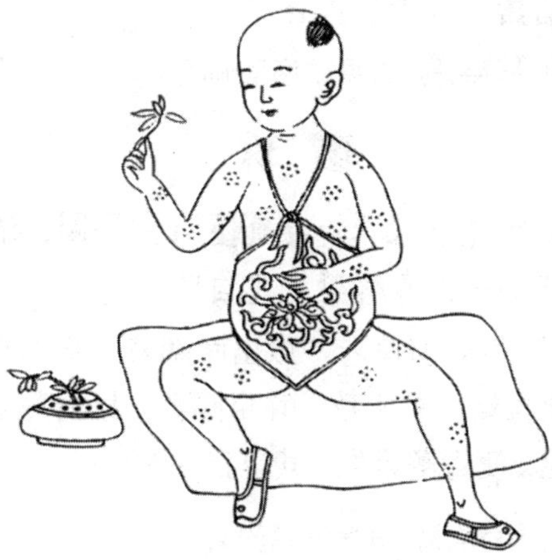

圖87 鼠跡圖

歸宗湯 方見發熱證治

疊 錢

痘形平伏無顆粒，團團攢聚若疊錢，外用燕脂調貼法，內服凉血攻毒痊.

[註] 痘已見點，平伏不起，顆粒不分，團團攢聚，狀若疊錢者，此血熱毒盛也. 外用燕脂膏貼之，內以凉血攻毒飮治之.

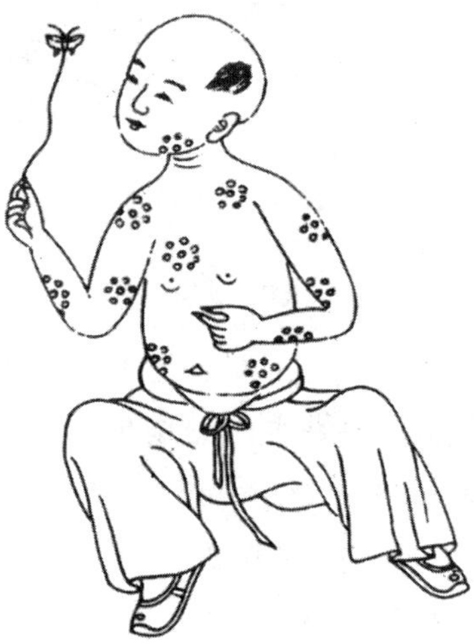

圖88 疊錢圖

燕脂膏 方見蒙骪證治

凉血解毒湯 方見結痂落痂證治

環 珠

痘出圍繞若環珠，毒氣壅滯宜早圖，清熱解毒爲妙劑，毒解漿生患自除.

[註] 痘名環珠者，以出而圍繞，形若環珠也. 此毒氣壅滯所致，宜早圖治，以淸熱解毒湯主之，使毒解漿生，其患自除矣!

清熱解毒湯 方見見點證治

浮 萍

視之有點按無形，參差紫黯若浮萍，速用凉血攻毒劑，能使毒鬆色轉紅.

[註] 浮萍者，視之有點，按之無形，參差不齊，痘色紫黯，狀如浮萍也. 此乃血瘀毒熾，非急攻不可. 速用凉血攻毒飮攻之，能使毒鬆色轉紅活，庶可望生.

凉血攻毒飮 方見見點證治

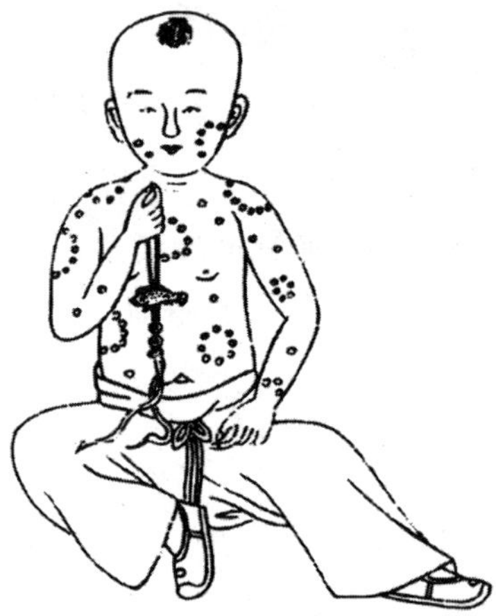

圖89 環珠圖

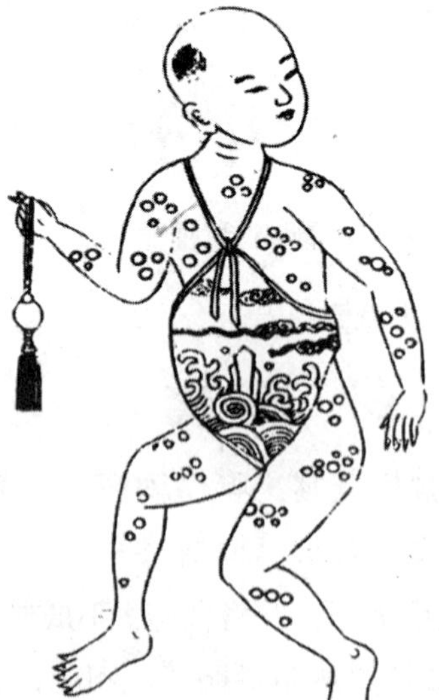

圖90 浮萍圖

蟹爪

痘形連貫顆碎密, 上潤下細蟹爪形, 起脹根鬆毒始解, 淸熱解毒服有功.

[註] 蟹爪者, 痘形連貫, 顆粒碎密, 上潤下細, 如蟹爪之狀. 急用淸熱解毒湯治之, 使連貫處起脹根鬆, 其毒可解也.

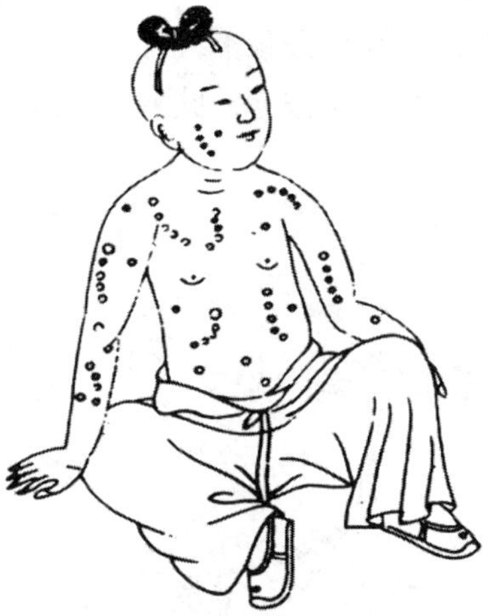

圖91 蟹爪圖

淸熱解毒湯 方見見點證治

麩沙

痘形歪斜復扁濶, 無頂無盤名麩沙, 通聖歸宗酌量用, 頂起根鬆痘始佳.

[註] 麩沙者, 痘形扁濶, 歪斜不圓, 無頂無盤, 若麩沙細小, 宜先用鬆肌通聖散主之. 若色紫黯者, 歸宗湯主之. 能頂起根鬆, 始爲佳境.

鬆肌通聖散 方見蒙頭證治

歸宗湯 方見發熱證治

血泡

痘夾血泡因肺熱, 或紫或赤微甚別, 內服凉血解毒湯, 外用鍼刺出惡血.

[註] 痘當起脹時, 忽有小泡夾痘而出, 漸漸長成, 如白果大, 毒甚則紫, 毒微則赤, 皆謂之血泡. 此因毒熱在肺, 傳於皮膚, 大小不一. 須內服凉血解毒湯, 外用銀鍼刺破, 流出惡血, 方保無恙, 若不急治, 聽其自破, 惡汁流染, 痘亦因之赤爛矣! 治者宜詳記之.

凉血解毒湯 方見結痂落痂證

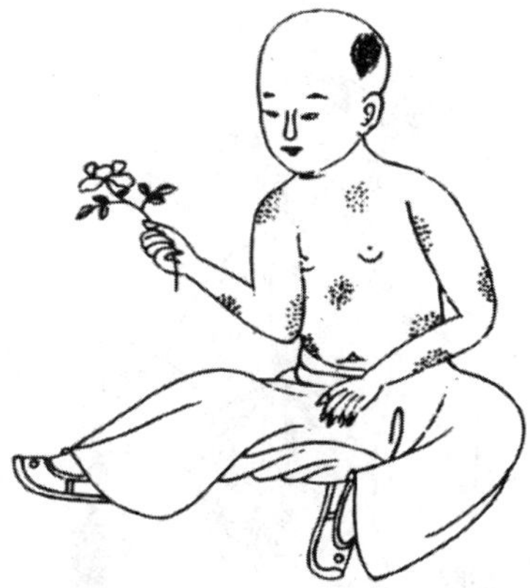

圖92 麩沙圖

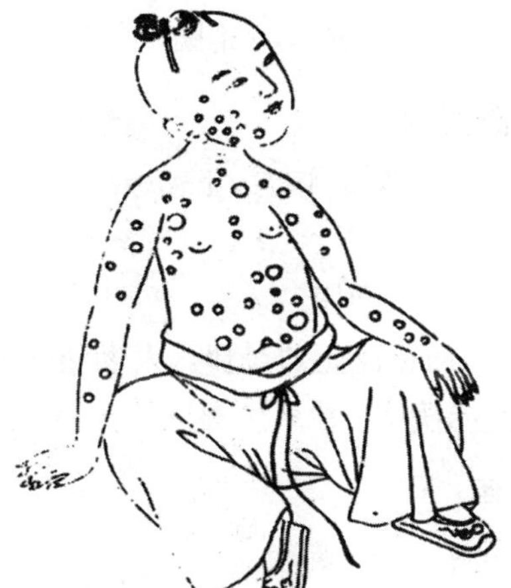

圖93 血泡圖

水泡

水泡濕淫剋脾經，手足稠密身面輕，內服加味保元劑，外塗胡荽官粉靈.

[註] 水泡者，形大皮薄，內含一包清水. 盖因濕淫之氣侵剋脾經，故身面俱少，手足獨密，以四肢屬脾故也. 須服加味保元湯，外用銀鍼刺破，以胡荽酒調官粉塗患處. 若延遲不治，變成痒塌，則難救矣!

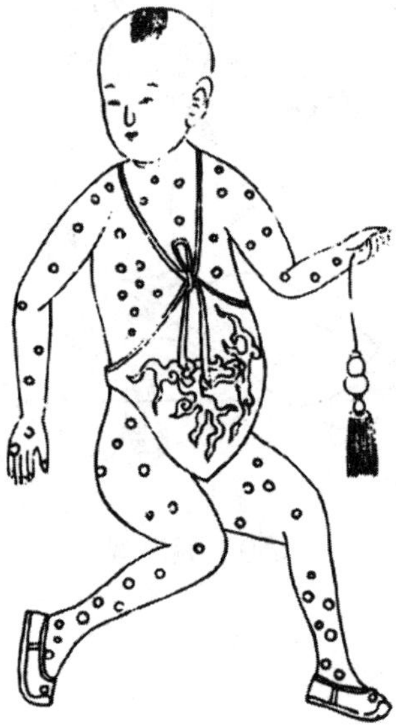

圖94 水泡圖

加味保元湯

人參 猪苓 澤瀉 白朮 土炒 黃芪 蜜炙 赤茯苓 甘草 炙

引用生薑，水煎服.

[方歌] 加味保元功最捷，人參猪苓共澤瀉，白朮黃芪赤茯苓，甘草生薑同一列.

胡荽酒

胡荽 切碎. 四兩 黃酒 半斤

同煎，勿令泄氣，候溫調官粉，搽敷破處.

肉腫瘡不腫

瘡未起脹肉腫浮，皮光色艷最堪愁，赤艷羌活救苦治，淡紅參歸大補求. 通身盡赤毒熱熾，速以歸宗及早投.

[註] 痘當起脹時，自頭及身，漸次同痘浮起，此氣領血載，其毒外發也. 如頭身之肉先腫，皮色赤艷而痘瘡不腫，此爲毒邪有餘，不受正制，宜用羌活救苦湯. 若皮色淡紅者，乃氣血不足，不能拘攝毒氣，宜用參歸大補湯治之. 更有通身皮膚盡赤，此爲毒火熾盛，煎灼血分，宜用歸宗湯.

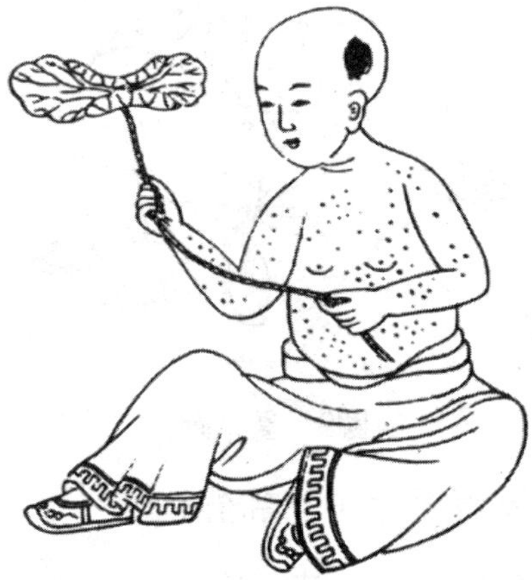

圖95 肉腫瘡不腫圖

羌活救苦湯

蔓荊子 羌活 牛蒡子 炒 升麻 黃芪 生 川芎 連翹 去心 桔梗 白芷 防風 人中黃

引用荷葉，水煎服.

[方歌] 羌活救苦湯最良，升麻川芎合羌防，牛蒡黃芪白芷翹，蔓荊桔梗人中黃.

參歸大補湯

人參 當歸 黃芪 甘草 白芷 川芎 防風 紫草茸 木香 南山楂 厚朴 薑炒 桔梗

引用生薑，水煎服.

[方歌] 參歸大補最有靈, 參芪當歸桔川芎, 防風白芷木香草, 厚朴山楂紫草茸,

歸宗湯 方見發熱證治

乾 枯

毒火煎灼傷陰血, 痘體乾枯少潤澤, 當歸活血加味嘗, 治若少緩變莫測.

[註] 色者, 血之華也. 血和則滋潤光瑩, 血耗則乾燥枯竭. 痘之毒火入於血分, 輕則焮紅, 甚則焦紫. 治以救血爲急, 宜當歸活血湯主之.

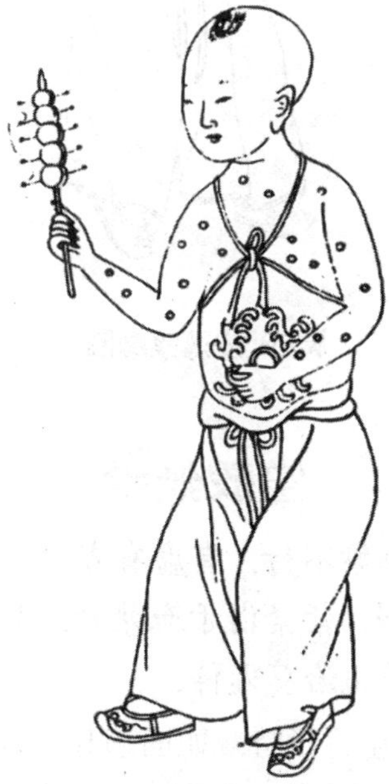

圖96 乾枯圖

當歸活血湯

當歸 川芎 赤芍 生地 紅花 紫草 黃芩 黃連 大黃

水煎服.

[方歌] 加味當歸活血湯, 痘色乾枯服最良, 四物紅花共紫草, 加入芩連生大黃.

鋪 紅

鋪紅多因元氣弱, 血不歸附毒漫行, 肌膚盡紅根赤艶, 氣失統攝痘多凶. 氣虛九味神功補, 毒盛涼血解毒清.

[註] 起脹時, 血盡歸附於痘, 根下有紅線緊束, 乃正形也. 若元氣虛弱, 血不歸附, 致毒氣散漫, 肌膚之上, 根色紫艶, 是氣失統攝之力, 多致不救. 若氣虛而痘色脈赤者, 以九味神功散主之. 毒盛根艶者, 以涼血解毒湯主之.

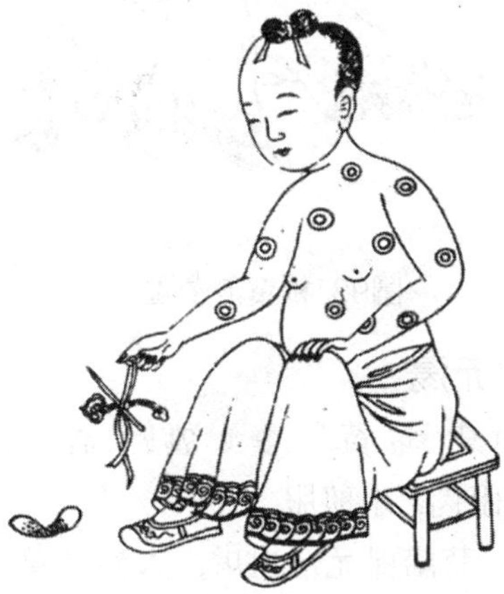

圖97 鋪紅圖

九味神功散

人參 黃芪 生 紫草茸 紅花 前胡 牛蒡子 炒·研 甘草 生 白芍藥 酒炒 生地黃

引用大棗, 水煎服.

[方歌] 九味神功治鋪紅, 人參黃芪紫草茸, 紅花前胡牛蒡草, 白芍生地棗相從.

涼血解毒湯 方見結痂落痂證治

根窠無暈

血虛痘色多散漫, 根窠淡白少鮮艶, 芎歸保元湯可投, 參歸鹿茸有奇驗.

[註] 痘至成漿時, 若氣血交會, 必有一血線緊附根下, 如珍珠置於燕脂之上, 粒粒光彩,

此正形也. 設平日氣血虛弱, 當灌漿時, 頂雖硬滿, 根下全無紅暈, 以芎歸保元湯主之, 虛甚者, 以參歸鹿茸湯主之.

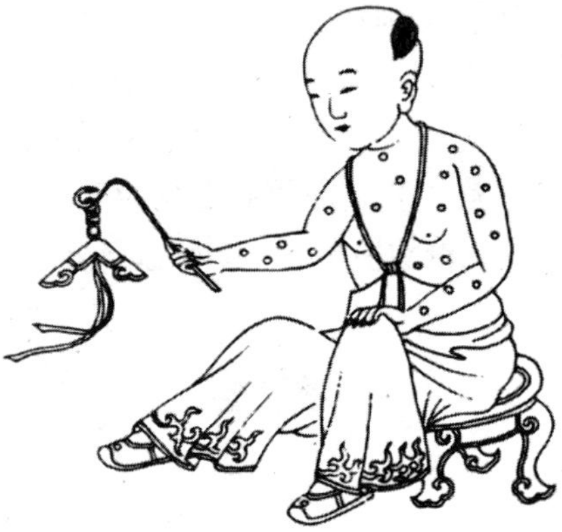

圖98 根窠無暈圖

芎歸保元湯

人參 甘草 炙 黃芪 蜜炙 當歸 酒洗 川芎

引用龍眼肉, 水煎服.

[方歌] 芎歸保元治血虛, 人參甘草共黃芪, 酒洗當歸川芎配, 龍眼作引服無.

時參歸鹿茸湯 方見灌漿證治

皮薄漿嫩

痘瘡皮薄根不紅, 待得成膿漿淡清, 溶溶破爛不完整, 氣血虛弱證多凶. 速服十全大補劑, 氣充血足始堪生.

[註] 痘瘡賴氣血以成功. 氣血充實, 則痘皮蒼老, 肥滿堅厚. 若氣血虛縮, 痘必光亮軟皺, 溶溶如濕. 須用十全大補湯峻補氣血, 庶毒化漿行, 可保安全矣!

十全大補湯

人參 黃芪 蜜炙 茯苓 當歸 白朮 土炒 肉桂 甘草 炙 白芍 酒炒 熟地黃 川芎

引用煨薑, 水煎服.

[方歌] 十全大補湯最靈, 人參黃芪白茯苓, 當歸白朮肉桂草, 白芍熟地及川芎.

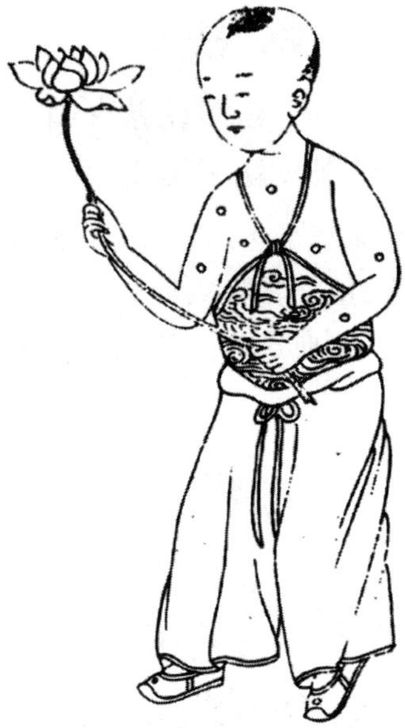

圖99 皮薄漿嫩圖

空殼無漿

痘殼圓融漿不行, 有虛有實要分明. 根色淡白血虛弱, 紫緊由于血熱凝. 千金內托同四物, 因證施治莫遲停.

[註] 痘至行漿時, 頭面週身, 外雖脹而內實無漿, 名曰空殼. 當別虛實治之, 如根色淡白者, 此血虛不能化毒成漿也, 宜千金內托散, 根緊而紫者, 此氣行血滯, 毒熱伏于血分, 而不能成漿也, 宜加味四物湯治之.

千金內托散 方見見點證治

加味四物湯

生地 酒洗 川芎 白芍 酒炒 當歸 酒洗 連翹 去心 紫草茸 酒洗

水煎服.

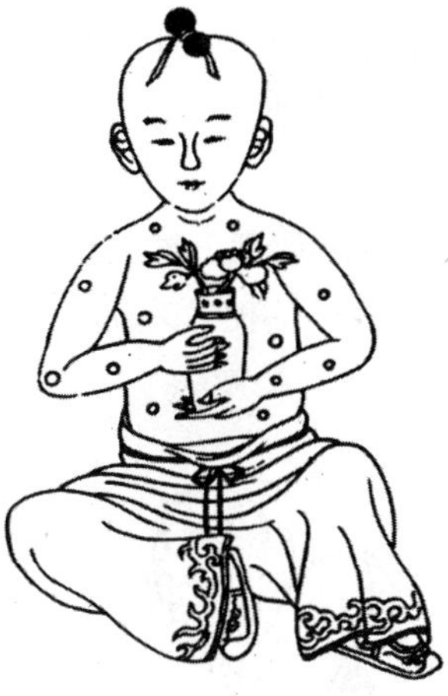

圖100 空殼無漿圖

[方歌] 加味四物湯, 當歸生地黃, 川芎白芍藥, 紫茸連翹良.

痘頂塌陷

痘根雖紅頂塌陷, 此證多緣氣虛見, 面白肢冷食懶嘗, 虛煩便溏身怠倦. 急用補中益氣湯, 氣充頂升漿充貫.

[註] 陷頂者, 由中氣微弱, 不能振揚, 故灌漿時, 根雖紅潤, 頂却微塌. 現證面白肢冷, 不思飲食, 虛煩便溏, 身體怠倦也. 治宜補氣爲主, 用補中益氣湯, 則氣足漿升, 而頂自起矣!

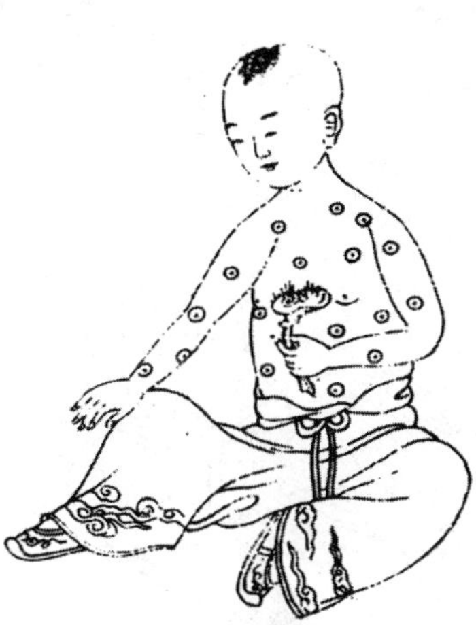

圖101 痘頂塌陷圖

補中益氣湯

黃芪 蜜炙 白朮 土炒 人參 升麻 炒 柴胡 炒 陳皮 甘草 炙 當歸身

引用煨薑·大棗·水煎服.

[方歌] 補中益氣效如神, 黃芪白朮共人參, 升麻柴胡陳皮草, 煨薑大棗及歸身.

灰陷白陷

氣血虛寒不振揚, 灰白陷頂少膿漿. 速用參歸鹿茸劑, 鷄冠血酒更堪嘗.

[註] 痘至灌漿時, 其色淡白, 根無紅暈而頂陷者, 是謂白陷. 虛極則轉爲灰陷, 由氣虛委而不振, 血虛漿不能充, 故一陷而不可遏也. 治宜大補氣血爲主, 宜參歸鹿茸湯. 臨服入鷄冠血酒, 日進二三服, 但得頂起漿行, 方免無恙.

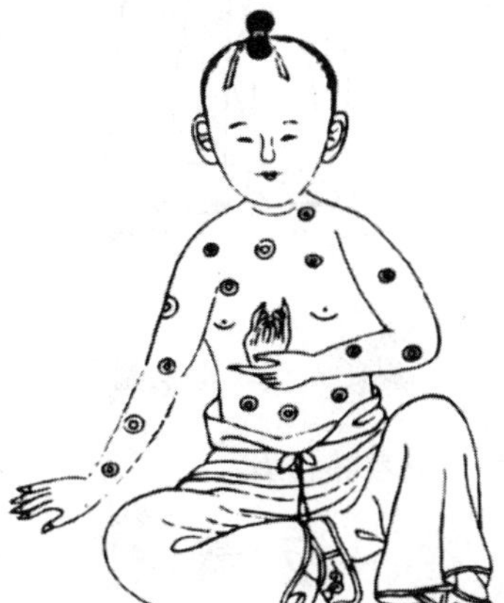

圖102 灰陷白陷圖

參歸鹿茸湯 方見灌漿證治

鷄冠血酒

用大雄鷄一隻, 先將白酒一杯炖溫, 次刺鷄冠血數點, 滴入杯中和勻, 仍炖溫調煎藥內服.

紫陷黑陷

紫陷黑陷皆毒盛，平塌昏黯根不鬆，此屬氣血被火鬱，解毒急宜用歸宗.

[註] 痘出稠密，顆粒碎小，根緊昏黯，頂凹下而紫者，謂之紫陷. 甚而轉爲黑色，則爲黑陷. 皆由毒火鬱閉，氣不宣通故也. 治宜淸熱解毒，以歸宗湯主之.

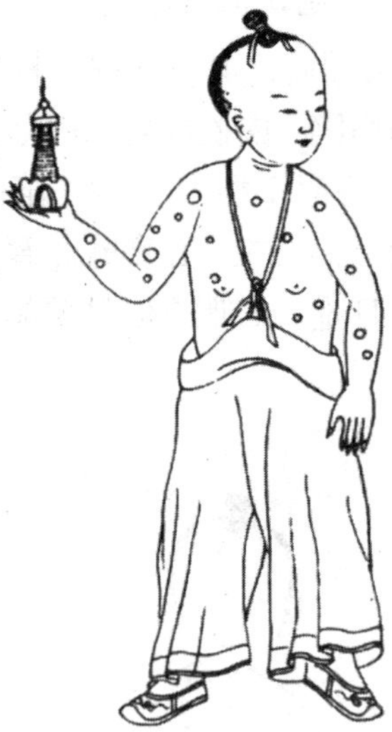

圖103 紫陷黑陷圖

歸宗湯 方見發熱證治

板 黃

漿未充足痘板黃，頂塌成片皮硬僵，氣滯血凝難灌溉，皆緣毒熱侵脾鄉. 速服淸毒活血劑，毒化痘起轉安康.

[註] 板黃者，謂灌膿時漿未得半，忽然黃色突起，乾燥堅硬. 盖因梟毒肆害脾鄉，故氣滯血凝，難以灌漑也，須用淸毒活血湯治之. 倘得痘起，尙可望生，若頭面·頸項·眼眶·脣上及週身黃者，則不治也.

淸毒活血湯

當歸 白芍藥 酒炒 生地黃 紫草茸 酒洗 黃芩 黃連 酒炒 牛蒡子 炒 南山楂·連翹 去心 人參 黃芪 生 桔梗 木通

引用燈心，水煎服.

[方歌] 淸毒活血湯最靈，歸芍生地紫草茸，芩連牛蒡山楂翹，參芪桔梗合木通.

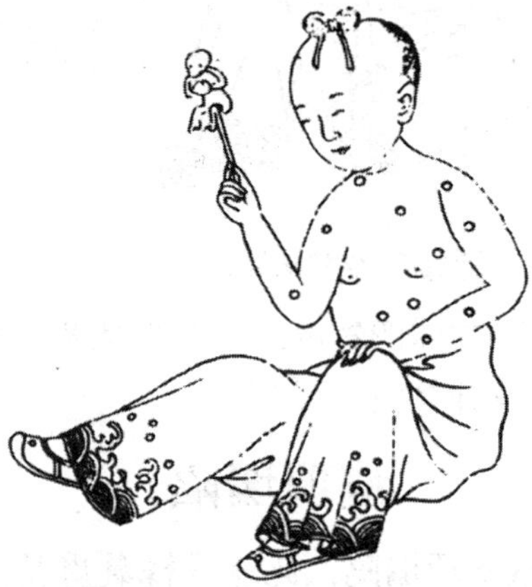

圖104 板黃圖

倒 靨

倒靨漿淸陷不紅，痘殼皮皺痂不成，速用加味保元劑，氣充血足痘收功.

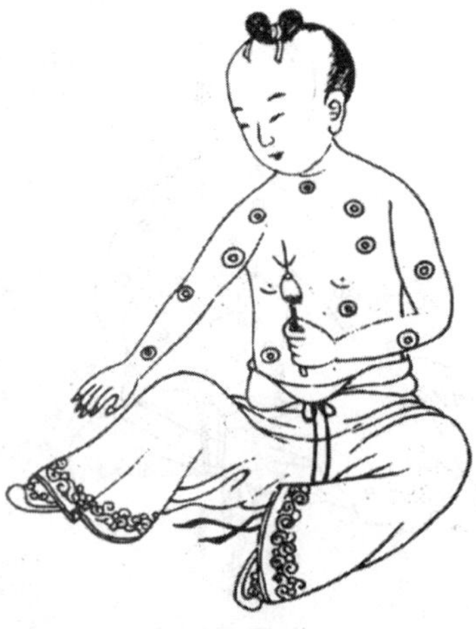

圖105 倒靨圖

［註］ 倒靨者，漿色淸稀不足，根脚淡白無暈，徧體形如豆殼，瘡皮皺而似結非結，至收靨時終不成痂．此因氣血兩虛，乏領載之力也．宜加味保元湯治之．

加味保元湯

人參 黃芪 蜜炙 甘草 炙 全當歸 酒洗 白芍 酒炒 木香 煨 白朮 土炒 官桂

引用老米，水煎服．

［方歌］ 加味保元治倒靨，人參黃芪甘草協，當歸白芍廣木香，白朮官桂效更捷．

痘 疔

痘疔梟毒亂正瘡，色紫黑黯形堅强，先出先長妨諸痘，鍼刺隨貼四聖良．

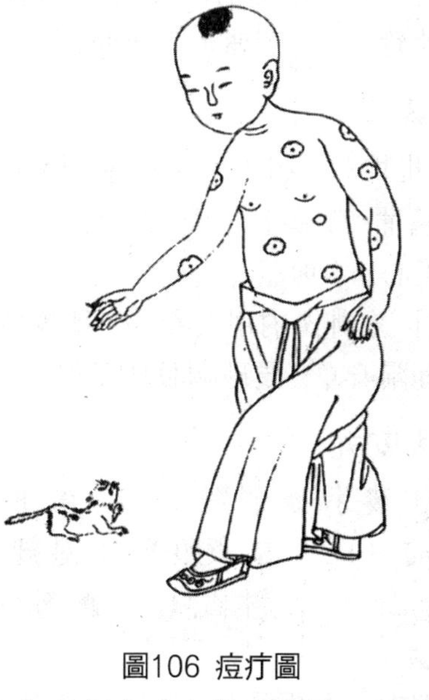

圖106 痘疔圖

［註］ 痘疔之成，由梟毒蘊伏，錮蔽於肌肉之間，痘未出疔先出，痘未長疔先長，其色紫黑，其形堅强．五臟各有所見，心疔色赤，起於顴阜胸乳之處．肝疔色紫，起於左太陽·左脇·眼胞·兩臀阜之處．脾疔色先黃後黑，起於腮頰·中庭·口角·肚腹·手足之處．肺疔色先灰後黑，起於右太陽·右脇·頸項·喉突之處．腎疔色黑，起於地閣·後頸·耳竅·背窬·腰脊·陽莖之處．見時急用銀鍼刺破，以泄毒血．刺後用四聖膏貼患處．若遲延不治，能使痘當發不發，當脹不脹，當灌不灌，而百變生矣．

四聖膏

菉豆 四十九粒 豌豆 俱燒灰存性．四十九粒 珍珠 煅．一分 頭髮 燒灰．一分

右爲細末，以棉燕脂水調和成膏．將銀鍼撥開瘡頭，然後塗之．

挑痘疔法

痘疔須用鍼挑撥，輕重徐急貴合宜，破頂傷肌俱深忌，上漿急挑莫遲疑．

［註］ 凡用鍼挑疔痘時，以二指拿鍼，平平入痘，撥斷痘中筋絡，衆痘卽發．但挑時輕重·疾徐之間，貴乎得宜．不可挑破痘頂，亦不可重入傷肌．須待三·四·五·六日上漿之際，痘能含鍼，方可挑撥，過七日則無用矣，治者宜詳識之．

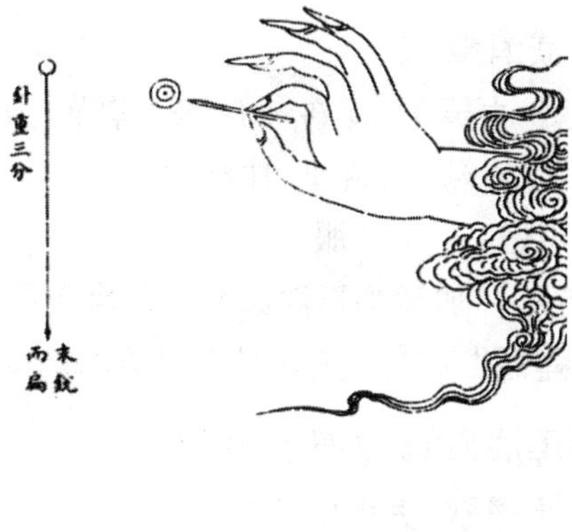

圖107 挑痘疔圖

煮鍼法

甘草 生 甘遂 川烏 草烏 各等分

用水一鍾，入砂罐內，以水乾爲度．每次可煮四五鍼，煮完入鵝翎筒內，黃蠟塞口收之．

御纂醫宗金鑑 卷五十八

痘中雜證 上

發 熱

表熱無汗升麻湯，裏熱有汗消毒良，行漿毒蒸清毒劑，結後餘熱連翹方.

[註] 痘之一證，始終不可盡除其熱，盖熱非壯熱，乃和緩之熱也．以寒則收縮，熱則宣發，故初不熱，則出不齊．脹不熱，則漿不行．收不熱，則痂不結．自初出以至起脹時，皮膚乾燥，發熱無汗，此熱在表也，升麻葛根湯加荊芥穗·防風主之．蒸熱有汗，此熱在裏也，加減消毒飮主之．至行漿時熱不減者，此爲毒熱薰蒸，宜用清毒活血湯．便秘者去人參·黃芪，加酒炒大黃．至結痂後發熱壯盛，胸腹·手足俱熱，二便秘澁者，此爲餘毒過盛，宜用大連翹飮治之.

升麻葛根湯 方見發熱證治

加減消毒飮

升麻 牛蒡子 炒·硏 山豆根 紫草 連翹 去心 生地黃 赤芍 川黃連 甘草 生

引用燈心，水煎服.

[方歌] 加減消毒飮如神，升麻牛蒡山豆根，紫草連翹生地芍，黃連甘草引燈心.

清毒活血湯 方見灌漿證治

大連翹飮 方見收靨證治

驚 搐

未見點搐清解方，已見猶搐導赤良，靨後虛搐寧神劑，食蒸發搐大安康.

[註] 驚痘者，多緣痘毒之火觸動心神，移熱於肝，肝風與心火相搏，遂成是證．治法須別始終，如痘未出，而先發搐者，不可純用寒凉壅閉其毒，惟以清解散踈散表邪，痘出而搐自止矣．若痘已見形，仍抽搐不止者，此毒火內伏心經也，宜用導赤散加黃連治之，靨後發抽者，是眞氣虛弱，火邪內攻，以寧神湯主之．痘後食蒸發搐者，此脾胃虛弱，必面黃，潮熱，大便酸臭，宜木香大安丸治之.

清解散 方見發熱證治

導赤散

木通 生地黃 淡竹葉 甘草梢

引用燈心，水煎服.

[方歌] 痘已見形仍作驚，導赤散治最有功，木通生地竹葉草，黃連加入效通靈.

寧神湯

人參 生地黃 麥門冬 去心 梔子仁 炒 黃連 酒炒 石菖蒲 當歸身 甘草 炙 辰砂

引用燈心，水煎服.

[方歌] 寧神湯內用人參，生地麥冬山梔仁，黃連菖蒲歸身草，辰砂調服功極神.

木香大安丸

山楂肉 麥芽 炒 神麯 炒. 各一兩 枳實 麸炒. 六錢 白朮 土炒. 一兩 萊菔子 炒 連翹 去心. 五錢 黃連 薑炒. 三錢 木香 煨. 三錢 縮砂仁 五錢 陳皮 八錢

右爲細末，水泛爲丸．炒陳倉米湯下，量兒大小用之.

頭 痛

痘中頭痛最堪驚，毒衝風熱兩分明．稠密壯熱連翹飮，踈稀微熱清解靈.

[註] 頭痛者，乃邪氣與眞氣相搏，壅遏毒氣，上干清道而然也．故毒熱上騰，與風熱鬱

閉，皆能爲害. 如頭面痘出稠密，身體壯熱，悶亂昏痛者，此毒火上騰也，以大連翹飮主之. 若頭面痘出稀疎，微覺身熱頭痛者，此風熱鬱閉也，宜淸解散治之.

大連翹飮 方見收靨證治

淸解散 方見發熱證治

腰痛

痘當未出腰先痛，毒火亢極陰難勝，瀉毒不使傳腎經，加味歸宗宜速用.

[註] 凡痘當發熱時而腰痛者，最爲惡候. 盖腰爲腎之府也. 毒火亢極，眞陰不能勝邪，故頻頻作痛. 須用加味歸宗湯速瀉其毒，不使傳於腎經，庶可望生. 治若少緩，毒火沖熾，痘必乾枯紫黑，腎陰絶則難救矣!

加味歸宗湯

當歸尾 赤芍藥 元參 大黃 生 羌活 荊芥穗 青皮 炒 穿山甲 炙 生地 東山楂 牛蒡子 炒·研 木通

水煎服.

[方歌] 加味歸宗治腰疼，歸芍元參大黃生，羌穗青皮穿山甲，生地山楂蒡木通.

腹痛

小兒發熱腹痛疼，表鬱芍藥防風從，裏鬱加味平胃散，陰鬱桂枝大黃靈.

[註] 凡出痘腹痛，有因風寒鬱結，痘出不快，煩躁而痛者，乃表邪所鬱，以芍藥防風湯主之. 有因食滯鬱塞，痘出之時，原無腹痛，忽然一時作痛者，此爲裏鬱，宜加味平胃散治之. 又有初起因毒熱鬱於陰分，痛在臍下，時作時止者，此屬陰鬱，以桂枝大黃湯主之.

芍藥防風湯

升麻 防風 陳皮 桔梗 川芎 白芍藥 炒 甘草 生 厚朴 薑炒 枳實 麸炒

引用生薑，水煎服.

[方歌] 芍藥防風解表宜，升麻防風共陳皮，桔梗川芎白芍藥，甘草厚朴合枳實.

加味平胃散

陳皮 厚朴 薑炒 神麯 炒 南蒼朮 米泔水浸，炒 麥芽 炒 甘草 生 香附米 製 南山楂

引用生薑，水煎服.

[方歌] 加味平胃治食傷，陳皮厚朴神麯蒼，麥芽甘草香附米，山楂同煎引生薑.

桂枝大黃湯

生大黃 桂枝 生甘草 生白芍

引用生薑，水煎服.

[方歌] 桂枝大黃療陰鬱，生軍泄熱效非常，散寒桂枝調中草，白芍和中順氣强.

煩躁

未出煩躁消毒平，已出煩躁凉血寧. 漿淸發煩保元治，靨後虛煩四物靈.

[註] 痘證始終以安靜爲吉，但有煩躁，必生他變. 盖煩者，心憒也. 躁者，身擾也. 皆由毒火太盛，神不能靜也. 痘未出而煩躁，是爲表鬱，以消毒飮主之. 痘已出而煩躁，是爲血熱，以凉血解毒湯主之. 若養漿時頂平淸稀而煩躁，是氣虛也，以加味保元湯主之. 收靨後而煩躁，是血虛也，以加減四物湯主之.

加減消毒飮 方見雜證中發熱

凉血解毒湯 方見結痂落痂證治

加味保元湯

人參 黃芪 炙 甘草 炙 當歸 酒洗 白芍藥 炒 麥冬 去心 棗仁 炒，研

水煎服.

[方歌] 加味保元治虛煩，人參黃芪甘草攢，酒洗當歸白芍藥，麥冬棗仁一同煎.

加減四物湯

人參 當歸 麥門冬 去心 生地 梔子 炒 白

芍藥 炒

水煎服.

[方歌] 靨後血虛多煩躁, 加減四物湯最妙, 人參當歸麥門冬, 生地梔子白芍藥.

譫妄

毒熱熾盛犯心經, 錯語妄言神不清, 妄見妄聞志昏憒, 黃連解毒服卽寧.

[註] 譫妄者, 由毒熱熾盛, 上干心氣, 致使錯語妄言, 神氣不清, 妄見妄聞, 志氣昏憒, 以黃連解毒湯主之.

黃連解毒湯 方見結痂落痂證治

渴

初熱大渴解毒湯, 血熱煎耗涼血良, 成漿津泄麥冬散, 靨後傷津生脈强.

[註] 渴, 由毒火燔灼, 內傷津液而作也. 如初發熱卽大渴者, 裏熱盛也, 宜葛根解毒湯治之. 痘出稠密, 色艶作渴者, 此血熱毒盛也. 涼血解毒湯主之. 成漿津液外泄而作渴者, 人參麥冬散主之. 靨後脾虛, 內傷津液而作渴者, 生脈六均湯主之.

葛根解毒湯

葛根 升麻 天花粉 甘草 生 麥門冬 去心 生地 茅根

引用燈心, 水煎服.

[方歌] 葛根解毒湯清熱, 津液上潮火自泄, 升葛花粉生甘草, 麥冬生地茅根列.

涼血解毒湯 方見結痂落痂證治

人參麥冬散

人參 白朮 去心 甘草 生 葛根粉 煨 麥冬 去心 升麻

引用糯米, 水煎服.

[方歌] 人參麥冬效通仙, 津液外泄治易痊, 參朮甘草煨葛粉, 麥冬升麻糯米煎.

生脈六均湯

人參 五味子 麥門冬 去心 陳皮 半夏 薑製 茯苓 白朮 土炒 甘草 炙

引用烏梅, 水煎服.

[方歌] 生脈六均醫脾弱, 泄瀉傷津大渴作, 人參五味麥門冬, 陳半苓朮甘草合.

厥逆

爪白便清厥屬寒, 木香理中湯可痊, 爪紫便赤爲熱厥, 金花承氣乃良煎.

[註] 痘中厥逆之證, 有因氣血虛寒發厥者, 有因毒熱鬱閉發厥者. 爪甲色白, 小便清利, 其痘色更見灰陷, 瀉泄不食等證, 此外陽衰·內陰盛, 乃寒厥也, 以加減陳氏木香散主之. 寒甚者, 附子理中湯主之. 若爪甲色紅, 小便赤澁, 其痘色更見紫黑, 煩燥悶亂等證, 此系陽毒內攻, 熱極反寒, 是熱厥也, 宜梔子金花湯治之. 裏實者承氣湯下之.

加減陳氏木香散

人參 肉桂 茯苓 半夏 薑製 白朮 土炒 丁香 肉豆蔻 麵裹煨 甘草 炙 訶子肉 麵裹煨 木香 煨

引用生薑, 水煎服.

[方歌] 木香散療中外寒, 參桂茯苓半夏攢, 白朮丁香肉豆蔻, 甘草訶子木香硏.

附子理中湯

人參 附子 製 甘草 炙 白朮 土炒 乾薑

水煎服.

[方歌] 附子理中治虛寒, 中外無陽莫留連, 人參附子炙甘草, 白朮乾薑一同煎.

梔子金花湯

黃芩 黃連 黃柏 大黃 梔子

水煎服.

[方歌] 熱厥梔子金花湯, 熱極反寒服最良, 黃芩黃連並黃柏, 大黃梔子共煎嘗.

承氣湯

厚朴 薑炒 枳實 麩炒 大黃

水煎服.

[方歌] 承氣湯能除火熱，裏實不便毒氣結，厚朴枳實川大黃，煎服便利毒卽泄.

喘

風寒客肺杏蘇先，痰熱凉膈白虎煎，泄瀉聲微參朮劑，倒靨作喘歸茸痊.

[註] 五臟之氣皆統於肺，若爲邪干，則肺氣窒塞，氣道不利，故發爲喘也．實者，聲粗有力而長．虛者，聲微無力而短．痘初發熱，以至旣出之後，或噴嚏頻頻，或鼻流清水，此風寒客肺而喘也，杏蘇飮主之．有食熱痰積，上衝作喘者，此火炎肺金也，宜凉膈白虎湯治之．泄瀉後元氣下陷，此脾氣不足而喘也，人參白朮散主之．有痘漿灌至半足，忽倒靨而喘者，此中氣大虧也，參歸鹿茸湯主之.

杏蘇飮

蘇葉 枳殼 麩炒 桔梗 葛根 前胡 陳皮 甘草 生 半夏 薑炒 杏仁 炒, 去皮·尖 茯苓

引用生薑，水煎服.

[方歌] 杏蘇飮治肺傷風，蘇葉枳桔葛根從，前胡陳皮生甘草，半夏杏仁白茯苓.

凉膈白虎湯

薄荷 連翹 去心 石膏 生 知母 生 黃芩 甘草 生 梔子 大黃 朴硝

引用粳米，水煎服.

[方歌] 凉膈白虎治火喘，薄荷連翹共石膏，知母黃芩生甘草，梔子大黃配朴硝.

人參白朮散

藿香 白朮 土炒 葛根 木香 煨 甘草 炙 白茯苓 人參

引用生薑，水煎服.

[方歌] 脾虛白朮散如神，藿香白朮共葛根，木香甘草茯苓配，人參加入扶元眞.

參歸鹿茸湯 方見灌漿證治

痰

痰因津液貯留生，痘瘡之火煉而成．加味二陳斟酌用，灌漿保元化毒寧.

[註] 痰乃津液貯留胸中而生．盖痘毒之火，耗煉其津液，上壅氣道，喉中作聲，宜清氣化痰，不可驟用金石之藥，恐傷眞氣，以加味二陳湯治之．若灌漿時見此證，則禁用二陳湯．但於助漿劑中少佐清氣化痰之品，如保元化毒湯加橘紅·貝母·桔梗·麥冬，甚妥.

加味二陳湯

麥門冬 去心 前胡 栝蔞仁 陳皮 半夏 薑製 茯苓 甘草 生 枳殼 麩炒 桔梗 杏仁 炒, 去皮·尖 黃芩

引用生薑，水煎服.

[方歌] 痘證多痰宜二陳，麥冬前胡栝蔞仁，陳皮半夏茯苓草，枳桔杏仁共黃芩.

保元化毒湯 方見氣脹證治

欬 嗽

毒熱薰蒸火灼金，肺氣上逆欬嗽頻，初熱見點杏蘇飮，收靨清膈二陳神.

[註] 欬嗽者，有聲有痰也．因痘毒之火上薰於肺，故氣逆而發爲欬嗽．如初發熱見此者，宜杏蘇飮主之．偶感風寒者，亦用此藥．自起脹至成漿而欬嗽者，由喉間有痘，道路窄狹，痘收自愈，不必服藥．結靨後欬嗽者，乃衛氣虛弱，腠理開張．或因風寒者，均宜人參淸膈散治之．因餘熱者，宜加味二陳湯治之.

杏蘇飮 方見喘證

人參淸膈散

人參 黃芪 生 茯苓 白朮 土炒 黃芩 當歸 白芍 微炒 知母 生 桔梗 甘草 生 柴胡 滑石

飛 紫苑 地骨皮 桑皮 炒

引用生薑，水煎服.

[方歌] 淸膈散療靨後欬，參芪苓朮芩歸芎，知桔甘草柴滑石，紫苑地骨桑皮合.

加味二陳湯 方見痰證

乾 噦

痘瘡乾噦病勢沈，毒熱上逆正難禁，實熱橘皮竹茹劑，虛寒丁香柿蒂神.

[註] 乾噦者，有聲無物，其聲重大而長，屬陽明胃經也. 緣毒熱上逆所致，又有胃氣不足，不能容受，復有寒邪客於胃中，使胃氣不能中主，上行而噦也. 熱者，橘皮竹茹湯主之. 寒者，丁香柿蒂湯主之.

橘皮竹茹湯

橘紅 半夏 薑製 麥門冬 去心 枇杷葉 薑炙 甘草 生 竹茹 赤苓 人參

引用蘆根，水煎服.

[方歌] 橘皮竹茹湯如神，端醫胃熱嘔逆頻，橘半麥冬枇杷草，竹茹赤苓與人參.

丁香柿蒂湯

丁香 人參 高良薑 柿蒂

水煎服.

[方歌] 丁香柿蒂湯治寒，胃氣上逆不得安，丁香良薑人參共，更入柿蒂一同煎.

嘔 吐

毒盛嘔吐二陳良，呑嚥不利鼠黏湯，傷食吐酸大安效，氣虛作嘔和胃方.

[註] 嘔者，有物有聲，吐者，有物無聲，二證皆屬於胃. 痘初出嘔吐者，是火邪犯胃，毒氣上騰，痘必紅紫，宜梔連二陳湯. 自起脹至收靨嘔吐者，是瘡集咽門，呑嚥不利所致，須用鼠黏子湯. 若傷食嘔吐者，吐必腥酸，宜用木香大安丸. 設吐後精神困倦，不思飮食，乃胃氣虛也，以參砂和胃湯主之.

梔連二陳湯

陳皮 半夏 薑製 茯苓 甘草 生 梔子 薑炒 川黃連 薑炒

引用生薑，水煎服.

[方歌] 毒氣衝胃吐頻頻，醫治須宜用二陳，陳半茯苓生甘草，梔連薑炒效如神.

加味鼠黏子湯

桔梗 射干 連翹 去心 荊芥 防風 山豆根 鼠黏子 炒·硏 乾葛

水煎服.

[方歌] 加味鼠粘湯極合，桔梗射干同連翹，荊芥防風山豆根，鼠粘子炒配乾葛.

木香大安丸 方見驚搐

參砂和胃湯

人參 白朮 土炒 藿香 茯苓 陳皮 半夏 薑製 縮砂仁 甘草 炙

引用煨薑，水煎服.

[方歌] 虛吐參砂和胃湯，人參白朮共藿香，茯苓陳皮製半夏，縮砂甘草引煨薑.

嗆 水

毒壅會厭水難納，溢入氣喉嗆始發，咽喉腫痛道路狹，甘桔解毒皆妙法.

[註] 嗆水者，因火盛毒壅會厭門也. 盖咽門司納飮食，一爲毒熱所壅，則必腫痛，水不易入，溢於氣喉，故氣噴出而嗆作矣. 宜用加味甘桔湯，或加味解毒湯亦可. 此證見於七日前者，俱屬惡候. 若七日已後，外痘蒸長光潤而作嗆者，是咽門痘長，壅窒道路而使然也，至結痂則嗆自止. 治者當於毒盛之痘，預用淸理氣道之藥，不使熱毒侵犯，自能免此患矣.

加味甘桔湯

牛蒡子 炒 苦桔梗 生甘草 射干

水煎服.

[方歌] 加味甘桔湯最良, 痘證嗆水效非常, 牛蒡子合苦桔梗, 甘草射干共煎嘗.

加味解毒湯

元參 苦桔梗 麥門冬 去心 當歸尾 赤芍 生地黃 連翹 去心 牛蒡子 炒, 研 丹皮 紅花 甘草 生 木通

引用燈心, 水煎服.

[方歌] 加味解毒湯最靈, 元參桔梗麥門冬, 歸芍生地翹牛蒡, 丹皮紅花草木通.

口噴穢氣

發痘脾胃被毒侵, 口噴穢氣不堪聞, 毒火燔灼宜速治, 加味歸宗功效神.

[註] 毒火侵炙脾胃, 故口出臭味, 令人難近. 盖出痘全賴脾胃以爲根本, 今爲毒火侵害, 則根本受傷. 不急救之, 必至脾胃潰爛而成大害. 須以歸宗湯治之, 穢減庶可望生.

歸宗湯 方見發熱證治

不 食

便秘不食解毒湯, 脾虛不食參朮良, 不食咽腫甘桔劑, 傷食惡食平胃嘗.

[註] 痘瘡賴氣血以成功, 氣血借飮食以生化, 自起脹·灌漿以至收靨·結痂, 俱以胃壯爲根本. 故痘中遇不食之證, 須要明辨. 如大便秘結, 痘瘡掀紫不食, 此毒盛血熱也, 宜涼血解毒湯加黃芩·黃連·大黃主之. 若痘色灰白, 泄瀉不食, 此脾氣虛弱也, 人參白朮散主之. 行漿時欲食而復畏食, 此咽門腫痛, 難以下嚥也, 宜加味甘桔湯主之. 設喜食過多, 惡食不食, 乃內傷飮食, 胃有宿滯也, 宜加味平胃散主之.

涼血解毒湯 方見結痂落痂證治

人參白朮散 方見喘證

加味甘桔湯 方見嗆水

加味平胃散 方見腹痛

汗

熱少汗微營衛暢, 太過須防陰液亡, 自汗不止保元劑, 盗汗夜熱六黃湯.

[註] 衛氣乃護衛皮膚, 固守津液, 使不走泄者也. 痘證見此, 是痘毒之火由裏達表, 干於衛氣, 腠理疎, 故汗出矣. 初見有微汗者, 是榮衛通暢, 毒從汗解, 實良候也. 但汗爲血液, 太過則陰液必亡, 須緊防之. 如起脹後大汗不止, 未行漿, 恐不能灌. 既行漿, 恐不能靨. 既靨, 尤恐氣血虛脫, 最爲可畏. 自汗爲陽虛, 急於斂汗, 以保元湯主之. 盗汗爲陰虛, 急於降火, 以當歸六黃湯主之.

加味保元湯

人參 黃芪 蜜炙 浮小麥 甘草 炙 廣桂枝 白芍 炒

水煎服.

[方歌] 陽虛汗出用保元, 人參黃芪浮麥甘, 廣桂枝同白芍藥, 斂汗實腠此爲先.

當歸六黃湯

黃芩 黃柏 黃連 生地 熟地 當歸 黃芪 生

水煎服.

[方歌] 六黃湯斂陰虛汗, 黃芩黃柏共黃連, 生熟地黃當歸配, 黃芪倍用效通仙.

秘 結

痘瘡內外宜宣暢, 秘結氣血鮮流盪, 大便不通四順宜, 小便秘澁八正當.

[註] 凡出痘, 二便最喜通暢. 以痘屬毒火, 惟通暢然後經絡疎利, 氣血流動, 而無壅遏之患. 一有不通, 則毒火不能外達, 必至內攻而生患. 初出大便秘者, 四順淸涼飮主之. 小便秘者, 八正散主之. 若至成漿時, 切勿輕用.

四順淸凉飮

白芍藥 當歸身 甘草 生 生大黃

水煎服.

[方歌] 四順淸凉治秘結, 大便不通毒火烈, 白芍當歸大黃草, 急急煎服效最捷.

八正散

車前子 瞿麥 扁蓄 梔子仁 大黃 甘草 生 木通 滑石

引用燈心, 水煎服.

[方歌] 八正散治小便秘, 車前瞿麥與扁蓄, 梔子大黃木通草, 更入滑石煎成劑.

瀉 泄

初熱作瀉柴苓先, 脾虛冷瀉木香煎, 色黃酸臭胃苓治, 灌漿虛滑豆蔻丸.

[註] 痘證不喜秘結, 更忌瀉利. 初出時瀉, 尙具開通之功, 火熱由利而解. 若瀉甚, 則是邪氣併於腸胃, 迫而下降, 使傳化失常也, 宜柴苓湯主之. 起脹時瀉, 手足逆冷, 痘不起, 其色淡白, 此冷瀉也, 以陳氏木香散主之. 如中滿惡食, 瀉黃酸臭, 手足心熱, 面赤瘡紅, 此胃熱作瀉, 以胃苓湯主之. 惟成漿時尤爲緊要. 盖痘瘡至此, 津液已衰, 脾胃已弱, 復加泄瀉, 則百變叢生, 急以豆蔻丸主之.

柴苓湯

黃芩 半夏 薑炙 白朮 土炒 甘草 生 赤茯苓 猪苓 澤瀉 柴胡

引用生薑·燈心, 水煎服.

[方歌] 痘形未見先泄瀉, 柴苓疎利功最捷, 芩半朮甘赤茯苓, 猪苓柴胡共澤瀉.

陳氏木香散 方見厥逆

胃苓湯

陳皮 厚朴 薑炒 赤茯苓 蒼朮 米泔水浸·炒 猪苓 澤瀉 白朮 土炒

引用燈心, 水煎服.

[方歌] 裏實作瀉胃苓治, 陳皮厚朴赤茯苓, 蒼朮猪苓並澤瀉, 減桂倍朮效無窮.

豆蔻丸

白龍骨 煆 肉豆蔻 麵裹, 煨, 去油 木香 煨 砂仁 訶黎勒肉 麵裹, 煨. 各五錢 赤石脂 煆. 七錢半 白枯礬 三錢

共爲細末, 麵糊爲丸, 如黍米大. 每服三五十丸, 米飮下.

痢 疾

痘瘡未愈痢隨生, 濕熱傷中證非輕. 白屬傷氣四君劑, 紅屬傷血四物靈.

[註] 凡痘瘡未愈而患痢疾者, 乃濕熱鬱於腸胃, 致傷氣血而然也, 痘必滯黯無色. 治當淸熱除濕, 調理氣血爲主. 白痢屬氣, 加味四君子湯主之. 赤痢屬血, 加味四物湯主之. 赤白相兼者, 合而用之.

加味四君子湯

茯苓 白朮 土炒 人參 陳皮 木香 煨 甘草 炙 黃連 薑炙 黃芩

水煎服.

[方歌] 加味四君妙如神, 茯苓白朮共人參, 陳皮木香炙甘草, 薑炒川連配黃芩.

加味四物湯

川芎 當歸 生地 黃芩 酒炒 川連 酒炒 木香 白芍 炒

水煎服.

[方歌] 加味四物治赤痢, 川芎當歸共生地, 酒炒黃芩合川連, 木香白芍調成劑.

痒

見點作痒葛根湯, 灌漿痒塌大補良, 觸犯暴痒薰避穢, 急煎內托免毒藏.

[註] 經曰, 諸痒爲虛. 又曰, 火微則痒. 治者須分別治之. 痘方出而身痒者, 此邪氣欲出,

腠理嚴密, 其火游溢往來, 故不時作痒, 加味升麻葛根湯主之. 灌漿時, 痘色淡白平塌, 便溏懶食, 漿清作痒者, 此脾胃弱氣血虛也, 十全大補湯主之. 如穢氣觸犯而暴痒者, 外用避穢香薰之, 內服內托散送毒外出, 庶無內攻之患. 至於將斂而作痒者, 此膿成毒化, 榮衛和暢也, 與瘡癤將痊作痒者同論, 不必服藥.

加味升麻葛根湯

升麻 葛根 防風 淡豆豉 赤芍 桂枝 甘草 生

水煎服.

[方歌] 加味升麻葛根湯, 痘出作痒最堪嘗, 升葛防風淡豆豉, 赤芍桂枝甘草良.

十全大補湯 方見結痂落痂證治

避穢香

蒼朮 大黃 茵陳 等分

右剉細, 棗肉爲餅. 爐中燒之, 能避邪穢.

內托散

黃芪 蜜炙 人參 川芎 當歸 白芷 木香 煨 桔梗 厚朴 薑炒 甘草 炙 肉桂 防風

引用薑·棗, 水煎服.

[方歌] 內托散防毒內攻, 黃芪人參與川芎, 當歸白芷木香桔, 厚朴甘草桂防風.

痛

小兒出痘若疼痛, 皆因毒火未發清, 疎散清解是妙方, 葛根四物湯極應.

[註] 經曰, 諸痛爲實. 又曰, 熱盛則痛. 皆緣痘毒之火未能盡解, 故不時作痛也. 痘初出痛者, 因毒未發透也, 升麻葛根湯主之. 痘出稠密而作痛者, 毒盛血熱也, 加味四物湯主之. 若收靨時痛甚悶亂者, 不治.

升麻葛根湯 方見發熱證治

加味四物湯

當歸 赤芍 荊芥穗 防風 紅花 丹皮 牛蒡子 炒 連翹 去心 川芎 生地黃

水煎服.

[方歌] 毒盛加味四物湯, 當歸赤芍合荊防, 紅花丹皮牛蒡子, 連翹川芎生地黃.

失 音

痘之始終喜音清, 毒熱壅塞啞無聲, 喉中有痘不須治, 若是毒攻甘桔寧.

[註] 音者, 心之聲也. 心氣上達於肺而作音, 肺清則音, 淸肺熱則音啞. 如痘當灌漿而音啞者, 此喉中有痘碍於氣道, 待外痘收靨, 而內痘自淸, 不必施治. 若未長灌而音已先啞者, 此熱毒壅遏肺竅而然也, 宜加味甘桔湯治之.

加味甘桔湯

射干 牛蒡子 元參 連翹 去心 麥門冬 去心 梔子 炒 苦桔梗 甘草 生

水煎服.

[方歌] 加味甘桔治失音, 射干牛蒡與元參, 連翹麥冬炒梔子, 桔梗甘草共和勻.

衄血便血

熱盛衄血犀角湯, 脾不統血參朮良, 熱注腸胃四物治, 脾虛便血歸脾嘗.

[註] 血屬陰, 諸經賴以養育, 痘瘡資以成功. 一爲毒火薰灼, 則血隨火動, 迫而妄行, 上則爲衄血, 下則爲便血. 痘色紫滯, 燥熱口渴而衄者, 此毒火刑金也, 犀角地黃湯主之. 靨後餘毒乘脾而衄者, 此脾虛不能統血歸經也, 人參白朮散主之, 外俱用髮灰散吹入鼻中. 若毒火熾甚, 流注大腸, 大便下血, 加味四物湯主之. 設痘色灰白陷下而便血者, 此脾氣虛弱不能攝血, 宜歸脾湯主之. 至若大吐血·溺血及七竅出血, 變在反掌, 不必服藥.

犀角地黃湯
犀角 方 丹皮 生地 白芍
水煎服.
[方歌] 毒火上衝頻衄血, 犀角地黃湯效捷, 犀角鎊與牡丹皮, 生地白芍共煎列.

人參白朮散 方見喘證

髮灰散
用少壯無病人之亂髮, 以皂角煮水, 洗淨油氣, 焙乾. 用新瓦罐一個, 塡入內令滿, 淨瓦片盖口, 鹽泥封之. 炭火圍罐之半, 煆一炷香取出, 候冷研細, 吹鼻中. 或用髮灰二分, 童便七分, 酒三分調服, 亦可止血.

加味四物湯
當歸 白芍 酒炒 生地 牡丹皮 荊芥 炒黑 川芎 黃芩 黃連 地楡
水煎服.
[方歌] 加味四物便血宜, 歸芍生地牡丹皮, 荊芥炒黑川芎配, 黃芩黃連共地楡.

歸脾湯
人參 白朮 土炒 甘草 炙 黃芪 蜜炙 棗仁 炒·研 遠志 去心 龍眼肉 茯神 當歸 木香 煨
引用薑·棗, 水煎服.
[方歌] 歸脾湯治脾氣虛, 人參白朮草黃芪, 棗仁遠志龍眼肉, 茯神當歸木香宜.

寒戰咬牙

寒戰咬牙要分明, 初熱在表羌活從, 肺胃有熱四物劑, 氣血兩虛參歸靈.

[註] 寒戰咬牙者, 森森若寒, 振振搖動, 上下牙尖相磨而鳴也. 初熱時寒戰咬牙者, 因火毒留於經絡之中, 邪正相爭, 欲出不出所致也. 治宜淸熱透表, 以羌活湯主之. 如見點後痘色紫赤, 大便秘, 小便澁, 煩躁口渴者, 此屬實熱, 是胃熱則咬牙, 肺熱則寒戰也, 宜加味四物湯主之. 若灌漿時膿色淸稀, 大便溏, 小便長, 身涼不渴者, 此屬氣血兩虛, 是氣虛則寒戰, 血虛則咬牙, 宜參歸鹿茸湯主之.

羌活湯
龍膽草 薄荷 防風 當歸 梔子 淡竹葉 羌活 甘草 生 川芎
引用生薑, 水煎服.
[方歌] 羌活湯除風熱攻, 龍膽薄荷共防風, 當歸梔子淡竹葉, 羌活甘草及川芎.

加味四物湯
生地 連翹 去心 川芎 當歸 赤芍 石膏 煆 麥門冬 去心 川黃連 薑炒 木通
水煎服.
[方歌] 加味四物治熱盛, 寒戰咬牙二證倂, 生地連翹芎芍歸, 石膏麥連木通共.

參歸鹿茸湯 方見灌漿證治

倦怠

倦怠多因氣虛弱, 或緣滯熱困兒脾. 虛而無熱補中治, 食滯傷脾保元醫.

[註] 痘中倦怠, 固屬中氣不足, 服補中益氣湯最爲妥協. 然亦有神氣本弱, 或爲食熱所困, 其現證雖與不足等, 但不可專以虛治, 當於補劑中佐以淸熱之品, 如保元湯加味用之可也.

補中益氣湯 方見痘頂塌陷

加味保元湯
人參 黃芪 生 甘草 炙 梔子 炒 黃芩 酒炒 麥門冬 去心 山楂 神麯 炒 陳皮 麥芽 炒
引用生薑·大棗, 水煎服.
[方歌] 加味保元食熱虛, 參芪甘草補厥脾, 梔芩麥冬淸心熱, 楂麯陳麥消滯宜.

痘後浮腫

表虛風邪乘間入, 徧身面目虛腫浮, 五皮桂枝微汗後, 面消身腫胃苓除.

［註］小兒痘後表氣虛弱，見風太早，風邪乘虛而入，致使面目虛浮，遍身皆腫者，初宜五皮湯微汗之．服後面目不浮，惟徧身猶腫者，胃苓湯主之．

五皮湯

地骨皮 五加皮 桑皮 蜜炙 桂枝 薑皮 大腹皮 洗

引用燈心，水煎服．

［方歌］痘後浮腫五皮湯，地骨五加蜜炙桑，桂枝薑皮合大腹，引用燈心水煎嘗．

胃苓湯 方見瀉證

御纂醫宗金鑑 卷五十九

痘中雜證 下

痘後癰毒

餘毒未盡痘毒生, 輕則瘡癤重爲癰. 內用解毒湯俱可, 外敷紅玉膏有功.

[註] 凡痘後餘毒, 皆因灌漿之時, 毒氣太盛, 未得盡化, 留藏於經絡, 聚而不散. 輕則發爲瘡癤, 重卽成癰. 或在肌肉之虛處, 或發於關節搖動之際. 皆不論已潰未潰, 均以解毒內托湯主之, 外用紅玉膏攤貼患處.

解毒內托湯

生黃芪 荊芥 防風 連翹 去心 當歸 赤芍藥 金銀花 甘草節 木通

水煎服.

[方歌] 解毒內托湯最靈, 黃芪荊芥共防風, 連翹當歸赤芍藥, 銀花甘草與木通.

紅玉膏

紫草 一兩 紅花 一兩 當歸 二兩 黃蠟 二兩

用香油半斤, 先將藥煠焦去渣, 後下黃蠟令匀, 以冷爲度, 攤貼患處.

目

目病之由風熱成, 痘毒火鬱上攻睛, 赤腫澁痛洗肝散, 翳膜遮睛龍膽從.

[註] 目病固多由風熱而起也. 夫痘蘊非常之熱, 自裏達外, 氣血弱則不能逐毒外出, 火鬱上攻, 目斯病矣. 如赤腫疼痛, 癮澁流淚, 不能開者, 以洗肝散主之. 翳膜遮睛, 隱澁羞明者, 加味龍膽湯主之.

洗肝散

羌活 歸尾 防風 山梔仁 穀精草 薄荷 生甘草 川芎

水煎, 食後服.

[方歌] 洗肝散治目痛疼, 羌活歸尾及防風, 山梔仁同穀精草, 薄荷甘草配川芎.

龍膽湯

防風 木賊草 密蒙花 蟬蛻 蔓荊子 龍膽草 菊花 黃連 白芷 蒺藜

水煎服.

[方歌] 翳遮龍膽湯堪誇, 防風木賊密蒙花, 蟬蛻蔓荊龍膽菊, 黃連白芷蒺藜佳.

脣

脾經脈絡繞脣口, 出痘始終貴潤紅, 紫裂焦黑急宜治, 葛根解毒二方從.

[註] 脾經之脈絡繞於脣口, 故經曰, 六腑之華在脣. 必津液充足, 氣血和暢, 脣口方能紅潤, 故出痘之始終以此爲貴. 不然, 一爲毒火所制, 則毒乘於中, 熱熾於外, 不惟不能紅潤, 且或赤·或紫·或焦裂者, 治皆不可緩也. 初宜加味升麻葛根湯, 起脹後, 則以黃連解毒湯治之.

加味升麻葛根湯

赤芍 梔子 藿香 升麻 葛根 生甘草 防風 石膏

水煎服.

[方歌] 加味升麻葛根湯, 赤芍梔子與藿香, 升麻葛根生甘草, 防風石膏共煎嘗.

黃連解毒湯 方見結痂落痂證治

痘後牙疳

痘後牙疳毒熱攻，口臭齦腫多痛疼，內服清毒凉血飮，外敷中白散極靈.

[註] 痘後生牙疳者，乃餘毒未解，上攻牙齒而然也. 初起口臭齦腫，牙縫出血，尙覺疼痛. 甚則色黑腐爛，牙齒脫落，穿腮破頰，蝕透鼻唇，多至不救. 見之須急急調治，內服淸毒凉血飮，外敷人中白散.

淸毒凉血飮

知母 石膏 生地 黃連 當歸 赤芍 大黃 山梔子 丹皮 荊芥穗 連翹 去心

水煎服.

[方歌] 淸毒凉血治牙疳，知母石膏生地連，歸芍大黃山梔子，丹皮荊穗連翹煎.

人中白散

人中白 煅. 二錢 雄黃 八分 氷片 四分 硼砂 靑黛 兒茶 各一錢

共爲細末，搽敷患處.

舌

舌乃心苗五內通，毒火一犯先見形，赤紫黑腫並舒弄，總以淸熱犀角平.

[註] 舌爲心苗，內通五臟. 毒熱擧發，舌先受之，或赤或紫或黑或腫，舒舌，弄舌，種種不一，要皆熱留於心而使然也. 治宜淸熱爲主，以加味犀角湯治之.

加味犀角湯

荊芥 防風 牛蒡子 炒 生甘草 桔梗 升麻 犀角 麥冬 去心 梔子 黃連 石膏 煅

水煎服.

[方歌] 加味犀角能散熱，荊防牛蒡同甘桔，升麻犀角麥門冬，梔子黃連石膏捷.

咽 喉

咽喉之地司出入，毒火冲熾痛難堪，內用甘桔利咽劑，外吹牛黃散卽安.

[註] 咽者，飮食之道. 喉者，呼吸之門，乃最緊要之處. 若痘毒不能發越於外，火熱壅塞膈間，上衝咽喉，則或腫疼·或啞嗆，甚而不能呼吸，飮食難入. 速用加味甘桔湯治之. 或用加減利咽解毒湯，外用牛黃散吹入腫處.

加味甘桔湯 方見失音

利咽解毒湯

防風 山豆根 麥冬 去心 牛蒡子 炒 黑參 苦桔梗 生甘草 菉豆

水煎服.

[方歌] 利咽解毒用防風，山豆根與麥門冬，牛蒡黑參苦桔梗，甘草菉豆共煎濃.

牛黃散

川黃連 生 黃柏 生 薄荷 各八分 雄黃 火硝 靑黛 各二分半 牛黃 氷片 硼砂 硃砂 各一分

共爲細末，每用少許，吹患處.

夾 疹

痘中夾疹因時氣，毒火觸動發其機，臨期休將痘瘡治，速將升葛透疹宜.

[註] 痘已見形，其中又有顆粒細密如痲子者，此夾疹也. 因出痘時恰遇天行時疫，感受其氣，一時並發. 不須治痘，當先治疹，以升痲葛根湯加荊芥·防風·蟬蛻·牛蒡·犀角，疹散而痘自起矣.

升痲葛根湯 方見發熱證治

夾 瘢

片片結就如雲頭，毒傷陰血浮火游，表散荊防敗毒劑，淸熱黃連解毒投.

[註] 瘢乃血之餘也. 因毒火鬱遏，傷於陰血，血熱相搏，故浮游之火，散布皮膚之間，與痘相夾而出，片片如雲頭突起，謂之夾瘢，以荊防敗毒散主之. 七日後見此，謂之發瘢，

乃血熱不解故也, 以黃連解毒湯主之.

荊防敗毒散

羌活 獨活 柴胡 前胡 荊芥 防風 生甘草 川芎 枳殼 麩炒 桔梗 赤茯苓

引用生薑, 水煎服.

[方歌] 夾癍宜用疎解劑, 荊防敗毒進莫遲, 羌獨柴前荊防草, 川芎枳桔赤苓宜.

黃連解毒湯 方見結痂落痂證治

夾 痧

痧形發時粟一般, 顆硬形圓頂又尖, 粒中含水清漿樣, 敗毒調治自然安.

[註] 痧亦疹類, 但形如粟米, 尖圓白硬, 內含清水爲異. 此亦熱毒所發, 往往夾痘而出, 宜於疎散, 以荊防敗毒散主之.

荊防敗毒散 方見夾癍

水 痘

水痘皆因濕熱成, 外證多與大痘同, 形圓頂尖含清水, 易脹易靨不漿膿. 初起荊防敗毒散, 加味導赤繼相從.

[註] 水痘發於脾·肺二經, 由濕熱而成也. 初起與大痘相似, 面赤唇紅, 眼光如水, 欬嗽噴嚏, 唾涕稠粘, 身熱二三日而始出, 其形尖圓而大, 內含清水, 易脹易靨, 不作膿漿. 初起荊防敗毒散主之, 繼以加味導赤散治之.

荊防敗毒散 方見夾癍

加味導赤散

生地 木通 生甘草 連翹 黃連 滑石 赤苓 麥冬 去心

引用燈心, 水煎服.

[方歌] 加味導赤除濕熱, 生地木通甘草協, 翹連滑石苓麥冬, 引加燈心稱妙訣.

男婦年長出痘門

男子年長出痘

年長出痘總不宜, 眞陰虧損元氣虛, 一逢出痘毒冲熾, 水不勝火豈能支, 夾熱參麥清補劑, 攻漿參歸鹿茸宜.

[註] 男子自十六歲後, 皆謂之年長. 嗜慾情開, 元精走泄, 又遇痘毒之火冲熾, 則眞陰虧損, 水虛不能制火. 故每至行漿之際, 口渴心煩, 鼻衄咽痛, 不能成膿, 結痂者有之. 治者不可妄用寒凉. 五六日前, 只宜參麥清補湯調治, 至七八日如膿漿不行, 急宜攻漿, 以參歸鹿茸湯內調雞冠血酒治之. 但得漿行, 庶可無虞.

參麥清補湯

當歸 川芎 花粉 白芍 酒炒 生地 人參 生黃芪 前胡 桔梗 牛蒡子 炒·研 生甘草 紅花 南山楂 麥冬 去心

引用生薑, 水煎服.

[方歌] 參麥淸補用歸芎, 花粉白芍生地同, 參芪前桔牛蒡草, 紅花山楂麥門冬.

參歸鹿茸湯 方見灌漿證治

雞冠血酒 方見灰陷白陷

婦女出痘行經

婦女發痘遇經行, 當期毒解不須驚, 非期凉血解毒治, 過期四物解毒從, 去血過多氣血弱, 十全大補服通靈.

[註] 女子出痘, 或遇經行, 須問其是期非期. 如期而出者, 則毒熱隨血解去, 不須施治, 其證自愈. 若非期而至者, 此毒火內擾於胞中, 致血妄行, 以凉血解毒湯治之. 若過期不止, 乃毒熱乘入血室, 以四物解毒湯加元參·甘草主之. 若行漿時去血過多, 此氣血虛弱不能統

攝也. 急用十全大補湯. 治若稍緩, 痘漿不行, 則無救矣.

凉血解毒湯 方見結痂落痂證治

四物解毒湯

當歸 白芍 酒炒 生地 元參 梔子 炒 川芎 生甘草 黃連 酒炒 黃柏 酒炒 黃芩 酒炒

水煎服.

［方歌］ 四物解毒湯如神, 歸芍生地共元參, 梔子川芎生甘草, 黃連黃柏共黃芩.

十全大補湯 方見結痂落痂證治

孕婦出痘

妊娠出痘勢最難, 母子相連掌握間. 審其所因隨證治, 如聖安胎效通仙.

［註］ 孕婦最忌出痘, 盖熱能動胎, 胎落則氣血因之而傷, 又安望其起脹·灌漿·結痂耶? 故遇孕婦出痘, 始終以安胎爲上. 用如聖散隨證加減治之, 不可輕用犯胎之藥, 致有觸動.

如聖散

當歸身 陳皮 白朮 土炒 大腹皮 黃芩 縮砂仁 連殼炒 甘草 生 黑豆 酒炒 桑上羊兒藤

水煎服.

初發熱, 加升麻·葛根·連翹. 出而稠密者, 加酒炒黃連·牛蒡子·連翹·南山楂. 不起發者, 加牛蒡子·赤芍藥. 渴, 加麥門冬·知母·花粉. 血動者, 四物湯加芩·連. 脾虛食少, 毒發不出者, 千金內托湯去肉桂, 倍加參·芪. 身熱有外邪者, 參蘇飮加木香.

［方歌］ 安胎如聖散最宜, 歸陳白朮大腹皮, 黃芩砂仁共甘草, 黑豆羊藤服莫疑.

痘出遇産

痘出正盛逢臨産, 束手無策勢最險. 無恙十全大補治, 惡露未盡黑神散.

［註］ 孕婦當痘正出之際, 忽然欲産, 俟産育後無他恙者, 只宜大補氣血, 十全大補湯主之. 若腹中微痛, 此惡露未盡也, 黑神散主之.

十全大補湯 方見結痂落痂證治

黑神散

當歸 川芎 熟地黃 青皮 醋炙 香附 醋炙 蒲黃 桂心 乾薑

水煎, 溫服.

［方歌］ 惡露未淨黑神良, 當歸川芎熟地黃, 青皮香附俱醋炙, 蒲黃桂心合乾薑.

産後出痘

産後如逢出痘瘡, 惟凭補益莫驚慌. 十全大補全功效, 勿用寒凉致損傷.

［註］ 婦人産後氣血已傷, 又遇出痘, 則氣血之供用難給, 不能領載其毒. 惟宜大補氣血以十全大補湯治之, 切不可妄用寒凉之劑, 致傷生發之機也.

十全大補湯 方見結痂落痂證治

疹 門

疹 原

痲爲正疹亦胎毒, 毒伏六腑感而出. 初發之狀有類痘, 形尖漸密不漿殊. 始終調護須留意, 較痘雖輕變化速.

［註］ 疹非一類, 有瘙疹·癮疹·溫疹. 盖痘疹皆非正疹也, 惟痲疹則爲正疹. 亦胎元之毒, 伏於六腑, 感天地邪陽火旺之氣, 自肺·脾而出, 故多欬嗽噴嚏, 鼻流淸涕, 眼淚汪汪, 兩胞浮腫. 身熱二三日或四五日, 始見點於皮膚之上, 形如痲粒, 色若桃花, 間有類於痘大者, 此痲疹初發之狀也. 形尖疎稀, 漸次稠密, 有顆粒而無根暈, 微起泛而不生漿, 此痲疹見形之後, 大異於痘也. 須留神調治, 始終不可一毫疎忽. 較之於痘雖稍輕, 而變化之速則在頃

刻也.

痲疹輕重

麻疹出時非一端, 其中輕重要詳參. 氣血和平輕而易, 表裏交雜重則難.

[註] 痲疹出時有輕重之分, 臨時須要詳察. 若氣血和平, 素無他病者, 雖感時氣, 而正能制邪. 故發熱和緩, 微微汗出, 神氣清爽, 二便調勻, 見點則透徹散沒, 不疾不徐, 爲輕而易治者也. 若素有風寒食滯, 表裏交雜, 一觸邪陽火旺之氣, 內外合發, 而正不能制邪, 必大熱無汗, 煩躁口渴, 神氣不清, 便閉尿澁, 見點不能透徹收散, 或太陰速, 則爲重而難治者也.

痲疹主治大法

疹宜發表透爲先, 最忌寒凉毒內含. 已出清利無餘熱, 沒後傷陰養血痊.

[註] 凡痲疹出, 貴透徹, 宜先用表發, 使毒盡達於肌表. 若過用寒凉, 氷伏毒熱, 則必不能出透, 多致毒氣內攻, 喘悶而斃. 至若已出透者, 又當用清利之品, 使內無餘熱, 以免疹後諸證. 且痲疹屬陽熱, 甚則陰分受傷, 血爲所耗, 故沒後須以養血爲主, 可保萬全. 此首尾治疹之大法, 至於臨時權變, 惟神而明之而已.

痲疹未出證治

欲出麻疹身微熱, 表裏無邪毒氣鬆, 若兼風寒食滯熱, 隱伏不出變叢生. 宣毒發表爲主劑, 隨證加味莫亂從.

[註] 痲疹一證, 非熱不出, 故欲出時, 身先熱也. 表裏無邪者, 熱必和緩, 毒氣鬆動, 則易出而易透. 若兼風寒食熱諸證, 其熱必壯盛, 毒氣鬱閉, 則難出而難透. 治以宣毒發表湯. 其間或有交雜之證, 亦照本方隨證加減治之.

宣毒發表湯

升痲 葛根 前胡 桔梗 枳殼 麸炒 荊芥 防風 薄荷葉 木通 連翹 去心 牛蒡子 炒·研 淡竹葉 生甘草

引加芫荽, 水煎服.

感寒邪者, 加痲黃, 夏月勿用. 食滯, 加南山楂. 內熱, 加黃芩.

[方歌] 疹伏宣毒發表湯, 升葛前桔枳荊防, 薄通翹蒡淡竹草, 引加芫荽水煎嘗.

痲疹見形證治

痲疹已出貴透徹, 細密紅潤始爲良. 若不透徹須分晰, 風寒毒熱氣虛詳. 風寒升葛湯加味, 毒熱三黃石膏湯, 氣虛人參敗毒散, 托裏透疹效非常.

[註] 痲疹見形, 貴乎透徹. 出後細密紅潤, 則爲佳美. 有不透徹者, 須察所因. 如風寒閉塞, 必有身熱無汗, 頭疼嘔惡, 疹色淡紅而黯之證, 宜用升痲葛根湯, 加蘇葉·川芎·牛蒡子. 因毒熱壅滯者, 必面赤身熱, 譫語煩渴, 疹色赤紫滯黯, 宜用三黃石膏湯. 又有正氣虛弱, 不能送毒外出者, 必面色㿠白, 身微熱, 精神倦怠, 疹色白而不紅, 以人參敗毒散主之.

升痲葛根湯 方見痘門發熱證治

三黃石膏湯

痲黃 石膏 淡豆豉 黃柏 黃連 梔子 黃芩

水煎服.

[方歌] 疹出不透因毒熱, 三黃石膏湯急尋, 痲黃石膏淡豆豉, 黃柏黃連梔子芩.

人參敗毒散

人參 川芎 羌活 獨活 前胡 枳殼 麸炒 桔梗 柴胡 生甘草 赤苓

引用生薑, 水煎服.

[方歌] 疹因氣虛出難透, 人參敗毒有奇功, 參芎羌獨前枳桔, 柴胡甘草赤茯苓.

痲疹收沒證治

疹出三日當收沒，不疾不徐始無虞．收沒太速毒攻內，當散不散虛熱醫．毒盛荊防解毒治，外用胡荽酒法宜．虛熱柴胡四物劑，應證而施病漸離．

［註］痲疹見形三日之後，當漸次沒落，不疾不徐，始爲無病．若一二日疹卽收沒，此爲太速．因調攝不謹，或爲風寒所襲，或爲邪穢所觸，以致毒反內攻．輕則煩渴譫狂，重則神昏悶亂，急宜內服荊防解毒湯，外用胡荽酒薰其衣被，使疹透出，方保無虞．當散不散者，內有虛熱留滯於肌表也．其證潮熱煩渴，口燥咽乾，切不可純用寒凉之劑，以柴胡四物湯治之．使血分和暢，餘熱悉除，疹卽沒矣!

荊防解毒湯

薄荷葉 連翹 去心 荊芥穗 防風 黃芩 黃連 牛蒡子 炒·研 大靑葉 犀角 人中黃

引用燈心·蘆根，水煎服．

［方歌］收沒太速毒內攻，荊防解毒治最靈，薄翹荊防芩連蒡，大靑犀角共人中．

胡荽酒 方見痘門水泡證治

柴胡四物湯

白芍 炒 當歸 川芎 生地 人參 柴胡 淡竹葉 地骨皮 知母 炒 黃芩 麥冬 去心

引加生薑·紅棗，水煎服．

［方歌］當散不散因虛熱，柴胡四物芍歸芎，生地人參柴竹葉，地骨知母芩麥冬．

身熱不退

痲疹已發身猶熱，毒熱壅遏使之然．出用化毒淸表劑，沒後柴胡淸熱煎．

［註］痲疹非熱不出，若旣出透，其熱當減．倘仍大熱者，此毒盛壅遏也．宜用化毒淸表湯治之．疹已沒落而身熱者，此餘熱留於肌表也，宜柴胡淸熱飮治之．

化毒淸表湯

葛根 薄荷葉 地骨皮 牛蒡子 炒，研 連翹 去心 防風 黃芩 黃連 元參 生知母 木通 生甘草 桔梗

引用生薑·燈心，水煎服．

［方歌］疹已出透身壯熱，化毒淸表爲妙訣，葛薄地骨蒡翹防，芩連元知通甘桔．

柴胡淸熱飮

柴胡 黃芩 赤芍 生地 麥冬 去心 地骨皮 生知母 生甘草

引用生薑·燈心，水煎服．

［方歌］疹已沒落熱不減，柴胡淸熱效通仙，柴胡黃芩芍生地，麥冬地骨知母甘．

煩 渴

毒熱內盛火上炎，心胃擾亂煩渴添，未出升葛湯加味，已出白虎湯爲先，沒落竹葉石膏用，因時醫治莫遲延．

［註］凡出痲疹煩渴者，乃毒熱壅盛也．盖心爲熱擾則煩，胃爲熱鬱則渴．當未出時，宜升痲葛根湯加麥冬·天花粉．已出者，宜白虎湯．沒後煩渴者，用竹葉石膏湯．

升痲葛根湯 方見痘門發熱證治

白虎湯

石膏 煅 生知母 生甘草

引用粳米，水煎服．

［方歌］痲疹已發多煩渴，白虎淸熱自能安，石膏知母生甘草，引加粳米用水煎．

竹葉石膏湯

人參 麥冬 去心 石膏 煅 生知母 竹葉 生甘草

水煎服．

［方歌］疹已沒落當安靜，若加煩渴熱未淸，竹葉石膏湯參麥，石膏知母竹甘從．

譫 妄

疹發最怕毒火盛, 熱昏心神譫妄生, 未出三黃石膏治, 已出黃連解毒靈.

[註] 譫妄一證, 乃毒火太盛, 熱昏心神而然也. 疹未出而譫妄者, 三黃石膏湯主之. 疹已出而譫妄者, 黃連解毒湯主之.

三黃石膏湯 方見麻疹見形證治

黃連解毒湯 方見痘門結痂落痂證治

喘 急

疹初無汗作喘急, 宣發麻杏石甘宜. 毒熱內攻金受剋, 保肺清氣化毒醫.

[註] 喘爲惡候, 麻疹尤忌之. 如初出未透, 無汗喘急者, 此表實拂鬱其毒也, 宜用麻杏石甘湯發之. 疹已出, 胸滿喘急, 此毒氣內攻, 肺金受剋, 宜用清氣化毒飮淸之. 若遲延失治, 以致肺葉焦擧, 則難救矣.

麻杏石甘湯

石膏 煅 麻黃 蜜炒 杏仁 去皮·尖·炒 生甘草

引用生薑, 水煎服.

[方歌] 喘用麻杏石甘湯, 石膏火煅合麻黃, 杏仁去尖須微炒, 甘草相配引生薑.

淸氣化毒飮

前胡 桔梗 栝蔞仁 連翹 去心 桑皮 炙 杏仁 炒, 去皮·尖 黃芩 黃連 元參 生甘草 麥冬 去心

引用蘆根, 水煎服.

[方歌] 毒熱內攻肺喘滿, 淸氣化毒飮最靈, 前桔栝蔞翹桑杏, 芩連元參草麥冬.

欬 嗽

疹初欬嗽風邪鬱, 加味升麻葛根良. 毒熱薰蒸金受制, 淸金寧嗽自堪嘗.

[註] 麻疹發自脾·肺, 故多欬嗽. 若欬嗽太甚者, 當分初·沒治之. 初起欬嗽, 此爲風邪所鬱, 以升麻葛根湯加前胡·桔梗·蘇葉·杏仁治之. 已出欬嗽, 乃肺爲火灼, 以淸金寧嗽湯主之.

升麻葛根湯 方見痘門發熱證治

淸金寧嗽湯

橘紅 前胡 生甘草 杏仁 去皮·尖, 炒 桑皮 蜜炙 川連 栝蔞仁 桔梗 浙貝母 去心

引用生薑·紅棗, 水煎服.

[方歌] 嗽用淸金寧嗽湯, 橘紅前草杏仁桑, 川連栝蔞桔貝母, 引用紅棗共生薑.

喉 痛

疹毒熱甚上攻喉, 腫痛難堪實可憂. 表邪元參升麻用, 裏熱凉膈消毒求.

[註] 疹毒熱盛, 上攻咽喉, 輕則腫痛, 甚則湯水難下, 最爲可慮. 表邪鬱遏, 疹毒不能發舒於外, 致咽喉作痛者, 元參升麻湯主之. 裏熱壅盛, 或疹已發於外, 而咽喉作痛, 以凉膈消毒飮主之.

元參升麻湯

荊芥 防風 升麻 牛蒡子 炒·研 元參 生甘草

水煎服.

[方歌] 表鬱疹毒喉腫痛, 急服元參升麻湯, 荊芥防風升麻蒡, 元參甘草水煎嘗.

凉膈消毒飮

荊芥穗 防風 連翹 去心 薄荷葉 黃芩 生梔子 生甘草 牛蒡子 炒·研 芒硝 大黃 生

引用燈心, 水煎服.

[方歌] 裏熱喉痛苦難, 當凉膈消毒飮最良, 荊防翹薄芩梔草, 牛蒡芒硝生大黃.

失 音

疹毒聲啞肺熱壅, 元參升麻大有功. 已發加減凉膈散, 沒後兒茶音卽淸.

[註] 失音者, 乃熱毒閉塞肺竅而然也. 疹

初失音者, 元參升麻湯主之. 疹已發而失音者, 加減凉膈散主之. 疹沒後聲瘂者, 兒茶散主之.

元參升麻湯 方見喉痛

加減凉膈散

薄荷葉 生梔子 元參 連翹 去心 生甘草 苦桔梗 麥冬 去心 牛蒡子 炒·研 黃芩

水煎服.

[方歌] 加減凉膈治失音, 薄荷梔子共元參, 連翹甘草苦桔梗, 麥冬牛蒡與黃芩.

兒茶散

硼砂 二錢 孩兒茶 五錢

共爲細末, 凉水一盞, 調藥一匙服之.

嘔 吐

疹發緣何嘔吐逆, 火邪擾胃使之然. 竹茹石膏爲主治, 和中清熱吐能安.

[註] 痲疹嘔吐者, 由於火邪內迫, 胃氣衝逆也. 須以竹茹石膏湯和中淸熱, 其吐自止.

竹茹石膏湯

半夏 薑製 赤苓 陳皮 竹茹 生甘草 石膏 煅

引用生薑, 水煎服.

[方歌] 竹茹石膏湯治吐, 半夏薑製配茯苓, 陳皮竹茹生甘草, 石膏火煅共合成.

瀉 泄

毒熱移入大腸經, 傳化失常瀉泄成, 初起升葛湯加味, 已發黃連解毒清.

[註] 痲疹瀉泄, 乃毒熱移入腸胃, 使傳化失常也. 治者切不可用溫熱諸劑. 疹初作瀉者, 以升麻葛根湯加赤苓·猪苓·澤瀉主之. 疹已出作瀉者, 以黃連解毒湯加赤苓·木通主之.

升麻葛根湯 方見頭門發熱證治

黃連解毒湯 方見頭門

痢 疾

夾疹之痢最難當, 毒熱凝結移大腸, 腹痛下痢赤白色, 悉用清熱導滯良.

[註] 痲疹作痢, 謂之夾疹痢. 因毒熱未解, 移於大腸所致也. 有腹痛欲解, 或赤或白, 與赤白相兼者, 悉用淸熱導滯湯主之, 不可輕投澁劑.

淸熱導滯湯

山楂 厚朴 薑炒 生甘草 枳殼 麩炒 檳榔 當歸 白芍 酒炒 條芩 酒炒 連翹 去心 牛蒡子 炒·研 青皮 炙 黃連 吳茱萸炒

引用生薑, 水煎服.

[方歌] 痢用淸熱導滯湯, 山楂朴草殼檳榔, 歸芍條芩翹牛蒡, 靑皮黃連引生薑.

腹 痛

小兒發疹腹中疼, 毒鬱腸胃食滯凝. 曲腰啼叫眉頻蹙, 加味平胃散堪行.

[註] 痲疹腹痛者, 由食滯凝結, 毒氣不得宣發於外, 故不時曲腰啼叫, 兩眉頻蹙. 須以加味平胃散治之, 滯消毒解, 而痛自除矣.

加味平胃散

防風 升麻 枳殼 麩炒 葛根 蒼朮 炒 陳皮 厚朴 薑炒 南山楂 麥芽 炒 生甘草

引用生薑·燈心, 水煎服.

[方歌] 加味平胃散如神, 防風升麻枳葛根, 蒼陳厚朴楂芽草, 生薑燈心水煎勻.

衄 血

疹家衄血莫倉惶, 毒從衄解妙非常. 衄甚吹鼻髮灰散, 內服犀角地黃湯.

[註] 肺開竅於鼻, 毒熱上衝, 肺氣載血妄行, 則衄作矣. 然衄中有發散之義, 以毒從衄解, 不須止之. 但不可太過, 過則血脫而陰亡也. 如衄甚者, 宜外用髮灰散吹入鼻中, 內服

犀角地黃湯，其血可止．

髮灰散 犀角地黃湯 方俱見痘門衄血便血

瘙 疹

兒在母腹血熱蒸，生後不免遇凉風，徧體發出如粟米，此名瘙疹何須評．

［註］ 瘙疹者，兒在胎中受母血熱之氣所蒸已久，及生後外遇凉風，以致徧身紅點，如粟米之狀．滿月內見者，名爲爛衣瘡．百日內見者，又名百日瘡．未出痘瘡之先見者，卽名爲瘙疹．調攝謹愼，不治自愈．

盖痘疹

痘後出疹盖痘傳，餘毒未盡夾食寒，徧身作痒如雲片，加味消毒服卽安．

［註］ 盖痘疹者，謂痘方愈而疹隨發也．因痘後餘毒未盡，更兼恣意飮食，外感風寒，以致徧身出疹，色赤作痒，始如粟米，漸成雲片．宜加味消毒飮疎風淸熱，疹卽愈矣．

加味消毒飮

荊芥穗 防風 牛蒡子 炒 升麻 生甘草 赤芍 南山楂 連翹 去心

引用生薑，水煎服．

［方歌］ 盖痘疹因風熱成，加味消毒飮最靈，荊防牛蒡升麻草，赤芍山楂連翹從．

癮 疹

心火灼肺風濕毒，隱隱疹點發皮膚，疎風散濕羌活散，繼用消毒熱盡除．

［註］ 癮疹者，乃心火灼於肺金，又兼外受風濕而成也．發必多痒，色則紅赤，隱隱於皮膚之中，故名曰癮疹．先用加减羌活散疎風散濕，繼以加味消毒飮淸熱解毒．表裏淸而疹愈矣．

加味羌活散

羌活 前胡 薄荷葉 防風 川芎 枳殼 麸炒 桔梗 蟬蛻 連翹 去心 生甘草 赤苓

引用生薑，水煎服．

［方歌］ 癮疹羌活散相當，羌活前胡薄荷防，川芎枳桔淨蟬蛻，連翹甘草赤苓薑．

加味消毒飮 方見盖痘疹

御纂醫宗金鑑

編輯幼科種痘心法要旨

編輯幼科種痘心法要旨

夫痘，胎毒也. 伏於有形之始，因感而發，爲生人所不能免. 然其發也，或染時氣，或感風寒，或因飮食，或由驚恐，以病引病，爲患多端，變更莫測. 且其間順吉者少，險逆者多，有千方百計而不能冀其愈於萬一者，此其所以爲難也. 古有種痘一法，起自江上，達於京畿. 究其所源，云自宋眞宗時，峨眉山有神人出，爲丞相旺旦之子種痘而愈，遂傳於世. 其說雖似渺茫，然以理揆之，實有參贊化育之功，因時制宜之妙. 盖正痘感於得病之後，而種痘則施於未病之先. 正痘治於成病之時，而種痘則調於無病之日. 自表傳裏，由裏達表，旣無諸證夾雜於其中，復有善方引導於其外，薰蒸漸染，胎毒盡出，又何慮乎爲患多端，變更莫測，以致良工束手於無可如何之地耶? 此誠去險履平，避危就安之良法也. 然種痘一科，多口傳心授，方書未載，恐後人視爲虛誕之辭，相沿日久，無所考稽，使至理良法，竟置無用之地，神功湮沒，豈不大可惜哉! 今將種痘一法，細加硏究，審度精詳，纂輯成書，永垂千古，庶爲種痘之津梁，咸登赤子於壽域也.

種痘要旨

嘗考種痘之法，有謂取痘粒之漿而種之者. 有謂服痘兒之衣而種之者. 有謂以痘痂屑乾吹入鼻中種之，謂之旱苗者. 有謂以痘痂屑，濕納入鼻孔種之，謂之水苗者. 然卽四者而較之，水苗爲上，旱苗次之，痘衣多不應驗，痘漿太涉殘忍. 故古法獨用水苗，盖取其和平穩當也. 近世始用旱苗，法雖捷徑，微覺迅烈. 若痘衣，痘漿之說，則斷不可從. 夫水苗之所以善者，以其勢甚和平，不疾不徐，漸次而入，旣種之後，小兒無受傷之處，胎毒有漸發之機，百發百中，捷於影響，盡善盡美，可法可傳，爲種痘之最優者. 其次則旱苗雖烈，猶與水苗之法相近，兒體壯盛，猶或可施. 至若痘痂之何以爲順? 選苗之何以善藏? 天時之何以得正? 種期之何以爲吉? 調攝之何以合宜? 禁忌之何以如法? 形氣之何以可種? 與痘衣痘漿之弊，一一條分縷晰，細列於後. 學者必細心體閱，則中有灼見，不致有他岐之惑，庶種法旣善，而成功可必矣!

選苗

苗者，痘之痂也. 種痘者，全資乎此，以爲胎毒之引導，關系匪輕. 選苗時，宜留神細察，不可輕忽，其中有可用者，有不可用者，惟在痘之順與不順別之. 痘之不順者，出不尖圓，色不紅潤，漿不充滿，所落之痂，黑暗而薄. 此天人合病，內外合邪所致，卽幸而得愈，亦不過良工之善爲調治，非天然之美. 此等痘痂，斷不可用. 痘之順者，始終無夾雜之證，出則尖圓，色則紅潤，漿則充滿. 所落之痂，蒼蠟光澤，肥大厚實. 此得天地陰陽之正氣，極順之苗也，收而用之，效如響應. 但此痂甚少，所遇無多，或不能親其事而假手他人，亦必令彼身親目覩方可. 否則寧置而不用，切勿濫用，種者審之.

蓄 苗

種痘必資於苗，而苗之所可恃者，在氣之相通耳．若遇熱則氣泄，日久則氣薄，觸汚穢則氣不淸，藏不潔則氣不正，此蓄苗之法，所以不可不愼也．如遇好苗，須貯新磁瓶內，上以物密覆之，置於潔淨之所，淸凉之處．其所貯之苗，在春天者，一月之痂可種．冬令嚴寒，四五十日之痂尙可種．盖寒則氣收藏，熱則氣易泄，故時日有不同也．然於未收苗時，卽當先與出痘之家明言其故，使彼樂從，無所疑忌．彼方肯用心收貯，不致稍有貽誤也．

天 時

種痘貴得天時，得其時則種，不得其時則不種．夫天時之正，莫過於春．春爲萬物發生之際，天氣融和，不寒不熱，種之則痘自隨其氣而發生，此正·二·三月之時，所以可種也．若交夏之後，六陽盡出地上，人之陽氣亦皆外浮，暑熱爍金，受病者衆．斯時種痘，兒何以堪？此四·五·六月之時，所以必不可種也．至若秋令，天氣淸肅，收斂之時，雖遇可種之兒，而無引毒之具，此七·八·九月之時，勢有不能種也．至於十月，名曰小春，雖亦可種，然斯時寒氣固結，純陰用事，不若俟冬至後一陽鼓動，借其生生之氣，種之甚吉．此十月之所以可種，猶不若十一·十二月之尤可種也．然當可種之時，亦有不可種者．如春應溫而反寒，夏應熱而反凉，秋應凉而反熱，冬應寒而反溫，當其時而非其氣，是天地不正之氣也．常人感染則成時疫，小兒調理未遑，況敢言種痘乎？倘或遇此，只宜稍避，俟時氣平定，再爲議種，方保萬全．亦有未種之時，天時甚正，旣種之後，忽爾寒暄不時，此又人事所遇不齊，偶爾變氣，出乎意外者也．則宜屋中適其寒溫，順會天時，常燒辟穢香，飮食起居，更加謹愼，可保無恙．種痘者宜詳審而體察之．

擇 吉

下苗之日，必擇成日·開日·栽種日及合天月二德日則吉．倘三者不能兼備，卽成·開之日亦可．若値人神所在之日，忌不可種．

種痘吉日：

成日 久日 栽種日

天月二德日：正·五·九月在丙．二·六·十月在甲．三·七·十一月在壬．四·八·十二月在庚．

人神所在之日：十一日在鼻柱，十五日在徧身．

調 攝

種痘之在調攝，最爲緊要，自始至終，不可稍忽，如避寒熱·愼飮食是也．天氣嚴寒，盖覆宜溫煖，勿使受寒，恐被寒氣所觸，則痘不得出．亦不可過於重棉疊褥，使熱氣壅滯，致痘不宣發．天氣溫煖，盖覆宜適中，恐客熱與毒相倂，致增煩熱．亦不可輕易著單露體，使寒邪外侵，阻遏生發之氣．此寒熱所以貴得其平也．人之氣血，必借飮食生化，痘之始終，全賴乎此．若飮食虧少，氣血何所資助乎？但不可過甚．若過飮，則飮停不化津液．過食，則食滯必生痰熱．所以吮乳之兒，不多乳·不闕乳．能食之兒，勿餐辛熱炙煿，勿啖黏硬生冷，勿恣意茶水，勿使飮凉漿，食不過飽，亦不過饑，此飮食所以貴得其平也．至於寒熱飮食之外，凡擧止動作，旣不可任意驕縱，亦不可過於拂逆，惟在調攝之人，耐其性情，兢兢業業，善爲保護．不但愼於旣種之後，且當愼於未種之先．不但愼之見苗之初，尤當愼之落痂之後．種痘者，宜諄諄告誡，務期詳細，使彼知灌系匪輕，心存謹愼，如法調攝，始保萬全．倘稍有不謹，以致小兒或爲寒熱所侵，或爲飮食所傷，咎將誰諉乎？此不知調攝者，所以斷不可與種也．

禁 忌

種痘之家，房中最要潔淨，切忌冲犯．最喜明亮，不可幽暗．擇老成耐事之人，經過小兒出痘者，令其調護，不離左右．一切禁忌，俱當謹遵．勿詈罵呼怒，勿言語驚慌，勿對梳頭，勿對搔痒，勿嗜酒，勿歌樂．凡房中淫液氣，婦人經候氣，腋下狐臭氣，行遠勞汗氣，誤燒頭髮氣，誤燒魚骨氣，吹滅燈燭氣，硫磺柴烟氣，葱蒜醉酒氣，溝渠汚濁氣，悉宜避之．更當預囑其左右之人，倘值迅雷·烈風·暴雨之變，大宜安定，勿使兒驚．其幃帳宜謹，盖覆宜密，切勿暴動生風．常燒辟穢香，以避偶爾不正之氣．再令人謹伺其門，不許生人往來，不許僧·道·師·巫·孝服之人入室．以上禁忌，一一遵守則吉，稍有疎忽，每至敗事．種痘者切宜諄諄告誡之．

辟穢香

南蒼朮 半斤 川大黃 四兩

右剉細片，爐中燒之，不可間斷．

可 種

小兒面部紅潤，精采明亮透達，印堂·山根·年壽·眼下·口角無青暗之色．兩目黑白分明，視瞻平正，愈看愈有神氣精光．顖不陷·不塡．頭不解顱．鼻孔不小．氣淸不濁．聲音淸亮．天柱骨正，頸不歪斜．骨肉相稱，又宜緊束，肥不見肉，瘦不露骨．小便遠而長，腎囊緊小，微帶紫黑色，如荔枝殼．身無癥癖瘡疥．項無結核．腹無積聚．形氣充實．精神强健．臟腑調順．脉息和平．

以上皆可種

不可種

小兒面色靑白．或黧黑·痿黃·無喜色，無精采．兩目黑多白少，白睛帶靑色，視瞻歪斜，暗昧無神．顖陷顖塡．解顱．顖不合．五軟．五硬．龜胸．龜背．鶴膝．鼻孔小．氣濁．聲音不亮·不長．肉不束，骨鬆如發麵樣．身體瘦無䐃肉．身有癥癖·瘡疥．腹有痞積．項有結核．病後元氣未復．素有驚癇之證．失乳之後．氣血不足．脾胃虛弱．精神倦怠．脈不和平．

以上皆不可種．

凡小兒父母，行事踈忽，不知調攝，不聽禁忌，不信醫藥，過於溺愛驕縱者，亦斷不可與種．

水苗種法

種痘之時，要細閱小兒氣血冲和，臟腑均平，內無痰熱食積所傷，外無六淫之氣相侵，方可用上好痘痂種之．一歲者，用二十餘粒．三四歲者，用三十餘粒．置於淨磁鍾內，以柳木作杵，碾爲細末，以淨水滴三五點入鍾內，春溫用，冬熱用．乾則再加水幾點，總以調勻爲度，不燥不濕．用新棉些須攤極薄片，裹所調痘屑在內，揑成棗核樣，以紅線拴定，仍留寸許，長則剪去．將苗納入鼻孔，分男左·女右，不可離人，時時看守．倘小兒用手拈弄，急禁止之．或被嚔出，急將苗塞鼻內，不可稍緩，恐泄苗氣．下苗後必以六個時辰爲度，然後取出．如遇天氣嚴寒，多留數刻．若遇時令和暖，早取數刻亦可，要在臨時斟酌．痘苗取出之後，其苗氣漸次而入，傳遍五臟．至七日始發熱，發熱三日而苗見，見苗三日而出齊，出齊三日而灌漿，漿足三日而回水結痂，大功成矣!

五臟傳送之理

鼻者，肺之外竅也．水苗種法，以苗塞鼻中，其氣先傳於肺，肺主皮毛．肺傳於心，心主血脈．心傳於脾，脾主肌肉．脾傳於肝，肝主筋．肝傳於腎，腎主骨．痘毒藏骨髓之內，感苗氣而發，其毒自骨髓盡達於筋，腎臟之毒解矣．自筋盡達於肌肉，肝臟之毒解矣．自肌肉盡達於血脉，脾臟之毒解矣．自血脈盡達於皮毛，心臟之毒解矣. 自皮毛盡達於顆粒, 肺臟之毒解矣. 五臟之毒層遞而解, 然後毒化漿成, 收靨落痂. 此種痘傳送之次序也, 不可不知.

旱苗種法

旱苗種法, 用銀管約長五六寸, 曲其頸, 碾痘痂極細, 納於管端. 按男左·女右, 對準鼻孔吹入之, 至七日而亦發熱. 今時多用此法, 盖取其簡便硬入, 不致脫落而有透泄苗氣之患也. 第恐後人用之不善, 輕吹之則不驟入, 重吹之則迅烈難當. 且恐流涕過多, 苗隨涕去, 往往不驗. 今欲垂法後世, 當取其法之和平穩當萬全者, 而則效之. 此所以獨取於水苗也.

痘衣種法

小兒出痘者, 當長漿. 漿足之時, 則彼痘氣充盛, 取其貼身裏衣, 與未出痘之兒女服之, 服二三日, 夜間亦不脫下, 至九日·十一日始發熱, 此乃衣傳. 然恐氣薄不透, 多有不熱不出, 其法不靈, 故不可用.

痘漿種法

擇小兒出痘之順者, 取其痘漿以棉拭之, 分男左·女右, 塞入鼻中, 亦能發痘. 但取痘漿之時, 不令本家知覺, 揑破痘漿, 盜以作種, 使彼眞氣宣泄, 毒不能解, 此忍心害理不仁之事也. 同志者切宜深惡而痛絶之, 又豈可尤而效之也哉!

信 苗

種痘發熱以前, 小兒面部上忽出顆粒似痘, 名曰信苗, 此痘之將發毒氣之標也. 色紅而軟, 聽之自消. 若紅紫堅硬, 有如魚目者, 急以銀針挑破, 上以二聖散則無虞.

二聖散

明雄黃 紫草 各等分

共碾爲細末, 用油臙脂調上.

補 種

下苗後, 宜令親切之人左右看守, 恐他人用心之不愼也. 若視爲泛常, 看守疎忽, 恐小兒惡其苗塞鼻中, 不時揑出, 使苗氣一泄, 種多不驗. 所以種而不發者亦有之也. 然或小兒五內壯實, 不受苗氣, 艱於傳進不發者亦有之. 更有胎毒深邃, 潛藏內蓄, 雖苗氣傳至, 不能引出不發者亦有之. 俱當俟踰十一日爲度. 過此不發, 然後察天時和順, 再爲補種亦可.

自 出

種痘以七日爲期. 五臟傳遍始發熱者, 常也. 或有至九日·十一日而發者, 此傳送遲慢之故, 亦無足慮. 若發熱於五日以前, 此時苗氣尙未傳至, 其毒何由而發? 必因種後適逢天行時氣, 小兒感染而成. 是乃自出之痘, 非關苗氣引出者. 種痘者不可不知, 要當於未種之時, 預爲申明其說焉.

治 法

種痘乃引毒達表, 乘兒安寧無病之時, 事屬順吉, 又何言治. 然恐痘家過於溺愛, 起居不謹, 飮食不節, 此病所由生也, 故治法亦所不免. 當悉照治正痘之法, 治之可也.

御纂醫宗金鑑

編輯外科心法要訣

御纂醫宗金鑑 卷六十一

編輯外科心法要訣

十二經循行部位歌

手之三陽手外頭，手之三陰胸內手．足之三陽頭外足，足之三陰足內走．

［註］手之三陽手外頭者，謂手陽明大腸經，從手次指內側之端，上行手臂外之上行 音杭，至頭鼻孔兩旁也．手少陽三焦經，從手四指外側之端，上行手臂外之中行，至頭耳前動脈也．手太陽小腸經，從手小指外側之端，上行手臂外之下行，至頭耳中珠子也．手之三陰胸內手者，謂手太陰肺經，從胸乳上循行臑內，下行肘臂內之上行，至手大指內側之端也．手厥陰心包絡經，從腋下乳外，循行臑內，下行肘臂內之中行，至手中指之端也．手少陰心經，從腋筋間循行臑外，下行肘臂內之下行，至手小指內側之端也．足之三陽頭外足者，謂足陽明胃經，從頭目下循頰頸乳中，下行腹外股膝跗之前行，至足二指之端也．足少陽膽經，從頭目外眥，循行繞耳顱巔，下行脇跨膝跗之中行，至足四指外側之端也．足太陽膀胱經，從頭目內眥，循行額巔項背，外行臀膕腨踝之後行，至足小指外側之端也．足之三陰足內走者，謂足厥陰肝經，從足大指外側之端，循行前行上內踝上膕腨，膝之中行，內行陰器腹脇之外行，上至乳下也．足太陰脾經，從足大指內側之端，循行內踝膝裏股內之中行，上行腹中至季脇也．足少陰腎經，從足心循行內踝足跟內循之後行，上腹內至胸也．諸陽行外，諸陰行裏，四肢背腹皆如此也．

頭前正面歌

頭督唇任五中行，眥傍足太顴手陽，側上足少繞耳手，鼻傍手明唇足方．

［註］頭之正面分五行，音杭 其中行上嘴唇以上，屬督脈．下嘴唇以下，屬任脈，此爲中行也．其第二行，目內眥旁上，屬足太陽經，鼻旁下，屬手陽明經，此爲第二行也．其第四行，面顴骨外旁，屬手太陽經，頭側上，屬足少陽經．繞耳前後，屬手少陽經，此爲第四行也．其第三行唇旁，屬足陽明經，爲第三行也．［圖 108］

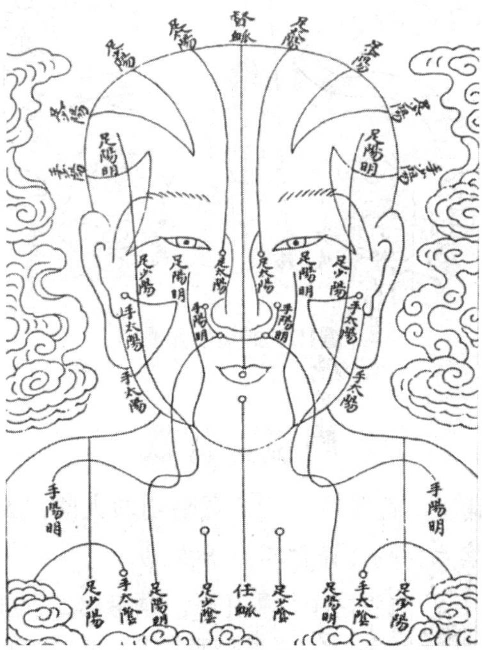

圖108 頭前正面圖

頭後項頸歌

頭後七行督中行，惟二足太足少陽，頸前任中二足明，三手四行手太陽，五足少陽六是手，七足太陽督中行.

［註］ 頭後項頸分七行：其中行屬督脈，惟兩旁第二行屬足太陽經，其餘第三行·四行·五行皆屬足少陽經. 頸前中行屬任脈，二行屬足陽明經，三行屬手陽明經，四行屬手太陽經，五行屬足少陽經，六行屬手少陽經，七行屬足太陽經. 項後中行屬督脈經也. [圖109]

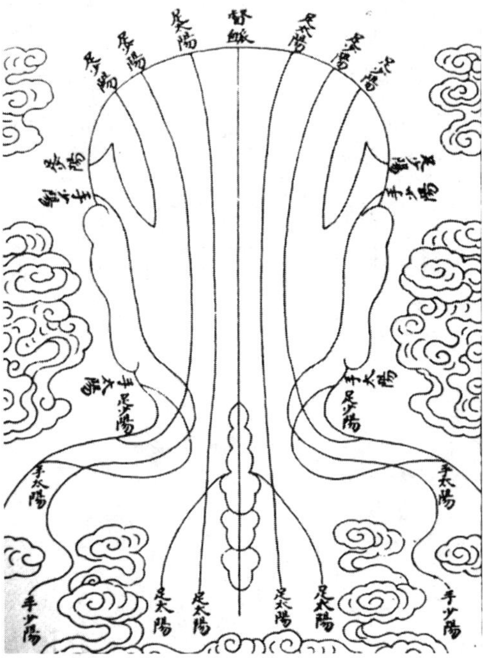

圖109 頭後項頸圖

胸腹脊背歌

胸腹二行足少陰，三足陽明四太陰，五足厥陰六少陽，脊背二三足太陽.

［註］ 胸腹之中行屬任脈，兩旁第二行屬足少陰腎經，第三行屬足陽明胃經，第四行屬足太陰脾經，乳下脇上第五行屬足厥陰肝經，脇後第六行屬足少陽膽經，脊外兩旁二行·三行俱屬足太陽膀胱經，脊之中行屬督脈經. [圖110·111]

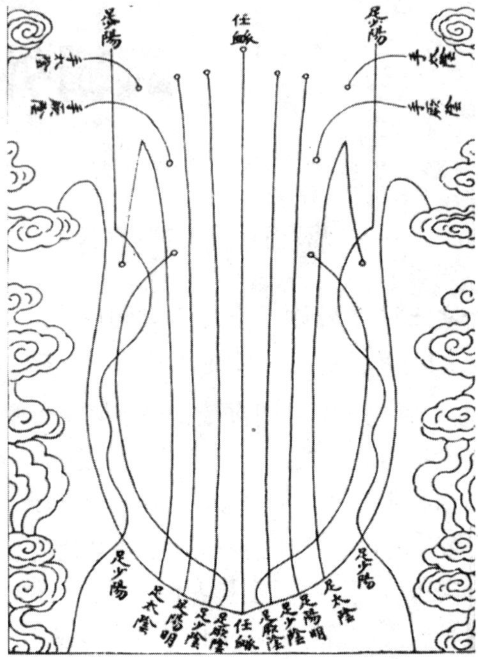

圖110 胸腹圖

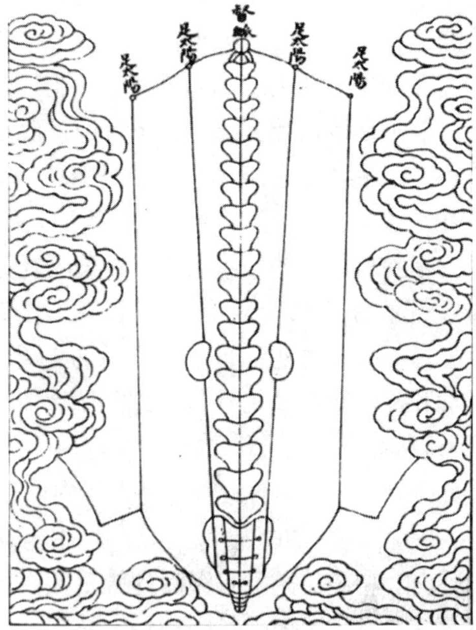

圖111 脊背圖

手髆臂外內歌

手髆臂外右手明，中手少陽下太陽．手髆臂內上中下，手太厥少分三行．

［註］ 手髆臂之外面， 系手三陽經部位也．上行屬手陽明經，中行屬手少陽經，下行屬手太陽經． 手髆臂之內面， 系手三陰經部位也．上行屬手太陰經，中行屬手厥陰經，下行屬手少陰經．[圖 112·113]

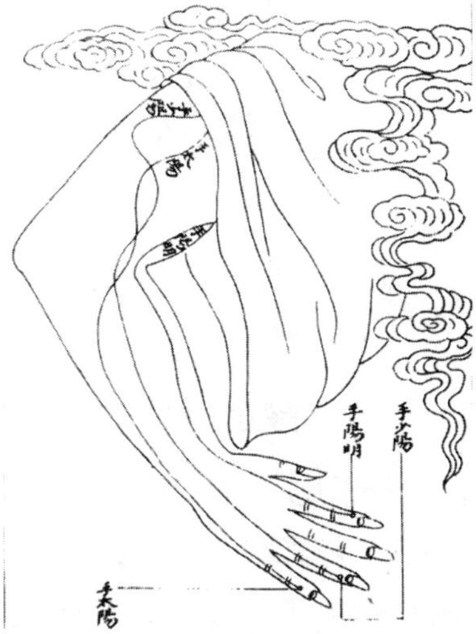

圖112 手膊臂外圖

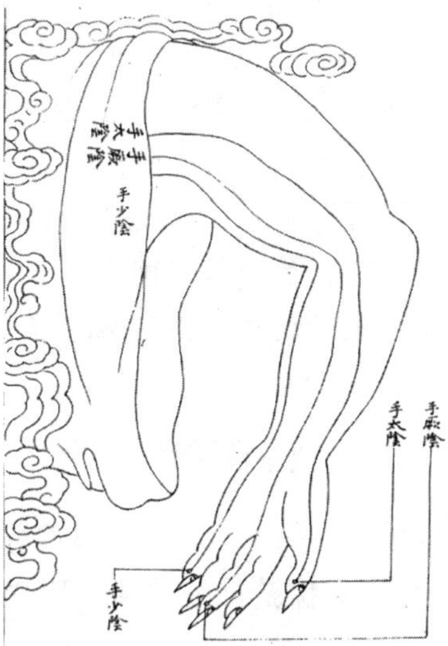

圖113 手膊臂內圖

足膝外內歌

足膝外前足陽明，中行少陽後太陽．足膝之內前中後，足厥太少分三行．

［註］ 足膝之外面，系足三陽經部位也．前行屬足陽明經，中行屬足少陽經，後行屬足太陽經．足膝之內面，系足三陰經部位也．足大指外側之前行，股內之中行，屬足厥陰經．內側之中行，股內之前行，屬足太陰經．足心繞踝之後行，屬足少陰經．[圖 114·115]

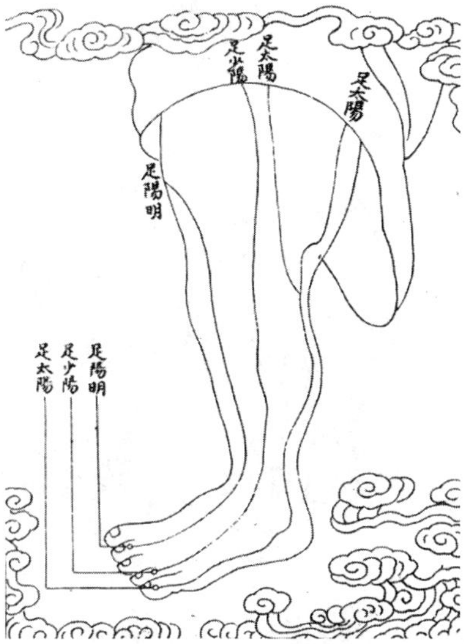

圖114 足膝外圖

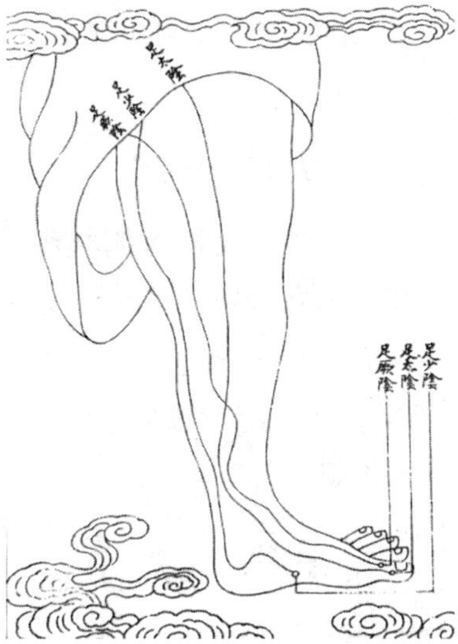

圖115 足膝內圖

肺經歌

太陰肺經起乳上，系橫出腋臑中廉，達肘循臂入寸口，上魚大指內側邊.

[註] 手太陰肺經，起於乳上三肋端，去中行旁開六寸，腋前外灣而至臑間，由臑中廉達肘內，循臂裏，過前廉，入寸口，上魚際，終於手大指內側，去爪甲角如韭葉. [圖 116]

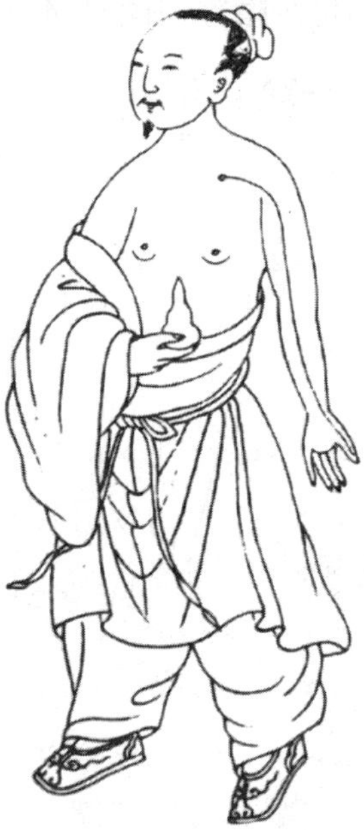

圖116 手太陰肺經圖

大腸經歌

陽明之脈手大腸，次指內側起商陽，循手臂外過肘臑，達肩入缺上頸旁，貫頰下齒出人中，上俠鼻孔終迎香.

[註] 手陽明大腸經，起於手大指之次指內側，去爪甲角如韭葉許，循大指次指之岐骨，行臂外前廉，過肘外，自臑達肩，行缺盆直上頭頸之側，環出人中之左右，以俠鼻孔兩旁迎香穴而終焉. [圖 117]

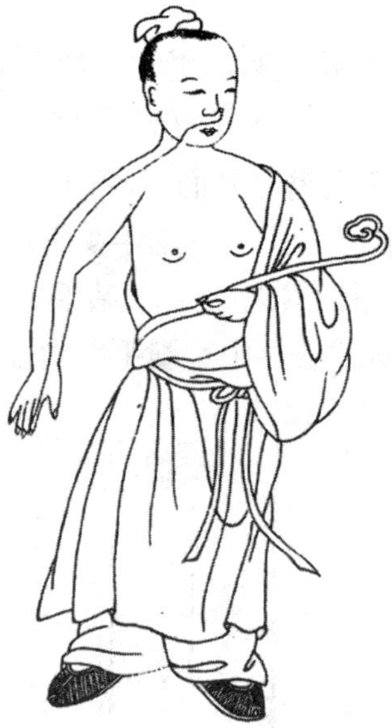

圖117 手陽明大腸經圖

胃經歌

陽明胃起目下胞，從鼻入齒還承漿，頤後頰裏上耳前，頟顱下循兩頸旁. 從缺盆口下乳中，循腹腿班腿面行，外抵膝臏走足跗，至足中指外側當.

[註] 足陽明胃經，起於目下鼻旁，下夾口吻繞腮，上行耳前，至額角. 下行頸側，夾結喉，至肩上橫骨陷中. 下行當乳之中，去中行旁開四寸. 從乳頂下行至臍旁，去中行旁開三寸. 從臍旁下行至腿之合縫，去中行旁開二寸. 從合縫斜行向外，直下膝外前廉，至臁骨，倒上復轉注而下行，至足中指之端，去爪甲角如韭葉而止. [圖 118]

脾經歌

太陰脾起足大指，上循內側白肉際，核骨之後內踝前，上臑循行脛膝裏，股內前廉入腹中，斜行九肋季脇止.

[註] 足太陰脾經，起於足大指端內側，去

爪甲角韭葉許，由內側白肉際核骨之後，過內踝之前，自裏中廉上膝．由大腿內廉入腹裏，上至乳上旁開四寸五分，至胸中行旁開六寸許，是其部也．向外行至九肋間，季脇之端而終．[圖 119]

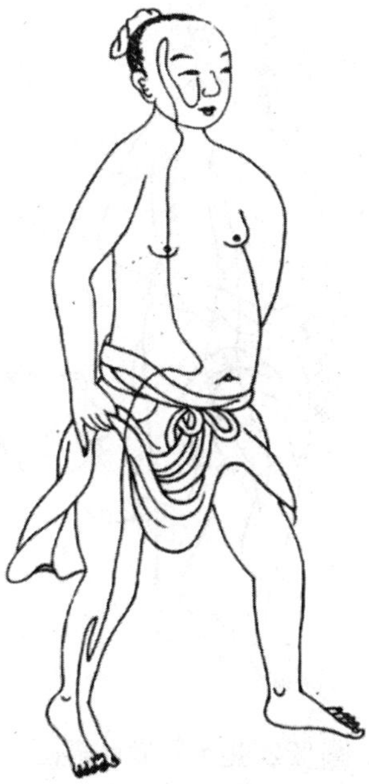

圖118 足陽明胃經圖

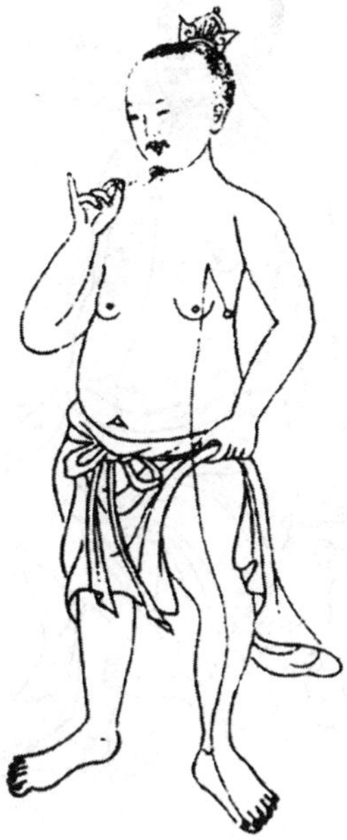

圖119 足太陰脾經圖

心經歌

少陰心經腋筋間，臑後肘臂內後廉，由內後廉至銳骨，小指內側爪甲端．

[註] 手少陰心經，起於臂內腋下筋間，循臂臑之外後廉，至肘內廉，循臂內後廉，下抵掌後銳骨之中，行於手小指內側，去爪甲角如韭葉許而終．[圖 120]

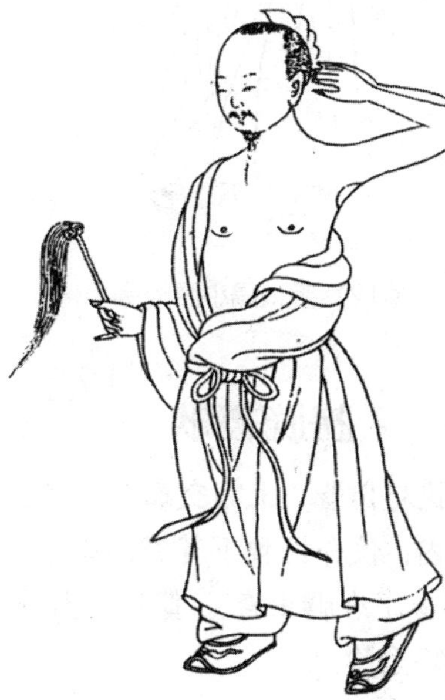

圖120 手少陰心經圖

小腸經歌

太陽小腸小指端，循手外廉踝骨前，從手踝骨出肘外，上循臑外出後廉，上過肩解繞肩胛，交肩貫頸曲頰邊，面鳩骨下陷中取，耳中珠子經穴全．

[註] 手太陽小腸經，起於手小指外側之端，去爪甲角如韭葉許，由手外側至手踝骨之前，行肘外後廉，上循臑外過肩後廉，而上行肩．自肩貫頸，過曲頰斜上顴骨，至耳前而終．[圖 121]

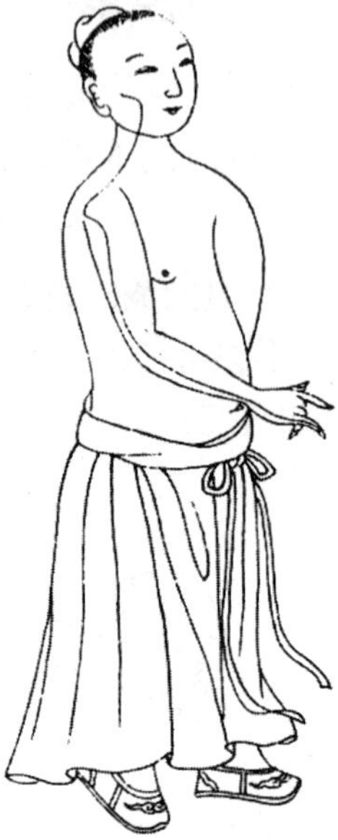

圖121 手太陽小腸經圖

膀胱經歌

太陽膀胱起內眥，上額交巔耳後尋，下項循肩肩髆內，俠脊抵腰下貫臀．貫臀斜入委中穴，與支下合膕中存．貫腨內出外踝後，小指外側終至陰．

［註］足太陽膀胱經，起於目內眥，上額交巔，從巔至耳上角後行，下項循肩髆內，有二道．一道俠脊旁開寸半，抵腰中，腰中有四空，從腰中下貫臀，入膕中．一道又從髆內左右分，下貫胛，俠脊內，旁開三寸，下過髀樞，循髀外後廉，下合膕中，以下貫腨內，出外踝之後，循京骨至小指外側端，去爪甲角如韭葉許，至陰穴而終．[圖 122]

腎經歌

少陰腎經起足心，上內踝骨足後跟，上腨出膕入股內，行至胸中部位分．

［註］足少陰腎經，起於足心陷中，循內踝入足後跟，中行內踝之上，上腨分中，出膕內廉後股內，上行至合縫．自合縫上行，去腹中行旁開一寸至臍．從臍旁上行，復上去中行旁開一寸五分．從腹上行至胸中，旁開二寸而終．[圖 123]

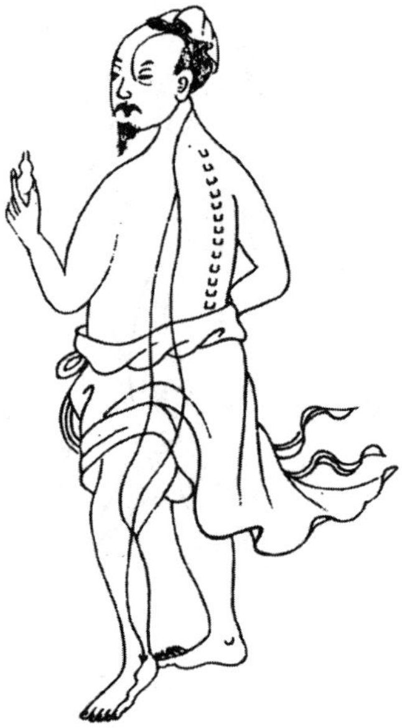

圖122 足太陽膀胱經圖

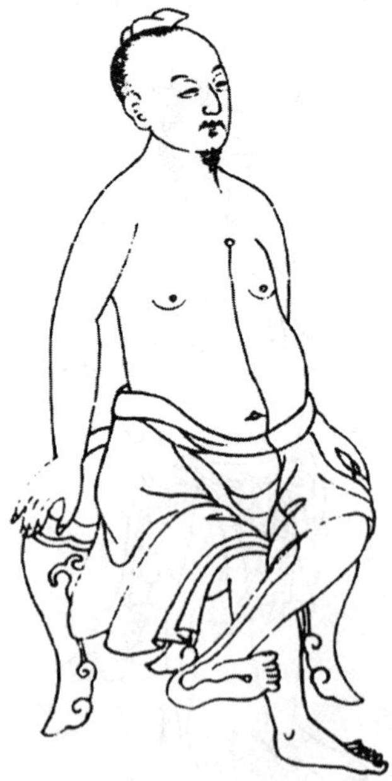

圖123 足少陰腎經圖

心包絡經歌

厥陰心包腋下起, 腋下乳外臑內行, 入肘下行兩筋間, 入掌中指之端止.

[註] 手厥陰心包絡經, 起於腋下三寸, 乳外側一寸許, 從腋下向外上轉, 循臂內入肘內, 下行兩筋之間入掌中, 循中指出其端而終. [圖 124]

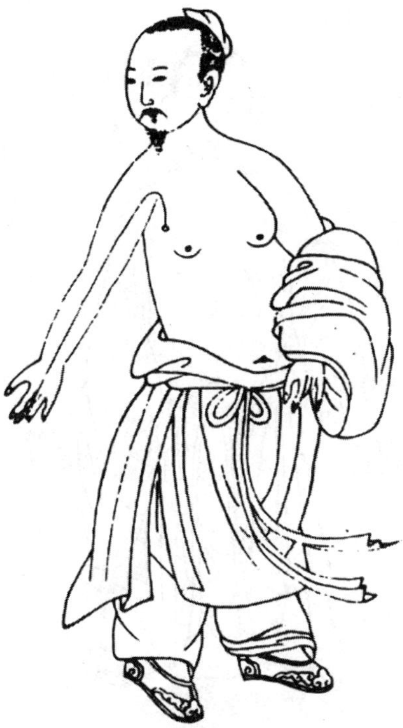

圖124 手厥陰心包絡經圖

三焦經歌

少陽三焦四指端, 手腕臂外兩骨間, 貫肘上肩項耳後, 上繞耳前動脈間.

[註] 手少陽三焦經, 起於手小指次指之外側, 去爪甲角如韭葉許, 由小指次指岐骨之間. 上行手腕臂外兩骨中間, 貫肘上肩. 由肩上項至耳後, 上繞耳上角, 下循耳前動脈而終. [圖 125]

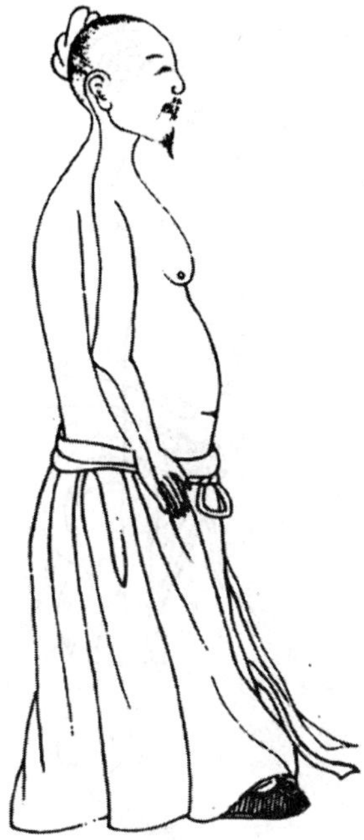

圖125 手少陽三焦經圖

膽經歌

少陽膽經起外眥, 繞耳前後上額顱, 巔後頸肩腋季脇, 跨膝踝跗小指出.

[註] 足少陽膽經, 起於目外眥, 斜貫耳前, 循行耳後, 上抵額顱, 至巔後行頸側, 過肩下腋, 走身側之季脇, 下腿跨, 行膝之外, 至外踝之前, 內行足跗, 至足小指次指之外側, 去爪甲角如韭葉許而終. [圖 126]

肝經歌

厥陰肝經起聚毛, 循行足跗內踝間, 上膕環陰器季脇, 上行乳下二肋端.

[註] 足厥陰肝經, 起於足大指後, 去爪甲韭葉聚毛處, 循行足跗上面, 走內踝, 上行膕腨過膝, 直上環陰器, 向外灣行至季肋內, 斜上行直乳下二肋端而終. [圖 127]

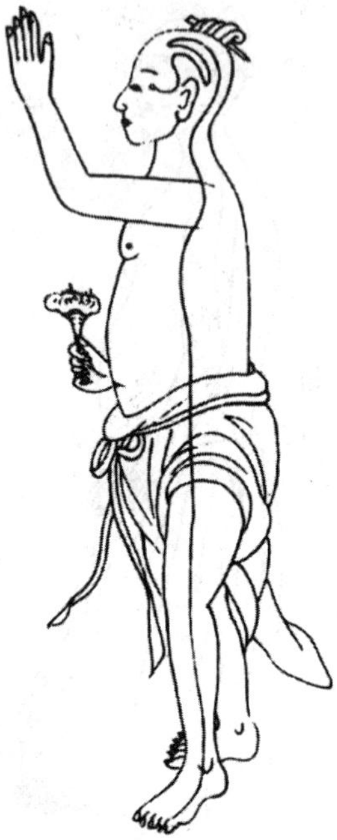

圖126 足少陽膽經圖

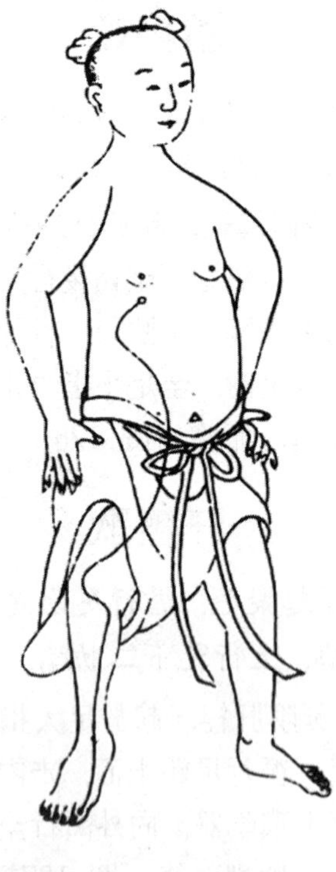

圖127 足厥陰肝經圖

任脈歌

任脈起於兩陰中，上行毛際腹中行，頸下結喉中央上，唇稜下陷承漿名.

[註] 任脈起於前陰·後陰之中間，前行橫骨，上行毛際，由毛際直上腹之中行，上行頸下結喉上之中央，由結喉上行至下唇稜下陷中而終. [圖 128]

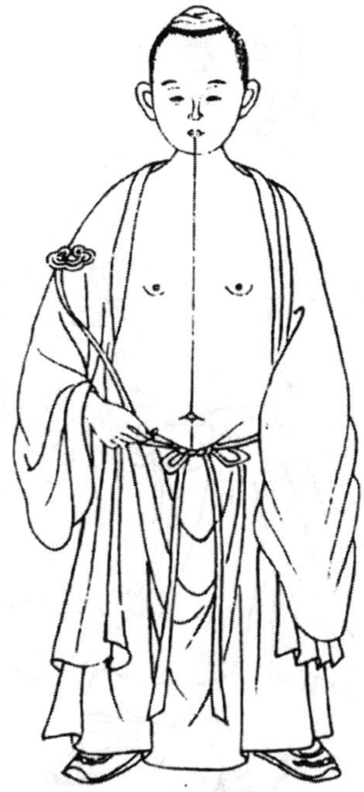

圖128 任脈圖

督脈歌

督脈起於尻骨端，後行脊背腰腦巔，前行鼻柱皆中道，脣內齒上齦縫間.

[註] 督脈起於尻骨之端，由尻骨後行脊背之中行，上行至巔頂之中，前行至鼻下人中，至脣內門牙之中縫而終. [圖 129]

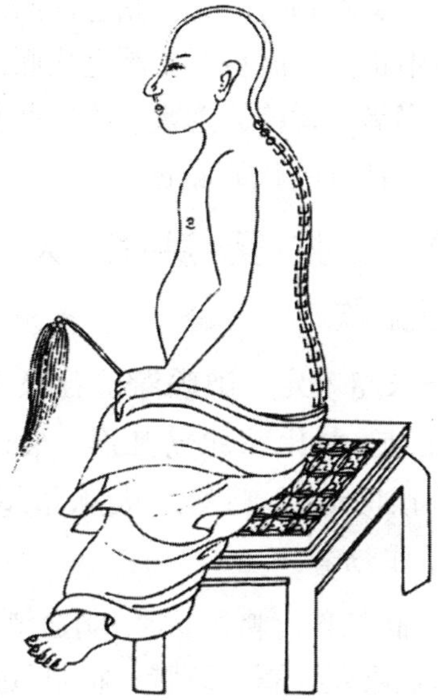

圖129 督脈圖

脈 訣

脈部位歌

脈爲血脈百骸通，大會之地寸口宗．掌後高骨名關上，關之前後寸尺名．

[註] 脈者血之府也．周身血脈，運行貫通，十二經中，皆有動脈．獨取寸口者，盖以其經每至寅時，各經之氣皆上朝而大會於肺，故曰寸口宗也．掌後有高骨隆起，界於尺脈·寸脈之間，名曰關部．關前之位，其名曰寸．關後之位，其名曰尺．尺·寸者，謂從關上至魚際長一寸，從關下至尺澤長一尺，故名之也．

脈分主歌

上焦候寸下焦尺，中焦之候屬兩關．包絡與心左寸應，膽與肝家在左關，膀胱小腸腎左尺，胸中及肺右寸間，胃與脾脈右關取，大腸並腎右尺班．

[註] 兩寸之脈，主候上焦胸中．兩關之脈，主候中焦膈中．兩尺之脈，主候下焦腹中．左寸之脈，浮候包絡，沈以候心．左關之脈，浮以候膽，沈以候肝．左尺之脈，浮候膀胱·小腸，沈以候腎．右寸之脈，浮候胸中，沈以候肺．右關之脈，浮以候胃，沈以候脾．右尺之脈，浮候大腸，沈亦候腎．此遵『內經』分配三部診脈法也．僞訣以大腸·小腸配寸，三焦·命門配尺，包絡竟置不問，悉屬不經．滑壽以左尺候小腸·膀胱，右尺候大腸．千古隻眼也，當從之．[圖 130]

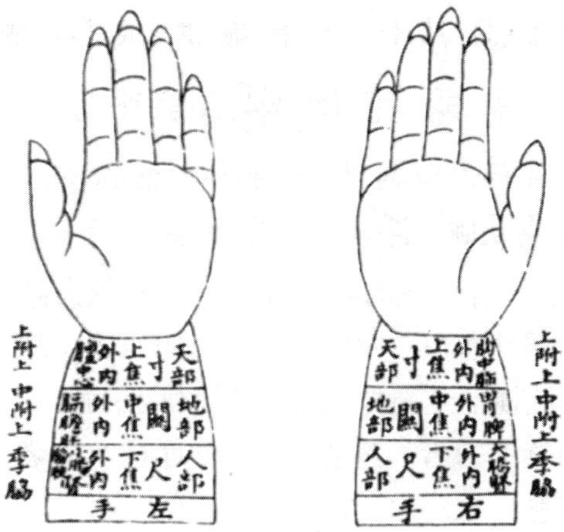

圖130 分配臟腑脈圖

[按]『素問·脈要精微論』曰，尺內兩旁則季脇也．尺外以候腎，尺內以候腹．中附上，左外以候肝．內以候膈，右外以候胃，內以候脾．上附上，右外以候肺，內以候胸中，左外以候心，內以候膻中．然外以候府，內以候臟，『內經』脈書确然可考，豈有獨於脾胃則曰右外以候胃，內以候脾者耶？當以‘右外以候胃，內以候脾’之句爲正．其尺外之‘外’字，當是‘內’字．尺外之‘外’字，當是‘內’字．尺裏之‘裏’字，當是‘外’字．中附上，左右之‘內’·‘外’字．上附上，左右之‘內’·‘外’字，皆當改之．故不循舊圖所列，以符內候臟·外候腑之義．

浮沈脈歌

浮沈從肉上下行，皮浮屬肺血心經，筋沈屬肝骨沈腎，肌肉爲脾候在中.

［註］脈從肉上行者，謂之浮. 脈從肉下行者，謂之沈. 然心·肺俱浮，於皮毛取之而得者，肺之浮也. 於血脈取之而得者，心之浮也. 故曰皮浮屬肺血心經也. 肝腎俱沈，以筋平取之而得者，肝之沈也. 至骨取之而得者，腎之沈也. 故曰筋沈屬肝骨沈腎也. 肌肉在浮沈之間，屬脾. 其候在中，故曰候在中也. 凡脈以部位而得名者，皆統於浮沈. 故以浮沈爲提綱，以統濡·弱·芤·伏·牢·革·虛·實·微·散諸脈也.

濡·弱·芤·伏·牢·革諸脈歌

浮沈無力曰濡弱，中取無力芤脈看，沈極筋骨爲伏脈，浮沈極力革牢參.

［註］浮而無力謂之濡脈，沈而無力謂之弱脈. 浮沈有力，中取無力，狀如葱管，謂之芤脈. 沈極推至筋骨，按之而始得者，謂之伏脈. 浮而極有力者，謂之革脈. 沈而極有力者，謂之牢脈.

虛·實·微·散諸脈歌

三部有力曰實脈，三部無力虛脈稱. 三部無力而且小，似有如無微脈名. 三部無力而且大，渙漫不收散脈形.

［註］浮·中·沈三部俱有力，謂之實脈. 浮·中·沈三部俱無力，謂之虛脈. 浮·中·沈三部無力，按之且小，似有似無，謂之微脈. 浮·中·沈三部無力，按之且大，渙漫不收，謂之散脈.

遲·數·緩·疾·結·促·代諸脈歌

三至爲遲六至數，四至爲緩七至疾，緩止爲結數止促，動止難還代脈識.

［註］一呼一吸，謂之一息. 一息三至，謂之遲脈. 一息四至，謂之緩脈. 一息六至，謂之數脈. 一息七至，謂之疾脈. 緩脈動時一止，謂之結脈. 數脈動時一止，謂之促脈，結促之脈，動而中止，不能自還，謂之代脈. 凡脈以至數而得名者，皆統於遲數. 故以遲數爲提綱以統緩·疾·結·促·代五脈也.

滑·澁·弦·緊·洪·細·大·長·短·動諸脈歌

滑脈如珠溜不定，澁脈滯澁往來艱，弦脈端直細且勁，緊比弦粗勁且彈. 來盛去衰洪脈是，細則如絲大豁然，長脈迢迢短縮縮，如豆搖搖作動看.

［註］形狀如珠，滑溜不定，謂之滑脈. 往來滯澁，進退維艱，謂之澁脈. 狀如弓弦，細而端直，按之且勁，謂之弦脈. 較弦則粗，按之勁，左右彈者，謂之緊脈. 上來應指而盛，下去減力而衰，謂之洪脈. 脈形軟直如絲者，謂之細脈. 脈形粗大豁然者，謂之大脈. 來去迢迢而長，謂之長脈. 來去縮縮而短，謂之短脈. 其形如豆，約約動搖不移者，謂之動脈. 凡脈以形狀而得名者，皆統於滑澁. 故以滑澁爲提綱，以統弦·緊·洪·細·大·長·短·動八脈也.

癰見疽脈·疽見癰脈歌

癰脈脈宜洪大數，若逢牢短化膿難. 疽脈最宜沈與弱，浮大且散命歸泉.

［註］癰乃陽毒，應見陽脈. 若洪大而數，則毒易潰. 若見牢短之脈，則爲陰凝氣少，故曰化膿難也. 疽乃陰毒，脈應見沈與弱，是爲順脈. 若見浮大而散，則爲陽脫氣敗，故曰命歸泉也.

癰疽伏脈歌

癰疽伏脈理當明，毒閉於經六脈停，審證無凶宜穿發，氣通脈道自然行.

［註］癰疽二證，有見伏脈者，皆由於毒氣閉塞經絡，營衛壅滯之故，以致六脈停止，沈

伏不見也. 若審其證無凶象, 非死脈也. 治之惟宜穿通經絡, 宣發營衛, 使氣得通, 而脈道自然行矣.

腫瘍·潰瘍浮脈歌

腫瘍浮脈恐多虛, 或有風寒在表居. 潰後脈浮氣外瀉, 頻加補劑始相宜.

[註] 腫瘍脈浮者, 非氣血不足, 卽爲風寒在表, 須詳證施治. 潰瘍脈浮者, 乃氣從外瀉, 須補劑調養, 始爲合法.

腫瘍·潰瘍沈遲脈歌

腫瘍沈脈多毒閉, 潰後多毒在內存. 無力須詳毒內陷, 遲寒數熱更當分.

[註] 腫瘍不當脈沈而脈沈者, 乃毒閉使然也. 潰後而沈者, 是毒尙存於內也. 若沈而無力, 恐內虛毒陷, 當詳審之. 沈而遲則爲兼寒, 沈而數則爲兼熱, 更當分別.

腫瘍·潰瘍數脈歌

腫瘍數脈宜熱毒, 數且兼洪欲作膿. 潰後洪大爲病進, 膿出洪數治無功.

[註] 腫瘍脈數, 作膿兼洪, 皆正應之脈也. 若潰後洪大, 膿出數洪者, 皆爲邪盛正虛, 病脈相反, 其病日進, 治亦無功

腫瘍·潰瘍滑脈歌

腫瘍滑脈尙爲順, 初起有痰治痰宜. 潰後痰多恐氣乏, 喘生毒陷死之機.

[註] 滑主流通. 腫瘍初起, 脈滑無痰, 尙爲順脈. 若有痰, 則當以治痰爲急, 恐潰後痰多氣乏, 必致喘生毒陷而死也.

腫瘍·潰瘍澁脈歌

腫瘍澁脈屬毒滯, 有力爲實無力虛. 潰後脈澁爲傷血, 急補氣血莫遲疑.

[註] 澁主滯澁. 腫瘍初起脈澁者, 乃氣血爲毒滯之徵. 若按之有力, 毒滯爲實. 按之無力, 正損爲虛, 不可不辨. 若潰後脈澁, 爲傷血不足之象, 急當大補氣血, 莫遲疑也.

腫瘍·潰瘍虛實脈歌

腫瘍脈虛宜內托, 潰後內虛大補寧. 腫瘍脈實宜消散, 潰後如實毒未清.

[註] 腫瘍未潰脈虛者, 不須攻毒, 惟宜內托. 已潰脈應虛者, 急當以大補收功. 如腫瘍未潰, 脈實者, 當消毒散毒. 已潰脈實者, 乃毒氣猶未淸也.

腫瘍·潰瘍長脈歌

腫瘍長脈爲有餘, 消散之方任所施. 潰後得之爲氣治, 條然和暢不須醫.

[註] 腫瘍見脈長者, 乃氣血有餘, 消散之方, 任意施治. 潰後脈長者, 乃氣之暢也, 故曰氣治, 不待醫藥自能愈也.

腫瘍·潰瘍短脈歌

腫瘍短脈元氣虛, 大加補劑始相宜. 潰後脈短爲虛甚, 補之仍短決死期.

[註] 腫瘍脈短者, 元氣虛也, 非大加補益之劑不可. 潰後脈短者, 虛之甚也, 若補之而脈仍短者, 則爲敗證, 其死必矣.

腫瘍·潰瘍洪脈歌

腫瘍洪脈陽熱盛, 宣熱攻毒必有功. 潰後洪脈毒留內, 治之不退自然凶.

[註] 腫瘍未潰, 脈洪者熱盛也, 宣熱攻毒之法可施. 若潰後脈洪者, 邪盛也. 服藥而脈洪不退者, 爲正虛邪盛, 其凶不免.

腫瘍·潰瘍微脈歌

腫瘍微脈爲虛候, 內托受補始能痊. 潰後見此雖爲順, 微細無神作逆觀.

[註] 腫瘍脈微者, 乃虛候也, 當以內托補

劑爲主，受補者方能痊可．若潰後脈微，雖爲順候，設按之微細無神，則根本已虧，亦當作逆證觀也．

腫瘍·潰瘍動緊脈歌

腫瘍將發脈動緊，乃因毒氣外搏經．潰後見之毒內搏，此爲殘賊證不輕．

［註］腫瘍見動脈·緊脈者，乃毒氣外搏於經之象也．若潰後見動·緊之脈，則爲毒氣內搏於臟腑之象．蓋動·緊乃殘賊之脈，潰後不宜見之，故曰證不輕也．

腫瘍·潰瘍緩脈歌

腫瘍脈緩何須藥，和緩從容最吉祥．潰後見之爲胃好，便和飮食自然康．

［註］腫瘍脈緩，乃氣血和平，不待服藥，自然安愈之吉兆也．潰後見之，則爲胃和，飮食自甘，二便自調，其證自然康寧也．

腫瘍·潰瘍芤弦脈歌

腫瘍芤脈血原虛，潰後見芤理所宜．腫瘍弦脈邪作痛，潰後而弦邪病脾．

［註］腫瘍未潰，脈芤者，其血必素虛也．潰後見芤，乃去血之後，亦理之所宜也．腫瘍脈弦者，乃毒攻作痛之象，蓋弦主痛也．若潰後脈弦者，則爲肝邪侮脾，蓋弦乃肝脈也．

腫瘍·潰瘍牢脈歌

腫瘍牢脈爲邪固，未作膿時脈見牢．已潰見牢邪難已，結核瘰癧不能消．

［註］腫瘍脈牢，未作膿時見之，主毒邪牢固難消．潰後見之，邪亦難已．若一切結核瘰癧，見此牢脈，皆主牢固不能消之候也．

腫瘍·潰瘍濡弱脈歌

腫瘍濡弱脈不足，扶虛托裏始能痊．潰後雖爲脈病應，但無虛候始得安．

［註］腫瘍脈見濡弱不足者，必用扶元托裏之劑，始能痊也．潰後脈見濡弱，雖爲脈病相應，但無虛證，始得安全．若精神疲憊，飮食不思，亦危候也．

腫瘍·潰瘍散脈歌

腫瘍散脈最可愁，毒盛氣散不能收．潰後見斯亦爲逆，急投補固或無憂．

［註］腫瘍最忌散脈，蓋散脈爲毒盛氣散，不能收功之證．潰後見之，亦主逆也．急投補虛收固之劑，或有生者．

腫瘍·潰瘍大細脈歌

腫瘍脈大爲順候，潰後脈大不相宜．腫瘍潰後脈細小，總主癰疽氣血虛．

［註］腫瘍脈大爲正實，毒必易出，爲順候也．潰後脈大爲病進，其毒難化，爲不宜也．腫瘍·潰瘍，脈見細小者，總屬氣血兩虛，惟宜大補爲主．

腫瘍·潰瘍促脈歌

促脈無分腫潰瘍，總爲陽結不宜常．漸退毒散猶可愈，常進不退必然亡．

［註］腫瘍·潰瘍脈見促者，皆爲陽結，但宜暫而不宜常也．如促脈漸漸而退，則毒亦漸漸而散，猶或可愈．若常進不退，其亡必矣．

腫瘍·潰瘍結代脈歌

腫瘍結陰爲陰結，急宜溫解始能康．潰後見結陰虛歇，如代之歇定然亡．

［註］腫瘍結陰者，乃陰結也．急用溫散解毒之劑，始可獲效．若潰後見結脈，則爲陰虛之歇止，尙不主死．若如代脈之歇，動而中止，不能自還，則爲眞臟之脈見，定主亡也．

十二經氣血多少歌

多氣多血惟陽明，少氣太陽厥陰經，二少

太陰常少血，血虧行氣補其榮．氣少破血宜補氣，氣血兩充功易成．厥陰少陽多相火，若發癰疽最難平．

［註］人之十二經，有氣血多少之分，多則易愈，少則難痊，瘍醫明此，臨證可豫知癰疽·瘡瘍之始終難易，而用藥消補之法始當也．如手陽明大腸，足陽明胃，此二經常多氣多血．手太陽小腸·足太陽膀胱·手厥陰包絡·足厥陰肝，此四經常多血少氣．手少陽三焦·足少陽膽·手少陰心·足少陰腎·手太陰肺·足太陰脾，此六經常多氣少血．大法，血多者，則破其血，氣多者，則行其氣．氣少者，難於起發，宜托補之．血少者難於收斂，宜滋養之．氣血兩充，則易於起發，易於收斂．惟手足厥陰·少陽四經，倍多相火，此四經若發癰疽，肌肉難長，瘡口難合．倘過用驅毒峻利之藥，以伐其氣，以消其血，必難收功，故明其經之氣血多少，則用藥不致有妄汗妄下之弊矣．

癰疽總論歌

癰疽原是火毒生，經絡阻隔氣血凝．外因六淫八風感，內因六慾共七情．飲食起居不內外，負挑跌撲損身形．膏粱之變營衛過，藜藿之虧氣血窮．疽由筋骨陰分發，肉脈陽分發曰癰．瘍起皮裏肉之外，瘡發皮膚癤通名．陽盛焮腫赤痛易，陰盛色黯陷不疼，半陰半陽不高腫，微痛微焮不甚紅．五善爲順七惡逆，見三見四死生明．臨證色脈須詳察，取法溫凉補汗攻．善治傷寒雜證易，能療癰疽腫毒精．

［註］經云，諸痛痒瘡瘍，皆屬心火，故曰癰疽原是火毒生也．癰疽皆因榮衛不足，氣血凝結，經絡阻隔而生．故曰經絡阻隔氣血凝也．其因有三，外因·內因·不內外因也．外因者，由於春之風·夏之熱暑·長夏之濕·秋之燥·冬之寒也．當其時而至，則爲正氣．非其時而至，或過盛，則爲淫邪．凡此六淫爲病，皆屬外因．亦有因於八風相感，如冬至日，正北大剛風．立春日，東北凶風．春分日，正東嬰兒風．立夏日，東南弱風．夏至日，正南大弱風．立秋日，西南謀風．秋分日，正西剛風．立冬日，西北折風．應時而至，主生養萬物．不應時而至，主殺害萬物．若人感受，內生重病，外生癰腫．凡此八風爲病，亦屬外因．故曰外因六淫八風感也．內因者，起於耳聽淫聲，眼觀邪色，鼻聞過臭，舌貪滋味，心思過度，意念妄生，皆損人神氣，凡此六慾爲病，皆屬內因．又有喜過傷心，怒過傷肝，思過傷脾，悲過傷肺，恐過傷腎，憂久則氣結，卒驚則氣縮．凡此七情爲病，亦屬內因．故曰內因六慾共七情也．不內外因者，由於飲食不節，起居不愼．過飮醇酒，則生火，消灼陰液．過飮茶水，則生濕停飮．過食五辛，則損氣血．傷饑失飽，則傷脾胃，凡此皆飮食之致病也．晝日過勞，挑輕負重，跌撲攧墜等類，損其身形．夜不靜息，强力入房，勞傷精氣，凡此皆起居之致病也．其起於膏粱厚味者，多令人榮衛不從，火毒內結．起於藜藿薄食者，多令人胃氣不充，氣血虧少，凡此亦屬不內外因也．人之身體，計有五層，皮·脈·肉·筋·骨也．發於筋骨間者，名疽，屬陰．發於肉脈之間者，名癰，屬陽．發於皮裏肉外者，名曰瘍毒．只發於皮膚之上者，名曰瘡癤．凡癰疽陽盛者，初起焮腫，色赤疼痛，則易潰易斂，順而易治，以其爲陽證也．陰盛者，初起色黯不紅，塌陷不腫，木硬不疼，則難潰難斂，逆而難治，以其爲陰證也．半陰半陽者，漫腫不高，微痛不甚，微焮不熱，色不甚紅，此證屬險．若能隨證施治，不失其宜，則轉險爲順，否則逆矣．五善者，五善之證也，諸瘡見之爲順，則易治．七惡者，七惡之證也，諸瘡見之爲逆，則難治．凡患癰疽者，五善爲順，七惡爲逆．見三善者，則必生．見

四惡者，則必死也．醫者於臨證之時，須詳察色脈．宜溫者溫之，且凉者凉之，宜補者補之，宜汗者汗之，宜攻者攻之，庶有濟也．然外證癰疽，猶如內證傷寒．善治傷寒，則雜病無不易治．能療癰疽，則諸瘡無不精妙．盖以能辨表裏·陰陽·虛實·寒熱也．

癰疽陽證歌

陽證初起焮赤痛，根束盤清腫如弓，七日或疼時或止，二七瘡內漸生膿．，痛隨膿減精神爽，腐脫生新氣血充，嫩肉如珠顏色美，更兼鮮潤若榴紅．自然七惡全無犯，應當五善喜俱逢，須知此屬純陽證，醫藥調和自有功．

［註］凡癰疽初起，焮熱赤痛根束者，暈不散也．盤淸者，不漫腫也．腫如弓者，高腫也．此皆屬陽之證．故潰膿脫腐，生新收口，俱見易也．

癰疽陰證歌

陰證初起如粟大，不紅不腫疙瘩僵，木硬不痛不焮熱，瘡根平大黯無光．七朝之後不潰腐，陷軟無膿結空．瘡上生衣如脫甲，孔中結子似含芳，紫黑膿稀多臭穢，若見七惡定知亡．須知此屬純陰證，雖有岐黃命不長．

［註］凡癰疽初起，如粟米大之疙瘩，不紅不腫，不焮熱，木硬不痛，瘡根散漫，色黯無光者，此皆屬陰之證，故不潰腐．空倉無膿，生衣如甲葉不脫，孔中結子，如花含子，紫黑膿淸臭穢俱見，難愈也．

癰疽半陰半陽歌

陰陽相半屬險證，陽吉陰凶生死昭．似陽微痛微焮腫，如陰半硬半腫高．腫而不潰因脾弱，潰而不斂爲膿饒．五善之證雖兼有，七惡之證不全逃．若能飮食知味美，二便調和尙可療．按法施治應手效，陽長陰消自可調．

［註］凡癰疽，似陽不甚焮熱腫痛，似陰不甚木硬平陷，此屬半陰半陽之險證．若漸生善證則生，漸生惡證則死也．

癰疽五善歌

心善精神爽，言淸舌潤鮮，不躁不煩渴，寤寐兩安然．肝善身輕便，不怒不驚煩，指甲紅潤色，溲和便不難．脾善唇滋潤，知味喜加餐，膿黃稠不穢，大便不稀乾．肺善聲音響，不喘無嗽痰，皮膚光潤澤，呼吸氣息安．腎善不午熱，口和齒不乾，小水淸且白，夜臥靜如山．

［註］寤寐者，醒與睡也．不怒不驚者，不自怒驚也．溲者，小水也．便者，大便也．不午熱者，不午後發熱也．

癰疽七惡歌

一惡神昏憒，心煩舌燥乾，瘡色多紫黑，言語自呢喃．二惡身筋强，目睛正視難，瘡頭流血水，驚悸是傷肝．三惡形消瘦，瘡形陷又堅，膿淸多臭穢，不食脾敗難．四惡皮膚槁，痰多韻不圓，喘生鼻搧動，肺絶必歸泉．五惡時引飮，咽喉若燎烟，腎亡容慘黑，囊縮死之原．六惡身浮腫，腸鳴嘔呃繁，大腸多滑泄，臟腑敗之端．七惡瘡倒陷，如剝鱔一般，時時流汚水，四肢厥逆寒．

［註］呢喃，言語不淸也．驚悸，心驚跳也．消瘦，肌肉消瘦也．皮膚槁，乾槁也．韻不圓，不響亮也．鼻搧動，鼻孔搧動也．咽喉若燎烟，乾熱嗆痛也．容慘，不樂也．囊縮，外腎縮也．嘔呃，嘔而作格逆也．如剝鱔，瘡面無皮，似剝皮鱔魚之狀也．

癰疽順證歌

順證初起小漸大，憎寒壯熱漸焮疼，氣盛頂尖高腫起，血盛根脚收束紅．陽證二七膿熟潰，陰證廿一膿始成，已潰醃氣無滃氣，腐脫新生飮食增．瘡形雖大終無害，老少壯弱俱成功．

［註］癰疽初起，從小而大，漸漸憎寒壯熱，漸漸疼痛焮赤．氣盛者，頂尖高腫而起．血盛者，則根脚收束而紅，此順證也．陽證則十四日，而膿卽熟者，陽性速也．陰證必待廿一日，而膿始成者，陰性遲也．已潰膿有腌氣，而無滃氣者，則腐肉易脫，新肉易生．飮食自增，瘡形雖大，終無害也．腌氣，卽俗呼'哈拉'氣也．

癰疽逆證歌

逆證黍米不知疼，漫腫不熱頂塌平，未老白頭堅且硬，舌乾煩燥不生膿．肉腫瘡陷猪肝紫，遺尿直視幷撮空，眼神透露精神短，身縮循衣唇吻青，面若塗脂皮枯槁，唇白腹脹定難生．已潰內堅皮破爛，腐後心煩膿水清，新肉不生多臭穢，頭低項軟憔悴容．陽病指甲青必絶，陰病顴紅命必終．鼻生烟煤譫妄語，新肉板片瀉直傾．面色土黃耳枯黑，人中抽縮溝坦平．口張氣出無回返，鼻孔相搧隨息行．汗出如珠不易散，血水如肺痰膠凝．肉綻爛斑神離亂，滿面黑氣慘天庭．綿潰內似葡萄簇，眼眶迷漫黑氣濃．以上無論腫與潰，但逢此證悉屬凶．

［註］癰疽初起，形如黍米，不知疼痛，漫腫不熱，頂見平塌，未潰白頭，按之堅硬，舌乾煩躁，此等逆證，決不化膿．肉腫瘡不腫而陷，其色如猪肝之紫者，是毒邪已深也．若更見遺尿直視，神露神短，撮空循衣，唇吻青，面若塗脂，皮膚枯槁，唇白腹脹，種種惡候，斷無生理．已潰後，內堅皮爛，腐後心煩，膿水淸稀，新肉不生，臭穢難近，頭低項軟，形容憔悴．陽病指甲靑色，陰病兩顴紅赤．以至眼眶迷漫黑氣濃等證，無論毒之腫潰，但逢此數者，皆爲凶證難治也．

癰疽辨腫歌

虛漫實高火焮紅，寒腫木硬紫黯靑，濕深肉綿淺起疱，風腫宣浮微熱疼，痰腫硬綿不紅熱，鬱結更硬若岩稜，氣腫皮緊而內軟，喜消怒長無熱紅．瘀血跌撲暴腫熱，產後閃挫久瘀經，木硬不熱微紅色，將潰色紫已成膿．

［註］人之氣血，周流不息，稍有壅滯，卽作腫矣．然腫有虛腫·實腫·寒腫·濕腫·風腫·痰腫，有鬱結傷肝作腫，有氣腫，有跌撲瘀血作腫，有產後與閃挫瘀血作腫，諸腫形勢各異．如虛者，漫腫．實者，高腫．火腫者，色紅皮光，焮熱僵硬．寒腫者，其勢木硬，色紫黯靑．濕腫者，皮肉重墜，深則按之如爛棉，淺則起光亮水疱，破流黃水．風腫者，皮膚拘皺不紅，其勢宣浮微熱微疼．痰腫者，軟如綿，硬如饅，不紅不熱．鬱結傷肝作腫者，不紅不熱，堅硬如石稜角，狀如岩凸．氣腫者，以手按之，皮緊而內軟，遇喜則消．遇怒則長，無紅無熱，皮色如常．跌撲瘀血作腫者，暴腫大熱，胖脹不紅．產後與閃挫瘀血作腫者，瘀血久滯於經絡，忽發則木硬不熱微紅，若膿已成而將潰者，其色必紫．諸腫形狀如此，不可一槪而論也．

癰疽辨痛歌

輕痛肌肉皮膚淺，重痛身在骨筋間，虛痛饑甚不脹閉，喜人揉按暫時安．實痛飽甚多脹閉，畏人挨按痛難言．寒痛喜煖色不變，熱痛焮痛遇冷歡．膿痛鼓長按復起，瘀痛隱隱潰不然．風痛氣痛皆走注，風刺氣刺細心看．

［註］痛由不通，然亦種種不一，有輕痛·重痛·虛痛·實痛·寒痛·熱痛·膿痛·瘀血凝結作痛·風痛·氣痛之別．輕痛者，肌肉皮膚作痛，屬淺．重痛者，痛徹筋骨，屬深．虛痛者，腹饑則甚，不脹不閉，喜人揉按，暫時可安．實痛者，食飽則甚，又脹又閉，畏人挨按，痛不可言．寒痛者，痛處定而不移，皮色不變，遇煖則喜．熱痛者，皮色焮赤，遇冷則歡．膿痛者，憎寒壯熱，形勢鼓長，按而復起．瘀血凝結作痛者，初起隱隱作痛，微熱微脹．將潰則色紫微痛，既潰則不疼．風痛者，走注甚速．氣痛者，流走無定，刺痛難忍．諸痛如此，不可不詳辨也．

癰疽辨膿歌

癰疽未成宜消托，已成當辨有無膿．按之堅硬無膿象，不熱無膿熱有膿．大軟應知膿已熟，半軟半硬膿未成．按之卽起膿已有，不起無膿氣血窮．深按速起稀黃水，深按緩起壞汚膿．實而痛甚內是血，內是氣兮按不疼．輕按卽痛知膿淺，重按方疼深有膿．薄皮剝起其膿淺，皮不高阜膿必濃．稠黃白膿宜先出，桃紅紅水次第行．肥人膿多瘦人少，反此當究有變凶．稠黃氣實虛稀白，粉漿汚水定難生．汗後膿穢猶可愈，膿出身熱治無功．

［註］凡看癰疽瘡瘍，形勢未成者，卽用內消之法．若形勢已成，卽用內托之法，當辨膿之有無淺深．以手按之堅硬者，無膿之象．按之不熱者無膿，熱者有膿．按之大軟者，內膿已熟．半軟半硬者，膿未全成．按之指起卽復者，有膿．不復者無膿，其氣血必窮而虛甚也．深按之而速起者，內是稀黃水．深按之而緩起者，內是壞汚膿．按之實而痛甚者，內必是血．按之虛而不疼者，內必是氣．輕按卽痛者，其膿淺．重按方痛者．其膿深．薄皮剝起者，其膿必淺．皮色不變，不高阜者，其膿必稠．大抵癰疽瘡瘍，先宜出黃白稠膿，次宜出桃花膿，再次宜流淡紅水．肨人宜於膿多，瘦人宜於膿少．若肨人膿少，是肉不腐．瘦人膿多，是肉敗壞，皆非吉也．又凡氣實者多稠黃膿，氣虛者多稀白膿，半虛半實者多稠白膿．又有膿出如粉漿，如汚水者，謂之敗漿，不治之證也，命必難生．惟汗後膿穢者可愈，若膿已出，而身猶大熱不休者，治亦無功．盖癰疽之得膿，如傷寒之得汗，汗出而反大熱者，壞傷寒也．膿出而身猶大熱者，壞癰疽也．

癰疽辨痒歌

初起作痒因風熱，潰後膿漚或冒風．將斂作痒生新肉，痒若蟲行氣血充．

［註］痒屬風，亦各有因．凡腫瘍初起，皮膚作痒者，爲風熱相搏．潰後作痒者，輕由膿漚，甚由瘡口冒風，故突起疙瘩，形如小米．抓破之後，津水者，是脾濕．津血者，是脾燥．若將斂作痒者，緣初腫時肌肉結滯，氣血罕來，及至將斂，氣血漸充，助養新肉，故痒也．然必痒若蟲行，方稱美疾．他如疥癬作痒，皆屬風淫，勿視爲一類也．

癰疽辨暈歌

眞暈應知非腫痕，瘡旁形狀若紅筋，臟腑蘊受銳毒發，三暈可愈五傷身．

［註］俗以腫痕爲暈，非眞暈也．眞暈生於瘡口之旁，狀若紅筋，皆由臟腑蘊受銳毒而成，二三暈可治，五暈難醫．

癰疽總論治法歌

癰疽瘡瘍初如粟，麻痒焮痛卽大毒．不論陰陽灸最，宜灸後湯洗膏固護，內用疏解與宣通，外宜敷藥四圍束．輕證神燈照三枝，平塌須急補不足，高腫不可過於攻，內熱毒盛須消毒. 二便秘結宜通利, 臟腑宣通方爲福. 十日以後瘡尚堅, 鈹鍼點破最宜先, 半月之後膿若少, 藥筒拔提膿要黏. 瘡已潰爛腐不脫, 當腐剪破開其竅, 能令膿管得通流, 自然瘡頭無閉塞. 頻將湯洗忌風吹, 去腐須當上靈藥, 生肌散用將斂時, 保養須勤毋怠惰. 切忌膿出投寒凉, 冬宜溫室夏明窓. 肌肉長平將蒼斂, 謹愼調理更加詳. 新肉如珠皮不斂, 若失保養命多亡.

[註] 癰疽瘡瘍初起如粟, 若痲痒焮痛者, 卽毒甚也. 七日以前, 形勢未成, 不論陰陽, 俱先當灸之. 輕者使毒氣隨火而散, 重者拔引鬱毒, 通徹內外, 實良法也. 灸完卽用湯洗之法, 洗完用太乙膏貼於瘡頂上, 豫防風襲. 內服疏解宣通之劑, 如神授衛生湯·內疏黃連湯·蟾酥丸之類. 外圍敷藥, 如冲和膏·玉龍膏之類, 四圍束之. 輕證以神燈照照之, 每用三枝. 如形勢已成, 當因證施治. 平塌者宜投補劑, 以益其不足, 使毒外出. 高腫者不可過於攻伐, 以傷元氣, 致難潰斂. 內熱盛者, 須佐消毒之劑, 以防毒熾. 二便秘結者, 急用通利之方, 使臟腑宣通, 方爲佳兆. 如十日之後, 瘡尚堅硬, 必須用鈹鍼, 當頭點破. 半月之後, 膿尚少者, 急用藥筒拔法拔之, 膿血膠黏者爲順, 紫血稀水者爲逆. 過二十一日, 縱有稀膿, 亦難治矣. 若已潰之後, 腐仍不脫, 堵塞瘡口者, 用刀剪當頭剪開寸餘, 使膿管通流, 自然瘡不閉塞. 拔膿剪腐已完, 用方盤一箇, 瘡下放定, 將猪蹄湯以軟帛淋洗瘡上, 倂入孔內, 輕手擦淨內膿, 庶敗腐宿膿, 隨湯而出, 以淨爲度. 再以軟帛疊成七八重, 勿令太乾,帶湯乘熱, 覆於瘡上, 兩手輕按片時, 帛溫再換. 如此洗按四五次, 血氣疏通, 患者自然爽快. 每日如是洗之, 謹避風寒. 腐肉處以黃靈藥摻之, 候腐肉脫盡, 已見紅肉時, 洗後隨用抿脚挑玉紅膏, 於手心上捺化, 搽塗瘡口內, 外用太乙膏盖之. 不數日新肉頓生, 瘡勢將斂, 以生肌散或珍珠散撒之. 保養謹愼, 不可怠緩. 膿出後切忌投以寒凉之藥, 患者冬宜溫室, 防其寒也. 夏宜明窓, 避風暑也. 肌肉長平, 瘡斂時尤加小心, 謹愼調理. 卽使新肉如珠, 皮口將斂, 若調理疏忽, 失於保養, 恐致虛脫暴變, 命必危亡矣.

內消治法歌

內消表散有其奇功, 脈證俱實用最靈, 脈證俱虛宜兼補, 發渴便秘貴疏通. 淸熱解毒活氣血, 更看部位屬何經, 主治隨加引經藥, 毒消肌肉自然平.

[註] 經云, 發表不微熱. 又云, 汗之則瘡已. 故曰內消表散有奇功也. 惟脈證俱實者, 斯可用之. 若脈證俱虛, 便宜兼補, 發渴便秘, 須急疏行, 不可槪施表散之劑也. 癰疽皆因氣血凝結, 火毒太盛所致. 故以淸熱解毒, 活氣活血爲主. 更宜詳看部位, 屬何經絡, 卽用引經之藥以治之, 則腫痛自消, 肌肉自平矣.

內托治法歌

已成不起更無膿, 堅硬不赤或不疼, 膿少淸稀口不斂, 大補氣血調衛榮. 佐以祛毒行滯品, 寒加溫熱禦寒風. 腫消膿出腐肉脫, 新生口斂內托功.

[註] 凡瘡腫已成, 不能突起, 亦難潰膿, 或堅腫不赤而疼, 或不疼, 膿少淸稀, 瘡口不合, 皆氣血虛也. 宜以大補氣血, 調和榮衛爲君, 祛毒爲佐, 加以辛香, 行其鬱滯, 加以溫熱, 禦其風寒, 候膿出腫消, 腐肉盡去, 氣血充足, 新肉自然生矣.

虛實治法歌

癰疽未膿灸最良, 藥服托裏自安康. 發熱惡寒身拘緊, 無汗表散功最長. 腫硬口乾二便秘, 下利毒熱自然凉. 焮痛熱盛煩躁渴,便和清熱自吉昌. 內膿不出瘀肉塞, 用刀開割法相當. 軟漫無膿不腐潰, 宜服溫補助生陽, 潰後新肉如凍色, 倍加溫熱自吉祥. 大汗亡陽桂枝附, 自汗肢厥四逆湯. 脾虛潰後肌消瘦, 膿水清稀面白黃. 不眠發熱瘡口懈, 食少作渴大便溏. 宜服清補助脾劑, 投方應證保無妨.

[註] 凡治癰疽, 不問陰陽表裏, 日數遠近, 但未見膿時, 俱宜灸之. 焮腫發熱脈浮者, 宜用托裏之藥. 若脈緊, 發熱惡寒, 偏身拘緊無汗者, 宜用表散之藥. 腫硬口乾, 二便秘澁者, 宜用下利之藥, 以泄其毒. 熱焮痛勢深, 煩躁飮冷, 口燥舌乾便和者, 宜用清熱之藥. 內膿不出, 瘀肉堵塞瘡口者, 用刀開割之. 軟漫無膿, 不腐潰者, 陽虛也, 助以溫補之劑以生其陽. 潰後新肉生遲, 如凍色者, 肉冷肌寒也, 宜倍加溫熱之藥, 如大汗不止者, 亡陽也, 宜用桂枝附子等藥. 自汗肢厥者, 宜用四逆湯. 若潰後肌肉消瘦, 膿水淸稀, 面色黃白者, 脾虛也. 不寐發熱者, 虛火上炎也. 瘡口懈大者, 氣陷不固也. 食少作渴, 大便溏者, 脾虛熱也, 俱宜服淸補助脾之藥.

癰疽鍼法歌

取膿除瘀用鈹鍼, 輕重疾徐在一心. 皮薄鍼深傷好肉, 肉厚鍼淺毒猶存. 腫高且軟鍼四五, 堅腫宜鍼六七分. 腫平肉色全不變, 此證當鍼寸許深. 背腹肋脇生毒患, 偏鍼斜入始全身, 欲大開口鍼斜出, 小開直出法須遵. 氣虛先補鍼宜後, 膿出證退效如神. 用在十日半月後, 使毒外出不傷人, 又有不宜用鍼處, 瘿瘤冬月與骨筋.

[註] 經云, 癰氣之瘀者, 當以鍼開除去之. 又云, 鈹鍼末如鋒銳, 以取大膿. 故曰取膿除瘀用鈹鍼也. 其輕重疾徐, 自有一定, 在人心度量用之, 不可亂施. 盖皮薄鍼深, 反傷好肉, 肉厚鍼淺, 毒又難出. 大抵腫高而軟者在肌肉, 鍼四五分. 腫下而堅者在筋脈, 鍼六七分. 腫平肉色不變者, 附於骨也, 宜鍼寸許. 若毒生背腹肋脇等處, 宜扁鍼斜入, 以防透膜. 鍼旣透膿, 視瘡口必有膿意如珠, 斯時欲大開口, 則將鍼斜出. 欲小開口, 則將鍼直出. 所謂逆而奪之, 順而取之也. 隨以棉紙捻蘸元珠膏度之, 使膿會齊·二三時將捻取出, 瘡口貼太乙膏, 四圍敷烏龍膏. 元氣虛者, 必先補而後鍼, 膿一出則諸證悉退. 再者, 用鍼自有其時, 不可太早, 亦不可太遲, 如十日之間, 瘡尙堅硬, 用鈹鍼當頭點破. 半月後不作膿腐者, 用鈹鍼品字樣, 三孔開之, 不問深淺, 以知痛爲住, 隨用藥筒拔法拔之. 又有不宜鍼者, 如瘿瘤·結核之類, 肚臍骨節近筋之處, 及冬月閉藏之時, 皆在所禁也.

癰疽砭法歌

癰疽腫赤走不定, 赤游丹毒紅絲疔, 時毒瘀血壅盛證, 砭石治法最宜行. 只須刺皮無傷肉, 磁鋒對患最宜輕, 毒血遇刺皆出盡, 腫消紅散有奇功.

[註] 凡癰疽紅腫色赤, 游走不定, 及赤游丹毒, 紅絲疔走散, 時毒瘀血壅盛等證, 皆宜行砭石之法. 然忌其太深, 『內經』所謂刺皮無傷肉也. 法用細磁器擊碎, 取有鋒芒者一塊, 用箸一根, 將頭劈開, 夾而縛之, 用二指輕捺筯梢, 以磁鋒對患處, 懸寸許, 再用重筯一根, 頻擊筯頭, 令毒遇血刺皆出, 至次日腫未全消, 再量行砭之, 以腫消紅散爲度.

癰疽灸法歌

癰疽初起七日內, 開結陰毒灸最宜. 不痛灸至痛方止, 瘡疼灸至不疼時. 法以濕紙覆其上, 乾處先灸不宜遲. 蒜灸黃蠟附子灸, 豆豉蠐螬各用之.

[註] 凡癰疽初起, 七日以前, 開結陰毒, 非灸不可. 不痛者灸至知痛, 瘡疼者灸至不疼. 盖着毒則不痛, 至好肉則痛, 必灸至知痛者, 令火氣至好肉方止也. 着皮肉未壞處則痛, 着毒則不痛, 必灸至不疼者, 令火氣着毒方止也. 法以紙蘸水滿覆患上, 看紙先乾處, 卽先灸之. 但灸法貴於早施, 如證起二·三日卽灸, 十證可全八九. 四·五日灸者, 十證可全六七. 六·七日灸者, 十證可全四五, 愈早愈妙. 其法不一, 有隔蒜灸者, 有當肉灸者, 有用黃蠟灸者, 有用附子灸, 豆豉灸·螃蟹灸者. 一壯灸至百壯, 以效爲度. 至艾壯之大小, 則量瘡勢以定之. 然灸有應忌者, 如腎俞發不宜灸, 恐消腎液. 手指不宜灸, 因皮肉澆薄, 恐皮裂肉努. 至於頭乃諸陽之首, 諸書俱云禁灸, 若誤灸逼毒入裏, 令人痰喘上涌, 反加大腫. 然遇純陰下陷之證, 必當灸之, 不灸則不能回陽. 若半陰半陽之證, 則仍當禁而不灸.

隔蒜灸法

大蒜切成片, 約三錢厚, 安瘡頭上, 用大艾壯灸之, 三壯卽換一蒜片. 若漫腫無頭者, 以濕紙覆其上, 視其先乾處, 置蒜片灸之. 兩三處先乾, 兩三處齊灸之. 有一點白粒如粟, 四圍紅腫如錢者, 卽於白粒上灸之. 若瘡勢大, 日數多者, 以蒜搗爛, 鋪於瘡上, 艾鋪蒜上灸之. 蒜敗再易, 以知痛甚爲效. 凡癰疽流注·鶴膝風, 每日灸二·三十壯. 癰疽陰瘡等證, 艾數必多, 宜先服護心散, 以防火氣入內. 灸小兒, 先將蒜置大人臂上, 燃艾候蒜溫, 卽移於小兒毒上, 其法照前. 經云, 寒邪客於經絡之中則血泣, 血泣則不通, 不通則衛氣從之, 壅遏而不得行, 故熱. 大熱不止則肉腐爲膿. 盖毒原本於火, 然與外寒相搏, 故以艾火·蒜灸之, 使開結其毒, 以移深居淺也.

黃蠟灸法

凡癰疽·發背·惡瘡·頑瘡, 先以濕麵隨腫根作圈, 高寸餘, 實貼皮上, 如井口形, 勿令滲漏, 圈外圍布數重, 防火氣烘膚, 圈內鋪蠟屑三·四分厚, 次以銅漏杓盛桑木炭火, 懸蠟上烘之, 令蠟化至滾, 再添蠟屑, 隨添以井滿爲度. 皮不痛者毒淺, 灸至知痛爲度. 皮痛者毒深, 灸至不知痛爲度. 去火杓, 卽噴冷水少許於蠟上, 俟令起蠟, 蠟底之色青黑, 此毒出之徵也. 如漫腫無頭者, 亦以濕紙試之, 於先乾處灸之, 初起者一·二次卽消, 已成者二·三次卽潰. 瘡久潰不斂, 四圍頑硬者, 卽於瘡口上灸之, 蠟從孔入, 愈深愈妙, 其頑腐瘀膿盡化, 收斂甚速.

附子餅灸法

生川附子爲末, 黃酒合作餅如三錢厚, 安瘡上以艾壯灸之. 每日灸數壯, 但令微熱, 勿令疼痛. 如餅乾, 再易餅灸之, 務以瘡口紅活爲度. 治潰瘍氣血俱虛, 不能收斂, 或風寒襲之, 以致血氣不能運行者, 實有奇驗.

豆豉餅灸法

癰疽發背, 已潰未潰, 用江西淡豆豉爲末, 量瘡大小, 黃酒合作餅, 厚三分, 置患處灸之, 餅乾再易餅. 如己有瘡孔, 勿覆孔上, 四布豉餅, 列艾其上灸之, 使微熱, 勿令肉破, 如熱痛急易之, 日灸三度, 令瘡孔出汗卽瘥.

螃蟹灸法

疳瘻惡瘡, 諸藥不驗者, 取螃蟹剪去兩頭, 安瘡口上, 以艾灸之, 七壯一易, 不過七枚, 無不效者.

麥冬粳米飮

此方治癰疽陰瘡, 法當艾灸, 或灸太過者, 或陽瘡不應灸而誤灸者, 以致火毒入裏, 令患者頭項浮腫, 神昏痰涌, 吁吁作喘, 急服此藥, 以淸解火毒甚效.

麥門冬 去心 粳米 各三錢

水二鍾, 煎一鍾, 徐徐熱服.

[方歌] 麥冬粳米各等分，能醫灸後頭項腫，神昏痰涌作喘聲，水煎徐徐功最勇.

癰疽烙法歌

烙鍼二枚須一樣，筋大頭圓七寸長．捻時蘸油燒火上，斜入向軟烙斯良．一烙不透宜再烙，膿水流出始安康．再用紙捻入烙口，外貼膏藥古稱强．此法今時不常用，惟恐患者畏驚惶．今時多用陽燧錠，代火鍼烙實奇方.

[註] 癰疽流注，經久不消，內潰不痛，宜用火鍼烙之．二枚一樣，形如筯粗，頭圓，長七寸．捻時蘸香油炭火上燒紅，於瘡頭近下斜入，向軟處烙之．一烙不透再烙，必得膿水不假手按流出，方用綿紙撮捻如繩狀，隨深淺捻入烙口，餘紙分開，外貼膏藥，此古法也，今罕用之．盖恐患者驚懼，故以陽燧錠代之.

陽燧錠

蟾酥 末 硃砂 末 川烏 末 草烏 末．各五分 直殭蠶 末．一條

以上共和勻，用硫黃一兩五錢，置杓內，微火炖化．次入前蟾酥等末，攪勻．再入當門子麝香二分，氷片一分，攪勻．卽傾入濕磁盤內，速盪轉成片，俟冷取收磁礶內．用時取甛爪子大一塊，要上尖下平，先用紅棗肉擦灸處，粘藥於上，用燈草蘸油，捻火焠藥錠上，灸五壯或七壯，九壯畢，卽飮米醋半酒鍾．候起小疱，用線鍼串破，出黃水些須，貼萬應膏，其毒卽消．如風氣痛，用筯子於骨縫中按之，痠痛處以墨點記，灸之.

再諸瘡初起，於腫處各灸三·五壯，立差.

[方歌] 陽燧錠灸寒腫瘡，硃砂二烏殭硫黃，火煉加蟾共氷麝，乘熱傾出成片良.

神燈照法歌

癰疽輕證七日時，神燈照法最相宜．未成自消已成潰，卽發卽腐實稱奇．油浸灼火周圍照，初用三根漸加之．照後敷藥貼患上，有膿湯洗不宜遲.

[註] 凡癰疽輕證，初起七日前後，神燈照法最宜．能使未成者自消，已成者自潰，不起發者卽起發，不腐者卽腐，實有奇驗．將神燈照麻油浸透，用火點着，離瘡半寸許，自外而內，周圍徐徐照之，火頭向上，藥氣入內，毒氣隨火解散，自不致內侵臟腑．初用三根，漸加至四·五根，候瘡勢漸消時，仍照之．但照後卽用敷藥，圍敷瘡根，比瘡暈大二·三分爲率．瘡口用萬應膏貼之．如乾及有膿，用猪蹄湯潤洗之．如己潰，大膿瀉時，不必用此照法.

神燈照法方

硃砂 雄黃 血竭 沒藥 各二錢 麝香 四分

共爲細末，每用三分．紅綿紙裹藥搓捻，長七寸，麻油浸透聽用.

[方歌] 神燈照法功速急，麝沒雄硃血竭宜，爲末紙裹麻油潤，火點薰瘡火毒離.

桑柴火烘法歌

癰疽初起腫且疼，重若負石不潰膿．桑柴烘法能解毒，止痛消腫有奇功．新桑樹根劈條用，木枝長有九寸零，劈如指粗一頭燃，吹滅用火患處烘．片時火盡宜再換，每用三四枝方靈．每日須烘二三次，腫潰腐脫新肉生.

[註] 凡癰疽初起腫痛，重若負石，堅而不潰者，桑柴烘之，能解毒止痛，消腫散瘀，毒水一出，卽能內消．若潰而不腐，新肉不生，疼痛不止者，用之助陽氣，散瘀毒，生肌肉，移深居淺，實有奇驗．法用新桑樹根，劈成條，或桑木枝，長九寸，劈如指粗，一頭燃着吹滅，用火向患處烘片時，火盡再換．每次烘三·四枝，每日烘二·三次，以知熱·腫潰·肉腐爲度，此古法也．但桑柴火力甚猛，宜用於未潰之先,

可以生發陽氣, 速潰速腐. 若已潰之後, 或瘡口寒, 或天氣寒, 或肌肉生遲者, 亦須烘之, 使肌肉常煖. 法以桑木燒作紅炭, 以漏杓盛之, 懸患上, 自四圍烘至瘡口, 或高或低, 總以瘡知熱爲度. 每日烘後, 再換敷貼之藥. 盖肌肉遇煖則生, 潰後烘法, 亦瘍科所不可缺也.

牛膠蒸法歌

癰疽發背痔漏瘡, 牛膠蒸法最相當. 熬稠攤紙貼患上, 醋煮軟布熱蒸良. 溫易瘡痒膿出盡, 洗法膠紙貫衆湯.

[註] 癰疽·發背·痔漏·惡瘡·臁瘡·久頑不斂等瘡, 用牛皮膠一塊, 水熬稀稠得所, 攤厚紙上, 每剪一塊貼瘡口. 次用釅醋煮軟布二塊, 乘熱罨膠紙上蒸之, 稍溫再易, 蒸至瘡痒膿出至盡. 豫用貫衆二兩, 煎湯熱洗, 去膠紙, 外用膏藥貼之. 次日照前蒸洗, 直至膿盡瘡乾爲度.

藥筒拔法歌

癰疽陰證半月間, 不發不潰硬而堅, 重如負石毒膿鬱, 致生煩躁拔爲先. 鈹鍼放孔品字樣, 膿鮮爲順紫黑難.

[註] 癰疽陰證, 十五日前後, 瘡不起發, 膿至深不能外潰, 瘡勢堅硬, 重如負石, 毒膿內潰好肉, 致生煩躁. 宜用藥筒拔法爲先, 令毒膿得門路而出. 豫將竹筒藥水煮熱. 次用鈹鍼置瘡頂一寸之內, 品字樣放開三孔, 深一寸或半寸, 量瘡之高下, 取竹筒乘熱合於瘡孔上, 拔出膿血, 紅黃鮮明者, 爲順證, 易治. 若膿血紫黑者, 爲敗證, 難治.

煮竹筒方

羌活 獨活 紫蘇 蘄艾 菖蒲 白芷 甘草 各五錢 連鬚葱 二兩

水十碗, 熬數滾聽用. 次用鮮嫩竹一段, 長七寸, 徑口一寸半, 一頭留節, 刮去靑皮, 厚約分許, 靠節鑽一小孔, 以杉木條塞之, 放前藥水內, 煮數十滾, 將藥水鍋置患人榻前, 取筒傾去藥水, 乘熱急合瘡頂鍼孔上, 按緊自然吸住. 待片時藥筒已溫, 拔去杉木塞子, 其筒易落, 外用膏藥盖貼, 勿令受風. 膿血不盡, 次日再煮, 仍按舊孔再拔, 治陰瘡擠膿不受疼之良法也, 勿忽之. 如陽瘡, 則不必用此法, 恐傷氣血, 愼之.

[方歌] 藥水煮筒有奇能, 令瘡膿出不受疼, 菖蘇羌獨艾芷草, 整葱竹筒水煮濃.

御纂醫宗金鑑 卷六十二

腫瘍主治類方

仙方活命飮

此方治一切癰疽，不論陰陽瘡毒，未成者卽消，已成者卽潰，化膿生肌，散瘀消腫，乃瘡癰之聖藥，誠外科之首方也. 故名之曰‘仙方活命飮’.

穿山甲 炒. 三大片 皀刺 五分 歸尾 一錢五分 甘草節 一錢 金銀花 二錢 赤芍藥 五分 乳香 五分 沒藥 五分 花粉 一錢 防風 七分 貝母 一錢 白芷 一錢 陳皮 一錢五分

右十三味，好酒煎服，恣飮盡醉.

[方歌] 仙方活命飮平劑，瘡毒癰疽俱可醫. 未成卽消疼腫去，已成膿化立生肌. 穿山皀刺當歸尾，草節金銀赤芍宜，乳沒天花防貝芷，陳皮好酒共煎之.

神授衛生湯

此方治癰疽發背，疔瘡對口，一切丹瘤惡毒諸證. 服之宣熱散風，行瘀活血，消腫解毒，疎通臟腑，乃表裏兩實之劑，功效甚速.

皀角刺 一錢 防風 六分 羌活 八分 白芷 六分 穿山甲 炒. 六分 連翹 六分 歸尾 一錢 乳香 五分 沈香 六分 金銀花 一錢 石決明 天花粉 一錢 甘草節 一錢 紅花 六分 大黃 酒拌，炒. 二錢

右十五味，水二碗，煎八分. 病在上部，先飮酒一杯後服藥. 病在下部，先服藥，後飮酒一杯，以行藥力.

如氣虛便利者，不用大黃.

[方歌] 神授衛生表裏劑，癰疽諸瘡惡毒良，行瘀活血兼消腫，表裏疎通實劑方. 皀刺防風羌芷甲，連翹歸尾乳沈香，金銀石決天花粉，甘草紅花共大黃.

淸熱消風散

此方治癰疽瘡腫，已成未成之際，無表無裏，故外不惡寒，內不便秘，惟紅腫焮痛，高腫有頭者，宜服此藥以和解之也.

皀角刺 一錢 防風 五分 陳皮 一錢 連翹 去心. 一錢 花粉 五分 柴胡 一錢 黃芩 五分 川芎 五分 白芍 五分 甘草 五分 當歸 五分 黃芪 一錢 金銀花 五分 蒼朮 炒. 一錢 紅花 一錢

右十五味，水二鍾，煎八分，食遠服.

[方歌] 淸熱消風無表裏，癰疽諸毒和解方，皀刺防風陳翹粉，柴芩芎芍草芪當. 銀花蒼朮紅花入，婦女還加香附良.

若婦人加香附子，用童便炒.

乳香黃芪散

此方治癰疽發背諸毒，疔瘡疼痛不可忍者，乃氣虛不勝毒之故也. 服之未成卽消，已成卽潰，不用刀砭，惡肉自脫. 并治打撲損傷，筋骨疼痛之證.

當歸 一錢 白芍 炒. 一錢 人參 一錢 生黃芪 一錢 川芎 一錢 熟地 一錢 乳香 五分 沒藥 五分 陳皮 一錢 粟殼 去筋膜，蜜炙 甘草節 一錢

右水二鍾，煎八分，量病上下，食前後服之.

[方歌] 乳香黃芪治氣弱，癰疽諸毒痛難當，未成卽消已成潰，歸芍參芪芎地黃，乳沒粟陳甘草節，更醫打撲筋骨傷.

內疎黃連湯

此方治癰疽陽毒在裏，火熱發狂發熱，二便秘澁，煩躁嘔噦，舌乾口渴飮冷等證，六脈沈數有力者，急宜服之，以除裏熱.

山梔 一錢 連翹 一錢 薄荷 一錢 甘草 五分 黃芩 一錢 黃連 一錢 桔梗 一錢 大黃 二錢 當歸 一錢 白芍 炒. 一錢 木香 一錢 檳榔 一錢

右水二茶鍾, 煎八分, 食前服. 加蜜二匙亦可.

[方歌] 內疎黃連瀉裏熱, 癰瘡毒火陽盛狂, 腫硬發熱二便秘, 煩躁乾嘔渴飮凉, 梔翹薄草芩連桔, 大黃歸芍木檳榔.

回陽三建湯

此方治癰疽發背初起, 不疼不腫, 不紅不熱, 堅如頑石, 硬若牛皮, 體倦身凉, 脈息遲細, 色似土硃, 粟頂多孔, 孔孔流血, 根脚平散, 軟陷無膿, 皮不作腐, 頭溫足凉者, 並急服之.

人參 一錢 附子 一錢 當歸 一錢 川芎 一錢 甘草 五分 茯苓 一錢 生黃芪 一錢 枸杞 一錢 紅花 五分 紫草 五分 獨活 五分 陳皮 一錢 蒼朮 炒. 五分 厚朴 炒. 五分 木香 五分 山萸肉 一錢

右十六味, 加煨薑三片, 皂角樹根上白皮二錢水二碗, 煎八分, 入酒一杯, 隨病上下, 食前後服之. 用棉帛覆盖瘡上, 常令溫煖, 不得大開瘡孔, 走泄元氣爲要.

[方歌] 回陽三建治音疽, 體倦身凉脈細遲, 不腫不疼不紅熱, 堅如頑石硬如皮, 根平軟陷無膿腐, 參附歸芎草茯芪, 枸杞紅花與紫草, 獨陳蒼朴木山萸.

竹葉黃芪湯

此方治癰疽發背, 諸般疔毒, 表裏不實, 熱甚口中乾大渴者, 服之生津止渴.

人參 八分 生黃芪 八分 石膏 煆. 八分 半夏 製. 八分 麥冬 八分 生地 二錢 白芍 八分 甘草 八分 川芎 八分 當歸 八分 竹葉 十片 黃芩 八分

右十二味, 水二鍾, 薑三片, 燈心二十根, 煎八分, 食遠溫服.

[方歌] 竹葉黃芪口乾渴, 清熱補正助生津, 參芪膏夏麥冬地, 芍草芎歸竹葉芩.

內消散

此方治癰疽發背, 對口疔瘡, 乳癰, 無名腫毒, 一切惡瘡. 能令癰腫內消, 使毒內化, 尿色赤汚, 從小便而出. 勢大者, 雖不全消, 亦可轉重爲輕, 移深居淺.

知母 一錢 貝母 一錢 花粉 一錢 乳香 一錢 半夏 製. 一錢 白芨 一錢 穿山甲 一錢 皂刺 一錢 銀花 一錢

右九味, 水·酒各一碗, 煎八分, 隨病上下, 食前後服之. 留藥渣搗爛, 加秋芙蓉葉一兩, 研爲細末. 再加白蜜五匙, 用渣調敷瘡上. 一宿卽消, 重者再用一服.

[方歌] 內消散用化諸毒, 毒化從尿色變行. 知貝天花乳夏及, 穿山角刺共金銀. 藥渣搗和芙蓉葉, 白蜜調敷毒卽平.

已上諸方治癰疽, 七日以前, 瘡勢未成. 形體壯實, 而表裏之證相和者宜服, 病退卽止. 如過七日以後, 形勢已成, 則宜托裏消毒等湯, 使毒現於外, 以速其膿. 若仍用前散下之藥, 恐傷元氣, 致生變證也.

內固清心散

此方治癰疽發背, 對口疔瘡, 熱甚掀痛, 煩躁飮冷. 其人內弱服之, 預防毒氣內攻於心也.

菉豆粉 二兩 人參 二錢 氷片 一錢 雄黃 二錢 辰砂 二錢 白豆蔻 二錢 元明粉 二錢 茯苓 二錢 甘草 二錢 乳香 二錢

右十味爲細末, 每服一錢五分. 蜜湯調下, 不拘時服.

[方歌] 內固清心防毒攻, 內弱毒氣入心中, 掀痛熱甚兼飮冷, 豆粉人參氷片雄, 辰砂白蔻元明粉, 茯苓甘草乳香同.

琥珀蠟礬丸

此方治癰疽發背, 瘡形已成, 而膿未成之際, 其人卽不虛弱, 恐毒氣不能外出, 內攻於裏. 預服此丸, 護膜護心, 亦且活血解毒.

白礬 一兩二錢 雄黃 一錢二分 琥珀 另研極細. 一錢 硃砂 研細. 一錢 白蜜 二錢 黃蜡

右上四味, 先研細末, 另將蠟·蜜入銅杓內溶化, 離火片時, 候蠟四邊稍凝, 方將藥味入內, 攪勻共成一塊, 將藥火上微烘, 急作小丸, 如菉豆大，硃砂爲衣，磁罐收貯．每服二·三十丸，食後白湯送下．毒甚者，早晚服，其功最速．

［方歌］琥珀蠟礬治癰毒，未出膿時平劑佳，預服護膜能解毒，蠟礬雄珀蜜硃砂．

護心散

此方治瘡毒內攻，口乾煩躁，惡心嘔吐者，服此藥護心解毒也．

綠豆粉 一兩 乳香 淨末．三錢 硃砂 一錢 甘草 一錢

右四味研細末，每服二錢，白滾湯調服，早晚二次．

［方歌］護心散治毒內攻，煩躁口乾嘔逆沖，豆粉乳香硃共草，二錢調下有神功．

透膿散

此方治癰疽諸毒，內膿已成，不穿破莁，服之卽潰破毒出．

生黃芪 四錢 穿山甲 一錢 川芎 三錢 當歸 二錢 皀角刺 一錢五分

右五味，水三鍾，煎一鍾．瘡在上，先飮酒一杯，後服藥．瘡在下，先服藥，後飮酒一杯．

［方歌］透膿散治膿已成，不能潰破劑之平，用此可代鍼瀉毒，角刺歸芪山甲芎．

托裏消毒散

此方治癰疽已成，內潰遲滯者，因血氣不足，不能助其腐化也．宜服此藥托之，令其速潰，則腐肉易脫，而新肉自生矣．

皀角刺 五分 銀花 一錢 甘草 五分 桔梗 五分 白芷 五分 川芎 一錢 生黃芪 一錢 當歸 一錢 白芍 一錢 白朮 一錢 人參 一錢 茯苓 一錢

右十二味，水二鍾，煎八分，食遠服．

［方歌］托裏消毒助氣血，補正脫腐肌易生，皀角銀花甘桔芷，芎芪歸芍朮參苓．

神功內托散

此方治癰疽·腦項諸發等瘡，日久不腫不高，不能腐潰，脈細身凉．宜服此溫補托裏之劑，以助氣血也．

人參 一錢五分 附子 製．一錢 川芎 一錢 歸身 二錢 黃芪 一錢 白朮 土炒．一錢五分 白芍 炒．一錢 木香 硏．五分 穿山甲 炒．八分 甘草 炙．五分 陳皮 一錢 白茯苓 一錢

右十二味，煨薑三片，大棗二枚，水二茶鍾，煎八分，食遠服．

［方歌］神功內托音毒證，不腫不高不潰疼，參附芎歸芪朮芍，木香山甲草陳苓．

復元通氣散

此方治乳癰·腹癰·便毒·耳痛·耳聾等證，皆由毒氣滯塞不通故耳，服之則氣通毒散．

青皮 四兩 陳皮 四兩 栝蔞仁 二兩 穿山甲 二兩 金銀花 一兩 連翹 一兩 甘草 半生半炙．二兩

右七味硏末，每服二錢，黃酒調下．

［方歌］復元通氣乳腹癰，便毒兼治耳痛聾，青陳蔞甲銀翹草，一服能教毒氣通．

雙解貴金丸

此方治背疽諸毒初起，木悶堅硬，便秘，脈沈實者，悉效．隨證加藥，服法列後．

生大黃 一斤 白芷 十兩

右二味爲末，水丸．每服三·五錢，五更時用連鬚葱大者三根，黃酒一碗，煮葱爛，取酒送藥．服畢盖臥出汗，過三·二時，俟大便行一·二次立效．

［按］此宜通攻利之劑也．濟之以葱酒，力能發汗，故云雙解．弱者隨用中劑，行後以四君子湯補之．老人虛人，每服一錢，用人參加生薑煎湯送下，過一時，再一服．得睡，上半身得汗則已．

［方歌］雙解貴金治諸毒，腫瘍初起木硬堅，大黃白芷爲丸服，葱酒煎送汗下痊．

黍米寸金丹

此方乃異人所傳，常有暴中急證，忽然卒倒者，撬開牙關，硏灌三丸，其人卽活．又能治

發背癰疽，徧身癨腫，附骨癰疽等證也．凡初起憎寒壯熱，四肢倦怠，沈重者，不分表裏·老幼·輕重，並宜服之．

乳香 沒藥 各一錢 狗膽 乾者．一個 鯉魚膽 陰乾 硇砂 二錢 蟾酥 二錢 狗寶 一錢 麝香 五分 白丁香 四十九個 蜈蚣 酥炙．全者七條 黃蠟 三錢 烏金石 一錢 頭胎男乳 一合 輕粉 一錢 雄黃 一錢 水銀 煉粉霜白色者．三錢

右十六味爲細末，除黃蠟·乳汁二味，熬成膏子，同藥和丸，如菉豆大．小兒用一丸，大人三丸，重者五丸．冷病用葱湯，熱病用新汲水送下．衣被密盖，勿令透風，汗出爲度，諸病如失．

［方歌］黍米寸金奇效方，癰疽發背服之良．乳香沒藥狗鯉膽，蟾硇寶麝白丁香，蜈蚣黃蠟烏金石，男乳輕雄共粉霜．

麥靈丹

此丹能治癰疽惡毒，　無名諸瘍及疔瘡回裏，令人煩悶神昏．或婦人初發乳證，小兒痘疹餘毒，或腰腿暴痛等證．

鮮蟾酥 二錢 活蜘蛛 黑色大者佳．二十一個 定心草 卽兩頭尖，鼠糞．一錢 飛羅麵 六兩

右四味共研一處，用菊花熬成稀膏，和好捻爲麥子形，如麥子大．每服七丸，重·大者九丸，小兒輕證五丸．在上俱用滾白水服，在下用淡黃酒送服．每一料加麥子一合，收磁罐內．

［方歌］麥靈丹治疔毒疽，鮮蟾酥與活蜘蛛，定心草共飛羅麵，黃菊熬膏相合宜．

保安萬靈丹

此方治癰疽疔毒，對口發頤，風寒濕痺，濕痰流注，附骨陰疽，鶴膝風，及左癱右瘓，口眼歪斜，半身不遂，血氣凝滯，徧身走痛，步履艱辛，偏墜疝氣，偏正頭痛，破傷風牙關緊閉，截解風寒，無不應效．

茅山蒼朮 八兩 麻黃 羌活 荊芥 防風 細辛 川烏 湯泡，去皮 草烏 湯炮，去皮 川芎 石斛 全蝎 當歸 甘草 天麻 何首烏 各一兩 雄黃 六錢

右十六味爲細末，煉蜜爲丸，重三錢，硃砂爲衣，磁罐收貯．視年歲老壯，病勢緩急，斟酌用之．如惡瘡初起二·三日間，或癰疽已成至十日前後，未出膿者，狀若傷寒，頭痛煩渴，拘急惡寒，肢體疼痛，惡心嘔吐，四肢沈重，恍惚悶亂，皮膚壯熱，及傷寒四時感冒，傳變疫證，惡寒身熱，俱宜服之．用葱白九枝，煎湯調服一丸，盖被出汗爲效．如汗遲以葱湯催之，其汗必出，如淋如洗，令其自收，不可露風，患者自快，瘡未成者卽消，已成者卽高腫潰膿．如病無表裏相兼，不必發散，只用熱酒化服．

［又按］此方原載諸風癱瘓門中，今移錄於此者，盖瘡瘍皆起於榮衛不調，氣血凝滯，始生癰腫．此藥專能發散，又能順氣搜風，通行經絡，所謂結者開之也．經云，汗之則瘡已，正與此相合也．服後當避風，忌冷物，戒房事，如婦人有孕者勿服．

［方歌］靈丹治諸痹病，此藥猶能治腫瘍，發表毒邪從汗解，通行經絡效非常．麻黃羌活荊防細，川草烏芎石斛蒼，全蝎當歸甘草等，天麻何首共雄黃．

腫瘍敷貼類方

凡腫瘍初起時，腫高赤痛者，宜敷凉藥，以寒勝熱也．然亦不可太過，過則毒爲寒凝，變爲陰證．如漫腫不紅，似有頭而不痛者，宜敷溫藥，乃引毒外發也．經云，發表不遠熱，敷熱藥亦發表之意．凡調敷藥，須多攪，則藥稠粘．敷後貼紙，必須撕斷，則不崩裂，不時用原汁潤之．盖借濕以通竅，乾則藥氣不入，更添拘急之苦矣．凡去敷藥必看毛孔有汗，意者爲血脈通，熱氣散也，反此者逆．

如意金黃散

此散治癰疽發背，諸般疔腫，跌撲損傷，濕

痰流毒，大頭時腫，漆瘡火丹，風熱天泡，肌膚赤腫，乾濕脚氣，婦女乳癰，小兒丹毒，凡一切諸般頑惡熱瘡，無不應效，誠瘡科之要藥也.

南星 陳皮 蒼朮 各二斤 黃柏 五斤 薑黃 五斤 甘草 二斤 白芷 五斤 上白天花粉 十斤 厚朴 二斤 大黃 五斤

右十味共爲咀片，晒乾磨三次，用細絹羅篩，貯磁罐，勿泄氣. 凡遇紅赤腫痛，發熱未成膿者，及夏月時，俱用茶淸同蜜調敷. 如欲作膿者，用葱湯同蜜調敷. 如漫腫無頭，皮色不變，濕痰流毒，附骨癰疽，鶴膝風等證，俱用葱酒煎調敷. 如風熱所生，皮膚亢熱，色亮游走不定，俱用蜜水調敷. 如天泡火丹，赤游丹，黃水漆瘡，惡血攻注等證，俱用大藍根葉搗汁調敷，加蜜亦可. 湯潑火燒，皮膚破爛，麻油調敷. 已上諸引調法，乃別寒熱溫涼之治法也.

［方歌］ 如意金黃敷陽毒，止痛消腫實良方，南陳蒼柏薑黃草，白芷天花朴大黃.

五龍膏

此膏治癰疽陰陽等毒，腫痛未潰者，敷之卽拔出膿毒.

五龍草 卽烏蘞苺. 詳『本草綱目』蔓草部. 俗名五爪龍，江浙多産之. 金銀花 稀薟草 車前草 連根葉 陳小粉 各等分

右四味俱用鮮草葉，一處搗爛，再加三年陳小粉，幷飛鹽末二·三分，共搗爲稠糊. 遍敷瘡上，中留一頂，用膏貼盖，避風爲主. 若冬月草無鮮者，預採蓄下，陰乾爲末，用陳米醋調敷，一如前法幷效. 如此方內五龍草，或缺少不便，倍加稀薟草亦效.

［方歌］ 五龍膏用拔膿毒，平劑五龍草銀花，薟草車前俱搗爛，小粉飛鹽攪糊搽.

四虎散

此散治癰疽腫硬，厚如牛領之皮，不作膿腐者，宜用此方.

草烏 狼毒 半夏 南星 各等分

右四味爲細末，用猪腦同搗，遍敷瘡上，留頂出氣.

［方歌］ 四虎散敷陰疽癰，頑腫不痛治之平，厚似牛皮難潰腐，草烏狼毒夏南星.

眞君妙貼散

此散治癰疽諸毒，頑硬惡瘡，散漫不作膿者，用此藥敷之，不痛者卽痛，痛者卽止. 如皮破血流，濕爛疼苦，天泡火丹，肺風酒刺等證，幷用之皆效.

蕎麵 二斤 明淨硫黃 爲末. 十斤 白麵 五斤

右三味，共一處，用淸水微拌，乾濕得宜，趕成薄片微晒，單紙包裹，風中陰乾，收用. 臨時硏細末，新汲水調敷. 如皮破血流濕爛者，用麻油調敷. 天泡·火丹·酒刺者，用靛汁調搽幷效.

［方歌］ 眞君妙貼硫二麵，水調頑硬不痛膿，油調濕爛流血痛，靛汁泡丹酒刺風.

二青散

此散治一切陽毒紅腫，疼痛微熱等證，未成者卽消.

青黛 黃柏 白斂 白薇 各一兩 靑露 卽芙蓉葉. 三兩 白芨 白芷 水龍骨 卽多年艌船舊油灰 白鮮皮 各一兩 天花粉 三兩 大黃 四兩 朴硝 一兩

右十二味爲末，用醋·蜜調敷. 已成者留頂，未成者遍敷.

［方歌］ 二靑散用敷陽毒，腫痛紅熱用之消，黛柏斂薇靑露及，芷龍鮮粉大黃消.

坎宮錠子

此錠子治熱毒腫痛，焮赤諸瘡，幷搽痔瘡最效.

京墨 一兩 胡黃連 二錢 熊膽 三錢 麝香 五分 兒茶 二錢 氷片 七分 牛黃 三分

右七味爲末，用猪膽汁爲君，加生薑汁·大黃水浸·取汁，釅醋各少許，相和藥成錠. 用涼

水磨濃, 以筆蘸塗之.

［方歌］ 坎宮錠子最清凉, 熱腫諸瘡并痔瘡, 京墨胡連熊膽麝, 兒茶冰片共牛黃.

離宮錠子

此錠子治疔毒腫毒, 一切皮肉不變, 漫腫無頭, 搽之立效

血竭 三錢 硃砂 二錢 膽礬 三錢 京墨 一兩 蟾酥 三錢 麝香 一錢五分

右六味爲末, 凉水調成錠, 凉水磨濃塗之.

［方歌］ 離宮錠治諸疔毒, 漫腫無頭凉水塗, 血竭硃砂爲細末, 膽礬京墨麝蟾酥.

白錠子

此錠專敷初起諸毒, 癰疽疔腫, 流注痰包惡毒, 及耳痔·耳挺等證.

白降丹 卽白靈藥. 四錢 銀黝 二錢 寒水石 二錢 人中白 二錢

右四味, 共爲細末, 以白芨麵打糊爲錠, 大小由人, 不可入口. 每用以陳醋研敷患處, 如乾再上, 自能消毒.

［方歌］ 白錠專敷初起毒, 癰疽疔腫與痰包, 降丹銀黝人中白, 寒水白及醋研消.

蝌蚪拔毒散

此散治無名大毒, 一切火毒·瘟毒, 敷之神效.

寒水石 研極細末 淨皮硝 研極細末 川大黃 研極細末. 各等分 蝦蟆子 初夏時, 河內有蝌蚪成群, 大頭長尾者撈來, 收壇內泥封口, 埋至秋天化成水.

右用蝌蚪水一大碗, 入前藥末, 各二兩, 陰乾再研勻, 收磁罐內. 每用時, 以水調塗患處.

［方歌］ 拔毒散治無名毒, 火毒瘟毒俱可施, 寒水消黃蝌蚪水, 浸乾藥末水調之.

二味拔毒散

此散治風濕諸瘡, 紅腫痛痒, 疥痱等疾, 甚效.

明雄黃 白礬 各等分

右二味爲末, 用茶淸調化, 鵞翎蘸掃患處. 痒痛自止, 紅腫卽消.

［方歌］ 二味拔毒消紅腫, 風濕諸瘡痛痒寧, 一切肌膚疥痱疾, 雄礬爲末用茶淸.

回陽玉龍膏

此膏治癰疽陰瘡, 不發熱, 不焮痛, 不腫高, 不作膿, 及寒熱流注, 冷痛痹風, 脚氣手足頑痲, 筋骨疼痛, 及一切皮色不變, 漫腫無頭, 鶴膝風等證. 但無肌熱者, 一槩敷之, 俱有功效.

軍薑 炒. 三兩 肉桂 五錢 赤芍 炒. 三兩 南星 一兩 草烏 炒. 三兩 白芷 一兩

右六味製畢, 共爲細末, 熱酒調敷.

［方歌］ 回陽玉龍陰毒證, 不熱不疼不腫高, 軍薑桂芍星烏芷, 硏末須將熱酒調.

冲和膏

此膏治癰疽發背, 陰陽不和, 冷熱相凝者, 宜用此膏敷之. 能行氣疎風, 活血定痛, 散瘀消腫, 祛冷軟堅, 誠良藥也.

紫荊皮 炒. 五兩 獨活 炒. 三兩 白芷 三兩 赤芍 炒. 二兩 石菖蒲 一兩五錢

右五味共爲細末, 葱湯, 熱酒俱可調敷.

［方歌］ 冲和發背癰疽毒, 冷熱相凝此藥敷, 行氣疎風能活血, 紫荊獨芷芍菖蒲.

鐵桶膏

此膏治發背將潰已潰時, 根脚走散, 瘡不收束者, 宜用此藥圍敷.

膽礬 三錢 銅綠 五錢 麝香 三分 白芨 五錢 輕粉 二錢 鬱金 二錢 五倍子 微炒. 一兩 明礬 四錢

右八味共爲極細末, 用陳米醋一碗, 杓內慢火熬至一小杯, 候起金色黃泡爲度, 待溫, 用藥末一錢, 攪入醋內, 炖溫, 用新筆塗於瘡根周圍, 以棉紙覆盖藥上, 瘡根自生綯紋, 漸收漸緊, 其毒不致散大矣.

［方歌］ 鐵桶膏收毒散大, 周圍敷上束瘡根, 膽礬銅綠及輕粉, 五倍明礬麝鬱金.

烏龍膏

此膏治一切諸毒, 紅腫赤暈不消者, 用此藥敷上, 極有神效.

木鱉子 去殼 草烏 半兩 小粉 四兩 半夏 二兩

右四味於鐵銚內, 慢火炒焦, 黑色爲度, 研細, 以新汲水調敷. 一日一換, 自外向裏塗之, 須留瘡頂, 令出毒氣.

[方歌] 烏龍膏用治諸毒, 赤暈能收治腫瘍, 木鱉草烏小粉夏, 凉水調敷功效良.

神效千捶膏

此膏專貼瘡瘍·疔毒初起, 貼之卽消. 治瘰癧連根拔出, 大人臁瘡, 小兒蟺拱頭等證, 並效.

土木鱉 去殼. 五個 白嫩松香 揀淨. 四兩 銅綠 研細. 一錢 乳香 二錢 沒藥 二錢 蓖麻子 去殼. 七錢 巴豆肉 五粒 杏仁 去皮. 一錢

右八味合一處, 石臼內搗三千餘下, 卽成膏. 取起, 浸凉水中. 用時隨瘡大小, 用手捻成薄片, 貼瘡上用絹盖之.

[方歌] 手捶膏貼諸疔毒, 瘰癧臁瘡蟺拱頭, 木鱉松香銅乳沒, 蓖麻巴豆杏仁投.

馬齒莧膏

馬齒莧性味清凉, 能解諸毒. 今用此一味, 或服或敷, 甚有功效, 所治諸證列後.

一. 治楊梅徧身如癩, 喉硬如管者, 取莧碗粗一握, 酒水煎服出汗.

一. 治發背諸毒. 用莧一握, 酒煎或水煮, 冷服出汗, 再服退熱去腐, 三服卽愈. 并杵莧敷之.

一. 治多年頑瘡·臁瘡, 疼痛不收口者, 杵莧敷之, 取蟲. 一日一換, 三日後腐肉已盡, 紅肉如珠時, 換生肌藥收口.

一. 治面腫脣緊, 搗汁塗之.

一. 治婦女臍下生瘡, 痛痒連及二陰者, 用莧四兩, 靑黛一兩, 研勻敷之.

一. 治濕癬白禿, 取石灰末炒紅, 用莧汁熬膏, 調勻塗之.

一. 治丹毒, 加藍靛根, 和搗敷之.

[方歌] 馬齒莧膏只一味, 楊梅發背服敷之, 頑瘡面腫搗汁用, 婦女陰瘡共黛施, 濕癬白禿加灰末, 丹毒藍根相和宜.

潰瘍主治類方

四君子湯

人參 茯苓 白朮 土炒. 各二錢 甘草 一錢

右四味薑三片, 棗二枚, 水煎服.

四物湯

川芎 一錢五分 當歸 酒洗 白芍 炒. 二錢 地黃 三錢

右四味, 水煎服.

八珍湯

人參 一錢 茯苓 一錢 白朮 一錢五分 甘草 炙. 五分 川芎 一錢 當歸 一錢 白芍 炒. 一錢 地黃 一錢

右八味, 水煎服.

十全大補湯

於八珍湯內加黃芪·肉桂, 水煎服.

人參養榮湯

於十全大補湯內去川芎, 加陳皮·遠志·五味子, 水煎服.

內補黃芪湯

於十全大補湯內去白朮, 加遠志·麥門冬, 水煎服.

[按] 四君子湯, 補氣不足者也. 四物湯, 補血不足者也. 八珍湯, 雙補氣血不足者也. 十全大補湯, 大補氣血諸不足者也. 人參養榮湯, 去川芎者, 因面黃血少, 加陳皮以行氣之滯, 五味子以收斂氣血, 遠志以生心血也. 內補黃芪湯, 治潰瘍口乾. 去白朮者, 避其燥能亡津

也. 加遠志麥冬者, 以生血生津也. 如痛者, 加乳香·沒藥以定痛. 硬者, 加穿山甲·皂角刺以消硬也. 已上諸方, 凡癰疽潰後諸虛者, 悉準於此, 當隨證酌用之.

[方歌] 四君參苓白朮草, 四物芎歸芍地黃, 二方雙補八珍是, 更加芪桂十補湯. 榮去芎加陳遠味, 內去朮加遠冬良, 痛甚乳沒硬穿皂, 潰後諸虛斟酌方.

異功散

人參 二錢 白朮 土炒. 二錢 茯苓 一錢 甘草 炙. 五分 陳皮 五分

右五味, 薑三片, 棗二枚, 水煎服.

理中湯

人參 二錢 白朮 土炒. 三錢 乾薑 一錢 甘草 炙. 五分

右四味, 水煎服.

六君子湯

人參 二錢 白朮 土炒. 二錢 茯苓 一錢 甘草 炙. 一錢 陳皮 一錢 半夏 製. 一錢五分

右六味, 薑三片, 棗二枚, 水煎服.

香砂六君子湯

人參 一錢 白朮 土炒. 二錢 茯苓 一錢 甘草 炙. 五分 藿香 或木香. 一錢 陳皮 一錢 半夏 製. 一錢五分 砂仁 五分

右八味, 薑三片, 水煎服.

[按] 四君子湯加陳皮, 名異功散, 潰後脾虛氣滯者宜之. 四君子湯減茯苓, 加乾薑, 名曰理中湯, 潰後脾虛寒滯者宜之. 盖氣虛則陽虛, 陽虛生寒, 故於補氣藥中, 加溫熱之味也. 四君子湯加陳皮·半夏, 名六君子湯, 潰後氣虛, 有痰者宜之. 六君子湯加藿香 或木香 ·砂仁, 名香砂六君子湯, 潰後, 胃虛痰飮嘔吐者宜之. 無痰飮氣虛, 嘔逆甚者, 加丁香·沈香. 潰後, 氣虛有寒, 加肉桂·附子. 潰後瀉者, 加訶子·肉豆蔻. 腸滑不固, 加罌粟殼. 食少欬嗽者, 加桔梗·麥冬·五味子. 渴者加乾葛. 傷食脾胃虛弱, 加山楂·神麯·穀芽 或麥芽. 此皆潰後氣不足者, 以四君子湯爲主, 隨證加減也.

[方歌] 四君加陳異功散, 理中減苓加乾薑, 有痰陳半六君子, 嘔吐砂仁木藿香, 逆加丁沈寒桂附, 瀉加訶蔻粟滑腸, 欬桔冬味渴加葛, 傷食楂麯穀麥良.

托裏定痛湯

於四物湯內加肉桂·乳香·沒藥·粟殼, 水煎服.

聖愈湯

於四物湯內加柴胡·人參·黃芪, 水煎服.

柴胡四物湯

於四物湯內加柴胡·人參·黃芩·半夏·甘草, 水煎服.

地骨皮飮

於四物湯內加丹皮·地骨皮.

知柏四物湯

於四物湯內加知母·黃柏.

三黃四物湯

於四物湯內加黃連·黃芩·黃柏.

[按] 托裏定痛湯, 潰後血虛疼痛者宜之. 聖愈湯, 潰後血虛內熱, 心煩氣少者宜之. 柴胡四物湯, 潰後血虛有寒熱者宜之. 地骨皮飮, 潰後不寒者宜之. 知柏四物湯, 潰後五臟陰火骨蒸者宜之. 三黃四物湯, 潰後六腑陽火煩熱者宜之. 盖血虛則陰虛, 陰虛生熱, 故補血藥中, 多加寒凉之味也. 此皆潰後血不足者, 以四物湯爲主, 隨證加減也.

[方歌] 四物加桂乳沒粟, 托裏定痛功效奇, 聖愈四物參芪入, 血虛血熱最相宜. 血虛寒熱小柴合, 惟熱加丹地骨皮, 陽火煩熱三黃合, 陰火骨蒸加柏知.

補中益氣湯

補中益氣湯, 治瘡瘍元氣不足, 四肢倦怠,口乾時熱，飮食無味，脈洪大無力，心煩氣怯者，俱宜服之.

人參 一錢 當歸 一錢 生黃芪 二錢 白朮 土炒. 一錢 升麻 三分 柴胡 三分 甘草 炙. 一錢 麥冬 去心. 一錢 五味子 研. 五分 陳皮 五分

右十味，水二鍾，薑三片，棗二枚，煎一鍾，空心熱服.

人參黃芪湯

治潰瘍虛熱，不睡少食，或寒濕相凝作痛者效. 卽前方去柴胡，加神麴五分炒，蒼朮五分炒，黃柏五分炒.

［方歌］補中益氣加麥味，潰後見證同內傷，參芪歸朮升柴草，麥味陳皮引棗薑，人參黃芪寒濕熱，加麴蒼柏減柴方.

獨參湯

此湯治潰瘍膿水出多，元氣虛餒，外無邪氣，自汗脈虛者宜服之.

人參 二兩

右一味，水二鍾，棗十枚 或蓮肉·圓眼肉，煎好徐除服之. 若煎至稠厚，卽成膏矣. 作三次，用醇酒熱化服之亦可.

［方歌］膿水過多元氣餒，不生他恙獨參宜，徐徐代飮無窮妙，棗蓮元肉共煎之.

溫胃飮

此湯治癰疽脾胃虛弱，或內傷生冷，外感寒邪，致生呃逆·中脘疼痛·嘔吐淸水等證，宜急服之.

人參 一錢 白朮 土炒. 二錢 乾薑 炮. 一錢 甘草 一錢 丁香 五分 沈香 一錢 柿蒂 四十個 吳茰 酒洗. 七分 附子 製. 一錢

右九味，水三鍾，薑三片，棗二枚，煎八分，不拘時服.

［方歌］溫胃飮治寒呃逆，內傷外感胃寒生，理中加丁沈柿蒂，寒盛吳茰附子寧.

橘皮竹茹湯

此湯治潰瘍，胃火上逆氣衝，以致時時呃逆·身熱煩渴·口乾脣焦，此熱呃也，服之有效.

橘紅 二錢 竹茹 三錢 生薑 一錢 柿蒂 七個 人參 一錢 黃連 一錢

右六味，水二鍾，煎八分，空心溫服.

［方歌］橘皮竹茹熱呃逆，胃火氣逆上衝行，橘紅竹茹薑柿蒂，虛加參補熱連淸.

胃愛丸

此丸治潰瘍脾胃虛弱，諸味不喜者，宜服此丸，助脾氣開胃口，而飮食自進矣.

人參 一兩 山藥 肥大上白者，切片，男乳拌令透，晒後微焙. 一兩 建蓮肉 去皮·審. 五錢 白豆蔻 三錢 小紫蘇 密拌晒乾，微蒸片時，連梗葉切片. 五錢 陳皮 用陳老米先炒黃色，方入同炒，微燥，勿焦. 六錢 雲片白朮 鮮白者，米泔浸去澁水，切片晒乾，同麥芽拌炒. 一兩 甘草 炙. 三錢 上白茯苓 切一分厚咀片，用砂仁二錢同茯苓合碗內，飯上蒸熟. 一兩

右九味，共爲細末，用老米二合，微焙碾粉，泡荷葉熬湯打糊丸， 梧桐子大. 每服八十丸，淸米湯送下，不拘時服.

［方歌］不思飮食宜胃愛，開胃扶脾效若仙，異功山藥蘇梗葉，建蓮白蔻米糊丸.

淸震湯

治潰瘍脾腎虛弱，或誤傷生冷，或氣惱勞役，或病後入房太早，以致寒邪乘入中脘，乃生呃逆，急服之.

人參 益智仁 半夏 製. 各一錢 澤瀉 三分 香附 陳皮 白茯苓 各一錢 附子 製. 一錢 炙甘草 一錢 柿蒂 二十四個

［方歌］淸震湯治腎家寒，人參益智半夏攢，澤瀉香附陳茯苓，附子甘草柿蒂煎.

二神丸

此丸治癰疽，脾腎虛弱，飮食不消，黎明溏瀉者，服之有效.

肉果 麵裹煨，肥大者，搗去油. 二兩 補骨脂 微炒香. 四兩

右二味共爲細末, 用大棗四十九枚, 老生薑四兩切片, 水浸薑·棗, 煮至水乾爲度, 取棗肉爲丸, 桐子大. 每夜半, 用淸米湯, 送下七十丸, 治腎瀉脾瀉甚效.

［方歌］ 二神丸治脾腎弱, 飮食不化瀉黎明, 肉果補脾骨脂腎, 生薑煮棗肉丸成.

加味地黃丸

此丸治癰疽已潰, 虛火上炎, 口乾作渴者, 宜服之.

熟地 酒蒸, 搗膏. 八兩 山藥 炒 山萸肉 去核. 五兩 白茯苓 四兩 牡丹皮 酒洗. 四兩 澤瀉 蒸. 三兩 肉桂 六錢 五味子 炒. 三兩

右八味共爲末, 煉蜜丸如梧桐子大. 每服二錢, 空心鹽湯送下.

［方歌］ 加味地黃勞傷腎, 水衰津少渴良方, 山萸山藥丹苓澤, 肉桂五味熟地黃.

參朮膏

此膏治癰疽發背等證, 大潰膿血之後, 血氣大虛, 急宜用此補之.

人參 切片, 用水五大碗, 沙鍋漫火熬至三碗, 將渣再煎汁一碗, 共用密絹濾淨, 復熬稠厚, 磁碗內收貯, 聽用. 半斤 雲片白朮 六兩 懷慶熟地 俱熬, 同上法. 六兩

以上三膏, 各熬完畢, 各用磁罐盛之, 入水中待冷取起, 密盖勿令泄氣. 如患者精神短少, 懶於言動, 短氣自汗者, 以人參膏三匙, 白朮膏二匙, 地黃膏一匙, 俱用無灰好酒一杯, 炖熱化服. 如脾虛弱, 飮食減少, 或食不知味, 或已食不化者, 用白朮膏三匙, 人參膏二匙, 地黃膏一匙, 熱酒化服. 如腰膝痠軟, 腿脚無力, 皮膚枯槁者, 用地黃膏三匙, 參朮膏各二匙化服. 如氣血脾胃相等, 無偏勝者. 三膏每各二匙, 熱酒化服. 此膏用於淸晨及臨睡時, 各進一次, 自然强健精神, 頓生氣血, 新肉易長, 瘡口易合, 一切瘡形危險, 勢大膿多者, 服之自無變證也. 夏天炎熱, 恐膏易變, 令作二次熬用亦好. 愈後常服, 能鬚髮變黑, 返老還童. 已上諸方, 功難及此.

［方歌］ 參朮膏治大膿後, 血氣雙補此方宗, 人參白朮同熟地, 熬成膏服有奇功.

八仙糕

此糕治癰疽脾胃虛弱, 食少嘔泄, 精神短少, 飮食無味, 食不作饑, 及平常無病久病者服之, 能健脾胃.

山藥 六兩 人參 六兩 粳米 七升 糯米 七升 白霊 一斤 白糖霜 二兩半 蓮肉 六兩 芡實 六兩 白茯苓 六兩

右將山藥·人參·蓮肉·芡實·茯苓五味, 各爲細末, 再將粳·糯米爲粉, 與上藥末和匀. 將白糖入蜜湯中炖化, 隨將粉藥乘熱和匀, 攤鋪籠內, 切成條蒸熟, 火上烘乾, 磁器收貯. 每日淸早用白湯泡數條, 或乾用亦可, 饑時隨用, 服至百日, 啓脾壯胃, 功難筆述.

［方歌］ 八仙糕用健脾胃, 食少嘔泄服之靈, 山藥人參粳糯米, 蜜糖蓮芡白雲苓.

洗滌類方

洗有蕩滌之功. 滌洗則氣血自然舒暢, 其毒易於潰腐, 而無壅滯也. 凡腫在四肢者, 溻漬之. 在腰腹脊背者, 淋之. 在下部者, 浴之, 俱以布帛或棉蘸洗, 稍溫卽易, 輕者日洗一次, 重者日夜洗二次, 每日洗之, 不可間斷. 凡洗時, 冬月要猛火以逼寒氣, 夏月要明窗以避風凉. 若不愼此, 輕則有妨收口, 重則恐變純陰. 夫洗藥不一, 如初腫與將潰者, 俱用葱歸溻腫湯燙洗. 如陰證不起者, 俱用艾茸湯敷法. 如潰後, 俱用猪蹄湯燙洗. 用猪蹄湯者, 以助肉之氣而逐腐也. 此滌洗之法, 乃瘍科之要藥也.

葱歸溻腫湯

此湯治癰疽瘡瘍, 初腫將潰之時, 用此湯洗之, 以瘡內熱痒爲度.

獨活 三錢 白芷 三錢 葱頭 七個 當歸 三錢 甘草 三錢

右五味, 以水三大碗, 煎至湯醇, 濾去渣. 以絹帛蘸湯熱洗, 如溫再易之.

[方歌] 葱歸溻腫洗諸毒, 初起將潰用之宜, 洗至熱痒斯爲度, 獨芷葱歸甘草俱.

艾茸敷法

此膏治陰瘡黑陷而不痛者, 用之爲良. 以知痛則生, 不知痛出紫血者死, 然必內服大補回陽之劑以助之.

硫黃 五錢 雄黃 五錢 艾茸 一斤

右以硫·雄二味爲末, 同艾入水煎半日, 水將乾, 取艾出, 搗爛, 溫敷患處, 再煎再易, 十餘次爲度.

[方歌] 艾茸敷法治陰瘡, 黑陷不痛用之良, 石硫雄黃同艾煮, 搗成膏敷定能康.

猪蹄湯

此湯治癰疽·諸毒流膿者, 熬好洗之, 以助肉氣, 消腫散風, 脫腐止痛, 去惡肉, 活死肌, 潤瘡口. 如腐盡者, 不必用之, 當以米泔水熱洗之, 令瘡潔淨. 不可過洗, 過洗則傷水, 皮膚破爛, 難生肌肉斂口矣.

黃芩 甘草 當歸 赤芍 白芷 蜂房 羌活 各等分

右七味, 共爲粗末, 看證之大小, 定藥之多少. 先將獖猪前蹄一隻, 用水六碗, 煮蹄軟爲度, 將汁濾清, 吹去汁上油花, 卽用粗藥末一兩, 投於汁中. 再用微火煎十數沸, 濾去渣, 候湯微溫, 卽用方盤一箇, 靠身於瘡下放定, 隨用軟絹蘸湯淋洗瘡上, 幷入孔內, 輕手捺盡內膿, 庶敗腐宿膿, 隨湯而出, 以淨爲度. 再以軟帛疊七·八重, 蘸湯勿令大乾, 覆於瘡上, 兩手輕按片時, 帛溫再換, 如此再按四·五次, 可以流通血氣, 解毒止毒去瘀也. 洗訖用絹帛挹乾, 卽隨證以應用之藥貼之.

[方歌] 猪蹄湯治癰疽毒, 已潰流膿用此方, 消腫散風能止痛, 芩甘歸芍芷蜂羌.

膏藥類方

萬應膏

此膏治一切癰疽發背, 對口諸瘡, 痰核流注等毒, 貼之甚效.

川烏 草烏 生地 白斂 白芨 象皮 官桂 白芷 當歸 赤芍 羌活 苦參 土木鱉 穿山甲 烏藥 甘草 獨活 元參 定粉 大黃 各五錢

右十九味, 定粉在外, 用淨香油五斤, 將藥浸入油內. 春五夏三, 秋七冬十, 候日數已足, 入潔淨大鍋內, 慢火熬至藥枯, 浮起爲度. 住火片時, 用布袋濾去渣, 將油稱準, 每油一斤, 對定粉半斤, 用桃·柳枝不時攪之, 以黑如漆, 亮如鏡爲度, 滴入水內成珠, 薄紙攤貼.

[方歌] 萬應膏用貼諸毒, 發背癰疽對口瘡, 川草烏同地蘞及, 象皮桂芷芍歸羌, 苦參木鱉穿烏藥, 甘獨元參定粉黃.

紺珠膏

此膏治一切癰疽腫毒, 流注頑臁, 風寒濕痹, 瘰癧乳癰, 痰核, 血風等瘡, 及頭痛, 牙疼, 腰腿痛等證悉驗.

製麻油 四兩 製松香 一斤

右將麻油煎滾, 入松香文火溶化, 柳枝攪候化盡, 離火下細藥末二兩三錢, 攪勻, 卽傾於水內, 拔扯數十次, 易水浸之聽用.

一. 瘀血·腫毒·瘰癧等證, 但未破者, 再加魏香散, 隨膏之大小, 患之輕重, 每加半分至三·二分爲率.

一. 毒深膿不盡, 及頑瘡對口等證, 雖潰必用此膏獲效.

一. 未破者貼之勿揭, 揭則作痒. 痛亦勿揭, 能速於成膿. 患在平處者, 用紙攤貼. 患在灣曲轉動處者, 用絹帛攤貼.

一. 臁瘡及臀·腿寒濕等瘡, 先用茶清入白礬少許, 洗淨貼之見效.

一. 頭痛貼太陽穴, 牙痛塞牙縫內.

一. 內癰等證, 作丸用蛤粉爲衣, 服下.

一. 便毒痰核, 多加魏香散. 如膿瘡, 再加銅青. 如蟺拱頭, 癬毒, 貼之亦效.

製油法: 每麻油一斤, 用當歸·木鱉子肉·知母·細辛·白芷·巴豆肉·文蛤 打碎 ·山茨菇 打碎 ·紅芽大戟·續斷各一兩, 槐·柳枝, 各二十八寸, 入油鍋內浸二十一日, 煎枯去渣, 取油聽用. 查朝鮮琥珀膏, 多續隨子, 此方宜加之.

製松香法: 擇片子淨嫩松香 爲末 十斤, 取槐·柳·桃·桑·芙蓉等五樣枝, 各五斤, 銼碎, 用大鍋水煎濃汁, 濾淨, 再煮一次各收之, 各分五分. 每用初次汁一分煎滾, 入松香末二斤, 以柳·槐枝攪之, 煎至松香沈下水底爲度. 卽傾入二次汁內, 乘熱拔扯數十次, 以不斷爲佳, 候溫作餅收之. 餘香如法.

膏內細藥方

乳香 沒藥 各五錢 明雄黃 四錢 血竭 五錢 麝香 一錢 輕粉 二錢

右爲細末, 加入膏內用.

魏香散

乳香 沒藥 血竭 各等分 阿魏 麝香 各減半

爲末, 罐收聽用.

[方歌] 紺珠膏貼癰疽毒, 流注頑臁濕痹名, 瘰癧乳癰痰核塊, 血風頭痛及牙疼. 松香化入麻油內, 乳沒雄黃竭麝輕, 隨證更加魏香散, 麝香魏竭乳沒弁.

陀僧膏

此膏專貼諸般惡瘡, 流注瘰癧, 跌撲損破, 金刃誤傷等證, 用之有效.

南陀僧 研末. 二十兩 赤芍 二兩 全當歸 二兩 乳香 去油, 研. 五錢 沒藥 去油, 研. 五錢 赤石脂 研. 二兩 苦參 四兩 百草霜 篩, 研. 二兩 銀黝 一兩 桐油 二斤 香油 一斤 血竭 研. 五錢 孩兒茶 研. 五錢 川大黃 半斤

右藥先將赤芍·當歸·苦參·大黃入油內煤枯, 熬至滴水不散, 再下陀僧末, 用槐·柳枝攪至滴水將欲成珠, 將百草霜細細篩入攪勻, 再將羣藥及銀黝篩入, 攪極勻, 傾入水盆內, 衆手扯千餘下, 再收入磁盆內, 常以水浸之.

[方歌] 陀僧膏貼諸惡瘡, 流注瘰癧跌撲傷, 陀僧赤芍歸乳沒, 赤脂苦參百草霜, 銀黝桐油香油共, 血竭兒茶川大黃.

巴膏方

此膏貼一切癰疽發背, 惡瘡, 化腐生肌, 甚效.

象皮 六錢 穿山甲 六錢 山梔子 八十個 兒茶 另研極細末. 二錢 人頭髮 一兩二錢 血竭 另研極細末. 一錢 硇砂 另研極細末. 三錢 黃丹 飛 香油 桑·槐·桃·柳·杏枝 各五錢

右將桑·槐·桃·柳·杏五枝, 用香油四斤, 將五枝煤枯, 撈出. 次入象皮·穿山甲·人頭髮, 煤化. 再入山梔子煤枯, 用絹將藥渣濾去, 將油復入鍋內煎滾, 離火少頃. 每油一斤, 入黃丹六兩, 攪勻用慢火熬至滴水中成珠, 將鍋取起. 再入血竭·兒茶·硇砂等末攪融, 用涼水一盆, 將膏藥傾入水內, 用手扯藥千餘遍, 換水數次, 拔去火氣, 磁罐收貯. 用時不宜見火, 須以銀杓盛之, 重湯炖化, 薄紙攤貼.

[方歌] 癰疽發背用巴膏, 象甲梔茶髮竭硇, 枝用桑槐桃柳杏, 黃丹攪和共油熬.

亞聖膏

此膏治一切破爛諸瘡, 並楊梅結毒, 貼之甚效.

象皮 一兩 驢甲 卽懸蹄. 一塊 鷄子淸 三個 木鱉子 七個 蛇蛻 二錢 蟬蛻 四錢 血餘 三錢 穿山甲 六錢 槐枝 榆枝 艾枝 柳枝 桑枝 各二十一寸 黃丹 黃蠟 麻油 三斤

右將藥浸七日, 煎如常法, 濾去渣. 每淨油一斤, 入黃丹七兩, 煎成膏, 入黃蠟五錢化勻. 再加血竭五錢·兒茶三錢·乳香三錢·沒藥三錢

·煅牡厲五錢·五靈脂五錢， 右五味硏極細末，入膏內成膏，出火攤貼.

［方歌］ 亞聖膏治破爛瘡，楊梅結毒貼之良，象驢鷄鱉蛇蟬蛻，血甲槐楡艾柳桑，丹蠟麻油匀化後，竭茶乳沒蠣靈襄.

絳珠膏

此膏治潰瘍諸毒，用之去腐·定痛·生肌，甚效.

天蔴子肉 八十一粒 鷄子黃 十個 麻油 十兩 血餘 五錢 黃丹 水飛. 二兩 白蠟 三兩 血竭 三錢 硃砂 二錢 輕粉 三錢 乳香 三錢 沒藥 三錢 兒茶 三錢 氷片 一錢 麝香 五分 珍珠 三錢

右將麻油煠血餘至焦枯. 加蔴子肉·鷄子黃·再煠枯去渣. 入蠟候化，離火少時，入黃丹攪匀，再加細藥和匀匀，收用攤貼.

［方歌］ 絳珠化腐主生肌，蔴肉鷄黃油血餘，丹蠟竭砂輕乳沒，兒茶氷麝共珍珠. 硏細和匀隨證用，乳岩須要入銀硃. 乳岩加銀硃一兩.

絳紅膏

此膏治一切腫毒已成， 疼痛不消者， 貼之悉效.

銀硃 五錢

右一味爲細末，以生桐油調攤如膏. 先用神燈照，後貼此膏.

［方歌］ 絳紅膏治毒已成，腫痛難消用最靈，一味銀硃爲細末，桐油調和貼之平.

加味太乙膏

此膏治發背癰疽， 及一切惡瘡， 濕痰流注，風濕徧身，筋骨走注作痛，湯燙火燒，刀傷棒毒，五損內癰，七傷外證，俱貼患處. 又男子遺精，女人白帶，俱貼臍下. 臟毒腸癰，亦可丸服. 諸般瘡癤，血風癩痒，諸藥不止痛痒者，並效.

白芷 當歸 赤芍 元參 各二兩 柳枝 槐枝 各一百寸 肉桂 二兩 沒藥 三錢 大黃 二兩 木鱉 二兩 輕粉 研不見星. 四錢 生地 二兩 阿魏 三錢 黃丹 水飛. 四十兩 乳香 五錢 血餘 一兩

右將白芷·當歸·赤芍·元參·肉桂·大黃·木鱉·生地八味， 併槐·柳枝， 用眞麻油足稱五斤，將藥浸入油內，春五夏三，秋七冬十，入大鍋內，慢火熬至藥枯，浮起爲度. 住火片時，用布袋濾淨藥渣，將油稱準，用細舊絹將油又濾入鍋內，要清淨爲佳，將血餘投上，慢火熬至血餘浮起，以柳枝挑看，似膏溶化之象，方算熬熟. 淨油一斤，將飛過黃丹六兩五錢，徐徐投入，火加大些. 夏秋亢熱. 每油一斤，加丹五錢，不住手攪，候鍋內先發青烟，後至白烟疊疊旋起，氣味香馥者，其膏已成，卽便住火. 將膏滴入水中，試軟硬得中，如老加熱油，如稀加炒丹，每各少許，漸漸加火，務要冬夏老嫩得所爲佳. 候烟盡掇下鍋來， 方下阿魏，切成薄片，散於膏上化盡. 次下乳·沒·輕粉攪匀，傾入水中，以柳棍樓成一塊，再換冷水浸片時，乘溫每膏半斤，扯拔百轉成塊，又換冷水浸. 隨用時每取一塊，銅杓內復化，隨便攤貼，至妙.

［方歌］ 太乙膏治諸般毒，一切瘡傷俱貼之. 白芷當歸赤芍藥，元參桂沒柳槐枝，大黃木鱉輕生地，阿魏黃丹乳血餘.

白膏藥

此膏專貼諸瘡腫毒，潰破流濃，甚效.

淨巴豆肉 十二兩 萞蔴子 去殼. 十二兩 香油 三斤 蝦蟆 各銜人髮一團. 五個 活鯽魚 十尾

先將巴豆肉·萞蔴子入油內浸三日， 再將蝦蟆浸一宿. 臨熬時入活鯽魚，共煠焦，去渣淨，慢火熬油滴水成珠，離火傾於淨鍋內. 再加官粉二斤半，乳香末五錢，不時攪之，冷定爲度. 用時重湯炖化，薄紙攤貼.

［方歌］ 白膏專貼諸瘡毒，巴豆萞蔴浸入油，活鯽蝦蟆同煠後，再將官粉乳香投.

化腐紫霞膏

此膏善能穿透諸毒. 凡發背已成, 瘀肉不腐及不作膿者, 用此膏以腐爛瘀肉, 穿潰膿毒, 其功甚效.

金頂砒 五分 潮腦 一錢 螺螄肉 用肉, 晒乾爲末. 二兩 輕粉 三錢 血竭 二錢 巴豆仁 研, 用白仁. 五錢

右各爲末, 共碾一處, 磁罐收貯. 臨用時用蔴油調搽頑硬肉上, 以棉紙盖上, 或膏貼俱可.

[方歌] 化腐紫霞膏穿毒, 透膿化腐效如神, 金砒潮腦螺螄肉, 粉竭蓖仁巴豆仁.

貝葉膏

此膏貼癰疽發背, 一切潰爛諸瘡.

蔴油 一斤 血餘 鷄子大一個 白蠟 二兩

右將血餘, 以文火煠化去渣, 下火入白蠟溶化, 候溫用棉紙剪塊三張, 張張於油蠟內蘸之, 貼於磁器幇上. 用時揭單張貼患處, 日久八·九次, 力能定痛去腐生肌, 其功甚速, 切勿忽之.

[方歌] 貝葉膏治潰爛瘡, 去腐生肌功效强, 血餘蔴油煎渣去, 下火入蠟化貼良.

碧螺膏

此膏治下部濕瘡疥癬, 并結毒·痰串·瘻瘡.

松香 取嫩白者佳. 爲末篩過, 用銅盆以猪油搽之, 入水至滾, 入香不住手攪之, 以香沈底爲度. 卽傾冷水中, 拔扯百十次, 以不斷爲度.

右將蔴油煎滴水成珠, 入松香一斤, 文火溶化, 看老嫩, 取起離火住滾, 徐徐入糠靑·膽礬各淨末五錢, 以柳枝左攪勻爲度. 如老加熟猪油二·三錢, 用綠紙薄攤貼之.

[方歌] 碧螺膏治疥濕瘡, 猪脂蔴油嫩松香, 再入糠靑膽礬末, 綠紙攤貼效非常.

麻藥類方

瓊酥散

此散治一切腫毒等瘡, 服之開鍼不痛.

蟾酥 一錢 半夏 六分 鬧羊花 六分 胡椒 一錢八分 川椒 一錢八分 蓽茇 一錢 川烏 一錢八分

右七味, 共爲細末, 每服半分, 黃酒調服. 如欲大開, 加白酒藥一丸.

[方歌] 瓊酥散是麻人藥, 開鍼不痛用蟾酥, 蓽茇鬧羊生半夏, 胡椒川椒與川烏.

整骨麻藥

此藥開取箭頭, 服之不痛.

蔴黃 胡茄子 薑黃 川烏 草烏 各等分 鬧羊花 倍用

右六味共爲末, 每服五分, 茶·酒任下. 欲解, 用甘草煎湯, 服之卽甦.

[方歌] 整骨蔴藥取箭頭, 不傷筋骨可無憂, 蔴黃薑黃胡茄子, 川草烏與鬧羊投.

外敷麻藥

此藥敷於毒上, 麻木任割不痛.

川烏尖 五錢 草烏尖 五錢 蟾酥 四錢 胡椒 一兩 生南星 五錢 生半夏 五錢

右爲末, 用燒酒調敷. 一方加蓽茇五錢, 一方加細辛一兩.

[方歌] 外敷蔴藥調燒酒, 刀割不痛效最神, 川草烏蟾椒星夏, 一加蓽茇一加辛.

去腐類方

腐者, 壞肉也. 諸書云, 腐不去則新肉不生. 盖以腐能浸淫好肉也, 當速去之. 如遇氣實之人, 則用刀割之取效. 若遇氣虛之人, 則惟恃藥力以化之. 盖去腐之藥, 乃瘍科之要藥也.

白降丹

此丹治癰疽發背, 一切疔毒, 用少許. 瘡大者用五·六釐, 瘡小者用一·二釐, 水調敷瘡頭上. 初起者立刻起疱消散, 成膿者卽潰, 腐者卽脫消腫, 誠奪命之靈丹也.

硃砂 雄黃 各二錢 水銀 一兩 硼砂 五錢 火硝 食鹽 白礬 皀礬 各一兩五錢

先將硃·雄·硼三味研細，入鹽·礬·硝·皂·水銀共研勻，以水銀不見星爲度．用陽城罐一個，放微炭火上，徐徐起藥入罐化盡，微火逼令乾取起．如火大太乾則汞走，如不乾則藥倒下無用，其難處在此．再用一陽城罐合上，用棉紙截半寸寬，將罐子泥，草鞋灰，光粉三樣研細，以鹽滴滷汁調極濕，一層泥一層紙，糊合口四·五重，及糊有藥罐上二·三重．地下挖一小潭，用飯碗盛水放潭底，將無藥罐放於碗內，以瓦挨潭口四邊齊地，恐炭灰落碗內也．有藥罐上以生炭火盖之，不可有空處．約三炷香，去火冷定開看，約有一兩外藥矣．煉時罐上如有綠烟起，急用筆蘸罐子鹽泥固之．

紅升丹

此丹治一切瘡瘍潰後，拔毒去腐，生肌長肉，瘡口堅硬，肉黯紫黑，用丹少許，鷄翎掃上立刻紅活．瘍醫若無紅·白二丹，決難立刻取效．

硃砂 五錢 雄黃 五錢 水銀 一兩 火硝 四兩 白礬 一兩 皂礬 六錢

先將二礬·火硝研碎，入大銅杓內，加火硝一小盃炖化，一乾卽起研細．另將汞·硃·雄研細，至不見星爲度，再入硝·礬末研勻．先將陽城罐用紙筋泥搪一指厚，陰乾，常輕輕撲之，不使生裂紋，搪泥罐子泥亦可用．如有裂紋，以罐子泥補之，極乾再晒．無裂紋方入前藥在內，罐口以鐵油盞盖定，加鐵梁盞，上下用鐵鏼鐵絲扎緊，用棉紙捻條蘸蜜，周圍塞罐口縫間，外用熟石膏細末，醋調封固．盞上加炭火二塊，使盞熱罐口封固易乾也．用大釘三根釘地下，將罐子放釘上，罐底下置堅大炭火一塊，外砌百眼爐，升三炷香．第一炷香用底火，如火大則汞先飛上．二炷香用大半罐火，以筆蘸水擦盞．第三炷香火平罐口，用扇搧之，頻頻擦盞，勿令乾，乾則汞先飛上．三香完，去火冷定開看，方氣足，盞上約有六·七錢，刮下研極細，磁罐盛用．再預以鹽滷汁調罐子稀泥，用筆蘸泥水掃罐口周圍，勿令泄氣．盖恐有綠烟起汞走也，綠烟一起卽無用矣．

［方歌］白降丹爲奪命丹，拔膿化腐立時安，朱雄汞與硼砂入，還有消鹽白皂礬．若去硼鹽紅升是，長肉生肌自不難．

元珠膏

此膏治腫瘍將潰，塗之膿從毛孔吸出．已開鍼者，用捻蘸送孔內，呼膿腐不淨，塗之立化．

木鱉子肉 十四個 斑蝥 八十一個 柳枝 四十九寸 驢甲片 三片 草烏 一錢 蓖油 二兩

右藥浸七日，文火煠枯，去渣，入巴豆仁三個，煎至黑，傾於鉢內，研如泥，加麝香一分，攪勻入罐內收用．

［方歌］呼膿化腐用元珠，木鱉斑蝥共柳枝，驢甲草烏油內浸，煠枯巴豆麝香施．

生肌類方

凡大毒潰爛，內毒未盡，若驟用生肌，則外實內潰．重者逼毒內攻，輕者反增潰爛．雖卽收口，其於旁處，復生大疽，是知毒未盡，不可驟用生肌藥也．只以貝葉膏貼之，頻換，俟生肉珠時，方用生肌藥．如元氣弱者，須當大補，以培元氣．

生肌定痛散

此散治潰爛紅熱，腫痛有腐者．用此化腐·定痛·生肌．

生石膏 爲末，用甘草湯飛五·七次．一兩 辰砂 三錢 冰片 二分 硼砂 五錢

右四味，共爲末，撒患處．

［方歌］生肌定痛治潰爛，腫疼紅熱實相宜，石膏飛過辰砂用，共入冰硼細撒之．

輕乳生肌散

此散治潰爛紅熱，腫痛腐脫者，用此定痛生肌．

石膏 煅．一兩 血竭 五錢 乳香 五錢 輕粉 五

錢 冰片 一錢

右爲末撒之.

有水加龍骨·白芷各一錢, 不收口加鷄內金 炙 一錢.

[方歌] 輕乳生肌治腐脫, 石膏血竭乳輕冰, 若然有水加龍芷, 收口須添鷄內金.

薑礬散

此散治一切諸瘡發痒者, 用此撒之甚效.

枯礬 乾薑

右等分爲末, 先用細茶·食鹽煎湯洗之, 後用此散撒之. 冷瘡不收口者, 用乾薑一味爲末, 撒患處, 覺熱如烘, 生肌甚效.

[方歌] 薑礬最治諸瘡痒, 先用鹽茶煎洗之, 若是冷瘡不收口, 乾薑一味撒生肌.

腐盡生肌散

此散治一切癰疽等毒. 諸瘡破爛不斂者, 撒上卽愈.

兒茶 乳香 沒藥 各三錢 冰片 一錢 麝香 二分 血竭 三錢 旱三七 三錢

右爲末撒之.

有水加龍骨 煆 一錢. 欲速收口加珍珠 一兩 蟹黃 法取團臍蟹, 蒸熟取黃, 晒乾取用 二錢.

或用猪脂油 去渣. 半斤 加黃蠟一兩, 溶化傾碗內. 稍溫加前七味調成膏, 攤貼癰疽破爛等證. 若杖傷則旱三七倍之.

一用鮮鹿腿骨, 紙包灰內煨之, 以黃脆爲度. 如黑焦色則無用矣, 爲細末撒之, 生肌甚速.

[方歌] 腐盡生肌瘡不斂, 兒茶乳沒冰麝香, 血竭三七水加骨, 收口珍珠共蟹黃. 或用猪油溶黃蠟, 調前七味貼之良, 一用火煨鹿腿骨. 爲散生肌效甚長.

月白珍珠散

此散治諸瘡新肉已滿, 不能生皮, 及湯火傷痛, 并下疳腐痛等證.

青缸花 五分 輕粉 一兩 珍珠 一錢

右爲末撒之.

下疳腐爛, 用猪脊髓調搽.

一用鷄子淸傾瓦上, 晒乾取淸, 爲末撒之.

[方歌] 月白珍珠皮不長, 并醫湯火下疳瘡, 青缸輕粉珍珠共, 猪髓調搽眞妙方, 一用雞淸傾瓦上, 晒乾爲末撒之良.

五色靈藥

此五色靈藥, 治癰疽諸瘡已潰, 餘腐不盡, 新肉不生, 撒之最效.

食鹽 五錢 黑鉛 六錢 枯白礬 枯皂礬 水銀 火硝 各二兩

先將鹽·鉛鎔化, 入水銀結成砂子, 再入二礬·火硝同炒乾, 硏細入鉛·汞再硏, 以不見星爲度. 入罐內泥固濟, 封口打三炷香, 不可太過不及. 一宿取出視之, 其白如雪, 約有二兩, 爲火候得中之靈藥.

如要色紫者, 加硫黃五錢. 要黃色者, 加明雄黃五錢. 要色紅者, 用黑鉛九錢, 水銀一兩, 枯白礬二兩, 火硝三兩, 辰砂四錢, 明雄黃三錢. 升煉火候, 俱如前法.

凡升打靈藥, 硝要炒燥, 礬要煆枯.

一方用燒酒煮乾, 炒燥, 方硏入罐. 一法凡打出靈藥, 倍加石膏和勻, 復入新罐內打一枝香, 用之不痛.

[方歌] 五色靈藥白用鹽, 黑鉛硝汞皂枯礬, 欲成紫色硫黃入, 黃者雄黃加五錢, 紅去皂鹽鉛重用, 硃砂飛盡必須添.

生肌玉紅膏

此膏治癰疽發背, 諸般潰爛, 棒毒等瘡, 用在已潰流膿時, 先用甘草湯, 甚者用猪蹄湯淋洗患上, 軟絹挹淨, 用抿把挑膏於掌中, 搽化, 遍搽新肉上, 外以太乙膏盖之, 大瘡洗換二次. 內兼服大補氣血之藥, 新肉卽生, 瘡口自斂, 此外科收斂藥中之神藥也.

當歸 二兩 白芷 五錢 白蠟 二兩 輕粉 四錢 甘草 一兩二錢 紫草 二錢 爪兒血竭 四錢 痲油

一斤

右將當歸·白芷·紫草·甘草四味，入油內浸三日，大杓內慢火熬微枯色，細絹濾清．將油復入杓內煎滾，入血竭化盡．次下白蠟，微火亦化．用茶鍾四個，預放水中，將膏分作四處，傾入鍾內，候片時方下研極細輕粉各投一錢，攪勻，候至一日·夜用之極效．

［方歌］生肌玉紅膏最善，潰爛諸瘡搽卽收，歸芷蠟輕甘紫草，爪兒血竭共麻油．

瑩珠膏

此膏治潰瘍，去腐·定痛·生肌，并楊梅瘡·杖·臁瘡·下疳等證．

白蠟 三兩 猪脂油 十兩 輕粉 末．一兩五錢 樟冰 末．一兩五錢

先將白蠟脂油溶化，離火候溫，入輕粉樟冰攪勻候稍凝．再入氷片末一錢，攪勻成膏，罐收聽用．凡用先將甘草·苦參各三錢，水煎，洗淨患處，貼膏．

杖瘡用荊川紙攤極薄貼之，熱則易之，其疔瘀卽散，疼痛立止．楊梅瘡加紅粉二錢．頑瘡·乳岩，加銀硃一兩．臁瘡，加水龍骨三錢，或龍骨四錢．

［方歌］瑩珠膏用治潰瘡，定痛生肌功效强，白蠟猪脂樟氷粉，楊頑乳杖并臁瘡．

呂祖一枝梅

此藥治男·婦·大人·小兒新久諸病．生死難定之間，用芡實大一餠，貼印堂之中，點官香一枝，香盡去藥．已後一時許，視貼藥處有紅斑暈色，腫起飛散，謂之紅霞捧日，病雖危篤，其人不死．如貼藥處，一時後，不腫不紅，皮肉照舊不變，謂之白雲漫野，病雖輕淺，終歸冥路．小兒急·慢驚風，一切老幼痢疾，俱可貼之．凡病用之，皆可預知生死也．

雄黃 五錢 巴豆仁 不去油．五錢 硃砂 三分 五靈脂 三錢 銀硃 一錢五分 蓖蔴仁 五分 麝香 三分

右各研細，於端午日淨室中，午時共研，加油燕脂爲膏，磁盒收藏，勿經婦人之手．臨用豆大一圓捘餠貼印堂中，其功立見，用過餠送入河中．

［方歌］呂祖一枝梅驗病，定人生死印堂中，紅斑腫起斯爲吉，無腫無紅命必終．藥用五靈蓖蔴子，砂銀巴豆麝香雄．

御纂醫宗金鑑 卷六十三

頭部

百會疽

百會疽在巓頂結, 經屬督脈百會穴. 初如粟米漸如錢, 甚似葡萄堅似鐵. 高腫熱實淸毒火, 平塌陽虛溫補怯, 腫連耳項動痰聲, 七日不潰命必絶.

[註] 此百會疽又名玉頂發, 生在巓頂正中, 屬督脈經百會穴. 由膏粱太過, 火毒凝結而成. 初起形如粟米, 漸腫根大如錢, 甚則形似葡萄, 堅硬如鐵, 高尖紅腫, 焮熱疼痛, 瘡根收束, 憎寒壯熱, 大渴隨飮隨乾, 口苦脣焦, 便秘煩躁, 脈見洪數者, 此屬氣實. 宜服黃連消毒飮, 以淸毒火, 外敷冲和膏. 若漫腫平塌, 紫暗堅硬, 譽痛根散, 惡寒便瀉, 脈見細數者, 此屬陽虛, 宜服十全大補湯, 以溫補之, 外敷回陽玉龍膏. 若面赤過煩, 口乾不渴, 脣潤者, 此屬陽虛浮泛, 宜服桂附地黃丸, 引火歸源, 更用生附子餠, 置兩足心涌泉穴, 各灸五壯, 以泄其毒. 初起貼琥珀膏, 已潰糝黃靈藥, 太乙膏盖貼. 腐盡, 再易生肌之藥治之. 若腫連耳項, 痰如拽鋸, 七日無膿不潰, 神昏者命必絶矣! [圖 131]

黃連消毒飮

蘇木 二分 甘草 三分 陳皮 二分 桔梗 五分 黃芩 五分 黃柏 五分 人參 三分 藁本 五分 防己 五分 防風 四分 知母 四分 羌活 一分 獨活 四分 連翹 四分 黃連 一錢 生地黃 四分 黃芪 二錢 澤瀉 二分 當歸尾 四分

水煎, 食遠溫服.

[方歌] 黃連消毒淸毒火, 諸般火證服最良. 蘇木甘草陳皮桔, 芩柏人參藁二防, 知母羌活獨活等, 連翹黃連生地黃, 黃芪澤瀉當歸尾, 服後最忌飮寒凉.

冲和膏 回陽玉龍膏 俱見腫瘍門

生肌散 十全大補湯 黃靈藥 太乙膏 俱見潰瘍門

桂附地黃丸 附子餠 見前灸法

琥珀膏 見後髮際瘡

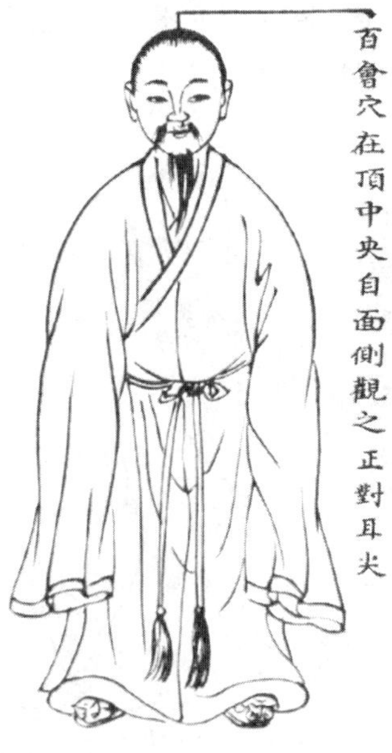

圖131 百會疽圖

透腦疽

透腦疽生百會前, 形如鷄子痛而堅, 軟漫膿稀虛塌陷, 紅硬膿稠實腫尖.

[註] 此證生於百會穴之前, 顖門之際. 亦由督脈經火毒而成. 初如粟米, 漸如鷄子, 堅硬疼痛. 瘡頂塌陷, 根脚漫腫, 色暗者屬虛. 若色紅腫硬·頂尖膿稠者屬實. 速潰者順, 遲

潰透腦髓者逆. 其腫潰內外治法, 俱按百會疽. [圖 132]

侵腦疽

侵腦疽生透腦旁, 濕火攻發屬太陽. 穴名五處知其位, 紅順紫逆要審詳.

[註] 此疽生於透腦疽側下, 由太陽膀胱經濕火而成, 穴名五處. 紅腫高起, 焮熱疼痛, 膿色如蒼蠟者, 屬氣血俱實, 順而易治. 若紫陷無膿, 根脚散大者, 屬氣血兩虛, 逆而難治. 初起宜服荊防敗毒散汗之, 次服內疏黃連湯下之, 將潰服托裏透膿湯, 已潰服托裏排膿湯, 外貼琥珀膏, 圍敷冲和膏. 其餘內外治法, 俱按癰疽潰瘍門. [圖 132]

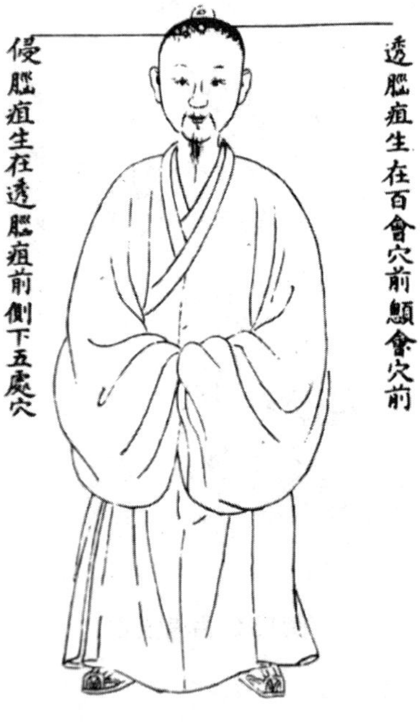
侵腦疽生在透腦疽前側下五處穴
透腦疽生在百會穴前顖會穴前

圖132 透腦·侵腦疽圖

托裏透膿湯

人參 白朮 土炒 穿山甲 炒研 白芷 各一錢 升麻 甘草節 各五分 當歸 二錢 生黃芪 三錢 皂角刺 一錢五分 青皮 炒. 五分

水三鍾, 煎一鍾. 病在上部, 先飮煮酒一鍾, 後熱服此藥. 病在下部, 先服藥後飮酒. 瘡在中部, 藥內兌酒半鍾, 熱服.

[方歌] 托裏透膿治癰疽, 已成未潰服之宜, 參朮甲芷升麻草, 當歸黃芪刺青皮.

荊防敗毒散 見項部腦疽

內疏黃連湯 冲和膏 俱見腫瘍門

托裏排膿湯 見項部魚際毒

琥珀膏 見髮際瘡內

佛頂疽

佛頂疽屬督上星, 陰陽不調毒熱成, 不論虛實皆險證, 潰爛黑陷必然凶.

[註] 此證一名頂門疽. 生於頭頂顖門之前, 屬督脈經上星穴. 由臟腑陰陽不調, 熱毒上壅而成. 色紫, 堅硬腫痛, 脈洪大而數者爲實. 脈微細而數者爲虛, 皆屬險證. 若潰爛黑陷, 六脈散大, 神昏譫語, 二便閉結者爲逆. 首尾內外治法, 俱按百會疽. [圖 133]

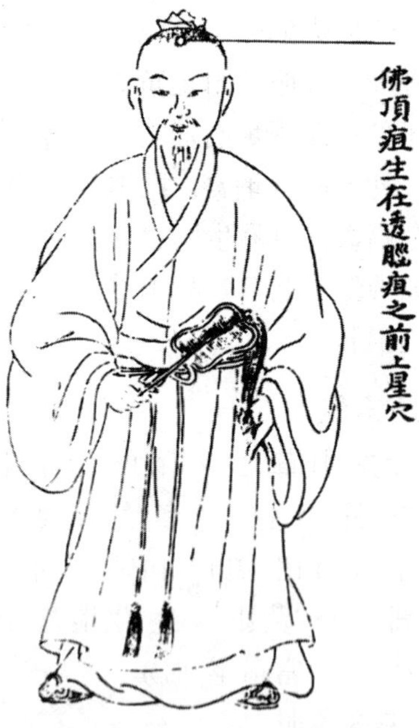
佛頂疽生在透腦疽之前上星穴

圖133 佛頂疽圖

額疽

額疽生額火毒成，左右膀胱正督經．頂陷焦紫無膿重，高聳根收紅腫輕．

[註] 此證生前額正中者，屬督脈經．或生左右額角者，屬膀胱經．總由火毒而成．初起瘡頂塌陷，乾焦色紫，不生大膿者，其勢重而屬險也．若紅腫高聳，瘡根收束者，其勢輕而屬順也．初服荊防敗毒散汗之，次服仙方活命飲消之．將潰氣虛者，宜服托裏透膿湯．氣實者，宜服透膿散，外敷冲和膏．已潰宜服托裏排膿湯，外貼琥珀膏．其餘內外治法，俱按癰疽潰瘍門．[圖 134]

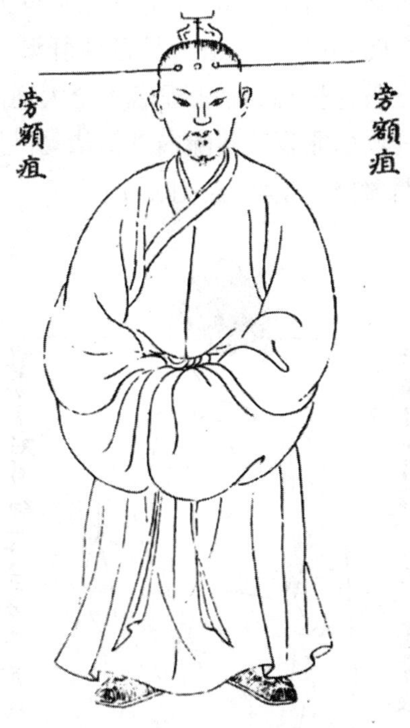
旁額疽
旁額疽

圖134 額疽圖

荊防敗毒散 見項部腦疽
仙方活命飲 見腫瘍門
托裏透膿湯 見前侵腦疽
透膿散 冲和膏 俱見腫瘍門
托裏排膿湯 見項部魚際毒
琥珀膏 見髮際瘡內

勇疽

勇疽眥後太陽穴，膽經怒火伏鼠形，七日不潰毒攻眼，黃膿爲吉黑血凶．

[註] 此證一名勇疽，又名腦發疽．屬足少陽膽經怒火而成，生於目小眥之後五分．生在太陽穴者，無論左右皆可以生．初起如粟，漸腫疼痛，形如伏鼠，面目浮腫，七日信膿不潰，火毒攻睛，腐爛損目．若十一日鍼出黃膿，毒從膿解爲順易治．若出紫黑血者，系氣虛不能化毒爲逆難治．初服仙方活命飲清解之，毒甚宜服內疏黃連湯，外敷二味拔毒散．其將潰已潰，內外治法，俱按癰疽腫瘍·潰瘍門．潰後避風忌水．[圖 135]

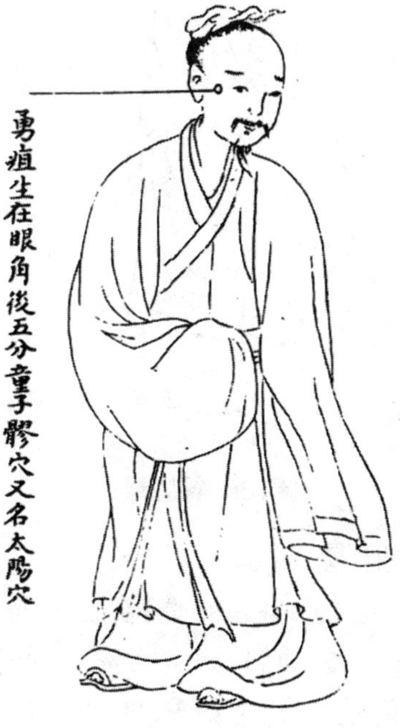
勇疽生在眼角後五分童子髎穴又名太陽穴

圖135 勇疽圖

仙方活命飲　內疏黃連湯　二味拔毒散
俱見腫瘍門

鬢疽

鬢疽三焦膽二經，證由慾怒火凝成．此經氣多而血少，潰腐惟宜少見膿．

[註] 此證發於鬢角, 屬手少陽三焦·足少陽膽二經, 由於相火妄動, 外受風熱, 更因性情急怒, 慾念火生, 凝結而成. 此二經俱屬氣多血少, 最難腐潰. 更兼鬢角肌肉, 澆薄不宜鍼灸, 候其自潰. 潰後不宜多見膿, 膿多者過耗血液難歛. 初起宜服柴胡清肝湯解之, 膿成者宜托裏消毒散托之, 外敷二味拔毒散. 已潰內外治法, 俱按癰疽潰瘍門. [圖 136]

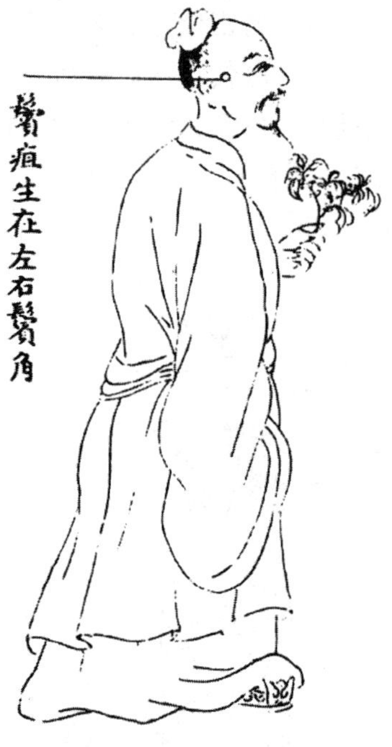

圖136 鬢疽圖

柴胡淸肝湯

柴胡 生地 各一錢五分 當歸 二錢 赤芍 一錢五分 川芎 一錢 連翹 去心. 二錢 生蒡子 炒·研. 一錢五分 黃芩 一錢 生梔子 研 天花粉 甘草節 防風 各一錢

水二鍾, 煎八分, 食遠服.

[方歌] 柴胡淸肝治怒證, 宣血通解毒良, 四物生用柴翹蒡, 黃芩梔粉草節防.

托裏消毒散 二味拔毒散 俱見腫瘍門

夭疽 銳毒

夭疽居左銳毒右, 經屬膽腑生耳後, 謀慮太過鬱火成, 此處肉薄當急救.

[註] 此二證左爲夭疽, 右爲銳毒, 俱生耳後一寸三分高骨之後. 夭者, 不盡天年謂之夭. 銳者, 如鋒刃之銳利, 言毒甚也. 得此二證, 愈者甚少. 初起俱如黍粒, 漸腫如瓜, 堅硬平塌, 紫暗不澤, 較諸瘡疼痛倍增. 名雖各異, 而左右耳後, 俱屬足少陽膽經, 由謀慮不決, 鬱火凝結而成. 此處皮肉澆薄, 氣多血少, 終屬險證, 急當治之. 遲則熱氣下入淵液, 前傷任脈, 內薰肝肺, 惡證悉添, 必致不救. 若紅腫速潰者順, 堅硬黑陷者逆. 如果投方應證, 亦只十全四·五也. 初宜服柴胡淸肝湯消解之, 膿將成宜服托裏消毒散, 虛者十全大補湯托補之, 外俱敷烏龍膏, 其餘內外治法, 俱按癰疽腫潰瘍門 淵液, 膽經穴名. [圖 137]

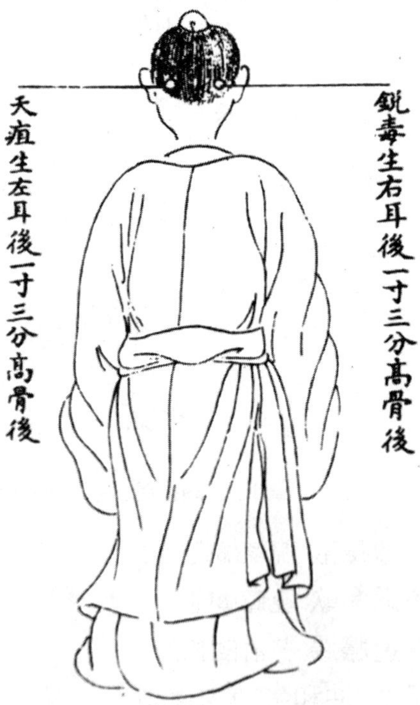

圖137 夭疽·銳毒圖

柴胡淸肝湯 見前鬢疽
托裏消毒散 烏龍膏 俱見腫瘍門
十全大補湯 見潰瘍門

耳後疽

耳後疽生耳摺間，三焦風毒膽火炎．紅腫有頭焮爲順，黑陷礜痛冷潰難．

［註］此證生於耳摺之間，無論左右，屬三焦經風毒，兼膽經怒火上炎而成．初起如粟，漸增腫痛，小者如杏，大者如桃．若紅腫有頭，焮熱易潰，稠膿者爲順．若黑陷堅硬，礜痛引腦，甚則頂·頰·肩·肘俱痛，不熱遲潰，紫血者爲逆．初治法同夭疽，已潰內外治法，俱按癰疽潰瘍門．

又有初起失於托裏，或誤食寒凉，則毒不能外發，遂攻耳竅，膿從耳竅出者，名爲內潰，屬虛，多服十全大補湯．大抵少年得此證者，其愈最緩．老年得此證者，易於成漏．［圖 138］

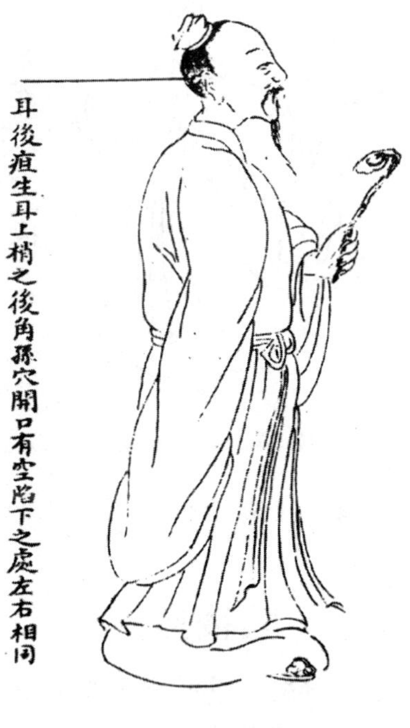
耳後疽生耳上梢之後角孫穴開口有空陷下之處左右相同

圖138 耳後疽圖

十全大補湯 見潰瘍門

耳發

耳發三焦風熱成，初椒漸若蜂房形，赤腫疼痛生輪後，黃膿屬吉紫血凶．

［註］此證生於耳後，屬三焦經風熱相薄而成．初如椒粒，漸腫若蜂房，將腐亦多眼孔，焮赤疼痛，腫連耳輪．盖發者，乃癰證之毒甚者也．不可聽其自潰，恐潰遲膿通耳竅．當在十一日後，剪破瘡頂，出黃白膿者屬吉爲順．出紫鮮血者屬凶爲逆．初起俱宜服仙方活命飮消之，外敷二味拔毒散．其餘內外治法，俱按癰疽潰瘍門．［圖 139］

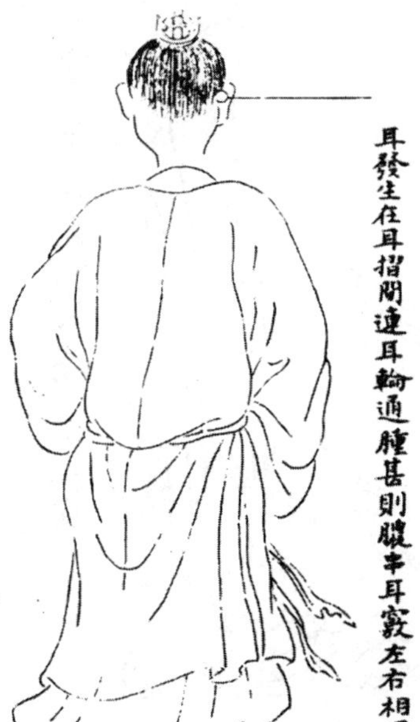
耳發生在耳摺間連耳輪通腫甚則膿串耳竅左右相同

圖139 耳發圖

仙方活命飮 見腫瘍門
二味拔毒散 見腫瘍門

耳根毒

耳根毒初痰核形，腫如伏鼠焮赤疼，三焦風火膽怒氣，暴腫潰速非疽癰．

［註］此證生於耳後，初起形如痰核，漸增

腫勢, 狀如伏鼠, 焮赤疼痛. 由三焦風火, 膽經怒氣上衝, 凝結而成. 但此證暴腫潰速, 根淺易愈, 非若癰疽之勢大毒甚也. 初起寒熱往來, 宜服荊防敗毒散汗之. 發熱痛甚者, 仙方活命飮消之. 膿成者服透膿散, 虛者服托裏透膿湯. 潰後外撒紅靈藥, 貼太乙膏. 膿盡換搽生肌玉紅膏, 生肌斂口. 若遇虛者, 膿水淸稀, 或瘡口斂遲, 卽服香貝養榮湯補之, 自斂. [圖 140]

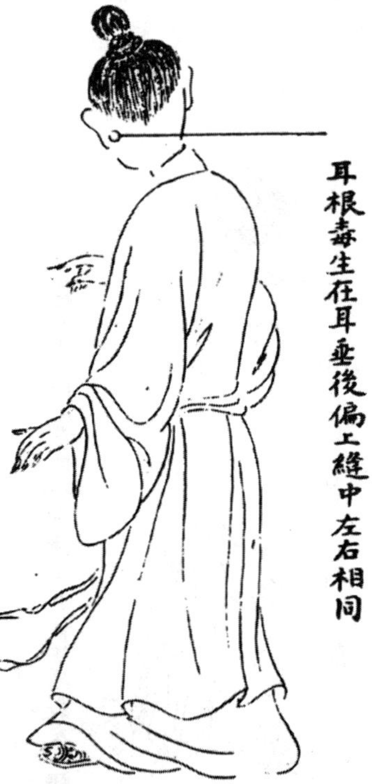
耳根毒生在耳垂後偏上縫中左右相同

圖140 耳根毒圖

仙方活命飮 見腫瘍門
荊防敗毒散 見項部腦疽
透膿散 見腫瘍門
托裏透膿湯 見前侵腦疽
紅靈藥 生肌玉紅膏 太乙膏 俱見潰瘍門
香貝養榮湯 見項部石疽

玉枕疽

玉枕疽屬督脈經, 證由積熱風邪乘, 枕骨微上腦戶穴, 高腫爲順紫陷凶.

[註] 此證由督脈經積熱, 外受風邪凝結而成. 生在玉枕骨尖微上腦戶穴. 初起如粟, 麻痒相兼, 寒熱往來, 口渴便秘, 漸增堅硬, 大者如茄, 小如鵞卵, 紅活高腫. 潰出稠膿者, 屬吉而順也. 若紫暗塌陷, 潰出血水者, 屬凶險也. 初則俱服神授衛生湯消解之, 虛者宜服托裏消毒散, 外敷冲和膏. 其餘內外治法, 俱按癰疽腫潰瘍門. [圖 141]

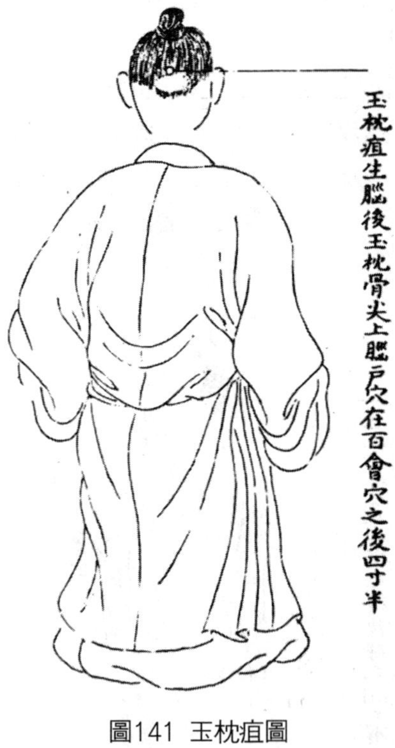
玉枕疽生腦後玉枕骨尖上腦戶穴在百會穴之後四寸半

圖141 玉枕疽圖

神授衛生湯 托裏消毒散 冲和膏 俱見腫瘍門

腦後發

腦後發生在督經, 熱結風府粟腫疼, 紅活易潰稠膿順, 紫暗難潰血水凶.

[註] 此證屬督脈經，枕骨之下風府穴，由積熱外受風邪凝結而成. 初如粟米，焮腫作疼痛，引頭頂肩項，氣粗鼻塞，漸大如盤如碗. 紅活速潰出稠膿者順. 紫暗難潰時津血水者逆. 初起內外治法，按玉枕疽. 其餘內外治法，俱按癰疽腫潰瘍門. [圖 142]

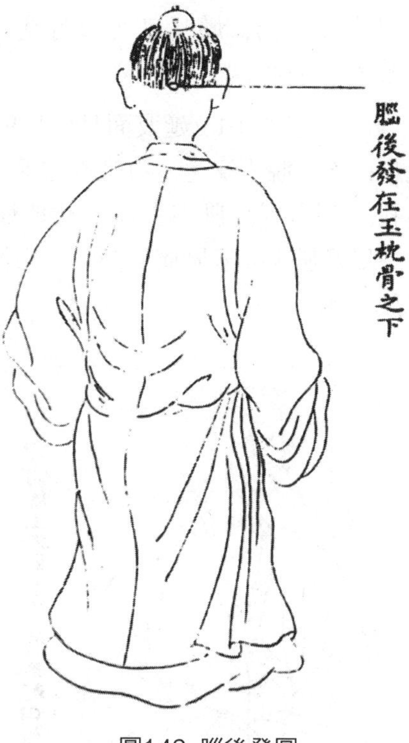
腦後發在玉枕骨之下

圖142 腦後發圖

腦 鑠

腦鑠項後如橫木，精涸毒火上乘生，黑如竈烟牛脣硬，木痛未腐水流清. 急施桑艾法至痛，火燎刺痛屬陽經，速服仙方活命飲，若見七惡定然凶.

[註] 此證生於督脈經風府穴，由陰精枯涸，毒火乘之而生. 初起形如椒粒，堅硬紫暗，漸腫如橫木，甚則上至顚頂，下至大椎，色如竈烟，硬若牛脣. 未膿皮先腐爛，時流清水，肌肉氷冷，輕者木痛，重者毒氣將陷，全不知疼. 宜急施桑柴烘法或艾壯灸法，以痛爲度. 速服仙方活命飮，以舒解其毒. 七日之後，不發長不生大膿者，宜服十全大補湯救之，投補藥不應者難治. 若初起熱如火燎刺痛，屬陽證，速服黃連消毒飮，外敷回陽玉龍膏. 此證若首尾純見五善之證者，屬順. 見七惡之證者，屬逆也. 其餘內外治法，俱按癰疽腫潰瘍門. [圖 143]

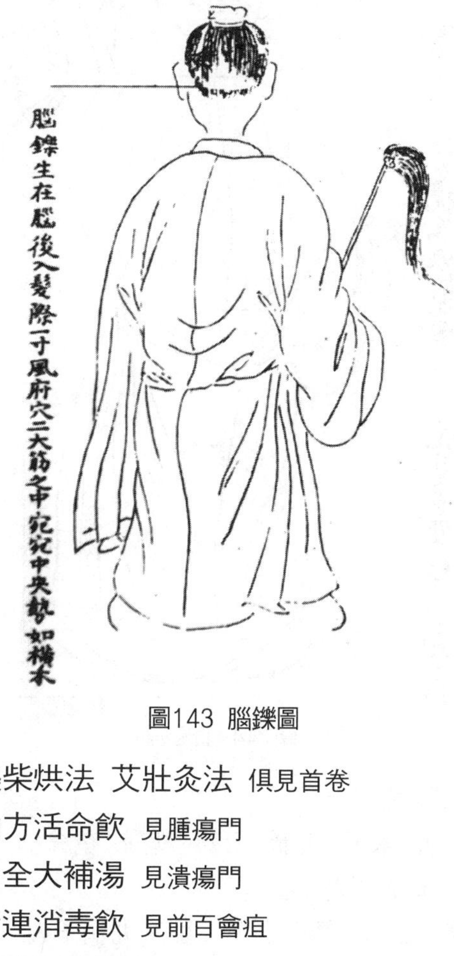
腦鑠生在腦後入髮際一寸風府穴二大筋之中宛宛中央勢如橫木

圖143 腦鑠圖

桑柴烘法 艾壯灸法 俱見首卷
仙方活命飮 見腫瘍門
十全大補湯 見潰瘍門
黃連消毒飮 見前百會疽
回陽玉龍膏 見腫瘍門

油 風

油風毛髮乾焦脫，皮紅光亮痒難堪，毛孔風襲致傷血，養眞海艾砭血痊.

[註] 此證毛髮乾焦，成片脫落，皮紅光亮，

痒如蟲行, 俗名鬼剃頭. 由毛孔開張, 邪風乘虛襲入, 以致風盛燥血, 不能榮養毛髮. 宜服神應養眞丹, 以治其本. 外以海艾湯洗之, 以治其標. 若耽延年久, 宜鍼砭其光亮之處, 出紫血, 毛髮庶可復生. [圖 144]

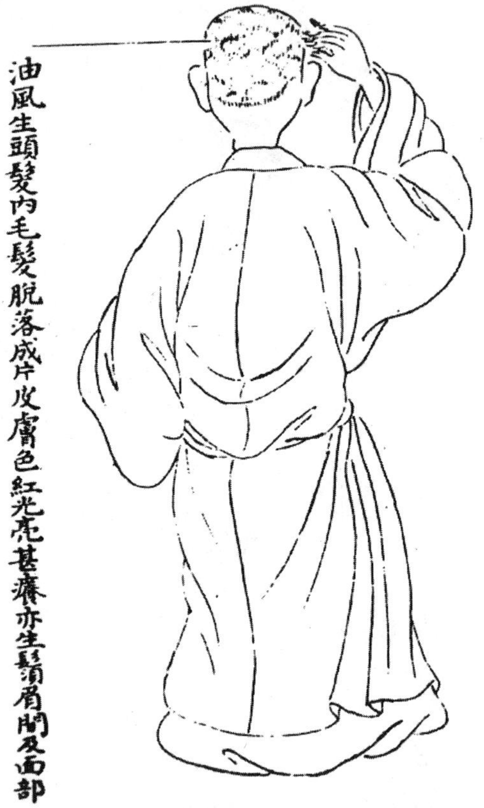
油風生頭髮內毛髮脫落成片皮膚色紅光亮甚癢亦生鬚須眉間及面部

圖144 油風圖

神應養眞丹

羌活 木瓜 天麻 白芍 當歸 菟絲子 熟地 酒蒸, 搗膏 川芎

等分爲末, 入地黃膏, 加蜜丸桐子大. 每服百丸, 溫煮酒或鹽湯任下.

[方歌] 神應養眞治油風, 養血消風髮復生, 羌歸木瓜天麻芍, 菟絲熟地與川芎.

海艾湯

海艾 菊花 藁本 蔓荊子 防風 薄荷 荊穗 藿香 甘松 各二錢

水五·六碗, 同藥煎數滾, 連湯共入厰口鉢內. 先將熱氣薰面, 候湯少溫, 用布蘸洗, 日洗二·三次, 洗後避風, 忌魚腥·發物.

[方歌] 海艾湯治油風痒, 先薰後洗善消風, 菊藁蔓荊風薄穗, 藿香海艾與甘松.

白屑風

白屑風生頭與面, 燥痒日久白屑見, 肌熱風侵成燥化, 換肌潤肌醫此患.

[註] 此證初生髮內, 延及面目, 耳項燥痒, 日久飛起白屑, 脫去又生. 由肌熱當風, 風邪侵入毛孔, 鬱久燥血肌膚失養, 化成燥證也. 宜多服祛風換肌丸. 若肌膚燥裂者, 用潤肌膏擦之甚效. [圖 145]

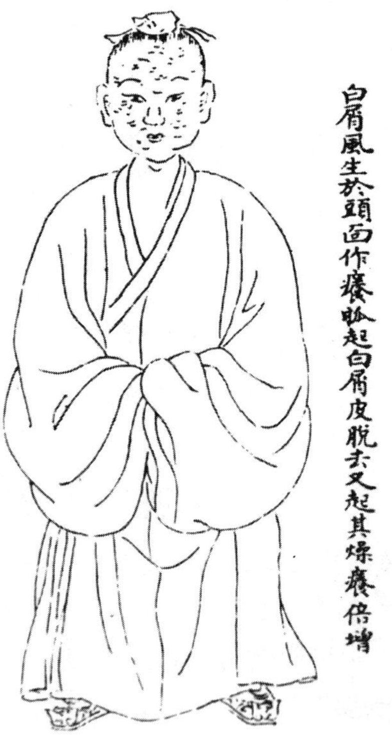
白屑風生於頭面作癢䀚起白屑皮脫去又起其燥癢倍增

圖145 白屑風圖

祛風換肌丸

大胡麻 蒼朮 炒 牛膝 酒洗 石菖蒲 苦參 何首烏 生 花粉 威靈仙 各二兩 當歸身 川芎

甘草 生. 各一兩

右爲細末, 陳煮酒跌丸菉豆大. 每服二錢, 白滾水送下, 忌魚腥·發物·火酒.

[方歌] 換肌丸治白屑風, 燥痒日增若蟲行, 風燥血分失潤養, 疊起白屑落復生. 歸芎胡麻蒼朮膝, 菖蒲花粉草葳靈, 苦參何首烏爲末, 煮酒跌丸菉豆形.

潤肌膏

香油 四兩 奶酥油 二兩 當歸 五錢 紫草 一錢

將當歸, 紫草入二油內, 浸二日, 文火煠焦去渣. 加黃蠟五錢溶化盡, 用布濾傾碗內, 不時用柳枝攪冷成膏. 每用少許, 日擦二次.

[方歌] 潤肌膏擦白屑風, 肌膚燥痒用更靈, 酥香二油歸紫草, 煠焦加蠟濾攪凝.

禿瘡

禿瘡風熱化生蟲, 騷痒難堪却不疼, 白痂如錢生髮內, 宜服通聖擦膏靈.

[註] 此證頭生白痂, 小者如豆, 大者如錢, 俗名錢癬, 又名肥瘡, 多生小兒頭上, 騷痒難堪, 却不疼痛. 日久延漫成片, 髮焦脫落, 卽成禿瘡, 又名癩頭瘡, 由胃經積熱生風而成. 宜用防風通聖散料, 醇酒浸焙爲細末, 每服一錢或二錢, 量其壯弱用之, 食後白滾湯調下, 服至頭上多汗爲驗. 初起肥瘡, 宜擦肥油膏, 用久則效. 已成禿瘡者, 先宜艾葉·鴿糞煎湯洗淨瘡痂. 再用猪肉湯洗之, 隨擦躑躅花油, 以殺蟲散風, 蟲死則痒止. 風散則髮生, 血潮則肌膚潤, 久擦甚效. [圖 146]

防風通聖散

防風 當歸 白芍 酒炒 芒硝 大黃 連翹 桔梗 川芎 石膏 煆 黃芩 薄荷 麻黃 滑石 各一兩 荊芥 白朮 土炒 山梔子 各二錢五分 甘草 生. 二兩

共爲末.

[方歌] 防風通聖治禿瘡, 胃經積熱致風傷. 連翹梔子麻黃桔, 白朮歸芎滑石防, 黃芩甘草石膏芍, 薄荷荊芥並硝黃. 共末酒拌晒乾碾, 白湯調服發汗良.

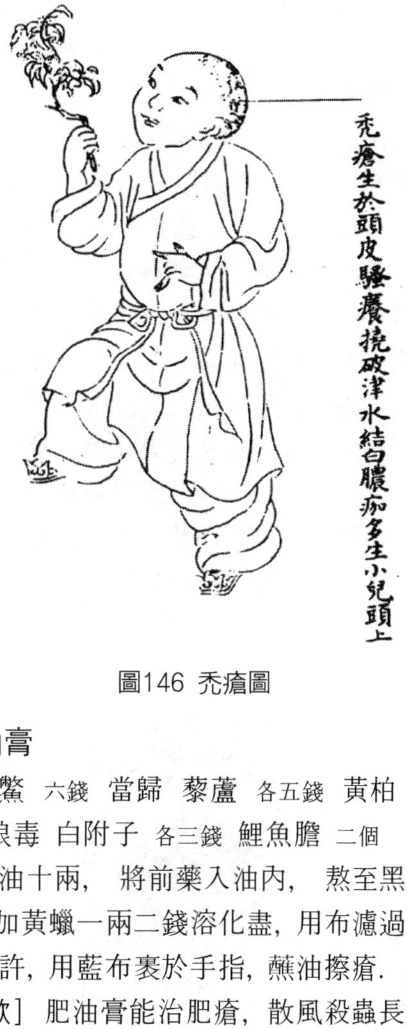
禿瘡生於頭皮騷癢撓破津水結白膿痂多生小兒頭上

圖146 禿瘡圖

肥油膏

番木鱉 六錢 當歸 藜蘆 各五錢 黃柏 苦參 杏仁 狼毒 白附子 各三錢 鯉魚膽 二個

用香油十兩, 將前藥入油內, 熬至黑黃色, 去渣, 加黃蠟一兩二錢溶化盡, 用布濾過罐收. 每用少許, 用藍布裹於手指, 蘸油擦瘡.

[方歌] 肥油膏能治肥瘡, 散風殺蟲長髮强, 黃柏苦參白附子, 番鱉狼毒杏仁良, 藜蘆當歸鯉魚膽, 煠焦入蠟實奇方.

躑躅花油方

躑躅花根四兩搗爛, 用菜油一碗, 煠枯去渣, 加黃蠟少許, 布濾候冷. 靑布蘸擦, 日用三次. 氈帽戴之, 勿令見風.

[方歌] 躑躅花油療禿瘡, 驅蟲止痒擦之良, 躑躅花根硏極爛, 菜油煠枯入蠟强.

螻蛄癤

螻蛄癤卽蟺拱頭，勢小勢大各有由，胎毒堅小多衣膜，暑熱形大功易收.

[註] 此證多生小兒頭上，俗名貉獼，未破如曲蟺拱頭，破後形似螻蛄串穴. 有因胎中受毒者，其瘡腫勢雖小，而根則堅硬，潰破雖出膿水，而堅硬不退，瘡口收斂，越時復發，本毒未罷，他處又生，甚屬纏綿難斂. 宜用三品一條鎗插於孔內，化盡堅硬衣膜，換撒生肌散，貼玉紅膏以收斂之，不致再發也.

亦有暑熱成毒者，大如梅李，相聯三·五枚，潰破膿出，其口不斂，日久頭皮串空，亦如螻蛄串穴之狀. 宜貼紺珠膏，拔盡膿毒，將所串之空皮剪通，使無藏膿之處，用米泔水日洗一次，乾撒生肌散，貼萬應膏甚效. 有因瘡口開張，日久風邪襲入，以致瘡口周圍作痒，抓破津水，相延成片，形類黃水瘡者，宜用敗銅散搽之，忌魚腥發物. [圖 147]

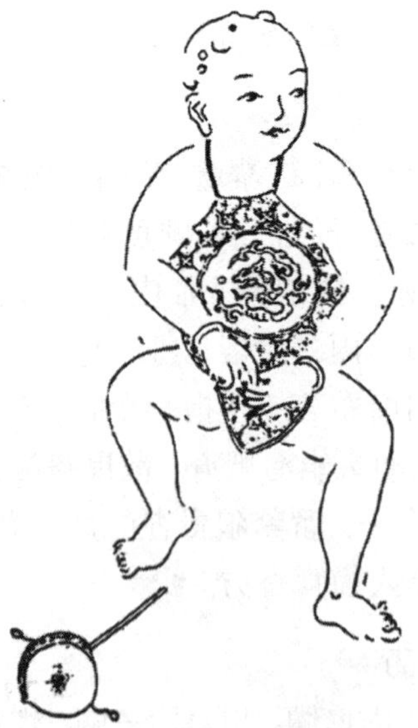

圖147 螻蛄癤圖

三品一條鎗

白砒 一兩五錢 明礬 三兩

砒·礬二味，共爲細末，入小罐內，加炭火煆紅，靑烟已盡，疊起白烟片時，約上·下紅徹住火，取罐安地上，一宿取出，約有砒·礬淨末一兩，加雄黃二錢四分，乳香一錢二分，共硏極細，厚糊搓成線條，陰乾. 瘡有孔者，揷入孔內. 無孔者，先用鍼通孔竅，早晩揷藥二條. 揷至三日後，孔大者，每揷十餘條. 揷至七日，孔內藥條滿足方住. 患處四邊，自然裂開大縫，共至十四日前後，其堅硬衣膜及疔核·瘰癧·痔漏諸管，自然落下，隨用湯洗，搽玉紅膏. 虛者兼服健脾補劑，自然收斂.

[方歌] 神奇三品一條鎗，能醫堅硬衣膜瘡，雄乳白砒礬生用，硏末煆煉搓條良.

敗銅散

化銅舊罐子一個， 硏爲細末， 用香油調敷. 自能滲濕祛痒，瘡口易斂.

[方歌] 敗銅散治潰風傷，騷痒破津脂水瘡，化銅舊罐硏細末，香油調敷滲濕良.

紺珠膏 萬應膏 生肌散 玉紅膏 俱見潰瘍門

髮際瘡

髮際瘡生髮際邊，形如黍豆痒疼堅，頂白肉赤初易治，胖人肌厚最纏綿.

[註] 此證生項後髮際，形如黍豆，頂白肉赤堅硬，痛如錐刺，痒如火燎，破津膿水，亦有浸淫髮內者，此由內鬱濕熱，外兼受風相搏而成也. 初宜紺珠丹汗之，次用酒製防風通聖散淸解之， 外搽黃連膏效. 惟胖人項後髮際，肉厚而多摺紋，其髮反刺瘡內，因循日久，不差， 又兼受風寒凝結， 形如臥瓜， 破爛津水，時破時斂，俗名謂之肉龜，經年不愈，亦無傷害，常用琥珀膏貼之，可稍輕也. [圖 148]

琥珀膏

定粉 一兩 血餘 八錢 輕粉 四錢 銀硃 七錢 花椒 十四粒 黃蠟 四兩 琥珀 末. 五分 麻油 十

二兩

將血餘·花椒·麻油煤焦，撈去渣，下黃蠟溶化盡，用夏布濾淨，傾入磁碗內，預將定粉·銀硃·輕粉·琥珀四味，各研極細，共合一處，徐徐下入油內，用柳枝不時攪之，以冷爲度．綿燕脂攤貼，紅綿紙攤貼亦可．

［方歌］琥珀膏能治諸瘡，活瘀解毒化腐良，定血輕椒蠟珀，麻油熬膏亦療瘍．

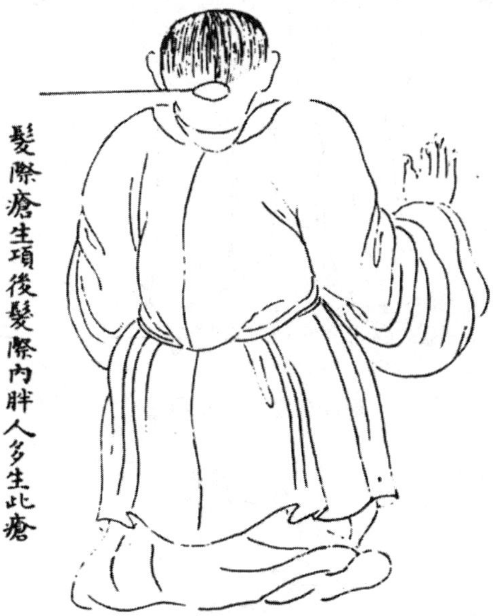

圖148 髮際瘡圖

紺珠丹 卽萬靈丹．見腫瘍門

防風通聖散 見前禿瘡

黃連膏 見鼻部鼻瘡

頭風傷目

頭風引目眉稜痛，風火寒痰有四因，或由楊梅毒攻頂，或因産後被風侵．

［註］此證畏寒·惡風，其痛走注不定，得煖少減者，風痛也．寒熱口苦，大渴，二便秘，不眠者，火痛也．手足厥冷，面靑脣白，氣逆不渴，小水白者，寒痛也．身重肢痠，胸煩作嘔，口吐痰沫者，痰痛也．以上四證，舊有古方羌活冲和湯倍川芎加菊花，隨經形證，加引治之．倘若因循失治，風攻眉稜痠痛，眼皮跳動，漸攻睛珠，起藍雲遮睛，多致損目．若只眉稜痠痛，以碧雲散常吸之甚效．

羌活冲和湯

防風 白芷 各一錢 細辛 甘草 生．各五分 生地 蒼朮 黃芩 各一錢 羌活 一錢五分 川芎 二錢

引加葱頭三根·生薑一片·紅棗肉二枚·水煎食遠服．

痛由頂後起，屬膀胱經，倍羌活加藁本．

痛由耳後起，屬膽經，加柴胡．

痛由太陽牽引頭額兩目，屬胃經，倍白芷加葛根·煆石膏．

頭痛兼有腹痛身重，屬脾經，倍蒼朮．

頭痛兼有足冷，氣逆，屬腎經，倍細辛．甚者加麻黃·生附子，減黃芩．

頭痛兼有嘔涎沫，手足厥冷者，屬肝經，加吳茱萸．

頭痛有火熱渴，倍酒洗黃芩，加生石膏．便秘者加生大黃．

頭痛吐痰涎，四肢不冷者，加半夏．

［方歌］冲和頭風風傷目，風火寒痰四因生，日久眉稜痠痛跳，遮睛損目此能淸．防風白芷細辛草，生地蒼芩羌活芎，詳在隨加引經藥，葱薑紅棗水煎成．

碧雲散

川芎 鵞不食草 各一兩 細辛 辛荑 各二錢 靑黛 一錢

共爲細末，患者口噙涼水，令人以蘆筒吹入左右鼻孔內，取嚏爲效．每用少許，鼻常吸之，其效緩．

［方歌］碧雲散去頭風證，眉稜痠痛更堪醫，鵞不食草辛荑黛，芎細同研不時吸．

貼兩太陽穴法

治頭痛如破.

雀腦 川芎 白附子 各等分

研末, 葱汁調稠, 紙攤貼左右太陽穴效.

產後風寒侵腦, 頭痛不可發汗, 宜用四物湯倍川芎加荊芥穗服之, 其效緩.

楊梅毒入腦髓, 以致頭痛者, 治在本門.

四物湯 方潰瘍門

面部

顴瘍 顴疽

顴瘍顴疽漸榴形, 風熱積熱小腸經. 瘍起焮紅浮腫痛, 疽紫漫硬木麻疼.

[註] 此二證發於顴骨尖處, 屬小腸經, 不論左右, 初小漸大如榴. 發陽分者, 由風熱而生, 初起焮紅, 浮腫, 疼痛, 七日卽潰, 名爲顴瘍, 毒輕根淺易愈. 發陰分者, 由積熱而生, 色紫, 漫腫, 堅硬, 痲木, 疼痛, 三七方潰, 名爲顴疽, 毒甚根深難愈. 瘍證初宜仙方活命飮, 疽證初宜內疏黃連湯或麥靈丹. 其餘內外治法, 俱按癰疽腫瘍潰瘍門. [圖 149]

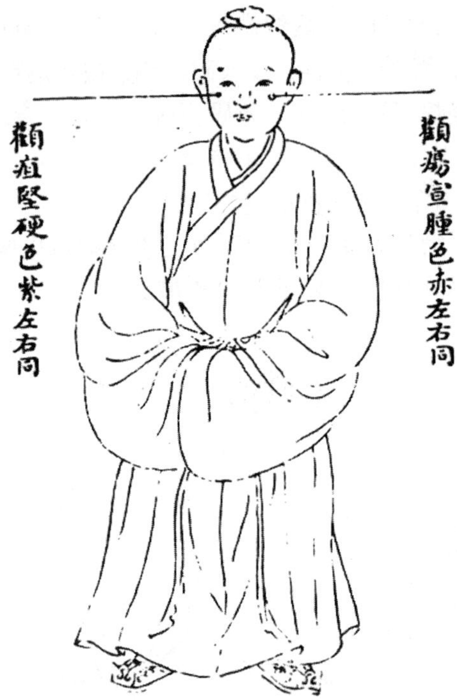
顴疽堅硬色紫左右同
顴瘍宣腫色赤左右同

圖149 顴瘍·顴疽圖

仙方活命飮 內疏黃連湯 麥靈丹 俱方腫瘍門

顴 疔

顴疔初起粟米形, 證由陽明火毒生. 堅硬頂凹根深固, 寒熱交作麻痒疼.

[註] 此證生在顴骨之間, 屬陽明胃經, 不論左右, 初如粟米黃色不疱, 次如赤豆, 頂凹堅硬, 按似疔頭, 痲痒疼痛. 多因過食炙煿·藥酒, 以致胃經積火成毒而生. 初宜蟾酥丸, 或麥靈丹汗之, 次服黃連消毒飮淸之. 外治法同疔門, 凡疔皆屬迅速之證, 初覺卽當急治, 遲則毒火攻心, 令人昏憒譫語, 惡證悉添, 多致不救. [圖 150]

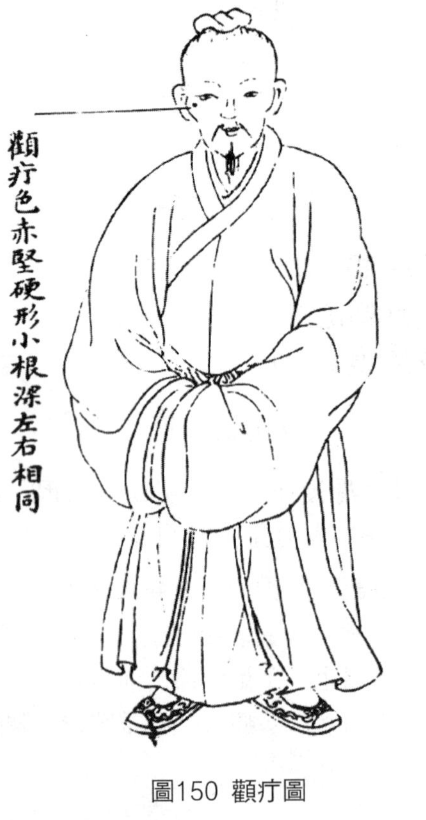
顴疔色赤堅硬形小根深左右相同

圖150 顴疔圖

蟾酥丸 見疔瘡門

麥靈丹 見腫瘍門

黃連消毒飮 見頭部百會疽

面發毒

面發毒在頰車生，初少漸多赤豆形，腫硬焮疼津黃水，證屬風熱客陽明.

［註］ 此證生面上頰車骨間. 初生一個，漸發數枚，形如赤豆，色紅焮痛，堅硬似疔，時津黃水. 由風熱客於陽明，上攻而成. 初宜服荊防敗毒散汗之. 若胃火盛，則唇焦口渴，便燥者卽服凉膈散下之，外以清凉消毒散敷之卽愈.［圖 151］

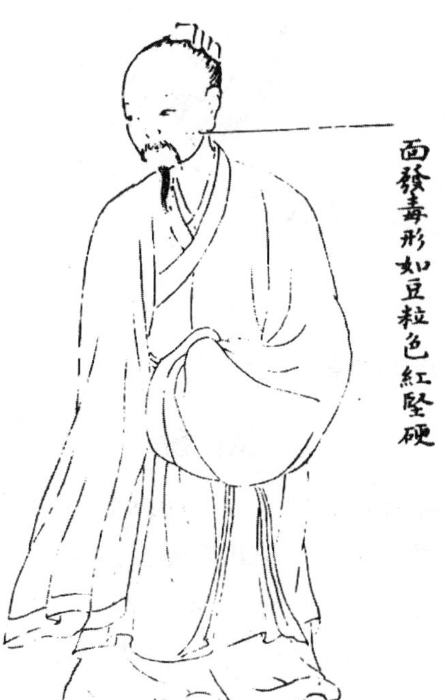
面發毒形如豆粒色紅堅硬

圖151 面發毒圖

凉膈散

黃芩 薄荷 梔子 生研 連翹 去心 石膏 生 甘草 生 芒硝 大黃 各等分

水二鍾，苦竹葉二十片，煎八分. 加蜂蜜三匙和服.

［方歌］ 凉膈散醫肺胃熱，口渴脣焦便燥結，芩薄梔翹石膏草，芒硝大黃苦竹葉.

清凉消毒散

白芨 乳香 雄黃 天花粉 麝香 烏藥 山慈菇 黃柏

各等分，共硏細末，鷄子淸和蜜水調敷.

［方歌］ 淸凉消毒去風熱，芨乳雄黃花粉麝，烏藥慈菇黃柏研，鷄淸蜜調毒卽滅.

荊防敗毒散 見項部腦疽

面游風

面游風燥熱濕成，面目浮腫痒蟲行，膚起白屑而痒極，破津黃水津血疼.

［註］ 此證生於面上，初發面目浮腫，痒若蟲行，肌膚乾燥，時起白屑. 次後極痒，抓破，熱濕盛者津黃水， 風燥盛者津血， 痛楚難堪. 由平素血燥，過食辛辣厚味，以致陽明胃經濕熱受風而成. 痒甚者， 宜服消風散. 痛甚者，宜服黃連消毒飮， 外抹摩風膏緩緩取效. ［圖 152］

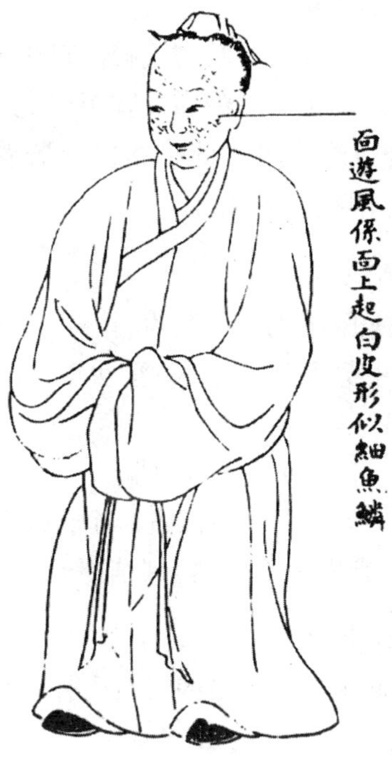
面遊風係面上起白皮形似細魚鱗

圖152 面游風圖

摩風膏

麻黃 五錢 羌活 一兩 白檀香 一錢 升麻 二錢 白芨 一錢 防風 二錢 當歸身 一錢

用香油五兩，將藥浸五日，文火煠黃，即撈去渣，加黃蠟五錢，溶化盡，用絹濾過，攪冷塗抹瘡上.

[方歌] 摩風膏抹游風證，麻黃羌活白檀升，芨防歸身香油泡，煠黃去渣加蠟凝.

消風散 見項部鈕扣風

黃連消毒飲 見頭部百會疽

痄 腮

痄腮胃熱是其端，初起焮痛熱復寒，高腫焮紅風與熱，平腫色淡熱濕原.

[註] 此證一名髭發，一名含腮瘡. 生於兩腮肌肉不着骨之處，無論左右，總發端於陽明胃熱也. 初起焮痛，寒熱往來. 若高腫·色紅·焮熱者，系胃經風熱所發. 若平腫·色淡不鮮者，由胃經濕熱所生. 始則俱以柴胡葛根湯表之，若口渴便秘，宜四順清凉飲解之. 表裏證俱解，腫痛仍作者，勢必成膿，宜托裏消毒散托之. 膿熟者鍼之，體虛者宜平補之. 其餘治法，按癰疽潰瘍門. 此證初起，若過服凉藥，令毒攻喉者險. [圖 153]

柴胡葛根湯

柴胡 葛根 石膏 煅 花粉 黃芩 各一錢 甘草 生. 五分 牛蒡子 炒, 研 連翹 去心 桔梗 各一錢 升麻 三分

水二鍾，煎八分，不拘時服.

[方歌] 柴胡葛根發表證，痄腮腫痛或平形，石膏花粉黃芩草，牛蒡連翹桔梗升.

四順清凉飲

防風 梔子 生研 連翹 去心 甘草 生 當歸 赤芍 羌活 各一錢 大黃 二錢

水二鍾，燈心五十寸，煎八分，食遠服.

[方歌] 四順清凉攻裏强，口乾便秘痄腮瘡，防風梔子連翹草，歸芍燈心羌大黃.

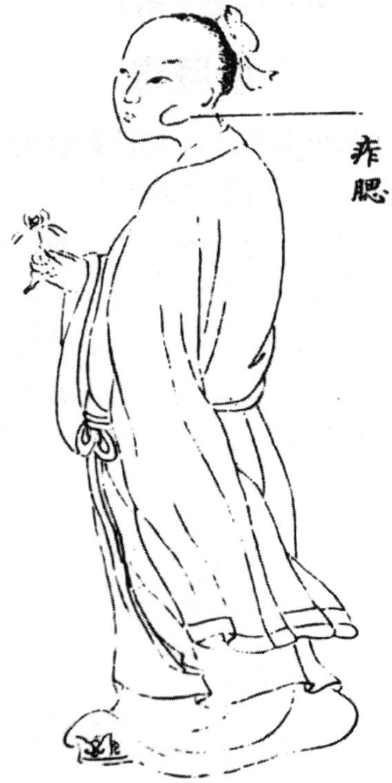

圖153 痄腮圖

托裏消毒散 見腫瘍門

頰 瘍

頰瘍胃經積熱生，初如紅粟漸榴形，膿出腫消易斂愈，膿稀難斂漏因成.

[註] 此證生於耳下頰車骨間，由陽明胃經積熱而生. 始發如粟，色紅漸大如榴，初起宜犀角升麻湯清解之. 若失治，或過敷寒藥，以致肌冷凝結，堅硬難消難潰者，宜升陽散火湯宣發之. 將潰，宜托裏消毒散. 膿熟鍼之，膿出腫退，瘡口易斂者則愈. 或牙關緊急不開，或旁腫不消，膿水清稀，因而成漏，復被寒侵瘡孔，致生多骨，經年纏綿難愈者，服桂附地黃丸，外用豆豉餅墊灸艾壯，初用九壯，以知熱痒爲止，每日灸之，以朽骨脫出，膿漸少而

肌漸平爲度, 兼用紅升丹, 撚入瘡口內, 萬應膏盖貼, 每日一易. 患者當愼起居, 戒腥·發等物, 漸漸收功. [圖 154]

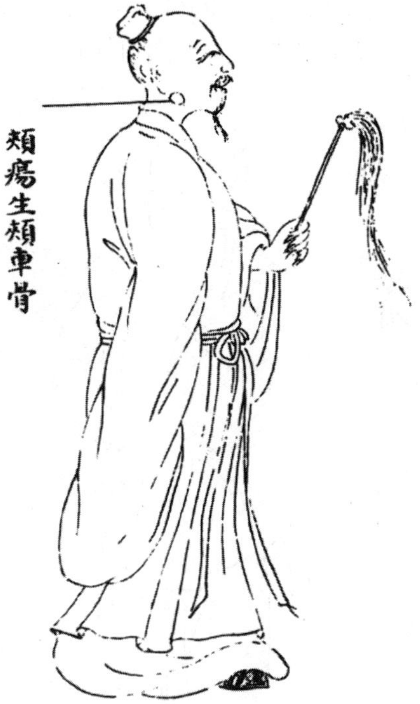

圖154 頰瘍圖

犀角升麻湯

犀角 二錢五分 升麻 一錢七分 黃芩 八分 白附子 麵裹煨熟. 八分 生甘草 五分 白芷 八分 川芎 八分 羌活 一錢二分 防風 八分

水三鍾, 煎一鍾, 食微熱服.

[方歌] 犀角升麻醫頰瘍, 色紅初起服之良, 黃芩白附生甘草, 白芷川芎羌活防.

升陽散火湯

撫芎 六分 蔓荊子 白芍 酒炒 防風 羌活 獨活 甘草 半生·半炙 人參 各一錢 柴胡 香附 各一錢五分 葛根 一錢 升麻 一錢 殭蠶 炒

生薑一片, 紅棗肉一枚, 水三鍾, 煎一鍾, 食遠溫服.

[方歌] 升陽散火過敷寒, 牙義拘急木痛堅, 撫蔓芍防羌獨草, 參柴香附葛升蠶.

托裏消毒散 見腫瘍門

豆豉餠 見灸法內

紅升丹 萬應膏 俱見潰瘍門

骨槽風

骨槽風火三焦胃, 耳前腮頰隱隱疼, 腐潰筋骨仍硬痛, 牙關拘急夾邪風.

[註] 此證一名牙義發, 一名穿腮發. 乃手少陽三焦·足陽明胃二經風火也. 起於耳前, 連及腮頰, 筋骨隱痛, 日久腐潰, 腮之裏外筋骨, 仍然漫腫硬痛, 牙關拘急, 皆由邪風深襲筋骨故也. 此證屬在筋骨陰分, 故初起腫硬難消, 潰後瘡口難合, 多致不救. 初起熱不盛者, 內宜服淸陽散火湯, 外以淸胃散擦牙, 眞君妙貼散敷腮. 如初起發表之後, 人壯火盛者, 用皂刺·大黃·甘草節·白芷·殭蠶下之, 後減大黃, 加生石膏以淸之. 然亦不可過用寒凉之藥, 恐其凝結也. 有硬腫日久失治, 不能盡消者, 膿勢將成, 宜用中和湯托之. 已潰按癰疽潰瘍門治法. 亦有過服寒凉, 以致肌肉堅凝腐臭, 非理中湯佐以附子不能回陽, 非殭蠶不能搜風. 如法治之, 諸證俱減, 惟牙關拘急不開, 宜用生薑片墊灸頰車穴二七壯, 其穴在耳垂下五分陷中處. 每日灸之, 兼用鍼刺口內牙盡處出血, 其牙關卽開. 若寒熱不退, 形焦體削, 痰盛不食, 或口內腐爛, 甚則穿腮落齒者, 俱爲逆證. 當腐爛之初, 治法卽同牙疳, 亦不過稍盡人事耳. [圖 155]

淸胃散

薑黃 白芷 細辛 川芎

各等分, 共硏細末. 先以鹽湯漱口, 擦牙痛處.

[方歌] 淸胃散擦牙腫疼, 薑黃白芷細辛芎, 同硏先以鹽湯漱, 後擦此藥有奇功.

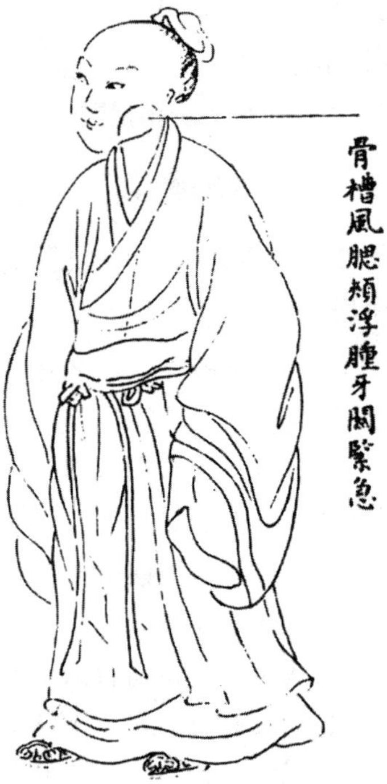

圖155 骨槽風圖

中和湯

白芷 桔梗 人參 黃芪 各一錢 藿香 五分 肉桂 五分 甘草 白朮 土炒 川芎 當歸 白芍 酒炒. 各一錢 麥門冬 去心. 五分

水二鍾, 薑三片, 棗二枚, 煎八分, 加酒一杯食遠服.

[方歌] 中和湯治骨槽風, 日久不消欲潰膿, 芷桔參芪藿桂草, 朮芎歸芍麥門冬.

理中湯 見潰瘍門

眞君妙貼散 見腫瘍門

升陽散火湯 方見頰瘍

發 頤

發頤腫痛結核般, 經屬陽明身熱寒, 傷寒疹毒汗失表, 腫至咽喉調治難.

[註] 此證又名汗毒, 發於頤頷之間, 屬足陽明胃經. 初起身發寒熱, 腫如結核, 微熱微痛, 漸腫如桃如李, 疼痛倍增, 由傷寒發汗未盡, 或疹形未透, 壅積而成. 初起宜荊防敗毒散汗之, 外以二味拔毒散敷之卽消. 如消之不應者, 腫痛日增, 勢必潰膿, 宜服托裏透膿湯, 潰後按癧疽潰瘍門治法. 若此證失於調治, 或誤投寒凉剋伐之藥, 毒必內陷, 腫至咽喉, 痰涌氣堵, 湯水難嚥者逆. [圖 156]

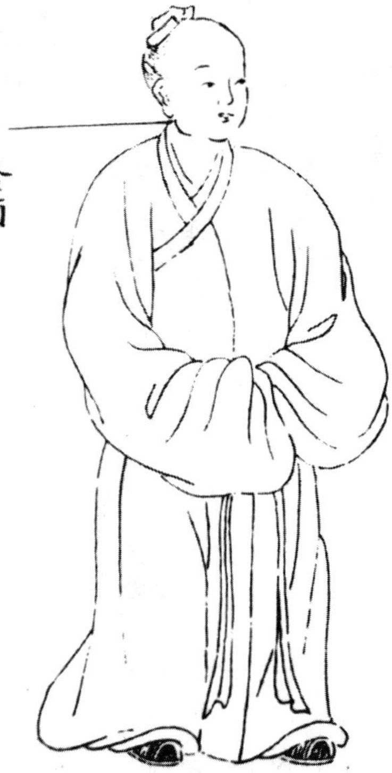

圖156 發頤圖

荊防敗毒散 見項部腦疽

二味拔毒散 見腫瘍門

托裏透膿湯 見頭部侵腦疽

時 毒

時毒初發類傷寒, 漫腫無頭在項間, 因感四時不正氣, 治分壯弱疏解痊.

[註] 此證初起, 狀類傷寒, 憎寒發熱, 令人恍惚不寧, 肢體痠疼, 或兼咽痛, 一二日間, 發於項腮·頷頤, 作腫無頭, 漸漸焮赤疼痛, 或似結核有根, 漫腫色赤, 俱由感冒四時不正邪

氣, 客於經絡, 釀結而成, 非發於病後之頤毒也. 惟在醫者, 精察瘡色, 辨別虛實. 治法須宜疏解, 不可驟用寒凉, 致毒不外發, 而內攻咽喉者險矣. 初服荊防敗毒散汗之, 其腫不消者, 宜服連翹消毒飮. 腫仍不消, 膿勢將成, 壯者宜服透膿散, 弱者宜服托裏透膿湯, 外敷二味拔毒散, 膿熟鍼之. 潰按癰疽潰瘍門治法. [圖 157]

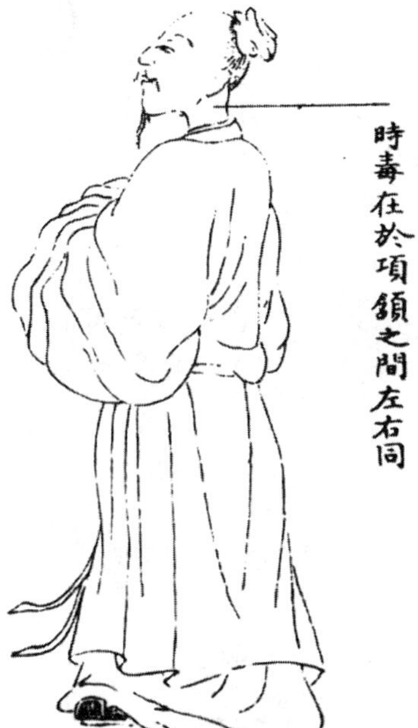
時毒在於項頷之間左右同

圖157 時毒圖

荊防敗毒散 見項部腦疽

連翹消毒飮 見背部酒毒發

透膿散 見腫瘍門

托裏透膿湯 見頭部侵腦疽

二味拔毒散 見腫瘍門

鳳眉疽

鳳眉疽生兩眉稜, 形如長爪漫腫紅, 膀胱小腸肝膽熱, 煩悶嘔逆不食凶.

[註] 此疽亦名眉發, 生於眉稜, 無論左右, 俱屬足太陽膀胱·手太陽小腸·足厥陰肝·足少陽膽四經積熱所致. 形長如瓜, 疼痛引腦, 二目合腫, 堅硬色赤, 按之有根. 六日內刺之得膿則吉, 無膿則險. 甚則十四日不潰, 煩悶·嘔逆·不食者凶. 初宜服仙方活命飮, 次服托裏透膿湯. 速潰爲妙, 遲則恐攻眼損睛矣. 其餘內外治法, 按癰疽潰瘍門. [圖 158]

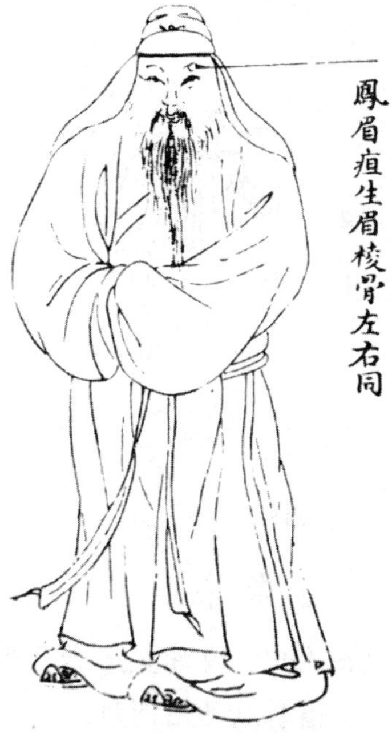
鳳眉疽生眉稜骨左右同

圖158 鳳眉疽圖

仙方活命飮 見腫瘍門

托裏透膿湯 見頭部侵腦疽

眉心疽

眉心疽生在印堂, 硬腫爲疽浮腫瘍, 督經風熱氣凝滯, 根堅木痛當疔防.

[註] 此證生於兩眉中間, 疽名曰印堂疽. 毒初起色暗根平, 腫硬疼痛, 至二十一日. 腐潰出稠膿者順, 無膿黑陷者逆. 瘍名曰面風毒. 瘍毒初起, 色赤浮腫, 焮痛易治, 七日潰膿. 若色黑木痛, 麻痒太過, 根硬如鐵釘之狀, 寒熱並作, 即眉心疔也, 俱由督脈經風熱壅結氣滯所成. 疽瘍二證, 俱按百會疽, 眉心疔治法

同疔. [圖 159]

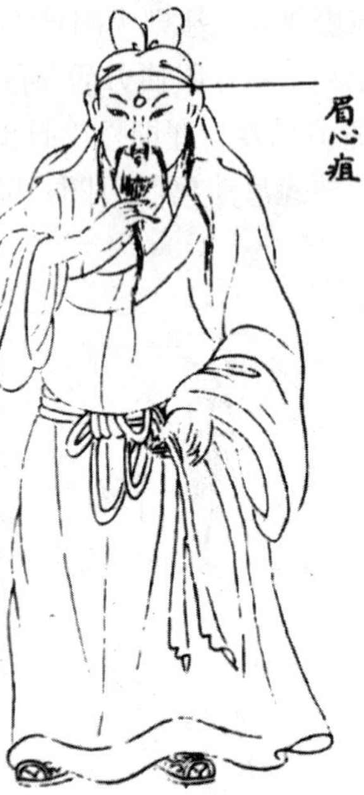
眉心疽

圖159 眉心疽圖

龍泉疽

龍泉疽起在人中, 麻痒堅疼赤豆形, 上焦風熱攻督脈, 憎寒壯熱治同疔.

[註] 此證生於水溝穴, 卽人中是也, 屬督脈經. 形如赤豆, 勢小根深, 堅硬木痛, 色紫頂焦, 寒熱交作, 不時痲痒, 由上焦風熱, 攻於督脈而成. 宜按疔門急速治之. 遲則毒氣內攻, 令人煩悶, 惡心乾嘔, 神亂昏憒, 腮項俱腫, 多致不救. [圖 160]

虎髭毒

虎髭毒在頦下生, 胃腎積熱久任經, 癰焮腫痛速潰易, 疽堅硬痛痲痒疔.

[註] 此毒一名頦癰, 腫痛焮赤, 速潰易治. 一名承漿疽, 堅硬痛腫, 遲潰難治. 若根深, 形小似豆, 痲痒痛甚, 惡寒發熱, 心煩作嘔者疔也, 當從疔治. 皆由過食炙煿, 以致胃腎二經積熱上攻任脈而成. 癰疽二證初起, 宜服仙方活命飮, 加升痲·桔梗消之. 若便秘·脣焦·大渴者, 宜內疏黃連湯淸之. 其餘內外治法, 俱按癰疽·腫瘍潰瘍門. 初起痲痒如疔, 治法按疔門. [圖 161]

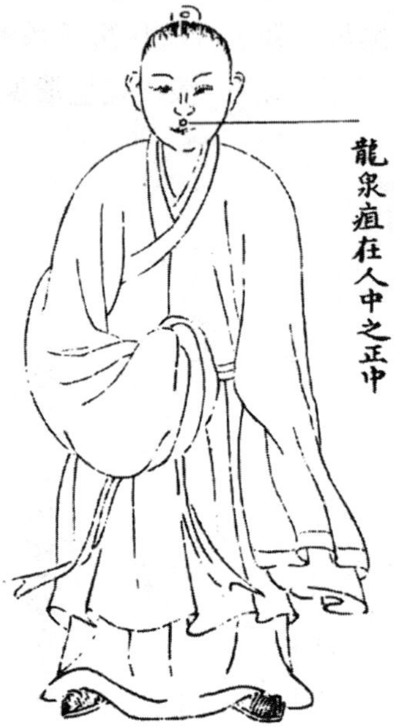
龍泉疽在人中之正中

圖160 龍泉疽圖

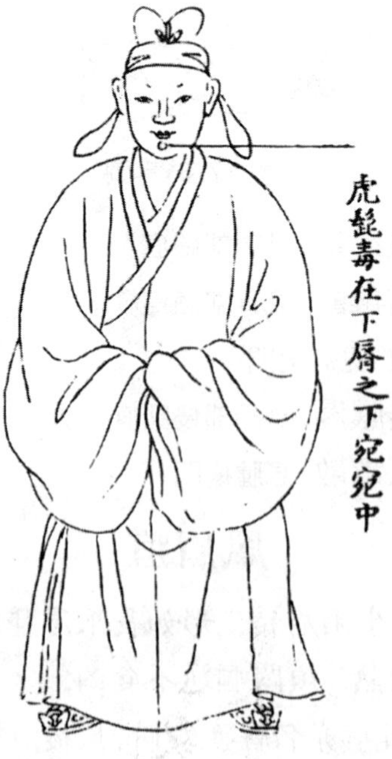
虎髭毒在下脣之下宛宛中

圖161 虎髭毒圖

仙方活命飮 內疏黃連湯 俱見腫瘍門

燕窩瘡

燕窩瘡在下頦生, 如攢粟豆痒熱疼, 形類黃水瘡破爛, 此證原來濕熱成.

[註] 此證生於下頦, 俗名羊鬍子瘡. 初生小者如粟, 大者如豆, 色紅熱痒微痛, 破津黃水, 形類黃水瘡, 浸淫成片, 但疙瘩如攢, 由脾胃濕熱而成. 宜服芩連平胃湯, 外搽碧玉散即效. [圖 162]

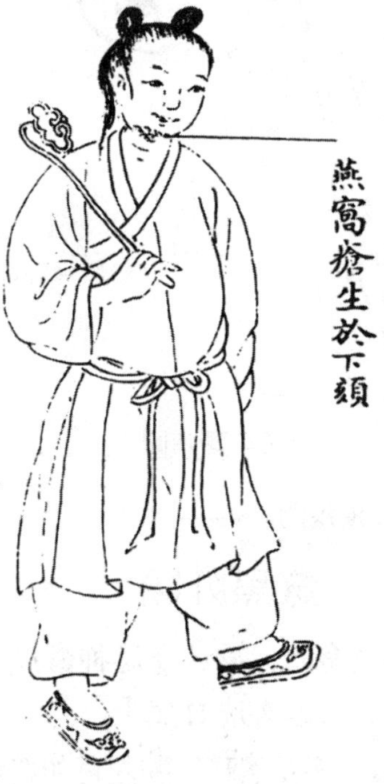

圖162 燕窩瘡圖

芩連平胃湯

黃芩 一錢五分 黃連 一錢 厚朴 薑炒. 一錢 蒼朮 炒. 二錢 甘草 生. 五分 陳皮 一錢

水二鍾, 薑一片, 煎八分, 食後服.

[方歌] 芩連平胃燕窩瘡, 除濕淸熱服更良, 薑炒厚朴蒼朮草, 陳皮同煎引生薑.

碧玉散

黃柏末 紅棗肉 燒炭存性. 各五錢

共研極細末, 香油調搽患處.

[方歌] 碧玉散搽燕窩瘡, 色紅疙瘩津水黃, 棗炭柏末香油拌, 消疼止痒滲濕方.

雀斑

雀斑淡黃碎點形, 火鬱孫絡血風成, 犀角升麻丸常服, 正容散洗漸無踪.

[註] 此證生於面上, 其色淡黃, 碎點無數, 由火鬱於孫絡之血分, 風邪外搏, 發爲雀斑. 宜常服犀角升麻丸, 並治一切粉刺·酒刺·黓黯黶子等證. 外用時珍正容散, 早晩洗之, 以澤其肌, 久久自愈. 亦有水虧火滯而生雀斑者, 宜服六味地黃丸. [圖 163]

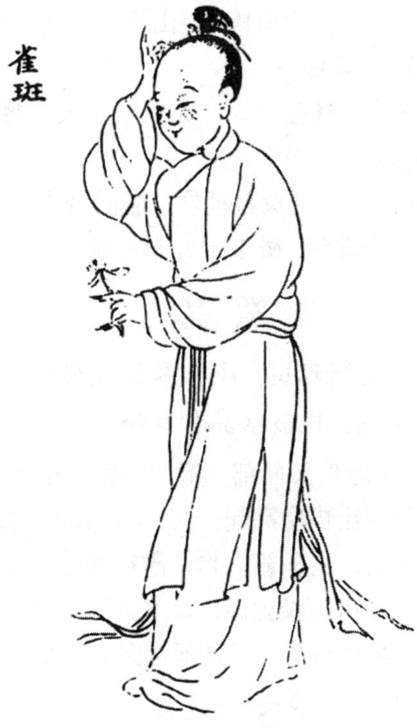

圖163 雀斑圖

犀角升麻丸

犀角 一兩五錢 升麻 一兩 羌活 一兩 防風 一兩 白附子 五錢 白芷 五錢 生地黃 一兩 川芎 五錢 紅花 五錢 黃芩 五錢 甘草 生. 二錢五分

各爲細末, 合均, 蒸餠爲小丸, 每服二錢, 食遠臨臥用茶清送下.

[方歌] 犀角升麻治雀斑, 鼾黯靨子亦能痊, 犀升羌防白附芷, 生地芎紅芩草丸.

時珍正容散

猪牙皂角 紫背浮萍 白梅肉 甛櫻桃枝 各一兩

焙乾, 兌鷹糞白三錢, 共研爲末. 每早晚用少許, 在手心內, 水調濃搓面上, 良久以溫水洗面. 用至七·八日後, 其斑皆沒, 神效.

[方歌] 正容散洗雀斑容, 猪牙皂角紫浮萍, 白梅櫻桃枝鷹糞, 研末早晚水洗靈.

六味地黃丸

懷熟地 八兩 山萸肉 懷山藥 炒. 各四兩 白茯苓 丹皮 澤瀉 各三兩

共爲細末, 煉蜜爲丸, 如梧桐子大. 每服二錢, 空心淡鹽湯送下.

[方歌] 六味地黃善補陰, 能滋腎水並生津, 萸苓山藥丹皮瀉, 研末蜜丸服最神.

黑 痣

黑痣生面黴點斑, 小如黍粒豆形圓, 孫絡之血陽束結, 挑破水晶膏點痊.

[註] 此證生於面部, 形如黴點, 小者如黍, 大者如豆, 比皮膚高起一線. 有自幼生者, 亦有中年生者, 由孫絡之血, 滯於衛分, 陽氣束結而成. 宜用線鍼挑破, 以水晶膏點之, 三四日結痂, 其痣自落, 用貝葉膏貼之, 兼戒醬醋, 愈後無痕. [圖 164]

水晶膏

礦子石灰水化開, 取末五錢, 又用濃鹻水多半茶鍾, 浸於石灰末內, 以鹻水高石灰二指爲度. 再以糯米五十粒, 撒於灰上, 如鹻水滲下, 陸續添之, 泡一日一夜, 冬天兩日一夜, 將米取出, 搗爛成膏. 挑少許點於痣上, 不可太過, 恐傷好肉.

[方歌] 水晶膏能點黑痣, 鹻水浸灰入糯米, 一日一夜米泡紅, 取出搗膏效無比.

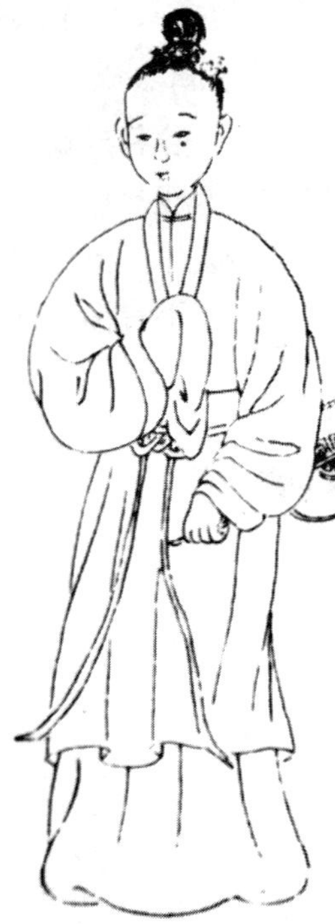

圖164 黑痣圖

貝葉膏 見潰瘍門

黧黑皯黯

皯黯如塵久炱暗, 原於憂思抑鬱成. 大如蓮子小赤豆, 玉容久洗自然平.

[註] 此證一名黧黑斑. 初起色如塵垢, 日久黑似煤形, 枯暗不澤, 大小不一, 小者如粟粒赤豆, 大者似蓮子·芡實, 或長·或斜·或圓, 與皮膚相平. 由憂思抑鬱, 血弱不華, 火燥結滯而生於面上, 婦女多有之. 宜以玉容散早晚洗之, 常用美玉磨之, 久久漸退而愈. 戒憂思·勞傷, 忌動火之物.

玉容散

白牽牛 團粉 白歛 白細辛 甘松 白鴿糞 白芨 白蓮蕊 白芷 白朮 白殭蠶 白茯苓 各一

兩 荊芥 獨活 羌活 各五錢 白附子 鷹條白 白扁豆 各一兩 防風 五錢 白丁香 一兩

共研末. 每用少許, 放手心內, 以水調濃搽搓面上, 良久再以水洗面, 早晩日用二次.

[方歌] 玉容散退黧皯黷, 牽牛團粉蘞細辛, 甘松鴿糞及蓮蕊, 芷朮殭蠶白茯苓, 荊芥獨活白附子, 鷹條白扁豆防風, 白丁香共研爲末, 早晩洗面去斑容.

御纂醫宗金鑑 卷六十四

項 部

腦疽 偏腦疽

腦疽項正屬督脈，左右偏腦太陽經. 陽正陰偏分難易，治與癰疽大法同.

[註] 此疽有正有偏，正屬督脈經，入髮際名爲腦疽，俗名對口. 偏屬太陽膀胱經，名爲偏腦疽，俗名偏對口. 正腦疽系陽亢熱極而生，其證多焮赤腫痛，色鮮紅活，根束頂尖，時痛時止. 督脈純陽，起於尾閭，上貫顚頂，挾毒上升，故易膿·易腐·易斂，多屬順證，若偏腦疽，系寒熱錯雜所生，其證漫腫，色暗，平塌，堅硬. 然足太陽經外陽內陰，從頭走足，陽降陰凝，難膿·難腐·難斂，多屬逆證. 更有兼風濕者，其瘡根又易於散大旁流. 故順逆二證，治法當辨別是癰是疽. 腦癰者，皮薄易破. 腦疽者，皮厚難破. 初起有表證，令人寒熱往來，宜服荊防敗毒散. 有裏證，令人口唇焦紫，大渴，大便結燥，宜服內疎黃連湯. 若瘡勢已成，按癰疽腫瘍·潰瘍門大法治之. [圖 165·166]

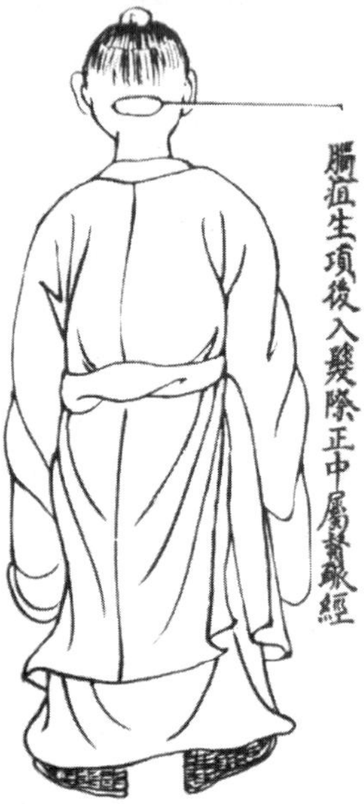
腦疽生項後入髮際正中屬督脈經

圖165 腦疽圖

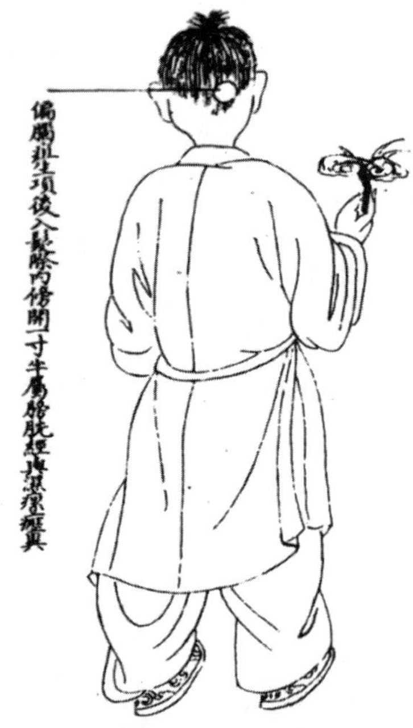
偏腦疽生項後入髮際內傍開一寸半屬膀胱經

圖166 偏腦疽圖

荊防敗毒散

荊芥 防風 羌活 獨活 前胡 柴胡 桔梗 川芎 枳殼 麩炒 茯苓 各一錢 人參 甘草 各五分

薑三片，水二鍾，煎八分，食遠服，寒甚加葱三枝.

[方歌] 荊防敗毒治初瘡，憎寒壯熱汗出良，羌獨前柴荊防桔，芎枳參苓甘草强.

內疎黃連湯 見腫瘍門

天柱疽

天柱疽生天柱骨，上焦鬱熱蓄督經，灸之有疱方爲順，色黑形陷逆而凶.

[註] 此疽生於項後高骨，名天柱骨，卽大椎骨也. 疽之初起，形如臥蠶，由上焦鬱熱，蓄於督脈，以致肩背拘急，極痒入骨. 宜於患處以艾灸之，若灸之有疱者順，無疱者逆. 甚至色黑形陷，血出不止，潰爛神昏，嘔噦惡心等證，是爲大凶. 其內·外治法同腦疽. [圖 167]

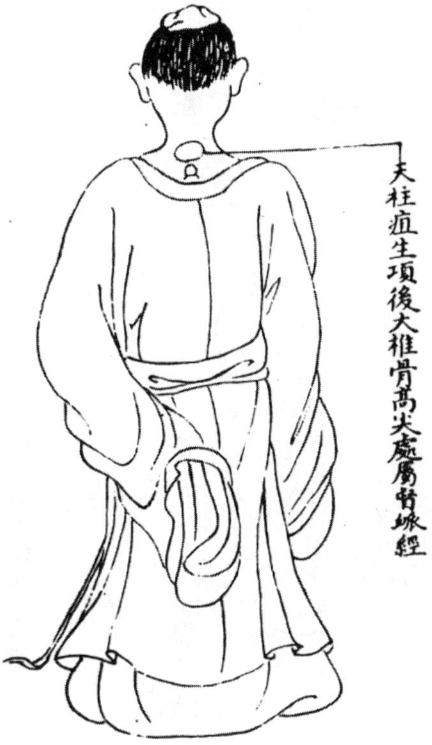
天柱疽生項後大椎骨高尖處屬督脉經

圖167 天柱疽圖

魚尾毒

魚尾毒生後髮角，在左在右淺而輕. 膀胱濕熱七日潰，膿出腫消痛自寧.

[註] 此毒生於項後髮際兩旁角處，由足太陽膀胱經濕熱凝結而發. 其毒或在左，或在右，皆屬輕淺. 初起，宜荊防敗毒散. 膿將成，宜服托裏排膿湯. 其外治之法，同癰疽腫瘍·潰瘍諸證. [圖 168]

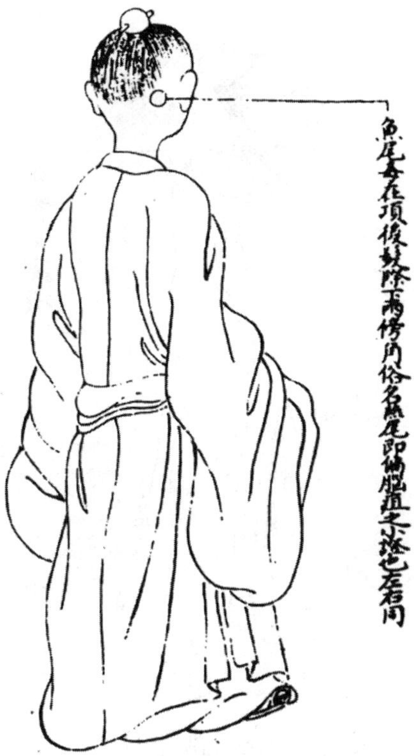
魚尾毒在項後髮際下兩傍角俗名燕尾即偏腦疽之小發也左右同

圖168 魚尾毒圖

托裏排膿湯

當歸 白芍 酒炒 人參 白朮 土炒 茯苓 連翹 去心 金銀花 浙貝母 去心. 各一錢 生黃芪 二錢 陳皮 八分 肉桂 六分 桔梗 胸之上加一錢 牛膝 下部加八分 白芷 頂之上加五分 甘草 四分

薑一片，水三鍾，煎一鍾，食遠溫服.

[方歌] 托裏排膿治潰瘡，排膿消腫實稱强，歸芍四君翹桂芷，銀芪貝桔膝陳良.

荊防敗毒散 見腦疽

百脈疽

百脈疽生腫色形，引耳繞頸色紫紅，痛熱不食氣逆嗽，刺出膿吉血出凶.

［註］ 此疽初發, 漫腫大小數塊, 環繞頸項, 其色紫紅, 痛熱不食, 氣逆欬嗽, 其發引耳. 十五日可刺, 遲則毒攻咽喉. 刺見膿者順, 見血者逆. 餘治法按癰疽腫瘍·潰瘍門. [圖 169]

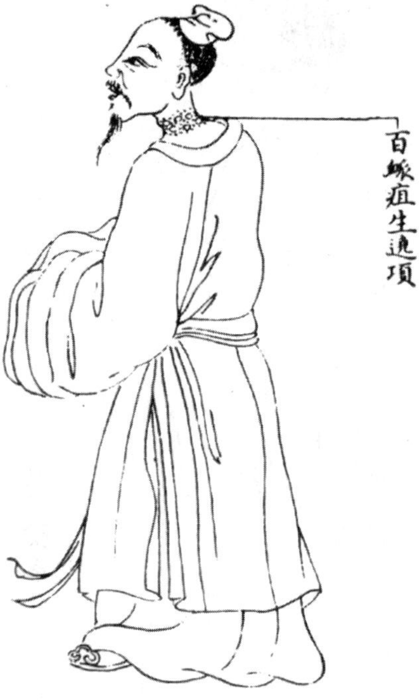
百脈疽生遶項

圖169 百脈疽圖

結喉癰

結喉癰發項前中, 肝肺積熱塞喉凶. 膿成若不急速刺, 潰穿咽喉何以生.

［註］ 此癰發於項前結喉之上, 又名猛疽, 以其毒勢猛烈也. 盖項前之中, 經屬任脈兼肝·肺二經積熱憂憤所致. 腫甚則堵塞咽喉, 湯水不下, 其凶可畏. 若膿成不鍼, 向內潰穿咽喉者則難生矣. 初宜服黃連消毒飮, 外敷二味拔毒散. 將潰調治之法, 按癰疽腫瘍·潰瘍門. [圖 170]

黃連消毒飮 見頭部百會疽

二味拔毒散 見腫瘍門

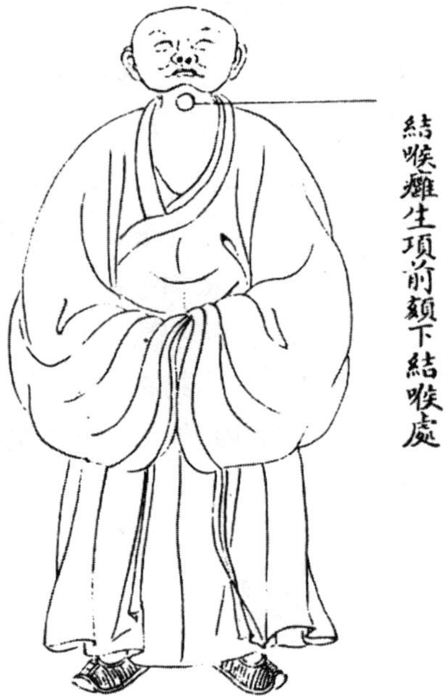
結喉癰生項前頷下結喉處

圖170 結喉癰圖

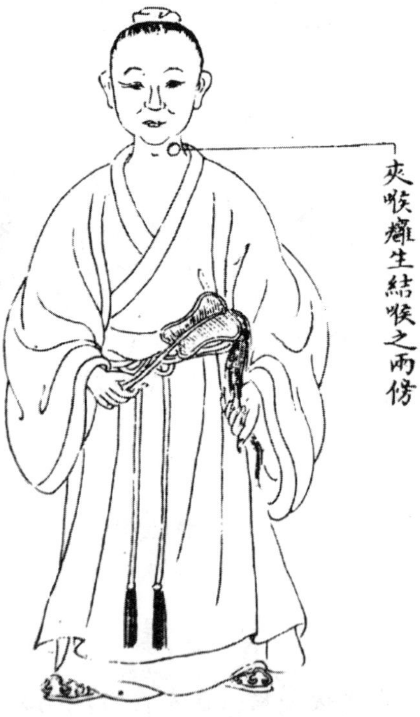
夾喉癰生結喉之兩傍

圖171 夾喉癰圖

夾喉癰

夾喉癰生喉兩旁，肝胃毒熱發其瘡．瘡與結喉癰同治，尤嫌痰壅不時嗆．

［註］此癰一名夾疽，生於結喉之兩旁，屬足厥陰肝經·足陽明胃經火毒上攻而致．其治法與結喉癰同．[圖 171]

瘰 癧

小瘰大癧三陽經，項前頸後側旁生．痰濕氣筋名雖異，總由恚忿鬱熱成．更審纏綿諸證治，成勞日久不收功．

［註］此證小者爲瘰，大者爲癧．當分經絡，如生於項前，屬陽明經，名爲痰瘰．項後屬太陽經，名爲濕瘰．項之左右兩側，屬少陽經，形軟，遇怒卽腫，名爲氣癧．堅硬筋縮者，名爲筋癧．若連綿如貫珠者，卽爲瘰癧．或形長如蛤蜊，色赤而堅，痛如火烙，腫勢甚猛，名爲馬刀．瘰癧又有子母癧，大小不一．有重臺瘰，癧上堆纍三·五枚，盤疊成攢，有繞項而生者，名蛇盤癧．如黃豆結簍者，又名鎖項癧．生左耳根，名蜂窩癧．生右耳根，名惠袋癧．形小多痒者，名風癧．頷紅腫痛者，名爲燕窩癧．延及胸腋者，名瓜藤癧．生乳旁兩胯軟肉等處者，名瘨瘍癧．生於遍身，漫腫而軟，囊內含硬核者，名流注癧．獨生一個，在顖門者，名單窠癧．一包生十數個者，名蓮子癧．堅硬如磚者，名門閂癧．形如荔枝者，名石癧．如鼠形者，名鼠癧，又名鼠瘡．以上諸癧，推之移動爲無根，屬陽，外治宜因證用鍼灸·敷貼·蝕腐等法．推之不移動者爲有根且深，屬飮，皆不治之證也．切忌鍼砭及追蝕等藥，如妄用之，則難收斂．

瘰癧形名各異，受病雖不外痰·濕·風·熱，氣毒結聚而成，然未有不兼恚怒·忿鬱·幽滯，謀慮不遂而成者也．有外受風邪，內停痰濕，搏於經絡，其患身體先寒後熱，瘡勢宣腫微熱，皮色如常，易消·易潰·易斂，此爲風毒也，如防風羌活湯·海菜丸，揀擇用之．有天時亢熱，暑濕偶中三陽經，兼過食膏粱厚味，釀結而成，其患色紅微熱，結核堅硬緩腫，難消·潰遲·斂遲，此爲熱毒也，如升陽調經湯·柴胡連翹湯·鷄鳴散，隨證輕重，揀擇用之．有感冒四時殺厲之氣而成，其患耳項胸腋，驟成腫塊，宣發暴腫，色紅皮熱，令人寒熱，頭眩項强作痛，此爲氣毒也，如李杲連翹散堅湯·散腫潰堅湯，俱可因證治之．有肝傷恚忿，血虛不能榮筋，其患核堅筋縮，推之不移者，此筋瘰也，初服舒肝潰堅湯，次服香貝養榮湯治之．有誤食汗液·蟲蟻鼠殘·陳水宿茶不淨之物，其患初小後大，累累如貫珠，連接三·五枚，不作寒熱，初不覺疼，久方知痛，此爲誤食毒物也，如楊氏家藏治瘰癧方法，製靈鷄蛋，隨證虛實，揀擇用之自愈．

其項後兩旁濕瘰癧，經屬膀胱寒水，外感風邪與濕凝結，漫腫疼痛，皮色如常，有日久將潰，皮色透紅，微熱痛甚，其內外治法，用藥總不宜寒凉，初腫宜用附子敗毒湯，外敷神功散．將潰已潰，俱按癰疽潰瘍內外治法．用藥首尾得溫煖卽效，誤犯寒凉，令人項背拘强，瘡勢塌陷，毒氣攻裏，便瀉者逆．但凡生瘰癧者，男子不宜太陽靑筋暴露，潮熱欬嗽，自汗盜汗．女人不宜眼內紅絲，經閉骨蒸，五心煩熱．男婦有此，後必變瘡勞，俱爲逆證，難收功也．[圖 172~176]

防風羌活湯

治風毒瘰癧，初發寒熱者．

防風 羌活 各一錢 連翹 去心．二錢 升麻 七分 夏枯草 二錢 牛蒡子 炒，研．一錢 川芎 一錢 黃芩 酒浸．一錢 甘草 五分 昆布 酒洗．一錢 海藻 酒洗．一錢 殭蠶 酒炒．二錢 薄荷 一錢

水煎服．

［方歌］防風羌活驅瘰方，風毒發熱最爲良，

芎芩昆布翹蒡草, 夏枯海藻薄升殭.

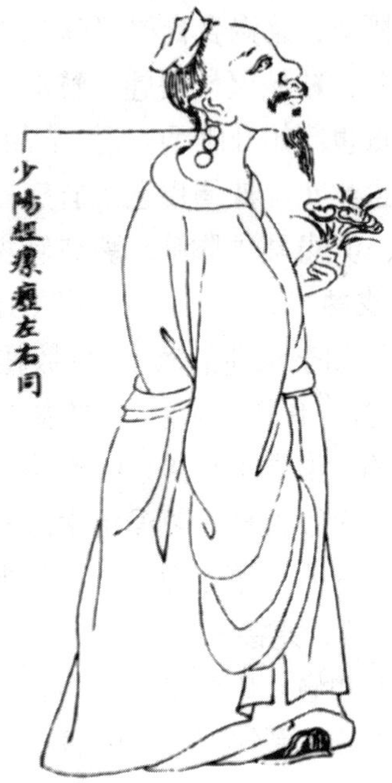
少陽經瘰癧左右同

圖172 少陽經瘰癧圖

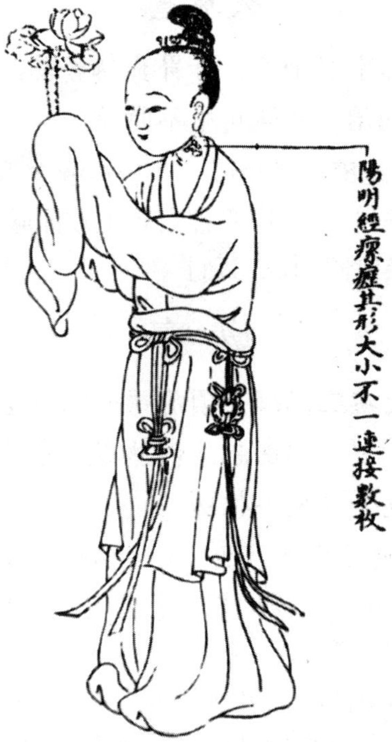

圖174 陽明經瘰癧圖

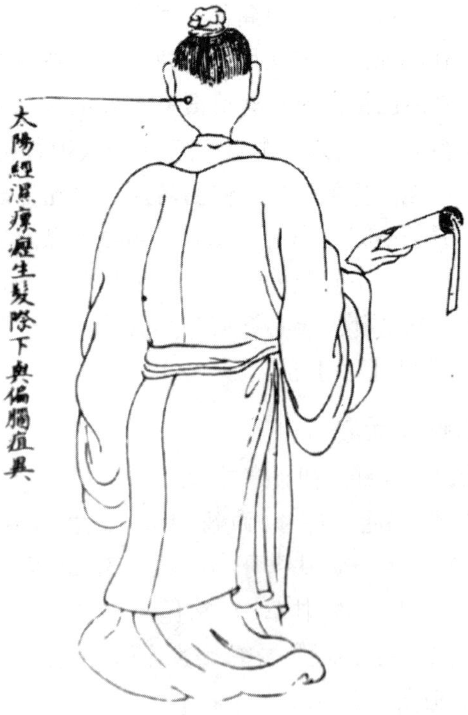
太陽經濕瘰癧生髮際下與偏腦疽異

圖173 太陽經濕瘰癧圖

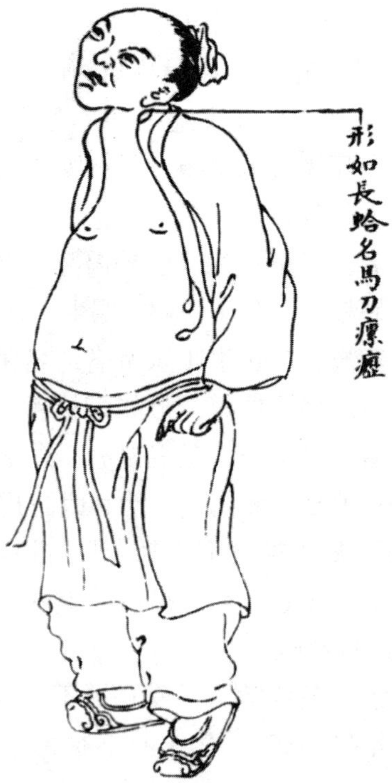
形如長蛤名馬刀瘰癧

圖175 馬刀瘰癧圖

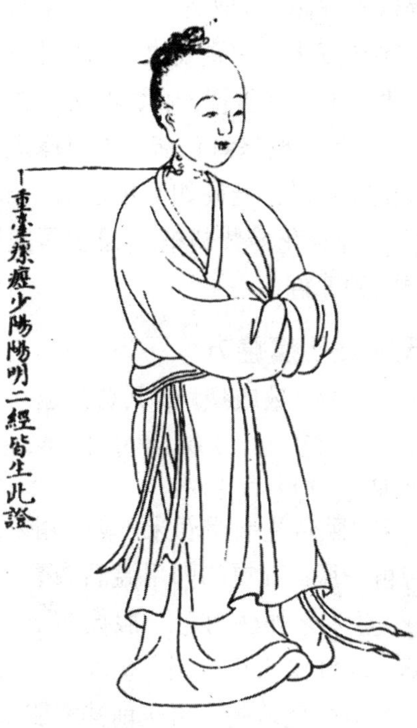

圖176 重臺瘰癧圖

海菜丸

治風痰瘰癧，遶項而生，無寒熱者，宜常服，消盡爲止.

海藻菜 蕎麥同炒過，去麥不用 白殭蠶 微炒去絲

右等分爲細末，用白梅肉泡湯爲丸，如梧桐子大. 飯後或臨臥時，每服六·七十丸，米湯送下，兼忌魚腥厚味.

[方歌] 海菜丸治風痰癧，海藻菜與白殭蠶，梅湯爲丸如桐子，米湯送下病可痊.

升陽調經湯丸

治熱毒瘰癧遶於項下，或至頰車，此證由陽明胃經中來也. 若其瘡深遠，隱曲肉低，俱作塊子，堅硬大小不等，並皆治之. 或作丸服亦可.

升麻 八錢 連翹 去心 龍膽草 酒炒 桔梗 黃連 去鬚，酒炒 京三稜 酒炒 葛根 甘草 炙. 各五錢 知母 酒洗 莪朮 酒炒. 各一兩 條黃芩 酒洗. 六錢 黃柏 去粗皮，酒炒. 七錢

右撮一劑，稱一半爲細末，煉蜜爲丸，如梧桐子大. 每服一百丸，或一百五十丸. 一半研粗末，每用五錢. 若胃强能食，大便乾燥者，可旋加至七·八錢，用水二鍾，先將粗末浸半日，煎至一鍾，去渣熱服. 服時仰臥，伸脚置高處，去枕頭，噙藥一口，作十次嚥之. 一鍾將喫完，可留一口，將丸藥送下. 服藥畢，臥如常，此治法也.

[方歌] 升陽調經醫毒熱，項頰瘰癧堅如鐵，升葛甘芩知柏稜，黃連膽草翹茂桔.

柴胡連翹湯

治男婦熱毒，馬刀瘰癧，兼氣寒血滯，經閉等證.

柴胡 連翹 去心 知母 酒炒 黃芩 炒. 各五錢 黃柏 酒炒 生地 甘草 炙. 各三錢 瞿麥穗 六錢 牛蒡子 炒研. 二錢 當歸尾 一錢五分 肉桂 三分

右共研粗末，每服三錢或五錢. 水二大鍾，煎至一鍾，去渣，食後熱溫服.

[方歌] 柴胡連翹醫瘰癧，馬刀血滯與經閉，黃芩牛蒡歸柏知，瞿麥肉桂甘生地.

雞鳴散

治瘰癧疼痛，及熱毒結核，或多煩悶，熱而不寒者.

黑牽牛 一兩 胡粉 卽定粉. 一錢 生大黃 二錢 朴硝 煉成粉者. 三錢

右共爲細末，每服三錢. 鷄鳴時井花水調服，以二便利爲度，如未利再服.

[方歌] 鷄鳴散治瘰癧疼，結核煩悶熱相乘，粉牽消黃爲細末，井水調服便利通.

李杲連翹散堅湯

治氣毒瘰癧，耳下或至缺盆，或至肩上，生瘡堅硬如石，推之無根者，名馬刀瘡. 從手·足少陽經中來也. 或生兩脇，或已流膿，或未破，並皆治之.

當歸 酒洗 連翹 去心 莪朮 酒炒 京三稜 酒

炒. 各五錢 土瓜根 酒炒 龍膽草 酒洗. 各一兩 柴胡 一兩二錢 黃芩 一半生用, 一半酒炒. 一兩二錢 炙甘草 六錢 黃連 酒炒 蒼朮 炒. 各三錢 赤芍藥 一錢

右以一半爲細末, 煉蜜爲丸, 如梧桐子大. 每服一百丸, 或一百五十丸. 一半研粗末, 每用五錢, 水一鍾八分, 先浸半日, 煎一鍾, 去渣熱服. 臨臥頭低脚高, 去枕而臥, 每口作十次嚥之, 留一口送下丸子, 服畢如常安臥.

[方歌] 李杲連翹散堅湯, 氣毒瘰癧馬刀瘡, 歸芍柴芩稜莪草, 土瓜龍膽黃連蒼.

舒肝潰堅湯

夏枯草 殭蠶 炒. 各二錢 香附子 酒炒 石決明 煅. 各一錢五分 當歸 白芍 醋炒 陳皮 柴胡 撫芎 穿山甲 炒. 各一錢 紅花 片子薑黃 甘草 生. 各五分

引燈心五十寸, 水三鍾, 煎一鍾, 食微熱服. 便燥者, 加乳香一錢. 便溏者, 加煅牡蠣一錢.

[方歌] 舒肝潰堅湯開鬱, 筋癧石疽柴決當, 夏枯陳蠶香附撫, 紅花芎草甲薑黃.

散腫潰堅湯

治氣毒瘰癧, 一切馬刀, 結硬如石, 推之有根者. 如證從耳下串至缺盆, 或至肩上, 或至脇下者, 皆屬手·足少陽二經所發也. 若瘰癧徧生下頦, 或至頰車, 堅而不潰者, 屬足陽明經所發也. 或二證已破, 及流膿水者, 並皆治之. 服藥多少, 臨證斟酌, 量病人飮食多少, 大便軟硬, 以意消息之.

柴胡梢 四錢 龍膽草 酒炒 黃柏 去粗皮·酒炒 知母 炒 花粉 昆布 去土, 酒洗 桔梗 各五錢 甘草根 炙 京三稜 酒炒 莪朮 酒炒 連翹 去心 當歸 各三錢 白芍 酒炒 葛根 黃連 各二錢 升麻 六錢 黃芩梢 一半酒炒, 一半生用. 八錢 海藻 五錢

右共研末, 每用六錢, 或七錢. 水二鍾, 先浸半日, 煎至一鍾, 去渣熱服. 服時於臥處伸脚在高處, 頭微低, 每噙一口, 作十次嚥之, 至服畢依常安臥, 取藥在胸中多停留之意也. 另攢半料作細末, 煉蜜爲丸, 如梧桐子大, 每服一百丸. 此湯藥豫留一口, 以送丸藥.

[方歌] 散腫潰堅氣毒滯, 馬刀瘰癧耳肩交, 遍頦或至頰車骨, 結硬如石用之消. 知藻三稜歸芍草, 升芩花粉柴胡梢, 葛根黃連廣茂桔, 昆布龍膽柏連翹.

楊氏家藏治瘰癧方

治誤食毒物, 致成瘰癧, 其功甚速.

荊芥 白殭蠶 炒, 去絲 黑牽牛 各二錢 斑蝥 去頭·翅·足, 大米炒. 二十八個

右爲末, 臥時先將滑石末一錢, 用米飮調服, 半夜時再一服. 五更初卽用溫酒調藥一錢或二·三錢, 量人之强弱用之. 服後如小水並無惡物行下, 次日早再用一服. 仍不行, 第三日五更初, 先喫白糯米粥, 再服前藥一服, 更以燈心湯, 調琥珀末一錢服之, 以小水內利去惡物爲愈. 如尿孔痛, 用靑黛一錢以甘草湯調下, 其痛卽止.

[方歌] 楊氏家藏治瘰方, 誤食毒物成癧瘡, 牽牛盤蝥殭荊芥, 爲末酒服量弱强.

法製靈鷄蛋

治誤食毒物, 致腋下生馬刀瘰癧者, 其功稍緩.

斑蝥 去頭·足·翅. 七個

右將鷄子一個, 頂上敲開小孔, 入斑蝥在內, 紙封固了, 於飯上蒸熟, 取出去殼, 切開去斑蝥, 五更空心和米飯嚼服. 候小水通如米泔水或如脂, 卽其驗也. 如大便·小水不通, 卽服琥珀散三·二貼催之, 然後常服妙靈散, 內消連翹丸尤佳.

[方歌] 製靈鷄蛋治馬刀, 鷄子一個入斑蝥, 紙封蒸熟去殼藥, 同飯嚼服癧可消.

琥珀散

琥珀 黃芩 白茯苓 烏藥 車前子 瞿麥 茵陳蒿 石韋 紫草 茅根 連翹 去心. 各等分

右爲極細末, 每服三錢. 用燈心湯調下, 不拘時服.

［方歌］琥珀散能利二便, 瀉毒清熱最稱奇, 芩苓烏藥車瞿麥, 茵韋紫草茅翹宜.

妙靈散

服靈鷄蛋後, 却將此藥與內消連翹丸相兼常服, 瘡愈方止.

海藻 二兩 川牛膝 何首烏 生 當歸 酒洗 海螵蛸 酒洗 桑寄生 各一兩 海帶 青葙子 酒洗 昆布 酒洗 甘草節 各五錢 木香 三錢 沈香 二錢

右爲細末, 每服二錢. 食後溫酒調下.

內消連翹丸

連翹 去心 核桃仁 白及 射干 夏枯草 土瓜根 澤蘭葉 沙參 漏蘆 各一兩五錢

右爲細末, 入核桃仁研勻, 酒糊爲丸, 如梧桐子大.每 服三·五十丸, 空心食前或酒下, 或鹽湯送下.

［方歌］內消連翹解瘰癧, 妙靈與此兩兼服, 核桃及射夏枯草, 土瓜澤蘭沙漏蘆.

附子敗毒湯

治游瘰癧.

羌活 一錢 川附子 製. 一錢 白殭蠶 炒. 三錢 前胡 一錢 連翹 去心. 一錢五分 生黃芪 一錢五分 蔓荊子 一錢五分 陳皮 一錢 防風 一錢 白茯苓 金銀花 二錢 甘草 節. 五分

引用生薑一片, 水三鍾, 煎一鍾, 食遠溫服.

［方歌］ 附子敗毒太陽經, 游瘰癧漫腫疼, 陳苓前草芪羌活, 銀花殭蔓翹防風.

消核散

治頸項痰凝瘰癧, 不論男婦小兒, 用之無不神效.

海藻 三兩 牡蠣 元參 各四兩 糯米 八兩 甘草 生. 一兩 紅娘子 同糯米炒胡黃色, 去紅娘子, 用米. 二十八個

共研細, 酒調服一錢或錢半, 量人壯弱.

［方歌］消核散治諸瘰癧, 男婦小兒用之愈, 紅娘糯米炒胡黃, 甘草元參藻牡蠣.

犀角丸

治諸般瘰癧, 心火上攻, 兩目赤澁, 服之有效.

犀角 青皮 黑牽牛 半生·半炒 陳皮 各一兩 連翹 去心. 五錢 薄荷 二斤 皂角 二枚

前五味, 共研細末, 用皂角去子·皮·弦, 泡捶, 以布絞取汁一碗, 又用新薄荷搗取汁, 同熬成膏, 和入藥末內爲丸, 如梧桐子大. 每服三十丸, 食後滾湯送下.

［方歌］犀角丸能除心火, 諸般瘰癧兼目紅, 牽牛半生半炒用, 陳薄皂角連翹靑.

夏枯草膏

治男婦小兒憂思氣鬱, 瘰癧堅硬, 肝旺血燥, 驟用迅烈之劑, 恐傷脾氣, 以此膏常服消之.

京夏枯草 一斤半 當歸 白芍 酒炒 黑參 烏藥 浙貝母 去心 殭蠶 炒. 各五錢 昆布 桔梗 陳皮 撫芎 甘草 各三錢 香附 酒炒. 一兩 紅花 二錢

前藥共入砂鍋內, 水煎濃湯, 布濾去渣. 將湯復入砂鍋內, 漫火熬濃, 加紅蜜八兩, 再熬成膏, 磁罐收貯. 每用一·二匙, 滾水冲服. 兼戒氣怒·魚腥. 亦可用薄紙攤貼, 瘰癧自消.

［方歌］夏枯草膏醫諸癧, 化硬消堅理肝虛, 血燥憂思肝木旺, 烈藥傷脾服此宜. 歸芍貝殭香附桔, 昆紅參草撫陳皮, 烏藥同熬加紅蜜, 滾水冲服戒怒急.

瘰癧未潰敷貼方

金倍散

治瘰癧堅硬難消·難潰, 敷之神效.

整文蛤 攢孔. 一枚 金頭蜈蚣 研粗末. 一條

將蜈蚣末裝入文蛤內, 紙糊封口, 外再用西紙糊七層, 曬乾, 麵麸拌炒, 以紙黑焦爲度, 去紙研極細末, 加麝香一分, 再研勻, 陳醋調

稠. 溫敷堅硬核處, 外用薄紙盖之, 每日一換.

[方歌] 金倍散敷堅瘰癧, 蜈蚣末入文蛤中, 紙糊曬乾同麩炒, 加麝研之醋調靈.

神功散

治游瘰癧, 敷之神效.

製川烏頭 嫩黃柏 各等分

共研細末, 米醋調稠. 溫敷腫處, 每日一換.

[方歌] 神功散敷濕瘰癧, 嫩黃柏與川烏頭, 等分爲末加米醋, 調塗腫處即能瘳.

李杲龍泉散

治諸般瘰癧, 未成者消, 已成者潰.

瓦粉 即定粉 龍泉粉 即磨刀石上粉也 莪朮 酒浸炒乾 京三稜 酒浸炒乾 昆布 去土, 酒洗. 各五錢

右共研極, 細滾水調塗患處, 用此消堅尤速.

[方歌] 李杲龍泉敷諸癧, 瓦粉龍泉莪朮稜, 昆布共研爲細末, 滾水調塗速又靈.

朱震亨貼瘰癧餠

治項間瘰癧, 不辨肉色, 不問大小及日月深遠, 或有赤硬腫痛, 並皆貼之效.

生山藥 蓖麻子肉

右等分, 搗勻攤貼之.

[方歌] 震亨貼瘰癧可移, 蓖麻山藥共研泥, 不問日久並腫硬, 作餠貼之效更奇.

神效瘰癧方

治瘰癧初起, 消腫止痛.

白膠香 海螵蛸 降眞香 心無土氣者

右等分, 研末, 溫水調稠, 薄紙攤貼.

[方歌] 神效瘰癧實良方, 踈滯消腫止痛强, 未破已前用之效, 白膠海螵降眞香.

龍珠膏

龍牙草 即馬鞭草. 五兩 棘棗根 五錢 海藻 二錢五分 蘇木 五錢

右細切, 水二十碗, 煎至十二三碗, 去渣, 又用桑柴灰·蒼耳草灰·石灰各二碗半, 紙兩層, 先鋪籮底, 次置三種灰於籮內, 用滾水熱淋取灰汁十碗, 澄淸, 同前湯入鍋內熬成膏. 用巴豆霜·白丁香·石膏·麝香·輕粉各少許, 研細入膏內攪勻, 磁罐收貯. 取敷核上, 再敷時, 去舊藥, 其核卽潰. 根小者, 但塗於根上, 其核自潰.

[方歌] 龍珠膏敷癧毒瘡, 潰遲未潰敷之良, 海藻蘇木龍牙草, 再加棗根共煎湯, 桑石蒼耳灰淋水, 同煎成膏添麝香, 石膏白丁輕巴豆, 研入膏內塗瘰强.

瘰癧潰後方

蟾酥捻子

蟾酥 黃豆大一塊 白丁香 十五粒 寒水石 黃豆大一塊 巴豆 去殼. 十粒 寒食麵 黃豆大一塊

右各研細, 共合一處再研勻, 煉蜜搓成捻子. 每用一根, 用鍼將瘰癧當頂鍼一孔, 插捻子入孔內, 用綠雲膏盖貼. 連插三日後, 單換膏藥, 俟數日後, 頑根自脫, 以濃淨硬退爲效. 如硬未盡再用, 以盡爲度.

[方歌] 蟾酥捻子化堅方, 瘰癧將潰納入瘡, 寒水石共巴豆肉, 寒食麵與白丁香.

五雲膏

專貼鼠瘡·馬刀·瘰癧已潰.

銀黝子 搥碎. 四兩 黃丹 飛過. 八兩 香油 二十兩

用砂鍋一口盛香油, 火溫候油熱, 將黝子投入油內, 用桃·柳·桑·槐·棗五樣樹枝攪之, 候起珍珠花時, 撈去渣, 用布濾淨. 復將油下入鍋內, 慢慢將黃丹篩入油內, 用五枝不住手攪之, 以滴水成珠爲度, 取出收貯. 用時勿令見火, 以重湯炖化, 紅緞攤貼.

[方歌] 五雲膏貼鼠瘡證, 瘰癧潰後共馬刀, 銀黝油熬渣濾淨, 黃丹五枝攪成膏.

綠雲膏

黃連 大黃 黃芩 元參 黃柏 木鱉子 去殼. 各一錢

右藥共切片，用香油一兩，煠焦色，去渣．入淨松香五兩，再熬成膏，傾入水中，扯拔令金黃色．入銚內再熬成滾，候溫．將猪膽汁三枚，銅綠三錢，預用醋一兩，浸一宿，絹濾去渣．同入膏內，用柳枝攪之，候冷爲度．用時以重湯炖化，薄紙攤貼甚效．

［方歌］綠雲癧破貼最神，軍柏連鱉元參芩，油煠濾渣加松脂，膽汁銅綠入攪勻．

蛇蛻膏

蜜蜂 二十一個 蛇蛻 七分半 蜈蚣 端午前收者佳．二條

右用香油四兩，將前三藥入油，用文武火煠枯，撈去渣．入定粉二兩，用如筯粗桑枝七條，急攪候冷，出火氣七日夜．方用紙攤貼患處．

［方歌］蛇蛻膏貼潰後癧，專消餘毒功效極，蜈蚣蜜蜂煠去渣，定粉油熬出火氣．

凡治瘰癧馬刀潰破之後，應用方藥，氣血兩虛，宜八珍湯．堅硬未消者，宜香貝養榮湯．食少便瀉者，宜香砂六君子湯．血虛肝熱，或瘡口出血，或紅膿者，宜逍遙散加丹皮·炒梔子．瘡口斂遲，宜用十全大補湯加白斂．虛煩不寐者，宜歸脾湯調理．但藥劑大小，量人歲數·虛實·斟酌用之．

八珍湯 見潰瘍門

香貝養榮湯 見石疽門

香砂六君子湯 見潰瘍門

逍遙散 見背部上搭手

十全大補湯 見潰瘍門

歸脾湯 見乳部乳中結核內

益元散 即六一散加硃砂少許．見胸部甘疽

上石疽

石疽生於頸項旁，堅硬如石色照常．肝鬱凝結於經絡，潰後法依瘰癧瘡．

［註］此疽生於頸項兩旁，形如桃李，皮色如常，堅硬如石，臖痛不熱．由肝經鬱結，以致氣血凝滯經絡而成．此證初小漸大，難消難潰，既潰難斂，疲頑之證也．初起氣實者，宜服舒肝潰堅湯．氣虛者，宜服香貝養榮湯，外用葱白·蜂蜜，搗泥敷貼．日久不消者，以陽燧錠每日灸之，以或消·或軟·或將潰爲度．既潰法同瘰癧．［圖 177］

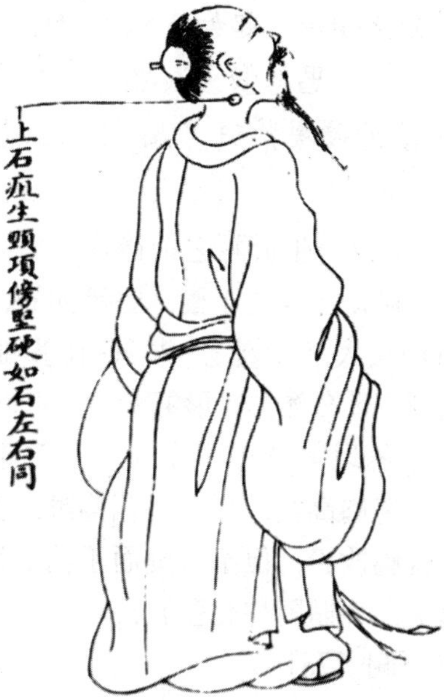

圖177 上石疽圖

香貝養榮湯

白朮 土炒．二錢 人參 茯苓 陳皮 熟地黃 川芎 當歸 貝母 去心 香附 酒炒 白芍 酒炒．各一錢 桔梗 甘草 各五分

薑三片，棗二枚，水二鍾，煎八分，食遠服．

胸膈痞悶，加枳殼·木香．飲食不甘，加厚朴·蒼朮．寒熱往來，加柴胡·地骨皮．膿潰作渴，倍人參·當歸·白朮，加黃芪．膿多或清，倍當歸·川芎，脇下痛或痞，加靑皮·木香．肌肉生遲，加白蘞·肉桂．痰多，加半夏·橘紅．口乾，加麥冬·五味子．發熱，加柴胡·黃芩．渴不止，加知母·赤小豆，潰後反痛，加熟附子·沈香．

膿不止，倍人參·當歸，加黃芪. 虛煩不眠，倍人參·熟地，加遠志·棗仁.

[方歌] 香貝養榮用四君，四物貝桔香附陳，氣血兩虛宜多服，筋瘰石疽效如神.

陽燧錠 見首卷烙法

舒肝潰堅湯 見瘰癧門

失榮證

失榮耳旁及項肩，起如痰核不動堅，皮色如常日漸大，憂思怒鬱火凝然. 日久氣衰形削瘦，愈潰愈硬現紫斑，腐爛浸淫流血水，瘡口翻花治總難.

[註] 失榮證，生於耳之前後及肩項. 其證初起，狀如痰核，推之不動，堅硬如石，皮色如常，日漸長大. 由憂思·恚怒·氣鬱·血逆與火凝結而成. 日久難愈，形氣漸衰，肌肉削瘦，愈潰愈硬，色現紫斑，腐爛浸淫，滲流血水，瘡口開大，努肉高突，形似翻花瘤證. 古今雖有治法，終屬敗證，但不可棄而不治. 初宜服和榮散堅丸，外貼阿魏化堅膏，然亦不過苟延歲月而已. [圖 178]

和榮散堅丸

治失榮，調和榮血，散堅開鬱.

川芎 白芍 酒炒 當歸 茯苓 熟地 陳皮 桔梗 香附 白朮 土炒. 各一錢 人參 甘草 炙 海粉 昆布 貝母 去心. 各五錢 升麻 紅花 各三錢 夏枯草 熬湯，再加紅密四兩，再熬成膏. 一斤

共研細末，夏枯草膏合丸，如梧桐子大. 每服三錢，食遠白滾水送下.

身熱，加黃芩·柴胡. 自汗·盜汗，去升麻，倍人參，加黃芪. 飮食無味，加藿香·砂仁. 飮食不化，加山楂·麥芽. 胸膈痞悶，加澤瀉·木香. 欬嗽痰氣不淸，加杏仁·麥冬. 口乾作渴，加知母·五味子. 睡眠不寧，加黃柏·遠志·棗仁. 驚悸健忘，加茯神·石菖蒲. 有汗惡寒，加薄荷·半夏. 無汗惡寒，加蒼朮·藿香. 婦人經事不調，加延胡索·丹皮. 腹脹不寬，加厚朴·大腹皮.

[方歌] 和榮散堅丸消鬱，開結益虛理肝脾，八珍貝桔陳香附，昆海升紅枯草宜.

阿魏化堅膏

用蟾酥丸藥末一料，金頭蜈蚣五條，炙黃去頭足，共研勻. 將太乙膏二十四兩重湯炖化，離火入前藥末，攪冷爲度. 每用時以重湯炖化，用紅絹攤貼，半月一換. 輕者漸消，重者亦可少解，常貼可保不致翻花.

[方歌] 阿魏化堅消結聚，蟾酥丸料研末細，蜈蚣炙黃太乙膏，炖化攪勻功速極.

太乙膏 見潰瘍門

蟾酥丸 見疔瘡門

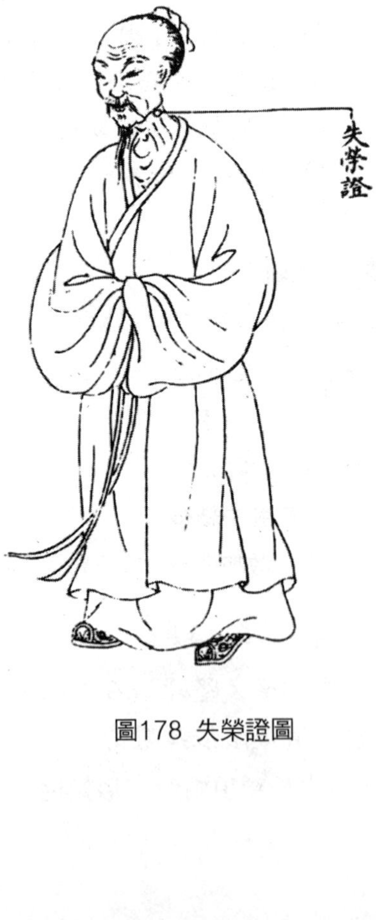

圖178 失榮證圖

鈕扣風

鈕扣風生胸頸間，風濕結聚搔痒難，延及成片浸汁水，因地而名當癬看.

［註］ 此證生於頸下天突穴之間. 因汗出之後，邪風襲於皮裏，起如粟米，搔痒無度，抓破津水，誤用水洗，浸淫成片. 輕者外敷獨勝散·氷硫散，甚者宜服消風散卽愈. ［圖 179］

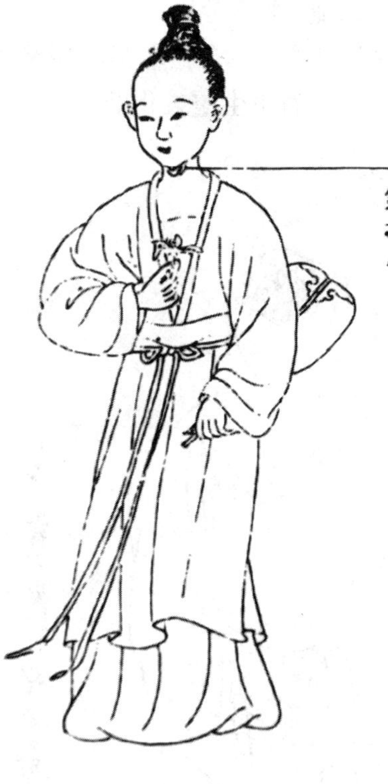

圖179 鈕扣風圖

獨勝散

芥菜花一味硏細，醋調患上.

［方歌］ 獨勝散治鈕扣風，已破未破用俱靈，內只芥菜花一味，止痒消腫有奇功.

氷硫散

硫黃 一兩 潮腦 川椒 生白礬 各二錢

共爲細末，先用白蘿蔔一個，掏空將藥塡滿，用蘿蔔皮盖之， 紙包三·四層， 灰火內煨半時許，待冷將藥取出，同熟猪脂油調稠，搽患上自愈.

［方歌］ 氷硫散內首硫黃，潮腦椒礬用最良，蘿蔔掏空藥塡滿，油調專搽鈕扣瘡.

消風散

治鈕扣風，騷痒無度，抓破津水，亦有津血者.

荊芥 防風 當歸 生地 苦參 蒼朮 草 蟬蛻 胡麻仁 牛蒡子 炒·硏 知母 生 石膏 煆 甘草 生 木通 各五分

水二鍾，煎八分，食遠服.

［方歌］ 消風止痒散風濕，木通蒼朮苦參知，荊防歸蒡蟬膏草，胡麻生地水煎之.

背 部

上中下發背

三發火毒發督經，中發屬肝對心生，上發屬肺天柱下，下發屬腎臍後凝.

［註］ 上·中·下三發背，俱屬督脈經， 皆由火毒而成. 上發背火毒傷肺，生天柱骨下，一名脾肚發， 其形橫廣如肚. 中發背火毒傷肝，生於背心，一名對心發，其形中濶，兩頭有尖如瓜. 下發背火毒傷腎，生於腰中，一名對臍發，其形平漫如龜. 其初起皆形如粟米，焮痛麻痒，周身拘急，寒熱往來，因循數日，突然大腫，氣實者多焮痛，氣虛者多麻痒.

初起治法，不論虛實，卽宜隔蒜艾灸，灸之不應，則就患頂當肉灸之，至知痛爲效，以大化小， 移深居淺. 灸後用鈹當瘡頂點破一孔，隨用拔法， 務使毒氣內外疎通， 庶不致內攻. 如有表證，發熱惡寒無汗者，宜荊防敗毒散汗之. 如有裏證，發熱·惡熱·大便燥者，宜內疎黃連湯下之. 表裏證兼有者，宜神授衛生湯雙解之，以減瘡勢. 膿將成，必行托裏. 如潰破腐肉不去，外貼巴膏以化之. 其餘治法，俱按癰疽腫瘍·潰瘍門. 盖此三證，無論老少，總以

高腫紅活·焮痛者爲順. 若漫腫塌陷·焦枯紫黑者爲逆. [圖 180]

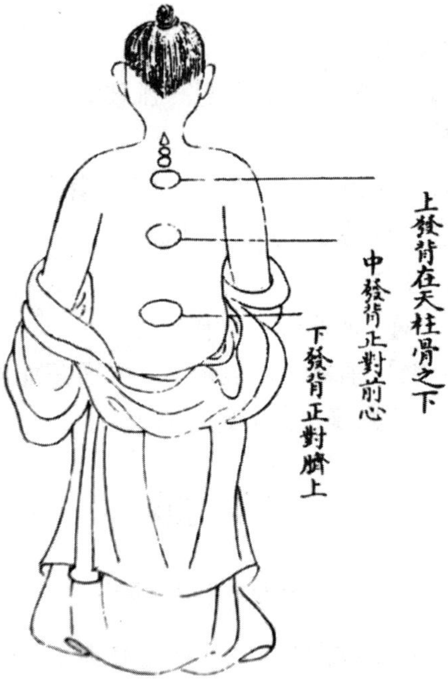

圖180 上中下發背圖

荊防敗毒散 見項部腦疽門

內疎黃連湯 神授衛生湯 俱見腫瘍門

巴膏 見潰瘍門膏藥類方

上搭手

上搭手生肺兪穴, 左右名同經有別, 右屬肺兮左屬肝, 總由氣鬱痰熱結.

[註] 此證生於足太陽膀胱經肺兪穴, 在兩肩骨之動處. 無論左搭手·右搭手, 其名雖同, 而偏在左者屬肝, 偏在右者屬肺, 故曰, 經有別也. 總由氣鬱痰熱凝結而成, 初宜神授衛生湯雙解之, 次以逍遙散淸之, 兼以六鬱湯調之. 其餘內外治法, 俱按癰疽腫瘍·潰瘍門. [圖 181]

逍遙散

當歸 酒洗 白芍 酒洗 白茯苓 白朮 土炒 香附 酒炒. 各一錢 柴胡 黃芩 五分 陳皮 一錢 薄荷 五分 甘草 生. 六分

水二鍾, 煎八分, 食遠服.

[方歌] 逍遙散能和氣血, 開鬱行滯又消結, 歸芍苓朮香柴芩, 陳薄甘草淸毒熱.

六鬱湯

香附 酒炒 茯苓 陳皮 半夏 製 川芎 山梔 各一錢 蒼朮 炒 縮砂仁 甘草 生. 各五分

薑三片, 水二鍾, 煎八分服.

[方歌] 六鬱湯能開六鬱, 取其消痰又行氣, 芎縮二陳蒼山梔, 香附生薑兼化滯.

神授衛生湯 見腫瘍門

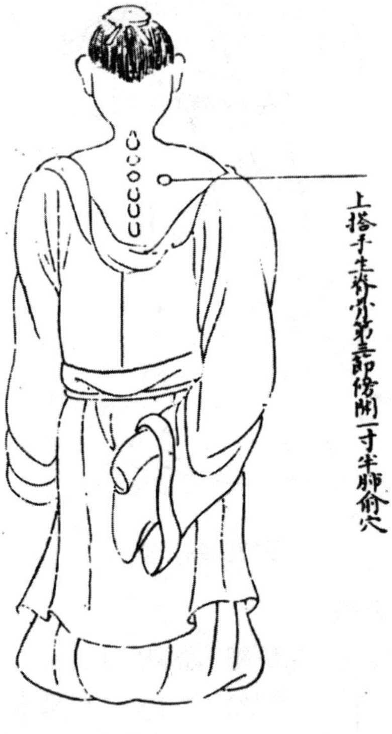

圖181 上搭手圖

中搭手

中搭手生近膏肓, 經屬膀胱脊骨旁, 七情不和憤怒火, 虛實寒熱細參詳.

[註] 此證生在脊骨兩旁, 屬足太陽膀胱經

膏盲穴，一名龍疽. 由七情不和，憤怒火凝而生. 遇氣寒而實，便燥不渴者，宜一粒金丹溫下之. 若氣熱而實，便燥大渴者，宜內疎黃連湯寒下之. 若氣血虛，瘡不能發長者，宜內托黃芪散托補之. 其餘內外治法，俱按癰疽腫瘍·潰瘍門. [圖 182]

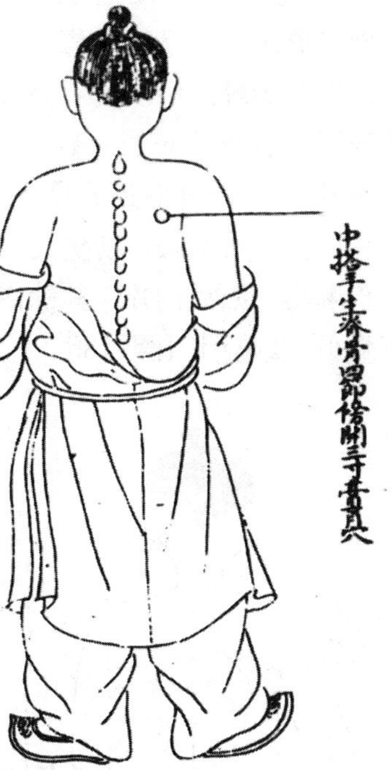

圖182 中搭手圖

一粒金丹

木香 乳香 各五分 巴豆霜 一錢五分 沈香 五分

各爲細末和勻，用肥膠棗個半，去皮核搗爛，和藥末爲丸，如芡實大. 每服一丸，細嚼用白滾水，一口將藥送下. 少頃，再飮白滾水一口，卽瀉一次. 若飮滾水二口，卽瀉二次. 遇胃氣壯實，兼毒滯盛者，服藥後連飮滾水三·四口，卽瀉三·四次，不可太過. 毒滯瀉盡，卽以米飮補之.

[方歌] 一粒金丹療惡瘡，寒實不渴便燥良，木乳沈香巴豆肉棗肉，爲丸服卽康.

內托黃芪散

當歸 白芍 炒 川芎 白朮 土炒 陳皮 穿山甲 炒·研 皂刺 黃芪 各一錢 檳榔 三分 紫肉桂 五分

水二鍾，煎八分，食前服.

[方歌] 內托黃芪治瘍虛，托裏諸瘡用最宜，歸芍芎朮陳皮桂，山甲檳榔皂刺芪.

內疎黃連湯 見腫瘍門

下搭手

下搭手生經膀胱，穴在肓門腰窩旁，房勞過度生毒火，紫陷腐爛透膜腸.

[註] 此證發於腰窩旁開三寸，屬足太陽膀胱經肓門穴. 由房勞過度，有傷腎水，水竭不能制火，火旺以致榮衛不和，逆於肉裏而生也. 初發紅活焮腫，令人寒熱往來，口渴煩躁，百節疼痛，宜服仙方活命飮，宣解毒火. 次服內托黃芪散，托毒發長. 將潰內外治法，俱按癰疽腫瘍·潰瘍門. 若初腫腰痛如折，不能俯仰者險. 若色紫塌陷，腐爛孔深，透膜透腸者逆. [圖 183]

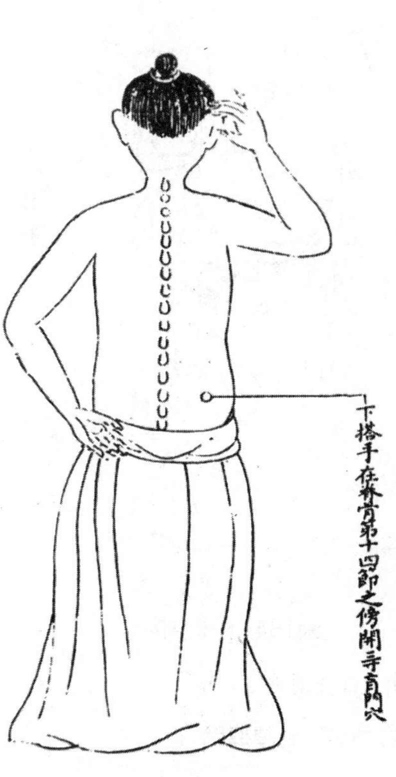

圖183 下搭手圖

仙方活命飮 見腫瘍門

內托黃芪散 見前中搽手

蓮子發

蓮子發名取象形，膽與膀胱毒化成，形斜平塌侵督重，形長高腫半背輕.

[註] 此證一名太陰疽. 生於脊背及兩脇，屬膽與膀胱經，火毒合化凝結而成. 若形斜平塌，頭侵督脈，尾站肋骨者，屬毒重. 若形長高腫，偏於半背，中不過督脈，旁不過肋骨，屬毒輕. 遇氣實之人，初宜蟾酥丸，或麥靈丹汗之，次宜一粒金丹下之. 遇氣虛之人，初宜仙方活命飮宣解之，次宜內托黃芪散托補之. 其餘內外治法，俱宜按癰疽腫瘍·潰瘍門. [圖 184]

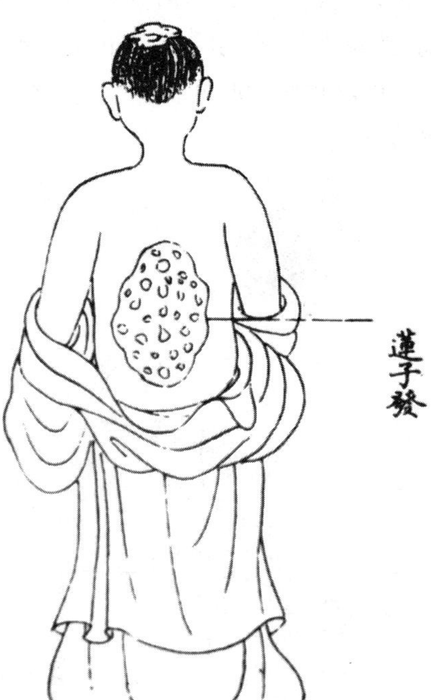

圖184 蓮子發圖

蟾酥丸 見疔瘡門

仙方活命飮 見腫瘍門

一粒金丹 內托黃芪散 俱見前中搽手

麥靈丹 見腫瘍門

蜂窩發

蜂窩發似蜂房形，每在肩後脊旁生. 此證最忌頭向上，急淸心火免內攻.

[註] 此證多生肩後及脊旁，形似蜂房. 由脾經積熱，更兼心火凝結成毒. 初起高腫如龜形，胖脹半背者輕. 瘡勢橫斜漫大者重. 宜服內疎黃連湯. 若頭尖向上，屬心火熱極，防毒火內攻臟腑. 亦有瘡形長若尺許，根橫滿背，名爲竟體疽，屬毒甚險. 初覺宜急服黃連消毒飮，淸心解毒，庶免內攻. 其餘內外治法，俱按癰疽腫瘍·潰瘍門. [圖 185]

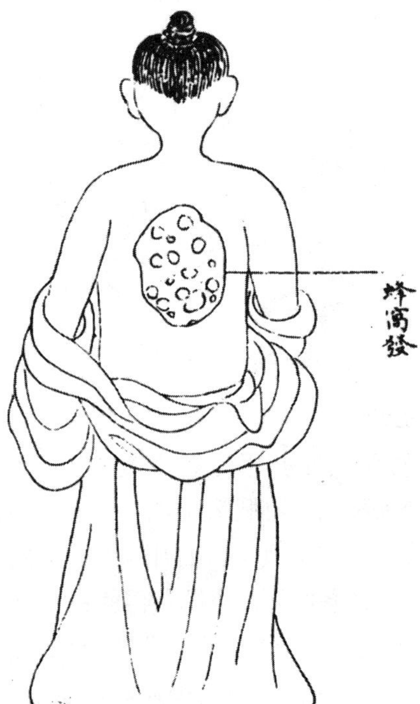

圖185 蜂窩發圖

內疎黃連湯 見腫瘍門

黃連消毒飮 見頭部百面會疽

陰陽二氣疽

陰陽二氣疽脊旁，腫消軟硬變不常. 七情內乖逆榮衛，如期膿潰自無妨.

［註］此證生於脊背之旁，乍腫乍消，時軟時硬. 由七情內乖，榮衛不和而生也. 初發令人寒熱往來，若大渴神淸，高腫脈洪，二七膿成，潰破者順. 若不渴神昏，漫腫脈細，應期無膿，飮食不思者逆. 初服奪命丹以退寒熱，次服仙方活命飮. 其餘內外治法，俱按癰疽腫瘍·潰瘍門. [圖 186]

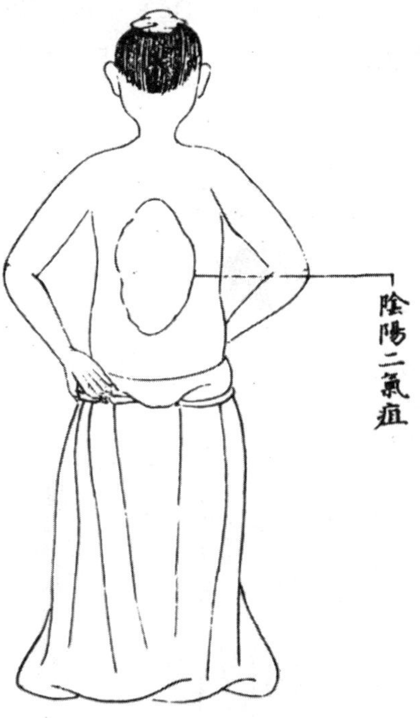

圖186 陰陽二氣疽圖

奪命丹

輕粉 麝香 白砒 麵裹，火煨. 各五分 白礬 煅 辰砂 爲衣 血竭 各一錢 雄黃 二錢 蟾酥 乾者，酒化入藥. 二錢 乳香 沒藥 寒水石 煅 銅綠 各二錢 蝸牛 連殼. 二十一個

右爲細末，先將蝸牛硏爛如泥，勻合前藥. 丸如不成，加好黃酒少許，打三·五百下爲丸，如菉豆大. 每服二·三丸，先用葱白一寸，令病者嚼爛，自吐於手心內，男用左手，女用右手，將藥丸裹入葱泥內，用無灰酒一大鍾，溫熱送下，被蓋汗出爲度. 重者不過三服，不可多用.

［方歌］奪命丹中粉麝香，砒礬砂竭共雄黃，蟾酥乳沒兼寒水，銅綠蝸牛用最良.

仙方活命飮 見腫瘍門

串疽

串疽生於背脇間，連發相串色依然，漫腫漸紅多彆痛，積憤鬱火是其原.

［註］此證生於背脇之間，初發一處，其後挨次發出二·三處，形雖不同，而色仍同也. 潰後多相串通，故又名老鼠鑽，又名游走血脾癰. 初發漫腫無頭，皮色如常，漸腫漸透紅色，多疼牽引旁處彆痛，因積憤鬱火而成也. 初服仙方活命飮，宣解鬱毒. 其次內外治法，俱按癰疽腫瘍·潰瘍門. [圖 187]

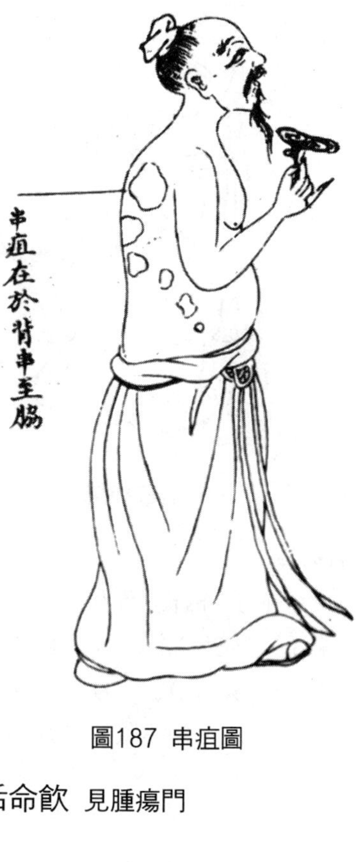

圖187 串疽圖

仙方活命飮 見腫瘍門

酒毒發

酒毒發生滿背間，皮色不變如彈拳，堅硬麻木痛徹內，藥酒厚味使之然.

［註］此證生於脊背，皮色不變，纍纍如彈如拳，堅硬如石，時痳時木，痛徹五內，二便澁滯，週身拘急，數日後頭面手足虛腫，泄瀉似痢，總由過飮藥酒，更兼厚味積毒所致. 初起宜服連翹消毒飮，次服內疎黃連湯. 其證或消或潰，須宜速治爲順. 若遷延日久，不消不潰，必腐爛筋骨，卽成逆證. 其餘內外治法，俱按癰疽腫瘍，潰瘍門. [圖 188]

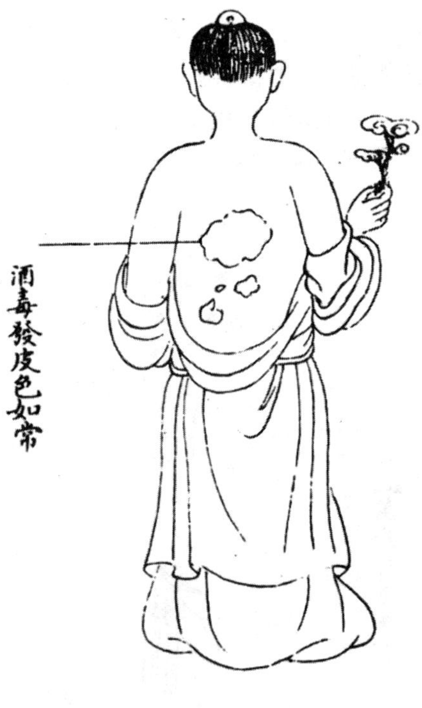

圖188 酒毒發圖

連翹消毒飮

連翹 去心 梔子 桔梗 赤芍 當歸 元參 射干 黃芩 紅花 葛根 陳皮 各一錢 甘草 生 大黃 初起便燥者加一錢 花粉 一錢

水二鍾，煎八分，食遠服. 有痰者，加竹茹一錢.

［方歌］連翹消毒療諸瘡，能解酒毒葛大黃，紅花梔桔元參草，芍芩花粉射陳當.

內疎黃連湯 見腫瘍門

連珠發

連珠毒發貫珠形，在背微疼色淡紅，發時尿閉少腹滿，陰囊作腫百節疼.

［註］此證生於背，不論左右，連腫三·五塊，形若貫珠. 由榮血火毒，或酒色過度而成. 其瘡微痛，皮色淡紅，發時少腹脹滿，小水閉澁，陰囊作腫，百節疼痛. 初起宜服神授衛生湯加木通·車前. 其餘內外治法，俱按癰疽腫瘍·潰瘍門. [圖 189]

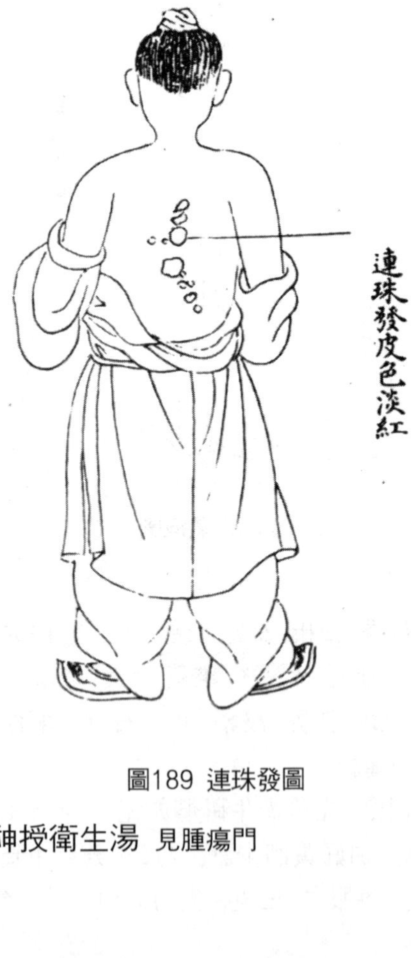

圖189 連珠發圖

神授衛生湯 見腫瘍門

丹毒發

丹毒發如湯火傷，細瘤赤暈渴非常，丹石剛劑致此證，紅活者生紫黯亡.

［註］此證生於背，形如湯火所傷，細瘤無數，赤暈延開，發時其渴非常，由素服丹石剛劑所致. 初服黃連消毒飮，兼國老膏服之，外用牛肉薄片貼之. 其色紅活鮮潤，神淸者生. 若紫黯神昏，更兼脈躁·膨脹·嘔噦者，亡. [圖 190]

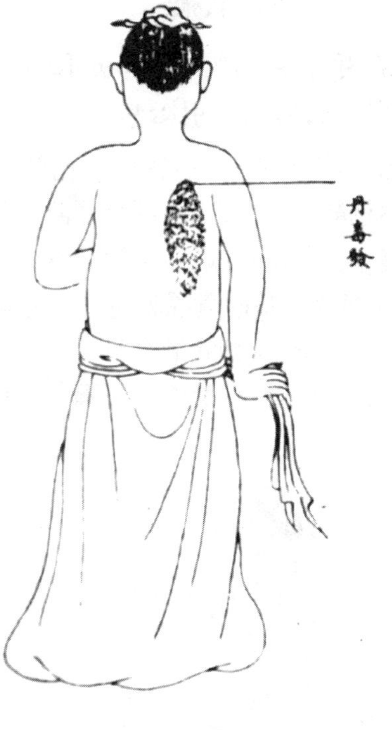

圖190 丹毒發圖

國老膏

甘草 大者. 二斤

搥碎，河水浸一宿，揉令漿汁濃，去盡筋渣，再用絹濾過. 銀器內慢火熬成膏，用磁罐收貯. 每服三錢，無灰溫酒調下，或白滾水亦可.

［方歌］國老膏解丹石毒，諸瘡用此腫卽消，甘草二斤河水泡，取汁熬膏溫酒調.

黃連消毒飮 見頭部百會疽

禽 疽

禽疽毒由時氣成，數塊似疹色紫紅，背生形如拳打狀，拘急麻木不作疼.

［註］此疽之毒，由時氣風熱而成. 始發，數塊如疹，其色紫紅，在背而生，形如拳打之狀，脊背痲木拘急，並不作痛. 神淸脈和，服藥得汗者順. 若神昏脈躁，或微或代，發寒齒嘌者逆. 初宜急服仙方活命飮加羌活·獨活汗之，外敷二味拔毒散，或蝌蚪拔毒散消之. 若漫腫不潰，卽服托裏透膿湯. 其餘內外治法，俱按癰疽腫瘍·潰瘍門. [圖 191]

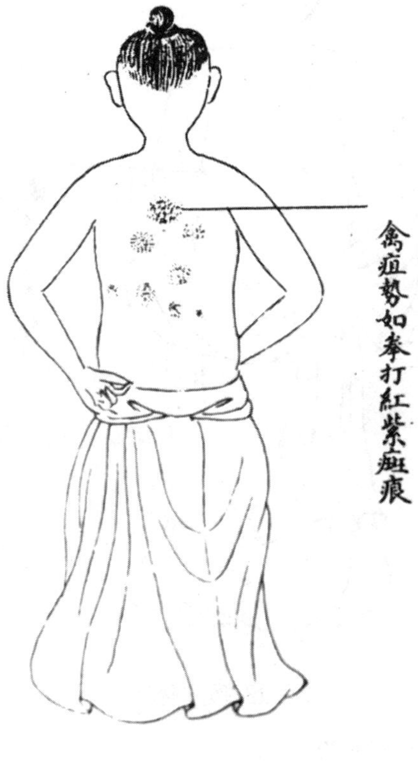

圖191 禽疽圖

仙方活命飮　二味拔毒散　蝌蚪拔毒散

俱見腫瘍門

托裏透膿湯 見頭部侵腦疽

痰注發

痰注發如布袋形，按之木硬覺微疼，其發不紅亦不熱，濕痰七情鬱滯成.

[註] 此證發於脊背，長形如布袋，短形如冬爪，按之木硬，微覺疼痛，不熱不紅，皮色如常. 由濕痰·七情鬱滯，凝結於肌肉之分，日積深久而成. 初起宜服瘡科流氣飮，外貼金鳳化痰膏消之. 如此證久遠疲頑，治之不消者，屆期要潰. 治法俱按癰疽潰瘍門 [圖 192]

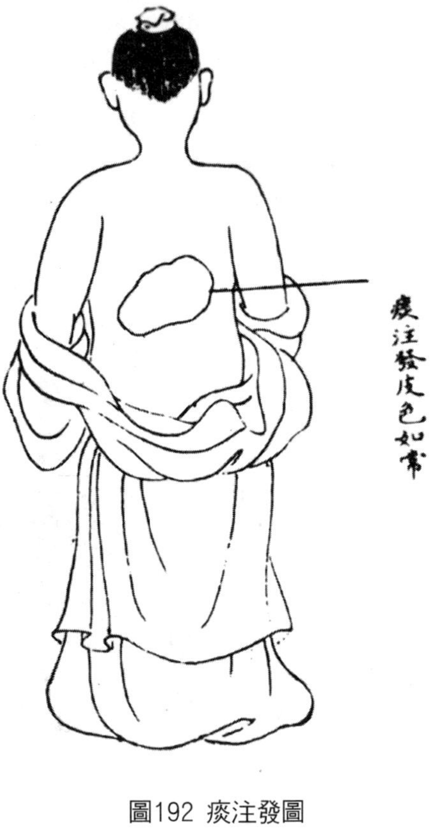

圖192 痰注發圖

瘡科流氣飮

人參 厚朴 薑製 桔梗 防風 紫蘇 黃芪 鹽水炒 枳殼 麩炒 當歸 白芍 酒炒 肉桂 烏藥 甘草 各七分 川芎 酒炒 南木香 白芷 檳榔 各五分

引加生薑一片，水二鍾，煎八分溫服.

[方歌] 流氣飮舒痰涎壅，人參朴桔芷防風，蘇芪殼桂木香草，烏藥檳榔歸芍芎.

金鳳化痰膏

鳳仙花 去靑蒂，硏末. 一捧 大葱自然汁 一茶鐘 好米醋 一茶鐘 廣膠 切如米粒大，入葱汁內泡之 人中白 火微煆存性，硏末. 八錢

先將葱汁·米醋·廣膠投入鍋內熬化，次下鳳仙花末熬成膏，再入人中白末，將鍋離火不時攪勻. 用時以重湯炖化，量痰包之大小，薄紙攤貼，候膏自落，再換新膏.

[方歌] 金鳳化痰消硬堅，濕痰串注貼更痊，鳳仙中白廣膠醋，葱汁同熬用紙攤.

黃爪癰

黃爪癰在背旁生，脾火色紅黃爪形，腫高寸餘長尺許，四肢痳木引心疼.

[註] 此證生於背旁，一名肉龜，由脾火積毒而成. 皮肉色紅，狀若黃爪，腫高寸餘，長可尺許，四肢痳木，疼痛引心. 紅活速潰者順. 紫陷脈微，自汗譫語，堅硬潰遲者逆. 初起宜服仙方活命飮，加羌活·柴胡或奪命丹治之. 其餘內外治法，俱按癰疽腫瘍·潰瘍門. [圖 193]

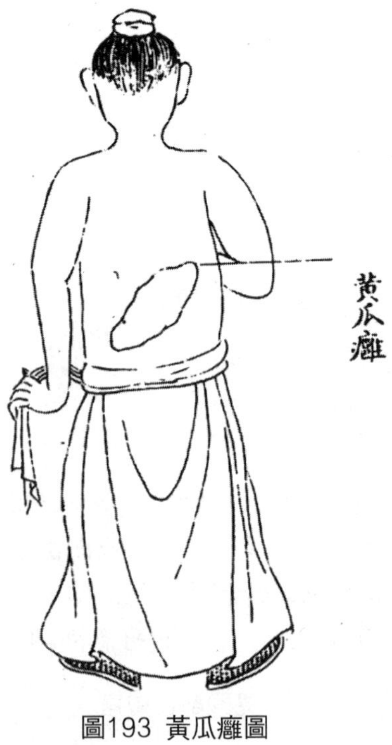

圖193 黃瓜癰圖

仙方活命飲 見腫瘍門

奪命丹 見陰陽二氣疽

腰 部

腎兪發

腎兪發生腎兪穴, 單者酒色兼濕熱, 房勞怒火則雙生, 紅活黑陷順逆別.

[註] 此證生腎兪穴, 在腰骨兩旁陷肉處, 有單有雙. 單者由酒色濕熱而成, 雙者由房勞怒火而發. 若瘡形紅活高腫, 十四日生膿屬順. 若瘡形紫黑, 乾枯堅硬, 應期無膿屬逆. 或膿稀傷膜者, 系眞陽血氣大虧, 初宜服人參養榮湯, 或加減八味丸以救其源. 其順逆內外治法, 俱按癰疽腫瘍·潰瘍門. [圖 194]

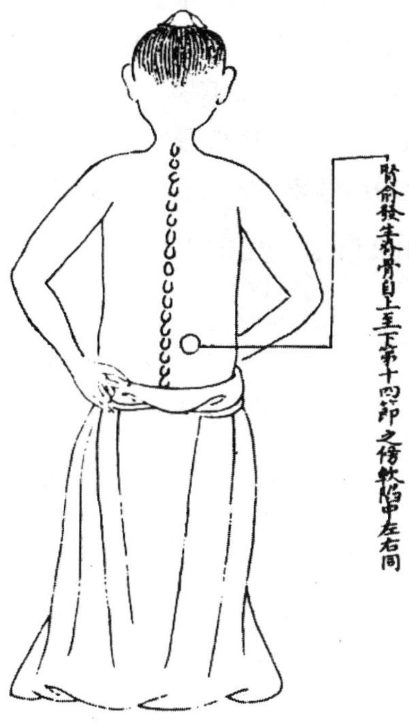

圖194 腎兪發圖

人參養榮湯 加減八味丸 俱見潰瘍門

中石疽

石疽寒凝瘀血聚, 生於腰胯最纏綿. 堅硬如石皮不變, 時覺木痛消潰難.

[註] 此證由寒氣瘀血凝結, 生於腰胯之間, 纏綿難以收功. 其疽時覺木痛, 難消難潰, 堅硬如石, 皮色不變. 初宜內服沒藥丸, 外用鮮商陸搗爛, 貼於患處治之, 隨用艾壯當頂灸之, 以軟爲度. 潰後按癰疽潰瘍治法. [圖 195]

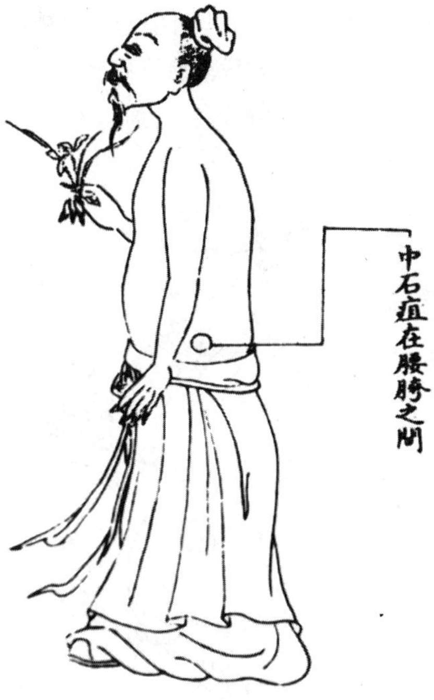

圖195 中石疽圖

沒藥丸

桃仁 炒. 一兩 乳香 沒藥 川芎 川椒 去目及合口者 當歸 赤芍 各五錢 自然銅 火燒醋淬七次. 二錢五分

共硏細末, 用黃蠟二兩, 火化開入藥末, 不住手攪勻, 丸如彈子大. 每用一丸, 以好酒一鍾, 將藥化開, 煎至五分, 乘熱服下.

[方歌] 沒藥丸治中石疽, 乳沒桃芎歸芍宜, 川椒自然銅黃蠟, 用酒服之行血瘀.

纏腰火丹

纏腰火丹蛇串名，乾濕紅黃似珠形．肝心脾肺風熱濕，纏腰已徧不能生．

[註] 此證俗名蛇串瘡，有乾濕不同，紅黃之異，皆如纍纍珠形．乾者色紅赤，形如雲片，上起風粟，作痒發熱．此屬肝心二經風火，治宜龍膽瀉肝湯． 濕者色黃白， 水疱大小不等，作爛流水， 較乾者多疼， 此屬脾肺二經濕熱，治宜除濕胃苓湯． 若腰肋生之， 系肝火妄動，宜用柴胡清肝湯治之，其間小疱，用線鍼穿破，外用栢葉散敷之．若不速治，纏腰已徧，毒氣入臍，令人膨脹·悶嘔者逆．[圖 196]

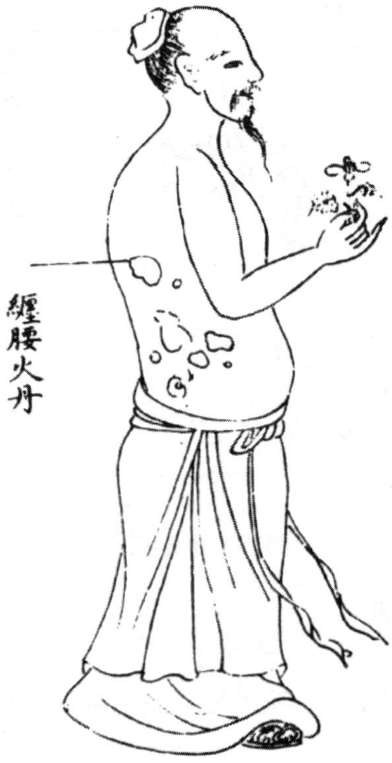

圖196 纏腰火丹圖

龍膽瀉肝湯

龍膽草 連翹 去心 生地 澤瀉 各一錢 車前子 木通 黃芩 黃連 當歸 梔子 生研 甘草 生．各五分 生軍 便秘加之．二錢

水二鍾，煎八分，食前服．

[方歌] 龍膽瀉肝火丹生，形如雲片粟多紅，芩連梔膽車歸尾，生地軍翹瀉木通．

除濕胃苓湯

蒼朮 炒 厚朴 薑炒 陳皮 猪苓 澤瀉 赤茯苓 白朮 土炒 滑石 防風 山梔子 生研 木通 各一錢 肉桂 甘草 生．各三分

水二鍾，燈心五十寸，煎八分，食前服．

[方歌] 除濕胃苓火丹瘡，脾肺濕熱疱白黃，胃苓湯用通梔子，滑石防風共作湯．

栢葉散

側栢葉 炒黃爲末 蚯蚓糞 韭菜地內者佳 黃柏 大黃 各五錢 雄黃 赤小豆 輕粉 各三錢

右爲細末，新汲水調搽，香油調搽更效．

[方歌] 栢葉散搽火丹方，大黃赤豆柏雄黃，栢葉輕粉蚯蚓糞，研末香油調更良．

柴胡清肝湯 見頭部鬢疽

御纂醫宗金鑑 卷六十五

眼 部

眼胞菌毒

菌毒生於眼睫邊，如菌黃亮水疱圓，頭大蒂小漸垂出，脾濕鬱熱結凝堅.

[註] 此證生於上下眼胞睫邊，初如菌形 頭大蒂小 黃亮水疱 或有頭小蒂大者 漸長垂出，堅凝不痛. 有纏綿經年不愈者 以致目病. 盖眼胞屬脾，其經素有濕熱 思鬱氣結而生也. 初起宜用淸凉圓洗卽消. 有經年皮厚，消之不應者，法當用軟綿紙蘸水潤眼皮菌毒處，少頃. 用左手大指甲墊於患根，右手持鈹鍼尖頭齊根切下，血出不妨，卽用翠雲錠磨濃塗之，其血卽止，內服凉膈淸脾飮. 忌海腥·煎炒. [圖 197]

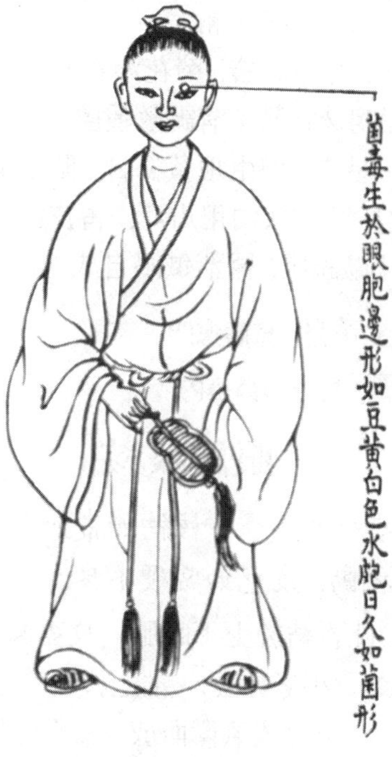
菌毒生於眼胞邊形如豆黃白色水皰日久如菌形
圖197 眼胞菌毒圖

淸凉圓

當歸尾 石菖蒲 赤芍藥 各二錢 川黃連 生地膚子 杏仁 生. 各一錢 羌活 五分 膽礬 二分

共硏粗末，以大紅紬包之，如櫻桃大，甛滾水浸泡，乘熱蘸洗，勿見塵土.

[方歌] 淸凉圓內用川連，歸尾菖蒲芍膽礬，羌活杏仁地膚子，菌毒初起洗之痊.

翠雲錠子

杭粉 五兩 銅綠 黃連 各一兩 輕粉 一錢

共爲細末，用糯米百粒，水一碗，煎半碗去米. 再煎至三分，和藥作錠，陰乾. 用時水磨令濃，以雞翎蘸塗患處.

[方歌] 翠雲錠子能止血，銅綠輕杭黃連强，共爲細末和成錠，菌毒切後塗之良.

凉膈淸脾飮

生地黃 連翹 去心 梔子 生硏 薄荷 荊芥 防風 石膏 煆 黃芩 赤芍 各一錢 甘草 生. 五分

水二鍾，燈心二十根，煎八分，食遠服.

[方歌] 凉膈淸脾生地黃，連翹梔子薄荊防，石膏芩芍兼甘草，醫治菌毒服卽康.

眼 丹

眼丹眼胞上下生，紅熱腫痛軟偏風，焮熱紫硬偏於熱，荊防敗毒服有功.

[註] 此證由脾胃濕熱，受風而成，紅腫疼痛. 若腫軟下垂，不能視物者，偏於風盛也，浮腫易消. 若焮紅色，紫堅硬者，偏於熱盛也，腫硬難消. 初起俱宜荊防敗毒散散其風. 口渴便燥者，宜內疎黃連湯瀉其熱. 有日久消之不應者，宜服透膿散，膿熟鍼之. 腫用如意金黃散洗之，潰用琥珀膏或白膏藥貼之. 此證宜速潰，遲則潰深穿透眼胞，成漏難斂. [圖 198]

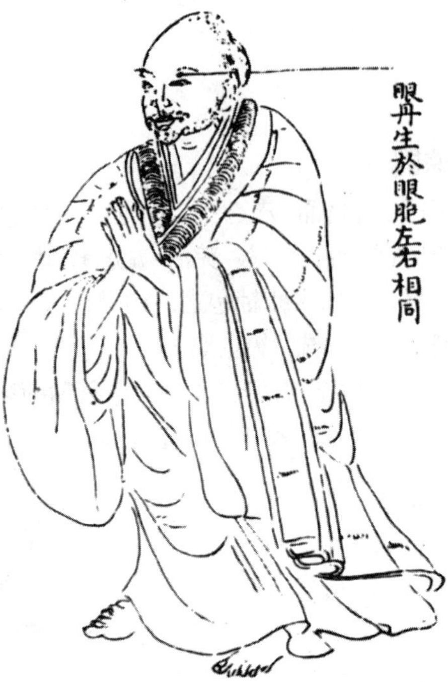
眼丹生於眼胞左右相同

圖198 眼丹圖

荊防敗毒散 見項部腦疽

內疎黃連湯 如意金黃散 透膿散 俱見腫瘍門

琥珀膏 見頭部髮際瘡

白膏藥 見潰瘍門

鍼 眼

鍼眼眼睫豆粒形，輕者洗消膿不成，甚則赤痛膿鍼愈，破後風侵浮腫生.

[註] 此證生於眼皮毛睫間，由脾經風熱而成，形如豆粒有尖. 初起輕者，宜用如意金黃散，鹽湯冲洗，膿不成卽消矣. 風熱甚者，色赤多痛，洗之不消，膿已成也，俟熟鍼之，貼黃連膏. 亦有破後邪風侵入瘡口，令人頭面浮腫·目赤澁痛者，外仍洗之，內服芎皮散卽愈. [圖 199]

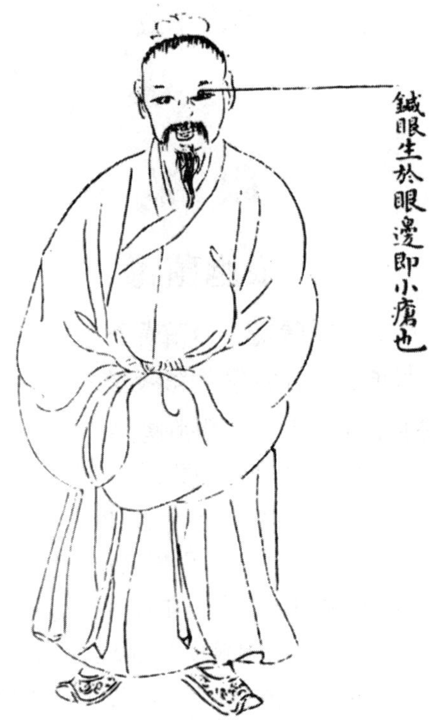
鍼眼生於眼邊即小瘡也

圖199 鍼眼圖

芎皮散

川芎 二兩 青皮 一兩

共爲末，每服二錢，菊花湯調服.

外以枯礬末，雞子淸調敷腫處.

又用南星末，同生地黃搗膏，貼太陽穴自消.

[方歌] 芎皮散內用川芎，青皮減半用最靈，爲末菊花湯調服，醫治鍼眼自成功.

如意金黃散 見腫瘍門

黃連膏 見鼻部鼻瘡內

眼胞痰核

眼胞痰核濕氣鬱，核結如棗如豆形，皮裏肉外推之動，皮色如常硬不疼.

[註] 此證結於上下眼胞，皮裏肉外，其形大者如棗，小者如豆，推之移動，皮色如常，硬腫不疼，由濕痰氣鬱而成. 宜服化堅二陳丸，外用生南星蘸醋磨濃，頻塗眼皮，日數淺者卽

消. 日數深者雖不能卽消, 常塗令皮薄, 微微撥損, 以手指甲擠出如白粉汁卽消, 貼貝葉膏收口. 從眼皮裏潰破者難斂. [圖 200]

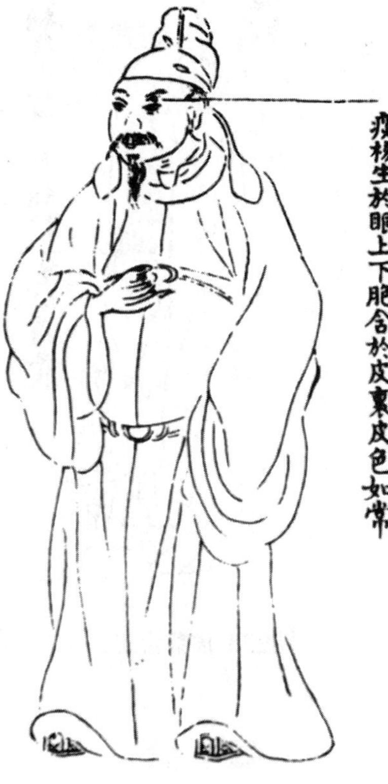
痰核生於眼上下胞含於皮裏皮色如常

圖200 眼胞痰核圖

化堅二陳丸

陳皮 半夏 製. 各一兩 白茯苓 一兩五錢 甘草 生. 三錢 白殭蠶 炒. 二兩 川黃連 三錢

共硏細末, 荷葉熬湯合丸, 如梧桐子大. 每服二錢, 白滾水送下.

[方歌] 化堅二陳丸消痰, 週身結核服更痊, 陳皮半夏茯苓草, 殭蠶荷葉川黃連.

貝葉膏 見潰瘍門

椒瘡 粟瘡

椒瘡粟瘡生胞裏, 脾胃血熱是根苗. 粟瘡黃軟濕易散, 椒瘡赤硬熱難消.

[註] 此二證生於眼胞之裏, 雖皆由脾胃血熱所致.然粟瘡偏於濕盛, 故色黃形軟, 其證易愈. 椒瘡偏於熱盛, 故色赤形硬, 其瘡難消. 俱宜服淸脾凉血湯, 外以淸凉圓洗之. 若眼皮裏有紅絲堆纍者, 乃血熱有瘀也, 法以燈草刮瘡處, 令血出卽愈. [圖 201·202]

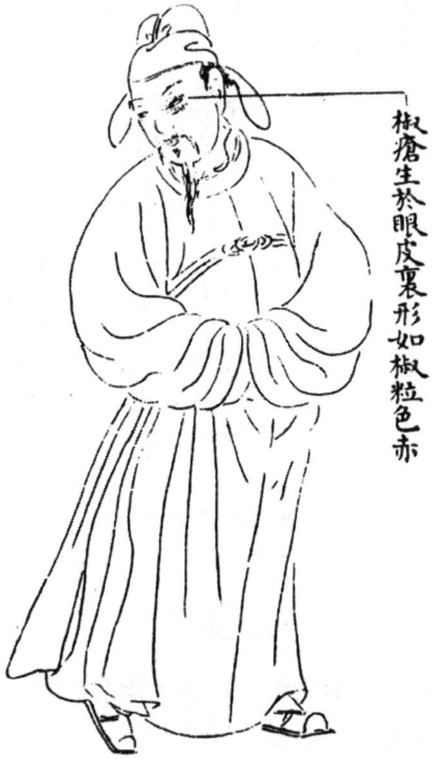
椒瘡生於眼皮裏形如椒粒色赤

圖201 椒瘡圖

淸脾凉血湯

荊芥 防風 赤芍 黑參 陳皮 蟬蛻 蒼朮 炒 白蘚皮 各一錢 連翹 去心 生大黃 酒洗. 各一錢五分 厚朴 薑炒 甘草 生. 各五分

竹葉三十片, 水煎, 食遠服.

[方歌] 淸脾凉血椒粟瘡, 厚朴陳皮翹芍蒼, 蟬蛻黑參荊防草, 白鮮皮與生大黃.

淸凉圓 見菌毒

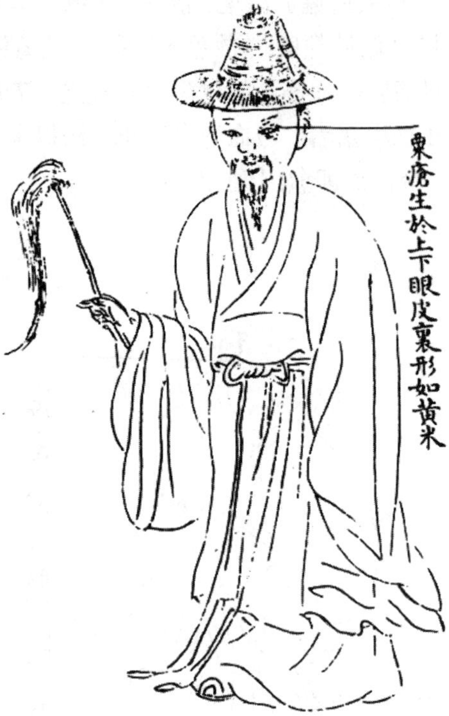
粟瘡生於上下眼皮裏形如黃米

圖202 粟瘡圖

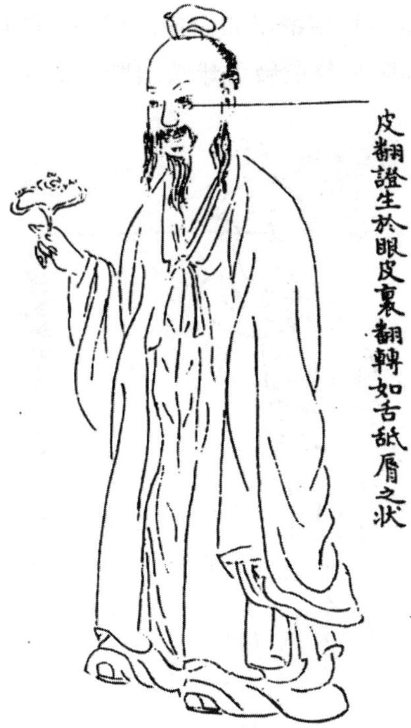
皮翻證生於眼皮裏翻轉如舌舐脣之狀

圖203 皮翻證圖

皮翻證

皮翻證系眼胞翻, 狀如舌舐脣一般. 翻因胞腫睫緊故, 血壅氣滯胃經原.

[註] 此證由胃經血壅氣滯而成, 小兒多有之. 眼皮外翻, 如以舌舐脣之狀. 又如痘風眼爛, 胞腫弦緊者, 則眼皮亦翻. 治宜瀉脾胃之積熱, 以瀉黃散服之卽愈. 亦有內翻者, 卽目科拳毛倒睫. 弦弛不內外翻者, 卽目科胞垂難視之證也. [圖 203]

瀉黃散

石膏 煅 梔子仁 生 甘草 生 防風 酒拌, 微炒香. 二兩 豨薟草 酒蒸, 晒乾. 四兩

共硏細末. 壯人二錢, 弱人一錢, 小兒六·七分, 白滾水調下.

[方歌] 瀉黃散治皮翻證, 石膏梔子草防風, 豨薟草同硏細末, 滾水調下有奇功.

漏睛瘡

漏睛瘡在大眥生, 肝熱風濕病睛明. 紅腫痛潰膿稠易, 靑黑膿稀難長平.

[註] 此證生於目大眥, 由肝熱風濕病, 發於太陽膀胱經睛明穴. 其穴之處, 系藏淚之所, 初起如豆如棗, 紅腫疼痛, 瘡勢雖小, 根源甚深. 潰破出黏白膿者順. 出靑黑膿或如膏者險. 初宜服疎風淸肝湯, 潰後用黃靈藥, 捻入瘡口, 兼貼萬應膏, 其口漸漸收歛. 有膿從大眥內出者, 成漏難歛. 亦有瘡口過出淚液, 以致目內乾澁者, 收歛更遲. 若潰斷眼邊弦者不治. [圖 204]

疎風淸肝湯

當歸尾 赤芍 荊芥穗 防風 川芎 菊花 生梔 薄荷 各一錢 柴胡 連翹 去心. 各一錢五分 金銀花 二錢 甘草 生. 五分

燈心五十寸, 水煎, 食遠服.

[方歌] 疎風清肝漏睛瘡, 又除肝熱散風强, 歸芎銀花芎菊草, 柴翹梔子薄荊防.

黃靈藥 萬應膏 俱肩潰瘍門

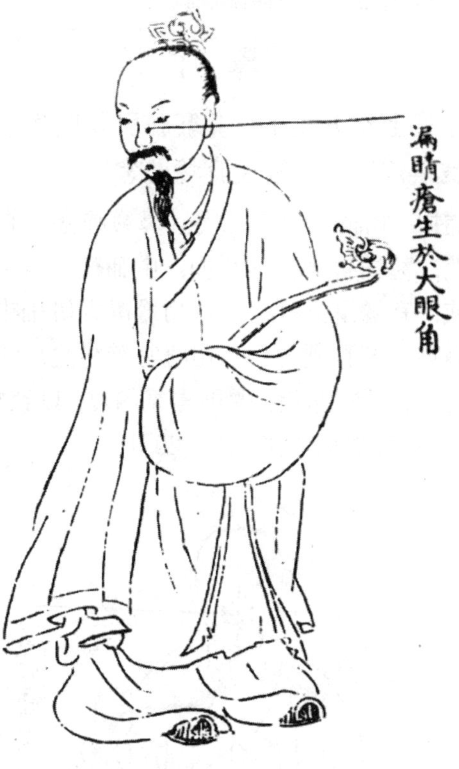

圖204 漏睛瘡圖

目中努肉

目中努肉心火成, 實火大眥色深紅, 小眥紅絲淡虛火, 努肉時覺或脹疼.

[註] 此證生於目兩眥, 瘀肉努出, 時覺疼痛, 總屬心火所成. 然火有虛實, 如大眥紅肉色深紅者, 心經實火也, 宜黑參湯服之. 小眥紅絲色淡紅者, 心經虛火也, 宜決明散主之. 外俱用清涼圓泡洗, 久久自愈. [圖 205]

黑參湯

黑參 苦參 梔子 研 菊花 黃連 枳殼 麩炒 草決明 車前子 防風 大黃 炒 升麻 各二錢

水煎, 食後服.

[方歌] 黑參湯治大眥疼, 內生努肉實火成, 苦參梔菊黃連殼, 草決車防大黃升.

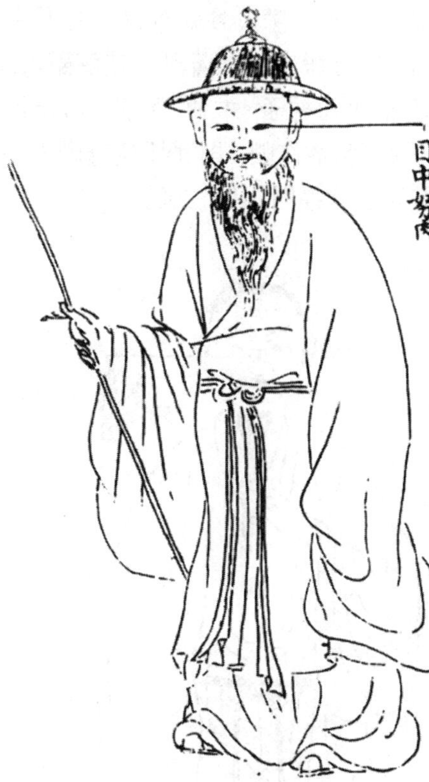

圖205 目中努肉圖

決明散

玉竹 黃連 枳殼 麩炒 川芎 甘草 生 羚羊角 鎊. 各一兩 車前子 青葙子 草決明 各五錢

共研細末, 每服三錢. 食後服, 臥時再用一服.

[方歌] 決明努肉虛火攻, 玉竹黃連枳殼芎, 車前青葙羚羊草, 研末水調最有功.

清涼圓 見菌毒

鼻 部

鼻 疽

鼻疽生於鼻柱間，肺經鬱火發督原．堅硬色紫常木痛，千金仙方托裏痊．

［註］此證生於鼻柱，屬督脈經．鼻爲肺竅，故又屬肺，由肺經鬱火凝結而成．堅硬色紫，時覺木痛．初宜服千金漏蘆湯，宜解鬱毒．次用仙方活命飮加梔子·木通·薄荷·桔梗消之．若腫痛不減，勢欲作膿，則宜托裏透膿湯主之．外治法按癰疽潰瘍門．［圖 206］

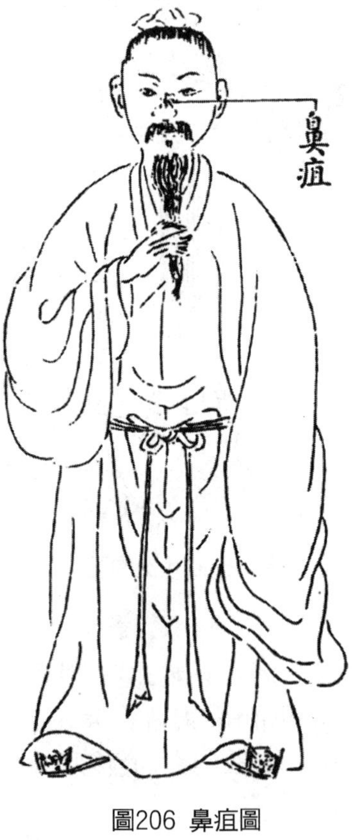

圖206 鼻疽圖

千金漏蘆湯

漏蘆 一兩 枳殼 麩炒．一兩 朴硝 一兩 大黃 一兩五錢 甘草 生．一兩 麻黃 一兩 黃芩 一兩 白歛 一兩 連翹 去心．一兩 升麻 一兩

共研末，每用二錢，水一鍾，薑三片，薄荷葉一錢，煎五分溫服，以取便利爲度．

［方歌］千金漏蘆鼻疽發，色紫堅疼效更嘉，漏蘆枳殼消黃草，麻芩白歛翹升麻．

仙方活命飮 見腫瘍門

托裏透膿湯 見頭部侵腦疽

鼻 疔

鼻疔生在鼻孔中，鼻竅腫引腦門疼，甚則脣腮俱浮腫，肺經火毒蟾離宮．

［註］此證生於鼻孔內，鼻竅腫塞，脹痛引腦門，甚則脣腮俱作浮腫，由肺經火毒，凝結而成．宜蟾酥丸汗之，再用蟾酥丸研細末，吹入鼻竅．若腫硬外發，用離宮錠塗之．此證初起之時，須當速治，遲則毒氣內攻，以致神昏·嘔噦·鼻腫如瓶者逆．［圖 207］

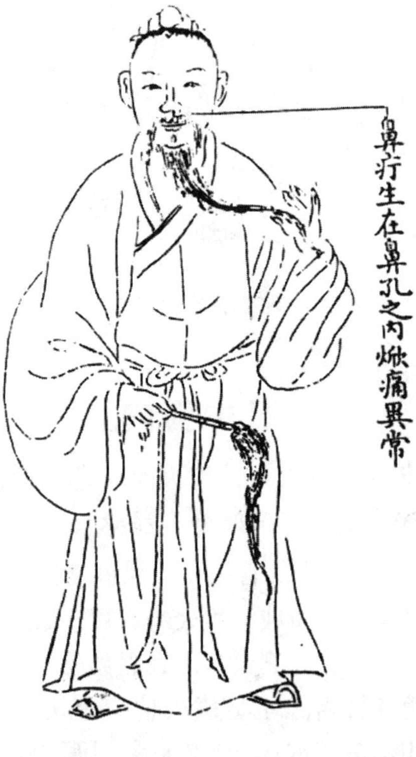

圖207 鼻疔圖

蟾酥丸 見疔瘡門

離宮錠 見腫瘍門

鼻 淵

鼻淵濁涕流鼻中，久淋血水穢而腥．膽熱移腦風寒火，控腦砂因蝕腦蟲．

[註] 此證內因膽經之熱，移於腦髓，外因風寒凝鬱，火邪而成．鼻竅中時流黃色濁涕，宜奇授藿香丸服之．若久而不愈，鼻中淋瀝腥穢血水，頭眩虛暈而痛者，必系蟲蝕腦也，卽名控腦砂，宜天羅散服之．但此證久則必虛，當以補中益氣湯兼服之卽效．

奇授藿香丸

藿香連枝葉 八兩

研細末，雄猪膽汁和丸，如梧桐子大．每服五錢，食後蒼耳子湯下，或黃酒送下．

[方歌] 奇授藿香鼻淵流，濁涕淋漓久不休，猪膽汁合藿香末，蒼耳湯下患可瘳．

天羅散

絲爪藤 近根處者，燒存性．

爲末，每用三錢，食後黃酒送下．

[方歌] 天羅蟲蝕腦髓中，頭痛鼻流血水腥，絲瓜根燒研細末，黃酒調服慣殺蟲．

補中益氣湯 見潰瘍門

鼻䘌瘡

鼻䘌瘡多小兒生，鼻下兩旁斑爛形．總由風熱客於肺，膿汁浸淫痒不疼．

[註] 此證多生小兒鼻下兩旁，色紫斑爛，由風熱客於肺經．膿汁浸淫，痒而不痛，宜服澤瀉散，外搽青蛤散卽愈．[圖 208]

澤瀉散

澤瀉 鬱金 山梔 生 甘草 生．各一錢

共研末，每服一錢，甘草煎湯調下．

[方歌] 澤瀉散治鼻䘌患，膿汁浸淫肺火毒，澤瀉鬱金梔草末，甘草煎湯調送服．

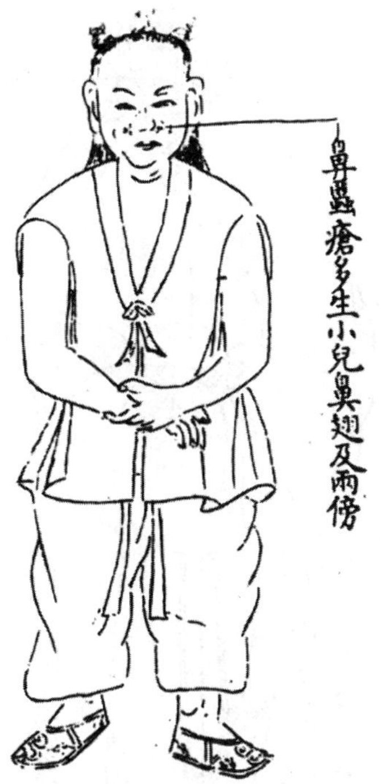

圖208 鼻䘌瘡圖

青蛤散

蛤粉 煅．一兩 青黛 三錢 石膏 煅．一兩 輕粉 黃柏 生末．各五錢

共研細末，先用香油調成塊，次加凉水調稀，薄塗瘡處．

[方歌] 青蛤散塗鼻䘌消，蛤粉青黛煅石膏，輕粉黃柏研極細，香油拌塊凉水調．

鼻 瘡

鼻瘡肺熱生鼻中，燥乾如火微腫疼．內服黃芩外定痛，燥乾黃連膏潤靈．

[註] 此證生於鼻竅內，初覺乾燥疼痛，狀如粟粒，甚則鼻外色紅微腫，痛似火炙．由肺經壅熱，上攻鼻竅，聚而不散，致成此瘡．內宜黃芩湯淸之，外用油紙捻粘辰砂定痛散，送入鼻孔內．若乾燥者，黃連膏抹之立效．[圖 209]

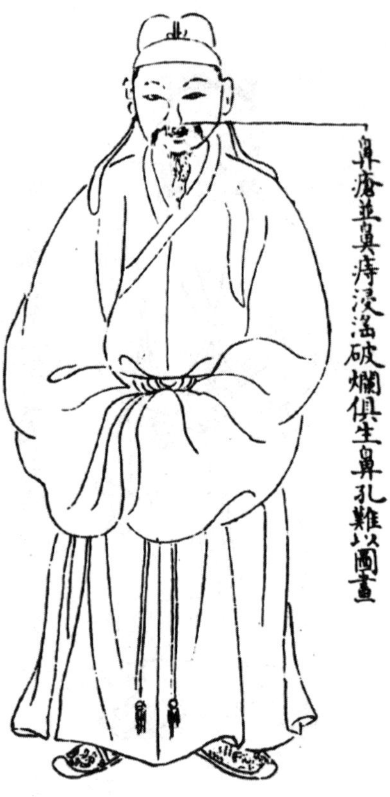

圖209 鼻瘡鼻痔圖

黃芩湯

黃芩 酒炒. 二錢 甘草 生. 五分 麥冬 去心. 一錢 桑白皮 生. 一錢 梔子 連皮酒炒. 一錢五分 連翹 去心 赤芍 桔梗 薄荷 荊芥穗 各一錢

水煎, 食後服.

[方歌] 黃芩湯醫肺火盛, 鼻內生瘡赤腫疼, 芩草麥冬桑梔翹, 赤芍桔梗薄荷荊.

辰砂定痛散

辰砂 末. 五分 氷片 二分 胡黃連 末. 二兩 石膏 煅. 一兩

共研細末.

[方歌] 辰砂定痛鼻瘡乾, 氷片胡連膏煅研, 油紙捻藥入鼻孔, 消疼散熱效通仙.

黃連膏

黃連 三錢 當歸尾 五錢 生地 一兩 黃柏 三錢 薑黃 三錢

香油十二兩, 將藥煠枯, 撈去渣. 下黃蠟四兩溶化盡, 用夏布將油濾淨, 傾入磁碗內, 以柳枝不時攪之, 候凝爲度.

[方歌] 黃連膏潤諸燥瘡, 歸尾生地柏薑黃, 油煠去渣加黃蠟, 布濾攪凝塗抹强.

鼻 痔

鼻痔初起榴子形, 久垂紫硬礙氣通. 肺經風濕熱鬱滯, 內服辛夷外點平.

[註] 此證生於鼻內, 形如石榴子, 漸大下垂, 色紫微硬, 撐塞鼻孔, 礙人氣息難通. 由肺經風濕熱鬱, 凝滯而成. 內服辛夷清肺飮, 以淸肺熱. 外以硇砂散, 逐日點之, 漸化爲水而愈. 宜戒厚味·暴怒·庶不再發. [圖 209]

辛夷淸肺飮

辛夷 六分 甘草 生. 五分 石膏 煅 知母 梔子 生研 黃芩 各一錢 枇杷葉 去毛, 蜜炙. 三片 升麻 三分 百合 麥冬 去心. 各一錢

水二鍾, 煎八分, 食遠服. 或加羌活·防風·連翹·薄荷.

[方歌] 鼻痔辛夷淸肺飮, 辛草膏知梔子芩, 枇杷升麻百合麥, 或加羌活翹薄斟.

硇砂散 見耳部耳痔內

肺風粉刺

肺風粉刺肺經熱, 面鼻疙瘩赤腫疼, 破出粉汁或結屑, 枇杷顚倒自收功.

[註] 此證由肺經血熱而成. 每發於面鼻, 起碎疙瘩, 形如黍屑, 色赤腫痛, 破出白粉汁, 日久皆成白屑, 形如黍米白屑. 宜內服枇杷淸肺飮, 外敷顚倒散, 緩緩自收功也. [圖 210]

枇杷淸肺飮

人參 三分 枇杷葉 刷去毛, 蜜炙. 二錢 甘草 生. 三分 黃連 一錢 桑白皮 鮮者佳. 二錢 黃柏 一錢

水一鍾半, 煎七分, 食遠服.

[方歌] 枇杷淸肺枇杷葉, 參草黃連桑白皮, 黃柏同煎食遠服, 肺風粉刺盡皆宜.

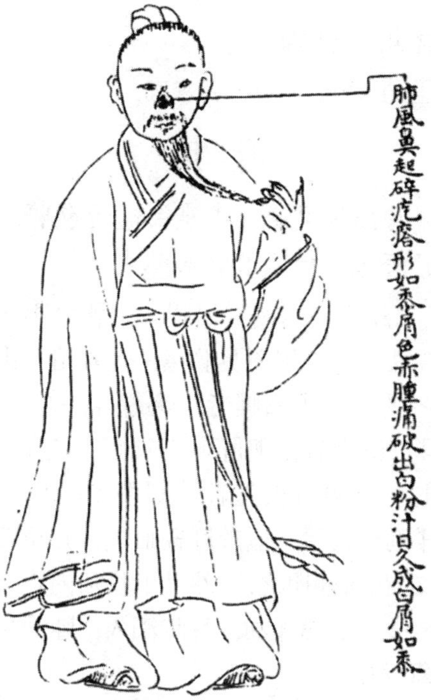

圖210 肺風粉刺圖

顚倒散

大黃 硫黃 各等分

硏細末, 共合一處, 再硏茵, 以凉水調敷.

[方歌] 顚倒散敷功效極, 大黃硫黃各硏細, 等分再茵凉水調, 專醫酒齄肺風刺.

酒齄鼻

酒齄鼻生準及邊, 胃火薰肺外受寒, 血凝初紅久紫黑, 宣鬱活瘀緩緩痊.

[註] 此證生於鼻準頭, 及鼻兩邊. 由胃火薰肺, 更因風寒外束, 血瘀凝結. 故先紅後紫, 久變爲黑, 最爲纏綿. 治宜宣肺中鬱氣, 化滯血, 如痲黃宣肺酒·凉血四物湯俱可選用, 使榮衛流通, 以滋新血. 再以顚倒散敷於患處. 若日久不愈, 以梔子仁丸服之, 緩緩取愈. [圖211]

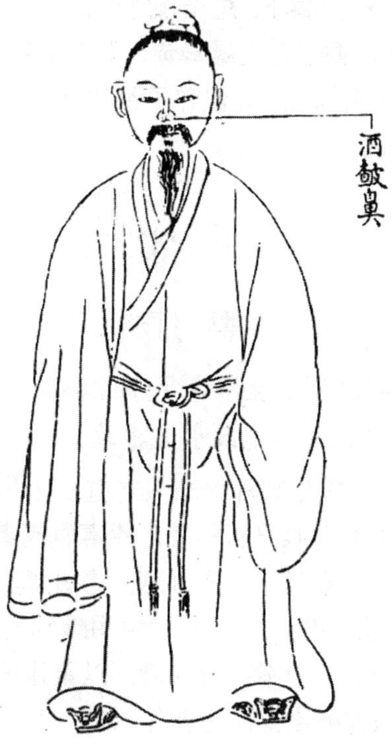

圖211 酒齄鼻圖

痲黃宣肺酒

痲黃 痲黃根 各二兩

頭生酒五壺, 將藥入酒內, 重湯煮三炷香, 露一宿, 早晚各飮三五盃, 至三五日出膿成瘡. 十餘日則膿盡, 膿盡則紅色退, 先黃後白而愈.

[方歌] 痲黃宣肺酒齄鼻, 血熱上注外寒瘀, 痲黃並根入酒泡, 重湯煮飮效不虛.

凉血四物湯

當歸 生地 川芎 赤芍 黃芩 酒炒 赤茯苓 陳皮 紅花 酒炒 甘草 生. 各一錢

水二鍾, 薑三片, 煎八分, 加酒一杯, 調五靈脂末二錢, 熱服. 氣弱者, 加酒炒黃芪二錢, 立效.

[方歌] 凉血四物齄鼻紅, 散瘀化滯又調榮, 芩苓四物陳紅草, 薑煎加酒入五靈.

梔子仁丸

梔子仁硏末, 黃臘溶化和丸, 如彈子大. 每服一丸，茶清嚼下，忌辛辣之物.

［方歌］ 梔子仁丸齇鼻赤，紫黑纏綿皆可施，梔子爲末黃蠟化，丸似彈子茶淸食.

顚倒散 見肺風粉刺

耳 部

黑 疔

黑疔暗藏耳竅生，色黑根深椒目形，痛如錐刺引腮腦，破流血水火毒攻.

［註］ 此證生於耳竅暗藏之處，由腎經火毒所發，亦有因服丹石熱藥，積毒而成者. 色黑根深，形如椒目，疼如錐刺，痛引腮腦，破流血水，急服蟾酥丸汗之. 再用蟾酥丸水調濃，滴於耳竅內，立效. 毒甚者，以黃連消毒飮踈解之，黃連解毒湯淸之卽瘥. ［圖 212］

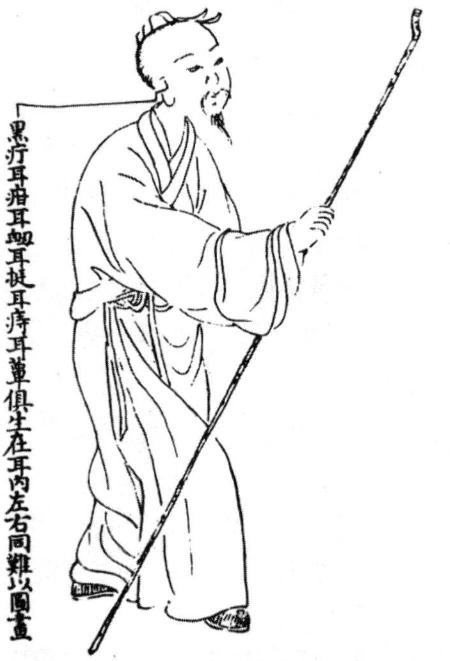
黑疔耳痔耳衄耳挺耳痔耳蕈俱生在耳內左右同難以圖畫

圖212 耳部六證圖

黃連解毒湯

黃連　黃芩　黃柏　生梔子 研. 各一錢 水煎熱服.

［方歌］ 黃連解毒煳痛瘡，諸般疔毒煩躁狂，黃連芩柏生梔子，四味煎服保安康.

蟾酥丸 見疔瘡門

黃連消毒飮 見頭部百會疽

耳 痔

耳痔時出黑臭膿，青震白纏黃色聤. 胃濕相兼肝經火，紅風偏肝血熱成.

［註］ 此證耳內悶腫出膿，因膿色不一，而名亦各殊. 如出黑色臭膿者，名耳痔. 出靑膿者，名震耳. 出白膿者，名纏耳. 出黃膿者，名停耳，俱由胃濕與肝火相兼而成. 宜柴胡淸肝湯主之. 氣實火盛者，以龍膽瀉肝湯服之. 惟風耳則出紅膿，偏於肝經血熱，宜用四物湯加丹皮·石菖蒲服之. 外俱用醬茄內自然油滴之，俟膿淨換滴耳油，時時滴入，腫消生肌自愈. ［圖 212］

滴耳油

核桃仁研爛，擰油去渣，得油一錢，兌氷片二分. 每用少許，滴於耳內.

［方歌］ 滴耳油治耳痔證，膿淨滴之效更深，核桃擰油消腫痛，氷片發散熱通神.

柴胡淸肝湯 見頭部鬢疽

龍膽瀉肝湯 見腰部纏腰火丹

四物湯 見潰瘍門

耳 衄

耳衄上焦血熱成，鮮血時流耳竅中，肝火柴胡清肝治，胃熱生地麥門冬.

［註］ 此證由上焦血熱所致，耳竅中時流鮮血. 若肝脈弦數者，以柴胡淸肝湯服之. 腎脈虛數者，以生地麥冬飮主之. 總以涼血爲急，乃抽薪止沸之法也. 外以神塞丸塞之卽瘥. ［圖 212］

生地麥冬飲

生地黃 麥冬 去心. 各五錢

水二鍾, 煎八分, 食後服.

[方歌] 生地麥冬耳衄鮮, 上焦血熱是其原, 各用五錢煎食後, 清肺降火保平安.

神塞丸

麝香 一分 生白礬 一錢 沈香 三分 糯米 五十粒

共研細末, 麵糊爲丸, 如梧桐子大. 每丸薄綿裹之, 如左耳出血塞右鼻, 右耳出血塞左鼻. 左鼻出血塞右耳, 右鼻出血塞左耳. 兩耳俱出血塞兩鼻, 兩鼻俱出血塞兩耳.

[方歌] 神塞麝香生白礬, 沈糯同研麵糊丸, 大如梧子薄綿裹, 塞入耳鼻衄血痊.

柴胡淸肝湯 見頭部鬢疽

耳痔 耳蕈 耳挺

耳痔蕈挺耳竅生, 肝腎胃火凝結成. 微腫悶疼皮損破, 塞久令人必重聽.

[註] 此三證皆生耳内, 耳痔形如櫻桃. 亦有形如羊奶者. 耳蕈形類初生蘑菇, 頭大蒂小. 耳挺形若棗核, 細條而長, 努出耳外. 俱由肝經怒火·腎經相火·胃經積火凝結而成. 微腫悶疼, 色紅皮破, 不當觸犯偶犯之, 痛引腦巓. 皆宜服梔子淸, 肝湯外用硇砂散點之, 漸漸消化. [圖 212]

梔子淸肝湯

梔子 生研 川芎 當歸 柴胡 白芍 酒炒 丹皮 各一錢 甘草 生. 五分 石膏 煅 牛蒡子 炒, 研. 各一錢 黃芩 黃連 各五分

水二鍾, 煎八分, 食後服.

[方歌] 梔子淸肝蕈痔挺, 腎肝胃火忿怒成, 芎歸柴芍丹皮草, 膏蒡芩連用有功.

硇砂散

硇砂 一錢 輕粉 雄黃 各三分 氷片 五釐

共研細末, 水調濃, 用穀草細梗咬毛, 蘸點痔上.

[方歌] 硇砂散實有起功, 痔蕈挺在耳內生, 輕片雄黃研爲末, 水調點痔消縮形.

旋耳瘡

旋耳瘡生耳後縫, 瘡延上下連耳疼, 狀如刀裂因濕熱, 穿粉散搽卽成功.

[註] 此證生於耳後縫間, 延及耳摺, 上下如刀裂之狀, 色紅, 時津黃水, 由膽·脾濕熱所致. 然此瘡月盈則瘡盛, 月虧則瘡衰, 隨月盈虧, 是以又名月蝕瘡也. 宜穿粉散搽之, 卽可成功. [圖 213]

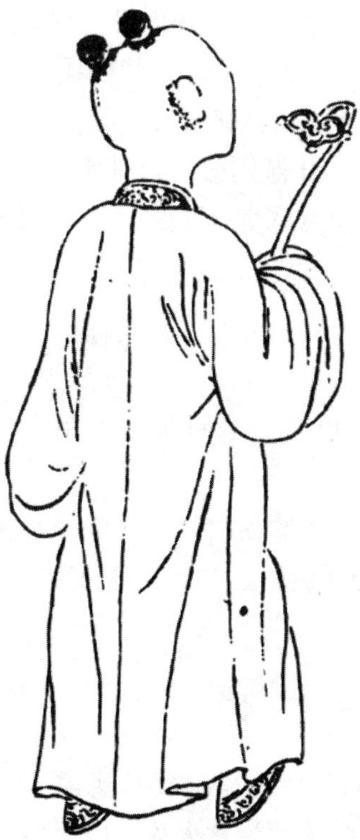

圖213 旋耳瘡圖

穿粉散

輕粉 研, 隔紙微炒 穿山甲 炙 鉛粉 黃丹 水

飛過. 各三錢

共研極細, 香油調敷.

[方歌] 穿粉散敷旋耳瘡, 清熱滲濕油調良, 輕粉研細隔紙炒, 穿山甲共鉛粉黃.

口 部

大人口破

大人口破分虛實, 艷紅爲實淡紅虛. 實則滿口爛斑腫, 虛白不腫點微稀.

[註] 此證名曰口瘡, 有虛火實火之分. 虛火者, 色淡紅, 滿口白斑微點, 甚者陷露龜紋, 脈虛不渴, 此因思慮大過, 多醒少睡, 以致心腎不交, 虛火上炎, 宜服四物湯加黃柏·知母·丹皮, 少佐肉桂以爲引導, 從治之法也, 外以柳花散搽之. 實火者, 色艷紅, 滿口爛斑, 甚者腮舌俱腫, 脈實口乾, 此因過食膏粱厚味, 醇酒炙煿, 以致心·脾實火妄動, 宜服凉膈散, 外搽赴筵散, 吐涎則效. 如口瘡舌乾黃硬作渴者, 宜服加減八味丸, 以滋化源, 俱禁水漱.

柳花散

黃柏 末. 一兩 靑黛 三錢 肉桂 一錢 龍腦香 卽冰片. 二分

各研細, 再合一處研菌, 每用少許, 搽於患處.

[方歌] 柳花散治白口瘡, 黃柏靑黛龍腦香, 肉桂共硏搽患處, 虛火上炎自平康.

赴筵散

黃芩 黃連 梔子 生 乾薑 黃柏 末 細辛 各等分

共研細末, 每用少許, 搽於患處.

[方歌] 赴筵散醫實火攻, 口瘡斑爛色多紅, 芩連梔子乾薑柏, 細辛同硏有神功.

凉膈散 見面部面發毒

加減八味丸 見潰瘍門

鵝口瘡

鵝口滿口白斑點, 小兒心脾熱所生, 初生多是胎中熱, 甚則咽喉疊腫疼.

[註] 此證小兒多有之, 屬心·脾二經之熱所生, 初生小兒則屬胎熱上攻所致, 滿口皆生白色斑點作痛, 甚則咽喉疊疊腫起, 難於乳哺, 多生啼叫. 法用靑紗一條, 裹筯頭上, 蘸新汲水揩去白胎, 以淨爲度, 重手血出無妨, 隨用氷硼散搽之, 內服凉膈散卽愈.

氷硼散

氷片 五分 硼砂 元明粉 各五錢 硃砂 六分

共研極細末, 用少許搽於瘡處. 如咽喉腫痛, 以蘆筒吹之立效.

[方歌] 氷硼散治咽腫痛, 口瘡白硬滿口生, 氷硼硃砂元明粉, 研末搽之立見功.

凉膈散 見面部面發毒

口 糜

口糜陰虛陽火成, 膀胱濕水溢脾經. 濕與熱瘀薰胃口, 滿口糜爛色紅疼.

[註] 此證由陽旺陰虛, 膀胱濕水泛溢脾經, 濕與熱瘀, 鬱久則化爲熱, 熱氣薰蒸胃口, 以致滿口糜爛, 甚於口瘡, 色紅作痛, 甚則連及咽喉, 不能飮食. 初起宜服導赤湯. 口臭·瀉泄脾虛濕者, 宜服連理湯. 糜爛延及咽喉, 日輕夜重者, 服少陰甘桔湯. 便秘者服凉膈散. 外俱以薑柏散搽之有效.

導赤湯

木通 生地 各二錢 甘草 生. 一錢

竹葉二十片, 水一鍾, 煎半鍾, 溫服.

[方歌] 導赤湯醫口糜證, 脾濕化熱薰胃成, 木通生地生甘草, 竹葉煎服熱自平.

加味連理湯

白朮 土炒. 二錢 人參 白茯苓 黃連 乾薑 各

一錢 甘草 炙. 五分

水煎, 熱服.

[方歌] 連理胃熱脾虛濕, 口糜臭氣瀉泄俱, 參苓白朮炙甘草, 乾薑黃連脾胃宜.

少陰甘桔湯

桔梗 二錢 甘草 生. 一錢 川芎 黃芩 陳皮 元參 柴胡 各六分 羌活 升麻 各四分

葱白一根, 水二鍾, 煎八分, 食遠服.

[方歌] 少陰甘桔治口糜, 芎芩羌活桔陳皮, 元參柴草升麻共, 葱白水煎神奇.

薑柏散

乾薑 黃柏 末. 各等分

各研末, 共合一處研菌, 乾搽口內, 溫水漱口.

[方歌] 薑柏散搽口糜爛, 黃柏乾薑各細研, 等分兑匀搽患處, 溫水漱口效如仙.

凉膈散 見面部面發毒

脣 部

反脣疔 鎖口疔

反脣疔發脣裏稜, 鎖口疔在嘴角生, 粟米堅腫麻痒痛, 脾胃心經火毒成.

[註] 此二證俱由火毒而成. 反脣疔生於脣稜偏裏, 上脣屬脾, 下脣屬胃. 鎖口疔生於嘴角, 系心·脾二經所屬. 二證初起形如粟米, 色紫堅硬如鐵, 腫甚麻痒木痛, 寒熱交作, 煩悶作嘔. 反脣甚則令脣外翻, 鎖口甚則口不能開, 俱屬迅速之證, 須當速治, 遲則毒氣攻裏, 令人昏憒·惡心, 即名走黃. 治法俱按疔門, 禁用灸法. [圖 214·215]

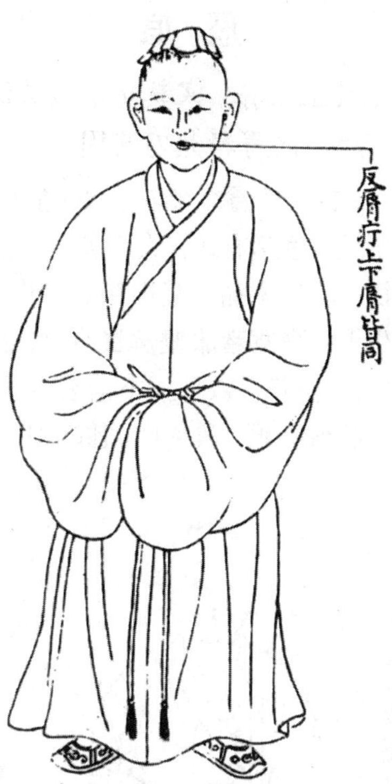

圖214 反脣疔圖

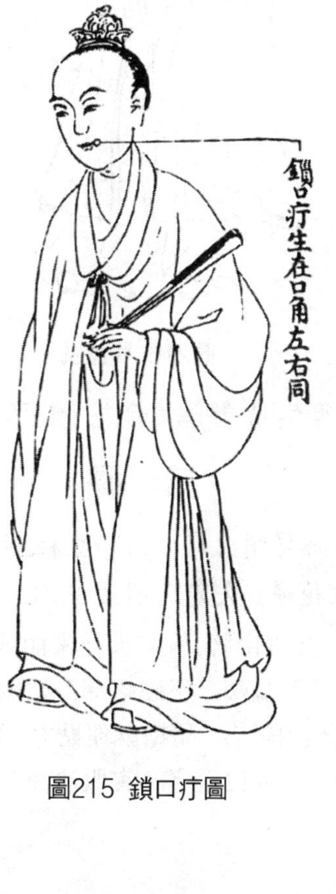

圖215 鎖口疔圖

脣疽

脣疽生於上下脣，寒熱交爭毒氣深，紫硬時覺木痛甚．脾胃積熱乃其因．

[註] 此證生於脣，無論上下·左右，由脾·胃積熱所致．色紫有頭，大者如李，小者如棗，腫硬如鐵，時覺木痛，甚則寒熱交作．初宜服神授衛生湯，裏實者服雙解貴金丸，外用離宮錠塗之卽消．若過數日猶不消者，必欲潰破，治法卽按癰疽腫瘍，潰瘍門．[圖 216]

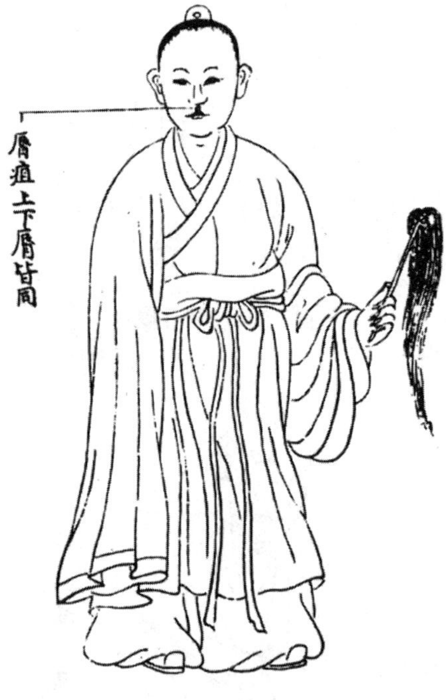

圖216 脣疽圖

神授衛生湯 雙解貴金丸 離宮錠 俱見腫瘍門

繭脣

繭脣脾胃積火成，初如豆粒漸繭形，痛硬潰若翻花逆，久變三消定主凶．

[註] 此證由脾·胃積火結聚而成．初起如豆粒，漸長若蠶繭，堅硬疼痛，妨礙飮食．初起及已成無內證者，用蟾酥餠貼之，陀僧膏盖之，日久漸消．或口渴者，宜服淸凉甘露飮．若面赤·口脣燥裂·便秘者，此屬氣實，宜服凉膈散．若日輕夜重，五心煩熱，兩顴現紅，脈虛數無力者，宜服加減八味丸，以滋水養陰．若潰後如翻花，時津血水者屬逆．失於調治，久則變爲上消·中消·下消之證，屬凶．[圖 217]

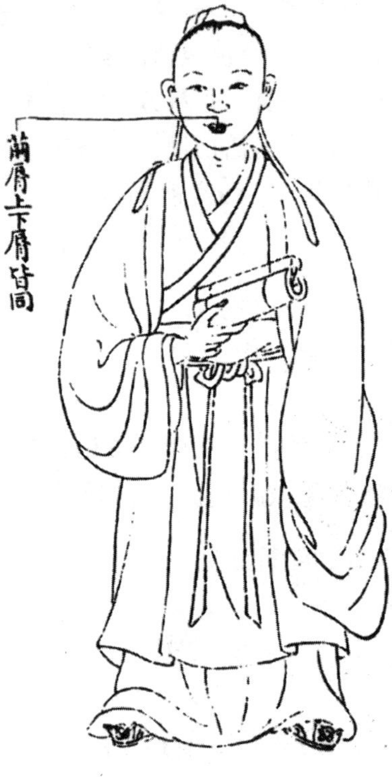

圖217 繭脣圖

淸凉甘露飮

麥冬 去心 知母 黃芩 石斛 枳殼 麩炒 枇杷葉 去毛，蜜炙 銀柴胡 犀角 鎊 生地 茵陳蒿 甘草 生．各一錢

燈心五十寸，淡竹葉一錢，水二鍾，煎八分，食遠服．

[方歌] 淸凉甘露醫繭脣，潤燥止渴又生津，麥冬知草芩斛殼，枇杷銀胡犀地茵．

蟾酥餠 見疔瘡門

陀僧膏 見潰瘍門

凉膈散 見面部面發毒

加減八味丸 見潰瘍門

脣 風

脣風多在下脣生，陽明胃經風火攻．初起發痒色紅腫，久裂流水火燎疼．

[註] 此證多生下脣，由陽明胃經風火凝結而成．初起發痒，色紅作腫，日久破裂流水，痛如火燎，又似無皮，如風盛則脣不時瞤動．俱內以雙解通聖散服之，外以黃連膏抹之自愈[圖 218]

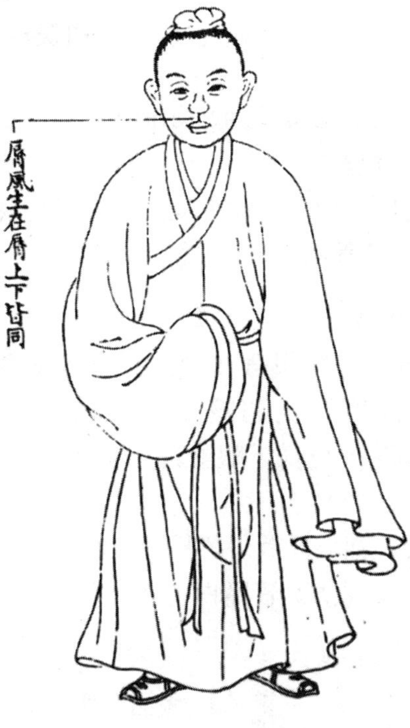

圖218 脣風圖

雙解通聖散

防風 荊芥 當歸 白芍 酒炒 連翹 去心 白朮 土炒 川芎 薄荷 麻黃 梔子 各五錢 黃芩 石膏 煅 桔梗 各一兩 甘草 生．二兩 滑石 三兩

共研粗末，每用五錢，水一鍾半，煎八分，澄渣，溫服．

[方歌] 雙解通聖胃火風，疎表淸裏膏防荊，歸芍連翹芩朮桔，麻黃梔草薄滑芎．

黃連膏 見鼻部鼻瘡

齒 部

牙 衄

牙衄牙縫內出血，胃腎二經虛實熱，實多口臭牙堅牢，虛者反此當分別．

[註] 此證由熱而成．當分虛實，無論大人小兒，若胃經實熱者，則血出如涌，口必臭而牙不動，宜服淸胃湯，甚則服調胃承氣湯，或用酒製大黃末三錢，以枳殼五錢煎湯，少加童便調服，下黑糞卽愈．若胃經虛火者，牙齦腐爛，淡血滲流不已，宜服二參湯及補中益氣湯加黃連·丹皮．若腎經虛者，血則點滴而出，牙亦微痛，口不臭而牙動，或落者，治宜滋腎，有火者六味地黃丸．無火者七味地黃丸，俱加猴薑，隨手應效．若疳積氣盛，兼服蘆薈丸．外俱用小薊散擦牙，隨用靑竹茹醋浸一宿，含漱甚效．

淸胃湯

石膏 煅．四錢 黃芩 生地 各一錢 丹皮 一錢五分 黃連 升麻 各一錢

水二鍾，煎八分，食後服．

[方歌] 淸胃陽明實火結，口臭相兼齒衄血，芩連生地升麻膏，丹皮同煎功效捷．

調胃承氣湯

大黃 酒浸．四錢 芒硝 三錢 甘草 炙．二錢

水三鍾，煎一鍾，去渣，少少溫服．

[方歌] 調胃承氣實火攻，齒衄口臭用之靈，酒浸大黃芒硝草，胃熱煎服立刻淸．

二參湯

人參 元參 各等分

水煎，溫服．

[方歌] 二參湯醫虛火泛，齦腐滲流血水淡，人參元參各等分，水煎服下有神驗．

蘆薈丸

蘆薈 子青皮 白雷丸 白蕪荑 川黃連 胡黃連 鶴虱草 各一兩 木香 三錢 麝香 一錢

共硏末, 蒸餠糊丸如麻子大. 每服一錢, 空心淸米湯送下.

[方歌] 蘆薈丸醫積氣盛, 木麝靑皮胡黃連, 蕪荑雷丸鶴虱草, 川連同末蒸餠丸.

小薊散

小薊 百草霜 蒲黃 微炒 香附子 醋浸晒乾. 各五錢

右硏細末, 用搽牙上, 半刻時, 溫茶漱之.

[方歌] 小薊散搭牙衄方, 蒲黃微炒百草霜, 香附同硏爲細末, 揩牙止血功效强.

補中益氣湯 見潰瘍門

六味地黃丸 見面部雀斑

七味地黃丸 卽桂附地黃丸減去附子. 見面部頰瘍

牙宣

牙宣初起腫牙齦, 日漸腐頽久露根, 惡熱惡凉當細別, 胃經客熱風寒侵.

[註] 此證牙齦宣腫, 齦肉日漸腐頽, 久則削縮, 以致齒牙宣露. 總由胃經客熱積久, 外受邪風, 寒凉相搏而成. 有喜凉飮而惡熱者, 系客熱遇寒凉, 凝滯於齦肉之間. 有喜熱飮而惡凉者, 系客熱受邪風, 稽留於齦肉之內. 客熱遇寒者, 牙齦出血, 惡熱口臭, 宜服淸胃湯. 客熱受風者, 牙齦惡凉, 遇風痛甚, 宜服獨活散. 外有牙齦腐臭, 齒根動搖者, 屬胃中虛火, 而兼腎虛, 齒乃腎之餘, 宜服三因安腎丸. 又有牙齦腐臭, 時津白膿者, 屬胃中濕熱, 宜服犀角升麻湯, 外俱用胡桐淚散擦之, 以食鹽冲湯漱口. 惟牙齦動搖, 或兼疼痛者, 日以李杲牢牙散擦之, 夜用固齒白玉膏貼之, 緩緩取效. 若齦肉腐爛, 露牙床骨者逆.

獨活散

獨活 羌活 防風 川芎 各一錢六分 薄荷 生地 荊芥 各一錢 細辛 七分

右爲粗末, 每用二錢, 水煎澄渣, 食後服, 日用三服.

[方歌] 獨活風毒注牙根, 齦腫嫌凉痛莫禁, 羌活防風共生地, 薄荷荊芥合芎辛.

三因安腎丸

補骨脂 炒 葫蘆巴 炒 茴香 炒 川楝子 炒 續斷 炒. 各三兩 山藥 杏仁 炒 白茯苓 桃仁 炒. 各二兩

共硏細末, 煉蜜爲丸, 如梧桐子大. 每服二錢, 空心淡鹽湯送下.

[方歌] 三因安腎虛火爍, 牙齦腐臭齒根搖, 山藥杏茴苓骨脂, 葫蘆巴續川楝桃.

胡桐淚散

胡桐淚 細辛 川芎 白芷 各一錢五分 寒水石 煆. 二錢 生地 一錢 靑鹽 二分

共硏細末, 乾搽牙齦患處, 待頓飯時, 以溫水漱去, 少時再上.

[方歌] 胡桐淚散牙齦腫, 津血宣露或出膿, 細辛寒水石生地, 靑鹽白芷共川芎.

李杲牢牙散

龍膽草 酒浸. 一兩五錢 羌活 地骨皮 各一兩 升麻 四分

共硏末, 先以溫水漱口, 用少許搽之.

[方歌] 李杲牢牙擦齒病, 牙齦搖動或兼疼, 膽草升麻羌地骨, 硏末漱口擦有功.

固齒白玉膏

官粉 硏. 一兩 珍珠 末. 三錢 陽起石 用殭蠶四十九條, 防風·當歸·川芎·牙皂·靑鹽, 升麻·白芷·地骨皮各五錢, 細辛·藁本各三錢, 公硏粗末. 長流水五碗, 同藥入砂鍋內, 以桑柴火熬藥至三碗, 去渣. 再入砂鍋內, 煎至一碗. 將龍骨·陽起石火煆通紅, 入藥汁內淬之. 如此七次, 去藥汁, 將龍骨·陽起石焙乾, 硏末. 一兩 麝香 末. 二錢 龍骨 二兩 象牙 末. 五兩用黃蠟三兩，溶化濾淨，再化，離火，候溫，方入前藥和勻，乘熱攤紙上. 如膏冷，將熨斗燒熱仰放，紙鋪熨斗底上攤之. 用時先以溫水漱口，將膏剪一小條，貼於患處，閉口勿語.

［方歌］固齒白玉貼牙效，一切牙疼及動搖，官粉珍珠陽起麝，龍骨象牙黃蠟熬.

淸胃湯 見牙衄

犀角升麻湯 見面部頰瘍

鑽牙疳

鑽牙疳在牙根生，突出硬骨銳而鋒，痛如鍼刺殊難忍，證由肝胃積熱成.

［註］此證由肝·胃二經積熱所致. 乃牙根肉內·鑽出骨尖如刺，疼痛異常，小兒多有之. 法用鈹鍼就患處刺開好肉，連牙齊根取出. 若血出不止者，以濕紙換貼二次卽止. 內服蘆薈消疳飮，外以氷硼散搽之. 戒厚味，其牙復生如舊.

蘆薈消疳飮

蘆薈 生 胡黃連 石膏 煅 羚羊角 鎊 梔子 生研 牛蒡子 炒·研 銀柴胡 桔梗 大黃 生 元參 各五分 薄荷葉 四分 甘草 三分

水二鍾，淡竹葉一錢，煎六分，食遠服.

［方歌］蘆薈消疳淸胃肝，羚膏梔子蒡胡連，銀胡桔梗大黃薄，甘草元參竹葉煎.

氷硼散 見口部鵝口瘡

牙 疔

牙疔牙縫胃火成，大腸濕熱亦可生，腫如粟米連腮痛，若兼麻痒卽黑疔.

［註］此證由胃經火毒，或大腸經濕熱，皆可致之. 每生於兩旁牙縫，腫起一粒，形如粟米，痛連腮項. 若兼麻痒，破流血水，疼痛異常者，卽黑疔也，屬腎火毒. 俱用銀簪尖挑破，以見血爲度，搽拔疔散，再以蟾酥丸噙化，徐嚥之. 若煩躁口渴者，宜服黃連解毒湯卽愈. 若失治毒反攻心，令人煩躁·昏憒者逆.

拔疔散

硇砂 白礬 硃砂 食鹽 用鐵銹刀燒紅，將白礬食鹽放於刀上煅之

各等分，擇丁日午時，研爲細末，收之.

［方歌］拔疔散治諸疔毒，硇砂白礬食鹽朱，等分研末搽患處，化硬搜根功效殊.

蟾酥丸 見疔瘡門

黃連解毒湯 見耳部黑疔

牙 癰

牙癰胃熱腫牙床，寒熱堅硬痛難當，破流膿水未收口，誤犯寒凉多骨妨.

［註］此證由陽明胃經熱毒所致. 生於牙床，堅腫疼痛，身發寒熱，腮頰浮腫. 初宜服荊防敗毒散，若大渴·煩嘔者，蟾酥丸汗之. 便秘者，雙解貴金丸下之. 腫處宜軟刺破，搽氷硼散. 若初時堅腫，破流血水，久不收口，過食寒凉者，必生多骨. 俟骨尖刺出，搖則內動，始可取出，其口方能收斂而愈.

荊防敗毒散 見項部腦疽

蟾酥丸 見疔瘡門

雙解貴金丸 見腫瘍門

氷硼散 見口部鵝口瘡

走馬牙疳

走馬牙疳證不輕，癖積疹痘毒火攻. 牙根腐臭隨變黑，頑肉難脫不食凶.

［註］此證多由癖疾積火·疹痘餘毒上攻，最爲迅速，總因積火熱毒而成. 牙根作爛，隨變黑腐，臭穢難聞. 若癖積毒火攻牙者，初宜服蘆薈消疳飮. 脾胃虛者，兼服人參茯苓粥. 若疹痘餘毒所中者，宜服淸疳解毒湯. 外勢輕者，俱用溺白散擦之. 若堅硬靑紫，漸腐穿腮·齒

搖者，宜蘆薈散擦之．如牙縫黑腐不盡，及腐爛深坑，藥不能到，宜用勒馬聽徽絲塞之，再用手法，去其黑腐，內見紅肉流鮮血者吉．若取時頑肉難脫，堅硬腐爛漸開，以致穿腮破脣，宜貼青蓮膏，身熱不食者逆，但此證惟癖積攻牙成疳者，好後易犯，由積火時時上攻也．惟在調理飲食得宜， 如山藥·栗子·鵞·蟹·甛·辣等物，俱當禁忌．若稍有疎忽，必致復發，愼之，愼之．

人參茯苓粥

人參 一錢 白茯苓 六錢

共硏末，同粳米一茶鍾，熬成粥．先以鹽湯將口漱淨，後再食粥．

［方歌］人參茯苓善扶脾，飮食短少服之宜，二味硏末加粳米，熬粥食之理胃虛．

淸疳解毒湯

人中黃 川黃連 生 柴胡 各五分 知母 生 連翹 去心 牛蒡子 炒，硏 犀角 煆 黑參 荊芥 防風 各一錢 石膏 外．一錢五分

淡竹葉一錢，燈心五十寸，水二鍾，煎八分，食遠服．嘔加蘆葦根五錢．

［方歌］淸疳解毒牙疳證，疹痘餘毒化熱成，中黃知連柴翹蒡，犀角參膏荊芥風．

溺白散

溺垢 卽婦人尿桶中白鹻，火煆．五錢 白霜梅 燒存性 枯白礬 各二錢

右硏細末，先用韭根·松蘿茶，煎成濃汁，乘熱以雞翎蘸洗患處，去淨腐肉，見津鮮血，再敷此藥，日敷三次．若爛至咽喉，以蘆筒吹之．

［方歌］溺白散搽走馬疳，溺垢白霜梅白礬，韭根茶葉煎湯滌，蘸洗腐肉敷藥痊．

蘆薈散

蘆薈 一錢 黃柏 末．五錢 人言 用紅棗五枚，去核，每棗納人言一分，火燒存性．五分

共硏細末，先用米泔水漱淨疳毒，後敷此藥於堅硬及腐處．

［方歌］蘆薈散搽牙疳爛，色紫牙搖腮硬穿，棗裹人言燒存性，再加黃柏末同硏．

勒馬聽徽絲

白砒 末．一分 麝香 末．三分 青綿 撕碎 青黛 飛，末．各一兩

用香油拌勻．用時先以淸米泔水漱口，次用鑷尖將絲挑少許，塞於牙根縫內，日三易之．

［方歌］勒馬聽徽疳漸蝕，牙縫腐黑急速施，油調砒麝靑綿黛，泔水漱口後塞之．

靑蓮膏

靑黛 二錢 乳香 輕粉 各一錢 麝香 五分 白砒 卽人言．一分

右爲細末，用香油調稠，薄攤紙上，用鎚槌實，陰乾收之．每於臥時，以泔水漱淨口，拭乾，隨疳證大小，剪膏藥貼之，至曉揭去，再以泔水將口漱淨吐之，至晚再貼．

［方歌］靑蓮膏貼腐疳宜，化腐消堅效更奇，乳麝白砒輕粉黛，硏末油調紙攤之．

蘆薈消疳飮 見鑽牙疳

齒　

齒䘌齒內生小蟲，胃經瘀濕風火凝．口臭只緣胃火盛，齒根腐爛出血膿．

［註］此證系齒內生蟲，由胃經瘀濕風火凝聚而成．齒根脹痛腐爛，時出膿血，若口臭甚者，胃火盛極上攻所致也，宜服玉池散，外用雀麥連梃一把，苦瓠三十片洗淨，將麥剪長二寸，以瓠葉裹作五包，廣一寸，厚五分，三年陳醋漬之， 至日中時， 以兩包火中炮炙令熱，納口中熨齒外，冷更易之．取包置水中，解視之卽有蟲長三分，老者黃色，新者白色，其效如神．

玉池散

當歸 白芷 升麻 防風 甘草 地骨皮 川芎

細辛 藁本 槐花 各一錢

生薑三片, 黑豆三十粒, 水煎去渣, 候溫含漱, 冷則吐之. 若用此方煎服, 更效.

[方歌] 玉池疎風療蟲牙, 津膿根爛漱服佳, 歸芷升防甘地骨, 芎辛薑藁豆槐花.

齒䶦

齒䶦風熱客陽明, 牙齦腫痛出臭膿, 遇風痛甚久宣露, 白馬懸蹄塞入靈.

[註] 此證由風熱客於手·足陽明二經而成. 初起牙齦宣腫覺痛, 遇風痛甚, 常作歪口吸氣之狀, 牙齦腐孔, 時出臭膿, 久則齦齒宣露. 初宜服淸胃湯加羌活, 外用白馬懸蹄少許, 以綿裹之, 塞入膿孔甚效.

淸胃湯 見牙衄

御纂醫宗金鑑 卷六十六

舌 部

紫舌脹

紫舌脹屬心經火，熱盛血壅腫硬疼，舌腫滿口宜鈹刺，血色紫重色紅輕.

[註] 此證由心經火盛血壅，以致舌腫滿口，堅硬疼痛. 宜用衣鈹扎筯頭上，露鋒分許，當舌刺數十刺，令血出，紅色者輕，紫色者重. 隨以溫水漱口，搽氷硼散，內用凉膈散去朴硝·大黃，加牛蒡子·荊芥，倍用梔子，服之甚效.

氷硼散 見口部鵝口瘡

凉膈散 見面部面發毒

痰 包

痰包每在舌下生，結腫綿軟似匏形，痛脹舌下妨食語，火稽痰涎流注成.

[註] 此證生於舌下，結腫如匏，光軟如綿，塞脹舌下，有妨飲食言語，色黃木痛，由火稽痰涎流注而成. 宜用立剪當包上剪破，出痰涎如雞子淸，稠粘不斷，拭淨，搽氷硼散，服加味二陳湯. 忌煎炒·火酒等物.

加味二陳湯

陳皮 半夏 製 白茯苓 黃芩 各八分 黃連 薄荷 甘草 生. 各五分

水二鍾，薑三片，煎八分，食前服.

[方歌] 加味二陳療痰包，結腫舌下形如匏，二陳湯加芩連薄，薑煎服下自然消.

氷硼散 見口部鵝口瘡

舌 衄

舌衄心火血分炎，舌上生孔似鐵尖，或如筯頭其色紫，甚黑腐爛血出泉.

[註] 此證系舌上忽生孔，小者如鍼尖，大者如筯頭. 其孔色紫屬熱甚，色黑防腐爛，血出如泉涌. 由心火上炎，以致血熱妄行而成. 宜服升麻湯，兼搽必勝散甚效.

升麻湯

升麻 小薊根 茜根 各一兩五錢 艾葉 七錢五分 寒水石 三兩

共研，每三錢，水一鍾，煎七分澄去渣，入生地黃汁一羹匙，再煎二滾，溫服. 或加炒側栢葉五錢亦可.

[方歌] 升麻舌衄心火炎，小薊茜根各兩半，艾葉七錢五分加，寒水三兩同研爛.

必勝散

螺靑 另研 蒲黃 炒. 各一錢

共合一處研細，搽於患處，後用溫鹽湯漱口.

[方歌] 必勝心熱血妄行，舌生小孔涌血紅，螺靑研末蒲黃炒，同勻搽之自歸經.

重舌 痰核 重顎 舌疔

舌證發於心脾經，其證皆由積熱成. 重舌舌下血脈脹，痰核舌上一核生. 重顎生於口上顎，時覺心煩梅子形，舌疔舌上生紫疱，其形如豆寒熱增.

[註] 此證無論大人·小兒，俱可以生. 重舌者，由心·脾微熱，循經上衝舌本，遂令舌下血脈脹起，如小舌狀，故名重舌，宜用氷硼散搽之. 痰核者，心·脾痰涎鬱熱，舌上生核，强硬作痛，宜用衣鈹點破，搽氷硼散，內服加味二陳湯. 重顎者，心·脾有熱，以致上顎生瘡，形如梅子，外無寒熱，內時作煩，此屬熱極，禁用鈹刺，宜服黃連解毒湯加桔梗，不時用紫雪

散噙化. 舌疔者, 心脾火毒, 舌生紫疱, 其形如豆, 堅硬寒熱, 疼痛應心, 初起宜用蟾酥丸含於舌下, 隨化隨嚥, 或再服三粒, 以解內毒. 甚者刺之, 服黃連解毒湯, 兼搽紫雪散, 及徐徐嚥之卽愈.

紫雪散

犀角 鎊 羚羊角 鎊 石膏 寒水石 升麻 各一兩 元參 二兩 甘草 生. 八錢 沈香 剉 木香 剉. 各五錢

水五碗, 煎藥剩湯一碗, 將渣用絹濾去, 將湯再煎滾, 投提淨朴硝三兩六錢, 文火慢煎, 水氣將盡, 欲凝結之時, 傾入碗內, 下硃砂氷片各三錢, 金鉑一百張, 各預硏細和勻, 將藥碗安入凉水盆中, 候冷凝如雪爲度. 大人每用一錢, 小兒二分, 十歲者五分, 徐徐嚥之卽效. 或用淡竹葉·燈心煎湯, 化服亦可. 咽喉腫痛等證, 吹之亦效.

[方歌] 紫雪散醫積熱效, 沈木犀羚元參草, 寒水升膏朴硝加, 硃鉑氷硏入內攪.

氷硼散 見口部鵝口瘡

加味二陳湯 見痰包

黃連解毒湯 見耳部黑疔

蟾酥丸 見疔瘡門

舌疳 附: 瘰癧風

舌疳心脾毒火成, 如豆如菌痛爛紅, 漸若泛蓮難飮食, 綿潰久變瘰癧風.

[註] 此證由心·脾毒火所致. 其證最惡, 初如豆, 次如菌, 頭大蒂小, 又名舌菌. 疼痛紅爛無皮, 朝輕暮重, 急用北庭丹點之, 自然消縮而愈. 若失於調治, 以致焮腫, 突如泛蓮, 或有狀如鷄冠, 舌本短縮, 不能伸舒, 妨礙飮食言語, 時津臭涎, 再因怒氣上衝, 忽然崩裂, 血出不止, 久久延及項頷, 腫如結核, 堅硬臖痛, 皮色如常, 頂軟一點, 色暗木紅, 破後時津臭水, 腐如爛棉, 其證雖破, 堅硬腫痛, 仍前不退, 此爲綿潰, 甚至透舌穿腮, 湯水漏出, 是以又名瘰癧風也. 盖舌本屬心, 舌邊屬脾, 因心緖煩擾則生火, 思慮傷脾則氣鬱, 鬱甚而成斯疾. 其證外勢, 頗類喉風, 但喉風咽喉常腫, 湯水不能下嚥. 此證咽喉不腫, 可以下嚥湯水, 胃中亦思飮食, 因舌不能轉動, 迭送硬食, 故每食不能充足, 致令胃中空虛, 而怯證悉添, 日漸衰敗. 初起宜服導赤湯加黃連, 虛者服歸脾湯, 熱甚者服淸凉甘露飮合歸脾湯, 便溏者服歸芍異功湯. 頷下腫核, 初起宜用錦地羅蘸醋磨濃敷之, 潰後宜水澄膏貼之. 自古治法雖多, 然此證百無一生, 縱施藥餌, 不過苟延歲月而已.

淸溪秘傳北庭丹

番硇砂 人中白 各五分 瓦上靑苔瓦松 溏鷄矢 各一錢

用傾銀罐子二箇, 將藥裝在罐內, 將口對嚴, 外用鹽泥封固, 以炭火煅紅, 待三炷香爲度. 候冷開罐, 將藥取出, 入麝香·氷片各一分, 共硏細末. 用磁鋮刺破舌菌, 用丹少許點上, 再以蒲黃盖之.

[方歌] 北庭丹點舌菌生, 瓦松溏鷄矢人中, 瓦上靑苔番硇末, 罐封火煅入麝氷.

歸芍異功湯

人參 白朮 土炒 廣陳皮 白芍 酒炒 當歸 身. 各一錢 白茯苓 二錢 甘草 炙. 五分

燈心五十寸, 水煎空心服.

[方歌] 歸芍異功扶脾氣, 健胃又能止瀉利, 四君歸芍廣陳皮, 引加燈心是良劑.

水澄膏

硃砂 水飛 白及 白歛 五倍子 鬱金 各一兩 雄黃 乳香 各五錢

右爲細末, 米醋調濃, 以厚紙攤貼之.

[方歌] 水澄膏貼潰核驗, 水飛硃砂末二錢, 及歛鬱金雄黃乳, 五倍同硏用醋攤.

導赤湯 見口部口糜
歸脾湯 見乳部乳中結核
清凉甘露飮 見脣部繭脣

喉部

緊喉風 附: 纏喉風

緊喉膏粱風火成, 咽喉腫痛難出聲, 聲如拽鋸痰壅塞, 穴刺少商吐下功.

[註] 此證由膏粱厚味太過, 致肺胃積熱, 復受邪風, 風熱相搏, 上壅咽喉腫痛, 聲音難出, 湯水不下, 痰涎壅塞之聲, 頗似拽鋸. 初發暴速, 急刺手大指內側少商穴, 出紫黑血, 以瀉其熱. 痰盛者, 以桐油餞導吐之, 吐痰後隨用甘草湯漱之, 以解桐油之氣. 內服雄黃解毒丸吐下之. 喉中吹白降雪散, 俟關開之後, 內宜服清咽利膈湯. 按法調治, 隨手應效者順. 若面青唇黑, 鼻流冷涕者逆. 若兼項外漫腫, 卽名纏喉風, 其治法雖與此證相同, 然終屬險惡難治.

桐油餞

溫水半碗, 加桐油四匙, 攪勻, 用硬鷄翎蘸油, 探入喉內捻之, 連探四·五次, 其痰壅出, 再探再吐, 以人醒聲高爲度.

[方歌] 桐油餞法導痰壅, 一切喉風用最靈, 半碗溫水桐油入, 鷄翎蘸探吐喉通.

雄黃解毒丸

雄黃 一兩 鬱金 一錢 巴豆 去皮, 油. 十四粒

共研末, 醋糊爲丸, 如黍粒大. 每服五分, 津液送下.

[方歌] 雄黃解毒緊喉風, 開關通閉火能平, 巴豆去油鬱金末, 醋糊爲丸黍粒形.

白降雪散

石膏 煆. 一錢五分 硼砂 一錢 焰硝 膽礬 各五分 元明粉 三分 氷片 二分

共研極細末, 以筆管吹入喉內.

[方歌] 白降雪散喉風證, 腫痛聲難風火凝, 煆石膏與膽末, 焰硝硼片共元明.

清咽利膈湯

牛蒡子 炒, 研 連翹 去心 荊芥 防風 梔子 生, 研 桔梗 元參 黃連 金銀花 黃芩 薄荷 甘草 生. 各一錢 大黃 朴硝 各一錢

水二鍾, 淡竹葉二錢, 煎八分, 食遠服.

[方歌] 清咽利膈喉痛消, 疎風清熱蒡連翹, 荊防梔桔參連草, 銀花芩薄大黃硝.

慢喉風

慢喉發緩體虛生, 微腫咽乾色淡紅, 或由暴怒五辛火, 或因憂思過度成.

[註] 此證有因平素體虛, 更兼暴怒, 或過食五辛而生者. 亦有憂思太過而成者, 俱屬體虛病實. 其發緩, 其色淡, 其腫微, 其咽乾, 舌見滑白胎, 大便自利, 六脈微細, 脣如鑿色. 若午前痛者, 服補中益氣湯, 加以淸凉, 如麥冬·黑參·桔梗·牛蒡子服之. 若午後作痛·作渴, 身熱足冷者, 陰陽兩虛也, 忌用苦寒, 宜少陰甘桔湯, 以宣達之. 若面赤咽乾不渴者, 其脈必虛大, 以甘露飮服之必效. 俱兼用氷硼散一錢, 加燈草煆灰存性三分, 吹之立驗.

甘露飮

天冬 去心 麥冬 去心 黃芩 生地 熟地 枇杷葉 蜜炙 石斛 枳殼 麩炒 茵陳蒿 甘草 各等分

水二鍾, 煎八分, 食後服.

[方歌] 甘露飮淸內熱侵, 面赤咽乾生液津, 天麥冬芩生熟地, 枇杷斛草枳茵陳.

補中益氣湯 見潰瘍門
少陰甘桔湯 見口部口糜
氷硼散 見口部鵝口瘡

喉 閉 附: 酒毒喉閉

喉閉肝肺火盛由, 風寒相搏腫咽喉, 甚則腫痛連項外, 又有酒毒當細求.

[註] 此證由肝·肺火盛, 復受風寒, 相搏而成. 咽喉腫痛, 面赤腮腫, 甚則項外漫腫, 喉中有塊如拳, 湯水難嚥, 語言不出, 暴起身發寒熱. 急刺少商穴或鍼合谷穴, 以開咽喉. 初宜疎散, 服荊防敗毒散, 寒熱已退, 卽用淸咽利膈湯, 兼吹紫雪散, 隨以薑汁漱口, 以宣其熱. 或用醋漱, 以消積血. 痰壅塞者, 桐油餞探吐痰涎. 若腫發於項外, 膿脹痛者, 防透咽喉不可輕鍼, 急用皂角末吹鼻取嚏, 其腫卽破. 或兼用皂角末醋調, 厚敷項腫, 須臾卽破. 初腫時用生羊肉片貼之. 喉閉聲鼾者, 肺氣將絶, 急宜獨參湯救之. 若卒然如啞, 呑吐不利, 系寒氣客於會厭也, 宜蜜炙附子片含之, 勿嚥. 初·終忌用苦寒之藥, 恐難消難潰. 又有酒毒喉閉, 由酒毒蒸於心·脾二經, 熱壅咽喉, 喉腫色黃, 其人面赤, 目睛上視, 以桐油餞導吐痰涎, 宜服鼠黏子解毒湯, 亦用紫雪散吹之.

鼠粘子解毒湯

鼠黏子 炒, 研 桔梗 靑皮 升麻 黃芩 花粉 甘草 生 元參 梔子 生, 研 黃連 連翹 去心 葛根 白朮 土炒 防風 生地 各等分

水煎, 食後服.

[方歌] 鼠黏解毒酒毒閉, 桔梗靑皮能降氣, 升芩花粉草元參, 梔連翹葛朮防地.

荊防敗毒散 見項部腦疽

淸咽利膈湯 桐油餞 俱見緊喉風

紫雪散 見舌部重舌

獨参湯 見潰瘍門

啞瘴喉風

啞瘴喉風腫痛咽, 牙關緊急不能言, 風痰涌塞咽膈上, 火盛生痰風搏源.

[註] 此證頗類緊喉, 由肺胃微熱, 積久生痰, 外復受風邪, 與痰熱相搏, 涌塞咽膈之上, 而成斯疾. 初起咽喉腫塞疼痛, 湯水難嚥, 語言不出, 牙關緊急, 此屬險候. 急用雄黃解毒丸, 水化, 用細竹管將藥水吹入鼻孔, 直達咽喉, 藥入作嘔, 卽令患者吐之, 其牙關頓鬆, 咽喉卽稍開通, 先與米飮飮之, 次服淸咽利膈湯, 兼吹氷硼散. 用藥不應者險. 若唇黑·鼻流冷涕者逆.

雄黃解毒丸 淸咽利膈湯 俱見緊喉風

氷硼散 見口部鵝口瘡

弄舌喉風

弄舌喉風心脾經, 實火外寒凝滯成. 舌出攪動因脹悶, 咽喉作腫更兼疼.

[註] 此證由心·脾實火, 與外寒鬱遏凝滯而成. 咽喉腫痛, 痰涎堵塞, 音啞言澁, 舌出不縮, 時時攪動, 覺舌脹悶, 常欲以手捫之, 故名弄舌. 急刺少商穴, 穴在兩手大指裏側, 去指甲角旁韭葉寬卽是, 用三稜鍼刺之, 有血者生, 無血者死. 噙蟾酥丸, 徐嚥藥汁. 若痰涎上涌, 不能嚥藥者, 急用桐油餞探吐痰涎, 隨服淸咽利膈湯, 吹金鎖匙. 若喉內如松子及魚鱗狀, 不堵塞者, 此屬虛陽上浮, 急用蜜炙附子片噙·嚥其汁卽效.

金鎖匙

氷片 二分五釐 白殭蠶 一錢 雄黃 二錢 焰硝 一兩五錢 硼砂 五錢

各研末, 共和匀, 以細筆管吹入喉內腫痛處.

[方歌] 金鎖匙吹弄舌風, 心脾火鬱外寒乘, 消痰遂熱除疼痛, 氷片殭蠶雄焰硼.

蟾酥丸 見疔瘡門

桐油餞 淸咽利膈湯 俱見緊喉風

喉疳

喉疳初覺陰虛成, 嗌乾刺痛色淡紅. 腎火炎上金受剋, 破爛失音臭腐疼.

[註] 此證一名陰虛喉疳. 初覺咽嗌乾燥, 如毛草常刺喉中, 又如硬物隘於咽下, 嘔吐酸水, 噦出甛涎, 淡紅, 微腫微痛, 日久其色紫暗不鮮, 頗似凍榴子色. 由腎液久虧, 相火炎上, 消爍肺金, 薰燎咽喉, 腫痛日增, 破爛腐衣, 疊若蝦皮, 聲音雌瘂, 喘急多痰, 臭腐蝕延, 其疼倍增, 妨礙飮食, 胃氣由此漸衰. 而虛火益盛, 煩躁者, 宜服知柏地黃湯. 若吐酸噦涎者, 宜服甘露飮加川黃連. 便燥者, 兼服萬氏潤燥膏. 面脣俱白, 不寐懶食者, 宜歸脾湯加酒炒川黃連. 腫吹紫雪散, 腐吹八寶珍珠散. 其證投方應病, 或者十全一·二, 否則難救.

萬氏潤燥膏

猪脂一斤, 切碎煉油去渣. 加煉過白蜂蜜一斤, 攪勻候凝, 挑服二匙, 日用三·五次.

[方歌] 萬氏潤燥膏神驗, 降火淸金滋便乾, 猪脂煉油加白蜜, 挑服失音也能痊.

八寶珍珠散

兒茶 川連末 川貝母 去心, 研 青黛 各一錢五分 紅褐 燒灰存性 官粉 黃柏末 魚腦石 微煅 琥珀末 各一錢 人中白 煅. 二錢 硼砂 八分 氷片 六分 京牛黃 珍珠 豆腐內煮半炷香時取出, 研末. 各五分 麝香 三分

各研極細末, 共兌一處, 再硏勻, 以細筆管吹入喉內爛肉處.

[方歌] 八寶珍珠喉疳腐, 氷麝兒茶連貝母, 紅褐官粉黛牛黃, 腦石中白柏硼琥.

知柏地黃湯 卽六味地黃丸加知母·黃柏. 見面部雀斑

甘露飮 見慢喉風

歸脾湯 見乳部乳中結核

喉癬

喉癬咽乾生苔蘚, 初痒時增燥裂疼, 過飮藥酒五辛火, 黴爛延開蟻蛀形.

[註] 此證一名天白蟻. 咽嗌乾燥, 初覺時痒, 次生苔蘚, 色暗木紅, 燥裂疼痛, 時吐臭涎, 妨礙飮食. 由過食炙煿·藥酒·五辛等物, 以致熱積於胃, 胃火薰肺而成斯疾. 宜服廣筆鼠黏湯, 未潰吹礬精散, 已潰吹淸凉散. 患者淸心寡慾, 戒厚味發物, 或者十全一·二, 若失治兼調理不謹, 致生黴爛, 延漫開大, 疊起腐衣, 旁生小孔, 若蟻蛀蝕之狀, 多致不救.

廣筆鼠黏湯

生地黃 浙貝母 去心, 硏. 各三錢 元參 甘草 生. 各二錢五分 鼠黏子 酒炒, 硏 花粉 射干 連翹 去心. 各二錢 白殭蠶 燒, 硏. 一錢

苦竹葉二十片, 水二鍾, 煎八分, 饑時服.

[方歌] 廣筆鼠黏喉癬乾, 初痒生苔裂痛添, 生地元參花粉貝, 連翹射草白殭蠶.

淸溪秘傳礬精散

白礬 不拘多少硏末, 用方磚一塊, 以火燒紅, 灑水於磚上, 將礬末布於磚上, 以磁盤覆盖, 四面灰擁一日夜, 礬飛盤上, 掃下用. 二錢 白霜梅 去核. 二個 眞明雄黃 穿山甲 炙. 各一錢

共硏細末, 以細筆管吹入喉內.

[方歌] 礬精散用火燒磚, 水濕布礬上覆盤, 掃霜再兌雄梅甲, 硏末吹喉癬自痊.

淸凉散

硼砂 三錢 人中白 煅. 二錢 黃連末 一錢 南薄荷 六分 氷片 五分 靑黛 四分

共硏極細末, 吹入喉癬腐處.

[方歌] 淸凉散吹天白蟻, 胃火薰金成此疾, 薄黛氷硼中白連, 腐裂疼痛皆可去.

上顎癰

上顎癰若葡萄形，少陰三焦積熱成．舌難伸縮鼻紅涕，口難開合寒熱增．

［註］此證又名懸癰，生於口中上顎，由心·腎經與三焦經積熱而成．形若紫葡萄，舌難伸縮，口難開合，鼻中時出紅涕，令人寒熱大作，宜黃連消毒飮加桔梗·元參服之，兼吹氷硼散．或日久腫硬下垂不潰者，以燒鹽散日點三·五次，兼服射干丸．過時失治，飮食不入，煩躁神昏者逆．

燒鹽散

食鹽 火燒 枯白礬 各等分

二味硏細，以筯頭蘸點患上．

［方歌］燒鹽散治上顎癰，懸似葡萄色紫形，枯礬燒鹽等分末，筯頭蘸點消熱壅．

射干丸

射干 川升麻 杏仁 去皮·尖，麩炒 甘草 炙．各五錢 木鱉子 川大黃 炒．各二錢

右硏細末，煉蜜和丸，如小彈子大．每用一丸，口中含化徐嚥．

［方歌］射干丸療懸癰患，熱聚成形口開難，大黃升草木鱉杏，蜜丸彈狀口中含．

黃連消毒飮 見頭部百會疽

氷硼散 見口部鵝口瘡

鎖喉毒

鎖喉毒生因積熱，外感風寒耳前結，外似瘰癧漸攻喉，心與小腸聽會穴．

［註］此證由心與小腸積熱，外感風寒，凝結而成．初生於耳前聽會穴，形如瘰癧，漸攻咽喉，腫塞疼痛，妨礙飮食．證須速治，宜服牛黃淸心丸開關解熱，兼服淸咽利膈湯，吹氷硼散．投方應效，方能成功．

牛黃淸心丸

九轉膽星 一兩 雄黃 黃連末 各二錢 茯神 元參 天竺黃 五倍子 末 荊芥 防風 桔梗 犀角黃 當歸 各一錢 氷片 麝香 珍珠 豆腐煮．各五分 京牛黃 輕粉 各三分

各硏極細，共和一處，再硏勻，甘草熬膏和丸，如龍眼大，硃砂爲衣，日中曬乾，收入磁甁內，將甁口堵嚴，勿令出氣．臨服時一丸，薄荷湯磨服．

［方歌］牛黃淸心鎖喉毒，茯輕氷麝參雄竺，珍倍荊防桔膽星，犀角歸連熱退速．

淸咽利膈湯 見緊喉風

氷硼散 見口部鵝口瘡

乳蛾

乳蛾肺經風火成，雙輕單重喉旁生，狀若蠶蛾紅腫痛，關前易治關後凶．

［註］此證由肺經積熱，受風凝結而成．生咽喉之旁，狀如蠶蛾，亦有形若棗栗者．紅腫疼痛，有單有雙，雙者輕，單者重．生於關前者，形色易見，吹藥易到，手法易施，故易治．生於關後者，難見形色，藥吹不到，手法難施，故難治．俱宜服淸咽利膈湯，吹氷硼散．易見者膿熟鍼之，難見者用雞翎探吐膿血．若兼痰壅氣急聲小，探吐不出者險，急用三稜鍼刺少商穴，出紫黑血，仍吹·服前藥，緩緩取效．

淸咽利膈湯 見緊喉風

氷硼散 見口部鵝口瘡

喉瘤

喉瘤鬱熱屬肺經，多語損氣相兼成，形如元眼紅絲裹，或單或雙喉旁生．

［註］此證由肺經鬱熱，更兼多語損氣而成．形如元眼，紅絲相裹，或單或雙，生於喉旁．亦有頂大蒂小者，不犯不痛，或醇酒炙煿，或因怒氣喊叫，犯之則痛．忌用鍼·刀，宜服益氣淸金湯以消瘤，碧玉散點之卽效．

益氣淸金湯

苦桔梗 三錢 黃芩 二錢 浙貝母 去心, 研 麥冬 去心 牛蒡子 炒, 研. 各一錢五分 人參 白茯苓 陳皮 生梔子 研 薄荷 甘草 生. 各一錢 紫蘇 五分

竹葉三十片, 水三鍾, 煎一鍾, 食遠服. 渣再煎服.

[方歌] 益氣淸金肺熱攻, 注喉成瘤元眼形, 陳蒡芩蘇苦桔貝, 麥冬梔薄草參苓.

消瘤碧玉散

硼砂 三錢 冰片 膽礬 各三分

共硏細末, 用時以筯頭蘸藥, 點患處.

[方歌] 消瘤碧玉點喉瘤, 開結通喉熱可搜, 君以硼砂冰片兒, 膽礬末入患皆瘳.

胸乳部

甘疽

甘疽憂思氣結成, 膺生穀粒紫蔞形, 寒熱硬痛宜速潰, 潰遲須防毒陷攻.

[註] 此證由憂思氣結而成. 生於膺上, 卽胸膛兩旁肉高處, 屬肺經中府穴之下, 無論左·右皆能爲患. 初如穀粒色靑, 漸若栝蔞色紫, 堅硬疼痛, 憎寒壯熱, 速潰稠膿者順. 若過十日寒熱不退, 信膿不生, 脈見浮數, 防毒內陷攻裏, 致生惡證屬逆. 初宜服荊防敗毒散, 以疎解寒熱, 次服內托黃芪散, 應期不潰者, 急服十全大補湯托之. 其餘內外治法, 按癰疽腫瘍·潰瘍門. [圖 219]

荊防敗毒散 見項部腦疽

內托黃芪散 見背部中搭手

十全大補湯 見潰瘍門

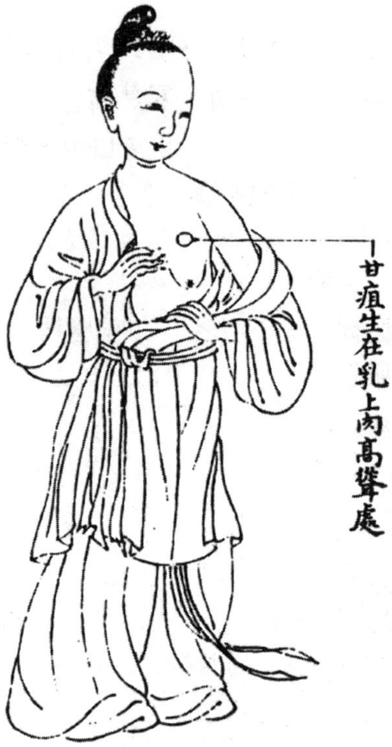

圖219 甘疽圖

膻中疽

膻中疽起粟粒形, 色紫堅硬漸焮疼, 七情火毒發任脈, 急隨證治緩成凶.

[註] 此證生於心窩之上, 兩乳中央, 屬任脈經膻中穴. 由臟腑不和, 七情不平, 火毒凝結而成. 初起如粟, 色紫堅硬, 漸生焮熱腫痛, 憎寒壯熱, 宜急服仙方活命飮加蘇葉·薄荷葉汗之. 或煩燥作嘔, 脣焦大渴, 宜奪命丹淸之, 俟表證已退, 急服托裏透膿湯. 若瘡勢不起屬虛, 宜十全大補湯托之. 但膻中爲氣海氣之所居焉, 施治貴早, 若遲則毒陷攻裏, 傷膜透氣者逆. 其餘內外治法, 俱按癰疽腫瘍·潰瘍門. [圖 220]

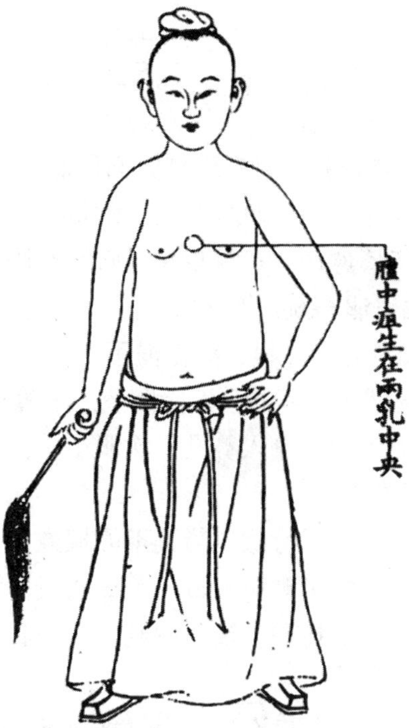

圖220 膻中疽圖

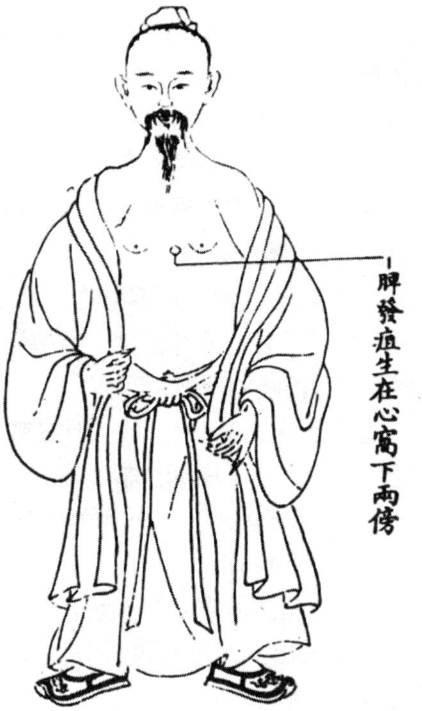

圖221 脾發疽圖

仙方活命飮 見腫瘍門

奪命丹 見背部陰陽二氣疽

托裏透膿湯 見頭部侵腦疽

十全大補湯 見潰瘍門

脾發疽

脾發疽生心下旁，炙煿毒酒火爲殃，初如粟粒時寒熱，漸增腫痛潰膿昌.

[註] 此證生於心窩下兩旁，屬脾經食竇穴，無論左右俱生之， 皆由過食炙煿·厚味·藥酒，以致脾經積火成毒而發. 初起形如粟粒，寒熱往來，漸增腫痛. 若頂尖·根束·紅活鮮潤，應期卽潰稠膿者順. 若頂平·根散，色紫堅硬，屆期不潰，旣潰膿如蟹沫者逆. 初服荊防敗毒散汗之. 脣焦大渴·煩躁者，宜服太乙紫金錠，次服內疎黃連湯淸之. 其餘內外治法，俱按癰疽腫瘍·潰瘍門. [圖 221]

太乙紫金錠 一名紫金錠，一名玉樞丹

雄黃 鮮紅大塊者，研末. 三錢 硃砂 有神氣者，研末. 三錢 麝香 揀淨皮毛，研末. 三錢 川五倍子 一名文蛤，搥破，研末. 二兩 紅芽大戟 杭州紫大戟爲上，江南土大戟次之. 北方綿大戟色白者，性烈峻利，弱人服之反致吐血，愼之勿用. 取上品者去蘆根，洗淨，焙乾爲末. 一兩五錢 山慈菇 洗去毛皮，焙乾，研末. 二兩 千金子 一名續隨子. 仁白者，去油. 一兩

以上之藥，各擇精品，於淨室中製畢，候端午·七夕·重陽， 或天月德天醫黃道上吉之辰，凡入室合藥之人，三日前俱宜齋沐，更換新潔衣帽，臨日方入室中，淨手薰香，預設藥旺牌位， 主人率衆焚香拜禱事畢， 各將前藥七味，稱準入於大乳鉢內，再研數百轉. 方入細石臼中，漸加糯米濃汁，調和軟硬得中，方用杵搗千餘下，極至光潤爲度，每錠一錢. 每服一錠，病勢重者連服二錠. 以取通利，後用溫粥補之. 修合時，除合藥潔淨之人，餘皆忌見. 此藥惟

在精誠潔淨方效.

[方歌] 太乙紫金諸瘡毒, 疔腫癰疽皆可除, 雄硃倍麝千金子, 紅芽大戟山慈菇.

一. 一切飲食藥毒·蠱毒·瘴氣惡菌, 河豚中毒, 自死牛·馬·猪·羊六畜等類之肉, 人誤食之, 必昏亂卒倒, 或生異形之證. 並用水磨灌服, 或吐或瀉, 其人必甦.

一. 南方山嵐瘴氣, 烟霧癘疫, 最能傷人, 感之纔覺意思不快, 惡寒惡熱, 欲嘔不嘔, 卽磨一錠服之, 得吐利便愈.

一. 癰疽發背, 對口疔瘡, 天蛇無名腫毒, 蛀節紅絲等疔, 及楊梅瘡, 諸風癮疹, 新久痔瘡, 並用無灰淡酒磨服, 外用水磨塗搽瘡上, 日夜數次, 覺痒而消.

一. 陰陽二毒, 傷寒心悶, 狂言亂語, 胸膈塞滯, 邪毒未出, 瘟疫煩亂發狂, 喉閉喉風. 俱用薄荷湯, 待冷磨服.

一. 赤白痢疾, 肚腹泄瀉急痛, 霍亂絞腸痧及諸痰喘, 並用薑湯磨服.

一. 男子婦人急中顚邪, 喝叫奔走, 鬼交鬼胎, 鬼氣鬼魘, 失心狂亂, 羊兒猪顚等風, 俱用石菖蒲煎湯磨服.

一. 中風中氣, 口眼歪邪, 牙關緊急, 言語塞澁, 筋脈攣縮, 骨節風腫, 遍身疼痛, 行步艱辛, 諸風諸癇, 並用酒磨, 炖熱服之.

一. 自縊·溺死·驚死·壓死·鬼魅迷死, 但心頭微溫未冷者, 俱用生薑·續斷酒煎, 磨服.

一. 一切惡蛇·風犬·毒蝎·溪澗諸惡等蟲傷人, 隨卽發腫, 攻注徧身, 甚者毒氣入裏, 昏悶響叫, 命在須臾, 俱用酒磨灌下, 再吃葱湯一碗, 被盖出汗立甦.

一. 新久瘧疾臨發時, 東流水煎桃·柳枝湯, 磨服.

一. 小兒急慢驚風, 五疳五痢, 脾病黃腫, 癮疹瘡瘤, 牙關緊急, 並用薄荷浸水磨濃, 加蜜服之, 仍搽腫上. 年歲幼者, 每錠分作數服.

一. 牙痛, 酒磨塗痛上, 仍含少許, 良久嚥下.

一. 小兒父母遺毒, 生下百日內皮塌爛斑, 穀道眼眶損爛者, 俱用清水磨塗.

一. 打撲傷損, 用松節無灰酒研服.

一. 年深月遠, 頭脹頭痛, 太陽痛極, 偏頭風, 及時瘡愈後, 毒氣攻注, 腦門作脹者, 俱用葱·酒研服一錠, 仍磨塗太陽穴上.

一. 婦人經水不通, 紅花湯下.

一. 凡遇天行疫證, 延街闔巷, 相傳徧染者, 用桃根湯磨濃, 滴入鼻孔, 次服少許, 任入病家, 再不傳染.

一. 又治傳尸勞瘵, 諸藥不能取效. 一方士指教服此, 每早磨服一錠, 至三次後, 逐下惡物尸蟲, 異形怪類, 後得脫利. 以此相傳, 活人不計其數.

一. 一女子久患勞瘵. 爲尸蟲所噬. 磨服一錠片, 時吐下小蟲十餘條. 後服蘇合香丸, 其病頓失, 調理月餘而愈. 眞濟世衛生之寶藥也.

荊防敗毒散 見項部腦疽

內疎黃連湯 見腫瘍門

井疽

井疽心火發中庭, 初如豆粒漸腫疼, 心躁肌熱脣焦渴, 紅活易治黑陷凶.

[註] 此證生於心窩, 屬任脈中庭穴, 由心經火毒而成. 初如豆粒, 腫痛漸增, 心躁如焚, 肌熱如火, 自汗脣焦, 大渴飮冷, 急服內疎黃連湯或麥靈丹. 若煩悶作嘔, 發熱無汗者, 奪命丹汗之. 如紅活高腫者順, 黑陷平塌者逆. 其餘內外治法, 俱按癰疽腫瘍·潰瘍門. 若潰後經年不愈者, 必成穿心冷瘻, 難治. [圖 222]

內疎黃連湯 麥靈丹 俱見腫瘍門

奪命丹 見背部陰陽二氣疽

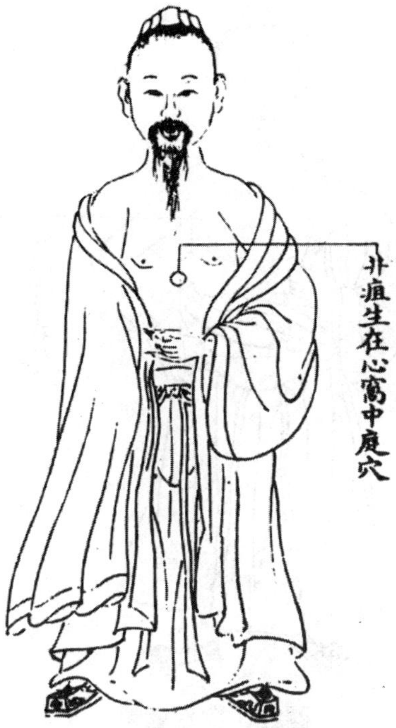

圖222 井疽圖

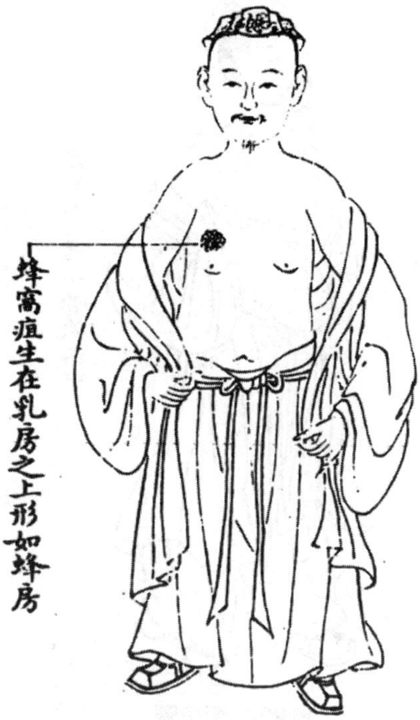

圖223 蜂窩疽圖

蜂窩疽

蜂窩疽形似蜂窩，胸側乳上瘡孔多，漫腫紫痛心火毒，黑陷者逆順紅活.

[註] 此證於胸側乳上，亦有徧身而發者，由心火毒盛而成. 色紫漫腫疼痛，身發寒熱，初起六·七孔，漸漸延開有三·五寸，亦有六·七寸者，形似蜂房，卽有數十竅，每竅出黃白膿，宜腫瘡面全腐. 腐脫有新肉，色紅鮮潤者順. 若出黑水，氣穢平塌者逆. 始終內，外治法，俱按癰疽腫瘍，潰瘍門. 遇氣寒之人，至八·九日不潰，以神燈照每日照之，應期卽潰. [圖 223]

神燈照法 見首卷

蠹 疽

蠹疽生於缺盆中，初豆漸李堅紫疼，寒熱尿澁宜蒜灸，證由膽胃積熱生.

[註] 此證一名缺盆疽，又名鎖骨疽，生在胸上項下，鎖子骨內軟陷中缺盆穴，屬膽·胃二經積熱而成. 初發寒熱往來，筋骨拘急，飮食不思，胸腹膨脹，小水短澁. 初發如豆，漸大如李，色紫·堅硬疼痛. 初宜艾壯隔獨頭蒜片灸之，內服奪命丹汗之，次服六一散，通利小水. 膿勢將成，宜服內托黃芪散. 氣血虛甚者，宜服十全大補湯托補之. 其餘內外治法，俱按癰疽腫瘍·潰瘍門. 此證宜急托治，若失治腐爛內陷，瘡口難斂，必成敗證. [圖 224]

六一散

滑石 六兩 甘草 生. 一兩

共爲末，每服三錢，燈心煎湯調服.

[方歌] 六一散醫小水癃，能除燥濕熱有功，滑石甘草研成末，燈心湯調服立通.

奪命丹 見背部陰陽二氣疽

內托黃芪散 見背部中搭手

十全大補湯 見潰瘍門

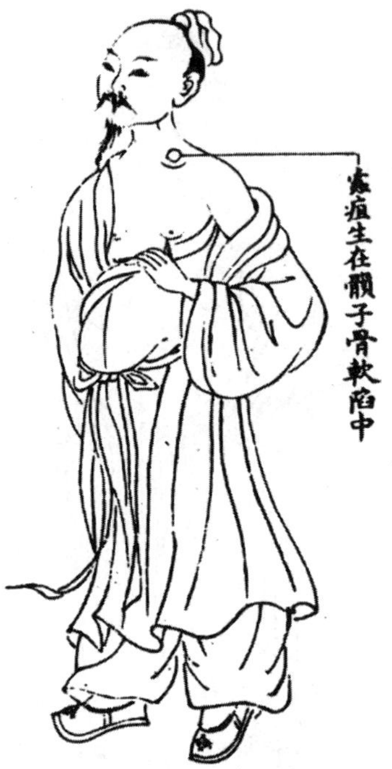

圖224 蠹疽圖

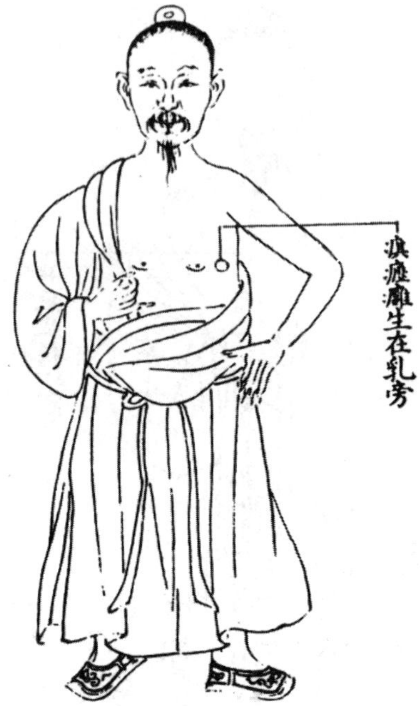

圖225 ⿸疒其癧癰圖

⿸疒其癧癰

⿸疒其癧癰在乳旁生，結核紅腫硬焮疼，包絡痰凝脾氣鬱，治宜溫舒化堅凝.

[註] 此證生於乳旁，初腫堅硬，形類結核，發長緩慢，漸增焮腫，色紅疼痛. 由包絡寒痰，脾氣鬱結而成，系寒證非熱證也. 治宜溫和舒鬱化堅，以內補十宣散服之，外敷回陽玉龍膏消之，如不消，膿勢將成也. 內外治法，即按癰疽腫瘍·潰瘍門. [圖 225]

內補十宣散

人參 黃芪 當歸 各二兩 桔梗 厚朴 薑製 川芎 白芷 肉桂 防風 甘草 炙. 各一兩

共研末，每服三錢，熱黃酒調服. 不飮酒者，木香煎湯調下.

[方歌] 內補十宣諸腫毒，已成令潰未成消，參芪桔朴芎歸草，芷桂防風熱酒調.

回陽玉龍膏 見腫瘍門

內外吹乳

吹乳乳毒乳腫疼，內吹胎熱痛焮紅，外吹子鼻凉氣襲，寒熱煩渴結腫疼.

[註] 乳房屬胃，乳頭屬肝，而有內吹·外吹之分. 內吹者，懷胎六·七月，胸滿氣上，乳房結腫疼痛，若色紅者，因多熱也. 不紅者，既因氣鬱，且兼胎旺也. 多熱者，宜服柴胡淸肝湯. 氣鬱者，宜服逍遙散，外俱敷冲和膏必消. 或初腫失於調治，或本人復傷氣怒，以致大腫大痛，其勢必欲成膿，宜用逍遙散加黃芪·白芷·連翹以養血排膿治之. 膿潰之後，宜調養血氣，待生産後，按潰瘍治法，方得收口. 妊娠用藥禁忌，另有歌訣，詳載首卷. 外吹者，由乳母肝·胃氣濁，更兼子吮乳睡熟，鼻孔凉氣，襲入乳房，與熱乳凝結腫痛，令人寒熱往來，煩躁口渴. 初宜服荊防牛蒡湯，外用隔蒜灸法. 俟寒熱退仍腫者，服橘葉栝蔞散，外敷冲和膏消之. 其腫消之不應者，將欲作膿，即

用透膿散. 其餘內服·外敷之法, 俱按癰疽腫瘍·潰瘍門. 又有至於內未懷胎, 外未行乳而生毒者, 系皮肉爲患, 未傷乳房, 此肝·胃濕熱凝結而成乳毒也. 法當按瘡瘍治之, 無有不效者.

荊防牛蒡湯

荊芥 防風 牛蒡子 炒, 研 金銀花 陳皮 花粉 黃芩 蒲公英 連翹 去心 皂刺 各一錢 柴胡 香附子 甘草 生. 各五分

水二鍾, 煎八分, 食遠服.

[方歌] 荊防牛蒡乳外吹, 寒熱腫疼俱可推, 銀花陳草柴香附, 花粉芩蒲翹刺隨.

橘葉栝蔞散

橘葉 二十個 栝蔞 量證用半個或一個 川芎 黃芩 梔子 生, 研 連翹 去心 石膏 煅 柴胡 陳皮 青皮 各一錢 甘草 生. 五分

水二鍾, 煎八分, 食遠服, 渣再煎服. 紫腫焮痛用石膏, 紅腫者去之.

[方歌] 橘葉栝蔞吹乳證, 涼襲熱乳凝結成, 芎芩梔草連翹等, 石膏柴與陳皮青.

柴胡淸肝湯 見頭部鬢疽

逍遙散 見背部上搭手

冲和膏 透膿散 俱見腫瘍門

隔蒜灸法 見首卷灸法

乳疽 乳癰

乳疽乳癰乳房生, 肝氣鬱結胃火成. 癰形紅腫焮熱痛, 疽形木硬覺微疼. 癰發膿成十四日, 疽發月餘膿始成. 未潰托裏排膿治, 已潰大補養榮靈.

[註] 此證總由肝氣鬱結, 胃熱壅滯而成. 男子生者稀少, 女子生者頗多, 俱生於乳房. 紅腫熱痛者爲癰, 十四日膿成. 若堅硬木痛者爲疽, 月餘成膿. 初起寒熱往來, 宜服栝蔞牛蒡湯. 寒熱悉退, 腫硬不消, 宜用復元通氣散消之. 若不應, 復時時跳動者, 勢將潰膿, 宜用托裏透膿湯. 膿脹痛者鍼之, 宜服托裏排膿湯. 虛者補之, 如人參養榮·十全大補等湯, 俱可選用. 外敷貼之藥, 俱按癰疽腫瘍·潰瘍門. [圖 226·227]

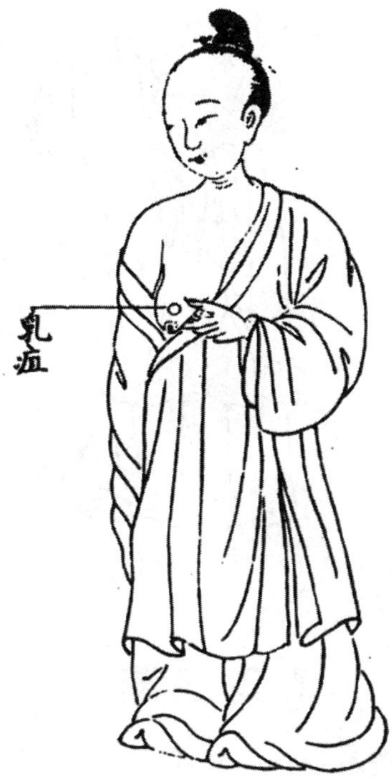

圖226 乳疽圖

栝蔞牛蒡湯

栝蔞仁 牛蒡子 炒, 研 花粉 黃芩 生梔子 研 連翹 去心 皂刺 金銀花 甘草 生 陳皮 各一錢 青皮 柴胡 各五分

水二鍾, 煎八分, 入煮酒一杯和勻, 食遠服.

[方歌] 栝蔞牛蒡胃火鬱, 憎寒壯熱乳癰疽, 青柴花粉芩翹刺, 銀花梔子草陳皮.

復元通氣散 見腫瘍門

托裏透膿湯 見頭部侵腦疽

托裏排膿湯 見項部魚尾毒

人參養榮湯 十全大補湯 俱見潰瘍門

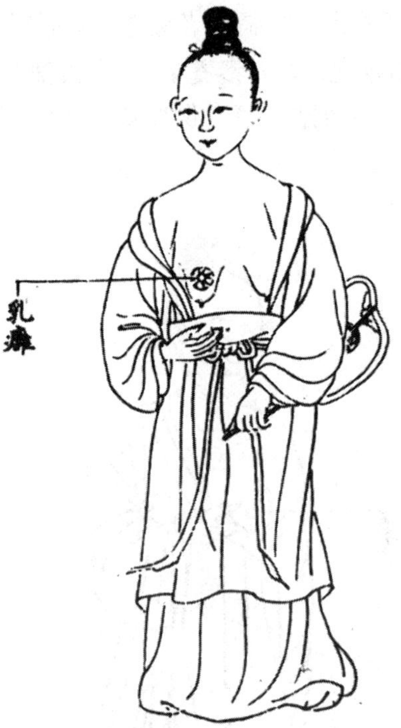

圖227 乳癰圖

乳發 乳漏

乳發如癰胃火成，男女皆生赤腫疼，潰久不斂方成漏，只爲膿淸肌不生.

[註] 此證發於乳房，焮赤腫痛，其勢更大如癰，皮肉盡腐，由胃腑濕火相凝而成. 治法急按乳癰，未成形者消之，已成形者托之，腐脫遲者黃靈藥撒之，以免徧潰乳房，致傷囊膈，難以收斂. 若久不收口，外寒侵襲，失於調養，時流淸水者，卽成乳漏. 外用紅升丹作捻，以去腐生肌. 再兼用豆豉餅灸法，緩緩灸之以怯寒. 內當大補氣血. 節勞煩，愼起居，忌發物，漸可生肌斂口而愈.

黃靈藥 紅升丹 俱見潰瘍門

豆豉餅 見首卷灸法內

乳中結核

乳中結核梅李形，按之不移色不紅，時時隱痛勞岩漸，證由肝脾鬱結成.

[註] 此證乳房結核堅硬，小者如梅，大者如李，按之不移，推之不動，時時隱痛，皮色如常. 由肝·脾二經氣鬱結滯而成. 形勢雖小，不可輕忽. 若耽延日久不消，輕成乳勞，重成乳岩，愼之愼之! 初起氣實者，宜服淸肝解鬱湯. 氣虛宜服香貝養榮湯. 若鬱結傷脾，食少不寐者，服歸脾湯. 外俱用木香餠熨法消之甚效.

淸肝解鬱湯

當歸 生地 白芍 酒炒 川芎 陳皮 半夏 製. 各八分 貝母 去心, 研 茯神 靑皮 遠志 去心 桔梗 蘇葉 各六分 梔子 生, 研 木通 甘草 生. 各四分 香附 醋炒. 一錢

水二鍾，薑一片，煎八分，食遠服.

[方歌] 淸肝解鬱貝茯神，四物靑皮遠夏陳，梔桔通蘇香附草，能消乳核氣鬱伸.

歸脾湯

人參 白朮 土炒 棗仁 炒, 研 龍眼肉 茯神 各二錢 黃芪 一錢五分 當歸 酒洗. 一錢 遠志 去心 木香 末 甘草 炙. 各五分

生薑三片，紅棗肉二枚，水煎服.

[方歌] 歸脾湯治脾胃怯，食少怔忡夜不安，棗遠龍眼參歸草，茯神芪朮木香煎.

木香餠

生地黃 搗爛 木香 研末. 五錢

共和勻，量結核大小，作餠貼腫上，以熱熨斗間日熨之. 堅硬木痛者，每日熨之.

[方歌] 木香餠消乳核方，舒通結滯功倍强，生地研爛木香末，和餠貼患熨之良.

香貝養榮湯 見項部上石疽

乳勞

乳勞初核漸腫堅，根形散漫大如盤，未潰先腐霉斑點，敗膿津久勞證添.

［註］此證卽由乳中結核而成．或消之不應，或失於調治，耽延數月，漸大如盤如碗，堅硬疼痛，根形散漫，串延胸肋腋下，其色或紫·或黑，未潰先腐，外皮霉點，爛斑數處，漸漸通破，輕津白汁，重流臭水，卽敗漿膿也．日久潰深傷膜，內病漸添，午後煩熱·乾嗽·顴紅·形瘦·食少·陰虛等證俱見，變成瘡勞．初結腫時，氣實者宜服蔞貝散，及神效栝蔞散．氣虛者逍遙散，及歸脾湯合而用之．陰虛之證已見，宜服六味地黃湯，以培其本．外治法按瘰疽潰瘍門．然此瘡成勞至易，獲效甚難．

蔞貝散

栝蔞 貝母 去心，研 南星 甘草 生 連翹 去心．各一錢

水二鍾，煎八分，澄渣，加酒二分，食遠服．一加靑皮·升麻．

［方歌］蔞貝散治乳結核，漸大失調變乳勞，初腫氣實須服此，南星甘草共連翹．

神效栝蔞散

大栝蔞 去皮，焙爲末．一個 當歸 甘草 生．各五錢 沒藥 乳香 各二錢

共硏粗末，每用五錢，醇酒三鍾，慢火熬至一鍾，去渣，食後服之．

［方歌］神效栝蔞沒乳香，甘草當歸硏末良，乳勞初腫酒煎服，消堅和血是神方．

逍遙散 見背部上搭手

歸脾湯 見乳中結核

六味地黃湯 卽六味地黃丸改作煎劑．見面部雀斑

乳岩

乳岩初結核隱疼，肝脾兩損氣鬱凝．核無紅熱身寒熱，速灸養血免患攻．耽延續發如堆栗，堅硬岩形引腋胸．頂透紫光先腐爛，時流污水日增疼．潰後翻花怒出血，卽成敗證藥不靈．

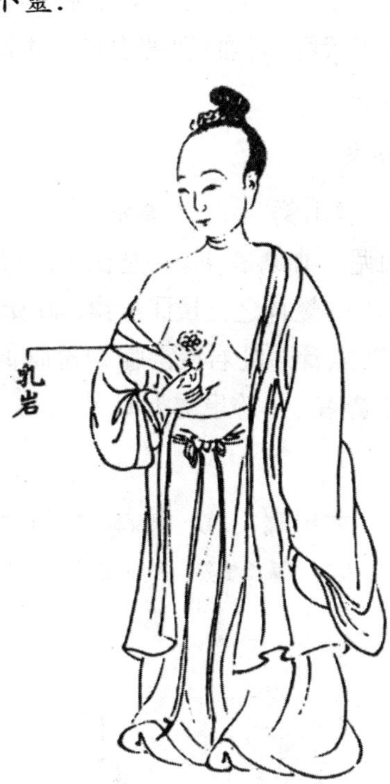

圖228 乳岩圖

［註］此證由肝·脾兩傷，氣鬱凝結而成．自乳中結核起，初如棗栗，漸如棋子，無紅無熱，有時隱痛．速宜外用灸法，內服養血之劑，以免內攻．若年深日久，卽潮熱惡寒，始覺大痛，牽引胸腋，腫如覆碗堅硬，形如堆栗，高凸如岩，頂透紫色光亮，肉含血絲，先腐後潰，污水時津，有時涌冒臭血，腐爛深如岩壑，翻花突如泛蓮，疼痛連心．若復因急怒，暴流鮮血，根腫愈堅，期時五臟俱衰，卽成敗證，百無一救．若患者果能淸心滌慮，靜養調理，庶可施治．初宜服神效栝蔞散，次宜淸肝解鬱湯，外貼季芝鯽魚膏，其核或可望消．若反復不應者，瘡勢已成，不可過用剋伐峻劑，致損胃氣，卽用香貝養榮湯．或心煩不寐者，宜服歸脾湯．潮熱惡寒者，宜服逍遙散，稍可苟延歲月．如得此證者，於腫核初起，卽加醫治，宜用豆粒大艾壯，當頂灸七壯，次日起疱，挑破，用三稜鍼刺入五·六分，插入冰螺散捻子，外用紙

封糊, 至十餘日其核自落, 外貼絳珠膏·生肌玉紅膏, 內服舒肝·養血·理脾之劑, 生肌斂口自愈. [圖 228]

季芝鯽魚膏

活鯽魚肉 鮮山藥 去皮. 各等分

右共搗如泥, 加麝香少許·塗核上, 覺痒極, 勿搔動, 隔衣輕輕揉之, 七日一換, 旋塗卽消.

[方歌] 鯽魚膏貼乳岩疾, 腫如覆碗似堆栗, 山藥同研加麝香, 塗於患處七日易.

冰螺捻

硇砂 二分 大田螺 去殼, 線穿晒乾. 五枚 冰片 一分 白砒 卽人言. 麵裹煨熟, 去麵用砒. 一錢二分

將螺肉切片, 同白砒研末, 再加硇片同碾細, 以稠米糊, 搓成捻子, 磁罐密收. 用時將捻插入鍼孔, 外用紙糊封, 貼核上勿動, 十日後四邊裂縫, 其核自落.

[方歌] 冰螺捻消諸核癧, 硇砂螺肉煨白砒, 再加冰片米糊捻, 乳岩堅硬用之宜.

神效栝蔞散 見乳勞

香貝養榮湯 見項部上石疽

清肝解鬱湯 歸脾湯 俱見乳中結核

逍遙散 見背部上搭手

絳珠膏 生肌玉紅膏 俱見潰瘍門

御纂醫宗金鑑 卷六十七

腹部

幽癰

幽癰臍上七寸生，初小漸大腫硬疼，憂思厚味火毒發，咬牙寒戰毒陷攻.

[註] 此證生臍上七寸，初起如粟，漸增漫腫疼痛，形如鵞卵，甚則堅硬，痛牽胸肋. 由過食膏粱厚味，憂思氣結，腸胃不通，火鬱成毒，自內而外發也. 初起腫痛，皮色未紅，時若心煩嘔噦，脈沈實者，當疎火毒，以絶其源，宜內疎黃連湯服之. 焮腫痛甚，邪氣實也，宜服托裏散，外用艾壯隔蒜片灸之. 脈見沈遲，其膿未成，用補中益氣湯托之. 脈見洪數，其膿已成，用托裏透膿湯. 膿熟脹痛不潰，系氣血虛也，急用十全大補湯溫補之，外兼用卧鍼開，卧鍼者，斜入斜出，防傷內膜也. 或誤行汗下，或誤敷寒凉，以致腫而不潰，潰而不斂者，急用十全大補湯，加乾薑·附子以救之. 已潰朝寒暮熱者，氣血虛也. 食少作瀉，脾胃虛也. 胸痞痰涌，脾肺虛也，俱服六君子湯，服後諸證悉退，換十全大補湯調理卽愈. 外治之法，按癰疽腫瘍·潰瘍門. 無論已潰未潰，忽咬牙寒戰，系氣虛不能勝毒，毒陷攻裏之兆. 或潰後膿水忽多忽少，瘡口如蟹吐沫者，系內膜已透，俱爲逆證. [圖 229]

托裏散

皂刺 金銀花 黃芩 牡蠣 煅 當歸 赤芍 朴硝 大黃 花粉 連翹 去心. 各等分

共研粗末，每用五錢，酒·水各一鍾，煎八分，去渣服.

[方歌] 托裏散醫諸瘡毒，腫甚焮疼煎服消，皂刺銀花芩牡蠣，歸芍硝黃花粉翹.

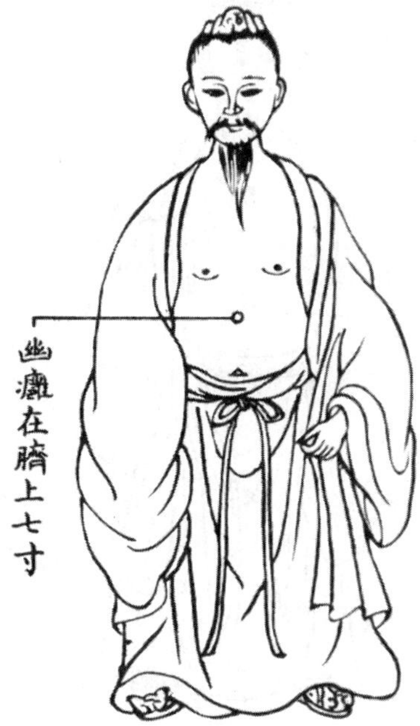

圖229 幽癰圖

內疎黃連湯 見腫瘍門

隔蒜灸法 見首部灸法

托裏透膿湯 見頭部侵腦疽

補中益氣湯 十全大補湯 六君子湯 卽香砂六君子湯減去藿香·砂仁. 俱見潰瘍門

中脘疽

中脘疽由胃火生，臍上四寸隱隱疼，堅硬漫腫無紅熱，不食嘔噦毒內攻.

[註] 此證一名胃疽. 發於心胸之下，臍上四寸，任脈經中脘穴. 隱痛日久，向外生疽，堅硬漫腫，皮色無紅無熱，由過食炙煿，以致胃腑火毒而成. 人迎脈盛，是毒氣攻裏，作嘔不食，欬嗽膿痰者逆. 初宜服仙方活命飮，色紫堅硬，宜服山甲內消散. 膿勢將成，內外治

法, 俱按癰疽腫瘍·潰瘍門. 若起長膿遲, 或瘡不焮痛者, 急用艾壯隔獨頭蒜片, 置患上灸之回陽. [圖 230]

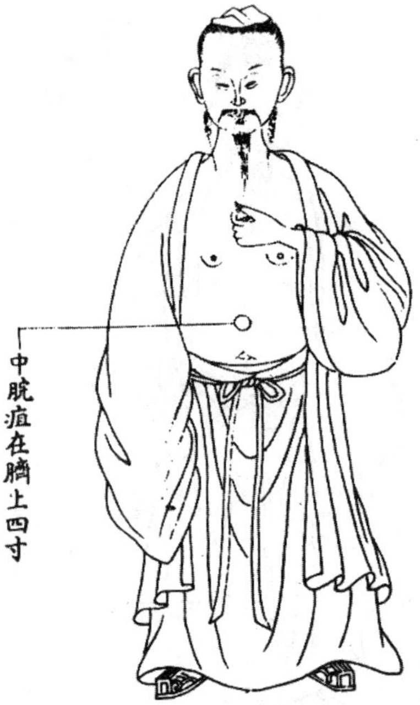

圖230 中脘疽圖

山甲內消散

穿山甲 炒. 三大片 當歸尾 大黃 甘草節 各三錢 土木鱉 三個 黑牽牛 殭蠶 炒. 各一錢

酒·水各一鍾, 煎八分, 空心服, 渣再煎服. 大便行三·四次, 方食稀粥淡味調理.

[方歌] 山甲內消火毒積, 色紫堅疼中脘疽, 歸尾大黃殭草節, 木鱉牽牛加酒宜.

仙方活命飲 見腫瘍門

嚇癰

嚇癰七情鬱火成, 臍上三寸粟微紅, 暴腫焮痛二七潰, 頂陷色黑潰遲凶.

[註] 此證由七情鬱火凝結而成. 生臍上三寸, 屬任脈經建里穴. 初如粟米, 痒痛相兼, 其腫迅速, 寒熱往來, 甚則嘔噦, 牽引臍痛. 初腫微紅, 頂尖根束, 漸透赤色, 時痛時止, 十四日潰膿者順. 若頂陷紫黑, 根脚漫腫, 面赤大渴, 脈見浮數而散大者逆. 內治與幽癰參考, 外治法按癰疽腫瘍·潰瘍門. [圖 231]

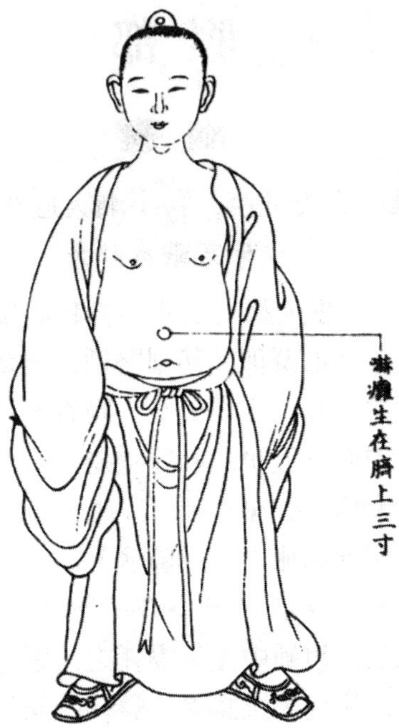

圖231 嚇癰圖

衝疽

衝疽臍上二寸生, 心火毒熾入腎紅, 高腫焮痛速潰吉, 若見七惡定然凶.

[註] 此證生於任脈, 臍上二寸下脘穴. 一名中發疽, 又名壅腎瘡. 由心火熾盛, 流入腎經而成. 色赤高腫, 應在二十一日潰破, 膿稠受補者順. 初宜瘡科流氣飮, 或仙方活命飮消之. 膿將成時, 內外治法, 俱按癰疽腫瘍·潰瘍門. 其證若平塌紫黑, 膿水淸稀, 七惡證見者逆. [圖 232]

瘡科流氣飮 見背部痰注發

仙方活命飮 見腫瘍門

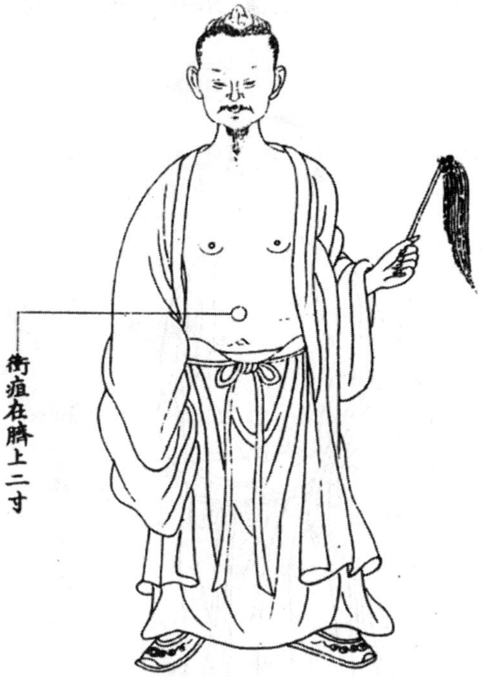

圖232 衝疽圖

臍 癰 附: 臍中出水

臍癰毒發在臍中, 腫大如瓜突若鈴, 無紅無熱宜蒜灸, 稠膿爲吉汚水凶.

[註] 此證由心經火毒, 流入大腸·小腸所致. 生於臍中, 屬任脈經神闕穴, 此穴禁鍼. 腫大如瓜, 高突若鈴, 無紅無熱, 最宜隔蒜灸之. 初宜服仙方活命飮加升麻消之. 便結實者, 內疎黃連湯通利之. 將欲成膿, 內外治法, 俱按癰疽腫瘍·潰瘍門. 潰後得稠膿附臍者順, 時出汚水臭穢者逆. 亦有臍中不痛·不腫·甚痒, 時津黃水, 此屬腸胃濕熱積久, 宜服黃連平胃散, 外用三妙散乾撒滲濕卽愈. 當忌酒·麵·生冷果菜, 不致再發. 若水出不止者, 亦屬逆. [圖 233]

黃連平胃散

黃連 五錢 陳皮 厚朴 薑炒. 各三錢 甘草 生. 二錢 蒼朮 炒. 一兩

共硏細末, 每服三錢, 白滾水調服.

[方歌] 黃連平胃散陳甘, 厚朴蒼朮共細硏, 專除濕熱兼消積, 能令臍水立時乾.

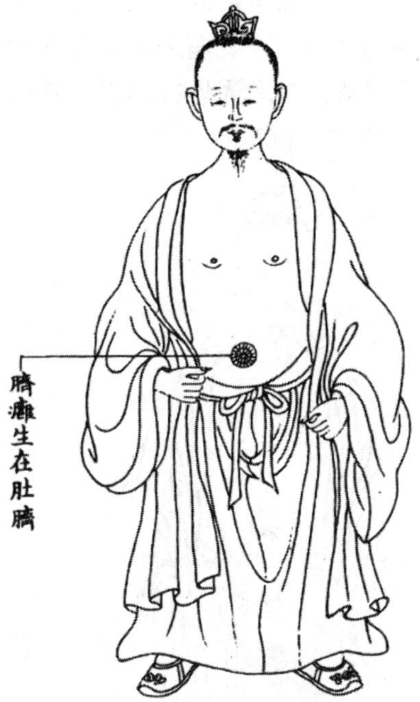

圖233 臍癰圖

三妙散

檳榔 蒼朮 生 黃柏 生. 各等分

共硏細末, 乾撒肚臍, 出水津淫成片, 止痒滲濕. 又治濕癬, 以蘇合油調搽甚效.

[方歌] 三妙散用檳榔蒼, 黃柏同硏滲濕瘡, 蘇合油調治濕癬, 收乾止痒效稱强.

隔蒜灸法 見首卷灸法

仙方活命飮 內疎黃連湯 俱見腫瘍門

少腹疽

少腹疽生臍下邊, 證由七情火鬱纏, 高腫紅疼牽背易, 漫硬陷腐水膿難.

[註] 此證由七情火鬱而生. 每發於氣海·丹田·關元三穴. 氣海在臍下一寸五分, 丹田在臍下二寸, 關元在臍下三寸, 皆屬任脈經. 此三穴或一穴發腫, 卽爲少腹疽. 高腫紅活, 疼

痛牽背，易潰稠膿者易治. 若漫腫堅硬，綿潰腐爛，膿稀如水者難治. 凡遇此證初起，急用艾灸腫頂，七壯至三七壯，以痛痒通徹爲度，宜服仙方活命飮. 氣實之人，大渴便秘者，宜服內疎黃連湯通利之. 老弱之人，宜服內補十宣散，令其速潰，若潰遲恐透內膜. 外治法同癰疽腫瘍·潰瘍門. [圖 234]

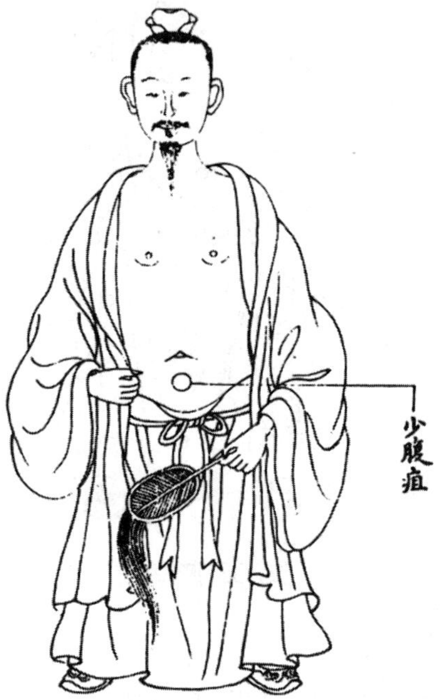

圖234 少腹疽圖

仙方活命飮 內疎黃連湯 俱見腫瘍門
內補十宣散 見胸部瘰癧癰

腹皮癰

腹皮癰生腹皮內，皮裏膜外腫隱疼，腹痛不止膿成候，證由膏粱鬱火生.

[註] 此證生於腹皮裏膜外，無論左右，隱疼日久，後發癰腫於皮外，右關脈見沈數·而腹痛甚者，是其候也，由膏粱火鬱而成. 初起壯實者，用雙解貴金丸下之，虛弱者減半，用之不應，再服半劑. 凡下之後，腹痛不止，膿將成也，急用托裏透膿湯. 潰後，與癰疽潰瘍門治法相同. 不可過用剋伐之劑，若希圖消散，過傷胃氣，則腫不能潰，潰不能斂，立見危亡矣. [圖 235]

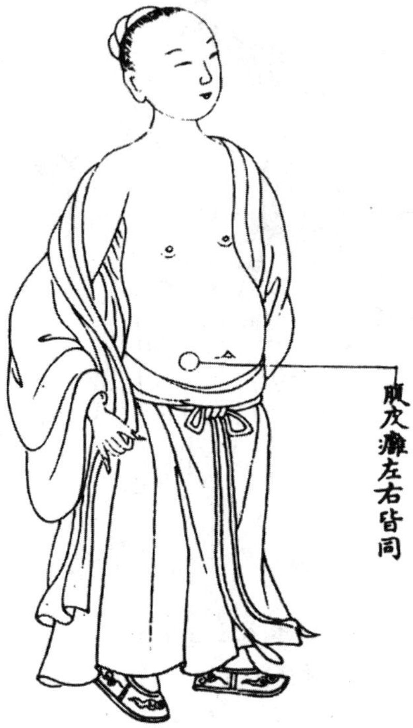

圖235 腹皮癰圖

雙解貴金丸 見腫瘍門
托裏透膿湯 見頭部侵腦疽

緩 疽

緩疽脾經氣積凝，少腹旁生堅又疼，數月不潰生寒熱，食少削瘦效難成.

[註] 此證由太陰脾經氣滯寒積而成. 生於少腹之旁，堅硬如石，不紅不熱，痛引腰腿，數月不潰. 若兼食少削瘦者，終屬敗證，不可棄而不治. 初宜服山甲內消散，不應不可强消，徒損胃氣，以十全大補湯加烏藥·附子·胡盧巴溫補之，外用木香餠熨之，兼用獨頭蒜搗爛，鋪於患上艾壯灸之，以知熱爲止，次日再灸，以或消或潰爲效. 若潰後，即按癰疽潰瘍門治法. [圖 236]

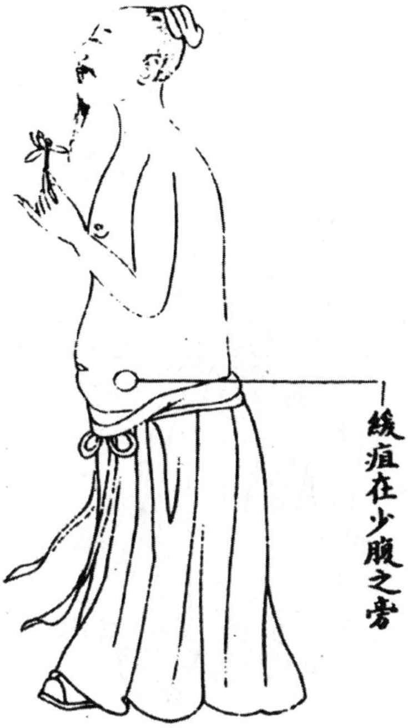

圖236 緩疽圖

山甲內消散 見中脘疽
十全大補湯 見潰瘍門
木香餅 見乳部乳中結核

腋 部

腋 癰

腋癰暴腫生腋間，腫硬焮赤痛熱寒，肝脾血熱兼忿怒，初宜清解潰補痊.

［註］此證一名夾肢癰，發於腋際，卽俗名肐肢窩也，屬肝脾血熱兼忿怒而成. 初起暴腫焮硬，色赤疼痛，身發寒熱，難消必欲作膿. 初宜服柴胡淸肝湯，外敷冲和膏. 疼痛日增，宜服透膿散加金銀花·甘草節·桔梗. 膿脹痛者，鍼之. 已潰，內外治法俱按癰疽潰瘍門. 此證首尾忌用寒凉. 中年易愈，老弱之人難痊. [圖 237]

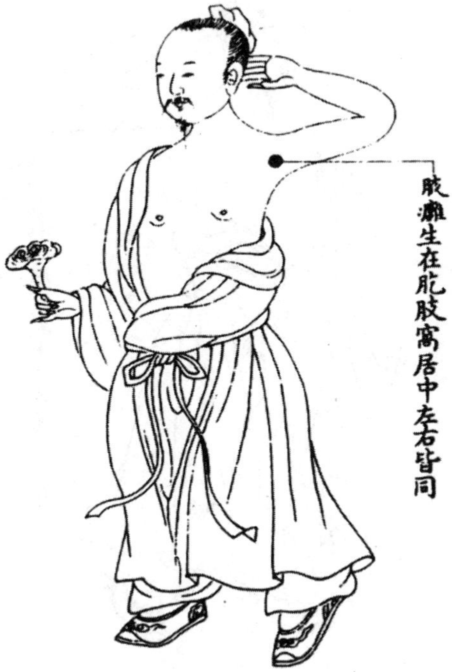

圖237 腋癰圖

柴胡淸肝湯 見頭部鬢疽
冲和膏 透膿散 俱見腫瘍門

腋 疽

腋疽初起若核形，肝恚脾憂氣血凝. 漫腫堅硬宜蒜灸，日久紅熱潰先疼.

［註］此證一名米疽，又名疚疽，發於肐肢窩正中，初起之時，其形如核. 由肝·脾二經，憂思恚怒，氣結血滯而成. 漫腫堅硬，皮色如常，日久將潰，色紅微熱疼痛也. 初宜艾壯隔蒜片灸法，內服柴胡淸肝湯加烏藥消之. 虛弱之人，宜服香貝養榮湯，外用烏龍膏敷之. 早治或有全消者，遲則膿成，宜服托裏透膿湯. 膿脹痛者，鍼之. 膿出痛減，隨患者虛實補之. 其餘內·外治法，俱按癰疽潰瘍門. 此證初終，內外治法，禁用寒凉. 中年易愈，衰老難痊. [圖 238]

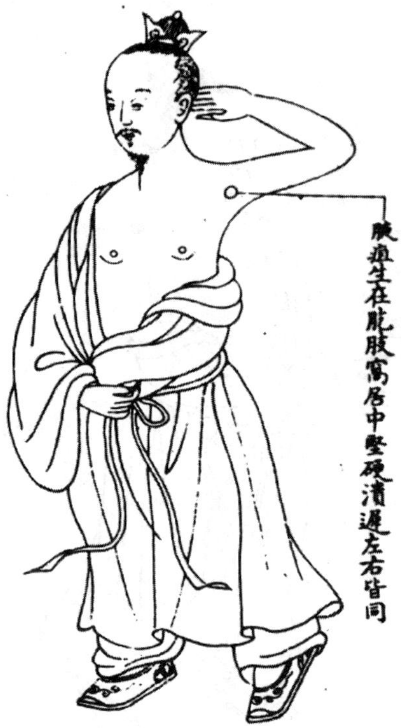
腋疽生在肐肢窩居中堅硬漸遲左右皆同

圖238 腋疽圖

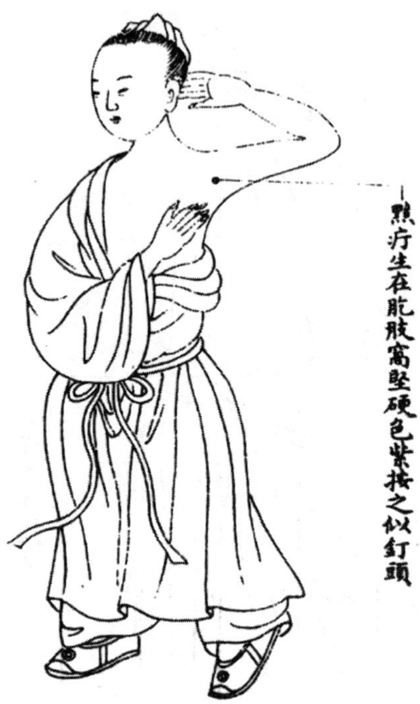
黯疔生在肐肢窩堅硬色紫按之似釘頭

圖239 黯疔圖

隔蒜灸法 見首卷灸法

柴胡淸肝湯 見頭部鬢疽

香貝養榮湯 見項部上石疽

烏龍膏 見腫瘍門

托裏透膿湯 見頭部侵腦疽

黯 疔

黯疔藏於腋下生，肝脾火毒痒而疼，寒熱拘急色紫黑，急按疔門治卽寧.

[註] 此證生於腋下，由肝·脾二經火毒而成. 堅硬勢若釘頭，痒而且痛，寒熱往來，四肢拘急，其色紫黑，煩躁作嘔，痛引半身，宜服麥靈丹. 其次內外急按疔門治之卽愈. [圖 239]

麥靈丹 見腫瘍門

肋 部

肋 疽

肋疽始發屬肝經，火毒鬱怒結腫形，紫痛梅李甚如碗，急宜鍼砭免內攻.

[註] 此證一名夾熒疽，生於肋條骨間，由肝經火毒鬱怒結聚而成. 初如梅李，漸大如碗，色紫焮痛，連及肩肘. 患在左，痛牽右肋. 患在右，痛牽左肋. 二十一日之內，膿潰稠粘者順. 屆期不潰，旣潰出淸水者逆. 初腫急宜磁鍼砭出紫血，庶免毒氣攻裏. 砭後赤腫痛甚，煩躁脈實作嘔，爲有餘之證，宜服雙解貴金丸下之. 腫硬不潰，宜服透膿散. 脈弱作嘔，此胃虛也，宜服香砂六君子湯補之. 亦有痛傷胃氣而作嘔者，卽同胃虛治之. 若感受寒邪，及偶觸穢氣而作嘔者，雖腫時尤宜壯胃助氣爲主. 盖腫時作嘔，因毒氣內侵者十有一二，停

飮內傷者十有八九，惟醫人臨證詳辨之. 膿熟用臥鍼開之，餘按癰疽潰瘍門治法. [圖 240]

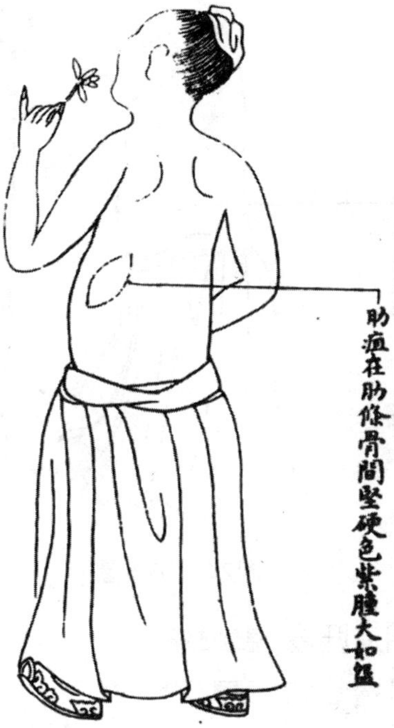

圖240 肋疽圖

雙解貴金丸 透膿散 俱見腫瘍門

香砂六君子湯 見潰瘍門

淵 疽

淵疽肝膽憂恚成，生於肋下硬腫疼，潰破有聲內膜透，未潰當服護膜靈.

[註] 此證因憂恚太過，以致肝膽兩傷而成. 生於肋下，初起堅硬，腫而不紅，日久方潰，得稠白膿者順，如豆漿水者險. 瘡口有聲，似乎兒啼，此屬內膜透也. 即於陽陵泉穴，灸二七壯，其聲即止，穴在膝臏骨外臁下一寸陷中，蹲坐取之即得. 內·外治法，皆同肋疽. 凡肋·胸·脇·腰·腹空軟之處發癰疽者，當在將潰未潰之際，多服護膜散，可免透膜之患. [圖 241]

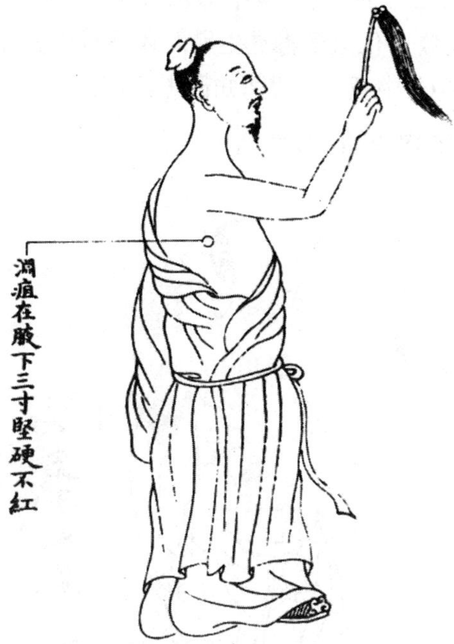

圖241 淵疽圖

護膜散

白蠟 白及 各等分

共硏細末，輕劑一錢，中劑二錢，大劑三錢，黃酒調服，米湯亦可.

[方歌] 護膜散內二味藥，白蠟白及爲細末，或酒或以米湯調，將膿預服不透膜.

內發丹毒

丹毒肝脾熱極生，肋上腰胯赤霞形. 急宜砭出紫黑血，嘔噦昏脹毒內攻.

[註] 此證由肝·脾二經，熱極生風所致，生於肋骨，延及腰胯，色赤如霞，游走如雲，痛如火燎. 急向赤腫週圍，砭出紫黑血，以瘦牛肉片貼之，羊肉片亦可. 其毒即可減半. 初服雙解貴金丸汗之，次服化斑解毒湯，投方應病者順. 若嘔噦昏憒，胸腹䐜脹，遍身青紫者，則爲毒氣內攻屬逆. [圖 242]

化斑解毒湯

升麻 石膏 連翹 去心 牛蒡子 炒·硏 人中黃 黃連 知母 黑參 各一錢

竹葉二十片，水二鍾，煎八分服.

[方歌] 化斑解毒熱生風，致發丹毒雲片紅，升膏翹蒡中黃等，黃連知母黑參同.

雙解貴金丸 見腫瘍門

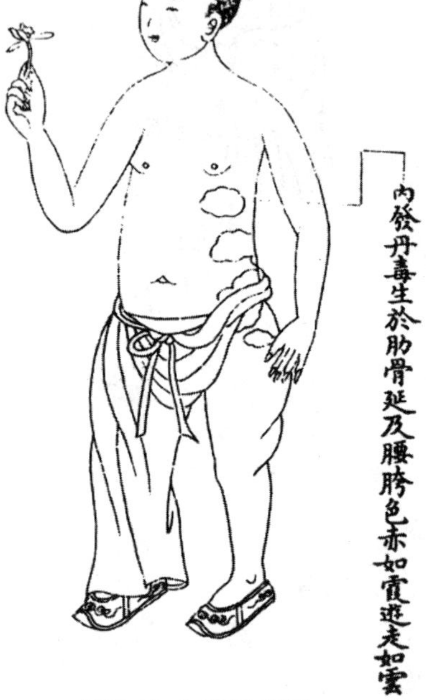

圖242 內發丹毒圖

脇 癰 附: 疽

脇癰焮紅高腫疼，疽堅塌漫冷不紅，皆屬肝膽怒火結，遲潰敗漿冷虛凶.

[註] 此證生於軟肋，有硬骨者爲肋，肋下軟肉處爲季脇癰疽二證，皆由肝·膽怒火凝結而成. 多生於體虛之人，初如梅李，漸長如碗如盆，色紅，焮痛，高腫，二七潰破，膿稠爲癰. 若堅硬平塌，漫腫木痛，不紅不熱，月餘潰破稀膿爲疽. 若失治，屆期不潰，攻擊成膿，腫如鼓脹，破出敗漿，腥臭膿者逆. 癰疽二證，初腫時俱宜急服柴胡淸肝湯解鬱瀉火. 如已成者，服托裏透膿湯. 膿熟脹痛，俱用臥鍼開之. 已潰，以排餘膿·補氣血爲要. 餘按癰疽潰瘍門治法. 投補不應者，難治. [圖 243]

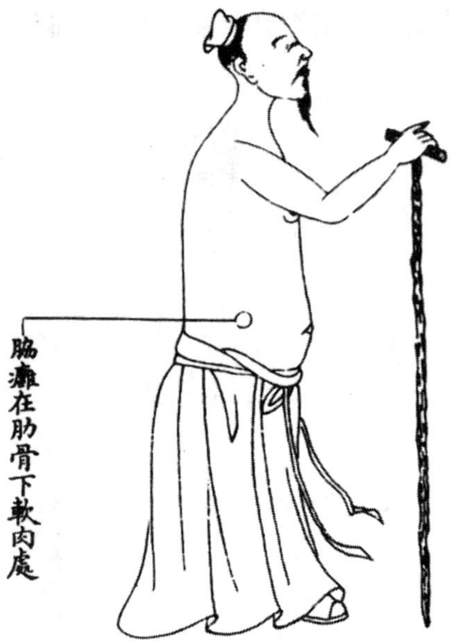

圖243 脇癰圖

柴胡淸肝湯 見頭部鬢疽

托裏透膿湯 見頭部侵腦疽

內癰部

肺 癰

肺癰肺熱復傷風，肺臟生癰隱痛胸. 狀若傷寒燥欬甚，稠濁痰涎腥臭膿. 未潰射干麻黃汗，壅不得臥葶藶攻. 潰後膿稠能食吉，膿淸兼血不食凶.

[註] 此證系肺臟蓄熱，復傷風邪，鬱久成癰，以致胸內中府穴隱隱疼痛，振寒脈數，狀類傷寒，咽燥不渴，欬而喘滿，唾稠粘黃痰，兼臭穢膿血也. 治之者，於未潰時乘膿未成，風鬱於表者，法宜疎散，用射干麻黃湯以汗之. 如氣壅喘滿，身不得臥者，急服葶藶大棗湯以瀉之. 如欬有微熱，煩滿胸中，甲錯，膿欲成者，宜千金葦莖湯以吐之. 若吐膿腥臭，形如米粥者，宜桔梗湯以排餘膿. 若吐膿腥臭，欬而胸滿者，宜外臺桔梗白散，以開瘀塞，若咯

吐膿血，兼午後身熱煩躁，宜金鯉湯主之，兼飲童便．若潰後胸隔脇肋，隱痛不止，口燥咽乾，煩悶多渴，自汗盜汗，眠臥不得，欬吐稠痰腥臭，此系癰膿不盡，而兼裏虛，宜寧肺桔梗湯主之．若癰膿已潰，喘滿腥臭，濁痰俱退，惟欬嗽咽乾，咯吐痰血，脇肋微痛，不能久臥者，此屬肺癰潰處未斂，宜紫苑茸湯淸補之，渴甚去半夏加石膏服之．若癰膿潰後，欬嗽無休，膿痰不盡，形氣虛羸者，宜淸金寧肺丸主之．凡治此證，惟以身溫脈細，膿血交粘，痰色鮮明，飮食甘美．膿血漸止便潤者爲吉．若手掌皮粗，潰後六脈洪數，氣急顴紅，汚膿白血，懶食及大便結燥者爲凶．

中府穴又名肺募，在乳上第三根肋骨間．[圖 244]

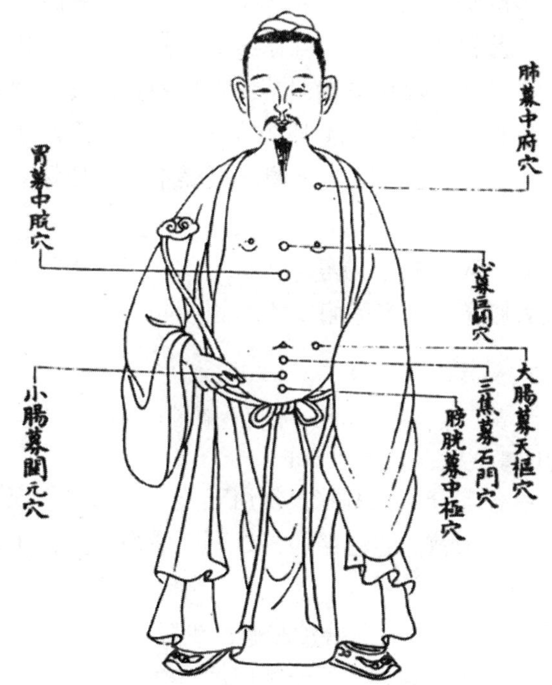

圖244 五臟六腑諸募穴圖（一）

射干麻黃湯

射干　十三枚或三兩　麻黃　生薑　各四兩　細辛　紫苑　款冬花　各三兩　大棗　七枚　五味子　半夏　洗．各半升

水煎溫服．

[方歌] 射干麻黃欬上氣，肺癰喉中水雞聲，射麻生薑辛苑夏，五味大棗並款冬．

葶藶大棗湯

苦葶藶　輕者五錢，重者一兩．大棗　去核．輕者五枚，重者十枚．

以水三鍾，煎至一鍾，服之．

[方歌] 葶藶大棗治肺癰，欬不得臥有癰膿，葶藶苦寒瀉實熱，佐棗之甘和胃經．

千金葦莖湯

葦莖　二升　薏苡仁　炒　爪瓣　卽冬瓜仁．各半升　桃仁　去皮·尖，炒·硏．五十粒

水煎服．

[方歌] 千金葦莖肺癰欬，微熱煩滿吐敗濁，皮膚甲錯宜葦莖，薏苡桃仁爪瓣合．

桔梗湯

苦桔梗　一兩　甘草　生．二兩

水煎服．

[方歌] 桔梗湯用排餘膿，肺癰吐膿米粥形，淸熱解毒須甘草，開提肺氣桔梗功．

外臺桔梗白散

苦桔梗　貝母　各三分　巴豆　去皮熬，硏如脂．一分

右三味爲散．强人飮服半錢匕，羸者減之．病在膈上者吐膿，在膈下者瀉出．若下多不止，飮冷水一盃則定．

[方歌] 外臺桔梗白散方，肺癰便秘服之良，桔梗貝母與巴豆，藥微力大功速强．

金鯉湯

金色活鯉魚　約四兩重．一尾　貝母　二錢

先將鯉魚連鱗剖去肚腸，勿經水氣，用貝母細末摻在魚肚內，線扎之，用上白童子便半大碗，將魚浸童便內，重湯炖煮，魚眼突出爲度．少頃取出，去鱗骨，取淨肉，浸入童便內，炖熟．肉與童便作二·三次，一日食盡一枚，其功效甚捷．

[方歌] 金鯉湯中效罕稀, 法同貝母活鯉魚, 童便浸魚重湯炖, 肺癰煩熱善能醫.

寧肺桔梗湯

苦桔梗 貝母 去心 當歸 栝蔞仁 研 生黃芪 枳殼 麩炒 甘草節 桑白皮 炒 防已 百合 去心 薏苡 炒. 各八分 五味子 地骨皮 知母 生 杏仁 炒, 研 苦葶藶 各五分

水二鍾, 薑三片, 煎八分, 不拘時服.

欬甚, 倍加百合. 身熱, 加柴胡·黃芩. 大便不利, 加蜜炙大黃一錢. 小水澁滯, 加燈心·木通. 煩躁痰血, 加白茅根. 胸痛, 加人參·白芷.

[方歌] 寧肺桔梗肺癰芪, 歸蔞貝殼甘桑皮, 防已百合葶五味, 杏知苡仁地骨宜.

紫苑茸湯

紫苑茸 犀角 末 甘草 炙 人參 各五分 桑葉 用經霜者 款冬花 百合 去心 杏仁 炒, 研 阿膠 邊潤炒用, 便燥生用. 貝母 去心 半夏 製 蒲黃 生. 各七分

引薑三片, 水二鍾, 煎八分, 將犀角末調入, 食後服.

[方歌] 紫苑茸湯參犀角, 款冬桑葉杏百合, 阿膠甘夏貝蒲黃, 專醫肺癰不久臥.

淸金寧肺丸

陳皮 白茯苓 苦桔梗 貝母 去心 人參 黃芩 各五錢 麥冬 去心 地骨皮 銀柴胡 川芎 白芍 炒 胡黃連 各六錢 五味子 天冬 去心 生地 酒浸, 搗膏. 熟地 搗膏 歸身 白朮 炒 甘草 炙. 三錢

右爲細末, 煉蜜爲丸, 如梧桐子大, 每服七十丸, 食遠白滾湯送下.

[方歌] 淸金寧肺丸肺癰, 陳苓桔貝參二冬, 柴芩歸芍黃連草, 朮味生熟地骨芎.

大小腸癰

大小腸癰因濕熱, 氣滯瘀血注腸中. 初服大黃行瘀滯, 膿成薏苡牡丹平.

[註] 此二證俱由濕熱氣滯凝結而成. 或努力瘀血, 或産後敗瘀蓄積, 流注於大腸·小腸之中. 初起發熱, 惡風, 自汗, 身皮甲錯, 關元·天樞二穴隱痛微腫, 按之腹內急痛, 大腸癰多大便墜腫, 小腸癰多小水澁滯, 脈俱遲緊, 此時癰膿未成, 宜大黃湯下之. 瘀血利盡, 若小水閉澁, 仍宜大黃湯加琥珀末·木通利之自效, 若癰成日久不潰, 身皮甲錯, 內無積聚, 腹急腹痛, 身無熱而脈數者, 系腸內陰冷, 不能爲膿, 宜薏苡附子散主之. 若脈見洪數, 肚臍高突, 腹痛脹滿不食, 動轉側身則有水聲, 便淋刺痛者, 癰膿已成, 宜薏苡湯主之. 腹濡而痛, 少腹急脹, 時時下膿者, 毒未解也, 宜丹皮湯治之. 如膿從臍出, 腹脹不除, 飮食減少, 面白神勞, 此屬氣血俱虛, 宜八珍湯加牡丹皮·肉桂·黃芪·五味子, 斂而補之. 患者轉身動作, 宜徐緩而勿驚, 愼之. 如耽延日久, 因循失治, 以致毒攻內臟, 腹痛牽陰, 腸胃受傷, 或致陰器紫黑·腐爛, 色敗無膿, 每流汚水, 衾幃多臭, 煩躁不止, 身熱嗌乾, 俱屬逆證.

關元穴又名小腸募, 在臍下三寸. 天樞穴又名大腸募, 在臍旁開二寸. [圖 244]

大黃湯

大黃 剉, 炒 牡丹皮 硝石 研 芥子 桃仁 炒, 先以湯浸去皮·尖, 雙仁勿用.

右各等分, 共剉碎, 每用五錢. 水二鍾煎至一鍾, 去渣, 空心溫服. 以利下膿血爲度, 未利再服.

[方歌] 大黃湯善治腸癰, 少腹堅痛膿未成, 牡丹皮與大黃炒, 芥子桃仁消石靈.

薏苡附子散

附子 炮. 二分 敗醬 五分 薏苡仁 炒. 一錢

右爲末, 每服方寸匕, 以水二合煎, 頓服, 小水當下. 『三因』云, 薏苡, 附子同前, 敗醬用一兩一分, 每四錢水盞半, 煎七分, 去渣,

空心服.

[方歌] 薏苡湯附子散甲錯, 腸癰腹脹痛脈數, 附子敗醬薏苡仁, 爲末水煎空心服.

薏苡湯

薏苡仁 栝蔞仁 各三錢 牡丹皮 桃仁 泥. 各二錢

水二鍾, 煎至一鍾, 不拘時服.

[方歌] 薏苡湯治腹水聲, 腸癰便淋刺痛疼, 牡丹皮共栝蔞子, 還有桃仁薏苡仁.

丹皮湯

丹皮 栝蔞仁 各一錢 桃仁 泥 朴硝 各二錢 大黃 五錢

水二鍾, 煎一鍾, 去渣入消, 再煎數滾, 不拘時服.

[方歌] 丹皮湯療腸癰證, 腹濡而痛時下膿, 硝黃丹蔞桃仁共, 水煎服之有奇功.

八珍湯 見潰瘍門

胃 癰

胃癰中脘穴腫疼, 不欬不嗽吐血膿, 飲食之毒七情火, 候治腸癰大法同.

[註] 此證初起, 中脘穴必隱痛微腫, 寒熱如瘧, 身皮甲錯, 並無欬嗽, 咯吐膿血. 由飲食之毒, 七情之火, 熱聚胃口成癰. 脈來沈數者, 初服淸胃射干湯下之. 若脈澁滯者, 瘀血也, 宜服丹皮湯下之. 脈洪數者, 膿成也, 赤豆薏苡仁湯排之. 體倦氣喘作渴, 小水頻數者, 肺氣虛也, 補中益氣湯加麥冬·五味子補之. 其候證生死·治法, 與大·小腸癰同.

中脘穴又名胃募, 在臍上四寸. [圖 244]

淸胃射干湯

射干 升麻 犀角 麥冬 去心 元參 大黃 黃芩 各一錢 芒硝 梔子 竹葉 各五錢

水煎服.

[方歌] 淸胃射干湯射干, 升麻犀角麥冬全, 參芩大黃芒硝等, 竹葉山梔胃癰痊.

赤豆薏苡仁湯

赤小豆 薏苡仁 防已 甘草 各等分

水二鍾, 煎八分, 食遠服.

[方歌] 赤豆薏苡湯最神, 甘已赤豆薏苡仁, 胃癰膿成脈洪數, 二鍾水煎服八分.

丹皮湯 見大·小腸癰

補中益氣湯 見潰瘍門

脾 癰

脾癰濕熱瘀血凝, 章門穴腫兼隱疼, 腹脹嗌乾小水短, 利下濕瘀補收功.

[註] 此證始發章門穴, 必隱疼微腫. 由過食生冷, 兼濕熱, 或瘀血鬱滯脾經而成. 令人腹脹, 咽嗌乾燥, 小水短澁. 初宜大黃湯·赤豆薏苡仁湯, 二方合而用之, 以攻滯鬱. 二便通利, 腹脹全消, 宜六君子湯扶脾調理. 順逆看法與胃癰同.

章門穴又名脾募, 在臍旁開六寸高上二寸. [圖 245]

大黃湯 見大·小腸癰

赤豆薏苡仁湯 見胃癰

六君子湯 卽香砂六君子湯去藿香·砂仁. 見潰瘍門

肝 癰

肝癰憤鬱氣逆成, 期門穴腫更兼疼, 臥驚胠滿溺不利, 淸肝滋腎卽成功.

[註] 此證始發期門穴, 必隱痛微腫, 令人兩胠脹滿脇痛, 側臥則驚, 便溺艱難, 由憤鬱氣逆而成. 初服復元通氣散, 次服柴胡淸肝湯. 痛脹已止, 宜服六味地黃丸, 脾虛食少, 則佐以八珍湯, 滋腎補脾, 治之取效. 禁用溫補·鍼灸.

期門穴又名肝募, 在乳旁一寸半, 再直上一

寸半. [見圖 245]

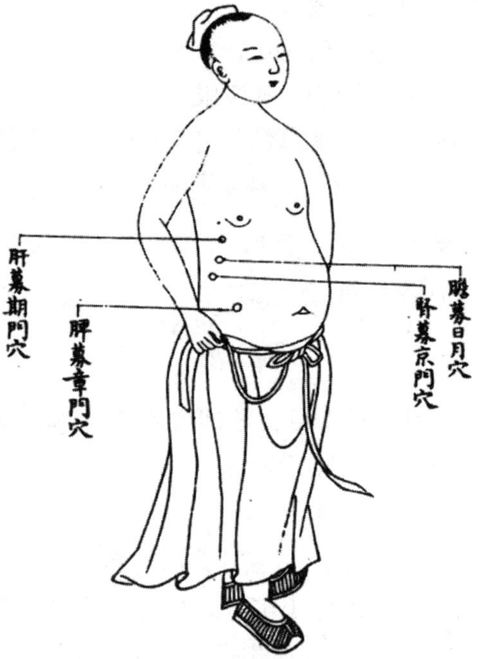

圖245 五臟六腑諸募穴圖 (二)

復元通氣散 見腫瘍門

柴胡淸肝湯 見頭部鬢疽

六味地黃丸 見面部雀斑

八珍湯 見潰瘍門

心 癰

心癰巨闕腫隱疼, 酷飮嗜熱火毒成, 面赤口渴身作痛, 治法陽熱總宜淸.

[註] 此證始發巨闕穴, 必隱痛微腫, 令人寒熱, 身痛, 頭面色赤, 口渴, 隨飮隨乾, 由心火熾盛, 更兼酷飮嗜熱而成, 宜服凉血飮. 酒毒爲病者, 宜服升麻葛根湯治之. 此證甚屬罕有, 但治法不可不備.

巨闕穴又名心募, 在臍上六寸五分. [見圖 244]

凉血飮

木通 瞿麥 荊芥 薄荷 白芷 花粉 甘草 赤芍 麥冬 去心 生地 山梔子 車前子 連翹 去心. 各等分

引用燈心, 若潮熱加淡竹葉, 水煎溫服.

[方歌] 凉血飮善治心癰, 瞿荊荷芷草翹通, 赤芍山梔乾生地, 車前花粉麥門冬.

升麻葛根湯

山梔 升麻 葛根 白芍 柴胡 黃芩 各一錢 黃連 木通 甘草 各五分

水二鍾, 煎八分, 不拘時服.

[方歌] 升麻葛根湯山梔, 酒毒心癰黃連宜, 柴芍通芩升葛草, 水煎溫服不拘時.

腎 癰

腎癰腎經不足生, 京門微腫隱隱疼, 少腹肋下䐜脹滿, 房勞形寒邪外乘.

[註] 此證始發京門穴, 必隱痛微腫, 令人寒熱往來, 面白不渴, 少腹及肋下䐜脹塞滿. 由腎虛不足之人, 房勞太過, 身形受寒, 邪氣自外乘之, 初服五積散加細辛. 寒盡痛止, 宜用桂附地黃丸調理.

京門穴又名腎募, 在身側腰中監骨下肋間. [見圖 245]

五積散

蒼朮 炒. 二錢 陳皮 桔梗 川芎 當歸 白芍 各一錢 麻黃 枳殼 麸炒 桂心 乾薑 厚朴 各八分 白芷 半夏 製 甘草 生 茯苓 各四分

引薑一片, 水二鍾, 煎八分, 不拘時服.

頭痛惡寒者, 加連鬚葱頭三個, 盖臥汗出甚效.

[方歌] 五積散蒼殼陳苓, 麻黃半桔歸芍芎, 芷朴桂心乾薑草, 腎癰寒邪服成功.

桂附地黃湯 見潰瘍門

三焦癰

三焦癰由濕熱凝, 石門穴上腫隱疼, 寒結治同腸癰法, 內癰俱系膜內生.

[註] 此證始發石門穴, 必隱疼微腫, 令人

寒熱往來, 二便秘澁, 由濕熱遇寒凝結而成. 治法與大·小腸癰同. 凡內癰俱系膜內成患, 外皮不腐.

石門穴又名三焦募, 在臍下二寸. [圖 244]

內癰總論

凡人胸腹有十一募. 募者, 各臟腑陰會之所也. 『靈樞』云, 發內癰·內疽者, 其本經募上肉必浮腫, 募中必時時隱痛, 浮腫爲癰, 隱痛爲疽, 此卽內癰·內疽之驗也. 玆內癰有治法, 內疽無治法何也? 盖內癰·內疽, 其病原無殊, 惟在根淺·根深之別耳. 根淺爲癰, 根深爲疽. 若臨證用藥, 攻補得宜, 無不收效. 至募有十一, 而內癰僅九證者何也? 盖膽腑形如膜皮, 無出無納, 汁淸氣潔, 不生內癰·內疽. 若夫膀胱亦如膜皮, 中惟濁水, 故古今書籍, 並無講及內癰內疽者, 是以未敢詳載. 雖然中極穴卽膀胱募也, 今人間有中極穴或浮腫·或隱痛者, 所見證候, 竟同小腸癰, 治法亦當按小腸癰治之可也. 俟後之學者留意焉.

驗內癰法

凡遇生內癰之人, 與生黃豆五粒嚼之, 口中無豆味者, 是其候也.

御纂醫宗金鑑 卷六十八

肩部

肩中疽 乾疽 過肩疽

肩疽癰發正肩中，疽硬黑陷癰腫紅，乾疽肩前過肩後，風濕積熱血瘀凝.

[註] 此疽生於肩中廉，屬三焦·膽二經，紅活高腫，一名疵癰，堅硬平塌，爲肩中疽. 肩之前廉，屬大腸經，名乾疽，一名疔疽. 肩之後廉，屬小腸經，名過肩疽. 瘡勢無論大小，惟在發源之處命名. 總由濕熱風邪鬱成，亦有負重瘀血凝結而成. 高腫紅活，焮熱速潰者順. 若平塌堅硬·無紅無熱·潰遲者險. 甚則腫痛連及臂胛，口噤寒戰，大痛不食，或兼綿潰便瀉者逆. 治法，初起有表證者，俱宜荊防敗毒散汗之. 有裏證者，內疎黃連湯下之. 汗下之後，腫痛不退，膿勢將成，宜用托裏透膿湯，膿熟開之. 至於引經之藥，惟在臨證時因經加之. 潰後，內外治法俱按癰疽潰瘍門. [圖 246~248]

荊防敗毒散 見項部腦疽
內疎黃連湯 見腫瘍門
托裏透膿湯 見頭部侵腦疽

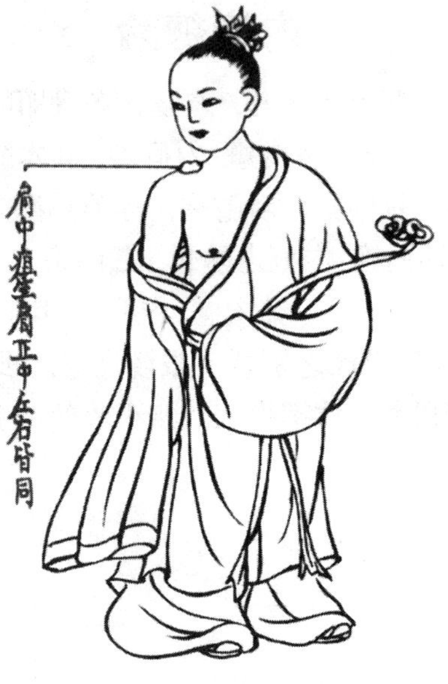

圖246 肩中疽圖

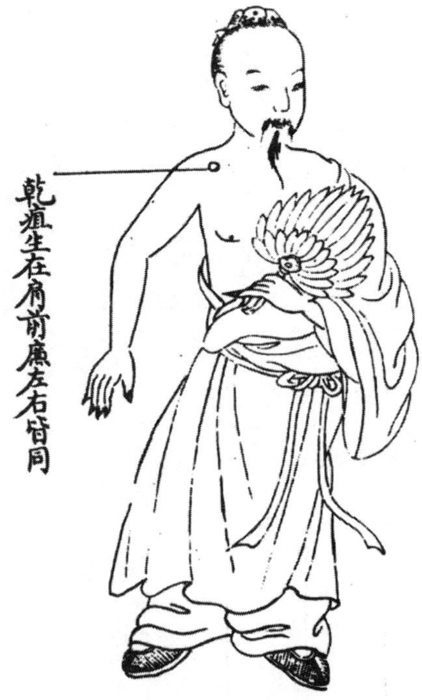

圖247 乾疽圖

髎疽 肩風毒

髎疽肩後腋外生，小腸肩貞風火凝，肩風毒生臑端上，大腸肩髃風濕成.

[註] 髎疽，生於肩之後下，腋之後外微上，岐骨縫之間，經屬小腸肩貞穴，由風火凝結而成. 初起如粟，堅硬腫痛，肩臑拘急，不能舉揚. 初服荊防敗毒散，便燥實者，服雙解貴金丸雙解之. 肩風毒生於肩梢臑上骨尖處，經屬大腸肩髃穴，由邪風深襲骨縫，與濕稽留，化熱而成. 初起宣腫色赤，大者如桃，小者如杏，

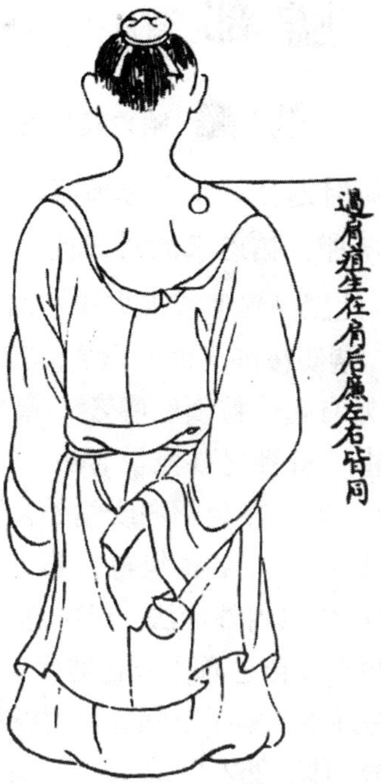
過肩疽生在肩后廉左右皆同

圖248 過肩疽圖

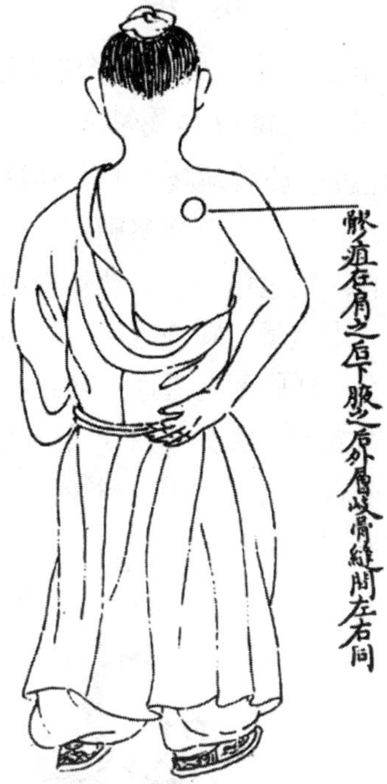

圖249 髎疽圖

痛連肩臑, 更兼拘急. 初服蠲痛無憂散汗之卽消, 若腫痛日深, 不能盡消者, 膿勢將成也, 宜服托裏透膿湯. 二證潰後, 内外治法倶按癰疽潰瘍門. [圖 249·250]

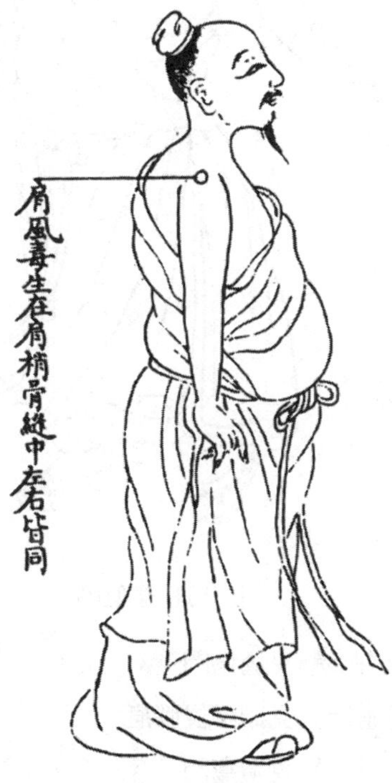
肩風毒生在肩稍骨縫中左右皆同

圖250 肩風毒圖

蠲痛無憂散

番木鱉 香油炸浮 當歸 酒洗 甘草 生. 各二兩 麻黃 三兩 穿山甲 陳土炒 川烏 黑豆酒煮, 去皮·尖 草烏 薑汁炒 蒼朮 米泔水浸炒 半夏 製. 各二兩 威靈仙 一兩

各製爲末, 共和勻, 每服五·七分, 至一錢, 無灰酒調服, 再飮酒以醉爲度, 盖臥出汗避風. 此方加鬧羊花四兩, 亦治頭風痛.

[方歌] 蠲痛無憂肩風毒, 風襲骨縫與濕凝, 番鱉歸草麻黃甲, 川芎烏蒼半威靈.

荊防敗毒散 見項部腦疽

雙解貴金丸 見腫瘍門

托裏透膿湯 見頭部浸腦疽

樂疽

樂疽肩前腋上生，骨縫開合凹陷中，堅如鵝卵痛入骨，包絡血熱氣鬱成.

［註］此證生於肩前腋之上，骨縫開合空凹陷中．初起如椒子，漸腫堅硬，大如鵝卵，按之疼痛入骨，屬包絡經，血熱氣鬱而成．其證屆期潰破，出稠膿，腫消者順．月餘不潰，旣潰，出淸水，腫硬不退者逆．初宜服神授衛生湯，若惡風太過，倍加葱白汗之，次服托裏透膿湯，潰遲者十全大補湯，潰後，內外治法俱按癰疽潰瘍門. [圖 251]

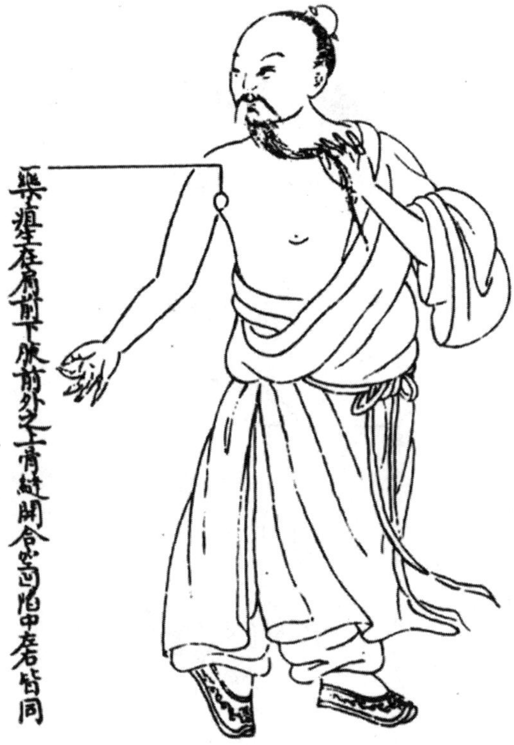
樂疽生在肩前下腋前外之上骨縫開合空凹陷中左右皆同

圖251 樂疽圖

神授衛生湯 見腫瘍門

托裏透膿湯 見頭部侵腦疽

十全大補湯 見潰瘍門

臑部 自肩至肘曰臑

臑癰 附: 藕包毒

臑癰肩肘週匝腫，色赤焮疼粟瘟僵，藕包毒狀鴨鵝卵，臑內三陰外三陽.

［註］此證由風瘟或風火凝結而成．生於肩下肘上，週匝漫腫，色赤焮痛．初起狀如粟米一攢，亦有起一粒殭疙瘩者，漸次焮腫紅熱，釁膿痛甚．紅腫之外無暈者順，有二暈者險，三·四暈者逆．腫發臑內或臑外結腫一枚，如桃如鴨·鵝卵者，名藕包毒．毒者，癰之輕證也．臑癰·藕包內外治法，俱按癰疽腫瘍·潰瘍門．此癰毒發苗之處，若在臑內者，屬手三陰經．在臑外者，屬手三陽經．隨證用引經之藥，必然獲效. [圖 252·253]

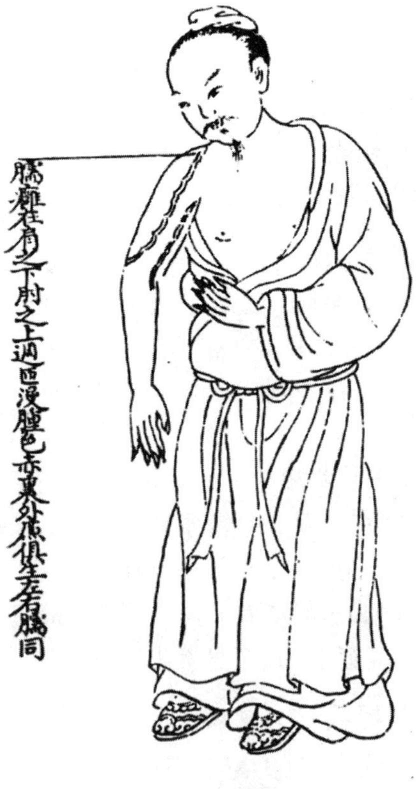

圖252 臑癰圖

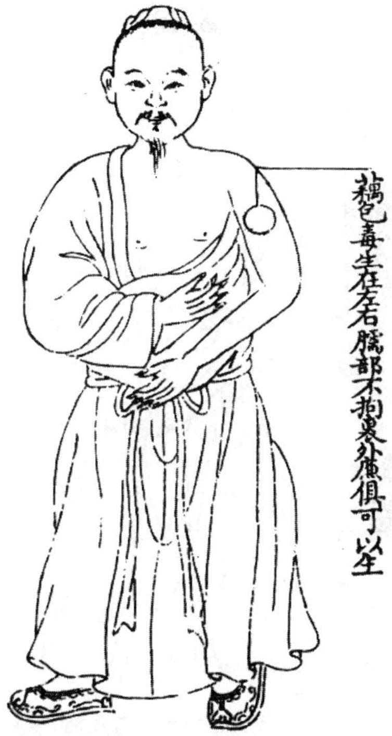

圖253 藕包毒圖

魚肚發

魚肚發如魚肚形, 青靈穴生心火凝, 暴腫紅活焮熱痛, 癰疽治法即成功.

[註] 此證生於臑之後垂肉處, 屬心經青靈穴, 由火毒凝結而成. 暴腫色赤, 焮熱疼痛, 形如魚肚. 腫·潰治法, 俱按癰疽腫瘍·潰瘍門. 其引經之藥, 惟在臨證加之. [圖 254]

石榴疽

石榴疽起肘尖上, 粟疱根開堅腫疼, 破翻如榴寒熱甚, 三焦相火與濕凝.

[註] 此證生於肘尖上寸餘, 屬三焦經天井穴. 初起黃粟小疱, 根脚便覺開大, 色紅焮腫, 堅硬疼痛, 腫如覆碗, 破翻如榴, 寒熱如瘧. 由三焦相火, 與外濕相搏而成. 初起宜蟾酥丸汗之, 外以艾灸九壯, 貼蟾酥餅, 用萬應膏盖之. 焮腫處敷冲和膏, 服菊花清燥湯. 煩躁熱甚者, 服護心散. 九日後作稠膿, 痛減喜食, 表裏證俱退者順, 反此者逆. 破後用菊花蕊煎湯洗之, 次以菊花燒灰存性, 加輕粉少許兌勻, 敷之神效. 至透膿. 脫腐·生肌時, 內外治法, 俱按癰疽潰瘍門. [圖 255]

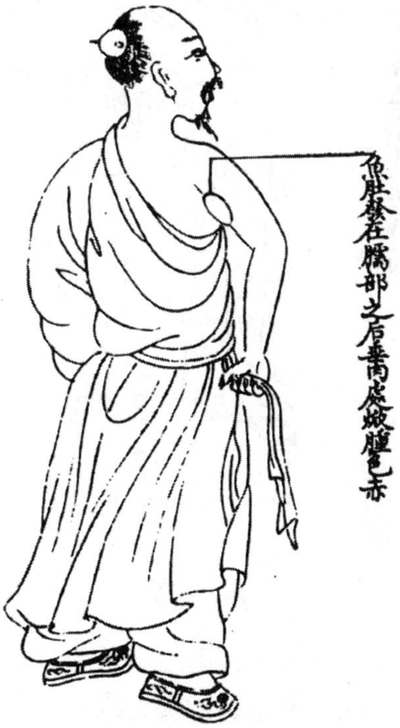

圖254 魚肚發圖

菊花清燥湯

甘菊花 二錢 當歸 生地 白芍 酒炒 川芎 知母 貝母 去心·研 地骨皮 麥冬 去心. 各一錢 柴胡 黃芩 升麻 犀角 鎊 甘草 生. 各五分

竹葉二十片, 燈心二十寸, 水二鍾, 煎八分, 食後溫服.

[方歌] 菊花清燥石榴疽, 腫硬焮紅痛可醫, 四物柴芩知貝草, 升麻地骨麥冬犀.

蟾酥丸 蟾酥餅 即蟾酥丸料捏成餅. 見疔瘡門

萬應膏 見潰瘍門

冲和膏 護心散 俱見腫瘍門

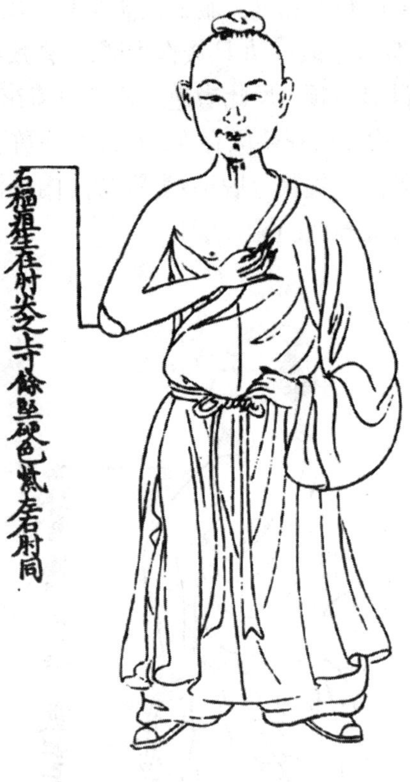
石榴疽生在肘尖之上寸餘堅硬色紫左右肘同

圖255 石榴疽圖

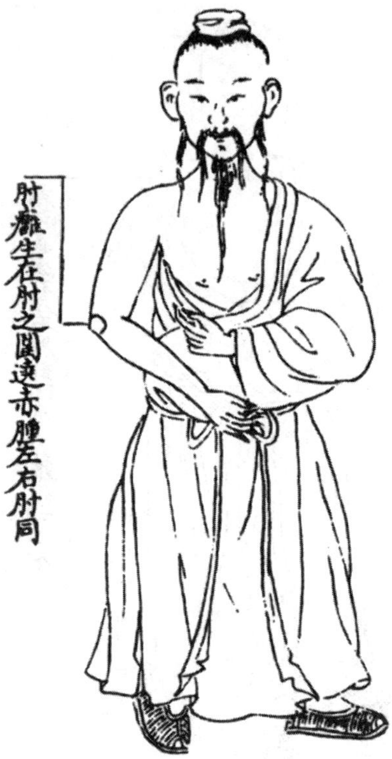
肘癰生在肘之圍遶赤腫左右肘同

圖256 肘癰圖

肘 癰

肘癰發於肘圍遶，高腫焮熱赤紅疼，心肺稽留風邪火，勢小爲癤勢大癰.

[註] 此證生於肘之圍遶，暴發高腫，焮熱，色紅，疼痛，由心·肺風火之邪，稽留凝滯而成. 形勢小者爲癤毒，形勢大者爲癰. 初服荊防敗毒散汗之，次服白芷升麻湯淸托之，外敷二味拔毒散. 將潰治法，俱按癰疽腫瘍·潰瘍門. [圖 256]

白芷升麻湯

黃芩 半生·半酒炒. 二錢 連翹 去心. 二錢 黃芪 三錢 白芷 八分 升麻 桔梗 各五分 紅花 酒洗 甘草 炙. 各三分

酒·水各一鍾，煎八分，食微熱服.

[方歌] 白芷升麻醫腫痛，解熱除煩托肘癰，芩翹桔梗紅花草，黃芪酒水各一鍾.

荊防敗毒散 見項部腦疽

二味拔毒散 見腫瘍門

臂 部 自肘至腕曰臂

臂 癰 附: 疽

臂癰臂疽遶臂生，平紫硬疽紅腫癰，榮衛風邪逆肉理，甚則拳縮徹骨疼.

[註] 此證生臂外側，屬三陽經. 臂裏側，屬三陰經. 高腫紅活，焮痛潰速者爲癰. 平陷紫暗，堅硬木痛，潰遲者爲疽. 俱由榮衛不週，感受風邪，逆於肉理而成. 初起形如粟粒，憎寒壯熱，宜服荊防敗毒散汗之. 焮痛煩熱，宜服白芷升麻湯消之. 膿勢將成，宜服托裏透膿湯，膿熟鍼之. 若疽證木痛，無紅無熱，此屬氣血兩虛，無論已潰，未潰，宜服十全大補湯托之. 潰後，內外治法俱按癰疽腫瘍·潰瘍門.

若拳縮筋不能舒，疼痛徹骨者，係潰深傷脈也，屬逆. [圖 257]

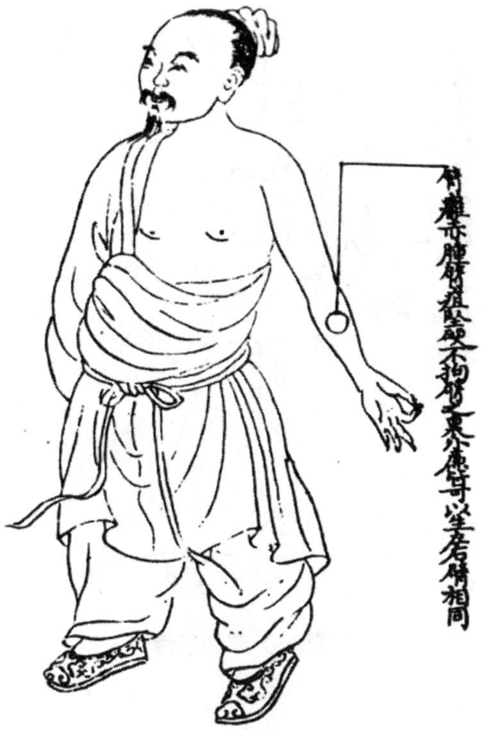

圖257 臂癰圖

荊防敗毒散 見項部腦疽
白芷升麻湯 見臑部肘癰
托裏透膿湯 見頭部侵腦疽
十全大補湯 見潰瘍門

腕 癰

腕癰三陽風火凝，手腕背面結癰形，高腫速潰順易治，腐爛露骨逆難功.

[註] 此證生於手腕背面，屬手三陽經，由風火凝結而成. 高腫紅活，在十四日潰破膿出痛減者，順而易治. 手腕乃皮肉澆薄之處，若遷延日久不潰，或漫腫平塌，既潰腐爛露骨者逆，難於收功. 初服荊防敗毒散汗之，外用太乙紫金錠敷之. 膿成將潰，卽按癰疽腫瘍·潰瘍治法. [圖 258]

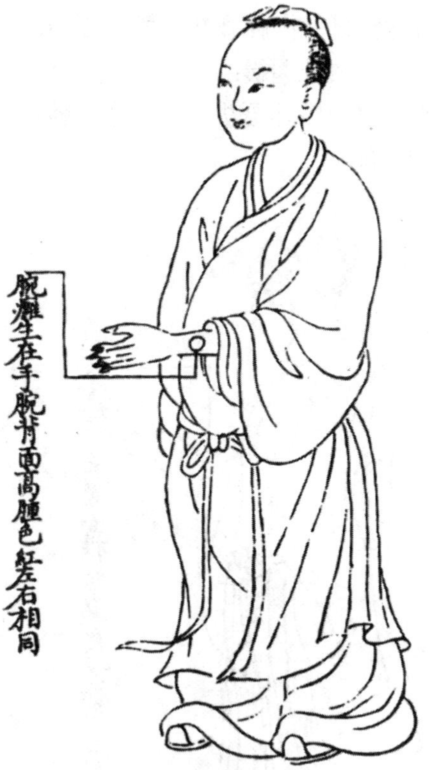

圖258 腕癰圖

荊防敗毒散 見項部腦疽
太乙紫金錠 見胸部脾發疽

兌 疽

兌疽生腕動脈間，堅硬漫腫兌骨邊，痛徹手膊爲險證，本屬肺經穴太淵.

[註] 此證生於手腕裏面，橫紋前稍動脈之間，兌骨裏側，屬肺經太淵穴，由憂思氣滯風火結成. 堅硬漫腫，疼痛徹骨，手膊不能轉動. 此動脈處，乃肺經門戶，若發此疽，或潰深大泄肺氣，最爲險候. 內外治法，俱按癰疽腫瘍·潰瘍門. [圖 259]

穿骨疽

穿骨疽生間使穴，掌後三寸包絡經，堅硬漫腫因微熱，毒盛潰深穿骨疼.

［註］ 此證生於間使穴處, 在掌後橫紋上三寸兩筋陷中, 屬包絡經, 蘊熱凝結而成. 初起如粟, 漸增堅硬, 漫腫微紅, 微熱疼痛, 應期速潰者順. 若潰破遲緩, 膿毒潰穿骨縫, 從臂外側出膿者險. 內外治法, 俱按癰疽腫瘍, 潰瘍門. [圖 260]

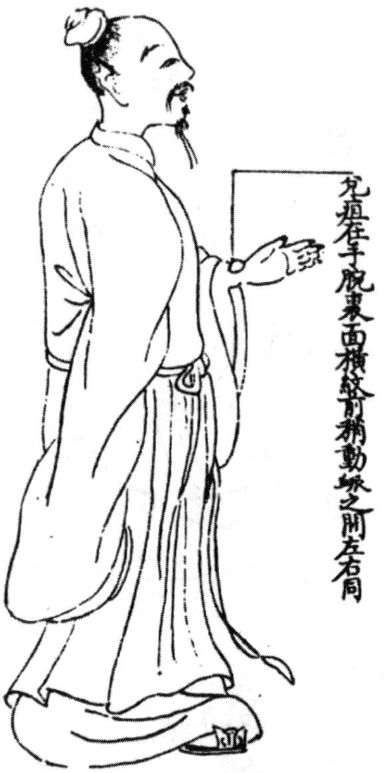
兌疽在手腕裏面橫紋前稍動脉之間左右同

圖259 兌疽圖

骨螻疽

骨螻疽生臂外廉, 經屬陽明憂怒纏, 瘡疼根束多善順, 紫暈腐串七惡難.

［註］ 此證生於臂外側前廉, 大骨之後, 屬手陽明大腸, 由憂鬱暴怒凝結而成. 初如粟豆, 旬日大如桃李, 腫硬疼痛, 瘡根收束, 多見五善之證者順. 若紫暈開大, 腐爛斑點, 串通肌肉, 抽搐拘急, 多見七惡之證者逆. 始終內外治法, 俱按癰疽腫瘍·潰瘍門. [圖 261]

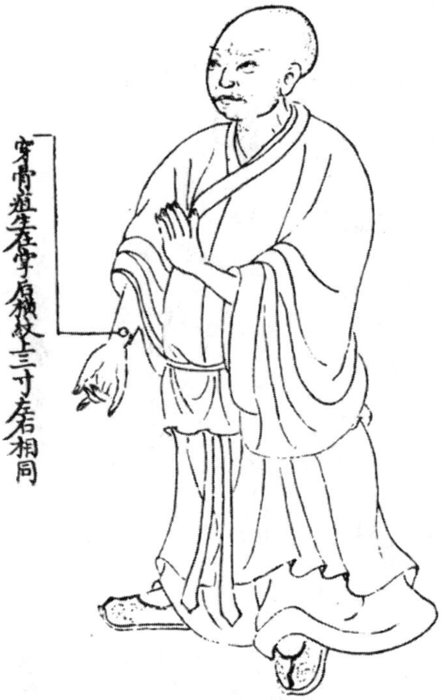
穿骨疽生在掌后橫紋上三寸左右相同

圖260 穿骨疽圖

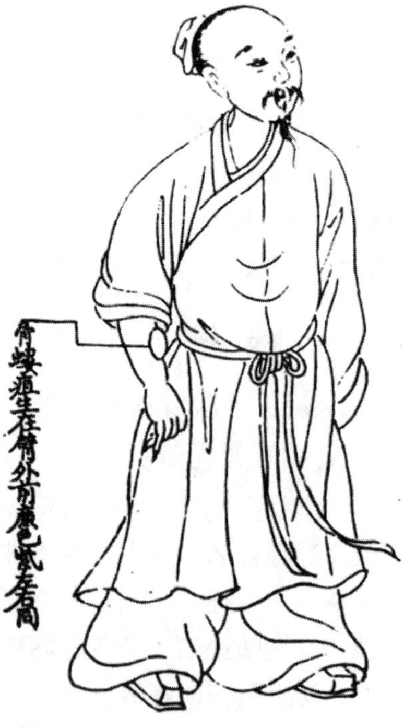
骨螻疽生在臂外前廉色紫左右同

圖261 骨螻疽圖

螻蛄串

螻蛄串生臂內中，思傷脾氣包絡凝，筋骨如中流矢痛，內潰串孔似漏形.

[註] 此證生於臂內中廉，屬包絡經. 由思慮傷脾，脾傷則運化遲，故生濁液，流於肌肉，脾氣滯鬱不舒，凝結而成. 此患初起，筋骨如中流矢，疼痛漸增，漫腫堅硬，不紅不熱，連腫數塊，臂膊不能轉動，日久其腫塊漸次潰破，孔孔時流白漿，內潰串通諸孔，外勢腫硬不消，膿水淋瀝如漏，虛證悉添，如面黃·食少·削瘦，甚則午後寒熱交作，而成敗證也. 初起宜服逍遙散，外敷太乙紫金錠. 次服人參養榮湯，調和氣血，扶助脾胃，十中可保二三. 潰，按癰疽潰瘍治法，若投藥不效者，屬逆. [圖 262]

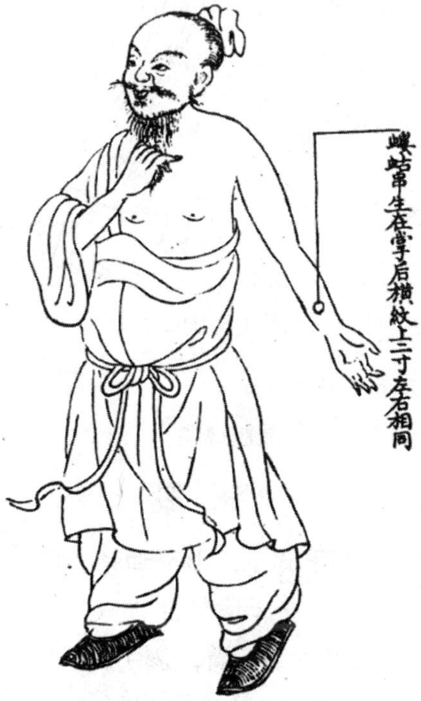

圖262 螻蛄串圖

逍遙散 見背部上搭手

太乙紫金錠 見胸部脾發疽

人參養榮湯 見潰瘍門

手 部

手發背

手發背初芒刺形，三陽風火與濕凝，堅硬潰傷筋骨險，高腫速潰易收功.

[註] 此證生於手背，屬手三陽經，由風火與濕凝滯而成. 初起形如芒刺，漸覺疼痛，高腫紅活，焮熱潰速爲癰. 若漫腫堅硬，無紅無熱，潰遲爲疽. 其證無論形勢大小，但潰深露筋骨者難痊. 初俱宜服羌活散汗之，次服內疎黃連湯淸之. 其餘內外治法，俱按癰疽腫瘍·潰瘍門. [圖 263]

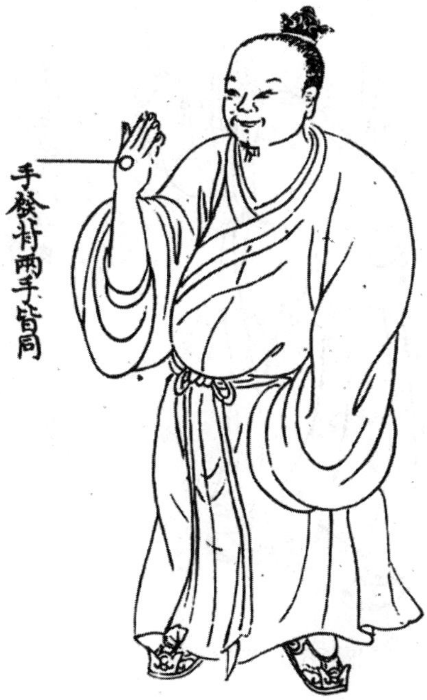

圖263 手發背圖

羌活散

羌活 當歸 各二錢 獨活 烏藥 威靈仙 各一錢五分 升麻 前胡 荊芥 桔梗 各一錢 甘草 生. 五分 肉桂 三分

酒·水各一鍾，煎一鍾，食遠服.

[方歌] 羌活散醫手發背，除濕發汗把風追，

升麻前獨荊歸草, 烏藥威靈桔桂隨.

內疎黃連湯 見腫瘍門

掌心毒

掌心毒生赤腫疼, 經屬包絡積熱成, 偏於掌邊名穿掌, 初宜發汗次宜清.

[註] 此證生於手掌心, 赤腫疼痛, 屬包絡經勞宮穴, 積熱而成. 若偏於掌邊, 名穿掌毒, 一名穿埂毒, 又名鵞癰. 初起治同手發背, 其餘治法, 俱按癰疽腫傷·潰瘍門. [圖 264]

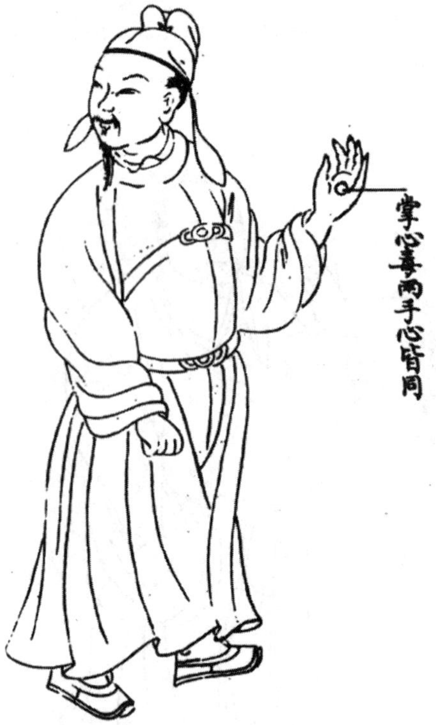

圖264 掌心毒圖

虎口疽 附: 合谷疽

虎口疽生合骨穴, 經屬大腸熱濕凝, 根深爲疔大爲疽, 堅硬木痛汗鍼明.

[註] 此證生於合谷穴, 在手大指·次指岐骨間, 屬大腸經濕熱凝結而成. 一名丫叉毒, 一名擘蟹毒. 初起如豆, 漫大色青, 木痛堅硬, 名虎口疽. 若初起黃粟小疱, 痒熱焮痛, 根深有紅線上攻腋內, 卽名合谷疔. 無論疔·疽, 初俱宜羌活散汗之, 內疎黃連湯清之, 疽證膿熟鍼之, 餘治法按癰疽腫瘍, 潰瘍門. 疔證於初起, 將疔根挑去, 有紅絲者, 當紅絲盡處, 用鍼砭斷. 其餘治法俱按疔門. [圖 265]

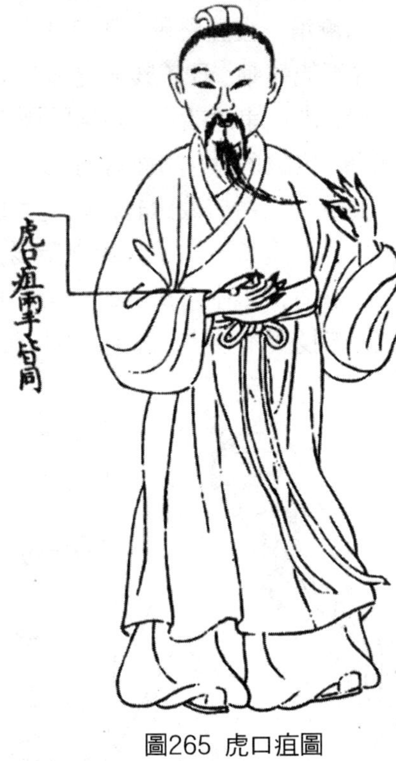

圖265 虎口疽圖

羌活散 見手發背

內疎黃連湯 見腫瘍門

病鰕

病鰕每在手背生, 形勢如鰕赤腫疼, 內宜消毒外湯洗, 手三陽經熱毒成.

[註] 此證生於手背, 屬手三陽經積熱毒盛而成. 形勢如鰕, 高埂赤腫疼痛. 初宜服黃連消毒飮, 外用食鹽·酒糟·香油同炒令香, 淬以滾湯, 淋洗患處卽消. 如高埂不消, 再用蟾酥餅貼之, 外用巴膏盖之, 以腐盡埂子, 次敷生肌散, 仍用膏盖收斂. [圖 266]

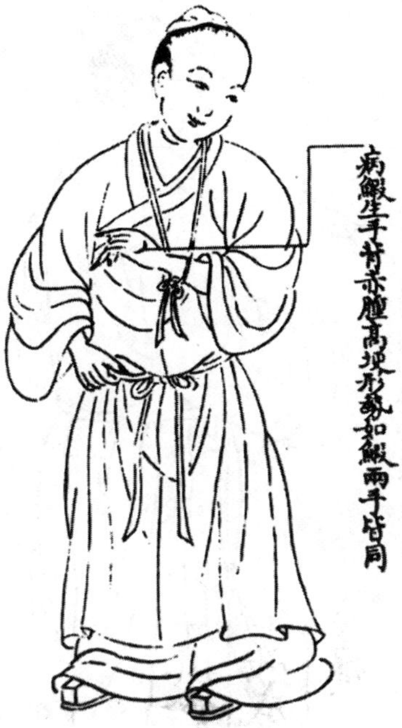
病鰕生手背赤腫高突形勢如鰕兩手皆同

圖266 病鰕圖

黃連消毒飲 見頭部百會疽

蟾酥餠 見蟾酥丸作餠. 見疔瘡門.

巴膏 生肌散 俱見潰瘍門

手丫發

手丫發生手指岐, 濕火凝結本於脾, 初粟漸豆焮熱痛, 內外治法按疔醫.

[註] 此證生於手丫岐骨縫間, 除大指合谷穴, 其餘指了生患, 卽名手丫發. 本於脾經濕火凝結而成. 初起如粟色紅, 漸大如豆, 焮熱疼痛. 潰後疼痛不止者, 俟膿塞脫出, 其痛方止. 內外治法俱按疔證門. [圖 267]

調 疽

調疽大指肺熱生, 如粟如李青紫疼. 六日刺出膿血吉, 黑腐延蔓斷指凶.

[註] 此證生於手大指, 由肺經積熱而成. 初如粟豆, 漸腫如李, 青紫痲木, 痒痛徹心. 六日刺破, 出稠膿鮮血者吉, 出黑血者險. 初服麥靈丹汗之, 次服仙方活命飮, 外敷白錠子. 其餘內外治法, 俱同癰疽腫瘍·潰瘍門. 若黑腐延蔓不痛者, 名斷指, 屬逆. 治法與足部脫疽同. [圖 268]

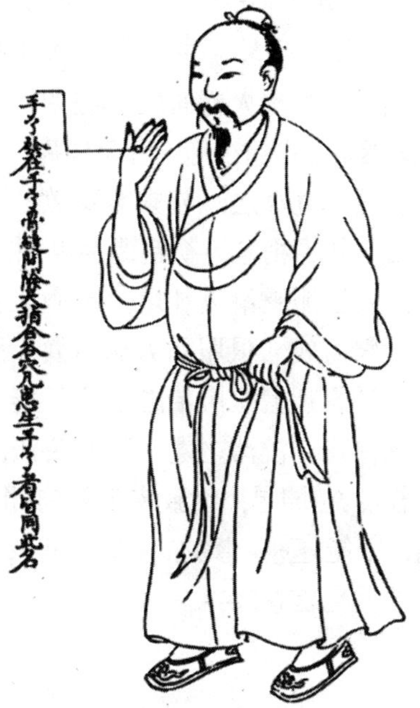
手丫發在手丫骨縫間除大指合谷穴凡患生手丫者皆同此名

圖267 手丫發圖

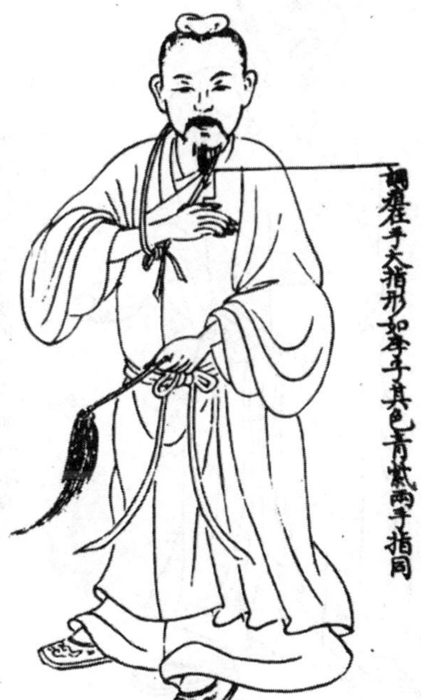
調疽在手大指形如李子其色青紫兩手皆同

圖268 調疽圖

麥靈丹 仙方活命飮 白錠子 俱見腫瘍門

蛇頭疔 天蛇毒

蛇頭疔疱紫硬疼，天蛇毒疼悶腫紅，二證俱兼脾經火，看生何指辨專經.

[註] 此二證俱生於手指頂尖. 夫手指雖各有專經，然俱兼脾經火毒而成. 蛇頭疔自筋骨發出，根深毒重，初起小疱，色紫疼痛，堅硬如釘，初宜服蟾酥丸汗之，外敷雄黃散. 天蛇毒自肌肉發出，其毒稍輕，初起悶腫無頭，色紅，痛如火燎，初宜服蟾酥丸汗之，外敷雄黃牡蠣散. 二證膿勢將成，俱服仙方活命飮，膿熟開之，外貼琥珀膏煨膿生肌治之，虛不能斂者補之. 但手指系皮肉澆薄之處，不宜灸法，亦不宜開早. 若誤灸·開早，以致皮裂努肉翻出，疼痛倍增者，不能速愈，愼之. [圖 269·270] 手指經絡圖歌俱見首卷.

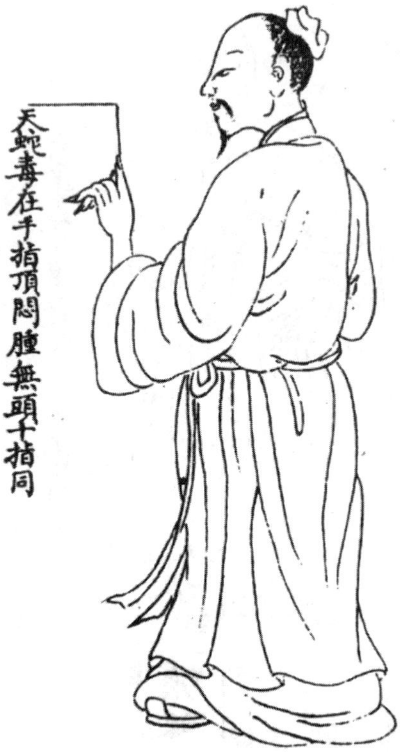
天蛇毒在手指頂悶腫無頭十指同

圖270 天蛇毒圖

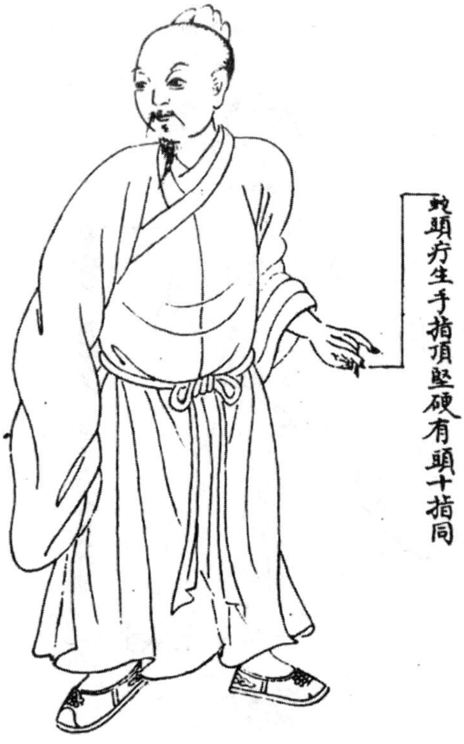
蛇頭疔生手指頂堅硬有頭十指同

圖269 蛇頭疔圖

雄黃散

明雄黃 二錢 輕粉 五分 蟾酥 二分 氷片 一分

共研細末，新汲水調濃，重湯炖溫，敷於患指，用薄紙盖之，日換三·四次.

[方歌] 雄黃散治蛇頭疔，紫痛根堅火毒攻，氷片蟾酥輕粉末，汲水調塗用紙封.

雄黃牡蠣散

牡蠣 煆. 四錢 明雄黃 二錢

另研細，共和一處，再研勻，蜜水調濃，重湯炖溫，塗於患指，能止疼痛，日用五·六次.

[方歌] 雄黃牡蠣天蛇毒，指頭焮紅悶腫疼，二味細研加蜜水，調敷止痛效又靈.

蟾酥丸 見疔瘡門

仙方活命飮 見腫瘍門

琥珀膏 見頭部髮際瘡

蛇眼疔 蛇背疔 蛀節疔 蛇腹疔 泥鰍疽

蛇眼疔在甲旁生，甲後名爲蛇背疔，蛀節疔生中節骨，蛇腹指內魚肚形，泥鰍疽生徧指腫，牽引肘臂熱焮疼．看生何指分經絡，總由臟腑火毒成．

［註］ 此證有五， 如蛇眼疔生於指甲兩旁，形如豆粒色紫，半含半露，硬似鐵釘．蛇背疔生於指甲根後，形如半棗，色赤胖腫．蛀節疔又名蛇節疔，生於中節，繞指俱腫，其色或黃·或紫． 蛇腹疔又名魚肚疔， 生於指中節前面，腫如魚肚，色赤疼痛．泥鰍疽一指通腫，色紫，形如泥鰍，焮熱痛連肘臂．初起俱宜服蟾酥丸汗之，外敷雄黃散，次服仙方活命飲，膿熟開之， 貼琥珀膏煨膿生肌． 虛不能斂者， 補之．但此五證，總不外乎火毒凝結而成．至於屬何經臟，臨證看生何指以辨之．[圖 271~275] 手指經絡，各詳註首卷．

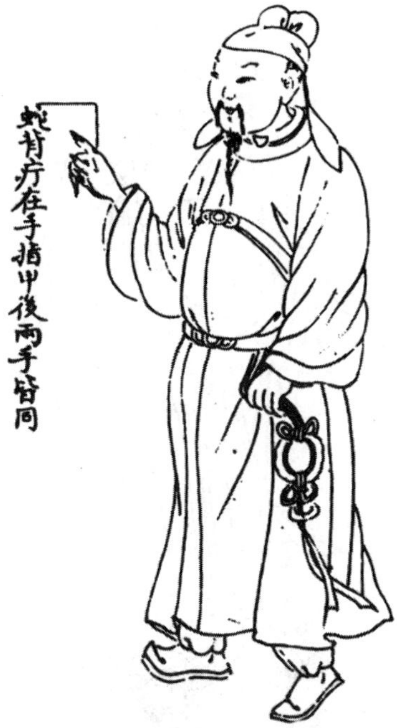
蛇背疔在手指甲後兩手皆同

圖272 蛇背疔圖

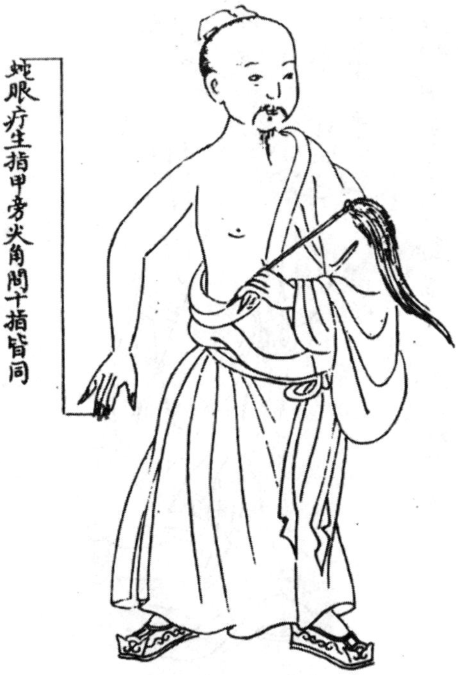

圖271 蛇眼疔圖

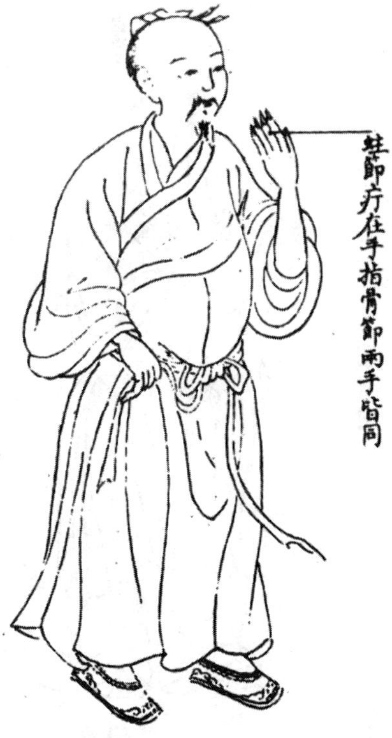
蛀節疔在手指骨節兩手皆同

圖273 蛀節疔圖

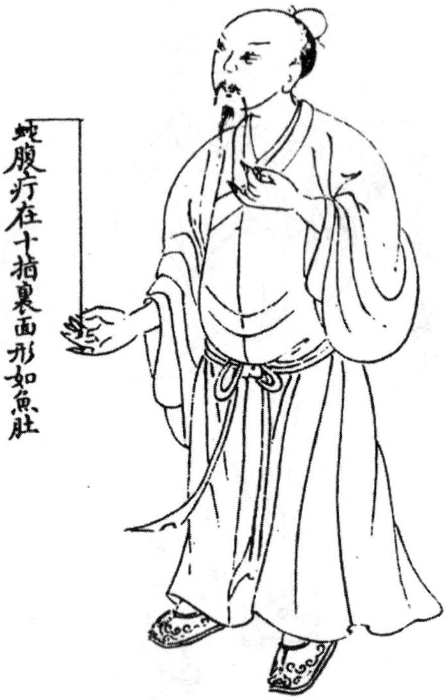
蛇腹疔在十指裏面形如魚肚

圖274 蛇腹疔圖

蟾酥丸 見疔瘡門

雄黃散 見蛇頭瘡

仙方活命飮 見腫瘍門

琥珀膏 見頭部髮際瘡

代 指

代指每生指甲身，先腫焮熱痛應心，輕潰微膿重脫甲，經脈血熱是其因.

[註] 此證生於手指甲身內，由經脈血熱凝結而成. 初起先腫焮熱，疼痛應心，宜用甘草·朴硝各五錢，熬水浸洗卽差. 痛仍不止，三·四日後，指甲背面上微透一點黃白色，此系內膿已成，但無門潰出，急用線鍼在指甲身就膿近處捻一小孔，膿方得出，隨手挖盡餘膿，用黃連膏貼之易愈. 或失治，或過敷凉藥，以致肌肉寒凝，膿毒浸淫好肉，爪甲潰空，必然脫落，用琥珀膏貼之，一兩月卽愈. [圖 276]

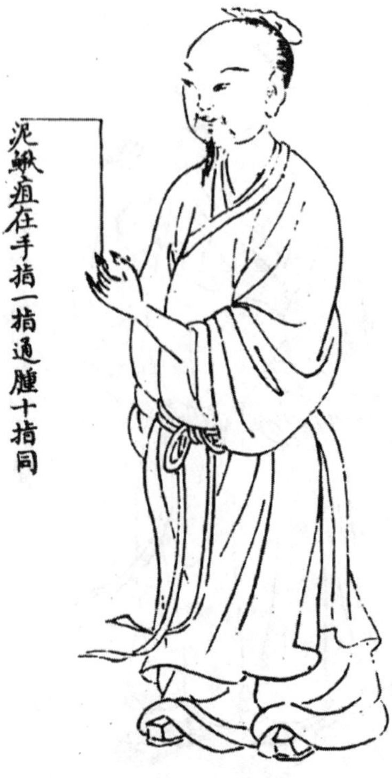
泥鰍疽在手指一指通腫十指同

圖275 泥鰍疽圖

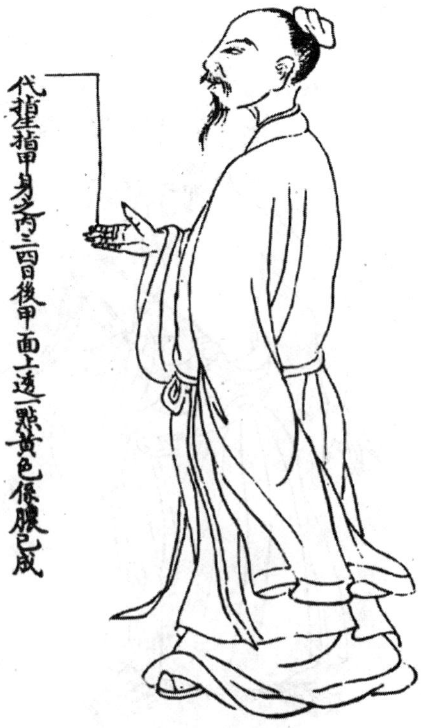

圖276 代指圖

黃連膏 見鼻部鼻瘡

琥珀膏 見頭部髮際瘡

蜣螂蛀

蜣螂蛀由痰氣凝，指節堅腫蟬肚形，初起不疼久方痛，潰久膿清癆病成.

［註］此證多生於體虛人手指骨節，由濕痰·寒氣凝滯而成. 初起不紅不熱不痛，漸次腫堅，形如蟬肚，屈伸艱難，日久方知木痛. 初腫時，宜先服六君子湯，益氣·除濕·化痰. 外以離宮錠薑汁磨敷，或兼陽燧錠於堅痛處灸之自消. 若失於調治，腫處漸漸腐爛，膿如清水，淋瀝不已，腫仍不消. 然在骨節之處，潰久大泄氣血，每成瘡癆之證，宜豫服人參養榮湯補之，外貼蟾酥餅子，陀僧膏盖之. 遇壯年人，如法治之可愈. 若年老及虛羸之人，不能收功. [圖 277]

六君子湯　即香砂六君子湯減去藿香·砂仁. 見腫瘍門

離宮錠 見腫瘍門

陽燧錠 見首卷烙法

人參養榮湯 陀僧膏 俱見潰瘍門

蟾酥餅 見疔瘡門

瘑 瘡

瘑瘡每發指掌中，兩手對生茱萸形，風濕痒痛津汁水，時好時發久生蟲.

［註］此證生於指掌之中，形如茱萸，兩手相對而生. 亦有成攢者，起黃白膿疱，痒痛無時，破津黃汁水，時好時發，極其疲頑，由風濕客於膚腠而成，以潤肌膏擦之. 若日久不愈，其痒倍增，內必生蟲，治以殺蟲爲主，用藜蘆膏擦之甚效. 忌動風·鷄鵝·魚腥等物. [圖 278]

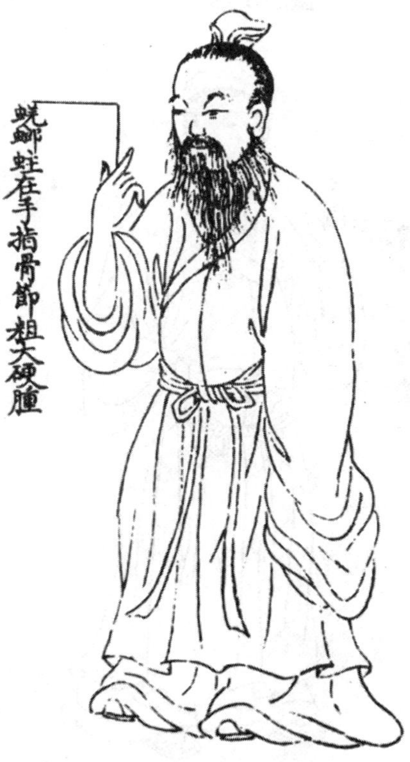
蜣螂蛀在手指骨節粗大硬腫

圖277 蜣螂蛀圖

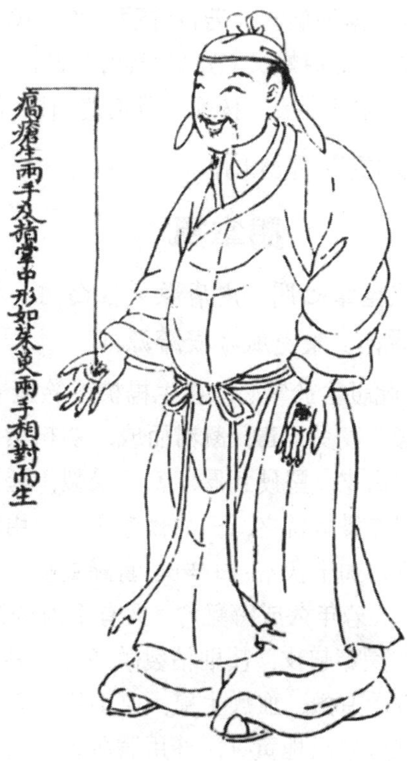
瘑瘡生兩手及指掌中形如茱萸兩手相對而生

圖278 瘑瘡圖

黎蘆膏

藜蘆 苦參 各一兩

猪脂油八兩, 將二味炸枯, 濾去渣. 入松香一兩, 溶化開, 離火, 再加枯礬末·雄黃末各一兩, 攪匀, 候溫塗之, 以痊爲度.

[方歌] 藜蘆膏用苦參良, 脂油煠濾入松香, 再加枯礬雄黃攪, 殺蟲止痒抹瘑瘡.

潤肌膏 見頭部白屑風

狐尿刺

狐尿刺生手足間, 悶腫焮痛紅紫斑, 螳螂精尿流積毒, 誤觸肌膚痛不眠.

[註] 此證『大成』書名狐狸刺, 『外臺』·『總錄』二書名狐尿刺. 由螳螂盛暑交媾, 精汁染於諸物, 乾久有毒, 人手足誤觸之, 則成此患. 初起紅紫斑點, 肌膚乾燥, 悶腫焮痛, 不眠, 十日後腐開, 瘡口日寬. 內宜服黃連解毒湯, 外以蒲公英連根濃煎溫洗, 若得鮮蒲公英, 搗汁塗患處更佳. 盖螳螂又名野狐鼻涕, 此證取名, 盖本於此. 將潰治法, 按癰疽潰瘍門. [圖 279]

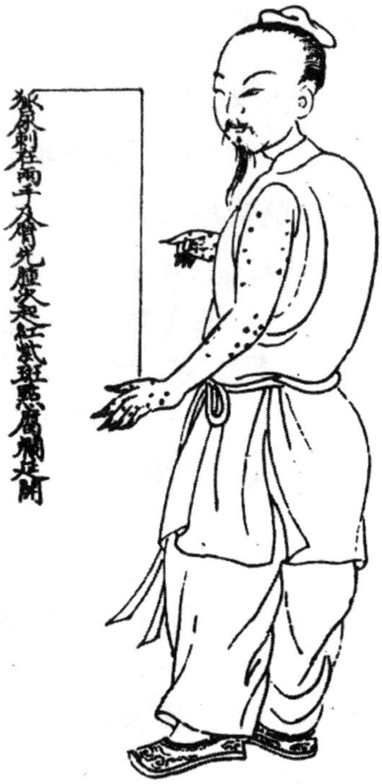

圖279 狐尿刺圖

黃連鮮毒湯 見部黑疔

鵝掌風

鵝掌風生掌心間, 皮膚燥裂紫白斑, 楊梅餘毒血燥熱, 兼受風毒凝滯源.

[註] 此證生於掌心, 由生楊梅, 餘毒未盡, 又兼血燥, 復受風毒, 凝滯而成. 初起紫白斑點, 疊起白皮, 堅硬且厚, 乾枯燥裂, 延及遍手. 外用二礬散洗之, 三油膏擦之, 內用祛風地黃丸料, 加土茯苓·白鮮皮·當歸爲佐, 作丸服之甚效. 若年久成癬難愈. 又有不因楊梅後, 無故掌心燥痒起皮, 甚則枯裂微痛者, 名掌心風. 由脾胃有熱, 血燥生風, 血不能榮養皮膚而成. 宜服祛風地黃丸, 外用潤肌膏, 久久擦之即愈. [圖 280]

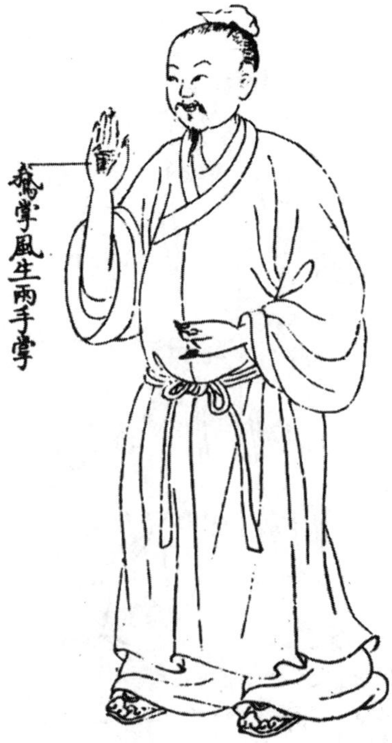

圖280 鵝掌風圖

祛風地黃丸

生地 熟地 各四兩 白蒺藜 川牛膝 酒洗. 各三兩 知母 黃柏 枸杞子 各二兩 菟絲子 酒製 獨活 各一兩

共硏末, 煉蜜和丸, 如梧桐子大. 每服三錢, 黃酒送下, 夏月淡鹽湯下.

[方歌] 祛風地黃除血熱, 鵝掌風生服卽瘥, 知柏蒺藜牛膝菟, 獨杞同硏煉蜜和.

二礬散

白礬 皂礬 各四兩 兒茶 五錢 側柏葉 八兩

水十碗, 煎數滾聽用. 先以桐油搽患處, 再用紙捻桐油浸透, 火點向患處薰片時. 次用前湯, 乘熱貯淨木桶內, 手架桶上, 以布將手連桶口盖嚴, 湯氣薰手勿令泄氣. 待微熱將湯傾入盆內. 蘸洗良久, 一次卽愈. 七日切不可見水.

[方歌] 二礬掌起紫白斑, 礬與兒茶栢葉煎, 先以桐油搽患處, 油捻燃薰後洗痊.

三油膏

牛油 柏油 香油 銀硃 各一兩 官粉 麝香 硏細. 各二錢

將三油共合火化, 入黃蠟一兩, 溶化盡離火. 再入朱·麝·官粉等末, 攪勻成膏. 搽患處, 火烘之, 以油乾滋潤爲度.

[方歌] 三油膏潤鵝掌風, 初斑漸裂燥痒攻, 牛柏香油朱粉麝, 蠟熬擦患火上烘.

潤肌膏 見頭部白屑風

御纂醫宗金鑑 卷六十九

下 部

懸 癰

懸癰毒生會陰穴，初如蓮子漸如桃，三陰虧損濕熱鬱，潰久成漏爲瘡勞.

[註] 此證一名騎馬癰，生於篡間，系前陰之後，後陰之前屛翳穴，卽會陰穴，系任脈經首穴也. 初生如蓮子，微痒多痛，日久焮腫，形如桃李. 由三陰虧損，兼憂思氣結，濕熱壅滯而成. 其色紅作膿欲潰，若破後潰深，久則成漏，以致瀝盡氣血，變爲瘡勞. 初起氣壯實，尙未成膿，小水澁滯者，宜用九龍丹瀉去病根. 稍虛者，仙方活命飮，利去濕熱，如法治之，遇十證可消三四. 如十餘日後，腫勢已成，不能內消，宜服托裏消毒散，或托裏透膿湯自破. 如不破，腫高·光亮·脹痛者，用臥鍼開之，穢膿一出，其腫全消者順. 朝服六味地黃丸，午服十全大補湯，溫補滋陰. 又有過食膏粱厚味，氣實者初服龍膽瀉肝湯，潰服滋陰八物湯. 又有房勞過度，羸弱者，初服八珍湯，潰服十全大補湯，脾虛不食六君子湯. 日久成漏者，國老膏化湯送服琥珀蠟礬丸. 外治法按癰疽潰瘍門. 當戒房勞·怒氣·魚腥發物，愼重調理.

九龍丹

木香 乳香 沒藥 兒茶 血竭 巴豆 不去油

等分爲末，生蜜調成一塊，磁盒收貯. 臨用時旋丸豌豆大，每服九丸，空心熱酒一杯送下. 行四·五次，方食稀粥. 腫甚者，間日再用一服自消.

[方歌] 九龍丹醫懸癰毒，初起氣實膿未成，木香乳沒兒茶竭，巴豆蜜丸酒服靈.

滋陰八物湯

當歸 生地黃 白芍藥 酒炒 川芎 丹皮 花粉 各一錢 澤瀉 五分 甘草節 一錢

水二鍾，燈心五十寸，煎八分，食前服. 大便秘者，加蜜炒大黃一錢.

[方歌] 滋陰八物過膏粱，懸癰已潰服此方，四物丹皮花粉瀉，草節便秘加大黃.

仙方活命飮　琥珀蠟礬丸　托裏消毒散 俱見腫瘍門

托裏透膿湯 見頭部侵腦疽

六味地黃丸 見面部雀斑

十全大補湯　八珍湯　六君子湯 卽香砂六君子湯減去藿香·砂仁. 俱見潰瘍門

龍膽瀉肝湯 見腰部纏腰火丹

國老膏 見背部丹毒發

穿襠發

穿襠毒發會陰前，憂思勞傷濕鬱源，焮痛紅順塌陷逆，腐深漏溺收斂難.

[註] 此證生於會陰穴之前，腎囊之後. 由憂思·勞傷·濕鬱凝結而成. 初起如粟，漸生紅亮焮痛，潰出稠膿者順. 若起如椒子，黑焦陷於皮肉之內，漫腫紫暗，並無焮熱，痛連睾丸及腰背肛門者逆. 此系皮囊空處，凡生毒患，宜速潰根淺. 但遇根深遲潰，腐傷尿管，漏溺不能收斂者至險. 內治按懸癰，外治按癰疽腫瘍·潰瘍門.

跨馬癰

跨馬癰生腎囊旁，重墜肝腎火濕傷，紅腫焮痛宜速潰，初淸托裏勿寒凉.

[註] 此證一名騗馬墜，生於腎囊之旁，大

腿根裏側，股縫夾空中．由肝·腎濕火結滯而成．初如豆粒，漸漸腫如鵞卵，隕墜壅重，色紅焮痛，暴起高腫，速潰稠膿者順．若漫腫平塌，微熱微紅，潰出稀膿者險，多成串皮漏證．此處乃至陰之下，醫治不可過用寒凉．初宜服仙方活命飮消之，次服托裏透膿湯．旣潰之後，內外治法，俱按癰疽潰瘍門．

仙方活命飮 見腫瘍門

托裏透膿湯 見頭部侵腦疽

便毒

便毒生於腿縫間，忍精瘀血怒傷肝，堅硬木痛寒熱作，初汗次下灸之痊．

［註］此證又名血疝，又名便癰，無論男女，皆可以生．發於少腹之下，腿根之上摺紋縫中，經屬肝·腎．由强力房勞，忍精不泄，或慾念不遂，以致精搏血留，聚於中途，壅遏而成．或爲暴怒傷肝，氣滯血凝而發．初如杏核，漸如鵞卵，堅硬木痛，微熱不紅，令人寒熱往來，宜荊防敗毒散汗之．若煩躁作渴，氣鬱者宜山甲內消散以消解之，若過於堅硬大痛者，宜紅花散瘀湯舒通之．前藥用之不應者，宜九龍丹攻之，若無痛無熱，則不可攻下，宜陽燧錠日灸五·七壯，以或軟·或消·或潰爲止．膿勢將成不可强消，宜黃芪內托散托之．甚虛者，托裏透膿湯．旣潰宜八珍湯·十全大補湯·補中益氣湯，因證用之．外用五色靈藥撒之，化腐煨膿．兼琥珀膏·萬應膏貼之，生肌斂口．斯證潰後，卽名魚口．因生於摺紋縫中，其瘡口潰大，身立則口必合，身屈則口必張，形如魚口開合之狀，故有魚口之名．但此毒系忍精不泄，怒氣傷肝而成．至於生楊梅而兼有便毒者，另詳註於楊梅門．

紅花散瘀湯

紅花 當歸尾 皂刺 各一錢 生軍 三錢 連翹 去心 蘇木 穿山甲 炙研 石決明 殭蠶 炒 乳香 貝母 去心，研．各一錢 黑牽牛 二錢

酒·水各一鍾，煎八分，空心服．行五·六次，方食稀粥補之．

［方歌］紅花散瘀消堅硬，便毒初起腫痛添，歸刺軍翹蘇木甲，石決殭蠶乳貝牽．

黃芪內托散

黃芪 二錢 白朮 土炒．一錢 當歸 川芎 各二錢 金銀花 皂刺 天花粉 各一錢 澤瀉 甘草 炙．各五分

水二鍾，煎八分，食前服．

［方歌］黃芪內托醫便毒，腫盛不消托潰良，白朮歸芎銀皂刺，天花瀉草力同勛．

荊防敗毒散 見項部腦疽

山甲內消散 見腹部中脘疽

九龍丹 見前懸癰

陽燧錠 見首卷烙法

托裏透膿湯 見頭部侵腦疽

八珍湯 十全大補湯 補中益氣湯 五色靈藥 萬應膏 俱見潰瘍門

琥珀膏 見頭部髮際瘡

疳瘡

疳瘡統名有三原，慾火未遂溲淋難，房朮塗藥瘤痒紫，光亮赤腫梅毒愆．

［註］此證統名疳瘡，又名妬精瘡．生於前陰．經云，前陰者宗筋之所，主督經脈絡，循陰器合簒間．又云，腎開竅於二陰．是瘡生於此，屬肝·督·腎三經也．其名異而形殊，生於馬口之下者，名下疳．生莖之上者，名蛀疳．莖上生瘡，外皮腫脹包裹者，名袖口疳．疳久而遍潰者，名蠟燭疳．痛引睾丸，陰囊腫墜者，名雞膯疳．痛而多痒，潰而不深，形如剝皮爛杏者，名瘙疳．生馬口旁，有孔如棕眼，眼內作痒，捻之有微膿出者，名鏇根疳．生楊梅時，或誤用薰·搽等藥以致腐爛如臼者，名楊梅疳．

又有生楊梅時, 服輕粉·水銀打成劫藥, 以致便溺, 尿管內刺痛者, 名楊梅內疳. 諸疳原由有三, 一由男子慾念萌動, 淫火猖狂, 未經發泄, 以致敗精濁血, 留滯中途結而爲腫. 初起必先淋漓溲溺澁痛, 次流黃濁敗精, 陽物漸損, 甚則腫痛腐爛, 治當疎利肝·腎邪火, 以八正散·淸肝導滯湯主之. 一由房朮熱藥, 塗抹玉莖, 洗擦陰器, 傲倖不衰, 久頓不泄, 以致火鬱結腫, 初起陽物痒痛堅硬, 漸生疙瘩, 色紫腐爛, 血水淋漓, 不時興擧, 治當泄火解毒, 以黃連解毒湯·蘆薈丸主之. 一由娼家婦人陰器, 瘀精濁氣未淨, 輒與交媾, 以致淫精傳染梅毒, 初起皮腫紅亮, 甚如水晶, 破流腥水, 痲痒時發, 腫痛日增, 治當解毒, 以龍膽瀉肝湯主之, 次服二子消毒散, 外通用大豆甘草湯洗之. 紅腫熱痛, 以鯉魚膽汁敷之. 損破腐爛, 以鳳衣散·旱螺散·珍珠散·銀粉散·回春脫疳散, 因證敷之. 惟楊梅疳與楊梅內疳二證, 多服五寶散甚效.

八正散

萹蓄 生軍 各一錢 滑石 二錢 瞿麥 甘草 生 車前子 梔子 木通 各一錢

水二鍾, 煎八分, 食前服.

[方歌] 八正散淸積火盛, 小水作淋結腫疼, 萹蓄軍滑瞿麥草, 車前梔子木通靈.

淸肝導滯湯

萹蓄 四錢 滑石 二錢 甘草 生. 一錢 大黃 便秘者用. 二錢 瞿麥 三錢

水二鍾, 燈心五十寸, 煎八分, 空心服.

[方歌] 淸肝導滯淸肝熱, 玉莖腫疼小水澁, 萹蓄滑石草大黃, 燈心瞿麥服通徹.

二子消毒散

土茯苓 八兩 猪脂 切碎. 二兩 杏仁 炒, 去皮·尖 殭蠶 炒 蟬蛻 各七個 牛膝 荊芥 防風 皂角子 七個 金銀花 四錢 肥皂子 七個 猪牙皂角 一條

水八碗, 煎三碗, 作三次服. 如結毒服三七日自愈.

袖口疳, 加黃柏一錢, 肥皂子倍之. 楊梅疳, 加薏苡仁·皂刺各一錢, 側栢葉·綠豆·糯米各三錢. 楊梅內疳, 加海金沙·五加皮·白丑各一錢五分.

[方歌] 二子消毒梅毒疳, 土苓猪脂杏殭蠶, 蟬膝荊防皂角子, 銀花肥皂猪牙煎.

大豆甘草湯

黑豆 一合 甘草 生. 一兩 赤皮葱 三莖 槐條 六十寸

水煎濃, 澄湯候溫, 日洗二次.

[方歌] 大豆甘草湯神方, 諸般疳證洗之良, 止痒消疼能解毒, 赤葱槐條共熬湯.

鳳衣散

鳳凰衣 鷄抱卵殼. 一錢 輕粉 四分 氷片 二分 黃丹 一錢

共硏細末, 鴨蛋淸調敷, 或乾撒亦可.

[方歌] 鳳衣散能敷潰疳, 輕粉氷片共黃丹, 化腐生肌兼止痒, 鴨蛋淸調痛卽安.

旱螺散

白田螺殼 煆. 三錢 輕粉 一錢 氷片 麝香 各三分

共硏細末, 香油調敷.

[方歌] 旱螺散用易生肌, 潰疳痒痛俱可醫, 煆螺殼與輕氷麝, 香油調敷去腐宜.

珍珠散

珍珠 黃連 末 黃柏 末 定粉 輕粉 象牙 末 五倍子 炒 兒茶 沒藥 乳香 各等分

共硏極細末, 先以米泔水洗患處, 再撒此藥甚效.

[方歌] 珍珠散治下疳瘡, 淸熱除瘀脫腐强, 連柏兒茶輕定粉, 五倍象牙沒乳香.

銀粉散

上好錫六錢火化開, 入硃砂末二錢, 攪炒砂枯, 去砂留錫. 再化開, 投水銀一兩和勻, 傾出聽用. 定粉一兩研極細, 鋪綿紙上, 捲成一條, 一頭點火, 煨至紙盡爲度. 吹去紙灰, 用粉同前錫汞, 再加輕粉一兩, 共合一處, 研成極細末. 先以甘草湯淋洗患處, 拭乾隨撒. 此藥能生肌·止痛·收斂·甚效.

[方歌] 銀粉散醫疳腐蝕, 莖損梅毒爛皆施, 錫炒硃砂水銀入, 定輕二粉對研之.

回春脫疳散

黑鉛五錢火化開, 投水銀二錢五分, 研不見星爲度. 再加寒水石三錢五分, 輕粉二錢五分, 硼砂一錢, 共研細末. 先以葱·艾·花椒煎湯洗患處, 再撒此藥.

[方歌] 回春散先化黑鉛, 次下水銀要細研, 寒水硼砂輕粉入, 下疳蝕爛撒之痊.

五寶散

石鍾乳 如乳頭下垂, 敲破易碎似蜻蜓翅者方眞. 四錢 硃砂 一錢 珍珠 豆腐內煮半炷香時取出. 二錢 氷片 一錢 琥珀 二錢

各研極細, 和一處再研數百轉, 磁罐密收. 用藥二錢, 加飛羅麵八錢, 再研和勻. 每用土茯苓一斤, 水八碗, 煎至五碗, 濾去渣, 作五次, 每次加五寶散一分和勻. 量病上下服, 日用十次. 如鼻子腐爛, 每日土茯苓內加辛夷三錢煎服, 引藥上行. 忌食海腥·牛·羊·鵞肉·火酒·煎炒, 房事等件.

[方歌] 五寶散硃鍾乳珍, 氷珀飛羅麵細勻, 楊梅疳瘡結毒證, 土苓湯調服最神.

黃連解毒湯 見耳部黑疔

蘆薈丸 見齒部牙衄

龍膽瀉肝湯 見腰部纏腰火丹

陰虱瘡

陰虱瘡蟲毛際內, 肝腎濁熱不潔生, 瘙痒抓紅含紫點, 若還梅毒蠟皮形.

[註] 此瘡一名八脚蟲, 生於前陰毛際內, 由肝·腎氣濁生熱, 兼淫慾失洗不潔摶滯而成. 瘙痒難忍, 抓破色紅, 中含紫點. 內宜服蘆柏地黃丸, 外用鈹挑破去虱, 隨擦銀杏無憂散易愈. 若毛際內如豆如餅, 發痒結如蠟皮者, 楊梅毒也, 即按楊梅毒治之.

銀杏無憂散

水銀 鉛製 輕粉 杏仁 去皮·尖, 搗膏 蘆薈 雄黃 狼毒 各一錢 麝香 一分

除水銀·杏仁膏, 共研, 篩細, 再入銀杏同研勻. 先以石菖蒲煎湯洗之, 用鈹挑破去虱, 隨用津唾調擦, 使藥氣入內, 愈不復發, 切忌牛犬鱉肉.

[方歌] 銀杏無憂散止痒, 熱滯毛際陰虱瘡, 鉛製水銀輕粉杏, 蘆薈雄黃狼麝香.

蘆柏地黃丸 即六味地黃丸加蘆薈五錢, 蜜炒黃柏一兩. 見面部雀斑.

腎囊癰

腎囊紅腫發爲癰, 寒熱口乾焮痛疼, 肝腎濕熱流注此, 失治潰深露睾凶.

[註] 此證生於腎囊, 紅腫, 焮熱疼痛, 身發寒熱, 口乾飮冷, 由肝·腎濕熱下注腎囊而成. 初起宜服荊防敗毒散汗之, 外用葱·鹽熬湯燙之. 寒熱已退, 宜服淸肝滲濕湯消解之. 不應者, 膿勢將成也, 急服滋陰內托散. 若氣怯食少者, 宜服托裏透膿湯, 外用二味拔毒散圈敷腫根. 膿脹痛者, 用卧鈹鈹之, 出稠膿者順, 出腥水者險, 宜服托裏排膿湯, 外用琥珀膏貼之. 俟腫消·膿少·痛減時, 用生肌散·生肌玉紅膏以生肌斂口. 此癰本於肝·腎發出, 以滋陰培補氣血爲要. 生肌斂口時, 朝服六味地黃

湯，暮服人參養榮湯，滋補之甚效．此證若失治，潰深露睾丸者險，然不可棄而不治，宜杉木灰托之，蘇子葉包之，患者仰臥，靜以養之，或可取效．

淸肝滲濕湯

黃芩 梔子 生，研 當歸 生地 白芍藥 酒炒 川芎 柴胡 花粉 龍膽草 酒炒．各一錢 甘草 生 澤瀉 木通 各五分

水二鍾，燈心五十寸，煎八分，食前服．

［方歌］淸肝滲濕消囊癰，小水淋漓腫痛攻，芩梔四物柴花粉，膽草燈甘瀉木通．

滋陰內托散

當歸 熟地 白芍藥 酒炒 川芎 各一錢五分 穿山甲 炙，研 澤瀉 皂刺 各五分 黃芪 一錢五分

水二鍾，煎八分，食前服．

［方歌］滋陰內托將潰劑，囊癰欲膿托最宜，四物穿山瀉皂刺，食前煎服入黃芪．

荊防敗毒散 見項部腦疽

托裏透膿湯 見頭部侵腦疽

二味拔毒散 見腫瘍門

托裏排膿湯 見項部魚尾毒

琥珀膏 見頭部髮際瘡

生肌散 生肌玉紅膏 人參養榮湯 俱見潰瘍門

六味地黃湯 即六味地黃丸改作煎劑．見面部作伴

腎囊風

腎囊風發屬肝經，證由風濕外襲成，麻痒搔破流脂水，甚起疙瘩火燎疼．

［註］此證一名繡毬風，系腎囊作痒，由肝經濕熱，風邪外襲皮裏而成．初起乾燥痒極，喜浴熱湯，甚起疙瘩，形如赤粟，麻痒，搔破浸滛脂水，皮熱痛如火燎者，此屬裏熱，俱宜龍膽瀉肝湯服之，外用蛇床子湯薰洗之，洗後，擦狼毒膏甚效．

蛇床子湯

威靈仙 蛇床子 當歸尾 各五錢 縮砂殼 三錢 土大黃 苦參 各五錢 老葱頭 七個

水五碗，煎數滾，傾入盆內，先薰，候溫浸洗．

［方歌］蛇床子湯洗囊風，止痒消風除濕靈，威靈歸尾縮砂殼，土大黃與苦參葱．

狼毒膏

狼毒 川椒 硫黃 檳榔 文蛤 蛇床子 大風子 枯白礬 各三錢

共研細末，用香油一茶鍾煎滾，下公猪膽汁一枚，和勻調前藥擦患處．

［方歌］狼毒膏擦繡毬風，濕痒浸滛火燎疼，椒硫檳蛤床風子，枯礬猪膽油調成．

龍膽瀉肝湯 見腰部纏腰火丹

婦人陰瘡

婦人陰瘡係總名，各有形證各屬經．陰挺如蛇脾虛弱，陰腫勞傷血分成，陰蝕胃虛積鬱致，陰脫憂思太過生，陰𤸷氣血雙虛損，隨證施治諸證平．

［註］此證俱生於陰器．如陰中挺出一條如蛇形者，名爲陰挺，由脾經虛弱，或産後遇怒受風所致．初宜服逍遙散加荊芥·防風，次宜朝服補中益氣湯倍用升麻，晚服龍膽瀉肝湯．外以蛇床子煎湯薰洗之．如陰戶忽然腫而作痛者，名爲陰腫，又名蚌疽，由勞傷血分所致．宜四物湯加丹皮·澤瀉·花粉·柴胡服之，或服秦艽湯．外用艾葉一兩，防風六錢，大戟五錢，煎湯薰洗．如陰器外生疙瘩，內生小蟲作痒者，名爲陰蝕，又名䘌瘡，由胃虛積鬱所致．宜四物湯加石菖蒲·龍膽草·黃連·木通服之．若寒熱與虛勞相似者，蟲入臟腑也，宜逍遙散呑送蘆薈丸，早晚各一服，外以溻痒湯薰洗，次以銀杏散塞入陰中，殺蟲止痒．如陰戶開而不閉，

痒痛出水者, 名爲陰脫, 由憂思太過所致. 宜逍遙散或歸脾湯俱加柴胡·梔子·白芍·丹皮服之. 由産後得者, 補中益氣湯加五味子·醋炒白芍服之, 外俱用荊芥·枳殼·訶子·文蛤, 大劑煎湯薰洗. 如子宮脫出, 名爲陰癩, 俗名癩葫蘆, 由氣血俱虛所致. 宜補中益氣湯去柴胡, 倍用升麻加益母草服之, 外以草蓖子肉, 搗爛貼頂心, 再用枳殼半斤煎湯薰洗. 由思慾不遂, 肝氣鬱結而成者, 必先於小便似有堵塞之意, 因而努力, 久之隨努而下. 令穩婆扶正葫蘆, 令患婦仰臥, 以枕墊腰, 吹嚏藥收之. 收入卽緊閉陰器, 隨以布帛將腿縛定, 內仍服補中益氣湯自愈.

秦艽湯

秦艽 六錢 石菖蒲 當歸 各三錢

葱白五個, 水二鍾, 煎一鍾, 食前服.

[方歌] 秦艽湯治蚌疽生, 腫痛能除效可徵, 石菖蒲與當歸片, 食前葱白水煎成.

溻痒湯

苦參 狼毒 蛇床子 當歸尾 威靈仙 各五錢 鶴虱草 一兩

用河水十碗, 煎數滾, 濾去渣, 貯盆內, 乘熱先薰, 待溫投公猪膽汁二·三枚, 和勻洗之甚效.

[方歌] 溻痒殺蟲療陰蝕, 熬湯薰洗不宜遲, 苦參狼毒床歸尾, 猪膽威靈鶴虱施.

銀杏散

輕粉 雄黃 水銀 鉛製 杏仁 生用. 各一錢

右各研, 共和一處再勻, 每用五分, 棗肉一枚和丸, 用絲綿包裹, 線扎緊, 將藥入陰內, 留線頭在外, 如小解時, 將藥取出, 解完復入內. 一日一換, 四·五箇自愈.

[方歌] 銀杏散醫熱下侵, 輕粉雄黃製水銀, 杏仁棗肉綿包裹, 陰痒生瘡用有神.

逍遙散 見背部上塔手

歸脾湯 見乳部乳中結核

補中益氣湯 見潰瘍門

龍膽瀉肝湯 見腰部纏腰火丹

四物湯 見耳部耳痔

蘆薈丸 見齒部牙衄

臀 部

鸛口疽

鸛口疽生尻尾尖, 經屬督脈濕痰源, 腫如魚肫潰鸛嘴, 少壯易愈老難痊.

[註] 此證一名銳疽, 生於尻尾骨尖處. 初腫形如魚肫, 色赤堅痛, 潰破口若鸛嘴, 屬督脈經, 由濕痰流結所致. 朝寒暮熱, 夜重日輕, 潰出稀膿爲不足. 或流稠膿鮮血爲有餘. 少壯可愈, 老弱難斂, 易於成漏. 初起宜滋陰除濕湯以和之. 已成不得內消者, 用和氣養榮湯以托之. 氣血虛弱, 潰而斂遲者, 滋腎保元湯以補之. 若失治久而不斂者, 宜服先天大造丸, 兼服琥珀蠟礬丸, 久久收斂. 外治法按癰疽腫瘍·潰瘍門. [圖 281]

滋陰除濕湯

當歸 熟地 川芎 白芍 酒炒. 各一錢 陳皮 柴胡 知母 貝母 去心, 研 黃芩 各八分 澤瀉 地骨皮 甘草 生. 各五分

水二鍾, 薑三片, 煎八分, 食前服.

[方歌] 滋陰除濕鸛口疽, 退熱消痰初起宜, 四物陳柴知母草, 澤瀉黃芩地骨皮.

和氣養榮湯

人參 白朮 土炒 白茯苓 丹皮 陳皮 熟地 當歸 黃芪 各一錢 沈香 甘草 炙. 各五分

水二鍾, 煎八分, 食前服.

[方歌] 和氣養榮托銳疽, 將膿煎服潰更宜, 四君丹皮陳熟地, 當歸沈香共黃芪.

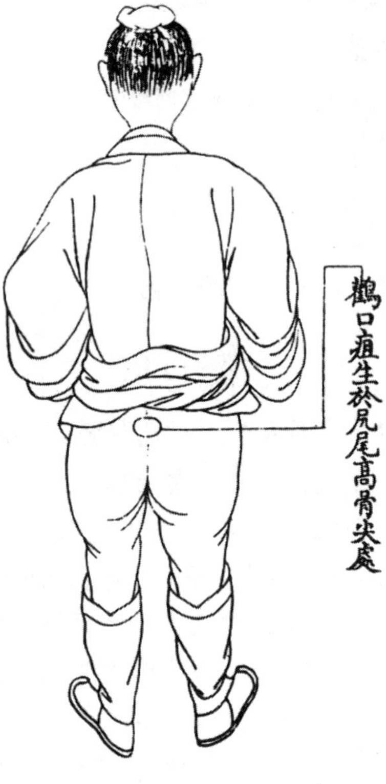

圖281 鸛口疽圖

滋腎保元湯

人參 白朮 土炒 白茯苓 當歸身 熟地 黃芪 山萸肉 丹皮 杜仲 各一錢 肉桂 附子 製 甘草 炙. 各五分

水二鍾, 薑三片·紅棗肉二枚·建蓮子七個去心, 煎八分, 食前服.

[方歌] 滋腎保元潰後虛, 斂遲膿清水淋漓, 十全大補除芎芍, 山楂附子牡丹皮.

先天大造丸

人參 白朮 土炒 當歸身 白茯苓 菟絲子 枸杞 黃精 牛膝 各二兩 補骨脂 炒 骨碎補 去毛, 微炒 巴戟肉 遠志 去心. 各一兩 廣木香 青鹽 各五錢 丁香 以上共研末. 三錢 熟地 酒煮, 搗膏. 四兩 仙茅 浸去赤汁, 蒸熟, 去皮, 搗膏. 何首烏 去皮, 黑豆同煮, 去豆, 搗膏. 膠棗肉 搗膏. 各二兩 肉蓯蓉 去鱗并內膜, 酒浸搗膏. 紫河車 白酒煮爛搗膏. 一具. 以上六膏共入前藥末內.

右爲細末, 搗膏共合一處, 再加煉過白蜂蜜爲丸, 如梧桐子大. 每服七十丸, 空心溫酒送下.

[方歌] 先天大造補氣血, 專治癰疽潰後虛, 膿水清稀難收斂, 參朮歸苓地首烏. 補骨青鹽骨碎補, 枸杞黃精遠菟絲, 巴戟仙茅丁木棗, 河車牛膝蓯蓉俱.

琥珀蠟礬丸 見腫瘍門

坐馬癰

坐馬癰屬督脈經, 尻尾略上濕熱凝, 高腫速潰稠膿順, 漫腫潰遲紫水凶.

[註] 此證生於尻尾骨略上, 屬督脈經, 由濕熱凝結而成. 高腫潰速膿稠者順. 若漫腫潰遲出紫水者險. 虛人患此, 易於成漏. 初宜艾壯隔蒜片灸之, 以宣通結滯, 令其易潰易斂, 內服之藥, 與鸛口疽同. 潰後內外俱按癰疽潰瘍門. [圖 282]

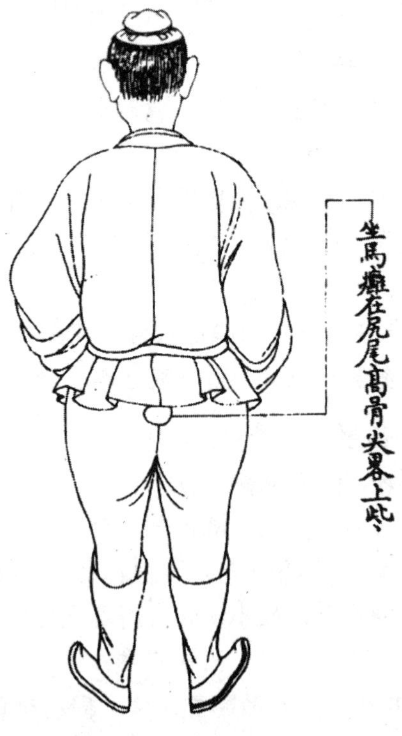

圖282 坐馬癰圖

隔蒜灸法 見首卷灸法

臀癰

臀癰證屬膀胱經，堅硬悶腫濕熱凝，肉厚之處遲潰斂，最宜紅活高腫疼.

[註] 此證屬膀胱經濕熱凝結而成. 生於臀肉厚處，腫·潰·斂俱遲慢. 初宜隔蒜片艾灸，服仙方活命飮消之. 不應者，卽服透膿散，膿熟鍼之. 潰後，內外治法俱按癰疽潰瘍門. [圖 283]

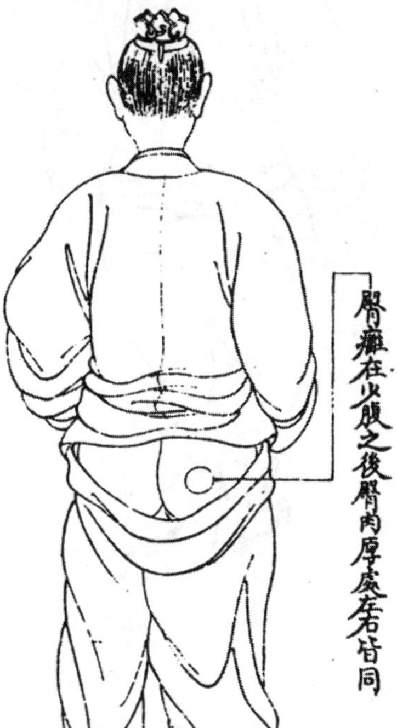

圖283 臀癰圖

隔蒜灸法 見首卷灸法

仙方活命飮 透膿散 俱見腫瘍門

上馬癰 下馬癰

上馬癰與下馬癰，上左下右摺紋生，膀胱濕熱憂憤起，黑陷屬重高腫輕.

[註] 此證生於臀肉之下摺紋中，屬膀胱經濕熱又兼七情不和，憂憤凝滯而成. 初起如粟，黃膿小皰，漸生焮痛，寒熱往來，高腫紅亮爲輕，平陷黑硬爲重. 初服荊防敗毒散以退寒熱，次服內托羌活湯. 膿勢將成，服托裏透膿湯. 其餘內外治法，俱按癰疽潰瘍門. [圖 284]

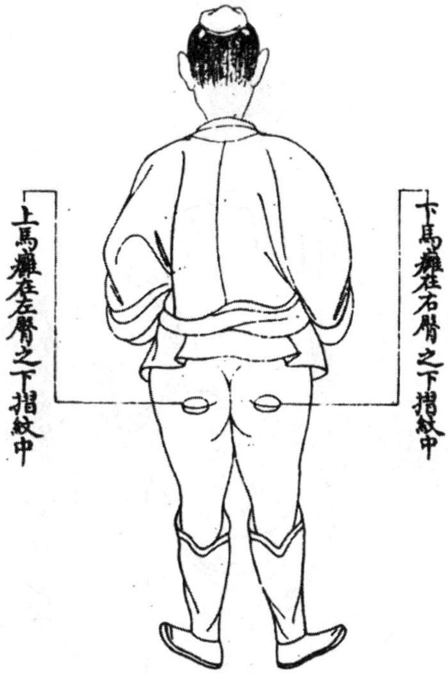

圖284 上馬癰·下馬癰圖

內托羌活湯

羌活 黃柏 酒炒. 各二錢 黃芪 一錢五分 當歸尾 陳皮 藁本 連翹 蒼朮 炒 甘草 炙 防風 各一錢 肉桂 三分

水一鍾，酒半鍾，煎八分，食前服.

[方歌] 內托羌活宜堅硬，燥濕能托臀下癰，歸黃陳柏同甘草，藁本連翹蒼桂風.

荊防敗毒散 見項部腦疽

托裏透膿湯 見頭部侵腦疽

涌泉疽

涌泉疽生尻骨前，形如伏鼠腫痛堅，督脈濕熱潰破險，少壯易愈老弱難.

[註] 此證生尻骨之前長强穴，屬督脈經首穴，由濕熱凝結而成. 初腫堅硬疼痛，狀如伏鼠，十日可刺. 得白膿者順，潰遲靑膿者險，

紫黑水者逆. 內治法同鸛口疽, 外治潰後, 按癰疽潰瘍門. 少壯者得此易愈, 老年氣衰弱者, 多成冷漏難痊. [圖 285]

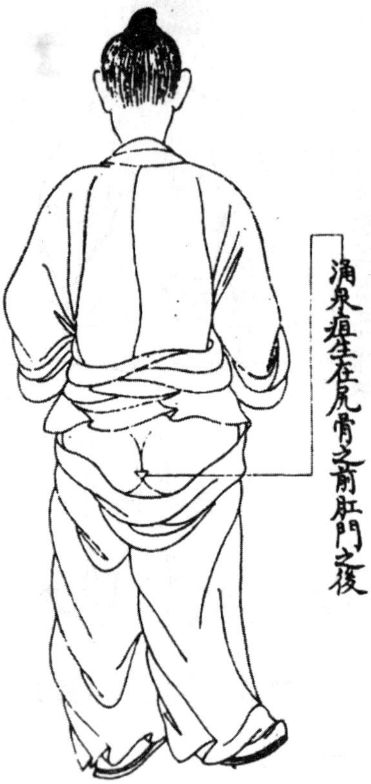

圖285 涌泉疽圖

臟毒

臟毒毒注在肛門, 內外虛實各有因, 醇酒厚味兼辛苦, 外屬陽分內屬陰.

[註] 此證有內外·陰陽之別, 發於外者, 由醇酒厚味, 勤勞辛苦, 蘊注於肛門, 兩旁腫突, 形如桃李, 大便秘結, 小水短赤, 甚者肛門重墜緊閉, 下氣不通, 刺痛如錐, 脈數有力, 多實多熱, 屬陽易治, 宜服一煎散, 通利二便, 菩提露搽之. 腫痛仍前, 不全退者, 膿將成也, 宜服托裏透膿湯. 膿脹痛鍼之. 膿出之後, 治同潰瘍門. 發於內者, 兼陰虛濕熱, 下注肛門, 內結壅腫, 刺痛如錐, 大便虛閉, 小水淋漓, 寒熱往來, 遇夜尤甚, 脈數微細, 爲虛爲濕, 屬陰難治, 宜服五灰散, 膿毒自然潰出. 膿生遲者, 服十全大補湯托之, 潰後按潰瘍門. [圖 286]

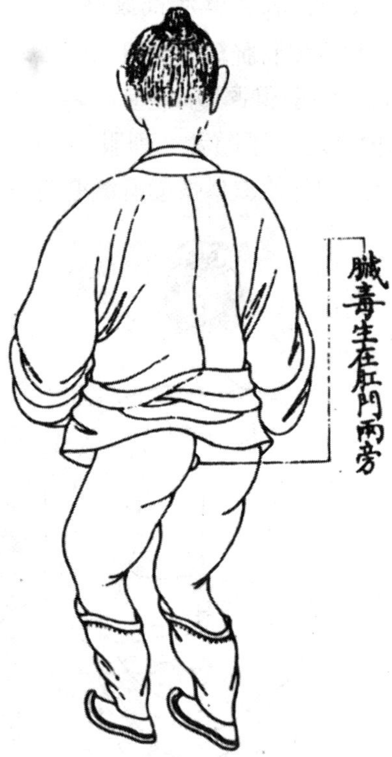

圖286 臟毒圖

一煎散

當歸尾 穿山甲 炙, 研 甘草 生 桃仁泥 皂角刺 各二錢 川黃連 一錢五分 枳殼 麩炒 檳榔 天花粉 烏藥 赤芍 生地 白芷 各一錢 元明粉 大黃 各三錢 紅花 五分

水二鍾, 浸一宿, 次早煎一滾, 空心服, 俟行三·四次, 以稀粥補之.

[方歌] 一煎散消臟毒方, 歸甲甘連桃枳榔, 天花皂刺紅烏藥, 芍地元明芷大黃.

菩提露

熊膽 三分 冰片 一分

涼水十茶匙, 調化開, 搽於患處甚效.

[方歌] 菩提露消積熱痛, 臟毒堅疼焮腫增, 水調熊膽加冰片, 搽於患處毒漸輕.

五灰散

血管鵞毛 血餘 蜈蚣 穿山甲 生鹿角 各燒存性

各等分硏細，共合勻. 每服五錢，空心溫黃酒調下.

[方歌] 五灰散用鵞管毛，血餘蜈甲鹿角燒，臟毒腫痛肛門內，每服五錢黃酒調.

托裏透膿湯 見頭部侵腦疽

十全大補湯 見潰瘍門

痔 瘡

痔瘡形名亦多般，不外風濕燥熱源，肛門內外俱可發，潰久成漏最難痊.

[註] 此證系肛門生瘡，有生於肛門內者，有生於肛門外者. 初起成瘟，不破者爲痔，易治. 破潰而出膿血，黃水浸淫，淋瀝久不止者爲漏，難痊. 斯證名因形起，其名雖有二十四種，總不外乎醉飽入房，筋脈橫解，精氣脫泄，熱毒乘虛下注. 或憂思太過，蘊積熱毒，憤鬱之氣，致生風·濕·燥·熱，四氣相合而成. 如結腫脹悶成塊者，濕盛也. 結腫痛如火燎，二便閉者，大腸·小腸熱盛也. 結腫多痒者，風盛也. 肛門圍逩，折紋破裂，便結者，火燥也. 初俱服止痛如神湯消解之，外俱用菩提露或田螺水點之. 若堅硬者，以五倍子散，唾津調塗之，兼用朴硝·葱頭煎湯洗之. 頂大蒂小者，用藥線勒於痔根，每日緊線，其痔枯落，隨以月白珍珠散撒之收口. 亦有頂小蒂大者，用枯痔散枯之. 內痔不出者，用喚痔散塡入肛門，其痔卽出. 隨以朴硝·葱頭煎湯洗之. 又有因勤苦勞役，負重遠行，以致氣血交錯而生痔者，俱用止痛如神湯加減服之. 又有血箭痔，生肛門或裏或外，堵塞墜腫，每逢大便用力，則鮮血急流如箭. 不論糞前糞後，由腸胃風熱，而兼暴怒成之. 初服生熟三黃丸，若唇白，面色痿黃，四肢無力，屬氣血兩虛，宜十全大補湯倍川芎·參·芪服之，外用自己小便洗之，童便熱洗亦可，其血自止. 亦有腸風下血，點滴而出糞前者，宜防風秦艽湯. 糞後出血者，爲酒毒，宜服苦參地黃丸. 效後必多服臟連丸二·三料除根. 又有産後用力太過而生痔者，宜補中益氣湯，加桃仁·紅花·蘇木服之. 又有久瀉·久痢而生痔者，宜補中益氣湯加槐花·皂莢子煆末服之. 如痔已通腸，汚從漏孔出者，用胡連追毒丸酒服之. 服後膿水反多者，藥力到也，勿以爲懼. 如漏有管者，用黃連閉管丸服之，可代鍼刀藥線之力，凡痔未破已破及成漏者，俱用却毒湯燙洗，或用喇叭花煎湯，喇叭花卽土地黃苗. 日洗二次. 兼戒房勞·河豚·海腥·辛·辣·椒·酒等物. 有久患痔而後欬嗽者，取效甚難. 久病欬嗽而後生痔者，多致不救. [圖 287]

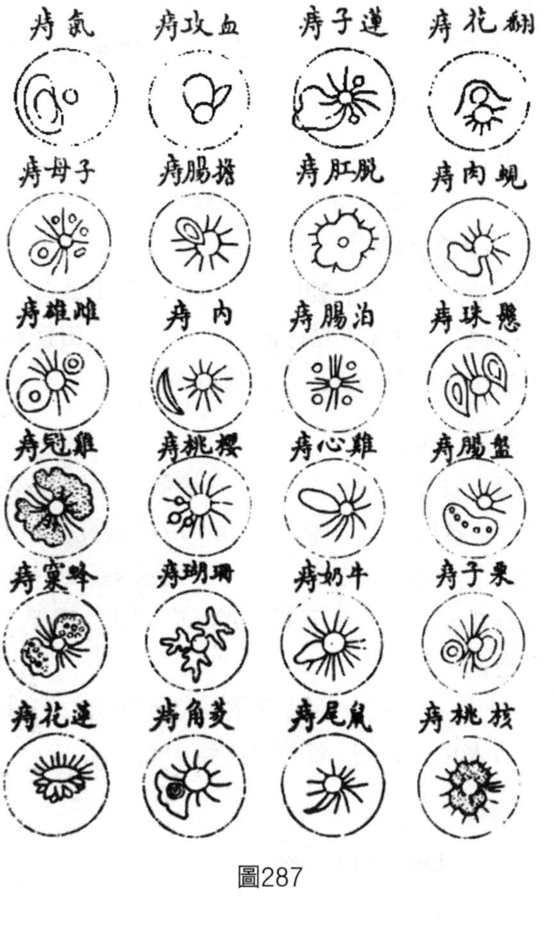

圖287

止痛如神湯

秦艽 去油 桃仁 去皮·尖, 研 皂角子 燒存性, 研. 各一錢 蒼朮 米泔水浸, 炒 防風 各七分 黃柏 酒炒. 五分 當歸尾 酒洗 澤瀉 各三分 檳榔 一分 熟大黃 一錢二分

右除桃仁·皂角子·檳榔, 用水二鍾, 將羣藥煎至一鍾. 再入桃仁·皂角子·檳榔, 再煎至八分. 空心熱服, 待少時以美饍壓之, 不犯胃也. 忌生冷·五辛·火酒·硬物·大料·濕麵之類.

如腫有膿, 加白葵花 去蕊心 五朵, 青皮五分 木香三分, 則膿從大便出也. 如大便秘甚, 倍大黃加麻仁·枳實. 如腫甚, 倍黃柏·澤瀉, 加防己·猪苓·條芩. 如痛甚, 加羌活·郁李仁. 如痒甚, 倍防風, 加黃芪·羌活·麻黃·藁本·甘草. 如血下, 倍黃柏, 多加地榆·槐花·荊芥穗·白芷. 如小便澁數不通者, 加赤茯苓·車前子·燈心·扁蓄.

[方歌] 止痛如神諸痔瘡, 風濕燥熱總能防, 歸柏桃榔皂角子, 蒼朮艽風澤大黃.

田螺水

大田螺一枚, 用尖刀挑起螺靨, 入氷片末五釐, 平放磁盤內. 待片時, 螺竅內滲出漿水. 用雞翎蘸點患處, 勤勤點之, 其腫自然消散.

[方歌] 田螺水點痔瘡效, 氷片裝入田螺竅, 少時化水取點瘡, 止痛消腫有奇妙.

五倍子散

用川文蛤大者一枚, 敲一小孔, 用陰乾荔枝草, 揉碎塞入文蛤內令滿, 用紙塞孔, 濕紙包, 煨片時許, 取出去紙, 研爲細末. 每一錢加輕粉三分, 氷片五釐, 共研極細末, 唾津調塗患處.

[方歌] 五倍子散痔痛墜, 堅硬腫疼立刻揮, 輕粉氷片各研細, 荔枝草入蛤中煨.

藥線

芫花 五錢 壁錢 二錢

用白色細衣線三錢, 同芫花·壁錢用水一碗盛貯小磁罐內. 慢火煮至湯乾爲度, 取線陰乾. 凡遇痔瘡瘿瘤, 頂大蒂小之證, 用線一根, 患大者二根, 雙扣繫扎患處, 兩頭留線, 日漸緊之, 其患自然紫黑, 氷冷不熱爲度. 輕者七日, 重者十五日後必枯落, 以月白珍珠散收口甚效.

[方歌] 藥線芫花共壁錢, 再加白扣線同煎, 諸痔瘿瘤繫根處, 生似蕈形用此捐.

枯痔散

天靈盖 用童子者佳. 又用青線水將天靈盖浸片時, 撈出以火煆紅, 再入青線水內淬之, 如此七次, 淨用. 四錢 砒霜 一兩 白礬 生. 二兩 輕粉 四錢 蟾酥 二錢

共爲極細末, 入小新鐵鍋內, 上用粗磁碗密盖, 鹽泥封固, 炭火煆至二炷香, 待冷揭開碗, 將藥研末, 搽痔上. 每日辰·午·申三時, 用溫水洗淨患處, 上藥三次, 上至七·八日, 其痔枯黑堅硬, 住藥裂縫, 待其自落.

[方歌] 枯痔天靈盖煆淬, 砒礬輕粉共蟾酥, 入鍋碗盖泥固煆, 痔瘡新久搽皆除.

喚痔散

枯白礬 五分 食鹽 炒. 三分 草烏 生 刺蝟皮 煆, 存性. 各一錢 麝香 五分 氷片 二分

共研細末, 先用溫水洗淨肛門, 隨用唾津調藥三錢, 塡入肛門, 片時卽出.

[方歌] 喚痔散把內痔呼, 刺蝟皮鹽麝草烏, 氷片枯礬同研細, 津調塡入片時出.

生熟三黃湯

生地 熟地 各一錢五分 黃連 黃柏 黃芩 人參 蒼朮 米泔水浸, 炒 白朮 土炒 厚朴 薑炙 當歸身 陳皮 各一錢 地榆 防風 澤瀉 甘草 生. 各六分 烏梅 二個

水二鍾, 煎八分, 食前服.

[方歌] 生熟三黃連柏參, 蒼芩厚朮共歸陳, 榆風澤瀉烏梅草, 耑醫血箭痔如神.

防風秦艽湯

防風 秦艽 當歸 生地 白芍 酒炒 川芎 赤茯苓 連翹 去心. 各一錢 梔子 生, 研 蒼朮 米泔水浸, 炒 槐角 白芷 地榆 枳殼 麩炒 檳榔 甘草 生. 各六分

水二鍾, 煎至八分 食前溫服. 如便秘者加大黃.

[方歌] 防風秦艽治腸風, 墜腫津血最止疼, 四物梔蒼槐角芷, 地榆枳草翹檳苓.

苦參地黃丸

苦參 切片, 酒浸濕, 蒸晒九次爲度, 炒黃, 爲末. 淨一斤 生地黃 酒浸一宿, 蒸熟搗爛, 和入苦蔘末內. 四兩

加煉過蜂蜜爲丸, 如梧桐子大. 每服三錢, 白滾水送下, 或酒下亦可, 日服二次.

[方歌] 苦參地黃糞後紅, 皆因酒毒熱來攻, 二味酒蒸蜂蜜煉, 爲丸水送最有功.

臟連丸

黃連 研淨末. 八兩 公猪大腸 水洗淨. 肥者一段, 長一尺二寸.

右二味, 將黃連末裝入大腸內, 兩頭以線扎緊, 放砂鍋內, 下煮酒二斤半, 慢火熬之, 以酒乾爲度. 將藥腸取起, 共搗如泥, 如藥濃再曬一時許, 復搗爲丸, 如梧桐子大. 每服七十丸, 空心溫酒送下, 久服除根.

[方歌] 臟連丸用川黃連, 研入猪腸煮酒煎, 搗爛爲丸溫酒服, 便血肛門墜腫痓.

胡連追毒丸

胡黃連 切片, 薑汁拌炒, 研末 刺蝟皮 炙, 切片, 再炒黃, 研末. 各一兩 麝香 研細. 二分

共和一處研勻, 軟飯爲丸, 如麻子大. 每服一錢, 食前溫酒送下.

[方歌] 胡連追毒丸醫痔, 成漏通腸服最宜, 連麝蝟皮飯丸服, 排盡瘀膿換好肌.

黃連閉管丸

胡黃連 淨末. 一兩 穿山甲 香油內炸黃 石決明 煅 槐花 微炒. 各五錢

共研細末, 煉蜜爲丸, 如麻子大. 每服一錢, 空心清米湯送下. 早晚服二次, 至重者不過四十日而愈.

如漏四邊有硬肉突起者, 加殭蠶二十條, 炒研末, 入藥內. 及徧身諸般漏證, 服此方皆可有效.

[方歌] 黃連閉管丸穿山, 石決槐花共細研, 能除漏管米湯送, 蜜丸麻子大一般.

却毒湯

瓦松 馬齒莧 甘草 生. 各五錢 川文蛤 川椒 蒼朮 防風 葱白 枳殼 側栢葉 各三錢 焰硝 一兩

水五碗, 煎三碗. 先薰後洗, 日用三次.

[方歌] 却毒湯洗痔漏效, 瓦松甘草蛤川椒, 齒莧蒼風葱枳殼, 栢葉同熬加焰硝.

菩提露 見臟毒

月白珍珠散 十全大補湯 補中益氣湯

俱見潰瘍門

坐板瘡

坐板瘡在臀腿生, 形如黍豆痒焮疼, 暑濕熱毒凝肌肉, 初宜燙洗油撚烘.

[註] 此證一名風疳, 生於臀腿之間, 形如黍豆, 色紅作痒, 甚則焮痛, 延及谷道, 勢如火燎. 由暑令坐日曬几凳, 或久坐陰濕之地, 以致暑濕熱毒, 凝滯肌肉而成. 初宜芫花·川椒·黃柏熬湯燙洗卽消. 或毒盛痒痛仍不止者, 宜用油缸青布三指寬一條, 香油調雄黃末一錢, 攤於布上, 卷之燃着, 吹滅焰頭, 向瘡烘之, 其痒痛卽止, 甚效. [圖 288]

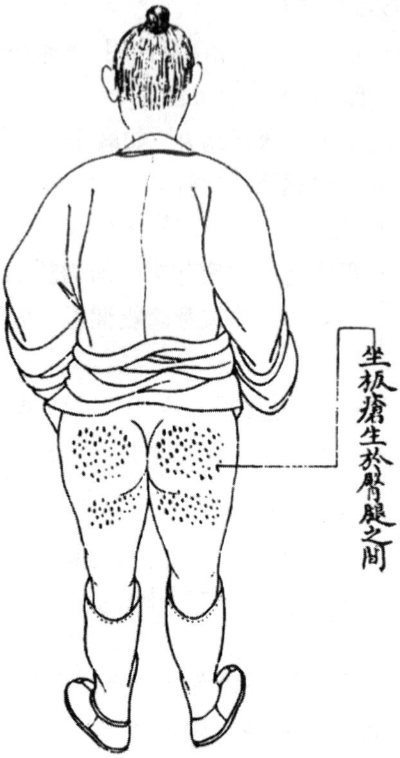

圖288 坐板瘡圖

御纂醫宗金鑑 卷七十

股部

附骨疽 咬骨疽

附骨大腿外側生，在腿裏側咬骨名．體虛寒濕乘虛入，寒熱往來不焮紅，痛甚徹骨難屈轉，寒濕化熱腫胖形．蒜灸起疱無疱逆，潰後最忌敗漿膿．

[註] 此二證生於大腿裏外．外側屬足三陽經，裏側屬足三陰經．附骨疽生於大腿外側，咬骨疽生於大腿裏側．由體虛之人，露臥風冷，浴後乘涼，寒濕侵襲，或房慾之後，盖覆單薄，寒邪乘虛入裏，遂成斯疾．初覺寒熱往來，如同感冒風邪，隨後筋骨疼痛，不熱不紅，甚則痛如錐刺，筋骨不能屈伸動轉，經久陰極生陽，寒鬱爲熱，熱甚腐肉爲膿，外形腫胖無頭，皮色如常，漸透紅亮一點，內膿已成．凡治此證，初起寒熱往來，覺痛時，輕者卽服萬靈丹，重者服五積散加牛膝·紅花．痛處用雷火鍼鍼之，發汗散寒，通行經絡．膿成開之．潰後餘治俱按潰瘍門．

又有漫腫疼痛，發於尻臀部位者，宜服內托羌活湯．又有發於腿之裏側近膝者，屬足太陰脾·足厥陰肝二經部位，宜服內托黃芪湯．又有發於腿外側者，屬足少陽膽經部位，宜服內托酒煎湯．又有發於腿之正面者，屬陽明胃經部位，頭目昏眩，嘔吐不食，胸膈不利，心煩熱悶者，宜服茯苓佐經湯．又有發於腿之裏側，屬太陰脾經部位，骨節焮痛，四肢拘急，自汗短氣，小水不利，手足浮腫者，宜服附子六物湯．又有發於腿之後面，屬足太陽膀胱經部位，腿足攣痹，關節重痛，憎寒發熱，無汗惡寒，或兼惡風頭痛者，宜服麻黃佐經湯．又有三陰不足，外邪過盛，大腿通腫，皮色不變，疼痛日增，不消不潰者，此屬虛寒骨冷，急服大防風湯，補虛逐寒．日久消之不應者，勢欲作膿，外用隔蒜片灸之起疱，艾爆有聲爲吉．灸之無疱，骨中不覺熱者屬逆．灸後宜服十全大補湯加牛膝·羌活·防已，或八珍湯加附子補托之．膿成脹痛，鍼之出黏白膿爲順．若出白漿水或豆汁者，俱爲敗漿，終屬險候．數證潰後，內外治法，亦俱按癰疽潰瘍門．

以上之證，皆由沈寒痼冷中來，外敷內服，不可用苦寒損脾泄氣等藥，犯之必至氣血氷凝，內肉瘀腐，日久化爲汚水，不治之證也．按『準繩』等書云，傷寒汗後，餘邪成流注，流注之壞證成附骨疽．夫汗後流注易愈，惟失治乃爲壞證，不能復生，似不能變成附骨疽．况附骨疽系調治可愈之證，若果數變之後，則壞而又壞矣! 又豈能復有成功乎? 是流注壞證變成附骨之說，存而不論可也．[圖 289·290]

雷火神鍼

蘄艾 三錢 丁香 五分 麝香 二分

藥與艾揉和，用夾紙一張，將藥平鋪紙上，用力實捲如指粗大，收貯．臨用以紙七層，平放患處，將鍼點着一頭，對患向紙捺實，待不痛方起鍼．病甚者，再鍼一次．七日後，火瘡大發，其功甚效．

[方歌] 雷火神鍼攻寒濕，附骨疽痛鍼之宜，丁麝二香共蘄艾，燃鍼痛處功效奇．

內托黃芪湯

黃芪 當歸 各二錢 木瓜 連翹 去心 柴胡 各一錢 羌活 肉桂 生地 黃柏 各五分

酒·水各一鍾，煎一鍾，空心熱服．

[方歌] 內托黃芪歸木瓜，羌柴翹桂地柏加，

疽生膝股肝脾位, 酒水煎之服最佳.

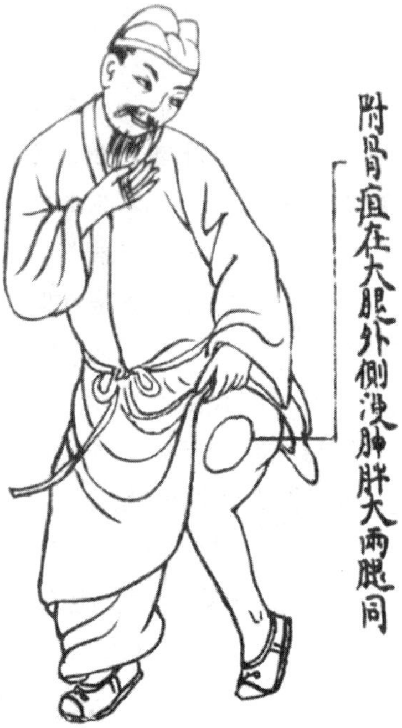
附骨疽在大腿外側漫腫胖大兩腿同

圖289 附骨疽圖

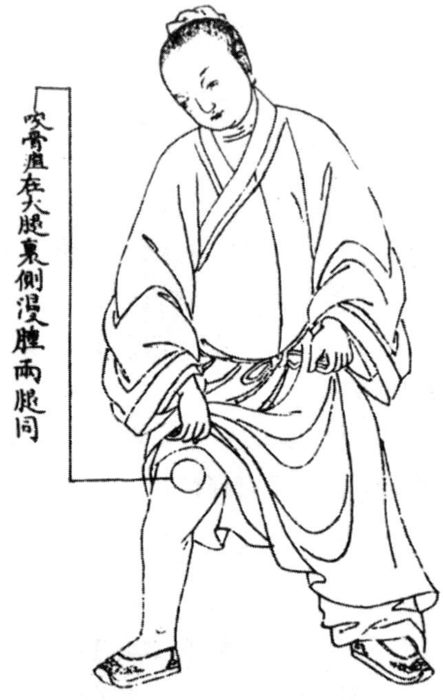
咬骨疽在大腿裏側漫腫兩腿同

圖290 咬骨疽圖

內托酒煎湯

當歸 黃芪 各二錢 柴胡 一錢五分 大力子 連翹 去心 肉桂 各一錢 升麻 黃柏 甘草 各五分

酒·水各一鍾, 煎一鍾, 食前服.

[方歌] 內托酒煎寒濕凝, 腿外少陽附骨生, 歸芪大力柴翹桂, 升柏甘加酒水靈.

茯苓佐經湯

白茯苓 蒼朮 米泔水浸 陳皮 白朮 土炒 半夏 製. 各一錢 厚朴 薑炒 木瓜 柴胡 藿香 澤瀉 葛根 甘草 各五分

生薑三片, 水二鍾, 煎八分, 食前服.

[方歌] 茯苓佐經足陽明, 腿面焮疼煩熱乘, 平胃木瓜柴朮半, 藿瀉加薑葛引經.

附子六物湯

附子 甘草 各一錢 防己 白朮 土炒 白茯苓 各八分 桂枝 五分

生薑三片, 水二鍾, 煎八分, 食遠服.

[方歌] 附子六物風寒濕, 流注脾經須服之, 四肢拘急骨節痛, 防己朮甘苓桂枝.

麻黃佐經湯

麻黃 蒼朮 米泔水浸, 炒 防風 防己 羌活 白茯苓 葛根 各一錢 桂心 甘草 生 細辛 各五分

生薑三片, 紅棗肉二枚, 水二鍾, 煎八分, 食前服.

[方歌] 麻黃佐經足太陽, 風寒濕注本經傷, 蒼朮二防羌活桂, 苓甘細葛棗生薑.

大防風湯

人參 二錢 防風 白朮 土炒 黃芪 牛膝 杜仲 當歸 熟地 白芍 酒炒 川芎 羌活 甘草 附子 製. 各一錢

生薑三片, 水二鍾, 煎八分, 食前服.

[方歌] 大防風療寒邪傷, 附骨疽腫色如常, 參朮黃芪牛膝仲, 四物羌甘附子薑.

萬靈丹 方見腫瘍門

內托羌活湯 方見臂部上馬癰
隔蒜灸法 方見首卷灸法
十全大補湯 八珍湯 俱見潰瘍門
五積散 見內癰部腎癰

股陰疽

股陰疽發大股中, 陰囊之側堅腫疼, 七情不和憂憤致, 潰後纏綿功難成.

[註] 此證一名赤施, 發生於股內合縫下近陰囊之側, 因偏在厥陰經, 故名大股也. 堅硬漫腫木痛, 由七情不和, 憂思憤鬱, 凝結而成. 因在陰經, 起長·潰膿, 俱屬遲緩, 潰後尤見纏綿, 收斂成功者甚少. 初起與附骨疽治法同, 腫潰俱按癰疽腫瘍·潰瘍門. [圖 291]

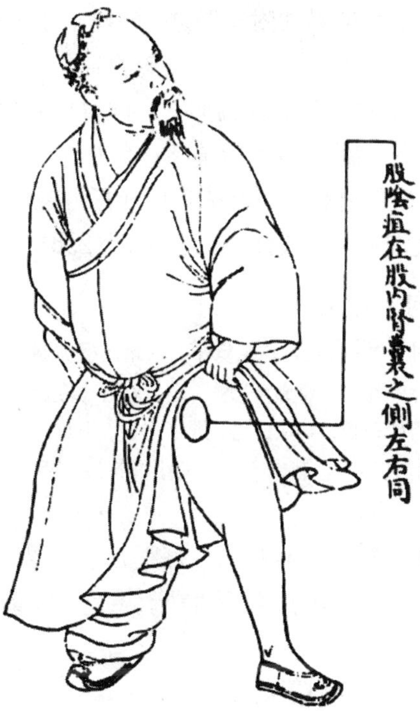
股陰疽在股內腎囊之側左右同

圖291 股陰疽圖

橫痃疽 陰疽

橫痃疽左陰疽右, 股內合縫腫硬疼, 痛牽睾丸長蛤樣, 三陰七情鬱滯凝.

[註] 此二證俱生股內合縫摺紋間, 左爲橫痃疽, 右爲陰疽, 屬三陰經, 由七情鬱滯凝結而成. 漫腫堅硬時疼, 甚則痛牽睾丸, 上及少腹, 形長如蛤. 一兩月方能潰破, 其膿深可知, 破後膿稠可愈, 敗漿最難斂口, 久必成漏. 初治同附骨疽, 潰按癰疽潰瘍門. 若膿水淋瀝, 日久有生蟲者, 形類蚘蟲, 亦系膿深鬱久之所化也, 屬逆. [圖 292·293]

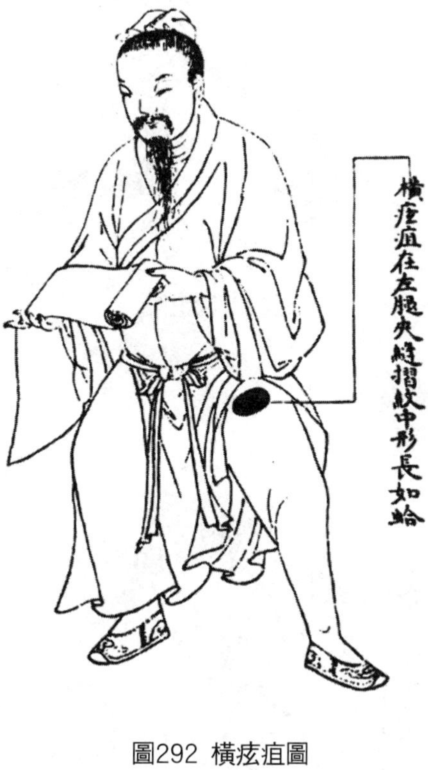
橫痃疽在左腿夾縫摺紋中形長如蛤

圖292 橫痃疽圖

伏兎疽

伏兎穴處忌生疽, 腫硬鍼灸不相宜, 疼痛徹心寒熱作, 胃火毒滯潰難醫.

[註] 經云, 伏兎不宜生瘡. 盖伏兎乃胃經穴道, 在膝盖之上六寸正中, 用力大如掌, 一堆高肉處, 禁用鍼灸. 始發, 寒熱交作, 疼痛徹心, 由胃火毒滯而成. 潰後最難收斂. 初治同附骨疽, 潰按潰瘍門. [圖 294]

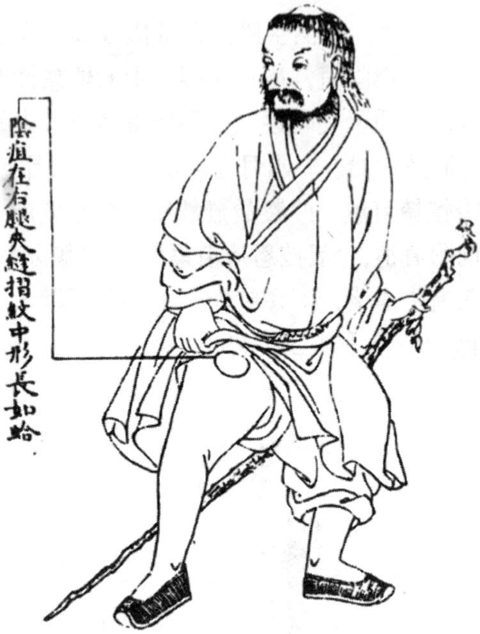
陰疽在右腿夾縫摺紋中形長如蛤

圖293 陰疽圖

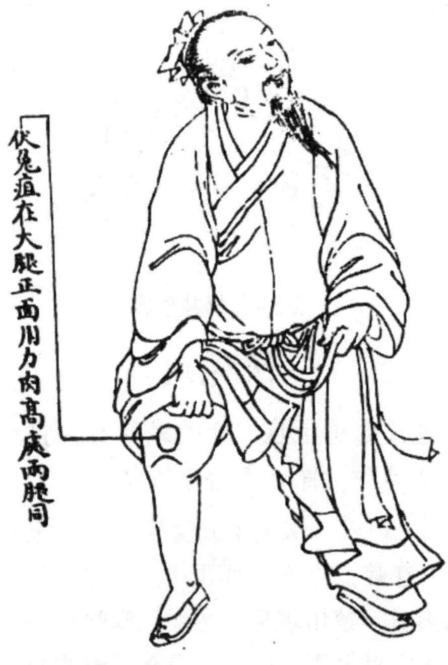
伏兎疽在大腿正面用力肉高處兩腿同

圖294 伏兎疽圖

股陽疽 環跳疽

股陽疽生股外側，內搏於骨不變色，環跳疽腫腿難伸，俱由風濕寒凝結.

[註] 股陽疽生於股外側，胯尖之後. 其毒內搏骨節，膿深至骨，故漫腫不變色也. 環跳疽生胯骨節間之環跳穴，所以腰難屈伸，漫腫隱痛也. 此二證皆由風·濕·寒凝結而成. 屬足少陽膽經. 初起宜服黃狗下頦方，更刺委中穴出黑血，其腿卽能轉動. 若漫腫大痛者，俱宜服內托黃芪湯. 痛而筋攣者，萬靈丹汗之. 痛止換服神應養眞丹. 遍身走注作痛，兩脚面胖腫者，亦服萬靈丹汗之. 痛止則宜服大防風湯倍加參·朮·歸·芪等藥宣消之. 若時時跳痛將潰，宜托裏透膿湯服之. 潰後膿淸稀者，宜十全大補湯加牛膝，外以豆豉餠灸之. 瘡口紫陷者，十全大補湯加附子服之，外換附子餠灸之. 食少者，胃弱也，諸虛皆禀於脾胃，宜香砂六君子湯減去砂仁加當歸服之. 俟胃口强盛，仍服十全大補湯. 潰而反痛者，氣血虛也，治宜峻補. 始終外治法，俱按癰疽腫瘍·潰瘍門. 但環跳疽潰破，多成踵疾. [圖 295·296]

黃狗下頦方

黃狗下頦 連舌·皮毛劈下，入罐內鹽泥封固，鐵盞盖口，煆一炷香，覺煙淸卽止. 務宜存性，取出色黑如炭爲度. 若帶白色，其性已過，卽無用矣. 用時硏極細末用下頦，宜於屠家已殺者製用，若生取特殺，恐反招不祥.
豌豆粉 白歛末

三味各等分，共和勻. 每服五錢，溫黃酒空心調服，外以此藥用香油調敷患處. 服藥之後，出臭汗及熟睡爲準.

[方歌] 黃狗下頦連舌皮，入罐泥封火煆宜，豌豆粉硏加白歛，酒調臀腿疽盡醫.

內托黃芪湯 大防風湯 俱見附骨疽

萬靈丹 見腫瘍門

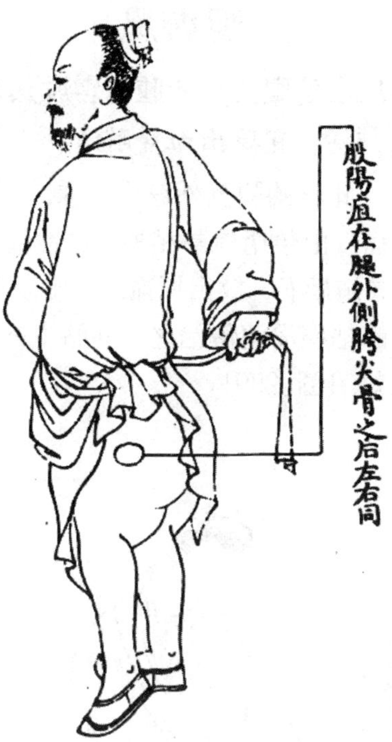
股陽疽在腿外側胯尖骨之后左右同

圖295 股陽疽圖

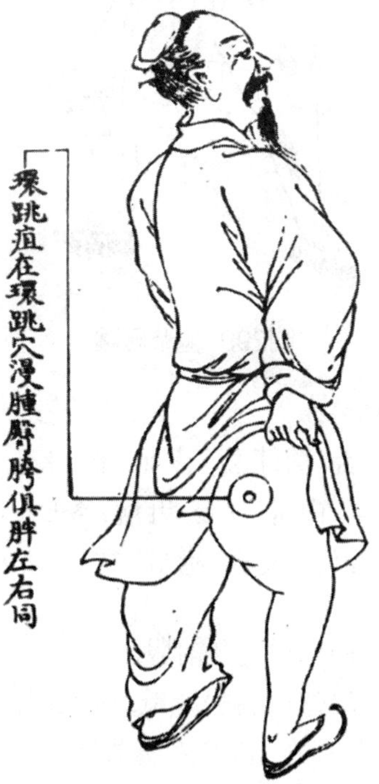
環跳疽在環跳穴漫腫臀胯俱胖左右同

圖296 環跳疽圖

神應養眞丹 見頭部游風

托裏透膿湯 見頭部侵腦疽

十全大補湯 香砂六君子湯 俱見潰瘍門

附子餅 見首卷灸法

肚門癰 箕門癰

肚門癰在股肚生，股內近膝箕門癰，二證紅腫焮熱痛，膀胱脾經濕熱成.

[註] 此二證俱屬濕熱凝結而成. 肚門癰生於大腿肚，屬足太陽膀胱經. 箕門癰生於股內近膝，屬足太陰脾經. 初起紅腫焮痛者，宜服神授衛生湯. 若焮腫便秘，煩躁飲冷，脈數者，熱淫於內也，宜內疎黃連湯，或雙解貴金丸下之. 若腫痛寒熱，脈沈而無力，胸腹脹滿，飲食如常者，宜服檳蘇散. 如腫痛寒熱已止，卽換服逍遙散. 若腫痛色不變，寒熱，食少，體倦者，由肝虛濕痰下注也，宜補中益氣湯加茯苓·半夏·芍藥服之. 若患此入房，腫硬，二便不通者，宜六味地黃丸加牛膝·車前. 俟二便通利，仍服補中益氣湯. 餘治按癰疽腫瘍·潰瘍門. [圖 297·298]

檳蘇散

檳榔 紫蘇 香附 木瓜 陳皮 大腹皮 各一錢 羌活 五分 木香 三分

生薑三片，葱白三寸，水二鍾，煎一鍾，空心服.

[方歌] 檳蘇腹脹氣不舒，股內箕門癰可除，香附木瓜陳大腹，木香羌活檳榔蘇.

神授衛生湯 內疎黃連湯 雙解貴金丸 俱見腫瘍門

逍遙散 見背部上搭手

補中益氣湯 見潰瘍門

六味地黃丸 見面部雀斑

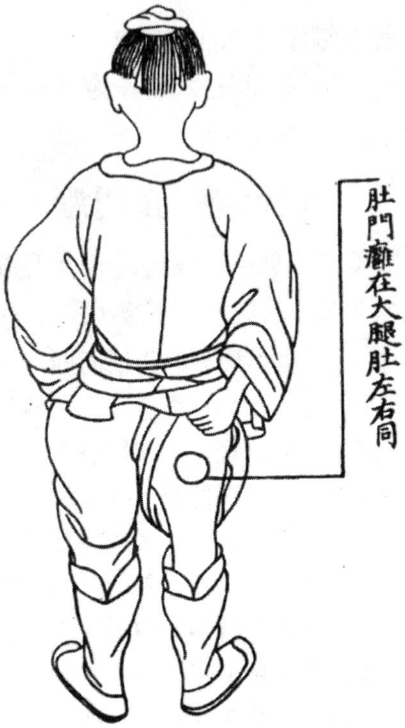
肚門癰在大腿肚左右同

圖297 肚門癰圖

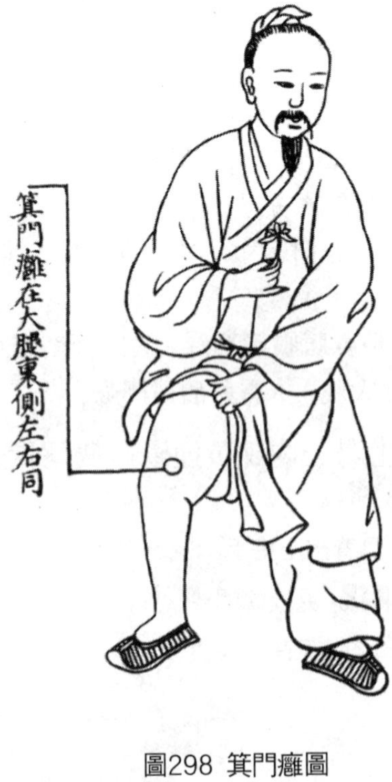
箕門癰在大腿裏側左右同

圖298 箕門癰圖

腿游風

腿游風在遶腿生，赤腫如雲焮熱疼，榮衛風熱相搏滯，宜砭出血雙解清.

[註] 此證兩腿裏外忽生赤腫, 形如堆雲, 焮熱疼痛, 由榮衛風熱相搏, 結滯而成. 凡遇此證, 先施砭石, 放出惡血, 隨服雙解通聖散, 次以當歸拈痛湯清解治之. 外貼牛肉片, 以拔風毒甚效. [圖 299]

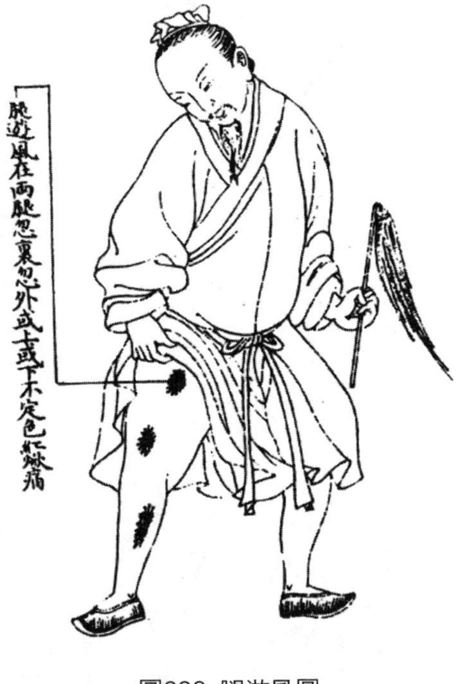
腿遊風在兩腿忽裏忽外或上或下不定色紅焮痛

圖299 腿游風圖

當歸拈痛湯

當歸 羌活 茵陳蒿 蒼朮 米泔水浸, 炒 防風 各一錢 苦參 白朮 土炒 升麻 各七分 葛根 澤瀉 人參 知母 黃芩 猪苓 甘草 各五分 黃柏 三分

水二鍾, 煎八分, 食前服.

[方歌] 當歸拈痛腿游風, 羌活人參二朮升, 茵陳葛草芩知柏, 苦參風瀉共猪苓.

雙解通聖散 見脣部脣風

青腿牙疳

青腿牙疳何故生，只緣上下不交通，陽火炎熾陰寒閉，凝結爲毒此病成．青腿如雲茄黑色，疲頑腫硬履難行，牙疳齦腫出臭血，穿破腮唇腐黑凶．

［註］此證自古方書罕載其名，僅傳雍正年間，北路隨營醫官陶起麟頗得其詳．略云，軍中凡病腿腫色青者，其上必發牙疳．凡病牙疳腐血者，其下必發青腿，二者相因而至．推其原，皆因上爲陽火炎熾，下爲陰寒閉鬱，以至陰陽上下不交，各自爲寒爲熱，各爲凝結而生此證也．相近內地，間亦有之，邊外雖亦有不甚多，惟內地人，初居邊外，得此證者竟十居八九．盖中國之人，本不耐邊外嚴寒，更不免坐臥濕地，故寒濕之痰生於下，致腿青腫，其病形如雲片，色似茄黑，肉體頑硬，所以步履艱難也．又緣邊外缺少五穀，多食牛·羊等肉，其熱與濕合，蒸瘀於胃，毒火上薰，致生牙疳，牙齦腐腫出血，若穿腮破唇，腐爛色黑，卽爲危候．邊外相傳，僅有令服馬乳之法．麟初到軍營，診視青腿牙疳之證，亦僅知投以馬乳．閱歷旣久，因悟馬腦之力，較馬乳爲效倍速，令患者服之，是夜卽能發出大汗，而諸病減矣！盖腦爲諸陽之首，其性溫煖，且能流通故耳．兼服活絡流氣飮·加味二妙湯，宣其血氣，通其經絡，使毒不得凝結．外用砭法，令惡血流出，以殺毒勢．更以牛肉片貼敷，以拔出積毒，不數日而愈．盖黑血出，則陰氣外泄，陽氣卽隨陰氣而下降，兩相交濟，上下自安也．由是習爲成法，其中活者頗多，因不敢自私，著之於書，以公於世，並將所著應驗諸方，備詳於後．［圖 300］

服馬乳法

治青腿牙疳．

用青·白馬乳，早·午·晩隨擠隨服，甚效．如無青·白馬，雜色馬亦可．

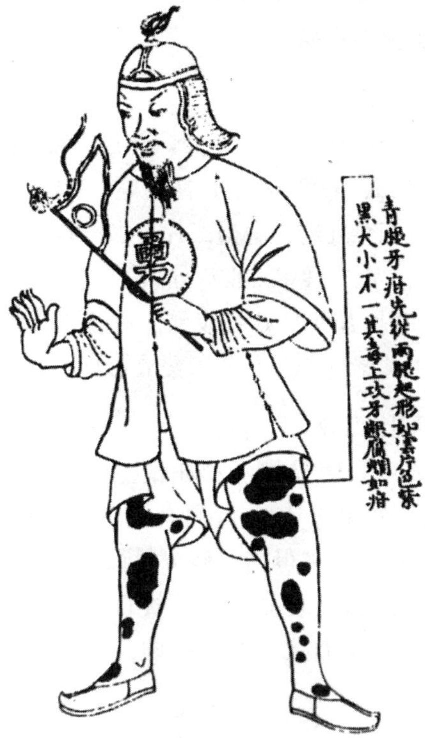
勇
青腿牙疳先從兩腿起形如雲片色紫
黑大小不一其毒上攻牙齦腐爛如疳

圖300 青腿牙疳圖

服馬腦法

治青腿牙疳．

用馬腦子一個，用竹刀挑去筋膜，放在碗內，先將馬腦攪勻，再用滾黃酒冲服，或一斤或半斤俱可．倘一次不能服盡，分作二次冲服亦可．

活絡流氣散 一名和中旣濟湯

蒼朮 木瓜 羌活 附子 生 山楂肉 獨活 懷牛膝 麻黃 各二錢 黃柏 烏藥 乾薑 檳榔 枳殼 麩炒．各一錢五分 甘草 八分

黑豆四十九粒，生薑三片，水四鍾，煎一鍾服，渣再煎，水三鍾，煎八分．

如牙疳盛，減去乾薑·附子，加胡黃連二錢，龍膽草二錢．如牙疳輕而腿疼重，加肉桂二錢．如寒熱已退，減去羌活·麻黃，加威靈仙二錢，五加皮二錢．

［方歌］活絡流氣去風强，青腿牙疳初服良，

除濕清胃通經絡, 加減臨時莫執方. 蒼朮木瓜羌附子, 山楂獨膝柏麻黃, 烏藥乾薑榔枳草, 引加黑豆與生薑.

加味二妙湯

黃柏 生 蒼朮 米泔浸, 炒 牛膝 各三錢 檳榔 澤瀉 木瓜 烏藥 各二錢 當歸尾 一錢五分

黑豆四十九粒, 生薑三片, 水三鍾, 煎一鍾. 再煎渣, 水二鍾半, 煎八分.

[方歌] 加味二妙行步難, 青腿牙疳齦腫宜, 柏蒼牛膝歸榔瀉, 木瓜烏藥豆薑煎.

砭刺出血法

此方用三棱扁鍼, 形如錐挺者, 向腿之青黑處, 勿論穴道, 量黑之大小, 鍼一分深, 或十鍼·二十鍼俱可, 務令黑血流出. 外以牛肉割片, 貼鍼眼並黑處. 次日再看, 如黑處微退, 仍鍼仍貼. 如無牛肉, 當頂刺破, 用罐拔法.

搽牙牛黃青黛散

牛黃 青黛 各五分 硼砂 二錢 硃砂 人中白 煆 龍骨 煆. 各一錢 氷片 三分

共研細末, 先以甘草湯將口漱淨, 再上此藥.

[方歌] 牛黃青黛散硼砂, 氷片硃砂中白加, 龍骨共研爲細末, 牙疳腫腐此藥搽.

一方用煮馬肉湯燙洗.

一方用羊肝割片, 貼黑處.

一方用芥菜子搗麵, 燒酒調敷黑腫處.

青腿牙疳不治證

一. 形氣衰敗, 飲食不思者不治.

一. 牙齒俱落, 紫黑流血, 腐潰穢臭者不治.

一. 腿大腫腐爛, 或細乾枯者不治.

膝 部

膝癰 疵疽

膝癰焮腫色紅疼, 疵疽如癰色不紅, 宣軟爲順堅硬逆, 脾腎肝經邪所乘.

[註] 膝癰生於膝盖, 色紅·焮腫·疼痛, 屬氣血實. 疵疽亦生在膝盖, 腫大如癰, 其色不變, 寒熱往來, 屬氣血虛. 宣軟爲順, 堅硬如石者爲逆. 經云, 肉之小會爲溪. 溪者, 二肘·二膝·四腕也. 凡脾病在谿. 腎有邪, 其氣留於兩膝. 凡筋病皆屬於節, 筋乃肝之餘, 故又屬肝, 是以溪會有病, 皆從脾·腎·肝三經邪氣乘之也. 始終內·外治法, 俱按癰疽腫瘍·潰瘍門. 惟兩膝俱生屬敗證, 不可治也. [圖 301]

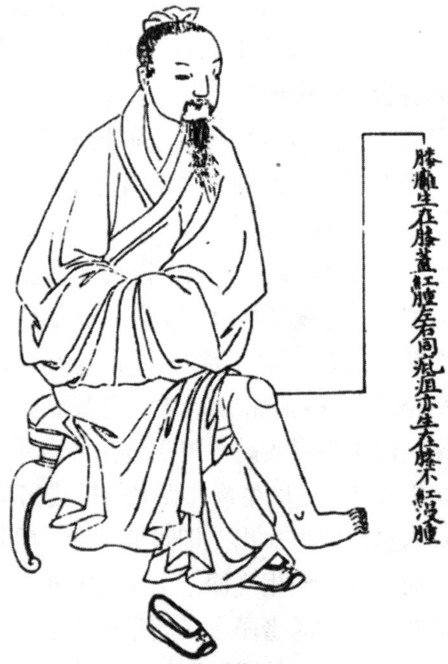

圖301 膝癰圖

膝眼風

膝眼風在鬼眼生, 疼痛如錐胖腫形, 下虛風濕寒侵襲, 屈伸不遂溫散靈.

[註] 此證生於膝眼穴，又名鬼眼穴，在膝盖之下，左右兩骨空陷中，由下焦素虛，外邪易於侵襲，先從膝眼隱隱作疼，如風勝，其痛則走注不定．寒勝，則痛如錐刺．濕勝，則外見胖腫．屈不能伸，其病在筋．伸不能屈，其病在骨．動移不遂，沈寒痼冷之候也，惟在臨證宜詳辨之．初服萬靈丹溫散之，其痛卽止．次服獨活寄生湯宣補之．效遲者，兼用火鍼鍼膝眼穴，此轉重就輕之法也．單膝生者輕，雙膝生者重．若左膝方愈，復病右膝，右膝方愈，復病左膝者，名過膝風，屬險，治法同前．[圖 302]

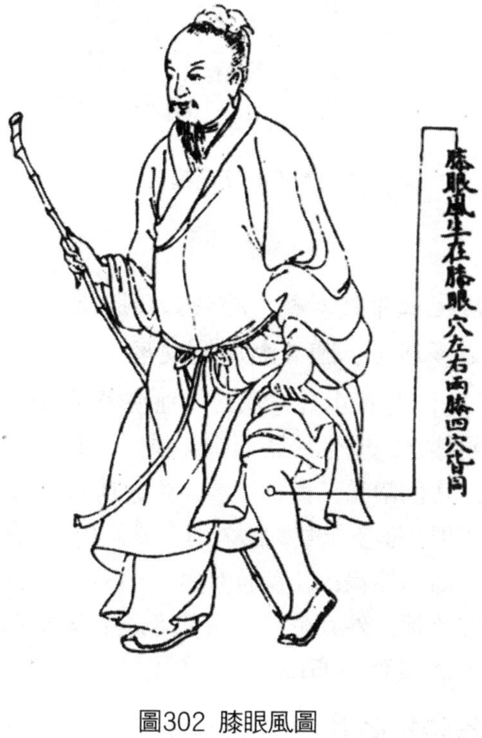

圖302 膝眼風圖

獨活寄生湯

獨活 桑寄生 如無眞者，以川續斷代之． 人參 茯苓 川芎 酒洗 防風 桂心 杜仲 薑汁炒，去絲 牛膝 秦艽 細辛 各一錢五分 當歸 酒洗 白芍 酒炒 熟地 甘草 各一錢

生薑五片，水二鍾，煎七分，食前服．

[方歌] 獨活寄生肝腎虛，寒濕注膝腫痛居，參苓四物防風桂，杜膝秦艽甘細宜．

萬靈丹 見腫瘍門

鶴膝風

鶴膝風腫生於膝，上下枯細三陰虛，風寒濕邪乘虛入，痛寒攣風筋緩濕．

[註] 此證一名膝風，一名鼓搥風，痢後得者爲痢風．單生者輕，雙生者最重．因循日久，膝腫粗大，上下股脛枯細．由足三陰經虛，風·寒·濕邪乘虛而入，爲是病也．膝內隱痛寒勝也，筋急而攣風勝也，筋緩無力濕勝也．初腫如綿，皮色不變，亦無焮熱，疼痛日增，無論單雙，俱宜服五積散汗之．次服萬靈丹溫散之，外敷回陽玉龍膏．常服換骨丹或蚺蛇丸，以驅其邪．若日久不消，勢欲潰者，宜服獨活寄生湯，或大防風湯補而溫之，痛甚加乳香．潰後時出白漿，浮皮雖腐，腫痛仍前，不可用蝕藥，只宜芙蓉葉·菊花葉各五錢，研末，大麥米飯拌均貼之，亦可止疼．或用豆腐渣蒸熱揑作餅，貼之亦可．此證系外證中之敗證也，收功甚難．[圖 303]

換骨丹

蒼朮 四兩 枸杞 二兩五錢 茄根 洗．二兩 當歸 牛膝 敗龜板 防風 秦艽 獨活 萆薢 羌活 蠶沙 松節 虎骨 酥炙．各一兩

共用酒浸，曬乾，研爲細末，酒糊爲丸，如梧桐子大．每服三錢，食前白滾水送下．

[方歌] 換骨丹歸膝枸蒼，龜板風艽獨薢羌，蠶沙松節茄根虎，鶴膝風生服最良．

蚺蛇丸

蚺蛇 卽全蝎生者．一個 白芷 桂心 安息香 阿魏 以上各用童便·酒炒熟 威靈仙 白附子 童便·酒炒 當歸 羌活 桃仁 童便·酒炒 牛膝 北漏蘆 地骨皮 白芍 酒炒．各一兩 乳香 沒藥 二味用童便·酒炒．各七錢五分

共研末，煉蜜爲丸，桐子大．每服三錢，空

心溫酒送下.

［方歌］ 蚲蝌丸治鶴膝風，芷桂安息魏威靈，白附歸羌桃乳沒，膝漏骨皮芎蜜成.

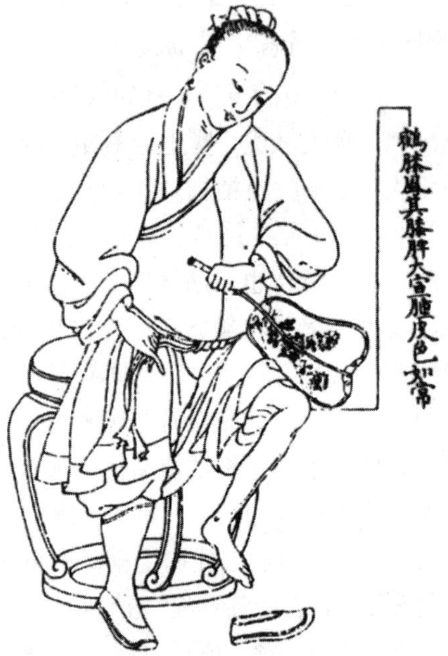

圖303 鶴膝風圖

五積散 見內癰部腎癰
大防風湯 見股部附骨疽
萬靈丹 回陽玉龍膏 俱見腫瘍門
獨活寄生湯 見本部膝眼風

下石疽

下石疽在膝上生，堅硬如石牽筋疼，皮色如常難潰斂，證由血滯外寒凝.

［註］ 此證生於膝間，無論膝盖及左右，俱可以生. 堅硬如石，牽筋疼痛，腫如鷄卵，皮色不變，並無焮熱，難消難潰，既潰難斂，最屬疲頑. 由身虛，寒邪深襲，致令血瘀凝結，而成腫潰. 內外治法，俱與中石疽參考，但此證腫潰俱凉，若凉化爲熱，見諸善證者始吉. 仍見惡證者，難痊.［圖 304］

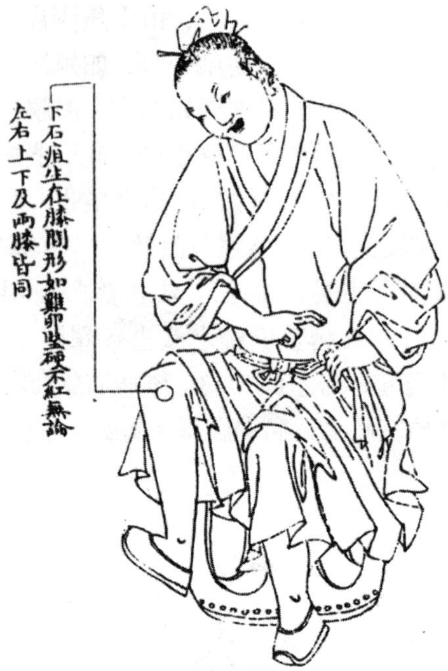

圖304 下石疽圖

緩 疽

緩疽血滯外寒凝，腫硬如饅膝上生，紫黯潰遲多焮熱，腫久漸腐爛皮疼.

［註］ 此證由外寒深襲，血瘀凝滯而成. 生於兩膝上，或生於膝兩旁，腫硬如饅，木痛日增，其色紫黯，積日不潰，證之情形，與下石疽相似，惟多焮熱，腫久則腐爛肌肉·皮膚. 初服當歸拈痛湯，以宣通濕熱，次按中石疽治法，內宜溫補，外宜灸法. 虛甚者，十全大補湯相兼治之.［圖 305］

當歸拈痛湯 見股部腿游風
十全大補湯 見潰瘍門

委中毒

委中毒在膕紋生，屈伸木硬微腫紅，膽熱流入膀胱遏，速宜活血刺委中.

［註］ 此證生委中穴，穴在膝後膕中央約紋，動脈陷中卽是. 約紋者，摺紋也，又名血郄，

穴屬膀胱經，俗名腿凹，經曰膕中．由膽經積熱，流入膀胱，壅遏不行而成．木硬腫痛·微紅·屈伸艱難．治宜速用活血散瘀湯，逐下惡血爲效，緩則筋縮而成廢疾！諸書皆云，兼刺委中穴出血自消．然刺穴必兼有腰痛不能轉移者，方可刺之，即出血亦不可過多，多則令人身撲，面見脫色．其餘內外治法，俱按癰疽腫瘍·潰瘍門．亦有焮痛·色赤·潰速者，由濕熱凝結所致，治法亦按腫瘍·潰瘍門．[圖 306]

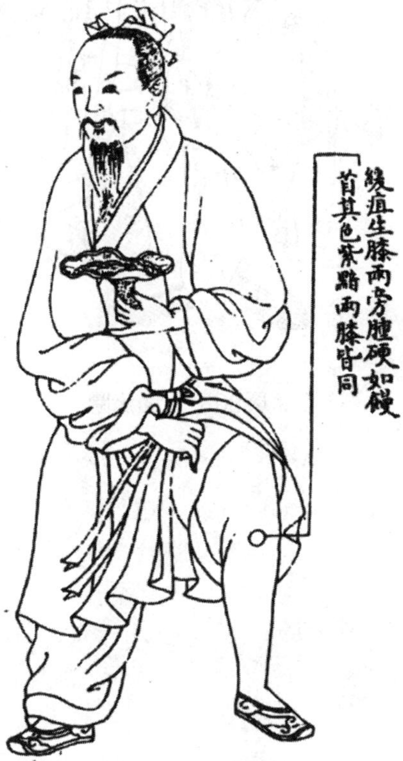
緩疽生膝兩旁腫硬如饅
首其色紫黯兩膝皆同

圖305 緩疽圖

活血散瘀湯

當歸尾 赤芍 桃仁 去皮·尖 大黃 酒炒．各二錢 川芎 蘇木 各一錢五分 丹皮 枳殼 麩炒 栝蔞仁 各一錢 檳榔 六分

水二鍾，煎八分，空心服．渣，再煎服．

[方歌] 活血散瘀委中毒，皆因積熱腫其處，歸芍丹皮桃枳榔，栝蔞大黃芎蘇木．

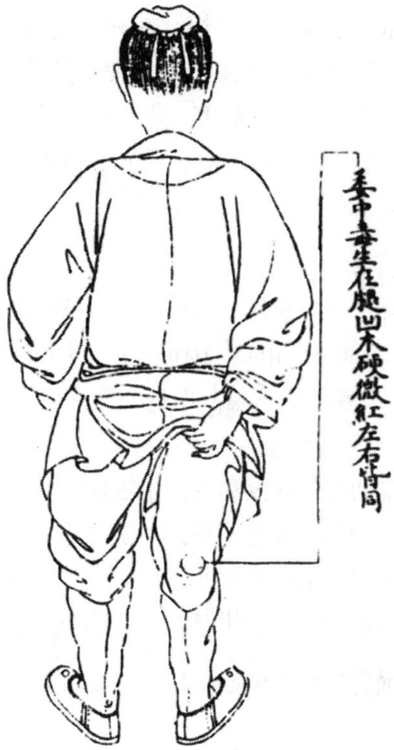
委中毒生在腿凹木硬微紅左右皆同

圖306 委中毒圖

上水魚

上水魚生委中旁，折紋兩稍疼埂昂，長若魚形瘀熱結，外施砭血敷二黃．

[註] 此證生委中摺紋兩稍，腫如高埂，長若魚形，色紫作痛．由血熱遇外寒稽留，則血瘀凝結而成．外用砭法，向腫埂上砭出惡血，兼用二黃散香油調敷，甚效．[圖 307]

二黃散 即顚倒散．見鼻部肺風粉刺

人面瘡

膝肘瘡生如人面，自古傳來系孽因，流氣苦參敷貝母，從善改惡自察心．

[註] 此證自古傳來，乃奇病也．多生兩膝或生兩肘，腫類人形，眉目口鼻皆具．『本事方』云，瘡口能飮食，施治諸藥，絶無所苦，惟敷貝母，其瘡皺眉閉口，自此，日用貝母末和

水敷灌, 數日瘡消結痂而愈. 又諸書皆以爲素積寃譴, 須自淸心忏悔. 初宜服流氣飮, 日久宜用大苦參丸. 今據所用之藥, 俱系辛熱疎散之品, 其證或因風·寒·濕三氣, 凝合之所化, 亦未必盡由寃譴所致也, 依古施治, 諒可奏效. [圖 308]

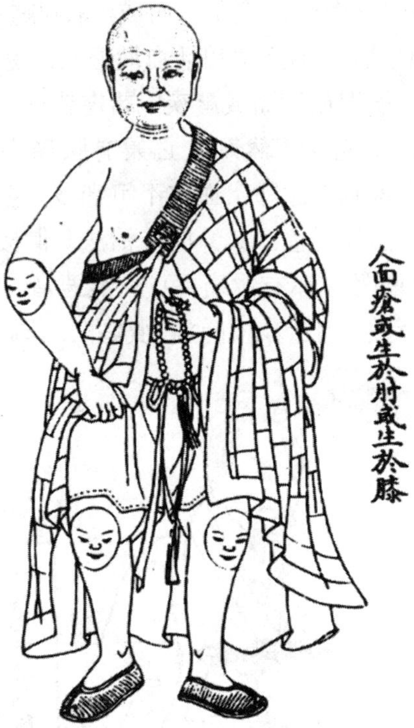
人面瘡或生於肘或生於膝
圖308 人面瘡圖

大苦參丸

苦參 二兩 蔓荊子 赤茯苓 山藥 白芷 荊芥 防風 白附子 川芎 山梔 生 何首烏 白蒺藜 皂角 川烏 炮 黃芪 赤芍 獨活 羌活 各五錢 草烏 炮. 一錢五分

右爲細末, 麵糊和丸, 如梧桐子大. 每服五·七十丸, 空心黃酒送下, 不飮酒者, 以茶代之.

[方歌] 大苦參丸人面瘡, 蔓苓山藥芷荊防, 白附芎梔何蒺皂, 川草烏芪芍獨羌.

流氣飮 方見背部痰注發

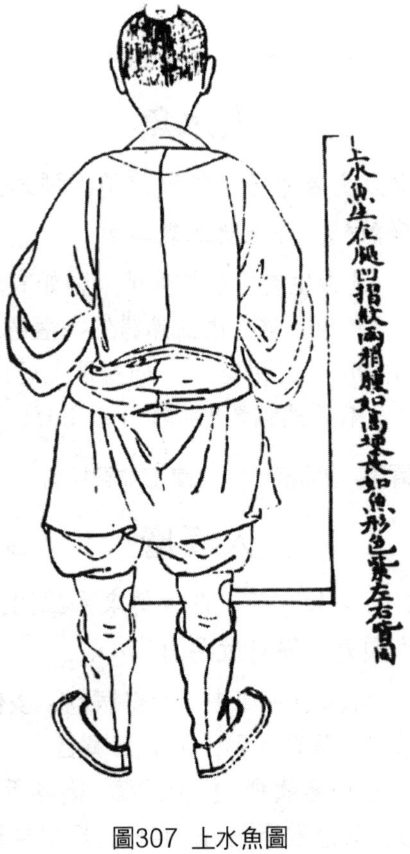
上水魚生在腿凹招紋兩梢腫如高埂長如魚形色紫左右皆同
圖307 上水魚圖

御纂醫宗金鑑 卷七十一

脛部

三里發

三里發腫牛眼形，膝眼之下冷痛凝，勞力傷筋兼胃熱，腫色青黑紫血膿.

[註] 此證生膝眼下三寸，外側前廉兩筋間. 初腫形如牛眼，拘急冷疼，由勞力傷筋，胃熱凝結而成. 漸增腫痛，其色青黑，潰出紫血，次出稀膿. 內外治法，俱按癰疽腫瘍·潰瘍門. [圖 309]

腓腨發

腓腨發在小腿肚，憎寒煩躁積熱成，焮腫痛潰膿血吉，漫腫平塌清水凶.

[註] 此證發於腓腨，卽小腿肚也. 由腎水不足，膀胱積熱凝結而成，古方云不治. 若焮赤高腫疼痛，潰出正膿而兼血者吉，爲順. 或漫腫平塌，紫暗孱痛，潰出淸水者凶，爲逆. 初服仙方活命飮，潰服八珍湯. 氣血虛者，服十全大補湯. 下虛者，以桂附地黃丸補之. 外治法同癰疽潰瘍門. [圖 310]

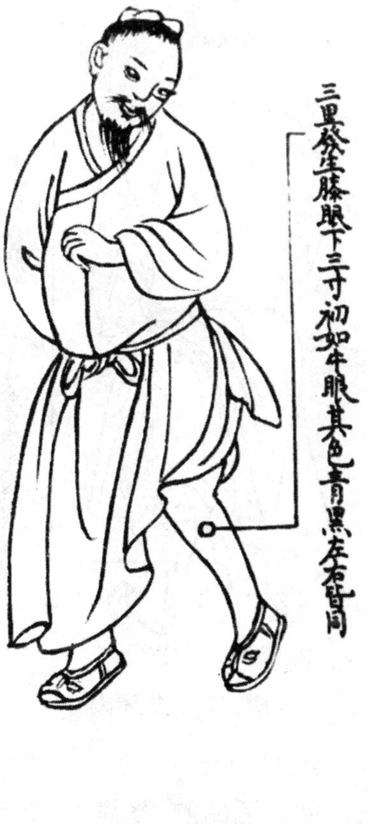
三里發生膝眼下三寸初如牛眼其色青黑左右皆同

圖309 三里發圖

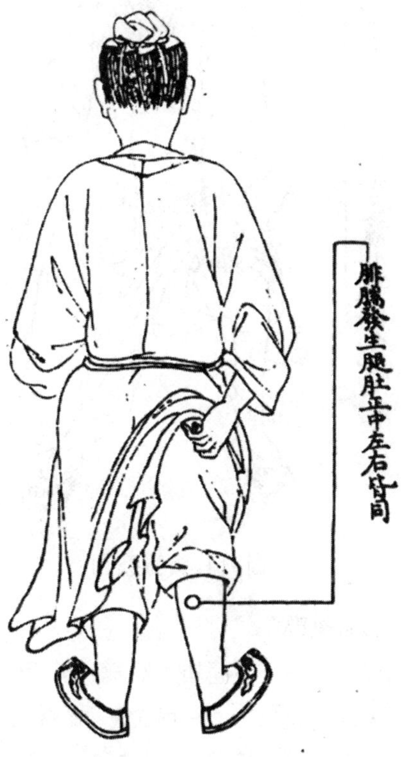
腓腨發生腿肚正中左右皆同

圖310 腓腨發圖

仙方活命飮 見腫瘍門

八珍湯 十全大補湯 俱見潰瘍門

桂附地黃丸 見面部頰瘍

黃鰍癰

黃鰍癰生腿肚旁，疼痛硬腫若鰍長，肝脾濕熱微紅色，順出稠膿逆敗漿.

[註] 此證生在小腿肚裏側，疼痛硬腫，長有數寸，形如泥鰍，其色微紅，由肝·脾二經濕熱凝結而成. 應期潰破出稠膿者爲順. 若出汚水敗漿者屬逆. 初服五香流氣飮·其次內·外治法，俱按癰疽腫瘍·潰瘍門. [圖 311]

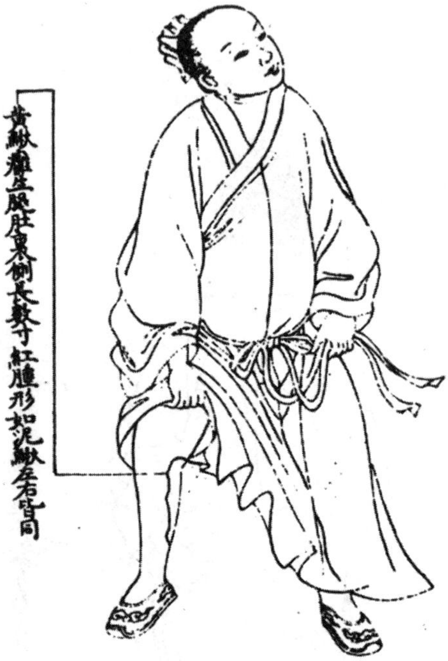
黃鰍癰生腿肚裏側長數寸紅腫形如泥鰍左右皆同

圖311 黃鰍癰圖

五香流氣飮

金銀花 二兩 小茴香 殭蠶 炒 羌活 獨活 連翹 去心 栝蔞仁 各一兩五錢 藿香 五錢 丁香 二錢 木香 沈香 甘草 各一錢

分爲十劑，水煎，隨病上下服.

[方歌] 五香流氣治黃鰍，流注結核也能瘳，丁木茴沈殭藿草，銀花羌獨翹栝蔞.

青蛇毒

青蛇毒生腿肚下，形長三寸紫塊殭，腎與膀胱濕熱結，急鍼蛇頭血出良.

[註] 此證又名靑蛇便， 生於小腿肚之下，形長二·三寸，結腫·紫塊·殭硬，憎寒壯熱，大痛不食，由腎經素虛，膀胱濕熱下注而成. 蛇頭向下者，毒輕而淺，急刺蛇頭一·半寸，出紫黑血，隨鍼孔搽拔疔散. 外敷離宮錠，內服仙方活命飮，加黃柏·牛膝·木瓜. 亦有蛇頭向上者，毒深而惡，急刺蛇頭一·二寸，出紫黑血，鍼孔用白降丹細條插入五·六分，外貼巴膏. 餘腫敷太乙紫金錠， 內服麥靈丹. 俟毒減退，次服仙方活命飮調和之. 若毒入腹，嘔吐腹脹，神昏，脈躁，俱爲逆證. [圖 312]

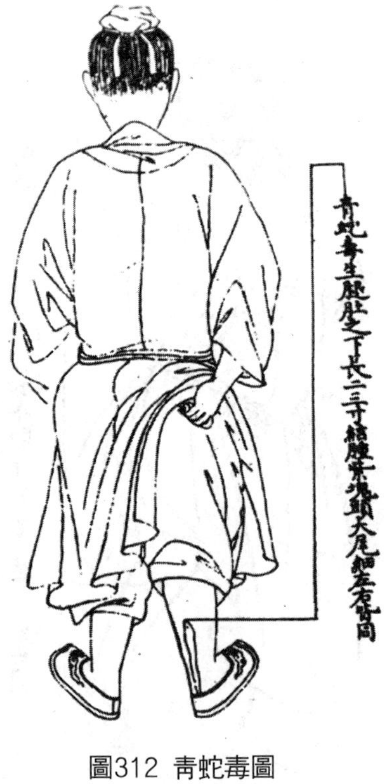
青蛇毒生腿肚之下長二三寸結腫紫塊頭大尾細左右皆同

圖312 靑蛇毒圖

拔疔散 見齒部牙疔

離宮錠 仙方活命飮 麥靈丹 俱見腫瘍門

白降丹 巴膏 俱見潰瘍門

太乙紫金錠 見胸部脾發疽

接骨發

接骨發如核桃形, 腿肚之下硬脹疼, 色紅漫腫宜速潰, 遲損筋脈缺踵行.

[註] 此證生於腿肚之下, 接骨之上, 脛骨與足後跟骨相接處, 故名接骨發, 屬膀胱經濕熱凝結而成. 初如核桃, 其硬如物打磕磞之狀, 急脹微疼, 色紅漫腫, 膿宜速潰, 遲則膿毒損筋, 筋脈既傷, 腿缺踵行. 踵行者, 不能全足踐地, 惟恃足指着力而行也. 始終內·外治法, 俱按癰疽腫瘍·潰瘍門. [圖 313]

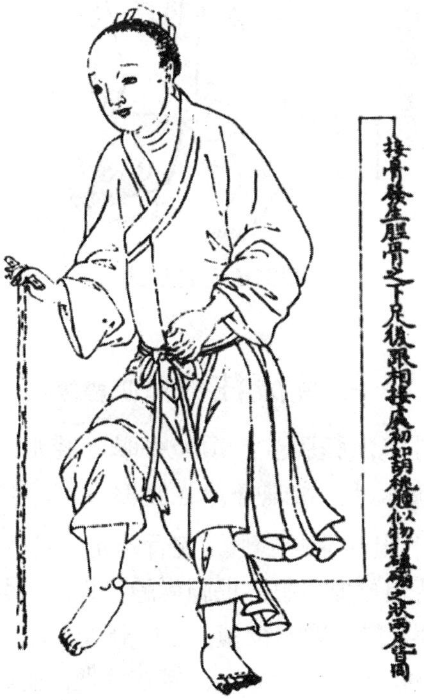
接骨發生脛骨之下足後跟相接處初起硬腫似物打磕磞之狀兩足皆同

圖313 接骨發圖

附陰疽

附陰疽發內踝上, 初如紅粟日增疼, 堅硬赤腫漸如卵, 三陰交會濕熱凝.

[註] 此證生於內踝骨之上三寸, 初如紅粟, 疼痛日增, 堅硬赤腫, 漸如鷄卵, 系三陰交會濕熱積聚而成. 始終內·外治法, 俱按癰疽腫瘍·潰瘍門. 但三陰交系純陰之穴, 收斂遲緩, 調養不可不愼. [圖 314]

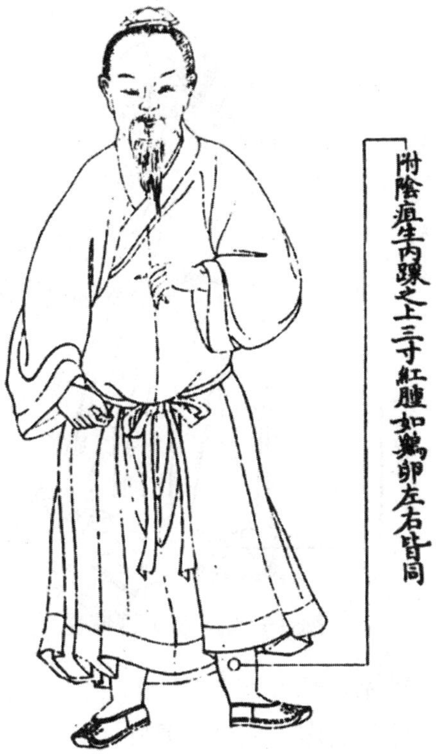
附陰疽生內踝之上三寸紅腫如鷄卵左右皆同

圖314 附陰疽圖

內踝疽 外踝疽

內外踝疽濕寒成, 血澁氣滯阻於經, 三陽外側三陰裏, 初用宣通蒜灸靈.

[註] 此二證生兩足踝近腕之處, 在內踝者名走緩, 又名鞋帶疽. 在外踝者名脚拐毒. 盖內踝骨, 屬三陰經脈絡也. 外踝骨, 屬三陽經脈絡也. 俱由濕寒下注, 血澁氣阻而成. 其堅硬漫腫, 皮色不變, 時時隱痛, 難於行立者, 初服瘡科流氣飮加牛膝·木瓜·防己, 以宣通之, 外用蒜片灸法以消之. 發三陰經者, 服內托黃芪湯. 發三陽經者, 服內托羌活湯. 若虛

弱將欲作膿，跳痛無時者，俱服十全大補湯，外敷烏龍膏. 其腫潰治法，俱按癰疽腫瘍·潰瘍門. [圖 315]

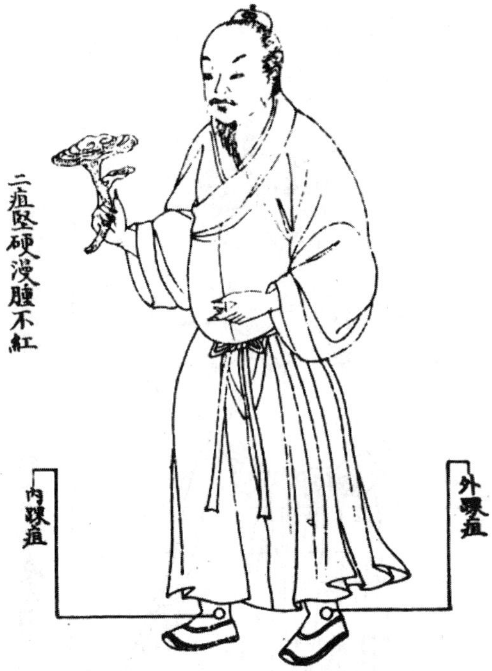

圖315 內踝疽·外踝疽圖

瘡科流氣飲 見背部痰注發
內托黃芪湯 見股部附骨疽
內托羌活湯 見臀部上馬癰
十全大補湯 見潰瘍門
烏龍膏 見腫瘍門

穿踝疽

穿踝疽由脾濕寒，裏發串外踝骨間，有頭屬陽陰悶腫，潰出清水廢疾纏.

[註] 此證由脾經濕寒下注，血澁氣阻而成. 先從裏踝骨發起，串及外踝，致令裏外通腫，以有頭爲陽，易破. 若惟悶腫無頭爲陰，難潰. 其證初起寒熱往來，有紅暈兼有熱也，宜服荊防敗毒散. 皮色不變者，服萬靈丹. 其餘腫潰治法，俱同內·外二踝. 疽若潰出清水，或投方不應，纏綿日久者，必成廢疾，難治. [圖 316]

荊防敗毒散 見項部腦疽
萬靈丹 見腫瘍門

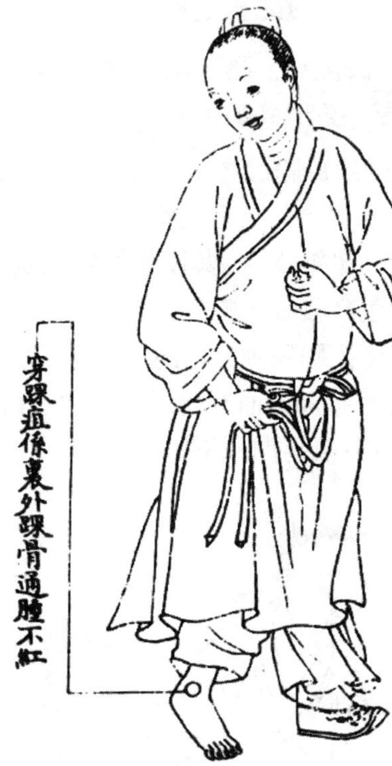

圖316 穿踝疽圖

濕毒流注 附: 瓜藤纏

濕毒流注腿脛生，頂如牛眼漫腫形，紫輕黑重膿水漬，寒濕暑熱在腠凝.

[註] 此證生於腿脛，流行不定，或發一·二處，瘡頂形似牛眼，根脚漫腫，輕則色紫，重則色黑，潰破膿水浸漬，好肉破爛，日久不斂. 由暴風疾雨，寒濕暑火，侵在腠理，而肌肉爲病也. 初覺急服防風通聖散，加木瓜·牛膝·防己·蒼朮消之. 若腿脛至晚發熱者，宜服當歸拈痛湯，加牛膝. 外治初搽三妙散，腫痛全消，換搽輕粉散斂之卽效. 若遶脛而發，卽名爪藤纏，結核數枚，日久腫痛，腐爛不已，亦屬濕熱下注而成，治法同前. [圖 317]

輕粉散

輕粉 一錢五分 黃丹 黃柏 密陀僧 高末茶 乳香 各三錢 麝香 五分

共研末, 先用葱熬湯洗患處, 再掺此藥.

[方歌] 輕粉黃丹柏陀僧, 末茶乳麝共研成, 濕毒流注臁瘡證, 化腐除濕又止疼.

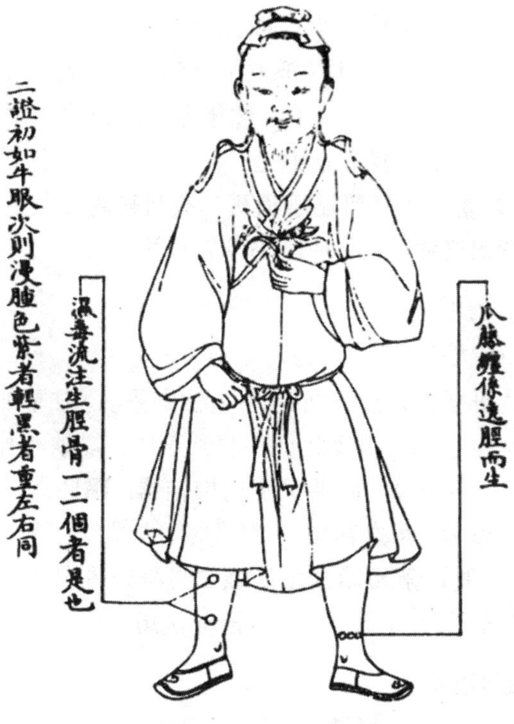
二證初如牛眼次則漫腫色紫者輕黑者重左右同
濕毒流注生脛骨一二個者是也
瓜藤纏係連脛而生

圖317 濕毒流注圖

防風通聖散 見頭部禿瘡

當歸拈痛湯 見股部腿游風

三妙散 見腹部臍癰

腎氣游風

腎氣游風腿肚生, 紅腫如雲火烘疼, 證由腎火蘊於內, 膀胱氣滯外受風.

[註] 此證多生於腎虛之人. 腿肚紅腫, 形如雲片, 游走不定, 痛如火烘, 由腎火內蘊, 外受風邪, 膀胱氣滯而成也. 初服紫蘇流氣飲, 次服檳榔丸. 外用豆腐研調黃柏末, 貼敷之, 甚效. [圖 318]

紫蘇流氣飲

紫蘇 黃柏 木瓜 陳皮 香附 厚朴 薑炒 川芎 檳榔 白芷 蒼朮 米泔水浸, 炒 烏藥 荊芥 防風 甘草 獨活 枳殼 麩炒

等分, 薑三片, 棗一枚, 水煎服.

[方歌] 紫蘇流氣柏瓜榔, 香附陳芎厚芷蒼, 烏藥荊防甘獨枳, 腎氣游風服最昌.

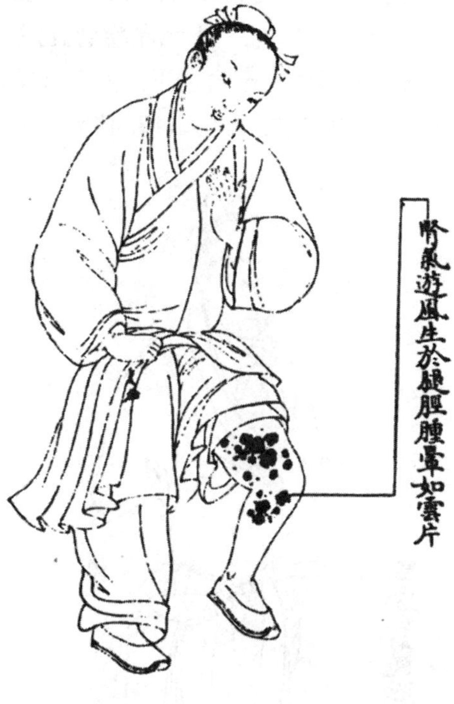

圖318 腎氣游風圖

檳榔丸

檳榔 枳殼 麩炒. 各二兩 木瓜 一兩五錢 木香 一兩 大黃 四兩

共研細末, 煉蜜爲丸, 如梧桐子大. 每服三十丸, 空心白滾湯送下, 黃酒送下亦可.

[方歌] 檳榔枳殼木瓜研, 木香大黃煉蜜丸, 腎氣游風紅腫痛, 空心水送自然痊.

臁 瘡

臁瘡當分內外廉, 外廉易治內難痊. 外屬

三陽濕熱結, 內屬三陰虛熱纏. 法宜搜風除濕熱, 外貼三香夾紙餞.

[註] 此證生在兩脛內外廉骨, 外廉屬足三陽經濕熱結聚, 早治易於見效. 內廉屬三陰有濕, 兼血分虛熱而成, 更兼廉骨皮肉澆薄, 難得見效, 極其綿纏. 初發先痒後痛, 紅腫成片, 破津紫水. 新起, 宜貼三香膏. 色紫, 貼夾紙膏. 日久瘡色紫黑, 貼解毒紫金膏. 又年久頑臁, 瘡皮烏黑下陷, 臭穢不堪者, 用蜈蚣餞法, 去風毒·化瘀腐, 盖貼黃蠟膏, 漸效. 初服黃芪丸, 日久者服四生丸, 下元虛冷者宜虎潛丸, 常服甚效. 但腿脛在至陰之下, 生瘡者當戒勞動, 發物, 其證可愈, 否則難痊. [圖 319]

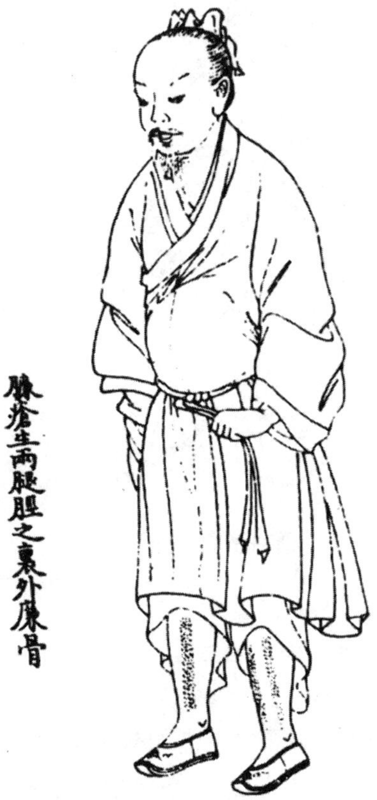

圖319 臁瘡圖

三香膏

輕粉 乳香 松香 各等分

共爲末, 香油調稠, 用夾紙一面, 以鍼密刺細孔, 將藥夾搽紙內. 先以葱湯洗淨患處, 將藥紙有鍼孔一面, 對瘡貼之, 三日一換.

[方歌] 三香輕粉乳松香, 研末油調紙內藏, 葱湯洗患方貼藥, 初起臁瘡用此良.

夾紙膏

黃丹 炒 輕粉 兒茶 沒藥 雄黃 血竭 五倍子 炒 銀硃 枯礬 各等分

共爲末, 量瘡大小, 剪油紙二張, 夾藥於內, 紙周圍用麵糊粘住, 紙上用鍼刺孔. 先將瘡口用葱·椒煎湯洗淨拭乾, 然後貼上, 以帛縛之, 三日一洗, 再換新藥貼之.

[方歌] 夾紙膏貼臁瘡破, 黃丹輕粉兒茶沒, 雄黃竭倍銀硃礬, 油紙夾貼腐可脫.

解毒紫金膏

明淨松香 皂礬 煅赤. 各一斤

共研極細末, 香油調稠. 先用葱·艾·甘草煎湯洗淨患處, 再搽此藥, 油紙盖住, 以軟布扎緊, 三日一換. 此藥又治楊梅結毒, 腐爛作臭, 膿水淋漓, 用之甚效.

[方歌] 解毒紫金臁瘡爛, 明淨松香皂礬煅, 二味研末香油調, 葱艾草湯先洗患.

蜈蚣餞

蜈蚣 甘草 獨活 白芷 各一錢

桐油二兩, 將藥煎滾. 先以米泔水洗淨臁瘡, 水和白麵作圈, 圍在瘡之四邊, 勿令泄氣, 將腿放平, 以茶匙挑油, 漸漸乘熱加滿, 待油溫取下. 已後風毒自散, 腐肉漸脫, 其功甚速.

[方歌] 蜈蚣餞治久臁瘡, 皮黑下陷臭難當, 桐油煎草獨活芷, 白麵圈瘡油燙强.

黃蠟膏

血竭 赤石脂 煅 龍骨 煅. 各三錢

共爲細末, 香油一兩, 入血餘栗子大一團, 煠枯去渣. 再入黃蠟一兩, 白膠香三錢, 溶化盡離火, 下血竭等末, 攪勻候冷, 磁罐盛之. 用時捏作薄片貼瘡上, 絹帛縛定, 三日後, 翻過貼之.

[方歌] 黃蠟血餘竭白膠, 石脂龍骨入油調, 蜈蚣餞後此膏盖, 肌肉能生痛自消.

黃芪丸

黃芪 川烏頭 炮, 去皮·弦 赤小豆 蒺藜 炒, 去刺 地龍 去土, 炒 川楝子 鹽水泡, 去核 茴香 炒 防風 各一兩 烏藥 五錢

右爲細末, 酒煮, 麵糊爲丸, 如梧桐子大. 每服十五丸, 空心溫酒送下, 鹽湯亦可, 婦人用醋煎滾, 候溫送下.

[方歌] 黃芪丸治臁瘡起, 川烏赤豆共蒺藜, 地龍川楝茴香炒, 防風烏藥酒糊宜.

四生丸

地龍 去土, 炒 白附子 殭蠶 炒 草烏 去皮·尖, 炮 五靈脂 各等分

右爲細末, 米糊爲丸, 如梧桐子大. 每服三·四十丸, 食前茶·酒任下.

[方歌] 四生臁瘡久纏綿, 骨節多疼擧動難, 地龍白附殭蠶炒, 草烏靈脂米糊丸.

虎潛丸

敗龜板 酥炙. 四兩 知母 黃柏 二味鹽·酒炒 熟地 三兩 牛膝 酒蒸 白芍 酒炒 陳皮 鹽水潤. 各二兩 鎖陽 酒潤 當歸 酒洗. 各一兩五錢 虎脛骨 酥炙. 一兩

共研末, 羯羊肉酒煮爛搗膏, 和入藥末内爲丸, 如梧桐子大. 每服三錢, 空心淡鹽湯送下. 冬月加乾薑一兩.

[方歌] 虎潛丸療筋骨痿, 下元虛冷精血虧, 龜板鎖陽膝虎脛, 知柏芍陳熟地歸.

鱔 漏

鱔漏生在腿肚間, 孔如鑽眼津水綿, 頗類濕瘡濕熱發, 艾湯薰洗覺痒痊.

[註] 此證由濕熱而成. 初起頗類濕瘡, 生於腿肚, 痒痛相兼, 破津黃水, 綿綿不已, 其孔深如鑽眼, 復受寒氣侵入瘡孔, 以致口寒肌冷. 法宜艾葉, 老葱熬湯, 每日先薰後洗. 瘡口發熱覺痒時, 卽貼黃蠟膏, 收斂而愈. [圖 320]

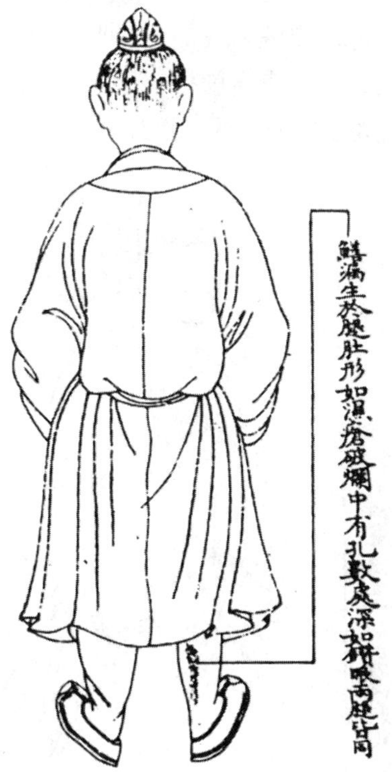
鱔漏生於腿肚形如濕瘡破爛中有孔數處深如鑽眼兩腿皆同

圖320 鱔漏圖

黃蠟膏 見臁瘡

四彎風

四彎風生腿脚彎, 每月一發最纏綿. 形如風癬風邪襲, 搔破成瘡痒難堪.

[註] 此證生在兩腿彎·脚彎, 每月一發, 形如風癬, 屬風邪襲入腠理而成. 其痒無度, 搔破津水, 形如濕癬. 法宜大麥一升熬湯, 先薰後洗. 次搽三妙散, 滲濕殺蟲, 其痒卽止, 緩緩取效. [圖 321]

三妙散 見腹部臍癰

風 疽

風疽生脛曲凹中，痒搔皮損津汁膿，風邪留於血脈內，煩熱昏冒肌腫痛，

[註] 此證生脛骨及曲凹之處，痒搔皮損，津黃汁，極其黏濃. 由風邪留於血脈相搏而成. 因其根深，故有疽名. 甚則身體煩熱，昏冒，而肌肉透紅，更增腫疼. 宜服防風湯，外抹青竹大豆油，卽效. [圖 322]

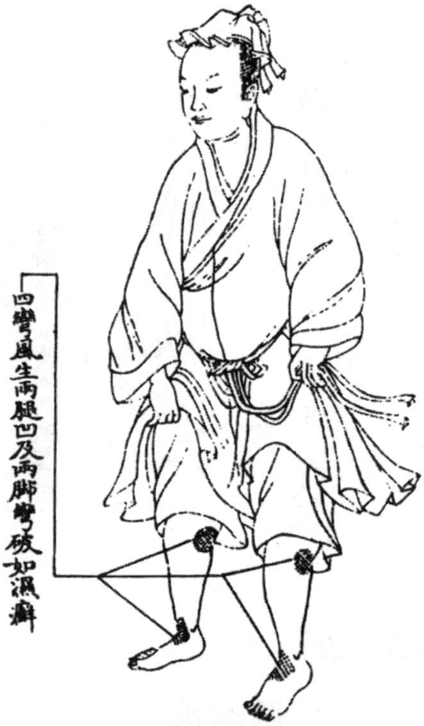
四彎風生兩腿凹及兩脚彎破如濕癬

圖321 四彎風圖

防風湯

防風 附子 製 麻黃 蜜炙 白芷 木通 柴胡 當歸 焙 桔梗 甘草 炙 羌活 各五分

共爲粗末，水一鍾半，煎八分，澄去滓，食後服，臨睡再用一服. 如欲出汗，俟空心，頭煎落滓，幷一服之. 後食稀粥·生薑，食畢被覆臥取汗，避風.

[方歌] 防風湯療風熱搏，留於血脈津汁破，附子麻黃芷木通，柴胡歸桔甘羌活.

青竹大豆油

青竹筒截三尺長，徑一寸半，筒內裝黑豆一升，以穀糠·馬糞二物燒火，當竹筒中炙之，以磁碗兩頭接取油汁. 先以淸米泔水和鹽熱洗患處，拭乾，卽塗豆油，不過三度極效.

[方歌] 青竹筒截三尺長，徑要寸半黑豆裝，穀糠馬糞燒炙筒，風疽搔痒油塗良.

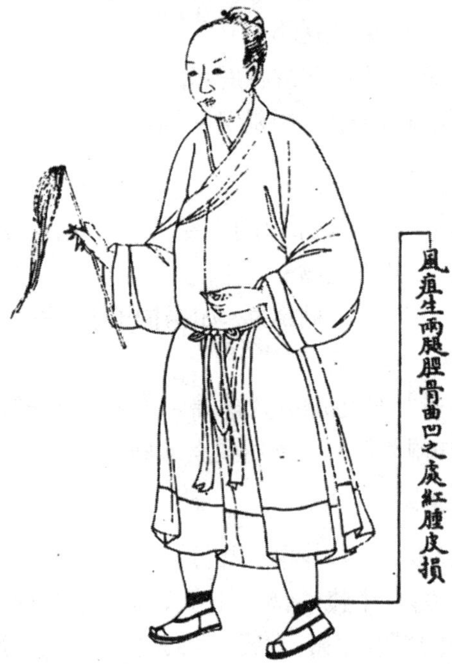
風疽生兩腿脛骨曲凹之處紅腫皮損

圖322 風疽圖

足 部

足發背

足發背屬膽胃經，七情六淫下注成，詳別善惡分順逆，細辨疽癰定死生.

[註] 此證一名足跗發. 凡足背雖行三陽，而偏在膽胃二經居多. 證由七情內鬱，或兼六淫外傷而成. 經云，三背不宜生瘡. 惟足背多筋多骨，肉少皮薄，又在至陰之下，發瘡疽者，

升發遲慢, 所以謂爲險候也, 宜別五善·七惡而分順逆. 發背者, 大瘡之通名也, 須當細辨, 或疽或癰, 順逆旣分, 則死生定焉. 初宜服仙方活命飮, 及隔蒜灸之, 令瘡速潰. 餘與腫瘍·潰瘍門治同. [圖 323]

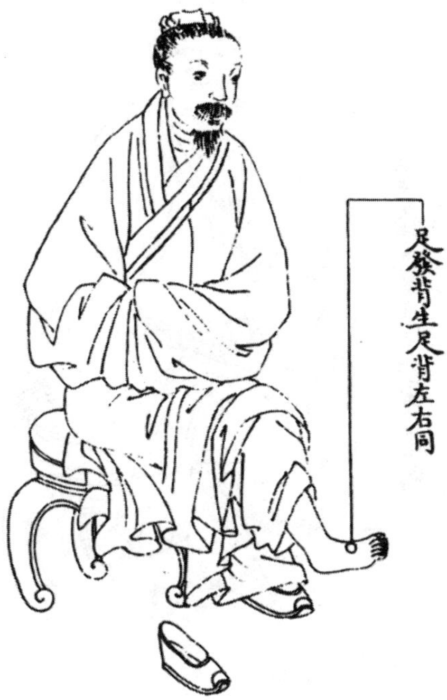

圖323 足發背圖

仙方活命飮 見腫瘍門

隔蒜灸法 見首卷灸法

涌泉疽

涌泉疽發在足心, 腎虛濕滯多屬陰, 速破潰淺癰可治, 黑陷爲疽命難存.

[註] 此證生在足心涌泉穴, 一名足心發, 又名穿窟天蛇, 俗名病穿板, 屬足少陰, 由腎經虛損, 兼濕熱下注而成. 若十四日內卽潰, 膿淺爲癰, 猶可調治, 初服仙方活命飮, 外用神燈照法. 虛甚膿生遲者, 十全大補湯. 潰後兼用桂附地黃丸服之. 餘治按癰疽腫瘍·潰瘍門. 若黑陷不疼, 二十一日之內不潰膿者爲疽, 屬陰敗之證難救. [圖 324]

仙方活命飮 見腫瘍門

神燈照法 見首卷

十全大補湯 見潰瘍門

桂附地黃丸 見面部頰瘍

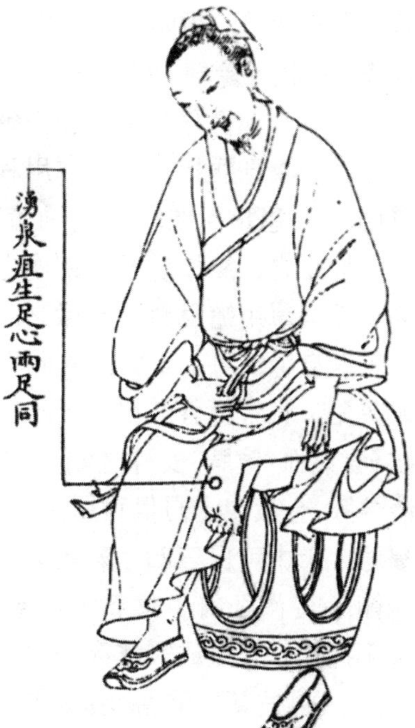

圖324 涌泉疽圖

脫疽

脫疽多生足指間, 黃疱如粟黑爛延, 腎竭血枯五敗證, 割切仍黑定歸泉.

[註] 此證多生足指之間, 手指生者間或有之. 蓋手足十指, 乃臟腑枝榦. 未發疽之先, 煩躁發熱, 頗類消渴, 日久始發此患. 初生如粟, 黃疱一點, 皮色紫暗, 猶如煮熟紅棗, 黑氣侵漫, 腐爛延開, 五指相傳, 甚則攻於脚面, 痛如湯潑火燃, 其臭氣雖異香難解. 由膏粱藥酒, 及房朮丹石熱藥, 以致陽精煽惑, 淫火猖狂, 蘊蓄於臟腑, 消爍陰液而成. 斯時血死心

敗，皮死肺敗，筋死肝敗，肉死脾敗，骨死腎敗，此五敗證，雖遇靈丹亦難獲效. 初起宜服解毒濟生湯，外用大麥米煮飯，拌芙蓉葉·菊花葉各五錢，貼之止痛. 消之不應者，必施割法，須患者情愿，將死生付於度外，遵古法毒在肉則割，毒在骨則切. 然割切之法，須宜早施，乘其未及延散時，用頭髮十餘根，緊纏患指本節盡處，遶扎十餘轉，毋令毒氣攻延好肉，隨用蟾酥餅放於初起黃疱頂上，加艾灸之，至肉枯瘡死爲度. 次日病指盡黑，方用利刀，尋至本節縫中，將患指徐順取下. 血流不止者，用如聖金刀散止之，餘腫以離宮錠塗之. 次日倘有黑氣未盡，單用蟾酥餅研末撒之，用陀僧膏盖貼，黑氣自退. 患上生膿，兼貼生肌玉紅膏及生肌等藥，肌生護骨斂口，此爲吉兆. 內宜滋腎水·養氣血·健脾·安神之劑，如陰陽二氣丹，淸神散·金液戊土丹俱可服之. 若內·外始終無變證，十中可保三四. 若割切之後，復生黑氣過節，侵漫好肉，疼痛尤甚者，屬逆. 此證初起不痛者，宜雌雄霹靂火灸之，其餘滋補·燙洗等法，俱按癰疽腫瘍·潰瘍門.

按諸書論脫疽單生於足大趾，而別指生者，俱名敦疽，此非確論. 然脫疽偏生於屬陰經之指者居多. 屢經如此，後之學者，宜詳審焉可也. [圖 325]

解毒濟生湯

當歸 遠志 去心 川芎 花粉 柴胡 黃芩 犀角 鎊 麥冬 去心 知母 黃柏 茯神 金銀花 各一錢 紅花 牛膝 甘草 生. 各五分

水二鍾，煎八分，入童便一杯，食前服. 如生手指間，去牛膝加升麻.

[方歌] 解毒濟生歸遠芎，花粉柴芩犀麥冬，知柏茯銀紅膝草，脫疽初起煩熱攻.

如聖金刀散

松香 七兩 生白礬 枯白礬 各一兩五錢

共研極細末，磁罐收貯，臨用時，撒於患處.

[方歌] 如聖金刀散刃傷，血流不止撒之良，白礬枯礬松香等，共研爲末罐收藏.

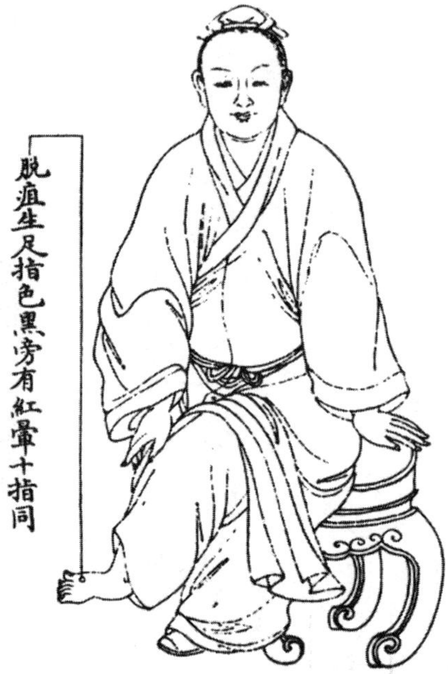

圖325 脫疽圖

陰陽二氣丹

天門冬 去心 麥門冬 去心 元參 湯泡去粗皮. 以上三味各搗膏 五味子 炒 人中白 生 黃柏 各一兩 甘草 生 澤瀉 枯白礬 青黛 各三錢 氷片 一錢

各研細末，同天門冬等膏，加煉蜜少許，再搗千餘下，軟硬得中，丸如梧桐子大，硃砂爲衣. 每服六十丸，童便·人乳各一酒鍾，空心送下，安睡一時.

[方歌] 陰陽二氣丹脫疽，腎水枯乾燥熱欺，天麥元參甘瀉味，中白氷礬柏黛宜.

淸神散

綠豆粉 一兩 牛黃 三分 甘草節 五錢 氷片 五分 硃砂 三錢

右共爲極細末，每服一錢，淡竹葉·燈心煎

湯調服.

［方歌］ 淸神散治脫疽發, 悶亂心煩調服佳, 豆粉牛黃甘草節, 研加氷片共硃砂.

金液戊土丹

茯神 胡黃連 烏梅肉 人中黃 五味子 各一兩 硃砂 雄黃 硝石 遠志 去心 石菖蒲 各三錢 牛黃 氷片 各一錢

各研細末, 共和一處, 再研千轉. 於端午·七夕或春·秋二分, 冬·夏二至吉辰, 在淨室中, 先將烏梅肉搗膏, 和入藥末內, 加煉蜜少許, 搗千餘下, 軟硬得中, 爲丸, 每丸重一錢, 金鉑爲衣. 每服一丸, 人乳·童便各一酒鍾, 隨病上下化服. 修和之時, 服藥之際, 忌婦人·僧尼·孝服·雞犬等見之. 此藥用蠟封固收藏, 不泄藥味, 愈久愈效.

［方歌］ 金液戊土茯牛黃, 硃雄硝遠片石菖, 胡連梅肉中黃味, 專治脫疽發背瘡.

雌雄霹靂火

雌黃 雄黃 丁香 各二錢 麝香 一分

右爲細末, 用蘄艾茸二錢, 將藥末搓入艾內, 作豌豆大丸, 安患上灸之, 毋論痒痛, 以肉焦爲度. 如毒已經走散, 就紅暈盡處, 排炷灸之, 痛則至痒, 痒則至痛, 以瘡紅活爲妙.

［方歌］ 霹靂火治陰疽方, 脫疽不疼灸更强, 雌黃丁麝雄黃末, 蘄艾茸搓藥末良.

蟾酥餠 卽蟾酥丸作餠. 見疔瘡門

離宮錠 見腫瘍門

陀僧膏 生肌玉紅膏 俱見潰瘍門

敦 疽

敦疽多生足指疼, 腫色紅活出血膿, 血燥精竭無敗色, 膏粱房勞脾腎經.

［註］ 此證多生於足指, 而手指亦間有生者. 由膏粱太過則損脾, 房勞太過則傷腎. 脾旣損則血生少, 腎旣傷則精必竭, 更兼濕熱壅盛而成. 初起黃粟小疱, 痛如湯潑火燃, 其色紅活, 腫無黑暈, 潰破有膿, 腐無敗色, 此屬血脈未死之候. 然此證雖無敗色, 亦由臟腑發出, 未可視爲小毒也. 法宜急服滋陰救燥·補血理脾之藥. 初服解毒濟生湯·六味地黃湯, 潰服人參養榮湯·桂附地黃湯. 外初宜蝌蚪拔毒散塗之, 將潰貼蟾酥餠, 兼貼巴膏, 潰腐之後, 換搽生肌玉紅膏生肌斂口. 初終禁用灸法. 患者宜淸心寡慾調理, 庶免變證. ［圖 326］

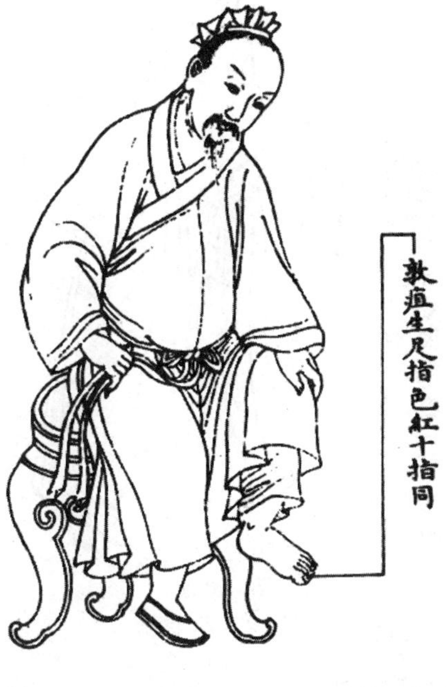

圖326 敦疽圖

解毒濟生湯 見脫疽

六味地黃湯 見面部雀斑

桂附地黃湯 見面部頰瘍

人參養榮湯 巴膏 生肌玉紅膏 俱見潰瘍門

蝌蚪拔毒散 見腫瘍門

蟾酥餠 卽蟾酥丸作餠. 見疔瘡門

甲 疽

甲疽多因剔甲傷, 甲長侵肉破成瘡, 努肉高突痛難忍, 消瘀化努效非常.

[註] 此證因割嵌指甲傷肉, 或剔甲傷肉, 或甲長侵肉, 穿窄小靴鞋, 以致甲旁焮腫破爛, 時津黃水, 努肉高突, 疼痛難忍, 不能著衣. 原系好肉受傷, 宜用鹽湯烫洗, 外敷華陀累效散, 白膏藥盖貼, 努肉消盡卽愈. [圖 327]

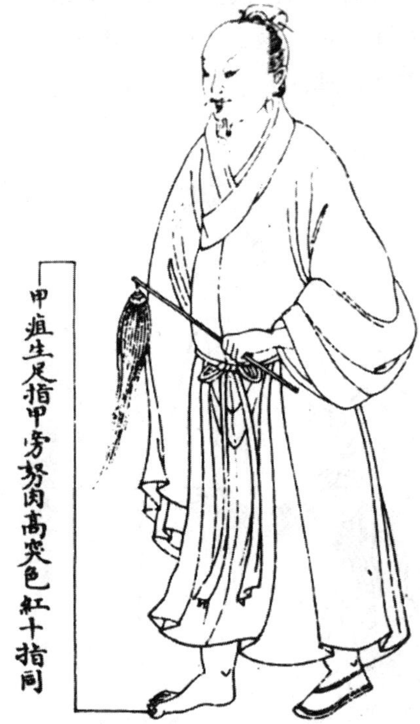
甲疽生足指甲旁努肉高突色紅十指同

圖327 甲疽圖

華陀累效散

乳香 硇砂 各一錢 輕粉 五分 橄欖核 燒, 存性. 三枚 黃丹 三分

共研細末, 香油調敷.

[方歌] 華陀累效敷嵌甲, 黃丹輕粉乳硇砂, 橄欖核燒同碾細, 香油調濃患處搽.

白膏藥 見潰瘍門

足跟疽

足跟疽生脚攣根, 狀如兔咬紫紅焮, 陽蹻積熱潰難斂, 初宜隔蒜艾灸勤.

[註] 此證生足跟, 俗名脚攣根, 由臟腑積熱, 汗出涉水, 遠行傷筋而成. 初腫紅紫疼痛, 潰破膿水淋漓, 狀如兔咬. 經云, 兔齧狀如赤豆, 至骨急治, 遲則害人. 盖謂毒之深惡也. 屬足太陽膀胱經, 穴名申脈, 卽陽蹻脈發源之所, 又系腎經所過之路. 瘡口久潰不合, 陽蹻脈氣不能冲發, 腎氣由此漏泄, 以致患者益虛. 初起宜隔蒜片灸之, 服仙方活命飮加肉桂·牛膝. 潰後宜補中益氣湯·人參養榮湯·桂附地黃丸隨證滋補治之. 餘按癰疽潰瘍門. 海藏云, 兔齧久不收斂, 用鹽湯洗之, 白朮研末撒之, 兩日一易, 謹戒一切勞碌卽效. [圖 328]

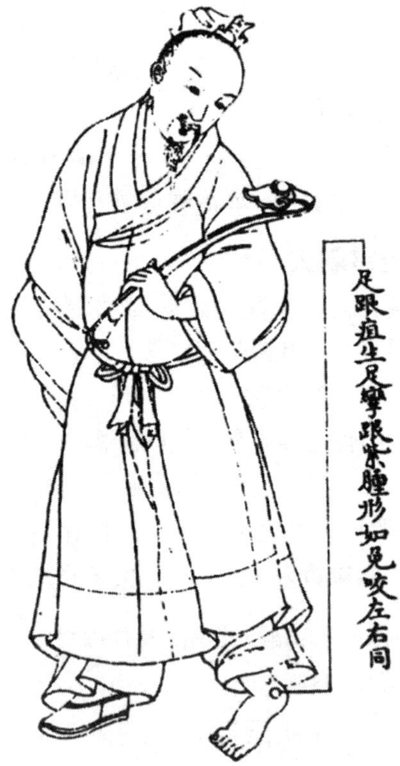
足跟疽生足攣跟紫腫形如兔咬左右同

圖328 足跟疽圖

隔蒜灸法 見首卷灸法

仙方活命飮 見腫瘍門

補中益氣湯 人參養榮湯 俱見潰瘍門

桂附地黃丸 見面部頰瘍

厲癰 四淫

厲癰勢小足旁生，四淫在足上下凝，三陰虧損爲疽重，三陽濕熱發癰輕.

[註]『靈樞』云，發於足上下，名曰四淫，其狀大癰，急治之，百日死．發於足旁，名曰厲癰，其狀不大，急治之，去其黑者，不消輒益，不治，百日死．此二證俱由足三陰經虧損，爲疽者重．若兼足三陽經濕熱下注，而成癰者輕．若紅腫疼痛，潰破有膿，腐脫無黑氣浸漫，屬濕熱偏盛，順證易治．若微紅微腫，潰出膿水，屬陰氣凝結，不能化膿，險證難治．若黑暗漫腫，痛不潰膿，煩熱作渴，小水淋漓，爲陰敗，惡證屬逆．四淫無邊沿，厲癰類敦疽．初俱宜仙方活命飮，外宜隔蒜灸，以宣壅毒．將潰宜服人參養榮湯，兼六味地黃丸以滋補之．若色黯不痛，即用桑柴烘法，以行壅滯，助陽氣，更宜十全大補湯兼桂附地黃丸，壯脾滋水治之，或可成功．若妄用苦寒剋伐之藥，多致不救．外治法同敦疽. [圖 329, 330]

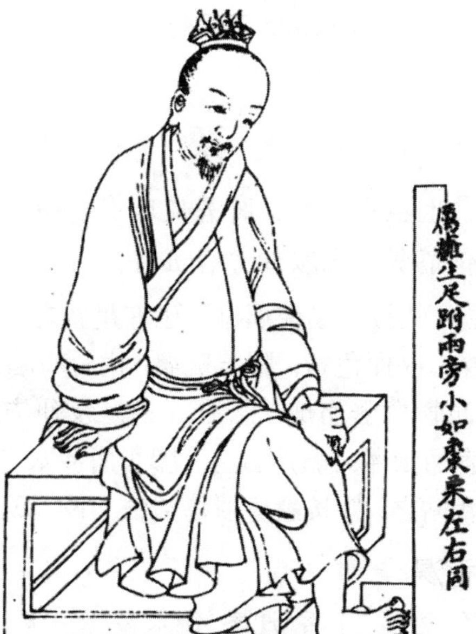

圖329 厲癰圖

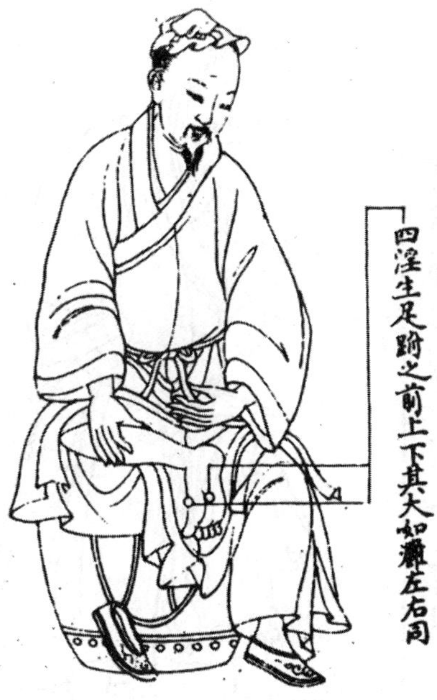

圖330 四淫圖

仙方活命飮 見腫瘍門

隔蒜灸法 見首卷灸法

人參養榮湯 十全大補湯 俱見潰瘍門

六味地黃丸 見面部雀斑

桑柴烘法 見首卷

桂附地黃丸 見面部頰瘍

臭田螺

臭田螺瘡最纏綿，脚丫搔痒起白斑，搓破皮爛腥水臭，治宜清熱滲濕痊.

[註] 此證由胃經濕熱下注而生．脚丫破爛，其患甚小，其痒搓之不能解，必搓至皮爛，津腥臭水覺疼時，其痒方止，次日仍痒，經年不愈，極其纏綿．法宜甘草薏苡仁煎湯洗之，嚼細茶葉塗之，乾則黃連膏潤之．破爛甚者，宜用鵞掌皮，煅存性，研末，香油調敷，甚效. [圖 331]

黃連膏 見鼻部鼻瘡

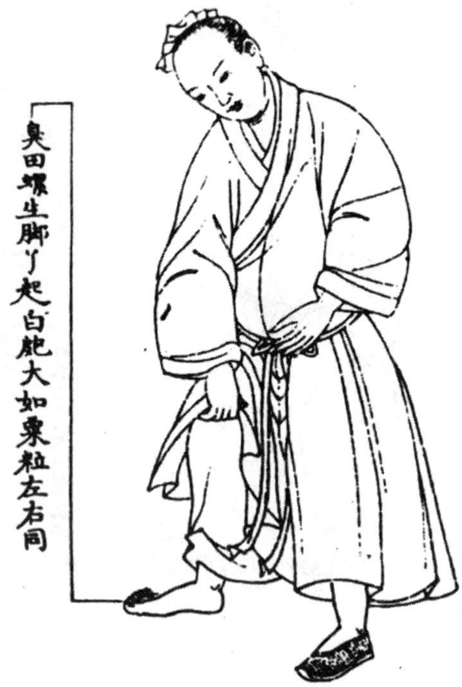
臭田螺生脚丫起白皰大如棗粒左右同

圖331 臭田螺圖

牛程蹇

牛程蹇因奔走急，脚熱着水寒風襲，氣滯血凝起硬埂，法宜鴿糞滾湯漬.

［註］此證生於足跟，及足掌皮內，頑硬腫起，高埂色黃，疼痛不能行履．由脚熱着冷水，或遇寒風襲於血脈，令氣滯血凝而成．法宜用盆一個，內安新磚，磚上安鴿糞，糞上合罩簍，以脚踏罩簍上，次以滾水從旁冲入，蒸之·浸漬之，冷則易之．或用新磚燒紅，韭菜汁潑之，將病足踏於其上燙之．早治或有消者，久則破裂，膿水津流，每日米泔水洗淨，摻牛角散，四圍頑皮浮起剪之，換摻生肌玉紅膏·月白珍珠散，生肌斂口自愈．[圖 332]

牛角散

松香 輕粉 水龍骨 牛角尖 燒灰

共爲末，牛骨髓調摻.

［方歌］牛角散治牛程蹇，久破膿水流不痊，松香輕粉水龍骨，牛角燒灰須用尖.

生肌玉紅膏 月白珍珠散 倶見潰瘍門

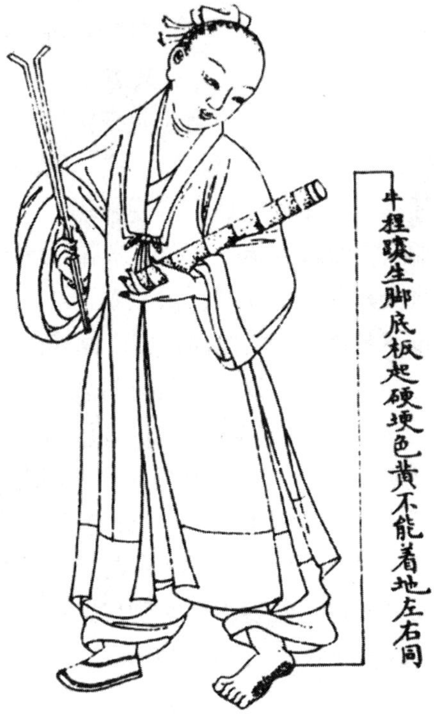
牛程蹇生脚底板起硬埂色黄不能着地左右同

圖332 牛程蹇圖

土 栗

土栗生在足跟旁，腫若琉璃亮色黃，行路崎嶇傷筋骨，急服仙方合五香.

［註］此證又名琉璃疽，生在足跟之旁，形如棗栗，亮而色黃，腫若琉璃，由行崎嶇之路，勞傷筋骨血脈而成．急服五香湯及仙方活命飮，宣通壅滯．膿熟鍼之，膿少而多水者，以陀僧膏貼之．餘按癰疽潰瘍治法．[圖 333]

五香湯

乳香 藿香 丁香 沈香 青木香 各三錢半

水二鍾，煎八分，服之.

［方歌］五香湯善治土栗，行路勞傷血脈積，

乳藿丁沈靑木香，煎服舒蘊功效極.

仙方活命飮 見腫瘍門

陀僧膏 見潰瘍門

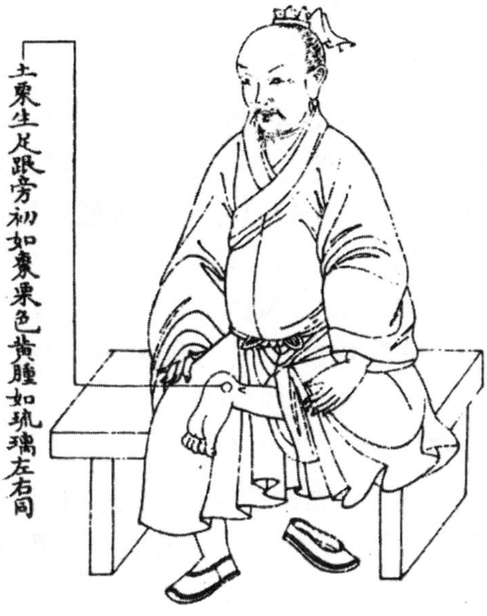
土栗生足跟旁初如棗栗色黃腫如琉璃左右同

圖333 土栗圖

冷疔

冷疔濕寒足跟生，疼痛徹骨紫疱形，黑爛深孔流血水，氣穢神燈照法靈.

[註] 此證生在足跟，由濕寒凝結而成. 形如棗栗，起紫白疱，疼痛徹骨，漸生黑氣，腐爛孔深，時流血水. 氣穢經久不斂者，宜神燈照法照之，鐵粉散敷之. 初服內補十宣散，次按潰瘍治同. [圖 334]

鐵粉散

生鐵粉 卽鐵砂. 如無，用黑鉛四兩，鐵杓化開，傾水中冷定取出，以鉛化盡爲度. 去水取末. 三錢 黃丹飛 輕粉 松香 各一錢 麝香 一分

各硏細末，共和一處再硏勻. 將患處以葱湯洗去血水腐臭，香油調藥搽於患上，油紙盖之，扎之.

[方歌] 鐵粉散醫足冷疔，能蝕黑腐肌肉生，黃丹輕粉松香麝，香油調搽紙盖靈.

神燈照法 見首卷

內補十宣散 見胸部瘭瘑

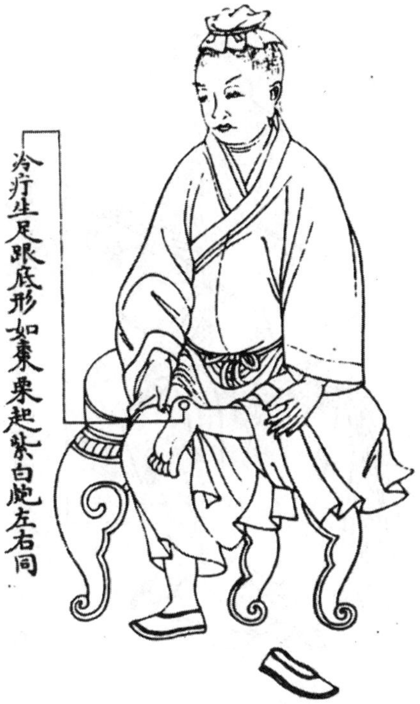
冷疔生足跟底形如棗栗起紫白皰左右同

圖334 冷疔圖

脚氣瘡

脚氣瘡在足膝生，濕熱相搏風氣乘，壯熱腫痛津黃水，心神煩躁犀角靈.

[註] 此證生於足膝，由濕熱內搏，滯於膚腠，外爲風乘，不得宣通，故令脚膝生瘡，痒痛作腫，破津黃水，形類黃水瘡，惟身體壯熱，心神煩躁，經久難瘥. 宜服犀角散，外以漏蘆湯洗之，兼敷龍骨散甚效. [圖 335]

犀角散

犀角屑 天麻 黃芪 枳殼 麩炒 白鮮皮 黃芩 防風 羌活 白蒺藜 各七錢五分 檳榔 一兩 烏稍

蛇 酒浸. 二兩 甘草 炙. 五錢

右研粗末, 每服八錢, 水一鍾半, 生薑五片, 煎一鍾, 去渣, 不拘時溫服.

[方歌] 犀角散醫脚氣瘡, 天麻芪枳白鮮椰, 烏蛇芩草風羌活, 蒺藜粗末引加薑.

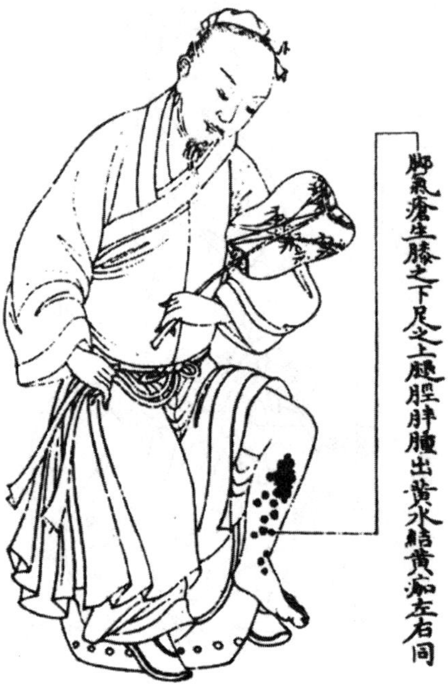
脚氣瘡生膝之下足之上腿脛胖腫出黄水結黄痂左右同

圖335 脚氣瘡圖

漏蘆湯

漏蘆 甘草 生 槐白皮 五加皮 白歛 各一兩五錢 白蒺藜 四兩

共爲粗末, 每用五兩, 水八碗, 煎五碗, 去渣, 淋洗.

[方歌] 漏蘆湯甘槐白皮, 五加白歛白蒺藜, 脚氣瘡疼痒津水, 熬湯洗患散濕急.

龍骨散

白龍骨 研 輕粉 各二錢五分 檳榔 研. 一錢 豶猪糞 新瓦上焙乾, 再入火中燒之存性, 取出研末. 五錢

共研勻, 先以口含虀水或溫鹽湯, 洗令瘡淨見肉. 却用香油調藥, 隨瘡大小敷之, 未愈再敷.

[方歌] 龍骨散能去濕腐, 脚氣瘡敷自然無, 輕椰猪糞香油入, 久遠惡瘡用亦除.

田螺疱

田螺疱在足掌生, 裏濕外寒蒸鬱成, 豆粒黃疱悶脹硬, 破津臭水腫爛疼.

[註] 此證多生足掌, 而手掌罕見. 由脾經濕熱下注, 外寒閉塞, 或因熱體涉水, 濕冷之氣蒸鬱而成. 初生形如豆粒, 黃疱悶脹, 硬疼不能着地, 連生數疱, 皮厚難於自破, 傳度三, 五成片濕爛. 甚則足跗俱腫, 寒熱往來. 法宜苦參·菖蒲·野艾熬湯熱洗, 次用線鍼將疱挑破, 放出臭水, 加味太乙膏貼之. 又將疱皮剪去, 宜 用石膏·輕粉等分研末撒之, 仍以加味太乙膏盖貼, 內服解毒瀉脾湯. 更有經年不愈者, 系下部濕寒, 以金匱腎氣丸常服甚效. [圖 336]

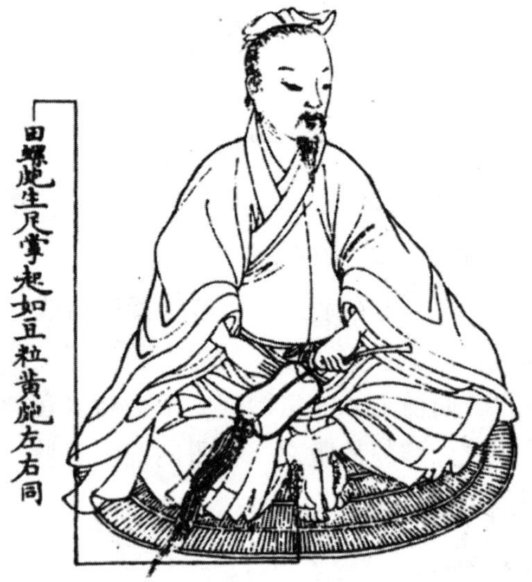
田螺疱生足掌起如豆粒黄疱左右同

圖336 田螺疱圖

解毒瀉脾湯

石膏 煆 牛蒡子 炒, 研 防風 黃芩 蒼朮 炒 甘草 生 木通 山梔 生, 研. 各一錢

水二鍾, 燈心二十根, 煎八分, 服之.

[方歌] 解毒瀉脾芩蒡子, 風膏蒼朮草通梔, 田螺疱起宜煎服, 清熱疎風又去濕.

加味太乙膏 見腫瘍門

金匱腎氣丸 卽桂附地黃丸加車前子·牛膝各一兩. 見面部頰瘍

肉 刺

肉刺證由纏脚生, 或着窄鞋遠路行, 步履艱難疼痛甚, 玉簪根搗貼塗靈.

[註] 此證生在脚指, 形如鷄眼, 故俗名鷄眼. 根陷肉裏, 頂起硬凸, 疼痛步履不得. 或因纏脚, 或着窄鞋遠行, 皆可生之. 法宜貼加味太乙膏滋潤之, 或用紫玉簪花根, 搗爛貼塗, 以油紙盖之. 又地骨皮·紅花等分硏細, 香油調敷俱效.

加味太乙膏 見潰瘍門

御纂醫宗金鑑 卷七十二

發無定處 上

疔 瘡

五臟皆可發疔瘡，現於形體細考詳，若論陰陽分上下，欲知經臟辨何方.

疔名火焰發心經，往往生於脣指中，心作煩時神恍惚，痛兼麻痒疱黃紅.

毒發肝經名紫燕，此患多於筋骨見，破流血水爛串筋，指靑舌强神昏亂.

黃鼓由於脾發毒，多生口角與顴骨，疱黃光潤紅色纏，麻痒硬殭兼嘔吐.

毒發肺經名白刃，白疱頂硬根突峻，易腐易陷多損腮，欬吐痰涎氣急甚.

從來黑靨發腎經，黑斑紫疱硬如釘，爲毒極甚疼牽骨，驚悸沈昏目露睛.

以上五疔應五臟，又有紅絲疔一樣，初如小瘡漸發紅，最忌紅絲攻心上.

凡治疔證貴乎早，三陰三陽更宜曉，在下宜灸上宜鍼，速醫卽愈緩難保.

［註］此數證俱名曰，疔．蓋疔者，如丁釘之狀，其形小，其根深，隨處可生．由恣食厚味，或中蛇蠱之毒，或中疫死牛·馬·猪·羊之毒，或受四時不正疫氣，致生是證．夫疔瘡者，乃火證也．迅速之病，有朝發夕死，隨發隨死，三·五日不死，一月半月亦必死，此系臟腑之乖逆．性情之激變，節候之寒溫肅殺，且毒中有淺深也．若一時失治，立判存亡．有名爲火焰疔者，多生於脣·口及手掌指節間，初生一點紅黃小疱，痛痒麻木．甚則寒熱交作，煩躁舌强，言語疎忽，此屬心經毒火而成也．有名爲紫燕疔者，多生於手·足·腰·肋筋骨之間，初生便作紫疱，次日破流血水，三日後串筋爛骨，甚則目紅甲靑，邪視神昏·睡語驚惕，此屬肝經毒火而成也．有名爲黃鼓疔者，初生黃疱，光亮明潤，四畔紅色纏繞，多生口角·腮·顴·眼胞上下及太陽正面之處，發時便作麻痒，重則惡心嘔吐，肢體木痛，寒熱交作，煩渴乾噦，此屬脾經毒火而成也．有名爲白刃疔者，初生白疱，頂硬根突，破流脂水，痒痛兼作，多生鼻孔·兩手，易腐易陷，重則腮損咽焦，欬吐痰涎，鼻掀氣急，此屬肺經毒火而成也．有名爲黑靨疔者，多生耳竅·牙縫·胸腹·腰腎偏僻之處，初生黑斑紫疱，毒串皮膚，漸攻肌肉，頑硬如丁，痛徹骨髓，重則手足靑紫，驚悸沈困，軟陷孔深，目睛透露，此屬腎經毒火而成也．以上五疔，本於五臟而生．

又有紅絲疔，發於手掌及骨節間，初起形似小瘡，漸發紅絲，上攻手膊，令人寒熱往來，甚則惡心嘔吐，治遲者，紅絲攻心，常能壞人．又有暗疔，未發而腋下先堅腫無頭，次腫陰囊睾丸，突兀如筋頭，令人寒熱拘急，焮熱疼痛．又有內疔，先發寒熱腹痛，數日間，忽然腫起一塊如積者是也．又有羊毛疔·身發寒熱，狀類傷寒，但前心·後心有紅點，又如疹形，視其斑點，色紫黑者爲老，色淡紅者爲嫩．以上諸證，初起俱宜服蟾酥丸汗之．毒勢不盡，憎寒壯熱仍作者，宜服五味消毒飮汗之．如發熱，口渴，便閉，脈沈實者，邪在裏也，宜服黃連解毒湯加生大黃一錢五分，葱頭五個淸之．凡證輕者，宜服化疔內消散．若疔毒將欲走黃，急服疔毒復生湯．已走黃者，令人心煩昏憒，急用七星劍湯以救之．若手足冷，六脈暴絕者，系毒氣閉塞，元氣不能宣通，先宜蟾酥丸，隨服木香流氣飮行氣，其脈自見，若疔毒誤灸，煩躁譫語者, 乃逼毒內攻也, 宜服解毒大青湯. 若潰後餘毒未盡, 五心煩熱者, 宜服人參清神湯. 鍼後出膿之時, 氣虛驚悸者, 宜服內托安神散. 若攻利太過, 以致發渴·六脈虛大者, 宜服補中益氣. 湯若發汗之後, 汗不止, 熱不退, 瘡不疼, 便不利,者 此屬裏虛, 宜服八珍湯加黃芪·麥冬治之. 凡疔潰後不宜補早, 雖見眞虛, 只可平補, 忌用溫補之藥. [圖 337]

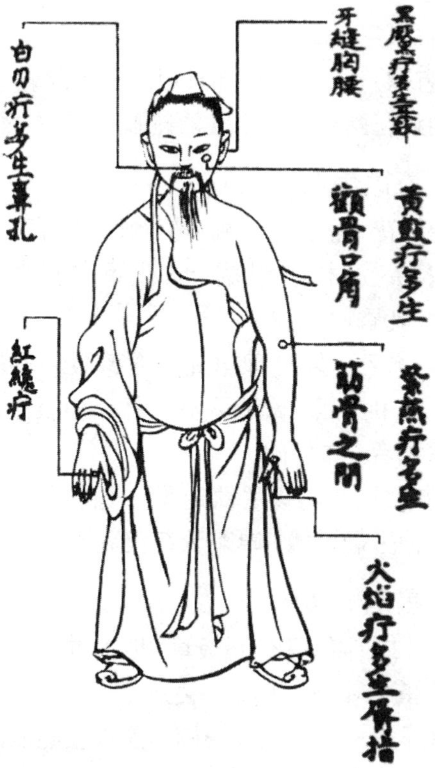

圖337 疔瘡圖

外治用藥·鍼灸亦當循其次第. 書云, 疔瘡先刺血, 內毒宜汗瀉, 禁灸不禁鍼, 怕繇不怕鐵. 初覺貴乎早治, 十證十全. 稍遲者, 十全五六. 失治者, 十壞八九. 初發項以上者, 三陽受毒, 必用鈹鍼刺入瘡心四·五分, 挑斷疔根, 令出惡血. 隨用立馬回疔丹, 或蟾酥條插入孔內, 外以巴膏盖之. 如項以下生者, 三陰受毒, 卽當艾灸以殺其勢, 灸之不痛, 亦須鍼刺出血, 揷蟾酥條, 旁腫以離宮錠塗之. 如旁腫頑硬, 推之不動, 用鍼亂刺頑硬之處, 令多出惡血, 否則必致走黃. 挑法, 先用鍼斡將毒頂焦皮刮開, 鍼入疔根, 堅硬如鐵者爲順. 若鍼刺入繇軟如爪穰, 而不知痛者爲逆, 百無一生. 凡挑疔根, 先出紫黑血, 再挑刺至鮮血出, 以知痛爲止. 隨塡拔疔散令滿, 以萬應膏盖之, 過三·四時, 撥去舊藥, 易以新藥. 若藥乾無水不痛者, 此挑法未斷疔根也, 再深挑之, 必以上藥知痛, 藥入水流爲率. 三·四日後, 瘡頂乾燥, 以琥珀膏貼之, 令疔根托出, 換九一丹撒之, 黃連膏抹之, 外盖白膏藥生肌斂口. 若初起失治, 或房勞·夢遺損氣, 以致毒氣內攻, 走黃不住者, 其瘡必塌陷, 急當隨走黃處, 按經找尋, 有一芒刺直豎, 卽是疔苗, 急當用鐵鍼刺出惡血, 卽在刺處用艾壯灸三壯, 以宣餘毒. 若身面漫腫, 神昏悶亂, 乾嘔心煩作渴, 遍身起疱抽搐者, 俱爲逆證. 惟紅絲疔於初起時, 急用磁鍼於紅絲盡處, 砭斷出血, 尋至初起瘡上挑破, 卽用蟾酥條揷入, 萬應膏盖之, 隨服黃連解毒湯.

再暗·內二疔, 不用挑法, 先以蟾酥丸含化令盡, 以冷水漱去毒涎, 再用三丸嚼葱白三寸, 裹藥黃酒送下, 盖臥出汗. 少時無汗, 再飮熱酒催之. 仍無汗, 系毒熱滯結, 急用霹靂火法令汗出, 毒熱隨之而解. 次用雙解貴金丸下之自效. 若暗·內二疔初起, 牙關緊急者, 用蟾酥丸三·五粒, 葱頭煎湯硏化灌之. 俟稍甦, 治法如前.

至羊毛疔, 先將紫黑斑點, 用衣鍼挑出如羊毛狀, 前後心共挑數處, 用黑豆·蕎麥硏粉塗之, 卽時汗出而愈. 一法, 用明雄黃末二錢, 靑布包扎, 蘸熱燒酒於前心擦之, 自外圈入內, 其毛卽奔至後心, 再於後心擦之, 其羊毛俱拔出於布上, 埋之, 忌茶水一日.

再諸疔部位·形色, 亦有急緩, 生於頭項·胸背者最急, 生於手·足骨節之間者稍緩. 一疔之外別生一小瘡, 名曰應候. 四圍赤腫而不散漫者, 名曰護場. 四旁多生小瘡者, 名曰滿天星. 有此者緩, 無此者急. 疔證初起, 至四·五日間, 由白色而至青紫色, 疔頭潰膿, 形似蜂窩, 內無七惡等證者爲順. 若初起似疔非疔, 灰色頂陷, 如魚臍, 如蠶斑, 青紫黑疱, 軟陷無膿, 內見七惡等證者逆. 凡疔毒俱由火毒而生, 忌服辛熱之藥, 恐反助其邪也. 忌敷寒凉之藥, 恐逼毒攻裏也. 再膏藥不宜早貼, 惟在將潰已潰時貼之, 呼膿長肉, 以避風寒. 初潰時, 忌用生肌藥, 恐毒未除, 反增潰爛. 生項以上者, 屬三陽經, 不宜灸. 若火日生疔, 亦禁灸, 犯之或爲倒陷, 或至走黃. 俱忌椒·酒·雞·魚·海味·鵞肉·猪首·辛辣·生冷等物, 氣怒·房勞·諸香並孝服·經婦·僧道·雞犬等項, 犯之必致反覆, 愼之.

蟾酥丸

蟾酥 酒化. 二錢 輕粉 銅綠 枯礬 寒水石 煅 膽礬 乳香 沒藥 麝香 各一錢 硃砂 三錢 雄黃 二錢 蝸牛 二十一個

以上各爲末, 稱準, 於端午日午時, 在淨室中先將蝸牛研爛, 同蟾酥和研稠粘, 方入各藥, 共搗極勻, 丸如綠豆大. 每服三丸, 用葱白五寸, 令患者嚼爛, 吐於手心內, 男用左手, 女用右手, 將藥丸裹入葱泥內, 用無灰熱酒一茶鍾送下. 被個約人行五·六里路, 病者出汗爲度. 甚者, 再用一服. 如外用之法, 搓條作餠, 隨證用之. 修合時, 忌婦人·雞·犬等見之.

[方歌] 蟾酥丸治諸疔毒, 初起惡瘡皆可逐, 外用化腐又消堅, 內服驅毒發汗速. 硃砂輕粉麝雄黃, 銅綠枯礬寒水入, 膽礬乳沒共蝸牛, 丸如綠豆葱酒服.

五味消毒飮

金銀花 三錢 野菊花 蒲公英 紫花地丁 紫背天葵子 各一錢二分

水二鍾, 煎八分, 加無灰酒半鍾, 再滾二·三沸時, 熱服. 渣, 如法再煎服, 被盖出汗爲度.

[方歌] 五味消毒療諸疔, 銀花野菊蒲公英, 紫花地丁天葵子, 煎加酒服發汗靈.

化疔內消散

知母 貝母 去心, 研 穿山甲 炙, 研 蚤休 白及 乳香 天花粉 皀刺 金銀花 當歸 赤芍 甘草 生. 各一錢

酒·水各一鍾, 煎一鍾, 去渣, 量病上·下服之.

[方歌] 化疔內消知貝甲, 蚤休及乳草天花, 皀刺銀花歸芍酒, 疔證毒輕服更嘉.

疔毒復生湯

金銀花 梔子 生, 研 地骨皮 牛蒡子 炒, 研 連翹 去心 木通 牡蠣 煅 生軍 皀刺 天花粉 沒藥 乳香 各八分

酒·水各一鍾, 煎一鍾, 食遠服. 不能飮酒者, 只用水煎, 臨服入酒一杯, 和服亦效. 脈實便秘者, 加朴硝.

[方歌] 疔毒復生欲走黃, 頭面腫浮毒內傷, 銀梔骨蒡翹通蠣, 軍刺天花沒乳香.

七星劍

蒼耳頭 野菊花 豨薟草 地丁香 半枝連 各三錢 蚤休 二錢 麻黃 一錢

用好酒一斤, 煎至一碗, 澄去渣熱服, 被盖出汗爲度.

[方歌] 七星劍嘔熱兼寒, 疔毒走黃昏憒添, 麻黃蒼耳菊豨薟, 地丁香早半枝連.

木香流氣飮

當歸 白芍 酒炒 川芎 紫蘇 桔梗 枳實 麩炒 烏藥 陳皮 半夏 製 白茯苓 黃芪 防風 青皮 各一錢 大腹皮 檳榔 枳殼 麩炒 澤瀉 甘草節 木香 末. 各五分

生薑三片, 紅棗肉二枚, 水煎服. 下部加牛膝.

[方歌] 木香流氣宣氣滯, 歸芎芎蘇桔枳實, 烏藥二陳芪大腹, 風榔靑枳瀉煎之.

解毒大靑湯

大靑葉 木通 麥門冬 去心 人中黃 梔子 生,研 桔梗 元參 知母 升麻 淡竹葉 石膏 煆. 各一錢

水二鍾, 燈心二十根, 煎八分, 食遠服.

大便秘加大黃, 悶亂加燒人糞.

[方歌] 解毒大靑通麥門, 中黃梔子桔元參, 知升竹葉石膏煆, 疔瘡誤灸毒內侵.

人參淸神湯

人參 陳皮 白茯苓 地骨皮 麥門冬 去心 當歸 白朮 土炒 黃芪 遠志 去心. 各一錢 柴胡 黃連 甘草 炙. 各五分

水二鍾, 粳米一撮, 煎八分, 食遠服.

[方歌] 人參淸神疔毒潰, 陳苓地骨麥冬歸, 朮芪柴遠黃連草, 益氣除煩熱可推.

內托安神散

人參 麥門冬 去心 茯神 黃芪 白朮 土炒 元參 陳皮 各一錢 石菖蒲 甘草 炙 酸棗仁 炒,研 遠志 去心 五味子 研. 各五分

水二鍾, 煎八分, 臨服入硃砂末三分和勻, 食遠服.

[方歌] 內托安神多驚悸, 疔瘡鍼後元氣虛, 參麥茯菖芪朮草, 元參棗遠味陳皮.

立馬回疔丹

輕粉 蟾酥 酒化 白丁香 硇砂 各一錢 乳香 六分 雄黃 硃砂 麝香 各三分 蜈蚣 炙. 一條 金頂砒 註末卷. 五分

共爲細末, 麵糊搓如麥子大. 凡遇疔瘡, 以鍼挑破, 用一粒挿入孔內, 外以膏盖, 追出膿血疔根爲效.

[方歌] 立馬回疔輕蟾酥, 白丁香乳麝雄硃, 硇蜈金頂砒硏末, 疔瘡用此根自除.

九一丹

石膏 煆 九錢 黃靈藥 一錢

共硏極細, 撒於患處.

[方歌] 九一丹醫疔破後, 根除用此把膿搜, 煆石膏對黃靈藥, 淸熱生肌患自瘳.

霹靂火

鵞卵石燒紅, 安鐵杓內, 杓安桶內, 以醋淬石, 令患者將患處覆桶上, 厚衣密盖, 勿令泄氣, 熱氣微再添紅石, 加醋淬之, 瘡頭及腫處, 使熱氣熏蒸至汗出, 其毒減半.

黃連解毒湯 見耳部黑疔

補中益氣湯 八珍湯 巴膏 萬應膏 白膏藥 黃靈藥 俱見潰瘍門

離宮錠 雙解貴金丸 俱見腫瘍門

拔疔散 見牙齒部牙疔

琥珀膏 見頭部髮際瘡

黃連膏 見鼻部鼻瘡

流 注

流注原有證數般, 濕痰瘀風汗後寒. 發無定處連腫漫, 潰近骨節治難痊. 此證本由脾胃弱, 留結肌肉骨筋間.

[註] 此證名雖無殊, 其原各異. 盖人之血氣, 每日週身流行, 自無停息, 或因濕痰, 或因瘀血, 或因風濕, 或因傷寒汗後餘毒, 或因慾後受寒, 稽留於肌肉之中, 致令氣血不行, 故名流注.

諸家書云, 流者流行, 注者住也, 發無定處, 隨在可生. 初發漫腫無頭, 皮色不變, 凝結日久, 微熱漸痛, 透紅一點, 方是膿熟, 卽宜用鍼開破. 若濕痰化成者, 膿色黏白. 瘀血化成者, 膿色金黃. 黏水風濕化成者, 膿色稀白如豆汁汗. 後餘邪化成者, 膿色或黃·或黑, 稀膿臭穢. 以上四證, 發在肉厚處可愈, 發在骨節及骨空處難痊. 淫慾受寒化成者, 膿色稀白而

腥, 其水中有猪脂水油之狀, 此爲敗漿膿也. 諸書雖有治法, 終成敗證. 初起濕痰所中者, 木香流氣飮導之. 産後瘀血所中者, 通經導滯湯通活之. 跌撲傷損瘀血所中者, 宜散瘀葛根湯逐之. 風濕所中者, 萬靈丹·五積散加附子溫散之. 汗後餘邪發腫者, 人參敗毒散散之. 房慾後外寒侵襲者, 初宜服五積散加附子, 次服附子八物湯溫之. 又有室女·孀婦, 鬱怒傷肝, 思慮傷脾而成者, 宜服歸脾湯加香附青皮散之. 此皆流注初起將成之法, 一服至三·四服皆可. 外俱用烏龍膏或冲和膏敷貼, 皮肉不熱者, 雷火神鍼鍼之, 輕者卽消, 重者其勢必潰. 將潰時俱宜服托裏透膿湯. 已潰俱服人參養榮湯. 久潰膿水淸稀, 飮食減少, 不能生肌收斂者, 俱宜服調中大成湯. 久潰膿水淸稀, 精神怯少, 漸成漏證者, 俱宜服先天大造丸. 潰後其餘治法, 俱按癰疽潰瘍門參考. [圖338]

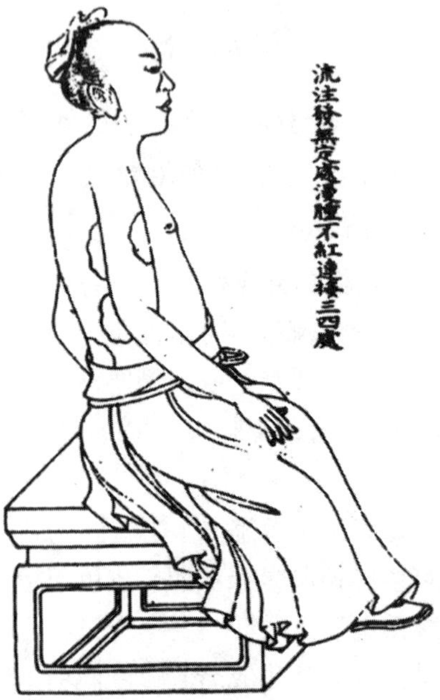

圖338 流注圖

通經導滯湯

當歸 熟地 赤芍 川芎 枳殼 麸炒 紫蘇 香附 陳皮 丹皮 紅花 牛膝 各一錢 獨活 甘草節. 各五分

水二鍾, 煎八分, 入酒一杯, 食前服.

[方歌] 通經導滯産後疾, 敗血流瘀腫痛積, 四物枳蘇香附陳, 丹皮獨草紅花膝.

散瘀葛根湯

葛根 川芎 半夏 製 桔梗 防風 羌活 升麻 各八分 細辛 甘草 生 香附 紅花 蘇葉 白芷 各六分

水二鍾, 葱三根, 薑三片, 煎八分, 不拘時服.

[方歌] 散瘀葛根瘀血凝, 皆因跌撲流注成, 芎半桔風羌細草, 香附紅花蘇芷升.

附子八物湯

附子 製 人參 白朮 土炒 白茯苓 當歸 熟地 川芎 白芍 酒炒. 各一錢 木香 肉桂 甘草 炙. 各五分

水二鍾, 薑三片, 紅棗肉一枚, 煎八分, 食遠服.

[方歌] 附子八物醫流注, 房慾傷陰外寒入, 木香肉桂八珍湯, 薑棗水煎食遠服.

調中大成湯

人參 二錢 白朮 土炒 白茯苓 黃芪 山藥 炒 丹皮 當歸身 白芍 酒炒 陳皮 各一錢 肉桂 附子 製. 各八分 遠志 去心 藿香 縮砂仁 甘草 炙. 各五分

水二鍾, 煨薑三片, 紅棗肉二枚, 煎八分, 食遠服.

[方歌] 調中大成四君芪, 山藥丹皮歸芍宜, 遠藿縮砂陳桂附, 能醫流注潰膿稀.

木香流氣飮 見疔瘡門

萬靈丹 烏龍膏 冲和膏 五積散 見內癰部腎癰

人參敗毒散 卽荊防敗毒散減去荊防, 見項部腦疽

歸脾湯 見乳部乳中結核

雷火神鍼 見股部附骨疽
托裏透膿湯 見頭部侵腦疽
人參養榮湯 見潰瘍門
先天大造丸 見臂部鸛口疽

癭瘤

五癭屬陽六瘤陰，癭別血氣肉石筋，瘤氣血肉脂筋骨，惟脂開潰不傷身．癭蒂細小紅不緊，瘤根漫大亮白新，證由內外嵐水氣，療治須當戒怒嗔．

［註］ 癭瘤二證，發於皮膚血肉筋骨之處．癭者，如纓絡之狀．瘤者，隨氣留住，故有是名也．多外因六邪，榮衛氣血凝鬱．內因七情，憂恚怒氣，濕痰瘀滯，山嵐水氣而成，皆不痛痒．癭證屬陽，色紅而高突，皮寬不急，蒂小而下垂．瘤證屬陰，色白而漫腫，皮嫩而光亮，頂小而根大．癭有五種．肉色不變者，爲肉癭．其筋脈現露者，爲筋癭．若赤脈交絡者，名血癭．隨喜怒消長者，名氣癭．堅硬推之不移者，名石癭．五癭皆不可破，破則膿血崩潰，多致傷生．瘤有六種，堅硬紫色，纍纍青筋，盤曲若蚯蚓狀者，名筋瘤，又名石瘤．微紫微紅，軟硬間雜，皮膚中隱隱若紅絲糾纏，時時牽痛，誤有觸破，而血流不止者，名血瘤．或軟如綿，或硬如饅，皮色如常，不緊不寬，始終只似覆肝，名肉瘤．軟而不堅，皮色如常，隨喜怒消長，無寒無熱者，名氣瘤．日久化膿流出，又名膿瘤也．形色紫黑，堅硬如石，疙瘩疊起，推之不移，昂昂堅貼於骨者，名骨瘤．軟而不硬，皮色淡紅者，名脂瘤，卽粉瘤也，六瘤之形色如此．

凡癭多生於肩項兩頤，瘤則隨處有之．夫肝統筋，怒氣動肝，則火盛血燥，致生筋癭·筋瘤，宜淸肝解鬱，養血舒筋，淸肝蘆薈丸主之．心主血，暴戾太甚，則火旺逼血沸騰，復被外邪所搏，致生血癭·血瘤，宜養血·涼血·抑火·滋陰·安斂心神·調和血脈，芩連二母丸主之．脾主肌肉，鬱結傷脾，肌肉澆薄，土氣不行，逆於肉裏，致生肉癭·肉瘤，宜理脾寬中·疏通戊土·開鬱行痰·調理飮食，加味歸脾丸主之．肺主氣，勞傷元氣，腠裏不密，外寒搏之，致生氣癭·氣瘤，宜淸肺氣·調經脈·理勞傷·和榮衛，通氣散堅丸主之．腎主骨，恣慾傷腎，腎火鬱遏，骨無榮養，致生石癭·骨瘤．石癭海藻玉壺湯主之，骨瘤尤宜補腎散堅，行瘀利竅，調元腎氣丸主之．癭瘤諸證，用藥緩緩消磨，自然縮小．若久而膿血崩潰，滲漏不已者，皆爲逆證，不可輕用刀鍼決破，以致出血不止，立見危殆．惟粉瘤可破，其色粉紅，多生耳項前後，亦有生於下體者，全系痰凝氣結而成，治宜鈹鍼破去脂粉，以白降丹捻子插入，數次將內膜化淨，用生肌玉紅膏貼之自愈．[圖339]

又有一種黑砂瘤，多生臀腿，腫突大小不一，以手攝起，內有黑色卽是，亦用鍼刺出黑砂有聲，軟硬不一．又有髮瘤，多生耳後髮下寸許，軟小高突，按之不痛，亦用鍼刺之，粉髮齊出．又有虱瘤，發後其痒徹骨，開破出虱無數，內有極大一虱出，其虱方盡．黑砂·髮·虱三瘤，外治皆同粉瘤之法，其口方收．又有蟲瘤，每生脇下，治法當按癰疽腫瘍·潰瘍門．但本憂思化成，每難獲效．諸證形狀各異，皆五臟濕熱邪火濁瘀，各有所感而成，總非正氣之所化也．

淸肝蘆薈丸

當歸 生地 酒浸，搗膏． 白芍 酒炒 川芎 各二兩 黃連 靑皮 海粉 牙皂 甘草節 昆布 酒洗 蘆薈 各五錢

右爲細末，神麯糊丸，如梧桐子大．每服八十丸，白滾水量病上下，食前後服之．

［方歌］ 淸肝蘆薈怒傷肝，筋結癭瘤血燥原，四物黃連靑海粉，牙皂甘昆麯糊丸．

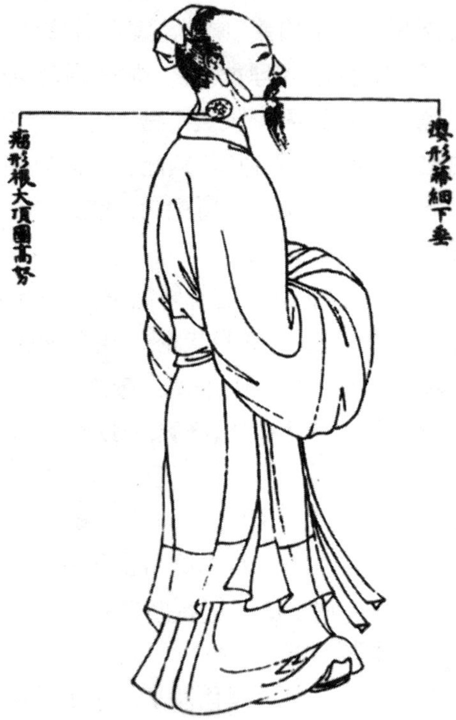

圖339 癭瘤圖

芩連二母丸

黃芩 黃連 知母 貝母 去心 當歸 白芍 酒炒 羚羊角 鎊 生地 熟地 蒲黃 地骨皮 川芎 各一兩 甘草 生. 五錢

右爲末, 側柏葉煎湯, 打寒食麵糊爲丸, 如梧桐子大. 每服七十丸, 燈心煎湯送下.

[方歌] 芩連二母血瘤癭, 血沸寒凝微紫紅, 歸芍羚羊生熟地, 蒲黃地骨草川芎.

加味歸脾丸

香附 人參 酸棗仁 炒 遠志 去心 當歸 黃芪 烏藥 陳皮 茯神 白朮 土炒 貝母 去心. 各一兩 木香 甘草 炙. 各三錢

右爲細末, 合歡樹根皮四兩煎湯, 煮老米糊爲丸, 如梧桐子大. 每服六十丸, 食遠, 白滾水送下.

[方歌] 加味歸脾香附參, 棗遠歸芪烏藥陳, 茯神朮草木香貝, 消癭除瘤脾鬱伸.

通氣散堅丸

人參 桔梗 川芎 當歸 花粉 黃芩 酒炒 枳實 麩炒 陳皮 半夏 製 白茯苓 膽星 貝母 去心 海藻 洗 香附 石菖蒲 甘草 生. 各一兩

右爲細末, 荷葉煎湯爲丸, 如豌豆大. 每服一錢, 食遠, 燈心·生薑煎湯送下.

[方歌] 通氣散堅氣癭瘤, 參桔芎歸花粉投, 芩枳二陳星貝藻, 香附石菖患漸瘳.

海藻玉壺湯

海藻 洗 陳皮 貝母 去心 連翹 去心 昆布 半夏 製 青皮 獨活 川芎 當歸 甘草 節. 各一錢 海帶 洗. 五分

水二鍾, 煎八分, 量病上·下, 食前後服之.

[方歌] 海藻玉壺湯石癭, 陳貝連翹昆半青, 獨活芎歸甘海帶, 化硬消堅最有靈.

調元腎氣丸

生地 酒煮, 搗膏. 四兩 山萸肉 山藥 炒 丹皮 白茯苓 各二兩 澤瀉 麥冬 去心, 搗膏. 人參 當歸身 龍骨 煅 地骨皮 各一兩 知母 童便炒 黃柏 鹽水炒. 各五錢 縮砂仁 炒 木香 各三錢

共研細末, 鹿角膠四兩, 老酒化稠, 加蜂蜜四兩同煎, 滴水成珠, 和藥爲丸, 如梧桐子大. 每服八十丸, 空心溫酒送下. 忌蘿蔔·火酒·房事.

[方歌] 調元腎氣縮砂仁, 六味地黃知麥參, 歸柏木香龍地骨, 骨瘤服此又滋陰.

白降丹 生肌玉龍膏 俱見潰瘍門

多骨疽

多骨疽由腎虛源, 瘡久腫潰復受寒. 落草患此胎元結, 名爲骨脹治一般.

[註] 此證一名剩骨, 一名朽骨. 無論老少, 皆有生者, 多在腮顋·牙床·眼胞·頦下·手足·

腿膊等處. 有因腎虛之人, 生瘡久潰, 腫硬不退, 口不收斂, 外被寒邪襲入, 與膿毒凝結, 借人之氣血化成多骨者. 又有初生落草, 身肉之中, 按之有如脆骨, 由胎元受之精血交錯而致, 迨其人長大後, 必於脆骨所生之處, 突然發腫生疽, 及潰破後, 多骨脫出, 其口方收. 有多骨出之不休者, 名曰骨脹, 難愈. 以上二因, 治法皆同, 俱宜隔附子餅艾灸, 以宣寒凝, 令骨速脫. 盖骨屬腎, 遇寒則凝, 故從熱治也. 若朽骨內含, 或出臭膿, 或出涎泡, 宜撒黃靈藥, 陀僧膏盖貼, 令朽骨出盡, 其口始易斂也. 腎虛微寒者, 服六味地黃丸. 虛而寒甚者, 桂附地黃丸常服可愈. 由胎元結成者, 禀賦身虛, 不可强取多骨, 候自破則取之. [圖 340]

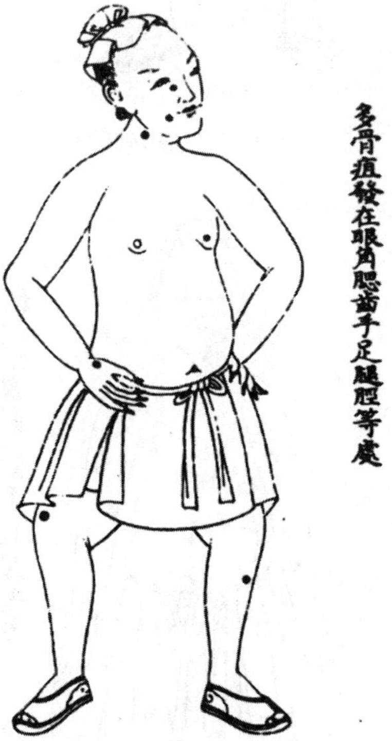

圖340 多骨疽圖

附子餅灸法 見首卷灸法

黃靈藥 陀僧膏 俱見潰瘍門

六味地黃丸 見面部雀斑

結 核

結核卽同果核形, 皮裏膜外結凝成, 或由風火氣鬱致, 或因怒火濕痰生.

[註] 此證生於皮裏膜外, 結如果核, 堅而不痛, 由風火氣鬱, 結聚而生. 初發令人寒熱往來, 有表證者, 荊防敗毒散解之. 表既解, 卽服連翹消毒飮. 若濕痰氣鬱凝結者, 宜行氣化痰, 以五香流氣飮·千金指迷丸辛涼之藥治之, 其核自消. 若誤投苦寒之劑, 必至潰破. 或服之而反甚者, 其勢將潰, 不可强消, 以耗其氣, 宜用透膿散. 潰而不愈者, 屬氣虛, 宜用補中益氣湯平補之. 外治按癰疽腫瘍·潰瘍門. [圖341]

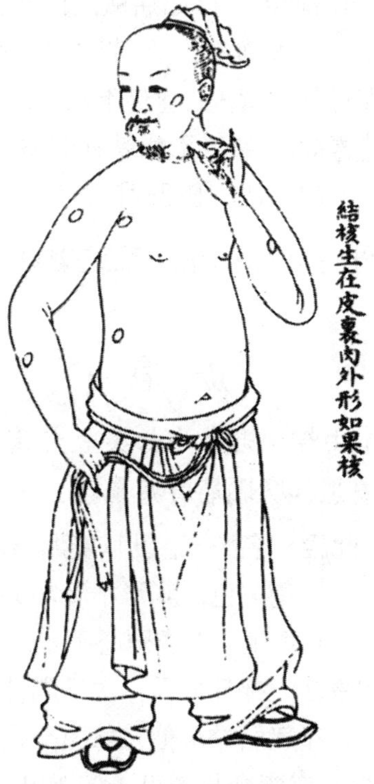

圖341 結核圖

千金指迷丸

半夏 製. 四兩 白茯苓 枳殼 麩炒. 各三兩 風化硝 三錢

共研爲末，河水煮糊爲丸，如梧桐子大．每服二錢，白滾水送下．

［方歌］ 千金指迷丸半夏，茯苓枳殼消同研，河水煮糊作成丸，消堅去核結痰化．

荊防敗毒散 見項部腦疽
連翹消毒飮 見背部酒毒發
五香流氣飮 見脛部黃鰍癰
透膿散 見腫瘍門
補中益氣湯 見潰瘍門

痼 發

痼發皆由外感生，伸縮動處每成形，漫腫無頭寒熱作，四肢沈重渴煩增．

［註］ 此證體虛之人，感受天地不正之厲氣而生，非由內作也．多生於手·足掌心，或腰·腿·臀下伸縮動處，疼如痛風，而兼漫腫無頭，其色淡紅，憎寒發熱，四肢沈重．煩渴初起，宜服萬靈丹發汗解表．腫仍不消，必欲作膿者，宜托裏消毒散，兼琥珀蠟礬丸間服．已潰者，按癰疽潰瘍門治法．［圖342］

萬靈丹 托裏消毒散 琥珀蠟礬丸 俱見腫瘍門

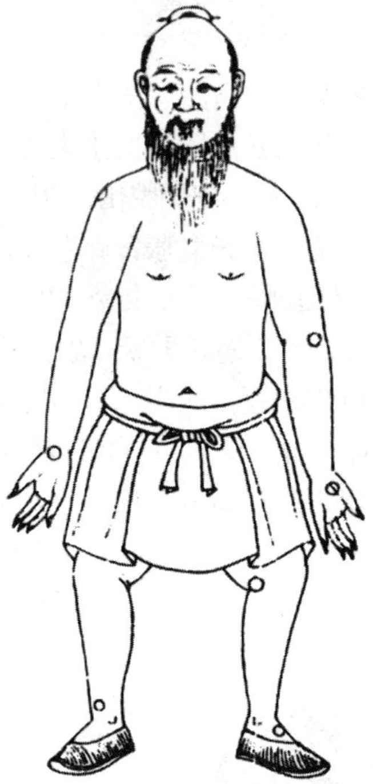

圖342 痼發圖

瘭 疽

瘭疽本由烟瘴起，小如粟豆大梅李，初發紅點次變黑，腐爛筋骨疼無已．

［註］ 此證一名蛇瘴，川·廣烟瘴地面有之．初起紅點，次變黑色，其形小者如粟豆，大者如梅李，隨處可生，疼痛應心不止，腐爛筋骨，潰破膿如豆汁，今日拭淨，次日膿汁復滿，愈而復發．初起宜貼蟾酥餅，寒熱交作，宜服黍米寸金丹，或奪命丹亦可．紅腫游走不定者，離宮錠塗之，兼神燈照熏照之．破後脾虛，食少作嘔者，補中益氣湯加黃連·麥冬．補而不應，或出稀水穢汁者逆．［圖 343］

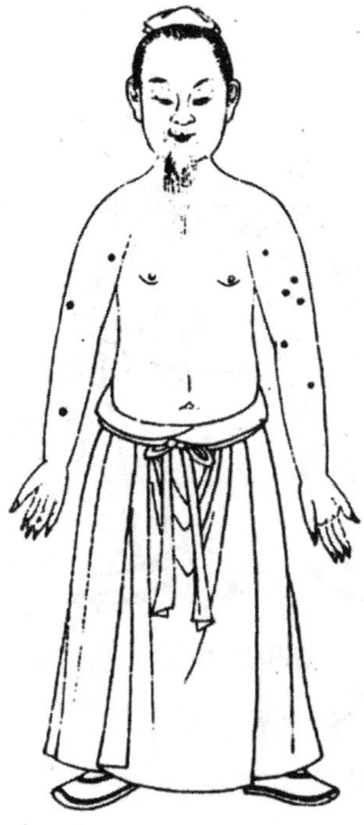

圖343 瘭疽圖

蟾酥餅 見疔瘡
黍米寸金丹 離宮錠 俱見腫瘍門
奪命丹 見背部陰陽二氣疽
補中益氣湯 見潰瘍門
神燈照法 見首卷

烏白癩

烏白癩由中惡風, 犯觸忌害亦能成, 麻痒徹骨刺不痛, 除風養血卽收功.

[註] 此二證, 俱由惡風侵襲皮膚血分之間, 火鬱耗血, 及犯觸忌害而成. 有烏·白二種, 烏者初覺皮毛變黑, 發若癮疹, 痒若蟲行, 手足頑痲, 鍼刺不痛, 目視物若垂絲, 心常驚而妄語, 凡飮食言語之時, 開口出氣而鳴, 宜服蜎皮丸, 外擦大黑神膏. 白癩皮色漸變白斑, 語聲嘶嗄, 目視不明, 四肢頑疼, 身體大熱, 心常懊惱, 手脚緩縱, 背膂拘急, 肉如鍼刺, 鼻生息肉, 瞳生白沫, 宜服白花蛇散, 外擦盤蝥膏. 二證俱常飮苦參酒. 白癩便秘者, 先宜服醉仙散, 次服通天再造散, 利下惡物卽效. [圖 344]

蜎皮丸

蜎皮 燒, 存性 蚺蛇頭 燒, 存性 魁蛤 各一枚 紅娘子 去頭·足·翅 蠐螬 焙乾 蟅蟲 去頭·足·翅 水蛭 糯米炒熟 蜘蛛 焙 盤蝥 去頭·足·翅. 各三個 桂心 大黃 黃連 龍骨 煆研 麝香 研 汞 卽水銀 川椒 炒. 各五錢 芒硝 石膏 煆 穿山甲 炙. 三片 枯白礬 滑石 研·水飛 甘遂 與胡痲同炒, 以胡痲熟爲度, 去痲用甘遂. 各二錢五分 蜈蚣 炙. 一條半 附子 泡, 去皮·臍. 二枚 巴豆 去皮·膜·心·油 雷丸 各五十粒

右爲細末, 煉蜜爲丸, 如小豆大. 每服一丸, 滾白水送下, 空心臨臥各一服. 如未覺, 每服加一丸. 如莖中痛, 卽有蟲下, 細觀形狀皆死矣. 痛多減一丸, 痛少服二丸, 以差爲度. 此藥乃攻毒取蟲之峻劑, 非灼知臟腑有蟲毒及精神可勝攻下者, 不可輕服.

[方歌] 蜎皮膚黑成烏癩, 心驚視物若垂毫, 痒似蟲行手足痹, 紅娘魁蛤汞礬螬, 蚺桂消黃虻蛭甲, 黃連龍骨麝蜘膏, 川椒滑附蜈巴豆, 雷丸甘遂共盤蝥.

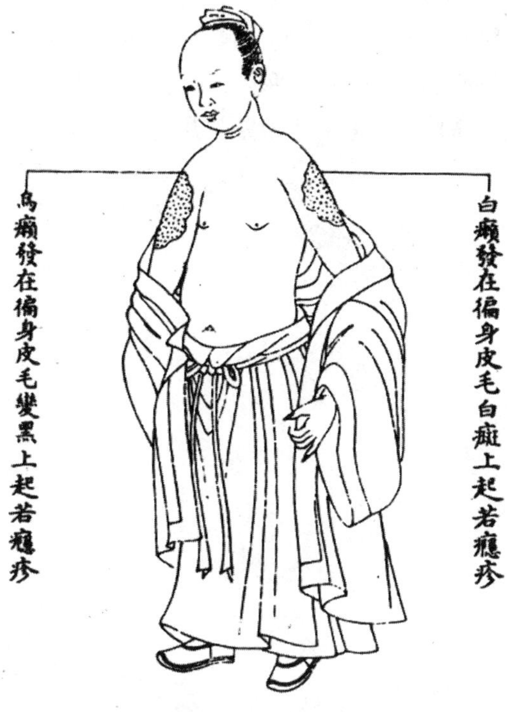

圖344 烏白癩圖

大黑神膏

頭髮 鷄子大一團 川芎 黃連 黃柏 防巳 去皮 川烏 升痲 藜蘆 各五錢 巴豆 杏仁 各十四粒

用猪脂油二斤, 將藥煠至頭髮化盡爲度, 撈去渣. 再用雌黃·雄黃·白礬·鉛粉各五錢, 松脂一塊如雞子大, 同研末, 入油內攪勻. 先以熱鹽湯洗淨患處, 次擦藥, 日三次, 勿令入口.

[方歌] 大黑神膏烏癩塗, 髮芎連柏巳川烏, 雌雄巴豆礬松脂, 鉛粉升痲杏藜蘆.

白花蛇散

白花蛇 酒浸, 炙 槐子 天痲 枳殼 麩炒 蔓荊

子 防風 羌活 威靈仙 白鮮皮 晩蠶蛾 去頭·足·翅. 各一兩 甘草 炙. 五錢

共研細末, 每服二錢, 溫酒調下. 不拘時, 日用二服.

［方歌］ 白花蛇散體多熱, 刺痛聲嘶白癩疴, 槐子天麻鮮枳蔓, 風羌威草晩蠶蛾.

蟠螯膏

蟠螯 十四枚 大蝮蛇 頭尾全者, 晒乾. 一條

黃酒七碗, 同藥入瓶內, 用糠火煨酒至一碗, 濾去渣收貯. 每用薄薄塗於患上.

［方歌］ 蟠螯膏搽白癩風, 蝮蛇黃酒入瓶中, 糠火煨酒取塗患, 以毒攻惡癩自平.

苦參酒

苦參 五斤 露蜂房 五兩 刺蝟皮 酥炙. 一具

共研粗末, 用水三斗, 煎湯至一斗, 去渣, 浸細麴五斤·炊黍米三斗, 拌如常醞法, 酒熟, 壓去糟, 每於食煎, 溫飲一小盞.

［方歌］ 苦參酒治烏白癩, 露蜂房與刺蝟皮, 煎湯浸麴炊黍米, 釀酒飲之惡疾離.

醉仙散 通天再造散 俱見大麻風

御纂醫宗金鑑 卷七十三

發無定處 中

大痲風

麻風總屬毒癘成，其因有三五損風，五死證見眞惡候，初病能守或可生.

［註］此證古名癘風，癘風者有毒之風也. 經云，脈風成爲癘. 又云，癘者有營氣熱腐，其氣不淸. 故使其鼻柱壞而色敗，皮膚瘍潰，毒風客於脈而不去，名曰癘風，今人呼爲大痲風，一因風土所生，中國少有此證，惟烟瘴地面多有之. 一因傳染，或遇生痲風之人，或父母·夫妻·家人遞相傳染，或在外不謹，或糞坑·房室，床鋪·衣被不潔. 一因自不調攝，洗浴乘凉,希圖快意，或露臥當風，睡眠濕地，毒風襲入血脈. 其因名雖有三，總屬天地癘氣，感受不覺，未經發泄，積久而發. 遍身痲木，次起白屑紅斑，蔓延如癜，形若蛇皮，脫落成片. 始發之時，自上而下者順，自下而上者逆. 漸來可治，頓發難醫. 風毒入裏，化生爲蟲，蟲蝕五臟，則形有五損. 肺受病，先落眉毛. 肝受病，面起紫疱. 腎受病，脚底先穿. 脾受病，遍身如癬. 心受病，先損其目，此爲險證. 又有五死. 證如痲木不仁者，爲皮死. 割切不痛者，爲肉死. 潰爛無膿者，爲血死. 手足脫落者，爲筋死. 鼻梁崩塌，眼弦斷裂，脣翻聲啞者，爲骨死. 若五死見一，卽爲敗惡不治之候也. 此證初覺，卽服萬靈丹汗之，次宜神應消風散·追風散·磨風丸，次第服之. 牙齦出血，用黃連·貫衆等分煎湯漱之. 外搽類聚祛風散，兼用地骨皮·荊芥·苦參·細辛各二兩，河水煎湯，浸浴熏洗. 若遇損敗之證，在上部則服醉仙散，在下部則服通天再造散. 若鼻梁塌壞，用換肌散服之. 患者稍露虛象，卽以補氣瀉榮湯服之，兼用何首烏酒飮之. 若能淸心寡慾，戒口早治，或有可生. 若口味不能淸淡，色慾不能斷絶，卽愈後仍不免再發，終於不救. [圖 345]

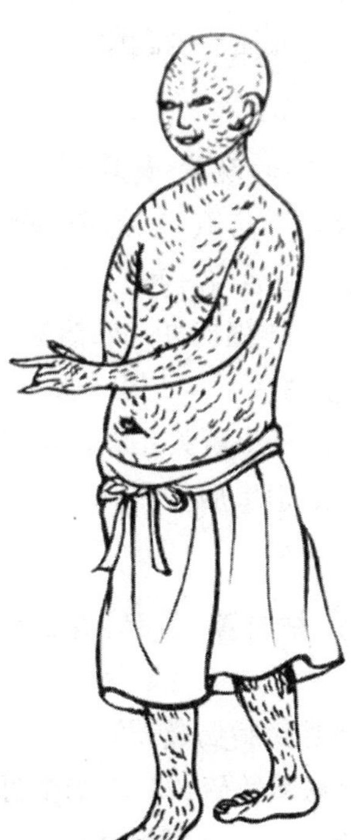
大麻風發在遍身麻木次生白屑皮蕪起紅斑鬚眉脫落

圖345 大痲風圖

神應消風散

全蝎 白芷 人參 各一兩

右硏細末，每用二錢，勿食晚飯，次日空心溫酒調服，覺身微躁爲效.

［方歌］神應消風散癘風，身痲白屑起斑紅，蝎芷人參各一兩，空心酒服痲木平.

追風散

錦紋大黃 六兩 川鬱金 炒. 一兩八錢 皂角刺 一兩五錢

共研細末, 每用五錢, 加大風子油一錢五分, 朴硝一錢, 五更空心溫酒調服, 直待辰時, 又如前調藥, 加熟蜜少許服之, 以蜜解口. 切不可臥, 良久痛瀉數次不妨, 以稀粥補之. 如第一日服消風散, 第二日卽服此藥, 第三日服磨風丸, 周而復始, 又如此服之. 瘦弱者, 十日內追風散只用一服, 老弱者勿服.

[方歌] 追風散用川鬱金, 皂刺大黃研末勻, 初服消風次用此, 風油消酒調服神.

磨風丸

豨薟草 牛蒡子 炒 麻黃 蒼耳草 細辛 川芎 當歸 荊芥 蔓荊子 防風 車前子 威靈仙 天麻 何首烏 羌活 獨活 各一兩

共爲細末, 酒打麵糊爲丸, 如梧桐子大. 每服六·七十丸, 溫酒送下, 日用二服.

[方歌] 磨風丸薟蒡麻黃, 蒼細芎歸荊蔓防, 車威天麻何羌獨, 追風服後用此方.

類聚祛風散

硫黃 寒水石 枯白礬 貫衆 各二兩 蛇床子 一兩 朴硝 五錢

共研細末, 臘月猪脂搗爛調敷.

[方歌] 類聚祛風散硫黃, 寒水枯礬消蛇床, 貫衆細研猪脂搗, 耑搽徧體癘風瘡.

醉仙散

牛蒡子 炒 胡麻 枸杞子 蔓荊子 各一兩 苦參 白蒺藜 防風 花粉 各五錢

共研細末, 每服一錢, 加輕粉一分二釐, 研勻, 茶淸調服, 晨·午·晩各一服. 五·七日後, 先於牙縫內出臭黃涎, 渾身疼悶如醉, 然後利下膿血·惡物·臭氣, 病根乃去矣!

[方歌] 醉仙上部癘風重, 牛蒡胡麻枸蔓荊, 苦參蒺藜防花粉, 服加輕粉用茶淸.

通天再造散

大黃 煨. 一兩 皂角刺 一兩五錢 鬱金 五錢 白牽牛 頭末, 半生·半炒. 六錢

共研細末, 每服二錢或三錢, 早晨面東, 醇酒調下, 當日利下惡物 或膿或蟲, 爲效.

[方歌] 通天再造治癘風, 敗證先從下部攻, 鬱金大黃牽牛刺, 晨服酒調面向東.

換肌散

烏稍蛇 白花蛇 蚯蚓 去土. 各一兩 細辛 木鱉子 白芷 天麻 連莖者 赤芍 蔓荊子 當歸 威靈仙 荊芥穗 甘菊花 不灰木 紫參 苦參 沙參 何首烏 石菖蒲 木賊 天門冬 去心 川芎 白蒺藜 甘草 炙 胡麻仁 蒼朮 米泔水浸, 炒 草烏 湯泡去皮. 各三錢五分

共研細末, 每服五錢, 溫酒調下, 酒多更妙. 紫參·不灰木雖無亦可.

[方歌] 換肌散治大風瘡, 毒攻眉脫壞鼻梁, 烏稍白花蛇蚓細, 鱉芷天麻芍蔓當, 威靈荊菊不灰木, 紫苦沙參何首菖, 木賊天冬芎蒺草, 胡麻蒼朮草烏强.

補氣瀉榮湯

連翹 去心 升麻 各六分 桔梗 五分 黃芩 生地 各四分 黃連 蚯蚓 酒炒, 去土 當歸 黃芪 蘇木 全蝎 各三分 人參 白豆蔻 各二分 甘草 生. 一分

水二鍾, 酒一鍾, 煎至一鍾, 去渣. 又用胡桐淚一分, 水蛭·炒蝱蟲各三箇 炒, 麝香五釐, 桃仁三箇研泥, 共爲細末, 入藥湯內, 煎至七分, 飯後服之.

[方歌] 補氣瀉榮癘虛宜, 芩連參桔蚓歸芪, 蘇地升蝎翹蔻草, 桐淚蛭虻麝桃泥.

何首烏酒

何首烏 四兩 當歸身 當歸尾 穿山甲 炙 生地黃 熟地黃 蝦蟆 各一兩 側柏葉 松鍼 五加皮 川烏 湯泡, 去皮 草烏 湯泡, 去皮. 各四錢

將藥入夏布袋內，扎口．用黃酒二十斤，同藥袋入罈內封固，重湯煮三炷香，埋罯七日．開罈口取酒，時時飮之，令醺醺然，作汗，避風．

［方歌］何首烏酒大風疾，歸甲松鍼生熟地，側蟆五加川草烏，酒煮滋榮毒自息．

萬靈丹 見腫瘍門

楊梅瘡

楊梅瘡生有二般，精化氣化是其源．精化淫慾氣傳染，氣宜發汗精下痊．

［註］此證一名廣瘡，因其毒出自嶺南．一名時瘡，以時氣乖變，邪氣湊襲之故．一名棉花瘡，因其纏綿不已也．一名翻花楊梅，因窠粒破爛，肉反突於外，如黃蠟色．一名天泡瘡，因其夾濕而生白疱也．有形如赤豆嵌於肉內，堅硬如鐵，名楊梅痘．有形如風疹作痒，名楊梅疹．先起紅暈，後發斑點者，名楊梅斑．色紅作痒，其圈大小不一，二·三相套，因食穢毒之物入大腸而發，名楊梅圈．其名形雖異，總不出氣化·精化二因．但氣化傳染者輕，精化慾染者重．氣化者，或遇生此瘡之人，鼻聞其氣，或誤食不潔之物，或登圊受梅毒不潔之氣，脾·肺受毒，故先從上部見之，皮膚作痒，筋骨微疼，其形小而且乾也．精化者，由交媾不潔，精泄時，毒氣乘肝·腎之虛而入於裏，此爲慾染，先從下部見之，筋骨多痛·或小水澁淋·瘡形大而且堅．氣化者毒在表，未經入裏，稍有萌動，宜急服透骨搜風散．元氣實者，楊梅一劑散汗之．精化者毒在裏，深伏骨髓，未透肌膚，宜服九龍丹，通利大·小二便，以瀉骨中之毒，甚者二服，降下毒物，以土深壓之．行瀉之後，體實者，升麻解毒湯．體虛者，歸靈內托散，服至筋骨不疼，瘡色淡白，內毒已解，再用金蟾脫殼酒一料掃餘毒，以絶其源．

如梅毒初發，服表藥時，恐上攻頭面，宜豫服護面散．或瘡勢已發於面，愈後斑痕不退，宜翠雲散點之，以滅痕跡．若梅瘡潰爛時，膿穢浸淫成片而痛者，以鵝黃散撒之．又翻花楊梅，亦以本方加雄黃末，香油調敷之．外有護從丸，於發瘡時，令侍從人服之可免傳染．梅瘡初起，頭不痛·筋骨不疼，小水通利，瘡形碎小色鮮，頭面稀少，口角無瘡，胸背稠密，穀道淸楚者爲順．若先發下疳，次生便毒·魚口，便覺筋骨疼痛，而梅瘡隨發，色紫堅硬，手足多生，形如湯潑起疱者爲險．總之始終調治得法，輕者半年，重者一載，始得全愈．若患者不遵正法醫治，欲求速效，强服輕粉·水銀·白粉霜劫藥等類，妄用熏·擦·哈·吸等法，以致餘毒含藏骨髓，復爲倒發結毒，輕則累及妻子，甚則腐爛損形，不可不愼! ［圖 346］

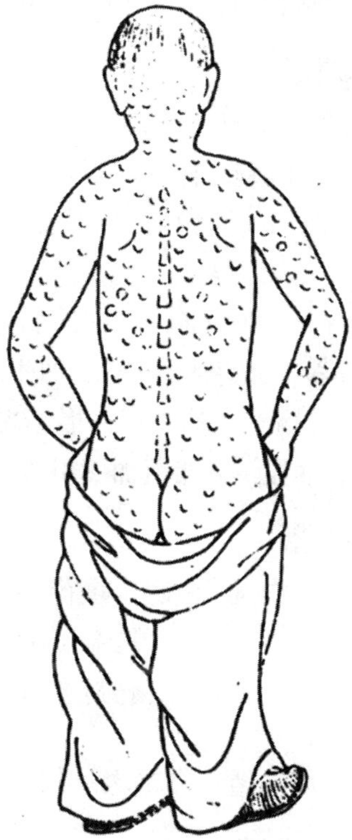

圖346 楊梅瘡圖

透骨搜風散

透骨草 白花者, 陰乾 生脂痲 羌活 獨活 小黑豆 紫葡萄 槐子 白糖 六安茶 核桃肉 各一錢五分

生薑三片, 紅棗肉三枚, 水三鍾, 煎一鍾. 露一宿, 空心熱服, 被盖出汗, 避風.

[方歌] 透骨搜風散梅毒, 筋骨微疼痒皮膚, 脂痲羌獨豆葡萄, 槐子糖茶核桃肉.

楊梅一劑散

痲黃 蜜炙. 一兩 威靈仙 八錢 大黃 七錢 羌活 白芷 皂刺 金銀花 穿山甲 炙, 研 蟬蛻 各五錢 防風 三錢

山羊肉一斤, 河水煮熟, 取清湯二碗. 用黃酒一碗, 將藥煎至一碗. 令患者空心將羊肉淡食令飽, 隨後服藥, 盖被出汗, 避風.

[方歌] 楊梅一劑元氣壯, 上部生毒氣化瘡, 痲黃羌芷威靈刺, 銀花風甲蟬大黃.

升痲解毒湯

升痲 皂刺 各四錢 土茯苓 一斤

水八碗, 煎四碗, 作四次, 一日服盡. 每次炖熱, 加香油三茶匙和勻, 量病上·下, 食前後服之.

如瘡生項上, 加白芷. 咽內, 加桔梗. 胸腹, 加白芍. 肩背, 加羌活. 下部, 加牛膝.

[方歌] 升痲解毒筋骨疼, 梅毒纏綿壯服靈, 土苓皂刺香油服, 按部須加藥引經.

歸靈內托散

人參 木瓜 白朮 土炒 金銀花 防巳 天花粉 白鮮皮 薏苡仁 各一錢 當歸 熟地 白芍 酒炒 川芎 各一錢 土茯苓 二兩 威靈仙 六分 甘草 五分

水三鍾, 煎二鍾, 作二次, 隨病上·下服之, 渣再煎服.

下部, 加牛膝五分. 元氣虛者, 倍加參·歸. 毒氣盛者, 倍金銀花·加蒲公英.

外以麥冬五錢 去心 ·薏苡仁五錢, 土茯苓一兩, 煎湯常服以代茶.

[方歌] 歸苓內托參木瓜, 朮銀四物巳天花, 土苓鮮薏威靈草, 梅瘡體弱服堪誇.

金蟬脫殼酒

醇酒五斤, 大蝦蟆一箇土茯苓五兩浸酒內, 瓶口封嚴, 重湯煮二炷香時取出, 待次日飮之, 以醉爲度. 無論冬夏, 盖煖出汗爲效. 飮存之酒, 次日隨量飮之, 酒盡瘡愈. 又治結毒筋骨疼痛諸藥不效者, 更妙. 服酒七日後, 禁見風爲效, 忌口及房慾.

護面散

女人頭髮 煆·存性 明雄黃 各三分

共研細, 香油半酒鍾調勻, 滾黃酒冲服一日三服.

[方歌] 面散醫梅瘡現, 豫服毒不攻頭面, 香油調藥黃酒冲, 只用雄黃頭髮煆.

翠雲散

輕粉 一兩 石膏 煆. 一兩 膽礬 銅綠 各五錢

共研極細末, 濕瘡乾撒, 乾瘡以公猪膽汁調濃點之, 每日三次, 斑痕自退.

[方歌] 翠雲散去瘡後斑, 輕粉石膏共膽礬, 銅綠共研濕乾撒, 猪膽汁調能潤乾.

鵝黃散

輕粉 石膏 煆 黃柏 炒. 各等分

共爲末, 乾撒患處, 卽可生痂. 再爛再撒, 毒盡卽愈.

[方歌] 鵝黃散治梅瘡爛, 膿穢多疼浸成片, 輕粉石膏黃柏研, 乾撒止疼解毒驗.

護從丸

雄黃 川椒 各五錢 杏仁 炒, 去皮尖

共研末, 燒酒打飛羅麵糊爲丸, 如梧桐子大. 每服十五丸, 白滾水送下.

[方歌] 護從丸避梅瘡患, 雄黃川椒各五錢, 杏仁百粒酒糊入, 從人服之毒不傳.

九龍丹 見下部懸癰

楊梅結毒

結毒楊梅毒結生, 原於誤服劫藥成, 日久逢虛始倒發, 腦鼻喉目任蝕攻.

[註] 此證因生楊梅方熾, 誤服水銀升煉悍燥劫藥, 希圖速效, 瘡痂盡落, 一時僥倖而愈, 不知遺害久遠, 引毒潛藏骨髓關竅之中, 其毒積久, 因經虛外攻, 故名結毒倒發. 其始先從筋骨疼痛, 隨處結腫, 皮色如常. 將爛時, 色方紫紅, 腐臭不堪, 以致腦頂塌陷, 腮脣鼻梁損壞, 穿喉蝕目, 手足拘攣等患, 終成痼疾. 初起結腫, 筋骨疼痛時, 宜服搜風解毒湯. 若徧身破爛臭穢, 而兼筋骨疼痛, 氣實毒盛者, 宜服化毒散. 氣衰者, 猪胰子湯主之. 若結毒腫塊, 經年難愈, 諸法罔效者, 宜西聖復煎丸主之. 若結毒攻於口鼻者, 宜五寶散主之. 年久臭爛, 鼻破損壞者, 宜服結毒紫金丹. 若入巓頂, 頭痛如破者, 內服天麻餅子, 鼻吸碧雲散. 若鼻塞不通, 宜吹通鼻散, 甚效. 毒攻咽喉, 腐爛臭蝕者, 宜服硫黃不二散, 兼吹結毒靈藥, 兌人中白. 若結毒筋骨疼痛, 朝輕夜重, 喜熱手按揉者, 系犯寒凉, 宜鉛回散主之. 結毒臭爛不斂, 宜貼解毒紫金膏, 兼撒結毒靈藥. 壯實者, 以解毒爲主. 虛弱者, 以兼補爲法. 以上之證, 各隨次第, 如法調治, 重者一年, 輕者半年, 自然可痊, 永無後患, 愼勿妄求速效, 以自貽誤也. [圖347]

搜風解毒湯

土茯苓 一兩 白鮮皮 金銀花 薏苡仁 防風 木通 木瓜 各五分 皂角子 四分

水二鍾, 煎一鍾服之, 一日三服.

氣虛, 加人參七分. 血虛, 加當歸七分.

忌淸茶·牛·羊·雞·鵝·魚·肉·燒酒·房慾等件.

[方歌] 搜風解毒湯倒發, 初腫拘急骨痛加, 土苓白鮮銀花薏, 皂角防風通木瓜.

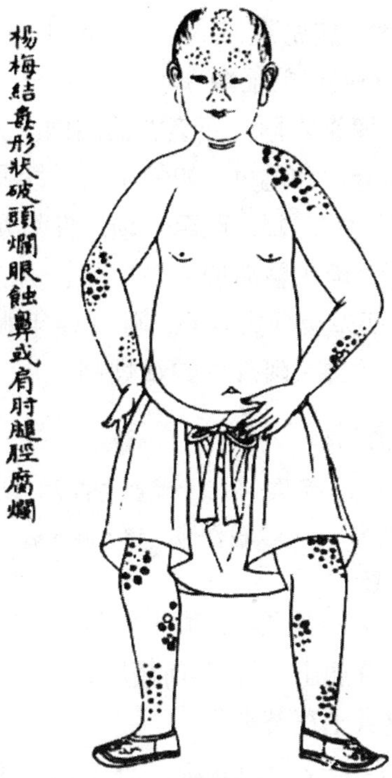

圖347 楊梅結毒圖

化毒散

生大黃 一兩 穿山甲 炙 當歸尾 各五錢 白殭蠶 炒 蜈蚣 炙黃. 一條

共研末, 每服二錢, 溫酒調下, 一日二服.

[方歌] 化毒散醫結毒盛, 破穢氣實筋骨疼, 大黃山甲殭歸尾, 蜈蚣研末酒調成.

猪胰子湯

猪胰子 切碎. 一兩 黃芪 鹽水炒 金銀花 各三錢 當歸 白芍 酒炒. 各一錢五分 天花粉 貝母 去心研 穿山甲 炙, 研 白鮮皮 靑風藤 白芷 木瓜 皂刺 甘草節 各一錢 黃栝蔞 連仁研爛. 一斤 防己 七分 鼈虱胡麻 炒, 研. 二錢

白色土茯苓四兩, 河水四大碗, 煎湯三碗, 去滓, 將羣藥入湯內, 煎一大碗, 通口服. 胃弱者分爲二服. 日三服.

[方歌] 猪胰湯治結毒虛, 歸芍天花蔞貝芪, 胡麻銀甲鮮藤芷, 木瓜已刺草苓宜.

西聖復煎丸

乳香 沒藥 孩兒茶 丁香 各一兩 血竭 阿魏 白花蛇飛 各四錢 飛羅麵 炒焦黃色. 一斤

共研細, 煉蜜六兩, 煎滾香油四兩, 大棗肉二十枚, 搗膏共和爲丸, 如彈子大, 每服一丸. 土茯苓二兩, 水二鍾, 煎至一鍾. 將藥丸入內, 再煎至半鍾, 澄去渣溫服.

[方歌] 西聖復煎丸結毒, 腫塊經年服自無, 乳沒兒茶丁血竭, 阿魏白蛇麵炒胡.

結毒紫金丹

龜板 放炭火上炙焦, 用白酒漿塗之再炙, 以焦黃爲度, 研末. 硃砂 六錢 石決明 用九孔大者, 煅紅童便淬一次. 六錢

各研極細末, 共和勻, 爛米飯爲丸, 麻子大. 每服一錢, 量病上·下, 食前後服之. 筋骨疼痛酒下. 腐爛者土茯苓湯下.

[方歌] 結毒紫金丹龜板, 石決硃砂米飯丸, 年久毒攻鼻損破, 土苓湯服臭爛痊.

天麻餅子

天麻 薄荷 甘松 白附子 去皮 白芷 蒼朮 米泔水浸, 炒 川芎 川烏 湯泡, 去皮 草烏 湯泡, 去皮 防風 細辛 甘草 生. 各一錢 雄黃 全蝎 各三錢

右爲細末, 寒食麵打糊爲丸, 如豌豆大, 捻作餅子. 每服二·三十餅, 葱白煎湯送下.

[方歌] 天麻餅子薄甘松, 雄黃白附芷蒼芎, 川草烏蝎防細草, 結毒攻巓頭痛平.

通鼻散

壺盧殼 燒炭 石鍾乳 膽礬 冰片 各等分

共爲末, 吹入鼻內, 出黃水, 日吹二·三次, 三·二日卽通.

[方歌] 通鼻散吹結毒證, 毒塞鼻中息不通, 石鍾乳與胡盧殼, 膽礬冰片等分同.

硫黃不二散

硫黃 一錢 靛花 一分

共研細, 用涼水一酒鍾調服.

[方歌] 硫黃不二毒攻喉, 腐臭爛蝕痛不休, 涼水調服疼立止, 靛花少陰不須憂.

結毒靈藥

水銀 一兩 硃砂 硫黃 雄黃 各三錢

共研細, 入陽城罐內, 泥固, 鐵盞梁兜固緊封口, 其火候俱按紅升丹之煉法, 火畢, 次日取出盞底靈藥約有一兩五·六錢. 治尋常腐爛之證, 靈藥五錢·輕粉五錢, 同研細, 小罐盛收, 以紗封之. 臨用時, 甘草湯洗淨患處, 將罐倒懸, 紗眼內篩藥患上, 油紙盖之. 男婦咽喉爛者, 靈藥一錢, 加人中白二分, 研細吹之, 日用三次.

[方歌] 結毒靈藥化腐方, 水銀硃砂硫雄黃, 共研入罐用泥固, 兜緊火昇三炷香.

鉛回散

黑鉛 銅杓化開, 傾入水中, 取起再化再傾, 以鉛化盡爲度, 澄去水, 將鉛炭傾在三重紙上, 下用炭收乾水氣, 鉛炭日中晒乾. 半斤 硫黃

各等分, 共研細, 每服一錢, 溫酒調服. 至重者, 不過三次卽效.

[方歌] 鉛回散療筋骨痛, 寒觸結毒夜間重, 鉛化成灰兌硫黃, 每服五錢酒調送.

五寶散 方見下部疳瘡

碧雲散 方見頭部頭風傷目

結毒紫金膏 方見脛部疳瘡

赤白游風

赤白游風如粟形, 浮腫焮熱痒兼疼, 表虛風襲怫鬱久, 血赤氣白熱化成.

[註] 此證發於肌膚, 游走無定, 起如雲片, 浮腫焮熱, 痛痒相兼, 高纍如粟. 由脾肺燥熱, 而兼表虛腠理不密, 風邪襲入, 怫鬱日久, 與熱相搏, 則化熱益盛而成. 滯於血分者, 則發赤色. 滯在氣分者, 則發白色, 故名赤白游風

也. 初俱宜荊防敗毒散疎解之. 赤者次服四物消風飮. 白者次服補中益氣湯, 加防風·蟬蛻·殭蠶·生何首烏治之. 初俱用牛肉片貼之. 猪羊俱可. 游走太速者, 砭之. 定停者, 以眞君妙貼散鷄子清調敷. 其看順逆之法, 與丹毒門參考. 忌魚腥·鷄·鵝·動風燥血之物, 犯則難愈. [圖 348]

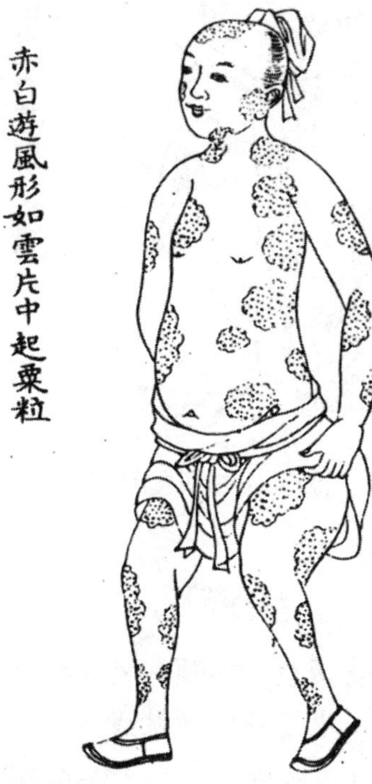

圖348 赤白游風圖

四物消風飮

生地 三錢 當歸 二錢 荊芥 防風 各一錢五分 赤芍 川芎 白鮮皮 蟬蛻 薄荷 各一錢 獨活 柴胡 各七分

紅棗肉二枚, 水二鍾, 煎八分, 去渣服.

[方歌] 四物消風飮調榮, 血滋風減赤色平, 荊防鮮蟬兼獨活, 柴薄紅棗水煎濃.

荊防敗毒散 見項部腦疽

補中益氣湯 見潰瘍門

眞君妙貼散 見腫瘍門

紫白癜風

紫白癜風無痒痛, 白因氣滯紫血凝, 熱體風侵濕相搏, 毛竅閉塞發斑形.

[註] 此證俗名汗斑, 有紫·白二種. 紫因血滯, 白因氣滯. 總由熱體風邪·濕氣, 侵入毛孔, 與氣血凝滯, 毛竅閉塞而成. 多生面項, 㼈點游走, 延蔓成片, 初無痛痒, 久之微痒. 初起宜萬靈丹汗之, 次以胡麻丸常服. 外用蜜陀僧散擦患處, 令汗出, 風濕自解. 古今治法雖多, 取效甚少. 得此證者, 當忌魚腥·煎炒·火酒·動風·發物. [圖349]

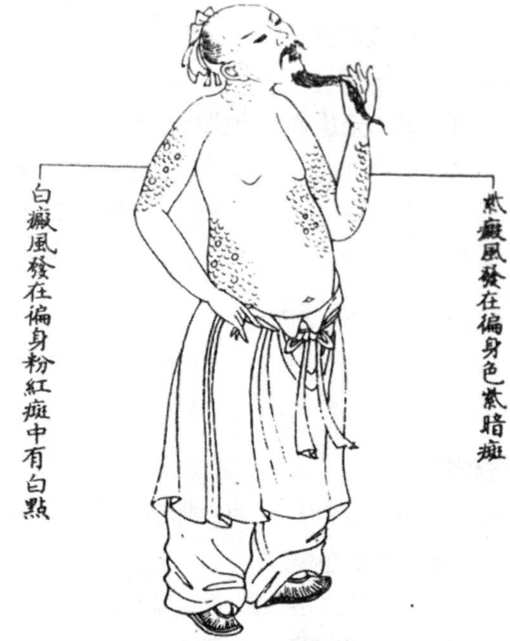

圖349 紫白癜風圖

胡麻丸

大胡麻 四兩 苦參 防風 石菖蒲 威靈仙 各二兩 白附子 獨活 各一兩 甘草 生. 五錢

右爲細末, 白酒漿和丸, 如菉豆大. 每服二錢, 形瘦者一錢五分, 食後臨臥白滚水送下.

[方歌] 胡麻丸治紫白癜, 除去風濕不致延, 苦參白附防風草, 菖蒲獨活威靈仙.

蜜陀僧散

雄黃　硫黃　蛇床子 各二錢　密陀僧　石黃 各一錢　輕粉 五分

共研末, 醋調搽患上.

[方歌] 蜜陀僧散風濕患, 入腠成癜紫白斑, 雄硫輕粉蛇床子, 石黃共末醋搽痊.

萬靈丹 見腫瘍門

白駁風

白駁風生面頸間, 風邪相搏白瘢甚延, 徧身無痛痒, 治宜消風塗脂痊.

[註] 此證自面及頸項, 肉色忽然變白, 狀類瘢點, 並不痒痛, 由風邪相搏於皮膚, 致令氣血失和. 施治宜早, 若因循日久, 甚者延及徧身, 初服浮萍丸, 次服蒼耳膏. 外以穿山甲片先刮患處, 至燥痛, 取鰻鱺魚脂, 日三塗之. 一方取樹孔中水溫洗之, 洗後搗桂心, 牡蠣等分爲末, 面油調塗, 日三·夜一俱效. [圖 350]

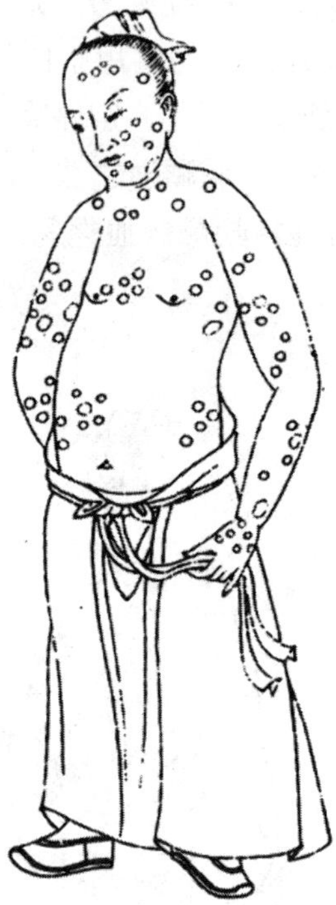

圖350 白駁風圖

浮萍丸

紫背浮萍 取大者洗淨, 晒乾

研細末, 煉蜜爲丸, 如彈子大. 每服一丸, 豆淋酒送下.

豆淋酒法

黑豆半升, 炒烟起, 冲入醇酒三斤, 浸一日夜, 去豆, 用酒送藥.

[方歌] 浮萍丸治白駁應, 曬乾紫背大浮萍, 蜜丸彈狀豆酒服, 專能發表散邪風.

蒼耳膏

蒼耳 鮮者, 連根帶葉取五·七十斤, 洗淨.

切碎, 入大鍋內煮爛, 取汁, 絹濾過, 再熬成膏, 磁罐盛之. 用時以桑木匙挑一匙, 噙口內, 用黃酒送下. 服後有風處, 必出小瘡如豆粒大, 此風毒出也, 刺破出汁盡卽愈, 忌猪肉.

[方歌] 蒼耳風邪侵皮膚, 氣血失和白駁生, 連根帶葉鮮蒼耳, 洗淨熬膏酒服靈.

癧瘍風

癧瘍風從皮膚生, 頸項胸腋無痒疼, 紫白點點不開大, 皮膚風邪熱結成.

[註] 此證發於皮膚, 多生頸項胸腋, 其色紫白, 點點相連, 亦無痒疼, 較白駁形圓, 不延蔓開大. 由風邪鬱熱皮膚, 居久不散而成斯疾. 宜服烏蛇散, 外用羊蹄草, 根共硫黃蘸醋於綉鐵片上研濃汁, 日塗二·三次效. [圖 351]

烏蛇散

烏蛇 酒浸　羌活　防風　黃芩　苦參 各二兩　人參　沙參　丹參　元參　梔子仁 生　桂心　秦艽　木通　犀角屑　白蒺藜　升麻　枳殼 麩炒　白鮮皮　川芎 各一兩

共研細末, 每服二錢, 食遠溫酒調服. 忌雞·猪·魚·蒜·麵食·熱物之類.

［方歌］ 烏蛇癧瘍風熱淫，羌活防風芎五參，梔桂秦艽通犀角，蒺藜升枳白鮮芩.

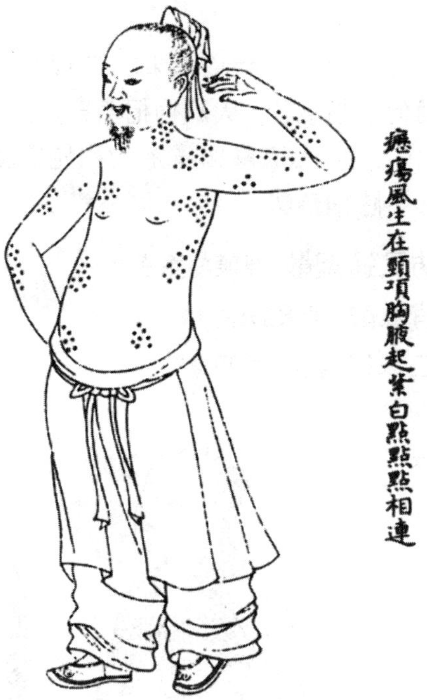

圖351 癧瘍風圖

丹 毒

丹毒名多雲片形，風火濕寒肉分凝，胸腹四肢分順逆，清火消風砭敷靈.

［註］ 孫眞人云，丹毒一名天火，肉中忽有赤色，如丹塗之狀，其大如掌，甚者徧身，有痒有痛，而無定處. 丹名雖多，其理則一也. 形如鷄冠，名鷄冠丹. 若皮澁起如麻豆粒者，名茱萸丹. 亦有水丹，徧身起疱，遇水濕搏之，透露黃色，恍如有水在皮中，此雖小疾，能令人死，須當速治，不可忽也. 色赤者，諸書謂之赤游丹. 色白者，爲水丹，小兒多生之. 但有乾·濕·痒·痛之殊，有夾濕·夾風·夾寒之別. 諸丹總屬心火·三焦風邪而成. 如色赤而乾，發熱作痒，形如雲片者，卽名赤游丹，屬血分有火而受風也. 毒盛者，服藍葉散. 毒輕者，宜導赤湯加薄荷葉·獨活服之. 如初起白瘢，漸透黃色，光亮脹墜，破流黃水，濕爛多痛者，名水丹，又名風丹. 多生腿膝，屬脾肺有熱而夾濕也，宜防己散主之，亦有起白瘢，無熱無痛，游走不定者，由火毒未發，肌膚外受寒鬱，名爲冷瘼，宜服烏藥順氣散，外用薑擦.

凡丹形初見，卽用牛·羊精肉片貼之，甚則用砭法，令出紫血. 色重不散者，以柏葉散敷之. 又方，芸薹葉研末，靛靑調敷甚效. 諸丹本於火邪，其勢暴速，自胸腹走於四肢者順. 從四肢攻於胸腹者逆. ［圖 352］

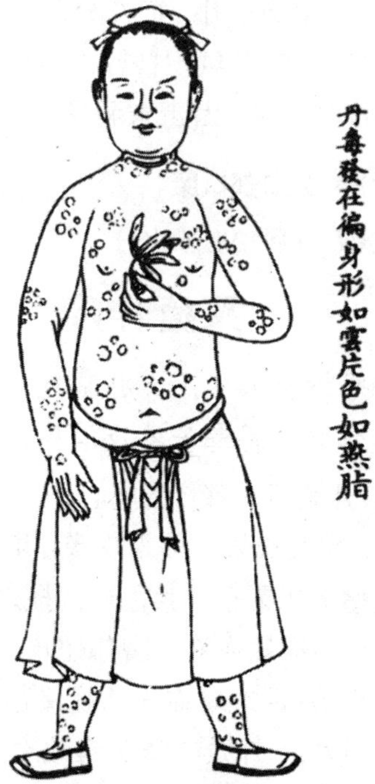

圖352 丹毒圖

藍葉散

藍葉 晒乾 川芎 赤芍 知母 生地 白芷 川升麻 柴胡 葛根 杏仁 炒，去皮·尖 甘草 生. 各一錢 石膏 煅 梔子仁 各五分

共搗粗末，每用八錢，新汲水二鍾，煎八分，去渣服. 熱甚，加黃芩·元參.

［方歌］ 藍葉散却赤游丹，皆因血熱風邪纏，

芎芩知膏生地芷, 升麻柴葛杏梔甘.

防己散

防己 三兩 朴硝 一兩 犀角 鎊 川芎 黃芩 黃芪 川升麻 各一錢

共搗粗末, 每用五錢, 加竹葉三十片, 新汲水二鍾, 煎八分服.

[方歌] 防己丹毒始白瘢, 漸黃亮痛濕熱原, 朴硝犀角芎芩共, 芪與升麻竹葉煎.

烏藥順氣散

烏藥 橘紅 各二錢 枳殼 麩炒 白芷 桔梗 防風 殭蠶 炒 獨活 川芎 各一錢 甘草 生. 五分

水二鍾, 生薑三片, 煎八分服.

[方歌] 烏藥順氣枳橘紅, 芷桔風殭獨草芎, 冷瘼游行無熱痛, 因毒未發受寒風.

導赤湯 見口部口糜

柏葉散 見腰部纏腰火丹

粟瘡作痒

粟瘡痒證屬火生, 風邪乘皮起粟形, 風爲火化能作痒, 通聖苦參及消風.

[註] 凡諸瘡作痒, 皆屬心火. 火邪內鬱, 表虛之人, 感受風邪, 襲入皮膚, 風遇火化作痒. 致起瘡瘍形如粟粒, 其色紅, 搔之愈痒, 久而不差, 亦能消耗血液, 膚如蛇皮. 初服防風通聖散加枳殼·蟬蛻. 血燥遇晚痒甚, 夜不寐者, 宜服消風散, 外敷二味拔毒散. 若年深日久, 膚如蛇皮者, 宜常服皂角苦參丸, 外用猪脂油二兩·苦杏仁一兩搗泥, 抹之自效. [圖 353]

皂角苦參丸

苦參 一斤 荊芥 十二兩 白芷 大風子肉 防風 各六兩 大皂角 川芎 當歸 何首烏 生 大胡麻 枸杞子 牛蒡子 炒 威靈仙 全蝎 白附子 蒺藜 炒, 去刺 獨活 川牛膝 各五兩 草烏 湯泡, 去皮 蒼朮 米泔水浸, 炒 連翹 去心 天麻 蔓荊子 羌活 青風藤 甘草 杜仲 酥炙. 各三兩 白花蛇 切片, 酥炙炙黃 縮砂仁 炒. 各二兩 人參 一兩

共研細末, 醋打老米糊爲丸, 如梧桐子大. 每服三·四十丸, 溫酒食前後任下. 避風忌口爲要.

[方歌] 皂角苦參粟瘡痒, 久似蛇皮膚難當, 芎歸何首胡麻芷, 大風枸杞草烏蒼, 翹蒡威靈蝎白附, 蒺藜天麻獨蔓羌, 白蛇風藤甘杜仲, 人參牛膝縮荊防.

防風通聖散 見頭部禿瘡

消風散 見項部鈕扣風

二味拔毒散 見腫瘍門

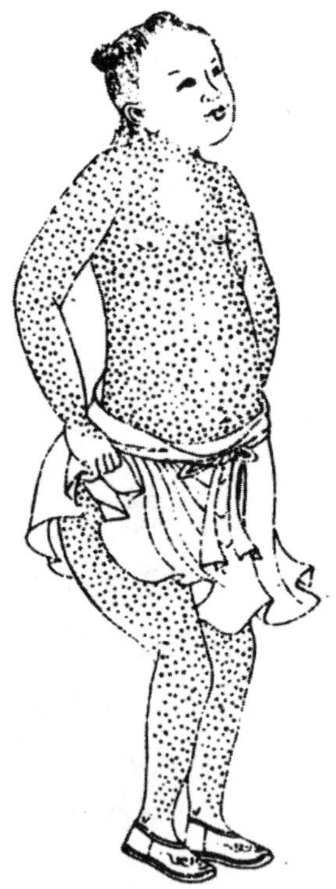

圖353 粟瘡圖

枯筋箭

枯筋箭由肝失榮, 筋氣外發赤豆形, 破突筋頭如花蕊, 或繫或灸便成功.

[註] 此證一名肬子, 由肝失血養, 以致筋

氣外發. 初起如赤豆, 枯則微槁, 日久破裂, 鑽出筋頭, 蓬鬆枯槁, 如花之蕊, 多生於手·足·胸乳之間. 根蒂細小者, 宜用藥線齊根繫緊, 七日後其患自落, 以月白珍珠散摻之, 其疤收斂. 根大頂小者, 用銅錢一文套肬子上, 以草紙穰代艾連灸三壯, 其患枯落, 肬形若大, 用草紙蘸濕, 套在肬上灸之. [圖 354]

藥線 見臀部痔瘡

月白珍珠散 見潰瘍門

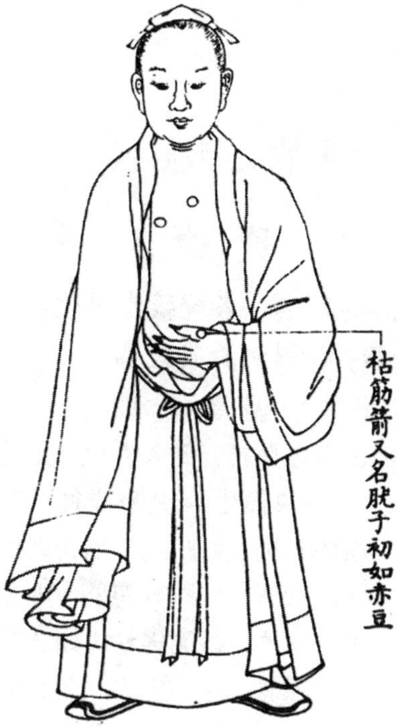

圖354 枯筋箭圖

御纂醫宗金鑑 卷七十四

發無定處 下

疥瘡

疥瘡乾濕蟲砂膿，各經蘊毒風化成，治論上下分肥瘦，清風利濕兼殺蟲.

[註] 此證有乾·濕·蟲·砂·膿之分，其形雖有五種，總由各經蘊毒，日久生火，兼受風濕，化生斯疾，或傳染而生．凡疥先從手丫生起，遶徧週身，瘙痒無度．如肺經燥盛，則生乾疥，瘙痒皮枯，而起白屑．如脾經濕盛，則生濕疥，𤺋腫作痛，破津黃水，甚流黑汁．如肝經風盛，則生蟲疥，瘙痒徹骨，撓不知疼．如心血凝滯，則生砂疥，形如細砂，焮赤痒痛，抓之有水．如腎經濕熱，則生膿窠疥，形如豆粒，便利作痒，膿淸淡白．或脾經濕盛，亦生膿窠疥，但頂含稠膿，痒疼相兼爲異．疥雖有餘之證，而體虛之人亦生，以便秘爲實，便利爲虛．亦有虛而便燥者，如風秘則便燥，血分枯燥則便澁．又在瘡形色重色淡，及脈息之有力·無力辨之．初起有餘之人，俱宜防風通聖散服之．虛者服荊防敗毒散透發之．及形勢已定，則無論虛實，乾疥服消風散，濕疥服蒼朮膏，蟲疥服蘆薈丸，砂疥服犀角飮子，膿窠疥服秦艽丸，經久不愈血燥者，服當歸飮子．外治，乾疥者，擦繡毬丸．濕者，擦臭靈丹，潤燥殺蟲俱效．疥生上體多者，偏風熱盛．下體多者，偏風濕盛．肥人多風濕，瘦人多血熱，詳辨治之．[圖 355]

蒼朮膏

南蒼朮 切片，入砂鍋內水煮減半，取汁再加水煮如前，以朮無味爲度，并汁一處，用小砂鍋再煎，如干一寸加汁一寸，煎成膏，加蜂蜜四兩和勻．十斤

每服二羹匙，空心，白滾水調服．

[方歌] 蒼朮膏醫濕疥瘡，切片入鍋煮取湯，熬膏加蜜空心服，濕除熱散勝羣方．

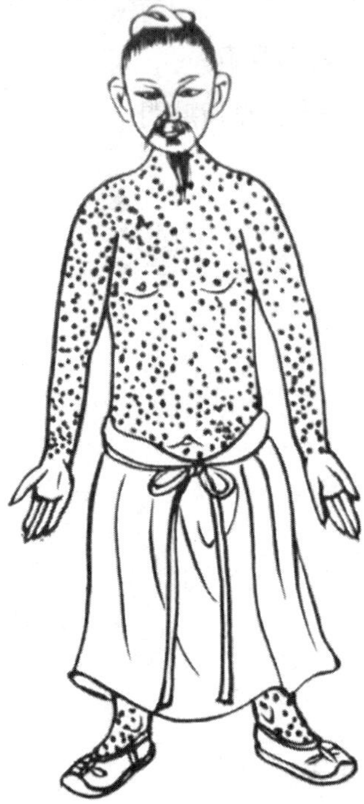

圖355 疥瘡圖

犀角飮子

犀角 鎊 赤芍 甘菊花 元參 木通 赤小豆 炒 石菖蒲 各一錢五分 甘草 生．一錢

生薑三片，水二鍾，煎八分服．

[方歌] 犀角飮子砂疥生，痒疼赤色出心經，芍菊元參通赤豆，菖蒲薑草水煎成．

秦艽丸

秦艽 苦參 大黃 酒蒸 黃芪 各二兩 防風 漏蘆 黃連 各一兩五錢 烏蛇肉 酒浸，焙乾．五錢

共爲細末，煉蜜爲丸，如梧桐子大，每服三十丸，食後溫酒送下．

[方歌] 秦艽丸服膿疥愈，清熱痒除瘡自去，

苦參大黃風漏蘆, 烏蛇黃連芪蜜聚.

當歸飮子

當歸 生地 白芍 酒炒 川芎 何首烏 荊芥 防風 白蒺藜 各一錢 黃芪 甘草 生. 各五分

水二鍾, 煎八分, 食遠服.

[方歌] 當歸飮子膿疥久, 痒添血燥不能除, 四物黃芪何首草, 荊防蒺入風自疎.

繡毬丸

川椒 輕粉 樟腦 雄黃 枯白礬 水銀 各二錢 大風子肉 另研. 一百枚

共研細末, 同大風子肉再碾勻, 加柏油一兩, 化開和藥, 攪勻作丸, 以二掌合搓, 如圓眼大. 先以鼻聞, 次擦患處.

[方歌] 繡毬丸用椒輕粉, 樟腦雄黃礬水銀, 大風子研柏油兌, 乾疥搓擦效如神.

臭靈丹

硫黃末 油核桃 生猪脂油 各一兩 水銀 一錢

搗膏, 用擦患處.

[方歌] 臭靈丹擦膿濕疥, 硫黃末共油核桃, 生猪脂油各一兩, 水銀一錢同搗膏.

防風通聖散 見頭部禿瘡

荊防敗毒散 見項部腦疽

消風散 見項部鈕扣風

蘆薈丸 見牙齒部牙衄

癬

癬證情形有六般, 風熱濕蟲是根原, 乾濕風牛松刀癬, 春生桃花面上旋.

[註] 此證總由風熱濕邪, 侵襲皮膚, 鬱久風盛, 則化爲蟲, 是以搔痒之無休也. 其名有六. 一曰乾癬, 搔痒則起白屑, 索然彫枯. 二曰濕癬, 搔痒則出黏汁, 浸淫如蟲行. 三曰風癬, 卽年久不愈之頑癬也, 搔則痹頑, 不知痛痒. 四曰牛皮癬, 狀如牛領之皮, 厚而且堅. 五曰松皮癬, 狀如蒼松之皮, 紅白斑點相連, 時時作痒. 六曰刀癬, 輪郭全無, 縱橫不定. 總以殺蟲滲濕, 消毒之藥敷之. 輕者羊蹄根散, 久頑者必效散搽之. 亦有脾·肺風濕過盛而腫痛者, 宜服散風苦參丸, 解散風濕, 其腫痛卽消. 又有面上風癬, 初如痦瘟, 或漸成細瘡, 時作痛痒, 發於春月, 又名吹花癬, 卽俗所謂桃花癬也, 婦女多有之. 此由肺·胃風熱, 隨陽氣上升而成, 宜服疎風淸熱飮, 外用汨風玉容散, 每日洗之自效. [圖 356]

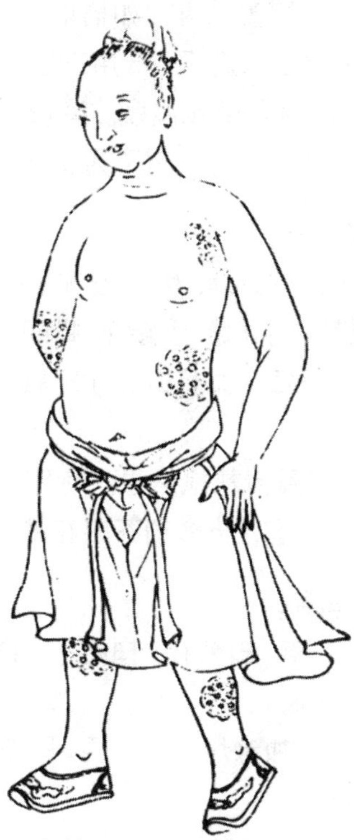

圖356 癬瘡圖

羊蹄根散

羊蹄根 末. 八錢 枯白礬 二錢

共研勻, 米醋調擦癬處.

[方歌] 羊蹄根散敷諸癬, 羊蹄根共枯白礬, 二味研末加米醋, 搽患滲濕痒可痊.

必效散

川槿皮 四兩 海桐皮 大黃 各二兩 百藥煎

一兩四錢 巴豆 去油. 一錢五分 斑蝥 全用. 一介
雄黃 輕粉 各四錢

共硏極細末, 用陰陽水調藥, 將癬抓損, 薄敷. 藥乾必待自落.

[方歌] 必效大黃百藥煎, 川槿海桐巴豆斑, 雄黃輕粉陰陽水, 調擦諸癬久年頑.

散風苦參丸

苦參 四兩 大黃 炒香 獨活 防風 枳殼 麸炒
元參 黃連 各二兩 黃芩 梔子 生 菊花 各一兩

共硏細末, 煉蜜爲丸, 如梧桐子大. 每服三十丸, 食後白滾水送下, 日用三服, 茶酒任下.

[方歌] 散風苦參風濕盛, 癬瘡多痒腫痛兼, 大黃芩獨防風枳, 元參梔子菊黃連.

疎風淸熱飮

苦參 酒浸, 蒸晒九次, 炒黃. 全蝎 土炒 皂刺 猪牙皂角 防風 荊芥穗 金銀花 蟬蛻 炒. 各一錢

酒, 水各一鍾, 加葱白三寸, 煎一鍾, 去渣. 熱服, 忌發物.

[方歌] 疎風淸熱風癬患, 時作痛痒極纏綿, 苦參蝎刺猪牙皂, 防風荊芥銀花蟬.

消風玉容散

綠豆麵 三兩 白菊花 白附子 白芷 各一兩
熬白食鹽 五錢

共硏細末, 加氷片五分, 再硏勻收貯. 每日洗面以代肥皂.

[方歌] 消風玉容綠豆麵, 菊花白附芷食鹽, 硏加氷片代肥皂, 風除癬去最爲先.

黃水瘡

黃水瘡如粟米形, 起時作癢破時疼, 外因風邪內濕熱, 黃水浸淫更復生.

[註] 此證初如粟米, 而癢兼痛, 破流黃水, 浸淫成片, 隨處可生. 由脾胃濕熱, 外受風邪, 相搏而成. 宜服升麻消毒飮, 熱甚外用靑蛤散敷之, 濕盛碧玉散敷之卽效, 痂厚用香油潤之, 忌見水洗. [圖357]

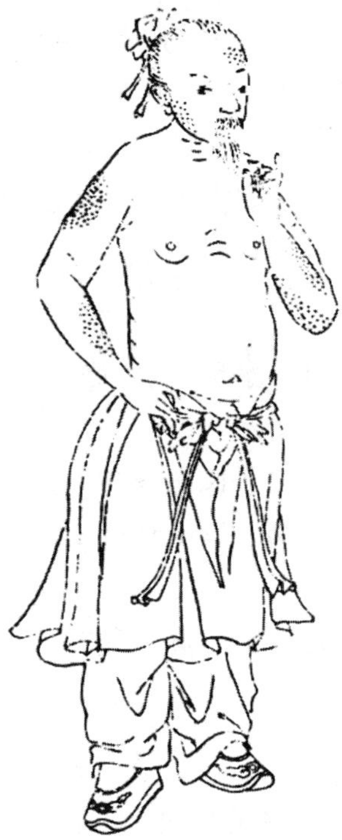

圖357 黃水瘡圖

升麻消毒飮

當歸尾 赤芍 金銀花 連翹 去心 牛蒡子 炒
梔子 生 羌活 白芷 紅花 防風 甘草 生 升麻
桔梗

每味用二錢爲大劑, 一錢五分爲中劑, 一錢爲小劑. 水二鍾, 煎八分, 食遠熱服.

如瘡生頭面, 減去歸尾·紅花.

[方歌] 升麻消毒却風濕, 歸芍銀花翹蒡梔, 羌芷紅花防草桔, 黃水浸淫服漸失.

靑蛤散 見鼻部鼻䘌瘡

碧玉散 見面部燕窩瘡

暑令瘍毒小癤

暑令瘍癤焮腫疼, 頭暈口苦背肌紅, 較之癰疽發熱異, 不分日夜似火攻.

[註] 此證係暑令所生瘍毒小癤. 初發背心

肌膚紅暈，次生腫痛，發熱無時，日夜不止，兼頭目暈眩，口苦舌乾，心煩背熱，肢體倦怠．初宜荊防敗毒散加霍香·黃連·石膏服之，外治按癰疽腫瘍·潰瘍門．[圖358]

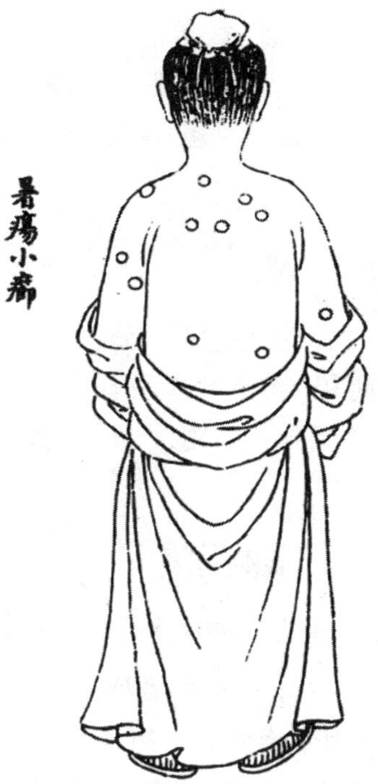

圖358 暑令瘍毒小癤圖

荊防敗毒散 見項部腦疽

瘴 疽

瘴疽因受山瘴毒，伏藏久痛附筋骨，初黑次青如拳打，急砭惡血後膿熟．

［註］ 此證因受山嵐瘴氣，伏藏筋骨之間，年月久遠，令人痛附筋骨，始發黑色，頑痺如木石．其毒附著於筋骨，重按方知微痛，五七日後毒勢湧出浮腫，次變青色，如拳打之狀，寒戰似瘧，頭顫口偏，手足厥逆黑睛緊小．始見黑色時，急用砭法，令出惡血，隨服不換金正氣散加羚羊角以泄邪毒，次按癰疽腫瘍·潰瘍治法．膿熟潰黃白膿爲順，出黑汁者險．[圖359]

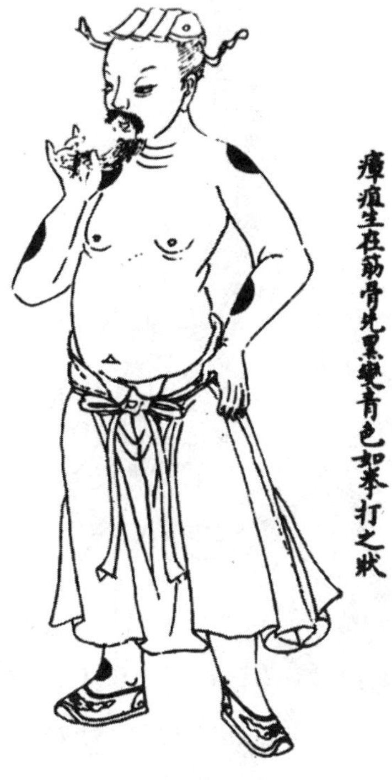

圖359 瘴疽圖

不換金正氣散

蒼朮 米泔水浸，炒 厚朴 薑製 陳皮 藿香 半夏麴 炒，各二錢 甘草 炙，一錢

水二鍾，生薑五片，紅棗二枚，煎一鍾，去渣，稍熱服．忌生冷·油膩．

［方歌］ 正氣散因山瘴感，伏久生疽身戰寒，平胃散加半夏麴，藿香薑棗服平安．

産後癰疽

産後癰疽最屬險，七情之傷六淫感，瘀血稽留成癰疽，勢潰托裏不宜緩．

［註］ 此證因産後氣血經絡俱虛，或因七情所傷，或因六淫所感，與瘀血相稽而成，最屬險候，法宜大補，扶助根本，兼活瘀生新爲要，其客病以末治之．初服生化湯，隨證加減，以消毒．有表邪服淸魂散，有裏熱服回生丹．勢欲潰膿時，急宜托裏，遲則恐毒內陷，藥味宜和平純善，最忌汗下峻劑．其餘腫潰治法，俱

按癰疽腫瘍·潰瘍門. [圖360]

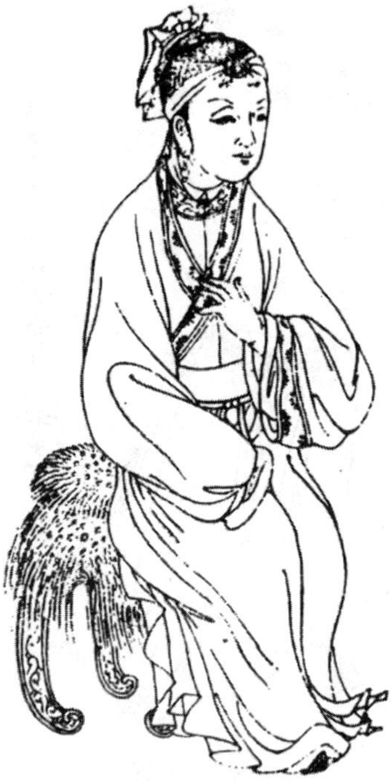

圖360 產後癰疽圖

生化湯

當歸 八錢 川芎 四錢 薑炭 甘草 炙, 各四分 桃仁 去皮尖, 研泥, 十粒

水一鍾半, 煎六分, 加無灰酒一小杯和服.

[方歌] 生化湯宜產後疽, 通滯和榮又補虛, 歸芎薑炭炙甘草, 桃仁酒服善消瘀.

清魂散

荊芥 一錢 川芎 五分 人參 甘草 炙 澤蘭葉 各三分

爲末, 黃酒調服.

[方歌] 清魂產後風邪侵, 荊芥川芎與人參, 炙甘澤蘭同作劑, 能疏表證效通神.

回生丹

黑豆 煮熟取, 汁三碗, 去豆, 三升 紅花 炒黃色, 入醇酒, 大壺同煮三五滾, 去紅花用汁, 三兩 生大黃 研末, 一斤 蘇木 銼, 用河水五碗煎汁三碗, 去渣, 二兩

先將大黃末, 以好米醋三四碗攪勻, 文武火熬成膏, 如此二遍. 次下紅花酒·蘇木湯·黑豆汁共熬成膏, 離火再入後藥.

當歸 熟地 川芎 白茯苓 延胡索 烏藥 香附 蒲黃 牛膝 桃仁 另研 蒼朮 米泔水浸, 炒, 各二兩 白芍 酒炒 甘草 炙 羌活 山萸肉 酒浸 三稜 陳皮 地榆 木香 五靈脂 各五錢 人參 白朮 土炒 青皮 木瓜 各三錢 良薑 四錢 乳香 沒藥 各一錢

共研細末, 用大黃膏爲丸, 如彈子大. 每服一丸, 黃酒炖化, 通口服.

[方歌] 回生產後存惡露, 致發癰疽服可逐, 除熱活瘀榮衛和, 紅花大黃豆蘇木, 八珍羌萸稜延胡, 烏藥靑陳榆香附, 乳沒蒲黃良膝瓜, 木香靈脂桃蒼朮.

翻花瘡

翻花瘡因潰後生, 頭大蒂小努菌形, 雖無痛癢觸流血, 血燥肝虛怒氣成.

[註] 此證因生瘡潰後, 肉自瘡口突出, 其狀如菌, 頭大蒂小, 愈努愈翻, 雖不大痛·大癢, 誤有觸損, 流血不往, 往久則虧虛. 總由肝虛·怒氣血燥而成. 宜服逍遙散, 外用烏梅煆灰·輕粉各等分, 研末撒之. 或馬齒莧煆灰, 猪脂調敷, 俱效.

逍遙散 見背部上搭手

血風瘡

血風瘡證生遍身, 粟形搔癢脂水淫, 肝肺脾經風濕熱, 久鬱燥癢抓血津.

[註] 此證由肝·脾二經濕熱, 外受風邪, 襲於皮膚, 鬱於肺經, 致遍身生瘡. 形如粟米, 搔癢無度, 抓破時, 津脂水浸淫成片, 令人煩躁·口渴·搔癢, 日輕夜甚. 宜服消風散, 外敷雄黃解毒散. 若日久風邪鬱在肌膚, 則耗血生火, 搔癢倍增, 夜不得寐, 撓破津血, 心煩,

大便燥秘, 咽乾不渴, 此屬火燥血短. 宜服地黃飮, 外擦黃連膏·潤肌膏, 合而用之悉效. 兼忌椒·酒·雞·鵝·動風等物. [圖361]

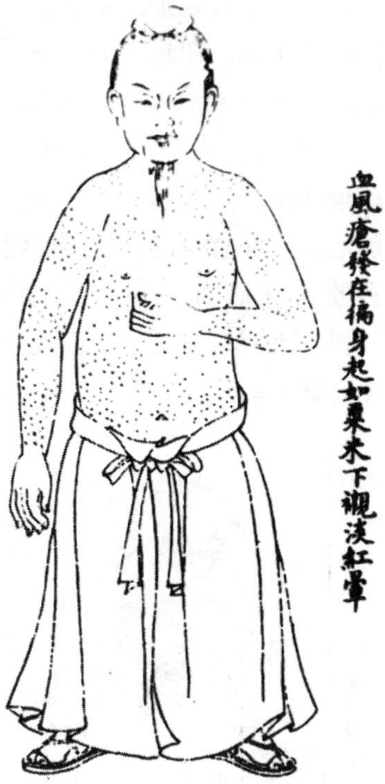

圖361 血風瘡圖

雄黃解毒散

雄黃 寒水石 煆, 各一兩 白礬 生, 四兩

共研細末, 滾水調敷.

[方歌] 雄黃解毒寒水石, 白礬四兩共研之, 血風瘡生粟米癢, 滾水調敷滲毒濕.

地黃飮

生地 熟地 何首烏 生, 各三錢 當歸 二錢 丹皮 黑參 白蒺藜 炒, 去刺 殭蠶 炒, 各一錢五分 紅花 甘草 生, 各五分

水煎, 早晚服.

[方歌] 地黃飮治血風瘡, 癢盛不眠血燥傷, 首烏丹皮生熟地, 黑參歸蒺草紅殭.

消風散 見項部鈕扣風

黃連膏 見鼻部鼻瘡

潤肌膏 見頭部白屑風

痞 㿔

痞㿔汗出中邪風, 狀類豆瓣扁㿔形, 日癢秦艽湯宜服, 夜重當歸飮服寧.

[註] 此證俗名鬼飯疙瘩. 由汗出受風. 或露臥乘涼, 風邪多中表虛之人, 初起皮膚作癢, 次發扁疙瘩, 形如豆瓣, 堆累成片. 日癢甚者, 宜服秦艽牛蒡湯. 夜癢重者, 宜當歸飮子服之. 外用燒酒浸百部, 以藍布蘸酒擦之, 謹避風涼自效. [圖362]

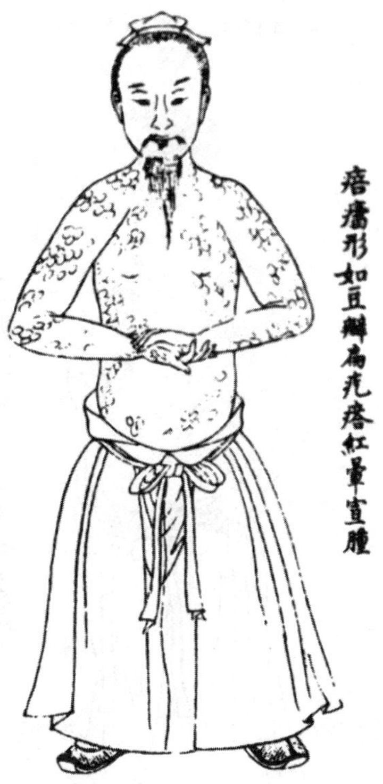

圖362 痞㿔圖

秦艽牛蒡湯

秦艽 一錢五分 牛蒡子 炒, 研 枳殼 麸炒 麻黃 蜜炙 犀角 鎊 黃芩 防風 甘草 生 黑參 升麻 各一錢

水二鍾, 煎八分服.

[方歌] 秦艽牛蒡風留膚，生如痲豆形，枳殼痲黃犀角鎊，黃芩風草黑參升.

當歸飮子 見疥瘡

浸淫瘡

浸淫瘡發火濕風，黃水浸淫似疥形，蔓延成片癢不止，治宜淸熱並消風.

[註] 此證初生如疥，搔癢無時，蔓延不止，抓津黃水，浸淫成片，由心火·脾濕受風而成. 經云，歲火太過，甚則身熱，肌膚浸淫. 仲景云，從口流向四肢者順，四肢流入口者逆. 初服升痲消毒飮加蒼朮·川黃連. 抓破津血者，宜服消風散. 外搽靑蛤散卽愈. 若脈遲不食，黃水不止，此屬脾敗，不治之證也. [圖363]

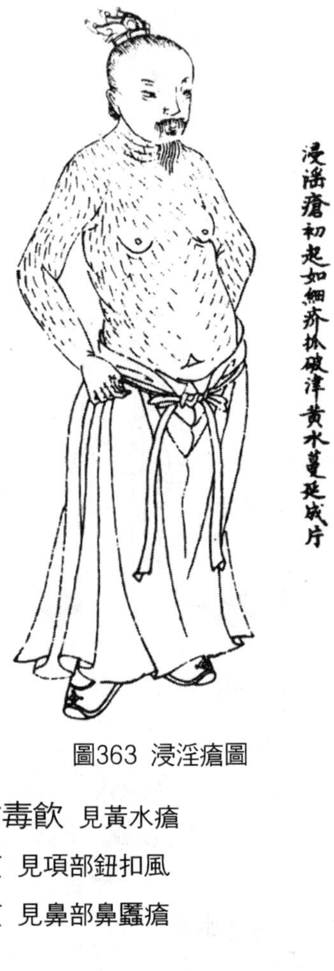
浸淫瘡初起如細疥抓破津黃水蔓延成片

圖363 浸淫瘡圖

升痲消毒飮 見黃水瘡

消風散 見項部鈕扣風

靑蛤散 見鼻部鼻䘌瘡

火赤瘡

火赤瘡由時氣生，燎漿水疱遍身成，治分上下風濕熱，瀉心淸脾自可寧.

[註] 此證由心火妄動，或感酷暑時臨，火邪入肺，伏結而成. 初起小如芡實，大如棋子，燎漿水皰，色赤者爲火赤瘡. 若頂白根赤，名天皰瘡. 俱延及遍身，焮熱疼痛，未破不堅，破毒水津爛不臭，上體多生者，屬風熱盛，宜服解毒瀉心湯. 下體多生者，屬濕熱盛，宜服淸脾除濕飮，未破者，俱宜蝌蚪拔毒散敷之. 已破者，俱宜石珍散撒之，淸其濕熱，破爛自乾，甚效. [圖364]

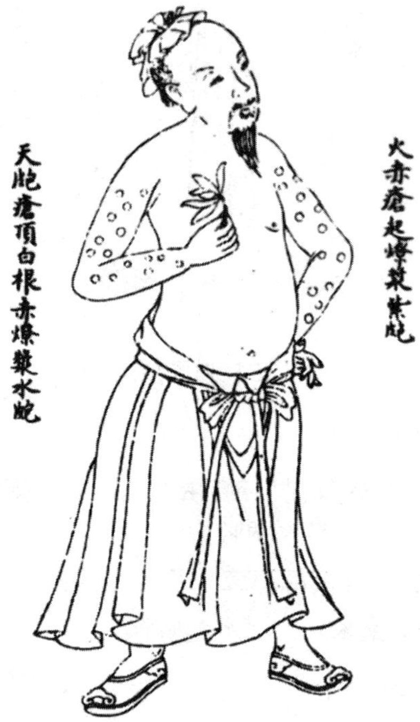
火赤瘡起燎漿紫皰
天皰瘡頂白根赤燎漿水皰

圖364 火赤瘡圖

解毒瀉心湯

黃芩 黃連 牛蒡子 炒研 知母 石膏 煅 梔子 生 防風 元參 荊芥 滑石 各一錢 木通 甘草 生各五分

水二鍾，燈心二十根，煎八分，食遠服.

[方歌] 解毒瀉心湯火赤，芩連牛蒡木通知，

石膏梔子防風草, 元參荊芥與滑石.

清脾除濕飲

赤茯苓 白朮 土炒 蒼朮 米泔浸, 炒 黃芩 生地黃 麥冬 去心 梔子 生, 研 澤瀉 甘草 生 連翹 去心 茵陳蒿 枳殼 麸炒 元明粉 各一錢

水二鍾, 竹葉二十片, 燈心二十根, 煎八分, 食前服.

[方歌] 清脾除濕天皰疾, 赤苓二朮芩生地, 麥冬梔瀉草連翹, 茵陳元明同作劑.

石珍散

輕粉 石膏 煅, 各一兩 黃柏末 青黛 各三錢

共研勻, 先以甘草湯洗淨瘡處, 再用此藥撒之.

[方歌] 石珍散去火邪害, 天皰破撒自康泰, 一兩輕粉煅石膏, 三錢黃柏加青黛.

蝌蚪拔毒散 見腫瘍門

貓眼瘡

貓眼瘡名取象形, 痛癢不常無血膿, 光芒閃爍如貓眼, 脾經濕熱外寒凝.

[註] 此證一名寒瘡, 每生於面及遍身, 由脾經久鬱濕熱, 復被外寒凝結而成. 初起形如貓眼, 光彩閃爍, 無膿無血, 但痛癢不常, 久則近脛. 宜服清肌滲濕湯, 外敷眞君妙貼散, 兼多食雞·魚·蒜·韭, 忌食鮎魚, 蟹·鰕而愈. [圖365]

清肌滲濕湯

蒼朮 米泔水浸, 炒 厚朴 薑汁炒 陳皮 甘草 生 柴胡 木通 澤瀉 白芷 升麻 白朮 土炒 梔子 生 黃連 各一錢

水二鍾, 生薑三片, 燈心二十根, 煎至八分, 溫服.

[方歌] 清肌滲濕瘡貓眼, 脾濕熱鬱外寒纏, 平胃柴胡通瀉芷, 升麻白朮梔黃連.

眞君妙貼散 見腫瘍門

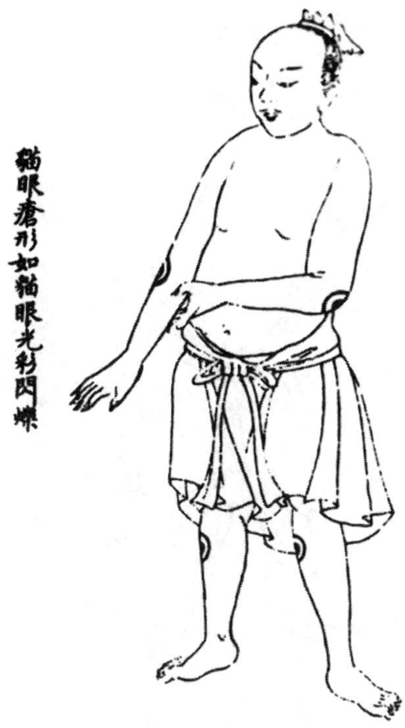

圖365 貓眼瘡圖

魚脊瘡

魚脊瘡由虛人成, 感受濕熱皮間凝, 虛寒發緩皰津水, 灸變稠膿陽氣生.

[註] 此證形如魚脊, 由陽氣虛寒之人, 復感濕熱結滯而成. 多生筋骨之間, 以陽氣虛寒, 故發長緩慢, 只在皮膚堅凝礬痛. 初起白皰, 漸長狀如魚脊, 破津黃水, 正膿生遲. 初治無論已破未破, 宜蒜片艾灸, 以通陽氣. 外用眞君妙貼散, 香油調敷, 宜服內補十宣散, 得稠膿色鮮者爲順, 若灸之不應, 色暗腐爛, 出臭水者逆. 其次內·外治法, 俱按癰疽潰瘍門. [圖366]

眞君妙貼散 見腫瘍門

內補十宣散 見胸部瘨瀝癰

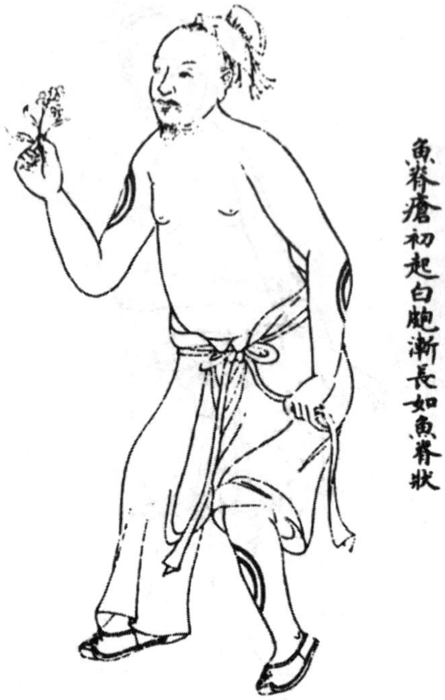
魚脊瘡初起白皰漸長如魚脊狀

圖366 魚脊瘡圖

骨痿瘡

骨痿瘡開粟豆紅，漸如梅李火毒成，膿血不出痛不止，治同疔法卽成功.

[註] 此證初生，形如粟豆，色紅漸大，如梅如李，由火毒而成. 血不出，膿不生，痛亦不止，久則延及遍身. 內·外治法與疔門參考. [圖367]

風疳

風疳證如風癬形，破流黃水癢微疼，由於風濕客谷道，如聖膏搽功卽成.

[註] 此證由風濕客於谷道而成，形如風癬作癢，破流黃水，浸淫遍體，微疼，宜用如聖膏搽之卽愈.

如聖膏

當歸 五錢 巴豆 去殼三錢

香油八兩，將二藥炸枯，去渣. 入黃蠟三兩，化盡離火，絹濾淨，將凝，入輕粉二錢，攪勻搽之.

[方歌] 如聖膏用歸巴豆，二味一同入香油，炸枯加蠟添輕粉，凝搽風疳功卽收.

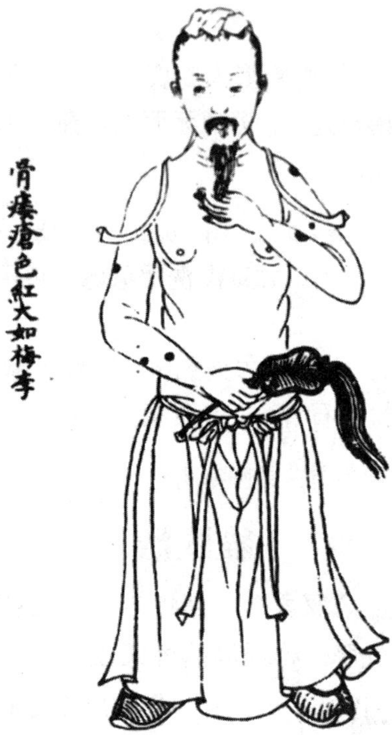
骨痿瘡色紅大如梅李

圖367 骨痿瘡圖

血疳

血疳形如紫疥瘡，痛癢時作血多傷，證因風熱閉腠理，消風散服功最强.

[註] 此證由風熱閉塞腠理而成，形如紫疥，痛癢時作，血燥多熱，宜服消風散. [圖368]

消風散 見項部鈕扣風

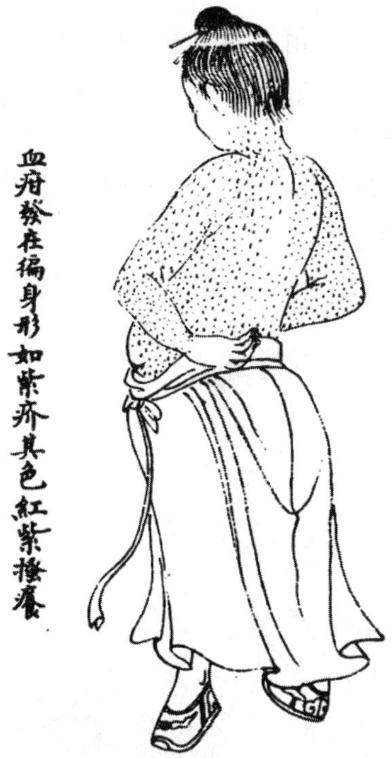
血疳發在遍身形如紫疥其色紅紫搔癢

圖368 血疳圖

白 疕

白疕之形如疹疥，色白而癢多不快，固由風邪客皮膚，亦由血燥難榮外.

［註］此證俗名蛇虱. 生皮膚，形如疹疥，色白而癢，搔起白皮，由風邪客於皮膚，血燥不能榮養所致. 初服防風通聖散，次服搜風順氣丸，以猪脂·苦杏仁等分共搗，絹包擦之俱效. ［圖369］

搜風順氣丸

大黃 酒浸，蒸曬九次，五兩 車前子 酒炒 山萸肉 山藥 炒 牛膝 酒浸 菟絲子 酒煮 獨活 火麻仁 微火焙，去殼 檳榔 枳殼 麩炒 郁李仁 滾水浸，去皮，各二兩 羌活 一兩

右爲末，煉蜜和丸，如梧桐子. 每服三十丸，茶·酒任下，早晚各一服.

［方歌］搜風順氣車前子，萸藥大黃膝菟絲，羌獨火麻榔枳鬱，服去風邪血燥滋.

防風通聖散 見頭部禿瘡

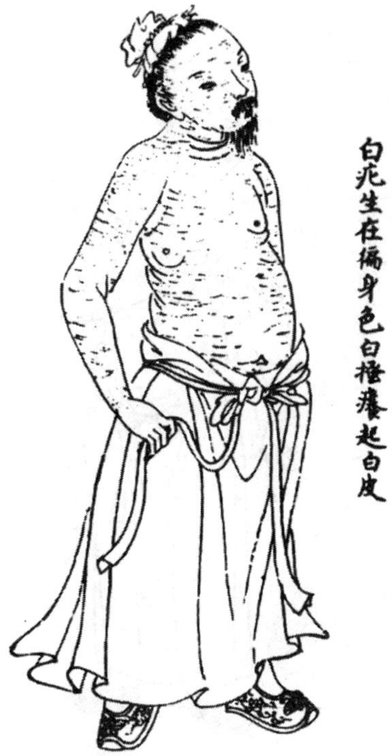
白疕生在遍身色白搔癢起白皮

圖369 白疕瘡圖

漆 瘡

漆瘡感受漆毒生，腠理不密腫焮紅，初發覺癢後發疹，皮破流水更兼疼.

［註］此證由人之腠理不密，感漆辛熱之毒而生. 初發面癢而腫，抓之漸似癮疹，色紅，遍傳肢體焮痛，皮破爛斑流水，甚者寒熱交作. 宜韭菜汁調三白散塗之，內服化斑解毒湯. 忌浴熱水，戒油膩厚味發物. 或用神麯研爲末，生蟹黃調塗患處尤效. ［圖370］

三白散

鉛粉 一兩 輕粉 五錢 石膏 煅，三錢

共研勻，韭菜汁調敷，紙蓋. 如無韭菜汁，涼水調亦可.

[方歌] 三白散敷漆瘡消, 輕粉鉛粉煆石膏, 去熱解毒功效速, 研勻須用韭汁調.

化斑解毒湯 見肋部內發丹毒

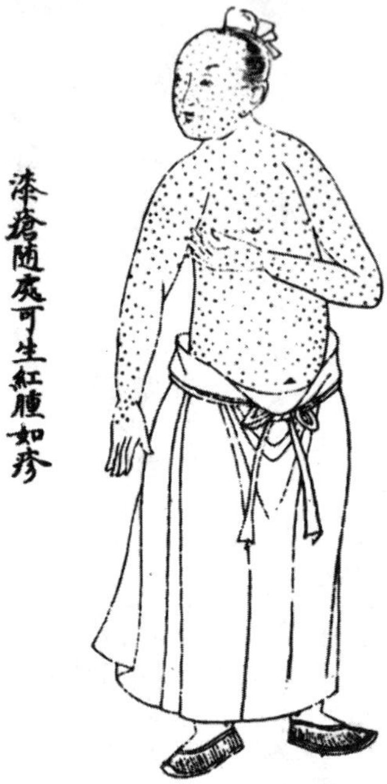

圖370 漆瘡圖

血 箭

血箭毛孔射出血, 心火熾迫血亂行, 桃花散用凉水敷, 再塗金墨卽能停.

[註] 此證一名肌衄, 由心肺火盛, 逼血從毛孔中射出如箭. 宜服凉血地黃湯, 外用桃花散, 以凉水調敷. 或用金墨硏末, 醋調凉塗, 其血卽止. [圖371]

凉血地黃湯

生地 三錢 黃連 當歸 各一錢五分 甘草 梔子 生, 硏 元參 各一錢 黃芩 二錢

水二鍾, 煎八分, 量病上下服之.

[方歌] 凉血地黃心火盛, 毛孔血溢不歸經, 黃連歸草芩梔子, 元參煎服效通靈.

桃花散

白石灰半升, 用水潑成末, 與大黃片一兩五錢同炒, 以灰變紅色爲度. 去大黃, 將石灰篩細, 用凉水調敷.

[方歌] 桃花止血最爲良, 一兩五錢生大黃, 半升石灰相並炒, 去軍硏篩水調强.

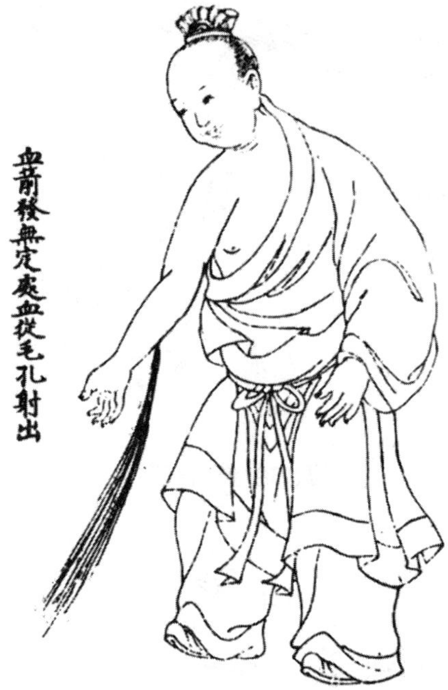

圖371 血箭圖

血 痣

血痣初起似痣形, 漸大如豆其色紅, 揩破外皮流鮮血, 肝經怒火鬱血成.

[註] 此證由肝經怒火·鬱血而成. 初起如痣色紅, 漸大如豆, 觸破時流鮮血, 用花蕊石散撒之. 血已止, 宜冰螄散枯去本痣, 以月白珍珠散搽, 太乙膏蓋貼, 生皮卽愈. 血出甚者, 服凉血地黃湯, 兼戒厚味發物. [圖372]

花蕊石散

花蕊石 火煆, 入童便淬之七次, 五錢 草烏 南星

白芷 厚朴 紫蘇 羌活 沒藥 輕粉 龍骨 煅 細辛 檀香 蘇木 乳香 蛇含石 火煅, 童便淬三次 當歸 降眞香 各二錢 麝香 三分

共爲細末, 罐收. 臨用時, 撒於患處.

[方歌] 花蕊石散止血强, 草烏星芷厚蘇羌, 沒輕龍骨細檀麝, 蘇木乳歸含降香.

冰螄散 即冰螺撚研末. 見乳部乳岩

月白珍珠散 見潰瘍門

涼血地黃湯 見血箭

太乙膏 見潰瘍門

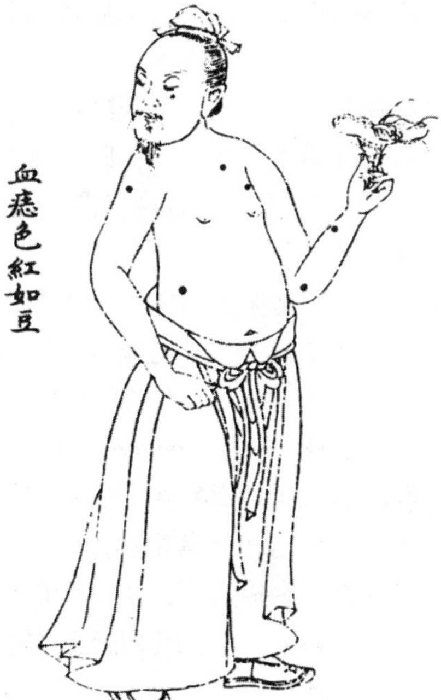

圖372 血痣圖

痠 痛

痠痛本於寒氣侵, 鬱在肌膚痛連心, 衣觸手捺無皮狀, 法宜椒酒綿溻溫.

[註] 此證係暴寒侵襲肌膚之中, 寒鬱不行, 偶犯衣觸或以手捺. 疼痛連心, 似乎如無皮之狀. 法宜胡椒四錢, 燒酒四兩, 共入瓷碗內, 重湯燉煮, 以軟綿蘸酒, 溫溻熨痛處卽效.

瘡口誤入毒水

瘡潰誤入污水毒, 或傷諸刺痛至骨, 金蟬散煅敷瘡內, 毒水流盡刺亦出.

[註] 瘡潰誤入皀角·驢馬尿糞, 一切汙穢毒水入瘡, 或木刺傷著於瘡內, 焮腫疼痛至骨者, 先以溫水洗瘡拭乾, 再用金蟬散煅煉妥協, 撒於瘡內, 外以加味太乙膏蓋之, 良久毒水流盡, 有刺亦自出矣.

金蟬散

大乾蛤蟆 一個 胡椒 十五粒 皀角子 七粒

右用乾鍋, 入藥在內, 瓦蓋鍋口, 慢火煅至煙盡, 取出存性, 研爲細末取用.

[方歌] 金蟬潰瘡受毒水, 腫痛或因木刺傷, 蛤蟆胡椒皀角子, 火煅煙盡研撒良.

加味太乙膏 見潰瘍門

諸瘡生蠅蛆

夏月諸瘡臭腐爛, 蠅衆生蛆治勿慢, 蟬花散服可除之, 蛆化爲水蠅畏散.

[註] 夏用諸瘡潰爛腐臭, 或孤單及懶惰之人, 失於洗浴, 積膿汙穢, 蒼蠅聞穢叢聚, 以致生蛆, 宜急服蟬花散, 蛆盡化水而出, 蠅亦不敢近瘡. 嬰兒痘爛生疽者, 亦服前藥, 外用寒水石細末摻之, 又治瘡膿忽臭. 有冬月潰瘡生蛆者, 係陰濕之所化也. 宜海參爲末撒之, 或皀礬飛過爲末撒之, 其蛆亦化爲水.

蟬花散

蛇蛻 火燒存性, 研末, 一兩 蟬蛻 青黛 各五錢 細辛 二錢五分

右爲末, 每服用三錢, 黃酒調服, 日用二服.

[方歌] 蟬花散療諸瘡穢, 夏月生蛆蠅近圍, 蛇蛻細辛蟬蛻黛, 酒調蛆化蠅畏飛.

御纂醫宗金鑑 卷七十五

雜證部

跌撲

跌撲之證屬尋常，復元活血湯最良，已破亡血八珍服，未破血瘀大成湯.

[註] 此證有已破·未破之分，亡血·瘀血之別. 如尋常跌撲，微傷皮肉，疼痛未破者，以復元活血湯散瘀活血. 若損傷筋骨，血流過多不止者，卽爲亡血，急用花蕊石散乾撒止血，內服八珍湯，加酒炙骨碎補·續斷·紅花. 若從高跌墜，未曾損破皮肉者，必有瘀血流注臟腑，人必昏沈不醒，二便秘結，當以大成湯通利二便，其人自醒. 若便利不醒者，灌獨參湯救之.

大成湯

大黃 三錢 朴硝 枳殼 麸炒, 各二錢 厚朴 薑炒 當歸 紅花 木通 蘇木 陳皮 甘草 生, 各一錢

水二鍾，煎八分，不拘時服. 服後二時不行，渣再煎，加蜜三匙冲服.

[方歌] 大成活瘀便立通，硝黃枳殼厚歸紅，木通蘇木陳皮草，煎服不行加蜜冲.

復元活血湯

當歸尾 二錢 柴胡 一錢五分 穿山甲 炙, 研 紅花 栝蔞仁 各七分 甘草 五分 桃仁 十七個 大黃 三錢

水二鍾，酒二鍾，煎一鍾. 食遠服，以利爲度.

[方歌] 復元活血跌撲證，惡血流瘀積滯疼，山甲柴紅栝蔞草，桃仁歸尾大黃行.

花蕊石散 見發無定處血痣

八珍湯 獨參湯 俱見潰瘍門

金瘡

金瘡須宜驗傷痕，輕傷皮肉重傷筋，外撒如聖桃花散，血多八珍湯獨參.

[註] 此證有金刃傷·箭鏃傷·瓷鋒傷. 須看傷痕深淺，輕者皮肉破損，血流不住，以桃花散撒之. 重者筋斷血飛，係大脈已傷，用如聖金刀散撒上，以絹帛紮住，止而復流，再撒. 若藥痂過厚拘痛者，以生肌玉紅膏塗傷處. 外貼陀僧膏，長筋止痛生肌治之. 無論輕重傷破出血，初服三黃寶蠟丸. 傷破微出血者，服黎洞丸. 若出血過多，其人面黃眼黑，不可專攻瘀血，宜用八珍湯. 甚者獨參湯，先固根本，二方俱加蘇木·紅花，兼調瘀血.

此證雖係好肉暴傷，然驗脈法形證，亦可以定生死. 如傷血過多，脈見虛·細·沈·小·和緩者生，若脈見浮·洪·數·大·實·虛促者死. 被傷入肺者二七死，左脇下傷內者，腸全斷者，少腹下傷內者，傷處繁多者，老人左股壓碎者，傷破陰子者，肩內耳後傷透於內者，死. 凡傷天窗穴與眉角，腦後臂裏跳脈，髀內陰股，兩乳上下，心下鳩尾，及五臟六腑之輸者，皆死. 腦後出髓而不能語，目睛直視，喉中沸聲，口急唾出，兩手妄擧者，亦死. 又有腹皮損破腸出者，看腸若僅傷一半者，可治，先以大麥煮粥，取濃汁，溫洗其腸，以桑皮尖茸爲線，蘸花蕊石散，縫腸傷口，急於縫處塗活雞冠血，隨以清油塗腸令潤，將腸輕輕納入腹內. 外用生人長發密縫腹傷口之裏肉，留外皮撒月白珍珠散，以待生肌斂口. 若傷口大者，不能外縫，以陀僧膏護貼，候自潰膿，卽按潰瘍門治法. 縫後勿驚笑，以米飮少少飮之，漸增，待二十日後，再喫濃粥，調理而愈.

三黃寶蠟丸

藤黃 製法見黎洞丸內，四兩 天竹黃 無眞者，九轉南星代之 紅芽大戟 劉寄奴 血竭 各三兩 孩兒茶 雄黃 各三兩 朴硝 一兩 當歸尾 一兩五錢 鉛粉 汞 卽水銀 乳香 麝香 各三錢 琥珀 二錢

各研極細末，稱準和一處，將水銀同鉛粉，在鐵鍋內，火上熱研成末，入前藥內，共研勻．用煉淨黃蠟二十四兩，放瓷器內，坐滾水中化開，將藥入內攪勻．病重者每丸一錢，病輕者每丸五分，熱黃酒調服．倘受傷至重，連服數次，服藥後，飮酒出汗更妙．又治一切惡瘡，以香油化開，敷之甚效．

［方歌］三黃寶蠟琥天竹，大戟兒茶硝寄奴，雄竭藤黃鉛粉汞，乳歸麝碾去其粗．蠟丸黃酒熱調服，外治惡瘡油化敷，能療金瘡傷損證，續筋瘀散痛全無．

黎洞丸

三七 生大黃 阿魏 孩兒茶 天竹黃 血竭 乳香 沒藥 各二兩 雄黃 一兩 山羊血 無眞者，以小子羊鮮心血代之，五錢 冰片 麝香 牛黃 各二錢五分，以上各研細末 藤黃 以秋荷葉露泡之，隔湯煮十餘次，去浮沈，取中，將山羊血拌入，曬乾，二兩

取秋露水化藤黃，拌藥搗千餘下，如乾，加煉蜜少許，爲丸，重一錢，黃蠟封固．每用一丸，黃酒化服．外敷亦用黃酒磨塗此藥．如在夏天修和，取天落水拌之爲丸．

［方歌］黎洞金瘡跌撲傷，發背癰疽諸惡瘡，瘰癧刑傷瘋犬咬，蜂蛇蠍毒服敷良．三七大黃冰麝魏，兒茶天竹竭藤黃，羊血牛雄黃乳沒，秋露和丸酒化强．

桃花散 見發無定處血箭

如聖金刀散 見足部脫疽

生肌玉紅膏 陀僧膏 八珍湯 獨參湯 月白珍珠散 俱見潰瘍門

花蕊石散 見發無定處血痣

箭頭入肉 附：毒箭

箭頭入肉鉗不出，解骨丸納羊脂敷，燋銅毒箭金汁解，射罔中人藍汁塗．

［註］箭頭嵌入肉內，鉗不出者，宜解骨丸納傷口內，外用羊腎脂細嚼貼之．覺癢忍之，極癢箭頭漸冒，撼動拔出，卽以人尿洗之，貼陀僧膏，日換，傷口自斂．又有毒箭二種，交廣蠻夷用銅作箭鏃甚毒，人若中之，才傷皮肉，便悶膿沸爛而死，急飮金汁，外亦用金汁抹之．若金汁一時不得，卽灌人糞汁並外敷之，非此不能解毒也．又一種以毒藥喂箭，名爲射罔，人若中之甚毒，急用葛氏方，用藍錠汁一碗灌之，外亦用塗抹傷處．一法用大豆·猪·羊血，內服外敷，解毒亦效．又箭鏃不出者，搗鼠肝塗之，或鼠腦搗塗卽出．

解骨丸

蜣螂 研 雄黃 研 象牙末 各等分

共和勻，煉蜜爲丸，如黍米大，納傷口處．

［方歌］解骨丸能拔箭鏃，蜣螂雄黃功效速，象牙末加蜜煉丸，大如黍米納傷處．

陀僧膏 見潰瘍門

鐵鍼入肉

鐵鍼入肉隨氣遊，走向心胸險可愁．烏鴉翎灰酒調服，膏貼鍼出始免憂．

［註］凡鐵鍼誤入肉中，無眼者不動，有眼者隨氣遊走，若走向心窩胸膛者險．急用烏鴉翎數根，炙焦黃色，研細末，酒調服一錢或二錢俱可．外用神聖膏貼三五次，其鍼自出．前法用在一二日間效．

神聖膏

用車脂輦油，不拘多少，研如膏，調磁石末，攤紙上，如錢許，貼之，每日二換．

鐵鍼誤入咽喉

誤呑鐵鍼入咽喉，急飲蛤蟆血數頭，鍼不卽吐笤籬散，或食飴糖出不留.

[註] 鐵鍼誤入咽喉，無藥可施，宜用癩蛤蟆數個，將頭剁去，倒垂流血，以碗接之，得一杯許，灌入喉中，移時連鍼吐出，鍼自軟曲. 一方用舊笤籬煅存性，研末，每服三錢，黃酒調服，亦能化鍼，或用飴糖一斤，食盡便出.

誤呑銅錢

誤呑銅錢雖無疼，久留腹中病必成，荸薺能化堅爲軟，多食無傷可化銅.

[註] 誤呑銅錢，多食荸薺，卽能化堅爲軟. 若誤呑鐵·骨等物，腸中不能轉送覺墜者，多食青菜·猪脂，自然送入大腸，與糞同出甚效.

骨鯁咽喉

骨鯁咽喉最可憂，吐嚥刺痛礙咽喉. 魚骨須用鴨涎灌，獸骨狗涎灌卽瘳.

[註] 此證由嚥物急迫，骨鯁於咽喉，妨礙飮食，吐嚥刺痛，宜急治之. 然有魚骨·獸骨之分，誤呑魚骨者，用河中養蓄活鴨，倒挂垂涎，以瓷碗接下，令患人仰臥頻灌，其骨盡化. 誤呑獸骨者，用狗一隻，倒挂接涎，如前法頻灌，其骨盡化，俱效. 若失治，咽喉腫痛潰膿，宜用冰硼散吹之，不可妄服凉藥. 若骨勢大者，與飮食難下，餓倒胃氣者，俱屬難救.

冰硼散 見口部鵝口瘡

杖瘡

杖瘡須宜看其形，已破未破要分明，清凉拈痛膏破用，敷之消腫並止疼. 未破瘀血須當砭，湯劑急宜用大成，玉紅膏貼瘀腐痛，搽之新肉自然生.

[註] 此瘡有已破·未破之分. 已破者，隨杖後用清凉拈痛膏敷之，疼腫卽消. 未破瘀血內攻者，急宜砭去瘀血，內服大成湯，便通自愈. 如傷處瘀腐作疼者，生肌玉紅膏搽之，自然腐化新生，其效甚捷.

清凉拈痛膏

如意金黃散一兩，加樟腦末三錢和勻，又用生白石灰塊三四斤許，以水泡開，水高石灰二三指，露一宿，將石灰面上浮起油水結如雲片者，輕輕帶水起入碗內，有水一鍾，對香油一鍾，竹箸攪百轉，自成稠膏，調前藥稀稠得所. 不用湯洗，遍敷傷處，紙蓋布紮，夏月一日，冬月二日，方用葱湯淋洗乾淨，仍再敷之，以腫消痛止爲度.

[方歌] 清凉拈痛金黃散，加入樟腦末三錢，杖瘡破後多疼痛，石灰水油調敷痊.

大成湯 見跌撲

生肌玉紅膏 見潰瘍門

如意金黃散 見腫瘍門

夾傷

夾傷禁用藥貼敷，硃砂燒酒可調塗，瓊液散服隨飮醉，腫勢必消痛自除. 復受重刑潰破者，代杖湯藥速宜圖，氣血弱者當大補，六眞膏貼痛卽無.

[註] 夾傷卽擠傷也. 禁用敷藥·膏藥及泥塗等法，恐後必作腫成膿. 受刑初，宜服代杖丹以護心，隨用銀朱或硃砂末，燒酒調敷傷處. 再著一人，以手十指尖輕啄患者脚心，先覺癢，次覺疼爲止. 次著一二人，以筆管於患者脚面上，輕輕趕之，助通血脈，候傷處凹者突起，四圍腫大爲度. 卽服瓊液散，隨飮至醉，次日揩去所敷銀朱，只用洗杖傷湯，日燙二三次. 次日再服瓊液散，其腫自消，痛卽止矣. 如復受重刑，以致破潰者，外貼瓊液膏，內服代杖湯，繼宜大補氣血，易於收功. 生肌時，換貼六眞膏，其效甚捷.

代杖丹

丁香 蘇木 蚯蚓 去土 無名異 丹皮 肉桂 木鱉子 乳香 沒藥 自然銅 火煆, 醋淬七次, 各一兩

右爲末, 煉蜜和丸, 二錢重. 用一丸, 黃酒化下.

[方歌] 代杖護心血不攻, 丁香蘇木蚓無名, 丹皮肉桂木鱉子, 乳香沒藥自然銅.

瓊液散

鬧羊花 擇去梗蒂蕊葉, 洗去灰沙, 曬乾, 砂鍋微焙

爲末, 每服五分, 壯者七分. 先飮醇酒至半酣, 次用調藥服下, 再飮至大醉爲度, 靜臥勿語, 語則發麻. 至次日其麻方解, 消腫止疼, 其功甚捷. 連服三五次, 弱者間一日再服.

[方歌] 瓊液散消瘀血滯, 預酌酒至半酣時, 鬧羊花末調服下, 瓊漿復飮醉如癡.

洗杖湯

陳皮 透骨草 南星 天門冬 地骨皮 天靈蓋 各五錢 象皮 切碎, 一兩

水煎浸洗, 日三二次.

[方歌] 洗杖湯陳透骨星, 天冬地骨共天靈, 象皮水煎日勤洗, 夾傷消腫又除疼.

瓊液膏

當歸尾 鬧羊花 紅花 白芷 蒲黃 各二兩

香油一斤, 浸藥七日, 炸枯去渣. 人白蠟·黃蠟各一兩, 溶化盡, 絹濾淨. 稍溫再入冰片六分, 沒藥·乳香末各六錢, 攪勻攤貼.

[方歌] 瓊液膏貼夾傷破, 歸鬧紅花芷蒲黃, 油炸又下白黃蠟, 再加冰片沒乳香.

代杖湯

乳香 沒藥 蘇木 各二錢 蒲黃 木通 枳殼 麩炒 甘草 生 當歸尾 丹皮 木耳 穿山甲 炙, 研, 各一錢 土木鱉 焙, 五個

酒·水煎服.

[方歌] 代杖湯醫夾傷驗, 乳沒蒲黃通枳甘, 歸尾丹皮鱉木耳, 酒煎蘇木炙穿山.

六眞膏

樟腦 三兩 孩兒茶 滴乳香 血竭 沒藥 三七 各三錢

共爲末, 用猪脂油十二兩, 碗盛水煮化, 將藥入油內, 和勻攤貼.

[方歌] 六眞膏貼夾杖傷, 樟腦兒茶滴乳香, 竭沒三七脂油化, 和敷諸瘡也相當.

竹木刺入肉

諸刺入肉係外傷, 螻蛄搗塗最爲良, 如刺已出仍作痛, 再塗螻蛄卽無妨.

[註] 諸刺入肉, 外傷之證也. 軟淺者, 以鍼撥出. 硬深者, 搗螻蛄塗之, 少時卽出. 如刺已出, 而仍作痛者, 再以螻蛄塗之卽愈.

破傷風

皮肉損破外傷風, 初覺牙關噤不鬆, 甚則角弓反張狀, 吐涎抽搐不時寧. 四因動靜驚潰審, 陷縮神昏不語凶. 在表宜汗裏宜下, 半表半裏以和平.

[註] 此證由破傷皮肉, 風邪襲入經絡. 初起先發寒熱, 牙關噤急, 甚則身如角弓反張之狀, 口吐涎沫, 四肢抽搐, 無有寧時, 不省人事, 傷口鏽澁. 然傷風有四. 因動受·靜受·驚受·瘡潰後受, 皆可傷風. 動而受者, 怒則氣上, 其人跳躍, 皮肉觸破, 雖被風傷, 風入在表, 因氣血鼓旺, 不致深入, 屬輕. 靜受者, 起作和平之時, 氣不充鼓, 偶被破傷, 風邪易於入裏, 屬重. 驚受者, 驚則氣陷, 偶被傷破, 風邪隨氣直陷入裏, 多致不救屬逆. 若風邪傳入陰經者, 則身凉自汗, 傷處反覺平塌陷縮, 其則神昏不語, 嘬口舌短, 其證貴乎早治, 當分風邪在表·在裏, 或半表半裏, 以施汗·下·和三法. 如邪在表者, 寒熱拘急, 口噤咬牙, 宜服千里奔散, 或雄鼠散汗之. 次以蜈蚣星風

散頻服，追盡臭汗．如邪在裏者，則驚而抽搐，臟腑秘澁，宜江鰾丸下之．如邪在半表半裏無汗者，宜羌痲湯主之．若頭汗多出，而身無汗者，不可發汗，宜榆丁散和之．若自汗不止，二便秘赤者，宜大芎黃湯主之．又有發表太過，臟腑雖和，自汗不止者，宜防風當歸散服之．發表之後，表熱不止者，宜小芎黃湯服之．攻裏之後，裏熱不止，宜栝石湯服之．若傷時血出過多，不可再汗，宜當歸地黃湯主之．至於生瘡潰後受風者，因生瘡，潰而未合，失於調護，風邪乘虛侵入瘡口，先從瘡圍起粟作癢，重則牙緊，項軟，下視，不宜發汗，誤汗令人成痓，當以參歸養榮湯加殭蠶主之，先固根本，風邪自定．若手足戰掉不已者，宜硃砂指甲散主之．若痰盛抽搐身涼者，宜黑花蛇散主之．外治之法，遇初破之時，一二日間，當用灸法，令汗出其風邪方解．若日數已多，卽禁用灸法，宜羊尾油煮微熟，絹包乘熱熨破處，數換，拔盡風邪，未盡者，次日再熨，兼用漱口水洗之，日敷玉眞散，至破口不鏽生膿時，換貼生肌玉紅膏，緩緩收斂．

［按］劉完素只論三陽汗·下·和三法，而不論三陰者，蓋風邪傳入陰經，其證已危，如腹滿自利，口燥咽乾，舌卷囊縮等類，皆無可生之證，故置而不論也．

千里奔散

用行遠路騾蹄心，陰陽瓦煆存性，研細．每服三錢，熱黃酒冲服．

［方歌］千里奔散破傷風，口噤拘急寒熱攻，騾蹄火煆存性研，每服三錢黃酒冲．

雄鼠散

活雄鼠一枚，用鐵線縛繞，陰陽瓦煆存性，研爲細末．作一服，熱黃酒調下．

［方歌］雄鼠破傷風居表，活鼠一枚鐵線繞，陰陽瓦煆存性研，酒調盡服風邪了．

蜈蚣星風散

蜈蚣 二條 江鰾 三錢 南星 防風 各二錢五分

共研細末，每用二錢，黃酒調服，一日二服．

［方歌］蜈蚣星風邪未散，搜風發汗去風源，南星江鰾防風末，酒服經絡自通宣．

江鰾丸

天痲 雄黃 各一錢 蜈蚣 二條 江鰾 殭蠶 炒 野鴿糞 炒，各五分

共研細末，作兩分，一分飯丸如梧桐子，硃砂爲衣．一分加巴豆霜二分五釐，飯丸如梧桐子大．每用硃砂藥二十丸，加巴豆藥一丸，二服加二丸，白滾水送下，至便利爲度．再服硃砂藥，病愈卽止．

［方歌］江鰾破傷風入裏，驚兼抽搐下之宜，天痲蜈蚣殭鴿糞，雄黃巴霜丸硃衣．

羌痲湯

羌活 痲黃 川芎 防風 枳殼 麩炒 白茯苓 石膏 煆 黃芩 細辛 甘菊花 蔓荊子 前胡 甘草 生，各七分 白芷 薄荷 各五分

生薑三片，水二鍾，煎八分服．

［方歌］羌痲湯芎風枳殼，苓芷石膏芩薄荷，細辛菊蔓前甘草，發汗破傷風卽瘥．

榆丁散

防風 地榆 紫花 地丁 馬齒莧 各五錢

共研細末，每服三錢，溫米湯調下．

［方歌］榆丁破傷風爲患，頭汗身無不宜散，此藥米湯服解和，防榆地丁馬齒莧．

大芎黃湯

黃芩 羌活 大黃 各二錢 川芎 一錢 水煎服，以微利爲度．

［方歌］大芎黃治破傷風，汗多便秘小水紅，水煎黃芩與羌活，大黃切片共川芎．

防風當歸散

防風 當歸 川芎 生地 各二錢五分

水煎服.

[方歌] 防風當歸表太過, 臟腑雖調汗出多, 只將四味水煎服, 川芎生地共相和.

小芎黃湯

川芎 三錢 黃芩 二錢 甘草 生, 五分

水煎溫服.

[方歌] 小芎黃湯發散後, 表熱猶存用此醫, 芎芩甘草煎溫服, 退熱除根神效奇.

栝石湯

栝蔞仁 九錢 滑石 一錢五分 蒼朮 米泔水浸, 炒 南星 赤芍 陳皮 各一錢 白芷 黃柏 黃芩 黃連 各五分 甘草 生, 二分

生薑三片, 水三鍾, 煎一鍾服之.

[方歌] 栝石芍芷柏芩連, 蒼朮南星陳草煎, 醫治破傷風下後, 熱猶不解服之痊.

當歸地黃湯

當歸 熟地 川芎 藁本 白芍 酒炒 防風 白芷 各一錢 細辛 五分

水煎服.

[方歌] 當歸地黃芎藁本, 白芍防風芷細辛, 破傷之時血出甚, 服此滋榮風不侵.

參歸養榮湯

人參 當歸 川芎 白芍 酒炒 熟地 白朮 土炒 白茯苓 陳皮 各一錢 甘草 炙, 五分

生薑三片, 紅棗肉二枚, 水煎服.

[方歌] 參歸養榮榮衛虛, 潰瘡失護風邪居, 生薑三片二枚棗, 八珍湯內入陳皮.

硃砂指甲散

人手足指甲 燒存性用, 六錢 硃砂 南星 獨活 各二錢

共研細末, 每用四錢, 熱黃酒調下.

[方歌] 硃砂指甲散神效, 破傷風侵手足搖, 每用四錢熱酒服. 南星獨活指甲燒.

黑花蛇散

麻黃 炙, 一兩 黑花蛇 即烏蛇, 酒浸, 六錢 天麻 白附子 乾薑 川芎 附子 製 草烏 泡, 去皮, 各五錢 蠍梢 二錢五分

共研細末, 每服一錢, 熱黃酒調下, 日二服.

[方歌] 黑花蛇散蠍麻黃, 天麻白附子乾薑, 川芎附子草烏泡, 善却風痰醫破傷.

玉眞散

白芷 南星 白附子 天麻 羌活 防風 各一兩

共研細末, 唾津調濃, 敷傷處. 如破傷風初起, 角弓反張, 牙關緊急, 每用三錢, 熱童便調服亦妙.

[方歌] 玉眞散芷共南星, 白附天麻羌活風, 破傷風襲傳經絡, 熱酒調服立奏功.

生肌玉紅膏 見潰瘍門

發痙

潰瘍發痙類破傷, 有汗爲柔無汗剛, 膿血出多成此證, 補正驅邪要審詳.

[註] 此證勢類破傷風, 牙緊體强, 肢搐背反, 有汗曰柔痙, 無汗曰剛痙, 由潰瘍亡血過多所致. 治宜大補氣血, 以十全大補湯加鈎藤鈎·梔子·天麻. 服之不應者, 服獨參湯. 手足逆冷加桂·附, 誤作風痙, 汗之則危.

十全大補湯 獨參湯 俱見潰瘍門

湯火傷

湯燙火燒皮爛疼, 皰起挑破使毒輕, 煩躁作嘔防毒陷, 便秘神昏氣喘凶.

[註] 此證係好肉暴傷, 湯燙火燒, 皮膚疼痛, 外起燎皰. 即將皰挑破, 放出毒水, 使毒輕也. 其證雖屬外因, 然形勢必分輕重. 輕者施治應手而愈, 重者防火毒熱氣攻裏, 令人煩躁, 作嘔, 便秘, 甚則神昏悶絶, 初傷用冷燒酒一鍾, 於無意中望患者胸前一潑, 被吃一驚, 其氣必一吸一呵, 則內之熱毒, 隨呵而出矣.

仍作煩悶者, 以新童便灌之. 外初用清凉膏塗之, 解毒止痛, 不致臭爛. 次以罌粟膏塗之. 痛止生膿時, 換黃連膏貼之收斂. 火毒攻裏者, 宜四順清凉飮服之, 務令二便通利, 則毒熱必解. 初終禁用冷水·井泥浸溻傷處, 恐熱毒伏於內, 寒滯束於外, 致令皮肉臭爛, 神昏便秘, 端肩氣喘, 多致不救. 外花炮火藥烘燎者, 治法同前.

罌粟膏

罌粟花 十五朵, 無花以殼代之

香油四兩, 將罌粟炸枯, 濾淨, 入白蠟三錢溶化盡, 傾入碗內, 待將凝之時, 下輕粉二錢, 攪勻燉水中, 令冷取出. 臨用時, 抿脚挑膏, 手心中捺化, 搽於傷處, 綿紙蓋之, 日換二次, 其痛自止. 次日用軟帛挹淨腐皮, 再搽之.

[方歌] 罌粟膏醫湯火燒, 香油罌粟共煎熬, 白蠟更兼眞輕粉, 患上搽塗痛卽消.

清凉膏

水潑開石灰末一升, 加水四碗, 攪渾澄清. 取清汁一碗, 加香油一碗, 以筷順攪數百轉, 其稠粘如糊, 用雞翎蘸掃傷處.

黃連膏 見鼻部鼻瘡

四順清凉飮 見面部痄腮

凍 瘡

凍瘡觸犯嚴寒傷, 氣血肌肉硬腫僵, 凉水揉溻覺熱散, 大忌烘火立成瘡.

[註] 此證由觸犯嚴寒之氣, 傷及皮肉著凍, 以致氣血凝結, 肌肉硬腫, 僵木不知痛癢. 卽在著凍之處, 墊衣揉搓, 令氣血活動. 次用凉水頻洗覺熱, 僵木處通活如故則已. 若日久凍僵, 疙瘩不散, 用冰一塊, 絹包 之, 以僵疙瘩化盡爲度, 此從治之法也. 若暴凍卽著熱, 或進暖屋, 或用火烘湯泡, 必致肉死損形, 輕則潰爛, 重則骨脫筋連, 急剪去筋, 否則浸淫好肉. 初治宜人參養榮湯, 加醇酒服之. 潰爛者, 外按癰疽潰瘍治法. 亦有經年不愈者, 用獨勝膏敷之甚效.

獨勝膏

於六月初六·十六·二十六日, 用獨頭蒜杵爛, 日中曬熱, 塗於凍發之處, 卽於日中曬乾. 忌患處著水.

人參養榮湯 見潰瘍門

人齩傷

人齩係繫受牙毒傷, 腫痛臭爛異尋常, 始終惟宜童便洗, 蟾酥條餅功最良.

[註] 此傷由人牙齒食用炙爆之物, 漸漬有毒, 故一受其傷, 則腫痛臭爛, 異於尋常. 初齩時, 用熱童便浸傷處, 洗去牙黃汙血, 貼蟾酥餅, 以萬應膏蓋之, 出微膿卽愈. 若失治, 則爛痛發腫, 仍用童便浸洗. 次用油紙撚點火, 於患處熏之, 良久揺蟾酥條如傷口大, 作餅罨上, 萬應膏蓋之. 俟腫消時, 用葱白二兩, 甘草五錢, 水煎, 日洗一次, 換生肌玉紅膏, 蓋貼萬應膏收口. 一法: 隨於齩後, 卽用童便洗之, 大糞塗之. 腫潰時, 人中黃熬湯時洗. 較諸治法尤覺神效.

蟾酥餅 蟾酥條 俱見疔瘡門

萬應膏 生肌玉紅膏 俱見潰瘍門

熊虎狼傷人

熊虎狼傷致成瘡, 內外服洗葛根湯, 靑布燃熏鐵湯洗, 獨窠栗子嚼塗傷.

[註] 熊·虎·狼牙爪, 傷人皮肉成瘡者, 初宜葛根濃煎, 內服一二鍾, 外洗日十度. 或煮生鐵有味者洗之. 又用靑布急卷爲繩, 燃著納竹筒中, 注瘡口熏之出毒水. 次宜獨窠栗子, 生嚼塗傷口效.

馬齩傷

馬齩傷時損肌肉，栗子嚼爛敷患處，若逢毒氣入裏者，馬齒莧湯速宜服.

[註] 此傷用栗子嚼爛敷之. 毒氣入裏，心煩嘔悶者，馬齒莧煎湯，飲之卽效. 外用馬鞭子挽手，及鞭穗煆灰存性，研末，猪脂搗合貼之，俱效.

瘋犬齩傷

瘋犬齩傷毒最深，刺吮糞灸尿洗淋，頂心紅發當拔去，三年禁忌保終身.

[註] 犬因五臟受毒而成瘋犬，故經其齩，必致傷人，九死一生之證也. 初被齩時，急就齩處刺令出毒血，以口含漿水吮洗傷處. 或以拔法拔之，或以人尿淋洗，拭乾，卽用核桃殼半邊，以人糞填滿，罨在齩處，上著艾灸之，殼焦糞乾再易. 灸至百壯，以玉眞散唾津調敷，次日再灸，漸灸至三五百壯爲度. 於初灸時，卽服扶危散，逐惡物血片，從小水中出. 若毒物血片堵塞莖中，致小水澁滯若淋者，卽服琥珀碧玉散，以通利之. 被齩之人，頂心有紅發一根，速當拔去. 一法: 用豆豉研末，香油調稠，丸如彈子大，常揩試所齩處. 掐開看豉丸內若有狗毛茸茸然，此係毒氣已出，易丸再揩，至無茸毛方止，甚效. 始終禁忌，必當愼重，終身忌食狗肉及蠶蛹·赤豆. 百日內忌見麻物，忌飮酒. 三年內忌食一切毒物及房事，可常食杏仁，以防其毒. 若治遲，犬毒入心，煩亂腹脹，口吐白沫者，用虎頭骨·虎牙·虎脛骨爲末，酒調二錢服之. 若發狂叫喚，人聲似犬聲，眼神露白者逆. 終始犯禁忌者不救.

扶危散

斑蝥 按日數用之. 如犬齩已竟七日用七個，十日用十個，去翅足，加糯米同炒，去米 滑石 水飛，一兩 雄黃 一錢 麝香 二分

共研細末，每服一錢，溫酒調下，不飮酒者米湯調下.

[方歌] 扶危散治瘋犬齩，斑蝥糯米一同炒，滑石雄黃與麝香，研加酒服毒卽掃.

琥珀碧玉散

滑石 六兩 甘草 一兩 琥珀 五錢 青黛 八分

共研細末，每服三錢，燈心煎湯調下.

[方歌] 琥珀碧玉用六一，黛珀同加研極細，燈心湯調服三錢，滑澁能醫小水利.

瘋犬齩傷拔法

用砂燒酒壺兩個，盛多半壺燒酒，先以一壺上火令滾無聲，傾去酒，卽按在破傷瘡口，拔出汙黑血水，滿則自落. 再以次壺仍按瘡口，輪流提拔，以盡爲度，其證立愈.

玉眞散 見破傷風

馬汗驢涎入瘡

潰瘡誤犯馬汗傷，焮痛紫腫瘡四旁，急砭腫處出紫血，烏梅嚼爛塗敷良. 患者煩熱毒攻腹，强弱量服馬莧湯. 更有驢涎入瘡者，冬瓜青皮末敷瘡.

[註] 此證係潰瘡未合，誤入馬汗之毒，以致瘡口四旁，忽復焮痛紫腫. 宜急砭腫處，令出紫血，烏梅嚼爛塗於瘡上. 若患者煩悶發熱，恐毒入腹，以致不救，急用醇酒濃煎馬齒莧飮之，盡醉爲效. 但馬齒莧其性寒滑，凡瘡潰未合，氣血未復，而又受此汗毒，必量人壯弱，用一兩或五錢，更有驢涎入瘡者，形證與馬汗毒同，宜用冬瓜片下青皮，曬乾研末敷之，熬湯洗之亦可. 毒甚者，亦用馬齒莧酒飮之立效.

蛇齩傷

蛇齩傷時卽飮醋，仍宜用繩紮患處，再服五靈共雄黃，腫消口合自如故.

[註] 凡被蛇齩傷者，卽時飮好醋一二碗，

使氣不隨血走，以繩紥傷處兩頭．若昏困，宜用五靈脂五錢，雄黃二錢五分，共爲末，酒調二錢灌之．少時齩處出黃水，水盡則腫消，以雄黃末摻之，口合而愈．

蜈蚣齩傷

蜈蚣齩傷用雄雞，倒控雞涎手蘸之，抹搽傷處痛立止，甚飮雞血最相宜．

［註］此傷取雄雞倒控少時，以手蘸雞口內涎抹搽傷處，甚痛立止．甚者，生雞血乘熱飮之，立效．

蠍螫·蠶齩

蠍螫急取大蝸牛，搗爛塗之痛立休．蠶齩須將苧根搗，取汁搽塗患卽瘳．

［註］凡蠍螫，取大蝸牛一個，搗爛塗之，其痛立止．一時不得蝸牛，卽將螫處擠去毒水，急用膏藥烤熱貼之，亦能止痛．蠶齩者，用苧根搗汁塗之卽愈．

射工傷

射工傷人必癢痛，甚則骨肉爛成瘍，豆豉搗敷白芷洗，已爛海螵蛸末良．

［註］射工，卽樹間雜毛蟲也，又名瓦刺蟲．人觸著，則能放毛射人，初癢次痛，勢如火燎，久則外癢內痛，骨肉皆爛，諸藥罔效．用豆豉淸油搗敷痛癢之處，少時則毛出可見，去豆豉用白芷煎湯洗之．如肉已爛，用海螵蛸末摻之，卽愈．

蚯蚓傷

蚯蚓齩傷受毒氣，眉鬚脫落全無跡，法用鹽湯頻頻洗，久則其毒自然去．

［註］蚯蚓齩傷，卽受蚯蚓之毒．令人眉鬚皆落，狀如大痲風，但夜則蚓鳴於體中爲異耳．宜用鹽湯頻頻洗之，其毒自去．

天蛇瘡

天蛇瘡發肌膚中，似癩非癩是其形，證因草內蜘蛛毒，復被露水侵始生．

［註］此證生於肌膚，似癩非癩，是草中花蜘蛛螫傷，復被露水所侵而致．法宜秦艽一味煎湯，徐徐飮之．外敷二味拔毒散甚效．

二味拔毒散 見腫瘍門

蠼螋傷

蠼螋隱壁尿射入，誤著皮膚水疱淫，痛如火烙如豆大，鹽湯二味拔毒侵．

［註］此蟲一名多脚蟲，藏於壁間，以尿射入．若誤中其毒，令人皮膚起燎漿水皰，痛如火烙，初如飯糝，次如豆大．宜鹽湯綿溻 瘡上，數換卽消．甚則毒延遍身，搔癢不休，宜二味拔毒散敷之甚效．

二味拔毒散 見腫瘍門

百蟲入耳

蟲偶入耳勿驚慌，燒肉香氣近耳旁，獨坐夜燈引蟲出，痲油滴耳使蟲殃．

［註］百蟲偶然誤入耳中，如蠅·蚊·小蟲．以痲油數點滴入耳竅，蟲卽死取出．如蚰蜒等物入者，以肉炙香，置於耳旁，蟲聞香自出．夜間暗入者，切勿驚慌響叫，逼蟲內攻，宜端坐點燈光向耳竅，其蟲見光自出．若對面有人，其蟲不出，人皆旁避方效．

御纂醫宗金鑑 卷七十六

嬰兒部

赤遊丹毒

胎毒初患赤遊丹，腹肢先後內外參，內服外貼兼砭血，紅輕紫重黑難痊.

［註］小兒赤遊丹之證，皆由胎毒所致．欲發之時，先身熱，啼叫，驚搐不寧，次生紅暈，由小漸大，其色如丹，遊走無定，起於背腹，流散四肢者順．起於四肢，流入胸腹者逆．或初生之後，外用熱水洗浴，兼以火烘衣物，觸動內毒，遂成此證．治之者，先宜砭出惡血，看血色紅者輕，紫者重，黑者死．次宜牛·羊肉片，遍貼紅暈處，微乾再易，俟肉片不乾，換如意金黃散，用藍靛清汁調敷．內初服大連翹飲，次服消毒犀角飲．大便秘結，加生大黃三五分．若煩躁·唇焦·面赤者，宜服五福化毒丹．若失治，毒氣入裏，腹脹堅硬，聲音雌啞，吮乳不下嚥者，宜服紫雪散下之．一二日間，身輕腹軟，熱退身凉，砭處肉活，乳哺如常者生，反此者不治.

大連翹飲

連翹 去心 當歸 赤芍 防風 木通 滑石 水飛 牛蒡子 炒，研 蟬蛻 去足，翅 瞿麥 石膏 煆 荊芥 甘草 生 柴胡 黃芩 梔子 生，研 車前子 各五分

水二鍾，燈心二十根，煎八分，子與乳母同服.

［方歌］大連翹飲赤遊丹，歸芍防通滑蒡蟬，瞿麥石膏荊芥草，柴芩梔子共車前.

消毒犀角飲

犀角 鎊 防風 各一錢 甘草 生，五分 黃連 生，三分

水二鍾，燈心二十根，煎四分，徐徐服之.

［方歌］消毒犀角飲黃連，防風甘草共和煎，赤遊丹毒啼驚搐，氣粗身熱服之安.

五福化毒丹

黑參 赤茯苓 桔梗 各二兩 牙硝 青黛 黃連 龍膽草 各一兩 甘草 生，五錢 人參 硃砂 各三錢 冰片 五分

共研細末，煉蜜爲丸，如芡實大，金鉑爲衣．每服一丸，薄荷·燈心煎湯化服.

［方歌］五福化毒淸熱速，瘡瘤丹毒服卽除，參苓桔草硝冰黛，黃連膽草黑參硃.

如意金黃散 見腫瘍門

紫雪散 見舌部重舌

胎 瘤

嬰兒初產患胎瘤，胎熱瘀血是根由，色紫漸大熟透刺，放出膿汁自可瘳.

［註］此證由胎前孕母積熱，以致胞熱，更兼血瘀滯結而成．多生頭上及胸乳間，初如李核，漸大如饅，色紫微硬，漫腫不甚疼痛．嬰兒初生卽有者，候過滿月熟透，方可鍼之，放出赤豆汁或膿水汁，其腫卽消．初服五福化毒丹，兼貼黃連膏．潰貼生肌玉紅膏，生肌斂口．若滿月後生者，必待膿鼓熟透鍼之．若瘤皮含血絲者，詳註於紅絲瘤.

五福化毒丹 見赤遊丹毒

黃連青 見鼻部鼻瘡

生肌玉紅膏 見潰瘍門

紅絲瘤

嬰兒初生紅絲瘤，皮含血絲先天由，精中紅絲腎伏火，相傳患此終難瘳.

［註］此證一名胎瘤，發無定處，由小漸大，

嬰兒落草，或一·二歲之間患之．瘤皮色紅，中含血絲，亦有自破者．治法雖同胎瘤，但此患由先天腎中伏火，精有血絲，以氣相傳，生子故有此疾，終變火證，潰處亦難收斂．

胎癥瘡

癥瘡始發頭眉間，胎中血熱受風纏，乾癢白屑濕淫水，熱極紅暈類火丹．

［註］此證生嬰兒頭頂，或生眉端，又名奶癬．瘡起白屑，形如癬疥，由胎中血熱，落草受風纏綿，此係乾癥．有誤用燙洗，皮膚起粟，搔癢無度，黃水浸淫，延及遍身，卽成濕癥．俱服消風導赤湯，乾者抹潤肌膏．濕者用嫩黃柏頭末，與滑石等分撒之．膿痂過厚，再以潤肌膏潤之．又有熱極皮膚火熱，紅暈成片，遊走狀如火丹，治法不宜收斂，只宜外發，宜服五福化毒丹，亦以潤肌膏抹之．癢甚者，俱用烏雲膏搽之．乳母俱忌河海魚腥·雞·鵝·辛辣·動風·發物，緩緩自效．

消風導赤湯

生地 赤茯苓 各一錢 牛蒡 炒，研 白鮮皮 金銀花 南薄荷葉 木通 各八分 黃連 酒炒 甘草 生，各三分

燈心五十寸，水煎，徐徐服．

［方歌］消風導赤醫胎癥，疏風淸熱蒡黃連，白鮮生地赤苓薄，銀花燈草木通甘．

烏雲膏

松香末 二兩 硫黃末 一兩

研勻，香油拌如糊，攤南靑布上少半指厚，卷成條，線紮之，再用香油泡一日，取出刮去餘油，以火點著一頭，下用粗碗接之，布灰陸續剪去，取所滴藥油，浸冷水內一宿，出火毒抹用．

［方歌］烏雲膏搽胎癥瘡，油拌松香末硫黃，布攤卷紮香油泡，火燃去灰用油良．

潤肌膏 見頭部白屑風

五福化毒丹 見赤遊丹毒

痘 癰

痘癰毒留經絡中，發無定處腫不紅，留於肌肉爲治易，結於骨節難成功．

［註］此證因出大痘，漿灌不足，以致毒漿不得透發，留結經絡之中，隨處可生．小如李者爲毒，大如桃者爲癰，漫腫不紅，亦無焮痛，身熱多煩．若生單個者，毒在肌肉屬順，易治．連發數處者，船小載重屬險．若結於骨節之間，或成對發出者，其毒已盛，潰破之後，滲泄氣血，不能斂口屬逆．初發不可强消，俱宜服透膿散，外敷烏龍膏．膿熟鍼之，加味太乙膏貼之．若氣血虛弱者，兼服保元湯．潰後潮熱全退，毒氣方淨，否則他處又發．忌生冷·硬麵·發物．

保元湯

人參 白朮 土炒 當歸 黃芪 各一錢 甘草 炙，三分

生薑一片，紅棗肉二枚，水二鍾，煎八分，食遠服．

［方歌］保元湯補眞元氣，脾胃虛弱服更宜，人參白朮炙甘草，當歸薑棗共黃芪．

透膿散 烏龍膏 俱見腫瘍門

加味太乙膏 見潰瘍門

葡萄疫

葡萄疫同葡萄狀，感受癘疫鬱凝生，遍身發點靑紫色，毒攻牙齒類疳形．

［註］此證多因嬰兒感受癘疫之氣，鬱於皮膚，凝結而成．大·小靑紫斑點，色狀若葡萄，發於遍身，惟腿脛居多．甚則邪毒攻胃，以致牙齦腐爛，臭味出血，形類牙疳，而靑紫斑點，其色反淡，久則令人虛羸．初起宜服羚羊角散，久虛者，宜服胃脾湯，米泔水漱口．以非疳散日擦四五次卽效．近見中年之人下虛者，亦患

此證, 治法同前.

羚羊角散

羚羊角 鎊 麥冬 去心 黃芩 知母 牛蒡子 炒, 研 防風 元參 各八分 甘草 生, 二分

水二鍾, 淡竹葉十片, 煎六分, 食遠服.

[方歌] 羚羊角散麥冬芩, 知蒡防風草元參, 葡萄疫發初宜服, 煎加竹葉效如神.

胃脾湯

白朮 土炒 遠志 去心 麥冬 去心 沙參 茯神 陳皮 各六分 五味子 甘草 炙, 各五分

水二鍾, 煎六分, 食遠服. 虛弱自汗者, 去沙參, 加人參·黃芪各五分.

[方歌] 胃脾湯治葡萄疫, 日久虛添羸弱宜, 朮遠麥冬五味子, 沙參甘草茯陳皮.

非疳散

冰片 四分 人中白 煆去臭氣, 存性 五倍子 炒茶褐色, 存性, 各一兩

共研細末, 先用米泔水漱口, 後擦此藥.

[方歌] 非疳中白煆五倍, 二味同研冰片兌, 醫治諸疳患處擦, 清熱止疼去臭穢.

胎驚丹毒

胎驚丹毒面初生, 形如水痘根微紅, 時出時隱延頸項, 繼發丹毒赤遊同.

[註] 此證因孕母受驚, 傳襲子胎. 嬰兒初生之後, 周歲以上, 忽兩眼胞紅暈, 面色青黯, 煩熱夜啼, 或面如胭脂, 此屬伏熱在內, 散發於面, 狀如水痘, 根脚微紅, 時出時隱, 延及頸項, 繼發丹毒. 初用四聖散洗目, 其形色順逆, 治法皆同赤遊丹. 若此患延及胸乳, 痰喘抽搐, 此屬火毒攻裏, 防變驚風, 宜服百解散·五和湯救之.

四聖散

木賊 秦皮 紅棗子 燈心 黃連 各五錢

共研粗末, 每用二錢, 水一鍾, 煎七分, 去渣, 頻洗兩目.

[方歌] 四聖散治熱毒侵, 木賊秦皮棗燈心, 再入黃連研粗末, 煎湯去渣洗目頻.

百解散

乾葛 二兩五錢 升麻 赤芍 各二兩 甘草 生, 一兩五錢 黃芩 一兩 麻黃 炙, 七錢五分 肉桂 揀薄者, 刮去粗皮, 二錢五分

共研粗末, 每服二錢, 水一鍾, 薑二片, 葱一根, 煎七分, 不拘時溫服.

[方歌] 百解驚丹毒內攻, 煎服不致變驚風, 乾葛麻黃芩桂草, 升麻赤芍共薑葱.

五和湯

大黃 枳殼 麸炒 甘草 炙, 各七錢五分 赤茯苓 當歸 酒洗, 各五錢

共研粗末, 每服二錢, 水一鍾, 煎七分, 不拘時服.

[方歌] 五和甘草並當歸, 赤苓枳殼大黃隨, 驚丹延乳添抽搐, 煎服火毒卽刻摧.

滯熱丹毒

滯熱丹毒赤遊形, 傷乳多食滯熱生, 較之赤遊走緩慢, 先宜消食次宜清.

[註] 此證初發, 形若赤遊丹, 較之赤遊丹遊走緩慢. 因嬰兒乳食過多, 不能運化, 蘊熱於內, 達於肌表而生. 發熱面赤, 口酸, 舌有黃苔, 宜服保和丸, 先消食滯. 若唇焦便秘者, 宜一撚金服之. 丹毒仍作者, 宜犀角散服之. 其餘治法, 俱按赤遊丹.

保和丸

白茯苓 半夏 製 山楂肉 神麯 炒, 各一兩 陳皮 蘿蔔子 炒 連翹 去心, 各五錢

右研細末, 粥丸如梧桐子大. 每服三十丸, 白滾水化下.

[方歌] 保和丸用茯苓夏, 陳皮蘿蔔子山楂, 神麯連翹丸水服, 能消乳積效堪嘉.

一捻金

人參 大黃 黑丑 白丑 檳榔 各等分

共爲細末, 每服一字, 蜜水調下.

[方歌] 一捻金醫食火積, 唇焦便秘服通利, 大黃黑白丑人參, 檳榔爲末須加蜜.

犀角散

犀角屑 升麻 防己 山梔 生 朴硝 黃芩 黃芪 各一錢 牛黃 五分

右爲細末, 每服五分, 竹葉煎湯調下, 量兒加減用之.

[方歌] 犀角散消丹毒赤, 升麻防己共山梔, 硝芩黃芪牛黃末, 竹葉湯調服無時.

嬰兒瘡瘍

嬰兒瘡瘍乳火成, 因食厚味滯火凝, 更兼六淫氣感受, 腫潰治法按疽癰.

[註] 凡嬰兒生瘡瘍小癤, 多由乳母七情之火, 或過周歲能飮食者, 由過食乾焦厚味, 而生滯火, 更兼六淫之氣感受, 皆能成之. 但發表·攻裏·托裏·消毒等法, 及腫潰外治, 俱按癰宜腫瘍·潰瘍門. 嬰兒純陽, 火證居多, 非峻劑不能勝其病, 但肌體臟腑柔脆, 應效卽止, 不可過劑.

垂 癰

嬰兒垂癰上腭生, 喉前結腫色紅疼, 積熱凝結宜刺破, 服五福丹抹冰硼.

[註] 此證生於喉前上腭, 下垂如珠, 紅腫脹痛, 不能吮乳. 三四日後, 宜用鍼刺一二分, 放出膿血, 其腫痛卽減. 由積熱凝結而成, 宜服五福化毒丹. 兼用冰硼散, 抹於癰處, 日三抹之. 乳母當忌魚腥·辣物.

五福化毒丹 見赤遊丹毒

冰硼散 見口部鵝口瘡

胎 風

胎風初起皮色紅, 狀如湯潑火燒同, 證由孕母多積熱, 清胃湯服卽有功.

[註] 此證又名胎赤, 嬰兒初生, 身熱皮紅, 狀如湯潑火燒, 由孕母過食辛香熱物, 以致脾胃積熱. 乳母宜服淸胃湯, 嬰兒亦飮少許, 外皮焮赤, 用煆石膏硏細敷之. 如無焮赤, 乃孕母脾虛, 用粳米粉敷之. 若兒大, 能食米麵, 身熱皮紅者, 係腑熱內蒸, 濕氣外乘之故, 卽名玉爛瘡. 宜如意金黃散, 蜜水調敷, 內服導赤湯卽效.

淸胃湯 見齒部牙衄

如意金黃散 見腫瘍門

導赤湯 見口部口糜

臍 瘡

臍瘡兒臍被水傷, 草紙燒灰敷最良, 久而不愈風邪襲, 恐發風癇緊緊防.

[註] 此證由水濕傷臍所致. 若久不愈, 則發抽搐, 又因風邪外襲也, 恐變風癇. 宜大草紙燒灰敷之, 或加枯礬. 或再加龍骨燒灰等分, 入麝香少許, 撒之卽效.

臍 突

臍突胎中積熱生, 總由孕母失調停, 兒臍突出腫赤大, 宜淸母子卽臍平.

[註] 此證兒臍突出, 赤腫虛大是也. 由孕母失於調停, 兒在胞胎, 受母積熱, 旣生之後, 兒臍卽腫. 宜淸母子之熱, 兒臍不必敷治, 恐反爲害. 如旬日外, 兒臍忽腫, 如吹不赤, 撚動微響, 或驚悸作啼者, 宜用白芍藥湯加薏苡仁, 令兒服之, 外以外消散敷之卽愈.

白芍藥湯

白芍 酒炒, 一兩 澤瀉 五錢 甘草 生, 一錢二分 肉桂 揀薄者刮去粗皮, 一錢共研粗末, 每用二錢, 水一鍾, 煎四分, 空心頻服. 臍下痛加鉤藤一錢, 生薑一片, 食鹽五釐.

[方歌] 白芍藥湯澤瀉甘, 再加肉桂共粗研, 專醫臍腫驚啼叫, 空心煎服整二錢.

外消散

大黃 牡蠣 各五錢 朴硝 二錢

共研細末, 用活田螺數十枚, 洗淨, 再以清水半盆養之, 過宿取田螺清水, 調藥敷於患處, 其螺仍放水中勿害, 方效.

[方歌] 外消散敷臍突冒, 大黃煆牡蠣朴硝, 活田螺用清水泡, 過宿取水將藥調.

陰 腫

陰腫之證小兒生, 久坐陰濕寒氣凝, 或因怒叫氣結閉, 寒熱虛實擇可行.

[註] 此證卽古名脫囊. 由久坐陰濕之地, 爲寒氣所凝而成. 間或有因怒叫氣閉, 結聚於下而成者, 俱宜用桃仁丸主之. 若寒氣客於厥陰·少陰者, 則陰囊腫痛, 腹痛, 冷汗, 引縮二子入腹, 痛止方出, 謂之內吊, 宜烏梅散·勻氣散主之. 有陰莖全縮不見, 或不縮而陰囊腫大光亮, 不燥不疼者, 肝腎氣虛也, 宜橘核煎湯, 調勻氣散服之. 囊腫及四肢俱腫, 二便不利者, 膀胱蘊熱, 風熱相乘也, 宜白牽牛散主之. 若女兒陰戶腫脹者, 心熱相傳也, 宜導赤湯服之, 或五苓散用薏苡·車前子煎湯調服. 外治法, 俱敷立消散, 甚效.

桃仁丸

桃仁 去皮尖, 炒微黃, 七錢五分 白蒺藜 微炒, 去刺 桂心 丹皮 各五錢 黑牽牛 頭末, 二錢五分

右爲細末, 煉蜜和丸, 如黍粒大. 每服十丸, 黃酒送下.

[方歌] 桃仁丸逐陰腫疾, 怒氣閉結或濕襲, 蒺藜牽牛桂丹皮, 研末蜜丸如黍粒.

烏梅散

烏梅肉 甘草 半生·半炙 元胡索 各五錢 鉤藤鉤 乳香 沒藥 各二錢五分

共搗粗末, 每服二錢, 水一鍾, 煎七分服.

[方歌] 烏梅散用乳香沒, 鉤藤甘草元胡索, 陰囊腫兼腹中疼, 煎服必先研粗末.

勻氣散

桔梗 炒, 二兩 陳皮 去白, 一兩 茴香 炒 縮砂仁 炒, 各五錢 甘草 炙, 四錢 薑炭 二錢五分

共研細末, 每服五分或一錢, 白滾水調下.

[方歌] 勻氣散因外寒侵, 陰囊腫痛汗淋淋, 桔梗陳皮甘草炙, 茴香薑炭縮砂仁.

白牽牛散

白牽牛 半生·半熟 甘草 炙 橘紅 白朮 土炒 桑白皮 木通 各一錢

水煎服.

[方歌] 白牽牛散草橘紅, 白朮桑白皮木通, 陰囊相兼四肢腫, 能逐膀胱熱結壅.

五苓散

白朮 土炒 赤茯苓 各一錢五分 猪苓 澤瀉 各一錢 桂心 五分

水煎服.

[方歌] 五苓白朮桂心加, 赤茯苓除心火邪, 猪苓澤瀉能分利, 調和臟腑效堪誇.

立消散

赤小豆 風化硝 赤芍 枳殼 商陸 俱不宜見火, 曬乾, 共研爲末, 各五錢

用側柏葉煎湯, 候冷調敷腫處.

[方歌] 立消陰囊腫痛注, 因受風寒濕熱毒, 赤小豆與風化硝, 芍枳同研加商陸.

導赤湯 見口部口糜

脫 肛

小兒脫肛肺虛源, 補中益氣湯居先, 腫硬作痛除積熱, 臟毒翻肛臟連丸.

[註] 此證由小兒氣虛，肛脫於外，用補中益氣湯加羌活·白芍·煨薑主之. 如腫硬疼痛者. 有濕熱在內，當用清熱除濕之劑以清之. 若生臟毒，肛門翻出者，以臟連丸爲主. 外治以五倍子·老葱頭·朴硝煎湯洗之. 腫用坎宮錠子塗之，俱效.

補中益氣湯 見潰瘍門
臟連丸 見臀部痔瘡門
坎宮錠子 見腫瘍門

肛門作痒

肛門作痒係蟲傷，下唇必生小白瘡，九味蘆薈丸與服，外撒銅綠共雄黃.

[註] 此證係小兒肛門作痒，由蟲蝕也. 視其下唇內，必生小白瘡. 或耳之前後，結小核如串珠者是也. 書曰，下唇有瘡，蟲蝕其肛. 宜用蘆薈丸服之. 外用雄黃·銅綠等分爲末，撒之卽效.

蘆薈丸 見齒部牙衄

遺 毒

遺毒稟受結胎先，無皮身赤未易痊，肌膚紅點次斑爛，染受尙可稟毒難.

[註] 此證係先天遺毒於胞胎，有稟受·染受之分. 稟受者，由父母先患楊梅，而後結胎元，嬰兒生後，則周身色赤無皮，毒攻九竅，以致爛斑，患此難愈，百無一生. 染受者，乃先結胎元，父母後患楊梅，毒氣傳於胎中，嬰兒旣生，則頭上坑凹，肌膚先出紅點，次發爛斑，甚者毒攻口角·眼眶·耳鼻及前陰·穀道破爛. 初宜人中黃細末三五分，土茯苓煎湯調稠，日用二三服. 腫用太乙紫金錠水磨塗之. 破爛者用黃柏蜜炙爲末撒之，乾用香油調搽. 投藥應效者，後服二黃散，十中可保三四. 若毒延遍身，日夜多啼，不喫乳食者，屬毒甚氣微，終難救治.

二黃散

胡黃連 山慈菇 各二錢 甘草 生, 一錢五分 牛黃 七分

右爲細末，每服三分，蜜湯調服.

[方歌] 二黃散治遺毒方，胡連甘草共牛黃，山慈菇研爲細末，每服三分加蜜湯.

太乙紫金錠 見胸部脾發疽

痘裏夾瘻

痘裏夾瘻生頸項，形如桃李瓜棗狀，證兼身熱多渴煩，痰氣凝結致此恙.

[註] 此證結於頸項，或生耳後腋下，形如桃李棗瓜，身熱煩渴，由痰氣凝結所致. 痘初起卽發瘻者，治宜托裏·消痰·解毒，如木通·桔梗·生地·甘草·蟬蛻·芍藥·荊芥等藥，缺一不可. 若芩連等藥，及耗爍之劑，俱不可用. 若痘發在三四日而作瘻者，則毒隨痘泄，毒隨痘灌，自可挽全而無害，宜服三消散. 倘斯時紅腫將膿一潰，則元氣泄，而痘漿必不能充灌. 乘未潰時，急用黃芪衛元湯補之. 若痘至七八日，灌漿時而發瘻者，冲和飲子主之. 若痘瘡蒼蠟色而作瘻者，宜消毒兼保元氣. 潰後宜生肌玉紅膏貼之.

三消散

當歸 赤芍 天花粉 甘草 牛蒡子 炒, 研 白茯苓 生地黃 紅花 蟬蛻 去足翅 木通 半夏 製, 各八分

水二鍾，燈心二十根，煎六分服.

[方歌] 三消痘發三四日，痰凝結瘻須當治，歸芍天花甘蒡苓，生地紅蟬通夏製.

黃芪衛元湯

黃芪 人參 當歸 桔梗 紅花 甘草 炙 白芍 酒炒 防風 各一錢

水煎，不拘時服.

[方歌] 黃芪衛元瘻腫起，已潰未潰急補之，

人參歸桔紅花草, 防風芍藥服無時.

冲和飮子

麥門冬 去心 人參 桔梗 當歸 黃芪 柴胡 白芍 酒炒 白茯苓 天花粉 荊芥 防風 連翹 去心 白朮 土炒, 各七分

水煎服.

[方歌] 冲和飮子麥門冬, 參桔歸芪柴芍苓, 花粉荊防翹白朮, 痘發七天痰氣凝.

生肌玉紅膏 見潰瘍門

痘疔

痘疔不與痘瘡同, 俗呼賊痘是其名, 色紫黯黑硬如石, 諸證蜂起難灌膿. 疔有多般須宜記, 再審何處發其形. 卷簾疔生舌根底, 大小不一最易明. 火珠疔生鼻孔內, 闔塞噴火面赤紅. 眼沿生疔名忘汲, 腫如封蛤熱煩增. 豢虎疔於耳內見, 腎毒攻耳致成形. 燕窩疔生兩腋下, 面赤譫語更腫疼. 注命疔生足心裏, 紫筋直透足股中. 透腸疔在肛內發, 痛如錐刺一般同. 驪龍疔生尿孔內, 身熱譫語便不通. 法按疔名施醫治, 自然諸證悉能平.

[註] 此證名多, 治不一法. 痘生五六日間, 或三五枚, 或六七枚, 雜於諸痘之間, 其色紫黯, 甚則黑硬如石, 有此以致諸證蜂起, 不能灌膿. 如卷簾疔生於舌根底, 小如黑豆, 大似葡萄, 令兒舌卷喉痛, 急用銀鉤鉤破, 盡淨惡血, 隨以苦茶漱口, 搽拔疔散, 再以冰片·硼砂·青黛·黃連·薄荷·荊芥·炒殭蠶共爲細末, 吹用. 火珠疔生於鼻孔內, 闔塞噴火, 面赤眼紅, 亦用銀鉤鉤破, 用黃連膏加冰片, 滴入鼻孔, 內服瀉金散. 忘汲疔生於眼沿, 腫如封蛤, 煩熱面紫, 宜挑破用燕脂嚼汁點之, 兼蒲公英·菊花煎湯洗之. 豢虎疔生於耳內, 於膿成之時, 宜挑破搽拔疔散. 燕窩疔生於腋下, 腫硬面赤譫語, 如疔在左腋潛注, 則右體之痘沈伏失色, 右亦如之, 亦挑破去其根, 用拔疔散搽之, 服消毒飮子. 注命疔生兩足心, 腫硬如錢·如豆·如椒, 有紫筋直透足股, 挑之去淨血, 用田螺水點之, 次用愼火草綠豆浸脹, 搗爛敷之. 透腸疔生肛門旁, 在六七朝腫硬如錐, 挑之, 銀花·防風煎湯令洗之, 次用輕粉·珍珠·冰片·白蘞末塗之, 內服黃連解毒湯. 驪龍疔生尿孔內, 於五六朝身熱·譫語·眼翻·肢厥·腹脹·小水閉澁, 急用蟾酥, 牛黃·冰片·麝香研末, 次用黃連細茶濃煎, 候冷取半匙調末, 以細軟稻心蘸之, 送入孔內, 服消毒飮子甚效.

瀉金散

犀角 鎊 牛蒡子 炒, 研 紅花 生地 桔梗 赤芍 紫蘇 甘草 生, 各一錢

水煎服.

[方歌] 瀉金散治火毒疔, 面赤眼紅鼻內疼, 犀蒡紅花生地桔, 赤芍紫蘇甘草生.

消毒飮子

白茯苓 生地 連翹 去心 牛蒡子 炒, 研 紅花 甘草 生 犀角 鎊 木通 赤芍 各一錢

燈心二十根, 水煎服.

[方歌] 消毒飮子苓生地, 翹蒡紅花甘草犀, 木通芍藥燈心共, 善却疔毒火證宜.

拔疔散 見牙齒部牙疔

黃連膏 見鼻部鼻瘡

田螺水 見臀部

黃連解毒湯 見耳部黑疔

痘裏發丹

痘裏發丹因熱極, 宜施涼血散毒劑, 塗抹內服量寒凉, 外用化斑湯洗浴.

[註] 此證由內熱甚極而成, 內宜服生地·牛蒡·芍藥·甘草·木通·荊穗等藥, 其毒自消. 腫痛者, 加柴胡·羌活. 頭頂盛者, 毒湊上焦也,

宜用炒黃連·柴胡·甘草·車前子·梔子等藥. 外用化斑解毒湯洗浴, 量服寒涼藥, 及猪膽·京墨·冰片塗抹. 丹之形色, 與赤遊丹毒參考.

化斑解毒湯 見肋部內發丹毒

痘 爛

痘爛浸淫無完膚, 水淬茶葉帶濕鋪, 上隔草紙令兒臥, 一夜膿乾爛卽除.

[註] 此證係出痘破爛, 身無完膚, 膿水浸淫, 沾粘衣服. 宜用茶葉揀去梗, 入滾水一炸, 卽撈起. 再揀去梗, 濕鋪床上, 上隔草紙, 令兒臥之, 一夜膿乾甚效.

痘風瘡

痘風瘡生先作癢, 次延成片水浸淫, 痘後遇風甚成癩, 麥餞散搽效可申.

[註] 此證由痘後遇風所致. 先發細瘡作癢, 次延成片, 脂水漸長浸淫, 宜滲濕救苦散搽之, 兼避風·戒口. 甚者, 搔癢毒水浸淫, 肌無完膚, 卽成痘癩, 急用十全大補湯大補氣血, 兼散風苦參丸以淸熱解毒, 二方合而服之. 外塗麥餞散甚效.

滲濕救苦散

密陀僧 滑石 各二兩 白芷 五錢

右硏細末, 乾用白蜜調搽, 濕則乾撒.

[方歌] 滲濕救苦散白芷, 密陀僧硏入滑石, 痘風瘡起癢成片, 白蜜調搽可去之.

麥餞散

小麥 炒焦, 存性, 一合 硫黃 四錢 白砒 一錢

共硏細, 又加煙膠末八錢, 枯礬末·川椒末各三錢, 共和勻. 先以葱湯洗淨患處, 香油調塗, 油紙蓋紮, 三日一換.

[方歌] 麥餞痘風成癩恙, 小麥炒加砒硫黃, 次入煙膠枯礬末, 川椒香油調上良.

十全大補湯 見潰瘍門

散風苦參丸 見發無定處癬

逐日人神所在不宜鍼灸歌

人神走注須當記, 足大指兮屬初一, 外踝二日股內三, 四日在腰五口寄, 六手七日內踝存, 八腕九尻腰背十, 十有一日鼻柱間, 十二日兮在髮際, 十三注於牙齒中, 十四常在胃脘聚, 遍身十五十六胸, 十有七日氣衝集, 十八股內足十九, 二十日在內踝麗, 二十一日手小指, 念二外踝神所寓, 肝及足兮二十三, 在手陽明念四日, 二十五日足陽明, 念六在胸念七膝, 二十八日伏於陰, 念九卽在膝脛室, 三十日兮在足趺, 人神所在刺灸忌.

十二時人神歌

子踝丑腰寅在目, 卯面辰頭巳手屬, 午胸未腹申在心, 酉背戌頭亥股續.

十二支日人神所在歌

子不治頭君須認, 丑日腰耳寅胸應, 卯日鼻脾辰膝腰, 巳手午心眞捷徑, 未頭手足申頭背, 酉行膝背同其類, 戌日在陰頭面間, 亥日遊行頭頸位. 十二支神禁灸歌, 男除女破應該會.

十干日不宜用鍼, 犯之病多反復

甲不治頭乙耳喉, 丙肩丁背與心求. 戊巳腹脾庚腰肺, 辛膝壬當腎脛收, 癸日不宜鍼手足, 十干不犯則無憂.

九宮尻神歌

尻神所在有根由, 坤內外踝聖人留, 震宮牙口宜記, 巽位還居乳口頭, 中宮肩骨連尻骨, 背面目從乾上游, 手膊兌宮難砭灸, 艮宮腰項也須休, 離膝肋脇鍼難下, 坎

肘還連肚脚求, 爲醫精曉尻神訣, 萬病無干禁忌憂.

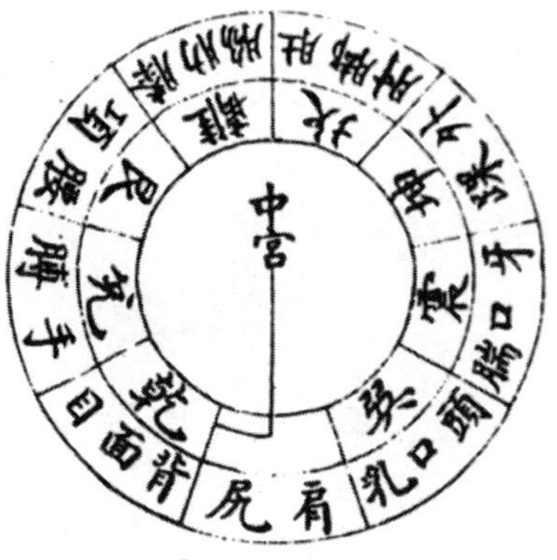

此神農所置, 一歲起坤二歲震, 逐年順飛九宮, 周而復始, 行年到處, 則所主敗.
切忌鍼灸, 愼勿犯之, 否則變生他病.

圖373 尻神圖

升打靈藥固罐法

宜用陽城罐, 將罐烤熱, 搗大蒜於罐外遍擦之, 再烤再擦, 如是三四次. 次以薑醋入罐內蕩之煮之, 以乾爲度. 次用黃土二分·煤灰二分, 以馬毛以鹽水合之, 固罐一指厚, 陰乾, 裂縫再固, 必要完固聽用.

升打靈藥封罐口法

入藥畢, 蓋鐵盞, 用鐵絲鑻畢. 用石膏·無名異等分, 食鹽減半俱煅過, 爲極細末, 醋調成膏. 次加炭火二三塊於盞內, 燒盞熱, 以筆蘸藥周圍塗之, 隨乾隨塗, 以口平爲率. 一用石膏·生白礬·食鹽三味, 等分爲末, 水調塗之如前.

煉金頂砒法

用鉛一斤, 小罐內炭火煨化, 投白砒二兩於化烊鉛上, 煉煙盡爲度, 取起冷定, 打開, 金頂砒結在鉛面上, 取下聽用.

製寒食麵法

用白麵一斤, 外再以麵半斤, 水調稠厚, 趕成薄片二塊, 將前麵包合於內, 周圍捏緊. 於清明正日蒸熟, 挂透風處陰乾, 用麵包藏, 勿經女手, 愈久愈效.

御纂醫宗金鑑

編輯眼科心法要訣

編輯眼科心法要訣

目睛原始歌

天有日月陰陽精，人有二目臟腑精，衆精之窠爲之眼，肉精上下兩胞名，血精兩眥氣精白，筋精爲黑骨精瞳，約束裹擷系屬腦，目睛原始要詳明.

[註] 天有日月，猶人之有二目也. 天之日月，乃天之陰陽之精而爲之也. 人之二目，亦人之五臟六腑之精上注於目而爲之也. 故衆精之窠爲之眼也，肉之精爲上下胞也，血之精爲兩眥也，氣之精爲白眼也，筋之精爲黑眼也，骨之精爲瞳人也，約束裹擷氣血筋骨之精，其系上屬於腦，不可不明. 此目睛之原始也.

五輪所屬部位歌

五輪肉血氣風水，肉輪兩胞血輪眥，氣輪白睛風輪黑，水輪瞳子自當知.

[註] 五輪者，肉輪·血輪·氣輪·風輪·水輪也. 謂之輪者，目睛運動如輪之意也. 上·下兩胞爲肉輪，內·外兩眥爲血輪，白睛爲氣輪，黑睛爲風輪，瞳人爲水輪，此明五輪之部位，分屬五臟也. [圖374]

五輪主五臟病歌

胞爲脾病眥主心，肺白肝黑腎瞳人，五輪爲病主五臟，寒熱虛實隨證分.

[註] 胞爲肉輪，主脾病也. 內·外二眥爲血輪，主心病也. 白睛爲氣輪，主肺病也. 黑睛爲風輪，主肝病也. 瞳人爲水輪，主腎病也. 五輪之病，五臟主之. 其寒·熱·虛·實，當隨所現之證而分之也.

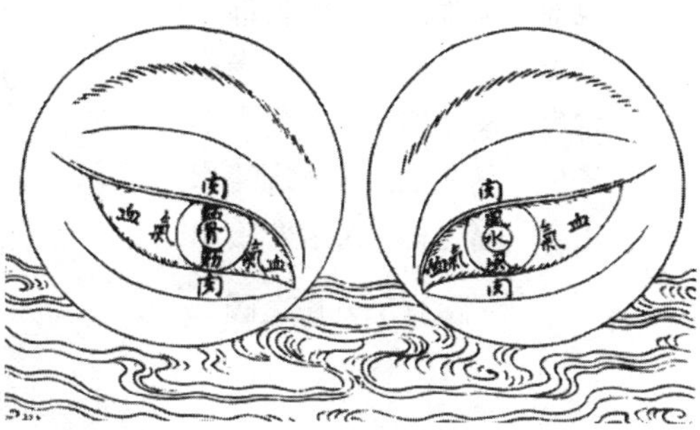

肉輪—屬脾，主肉. 血輪—屬心，主血.
氣輪—屬肺，主氣. 風輪—屬肝，主筋.
水輪—屬腎，主骨.

圖374 五輪之圖

八廓部位歌

瞳人水廓黑睛風，天廓白睛部位同，內眥火雷外山澤，上下胞屬地廓宮.

[註] 八廓者，水廓·風廓·天廓·火廓·雷廓·山廓·澤廓·地廓也. 謂之廓者，猶城郭衛禦之義也. 瞳人，屬坎水廓也. 黑睛，屬巽風廓也. 白睛，屬乾天廓也. 內眥，大眥也，屬離火，震雷之廓也. 外眥，小眥也，屬艮山，兌澤之廓也. 兩胞屬坤，地廓也. 此明八廓以八卦立名，示人六腑命門包絡之部位也. [圖375]

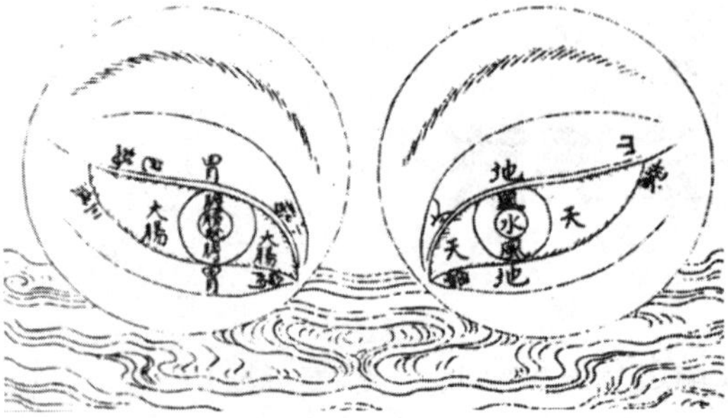

水廓—屬膀胱, 又名津液廓.
風廓—屬膽, 又名養化廓.
天廓—屬大腸, 又名傳導廓.
地廓—屬胃, 又名水穀廓.
火廓—屬小腸, 又名抱陽廓.
雷廓—屬命門, 又名關泉廓.
澤廓—屬三焦, 又名清淨廓.
山廓—屬包絡, 又名會陰廓.

圖375 八廓之圖

八廓所屬歌

津液水廓屬膀胱, 養化風廓是膽方, 傳導天廓大腸是, 水穀地廓胃家鄕, 關泉雷廓命門主, 抱陽內眥火小腸, 外眥三焦清淨澤, 會陰山廓包絡疆.

[註] 內眥火小腸, 謂內眥火廓, 屬小腸也. 外眥三焦清淨澤, 謂外眥屬三焦, 清淨澤廓也. 津液廓卽水廓, 水廓屬腎, 腎與膀胱爲表裏, 膀胱爲津液之府, 故又名焉. 養化廓卽風廓, 風廓屬肝, 肝與膽爲表裏, 膽爲少陽, 主長養化育, 故又名焉. 傳導廓卽天廓, 天廓屬肺, 肺與大腸爲表裏, 大腸爲傳導之官, 故又名焉. 水穀廓卽地廓, 地廓屬脾, 脾與胃爲表裏, 胃納水穀, 故又名焉. 抱陽廓卽火廓, 火廓屬心, 心與小腸爲表裏, 依附於陽, 故又名焉. 關泉廓卽雷廓, 命門者龍雷之火, 故名關泉, 附於火廓也. 清淨廓卽澤廓, 三焦者, 陽相火也, 蒸化水穀, 爲決瀆之官, 故名清淨, 附於火廓也. 會陰廓卽山廓, 包絡者, 陰相火也, 依附於心爲臣使之官, 故名會陰, 附於火廓也.

八廓主六腑命門包絡病歌

風廓屬膽水膀胱, 大腸天廓地胃鄕, 火廓小腸雷廓命, 山澤三焦包絡方.

[註] 此明八廓所屬也. 風廓卽風輪也, 風輪屬肝, 肝與膽爲表裏, 故輪主臟爲肝病, 廓主腑爲膽病. 水廓卽水輪也, 水輪屬腎, 腎與膀胱爲表裏, 故輪主臟爲腎病, 廓主腑爲膀胱病. 天廓卽氣輪也, 氣輪屬肺, 肺與大腸爲表裏, 故輪主臟爲肺病, 廓主腑爲大腸病. 地廓卽肉輪也, 肉輪屬脾, 脾與胃爲表裏, 故輪主臟爲脾病, 廓主腑爲胃病. 火廓·雷廓·澤廓·山廓, 卽血輪之部位也, 血輪屬心, 心與小腸爲表裏, 故輪主臟爲心病, 廓主腑爲小腸病. 其雷廓命門·澤廓三焦·山廓包絡, 皆附於血輪者, 以命門·三焦·包絡, 俱屬相火, 當稟命於君火, 故當附焉.

[按] 眼科皆以五輪屬臟, 配五行. 八廓屬臟腑, 配八卦, 遂使臟腑混淆, 無所適從. 夫五輪旣屬臟, 八廓自應屬腑. 今改訂之, 俾學者按輪廓之部位視之, 而病之在臟·在腑, 自能了然矣.

內因爲病歌

內障皆因傷七情, 喜怒憂思悲恐驚, 臟腑內損精不注, 初爲內障久成風.

[註] 此明內障受病之因也. 障, 遮蔽也. 內障者, 從內而蔽也. 內障之病, 皆因七情過傷, 過喜傷心, 過怒傷肝, 過憂傷肺, 過思傷脾, 過悲傷心, 過恐傷腎, 過驚傷膽. 臟腑內損, 精氣不上注於目. 故初病內障, 久成五風 烏風·綠風·黑風·黃風·青風. 之患. 其證不紅不腫, 瞳人色變, 而其光失明也.

外因爲病歌

外障皆因六氣生，暑寒燥濕火與風，內熱召邪乘隙入，隨經循系上頭中.

［註］此明外障受病之因也. 外障者，從外而遮也. 風·寒·暑·濕·燥·火，六氣也. 外障之病，皆因六淫所感，然必因其人內熱外蒸，腠理不密，相召外邪，乘虛而入. 入項屬太陽，入面屬陽明，入頰屬少陽，各隨其經之系，上頭入腦中，而爲患於目焉. 其證: 赤·痛·腫·澁·眵·淚·翳膜遮睛也.

不內外因爲病歌

病由不內外因者，飮食起居擊刺成，邪無定體內外障，細察其因無遁情.

［註］此明不內外因受病之因也. 旣非外感六氣，又非內傷七情，但因飮食不節，傷飽失饑，起居不愼，勞役過度，或遭擊振，或被刺損. 以其邪無定體，故或成內障，或成外障之病. 當細察其所因，則病無遁情矣.

內障總名歌

內障初患變五風，黃綠黑烏青圓冰，滑澁浮沈橫散偃，黃心黑水棗花形，雷頭驚振及瞳缺，雀目高風胎患名，二十四證爲內障，須當一一辨分明.

［註］內障初患，尙未失明之證也，久而變成五風之證. 瞳變黃色者，名曰黃風. 變綠白色者，名曰綠風. 變黑色者，名曰黑風. 變烏紅色者，名曰烏風. 變靑色者，名曰靑風. 圓者，圓翳也. 冰者，冰翳也. 滑者，滑翳也. 澁者，澁翳也. 浮者，浮翳也. 沈者，沈翳也，又名深翳. 橫者，橫翳也，又名劍脊翳，散者，散翳也. 偃者，偃月翳也. 黃心者，白翳黃心翳也. 黑水者，黑水凝翳，亦名黑花翳. 棗花者，棗花翳也. 雷頭者，雷頭風變內障也. 驚振者，因驚振而成內障也. 胎患者，胎患內障也. 此內障二十四證之總名也，須當一一分辨明白，以施治也.

內障初患久變五風歌

內障初患如好眼，生花視物霧煙中，隱隱似翳瞳失彩，久變黃綠黑烏靑，黃風雀目久金色，綠風時見花白紅，頭旋額鼻目牽痛，黑風見黑綠風同，烏風亦與綠不異，但痛不旋乃烏風，頭旋不痛靑風證，瞳黃黃風發脾經，淺綠如白肺經發，黑色黑風腎經名，烏帶渾紅心經病，靑是靑風屬肝經. 外因頭風痛引目，腦脂熱注忽失明. 內因精傷不上注，左右相傳漸漸盲. 或兼外因皆赤痛，內因不足補其精.

［註］內障初患，如同好眼，但視物常見五色花飛，昏而不明，如在霧煙之中. 瞳中隱隱似翳，漸無精彩射人. 其瞳色或變黃·白·綠·靑·烏·黑，渾紅無定，久則成五風內障之證也. 黃風者，初病雀目，日久瞳變黃色，甚而如金，難治之證也. 綠風者，初病眼前時見白花·紅花，頭旋，兩額俠鼻痛牽兩目，日久瞳變淺綠如白之色. 黑風者，初病與綠風相同，但時見黑花，日久瞳變昏黑之色. 烏風者，初病亦與綠風之證不異，但頭痛而不旋暈，眼前常見烏花，日久瞳變烏帶渾紅之色. 靑風者，初病亦與烏風相同，頭雖旋暈而不痛，眼前常見靑花，日久瞳變靑色. 其五風發病之源: 黃風則發於脾經，綠風則發於肺經，黑風則發於腎經，烏風則發於心經，靑風則發於肝經. 然風雖有五，其致病之由則有二. 一曰外因，必因頭風，其痛引目，上攻於腦，腦脂與熱合邪，下注於目，而致兩目忽然失明也. 一曰內因，必因內傷臟腑，精氣不上注於目，或先病左目，後及於右目，或先病右目，後及於左目，左右相傳，兩目俱損也. 外因證屬有餘，多兼赤痛，當以除

風散熱爲主. 內因證屬不足, 多不赤痛, 當以補精益氣爲主.

五風初患有餘歌

五風初患有餘證, 除風湯內主羚羊, 黑苓蠍尾車前子, 黄芩白芍共硝黄.

除風湯方

羚羊角 二錢 黑參 二錢 茯苓 二錢 蠍尾 三分 車前子 二錢 黃芩 一錢 白芍藥 一錢 芒硝 一錢 大黃 一錢

右爲粗末, 令匀, 以水二盞, 煎至一盞, 食後去滓溫服.

五風初患不足歌

五風初患不足證, 通明補腎決明參, 生地桔車茺芎細, 引經竄散少加軍.

通明補腎丸方

石決明 一兩 人參 二兩 生地黃 二兩 桔梗 一兩 車前子 一兩 茺蔚子 二兩 白芍藥 一兩 細辛 半兩 大黃 三錢

右爲細末, 煉蜜爲丸, 如桐子大, 空心茶淸送下三錢.

黃風有餘歌

已成黃風有餘證, 須用通脾瀉胃湯, 知母軍芩茺蔚子, 石膏梔子黑參防.

通脾瀉胃湯方

知母 一錢 大黃 一錢 黃芩 一錢五分 茺蔚子 一錢 石膏 二錢 梔子 一錢 黑參 一錢 防風 一錢

右爲粗末, 以水二盞, 煎至一盞, 食後去渣溫服.

黃風不足歌

已成黃風不足證, 補益脾經山藥丸, 人參山藥茯苓地, 澤瀉防風同作圓.

山藥丸方

人參 山藥 茯苓 生地黃 澤瀉 防風 各一兩

右爲細末, 煉蜜爲丸, 如桐子大, 空心茶淸送下三錢.

綠風有餘歌

已成綠風有餘證, 羚羊角飮黑參防, 茯苓知母黃芩細, 桔梗羚羊車大黃.

綠風羚羊飮

黑參 二錢 防風 二錢 茯苓 二錢 知母 二錢 黃芩 一錢 細辛 一錢 桔梗 二錢 羚羊角 一錢 車前子 一錢 大黃 一錢

右爲粗末, 以水二盞, 煎至一盞, 食後去渣溫服.

綠風不足歌

已成綠風不足證, 還睛丸草朮參苓, 羌防菊地蒺蓉薯, 牛膝葙蒙菟賊芎.

綠風還睛丸方

甘草 白朮 人參 茯苓 羌活 防風 菊花 生地黃 蒺藜 肉蓯蓉 山藥 牛膝 靑葙子 密蒙花 菟絲子 木賊 川芎 各一兩

右爲細末, 煉蜜爲丸, 桐子大, 空心茶淸送三錢.

黑風有餘歌

已成黑風有餘證, 羚羊角飮黑羚羌, 車前桔梗黃芩共, 柴胡茺蔚細辛防.

黑風羚羊飮

黑參 一錢 羚羊角 一錢 羌活 一錢 車前子 一錢半 桔梗 一錢 黃芩 一錢 柴胡 一錢 茺蔚子 一錢半 細辛 五分 防風 一錢

右爲粗末, 以水二盞, 煎至一盞, 食後去渣溫服.

黑風不足歌

已成黑風不足證, 補腎丸中熟地黃, 澤瀉茺蔚五味子, 細辛山藥菟絲良.

補腎丸方

熟地黃 一兩 澤瀉 一兩 茺蔚子 一兩 五味子 三錢 細辛 三錢 山藥 一兩 菟絲子 一兩

右爲細末, 煉蜜爲丸, 桐子大, 每服二錢, 空心鹽湯下.

烏風有餘歌

已成烏風有餘證, 決明丸內決明辛, 桔梗防風茺蔚子, 車茯山藥共元參.

烏風決明丸方

石決明 二兩 細辛 五錢 桔梗 防風 茺蔚子 車前子 茯苓 山藥 元參 各二兩

右爲細末, 煉蜜爲丸, 如桐子大, 食前茶淸送下三錢.

烏風不足歌

已成烏風不足證, 補肝散內用川芎, 熟地當歸蒺藜芍, 木賊夏枯草防風.

烏風補肝散方

川芎 熟地黃 當歸 蒺藜 白芍藥 木賊 夏枯草 防風 各一錢

右爲粗末, 以水二盞, 煎至一盞, 食前去渣溫服.

靑風有餘歌

已成靑風有餘證, 羚羊湯內用羚羊, 元參地骨車前子, 川芎羌活細辛良.

靑風羚羊湯方

羚羊角 一錢 元參 一錢 地骨皮 一錢 車前子 一錢五分 川芎 一錢 羌活 一錢 細辛 五分

右爲粗末, 以水二盞, 煎至一盞, 食遠溫服.

靑風不足歌

已成靑風不足證, 還睛散內用苓參, 防風地骨車前子, 羌活川芎共細辛.

靑風還睛散方

茯苓 人參 防風 地骨皮 車前子 羌活 川芎 細辛 各等分

右爲粗末, 以水二盞, 煎至一盞, 食後去渣溫服.

圓翳歌

圓翳靑白一點圓, 宛如油點水中間, 肝風衝腦脂下注, 明視翳小暗看寬. 虛熱羚羊飮車細, 參芩防知一同煎, 實用防風芩桔梗, 硝黃茺黑細知前.

[註] 圓翳內障初起之時, 黑睛上一點靑白, 宛如油點浮於水面. 暗處視之, 其翳靑白而大. 明處看之, 其形差小. 緣肝風上衝, 腦脂下注所致, 宜審其虛實而調之. 虛者用羚羊角飮子, 淸其虛熱. 實者宜防風散, 泄其熱邪也.

圓翳羚羊飮

羚羊角 一錢 車前子 一錢 細辛 五分 人參 一錢 黃芩 一錢 防風 二錢 知母 一錢

右爲粗末, 以水二盞, 煎至一盞, 夜食後去渣溫服.

圓翳防風散方

防風 二錢 黃芩 一錢 桔梗 二錢 芒硝 一錢 大黃 一錢 茺蔚子 一錢 黑參 一錢 細辛 五分 知母 二錢 車前子 一錢

右爲粗末, 以水二盞, 煎至一盞, 食後去渣溫服.

冰翳歌

冰翳瞳色亮如冰, 陰看陽看無二形, 睛中隱隱白透外, 肺風肝熱合邪攻, 對證雖當鍼督脈，出血若多反傷睛．還睛參味防知細，芩桔車前元地茺．

［註］冰翳內障，瞳色堅實，白亮如冰之狀．無論陰處及日中視之，皆一般無二，非若圓翳之明暗有別也．其睛內有白色隱隱透出於外，此證乃肝熱肺風合邪，上攻入目爲患．宜按穴刺之，出血則愈．但督脈不宜出血過多，若出血過多，恐加昏暗也．內服之藥，宜還睛丸淸而補之．穴名上星，在鼻直上入髮際一寸陷中．

冰翳還睛丸方

人參 一兩　五味子 半兩　防風 二兩　知母 二兩　細辛 半兩　黃芩 一兩　桔梗 一兩　車前子 二兩　黑參 一兩　生地黃 二兩　茺蔚子 二兩

右爲細末，煉蜜爲丸，如桐子大，空心茶淸送下三錢．

滑翳歌

滑翳水銀珠子樣，微含黃色遮瞳神，肝風衝腦脂下注，不癢不疼漸漸昏．須用補肝苓桔蔚，芩防芎母黑歸參，有餘決明車味細，軍苓知蔚黑防芩．

［註］滑翳內障，瞳心內一點如水銀珠子之狀，微含黃色，不癢不疼，無淚而遮蔽瞳神，漸漸失明，後則左右相牽俱損，此乃肝風衝上，腦脂流下所致．宜用補肝湯淸散虛熱，若有餘用決明丸下行實熱也．

滑翳補肝湯方

茯苓 一錢　桔梗 一錢　茺蔚子 二錢　黃芩 一錢　防風 二錢　川芎 一錢　知母 一錢　黑參 一錢　當歸身 二錢　人參 一錢

右爲粗末，以水二盞，煎至一盞，食後去渣溫服．

滑翳決明丸方

石決明 一兩　車前子 一兩　五味子 半兩　細辛 半兩　大黃 一兩　茯苓 一兩　知母 一兩　茺蔚子 一兩　黑參 一兩　防風 一兩　黃芩 一兩

右爲細末，煉蜜爲丸，如桐子大，食前茶淸送下三錢．

澁翳歌

澁翳微赤凝脂色，瞳人端正漸失明，時時隱澁疼無淚，或聚或開無定形．還睛散內車防桔，元味知芩茶葉茺，亦用七寶丸珠珀，決腦茺參熊膽同．

［註］澁翳證，瞳神內微赤如凝脂之色，瞳神端正，漸漸昏朦，時復澁痛而無淚出，其翳無定，或聚或開．宜先用還睛散，後用七寶丸內消其翳也．

澁翳還睛散方

車前子 一錢半　防風 一錢　桔梗 一錢　元參 一錢　五味子 五分　知母 二錢　黃芩 一錢　細茶 二錢半　茺蔚子 一錢

右爲粗末，以水二盞，煎至一盞，食後去渣溫服．

澁翳七寶丸方

珍珠 五錢　琥珀 二兩　石決明 二兩　龍腦 一分　茺蔚子 一兩　人參 一兩　熊膽 一兩

右爲細末，煉蜜爲丸，如桐子大，食前茶淸送下一錢．

浮翳歌

浮翳色白瞳內映，明看細小暗看寬，不癢不疼無血色，腦風衝入腦脂愆．決明石決人參茯，車細防軍茺桔添，墜翳石決知辛味，生地參防及兎肝．

［註］浮翳內障之證，初患之時，不癢不疼，從瞳神內映出白色．暗處看則其翳寬大，明處看其翳略小，全無血色相混．緣腦風衝入於眼，腦脂流下，致成內障．宜服決明散墜翳丸．

石決明散方

石決胡 一錢 人參 一錢 茯苓 一錢 車前子 一錢 細辛 五分 防風 二錢 大黃 一錢 茺蔚子 二錢 桔梗 一錢半

右爲細末, 令勻, 食後米飮湯調下二錢.

浮翳墜翳丸方

石決明 一兩 知母 一兩 細辛 五錢 五味子 半兩 生地黃 二兩 人參 二兩半 防風 一兩 兎肝 一具

右爲細末, 煉蜜爲丸, 如桐子大, 空心茶淸送下三錢.

沈翳歌

沈翳白隱黑睛內, 肝勞腦熱下攻瞳, 向日細看方見翳, 日輕夜重黑睛疼. 羚羊角飮車前子, 羚角軍防芩黑茺, 皂莢丸用蛇蟬朮, 龍膽元精歸菊芎, 參苓木賊連翹芍, 猪爪猬皮甲穀精.

[註] 沈翳內障, 白藏在黑睛之內, 向日細看, 方見其白, 疼痛則晝輕夜重. 緣肝經勞熱, 腦中熱氣流下. 宜服羚羊角飮子及皂莢丸以治之.

沈翳羚羊飮

車前子 一錢 羚羊角 二錢 大黃 一錢 防風 二錢 黃芩 一錢 黑參 一錢 茺蔚子 二錢

右爲粗末, 水二盞, 煎至一盞, 食後去渣溫服.

皂莢丸方

蛇蛻 七條 蟬蛻 白朮 龍膽草 元精石 當歸 白菊花 各兩半 川芎 半兩 人參 一兩 茯苓 一兩半 木賊 一兩半 連翹 一兩半 赤芍藥 一兩半 猿猪爪 二十枚 刺猬皮 穿山甲 穀精草 各一兩半

共爲細末, 一半入牙皂十二梃, 燒存性, 和勻, 煉白蜜丸桐子大, 每服一錢五分, 空心杏仁湯下. 一半入仙靈脾一兩, 每服三錢, 用猪肝三片, 批開夾藥煮熟, 臨臥細嚼, 用原汁送下.

橫翳歌

橫翳橫格在瞳心, 形如劍脊白如銀, 內虛風熱攻衝腦, 胃熱肝邪致目昏. 還睛決明車前地, 芩防辛味黑人參, 七寶車前連炙草, 丹砂石決犀羚均.

[註] 橫翳又名劍脊翳, 自瞳人中映出於外如劍脊, 中高邊薄, 橫格於瞳人中心, 色白如銀. 緣內虛肝邪胃熱, 上衝於腦, 腦脂下流入眼, 致成內障. 宜服還睛丸·七寶散.

橫翳還睛丸方

石決明 一兩 車前子 一兩 生地黃 二兩 黃芩 一兩 防風 二兩 細辛 五錢 五味子 半兩 黑參 一兩 人參 一兩

右爲細末, 煉蜜爲丸, 如桐子大, 空心茶淸送下三錢.

七寶散方

車前子 胡黃連 丹砂 石決明 甘草 各五分 犀角 一錢 羚羊角 一錢

右爲粗末, 以水二盞, 煎至一盞, 食後去渣溫服.

散翳歌

散翳形散如鱗點, 乍靑乍白映瞳中, 胞內粟生兼爛痛, 金鍼一撥目光通. 還睛散用人參味, 桔梗車前苓細風, 後用補肝歸木賊, 防風熟地芍川芎.

[註] 散翳, 翳從瞳人內透出, 散如鱗點之狀, 乍靑乍白, 胞內起粟而爛, 瞳人痛楚. 宜用金鍼撥其內翳之後, 先服還睛散淸補, 後用補肝散收功.

散翳還睛散方

人參 一錢 五味子 五分 桔梗 一錢 車前子 二錢 茯苓 一錢 細辛 五分 防風 二錢

右爲粗末, 以水二盞, 煎至一盞, 夜食後去渣溫服.

散翳補肝散方

當歸 二錢 木賊 一錢 防風 一錢 熟地黃 二錢 白芍藥 一錢 川芎 五分

右爲粗末, 以水二盞, 煎至一盞, 空心去渣溫服.

偃月翳歌

偃月瞳含偃月形, 一灣白氣向下生, 腦風積熱下注眼, 肝腎俱虧致損明. 通明散內防芩入, 人參白茯細辛芜, 墜翳丸用石决麝, 青鯉青羊牛膽熊.

[註] 偃月內障, 瞳神內上半邊有白氣一灣, 隱隱似新月之狀, 覆垂向下. 緣腦風積熱注入眼中, 致成內障, 爲肝腎俱勞之證. 宜服通明散墜翳丸.

偃月通明散方

防風 黃芩 人參 茯苓 各一錢 細辛 五分 芜蔚子 二錢

右爲粗末, 水二盞, 煎至一盞, 夜食後去渣溫服.

五膽偃月墜翳丸方

石決明 一兩 麝香 少許 青魚膽 鯉魚膽 青羊膽 各七個 牛膽 五錢 熊膽 一分

右爲細末, 麵糊爲丸, 如桐子大, 空心茶清送下五分.

白翳黃心歌

白翳黃心內障證, 四圍白色內中黃. 大小眥中微帶赤, 翳隱黑珠障內光. 肺肝風熱衝於目, 澁痛羞明淚似湯. 墜翳决明芜蔚子, 人參甘菊共車防.

[註] 白翳黃心內障, 四邊皆白, 中心一點微黃色, 隱在黑珠內, 映出珠外, 大小眥頭微帶赤色. 乃肺肝風熱, 流入於眼, 頻頻下淚澁痛, 致成此證. 宜服墜翳散.

墜翳散方

石決明 二錢 芜蔚子 二錢 人參 三錢 甘菊花 三錢 車前子 三錢 防風 二錢

右爲細末, 令勻, 食後米飲湯調下一錢.

黑水凝翳歌

黑水凝翳瞳微大, 內含青白障瞳人, 生花眥痛頻頻淚, 膽熱爲邪損目神. 蘆薈丸中細辛草, 牛膽羚羊柏子參, 通明防蔚參苓黑, 桔梗車前柏子仁.

[註] 黑水凝翳內障, 又名黑花翳. 瞳人微大, 瞳內微現青白色, 大小眥頭澁痛, 眼中見花, 黃黑不定, 頻頻下淚. 緣膽熱爲邪, 致成內障. 宜服蘆薈丸通明散.

蘆薈丸方

蘆薈 一兩 細辛 半兩 甘草 五錢 牛膽 半兩 羚羊角 一兩 柏子仁 一兩 人參 半兩

右爲細末, 煉蜜爲丸, 如桐子大, 空心茶清送下三錢.

凝翳通明散方

防風 一錢半 芜蔚子 一錢 人參 一錢 茯苓 一錢 黑參 二錢 桔梗 一錢 車前子 二錢 柏子仁 二錢

右爲粗末, 以水二盞, 煎至一盞, 食後去渣溫服.

棗花翳歌

風輪傍邊白睛內, 白如鋸齒棗花同. 怒傷肝膽邪衝眼, 還睛散用車知芜. 人參防黑黃芩茯, 墜翳丸服可收功.

[註] 棗花內障者, 風輪傍邊, 白睛之內, 映出白翳, 如棗花鋸齒之狀. 緣怒傷肝膽, 令腦邪熱衝入目中, 致成此障, 久則變爲瞳神細小. 宜服還睛散, 再服墜翳丸.

棗花翳還睛散方

車前子 知母 茺蔚子 人參 防風 黑參 各二錢 黃芩 一錢半 茯苓 二錢

右爲粗末, 以水二盞, 煎至一盞, 去渣溫服.

墜翳丸方 見偃月內障下

雷頭風歌

頭響如雷又似風, 雷頭風熱毒衝瞳, 腦汁下注瞳色變, 瞳人大小目昏蒙. 瀉肝芩梗硝黃黑, 羌活車歸知母龍, 虛者磁石丸薑附, 味黑丹皮磁石同.

[註] 雷頭風內障, 初患之時, 頭面多受冷熱, 毒氣衝入頭中, 致頭內響聲如風如雷, 頭旋發熱, 日久衝入眼內, 腦汁下注, 瞳人變色, 瞳或大小不定. 實者宜服瀉肝散. 虛者宜服磁石丸.

瀉肝散方

黃芩 桔梗 芒硝 大黃 黑參 羌活 車前子 當歸 知母 各一錢 龍膽草 五分

右爲粗末, 以水二盞, 煎至一盞, 食後去渣溫服.

磁石丸方

乾薑 一兩 附子 炮, 五錢 五味子 半兩 黑參 一兩 牡丹皮 一兩 磁石 燒紅, 醋淬三次, 一兩

右爲細末, 煉蜜爲丸, 如桐子大, 食前茶清送下一錢.

驚振內障歌

驚振內障緣擊振, 腦脂惡血下傷睛, 睛變漸昏成內障, 左右相傳俱損明. 鎮肝石決茺山藥, 車柏辛防參茯苓, 還睛散用人參桔, 防細車前茺蔚芎.

[註] 驚振內障, 或因擊振誤著頭腦, 致腦中腦脂惡血流入睛內, 日久變成內障, 左右相傳, 兩目俱損. 宜服鎮肝丸·還睛散.

驚振鎮肝丸方

石決明 一兩 茺蔚子 一兩 山藥 一兩 車前子 一兩 柏子仁 一兩 細辛 五錢 防風 一兩五錢 人參 一兩 茯苓 一兩

右爲細末, 煉蜜爲丸, 如桐子大, 食後茶清送下三錢.

驚振還睛散方

人參 一錢 桔梗 一錢 防風 一錢半 細辛 五分 車前子 一錢 茺蔚子 一錢 芎藭 一錢

右爲粗末, 以水二盞, 煎至一盞, 食前去渣溫服.

瞳人乾缺歌

瞳人乾缺瞳形缺, 左右上下不成圓, 色白腦脂流下患, 色黑肝膽熱虛愆. 色白瀉肝芩地骨, 麥知芍蔚黑參添. 色黑鎮肝山藥味, 參苓石決細車前.

[註] 瞳人乾缺內障, 初患之時, 忽因疼痛難忍, 細看瞳人現出缺形, 或左或右, 或上或下, 缺而不圓, 瞳人之色, 黑白不定. 色白乃腦脂流下爲患, 宜服瀉肝湯. 色黑則膽熱肝虛, 宜服鎮肝丸.

瞳缺瀉肝湯方

黃芩 一錢 地骨皮 一錢 麥門冬 一錢 知母 一錢 赤芍藥 一錢半 茺蔚子 一錢半 黑參 一錢

右爲粗末, 以水二盞, 煎至一盞, 食後去渣溫服.

瞳缺鎮肝丸方

乾山藥 二兩 五味子 五錢 人參 茯苓 石決明 各一兩半 細辛 五錢 車前子 一兩

右爲細末, 煉蜜爲丸, 如桐子大, 空心米湯送下二錢.

雀目內障歌

雀目內障多癢澁, 暮暗朝明與雀同, 黃昏

視下難見上，肝風邪火障雙瞳．洗肝散用車前子，柴胡芩細黑參茺，瀉肝湯裏硝黃芍，桔梗黃芩與防風．

［註］雀目內障，患時暮暗朝明，多癢多澁，發作不常，或明或暗，夜中惟能視直下之物，而不能視上．乃肝風邪火上衝於目，致成內障．宜服洗肝散先清虛熱，後服瀉肝湯，以瀉其實邪也．

洗肝散方

車前子 一錢 柴胡 一錢五分 黃芩 一錢 細辛 五分 黑參 一錢 茺蔚子 二錢

右爲粗末，以水二盞，黑豆三七粒，煎至一盞，去黑豆，空心溫服．

雀目瀉肝湯方

芒硝 大黃 白芍藥 桔梗 各一錢 黃芩 防風 各二錢

右爲粗末，以水二盞，煎至一盞，食前去渣溫服．

高風內障歌

高風內障號雞盲，天晚不明天曉光，夜能上視難見下，損虧肝血腎精傷．補肝羚細羌苓楮，參黑車斛枯草防，還睛石決人參細，茺蔚知苓芎木香．

［註］高風內障之證，兩眼至天晚不明，天曉復明．緣肝有積熱，腎經虛損，乃陽微陰盛也．天晚陰長，則天時之陰，助人身之陰，能視頂上之物，不能下視諸物，至天曉陽長，則天時之陽，助人身之陽，而眼復明矣．宜用補肝散·還睛丸．

高風補肝散方

羚羊角 細辛 羌活 茯苓 楮實子 人參 元參 車前子 石斛 夏枯草 防風 各一錢

右爲粗末，以水二盞，煎至一盞，去渣溫服．

高風還睛丸方

石決明 二兩 人參 一兩 細辛 五錢 茺蔚子 二兩 知母 一兩 茯苓 一兩 芎藭 一兩 木香 五錢

右爲細末，煉蜜爲丸，如桐子大，空心茶清送下三錢．

胎患內障歌

胎患小兒未出胎，熱衝兒腦目生災．護睛木香芩細射，川大黃與黑參偕．

［註］胎患內障，兒在母腹之時，緣食辛辣過多，致熱氣內衝兒腦，及至生後，眼成內障．宜用護睛丸．

護睛丸方

木香 五錢 黃芩 五錢 細辛 三錢 射干 五錢 大黃 五錢 黑參 一兩

右爲細末，煉蜜爲丸，如桐子大，空心茶清服十丸．

御纂醫宗金鑑 卷七十八

外障總名歌

外障暴赤血灌瞳，硬睛赤垂與黃衝，蟹睛旋螺並努肉，雞冠蜆肉祟疼同．突睛漏睛連鶻眼，拳毛倒睫胞凝逢，眥赤花陷及黑釘，喎僻冰瑕粘睛並．玉翳水輪逆順障，瞼出風粟又混睛，撞破撞刺及鍼刺，眼癢淚出瘡痍生．客熱傷寒並肝熱，因他痰核天水行，青盲赤爛瘀瘡病，轉關生贅疳眼名．小兒通睛恙雖小，還有瞇目證爲輕，此爲外障四十八，熟讀方知各證情．

［註］外障者，或因內熱，或因外邪，或內外合邪，致生目赤腫痛翳膜等證也．暴者，暴赤生翳也．血灌瞳者，血灌瞳人也．硬睛者，瞼硬睛疼也．赤垂者，赤膜下垂也．黃衝者，黃膜上衝也．蟹睛者，形如蟹睛而疼痛也．旋螺者，形如旋螺尖起也．努肉者，努肉攀睛也，祟疼者，神祟疼痛也．突睛者，突起睛高也．漏睛者，漏睛膿出也．鶻眼者，鶻眼凝睛也．胞凝者，胞肉膠凝也．眥赤者，兩眥赤脈也．花陷者，花翳白陷也．黑者，黑翳如珠也．釘者，釘翳根深也．喎僻者，風牽喎僻也．冰瑕者，冰瑕翳深也．粘睛者，兩瞼粘睛也．玉翳者，玉翳浮滿也．水輪者，膜入水輪也．逆順者，逆順生翳也．撞破者，被物撞破也．撞刺者，撞刺生翳也．鍼刺者，痛如鍼刺也．淚出者，衝風淚出也．瘡痍者，風赤瘡痍也．客熱者，暴風客熱也．傷寒者，傷寒熱病後患目也．肝熱者，肝虛積熱也．因他者，因他病後生翳也．痰核者，睥生痰核也．天水者，天水行後赤眼也．赤爛者，胎風赤爛也．瘀瘡者，瘀瘡入眼也．轉關者，轆轤轉關也，生贅者，瞼中生贅也．此外障四十八證之總名，讀者誠能熟習玩味，自因病而各得其情矣．

暴赤生翳歌

暴赤生翳心肝病，風熱上壅痛難當，赤腫熱淚羞明癢，最宜劆洗出血良．初起先用蘆根飲，黑連硝黃芩與防，去翳鎭肝藁石決，辛薯參苓車味羌．

［註］暴赤生翳，其證赤腫生翳，癢痛難當，時流熱淚羞明，乃心·肝二經風熱，上壅攻目所致．宜劆洗出血，服蘆根飲子，淸其內熱，後服鎭肝丸．劆音廉．劆者，或以鍼鋒微刺之，或以燈心草微刮之也．

蘆根飲子

蘆根 一錢 黑參 一錢五分 黃連 一錢 芒硝 一錢 大黃 一錢 黃芩 一錢五分 防風 一錢

右爲粗末，以水二盞，煎至一盞，食後，去渣溫服．

鎭肝丸方

藁本 一兩五錢 石決明 煅，二兩 細辛 三錢 山藥 炒 人參 茯苓 車前子 各一兩 五味子 三錢 羌活 一兩

右羅爲細末，煉蜜爲丸，如桐子大，空心茶淸送下三錢．

血灌瞳人歌

血灌瞳人目睛痛，猶如血灌色相同，膽汁肝血因熱耗，血爲火迫灌睛瞳．急用止痛沒藥散，硝黃血竭引茶淸，痛止大黃當歸散，賊芩梔子菊蘇紅．

［註］血灌瞳人，目睛疼痛，瞳人如血灌紅色．緣肝血熱耗，膽汁皆虧，血因火迫，灌入瞳

中. 宜服止痛沒藥散, 止疼後, 服大黃當歸散.

止痛沒藥散方

沒藥 二兩 芒硝 一兩半 大黃 一兩半 血竭 一兩

右搗篩爲細末, 食後熱茶淸調下一錢.

大黃當歸散方

大黃 一兩 當歸 二錢 木賊 一兩 黃芩 一兩 梔子 五錢 菊花 三錢 蘇木 五錢 紅花 八錢

右爲細末, 令勻, 每服二錢, 食遠茶淸調下.

瞼硬睛疼歌

瞼硬睛疼胞腫硬, 瘀血翳膜目睛疼, 膈中積熱肝風盛, 外塗㶿腫劆瘀紅, 凉膈硝黃車前黑, 黃芩知母梔仁茺.

[註] 瞼硬睛疼, 初患之時, 時覺疼脹, 久則瞼胞腫硬, 睛珠疼痛. 此緣膈中積熱, 肝經風毒, 上衝於目. 宜劆洗去瘀, 外塗㶿腫膏, 內服凉膈散.

㶿腫膏 方見卷末

凉膈散方

芒硝 大黃 車前子 各一錢 黑參 一錢半 黃芩 知母 梔子 炒 茺蔚子 各一錢

右爲粗末, 以水二盞, 煎至一盞, 食後溫服.

赤膜下垂歌

赤膜下垂覆睛瞳, 赤膜從氣下垂風, 此屬肝肺熱衝眼, 淚流痛癢如朱紅, 羚羊知母黃芩黑, 桔梗柴胡梔子茺.

[註] 赤膜下垂, 初患之時, 氣輪上邊起赤膜一片, 垂至風輪, 下覆瞳人. 緣肝·肺之熱, 衝於眼內, 致生赤膜, 淚流痛癢. 宜服羚羊飮.

羚羊飮

羚羊角 鎊, 一錢五分 知母 黃芩 黑參 桔梗 柴胡 梔子 炒, 各一錢 茺蔚子 二錢

右爲粗末, 以水二盞, 煎至一盞, 食後去渣溫服.

黃膜上衝歌

黃膜一片氣輪起, 上衝風輪覆蓋瞳, 赤澁淚眵疼痛極, 此因脾胃熱風攻. 通脾瀉胃黃芩黑, 防軍知母梔膏茺, 立應白芷羊躑躅, 鵝不食草麝歸雄.

[註] 黃膜上衝, 自氣輪而起, 一片黃膜, 從下直衝風輪, 上掩瞳人. 乃脾胃風熱, 上衝於眼, 致生黃膜, 淚流赤澁, 疼痛極甚. 宜通脾瀉胃湯, 外嗃立應散.

通脾瀉胃湯方

黃芩 一錢五分 黑參 防風 大黃 知母 炒 梔子 炒, 各一錢 石膏 煅, 二錢 茺蔚子 二錢

右爲粗末, 以水二盞, 煎至一盞, 食遠去渣溫服.

立應散方

白芷 羊躑躅花 減半 鵝不食草 洗淨曬乾 麝香 少許 當歸 雄黃 另硏後入, 各等分

右爲細末, 每用少許, 含水嗃鼻內, 去盡濁涕淚出爲度.

蟹睛疼痛歌

蟹睛努出蟹睛形, 烏珠極痛澁羞明, 肝膽積熱腎虛熱, 虛軟不疼實硬疼. 實者瀉肝車地骨, 硝黃知母黑柴茺, 虛宜鎭腎味知地, 山藥菟辛石決靈.

[註] 蟹睛之證, 烏睛努出如豆如珠, 形似蟹睛, 疼痛極甚, 澁淚羞明. 初起爲實, 硬而極痛. 久則爲虛, 軟而不疼. 總因肝·膽積熱衝睛, 腎中虛熱注目所致. 實者宜瀉肝湯. 虛者用鎭腎決明丸.

瀉肝湯方

車前子 地骨皮 芒硝 各一錢 大黃 知母 各一錢半 黑參 一錢 柴胡 二錢 茺蔚子 二錢

右爲粗末，以水二盞，煎至八分，去渣，空心溫服.

鎭腎決明丸方

五味子 半兩 知母 炒 生地黃 山藥 炒，各一兩半 菟絲子 一兩 細辛 半兩 石決明 煆，一兩

右爲細末，煉蜜爲丸，桐子大，空心茶清送三錢.

旋螺尖起歌

旋螺尖起如螺殼，烏睛色變極痛疼，殼形尖起色青黑，肝經積熱血瘀凝. 輕宜瀉腦防辛梗，赤芍天冬五味芜. 重者瀉肝硝黃桔，柴芩知母細車行.

[註] 旋螺外障，氣輪之內烏珠色變青白，如螺螄之殼，其色初青久黑，其形尖圓，乃肝經積熱亢極，瘀血凝滯所致. 輕者宜瀉腦湯. 重者用瀉肝飮子.

瀉腦湯方

防風 二錢 細辛 五分 桔梗 一錢 赤芍藥 一錢 天門冬 去心，一錢 五味子 五分 芜蔚子 二錢

右爲粗末，以水二盞，煎至一盞，食後去渣溫服.

瀉肝飮子

芒硝 大黃 桔梗 柴胡 黃芩 知母 炒 細辛 車前子 各一錢

右爲粗末，以水二盞，煎至一盞，食後去渣溫服.

努肉攀睛歌

努肉攀睛大眥起，初侵風輪久掩瞳，或癢或疼漸積厚，赤爛多年肺熱壅. 初起紫金膏點效，久宜鉤割熨烙攻，內服除風湯蔚桔，細辛連味大黃風.

[註] 努肉攀睛之證，起於大眥，初則漸侵風輪，久則掩過瞳人，或癢或痛，漸漸積厚. 此證多因赤爛年久，或肺經風熱壅盛所致. 初起可點紫金膏，努瘀自退. 久則堅韌難消，必須鉤割熨烙後，服除風湯.

除風湯方

芜蔚子 一錢 桔梗 一錢 細辛 五分 黃連 一錢 五味子 五分 大黃 一錢 防風 一錢

右爲末，以水二盞，煎至一盞，食後去渣溫服.

紫金膏 方見卷末

雞冠蜆肉歌

雞冠蜆肉內眥生，胃心積熱共肝風，或青或赤如雞蜆，輕侵風輪重掩瞳. 鉤割後服抽風桔，硝黃車黑細芩風，芜蔚丸芩石決黑，軍苓山藥地黃芜.

[註] 雞冠蜆肉之證，起於脾眥之內，或青或赤，如雞冠蜆肉之形，漸漸而長，從大眥侵及風輪，久則掩及全目. 此乃脾胃積熱，肝風上衝所致. 先宜用手法鉤割後，服抽風湯或芜蔚丸.

抽風湯方

桔梗 一錢 芒硝 一錢五分 大黃 一錢 車前子 一錢 黑參 一錢五分 細辛 一錢 黃芩 一錢五分 防風 二錢

右爲粗末，以水二盞，煎至一盞，食後去渣溫服.

芜蔚丸方

黃芩 一兩 石決明 煆，一兩 黑參 一兩 大黃 一兩 茯苓 一兩 山藥 炒，二兩 生地黃 一兩五錢 芜蔚子 二兩

右爲細末，煉蜜爲丸，桐子大，空心茶清下三錢.

神祟疼痛歌

神祟疼痛忽然發，胞熱睛疼緣肺肝，洗肝散用硝黃桔，梔子黃芩知母添，黑參熱甚加

歸地，外點還宜石燕丹.

[註] 神祟疼痛之證，平素無病，忽然發動，瞼皮火熱，睛珠如刺，極痛難當. 此肺肝風熱，上攻於眼，不可劆洗. 宜服酒調洗肝散，外點石燕丹.

酒調洗肝散方

朴硝 大黃 桔梗 梔子 黃芩 知母 炒 黑參 各等分

熱甚者，加生地黃·當歸尾.

右爲末，每服二三錢，溫酒調下，日服二次.

石燕丹 方見卷末

突起睛高歌

突起睛高珠腫疼，風熱毒火上衝睛，鍼後退熱桔梗飮，硝黃芜芎黑芩風，還睛五味參苓細，山藥車前防遠芜.

[註] 突起睛高之證，緣風熱火毒，上衝於眼，疼痛難忍，睛珠突高脹起. 宜先用鍼出其靑涎毒水，後服退熱桔梗飮子，用還睛丸調理可愈.

退熱桔梗飮子

桔梗 芒硝 大黃 芜蔚子 白芍藥 炒 黑參 黃芩 防風 各一錢

右爲粗末，以水二盞，煎至一盞，食後去渣溫服.

還睛丸方

五味子 半兩 人參 二兩 茯苓 一兩 細辛 半兩 山藥 一兩 車前子 防風 遠志 芜蔚子 各一兩

右爲細末，煉蜜丸，桐子大，空心茶淸送下三錢.

漏睛膿出歌

漏睛膿出瞼眥間，或流膿汁或淸涎，目無翳障不疼痛，風熱攻衝心火炎. 竹葉瀉經湯柴瀉，升麻竹葉草車前，黃芩草決川羌活，苓芍將軍梔子連.

[註] 漏睛膿出之證，生於瞼眥，或流膿水，或淌淸涎，目無翳障，不疼不痛. 乃風熱攻衝，心火上炎. 宜用竹葉瀉經湯主之.

竹葉瀉經湯方

柴胡 五分 澤瀉 四分 升麻 五分 靑竹葉 十片 甘草 炙, 五分 車前子 四分 黃芩 六分 草決明 四分 川羌活 五分 白茯苓 四分 赤芍藥 四分 大黃 六分 梔子仁 炒, 五分 川黃連 五分

右爲粗末，以水二盞，煎至一盞，食後溫服.

鶻眼凝睛歌

鶻眼凝睛睛突定，目珠脹硬痛難當，積熱上衝腦熱注，外用摩風鍼血良，內服瀉肝湯桔蔚，柴防芩黑共硝黃.

[註] 鶻眼凝睛之證，睛突於外，不能動轉，堅硬高努如鶻眼，脹滿疼痛難忍. 此積熱上衝，腦中風熱，壅注於目所致. 宜先用金鍼出血瀉毒，外敷摩風膏，內服瀉肝湯.

摩風膏 方見卷末

瀉肝湯方

桔梗 芜蔚子 柴胡 防風 黃芩 黑參 芒硝 大黃 各等分

右爲粗末，以水二盞，煎至一盞，食後去渣溫服.

倒睫拳毛歌

倒睫拳毛內刺睛，皮鬆弦緊癢兼疼，磣澁難開胞瞼爛，肝風脾熱兩相壅，細辛湯用知芜黑，軍細防風桔梗羚.

[註] 倒睫拳毛之證，由皮鬆弦緊，故拳毛倒入，內刺睛珠，磣澁難開，眼胞赤爛，癢而兼疼. 此乃脾熱肝風，合邪上壅所致. 宜用細辛湯，內淸邪熱，外散風邪也.

細辛湯方

知母 二錢 茺蔚子 二錢 黑參 一錢 大黃 一錢 細辛 一錢 防風 二錢 桔梗 一錢 羚羊角 鎊, 一錢

右爲粗末, 以水二盞, 煎至一盞, 食後去渣溫服.

胞肉膠凝歌

胞肉膠凝胞肉腫, 初小漸大摩隱瞳, 胃脾風熱上攻目, 通脾瀉胃熱風清.

[註] 胞肉膠凝之證, 睥中蠹肉壅起, 初小漸大, 摩隱瞳人, 眼胞濕爛, 眵淚膠粘. 此乃脾胃中邪風積熱, 上壅於目所致. 宜用通脾瀉胃湯, 散風淸熱, 兩解其邪.

通脾瀉胃湯 方見黃膜上衝下

兩眥赤脈歌

眥赤病屬心經火, 大眥多實小眥虛, 實者洗心散歸芍, 麻黃連芥大黃梔, 虛者九仙芩芥芍, 菊芎歸草芷通宜.

[註] 眥赤之證, 赤脈起於大眥者, 心經之實火也. 赤脈起於小眥者, 心經之虛熱也. 實者用洗心散, 兩解其實邪. 虛者宜九仙散, 淸降其虛熱也.

七寶洗心散方

當歸 一錢 赤芍藥 一錢 麻黃 八分 黃連 一錢 荊芥 八分 大黃 一錢 梔子 一錢

右爲粗末, 以水二盞, 煎至一盞, 食後去渣溫服.

九仙散方

黃芩 荊芥 赤芍藥 菊花 川芎 當歸 甘草 白芷 木通 各一錢

右爲粗末, 以水二盞, 煎至一盞, 食後服.

花翳白陷歌

花翳白陷在烏睛, 四圍漸起漫神瞳, 狀如棗花魚鱗翳, 肺肝風熱腦中衝, 知母飮子防風桔, 知母硝黃苓細茺.

[註] 花翳白陷者, 乃黑睛生翳, 風輪四圍漸起, 中間低陷, 其翳狀如棗花魚鱗之形, 烏睛或白或帶微黃. 此因肺肝積熱, 風邪上衝於腦所致. 宜用知母飮子.

知母飮子

防風 一錢五分 桔梗 一錢五分 知母 一錢 芒硝 一錢 大黃 一錢五分 茯苓 一錢 細辛 一錢 茺蔚子 一錢

右爲粗末, 以水二盞, 煎至一盞, 食後去渣溫服.

黑翳如珠歌

黑翳如珠黑睛上, 形如珠子黑而圓, 淚出羞澁疼痛甚. 大人肝腎虛風忽, 通明補腎丸可服. 小兒患此名眼疳, 羚羊角飮硝黃細, 知母羚防一倂煎.

[註] 黑翳如珠之證, 黑睛上有黑翳, 圓如珠子之形, 淚出羞澁難開, 疼痛極甚. 若大人患此證, 爲肝腎虛熱風邪, 宜用通明補腎丸. 小兒患此證, 爲實熱眼疳, 宜服羚羊角飮子, 泄其實熱也.

通明補腎丸 方見五風初患不足下

羚羊角飮子

芒硝 一錢 大黃 一錢 細辛 五分 知母 一錢 羚羊角 鎊, 一錢 防風 二錢

右爲粗末, 以水二盞, 煎至一盞, 食遠溫服.

釘翳根深歌

釘翳根深睛內生, 硬似釘頭極痛疼, 赤澁羞明時淚出, 肝心毒熱上衝瞳, 除熱飮子知

母桔，硝黃茺蔚黑芩風.

[註] 釘翳根深者，睛中翳黑，硬如釘子之形，其證疼痛赤澁，淚出羞明. 此乃肝·心毒熱，上攻睛瞳. 宜服除熱飮子，淸瀉其毒熱也.

除熱飮子

知母 二錢 桔梗 二錢 芒硝 一錢 大黃 一錢 茺蔚子 一錢 黑參 二錢 黃芩 二錢 防風 一錢

右爲粗末，以水二盞，煎至一盞，食後去渣溫服.

風牽喎僻歌

風牽喎僻瞼癢赤，陽明風熱刺睛明，內服排風蠍味蛇，天麻辛芍桔防風.

[註] 風牽喎僻之證，瞼皮癢赤，時時口眼相牽而動，此乃陽明風熱上壅所致. 宜先用鍼刺睛明穴，外泄其邪，後服排風散，內疏其風.

排風散方

乾蠍 五味子 烏蛇 各一錢 天麻 二錢 細辛 白芍藥 炒 桔梗 各一錢 防風 二錢

右爲細末，令匀，食後，米飮調下三錢.

冰瑕翳深歌

冰瑕翳深色微靑，橫貫烏睛珠癢疼，淚眵赤脈緣肝熱，石燕丹宜外點靈，內服茺蔚硝黃細，元芍知母殼防風.

[註] 冰瑕翳深之證，翳色靑白如冰，橫貫烏睛，其證或癢或疼，發歇無時，眵粘淚出，白睛赤脈，此乃肝經之熱. 宜外點石燕丹，內服茺蔚散.

石燕丹 方見卷末

茺蔚散方

茺蔚子 二錢 芒硝 一錢 大黃 一錢 細辛 五分 黑參 一錢 赤芍藥 一錢五分 知母 一錢 枳殼 一錢 防風 二錢

右爲粗末，以水二盞，煎至一盞，食遠溫服.

兩瞼粘睛歌

兩瞼粘睛眵癢疼，脾胃風濕熱甚成，菊花通聖硝黃桔，芍草荊歸膏薄芎，麻芩梔滑翹防朮，外加羌細菊蔓荊.

[註] 兩瞼粘睛之證，瞼內生瘡，眵淚癢痛，胞瞼粘合難開，此乃脾胃中風濕熱盛，合邪上攻. 宜用防風通聖散加羌活·菊花·細辛·蔓荊子，外散風邪，內淸邪熱.

菊花通聖散方

芒硝 五分 大黃 酒蒸, 五分 桔梗 一錢 白芍藥 炒, 五分 甘草 生, 一錢五分 荊芥穗 五分 當歸 五分 石膏 一錢 薄荷 五分 川芎 五分 麻黃 五分 黃芩 一錢 梔子 炒黑, 一錢 滑石 二錢 連翹 五分 防風 五分 白朮 炒, 五分

外加羌活·細辛·菊花·蔓荊子各五分.

右爲粗末，以水二盞，煎至一盞，食後去渣溫服.

玉翳浮滿歌

玉翳浮滿時或疼，風熱衝腦蓋瞳睛，洗刀通聖羌獨細，蒺元賊決蛻蔓靑.

[註] 玉翳浮滿之證，初起時，或疼痛，黑睛上翳如玉色，遮蓋瞳人，皆緣肝經熱極，風熱衝腦所致. 宜用洗刀散，除風熱而消翳膜也.

洗刀散方

卽防風通聖散加羌活·獨活·細辛·蒺藜·元參·木賊·草決明·蟬蛻·蔓荊子·靑葙子各一錢.

膜入水輪歌

膜入水輪睛瘡後，瘡愈坐翳侵水輪. 肺肝虛熱大腸燥，日久失治傷瞳神. 退熱飮軍茺蔚黑，辛防五味桔黃芩.

[註] 膜入水輪者，因黑白睛上生瘡而起，愈後瘡痕不沒，漸生翳膜，侵入水輪，此乃肝

經積熱, 大腸燥滯, 邪熱上逆所致. 宜用退熱飮子, 淸降其熱.

退熱飮子

大黃 一錢 茺蔚子 二錢 黑參 一錢 細辛 一錢 防風 二錢 五味子 五分 桔梗 二錢 黃芩 二錢

右爲粗末, 以水二盞, 煎至一盞, 食後去渣溫服.

逆順生翳歌

逆順生翳上下生, 順則下垂逆上衝, 鉤割後用知母飮, 知味軍芩車桔茺.

[註] 逆順生翳之證, 從上垂下, 侵入黑睛爲順, 從下衝上, 侵入黑睛爲逆. 順則易安, 逆則難治. 並宜手法鉤割去其翳膜, 後服知母飮子, 淸其內熱.

知母飮子

知母 炒, 二錢 五味子 五分 大黃 一錢 黃芩 一錢 車前子 二錢 桔梗 一錢 茺蔚子 二錢

右爲粗末, 以水二盞, 煎至一盞, 食後去渣溫服.

風牽瞼出歌

風牽瞼出瞼皮翻, 胞瞼俱紅眵淚漣. 胃經積熱肝風盛, 劆洗去瘀病可痊. 後服黃芪湯蔚骨, 防芩苓草大黃煎.

[註] 風牽瞼出之證, 乃瞼皮翻出向外, 上下胞瞼俱赤, 眵淚淋漓, 皆緣胃經積熱, 肝有風邪. 宜先用劆洗去瘀, 後服黃芪湯, 淸熱散邪也.

黃芪湯方

黃芪 一錢 茺蔚子 二錢 地骨皮 一錢 防風 一錢五分 黃芩 一錢 茯苓 一錢 甘草 五分 大黃 一錢

右爲粗末, 以水二盞, 煎至一盞, 食後去渣溫服.

瞼生風粟椒瘡歌

椒瘡風粟瞼胞生, 多淚難睜摩澁疼, 脾經風熱粟黃軟, 脾經濕熱椒硬紅. 劆洗後用淸脾飮, 知母翹軍生地風, 黃芩元粉黃連桔, 陳皮荊芥黑參靈.

[註] 椒瘡風粟之證, 或起於瞼邊, 或生於胞內, 皆淚多難睜, 沙澁摩睛疼痛. 粟瘡如粟, 其形黃軟, 屬脾經風熱而成. 椒瘡如椒, 其形紅硬, 屬脾經濕熱而成. 並宜劆洗出血, 服除風淸脾飮, 椒瘡倍芩連生地, 風粟倍荊芥防風.

除風淸脾飮

知母 連翹 大黃 生地黃 防風 黃芩 元明粉 黃連 桔梗 陳皮 荊芥穗 黑參 各等分

右爲粗末, 以水二盞, 煎至一盞, 去渣食遠溫服.

混睛歌

混睛初起白睛混, 漸生赤脈遮瞳睛, 或混白膜漫珠上, 白忌苔光赤散紅, 先癢後疼隱澁淚, 肝臟毒風劆洗通, 後服地黃生熟地, 蒺藜當歸甘草通, 黃連木賊烏犀角, 羌活元參軍穀精.

[註] 混睛之證, 初起白睛混赤, 漸生赤脈, 遮漫烏睛, 或白或赤漫珠一色, 白忌光滑如苔, 赤忌赤脈外散, 其證初起則先癢後痛, 漸致磣澁淚出, 羞明隱痛, 視物昏朦, 此乃肝臟毒風與瘀血上凝所致. 先宜劆洗去瘀, 後服地黃散, 外點摩障靈光膏.

地黃散方

生地黃 七錢 熟地黃 焙乾, 七錢 白蒺藜 炒, 四錢 當歸 七錢 甘草 炙, 五錢 木通 五錢 黃連 酒炒, 五錢 木賊 五錢 烏犀角 鎊, 五錢 羌活 五錢 元參 五錢 大黃 七錢 穀精草 五錢

右爲細末, 令勻, 每服三錢, 煮羊肝汁, 食遠調服.

摩障靈光膏 方見卷末

被物撞破歌

被物撞破珠脹痛，腫閉胞青劆洗良，外塗生地地黃散，芎地羚軍芍殼香.

[註] 被物撞破者，或因打撲，或因撞損，睛珠脹痛，眼胞青紫，腫閉難開. 先宜劆洗散瘀，外敷搗爛生地黃膏，內服生地黃散.

生地黃散方

川芎 生地黃 羚羊角 大黃 赤芍藥 枳殼 木香 各一錢

右爲粗末，以水二盞，煎至一盞，食後去渣溫服.

撞刺生翳歌

撞刺生翳遺刺痕，日久血瘀障翳生，赤脈澁疼經效散，柴軍歸芍草犀同.

[註] 撞刺生翳之證，或被竹木簽刺成瘡，因治療不淨，留痕日久，瘀血凝積，遂生翳膜，赤脈滿目，澁痛淚出. 宜用經效散，清熱散瘀也.

經效散方

柴胡 二錢 大黃 一錢 當歸尾 一錢 赤芍藥 一錢 甘草梢 五分 犀角 一錢

右爲粗末，以水二盞，煎至一盞，食後去渣溫服.

痛如鍼刺歌

痛如鍼刺心火熾，睛珠如同鍼刺疼，頭疼目眩眼系急，鍼後八正草梔燈，桑車扁蓄滑生地，竹葉生軍瞿麥通.

[註] 痛如鍼刺，乃心經毒火上熾，睛珠忽然極痛，猶如鍼刺，微帶頭疼目眩，眼系緊急. 先宜火鍼刺太陽穴，外散其邪. 後服加味八正散，內泄其熱也.

加味八正散方

甘草 梔子 燈心草 桑白皮 車前子 扁蓄 滑石 生地黃 苦竹葉 大黃 瞿麥 木通 各等分

右爲粗末，以水二盞，煎至一盞，食後去渣溫服.

眼癢歌

眼癢皆因肝膽風，癢生眥瞼黑白睛. 外用廣大重明洗，內服荊防羌烏芎.

[註] 眼癢之證，皆因肝·膽二經風邪衝發所致. 或在瞼邊眥內，甚則癢連睛珠，癢極難忍. 外以廣大重明湯熏洗，內服驅風一字散，疏散風邪.

廣大重明湯 方見卷末

驅風一字散方

荊芥穗 五錢 防風 二兩五錢 羌活 二兩五錢 川烏 炮, 五錢 川芎 五錢

右爲細末，令勻，每服二錢，食後薄荷湯調下.

衝風淚出歌

風淚初起冬月甚，久則冬夏淚濛濛. 肝虛冷淚不疼赤，實則熱淚腫紅疼. 虛用補肝歸白芍，蒺芎熟地木賊風. 實用茶調荊薄草，賊防羌決菊膏芎.

[註] 衝風淚出之證，見風淚出，初起則冬月甚，夏月輕，久則冬夏皆然，此乃肝臟虛風邪熱所致. 若淚冷不赤不痛爲虛，宜用補肝湯. 淚熱腫赤疼痛爲實，宜用川芎茶調散.

止淚補肝散方

當歸 二錢 白芍藥 炒, 一錢 蒺藜 一錢 川芎 五分 熟地黃 二錢 木賊 一錢 防風 一錢

右爲粗末，以水二盞，煎至一盞，食遠去渣溫服.

川芎茶調散方

荊芥 薄荷 甘草 炙 木賊 防風 羌活 石決明 煅 菊花 石膏 川芎 各一兩

右爲細末, 令勻, 每服三錢, 食後茶淸調下.

風赤瘡痍歌

風赤瘡痍眥瞼生, 黑睛端好瞼爛紅, 脾經風熱宜急治, 久生翳膜遮瞳睛. 加減四物湯生地, 苦參牛蒡薄荷風, 當歸赤芍天花粉, 連翹荊芥穗川芎.

[註] 風赤瘡痍者, 起於兩眥, 其黑睛則端然無恙, 惟瞼邊爛而紅赤. 此乃脾經風熱上攻所致, 宜急治之, 久則恐生翳膜, 遮蓋睛瞳, 用加減四物湯.

加減四物湯方

生地黃 苦參 牛蒡子 薄荷 防風 當歸 赤芍藥 天花粉 連翹 荊芥穗 川芎 各一錢

右爲粗末, 以水二盞, 煎至一盞, 食後去渣溫服.

暴風客熱歌

暴風客熱胞腫疼, 淚多癢赤脹白睛. 原於肺熱召風鬱, 菊花通聖可收功.

[註] 暴風客熱者, 胞腫疼痛, 淚多癢赤, 白睛脹起. 此證原於肺客邪熱, 外召風邪. 先宜劆洗, 後用菊花通聖散, 內淸邪熱, 外散風邪也.

菊花通聖散 方見兩瞼粘睛下

傷寒熱病後患目歌

傷寒餘熱過食辛, 瞳散黑花溢淚頻, 紅腫痛用生犀飮, 羚防芩桔知苓參.

[註] 傷寒熱病後患目者, 因餘熱未淸, 過食辛熱, 兩熱合邪, 以致瞳人散大, 時見黑花, 隱澁淚多, 紅腫疼痛. 宜用生犀飮, 淸解其熱也.

生犀飮

生犀角 二錢 羚羊角 一錢 防風 一錢 黃芩 一錢 桔梗 一錢五分 知母 一錢 茯苓 一錢 人參 一錢

右爲粗末, 以水二盞, 煎至一盞, 食後去渣溫服.

肝虛積熱歌

肝虛積熱頻發歇, 起初紅腫痛羞明, 年深生翳漸昏暗, 靑葙丸用菟絲茺, 生地靑葙防五味, 黑柴澤瀉細車苓.

[註] 肝虛積熱之證, 時發時歇, 初則紅腫疼痛, 澁淚難開. 久則漸重, 遂生翳膜, 視物昏暗. 宜用靑葙子丸治之.

靑葙丸方

菟絲子 一兩 茺蔚子 一兩 生地黃 二兩 靑葙子 二兩 防風 一兩 五味子 三錢 黑參 一兩 柴胡 一兩 澤瀉 一兩 細辛 三錢 車前子 一兩 茯苓 一兩

右爲細末, 煉蜜爲丸, 桐子大, 空心茶淸送下三錢.

因他患後生翳歌

因患病後生雲翳, 赤爛日久翳遮瞳, 心無黃赤猶能見, 羊肝丸蒺菊川芎, 決地楮槐連五味, 荊歸甘草蕤仁風.

[註] 因患他病後生翳者, 爲患後生翳也. 初則赤爛, 日久漸生雲翳, 遮蔽瞳人, 視無所見. 醫者當細看翳心, 若不黃赤, 猶能通三光者, 可治. 宜常服羊肝丸可愈.

羊肝丸方

雄羊肝 一具 白蒺藜 炒去刺, 一兩 菊花 去梗葉, 一兩 川芎 三錢 石決明 一兩 生地黃 一兩 楮實子 五錢 槐角 炒, 五錢 黃連 五錢 五味子 五錢 荊芥穗 二錢五分 當歸尾 五錢 甘草 五錢 蕤仁 去殼油, 七錢 防風 二錢

右爲細末, 雄羊肝一具, 滾水沸過, 和前藥, 搗爲丸, 如桐子大. 每服五六十丸, 空心薄荷湯下.

睥生痰核歌

睥生痰核痰火結，核形如豆堅不疼，失治成瘻流膿血，防風散結芷芩風，黑桔前胡陳赤芍，浙貝蒼朮花粉同.

[註] 睥生痰核之證，因痰火結聚而成，生於胞外，皮內核形如豆，堅硬不疼，宜用防風散結湯，化痰散熱. 若久而不治，漸長爲瘻，破則成漏，爲難治矣.

防風散結湯方

白芷 黃芩 防風 黑參 桔梗 前胡 陳皮 赤芍藥 浙貝母 蒼朮 天花粉 各八分

右爲粗末，以水二盞，煎至一盞，食後去渣溫服.

天行赤眼歌

天行赤眼四時生，傳染熱淚腫赤疼，受邪淺深隨人化. 驅風散熱飮防風，牛蒡將軍羌赤芍，連翹梔薄草歸芎.

[註] 天行赤眼者，四時流行風熱之毒，傳染而成，老幼相傳，沿門逐戶，赤腫澁淚，羞明疼痛，受邪淺深，視人强弱，强者先愈，弱者遲愈. 宜用驅風散熱飮，風盛倍羌防，熱盛倍大黃.

驅風散熱飮

防風 牛蒡子 炒研 大黃 酒浸 羌活 赤芍藥 連翹 梔子 炒 薄荷 各一錢 甘草 五分 當歸尾 川芎 各一錢

右爲粗末，以水二盞，煎至一盞，食後去渣溫服.

小兒靑盲歌

小兒靑盲胎受風，瞳子端然視物蒙. 明目羊肝桂柏味，細菊羌連白朮同.

[註] 小兒靑盲者，因胎受風邪，生後瞳人端好，黑白分明，惟視物不見，有時夜臥多驚，嘔吐痰涎黃汁. 宜用鎭肝明目羊肝丸，久服可愈.

鎭肝明目羊肝丸方

羯羊肝 用新瓦盆焙乾，如大只用一半，竹刀切片，一具 官桂 柏子仁 五味子 細辛 菊花 羌活 各五錢 黃連 炒，七錢 白朮 五錢

右爲細末，煉蜜爲丸，如桐子大，沸湯研調，空心服一錢.

胎風赤爛歌

胎風赤爛緣胎熱，目赤眵粘眥爛紅. 小防風湯羌梔草，歸尾將軍赤芍風.

[註] 胎風赤爛之證，因在母腹，其母過食辛熱，或生後，乳母過食辛熱，致令小兒雙目盡赤，眵淚膠粘，四眥濕爛. 宜用小防風湯治之.

小防風湯方

羌活 梔子 甘草 當歸尾 大黃 赤芍藥 防風 各五分

右爲粗末，以水一盞半，煎至五分，空心溫服.

癍瘡入眼歌

小兒癍瘡入眼中，赤腫難開澁淚疼，久生雲翳如銀色，肝經餘熱上衝睛，紅花散用草歸地，赤芍軍翹紫草紅.

[註] 小兒癍瘡之證，因患痘時瘡生眼中，赤腫難開，澁淚羞明疼痛，久則生翳如銀色. 此乃痘後，肝經餘熱上攻睛瞳所致. 宜用紅花散，淸熱散瘀，其證自愈.

紅花散方

甘草 當歸尾 生地黃 赤芍藥 大黃 連翹 紫草 紅花 各五分

右爲粗末，燈心草十莖，竹葉十片爲引，以水一盞半，煎至五分，食遠去渣溫服.

轆轤轉關歌

轆轤轉關肝風盛，旋轉睛珠轆轤同，輕則

瞳斜重反背，初起鉤藤飮蠍芎，參防二麻殭蠶草，後服天冬飮赤苓，羌活天冬五味子，人參知母蔚防風.

[註] 轆轤轉關之證，因肝經風邪壅盛，以致二目睛珠旋轉不定，與轆轤相同，輕則瞳人偏斜，重則瞳人反背．初起宜用鉤藤飮，疏散風邪．定後用天門冬飮，調理卽愈.

鉤藤飮

鉤藤 五分 全蠍 炒去毒, 一錢 川芎 人參 防風 各七分 麻黃 三分 天麻 七分 殭蠶 炒, 一錢二分 甘草 炙, 三分

右爲粗末，以水二盞，煎至一盞，去渣，不拘時服.

天門冬飮

赤茯苓 七分 羌活 七分 天門冬 一錢 五味子 五分 人參 七分 知母 一錢 茺蔚子 一錢 防風 五分

右爲粗末，以水二盞，煎至一盞，食後去渣溫服.

小兒生贅歌

小兒生贅生瞼內，初小漸大隱摩瞳，赤澁淚多脾胃熱，鉤割劆洗去瘀紅，淸胃散用車前子，膏軍柴桔黑芩風.

[註] 小兒生贅之證，生於眼胞之內，初起如麻子，久則漸長如豆，隱摩瞳人，赤澁淚出．此乃脾胃積熱上壅所致．先用手法或鉤割或劆洗，散去外瘀．後用淸胃散，淸其內熱.

淸胃散方

車前子 石膏 大黃 柴胡 桔梗 黑參 黃芩 防風 各一錢

右爲粗末，以水二盞，煎至一盞，食後去渣溫服.

小兒疳眼歌

小兒疳眼肝脾病，腫疼澁淚翳遮瞳，咬甲揉鼻合面臥，肥兒神麥荑連同.

[註] 小兒疳眼者，初因飮食傷脾，久則肝熱上衝，腫痛難開，隱澁淚多，漸生白膜，雲翳遮睛．外則擣眉咬甲揉鼻，喜合面而臥，不喜擡頭．宜用四味肥兒丸，久服卽效.

四味肥兒丸方

神麯 炒 麥芽 炒 蕪荑 黃連 炒, 各等分

右爲細末，令勻，水糊爲丸，桐子大，每服一錢，空心白湯送下.

小兒通睛歌

小兒通睛因驚振，看東反西視斜偏，牛黃珠麝竺金黛，地龍蘇附珀油蠶.

[註] 小兒通睛之證，或因驚恐，或緣擊振，致雙目睛通，瞻視偏斜，看東反西，視左反右．急用牛黃丸，疏風鎭驚，久則卽成難治之證.

牛黃丸方

牛黃 三錢 珍珠 三錢 麝香 少許 天竺黃 三錢 金鉑 爲衣, 量加 靑黛 三錢 地龍 三錢 蘇合油 五錢 白附子 炮, 三錢 琥珀 三錢 香油 五錢 殭蠶 三錢

以上九味，各另研極細，共爲一處，用細甘草梢一兩煎汁，次入蘇合油香油兌均，和藥爲丸，黃豆大，金鉑爲衣，薄荷湯化下一丸．忌一切酒麵·辛熱·生痰等物.

眯目飛塵飛絲歌

眯目塵絲入目中，淚澁難開睛痛疼，初宜外治久生翳，酒調散用草歸芫，螵蛸赤芍蒼菊桔，翹麻羌活大黃同.

[註] 眯目者，或飛塵飛絲風吹入目也．其證淚多隱澁難開，睛珠疼痛，初得時，宜翻轉眼脾，用綿裹釵脚撥出眯物．若日久生雲翳者,

宜用酒調散治之.

酒調散方

甘草 當歸 芜蔚子 桑螵蛸 赤芍藥 蒼朮 菊花 桔梗 連翹 麻黃 羌活 大黃 各一兩

右爲細末, 每服三錢, 酒調下, 不拘時服.

補 遺

能遠怯近歌

近視昏蒙遠視明, 陽光有餘損陰精, 須用地芝丸枳殼, 菊花生地共天冬.

[註] 能遠怯近者, 謂視物遠則能見, 近則昏蒙也. 蓋由其人陽氣有餘, 陰精不足, 故光華散亂, 不能收斂於近也. 宜用地芝丸養陰, 久服則目自愈.

地芝丸方

枳殼 去穰 菊花 各三兩 生地黃 焙乾 天門冬 去心, 各四兩

右爲細末, 煉蜜爲丸, 桐子大, 每服百丸, 食後茶淸送下.

能近怯遠歌

近視淸明遠視昏, 陽光不足被陰侵, 定志丸用菖蒲遠, 硃砂人參白茯神.

[註] 能近怯遠者, 非生成近視, 謂平昔無此證, 忽視物近則明瞭, 遠則昏暗也, 由其人陰氣偏盛, 陽氣不足, 陽被陰侵, 是以光華不能發越於遠也. 宜定志丸補心壯神, 神足則自能遠視矣.

定志丸方

菖蒲 二兩 遠志 去心, 二兩 硃砂 研細另用, 三錢 人參 一兩 白茯神 一兩

右爲細末, 煉蜜爲丸, 桐子大, 以硃砂爲衣, 每服五十丸, 食後米飮湯送下.

瞳神散大歌

瞳神散大風輪窄, 邪熱蒸之風氣攻, 或因思怒痰寒瘧, 地黃丸內芍歸芎, 防己丹柴知二地, 丹參獨柏味寒芜.

[註] 瞳神散大者, 謂瞳神散大, 風輪反爲窄窄一周, 甚則一周如線. 乃邪熱內蒸, 風氣上攻所致, 亦有因憂思氣怒, 痰火傷寒, 瘧疾經産敗血等證而成. 宜用地黃丸.

地黃丸方 一名, 羌活退翳丸

白芍藥 酒炒, 一兩三錢 當歸身 酒炒, 五錢 川芎 酒洗, 三錢 防己 酒製, 二錢 牡丹皮 酒洗, 三錢 柴胡 三錢 知母 鹽水炒, 三錢 熟地黃 焙, 八錢 生地黃 八錢 丹參 五錢 獨活 三錢 黃柏 酒製, 五錢 五味子 三錢 寒水石 三錢 芜蔚子 五錢

右爲細末, 煉蜜爲丸, 桐子大, 每服三錢, 空心白滾湯送下.

瞳神縮小歌

瞳神縮小如鍼簪, 勞傷精血損腎肝, 視不甚昏微隱澁, 淸腎抑陽黃柏連, 草決苓歸生地芍, 獨活知母枸杞寒.

[註] 瞳神縮小者, 謂瞳神漸漸縮小如簪脚, 甚則如鍼. 乃淫欲勞傷精血, 虧損腎肝二經所致. 其證視物不甚昏, 惟覺羞明隱澁. 宜用淸腎抑陽丸, 壯水以制陽也.

淸腎抑陽丸方

黃柏 鹽水製, 二兩 黃連 酒炒, 二兩 草決明 炒, 一兩 白茯苓 二兩 當歸 酒洗炒, 一兩 生地黃 二兩 白芍藥 酒炒, 一兩 獨活 八錢 知母 鹽水製, 二兩 枸杞子 二兩 寒水石 另研, 二兩

右爲細末, 煉蜜爲丸, 如桐子大, 每服三錢, 空心白滾湯送下.

乾澁昏花歌

乾澁昏花肝腎病，酒色勞瞻思慮傷，四物五子車前子，覆盆枸杞菟絲當，熟地川芎芍地膚，五膽膏宜外點良.

[註] 乾澁昏花者，謂目覺乾澁不爽，視物昏花也. 此乃肝腎俱傷之候. 或因嗜酒恣欲，或勞瞻竭視，或思慮太過，皆成此證. 宜用四物五子丸，滋陰養水，略帶抑火，以培其本也.

四物五子丸方

車前子 酒蒸 覆盆子 枸杞子 菟絲子 酒煮爛 當歸 酒洗 熟地黃 川芎 白芍藥 地膚子 各等分

右爲細末，煉蜜爲丸，桐子大，每服二錢，不拘時鹽湯送下.

五膽膏 方見卷末

白眼痛歌

白眼痛病不紅腫，紅絲赤脈沙澁疼，肺脾濕熱兼伏火，須辨赤脈三陽經. 桑皮湯澤元芩桔，菊草旋苓桑麥冬.

[註] 白眼痛者，俗呼爲害白眼. 其證不紅·不腫，沙澁疼痛，多生紅絲赤脈. 乃脾肺絡傷濕熱，兼氣分伏火上衝所致. 須看赤脈紅絲，以辨三陽. 從上而下者太陽也，羌活爲使. 從下而上者陽明也，升麻爲使. 從外至內者少陽也，柴胡爲使. 宜桑白皮湯主之.

桑白皮湯方

澤瀉 八分 元參 八分 黃芩 一錢 桔梗 七分 菊花 五分 甘草 二分半 旋覆花 一錢 茯苓 七分 桑白皮 七分 麥門冬 去心, 一錢

右爲粗末，以水二盞，煎至一盞，去渣溫服.

女子逆經歌

女子逆經血灌瞳，滿眼如朱努肉生，總因血熱經阻逆，通經蘇木大黃紅，芩連羌薄梔香附，生地歸芍賊草芎.

[註] 女子逆經之證，乃血逆上行，衝灌瞳人，以致滿眼赤澁，或生努肉，總由血熱經阻不行，因而上逆也，宜用通經散，破血通經，其血翳自退.

通經散方

蘇木 一兩 大黃 五錢 紅花 一兩 黃芩 二兩 黃連 羌活 薄荷 黑梔子 香附 生地黃 當歸 赤芍藥 木賊 甘草 川芎 各一兩

右爲粗末，令勻，每服五錢，以水一盞半，煎至七分，食後去渣溫服.

行經目痛歌

女子行經目澁疼，眩暈頭疼雲翳生，去血過多肝臟損，當歸補血薄羌芜，柴胡蒺藜菊防草，生地當歸白芍芎.

[註] 行經目痛者，女子遇經行之際，眼目澁痛，頭疼眩暈，腫澁難開，生翳於黑睛上，或如粟米，或花翳白陷. 此因經行去血過多，肝經虛損故也. 宜用當歸補血湯治之.

當歸補血湯方

薄荷 五分 羌活 五分 芜蔚子 一錢 柴胡 八分 蒺藜 一錢 菊花 八分 防風 八分 甘草 四分 生地黃 二錢 當歸 一錢五分 白芍藥 一錢 川芎 八分

右爲粗末，以水二盞，煎至一盞，食後去渣溫服.

妊娠目病歌

妊娠目病有餘證，須辨氣分血分醫，氣分旋螺瞳散大，天冬飲用茯苓知，羌活防風參五味，血分瘀血並凝脂，保胎芩芥歸芍草，連翹芎地縮陳皮.

[註] 妊娠目病者，爲有餘之證，有氣分·血分之別. 屬氣分者，多見旋螺瞳人散大，乃氣分之熱，宜天門冬飮. 屬血分者，多生瘀血，凝

脂翳障, 乃血分之熱, 宜用保胎清火湯以治之.

天門冬飮

天門冬 一錢五分 茯苓 一錢 知母 一錢五分 羌活 五分 防風 五分 人參 五分 五味子 五分

右爲粗末, 以水二盞, 煎至一盞, 食後去渣溫服.

保胎清火湯方

黃芩 一錢二分 荊芥穗 當歸身 白芍藥 各一錢 甘草 炙, 三分 連翹 一錢 川芎 八分 生地黃 縮砂仁 陳皮 各一錢

右爲粗末, 以水二盞, 煎至一盞, 食遠去渣溫服.

産後病目歌

産後患目血不足, 病有三因治可通, 思哭勞瞻多內障, 嗜辛厚味外障成. 外因頭風風爛濕, 四物補肝香附芎, 夏枯熟地歸芍草, 隨人加減可收功.

[註] 産後患目, 乃去血過多不足之證, 病雖有三因之別, 而治法可以加減變通. 內因者, 多緣思慮哭泣, 或竭視勞瞻, 致成內障, 須四物補肝湯, 倍熟地芎歸. 外因者, 因嗜辛辣厚味, 或因頭風, 致成風赤濕爛, 宜本方倍香附·川芎·夏枯草, 隨證加減以治之.

四物補肝湯方

香附 酒製, 一錢五分 川芎 一錢 夏枯草 二錢 熟地黃 焙乾, 四錢 當歸身 酒洗, 二錢 白芍藥 酒洗, 一錢五分 甘草 炙, 五分

右爲粗末, 以水二盞, 煎至一盞, 食遠去渣溫服.

附: 外治方

炊腫膏方

膩粉 少許 黃蠟 代赭石 研, 各五錢 細磁末 黃柏 細末 麻油 各一兩

右爲極細末, 入銅杓內, 入油蠟同煎爲膏, 塗患處.

紫金膏方

爐甘石 爐甘石入大銀罐內, 鹽泥封固, 用炭火 一炷香, 以罐通紅爲度, 取起爲末, 用黃連水飛過, 再入黃芩黃連黃柏湯內, 將湯煮乾, 以甘石如松花色, 四兩 黃丹 入鍋內, 炒黑色, 用草試之, 草灼提起, 如此三次, 研極細末, 水飛, 四兩 硼砂 研細飛過, 三錢 硃砂 研細飛過, 三錢 輕粉 五分 青鹽 水洗去泥, 五分 珍珠 三錢 白丁香 乳汁化開, 去渣, 五分 沒藥 五分 乳香 五分 海螵蛸 去皮研細, 二錢 枯礬 五分 硇砂 五分 當歸 研細, 五分 川芎 研細, 五分 黃連 研細, 五分 甘草 研細, 五分 麝香 五分 冰片 五分

如法炮製, 各研極細無聲, 用好白蜜十五兩, 入鍋內, 熬去沫, 只用白蜜十兩, 先下爐甘石攪勻, 次下黃丹攪勻, 再下諸藥, 不住手攪勻, 如紫金色, 不粘手爲度.

石燕丹方

爐甘石 爐甘石入大銀罐內, 鹽泥封固, 用炭火 一炷香, 以罐通紅爲度, 取起爲末, 用黃連水飛過, 再入黃芩黃連黃柏湯內, 將湯煮乾, 以甘石如松花色, 四兩 硼砂 銅杓內同水煮乾 石燕 琥珀 硃砂 水飛, 各取淨末一錢五分 鷹屎白 如無, 白丁香代之, 一錢 冰片 麝香 各分半

右爲極細末, 研至無聲, 每用少許, 水蘸點眼大眥.

枯澁無淚, 加熊膽·白蜜. 血翳, 加眞阿魏. 黃翳, 加雞內金. 風熱翳, 加蕤仁. 熱翳, 加珍珠·牛黃. 冷翳, 加附子尖雄黃. 老翳, 倍硼砂, 加猪胰子.

摩風膏方

黃連 細辛 當歸 杏仁 去皮尖, 爲霜 防風 松脂 各五錢 白芷 黃蠟 各一兩 麻油 四兩 先將蠟油熔化, 前藥共研爲細末, 慢火熬膏, 貼太陽穴.

摩障靈光膏方

黃連 剉如豆大一兩, 童便浸一宿, 曬乾爲末 黃丹 水飛, 三兩 當歸 酒洗, 二錢 麝香 五分 乳香 五分 輕粉 一錢 硇砂 一錢 白丁香 一錢 龍腦 一錢 海螵蛸 俱另研細末, 一錢 爐甘石 以黃連一兩, 煎水淬七次, 研細, 六兩

先用好白蜜十兩, 熬五七沸, 以淨紙搭去蠟面, 除黃丹外, 下餘藥, 用柳木攪勻. 次下黃丹再攪, 慢火徐徐攪至紫色, 却將乳香·麝香·輕粉·硇砂和勻, 入上藥內, 以不粘手爲度.

廣大重明湯方

防風 菊花 龍膽草 甘草 細辛 各等分

右爲粗末, 水一盞, 煎半盞, 去渣帶熱熏洗.

五膽膏方

猪膽汁 黃牛膽汁 羊膽汁 鯉魚膽汁 各二錢五分 白蜜 二兩 胡黃連 研末 靑皮 研末 川黃連 研末 熊膽 各二錢五分

上將諸藥末與蜜並膽汁和勻, 入瓷瓶內, 以細紙封頭牢繫, 坐飯甑中蒸, 待飯熟爲度.

御纂醫宗金鑑

編輯刺灸心法要訣

編輯刺灸心法要訣

九鍼原始歌

九鍼因何而有名，原於天地大數生，始於一而終於九，天地人時音律星，風野九九八十一，鍼應其數起黃鐘，皮肉筋脈聲陰陽，齒氣九竅關節通.

[註]『靈樞·九鍼篇』帝曰，九鍼焉生，何因有名. 岐伯曰，天地之大數也，始於一，終於九. 一法天，二法地，三法人，四法時，五法音，六法律，七法星，八法風，九法野. 九鍼者，聖人起天地之數，始於一而終於九，九而九之，九九八十一，以起黃鐘之數，鍼之數應之，而人之身形亦應之. 皮應天，肉應地，血脈應人，筋應時，聲應音，陰陽應律，齒面目應星，氣應風，九竅三百六十五絡應九野，此天人相通之道也. 故一鍼皮，二鍼肉，三鍼脈，四鍼筋，五鍼骨，六鍼調陰陽，七鍼益精，八鍼除風，九鍼通九竅，除三百六十五節氣，各有所主也.

九鍼式圖並九鍼主治法歌

一曰: 鑱鍼式圖

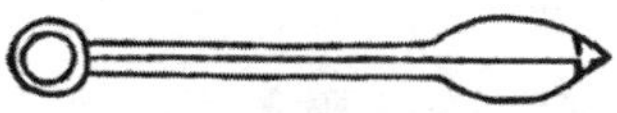

圖376

[註] 經之一曰，鑱鍼者，取法於巾鍼，去末寸半，卒銳之，長一寸六分. 鑱者，銳也. 卒者，尾也. 謂此鍼長一寸六分，上去末寸半，下只留一分之鋒，欲淺刺不令深入也.

鑱鍼主治法歌

鑱鍼卽今箭頭鍼，主刺皮膚邪肉侵，毋令深入瀉陽氣，邪正相安榮衛均.

[註] 鑱鍼卽今箭頭鍼也，主刺邪熱病在頭身皮膚之證. 毋令深入，深則有傷陽氣. 故必分許淺淺刺之，使邪去而正不傷，榮衛得和，則病除矣.

二曰: 員鍼式圖

圖377

[註] 經之二曰，員鍼者，取法於絮鍼，筒其身而卵其鋒，長一寸六分. 筒身卵鋒者，謂身直如竹筒，末鋒員如卵銳也.

員鍼主治法歌

員鍼取法於絮鍼，主治邪氣侵肉分，筒身卵鋒不傷正，利導分肉邪自平.

[註] 員鍼卽絮鍼也，主治邪氣在分肉之間. 蓋筒身卵鋒，利導分肉，能使邪氣行而不傷於肌肉之正氣也.

三曰: 鍉鍼式圖

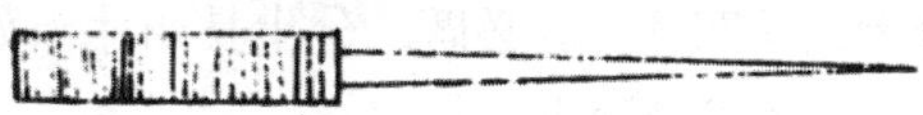

圖378

[註] 經之三曰, 鍉鍼者, 取法於黍粟之銳, 長三寸半. 黍粟之銳者, 員而微尖, 利於用補者也.

鍉鍼主治法歌

鍉鍼之銳如黍粟, 恐其深入傷肌肉, 按脈勿陷以致氣, 刺之邪氣使獨出.

[註] 鍉鍼之鋒, 如黍粟之銳, 主治邪在脈中. 不欲深入, 只按脈以候氣至, 刺脈中之邪氣, 使獨出也. 若深按陷至肌肉, 邪氣雖出, 而肌肉之正氣必傷矣.

四曰: 鋒鍼式圖

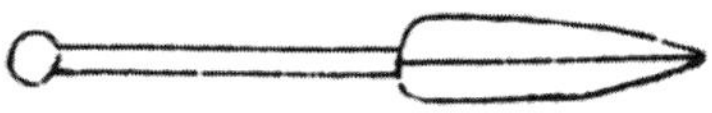

圖379

[註] 經之四曰, 鋒鍼者, 取法於絮鍼, 刃三隅, 長一寸六分, 其上去八分, 下留八分. 刃三隅者, 蓋直壯而銳, 可以瀉熱出血也.

鋒鍼主治法歌

鋒鍼卽今三稜名, 主刺瘤邪時氣壅, 發於經絡痼不解, 瀉熱出血榮衛通.

[註] 鋒鍼卽今三稜鍼, 主刺時氣瘟熱瘤邪也. 凡發於經絡中壅痼不解之病, 用三稜鍼之鋒利, 以瀉熱出血, 使經絡開通, 榮衛調和, 而壅痼之疾愈矣.

五曰: 鈹鍼式圖

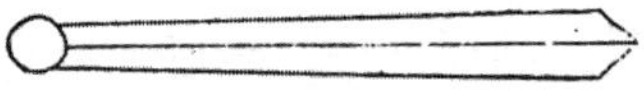

圖380

[註] 經之五曰, 鈹鍼者, 取法於劍鋒, 廣二分半, 長四寸. 其必廣二分半長四寸末如劍鋒者, 取其能開通也.

鈹鍼主治法歌

鈹鍼之鋒末如劍, 主刺寒熱兩相搏, 合而爲癰膿已成, 大膿一瀉卽時和.

[註] 鈹鍼之鋒末如劍者, 主刺寒熱相搏, 或邪氣鬱於榮衛, 凝滯不通, 發爲癰疽. 其膿已成, 用此開之, 以取大膿. 大膿瀉則陰陽和, 而癰熱愈矣.

六曰: 員利鍼式圖

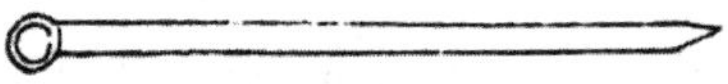

圖381

[註] 經之六曰, 員利鍼者, 取法於氂鍼, 微大其末, 反小其身, 長一寸六分. 其取法於氂者, 以毛之强者曰氂, 用其細健可稍深也.

員利鍼主治法歌

員利鍼形尖如氂, 主治虛邪客於經, 暴痺走注歷節病, 刺之經絡卽時通.

[註] 員利鍼, 尖其形如氂, 員而且銳. 主治虛邪客於經絡, 而爲暴痺與走注歷節疼痛等病. 以此刺之, 則經絡流通, 而虛邪自去矣.

七曰: 毫鍼式圖

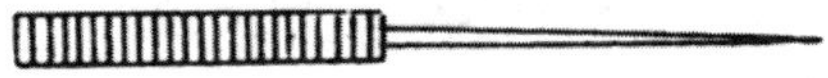

圖382

[註] 經之七曰, 毫鍼者, 尖如蚊虻喙. 取法於毫毛, 長一寸六分. 其必尖如蚊虻喙者, 取其微細徐緩也.

毫鍼主治法歌

毫鍼主治虛痺纏, 養正除邪在徐緩, 寒熱痛痺浮淺疾, 靜入徐出邪正安.

[註] 毫鍼者, 因取法於毫毛, 故名之也. 主刺邪客經絡而爲痛痺, 邪氣輕淺者也. 凡正氣

不足之人, 用此鍼刺之, 靜以徐往, 漸散其邪, 微以久留, 緩養正氣, 則寒邪痛痺浮淺之在絡者, 皆可平也.

八曰: 長鍼式圖

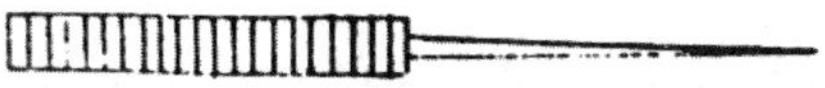

圖383

[註] 經之八曰, 長鍼者, 取法於綦鍼, 長七寸, 爲其可以取深邪遠痺也.

長鍼主治法歌

長鍼主治虛邪傷, 內舍骨解節腠殃, 欲取深邪除遠痺, 刺法得宜始可康.

[註] 長鍼卽今環跳鍼也. 主虛邪深入, 內舍於骨解腰脊節腠之間. 凡欲取深遠疼痛之邪, 必得身長末鋒之鍼, 如法以刺之, 方能使深邪出, 遠痺解, 而得安康也.

九曰: 大鍼式圖

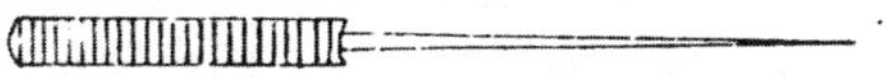

圖384

[註] 經之九曰, 大鍼者, 取法於鋒鍼, 其鋒微員, 長四寸, 尖形如梃, 粗而且巨, 可以瀉通機關也.

大鍼主治法歌

大鍼主刺周身病, 淫邪溢於肌體中, 爲風爲水關節痺, 關節一利大氣通.

[註] 大鍼者, 卽古人之燔鍼也. 凡周身淫邪, 或風或水, 溢於肌體, 留而不能過於關節, 壅滯爲病者, 以此刺之, 使關節利, 大氣通, 則淫邪壅於經絡, 風虛腫毒傷於肌體者, 皆可去也.

[按] 此九鍼, 皆本於『靈樞經』中大小·長短之法, 無有異也. 但細玩經中九鍼之用, 凡所取者, 皆言有餘之實邪, 則鍼之不宜於治虛也, 從可知矣.

行鍼次第手法歌

行鍼手法口訣多, 撮要編爲十二歌, 取穴持溫進指攝, 退搓撚留搖拔合.

[註] 十二字分次第手法歌訣, 始自三衢楊繼洲. 後之諸家, 口訣雖多, 皆不免於繁雜. 今撮其要, 仍編爲十二歌訣, 庶簡明切當, 便於後學.

一. 取穴歌

取穴先將爪切深, 須教毋外慕其心, 令彼榮衛無傷礙, 醫者方堪入妙鍼.

[註] 凡下鍼, 用左手大指爪甲, 重切所鍼之穴, 令氣血開, 教病者心專於內, 不要外馳, 然後下鍼, 使鍼不傷榮衛, 方堪入妙也.

二. 持鍼歌

持鍼之士要心雄, 手如握虎莫放鬆, 欲識機關三部奧, 須將此理再推窮.

[註] 凡下鍼之士, 須心小力雄, 以右手持鍼於穴上, 勢若握虎, 不敢放鬆, 著力旋插, 直至應止之處, 吸氣三口, 然後提鍼, 徐徐而用. 凡機關三才奧理, 欲識於心而行於鍼者, 須將此再三推窮可也.

三. 溫鍼歌

溫鍼之理最爲良, 口內溫和審穴方, 毋令冷熱相爭搏, 榮衛宣通始安祥.

[註] 凡下鍼, 必先將所用之鍼, 入於口中, 使之溫熱, 審定穴所, 方可與刺. 勿令冷熱相爭, 庶血氣調和, 而得安祥也.

四. 進鍼歌

進鍼理法取關機, 失經失穴最不宜, 陽經

取陷陰經脈，三思已定鍼之愈.

［註］凡下鍼，要病人神氣定，息數勻，醫者亦如之. 關機最密，切勿太忙，須細審經絡穴所在何部分，不可輕施其鍼，失於經絡穴所也. 如在陽部，必取筋骨間陷下之處，則不傷於筋骨. 如在陰分郄膕之內動脈相應間，則以爪重切經絡，少待片時，方可進鍼，而不傷於榮衛. 又必三思已定，然後下鍼，病可愈矣.

五. 指循歌

部分經絡要指循，只爲鍼頭不緊沈，推則行之引則止，調和血氣使來臨.

［註］凡下鍼，若氣不至，用指於所屬部分經絡之路，上下·左右推而行之，引而止之，往來循之，使氣血上下均勻，鍼下自然氣至沈緊，得氣卽瀉之意也.

六. 攝法歌

攝法原因氣滯經，大指爪甲切莫輕，以指攝鍼待氣至，邪氣流行鍼自輕.

［註］凡攝鍼者，因鍼下邪氣滯澁不行也. 隨經絡上下，用大指爪甲重切之，使正氣流行，則邪氣不能滯澁，而鍼下自覺活動矣.

七. 退鍼歌

退鍼手法理要知，三才訣內總元機，一部六數三吸氣，須臾疾病自然愈.

［註］凡退鍼，全在手法，三才之內，皆有要訣元機，不可不知. 如欲退鍼，必須緩緩而出，自地部退至人部，再漸退至天部，俱用少陰之六數瀉之，每一部六數，須要少停，三部共行三六一十八數，令病人吸氣三口，隨吸隨提，徐徐退至天部，其疾病自然除矣.

八. 搓鍼歌

搓鍼瀉氣最爲奇，氣至鍼纏莫就移，渾如搓線攸攸轉，急則纏鍼肉不離.

［註］搓鍼者，凡進·退·搓·撚，皆催其氣至以瀉邪氣也. 如覺鍼下氣緊，切勿就移，須用瀉法，但微微動轉，如搓線之狀，若轉之太緊，必至肉纏鍼頭，邪氣滯澁，而不能除矣.

九. 撚鍼歌

撚鍼指法不相同，一般在手兩般功，內外轉移行上下，助正伏邪疾自輕.

［註］凡撚鍼時，雖一般在手，而指法不同，故功有兩般也. 如欲治上，則大指向外撚，外撚者令其氣向上也. 如欲治下，則大指向內撚，內撚者令其氣至下也. 內撚爲之補，外撚爲之瀉. 如經絡向下者，轉鍼頭逆之則爲迎也. 經絡向上者，移鍼頭順之則爲隨也. 指法得宜，則正氣自復，而邪氣自退矣.

十. 留鍼歌

留鍼取氣候沈浮，出入徐徐必逗留，能令榮衛縱橫散，巧妙元機在指頭.

［註］留鍼者，凡出鍼至於天部，入鍼至於地部，須在皮膚肌肉間徐徐容留，令榮衛宣散，方可出鍼入鍼. 若出鍼太急，則血隨鍼出，反傷榮衛，其巧妙元機，全在指頭也.

十一. 搖鍼歌

搖鍼三部皆六搖，依次推排在指梢，孔穴大開無窒礙，邪氣退除病自消.

［註］搖鍼者，如出鍼三部欲瀉之際，每一部搖二三搖，多者不過六搖而已. 以指撚鍼，如扶人頭搖之之狀，使孔穴開大，無有窒礙，庶邪氣退除而病愈矣.

十二. 拔鍼歌

拔鍼之時切勿忙，閉門存神要精詳，不沈不緊求鍼尾，此訣須當韞錦囊.

［註］凡鍼畢拔鍼，最要精詳，不可輕率忙亂也. 如欲出鍼，須待鍼下氣緩，不沈不緊，

覺輕動滑快，方以右指撚住鍼尾，以左手大指按其鍼穴，及穴外之皮，令鍼穴門戶不開，神氣內存，然後拔鍼，庶不致於出血．此鍼家要訣，須當韞於錦囊也．

行鍼分寸法歌

行鍼分寸中指傳，屈指中節兩紋尖，男左女右童稚一，長短肥瘦審經權．

［註］行鍼取分寸法，以同身寸法爲準，男左手，女右手，以中指第二節，屈指兩紋尖，相去爲一寸，童稚亦如之．雖人身有長短，體有肥瘦，入鍼之分數不一，而身形之長者，其指節亦長，身形短者，其指節亦短，但隨其長短，以取分寸，則自準矣．肥人肌肉肥厚，血氣充滿，宜刺三分半．瘦人肌肉瘦薄，血氣未盛，宜刺二分．然雖如此，猶當有經有權，不可執一而論．如遇不肥不瘦之人，只在二三分之間，酌量取之可也．［圖385］

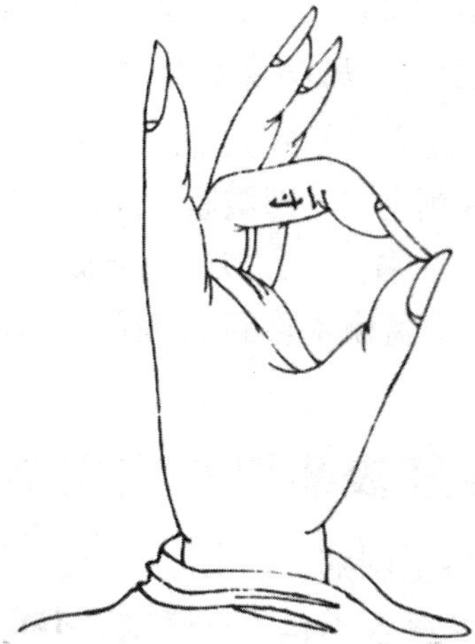

男左女右手，中指第二節·屈指兩紋尖相去爲一寸．取稻稈心量，或薄篾量，皆易折而不伸縮爲準，用繩則伸縮不便，故多不準．

圖385 中指定同身寸圖

十二經井滎兪經合原刺淺深歌

出井流滎注爲兪，行經入合臟兪原．春宜鍼滎夏鍼兪，秋宜鍼合冬井間．臟病鍼兪腑病合，臟腑有病皆鍼原．凡諸井穴肌肉淺，不宜深鍼自古傳．

［註］井·滎·兪·經·合·原，十二經穴名也．手足陽經有原穴，手足陰經無原穴，陰之兪穴，卽陰之原穴也．所出爲井，井者如水之出也．所流爲滎，滎者如水之流也．所注爲兪，兪者如水之注也．所行爲經，經者如水之行也．所入爲合，合者如水之會也．原者如水之源也．夫春鍼滎者，取絡脈在分肉間，刺之淺者也．夏鍼兪者，取孫絡在肌肉皮膚之上也．秋鍼合者，亦取絡脈在分肉間，故如春時之所刺．冬鍼井者，取絡脈孫絡之下，比他時所刺，則深而留之，以冬氣入臟故也．經原之原，手足陰陽之經，諸病皆宜刺之，但所刺有深有淺，不能枚擧．此四時鍼刺之大旨，自古相傳者也．

五臟井滎兪經合歌

太陰肺脈井少商，魚際之穴號滎鄕，太淵一穴名爲兪，經渠經合尺澤當．

太陰脾井隱白穴，流於大都滎來接，太白爲兪經商丘，陰陵泉與合爲穴．

少陰心脈井少衝，尋至少府卽名滎，神門一穴爲兪穴，經合靈道少海眞．

少陰腎脈井湧泉，然谷爲滎本天然，太谿爲兪經復溜，陰谷爲合踝前旋．

厥陰心包井中衝，掌中勞宮卽爲滎，大陵穴取名爲兪，間使經合曲澤終．

厥陰肝脈井大敦，行間之穴便爲滎，太衝之處爲兪穴，經合中封曲泉名．

六腑井滎兪原經合歌

陽明大腸井商陽，二間爲滎兪三間，合谷原經陽溪取，曲池爲合正相當.

陽明胃脈井厲兌，內庭爲滎須要會，陷谷名兪衝陽原，經合解谿三里位.

太陽小腸井少澤，流於前谷爲滎穴，後溪爲兪原腕谷，經合陽谷小海歇.

太陽膀胱井至陰，通谷爲滎亦穴名，束骨爲兪原京骨，崑崙爲經合委中.

少陽三焦井關衝，尋至液門號爲滎，兪原中渚陽池取，經合支溝天井中.

少陽膽脈井竅陰，俠溪爲滎是穴名，兪原臨泣丘墟穴，經歸陽輔合陽陵.

十二經表裏原絡總歌

臟腑有病均宜刺，原絡表裏相隨看. 肺原太淵大偏歷，大肺合谷列缺端. 脾原太白胃豐隆，胃脾衝陽公孫間. 心原神門小支正，小心腕骨通里邊. 腎原太谿膀飛揚，膀腎京骨大鐘班. 三焦陽池包內關，包原大陵焦外關. 膽原丘墟肝蠡溝，肝膽太衝光明閑.

[註] 凡臟腑有病，均可以刺之，即『難經』云，五臟六腑有病，皆取其原者是也. 蓋各經有所主之病，必隨其各經表裏，先主後客並刺之. 主者原穴也，客者絡穴也. 如手太陰肺經病，可刺本經裏之原穴，即太淵穴也，復刺大腸表之絡穴， 即偏歷穴也. 手陽明大腸經病，可刺本經表之原穴，即合谷穴也，復刺肺經裏之絡穴，即列缺穴也. 足太陰脾經病，可刺本經裏之原穴，即太白穴也，復刺胃經表之絡穴，即豐隆穴也. 足陽明胃經病，可刺本經表之原穴，即衝陽穴也，復刺脾經裏之絡穴，即公孫穴也. 手少陰心經病，可刺本經裏之原穴，即神門穴也，復刺小腸經表之絡穴，即支正穴也. 手太陽小腸經病，可刺本經表之原穴，即腕骨穴也，復刺心經裏之絡穴，即通里穴也. 足少陰腎經病， 可刺本經裏之原穴， 即太谿穴也，復刺膀胱經表之絡穴，即飛揚穴也. 足太陽膀胱經病，可刺本經表之原穴，即京骨穴也，復刺腎經裏之絡穴，即大鐘穴也. 手少陽三焦經病，可刺本經表之原穴，即陽池穴也，復刺心包絡經表之絡穴，即內關穴也. 手厥陰心包絡經病，可刺本經裏之原穴，即大陵穴也，復刺三焦經表之絡穴，即外關穴也. 足少陽膽經病，可刺本經表之原穴，即丘墟穴也，復刺肝經裏之絡穴，即蠡溝穴也. 足厥陰肝經病，可刺本經裏之原穴，即太衝穴也，復刺膽經表之絡穴，即光明穴也. 此十二經主病之原穴爲主，絡穴爲客，隨表隨裏之刺法也.

肺經表裏原絡穴主治歌

肺經原絡應刺病，胸脹溏瀉小便頻，灑翕寒熱欬喘短，木痛皮膚肩缺盆.

[註] 肺經裏之原穴太淵，大腸表之絡穴偏歷，二穴應刺之證，即胸脹，溏瀉，小便頻數，灑灑惡寒，翕翕發熱，欬嗽，喘促，短氣，皮膚， 肩背·缺盆痲木疼痛. 皆肺·大腸經病也. [圖386]

大腸經表裏原絡穴主治歌

大腸原絡應刺病， 大大指次次指不用肩臂疼，氣滿皮膚木不仁，面頰腮腫耳聾鳴.

[註] 大腸表之原穴合谷，肺經裏之絡穴列缺，二穴應刺之證，即手之大指次指不用肩臂疼痛，皮膚痲木不仁，面頰腮腫，耳鳴，耳聾，皆大腸·肺經病也. [圖387]

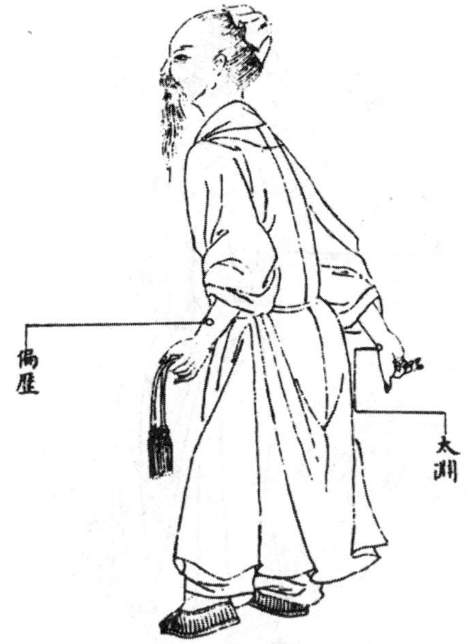

圖386 肺經表裏原絡穴圖

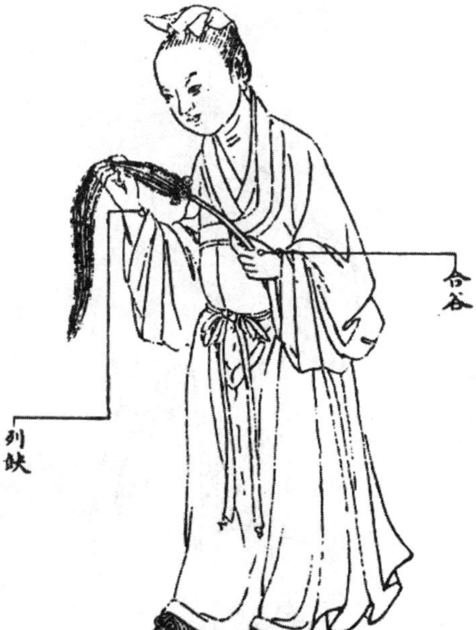

圖387 大腸經表裏原絡穴圖

脾經表裏原絡穴主治歌

脾經原絡應刺病, 重倦面黃舌强疼, 腹滿時痛吐或瀉, 善饑不食脾病明.

[註] 脾經裏之原穴太白, 胃經表之絡穴豐隆, 二穴應刺之證, 卽身重, 倦怠, 面黃, 舌强而疼, 腹滿時時作痛. 或吐·或瀉, 善饑而不欲食, 皆脾胃經病也. [圖388]

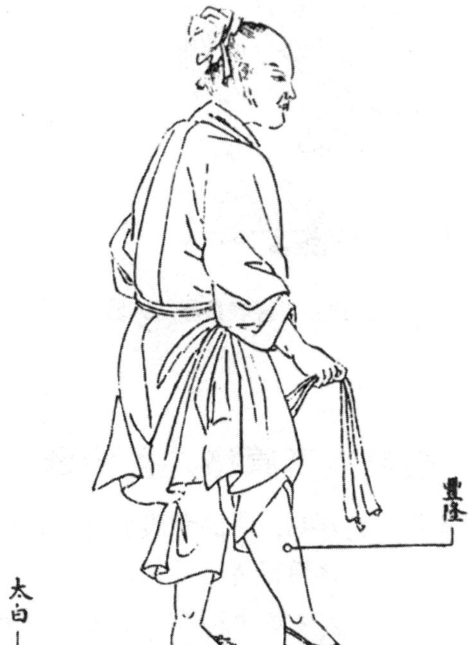

圖388 脾經表裏原絡穴圖

胃經表裏原絡穴主治歌

胃經原絡應刺病, 項膺股胻足跗疼, 狂妄高歌棄衣走, 惡聞煙火木音驚.

[註] 胃經表之原穴衝陽, 脾經裏之絡穴公孫, 二穴應刺之證, 卽項·頸·胸·膺·胯·股·脛·胻·足跗疼痛, 發狂妄言, 高歌棄衣而走, 惡煙火, 聞木音卽驚, 皆胃·脾經病也. [圖389]

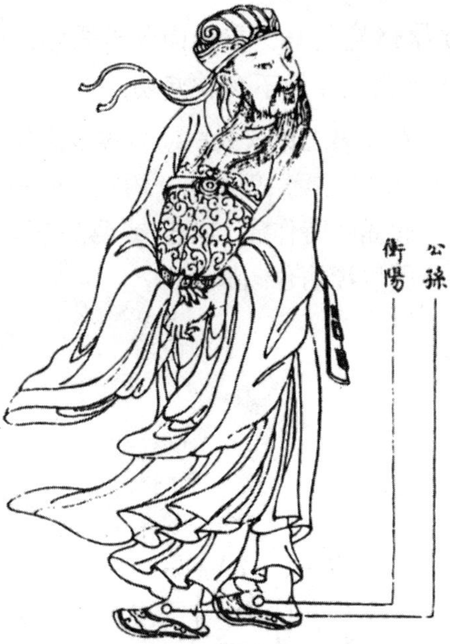

圖389 胃經表裏原絡穴圖

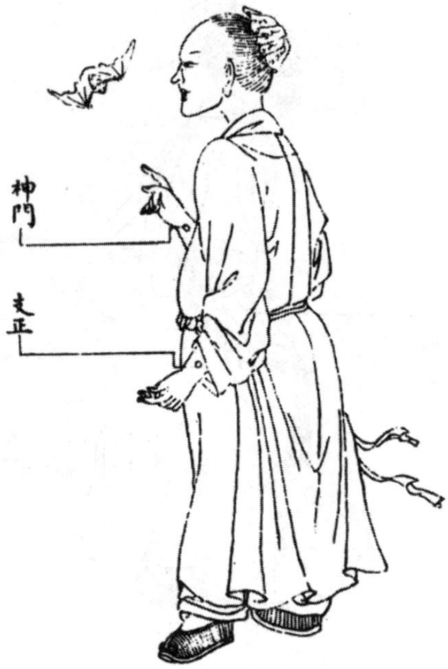

圖390 心經表裏原絡穴圖

心經表裏原絡穴主治歌

心經原絡應刺病, 消渴背腹引腰疼, 眩仆欬吐下泄氣, 熱煩好笑善忘驚.

[註] 心經裏之原穴神門, 小腸表之絡穴支正, 二穴應刺之證, 飲水卽消, 背腹引腰作痛, 眩暈仆倒, 上欬吐, 下泄氣, 熱而心煩, 好笑善忘, 多驚, 皆心與小腸經病也. [圖390]

小腸經表裏原絡穴主治歌

小腸原絡應刺病, 顴頷耳腫苦寒熱, 肩臑肘臂內外廉, 痛不能轉腰似折.

[註] 小腸表之原穴腕骨, 心經裏之絡穴通里, 二穴應刺之證, 卽顴頷耳腫, 苦寒熱, 肩·臑·肘·臂內外側痛, 不能轉動, 腰痛似折, 皆小腸·心經病也. [圖391]

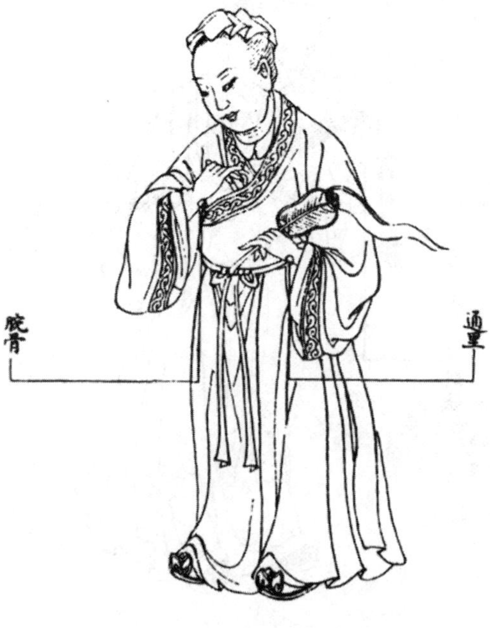

圖391 小腸經表裏原絡穴圖

腎經表裏原絡穴主治歌

腎經原絡應刺病，大小腹痛大便難，臍下氣逆脊背痛，唾血渴熱兩足寒.

[註] 腎經裏之原穴太谿，膀胱表之絡穴飛揚，二穴應刺之證，卽大腹·少腹·脊背疼痛，大便結燥，臍下氣逆上衝，口渴吐血，兩足寒冷，皆腎·膀胱經病也. [圖392]

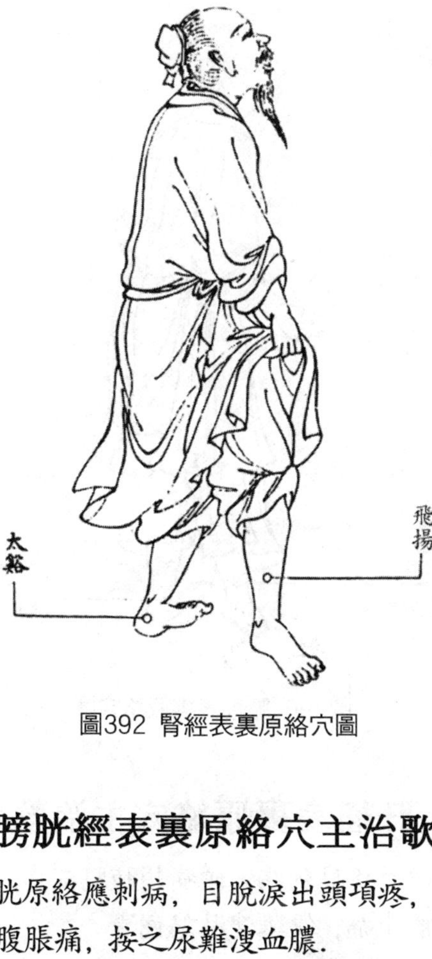

圖392 腎經表裏原絡穴圖

膀胱經表裏原絡穴主治歌

膀胱原絡應刺病，目脫淚出頭項疼，臍突大小腹脹痛，按之尿難溲血膿.

[註] 膀胱表之原穴京骨，腎經裏之絡穴大鐘，二穴應刺之證，卽目胞脫陷淚出，頭項疼痛，臍突·大腹·少腹脹痛，按之其尿難出，而溲血膿，皆膀胱·腎經病也. [圖393]

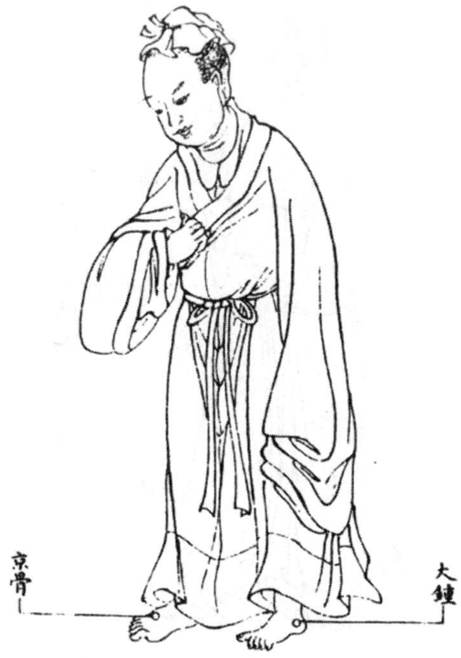

圖393 膀胱經表裏原絡穴圖

三焦經表裏原絡穴主治歌

三焦原絡應刺病，小指次指如廢同，目眥耳後喉腫痛，自汗肩臑內外疼.

[註] 三焦表之原穴陽池，心包裏之絡穴內關，二穴應刺之證，卽手之小指次指如廢而不能用，目眥·耳後·咽喉腫痛，自汗，肩臑內外側疼，皆三焦·包絡經病也. [圖394]

心包絡經表裏原絡穴主治歌

心包原絡應刺病，面紅目赤笑不休，心中動熱掌中熱，胸腋臂手痛中求.

[註] 心包裏之原穴大陵，三焦表之絡穴外關，二穴應刺之證，卽面紅目赤，好笑不休，心中動悸，內熱，手心熱，胸腋與臂手疼痛，皆心包絡·三焦經病也. [圖395]

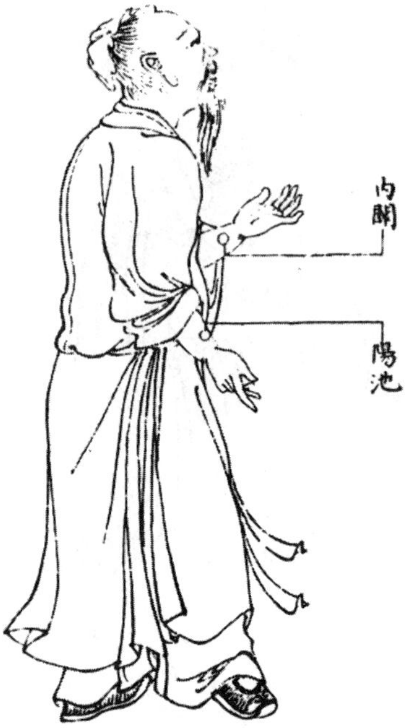

圖394 三焦經表裏原絡穴圖

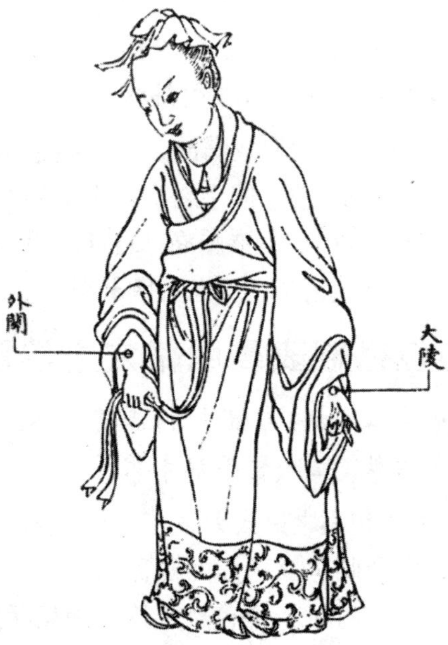

圖395 心包絡經表裏原絡穴圖

膽經表裏原絡穴主治歌

膽經原絡應刺病，口苦胸脇痛不寧，髀膝外踝諸節痛，太息馬刀俠瘤瘻.

[註] 膽經表之原穴丘墟，肝經裏之絡穴蠡溝，二穴應刺之證，卽口苦，胸·脇·髀·膝·外踝諸節疼痛，太息，馬刀瘻瘤，皆膽·肝經病也. [圖396]

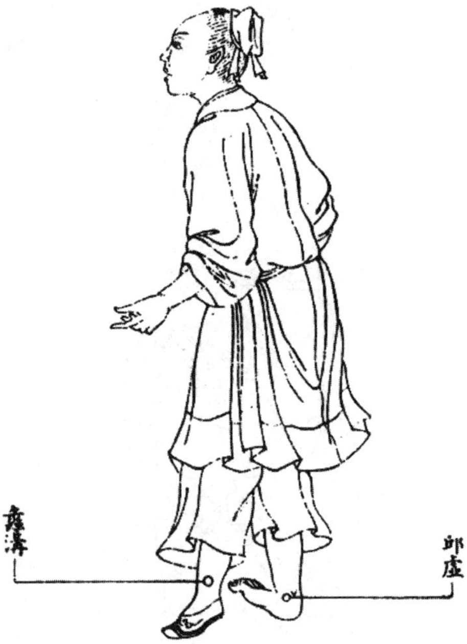

圖396 膽經表裏原絡穴圖

肝經表裏原絡穴主治歌

肝經原絡應刺病，頭痛頰腫脇疝疼，婦人少腹胞中痛，便難溲淋怒色青.

[註] 肝經裏之原穴太衝，膽經表之絡穴光明，二穴應刺之證，卽頭痛，頰腫，脇疝疼痛，婦人少腹胞中疼痛，大便難，小便淋，好怒色青，皆肝·膽經病也. [圖397]

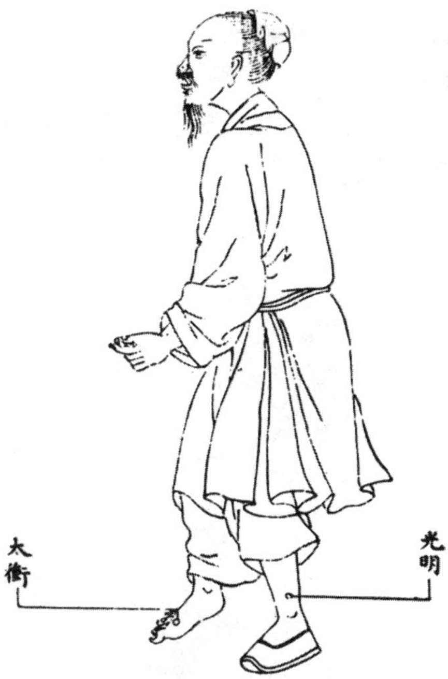

圖397 肝經表裏原絡穴圖

八脈交會八穴歌

公孫衝脈胃心胸, 內關陰維下總同, 臨泣膽經連帶脈, 陽維目銳外關逢, 後溪督脈內眥頸, 申脈陽蹻絡亦通, 列缺任脈行肺系, 陰蹻照海膈喉嚨.

[註] 公孫二穴, 是足太陰脾經穴也, 通於衝脈, 內關二穴, 此二穴是手厥陰心包絡穴也, 四穴通於陰維脈. 四經會合循行之處, 在胃心胸之間, 故主治胃與心胸之病也.

臨泣二穴, 是足少陽膽經穴也, 通於帶脈. 外關二穴, 此二穴是手少陽三焦經穴也, 四穴通於陽維脈. 四經會合連絡之處, 在於目銳眥·耳後·頰·頸·肩之間, 故主治目銳眥·耳後·頰·頸·肩之病也.

後溪二穴, 是手太陽小腸經穴也, 通於督脈. 申脈二穴, 此二穴是足太陽膀胱經穴也, 四穴通於陽蹻脈. 四經會合別絡之處, 在於目內眥·頸·項·耳·肩·膊·小腸·膀胱之間, 故主治目內眥·頸·項·耳·肩·膊·小腸·膀胱之病也.

列缺二穴, 是手太陰肺經穴也, 通於任脈. 照海二穴, 此二穴是足少陰腎經穴也, 四穴通於陰蹻脈. 四經會合系絡之處, 在於肺系·咽喉·胸膈之間, 故主治肺系·咽喉·胸膈之病也.

衝脈公孫穴主治歌

九種心疼病不寧, 結胸翻胃食難停, 酒食積聚腸鳴見, 水食氣疾膈臍疼, 腹痛脇脹胸膈滿, 瘧疾腸風大便紅, 胎衣不下血迷心, 急刺公孫穴自靈.

[註] 九種心疼者, 曰飲·曰食·曰風·曰冷·曰熱·曰悸·曰蟲·曰注·曰去來痛. 結胸者, 胸滿硬痛也. 翻胃者, 朝食暮吐, 食難停留也. 傷酒, 傷食, 積滯, 腸胃雷鳴, 水食, 氣疾, 膈間臍腹疼痛, 兩脇作脹, 胸膈滿悶, 瘧疾腸風, 大便下血, 以及婦人胞衣不下, 瘀血上攻迷心, 皆宜刺此公孫穴, 則立應也. [圖398]

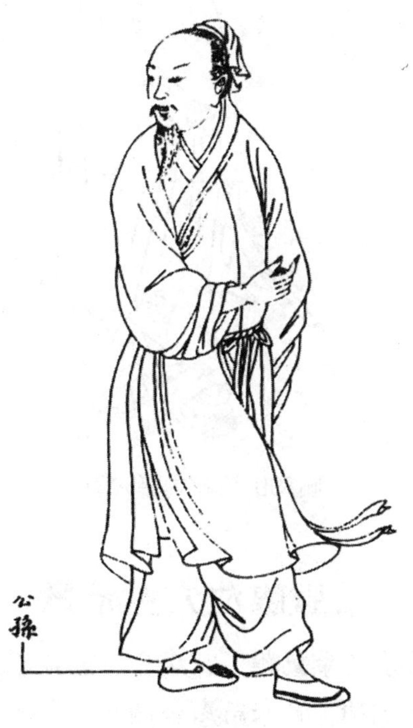

圖398 衝脈公孫穴圖

陰維內關穴主治歌

中滿心胸多痞脹，腸鳴泄瀉及脫肛，食難下膈傷於酒，積塊堅硬橫脇旁，婦女脇疼並心痛， 裏急腹痛勢難當， 傷寒不解結胸病，瘧疾內關可獨當.

[註] 中滿心胸痞脹，謂腹滿心胸痞脹不通快也. 腸鳴泄瀉，謂暴瀉脫肛也. 食難下膈傷於酒者，謂嘔吐食不能下，或因酒傷也. 積塊堅硬， 橫衝於脇， 婦女心脇疼痛， 裏急脹痛，傷寒結胸硬痛， 瘧疾， 裏實等病， 皆刺內關，無不愈矣. [圖399]

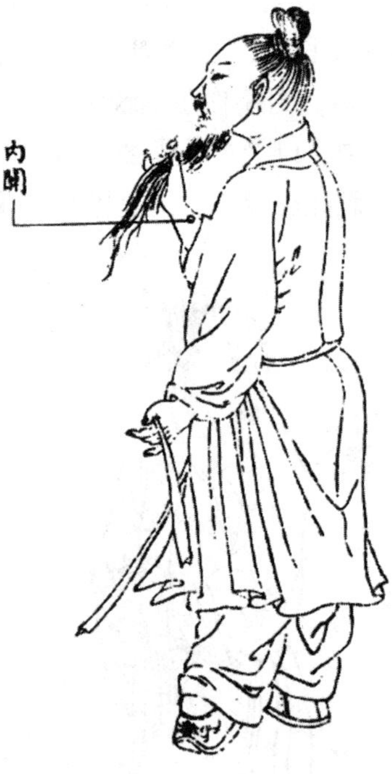

圖399 陰維內關穴圖

帶脈臨泣穴主治歌

中風手足擧動難，痲痛發熱筋拘攣，頭風腫痛連腮項，眼赤而疼合頭眩，齒痛耳聾咽腫證， 遊風搔癢筋牽纏， 腿疼脇脹肋肢痛，鍼入臨泣病可痊.

[註] 中風手足擧動難，謂手足不遂也. 若疼痛痲木拘攣，兼發熱者，風熱也. 頭風旋暈及腫痛連腮·項·目·牙齒·兩耳·咽喉皆赤腫痛，遊風搔癢，筋脈牽引，腰·脇·四肢與肋疼痛等證，皆宜刺此臨泣穴，立時有奇功也. [圖400]

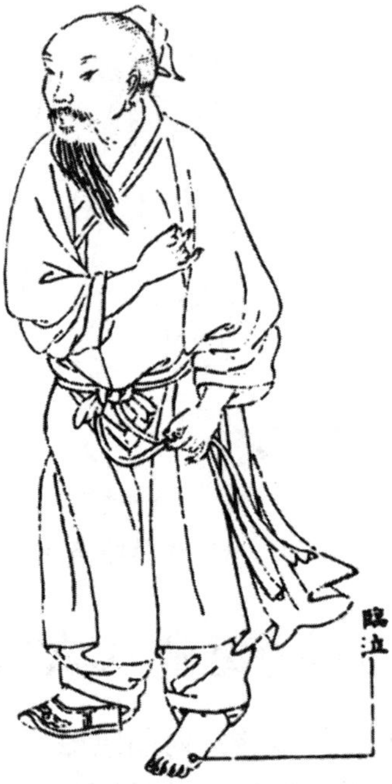

圖400 帶脈臨泣穴圖

陽維外關穴主治歌

肢節腫疼與膝冷，四肢不遂合頭風，背胯內外筋骨痛，頭項眉稜病不寧，手足熱痲夜盜汗， 破傷跟腫目睛紅， 傷寒自汗烘烘熱，惟有外關鍼極靈.

[註] 四肢骨節腫痛，兩膝痺冷，手足不遂，偏正頭風， 脊背·腰胯·筋骨·頭項·眉稜疼痛，手足發熱痲木，夜間盜汗，及破傷遊風，脚跟腫痛， 兩眼赤紅， 傷寒陽明自汗， 蒸熱烘烘，皆宜刺外關穴，其病立已. [圖401]

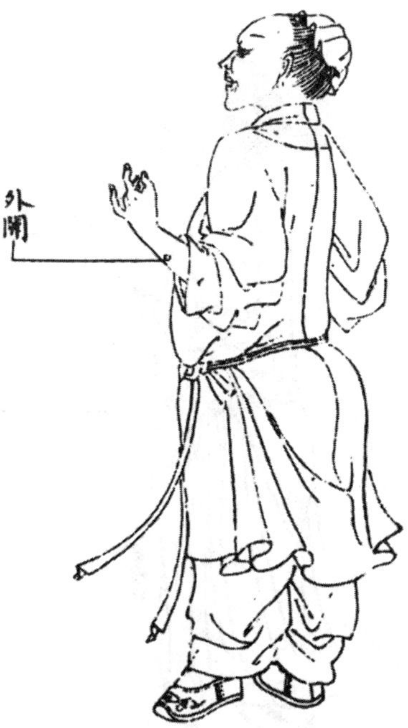

圖401 陽維外關穴圖

督脈後溪穴主治歌

手足拘攣戰掉眩, 中風不語並癲癎, 頭疼眼腫漣漣淚, 背腰腿膝痛綿綿, 項强傷寒病不解, 牙齒腮腫喉病難, 手足麻木破傷風, 盜汗後溪穴先砭.

[註] 手足拘攣者, 屈伸難也. 戰掉者, 手足顫搖不能握也. 眩者, 暈也. 中風卒然昏仆, 不能語言, 癲癎不省人事, 抽掣, 頭痛及暴發火眼, 熱淚常流, 行痺, 腿·膝·背·腰, 歷節周身疼痛, 項强, 傷寒感冒, 汗不出, 不能解, 上下牙齒·腮·齦·咽喉腫疼, 手足麻木不仁, 破傷受風, 寢汗等證, 先砭後溪穴, 開通脈道, 無不愈矣. [圖402]

陽蹻申脈穴主治歌

腰背脊强足踝風, 惡風自汗或頭疼, 手足麻攣臂間冷, 雷頭赤目眉稜痛, 吹乳耳聾鼻衄血, 癲癎肢節苦煩疼, 遍身腫滿汗淋漓, 申脈先鍼有奇功.

[註] 腰背脊强, 不能俯仰也. 足內踝紅腫, 名繞踝風也. 足外踝紅腫, 名穿踝風也. 惡風自汗與雷頭風痛, 暴發火眼, 眉稜骨痛, 手足痲木拘攣, 臂冷, 及婦人吹乳, 乳房紅腫, 未産者名內吹, 已産者名外吹也. 耳聾鼻衄, 癲癎抽搐, 肢節煩疼, 遍身腫滿, 頭汗淋漓等證, 此皆風熱痰飮, 流注攻衝爲病. 並宜先鍼申脈, 立時有功. [圖403]

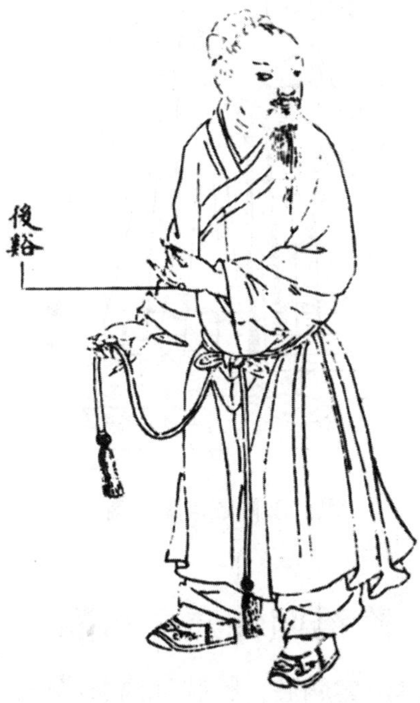

圖402 督脈後溪穴圖

任脈列缺穴主治歌

痔瘡肛腫泄痢纏, 吐紅尿血嗽欬痰, 牙痛喉腫小便澁, 心胸腹疼噎噎難, 産後發强不能語, 腰痛血疾臍腹寒, 死胎不下上攻膈, 列缺一刺病乃痊.

[註] 內痔肛腫, 泄痢赤白, 欬痰唾血·尿血, 及牙齦咽喉腫痛, 小便赤澁艱難, 心胸腹痛,

噎嚥不快，產後敗血，上干心氣，身發强直，不能語言．或瘀滯腰痛，臍腹間寒，子死腹中，胎衣不下，上攻膈塞，並刺列缺，其證必痊．[圖404]

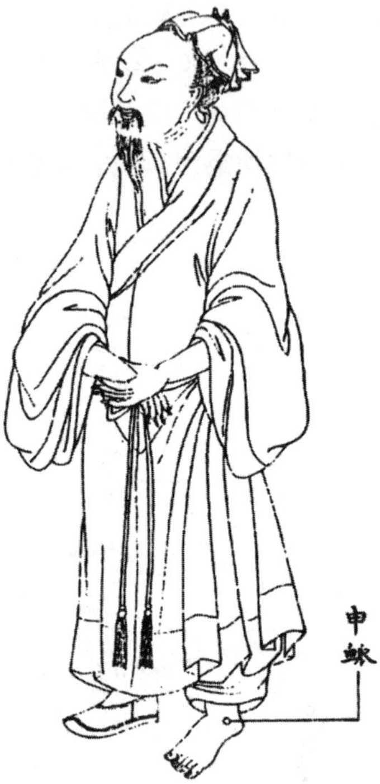

圖403 陽蹻申脈穴圖

陰蹻照海穴主治歌

喉閉淋澁與胸腫，膀胱氣痛並腸鳴，食黃酒積臍腹痛，嘔瀉胃翻及乳癰，便燥難產血昏迷，積塊腸風下便紅，膈中不快梅核氣，格主照海鍼有靈．

［註］上焦火盛，咽喉閉塞不通．下焦熱結，膀胱氣痛，小便淋澁，胸中腫痛．或食積酒積，內蓄傷脾，發黃．或臍腹痛．或嘔瀉，胃翻吐食，乳癰，大便燥結，及婦人生產艱難，瘀血塊痛，昏迷，腸風下血不已．或膈中之氣，怏怏不快，如梅核氣格塞咽喉之間，咯之不出，嚥之不下等疾，急刺照海穴，則諸證自散．[圖405]

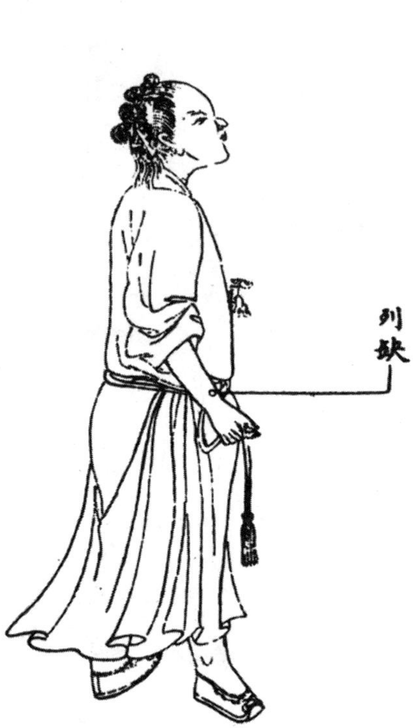

圖404 任脈列缺穴圖

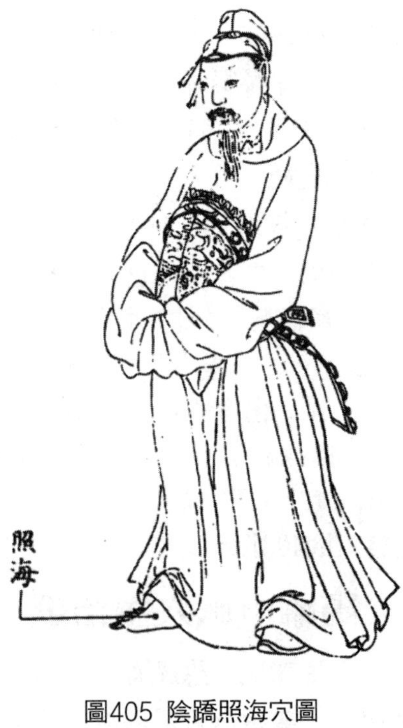

圖405 陰蹻照海穴圖

手足十二經所屬歌

五臟六腑共包絡，手足所屬三陰陽，太陰足脾手肺臟，陽明足胃手大腸，少陰足腎手心臟，太陽足膀手小腸，厥陰足肝手包絡，少陽足膽手焦當.

[註] 五臟: 心·肝·脾·肺·腎. 六腑: 膽·胃·大腸·小腸·膀胱·三焦，共包絡分屬手足三陰三陽，爲十二經也. 如肺手太陰，心手少陰，心包絡手厥陰，手之三陰也. 手太陽小腸，手陽明大腸，手少陽三焦，手之三陽也. 足太陽膀胱，足陽明胃，足少陽膽，足之三陽也. 足太陰脾，足少陰腎，足厥陰肝，足之三陰也.

天干十二經表裏歌

甲膽乙肝丙小腸，丁心戊胃己脾鄉，庚屬大腸辛屬肺，壬屬膀胱癸腎臟，三焦陽府須歸丙，包絡從陰丁火旁，陽干爲表陰干裏，臟腑表裏配陰陽.

[按] 舊云，三焦亦向壬中寄，包絡同歸入癸方. 夫三焦爲決瀆之官，猶可言壬，而包絡附於心主，烏可云癸? 況二臟表裏，皆相火也，故改正之.

[註] 甲·丙·戊·庚·壬陽干也，乙·丁·己·辛·癸陰干也. 陽干爲表爲腑，陰干爲裏爲臟，故曰，臟腑表裏配陰陽也.

地支十二經流注歌

每日寅時從肺起，卯時流入大腸經，辰胃巳脾午心火，未時應注小腸經，申屬膀胱酉屬腎，戌走包絡亥焦宮，子膽丑肝寅又肺，十二經脈周環行.

[註] 人有十二經，晝夜有十二時，每一經主一時. 先從寅時入肺起，卯入於大腸，辰入於胃，巳入於脾，午入於心，未入於小腸申入於膀胱，酉入於腎，戌入於包絡，亥入於三焦，子入於膽，丑入於肝，至於寅時，則又從肺起，此十二經與十二時，相循環而行者也.

十二經相傳次序歌

肺大胃脾心小腸，膀腎包焦膽肝續，手陰臟手陽手頭，足陰足腹陽頭足.

[註] 人身正脈十有二經，每於平旦寅時，營氣始於中焦，上注於手太陰肺經，自胸中而出於中府，至於少商，以次行於手陽明大腸等十二經，終於足厥陰肝經，而復始於太陰肺經也. 凡手之三陰，從臟走手. 手之三陽，從手走頭. 足之三陰，從足走腹. 足之三陽，從頭走足. 周流不息，循環無端也.

十二經起止歌

肺起中府止少商，大腸商陽止迎香，胃起承泣終厲兌，脾起隱白大包鄉，心起極泉少衝止，小腸少澤止聽宮，膀胱睛明止至陰，腎起湧泉俞府終，包絡天池中衝止，三焦關衝止竹空，膽瞳子髎止竅陰，肝起大敦止期門.

十二經穴周流歌

中府爲初注少商，少商別絡注商陽，商陽復向迎香走，香接頭維至庫房，維下降兮趨厲兌，兌傳隱白至胸鄉，隱白上升達大包，大包仍續極泉場，泉貫少衝心部井，少澤相連卽小腸，澤會聽宮睛明分，睛明下造至陰强，至陰斜出湧泉底，泉穴還歸腧府臟，腧府天池橫絡截，池出中衝心主張，中衝並與關衝合，關衝宛轉絲竹傍，絲竹更貫瞳窌穴，瞳窌下入竅陰方，竅陰橫亘大敦井，敦上期門肝脈當, 期門歷遍還中府, 經絡周流仔細詳.

十二經氣血多少歌

多氣多血惟陽明, 少氣太陽厥陰同, 二少太陰常少血, 六經氣血要分明.

[註] 手陽明大腸·足陽明胃, 此二經多氣多血之經也. 三焦·膽·腎·心·脾·肺, 此六經多氣少血也. 心包絡·膀胱·小腸·肝, 此四經乃多血少氣也.

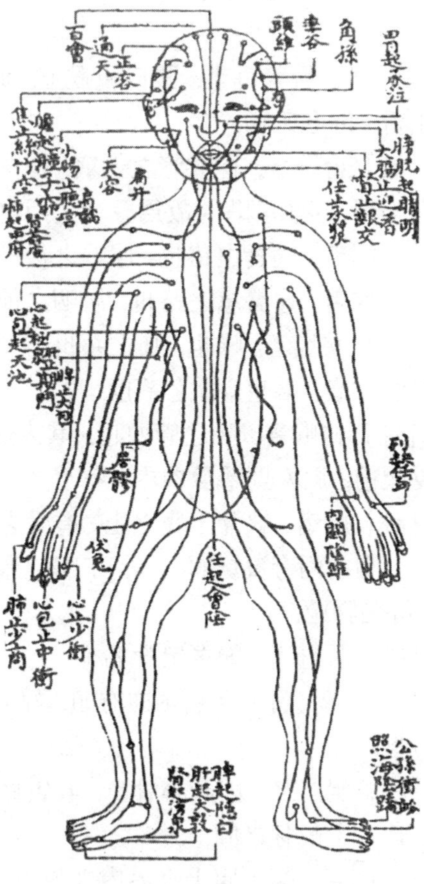

圖406 仰人諸經起止全圖

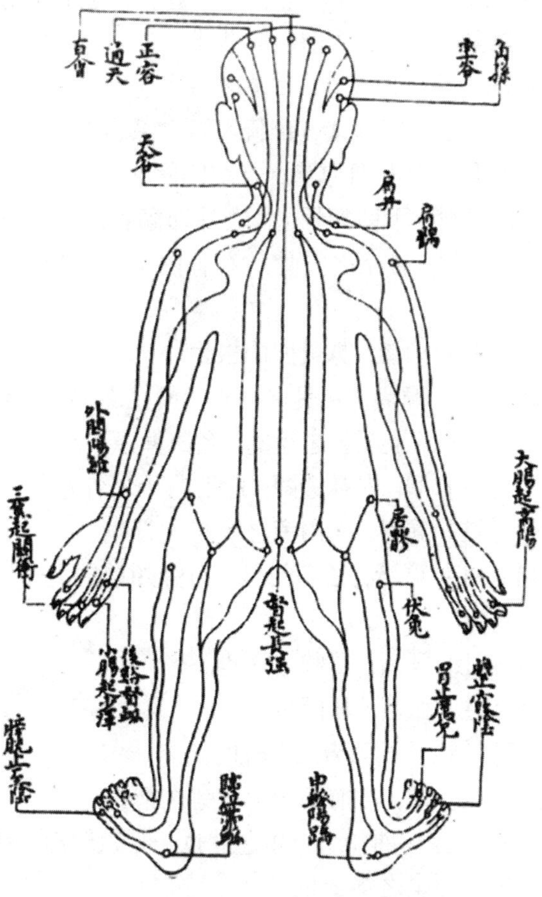

圖407 俯人諸經起止全圖

周身名位骨度

頭［註］頭者, 人之首也. 凡物獨出之首, 皆名曰頭.

腦［註］腦者, 頭骨之髓也, 俗名腦子.

顚［註］顚者, 頭頂也. 顚頂之骨, 俗名天靈蓋.

囟［註］囟者, 顚前之頭骨也. 小兒初生未闔名曰囟門, 已闔名曰囟骨, 卽天靈蓋後合之骨.

面［註］凡前曰面, 凡後曰背. 居頭之前, 故曰面也.

顏［註］顏者, 眉目間名也.

額顱［註］額前髮際之下, 兩眉之上, 名曰額. 一曰顙者, 亦額之謂也.

頭角［註］額兩旁稜處之骨也.

鬢骨［註］卽兩太陽之骨也.

目［註］目者, 司視之竅也.

目胞［註］目胞者, 一名目窠, 一名目裹, 卽上下兩目外衛之胞也.

目綱 [註] 目綱者, 卽上·下目胞之兩瞼邊, 又名曰睫, 司目之開闔也.

目內眥 [註] 目內眥者, 乃近鼻之內眼角. 以其大而圓, 故又名大眥也.

目外眥 [註] 目外眥者, 乃近鬢前之眼角也. 以其小而尖, 故稱目銳眥也.

目珠 [註] 目珠者, 目睛之俗名也.

目系 [註] 目系者, 目睛入腦之系也.

目眶骨 [註] 目眶者, 目窠四圍之骨也. 上曰眉稜骨, 下卽䪼骨, 骨之外卽顴骨.

䪼 [註] 目下之眶骨, 顴骨內下連上牙床者也.

頞 [註] 頞者, 鼻梁卽山根也.

鼻 [註] 鼻者, 司臭之竅也. 兩孔之界骨, 名曰鼻柱. 下至鼻之盡處, 名曰準頭.

頄 [註] 頄, 內鼻旁間, 近生門牙之骨也.

顴 [註] 顴者, 面兩旁之高起大骨也.

䪹 [註] 䪹者, 俗呼爲腮, 口旁頰前肉之空軟處也.

耳 [註] 耳者, 司聽之竅也.

蔽 [註] 蔽者, 耳門也.

耳郭 [註] 耳郭者, 耳輪也.

頰 [註] 頰, 耳前顴側面兩旁之稱也.

曲頰 [註] 曲頰者, 頰之骨也. 曲如環形, 受頰車骨尾之鉤者也.

頰車 [註] 頰車者, 下牙床骨也. 總載諸齒, 能咀食物, 故名頰車.

人中 [註] 人中者, 鼻柱之下, 唇之上, 穴名水溝.

口 [註] 口者, 司言食之竅也.

唇 [註] 唇者, 口端也.

吻 [註] 吻者, 口之四周也.

頤 [註] 頤者, 口角後䪹之下也.

頦 [註] 頦者, 口之下唇至末之處, 俗名下把殼也.

頷 [註] 頷者, 頦下結喉上, 兩側肉之空軟處也.

齒 [註] 齒者, 口齗所生之骨也, 俗名曰牙. 有門牙·虎牙·槽牙·上下盡根牙之別.

舌 [註] 舌者, 司味之竅也.

舌本 [註] 舌本者, 舌之根也.

頏顙 [註] 頏顙者, 口內之上二孔, 司分氣之竅也.

懸雍垂 [註] 懸雍垂者, 張口視喉上, 似乳頭之小舌, 俗名碓嘴.

會厭 [註] 會厭者, 覆喉管之上竅, 似皮似膜, 發聲則開, 嚥食則閉, 故爲聲音之戶也.

咽 [註] 咽者, 飮食之路也, 居喉之後.

喉 [註] 喉者, 通聲息之路也, 居咽之前.

喉嚨 [註] 喉嚨者, 喉也, 肺之系也.

嗌 [註] 嗌者, 咽也, 胃之系也.

結喉 [註] 結喉者, 喉之管頭也. 其人瘦者多外見頸前, 肥人則隱於肉內, 多不見也.

胸膺 [註] 胸者, 缺盆下腹之上, 有骨之處也. 膺者, 胸前兩旁高處也, 一名曰臆, 胸骨肉也, 俗名胸膛.

髃骬 [註] 髃骬者, 胸之衆骨名也.

乳 [註] 乳者, 膺上突起兩肉有頭, 婦人以乳兒者也.

鳩尾 [註] 鳩尾者, 卽蔽心骨也. 其質係脆骨, 在胸骨之下歧骨之間.

膈 [註] 膈者, 胸下腹上之界內之膜也, 俗名羅膈.

腹 [註] 腹者, 膈之下曰腹, 俗名曰肚. 臍之下曰少腹, 亦名小腹.

臍 [註] 臍者, 人之初生胞蒂之處也.

毛際 [註] 毛際者, 小腹下橫骨間叢毛之際也. 下橫骨俗名蓋骨.

篡 [註] 篡者, 橫骨之下, 兩股之前, 相合共結之凹也. 前·後兩陰之間, 名下極穴, 又名屛翳穴·會陰穴, 卽男女陰氣之所也.

睾丸 [註] 睾丸者, 男子前陰兩丸也.

上橫骨 [註] 上橫骨在喉前宛宛中, 天突穴之外, 小灣橫骨旁, 接拄骨之骨也.

拄骨［註］拄骨者，膺上缺盆之外，俗名鎖子骨也．內接橫骨，外接肩解也．

肩解［註］肩解者，肩端之骨節解處也．

髃骨［註］髃骨者，肩端之骨也，卽肩胛骨頭臼之上稜骨也．其臼接臑骨上端，俗曰肩頭．其外曲卷翅骨，肩後之稜骨也．其下稜骨，在背肉內．

肩胛［註］肩胛者，卽髀骨之末成片骨也，亦名肩髆，俗名鍁板子骨．

臂［註］臂者，上身兩大支之通稱也．一名曰肱，俗名胳膊．胳膊中節上·下骨交接處，名曰肘．肘上之骨曰臑骨．肘下之骨曰臂骨．臂骨有正·輔二骨，輔骨在上，短細偏外．正骨居下，長大偏內，俱下接腕骨也．

腕［註］腕者，臂掌骨接交處，以其宛屈故名也．當外側之骨，名曰高骨，一名銳骨，亦名踝骨．

掌骨［註］掌者，手之衆指之本也．掌之衆骨名壅骨，合湊成掌，非塊然一骨也．

魚［註］魚者，在掌外側之上隴起，其形如魚，故謂之魚也．

手［註］手者，上體所以持物也．

手心［註］手心者，卽掌之中也．

手背［註］手背者，手之表也

指骨［註］指者，手指之骨也．第一大指名巨指，在外二節，本節在掌．第二名食指，又名大指之次指，三節在外，本節在掌．第三中指名將指，三節在外，本節在掌．第四指名無名指，又名小指之次指，三節在外，本節在掌．第五指爲小指，三節在外，本節在掌．其節節交接處，皆有碎骨筋膜聯絡．

爪甲［註］爪甲者，指之甲也，足趾同．

岐骨［註］岐骨者，凡骨之兩叉者，皆名岐骨，手足同．

臑［註］臑者，肩髆下內側對腋處，高起軟白肉也．

腋［註］腋者，肩之下脇之上際，俗名胳肢窩．

脇肋［註］脇者，腋下至肋骨盡處之統名也．曰肋者，脇之單條骨之謂也，統脇肋之總，又名曰胠．

季脇［註］季脇者，脇之下小肋骨也，俗名軟肋．

䏚［註］䏚者，脇下無肋骨空軟處也．

腦後骨［註］腦後骨者，俗呼腦杓．

枕骨［註］枕骨者，腦後骨之下隴起者，是也．其骨或稜·或平·或長·或圓不一．

完骨［註］耳後之稜骨，名曰完骨，在枕骨下兩旁之稜骨也．

頸項［註］頸項者，頸之莖也．又曰頸者，莖之側也．項者，莖之後也，俗名脖項．

頸骨［註］頸者，頭之莖骨，肩骨上際之骨，俗名天柱骨也．

項骨［註］項骨者，頭後莖骨之上三節圓骨也．

背［註］背者，後身大椎以下，腰以上之通稱也．

膂［註］膂者，夾脊骨兩旁肉也．

脊骨［註］脊骨者，脊膂骨也，俗名脊梁骨．

腰骨［註］腰骨者，卽脊骨十四椎下，十五·十六椎間，尻上之骨也．其形中凹·上寬·下窄，方圓二三寸許，兩旁四孔，下接尻骨上際也．

胂［註］胂者，腰下兩旁，髁骨上之肉也．

臀［註］臀者，胂下尻旁大肉也．

尻骨［註］尻骨者，腰骨下十七椎·十八椎·十九椎·二十椎·二十一椎五節之骨也．上四節紋之旁，左右各四孔，骨形內凹如瓦，長四五寸許，上寬下窄，末節更小，如人參蘆形，名尾閭，一名骶端，一名橛骨，一名窮骨．在肛門後，其骨上外兩旁形如馬蹄，附著兩髁骨上端，俗名骻骨．

肛［註］肛者，大腸下口也．

下橫骨·髁骨·楗骨［註］下橫骨在少腹下，其形如蓋，故名蓋骨也．其骨左右二大孔，上兩分出向後之骨，首如張扇，下寸許附著於尻骨之上，形如馬蹄之處，名曰髁骨．下兩分出向前之骨，末如楗柱，在於臀內，名曰楗骨． 與尻骨成鼎足之勢， 爲坐之主骨也，婦人俗名交骨．其骨面名曰髖，俠髖之臼名曰機，又名髀樞，外接股之髀骨也，卽環跳穴處，此一骨五名也．

股［註］股者，下身兩大肢之通稱也，俗名大腿小腿．中節上·下交接處，名曰膝．膝上之骨曰髀骨， 股之大骨也． 膝下之骨曰䯒骨，脛之大骨也．

髀骨 ［註］ 髀者，膝上之大骨也．上端如杵，接於髀樞，下端如錘，接於䯒骨也．

䯒骨［註］䯒骨者，俗名臁脛骨也．其骨兩根，在前者名成骨，又名骭骨，形粗，膝外突出之骨也．在後者名輔骨，形細，膝內側之小骨也．

伏兔［註］伏兎者，髀骨前膝之上，起肉似俯兎，故曰伏兎．

膝解［註］膝解者，膝之節解也．

臏骨［註］臏骨者，膝上蓋骨也．

連骸［註］連骸者，膝外側二高骨也．

膕［註］膕者，膝後屈外，俗名腿凹也．

腨［註］腨者，下腿肚也，一名腓腸，俗名小腿肚．

踝骨［註］踝者，骨之下，足跗之上，兩旁突出之高骨．在外爲外踝，在內爲內踝也．

足［註］足者，下體所以趨走也，俗名脚．

跗骨［註］跗者，足背也，一名足趺，俗稱脚面．跗骨者，足趾本節之衆骨也．

足心［註］足心者，卽踵之中也．

跟骨［註］跟，足後根之骨也．

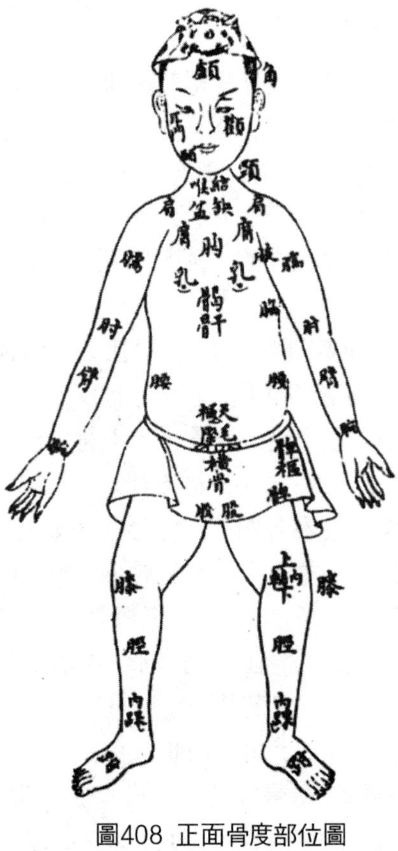

圖408 正面骨度部位圖

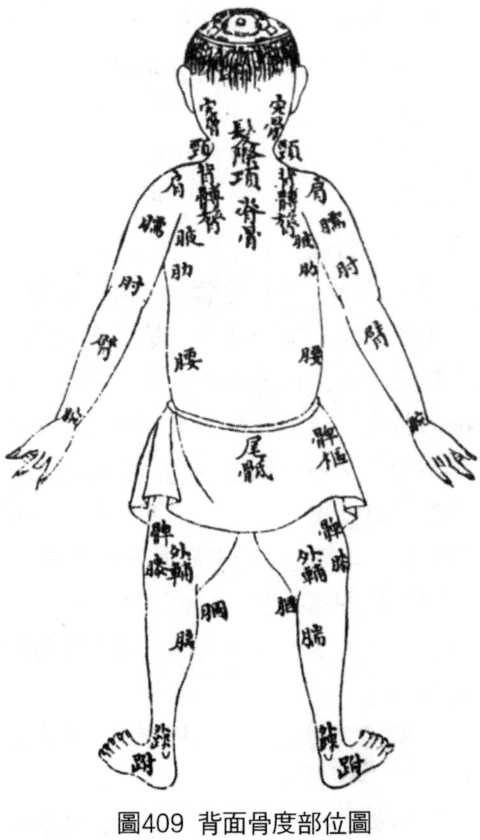

圖409 背面骨度部位圖

趾 [註] 趾者, 足之指也. 其數五, 名爲趾者, 別於手也. 居內之大者名大趾, 第二趾名大趾之次趾, 第三趾名中趾, 第四名小趾之次趾, 第五居外之小者名小趾. 足之指節與手指節同, 其大趾之本節後內側, 圓骨形突者, 名核骨.

三毛 [註] 足大趾爪甲後爲三毛. 毛後橫紋爲聚毛.

踵 [註] 踵者, 足下面著於地之謂也, 俗名脚底板.

骨度尺寸

頭部:

項髮以下至背骨, 長二寸半. 自後髮際以至大椎項骨三節處也.

[按] 頭部折法: 以前髮際至後髮際, 折爲一尺二寸. 如髮際不明, 則取眉心直上, 後至大杼骨, 折作一尺八寸, 此爲直寸. 橫寸法, 以眼內角至外角, 此爲一寸. 頭部橫直寸法, 並依此.

督脈神庭至太陽曲差穴, 曲差至少陽本神穴, 本神至陽明頭維穴, 各開一寸半. 自神庭至頭維, 各開四寸半.

胸腹部:

結喉以下至缺盆中, 長四寸. 此以巨骨上陷中而言, 卽天突穴處. 缺盆以下髃骬之中, 長九寸. 胸圍四尺五寸. 兩乳之間, 廣九寸半. 當折八寸爲當.

髃骬中下至天樞, 長八寸. 天樞足陽明穴名, 在臍旁, 此指平臍而言. 天樞以下至橫骨, 長六寸半. 橫骨橫長六寸半. 毛際下骨曰橫骨.

[按] 此古數也. 以今用上·下穴法參較, 多有未合, 宜從後胸腹折法爲當.

兩髀之間, 廣六寸半. 此當兩股之中橫骨兩頭之處, 俗名髀縫.

[按] 胸腹折法: 直寸以中行爲之, 自缺盆中天突穴起, 至岐骨際上中庭穴止, 折作八寸四分. 自髃骬上岐骨際, 下至臍心, 折作八寸. 臍心下至毛際曲骨穴, 折作五寸. 橫寸以兩乳相去, 折作八寸. 胸腹橫直寸法, 並依此.

背部:

膂骨以下至尾骶, 二十一節, 長三尺. 膂骨, 脊骨也. 脊骨外小而內巨, 人之所以能負任者, 以是骨之巨也. 脊骨二十四節, 今云二十一節者, 除項骨三節不在內. 尾骶骨男子者尖, 女人者平. 腰圍四尺二寸.

[按] 背部折法: 自大椎至尾骶, 通折三尺. 上七節各長一寸四分一釐, 共九寸八分七釐. 中七節各一寸六分一釐, 共一尺一寸二分七釐. 第十四節與臍平, 下七節各一寸二分六釐, 共八寸八分二釐, 共二尺九寸九分六釐. 不足四釐者, 有零未盡也. 直寸依此, 橫寸用中指同身寸法.

脊骨內闊一寸. 凡云第二行俠脊一寸半, 三行俠脊三寸者, 皆除脊一寸外, 淨以寸半三寸論, 故在二行當爲二寸, 在三行當爲三寸半也.

側部:

自拄骨下行腋中不見者, 長四寸. 拄骨, 頸項根骨也. 腋以下至季脇, 長一尺二寸. 季脇, 小肋也. 季脇以下至髀樞, 長六寸. 大腿曰股, 股上曰髀, 楗骨之下, 大腿之上, 兩骨合縫之所曰髀樞, 當足少陽環跳穴處也. 髀樞下至膝中, 長一尺九寸. 橫骨上廉下至內輔之上廉, 長一尺八寸. 骨際曰廉, 膝旁之骨突出者曰輔骨, 內曰內輔, 外曰外輔. 內輔之上廉以下至下廉, 長三寸半. 上廉下廉, 可摸而得. 內輔下廉下至內踝, 長一尺二寸. 內踝以下至地, 長三寸.

四肢部:

肩至肘, 長一尺七寸. 肘至腕, 長一尺二寸半. 臂之中節曰肘. 腕至中指本節, 長四寸. 臂掌之交曰腕. 本節至末, 長四寸半. 指之後節曰本節. 膝以下至外踝, 長一尺六寸. 膝膕以下至跗屬, 長一尺六寸. 膕, 腿灣也, 跗足面也. 膝在前, 膕在後. 跗屬者, 凡兩踝前後脛掌所交之處, 皆爲跗之屬也. 跗屬以下至地, 長三寸. 外踝以下至地, 長一寸. 足長一尺二寸, 廣四寸半.

[按] 骨度乃『靈樞經·骨度篇』文所論之長短, 皆古數也. 然骨之大者太過, 小者不及, 此亦但言其則耳. 至於周身手足折量之法, 當用前中指同身寸法爲是. [圖410, 411]

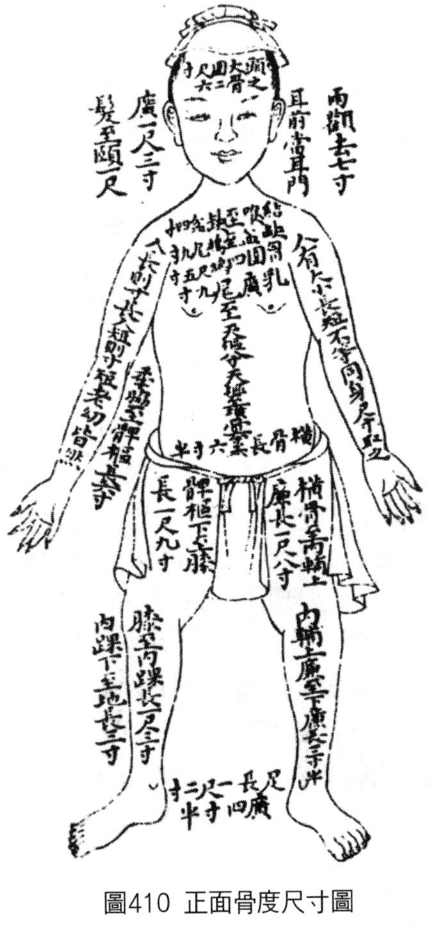

圖410 正面骨度尺寸圖

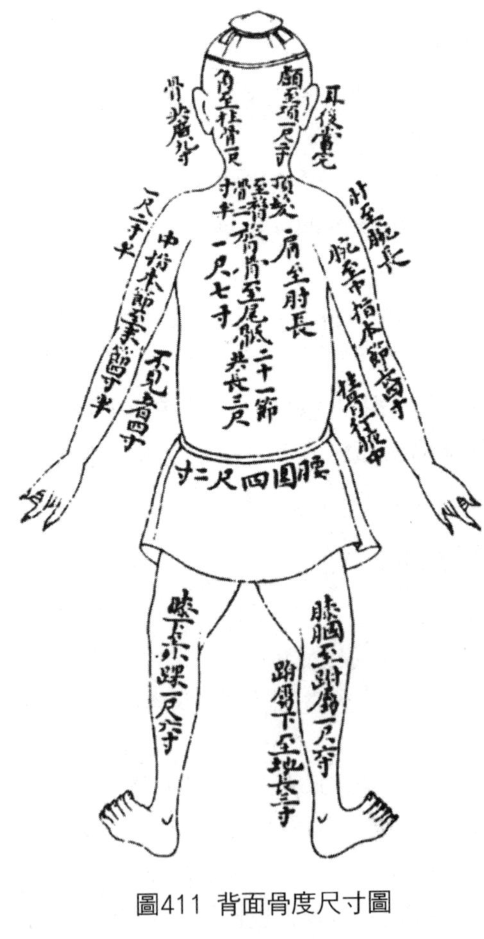

圖411 背面骨度尺寸圖

前頭面頸諸穴行列

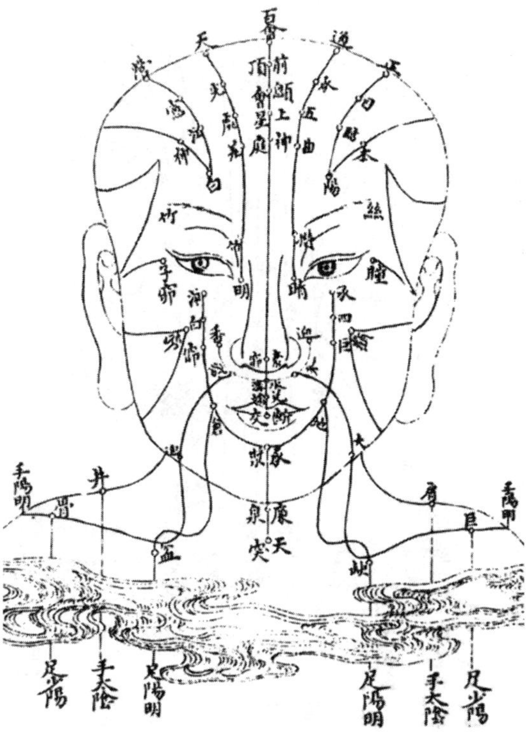

圖412 前頭面頸穴總圖

頭部頂中

中行凡一穴: 百會 屬督脈.

頭部前

中行凡四穴: 神庭 上星 囟會 前頂 俱屬督脈.

兩旁第二行左右凡八穴: 曲差 五處 承光 通天 俱足太陽穴.

兩旁第三行左右凡六穴: 臨泣 目窗 正營 俱足少陽穴.

正面部

中行凡五穴: 素髎 水溝 兌端 齦交 俱督脈穴. 承漿 任脈穴.

兩旁第二行左右凡十穴: 攢竹 睛明 俱足太陽穴. 迎香 禾髎 俱手陽明穴. 巨髎 足陽明穴.

兩旁第三行左右凡十穴: 陽白 足少陽穴. 承泣 四白 地倉 大迎 俱足陽明穴.

兩旁第四行左右凡八穴: 本神 瞳子髎 俱足少陽穴. 絲竹空 手少陽穴. 顴髎 手太陽穴.

頸部

中行凡二穴: 廉泉 天突 俱屬任脈. [圖412]

胸腹諸穴行列

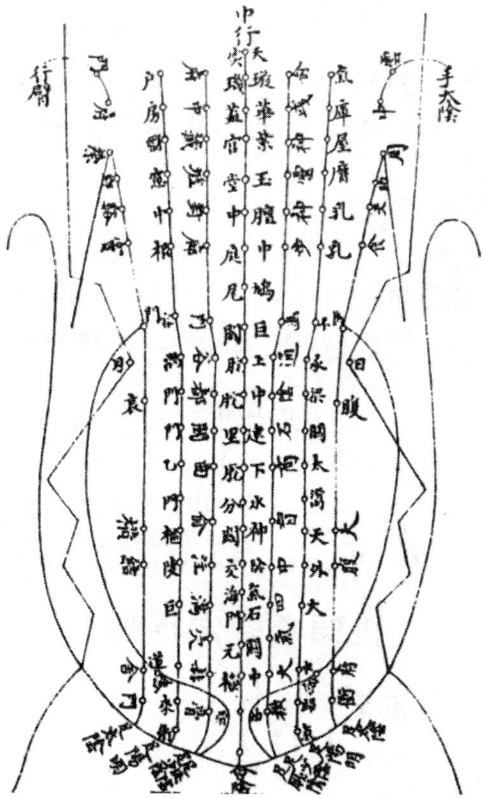

圖413 胸腹穴總圖

胸部

中行凡七穴: 天突 璇璣 華蓋 紫宮 玉堂 膻中 中庭 俱任脈.

兩旁第二行左右凡十二穴 去中行任脈二寸.: 兪府 彧中 神藏 靈墟 神封 步廊 俱足少陰.

兩旁第三行左右凡十二穴 自氣戶夾兪府旁二寸，去中行四寸.: 氣戶 庫房 屋翳 膺窗 乳中 乳根 俱足陽明.

兩旁第四行左右凡十二穴 自雲門夾氣戶旁二寸，去中行六寸.: 雲門 中府 俱手太陰. 周榮 胸鄕 天溪 食竇 俱足太陰.

腹部

中行凡十五穴: 鳩尾 巨闕 上脘 中脘 建里 下脘 水分 神闕 陰交 氣海 石門 關元 中極 曲骨 會陰 俱任脈.

兩旁第二行左右凡二十二穴 自幽門夾巨闕兩旁各半寸，循衝脈下行至橫骨.: 幽門 通谷 陰都 石關 商曲 肓兪 中柱 四滿 氣穴 大赫 橫骨 俱足少陰.

兩旁第三行左右凡二十六穴 自不容夾幽門兩旁各一寸五分，去中行二寸.: 不容 承滿 梁門 關門 太乙 滑肉門 天樞 外陵 大巨 水道 歸來 氣衝 俱足陽明. 急脈 足厥陰穴，挾氣衝旁各半寸，去中行二寸半.

兩旁第四行左右凡十四穴 自期門上直兩乳，挾不容旁各一寸五分， 去中行三寸半.: 期門 足厥陰. 日月 足少陽. 腹哀 大橫 腹結 府舍 衝門 俱足太陰. [圖413]

後頭項諸穴行列

頭部後

中行凡五穴: 後頂 强間 腦戶 風府 瘂門 俱屬督脈.

兩旁第二行左右凡六穴: 絡却 玉枕 天柱 俱足太陽穴.

兩旁第三行左右凡六穴: 承靈 腦空 風池 俱足少陽穴.

兩旁第四行左右凡四穴: 完骨 足少陽穴. 天牖 手少陽穴. [圖414]

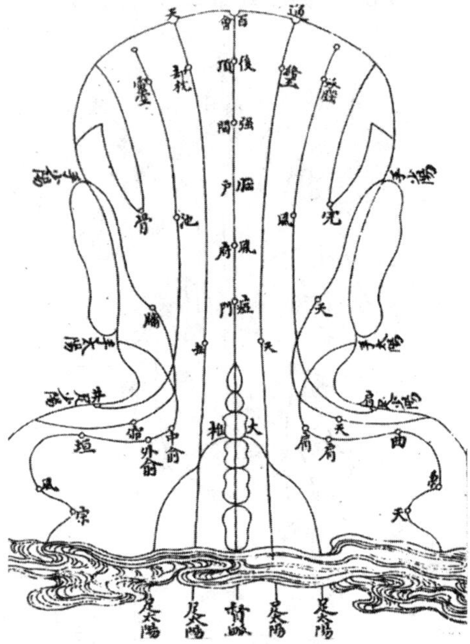

圖414 後頭項穴總圖

背穴行列

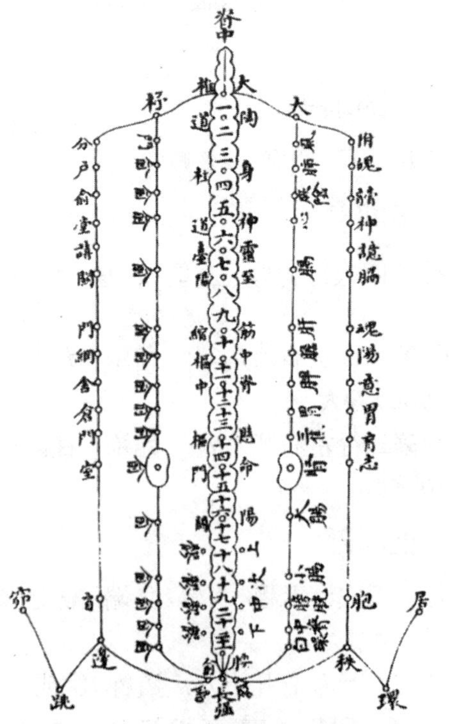

圖415 背穴總圖

背部

中行凡十四穴: 大椎 陶道 身柱 神道 靈臺 至陽 筋縮 中樞 脊中 懸樞 命門 陽關 腰兪 長强 俱督脈.

兩旁第二行左右凡十四穴: 大杼 風門 肺兪 厥陰兪 心兪 膈兪 肝兪 膽兪 脾兪 胃兪 三焦兪 腎兪 大腸兪 小腸兪 膀胱兪 中膂兪 白環兪 上俱夾脊, 去中行二寸. 上髎 次髎 中髎 下髎 上俱夾脊骨兩旁, 十七·十八·十九·二十椎空中. 會陽 挾尻骨兩旁上. 俱足太陽穴.

兩旁第三行左右凡二十八穴 去脊中行三寸五分.: 附分 魄戶 膏肓兪 神堂 譩譆 膈關 魂門 陽綱 意舍 胃倉 肓門 志室 胞肓 秩邊 俱足太陽. [圖415]

側頭面頸肩諸穴行列

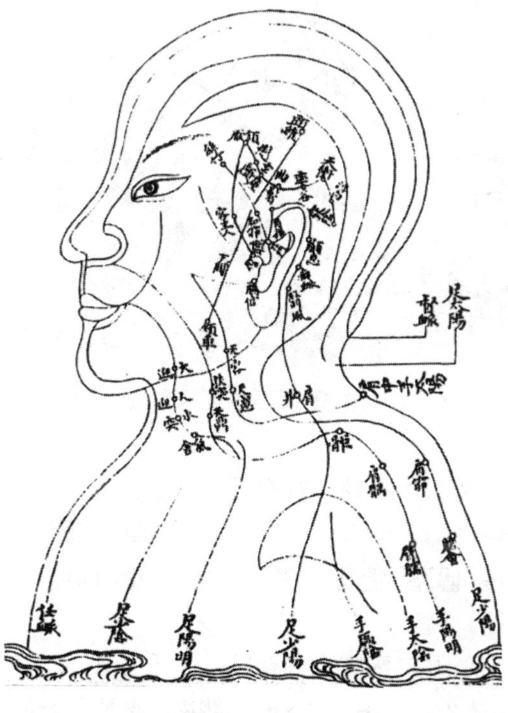

圖416 側頭面項肩穴總圖

側頭部

左右凡二十八穴: 頭維 足陽明穴. 頷厭 懸顱 懸釐 曲鬢 率谷 天衝 浮白 竅陰 俱足少陽穴. 角孫 顱息 瘈脈 翳風 絲竹 俱手少陽穴.

側面部

左右凡十四穴: 客主人 聽會 俱足少陽. 和髎 耳門 俱手少陽. 聽宮 手太陽. 下關 頰車 俱足陽明穴.

側項部

左右凡十四穴: 人迎 嬰筋之前. 水突 氣舍 俱足陽明穴. 扶突 嬰筋之後. 天鼎 俱手陽明. 天窗 扶突後. 天容 俱手太陽穴.

肩膊部

左右凡十二穴: 巨骨 肩髃 臂臑 俱手陽明. 肩井 足少陽穴. 肩髎 臑會 俱手少陽穴. [圖416]

側腋脇肋諸穴行列

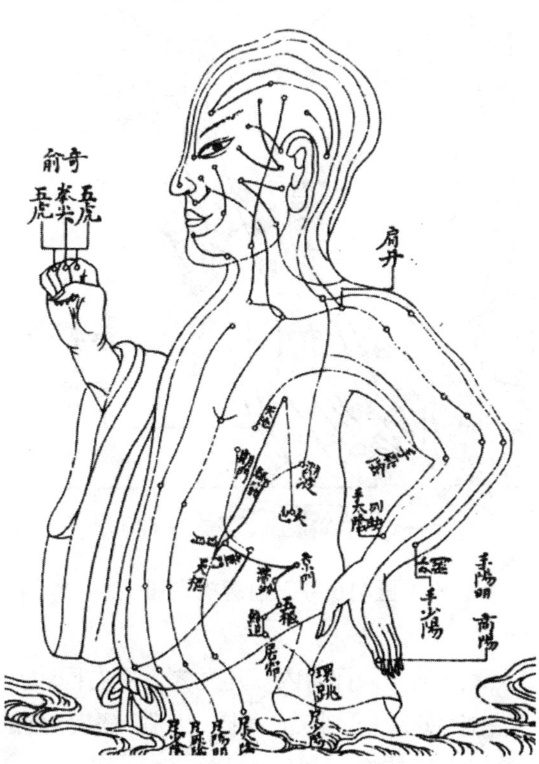

圖417 側腋脇肋穴總圖

側腋脇肋部

左右凡二十穴：淵液 輒筋 俱足少陽. 天池 手厥陰. 大包 足太陽. 章門 足厥陰. 京門 帶脈 五樞 維道 居髎 俱足少陽.

附：兩手奇俞穴

左右凡六穴：拳尖 在中指本節前骨尖上，握拳取之. 五虎 一在手食指背間，一在無名指背間，皆在次節三節相接骨尖上各一穴，握拳取之. [圖417]

手三陰經總穴名

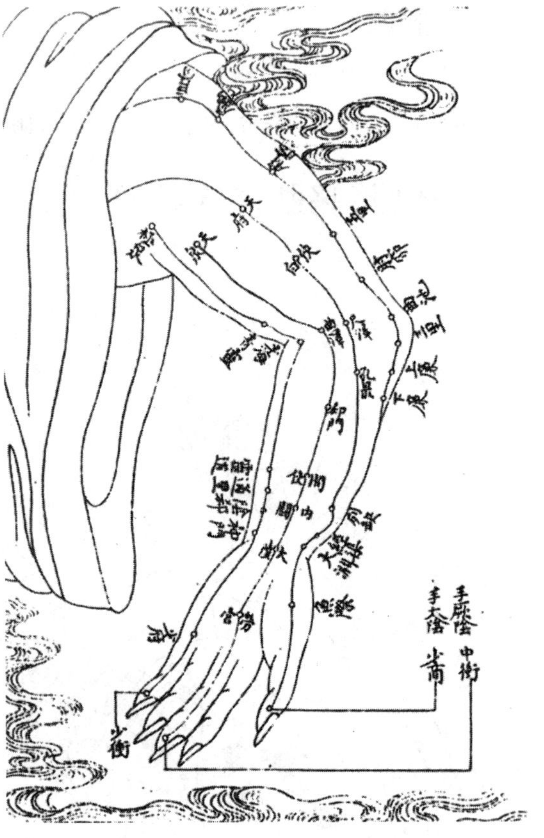

圖418 手三陰經總穴圖

手太陰肺經，行臂內，凡九穴，左右同 起手大指端行三陰之上.：少商 魚際 太淵 經渠 列缺 孔最 尺澤 俠白 天府

手厥陰心包絡經，行臂內，凡八穴，左右同 起手中指端，行三陰之中.：中衝 勞宮 大陵 內關 間使 郄門 曲澤 天泉

手少陰心經，行臂內凡九穴，左右同 起手小指內側端，行三陰之下.：少衝 少府 神門 陰郄 通里 靈道 少海 青靈 極泉 [圖418]

手三陽經總穴名

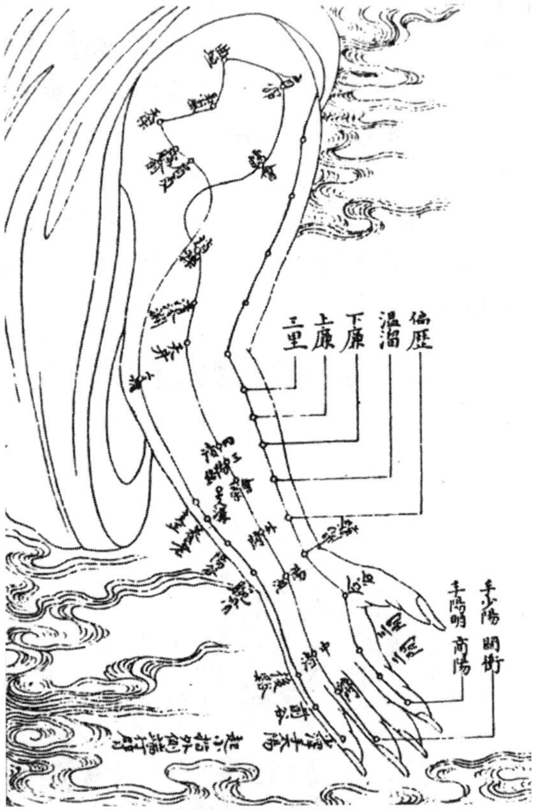

圖419 手三陽經總穴圖

手陽明大腸經，行臂外，凡十四穴，左右同 起手食指端，行三陽之上.：商陽 二間 三間 合谷 陽溪 偏歷 溫溜 下廉 上廉 三里 曲池 肘髎 五里 臂臑

手少陽三焦經，行臂外，凡十二穴，左右同 起手無名指端，行三陽之中.：關衝 液門 中渚 陽池 外關 支溝 會宗 三陽絡 四瀆 天井 清冷淵 消濼

手太陽小腸經，行臂外，凡八穴，左右同 起

手小指外側端, 行三陽之下.: 少澤 前谷 後溪 腕骨 陽谷 養老 支正 小海 [圖419]

足三陰經總穴名

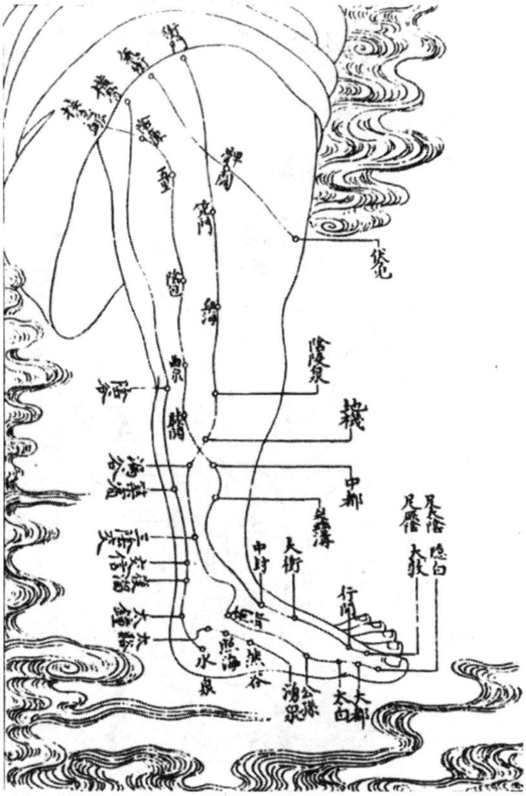

圖420 足三陰經總穴圖

足厥陰肝經, 行足股內, 凡十一穴, 左右同 起足大指端, 行三陰之前.: 大敦 行間 太衝 中封 蠡溝 中都 膝關 曲泉 陰包 五里 陰廉

足太陰脾經, 行足股內, 凡十一穴, 左右同 起足大指內側端, 行三陰之中.: 隱白 大都 太白 公孫 商丘 三陰交 漏谷 地機 陰陵泉 血海 箕門

足少陰腎經, 行足股內, 凡十穴, 左右同 起足心, 行三陰之後.: 湧泉 然谷 太谿 大鐘 照海 水泉 復溜 交信 築賓 陰谷 [圖420]

足三陽經總穴名

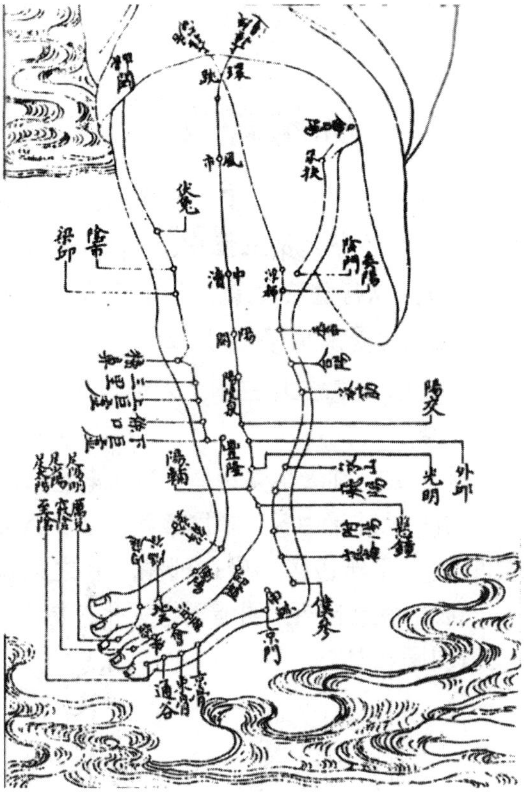

圖421 足三陽經總穴圖

足陽明胃經, 行足股外, 凡十五穴, 左右同 起足三指端, 行三陽之前.: 厲兌 內庭 陷谷 衝陽 解谿 豐隆 下巨虛 條口 上巨虛 三里 犢鼻 梁丘 陰市 伏兎 髀關

足少陽膽經, 行足股外, 凡十五穴, 左右同 起足四指端, 行三陽之中.: 竅陰 俠溪 地五會 臨泣 丘墟 懸鍾 陽輔 光明 外丘 陽交 陽陵泉 陽關 中瀆 環跳 風市

足太陽膀胱經, 行足股後, 凡十九穴, 左右同 起足小指外側端, 行三陽之後.: 至陰 通谷 束骨 京骨 金門 申脈 僕參 崑崙 跗陽 飛揚 承山 承筋 合陽 委中 委陽 浮郄 殷門 承扶 會陽 [圖421]

御纂醫宗金鑑 卷八十一

肺臟經文

經云，肺者，相傳之官，治節出焉．其形四垂，附著於脊之第三椎中．有二十四空，行列分布，以行諸臟之氣，爲臟之長，爲心之蓋．又云，是經常多氣少血．

『難經』曰，肺重三斤三兩，六葉兩耳，凡八葉，主藏魄．

『中藏經』曰，肺者生氣之原，乃五臟之華蓋．

張介賓曰，肺葉白瑩，謂爲華蓋，以覆諸臟．虛如蜂窠，下無透竅，吸之則滿，呼之則虛，一呼一吸，消息自然，司淸濁之運化，爲人身之橐籥．[圖422]

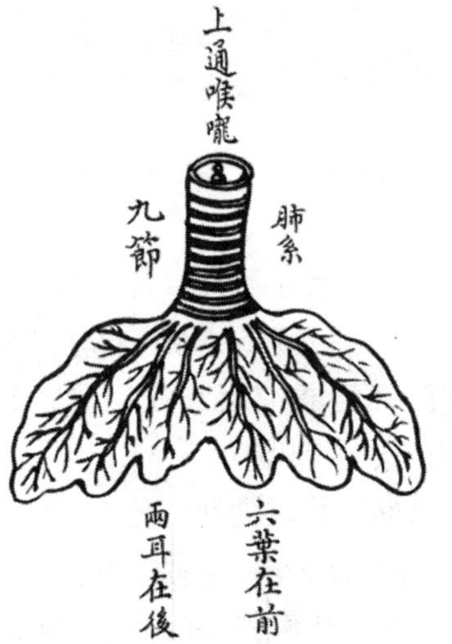

圖422 手太陰肺臟圖

肺經循行經文

肺手太陰之脈，起於中焦，下絡大腸，還循胃口，上膈屬肺，從肺系橫出腋下，下循內，行少陰心主之前，下肘中循臂內上骨下廉，入寸口上魚，循魚際出大指之端．其支者，從腕後直出次指內廉，出其端．[圖423]

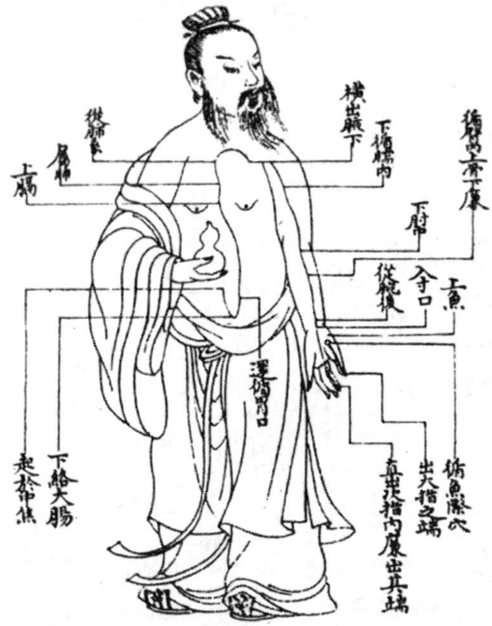

圖423 肺經循行圖

肺經循行歌

手太陰肺中焦生，絡腸循胃散流行，上膈屬肺從肺系，橫出腋下臑肘中，循臂寸口上魚際，大指內側爪端通，支絡還從腕後出，接次指屬陽明經．

［註］ 手太陰肺經之脈，起於中焦者，言起於任脈中脘穴也．下絡大腸，還循胃口者，謂本經之絡，散布流行，下則絡於大腸，還上而循胃口，非上膈屬肺直行之經也．夫經絡流行，循還無端．故手太陰之脈，必自足厥陰經之支者期門穴，循行中脘穴，上膈屬肺，以交於手

太陰肺經也. 從肺系橫出腋下, 至於中府·雲門穴, 下循於臑內天府·俠白穴. 從俠白行少陰心主經脈之前, 下行肘中尺澤穴. 從尺澤循臂內上骨下廉孔最穴, 從孔最入寸口列缺·經渠·太淵穴. 從太淵上魚 句 入魚際穴. 從魚際出大指之端少商穴而終焉. 其支者從腕後直出, 循行次指內廉出其端, 以交於手陽明大腸經也.

肺經穴歌

手太陰肺十一穴, 中府雲門天府列, 次則俠白下尺澤, 又次孔最與列缺, 經渠太淵下魚際, 抵指少商如韭葉.

肺經分寸歌

太陰中府三肋間, 上行雲門寸六許, 雲在任璣旁六寸, 大腸巨骨下二骨, 天府腋三動脈求, 俠白肘上五寸主, 尺澤肘中約紋是, 孔最腕上七寸擬, 列缺腕上一寸半, 經渠寸口陷中取, 太淵掌後橫紋頭, 魚際節後散脈裏, 少商大指端內側, 鼻衄刺之立時止.

[註] 中府在任脈中行華蓋穴旁, 直開去六寸, 乳上三肋間陷中, 動脈應手, 仰而取之, 是其穴也. 上直行一寸六分, 在手陽明大腸經巨骨之下陷中, 動脈應手, 舉臂取之, 雲門穴也. 從雲門穴下循臑內, 腋下三寸動脈陷中, 以鼻尖點墨取之, 天府穴也. 從天府穴下行肘中, 約紋上去五寸動脈中, 俠白穴也. 從俠白穴下行肘中, 約紋上屈肘橫紋筋骨罅中, 動脈應手, 尺澤穴也. 從尺澤穴下行腕前, 約紋上七寸, 上骨·下骨間陷中, 孔最穴也. 從孔最穴循外側行腕後, 側上一寸五分, 以兩手交叉, 當食指末筋骨罅中, 列缺穴也. 從列缺穴循行寸口陷中, 經渠穴也. 從經渠穴內循手掌後陷中, 太淵穴也. 從太淵穴上魚, 手大指本節後, 內側陷中散脈中白肉際, 魚際穴也. 從魚際穴循行手大指內側之端, 去爪甲角如韭葉許白肉際, 少商穴也. [圖424]

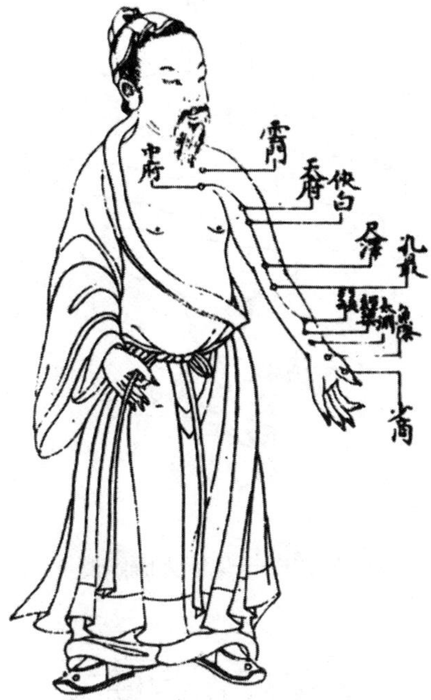

圖424 肺經穴圖

大腸經文

經云, 大腸者, 傳道之官, 變化出焉. 又云, 回腸當臍左回十六曲, 大四寸, 徑一寸寸之少半, 長二丈一尺, 受穀一斗, 水七升半. 又云, 廣腸附脊以受回腸, 乃出滓穢之路. 大八寸, 徑二寸, 寸之大半, 長二尺八寸, 受穀九升三合八分合之一. 是經多氣少血.

『難經』曰, 大腸重二斤十二兩, 肛門重十二兩.

張介賓曰, 按回腸者, 以其回疊也. 廣腸者, 卽回腸之更大者. 直腸者, 又廣腸之末節, 下連肛門也. [圖425]

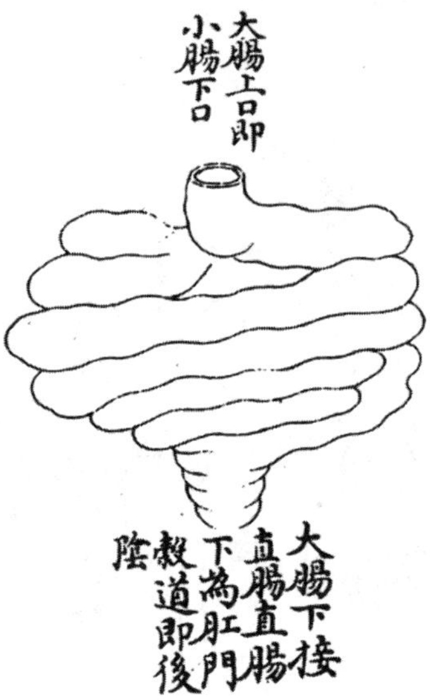
大腸上口即小腸下口
大腸下接直腸直腸下為肛門穀道即後陰

圖425 手陽明大腸腑圖

大腸經循行經文

大腸手陽明之脈, 起於大指次指之端, 循指上廉, 出合谷兩骨之間, 上入兩筋之中, 循臂上廉, 入肘外廉, 上臑外前廉, 上肩出髃骨之前廉, 上出於拄骨之上會, 下入缺盆, 絡肺下膈屬大腸. 其支者, 從缺盆上頸貫頰, 入下齒中, 還出挾口, 交人中, 左之右, 右之左, 上挾鼻孔. [圖426]

大腸經循行歌

陽明之脈手大腸, 次指內側起商陽, 循指上廉出合谷, 岐骨兩筋循臂肪, 入肘外廉循臑外, 肩端前廉拄骨旁, 從肩下入缺盆內, 絡肺下膈屬大腸. 支從缺盆直上頸, 斜貫頰前下齒當, 環出人中交左右, 上俠鼻孔注迎香.

[註] 手陽明大腸經之脈, 起於大指次指內廉之端. 出於大指者, 謂出於大指少商穴也, 本經之絡. 其支者, 直出於次指之端, 以交於手陽明大腸經之商陽穴, 故曰, 起於大指次指之端也. 從商陽穴循食指上廉, 二間·三間穴也. 從三間穴循出兩骨之間, 合谷穴也. 從合谷上兩筋之間, 陽溪穴也. 從陽溪穴循臂上廉至偏歷·溫溜·下廉·上廉·三里穴也. 從三里穴入肘外廉, 曲池穴也. 從曲池穴上臑外前廉, 肘髎·五里·臂臑穴也. 從臂臑穴上肩, 肩髃穴也. 從肩髃穴出髃骨之前廉, 巨骨穴也. 從巨骨穴上出於拄骨之會上, 言會於督脈之大椎穴也. 自督脈大椎穴入交足陽明胃經之缺盆穴. 絡肺下膈屬大腸者, 謂其支從缺盆上頸, 復循本經之天鼎穴, 貫頰至扶突穴也. 從扶突穴入下齒中禾髎穴, 從禾髎穴還出挾口交人中, 左之右, 右之左, 上挾鼻孔迎香穴而終, 以交於足陽明胃經也.

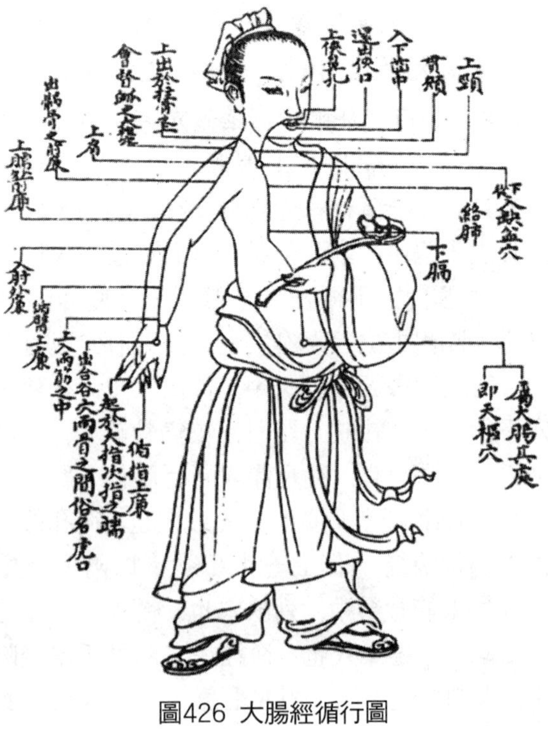

圖426 大腸經循行圖

大腸經穴歌

手陽明穴起商陽，二間三間合谷藏，陽溪偏歷歷溫溜，下廉上廉三里長，曲池肘髎迎五里，臂臑肩髎巨骨起，天鼎扶突接禾髎，終以迎香二十止.

大腸經分寸歌

商陽食指內側邊，二間來尋本節前，三間節後陷中取，合谷虎口岐骨間，陽溪上側腕中是，偏歷腕後三寸安，溫溜腕後去五寸，池前五寸下廉看，池前三寸上廉中，池前二寸三里逢，曲池曲肘紋頭盡，肘髎上臑外廉近，大筋中央尋五里，肘上三寸行向裏，臂臑肘上七寸量，肩髃肩端擧臂取，巨骨肩尖端上行，天鼎喉旁四寸眞，扶突天突旁三寸，禾髎水溝旁五分，迎香禾髎上一寸，大腸經穴自分明.

［註］商陽穴在手食指內側端後，去爪甲角如韭葉許，是其穴也. 從商陽穴循食指上廉，本節前內側陷中，二間穴也. 從二間穴循食指本節後，內側陷中，三間穴也. 從三間穴循行手大指次指岐骨間陷中，合谷穴也. 從合谷穴循行手腕中上側，兩筋間陷中，張大指次指取之，陽溪穴也. 從陽溪穴上行手腕後，上側三寸，偏歷穴也. 從偏歷穴上行三寸，溫溜穴也. 從溫溜穴上行二寸五分，輔銳肉分，下廉穴也. 從下廉穴上行一寸，上廉穴也. 從上廉穴上行一寸，銳肉之端，按之肉起，手三里穴也. 從手三里穴上二寸，以手拱胸屈肘，橫紋頭陷中取之，曲池穴也. 從曲池穴上行大骨外廉陷中，肘髎穴也. 從肘髎穴循行肘上三寸，向裏大脈中央，五里穴也. 從五里穴上行四寸，兩筋兩骨罅宛宛陷中，伸臂平手取之，臂臑穴也. 從臂臑穴上行髆骨頭，肩端上兩骨罅陷處宛宛中，擧臂取之有空，肩髃穴也. 從肩髃穴上行臂端，兩叉骨間陷中，巨骨穴也. 從巨骨穴循頸，缺盆上直行扶突下一寸，天鼎穴也. 從天鼎穴上直行曲頰下一寸，人迎後一寸五分，仰而取之，扶突穴也. 從扶突穴貫頰直鼻孔下，水溝旁五分，禾髎穴也. 從禾髎穴上一寸，鼻孔旁五分，迎香穴也.［圖427］

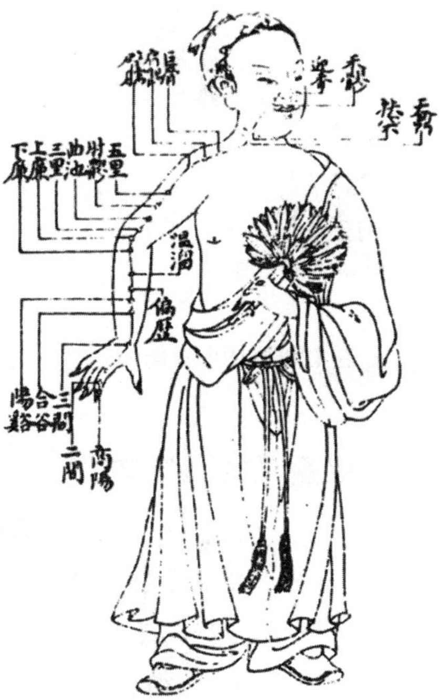

圖427 大腸經穴圖

胃腑經文

經云，脾胃者，倉廩之官，五味出焉. 又云，胃者，水穀氣血之海也. 又云，胃大一尺五寸，徑五寸，長二尺六寸，橫屈，受水穀三斗五升，其中之穀，常留二斗，水一斗五升而滿. 又云，是經多氣少血.

『難經』曰，胃重二斤一兩.

張介賓曰，胃之上口名曰賁門，飮食之精氣，從此上輸於脾肺，宣布於諸脈. 胃之下口，卽

小腸上口，名曰幽門. [圖428]

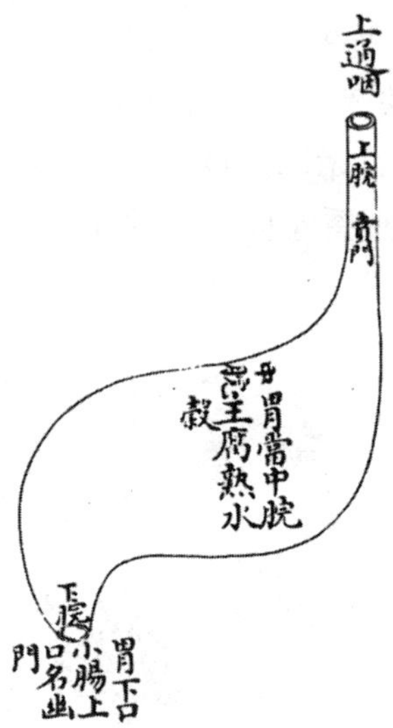

圖428 足陽明胃腑圖

胃經循行經文

胃足陽明之脈，起於鼻之交頞中，旁約太陽之脈，下循鼻外，入上齒中，還出俠口環唇，下交承漿，却循頤後下廉，出大迎循頰車，上耳前，過客主人，循髮際，至額顱. 其支者，從大迎前下人迎，循喉嚨，入缺盆，下膈，屬胃，絡脾. 其直者，從缺盆下乳內廉，下俠臍，入氣街中. 其支者，起於胃下口，循腹裏，下至氣街中而合，以下髀關抵伏兎，下膝臏中，下循脛外廉，下足跗，入中指內間. 其支者，下廉穴三寸而別，入中指外間. 其支者，別跗上，入大指間，出其端. [圖429]

胃經循行歌

胃足陽明交鼻起，下循鼻外入上齒，還出俠口繞承漿，頤後大迎頰車裏，耳前髮際至額顱，支下人迎缺盆底，下膈入胃絡脾宮，直者缺盆下乳內，一支幽門循腹中，下行直合氣街逢，遂由髀關抵膝臏，胻跗足指內間同. 一支下膝注三里，前出中指外間通，一支別走足跗指，大指之端經盡已.

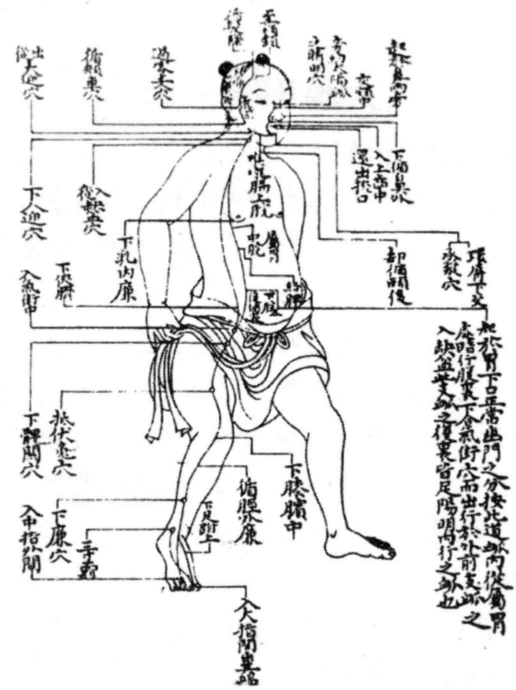

圖429 胃經循行圖

[註] 足陽明胃經之脈，起於鼻者，是謂由迎香穴上交頞中兩旁，約過足太陽脈之睛明穴，分下循鼻外，始交於足陽明之承泣·四白·巨髎穴也. 從巨髎入上齒中，還出俠口之地倉穴. 還繞唇下，交會任脈之承漿穴，却循頤後下廉，復交本經之大迎穴，由大迎出循頰車穴，上行耳前，過客主人穴，合少陽經，循髮際至額顱兩旁之懸顱穴·頷厭穴，復交足陽明之頭維穴下關穴. 其支者，行大迎穴，從大迎前循人迎·水突穴·氣舍穴，循喉嚨入缺盆穴，下膈屬胃絡脾，散布臟腑. 其直者，從缺盆穴，直行氣戶·庫房·屋翳·膺窗·乳中·乳根等穴，下乳內廉·不容穴也. 從不容循承滿·梁門·關門·太乙·滑肉門等穴，下俠臍天樞穴也. 從天樞·

外陵·大巨·水道·歸來等穴, 入氣街中, 氣衝穴也. 其支者, 起於胃口, 是謂前之屬胃絡脾之支, 下循腹裏, 下至氣街中而合氣街穴, 會衝脈上行者也. 其下行本經者, 髀關穴也. 抵伏兎至伏兎穴下, 從伏兎行陰市穴·梁丘穴, 下膝臏中犢鼻穴, 循足三里上巨虛·條口·下巨虛等穴, 下循脛外廉, 豐隆穴也. 從豐隆循解谿穴, 下足跗, 衝陽穴也. 從衝陽行陷谷穴·內庭穴, 入次指外間也. 其本支別支, 一自下巨虛穴下入次指外間. 一別循跗上, 入大指次指間厲兌穴, 出其端, 交於足太陰脾經也.

[按] 足陽明是足大指之次指, 不是中指, 必傳寫之誤.

胃經穴歌

四十五穴足陽明, 承泣四白巨髎經, 地倉大迎登頰車, 下關頭維對人迎, 水突氣舍連缺盆, 氣戶庫房屋翳尋, 膺窗乳中下乳根, 不容承滿出梁門, 關門太乙滑肉起, 天樞外陵大巨裏, 水道歸來達氣街, 髀關伏兎走陰市, 梁丘犢鼻足三里, 上巨虛連條口底, 下巨虛下有豐隆, 解谿衝陽陷谷同, 內庭厲兌陽明穴, 大指次指之端終.

胃經分寸歌

胃之經兮足陽明, 承泣目下七分尋, 再下三分名四白, 巨髎鼻孔旁八分. 地倉俠吻四分近, 大迎頷下寸三中, 頰車耳下八分陷, 下關耳前動脈行. 頭維神庭旁四五, 人迎喉旁寸五眞, 水突筋前人迎下, 氣舍喉下一寸乘. 缺盆舍下横骨陷, 氣戶下行一寸明, 庫房下行一寸六, 屋翳膺窗乳中根. 不容巨闕旁二寸, 一寸承滿與梁門, 關門太乙滑肉門, 天樞臍旁二寸尋. 樞下一寸外陵穴, 陵下一寸大巨陳, 巨下三寸水道穴, 水下二寸歸來存. 氣街歸來下一寸, 共去中行二寸匀, 髀關膝上尺二許, 伏兎髀下六寸是. 陰市伏兎下三寸, 梁丘市下一寸記, 犢鼻膝臏陷中取, 膝眼三寸下三里. 里下三寸上廉穴, 廉下二寸條口擧, 再下二寸下廉穴, 復上外踝上八寸, 却是豐隆穴當記. 解谿則從豐隆下, 內循足腕上陷中, 衝陽解下高骨動, 陷谷衝下二寸名, 內庭次指外岐骨, 厲兌大次指端中.

[註] 承泣穴, 在目下七分, 目下胞陷中, 上直瞳子正視取之, 是其穴也, 從承泣直下三分, 顴空骨內, 亦直瞳子取之, 四白穴也. 從四白下行, 俠鼻孔旁八分, 亦直瞳子取之, 巨髎穴也. 從巨髎下行, 俠口吻旁四分外許, 近下微有動脈, 地倉穴也. 從地倉行腮頷下前一寸三分, 骨陷中動脈, 大迎穴也. 從大迎行耳下曲頰端, 近前八分陷中, 側臥開口取之, 頰車穴也. 從頰車上行, 耳前動脈, 側臥合口有空取之, 下關穴也. 從下關上行額角, 入髮際以督脈中行神庭穴旁開四寸半, 頭維穴也.

從頭維下行, 頸下俠結喉旁一寸五分, 大動脈應手, 伸頭取之, 人迎穴也. 從人迎下直行, 頸大筋前內貼氣候, 水突穴也. 從水突下直行, 頸大筋前結喉下一寸許陷中, 貼骨尖上有缺處, 氣舍穴也. 從氣舍下行, 肩上横骨陷中, 缺盆穴也.

從缺盆下行, 巨骨下一寸, 旁開中行四寸陷中, 仰而取之, 氣戶穴也. 從氣戶下行一寸六分, 亦旁開中行四寸陷中, 仰而取之, 庫房穴也. 從庫房下行一寸六分, 亦旁開中行四寸陷中, 仰而取之, 屋翳穴也. 從屋翳下行一寸六分, 亦旁開中行四寸陷中, 仰而取之, 膺窗穴也. 從膺窗下行, 當乳頭之中, 乳中穴也.

從乳中下行一寸六分, 亦旁開中行四寸陷中, 仰而取之, 乳根穴也. 從乳根行在第四肋端, 旁開中行二寸, 不容穴也. 從不容穴下一寸，亦旁開中行二寸，承滿穴也．從承滿下一寸，亦旁開中行二寸，梁門穴也．從梁門下一寸，亦旁開中行二寸，關門穴也．從關門下一寸，旁開中行二寸，太乙穴也．從太乙下一寸，亦旁開中行二寸，滑肉門穴也．從滑肉門下一寸，俠臍旁二寸許陷中，天樞穴也．從天樞下一寸，亦旁開中行二寸，外陵穴也．從外陵下一寸，亦旁開中行二寸，大巨穴也，從大巨下三寸，亦旁開中行二寸，卽水道穴也．從水道下二寸，亦旁開中行二寸，卽歸來穴也．從歸來下行，在腿班中有肉核，名曰鼠溪，直上一寸，動脈應手，亦旁開中行二寸，氣街穴也．

從氣街下行，膝上一尺二寸許，中行左右各三指按捺，上有肉起如伏兔之狀，故名伏兔．在此肉起後，交紋中，髀關穴也．從髀關下行，膝上六寸起肉間，正跪坐而取之，伏兔穴也．從伏兔下行三寸，在伏兔之下陷中，拜揖而取之，陰市穴也．從陰市下行一寸兩筋間，梁丘穴也．從梁丘下行過膝蓋骨，下胻骨上陷中，俗名膝眼，此處陷中兩旁有空狀如牛鼻在外側者，犢鼻穴也．

從犢鼻下行，骨外側大筋內宛宛中，足三里穴也．犢鼻卽膝眼處也．從足三里下行三寸，兩筋骨陷中，舉足取之，上巨虛穴也．從上巨虛下行二寸，舉足取之，條口穴也．從條口下行一寸，兩筋骨陷中，蹲地舉足取之，下巨虛穴也．從下巨虛復斜向後，上行，在足外踝上八寸，骨外廉陷中，豐隆穴也．從豐隆內循下足腕上，中行陷中，解谿穴也．

從解谿下行足跗上，卽脚面也，高骨間動脈，衝陽穴也．從衝陽下行二寸，至足大指之次指本節後陷中，陷谷穴也．從陷谷下至足大指之次指本節前岐骨外間陷中，內庭穴也．從內庭下行足大指之次指之端，去爪角如韭葉許，厲兌穴也．[圖430]

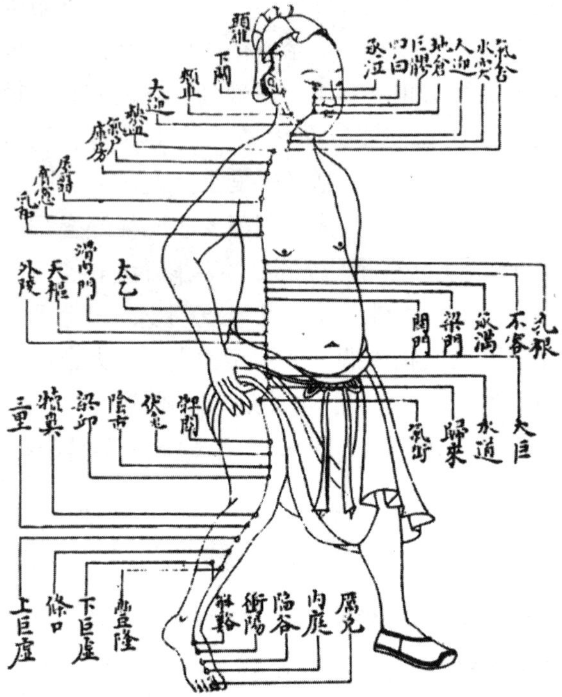

圖430 胃經穴圖

脾臟經文

經云，脾胃者，倉廩之官，五味出焉．又云，諫議之官，知周出焉．又云，形如刀鐮，與胃同膜，而附其上之左俞，當十一椎下．聞聲則動，動則磨胃而主運化．其合肉也，其榮唇也，開竅於口．又云，是經常多氣少血．

『難經』曰，脾重二斤三兩，廣扁三寸，長五寸，有散膏半斤，主裹血，溫五臟，主藏意與智．

『中藏經』曰，脾主消磨五穀，養於四旁．[圖431]

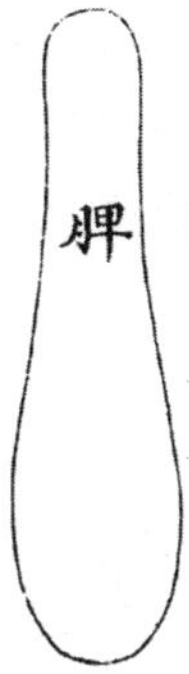

圖431 足太陰脾臟圖

脾經循行經文

脾足太陰之脈，起於大指之端，循指內側白肉際，過核骨後．上內踝前廉，上腨內，循脛骨後，交出厥陰之前，上膝股內前廉，入腹屬脾，絡胃上膈，挾咽連舌本，散舌下．其支者，復從胃，別上膈，注心中．[圖432]

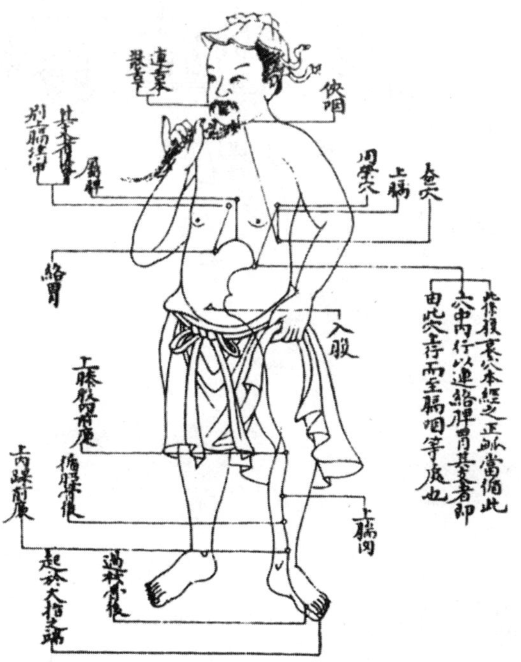

圖432 脾經循行圖

脾經循行歌

太陰脾起足大指，上循內側白肉際，核骨之後內踝前，上腨循胻經膝裏，股內前廉入腹中，屬脾絡胃與膈通，俠喉連舌散舌下，支絡從胃注心中．

［註］ 足太陰脾經之脈，起於足大指之端隱白穴也．從隱白循指內側白肉際，大都穴也．從大都過核骨後，太白穴也．從太白循公孫穴·商丘穴，上內踝前廉，三陰交穴也．從三陰交上腨內循脛骨後，漏谷穴也．從漏谷交出厥陰之前，地機穴·陰陵泉穴也．從陰陵泉上膝股內前廉，血海穴·箕門穴·衝門穴也．從衝門入腹，屬脾絡胃，循行府舍·腹結·大橫·腹哀·食竇·天溪·胸鄉·周榮·大包等穴而上行咽喉，俠咽·連舌本，散舌下也．其支者，從胃之絡，別行上膈，注心中，以交於手少陰心經也．

脾經穴歌

足太陰脾由足拇，隱白先從內側起，大都太白繼公孫，商丘直上三陰塢，漏谷地機陰陵泉，血海箕門衝門前，府舍腹結大橫上，腹哀食竇天溪連，胸鄉周榮大包盡，二十一穴太陰全．

脾經分寸歌

大指端內側隱白，節後陷中求大都，太白內側核骨下，節後一寸公孫呼．商丘內踝微前陷，踝上三寸三陰交，再上三寸漏谷是，踝上五寸地機朝．膝下內側陰陵泉，血海膝臏上內廉，箕門穴在魚腹上，動脈應手越筋間．衝門橫骨兩端動，府舍上行七分看，腹結上行三寸入，大橫上行一寸三．腹哀上行三寸半，食竇上行三寸間，天溪上行一寸六，胸鄉周榮亦同然．外斜腋下六寸許，大包九肋季脇端．

[註] 隱白穴, 在足大指內側端後, 去爪甲角如韭葉許, 是其穴也. 從隱白行足大指內側, 次節末骨縫, 赤白肉際陷中, 大都穴也. 從大都行足大指後內側, 內踝前核骨下, 赤白肉際陷中, 太白穴也. 從太白上行, 足大指本節後一寸, 內踝前陷中, 公孫穴也. 從公孫上行, 內踝下微前陷中, 商丘穴也. 從商丘上行, 內踝踝尖上三寸, 夾骨陷中, 三陰交穴也. 從三陰交上行三寸, 夾骨陷中, 漏谷穴也. 從漏谷上行五寸, 在膝下五寸內側, 夾骨陷中, 伸足取之, 地機穴也. 從地機上行膝下, 內側曲膝橫紋頭陷中, 陰陵泉穴也.

從陰陵泉上行, 在膝臏上一寸, 內廉白肉際陷中, 血海穴也. 從血海上行, 在魚腹上越兩筋間, 陰股內廉, 動脈應手, 不禁重按, 箕門穴也. 從箕門上行, 橫骨兩端約紋中動脈, 去腹中行旁開三寸半, 衝門穴也.

從衝門上行七分, 去腹中行, 亦旁開三寸半, 府舍穴也. 從府舍上行三寸, 去腹中行, 亦旁開三寸半, 腹結穴也. 從腹結上行一寸三分, 去腹中行, 亦旁開三寸半, 大橫穴也. 從大橫上行三寸半, 去腹中行, 亦旁開三寸半, 腹哀穴也. 從腹哀上行三寸, 或從乳上三肋間, 動脈應手處, 往下六寸四分, 去胸中行旁開六寸, 舉臂取之, 食竇穴也. 從食竇上行一寸六分, 去胸中行旁開六寸, 仰而取之, 天溪穴也. 從天溪上行一寸六分, 去胸中行亦旁開六寸, 仰而取之, 胸鄉穴也. 從胸鄉上行一寸六分, 去胸中行亦旁開六寸, 仰而取之, 周榮穴也. 從周榮外斜下行, 過少陽膽經淵液穴下三寸, 至液下六寸許, 出九肋間季脇端, 大包穴也. [圖433]

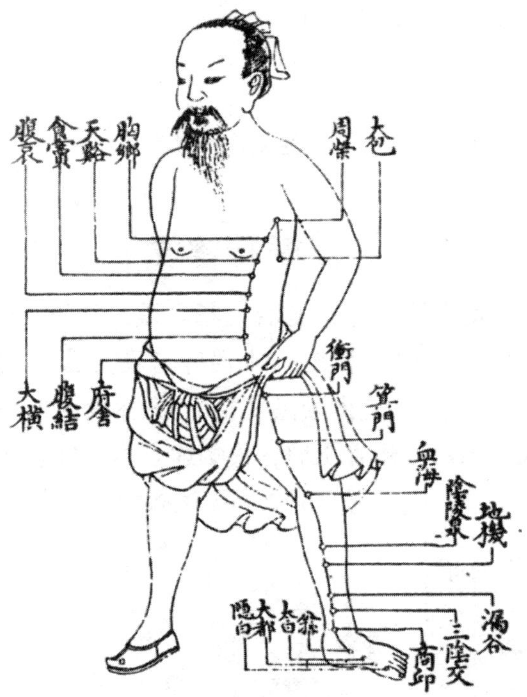

圖433 脾經穴圖

御纂醫宗金鑑 卷八十二

心臟經文

經云，心者，君主之官，神明出焉．又云，心居肺管之下，膈膜之上，附著脊之第五椎．其合脈也，其榮色也．開竅於耳，又曰開竅於舌．又云，是經少血多氣．

『難經』曰，心重十二兩，中有七孔三毛，盛精汁三合，主藏神．

張介賓曰，心象尖圓，形如蓮蕊．其中有竅，多寡不同，以導引天眞之氣．下無透竅，上通乎舌，共有四系，以通四臟．心外有赤黃脂裹，是爲心包絡．心下有膈膜，與脊脇周回相著，遮蔽濁氣，使不得上熏心肺，所謂膻中也．[圖434]

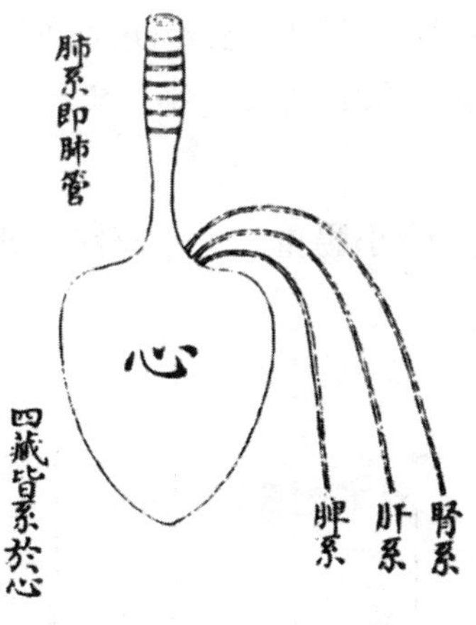

圖434 手少陰心臟圖

心經循行經文

心手少陰之脈，起於心中，出屬心系，下膈絡小腸．其支者，從心系上俠咽，繫目系．其直者，復從心系却上肺，下出腋下，循臑內後廉，行手太陰肺心主之後，下肘內，循臂內後廉，抵掌後銳骨之端，入掌內後廉，循小指之內，出其端．[圖435]

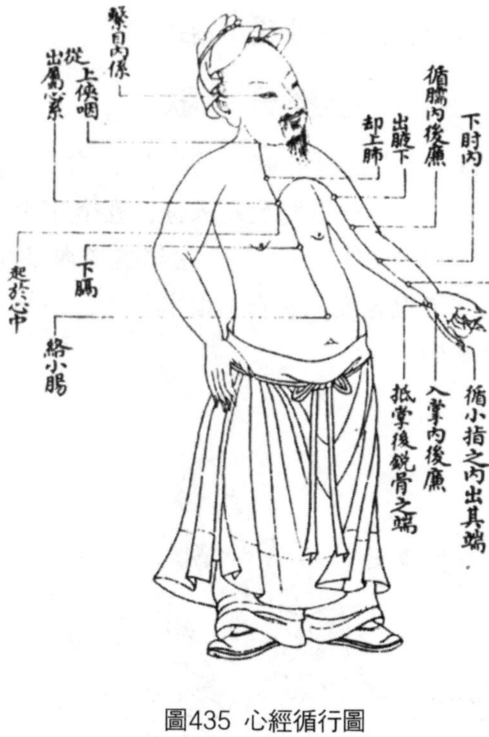

圖435 心經循行圖

心經循行歌

手少陰脈起心中，下膈直與小腸通．支者還從肺系走，直上喉嚨繫目瞳．直者上肺出腋下，臑後肘內少海從，臂內後廉抵掌中，銳骨之端注少衝．

[註] 手少陰心經之脈，起於心中，出屬心系，由心系下膈，絡小腸．其經之支者，從心系上行俠咽，繫目之系．其經之直者，復從心系退上通肺，行手太陰肺心主之後，下出行腋

下，極泉穴也. 從極泉穴循臑內後廉，青靈穴也. 從青靈穴下肘內循臂內後廉，少海穴也. 從少海穴抵掌後銳骨之端，靈道·通里·陰郄·神門等穴也. 從神門穴入掌內後廉，少府穴也. 從少府穴循小指之內，出其端，少衝穴而終，以交於手太陽小腸經也.

心經穴歌

手少陰心起極泉，青靈少海靈道全，通里陰郄神門下，少府少衝小指邊.

心經分寸歌

少陰心起極泉中，腋下筋間動引胸，青靈肘上三寸取，少海肘後端五分，靈道掌後一寸半，通里腕後一寸同，陰郄腕後內半寸，神門掌後銳骨隆，少府小指本節末，小指內側取少衝.

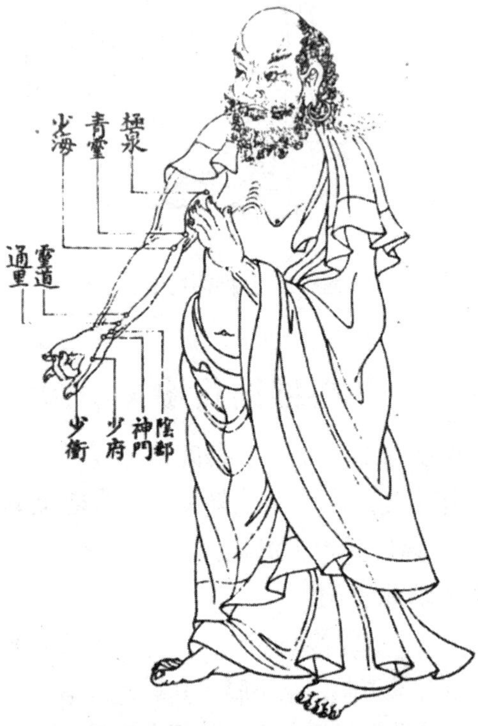

圖436 心經穴圖

［註］極泉穴，在腋下臂內筋間動脈引胸中，是其穴也. 從極泉下行至肘，在肘上三寸，伸肘擧臂取之，青靈穴也. 從青靈下行肘內廉，節後大骨外上去肘端五分，肘內橫紋頭，屈肘向頭取之，少海穴也. 從少海下行掌後一寸五分，靈道穴也. 從靈道下行五分，循腕側外腕後一寸陷中，通里穴也. 從通里內行五分，掌後脈中腕後五分，陰郄穴也. 從陰郄行掌後銳骨端陷中，神門穴也. 從神門行手小指本節末，外側骨縫陷中，少府穴也. 從少府行小指內，中行去爪甲角如韭葉，少衝穴也. [圖436]

小腸經文

經云，小腸者，受盛之官，化物出焉. 又云，小腸後附於脊，前附於臍，上左回疊，積十六曲，大二寸半，徑八分分之少半，長三丈二尺，受穀二斗四升，水六升三合合之大半. 又云，小腸上口在臍上二寸近脊，水穀由此而入. 復下一寸，外附於臍，爲水分穴，當小腸下口，至是而泌別淸濁，水液滲入膀胱，滓穢流入大腸. 又云，是經多血少氣.

『難經』曰，小腸重二斤十四兩. [圖437]

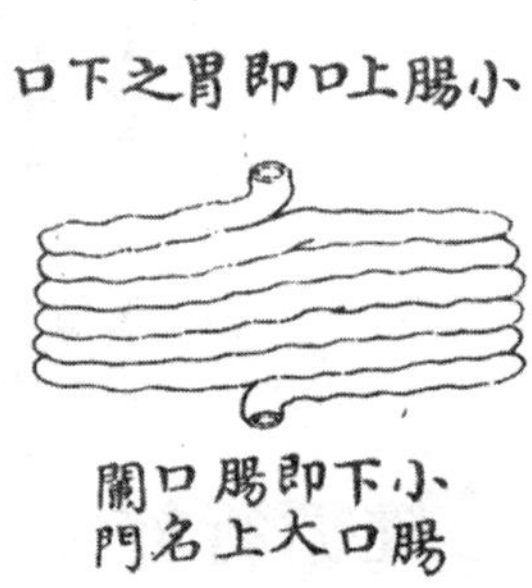
小腸上口即胃之下口
小腸下口即大腸上口名闌門

圖437 手太陽小腸腑圖

小腸經循行經文

小腸手太陽之脈，起於小指之端，循手外側，上腕出踝中，直上循臂骨下廉，出肘內側兩骨之間，上循臑外後廉，出肩解繞肩胛，交肩上入缺盆，絡心循咽，下膈抵胃，屬小腸．其支者，從缺盆循頸上頰，到目銳眥，却入耳中．其支者，別頰上䪼抵鼻，至目內眥，斜絡於顴．[圖438]

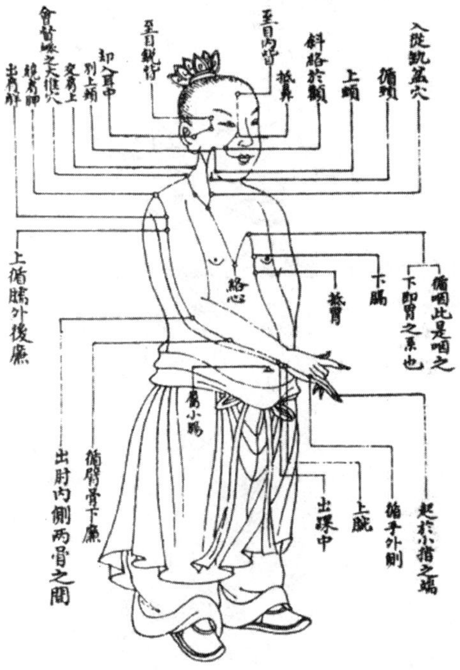

圖438 小腸經循行圖

小腸經循行歌

手太陽經小腸脈，小指之端起少澤，循手外側出踝中，循臂骨出肘內側，上循臑外出後廉，直過肩解繞肩胛，交肩下入缺盆內，向腋絡心循咽嗌，下膈抵胃屬小腸．一支缺盆貫頸頰，至目銳眥却入耳，復從耳前仍上頰，抵鼻升至目內眥，斜絡於顴別絡接．

[註] 手太陽小腸之脈，從小指內側少陰之脈少衝穴循小指之端少澤穴起，循手外側前谷後溪穴，從後溪上腕至腕骨穴，從腕骨出踝中，入陽谷·養老穴也．從養老直上，循臂骨下廉，支正穴也．從支正出肘內側兩筋間，小海穴也．從小海上循臑外後廉，出肩解肩貞穴，繞肩胛臑兪穴上肩，天宗穴也．從天宗循行秉風·曲垣等穴，從肩中兪入缺盆穴，散而內行，絡心循咽下膈，抵胃屬小腸之分．其支者，從缺盆循頸入天窗·天容穴，上頰顴髎穴，至目銳眥，却入耳中，聚於聽宮穴也，其別支從頰上䪼抵鼻，至目內眥，以交於足太陽經．

小腸經穴歌

手太陽經小腸穴，少澤先於小指設，前谷後溪腕骨間，陽谷須同養老列，支正小海上肩貞，臑兪大宗秉風合，曲垣肩外復肩中，天窗循次上天容，此經穴數一十九，還有顴髎入聽宮．

小腸經分寸歌

小指端外爲少澤，前谷本節前外側，節後橫紋取後溪，腕骨腕前骨陷側．陽谷銳骨下陷肘，腕上一寸名養老，支正外側上四寸，小海肘端五分好，肩貞肩端後陷中，臑兪肩臑骨陷考．肩臑骨陷者，下胛骨上，擧臂，陷中取之也．天宗肩骨下陷中，秉風肩上小髃空，肩上髃骨後，擧肩有空．曲垣肩中曲髀陷，外兪上髀一寸從．卽外肩兪，肩髀上廉，去脊三寸．中兪大椎二寸旁，天窗曲頰動陷詳，天容耳下曲頰後，顴髎面頄銳骨量．面頄骨下廉銳骨端陷中．聽宮耳中珠子上，耳中珠子大如赤小豆．此爲小腸手太陽．

[註] 少澤穴，在手小指外側端，去爪甲角一分陷中，是其穴也．從少澤上行，手小指外側本節前陷中，前谷穴也．從前谷上行，手小

指本節後, 外側橫紋尖上陷中, 仰手握拳取之, 後溪穴也. 從後溪上行, 手掌外側, 腕前起骨下罅縫陷中, 腕骨穴也. 從腕骨上行, 手掌外側, 腕下銳骨下陷中, 陽谷穴也. 從陽谷上行, 手下銳骨上, 一空腕後一寸許陷中, 陽谷穴也. 從陽谷上行, 手下銳骨上, 一空腕後一寸許陷中, 養老穴也. 從養老上行外廉四寸, 支正穴也. 從支正上行, 肘外大骨外, 去肘端五分陷中, 屈手向頭取之, 小海穴也.

從小海上行, 肩曲胛骨下, 大骨傍兩骨解間, 肩端後陷中, 肩貞穴也. 從肩貞上行肩端, 臑上肩骨下, 髀骨上廉陷中, 擧臂取之, 臑兪穴也. 從臑兪上行, 肩骨下陷中, 天宗穴也. 從天宗上行, 肩上小髃骨, 擧臂有空, 秉風穴也. 從秉風上行肩中央, 曲胛陷中, 按之應手痛, 曲垣穴也. 從曲垣上行, 肩胛上廉, 去脊傍開三寸陷中, 肩外兪穴也. 從肩外兪上行, 肩胛內廉, 去脊督脈之大椎穴傍開二寸陷中, 肩中兪穴也. 從肩中兪上行, 頸大筋前曲, 頰下動脈應手陷中, 天窗穴也. 從天窗上行, 耳下曲頰後, 天容穴也. 從天容上行, 面頄骨下廉, 銳骨端陷中, 顴髎穴也. 從顴髎上行耳中之珠, 聽宮穴也. [圖439]

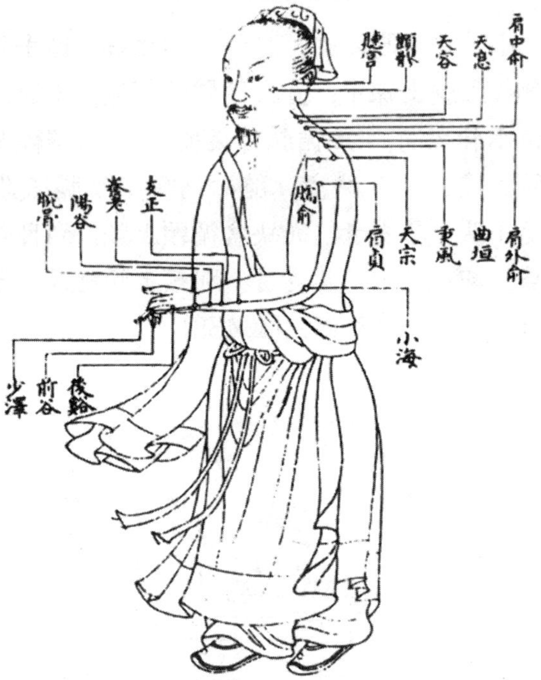

圖439 小腸經穴圖

膀胱經文

經云, 膀胱者, 州都之官, 津液藏焉, 氣化則能出矣. 又云, 膀胱當十九椎, 居腎之下, 大腸之前. 有下口, 無上口. 當臍上一寸水分穴處, 爲小腸下口, 乃膀胱上際, 水液由此別回腸隨氣泌滲而入. 其出入皆由氣化, 入氣不化, 則水歸大腸, 而爲泄瀉. 出氣不化, 則閉塞下竅, 而爲癃腫也. 是經多血少氣.

『難經』曰, 膀胱重九兩二銖, 縱廣九寸, 盛尿九升九合, 口廣二寸半. [圖440]

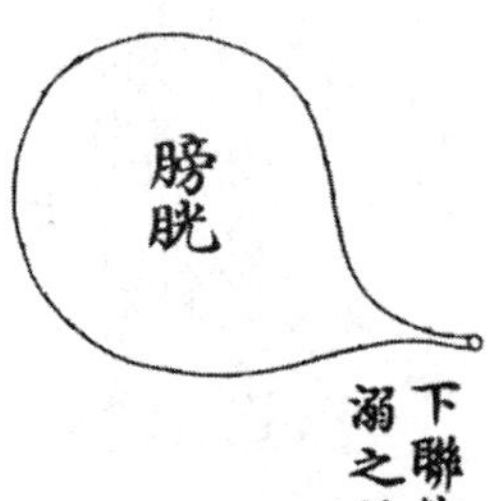

圖440 足太陽膀胱腑圖

膀胱循行經文

膀胱足太陽之脈, 起於目內眥, 上額交巔. 其支者, 從巔入絡腦, 還出別下項, 循肩髆, 內俠脊, 抵腰中, 入循膂絡腎, 屬膀胱. 其支者, 從腰中下挾脊, 貫臀入膕中.

其支者，從髆內左右，別下貫胛，挾脊內，過髀樞，循髀外從後廉下合膕中，以下貫腨內，出外踝之後，循京骨，至小指外側.[圖441]

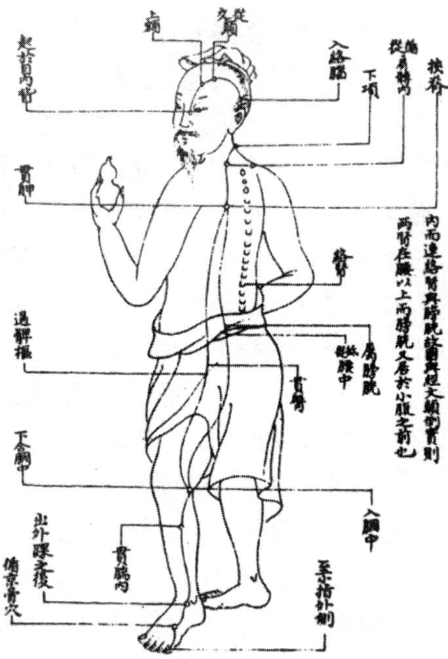

圖441 膀胱經循行圖

膀胱經循行歌

足太陽經膀胱脈，目內眥上起額尖. 支者顛上至耳角，直者從顛腦後懸，絡腦還出別下項，仍循肩髆俠脊邊，抵腰膂腎膀胱內，一支下與後陰連. 貫臀斜入委中穴，一支髆內左右別，貫胛俠脊過髀樞，臂內後廉膕中合，下貫腨內外踝後，京骨骨下指外側.

[註] 足太陽之脈，起目內眥睛明穴，從睛明循行攢竹·曲差·五處，上額交顚，入承光穴，從承光循行通天穴. 其支者，從顚至耳上角，交於足少陽之經. 其直者，從通天入絡於大杼穴，從大杼循行肩髆內風門穴，從風門循行肺兪穴，挾脊抵腰中厥陰兪穴，從厥陰兪穴循行心兪·膈兪·肝兪·膽兪·脾兪·胃兪·三焦兪，入循膂絡腎，從腎兪穴循行氣海兪，從腰中下挾脊大腸兪穴，從大腸兪循行關元兪·膀胱兪·中膂兪，白環兪等穴，別行上髎·次髎·中髎·下髎等穴. 其支者，又復上肩髆內，從附分穴循行貫胛魄戶穴，從魄戶循行挾脊內膏肓·神堂·譩譆·膈關·魂門·陽綱·意舍·胃倉·肓門·志室·胞肓等穴，過髀樞秩邊穴，從秩邊穴循髀外從後廉承扶·浮郄·委陽穴，下合膕中委中穴，從委中循行合陽穴，從合陽下貫內承筋穴，從承筋循行承山·飛揚·附陽等穴，從附陽穴循行出外踝之後崑崙穴，從崑崙穴循行僕參·申脈·金門等穴，循京骨卽本經之京骨穴也. 從京骨循行束骨·通谷穴，至小指外側至陰穴而終，以交於足之少陰經也.

膀胱經穴歌

足太陽經六十三，睛明攢竹曲差參，五處承光接通天，絡却玉枕天柱邊. 大杼風門引肺兪，厥陰心膈肝膽居，脾胃三焦腎兪次，大腸小腸膀胱如，中膂白環皆二行，去脊中間二寸許，上髎次髎中後下，會陽須下尻旁取. 還有附分在三行，二椎三寸半相當，魄戶膏肓與神堂，譩譆膈關魂門旁，陽綱意舍及胃倉，肓門志室連胞肓，秩邊承扶殷門穴，浮郄相鄰是委陽，委中再下合陽去，承筋承山相次長. 飛揚附陽達崑崙，僕參申脈過金門，京骨束骨近通谷，小指外側尋至陰.

膀胱經分寸歌

足太陽兮膀胱經，目內眥角始睛明，眉頭陷中攢竹取，曲差神庭傍寸五，五處直行後五分，承通絡却玉枕穴，後循俱是寸五行. 天柱項後髮際內，大筋外廉之陷中，自此脊中開二寸，第一大杼二風門，三椎肺兪厥陰四，心五督六膈七論，肝九膽十脾十一，胃兪十二椎下尋，十三三焦十四腎，氣海兪在十五椎，大腸十六小十八，膀胱兪穴十九椎，中膂內兪二十下，白環兪穴廿一椎，小腸兪至白環內，腰空上次中下髎，會陽陰微尻骨旁，背開二寸二行了，別從脊中三寸半，第二椎下爲附分，三椎魄戶四膏肓，第五椎下神堂尊，第六譩譆膈關七，第九魂門陽綱十，十一意舍之穴存，十二會倉穴已分，十三肓門端正在，十四志室不須論，十九胞肓廿秩邊，背部三行下行循．承扶臀下股上約，下行六寸是殷門，從殷外斜上一寸，曲膝得之浮郄尋，委陽承扶下六寸，從郄內斜並殷門．委中膝膕約紋裏，此下三寸尋合陽，承筋脚跟上七寸，穴在腨腸之中央，承山腿肚分肉間，外踝七寸上飛揚，附陽外踝上三寸，崑崙外跟陷中央，僕參亦在踝骨下，申脈踝下五分張，金門申脈下一寸，京骨外側大骨當，束骨本節後陷中，通谷節前限中量，至陰小指外側端，去爪甲之韭葉方．

［註］睛明穴，在目內眥外一分宛宛中，是其穴也．從睛明上行眉頭陷者中，攢竹穴也．從攢竹上行髮際間，俠督脈之神庭穴傍開一寸五分，正頭取之，曲差穴也．從曲差後行五分，俠督脈之上星，傍開一寸五分，五處穴也．從五處後行一寸五分，承光穴也．從承光後行一寸五分，俠督脈之百會穴，傍開一寸五分，通天穴也．從通天後行一寸五分，絡却穴也．從絡却穴後行一寸五分，玉枕穴也．從玉枕俠項後大筋外廉，下行髮際陷中，天柱穴也．

從天柱下行，以項後第一椎下，兩旁相去脊中各二寸陷中，正坐取之，大杼穴也．從大杼下行，二椎下兩旁，各去脊中二寸，正坐取之，風門穴也．從風門行三椎下，去脊中各二寸，又以手搭背，左取右，右取左，當中指末是穴之處，正坐取之，肺兪穴也．從肺兪行四椎下，去脊中二寸，正坐取之，厥陰兪穴也．從厥陰兪行五椎下，去脊中二寸，正坐取之，心兪穴也．從心兪行六椎下，去脊中二寸，正坐取之，督兪穴也．從督兪行七椎下，去脊中二寸，正坐取之，膈兪穴也．從膈兪行九椎下，去脊中二寸，正坐取之，膽兪穴也．從膽兪行十一椎下，去脊中二寸，正坐取之，脾兪穴也．從脾兪行十二椎下，去脊中二寸，正坐取之，胃兪穴也．從胃兪行十三椎下，去脊中二寸，正坐取之，三焦兪穴也．從三焦兪行十四椎下，與臍平，去脊中二寸，正坐取之，腎兪穴也．從腎兪行十五椎下，去脊中二寸，正坐取之，氣海兪穴也．從氣海兪行十六椎下，去脊中二寸，伏而取之，大腸兪穴也．從大腸兪行十七椎下，去脊中二寸，伏而取之，關元兪穴也．從關元兪行十八椎下，去脊中二寸，伏而取之，小腸兪穴也．從小腸兪行十九椎下，去脊中二寸，伏而取之，膀胱兪穴也．從膀胱兪行二十椎下，去脊中二寸，俠脊胂起肉間，伏而取之，中膂兪穴也．從中膂兪行二十椎下，去脊中二寸，伏而取之，白環兪穴也．從白環兪行腰髁骨下一寸，俠脊兩旁第一空陷中，上髎穴也．從上髎行俠脊旁第二空陷中，次髎穴也．從次髎行俠脊旁第三空陷中，中髎穴也．從中髎行俠脊旁第四空陷中，下髎穴也．從下髎行陰尾尻骨兩旁五分許，會陽穴也．

自大杼別脈，其支者從肩膊內循行第二椎下，附項內廉兩旁相去脊中各三寸半，正坐取之，附分穴也．從附分下行第三椎下，去脊中各三寸半，正坐取之，魄戶穴也．從魄戶下行第四椎下，五椎上，此穴居中，去脊中各三寸半，正坐曲脊取之，膏肓穴也．如取其穴，先令病人正坐曲脊伸兩手，以臂著膝前令正，直手大指與膝頭齊，以物支肘，勿令臂動，乃從胛骨上角，摸索至胛骨下頭，其間當有四肋三間, 依胛骨之際, 相去骨際如容側指許, 按其中一間空處, 自覺牽引肩, 是其穴也. 從膏肓下行第五椎下, 去脊中各三寸半陷中, 正坐取之, 神堂穴也. 從神堂下行第六椎下, 去脊中各三寸半, 正坐取之, 譩譆穴也, 以手重按, 病人呼'譩譆', 是其穴處, 蓋因其痛也. 從譩譆下行第七椎下, 去脊中各三寸半陷中, 正坐開肩取之, 膈關穴也. 從膈關下行第九椎下, 相去脊中各三寸半陷中, 正坐取之, 魂門穴也. 從魂門下行第十椎下, 去脊中三寸半陷中, 正坐取之, 陽綱穴也. 從陽綱下行第十一椎下, 去脊中三寸半, 正坐取之, 意舍穴也. 從意舍下行第十椎下, 去脊中各三寸半, 正坐取之, 胃倉穴也. 從胃倉下行第十三椎下, 去脊中各三寸半, 正坐取之, 肓門穴也. 從肓門下行第十四椎下, 去脊中各三寸半陷中, 正坐取之, 志室穴也. 從志室下行第十九椎下, 去脊中各三寸半, 伏而取之, 胞肓穴也. 從胞肓下行第二十一椎下, 去脊中各三寸半陷中, 伏而取之, 秩邊穴也.

從秩邊下行在尻臀下, 陰股上約紋中, 承扶穴也. 從殷門外循斜上一寸, 屈膝得之, 浮郄穴也, 故在委陽穴上一寸也. 從浮郄下行, 仍在承扶穴下六寸, 屈伸取之, 委陽穴也, 而與會陽下合膕中也. 從委陽下行, 膕中央約紋動脈陷中, 令人仰頦至地, 伏臥取之, 委中穴也. 從委中下行, 膝膕約紋下三寸, 合陽穴也. 從合陽下行, 腸中央陷中, 脚跟上七寸, 承筋穴也. 從承筋下行, 腿肚下尖分肉間陷中, 承山穴也. 從承山斜行, 足外踝後上七寸陷中, 飛揚穴也. 從飛揚下行, 足外踝上三寸筋骨之間, 附陽穴也. 從附陽下行, 足外踝後五分, 跟骨上陷中, 細動脈應手, 崑崙穴也. 從崑崙下行, 足跟骨下陷中, 拱足取之, 僕參穴也. 從僕參行足外踝下五分陷中, 容爪甲許白肉際, 申脈穴也. 從申脈下行一寸, 金門穴也. 從金門行足外側大骨下, 赤白肉際陷中, 京骨穴也. 按而得之, 小指本節後大骨, 名京骨, 其穴在骨下. 從京骨行足小指外側, 本節後陷中赤白肉際, 束骨穴也. 從束骨行足小指外側, 本節前陷中, 通谷穴也. 從通谷行足小指外側, 去爪甲角如韭葉, 至陰穴也. [圖442]

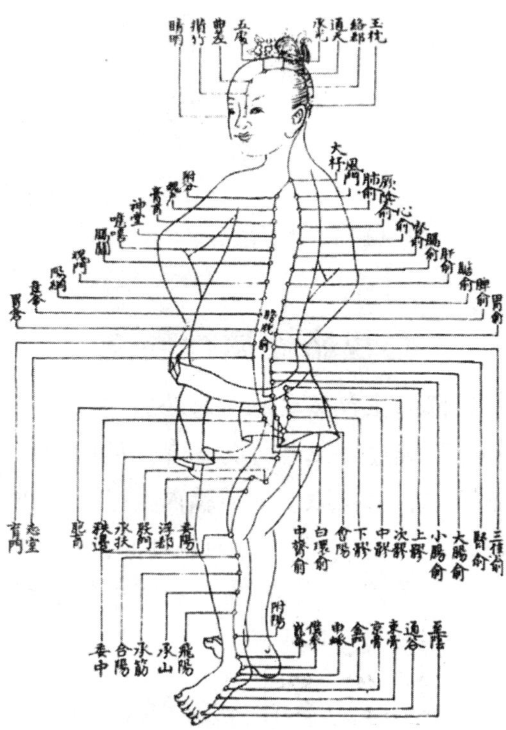

圖442 膀胱經穴圖

心包絡解

張介賓曰, 心包一臓, 『難經』言其無形. 滑壽曰, 心包一名手心主. 以臓象校之, 在心下橫膜之上, 竪膜之下, 其與橫膜相粘, 而黃脂裹者心也. 脂膜之外, 有細筋膜如絲, 與心肺相連者, 心包也, 此說爲是, 凡言無形者非. 「靈蘭秘典論」有十二官, 獨少心包一官, 而有'膻中者, 臣使之官, 喜樂出焉'二句. 今考心包, 臓居膈上, 經始胸中, 正値膻中之所, 位居相火, 代君行事, 實臣

使也. 此一官卽此經之謂歟. [圖443]

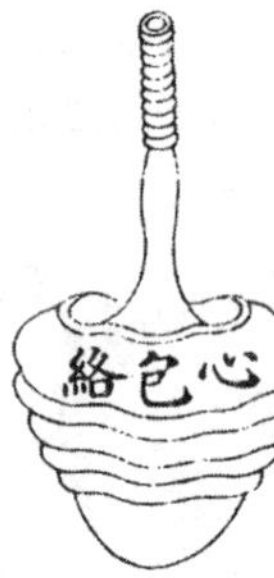

圖443 手厥陰心包絡圖

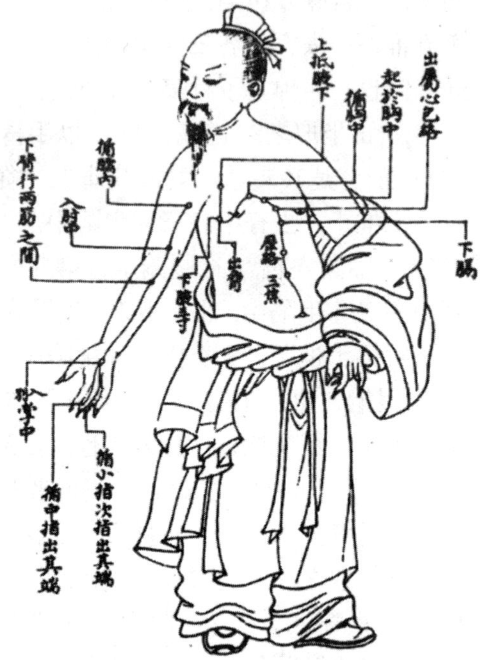

圖444 心包絡經循行圖

心包絡經循行經文

手厥陰心主包絡之脈, 起於胸中, 出屬心包絡, 下膈歷絡三焦. 其支者, 循胸中出脇下腋三寸, 上抵腋下, 循臑內, 行太陰少陰之間, 入肘中, 下臂行兩筋之間, 入掌中, 循中指出其端. 其支者, 別掌中循小指次指, 出其端. [圖444]

心包絡經循行歌

手厥陰心主起胸, 屬包下膈三焦宮, 支者循胸出脇下, 脇下連腋三寸同, 仍上抵腋循臑內, 太陰少陰兩經中, 指透中衝支者別, 小指次指絡相通.

[註] 手厥陰心包絡之脈, 起於胸中, 出而外行天池穴, 屬心包絡之經也. 內行下膈, 歷絡三焦者, 散布於腹之上·中·下也. 其支者, 循胸中出腋下三寸, 卽天池穴處也. 從天池循臑內至天泉, 從天泉穴行手太陰·手少陰兩脈之間, 入肘內曲澤穴, 下臂行兩筋之間, 郄門·間使·內關·大陵四穴, 入掌中勞宮穴, 從勞宮循中指出其端, 中衝穴也. 其本支之別支, 別行掌中, 循小指次指之端, 以交於手少陽三焦經也.

心包絡經穴歌

心包九穴天池近, 天泉曲澤郄門認, 間使內關逾大陵, 勞宮中衝中指盡.

心包絡經分寸歌

心絡起自天池間, 乳後傍一腋下三, 天泉繞腋下二寸, 曲澤屈肘陷中參, 郄門去腕後五寸, 間使腕後三寸然, 內關去腕後二寸, 大陵掌後橫紋間, 勞宮屈拳名指取, 中指之末中衝端.

[註] 天池穴, 在乳傍一二寸許, 直腋下行三寸, 脇之撅起肋骨間, 是其穴也. 從天池穴斜上, 繞腋循臂內廉下行二寸, 擧臂取之, 天泉穴也. 從天泉穴下行, 肘內廉大筋內側, 橫紋頭下陷中動脈, 曲澤穴也. 從曲澤穴下行, 掌後去腕五寸, 郄門穴也. 從郄門穴下行, 掌後去腕三寸, 兩筋間陷中, 間使穴也. 從間使

穴下行，掌後去腕二寸兩筋間，內關穴也．從內關穴下行，掌後骨下橫紋中兩筋間陷中，大陵穴也．從大陵穴下行，掌中央動脈，屈無名指取之，勞宮穴也．從勞宮穴下行，手中指之端， 去爪甲角如韭葉許陷中， 中衝穴也．[圖445]

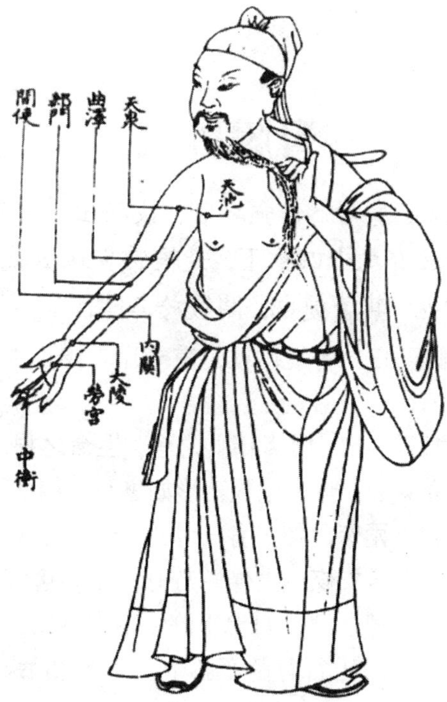

圖445 心包絡經穴圖

御纂醫宗金鑑 卷八十三

腎臟經文

經云，腎者，作强之官，伎巧出焉．又云，腎附於脊之十四椎下．是經常少血多氣．其合骨也，其榮髮也，開竅於二陰．

『難經』曰，腎有兩枚，重一斤二兩，主藏精與志．

『中藏經』曰，腎者精神之舍，性命之根．

張介賓云，腎有兩枚，形如豇豆．相並而曲，附於脊之兩旁，相去各一寸五分．外有黃脂包裹，各有帶二條，上條繫於心，下條趨脊下大骨，在脊骨之端，如半手許．中有兩穴，是腎帶經過處，上行脊髓至腦中，連於髓海．[圖446]

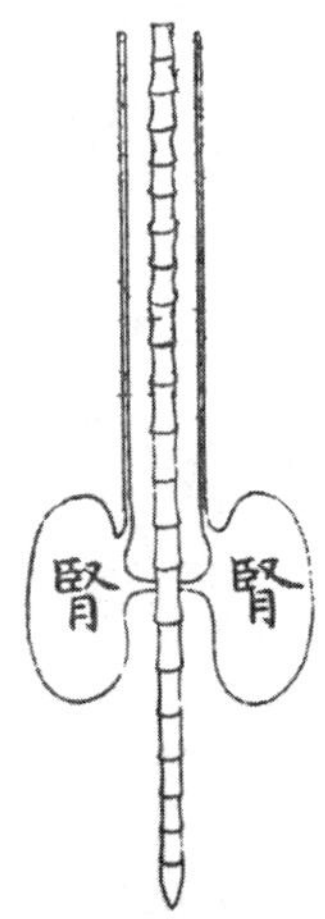

圖446 足少陰腎臟圖

腎經循行經文

腎足少陰之脈，起於小指之下，斜趨足心之湧泉穴，出於然谷之下，循內踝之後，別入跟中，以上腨內，出膕內廉，上股內後廉，貫脊屬腎，絡膀胱．其直者，從腎上貫肝膈，入肺中，循喉嚨，俠舌本．其支者，從肺出絡心，注胸中．[圖447]

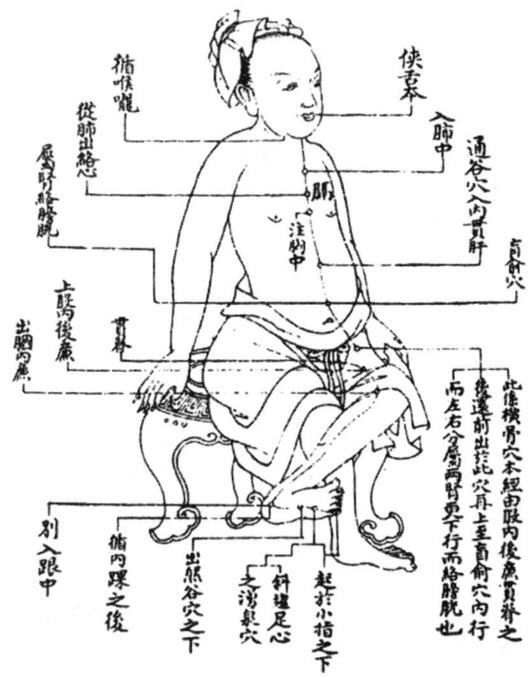

圖447 腎經循行圖

腎經循行歌

足腎經脈屬少陰，小指斜趨湧泉心，然骨之下內踝後，別入跟中腨內侵，出膕內廉上股內，貫脊屬腎膀胱臨．直者屬腎貫肝膈，入肺循喉舌本尋．支者從肺絡心內，仍至胸中部分深．

［註］足少陰腎經之脈，起自足太陽小指之下至陰穴，斜趨足心湧泉穴，出然谷穴之下，

循內踝後太谿穴，從太谿別入跟中大鐘穴，從大鐘循行水泉·照海·復溜·交信穴，上腓內築賓穴也．從築賓出膕內廉陰谷穴，從陰谷上股內後廉橫骨穴，從橫骨內貫行脊屬腎絡膀胱也．其直者，從腎外行大赫·氣穴·四滿·中注·肓兪·商曲·石關·陰都·通谷等穴，入內貫肝與膈，外循幽門·步廊·神封·靈墟·神藏·彧中·兪府等穴，入肺中循喉嚨，挾舌本而終．其支者，從肺出絡心，注胸中，以交於手厥陰經也．

腎經穴歌

足少陰腎二十七，湧泉然谷照海出，太谿水泉連大鐘，復溜交信築賓立，陰谷橫骨趨大赫，氣穴四滿中注得，肓兪商曲石關蹲，陰都通谷幽門值，步廊神封出靈墟，神藏彧中兪府畢．

腎經分寸歌

足掌心中是湧泉，然谷內踝一寸前，太谿踝後跟骨上，大鐘跟後踵中邊，水泉溪下一寸覓，照海踝下四分眞，復溜踝後上二寸，交信後上二寸聯，二穴只隔筋前後，太陰之後少陰前，前傍骨是復溜，後傍骨是交信，二穴只隔一條筋．築賓內踝上腨分，陰谷膝下曲膝間．橫骨大赫並氣穴，四滿中注亦相連，五穴上行皆一寸，中行旁開五分邊，肓兪上行亦一寸，但在臍旁半寸間，商曲石關陰都穴，通谷幽門五穴聯，五穴上下一寸取，各開中行五分前，步廊神封靈墟穴，神藏彧中兪府安，上行寸六旁二寸，兪府璇璣二寸觀．

[註] 湧泉穴，在足心陷中，伸腿屈足，卷指宛宛中，是其穴也．從湧泉上行足內踝，前起大骨下陷中，然谷穴也．從然谷行足內踝後五分，跟骨上動脈陷中，太谿穴也．從大溪行足跟後，跟中大骨上兩筋間，大鐘穴也．從大鐘行太谿下一寸，內踝下，水泉穴也．從水泉行足內踝下四分，前後有筋，上有踝骨，下有軟骨之中陷中，照海穴也．從照海行足內踝後，除踝上二寸許，前傍骨陷中，復溜穴也．從復溜斜外，上行復溜穴之後，二寸許後傍筋，交信穴也．從交信斜外，上行過三陰交穴，上腨分中，築賓穴也，腨者俗名腿肚也．從築賓上行，膝下內輔骨後，大筋下小筋上，按之應手，屈膝得之，陰谷穴也．

從陰谷上行，入腹，陰上橫骨中，宛曲如仰月中央，去任脈之中行旁開五分，橫骨穴也．從橫骨上行一寸，大赫穴也，亦去中行旁開五分．從大赫上行一寸，氣穴穴也，亦去中行旁開五分．從氣穴穴上行一寸，四滿穴也．亦去中行旁開五分．從四滿上行一寸，中注穴也，亦去中行旁開五分．從中注上行一寸，肓兪穴也．直臍旁去臍中五分，從肓兪上行二寸，商曲穴也，亦去中行旁開五分．從商曲上行一寸，石關穴也．亦去中行旁開五分．從石關上行一寸，陰都穴也，亦去中行旁開五分．從陰都上行一寸陷中，通谷穴也，亦去中行旁開五分．從通谷上行一寸陷中，幽門穴也，亦去中行旁開五分．從幽門上行一寸六分陷中，去中行旁開二寸，仰而取之，步廊穴也．從步廊上行一寸六分，亦去中行旁開二寸，仰而取之，神封穴也．從神封上行一寸六分，亦去中行旁開二寸陷中，仰而取之，靈墟穴也．從靈墟上行一寸六分，亦去中行旁開二寸陷中，仰而取之，神藏穴也．從神藏上行一寸六分，亦去中行旁開二寸陷中，仰而取之，彧中穴也．從彧中上行巨骨，下俠任脈之璇璣，中行旁開二寸陷中，仰而取之，是其穴也．[圖448]

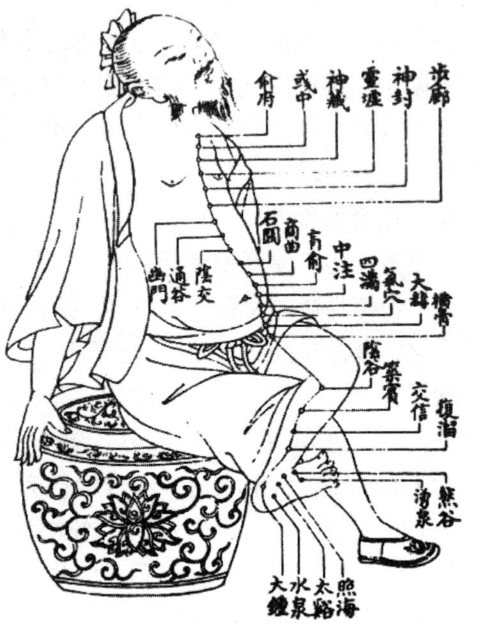

圖448 腎經穴圖

三焦經文

經云，上焦如霧，中焦如漚，下焦如瀆．又云，三焦者，決瀆之官，水道出焉．又云，是經少血多氣．

『中藏經』云，三焦者，人之三元之氣也，號曰中淸之府．總領五臟六腑，營衛經絡，內外·左右·上下之氣也． 三焦通則內外·左右·上下皆通也． 其於周身灌體，和內調外，榮左養右，導上宣下，莫大於此也．[圖449]

三焦經循行經文

三焦手少陽之脈，起於小指次指之端，上出次指之間，循手表腕，出臂外兩骨之間，上貫肘，循臑外，上肩而交出足少陽之後，入缺盆，布膻中，散絡心包，下膈循屬三焦．其支者，從膻中上出缺盆，上項俠耳後，直上出耳上角，以屈下頰，至䪼．其支者，從耳後入耳中，出走耳前，過客主人前交頰，至目銳眥．[圖450]

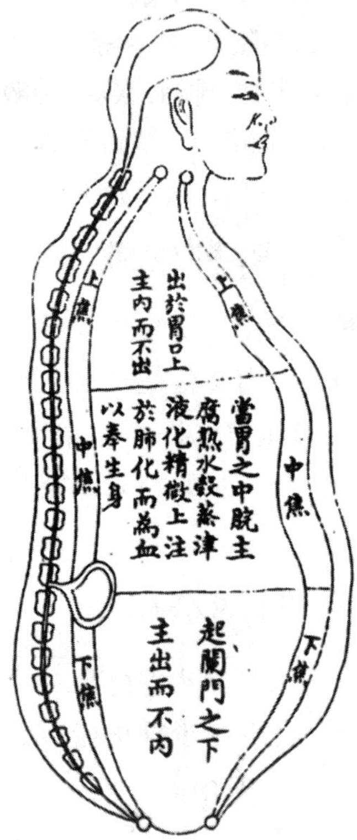

圖449 手少陽三焦腑圖

三焦經循行歌

手經少陽三焦脈，起自小指次指端，兩指岐骨手腕表，上出臂外兩骨間，肘後臑外循肩上， 少陽之後交別傳， 下入缺盆膻中分，散絡心包膈裏穿．支者膻中缺盆上，上項耳後耳角旋，屈下至䪼仍注頰．一支出耳入耳前，却從上關交曲頰，至目銳眥乃盡焉．

［註］ 手少陽三焦之脈，起於手小指次指外側之端關衝穴， 從關衝上出兩指之間液門·中渚穴，循手腕表陽池穴也．從陽池出臂外兩骨之間， 外關·支溝·會宗·三陽絡·四瀆·天井等

穴，上貫肘，清冷淵穴也，從清冷淵穴循臂臑外，上肩循消濼·臑會·肩髎·天髎穴，從天髎穴而交出足少陽經之後，入缺盆，布膻中，散絡心包，下膈內而循行之分，皆屬三焦經也. 其支者，從膻中上外出缺盆，上項天牖穴，從天牖穴循繫耳後翳風·瘈脈·顱息穴，從顱息直上出耳上角角孫穴·絲竹空穴也. 由角孫·絲竹空穴繞耳以屈下至䪼，和髎·耳門穴也. 其本支之別，支者從耳後出走耳前，過足少陽經客主人穴之前，交頰至目銳之外眥，以交於足少陽膽經也.

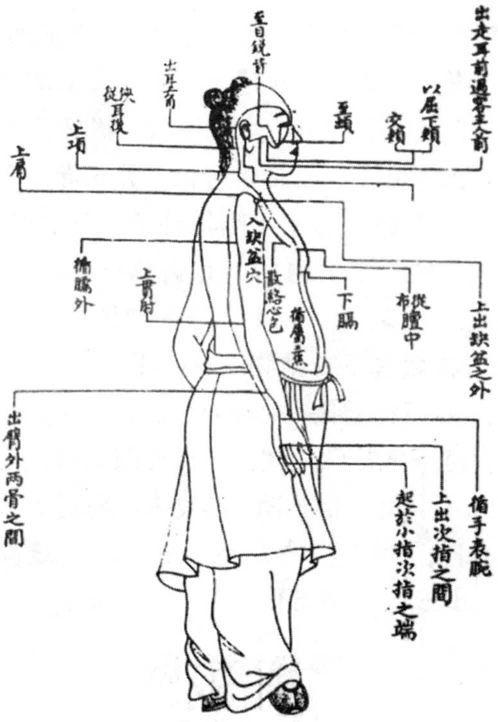

圖450 三焦經循行圖

三焦經穴歌

手少三焦所從經，二十二穴起關衝，液門中渚陽池歷，外關支溝會宗逢，三陽絡入四瀆內，注於天井清冷中，消濼臑會肩髎穴，天髎天牖經翳風，瘈脈顱息角耳門，和髎上行絲竹空.

三焦經分寸歌

無名外側端關衝，液門小次指陷中，中渚液門上一寸，陽池腕前表陷中，外關腕後二寸陷，關上一寸支溝名，外關一寸會宗平，斜上一寸三陽絡，肘前五寸四瀆稱，天井肘外大骨後，肘上一寸骨罅中. 井上一寸清冷淵，消濼臂肘分肉端，臑會肩端前二寸，肩髎臑上陷中看，天髎肩井後一寸，天牖耳下一寸間，翳風耳後尖角陷，瘈脈耳後青脈看，顱息青絡脈之上，角孫耳上髮下間，耳門耳前缺處陷，和髎橫動脈耳前，欲覓絲竹空何在，眉後陷中仔細觀.

［註］關衝穴，在手四指外側端，去爪甲角如韭葉許，是其穴也. 從關衝上行手小指次指岐骨間陷中，握拳取之，液門穴也. 從液門上行一寸陷中，中渚穴也. 從中渚由四指本節直上，行手表腕上陷中，陽池穴也. 從陽池上行手腕後二寸，兩骨間陷中，外關穴也. 從外關上行一寸，兩骨間陷中，支溝穴也. 從支溝外開一寸，會宗穴也. 以支溝會宗二穴相並平直，空中相離一寸也. 從會宗內斜上行一寸，臂上大交脈，三陽絡穴也. 從三陽絡上行肘前五寸外廉陷中，四瀆穴也. 從四瀆斜外上行，肘外大骨尖後，肘上一寸，兩筋叉骨罅中，屈肘拱胸取之，天井穴也.

從天井上行一寸，伸肘擧臂取之，清冷淵穴也. 從清冷淵上行，肩下臂外肘上分肉間，消濼穴也. 從消濼上行，外去肩端三寸宛宛中，臑會穴也. 從臑會上行，肩端臑上陷中，斜擧臂取之，肩髎穴也，從肩髎上行肩，缺盆中直，是少陽經之肩井穴. 後一寸，天髎穴也. 從天髎上行，頸大筋外缺盆上，手太陽經天容穴後，足太陽經天柱穴前，足少陽膽經完骨穴下，髮際中上斜俠耳後一寸，天牖穴也. 從天牖上行，耳後尖角陷中, 按之引耳中痛, 翳風穴也. 從翳風上行, 耳後中間雞足靑絡脈中, 瘈脈穴也. 從瘈脈行耳後上間靑絡脈中, 顱息穴也. 從顱息上行, 耳上上間, 髮際下開口有空, 角孫穴也. 從角孫繞行耳前, 起肉當耳缺處陷中, 耳門穴也. 從耳門行耳前, 兌髮下橫動脈中, 和髎穴也. 兌髮下卽鬢角也. 從和髎上行眉後陷中, 絲竹空穴也. [圖451]

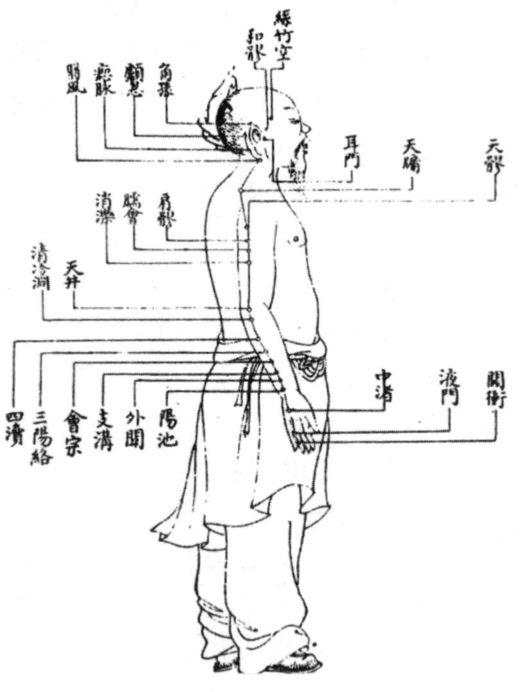

圖451 三焦經穴圖

膽腑經文

經云, 膽者, 中正之官, 決斷出焉. 又云, 是經少血多氣. 又曰, 凡十一臟皆取決於膽也.

『難經』曰, 膽在肝之短葉間, 重三兩三銖, 長三寸, 盛精汁三合.

『中藏經』曰, 膽者淸淨之府, 號曰將軍, 主藏而不瀉. [圖452]

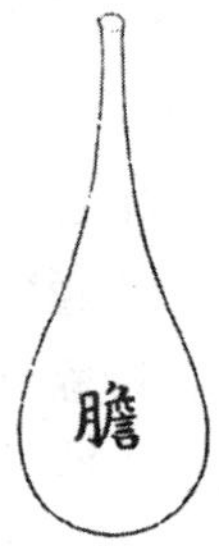

圖452 足少陽膽腑圖

膽經循行經文

膽足少陽之脈, 起於目銳眥, 上抵頭角, 下耳後, 循頸行手少陽之前, 至肩上却交出手少陽之後, 入缺盆. 其支者, 從耳後入耳中, 出走耳前, 至目銳眥後. 其支者, 別銳眥, 下大迎, 合手少陽抵於䪼, 下加頰車, 下頸合缺盆以下胸中, 貫膈·絡肝·屬膽, 循脇裏, 出氣街, 繞毛際橫入髀厭中. 其直者, 從缺盆下腋循胸, 過季脇, 下合髀厭中, 以下循髀陽, 出膝外廉, 下外輔骨之前, 直下抵絶骨之端, 下出外踝之前, 循足跗上入小指次指之間. 其支者, 別跗上入大指之間, 循大指岐骨內, 出其端, 還貫爪甲, 出三毛. [圖453]

膽經循行歌

足脈少陽膽之經, 始從兩目銳眥生, 抵頭循角下耳後, 腦空風池次第行, 手少陽前至肩上, 交少陽右上缺盆. 支者耳後貫耳內, 出走耳前銳眥循. 一支銳眥大迎下, 合手少陽抵項根, 下加頰車缺盆合, 入胸貫膈絡肝經, 屬膽仍從脇裏過, 下入氣街毛際縈, 橫入髀厭環跳內. 直者缺盆下腋膺, 過季脇下髀厭內, 出膝外廉是陽陵, 外輔絶骨踝前過, 足跗小指次指分. 一支別從大指去, 三毛之際接肝經.

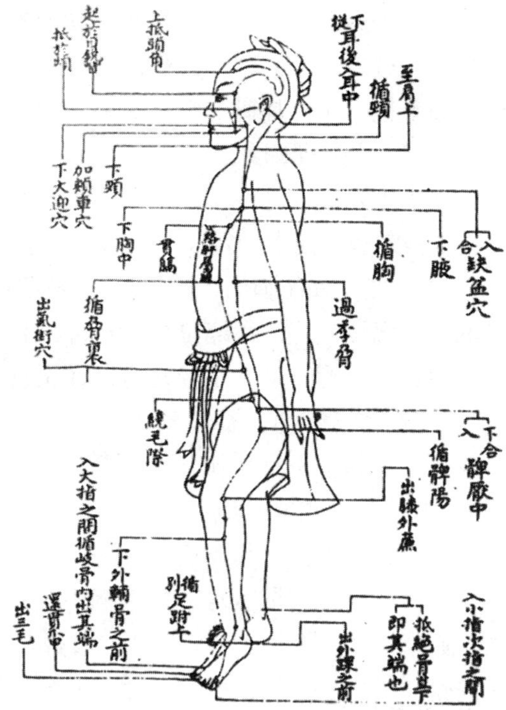

圖453 膽經循行圖

[註] 足少陽膽經之脈, 起於目之銳眥瞳子髎穴, 循聽會客主人穴, 上抵頭角, 頷厭穴也. 從頷厭循懸顱·懸釐·曲鬢·率谷, 折而下行於耳後之天衝·浮白·竅陰·完骨等穴. 折外上行至眉頭之本神·陽白·臨泣·目窗·正營·承靈·腦空等穴. 循頸至風池穴, 過手少陽經天牖穴之前, 至肩上本經之肩井穴. 從肩井穴却交出於手少陽之後, 入缺盆處也. 其支者, 從耳後入耳中, 出走耳前至目銳眥後, 此一小支之脈, 行於頭之無穴處也. 又其支者, 別銳眥下手陽明之大迎穴, 合手少陽抵於䪼下, 加頰車, 下頸合缺盆穴, 以下入胸中, 貫膈絡肝, 屬膽, 循脇裏, 出氣街, 散布臟腑, 外繞毛際, 橫入髀厭中環跳穴也. 其支者, 從缺盆下腋淵液穴. 從淵液穴循胸, 輒筋穴也. 從輒筋·日月穴過季脇至京門穴. 從京門循行帶脈·五樞·維道·居髎, 下合髀厭中環跳穴也. 從環跳穴以下循髀陽風市穴, 從風市循行中瀆·陽關, 出膝外廉陽陵泉穴也. 從陽陵泉穴循行陽交·外丘·光明等穴, 下外輔骨之前, 陽輔穴也. 從陽輔穴直下抵絶骨之端懸鍾穴. 從懸鍾下出外踝之前丘墟穴. 從丘墟穴循足跗上臨泣穴也. 從臨泣入小指次指之間俠溪·竅陰穴也. 其支者, 別跗上入大指之間, 循大指岐骨內, 出其端, 還貫爪甲出三毛, 以交於足厥陰肝經也.

膽經穴歌

足少陽經瞳子髎, 四十三穴行迢迢, 聽會客主頷厭集, 懸顱懸釐曲鬢翹. 率谷天衝浮白次, 竅陰完骨本神至, 陽白臨泣開目窗, 正營承靈腦空是. 風池肩井淵液長, 輒筋日月京門鄉, 帶脈五樞維道續, 居髎環跳市中瀆. 陽關陽陵復陽交, 外丘光明陽輔高, 懸鍾丘墟足臨泣, 地五俠溪竅陰畢.

膽經分寸歌

足少陽兮四十三, 頭上廿穴分三折, 起自瞳子至風池, 積數陳之依次第. 外眥五分瞳子髎, 耳前陷中尋聽會, 上行一寸客主人, 內斜曲角上頷厭, 後行顱中釐下穴, 曲鬢耳前上髮際, 率谷入髮寸半安, 天衝耳後斜二寸, 浮白下行一寸間, 竅陰穴在枕骨下, 完骨耳後入髮際, 量得四分須用記, 本神神庭旁三寸, 入髮四分耳上係, 陽白眉上一寸許, 上行五分是臨泣. 臨後寸半目窗穴, 正營承靈及腦空, 後行相去一寸五, 風池耳後髮陷中. 肩井肩上陷中取, 大骨之前寸半明, 淵液腋下行三寸, 輒筋復前一寸行, 日月乳下二肋縫, 下行五分是穴名. 臍上五分傍九五, 季肋俠脊是京門, 季下寸八尋帶脈, 帶下三寸穴五樞, 維道章下五三定, 維下三寸居髎名, 環跳髀樞宛中陷, 風市垂手中指終. 膝上五寸中瀆穴, 膝上二寸陽關尋, 陽陵膝下一寸住, 陽交外踝上七寸, 外丘外踝七寸同, 此係斜屬三陽分, 踝上五寸定光明, 踝上四寸陽輔穴, 踝上三寸是懸鍾, 丘墟踝前陷中取, 丘下三寸臨泣存, 臨下五分地五會, 會下一寸俠溪輪, 欲覓竅陰穴何在? 小指次指外側尋.

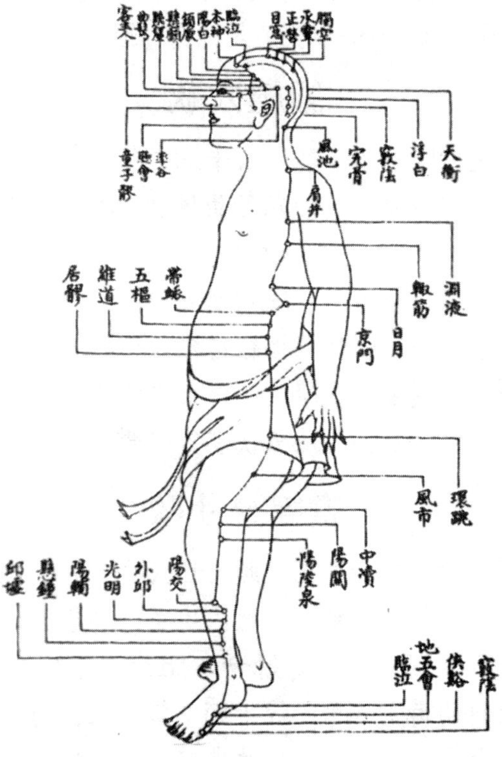

圖454 膽經穴圖

[註] 瞳子髎, 在目銳眥去眥五分, 是其穴也. 從瞳子髎下外斜行, 耳前起骨上面, 下一寸耳珠下動脈宛宛中, 開口有空, 側臥張口取之, 聽會穴也. 從聽會上直行一寸, 開口有空, 側臥張口取之, 客主人穴也. 從客主人上內斜行, 兩太陽曲角上廉, 頷厭穴也. 從頷厭後行耳前曲角上, 兩太陽之中, 懸顱穴也. 從懸顱後行, 耳前曲角上, 兩太陽下廉, 懸釐穴也. 從懸釐後行, 耳前入髮際曲隅陷中, 鼓頷有空, 曲鬢穴也. 從曲鬢後行耳上, 入髮際寸半陷者宛宛中, 嚼牙取之, 率谷穴也. 從率谷後行耳後三分許, 入髮際二寸, 天衝穴也. 從天衝下行耳後, 入髮際一寸, 浮白穴也. 從浮白下行耳後, 高上枕骨下, 搖動有空, 竅陰穴也. 從竅陰行耳後, 入髮際四分, 完骨穴也.

從完骨折上行, 神庭旁三寸, 直耳上入髮際四分, 本神穴也. 從本神行眉上一寸, 直瞳子, 陽白穴也. 從陽白上直行, 入髮際五分陷中, 正睛取之, 臨泣穴也. 從臨泣後行一寸, 目窗穴也. 從目窗後行一寸, 正營穴也. 從正營後行一寸五分, 承靈穴也. 從承靈後行一寸五分, 腦空穴也. 從腦空下行耳後, 下髮際陷中, 大筋外廉, 按之引於耳中, 風池穴也.

從風池下行肩上, 會其支者, 合缺盆上大骨前一寸半, 以三指按取, 當中指下陷中, 肩井穴也. 從肩井下行腋下三寸宛宛中, 舉臂取之, 淵液穴也. 從淵液下行, 復前一寸三肋端, 橫直蔽骨旁七寸五分半, 直兩乳, 側臥屈上足取之, 輒筋穴也. 從輒筋行乳下二肋端縫下五分, 日月穴也. 從日月行監骨腰中季肋本, 俠脊臍上五分, 旁開九寸半, 側臥屈上足伸下足舉臂取之, 京門穴也. 從京門下行季脇下一寸八分陷中, 臍上二分, 旁開八寸半, 帶脈穴也. 從帶脈下三寸, 五樞穴也. 從五樞下行, 過肝經之章門穴下五寸三分, 維道穴也. 從維道下行三寸, 監骨上陷中, 居髎穴也. 從居髎下行髀樞中, 側臥伸下足屈上足取之, 環跳穴也.

從環跳下行膝上外廉兩筋中, 以手著腿中指盡處, 風市穴也. 從風市下髀骨外, 膝上外廉五寸, 分肉間陷中, 中瀆穴也. 從中瀆下行膝上二寸, 犢鼻外陷中, 陽關穴也. 從陽關下行膝下一寸, 外廉陷中, 尖骨前筋骨間, 蹲坐取之, 陽陵泉穴也. 從陽陵泉下行, 足外踝上七寸, 內斜三陽分肉間, 陽交穴也. 從陽交行外踝上七寸外斜, 外丘穴也. 從外丘下行外踝上五寸. 光明穴也. 從光明下行一寸, 輔骨前絕骨端, 內斜三分, 陽輔穴也. 從陽輔下行三寸, 外踝骨尖內動脈中, 尋按取之, 懸鍾穴也. 從懸鍾行外踝下, 斜前陷中, 丘墟穴也. 從丘墟下行三寸, 在足小指四指本節後, 足跗間陷中, 臨泣穴也. 從臨泣下行五分, 足小指四指本節後間陷中, 地五會穴也. 從地五會下行一寸, 足小指四指本節前, 岐骨間陷中, 俠溪穴也. 從俠溪下行足小指四指外側端, 去爪甲角如韭葉, 竅陰穴也. [圖454]

肝臟經文

經云, 肝者, 將軍之官, 謀慮出焉. 又云, 肝居膈下, 上著脊之九椎下. 是經常多血少氣. 其合筋也, 其榮爪也. 主藏魂, 開竅於目. 其系上絡心肺, 下亦無竅.

『難經』曰, 肝重二斤四兩, 左三葉右四葉, 凡七葉. 肝之爲臟, 其治在左, 其臟在右脇右腎之前, 並胃著脊之第九椎. [圖455]

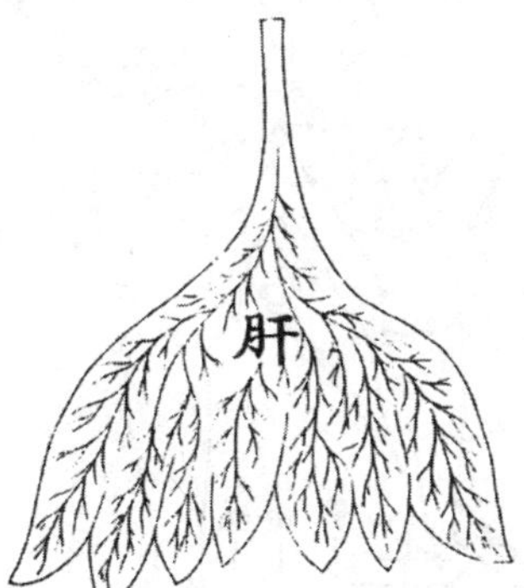

圖455 足厥陰肝臟圖

肝經循行經文

肝足厥陰之脈, 起於大指聚毛之上, 上循足跗上廉, 去內踝一寸, 上踝八寸, 交出太陰之後, 上膕內廉, 循股陰入毛中, 過陰器, 抵小腹, 俠胃, 屬肝, 絡膽, 上貫膈, 布脇, 循喉嚨之後, 上入頏顙, 連目系, 上出額與督脈會於巓. 其支者, 從目系下頰裏, 環唇內. 其支者, 復從肝別貫膈, 上注肺. [圖456]

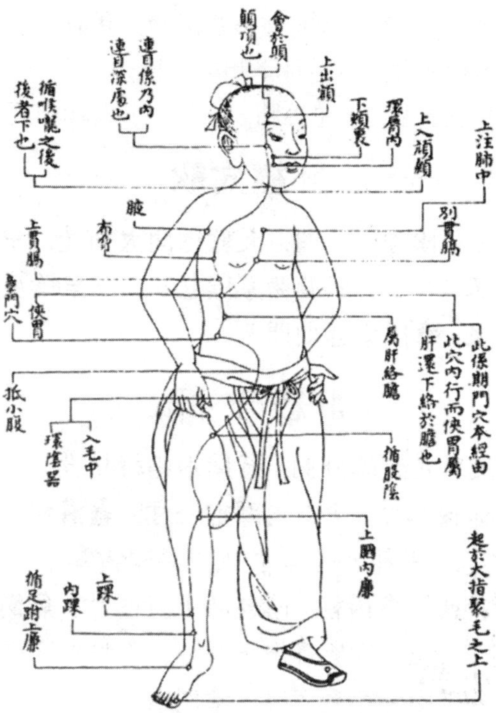

圖456 肝經循行圖

肝經循行歌

厥陰足脈肝所終, 大指之端毛際叢, 足跗上廉太衝分, 踝前一寸入中封, 上踝交出太陰後, 循膕內廉陰股衝, 環繞陰器抵小腹, 俠胃屬肝絡膽逢, 上貫膈裏布脇肋, 俠喉頏顙目系同, 脈上巓會督脈出. 支者還生目系中, 下絡頰裏環唇內, 支者便從膈肺通.

[註] 足厥陰肝經之脈, 起於足大指聚毛之際大敦行間穴, 從行間上循足跗上廉太衝穴, 從太衝穴去內踝一寸, 至於中封穴也. 從中封穴循行內踝五寸, 入於蠡溝穴也. 從蠡溝上踝七寸中都穴, 上內踝八寸, 交出於足太陰陰經

之後，上踝內廉，膝關曲泉穴也．從曲泉循股陰陰包五里穴，入於毛中之陰廉穴，過陰器入抵小腹，上行於章門穴，從章門循行期門穴，從期門內行，俠胃，屬肝，絡膽，上貫膈，布脇肋，散布於臟腑，循喉嚨之後，上入頏顙，連目系，上額，與督脈會於顚也．其有一支者，不上會於顚，但從目下頰裏環唇內．又一支復從肝別貫膈，上注於肺，以交於手太陰肺經也．

肝經穴歌

足厥陰經一十四，大敦行間太衝是，中封蠡溝伴中都，膝關曲泉陰包次，五里陰廉上急脈，章門才過期門至．

肝經分寸歌

大敦足大端外側，行間兩指縫中間，太衝本節後二寸，中封內踝前一寸，蠡溝踝上五寸是，中都上行二寸中，膝關犢鼻下二寸，曲泉曲膝盡橫紋．陰包膝上行四寸，氣衝三寸下五里，陰廉氣衝下二寸，急脈毛際旁二五，厥陰大絡系睾丸，章門臍上二旁六，期門從章斜行乳，直乳二肋端縫已．

［註］大敦穴，在足大指端，去爪甲後如韭葉許，外側聚毛中，是其穴也．從大敦上行足大指次指歧骨縫間，動脈應手陷中，行間穴也．從行間上行二寸許，足跗間動脈應手陷中，太衝穴也．從太衝上行足內踝前一寸，筋裏宛宛中，中封穴也．從中封上行內踝上五寸，蠡溝穴也．從蠡溝上行二寸，當胻骨中，中都穴也．從中都上行，犢鼻下二寸旁陷者中，膝關穴也．從膝關上行膝內輔骨下，大筋上小筋下陷中，屈膝橫紋頭取之，曲泉穴也．

從曲泉上行膝上四寸，股內廉兩筋間，踡足取之，看膝內側有槽中，陰包穴也．從陰包上行，在足陽明胃經之氣衝穴下三寸，陰股中動脈應手，五里穴也．從五里上行羊矢下，斜裏三分，直上氣衝下二寸，動脈陷中，陰廉穴也．

從陰廉上行陰上，中行兩旁相去二寸半，按之隱指而堅，甚按則痛引上下，此厥陰之大絡，爲睾之系，急脈穴也．從急脈上行足太陰脾經之大橫穴外，季肋直臍軟骨端，臍上二寸，兩旁開六寸，側臥取肘尖盡處，章門穴也．從章門上行，足陽明胃經之不容穴旁一寸五分，上直乳第二肋端，期門穴也．［圖457］

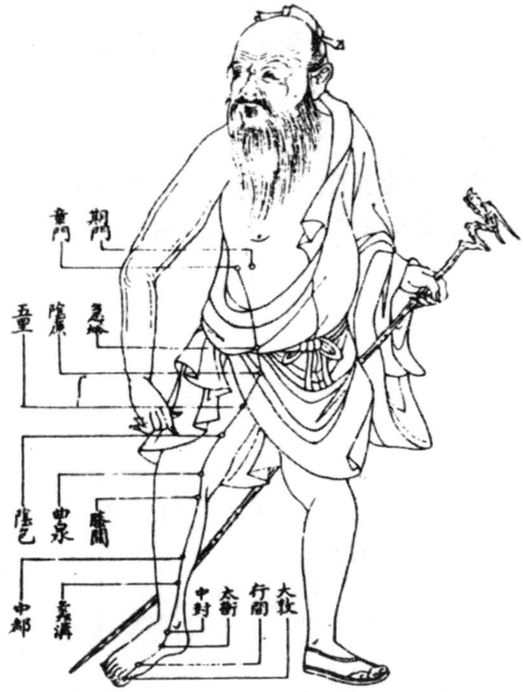

圖457 肝經穴圖

奇經八脈總歌

正經經外是奇經，八脈分司各有名．任脈任前督於後，衝起會陰腎同行，陽蹻跟外膀胱別，陰起跟前隨少陰，陽維維絡諸陽脈，陰維維絡在諸陰，帶脈圍腰如束帶，不由常度號奇經．

［註］脈有奇常．十二經者，常脈也．奇經則不拘於常，故謂之奇也．蓋人之氣血，常行於十二經脈．經脈滿溢，流入他經，別道而行，故名奇經．奇經有八，曰任·督·衝·帶·陽蹻·陰蹻·陽維·陰維，是也．任脈任於前，督脈督於後．衝脈爲諸脈之海，帶脈猶身之束帶．陽蹻爲足太陽之別，陰蹻爲足少陰之別．陽維則維絡諸陽，陰維則維絡諸陰．陰陽相維，諸經乃調．故此八脈，譬猶圖設溝渠，以備水潦，斯無濫溢之患．人有奇經亦若是也．

任脈循行經文

『素問·骨空論』曰，任脈者，起於中極之下，以上毛際，循腹裏，上關元，至咽喉，上頤·循面·入目．［圖458］

『靈樞·五音五味篇』曰，衝脈任脈皆起於胞中，上循背裏爲經絡之海．其浮而外者，循腹上行，會於咽喉，別而絡口唇．

任脈循行歌

任脈起於中極下，會陰腹裏上關元，循內上行會衝脈，浮外循腹至喉咽，別絡口唇承漿已，過足陽明上頤間，循面入目至睛明，交督陰脈海名傳．

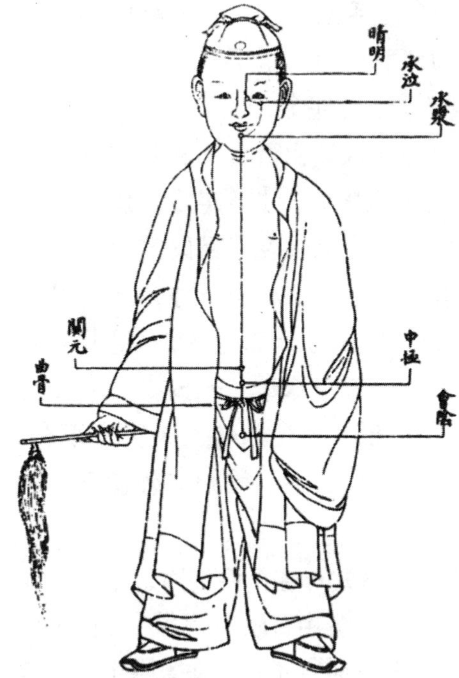

圖458 任脈循行圖

［註］任脈者，起於中極之下．中極者，穴名也．在少腹聚毛處之上毛際也．中極之下，謂曲骨之下會陰穴也．以上毛際，循腹裏上關元者，謂從會陰循內上行，會於衝脈，爲經絡之海也．其浮而外者，循腹上行，至於咽喉，別絡口唇，至承漿而終．上頤循面入目至睛明者，謂不直交督脈，由足陽明承泣穴上頤循面，入目內眥之足太陽睛明穴，始交於督脈，總爲陰脈之海也．

任脈穴歌

任脈中行二十四，會陰潛伏兩陰間，曲骨之前中極在，關元石門氣海邊，陰交神闕水分處，下脘建里中脘前，上脘巨闕連鳩尾，中庭膻中玉堂聯，紫宮華蓋循璇璣，天突廉泉承漿端.

任脈分寸歌

任脈會陰兩陰間，曲骨毛際陷中安，中極臍下四寸取，關元臍下三寸連，臍下二寸名石門，　臍下寸半氣海全．臍下一寸陰交穴，臍之中央卽神闕，臍上一寸爲水分，臍上二寸下脘列，臍上三寸名建里，臍上四寸中脘許，臍上五寸上脘在，巨闕臍上六寸五，鳩尾蔽骨下五分，中庭膻下寸六取，膻中却在兩乳間，　膻上寸六玉堂主，　膻上紫宮三寸二，膻上華蓋四八擧，四寸八分．膻上璇璣五寸八，　璣上一寸天突起，　天突喉下約四寸，廉泉頷下骨尖已，承漿頤前唇稜下，任脈中央行腹裏.

[註] 會陰穴，在前陰後陰之中間，任·督·衝三脈所起，督由會陰而行背，任由會陰而行腹，衝由會陰而行足也．從會陰上行，橫骨上毛際陷中，動脈應手，臍下五寸，曲骨穴也．從曲骨上行，在臍下四寸，中極穴也．從中極上行，在臍下三寸，卽關元穴也．從關元上行，在臍下二寸，石門穴也．從石門上行，在臍下一寸五分宛宛中，氣海穴也．從氣海上行，在臍下一寸，陰交穴也．從陰交上行，當臍之中，神闕穴也．從神闕上行，臍上一寸，水分穴也．從水分上行，臍上二寸，下脘穴也．從下脘上行，臍上三寸，建里穴也．從建里上行，在臍上四寸，中脘穴也．從中脘上行，在臍上五寸，上脘穴也．從上脘上行，在兩歧骨下二寸，巨闕穴也.

從巨闕上行一寸，鳩尾穴也．從鳩尾上行一寸陷中，中庭穴也．從中庭上行一寸六分，膻中穴也．從膻中上行一寸六分陷中，玉堂穴也．從玉堂上行一寸六分陷中，紫宮穴也．從紫宮上行一寸六分陷中，華蓋穴也．從華蓋上行一寸陷中，璇璣穴也．從璇璣上行一寸，天突穴也．　從天突上行，　在頷下結喉上中央舌本下，仰而取之，廉泉穴也．從廉泉上行，在頤前下唇稜下陷中，承漿穴也．[圖459]

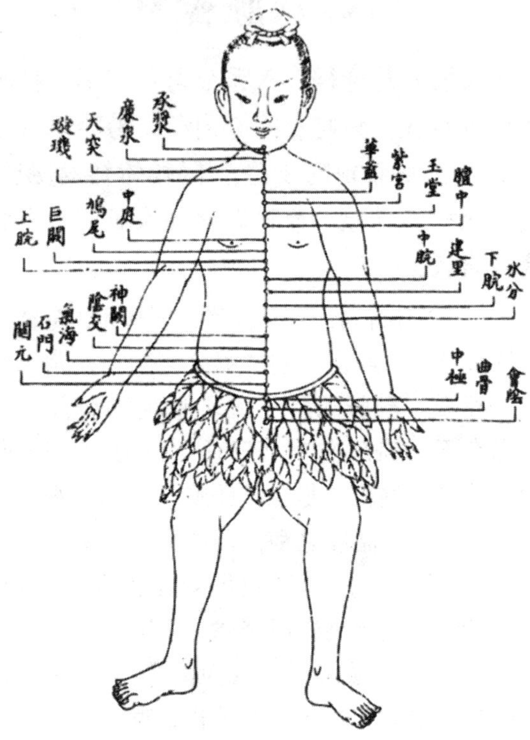

圖459 任脈穴圖

督脈循行經文

『素問·骨空論』曰，督脈者，起於少腹以下骨中央．女子入繫廷孔，其孔，尿孔之端也，其絡循陰器，合簒間，繞簒後．別繞臀，至少陰與巨陽中絡者，　合少陰上股內後廉，貫脊，屬腎．與太陽起於目內眥，上額，交巓上，入絡腦，還出別下項，循肩髆，內俠脊，抵腰中，入循膂，絡腎．其男子循莖，下至簒，與女子等．其少腹直上者，貫臍中央，上貫心，入喉，上頤·環唇，上繫兩目之下中央．[圖460]

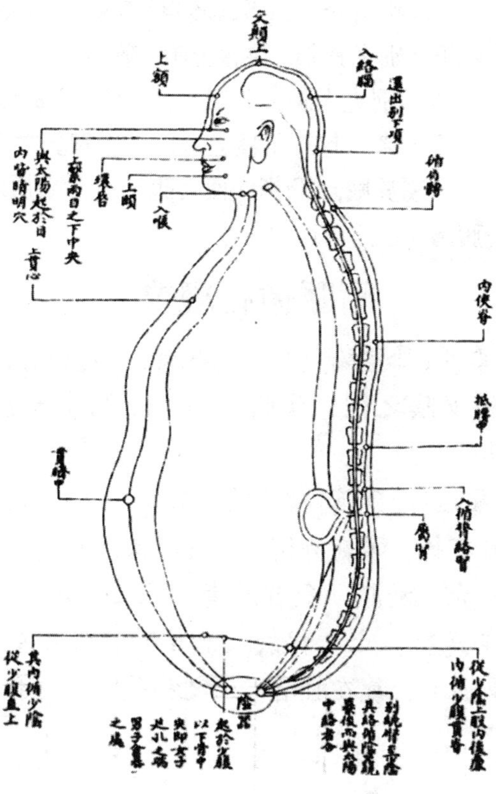

圖460 督脈循行圖

督脈循行歌

督脈少腹骨中央，女子入繫尿孔疆，男子之絡循陰器，繞簒之後別臀方，至少陰者循腹裏，會任直上關元行，屬腎會衝街腹氣，入喉上頤環唇當，上繫兩目中央下，始合內眥絡太陽，上額交巔入絡腦，還出下項肩髆場，俠脊抵腰入循膂，絡腎莖簒等同鄉，此是申明督脈路，總爲陽脈之督綱.

［註］督脈者，起於少腹下骨中央，謂男女少腹以下，橫骨內之中央，卽女子入繫廷孔之端，男子陰器合簒間也. 男子陰莖盡處，精室孔·尿孔合併一路，合簒處也，卽女子胞孔·尿孔合併之處. 廷孔之端，卽下文曰，與女子等也. 其絡循陰器，合簒間，繞簒後行，是謂本絡外合太陽中絡也. 別絡繞臀，是謂別絡內並少陰腹裏也. 故經曰，至少陰與巨陽中絡者，合也. 至少陰者，循行上股內後廉，循腹裏，與任脈上會於關元，貫脊屬腎，俠腎上行，與衝脈會於腹氣之街. 故經曰，自少腹直上，貫臍中央，上貫心入喉，上頤環唇，內行至督脈齦交而終，外行繫兩目之下中央，循行目內眥，會於太陽. 故經曰，與太陽起於目內眥，上額交巔上，入絡腦，還出別下項，循肩髆內俠脊，抵腰中，入循膂，絡腎，復會於少陰，此督脈之循行也.

督脈穴歌

督脈行脈之中行，二十八穴始長强，腰兪陽關入命門，懸樞脊中中樞長. 筋縮至陽歸靈臺，神道身柱陶道開，大椎瘂門連風府，腦戶强間後頂排. 百會前頂通囟會，上星神庭素髎對，水溝兌端在唇上，齦交上齒縫之內.

督脈分寸歌 附: 督脈解

尾閭骨端是長强，二十一椎腰兪當，十六陽關十四命，三一懸樞脊中央，十椎中樞筋縮九，七椎之下乃至陽，六靈五神三身柱，陶道一椎之下鄕，一椎之上大椎穴，上至髮際瘂門行，風府一寸宛中取，腦戶二五枕之方，再上四寸强間位，五寸五分後頂强，七寸百會頂中取，耳尖前後髮中央，前頂前行八寸半，前行一尺囟會量，一尺一寸上星位，前髮尺二神庭當，鼻端準頭素髎穴，水溝鼻下人中藏，兌端唇上端上取，齦交唇內齒縫鄕.

［註］督脈之別，起於長强者，卽繞簒後，外合太陽，循行尾閭間，長强穴也. 俠膂上項，散頭上，下當肩左右，別走太陽，入貫膂，謂督脈循外而上行也. 故『難經』曰，起於下極之兪，卽長强尾閭間也. 並於脊裏，卽俠脊也. 上至風府，入屬於腦，卽上項散頭也. 從長强貫脊

上行二十一椎下，腰兪穴也．十六椎下，陽關穴也．十四椎下，命門穴也．十三椎下，懸樞穴也．十一椎下，脊中穴也．十椎下，中樞穴也．九椎下，筋縮穴也．七椎下，至陽穴也．六椎下，靈臺穴也．五椎下，神道穴也．三椎下，身柱穴也．一椎下，陶道穴也．一椎之上，大椎穴也．上至上髮際，瘂門穴也．從瘂門入髮際，風府穴也．從風府上行一寸五分枕骨上，腦戶穴也．從腦戶上行一寸五分，强間穴也．從强間上行一寸五分，後頂穴也．從後頂上行一寸五分，直兩耳尖頂陷中，百會穴也．從百會前行一寸五分，前頂穴也．從前頂前行一寸五分，囟會穴也．從囟會又前行一寸，上星穴也．從上星至前髮際，神庭穴也．前後髮際，合骨度共一尺二寸也．從前髮際下至鼻端準頭，素髎穴也．鼻柱下溝中央近鼻孔陷中，水溝穴也．唇上端，兌端穴也．唇內齒上齦縫中，齦交穴也．凡二十八穴，循行背之中行者也．[圖461]

[按] 督脈始於長强者，本自『靈樞·經脈篇』曰，督脈之別名長强，俠膂上項，散頭上下，當肩胛左右，別走太陽，入貫膂．『難經』二十八難曰，督脈者，起於下極之兪，並於脊裏之上，至風府入屬於腦，乃指穴而言也．前論督脈起於少腹者，是指循行而言也．

衝脈循行經文

『素問·骨空論』曰，衝脈者，起於氣街，並於少陰之經，俠臍上行，至胸中而散．[圖462]

『靈樞·衛氣篇』曰，請言氣街．胸氣有街，腹氣有街，頭氣有街，脛氣有街．故氣在頭者，止之於腦．氣在胸者，止之膺與背兪．氣在腹者，止之背兪．與衝脈在臍之左右之動脈者，氣在脛者，止之於氣街，與承山踝上．

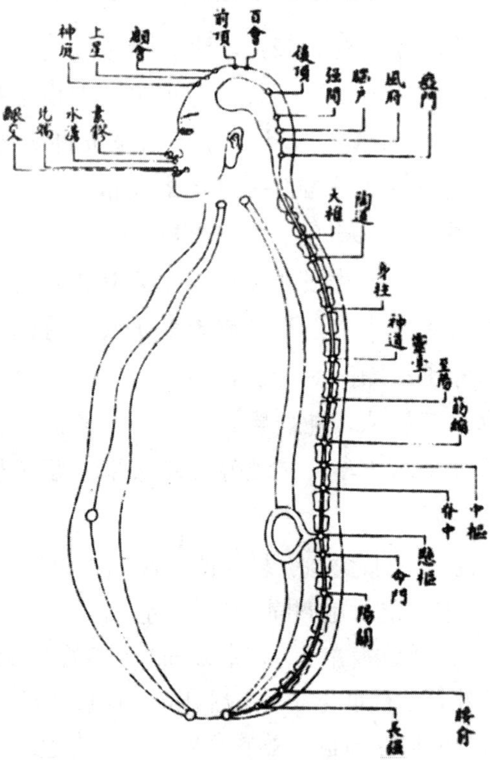

圖461 督脈穴圖

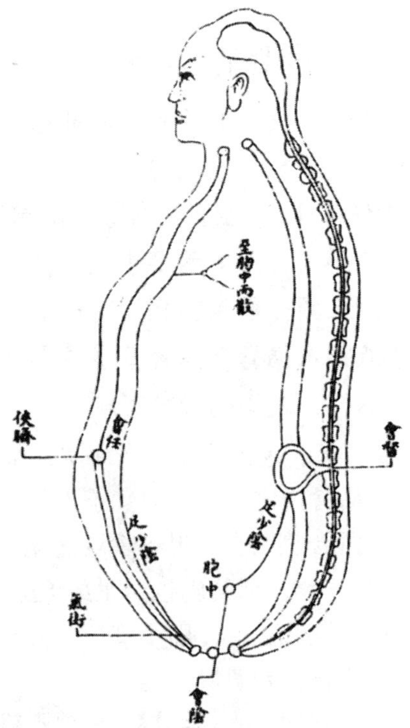

圖462 衝脈循行圖

衝脈循行歌

衝脈起於腹氣街，後天宗氣氣衝來，並於先天之眞氣，相並俠臍上胸街，大氣至胸中而散， 會合督任充身懷， 分布臟腑諸經絡，名之曰海不爲乖.

［註］ 衝脈者，起於氣街，是起於腹氣之街也. 名曰氣街者，是謂氣所行之街也. 一身之大氣，積於胸中者，有先天之眞氣，是所受者，卽人之腎間動氣也. 有後天之宗氣，是水穀所化者，卽人之胃氣也. 此所謂起於腹氣之街者，是起胃中穀氣也. 並於少陰者，是並於腎間動氣也. 其眞氣與穀氣相並，俠臍上行，至胸中而散， 是謂大氣至胸中， 分布五臟六腑諸經，而充身者也. 『靈樞·逆順肥瘦篇』曰， 衝脈者五臟六腑之海也，五臟六腑皆稟氣焉. 『靈樞·動兪篇』又曰， 衝脈者十二經之海也， 與少陰之大絡，起於腎下，出於氣街. 『靈樞·五音五味篇』又曰， 衝脈任脈皆起於胞中者， 卽此之起於腎下之謂也. 而謂起於腎下者，卽並於少陰之經，腎間動氣上行也. 『素問·骨空論』曰，衝脈起於氣衝者，卽此出於氣街之謂也. 不曰起而曰出者，謂穀氣由陽明胃經出，而會於氣街也.

衝脈穴歌

衝脈俠臍起橫骨，大氣四注肓兪同，商石陰通幽門穴，至胸散布任流行.

衝脈分寸歌 附：任督衝三脈合解

衝脈分寸同少陰，起於橫骨至幽門，上行每穴皆一寸，穴開中行各五分.

［註］ 衝脈起於足陽明， 並於足少陰腹氣之街，俠臍中行左右五分，而上行自少腹下尖陰上橫骨穴， 從橫骨穴上行大赫·氣穴·四滿·中注·肓兪·商曲·石關·陰都·通谷·幽門等共十一穴，每穴上行相去各一寸，中行左右各五分. [圖463]

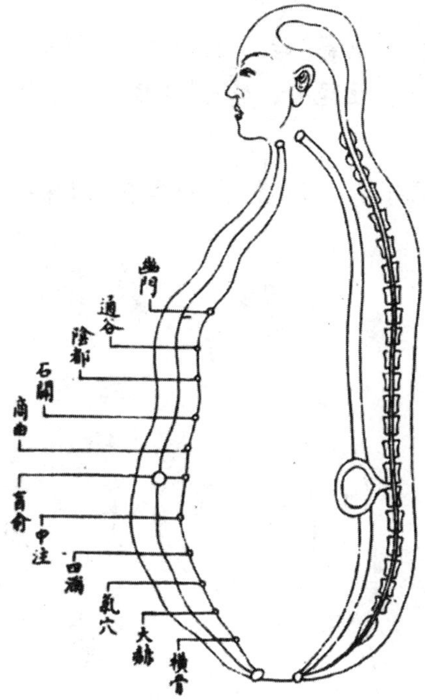

圖463 衝脈穴圖

［按］ 任·督·衝三脈，『素問·骨空論』曰，任脈起於中極之下，毛際以上，是外指少腹之分也. 循腹裏，是內指胞中也. 督脈起於少腹以下骨中央，女子廷孔，男子陰器，合簒貫脊屬腎，亦是外指少腹，內指胞中也. 衝脈起於氣街，並少陰之經，亦是指於胞中也. 雖未明言胞中，而實未嘗不起於胞中也. 是以知任·督·衝三脈，皆起於胞中. 然三脈皆後天水穀所化，胃氣出於氣街，會於胞中，與先天腎間動之眞氣，並行而充身者也. 由此觀之，三脈同出一源無疑矣. 故王冰『內經註』·『甲乙經』·『鍼灸圖經』以任脈循背者謂之督脈， 自少腹上謂之任脈，亦謂之督脈，則是以背腹陰陽，別爲名目耳. 然衝脈亦起於胞中， 並足少陰而上行，是任脈·督脈·衝脈乃一源而三岐者. 故人身之有腹背，猶天地之有子午，任督之有前後，猶

二陸之分陰陽也. 胞中者, 謂男女丹田之通稱也. 在女子謂之女子胞, 在男子卽精室也.

帶脈循行經文

『靈樞·經脈別篇』曰, 足少陰上至膕中, 別走太陽而合, 上至腎, 當十四椎, 出屬帶脈. [圖464]

「二十八難」曰, 帶脈者, 起於季脇, 回身一周.

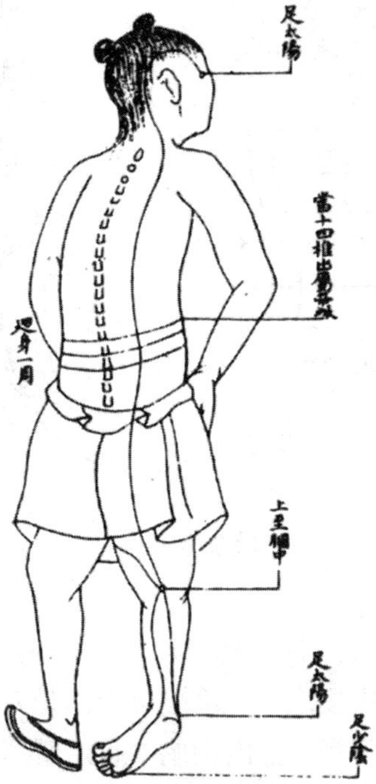

圖464 帶脈循行圖

帶脈循行歌

帶脈足少陰經脈, 上膕別走太陽經, 合腎十四椎屬帶, 起於季脇繞身行.

[註] 帶脈本由足少陰經之脈, 上至膕中, 別走太陽而合腎, 當十四椎, 出屬帶脈, 故起於季脇, 繞身一周行也.

帶脈穴歌

帶起少陽帶脈穴, 繞行五樞維道間, 京門之下居髎上, 周回季脇束帶然.

[註] 足少陰之正脈, 出於然谷, 循內踝後. 其別者入跟中, 上腨內, 至膕中, 別走而合太陽, 上至腎之氣穴穴, 當十四椎內, 與足少陰衝脈會, 外與足少陽帶脈合會, 而不與衝脈偕行, 出於季脇, 屬少陽帶脈穴也. 故『難經』曰, 帶脈者, 起於季脇也. 回身一周者, 謂起於足少陽帶脈穴, 循行五樞穴·維道穴, 不行居髎穴, 回行如帶, 故曰帶脈也.

帶脈分寸歌

帶脈部分足少陽, 季脇寸八是其鄉, 由帶三寸五樞穴, 過章五三維道當.

[註] 帶脈部分, 在足少陽經季脇之下一寸八分, 卽帶脈穴也. 從帶脈穴下三寸, 卽五樞穴也. 從五樞下行, 過肝經之章門穴下五寸三分, 卽維道穴也. [圖465]

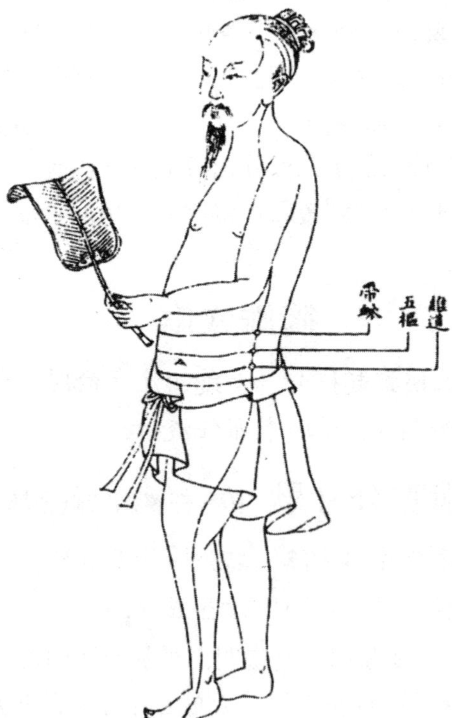

圖465 帶脈穴圖

陽蹻陰蹻脈循行經文

『靈樞·脈度篇』曰, 蹻脈者, 少陰之別, 起於然谷之後, 上內踝之上, 直上循陰股, 入陰, 上循胸裏, 入缺盆, 上出人迎之前, 入頄, 屬目內眥, 合於太陽·陽蹻而上行. 氣並相還, 則爲濡目, 目氣不榮, 則目不合. [圖466]

「二十八難」曰, 陽蹻脈者, 起於跟中, 循外踝上行, 入風池. 陰蹻脈者, 亦起於跟中, 循內踝上行, 至咽喉交貫衝脈.

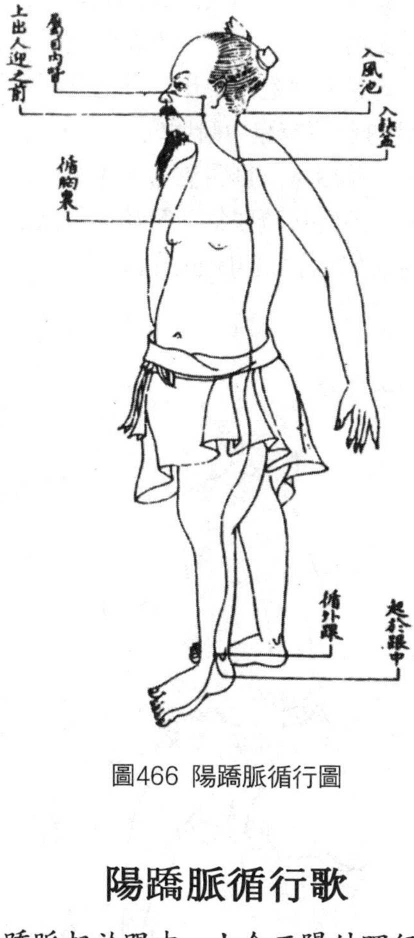

圖466 陽蹻脈循行圖

陽蹻脈循行歌

陽蹻脈起於跟中, 上合三陽外踝行, 從脇循肩入頸頄, 屬目內眥太陽經.

[註] 陽蹻之脈, 起於足跟之中, 上合三陽外踝上行, 從脇少陽居髎之穴, 上循肩, 入頸頄陽明之肩髃·承泣等穴, 屬目內眥而會太陽也.

陽蹻脈穴歌

陽蹻脈起申僕陽, 居髎肩髃巨骨鄉, 臑兪地倉巨髎泣, 終於睛明一穴强.

陽蹻脈分寸歌

陽蹻脈起足太陽, 申脈外踝五分藏, 僕參後繞跟骨下, 附陽外踝三寸鄉, 居髎監骨上陷取, 肩髃一穴肩尖當, 肩上上行名巨骨, 肩胛之上臑兪坊, 口吻旁四地倉位, 鼻旁八分巨髎疆, 目下七分是承泣, 目內眥出睛明昂.

[註] 蹻者足也, 奇經涉於足者之名也. 曰陽者, 以其所行陽經也. 陽蹻者, 謂足太陽經之別脈也, 起於足太陽膀胱經, 足外踝下五分陷中申脈穴也. 從申脈繞後跟骨下, 僕參穴也. 從僕參穴又前斜足外踝上三寸, 附陽穴也. 又與足少陽會於季脇軟骨端下八寸三分, 居髎穴也. 又與手陽明會於髆骨頭肩端上, 肩髃穴也. 從肩髃穴上行肩尖上兩叉骨, 巨骨穴也. 又與手足太陽陽維, 會於肩後大骨下胛上廉, 臑兪穴也. 又與手足陽明會於夾口吻旁四分, 地倉穴也. 從地倉穴行於鼻孔旁八分, 巨髎穴也. 又與任脈足陽明會於目下七分, 承泣穴也. 又與手足太陽足陽明陰蹻會於目內眥外一分, 睛明穴也. [圖467]

陰蹻脈循行歌

陰蹻亦起於跟中, 少陰之別內踝行, 上循陰股入胸腹, 上至咽喉至睛明.

[註] 陰蹻之脈, 亦起於跟中, 由少陰別脈然谷之穴, 上行內踝, 循陰股, 入胸腹, 上至咽喉·睛明穴, 亦會於太陽也. [圖468]

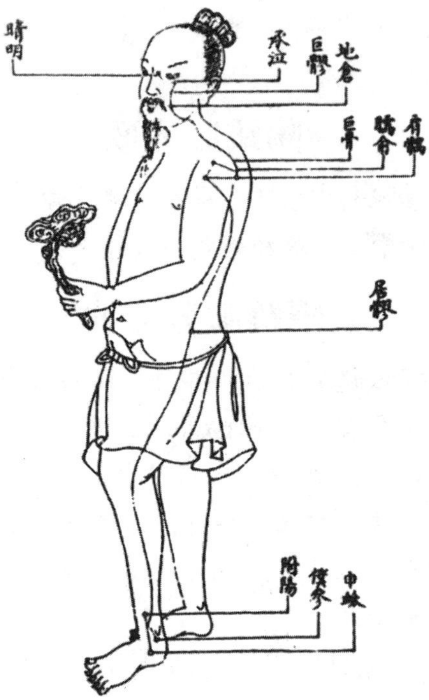

圖467 陽蹻脈穴圖

陰蹻脈穴歌

陰蹻起於然谷穴，上行照海交信列，三穴原本足少陰，足之太陽睛明接.

陰蹻脈分寸歌

陰蹻脈起足少陰，足內踝前然谷尋，踝下一寸照海陷，踝上二寸交信眞，目內眥外宛中取，睛明一穴甚分明.

[註] 陰蹻者，以其所行陰經，爲足少陰之別脈也. 起於足少陰腎經，足內踝前大骨下陷中，然谷穴也. 從然谷穴循內踝之下一寸，照海穴也. 從照海穴不循太谿穴，又郄於足內踝之上二寸直行交信穴. 從交信穴上循陰股，入陰而行，上循胸裏入缺盆，上出人迎之前，入頄鼻旁， 屬目內眥外宛宛中睛明穴， 合於太陽·陽蹻，上行氣並相還，則爲濡目之用矣. 故知陰蹻脈氣，若不與陽蹻脈氣並榮於目，則目不能合也. 此陰蹻循行之經脈也. [圖469]

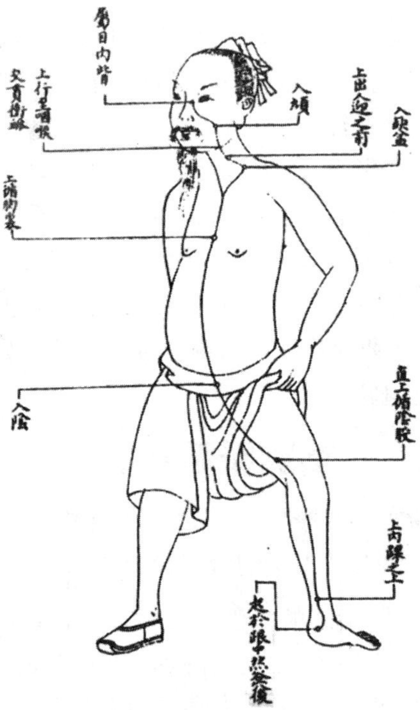

圖468 陰蹻脈循行圖

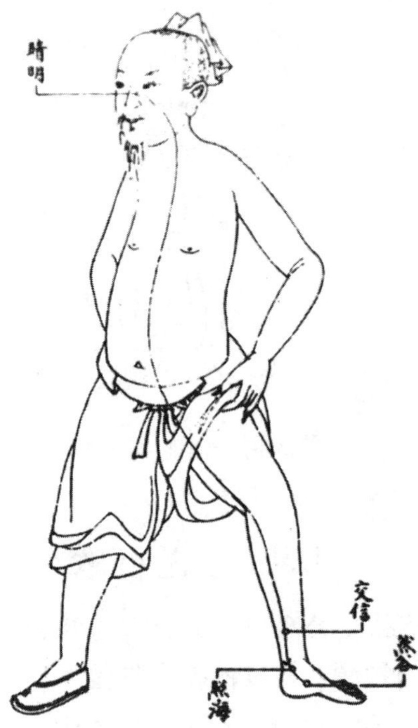

圖469 陰蹻脈穴圖

陽維陰維脈循行經文

「二十八難」曰, 陽維陰維者, 維絡於身, 溢蓄不能環流, 灌溢諸經者也. 故陽維起於諸陽之會, 陰維起於諸陰交也.

陽維脈循行歌

陽維脈起足太陽, 外踝之下金門疆, 從胻背肩項面頭, 維絡諸陽會督場.

[註] 陽維之脈, 起於足太陽經外踝之下金門穴也. 從胻骨·背外·肩胛·項旁·面上·頭後至瘂門穴, 維絡諸陽, 會於督脈也. [圖470]

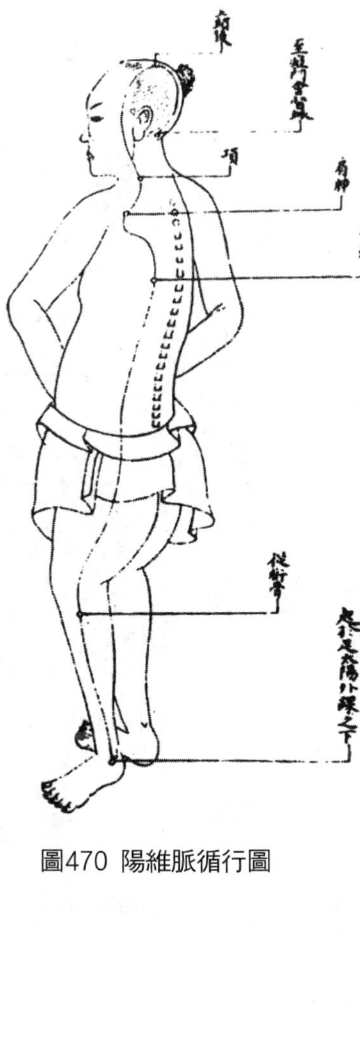

圖470 陽維脈循行圖

陽維脈穴歌

陽維脈起穴金門, 臑兪天髎肩井深, 本神陽白並臨泣, 正營腦空風池巡, 風府瘂門此二穴, 項後入髮是其根.

陽維脈分寸歌

陽維脈起足太陽, 外踝一寸金門藏, 踝上七寸陽交位, 肩後胛上臑兪當, 天髎穴在缺盆上, 肩上陷中肩井鄉, 本神入髮四分許, 眉上一寸陽白詳, 入髮五分臨泣穴, 上行一寸正營場, 枕骨之下腦空位, 風池耳後陷中藏, 項後入髮瘂門穴, 入髮一寸風府疆.

[註] 陽維起於諸陽之會者, 謂起於足太陽膀胱經之足外踝下一寸金門穴也. 從金門穴行於足少陽膽經之足外踝上七寸, 陽交穴也. 又與手足太陽及蹻脈, 會於肩後大骨下胛上廉, 臑兪穴也. 又與手足少陽會於缺盆中上毖骨際, 天髎穴也. 又會於肩上陷中, 肩井穴也. 從肩井穴上頭, 與足少陽會於眉上一寸, 陽白穴也. 從陽白穴上行於目上, 直入髮際, 本神·臨泣穴也. 從臨泣穴上行二寸, 正營穴也. 從正營穴循行枕骨下, 腦空穴也. 從腦空穴下行, 至耳後大筋外廉, 風池穴也. 又與督脈會於項後風府·瘂門穴, 此陽維脈氣所發也. [圖471]

陰維脈循行歌

陰維脈起足少陰, 內踝上行穴築賓, 循腹至乳上結喉, 維絡諸陰會於任.

[註] 陰維之脈, 起於足少陰經內踝上行築賓之穴, 循腹至乳上結喉, 至廉泉穴, 維絡諸陰, 會於任脈也. [圖472]

陰維脈穴歌

陰維之穴起築賓, 府舍大横腹哀循, 期門天突廉舌本, 此是陰維脈維陰.

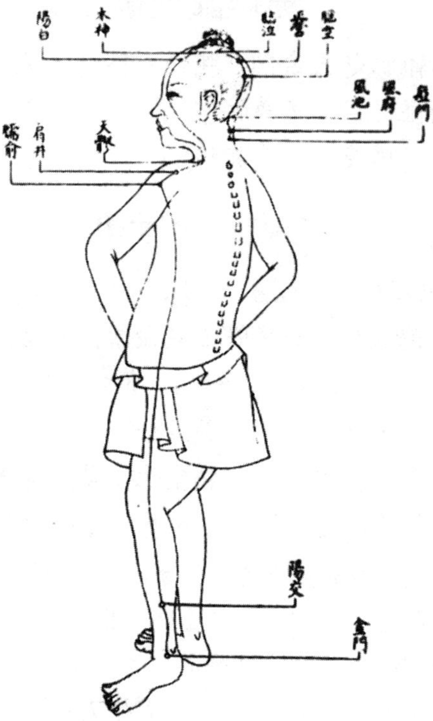

圖471 陽維脈穴圖

陰維脈分寸歌

陰維脈起足少陰，內踝之後尋築賓，少腹之下稱府舍，大橫平臍是穴名，此穴去中三寸半，行至乳下腹哀明，期門直乳二肋縫，天突結喉下一寸.

［註］陰維起於諸陰之交者，謂起於足少陰腎經之足內踝後，上腨分中，名曰築賓穴也．與足太陰交於少腹下，去腹中行三寸半，府舍穴也．又平臍去中行三寸半，大橫穴也．又行至乳下二肋端縫之下二寸，腹哀穴也．又與足厥陰交於乳下二肋端縫，期門穴也．又與任脈交於結喉下一寸宛宛中，天突穴也．從天突穴上行，在頷下結喉上中央舌本下，廉泉穴，此陰維脈氣所發也．[圖473]

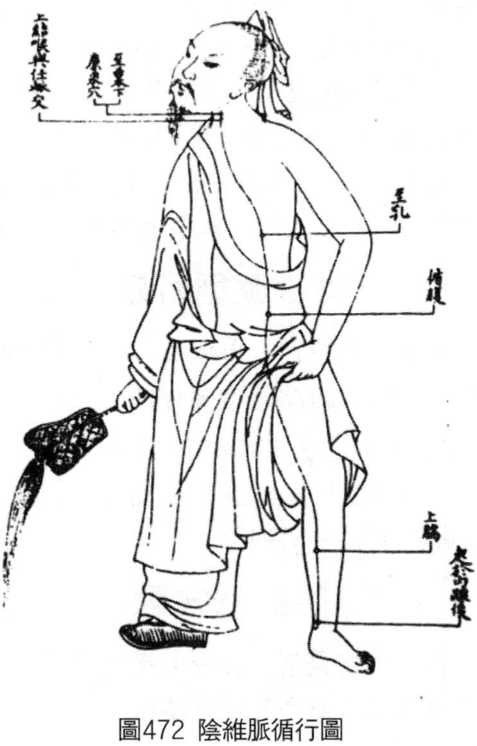

圖472 陰維脈循行圖

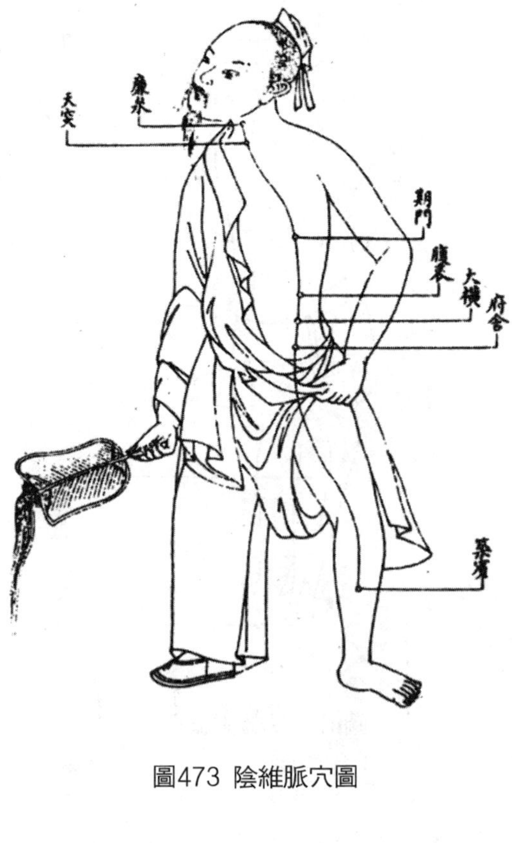

圖473 陰維脈穴圖

御纂醫宗金鑑 卷八十五

頭部主病鍼灸要穴歌

百會主治卒中風，兼治癲癇兒病驚，大腸下氣脫肛病，提補諸陽氣上升.

［註］百會穴，提補陽氣上升．主治大人中風，痰火癲癇，小兒急慢驚風，大腸下氣，脫肛等證．鍼二分，灸五壯．

神庭主灸羊癎風，目眩頭痛灸腦空，翳風專刺耳聾病，兼刺瘰癧項下生.

［註］神庭穴，主治風癎，羊癲．灸三壯，禁鍼刺．腦空穴，主治偏正頭疼，目眩．刺四分，灸五壯．翳風穴，主治耳聾及瘰癧．『鍼經』云，先將銅錢約二十文，令患者咬之，尋取穴中．鍼三分，禁灸．

上星通天主鼻淵，瘜肉痔塞灸能痊，兼治頭風目諸疾，炷如小麥灼相安.

［註］上星·通天二穴，主治鼻淵，鼻塞，瘜肉，鼻痔．左鼻灸右，右鼻灸左，左右鼻俱病者，左右俱灸．灸後鼻中當去一塊，形如朽骨狀，其病自愈．兼治頭風目疾等證也．上星穴宜刺三分，留六呼，灸五壯．一云宜三稜鍼出血，以瀉諸陽之熱氣．通天穴宜刺三分，留七呼，灸三壯．其壯如小麥大，始相宜也．

瘂門風府祗宜刺，中風舌緩不能言，頸項強急及瘈瘲，頭風百病與傷寒.

［註］瘂門·風府二穴，主治中風舌緩，暴瘖不語，傷風傷寒，頭痛項急不得回顧及抽搐等病．瘂門穴鍼二分，不可深入，禁灸．風府穴鍼三分，留三呼，禁灸．

頭維主刺頭風疼，目痛如脫淚不明，禁灸隨皮三分刺，兼刺攢竹更有功.

［註］頭維·攢竹二穴，主治頭風疼痛如破，目痛如脫，淚出不明．頭維穴隨皮鍼三分，禁灸．攢竹穴刺一分，留六呼，禁灸．隨皮者，鍼入卽眠，鍼隨皮刺去也．

率谷酒傷吐痰眩，風池主治肺中寒，兼治偏正頭疼痛，頰車落頰風自痊.

［註］率谷穴，主治傷酒嘔吐痰眩．刺三分，灸三壯．風池穴，治肺受風寒及偏正頭風．刺四分，灸三壯，七壯．炷宜小．頰車穴，治落頰風，落頰風者，下頦脫落也．刺三分，灸三壯．炷如小麥．

臨泣主治鼻不通，眵䁾冷淚雲翳生，驚癎反視卒暴厥，目晡發瘧脇下疼.

［註］臨泣穴，主治鼻塞目眩，生翳眵䁾眼目諸疾，及驚癎反視，卒暴痰厥，瘧疾晩發等病．刺三分，留七呼，禁灸．

水溝中風口不開，中惡癲癎口眼歪，刺治風水頭面腫，灸治兒風急慢災.

［註］水溝穴，主治中風口噤，牙關不開，卒中惡邪鬼擊，不省人事，癲癎卒倒，口眼歪邪，風水面腫，及小兒急慢驚風等病．刺三分，留六呼，灸三壯至七壯，炷如小麥．然灸不及鍼．

承漿主治男七疝，女子瘕聚兒緊唇，偏風不遂刺之效，消渴牙疳灸功深.

［註］承漿穴，主治男子諸疝，女子瘕聚，小兒撮口，及偏風半身不遂，口眼喎邪，口噤不開，消渴飮水不休，口齒疳蝕生瘡等證．刺二分，留五呼，灸三壯．

迎香主刺鼻失臭，兼刺面癢若蟲行，先補後瀉三分刺，此穴須知禁火攻.

[註] 迎香穴, 主治鼻塞不聞香臭, 浮腫風動, 面癢狀如蟲行等證. 鍼三分, 禁灸.

口眼歪邪灸地倉, 頰腫唇弛牙噤强, 失音不語目不閉, 瞤動視物目䀮䀮.

[註] 地倉穴, 主偏風口眼歪邪, 牙關不開, 齒痛頰腫, 目不能閉, 唇緩不收, 飮食難進, 失音不語, 眼目瞤動, 視物䀮䀮, 昏夜無見等證. 刺三分, 留五呼, 灸七壯, 或二七壯, 重者七七壯俱可.

聽會主治耳聾鳴, 兼刺迎香功最靈, 中風瘈瘲喎斜病, 牙車脫臼齒根疼.

[註] 聽會穴, 主治耳聾耳鳴, 牙車脫臼, 齒痛, 中風, 瘈瘲, 喎邪等證. 鍼四分, 灸三壯. 兼瀉迎香, 功效如神. 迎香穴, 鍼三分, 禁灸.

聽宮主治耳聾鳴, 睛明攢竹目昏蒙, 迎風流淚眥癢痛, 雀目攀睛白翳生.

[註] 聽宮穴, 主治耳內蟬鳴, 耳聾. 刺三分, 灸三壯. 睛明·攢竹二穴, 主治目痛視不明, 迎風淚, 努肉攀睛, 白翳眥癢, 雀目諸證. 睛明穴鍼分半, 留六呼, 禁灸. 攢竹穴治證同前, 刺三分, 留六呼, 禁灸.

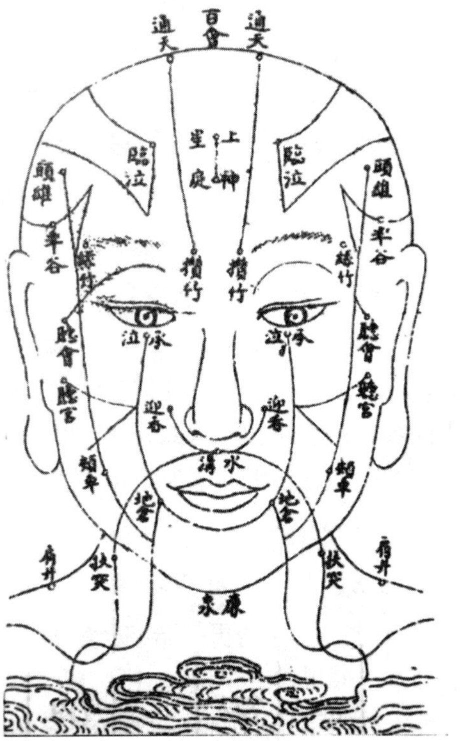

圖474 前面要穴圖

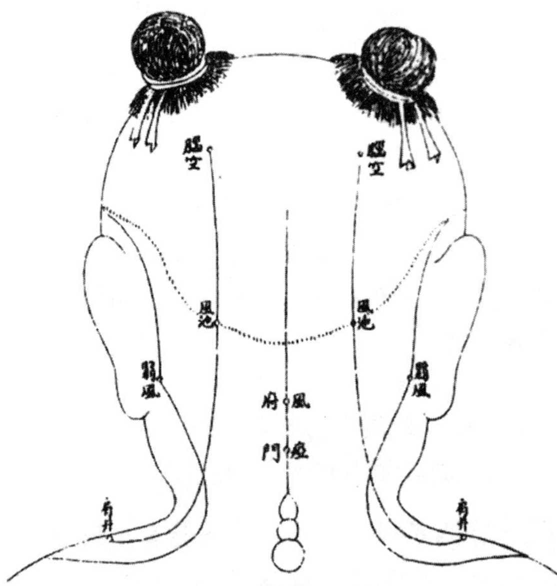

圖475 後頭要穴圖

胸腹部主病鍼灸要穴歌

膻中穴主灸肺癰，欬嗽哮喘及氣癭，巨闕九種心疼病，痰飲吐水息賁寧.

［註］膻中穴，主治哮喘，肺癰，欬嗽，氣癭等證. 灸七壯，禁鍼. 巨闕穴，主治九種心痛·痰飲吐水·腹痛息賁等證. 鍼三分，留七呼，灸七壯.

上脘奔豚與伏梁，中脘主治脾胃傷，兼治脾痛瘧痰暈，痞滿翻胃盡安康.

［註］上脘穴，主治腎積奔豚，心積伏梁之證. 鍼八分，留七呼，灸五壯. 『千金』云，每日灸二七壯至百壯. 孕婦不可灸. 中脘穴，主治內傷脾胃，心脾痛，瘧疾痰暈，痞滿翻胃等證. 鍼八分，灸七壯. 一云，二七壯至百壯. 孕子不可灸.

水分脹滿臍突硬，水道不利灸之良，神闕百病老虛瀉，產脹溲難兒脫肛.

［註］水分穴，主治鼓脹堅硬，肚臍突出，小便不利. 灸五壯，禁鍼. 孕婦不可灸. 神闕穴，主治百病及老人虛人泄瀉，又治產後腹脹，小便不通，小兒脫肛等證. 灸三壯，禁鍼. 一法，納炒乾淨鹽填滿臍上，加厚薑一片蓋定，上加艾炷，灸百壯，或以川椒代鹽亦妙.

氣海主治臍下氣，關元諸虛瀉濁遺，中極下元虛寒病，一切痼冷總皆宜.

［註］氣海穴，主治一切氣疾，陰證痼冷及風寒暑溫，水腫，心腹鼓脹，諸虛，癥瘕等證. 鍼八分，灸五壯. 關元穴，主治諸虛腎積，及虛老人泄瀉，遺精，白濁等證. 鍼八分，留七呼，灸七壯. 『千金』云，婦人鍼之則無子. 中極穴，主治下元寒冷虛損，及婦人月事不調，赤白帶下. 鍼八分，留十呼，灸三壯. 孕婦不可灸.

膺腫乳癰灸乳根，小兒龜胸灸亦同，嘔吐吞酸灸日月，大赫專治病遺精.

［註］乳根穴，主治胸前腫，乳癰，小兒龜胸等證，鍼三分，灸三壯. 日月穴，主治嘔吐吞酸. 鍼七分，灸五壯. 大赫穴，主治遺精. 鍼三分，灸五壯.

天樞主灸脾胃傷，脾瀉痢疾甚相當，兼灸鼓脹癥瘕病，艾火多加病必康.

［註］天樞穴，主治內傷脾胃，赤白痢疾，脾瀉及臍腹鼓脹，癥瘕等證. 鍼五分，留七呼，灸五壯. 『千金』云，魂魄之舍不可鍼，孕婦不可灸.

章門主治痞塊病，但灸左邊可拔根，若灸腎積臍下氣，兩邊齊灸自然平.

［註］章門穴，主治痞塊，多灸左邊，腎積灸兩邊. 鍼六分，留六呼，灸三壯. 一云百壯.

期門主治奔豚病，上氣欬逆胸背疼，兼治傷寒脇硬痛，熱入血室刺有功.

［註］期門穴，主治奔豚上氣，欬逆胸滿，胸背徹痛，胸痛腹硬，及傷寒熱入血室. 鍼四分，灸五壯.

帶脈主灸一切疝，偏墜木腎盡成功，兼灸婦人濁帶下，丹田溫暖自然停.

［註］帶脈穴，主治疝氣偏墜木腎，及婦人赤白帶下等證. 鍼六分，灸五壯.

背部主病鍼灸要穴歌

腰俞主治腰脊痛，冷痺強急動作難，腰下至足不仁冷，婦人經病尿赤痓.

［註］腰俞穴，主治腰脊重痛，舉動不得，俯仰艱難，腰以下至足冷痺不仁，及婦人經閉，尿血等證. 刺二分，留七呼，灸五壯.

至陽專灸黃疸病，兼灸痞滿喘促聲，命門老虛腰痛證，更治脫肛痔腸風.

［註］至陽穴，主治身面俱黃，胸脇支滿，

喘促不寧. 鍼五分, 灸三壯. 命門穴, 主治老人腎虛腰疼. 及久痔脫肛, 腸風下血等證. 鍼五分, 灸三壯. 若年二十以上者不宜灸, 灸恐絶子.

膏肓一穴灸勞傷, 百損諸虛無不良, 此穴禁鍼惟宜艾, 千金百壯效非常.

[註] 膏肓穴, 主治諸虛百損, 五勞七傷, 身形羸瘦, 夢遺失精, 上氣欬逆, 痰火發狂, 健忘, 怔忡, 胎前·產後勞瘵·傳尸等證. 灸七七壯至百壯.

大杼主刺身發熱, 兼刺瘧疾欬嗽痰, 神道惟灸背上病, 怯怯短氣艾火添.

[註] 大杼穴, 主治遍身發熱, 瘧疾, 欬嗽多痰. 鍼五分, 禁灸. 神道穴, 主治背上冷痛, 怯怯短氣. 灸七壯, 禁鍼.

風門主治易感風, 風寒痰嗽吐血紅, 兼治一切鼻中病, 艾火多加嗅自通.

[註] 風門穴, 主治腠理不密, 易感風寒, 欬嗽吐痰, 咯血鼻衄, 及一切鼻中諸病. 鍼三分, 灸五壯.

肺兪內傷嗽吐紅, 兼灸肺痿與肺癰, 小兒龜背亦堪灸, 肺氣舒通背自平.

[註] 肺兪穴, 主治內傷外感, 欬嗽吐血, 肺痿, 肺癰, 小兒龜背. 鍼三分, 留七呼, 灸三壯.

膈兪主治胸脇痛, 兼灸痰瘧痃癖攻, 更治一切失血證, 多加艾灼總收功.

[註] 膈兪穴, 主治胸脇疼痛, 痰瘧痃癖, 一切血痰. 灸三壯, 禁鍼.

肝兪主灸積聚痛, 兼灸氣短語聲輕, 更同命門一倂灸, 能使瞽目復重明.

[註] 肝兪穴, 主治左脇積聚疼痛, 氣短不語. 若同命門穴一倂灸之, 卽兩目昏暗者, 可使復明. 肝兪穴灸七壯, 禁鍼. 命門穴鍼五分, 灸三壯.

膽兪主灸脇滿嘔, 驚悸臥睡不能安, 兼灸酒疸目黃色, 面發赤斑灸自痊.

[註] 膽兪穴, 主治兩脇脹滿, 乾嘔, 驚悸, 睡臥不安及酒疸, 目睛發黃, 面發赤斑等證. 灸三壯, 禁鍼.

脾兪主灸傷脾胃, 吐瀉瘧痢疸瘕癥, 喘急吐血諸般證, 更治嬰兒慢脾風.

[註] 脾兪穴, 主治內傷脾胃, 吐瀉瘧痢, 黃疸, 食積, 癥瘕, 吐血, 喘急, 及小兒慢脾風證. 灸五壯, 禁鍼.

三焦兪治脹滿疼, 積塊堅硬痛不寧, 更治赤白休息痢, 刺灸此穴自然輕.

[註] 三焦兪穴, 主治脹滿積塊, 堅硬疼痛, 及赤·白痢疾不止等證. 鍼二分, 灸五壯.

胃兪主治黃疸病, 食畢頭目卽暈眩, 瘧疾善饑不能食, 艾火多加自可痊.

[註] 胃兪穴, 主治黃疸, 食畢頭眩, 瘧疾, 善饑不能食等證. 鍼三分, 灸三壯.

腎兪主灸下元虛, 令人有子效多奇, 兼灸吐血聾腰痛, 女疸婦帶不能遺.

[註] 腎兪穴, 主治下元諸虛, 精冷無子, 及耳聾, 吐血, 腰痛, 女勞疸, 婦人赤·白帶下等證. 灸三壯, 禁鍼.

大腸兪治腰脊疼, 大小便難此可通, 兼治泄瀉痢疾病, 先補後瀉要分明.

[註] 大腸兪穴, 主治腰脊疼痛, 大小便不通, 及泄瀉, 痢疾等證. 鍼三分, 灸三壯.

膀胱兪治小便難, 少腹脹痛不能安, 更治腰脊强直痛, 艾火多添疾自痊.

[註] 膀胱兪穴, 主治小便不通, 少腹脹痛, 及腰脊强直疼痛等證. 鍼三分, 灸七壯.

譩譆主治久瘧病，五臟瘧灸臟兪平，意舍主治脇滿痛，兼療嘔吐立時寧.

[註] 譩譆兪穴，主治久瘧. 若五臟瘧，灸五臟兪. 五臟兪者，心·肝·脾·肺·腎兪也. 俱鍼六分，灸二七壯. 意舍穴，主治兩脇脹滿，疼痛嘔吐. 鍼五分，灸三壯.

身柱主治羊癇風，欬嗽痰喘腰背疼，長强惟治諸般痔，百勞穴灸汗津津.

[註] 身柱穴，主治風癎發狂，欬嗽痰喘，腰背疼痛等證. 鍼五分，灸七七壯. 長强穴，主治諸般痔漏疼痛. 鍼三分，灸三十壯. 百勞穴，主治滿身發熱， 虛汗盜汗津津不止. 鍼五分，留三呼，瀉五吸，灸以年爲壯.

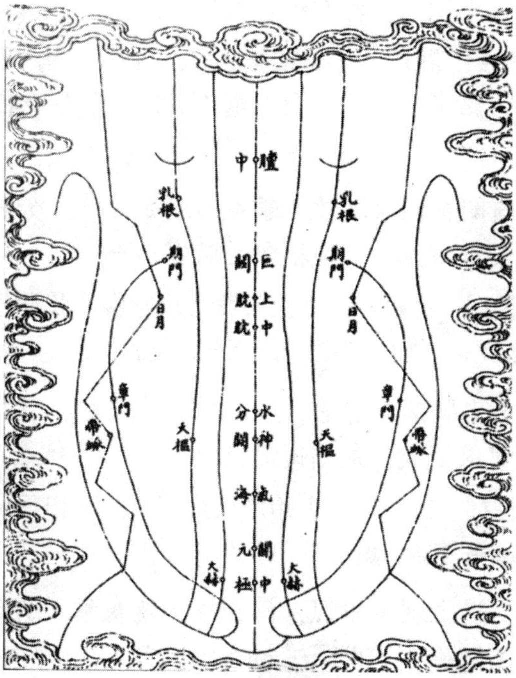

圖476 胸腹要穴圖

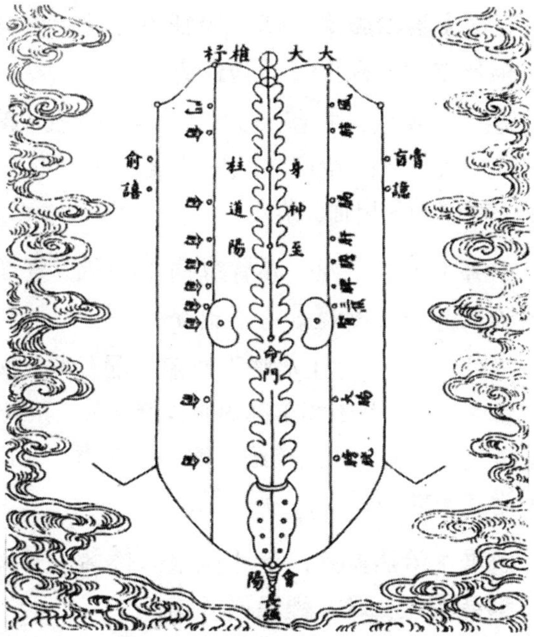

圖477 背部要穴圖

手部主病鍼灸要穴歌

尺澤主刺肺諸疾，絞腸痧痛鎖喉風，傷寒熱病汗不解，兼刺小兒急慢風.

[註] 尺澤穴，主治欬唾膿血，喉痺，肺積息賁，及絞腸痧痛，傷寒汗不出，小兒急慢驚風等證. 刺三分，或三稜鍼出血，禁灸.

列缺主治嗽寒痰，偏正頭疼治自痊，男子五淋陰中痛，尿血精出灸便安.

[註] 列缺穴，主治欬嗽寒痰，偏正頭疼，及男子淋瀝，陰中疼痛，尿血精出等證. 鍼二分，灸七壯，炷如小麥.

經渠主刺瘧寒熱，胸背拘急脹滿堅，喉痺欬逆氣數欠，嘔吐心疼亦可痊.

[註] 經渠穴，主治欬瘧寒熱，胸背拘急膨脹，喉痺，欬逆上氣數欠，嘔吐心疼等證. 鍼二分，禁灸.

太淵主刺牙齒病，腕肘無力或痛疼，兼刺

欬嗽風痰疾，偏正頭疼效若神.

［註］ 太淵穴，主治牙齒疼痛，手腕無力疼痛，及欬嗽風痰，偏正頭疼等證. 鍼二分，灸三壯.

魚際主灸牙齒痛，在左灸左右同然，更刺傷寒汗不出，兼治瘧疾方欲寒.

［註］ 魚際穴，主治牙齒痛，瘧疾初起先覺發寒，傷寒汗不出等證. 鍼二分. 惟牙痛可灸，餘證禁灸.

少衝主治心膽虛，怔忡癲狂不可遺，少商惟鍼雙鵝痺，血出喉開功最奇.

［註］ 少衝穴，主治心虛膽寒，怔忡癲狂. 鍼一分，灸三壯. 少商穴，主治雙鵝風，喉痺. 以三稜鍼刺微出血，禁灸.

少海主刺腋下瘰，漏臂痺痛羊癇風，靈道主治心疼痛，瘈瘲暴瘖不出聲.

［註］ 少海穴，主治腋下瘰癧，漏臂與風吹肘臂疼痛也，及癲癇羊鳴等證. 鍼五分，禁灸. 靈道穴，主治心痛，羊癇，瘈瘲，肘攣，暴瘖不能言等證. 鍼三分，灸三壯.

通里主治溫熱病，無汗懊憹心悸驚，喉痺苦嘔暴瘖啞，婦人經漏過多崩.

［註］ 通里穴，主治溫病，面熱無汗，懊憹，心悸，驚恐，喉痺，苦嘔，暴瘖，聲啞，及婦人經血過多，崩漏等證. 鍼三分，灸三壯.

神門主治悸怔忡，呆癡中惡恍惚驚，兼治小兒驚癇證，金鍼補瀉疾安寧.

［註］ 神門穴，主治驚悸怔忡，呆癡，卒中鬼邪，恍惚振驚，及小兒驚癇等證. 鍼三分，留七呼，灸三壯，炷如小麥.

少府主治久欬瘧，肘腋拘急痛引胸，兼治婦人挺痛癢，男子遺尿偏墜疼.

［註］ 少府穴，主治欬瘧久不愈，臂酸，肘腋攣急，胸中痛，及婦人陰挺，陰癢，陰痛. 男子遺尿，偏墜等證. 鍼二分，灸三壯.

曲澤主治心痛驚，身熱煩渴肘掣疼，兼治傷寒嘔吐逆，鍼灸同施立刻寧.

［註］ 曲澤穴，主治心痛，善驚，身熱煩渴，臂肘搖動，掣痛不能伸，傷寒，嘔吐，氣逆等證. 鍼三分，留七呼，灸三壯.

間使主治脾寒證，九種心疼瘧渴生，兼治瘰癧生項下，左右鍼灸自然平.

［註］ 間使穴，主治脾寒證，九種心痛，脾疼，瘧疾，口渴，及瘰癧久不愈，患左灸右，患右灸左，鍼六分，留七呼，灸五壯.

內關主刺氣塊攻，兼灸心胸脇痛疼，勞熱瘧疾審補瀉，金鍼抽動立時寧.

［註］ 內關穴，主治氣塊上攻心胸，脇肋疼痛，勞熱，瘧疾等證. 鍼五分，灸五壯.

痰火胸疼刺勞宮，小兒口瘡鍼自輕，兼刺鵝掌風證候，先補後瀉效分明.

［註］ 勞宮穴，主治痰火胸痛，小兒口瘡及鵝掌風等證. 鍼二分，禁灸.

商陽主刺卒中風，暴仆昏沈痰塞壅，少商中衝關衝少，少澤三稜立回生.

［註］ 中衝穴，『乾坤生意』云，此爲十井穴，凡初中風跌倒，卒暴昏沈，痰盛不省人事，牙關緊閉，藥水不下，急以三稜鍼刺中衝·少商·商陽·關衝·少衝·少澤，使血氣流通，實起死回生急救之妙訣也.

三里三間並二間，主治牙疼食物難，兼治偏風眼目疾，鍼灸三穴莫教偏.

［註］ 三里·三間·二間三穴，主治牙齒疼痛，食物艱難，及偏風眼目諸疾，三穴併鍼灸之. 三里穴鍼二分，灸三壯. 二間穴鍼三分，灸三壯. 三間穴鍼三分，灸三壯.

合谷主治破傷風, 痺痛筋急鍼止疼, 兼治頭上諸般病, 水腫産難小兒驚.

[註] 合谷穴, 主治破傷風, 風痺, 筋骨疼痛, 諸般頭痛, 水腫, 産難, 及小兒急驚風等證. 鍼三分, 留六呼, 灸三壯.

陽溪主治諸熱證, 癮疹痂疥亦當鍼, 頭痛牙痛咽喉痛, 狂妄驚中見鬼神.

[註] 陽溪穴, 主治熱病煩心, 癮疹, 痂疥, 厥逆, 頭痛, 牙疼, 咽喉腫痛, 及狂妄, 驚恐見鬼等證. 鍼三分, 留七呼, 灸三壯.

曲池主治是中風, 手攣筋急痛痺風, 兼治一切瘧疾病, 先寒後熱自然平.

[註] 曲池穴, 主治中風, 手攣, 筋急, 痺風, 瘧疾先寒後熱等證. 鍼五分, 灸七壯.

肩井一穴治仆傷, 肘臂不擧淺刺良, 肩髃主治癱瘓疾, 手攣肩腫效非常.

[註] 肩井穴, 主治仆傷, 肘臂疼痛不擧. 鍼五分, 灸五壯, 孕婦禁鍼. 肩髃穴, 主治癱瘓, 手攣肩腫. 鍼六分, 灸五壯.

少澤主治衄不止, 兼治婦人乳腫疼, 大陵一穴何專主? 嘔血瘧疾有奇功.

[註] 少澤穴, 主治鼻衄不止, 婦人乳腫. 鍼一分, 灸三壯. 大陵穴, 主治嘔血, 瘧疾. 鍼六分, 灸三壯.

前谷主治癲癇疾, 頸項肩臂痛難堪, 更能兼治産無乳. 小海喉齦腫痛痊.

[註] 前谷穴, 主治癲癇, 頸項頰腫引耳疼痛, 及婦人産後無乳等證. 鍼一分, 留三呼, 灸三壯. 小海穴, 主治咽喉, 牙齦腫痛等證. 鍼二分, 灸五壯.

腕骨主治臂腕疼, 五指諸疾治可平, 後溪能治諸瘧疾, 能令癲癇漸漸輕.

[註] 腕骨穴, 主治臂·腕·五指疼痛. 鍼二分, 灸三壯. 後溪穴, 主治瘧疾, 癲癇. 鍼一分, 灸一壯.

陽谷主治頭面病, 手膊諸疾有多般, 兼治痔漏陰痿疾, 先鍼後灸自然痊.

[註] 陽谷穴, 主治頭面項腫, 手膊疼痛不擧, 及痔漏, 陰痿等證. 鍼二分, 灸三壯.

支正穴治七情鬱, 肘臂十指盡皆攣, 兼治消渴飮不止, 補瀉分明自可安.

[註] 支正穴, 主治七情鬱結不舒, 肘臂十指筋攣疼痛, 及消渴飮水不止等證. 鍼三分, 灸三壯.

液門主治喉齦腫, 手臂紅腫出血靈, 又治耳聾難得睡, 刺入三分補自寧.

[註] 液門穴, 主治咽喉外腫, 牙齦痛, 手臂紅腫, 耳暴聾, 不得眠等證. 鍼三分, 留二呼, 灸三壯.

中渚主治肢木麻, 戰振蜷攣力不加, 肘臂連肩紅腫痛, 手背癰毒治不發.

[註] 中渚穴, 主治四肢麻木·戰振·蜷攣無力, 肘臂連肩紅腫疼痛, 手背癰毒等證. 鍼二分, 灸三壯.

陽池主治消渴病, 口乾煩悶瘧熱寒, 兼治折傷手腕痛, 持物不得擧臂難.

[註] 陽池穴, 主治消渴, 口乾煩悶, 寒熱瘧, 或因折傷手腕, 持物不得, 臂不能擧等證. 鍼二分, 禁灸.

外關主治臟腑熱, 肘臂脇肋五指疼, 瘰癧結核連胸頸, 吐衄不止血妄行.

[註] 外關穴, 主治五臟六腑結熱, 鼻衄吐血不止, 及肘臂脇肋手指節痛, 瘰癧結核, 繞頸連胸, 腫痛不消等證. 鍼三分, 留七呼, 灸三壯.

支溝中惡卒心痛, 大便不通脇肋疼, 能瀉

三焦相火盛，兼治血脫暈迷生.

[註] 支溝穴，主治鬼擊卒心痛，凡三焦相火熾盛及大便不通，脇肋疼痛，婦人產後血暈，不省人事等證. 鍼二分，留七呼，灸七壯.

天井主瀉瘰瘰疹，角孫惟主目翳生，耳門耳聾聤耳病，絲竹空穴治頭風.

[註] 天井穴，主治瘰癧，癮疹. 鍼三分，灸五壯. 角孫穴，主治目中生翳. 鍼三分，灸三壯. 耳門穴，主治耳聾. 聤耳膿汁. 鍼三分，留三呼，禁灸. 絲竹空穴，主治頭痛，目赤目眩，視物䀮䀮. 鍼三分，留三呼，禁灸. [圖478, 479]

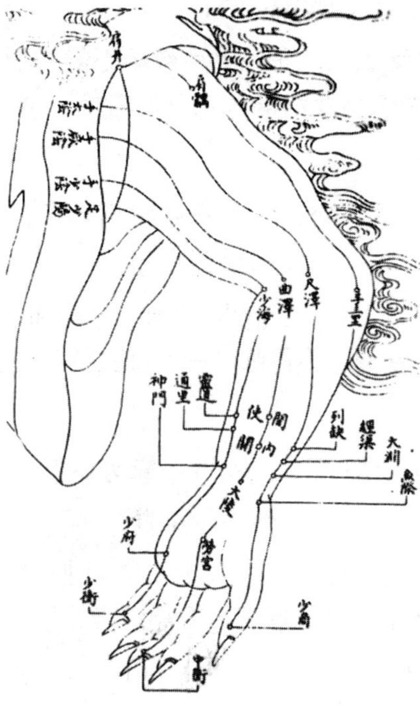

圖478 仰手要穴圖

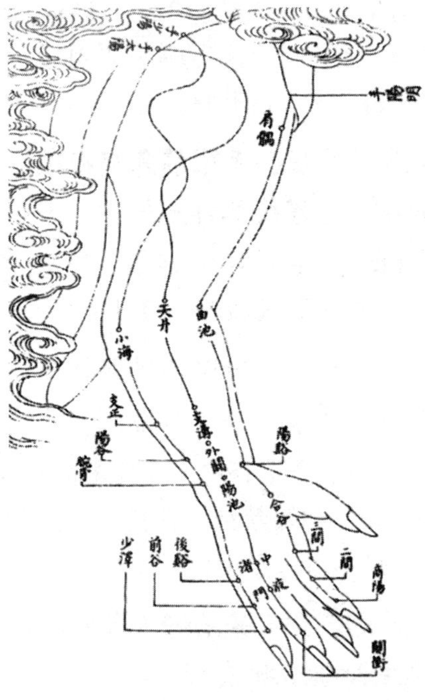

圖479 覆手要穴圖

足部主病鍼灸要穴歌

隱白主治心脾痛，築賓能醫氣疝疼，照海穴治夜發痓，兼療消渴便不通.

[註] 隱白穴，主治心脾疼痛. 鍼一分，灸三壯. 築賓穴，主治氣疝. 鍼三分，灸五壯. 照海穴，主治夜發痓證，及消渴大便閉. 鍼三分，灸三壯.

大都主治溫熱病，傷寒厥逆嘔悶煩，胎產百日內禁灸，千金主灸大便難.

[註] 大都穴，主治溫熱病汗不出，傷寒手足逆冷，腹滿，嘔吐，悶亂，及大便難等證. 鍼三分，留七呼，灸三壯. 凡婦人懷孕，及生產後未滿百日，俱不宜灸.

太白主治痔漏疾，一切腹痛大便難，痞疸寒瘧商丘主，兼治嘔吐瀉痢痓.

[註] 太白穴，主治痔漏，腹中疼痛，大便不通等證. 鍼三分，留七呼，灸三壯. 商丘穴，主治痞氣，黃疸，寒瘧及嘔·吐·瀉·痢等證. 鍼三分，留七呼，灸三壯.

公孫主治痰壅膈，腸風下血積塊疴，兼治婦人氣蠱病，先補後瀉自然瘥.

[註] 公孫穴，主治痰壅胸膈，腸風下血積塊，及婦人氣蠱等證. 鍼四分，灸三壯.

三陰交治痞滿堅，痼冷疝氣脚氣纏，兼治不孕及難産，遺精帶下淋瀝痊.

[註] 三陰交穴，主治痞滿，痼冷，疝氣，遺精，及婦人脚氣，月信不調，久不成孕，難産，赤白帶下淋瀝等證. 鍼三分，灸三壯.

血海主治諸血疾，兼治諸瘡病自輕，陰陵泉治脇腹滿，刺中下部盡皆鬆.

[註] 血海穴，主治女子崩中漏下，月信不調，帶下，及男子腎臟風，兩腿瘡癢濕痛等證. 鍼五分，灸五壯. 陰陵泉穴，主治脇腹脹滿，陰痛，足膝紅腫，小便不通，小便失禁不覺，下部等證. 鍼五分，留七呼，灸三壯.

湧泉主刺足心熱，兼刺奔豚疝氣疼，血淋氣痛疼難忍，金鍼瀉動自安寧.

[註] 湧泉穴，主治足發熱，奔豚，疝氣疼痛，血淋，氣痛等證. 鍼三分，留三呼，灸三壯.

然谷主治喉痺風，欬血足心熱遺精，疝氣溫瘧多渴熱，兼治初生兒臍風.

[註] 然谷穴，主治喉痺，唾血，遺精，溫瘧，疝氣，足心熱，及小兒撮口臍風. 鍼三分，留三呼，灸三壯. 凡鍼不宜見血.

太谿主治消渴病，兼治房勞不稱情，婦人水蠱胸脇滿，金鍼刺後自安寧.

[註] 太谿穴，主治消渴，房勞，不稱心意，及婦人水蠱，胸脇脹滿等證. 鍼三分，留七呼，灸三壯.

陰谷舌縱口流涎，腹脹煩滿小便難，疝痛陰痿及痺病，婦人漏下亦能痊.

[註] 陰谷穴，主治舌縱涎下，腹脹，煩滿，尿難，小腹疝急引陰·陰股內廉痛爲痿痺，及女人漏下不止. 鍼四分，留七呼，灸三壯.

復溜血淋宜乎灸，氣滯腰疼貴在鍼，傷寒無汗急瀉此，六脈沈伏卽可伸.

[註] 復溜穴主治血淋，氣滯腰痛，傷寒無汗，六脈沈匿者. 鍼三分，留三呼，灸五壯.

大敦治疝陰囊腫，兼治腦衄破傷風，小兒急慢驚風病，炷如小麥灸之靈.

[註] 大敦穴，主治諸疝，陰囊腫，腦衄，破傷風，及小兒急慢驚風等證. 鍼二分，留十呼，灸三壯.

行間穴治兒驚風，更刺婦人血蠱癥，渾身腫脹單腹脹，先補後瀉自然平.

[註] 行間穴，主治小兒急慢驚風，及婦人血蠱癥瘕，渾身腫，單腹脹等證. 鍼三分，留十呼，灸三壯.

太衝主治腫脹滿，行動艱辛步履難，兼治霍亂吐瀉證，手足轉筋灸可痊.

[註] 太衝穴，主治腫滿，行步艱難，及霍亂吐瀉，手足轉筋等證. 鍼三分，留十呼，灸三壯.

中封主治遺精病，陰縮五淋溲便難，鼓脹癭氣隨年灸，三里合灸步履艱.

[註] 中封穴，主治夢泄遺精，陰縮，五淋，不得尿，鼓脹，癭氣. 此穴合足三里，並灸治行步艱辛. 中封穴鍼四分，留七呼，灸三壯. 足三里穴鍼五分，留七呼，灸三壯.

曲泉㿉疝陰股痛，足膝脛冷久失精，兼治女子陰挺癢，少腹冷痛血瘕癥.

[註] 曲泉穴，主治㿉疝，陰股痛，男子失精，膝脛冷痛，及女子陰挺出，少腹疼痛，陰癢，血瘕等證. 鍼六分，留七呼，灸三壯.

伏兔主刺腿膝冷，兼刺脚氣痛痺風，若逢穴處生瘡癤，說與醫人莫用功.

[註] 伏兎穴, 主治腿膝寒冷, 脚氣痛痺. 鍼五分, 禁灸. 凡此穴處生瘡癤者危.

陰市主刺痿不仁, 腰膝寒如注水侵, 兼刺兩足拘攣痺, 寒疝少腹痛難禁.

[註] 陰市穴, 主治痿痺不仁, 不得屈伸, 腰膝寒如注水, 兩足拘攣痺痛, 寒疝, 少腹疼痛等證. 鍼三分, 留七呼, 禁灸.

足三里治風濕中, 諸虛耳聾上牙疼, 噎膈鼓脹水腫喘, 寒濕脚氣及痺風.

[註] 足三里穴, 治中風, 中濕, 諸虛, 耳聾, 上牙疼, 水腫, 心腹鼓脹, 噎膈哮喘, 寒濕脚氣, 上·中·下三部痺痛等證. 鍼五分, 留七呼, 灸三壯. 此穴三十外方可灸, 不爾反生疾.

解谿主治風水氣, 面腹足腫喘嗽頻, 氣逆發噎頭風眩, 悲泣癲狂悸與驚.

[註] 解谿穴, 主治風氣面浮, 腹脹, 足腫, 喘滿, 欬嗽, 氣逆發噎, 頭痛, 目眩, 悲泣癲狂, 驚悸, 怔忡等證. 鍼五分, 留五呼, 灸三壯.

陷谷主治水氣腫, 善噫痛疝腹腸鳴, 無汗振寒痰瘧病, 胃脈得弦瀉此平.

[註] 陷谷穴, 主治面目浮腫, 及水病善噫, 疝氣少腹痛, 腸鳴腹痛, 瘧疾振寒無汗等證. 或胃脈得弦. 皆宜鍼五分, 留七呼, 灸三壯.

內庭主治痞滿堅, 左右繆灸腹響寬, 兼刺婦人食蠱脹, 行經頭暈腹疼安.

[註] 內庭穴, 主治痞滿堅硬. 鍼三分, 留十呼, 灸三壯. 患右灸左, 患左灸右, 但覺腹響是其效驗. 兼治婦人食蠱, 行經頭暈, 少腹痛等證.

厲兌主治尸厥證, 驚狂面腫喉痺風, 兼治足寒膝臏腫, 相偕隱白夢魘靈.

[註] 厲兌穴, 主治尸厥口噤氣絶, 狀如中惡, 面腫喉痺驚狂, 好臥足寒, 膝臏腫痛等證. 鍼一分, 留一呼, 灸一壯. 此穴合隱白穴同鍼, 治夢魘不寧. 鍼一分, 灸三壯.

飛揚主治步艱難, 金門能療病癲癇, 足腿紅腫崑崙主, 兼治齒痛亦能安.

[註] 飛揚穴, 主治步履艱難. 鍼三分, 灸三壯. 金門穴, 主治癲狂羊癇風. 鍼一分, 灸三壯. 崑崙穴, 主治足腿紅腫, 牙齒疼痛. 鍼三分, 灸三壯.

晝發痓證治若何, 金鍼申脈起沈疴, 上牙疼兮下足腫, 亦鍼此穴自平和.

[註] 申脈穴, 主治晝發痓證, 足腫牙疼. 鍼三分, 留七呼, 灸三壯. 灸不及鍼.

環跳主治中風濕, 股膝筋攣腰痛疼, 委中刺血醫前證, 開通經絡最相應.

[註] 環跳穴, 主治腰·胯·膝中受風寒濕氣, 筋攣疼痛. 鍼一寸, 留十呼, 灸三壯. 委中穴治證同環跳穴, 但此穴禁灸, 鍼五分.

陽陵泉治痺偏風, 兼治霍亂轉筋疼, 承山主鍼諸痔漏, 亦治寒冷轉筋靈.

[註] 陽陵泉穴, 主治冷痺偏風, 霍亂轉筋. 鍼六分, 灸三壯. 承山穴, 主治痔漏疼痛, 寒冷轉筋. 鍼七分, 灸五壯, 灸不及鍼.

陽輔主治膝酸痛, 腰間溶溶似水浸, 膚腫筋攣諸痿痺, 偏風不遂灸功深.

[註] 陽輔穴, 主治膝胻酸疼, 腰間寒冷, 膚腫筋攣, 百節酸疼, 痿痺, 偏風不遂等證. 鍼三分, 留七呼, 灸三壯.

風市主治腿中風, 兩膝無力脚氣衝, 兼治渾身麻搔癢, 艾火燒鍼皆就功.

[註] 風市穴, 主治腿中風濕, 疼痛無力, 脚氣, 渾身搔癢麻痺等證. 鍼五分, 灸五壯.

懸鍾主治胃熱病, 腹脹肋痛脚氣疼, 兼治

脚脛濕痺癢，足指疼痛鍼可停.

[註] 懸鍾穴，主治胃熱，腹脹，脇痛，脚氣，脚脛濕痺，渾身搔癢，趾疼等證. 鍼六分，灸五壯.

丘墟主治胸脇痛，牽引腰腿髀樞中，小腹外腎脚腕痛，轉筋足脛不能行.

[註] 丘墟穴，主治胸脇滿痛不得息，牽引腰·腿·髀樞中疼痛，少腹外腎痛，脚腕轉筋痛，足脛難行等證. 鍼五分，灸三壯.

頸漏腋下馬刀瘡，連及胸脇乳癰瘍，婦人月經不利病，下臨泣穴主治良.

[註] 臨泣穴，主治頸漏，腋下馬刀，連及胸脇，婦人乳癰，月信不調等證. 鍼二分，灸三壯.

俠溪主治胸脇滿，傷寒熱病汗難出，兼治目赤耳聾痛，頷腫口噤疾堪除.

[註] 俠溪穴，主治胸脇支滿，傷寒熱病汗不出，目赤，耳聾，胸痛，頷腫，口噤等證. 鍼三分，灸三壯.

竅陰主治脇間痛，欬不得息熱躁煩，癰疽頭痛耳聾病，喉痺舌强不能言.

[註] 竅陰穴，主治脇痛，欬逆不得息，發熱躁煩，癰疽口乾，頭痛喉痺，舌强耳聾等證. 鍼一分，灸三壯.

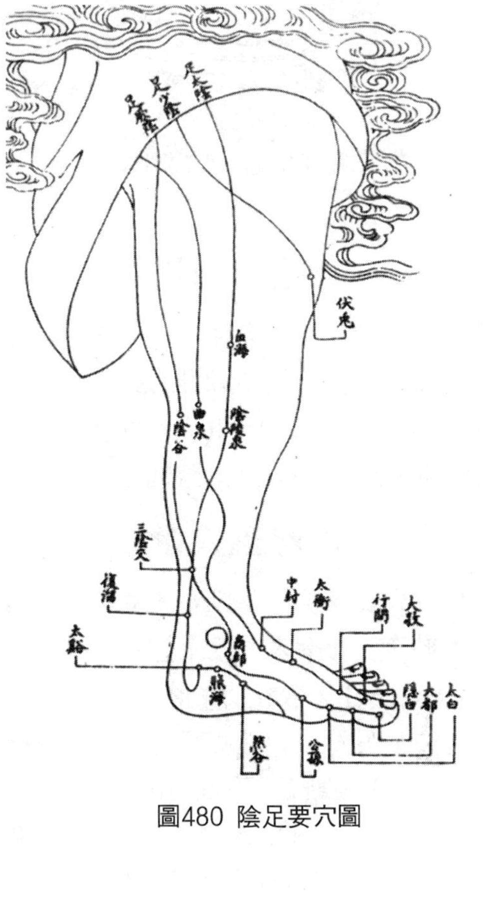

圖480 陰足要穴圖

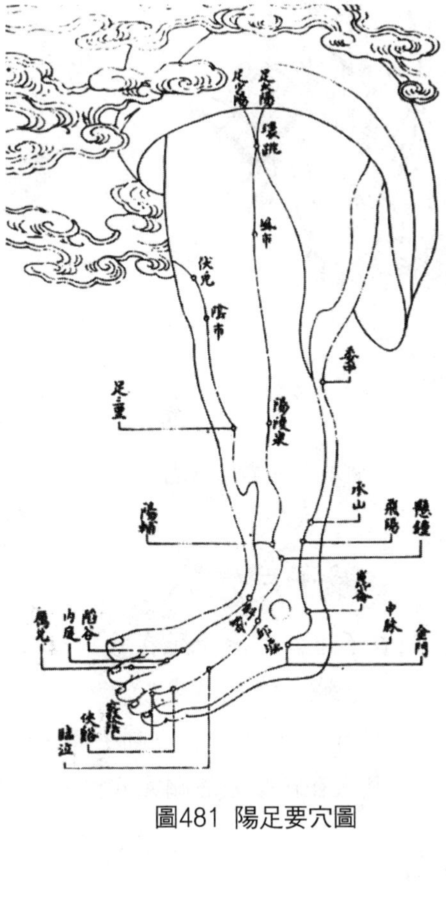

圖481 陽足要穴圖

御纂醫宗金鑑 卷八十六

灸難産穴歌

橫逆難産灸奇穴，婦人右脚小指尖．炷如小麥灸三壯，下火立産效通仙．

［註］婦人橫産，子手先出，諸符藥不效者，灸此．其穴在右脚小指爪甲外側尖上，卽至陰穴也．灸三壯，艾炷如小麥，下火立産．［圖482］

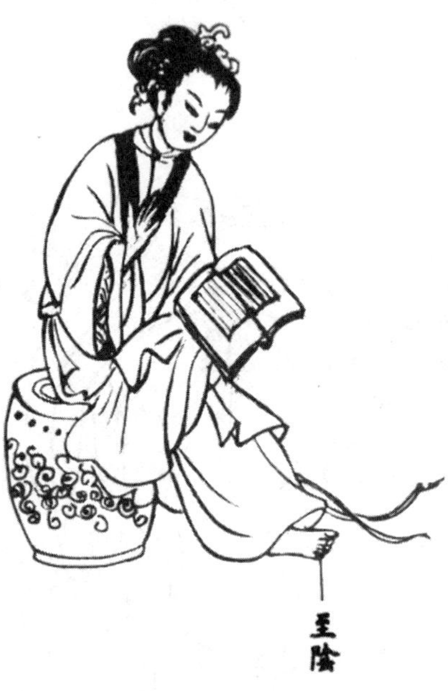

圖482 灸難産穴圖

鍼子戶穴歌

子戶能刺衣不下，更治子死在腹中，穴在關元右二寸，下鍼一寸立時生．

［註］胞衣不出，子死腹中，宜刺子戶穴，鍼入一寸． 其穴在任脈經之關元穴傍右二寸．［圖483］

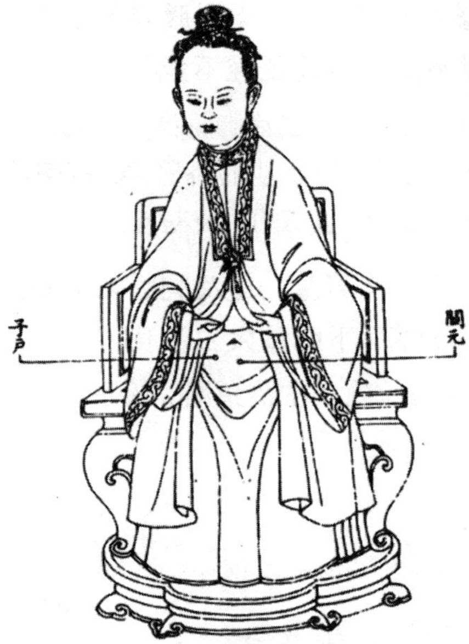

圖483 鍼子戶穴圖

灸遺精穴歌

精宮十四椎之下，各開三寸是其鄉．左右二穴灸七壯，夜夢遺精效非常．

［註］遺精灸精宮穴，其穴在脊之十四椎下，左右傍開各三寸，灸七壯．［圖484］

灸癆蟲穴歌

鬼眼一穴灸癆蟲，墨點病人腰眼中，擇用癸亥亥時灸，勿令人知法最靈．

［註］勞瘵日久不愈，互相傳染，因內有勞蟲，宜灸鬼眼穴．穴在腰間兩旁，正身直立，有微隱處，用墨點記，合面而臥，以小艾炷灸七壯，或九壯十一壯，多寡量人，蟲卽吐瀉而出，急取燒毀遠棄，可免復傳．擇癸亥日夜半，六神皆聚，亥時灸之，勿使病人預知，恐尸神

有覺也. [圖485]

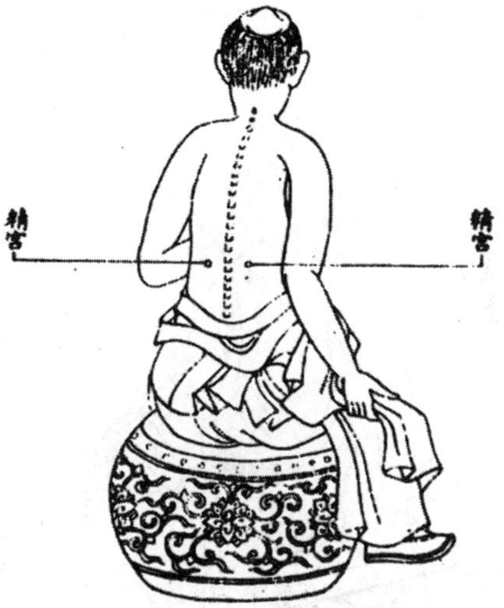

圖484　灸遺精穴圖

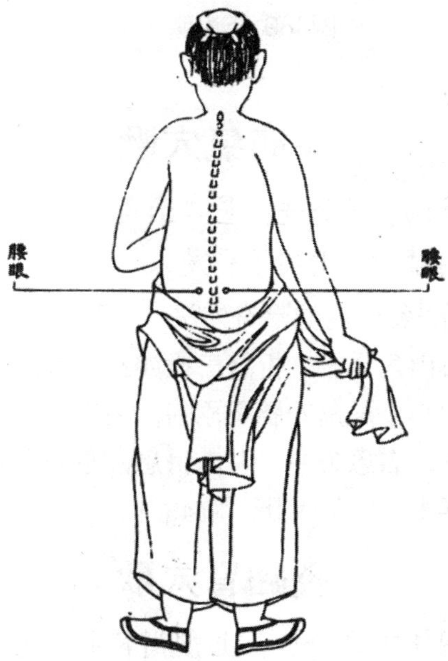

圖485　灸癆蟲穴圖

灸痞根穴歌

十二椎下痞根穴, 各開三寸零五分, 二穴左右灸七壯, 難消痞塊可除根.

[註] 痞塊灸痞根穴, 其穴在脊之十二椎下, 旁開三寸半. 痞塊多在左則灸左, 在右則灸右, 如左右俱有, 左右俱灸之. [圖486]

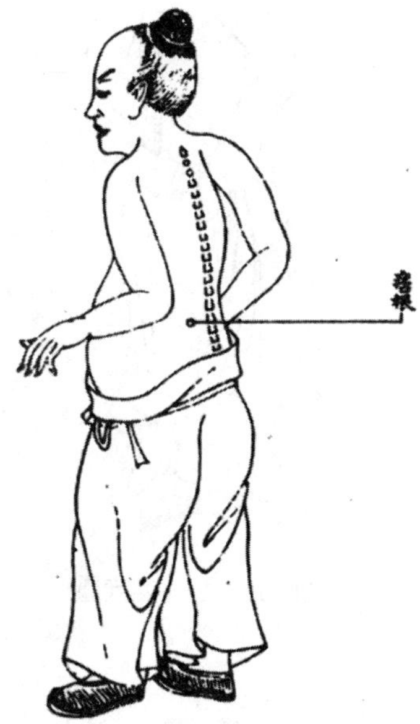

圖486　灸痞根穴圖

灸肘尖穴歌

肘尖端處是奇穴, 男女瘰癧堪灸也, 左患灸右右灸左, 並灸風池效更捷.

[註] 肘尖奇穴灸瘰癧, 左患灸右, 右患灸左. 如初起時, 男先灸左, 女先灸右, 兼灸風池穴尤效. 風池穴在腦後顳顬穴後, 髮際陷中. [圖487]

灸鬼哭穴歌

中惡振噤鬼魅病, 急灸鬼哭神可定, 兩手大指相並縛, 穴在四處之騎縫.

[註] 鬼哭穴, 灸鬼魅狐惑, 恍惚振噤等證. 取穴: 將兩手大指相並縛定, 用艾炷於兩甲角反甲後肉四處騎縫. 著火灸之, 則患者哀告我自去爲效. [圖488]

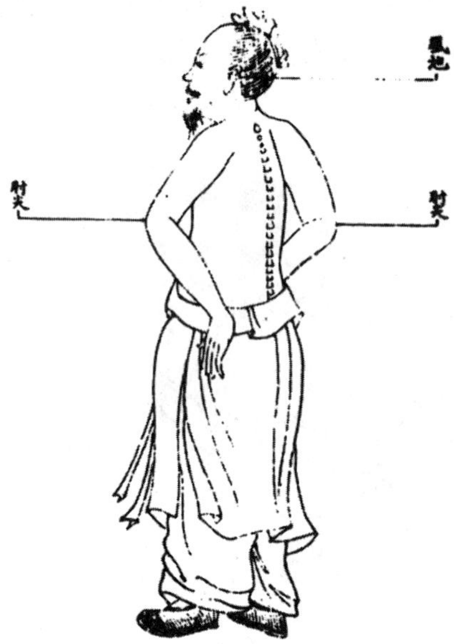

圖487 灸肘尖穴圖

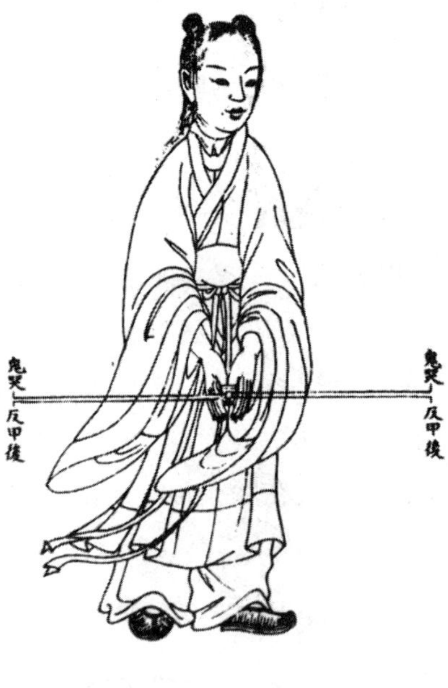

圖488 灸鬼哭穴圖

灸中惡穴歌

尸疰客忤中惡病，乳後三寸量準行，男左女右艾火灸，邪祟驅除神自寧.

[註] 灸尸疰·客忤·中惡等證. 其穴在乳後三寸，男左女右灸之. [圖489]

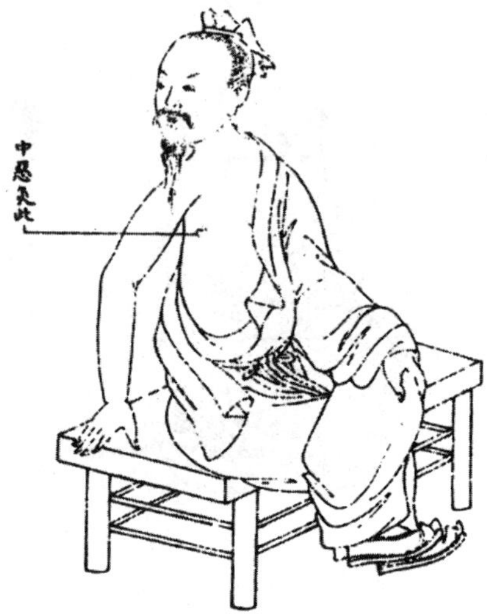

圖489 灸中惡穴圖

灸疝氣穴歌

疝氣偏墜灸爲先，量口兩角折三尖，一尖向上對臍中，兩尖下垂是穴邊.

[註] 灸疝痛偏墜奇穴法，用稈心一條，量患人口兩角爲則，折爲三段如△字樣，以一角安臍中心，兩角安臍下兩傍，尖盡處是穴. 左患灸右，右患灸左，左右俱患，左右俱灸. 艾炷如粟米大，灸四壯. [圖490]

灸翻胃穴歌

翻胃上下灸奇穴，上在乳下一寸也，下在內踝之下取，三指稍斜向前者.

[註] 灸翻胃奇穴，上穴在兩乳下一寸. 下穴在內踝下，用手三指稍斜向前排之，即是穴也. [圖491]

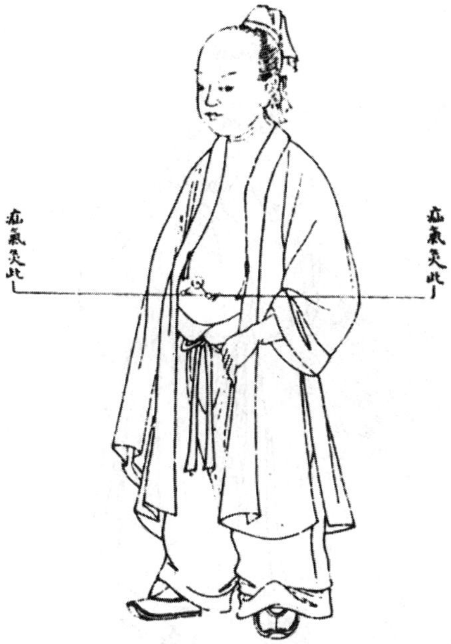

圖490 灸疝氣穴圖

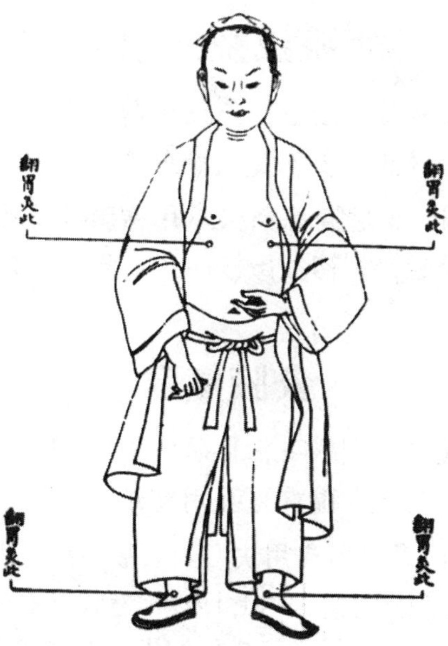

圖491 灸翻胃穴圖

灸腸風穴歌

腸風諸痔灸最良, 十四椎下奇穴鄉, 各開一寸宜多灸, 年深久痔效非常.

[註] 灸腸風諸痔奇穴. 其穴在脊十四椎下, 傍各開一寸. 年深者, 灸之最效. [圖492]

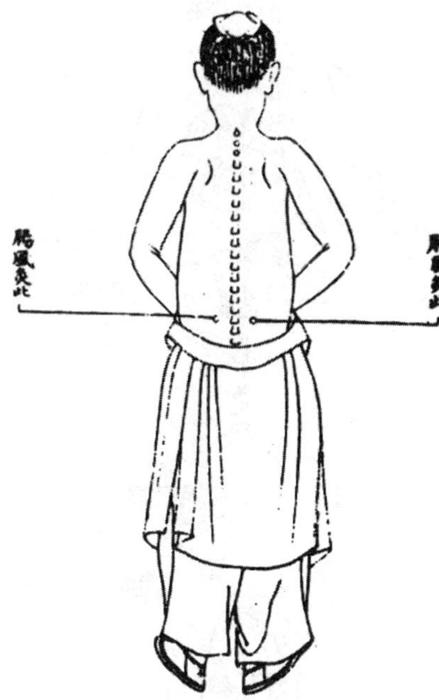

圖492 灸腸風穴圖

灸暴絶穴歌

鬼魘暴絶最傷人, 急灸鬼眼可回春, 穴在兩足大指內, 去甲韭葉鬼難存.

[註] 凡一切鬼魘暴絶, 當灸奇穴. 在足兩大指內, 去爪甲如韭葉許, 名鬼眼穴. 灸之則鬼邪自去, 而病可愈也. [圖493]

灸鬼眼穴歌

腫滿上下灸奇穴, 上卽鬼哭不用縛, 下取兩足第二指, 指尖向後寸半符.

[註] 灸腫滿奇穴, 上穴卽兩手大指縫, 鬼哭穴也. 下穴在兩足第二指指尖後一寸五分, 卽是也. [圖494]

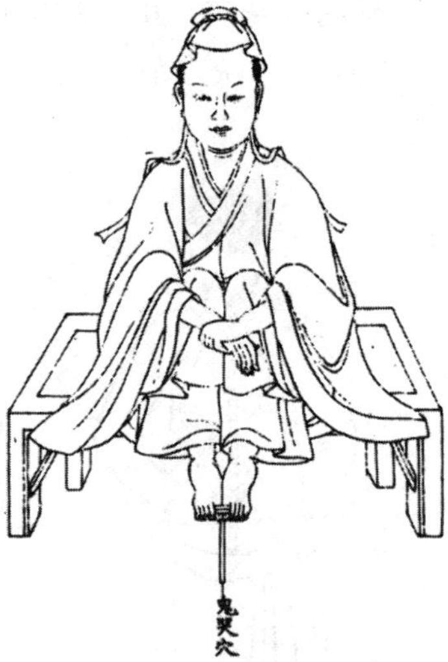

圖493 灸暴絶穴圖

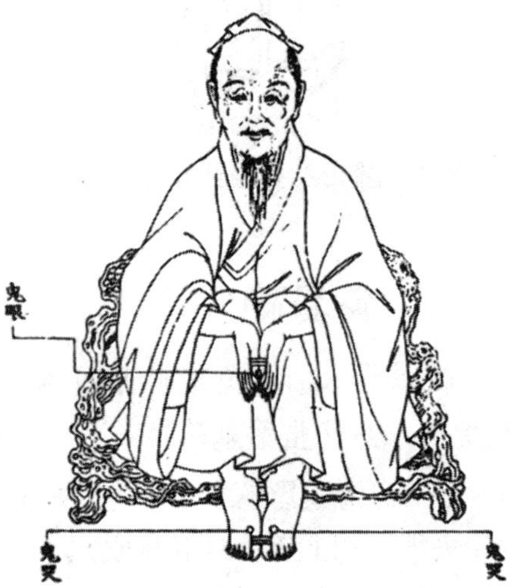

圖494 灸鬼眼穴圖

灸贅疣穴歌

贅疣諸痣灸奇穴，更灸紫白二癜風，手之左右中指節，屈節尖上宛宛中.

[註] 灸癜風及贅疣諸痣奇穴，其穴在左右手中指節宛宛中，俗名拳尖是也. [圖495]

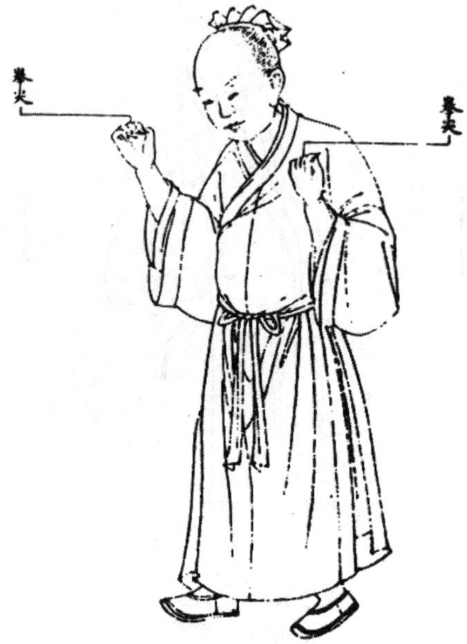

圖495 灸贅疣穴圖

灸瘰癧穴歌

瘰癧隔蒜灸法宜，先從後發核灸起，灸到初發母核止，多著艾火效無匹.

[註] 瘰癧隔蒜灸法，用獨蒜片先從後發核上灸起，到初發母核而止，多灸自效. [圖496]

灸腋氣歌

腋氣除根剃腋毛，再將定粉水調膏，塗搽患處七日後，視有黑孔用艾燒.

[註] 凡腋氣先用快刀剃去腋毛淨，乃用好定粉水調搽患處，六七日後，看腋下有一點黑者，必有孔如鍼大，或如簪尖，卽氣竅也. 用艾炷如米大者灸之，三四壯愈，永不再發. [圖497]

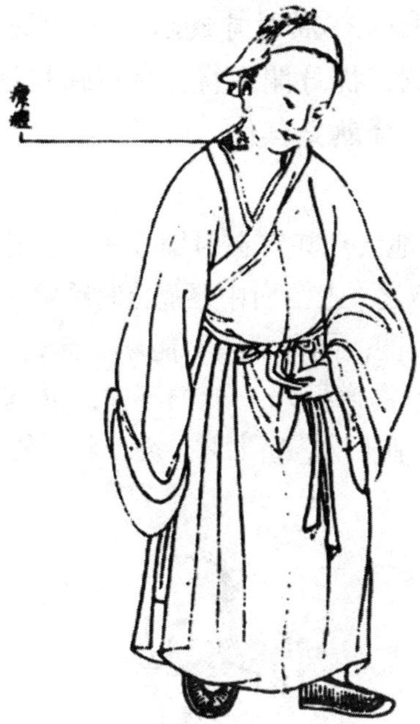

圖496 灸瘰癧穴圖

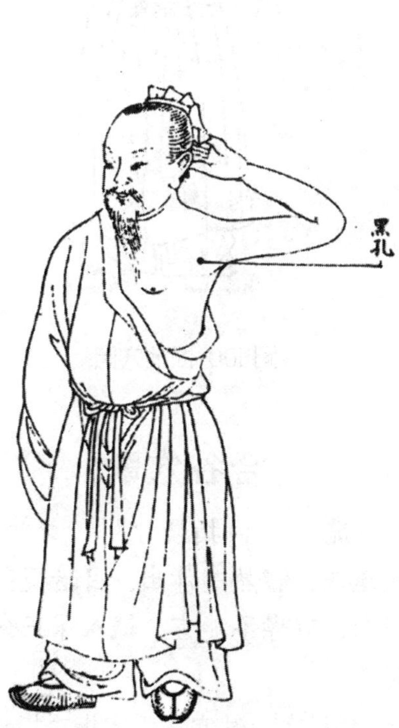

圖497 灸腋氣圖

灸瘋犬咬傷歌

瘋犬咬傷先須吮, 吮盡惡血不生風, 次於咬處灸百壯, 常食炙韭不須驚.

[註] 瘋犬咬傷之處, 急急用大嘴砂酒壺一箇, 內盛乾燒酒, 燙極熱, 去酒以酒壺嘴向咬處, 如拔火罐樣, 吸盡惡血爲度, 擊破自落. 上用艾炷灸之, 永不再發. 炙韭, 炒韭菜也.

灸蛇蠍蜈蚣蜘蛛咬傷歌

蛇蠍蜈蚣蜘蛛傷, 卽時疼痛最難當, 急以傷處隔蒜灸, 五六十壯效非常.

[註] 凡蛇·蠍·蜈蚣·蜘蛛咬傷, 痛急勢危者, 急用艾火於傷處灸之, 拔散毒氣卽安. 或用獨蒜片隔蒜灸之, 二三壯換一片, 毒甚者, 灸五六十壯.

足三里穴歌

三里膝眼下, 三寸兩筋間, 能除胸脇痛, 腹脹胃中寒, 腸鳴並泄瀉, 眼腫膝脛酸, 傷寒羸瘦損, 氣蠱證諸般, 氣過三旬後, 鍼灸眼光全.

[註] 三里, 足三里穴也. 其穴在膝眼下三寸, 骨外廉, 大筋內宛宛中, 鍼五分, 留七呼, 灸三壯. 主治胸脇疼痛, 腹脹, 胃寒, 腸中雷鳴, 脾寒泄瀉, 眼目紅腫, 膝脛酸痛, 傷寒熱不已, 瘦弱虛損, 小腸氣痛, 與水氣, 蠱毒, 鬼擊諸證, 悉宜鍼灸, 但小兒忌灸, 恐眼目不明, 惟三十以外方可灸之, 令眼目光明也. [圖498]

內庭穴歌

內庭次指外, 本屬足陽明, 能治四肢厥, 喜靜惡聞聲, 癮疹咽喉痛, 數欠及牙疼, 瘧疾不思食, 耳鳴鍼便清.

[註] 內庭穴, 在足之大指次指外間陷中,

屬足陽明胃經穴也. 主治四肢厥逆, 喜靜惡聞人聲, 癮疹不快, 咽喉腫痛, 數欠, 牙齦疼, 瘧疾, 不思飮食, 耳內蟬鳴等證. 鍼三分, 留十呼, 灸三壯. [圖499]

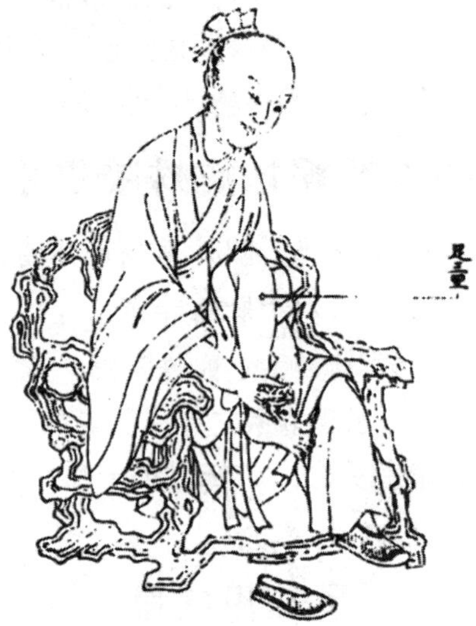

圖498 足三里穴圖

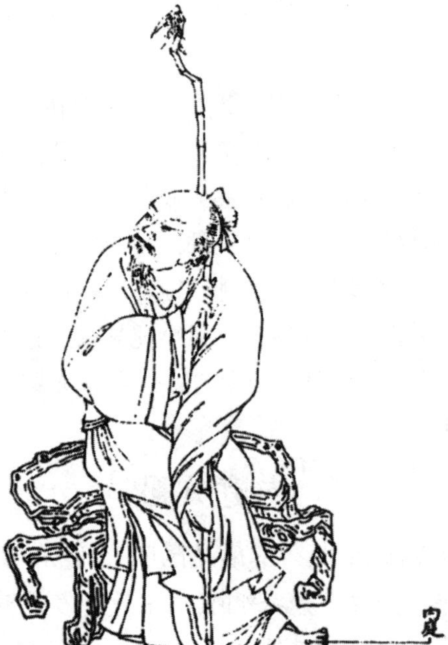

圖499 內庭穴圖

曲池穴歌

曲池拱手取, 屈肘骨邊求, 善治肘中痛, 偏風手不收, 挽弓開不得, 臂痪怯梳頭, 喉痺促欲死, 發熱更無休, 遍峰風癬癩, 鍼著卽時瘳.

[註] 曲池穴, 其穴在肘輔骨屈肘屈骨之中, 以手拱胸取之. 主治肘中疼痛, 偏風半身不遂, 臂痛拉弓不開, 兩臂癱痪不能擧手向髮, 喉痺喘促欲死, 傷寒振寒, 餘熱不盡, 皮膚乾燥, 痂疥等證. 刺七分, 留七呼, 灸三壯. [圖500]

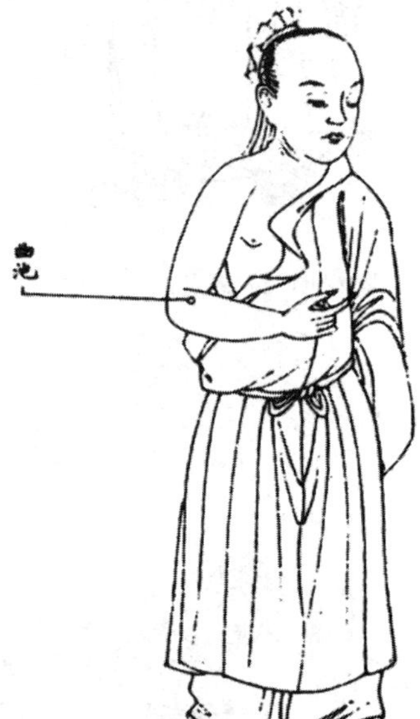

圖500 曲池穴圖

合谷穴歌

合谷在虎口, 兩指歧骨間, 頭疼並面腫, 瘧病熱還寒, 體熱身汗出, 目暗視茫然, 齒齲鼻衄血, 口噤不能言, 鍼入深三分, 能令人病安.

[註] 合谷穴, 其穴在手大指次指歧骨間陷中. 主治偏正頭疼, 面目浮腫, 瘧疾寒熱, 身

體發熱，汗不收，目翳視物不明，齒齲朽痛，鼻中流血不止，口噤不開等證. 鍼三分，留六呼，灸三壯. [圖501]

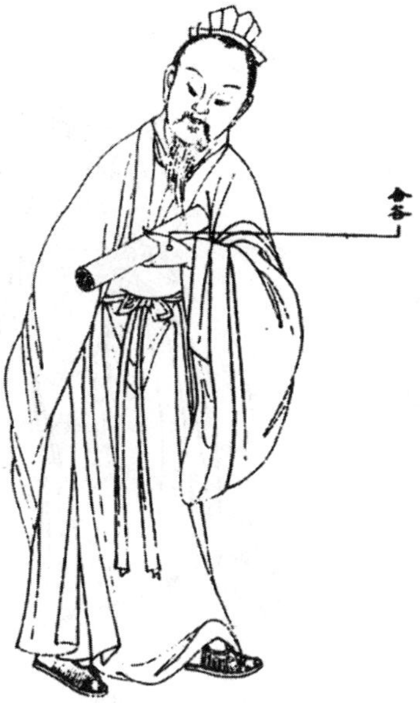

圖501 合谷穴圖

委中穴歌

委中曲脷裏，横紋脈中央，腰痛不能擧，酸沈引脊梁，風痼及轉筋，冬季難移向，風痺痛無比，熱病久在床，足膝難伸屈，鍼入卽安康.

[註] 委中穴，其穴在膕中央，約紋動脈陷中. 主治腰脊沈墜疼痛，瘈瘲癲疾，及兩腿肚轉筋，疼痛難動，風痺疼痛，流注不定，熱病難愈，兩足膝疼痛難伸屈等證. 鍼五分，留七呼，禁灸. [圖502]

承山穴歌

承山名魚腹，腨腸分肉間，善治腰疼痛，痔疾大便難，脚氣並膝腫，兩足盡寒酸，展轉成時疫，戰慄瘧熱寒，霍亂及轉筋，刺之立便安.

[註] 承山穴，其穴在腿肚下尖分肉間. 主治腰背疼痛，痔腫，大便難，脚氣膝腫，脛酸跟痛，傷寒時疫，寒熱瘧疾，戰慄不能行立，霍亂轉筋等證. 鍼五分，灸五壯. [圖503]

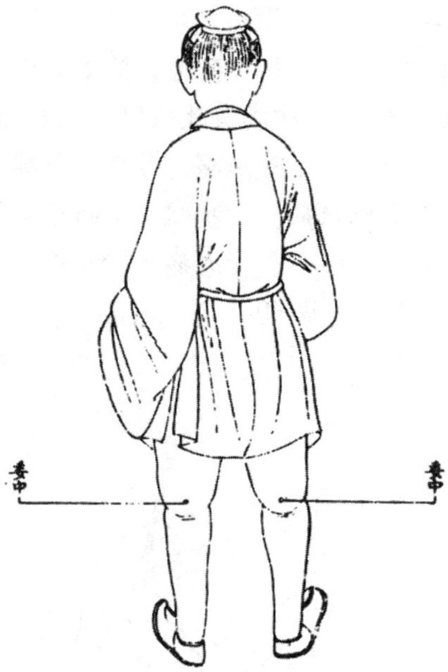

圖502 委中穴圖

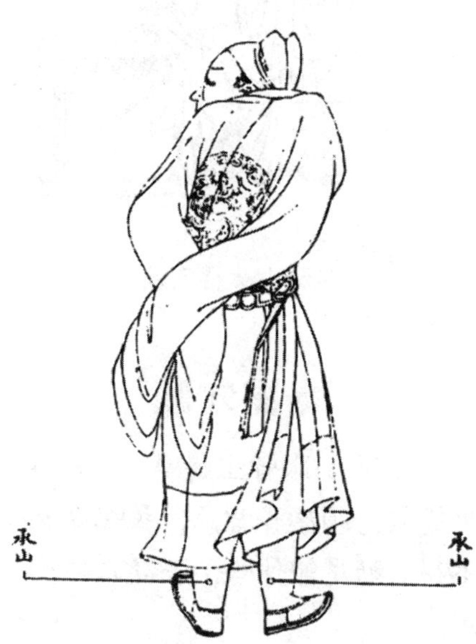

圖503 承山穴圖

太衝穴歌

太衝足大指，節後二寸中，動脈知生死，能醫驚癇風，咽喉並心脹，兩足不能動，七疝偏墜腫，眼目似雲朦，亦能療腰痛，鍼下有神功.

[註] 太衝穴，其穴在足大指本節後二寸陷中. 動脈應手，病者有此脈生，無此脈者死. 主治急慢驚風，羊癇風證，及咽喉疼痛，心脹脹滿，寒濕脚氣痛，行步難，小腹疝氣，偏墜疼痛，兩目昏暗，腰背疼痛等證. 鍼三分，留十呼，灸三壯. [圖504]

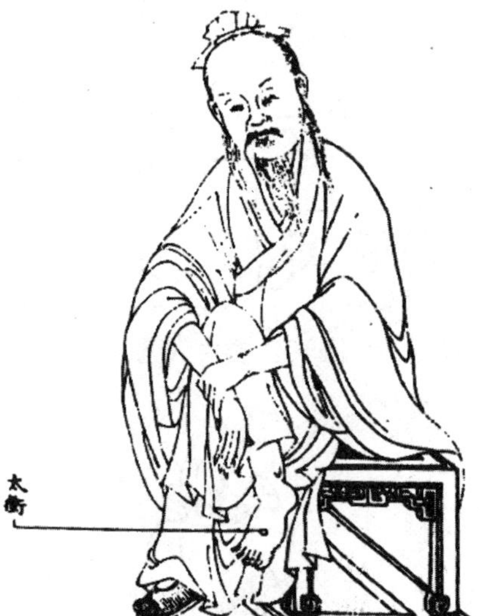

圖504 太衝穴圖

崑崙穴歌

崑崙足外踝，跟骨上邊尋，轉筋腰尻痛，膊重更連陰，頭疼脊背急，暴喘滿衝心，舉步行不得，動足卽伸吟，若欲求安樂，須將此穴鍼.

[註] 崑崙穴，在足外踝後五分跟骨上陷中. 主治腰尻疼痛，膊重不能舉，及前陰腫痛，偏正頭痛，脊背拘急，暴欬喘促，足腨腫不得履地等證. 鍼三分，留七呼，灸三壯. [圖505]

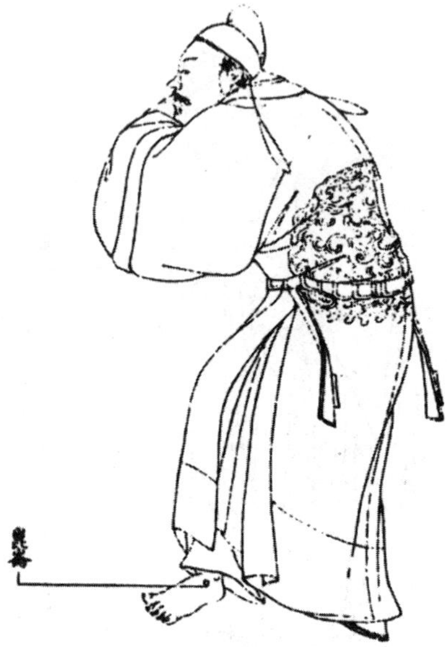

圖505 崑崙穴圖

環跳穴歌

環跳在髀樞，側臥屈足取. 能鍼偏廢軀，折腰返顧難，冷風並濕痺，身體似繩牽，腿胯連痛，屈轉重吁嘆，若人能鍼灸，頃刻病消痊.

[註] 環跳穴，其穴在髀樞中，側臥伸下足屈上足取之. 主治半身不遂，閃挫腰痛不能回顧，冷風濕痺，周身拘急，腿胯腿肚疼痛不能動轉等證. 鍼一寸，留十呼，灸三壯. [圖506]

陽陵泉穴歌

陽陵居膝下，外廉一寸中. 膝腫並麻木，冷痺及偏風，起坐腰背重，面腫滿胸中，舉足不能起，坐臥似衰翁，鍼入六分止，神功妙不同.

[註] 陽陵泉穴，其穴在膝下一寸，外廉陷中，尖骨前筋骨間. 主治兩膝腫痛，及冷痺不

仁，半身不遂，腰背重痛，起坐艱難，面目浮腫，胸中脹滿，兩足疼痛難移，起坐不能支持等證. 鍼六分，留十呼，灸七壯. [圖507]

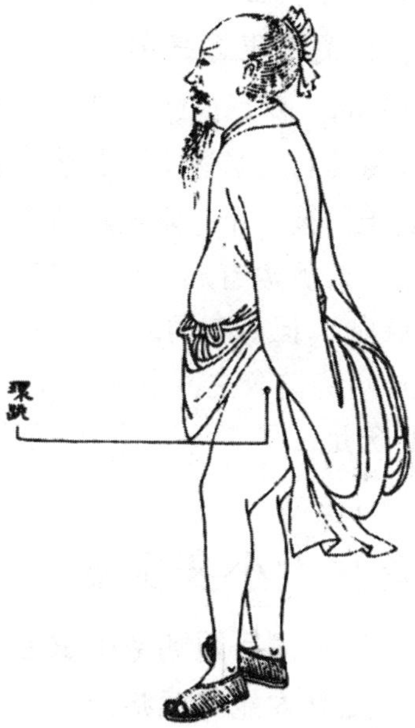

圖506 環跳穴圖

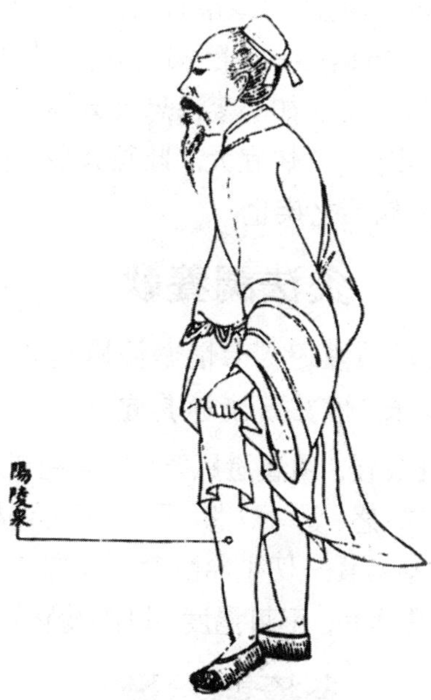

圖507 陽陵泉穴圖

通里穴歌

通里腕側後，去腕一寸中. 欲言聲不出，懊憹及怔忡，實則四肢重，頭腮面頰紅，聲平仍數欠，喉痺氣難通，虛則不能食，暴瘖面無容，毫鍼微微刺，方信有神功.

［註］ 通里穴，其穴在腕側後一寸陷中. 主治聲啞，心煩極甚，怔忡不寧，四肢重痛，頭腮面頰紅腫，倦言，數欠，喉咽疼痛，氣息不通，虛損不思食，暴瘖面無潤澤. 鍼三分，灸三壯. [圖508]

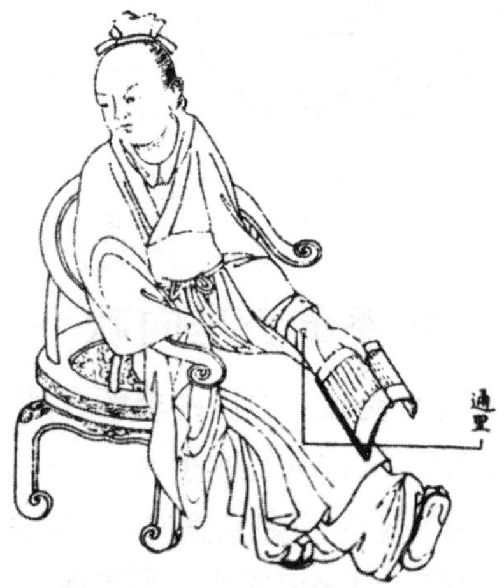

圖508 通里穴圖

列缺穴歌

列缺腕側上，次指手交叉，善療偏頭患，遍身風痺麻，痰涎頻上壅，口噤不開牙，若能明補瀉，應手卽能痊.

［註］ 列缺穴，其穴在腕後側上一寸五分，兩手交叉，當食指末筋骨罅中. 主治偏風頭痛，遍身風痺麻木，痰壅氣堵，口噤不開等證. 鍼二分，留三呼，灸三壯. [圖509]

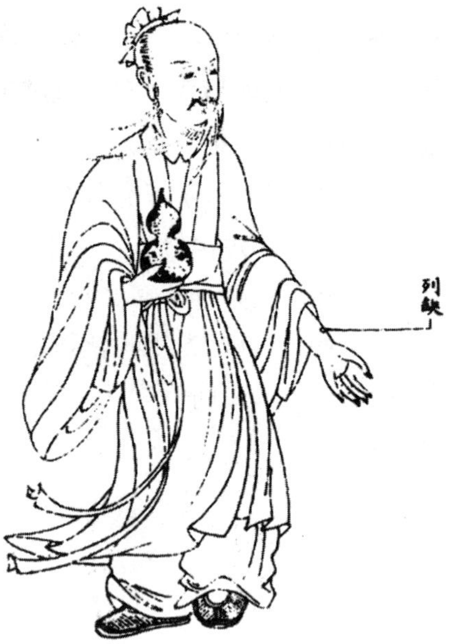

圖509 列缺穴圖

四季鍼灸坐向歌

四季鍼灸坐向理，宜從四季順自然，東南西北四維向，以迎生氣本乎天.

[註] 鍼灸坐向，避忌之理，『醫學入門』: "春坐東向西，夏坐南向北，秋坐西向東，冬坐北向南." 皆背四季生氣之向，不可爲法. 宜從春向東，夏向南，秋向西，冬向北，四土旺月向四維，以迎生氣，本乎天理，順其自然爲是也.

灸法點穴用火歌

點穴坐臥立直正，炷用蘄艾火珠良，灸病古忌八木火，令時通行一炷香.

[註] 凡灸法，坐點穴則坐灸，臥點穴則臥灸，立點穴則立灸. 須四體平直，毋令傾側，若傾側穴卽不正. 其炷所用之艾，必用蘄艾，艾令乾燥，入臼搗去淨塵屑，作炷堅實，置穴上，用葱涎粘固. 上古用火珠映日取火點之，忌松·柏·枳·橘·榆·棗·桑·竹八木之火. 今時惟用香火灼艾，亦通行簡便之法也.

灸法早晩次序歌

灸法溫暖宜於午，上下陽陰先後分，脈數新愈不宜灸，欲灸三里過三旬.

[註] 凡灸百病，原爲溫暖經絡，宜在午時陽盛之時，火氣易行，必發上下先後. 上下經皆灸者，先灸上，後灸下. 陰陽經皆灸者，先灸陽，後灸陰. 若脈數有熱，新愈氣虛，俱不宜灸，恐傷氣血. 但人有病，欲灸足三里者，須年三十以上，方許灸之，恐年少火盛傷目. 故凡灸頭，必灸足三里者，以足三里能下火氣也.

灸法大小多少歌

頭骨手足皮薄瘦，巨闕鳩尾小少宜，背腹臍下皮肉厚，大多方能起痼疾.

[註] 凡灸諸病，必火足氣到，始能求愈. 然頭與四肢，皮肉淺薄，若併灸之，恐肌骨氣血難堪，必分日灸之，或隔日灸之. 其炷宜小，壯數宜少. 有病必當灸巨闕·鳩尾二穴者，必不可過三壯，艾炷如小麥，恐火氣傷心也. 背腹下皮肉深厚，艾炷宜大，壯數宜多，使火氣到，始能去痼冷之疾也.

灸法調養歌

灸後風寒須謹避，七情過極愼起居，生冷醇酒諸厚味，惟茹蔬淡適其宜.

[註] 凡灸後，須謹避風寒，愼其起居，養其氣血，其喜·怒·憂·思·悲·恐·驚不可過極，和其情志，及禁食一切生冷醇酒厚味等物，卽食蔬淡，亦當適宜，不可過度，以調養脾胃也.

灸瘡調治歌

灸瘡不發氣血竭，七日發膿病必除，發後膏貼防外襲，薄連葱荽淨瘡汙.

[註] 凡灸諸病, 灸瘡應發不發, 是其氣血大虧, 不必復灸, 卽灸亦多不能愈. 過七天之後, 艾疤發時, 膿水稠多, 其病易愈, 以其氣血充暢, 經絡流通也. 發後貼膏藥者, 防其六淫外襲也. 如灸瘡黑痛, 膿汁汙穢, 乃艾火毒盛, 必用薄荷·黃連·葱皮·芫荽煎湯, 洗之自愈也.

灸瘡膏藥歌

芩連白芷金星草, 乳香淡竹當歸好, 薄荷川芎與葱白, 香油煎藥粉成膏.

[註] 以上藥味各等分, 用香油煎藥去滓, 再下鉛粉熬成膏, 專貼灸瘡.

行鍼避忌歌

行鍼避忌雨大風, 饑飽醉怒渴勞驚, 男內女外猶堅守, 更看人神不可逢. 行鍼避忌雖如此, 還推病之緩急行, 緩病欲鍼擇吉日, 急病行鍼莫稍停.

[註] 按行鍼避忌, 於未刺之先, 如風雨晦冥, 人之氣血, 卽凝滯而不調. 大饑者氣虛, 新飽者氣盛, 大醉者氣亂, 大怒者氣逆, 大渴者液少, 大勞者氣乏, 大驚者氣散, 凡此者脈亂氣散, 行鍼須當避忌, 俟其必淸必靜, 聚精會神, 方保無誤也. 旣刺之後, 尤當戒愼. 男子忌內, 女子忌外, 忌外者堅拒勿出, 忌內者謹守勿內, 則邪氣必去, 正氣必復, 是謂得氣, 理固然矣. 猶有達變之法存焉, 緩病須擇神吉, 急病豈可待時哉.

四季人神所在禁忌鍼灸歌

四季人神所在處, 禁忌鍼灸莫妄施, 春在左脇秋在右, 冬在於腰夏在臍.

[註] 四季人神所在之處, 謂人之神氣初動之處, 同乎天之流行也, 禁鍼灸者恐傷生氣也. 人神常在心, 春在左脇者肝主升也, 秋在右脇者肺主降也, 冬在腰者腎主藏也, 夏在臍者脾主化也.

逐日人神所在禁忌鍼灸歌

一日足大二外踝, 三日股內四在腰, 五口六手七內踝, 八腕九尻十背腰, 十一鼻柱二髮際, 三牙四胃五遍身, 六胸七氣八股內, 九足二十內踝尋, 二十一手小二外踝, 三日肝足四手明, 五足六胸七在膝, 八陰九脛晦趺停.

[註] 足大, 足之大指也. 氣, 氣衝也. 手小, 手之小指也. 手明, 手陽明也. 足, 足陽明也. 陰, 男女前陰中也. 晦, 月盡也. 趺, 足十指岐骨也.

十二時人神所在禁忌鍼灸歌

子踝丑頭寅耳邊, 卯面辰項巳乳肩, 午脇未腹申心主, 酉膝戌腰亥股端.

[註] 子踝, 左·右內踝·外踝也. 寅耳邊, 左右兩耳也. 辰項, 頸項也. 巳乳肩, 兩乳兩肩也. 午脇, 左右脇也. 未腹, 大腹少腹也. 申心主, 胸膈也. 酉膝, 左右兩膝也. 戌腰, 腰背也. 亥股, 兩股內外也.

禁鍼穴歌

禁鍼穴道要先明, 腦戶囟會及神庭, 絡却玉枕角孫穴, 顱息承泣隨承靈, 神道靈臺膻中忌, 水分神闕並會陰, 橫骨氣衝手五里, 箕門承筋及靑靈, 乳中上臂三陽絡, 二十三穴不可鍼. 孕婦不宜鍼合谷, 三陰交內亦通論, 石門鍼灸應須忌, 女子終身無妊娠. 外有雲門並鳩尾, 缺盆客主人莫深, 肩井深時人悶倒, 三里急補人還平. 刺中五臟膽皆死, 衝陽血出投幽冥, 海泉顴髎乳頭上, 脊間中髓傴僂形, 手魚腹陷陰股內, 膝臏筋會及腎經, 腋股之下各三寸,目眶關節皆通評.

禁灸穴歌

禁灸之穴四十七，承光瘂門風府逆，睛明攢竹下迎香，天柱素髎上臨泣，腦戶耳門瘈脈通，禾髎顴髎絲竹空，頭維下關人迎等，肩貞天牖心俞同，乳中脊中白環俞，鳩尾淵液和周榮，腹哀少商並魚際，經渠天府及中衝，陽池陽關地五會，漏谷陰陵條口逢，殷門申脈承扶忌，伏兔髀關連委中，陰市下行尋犢鼻，諸穴休將艾火攻.

製鍼法歌

製鍼須用馬銜鐵，惟有金鍼更可嘉，煆煉塗酥插臘肉，煮鍼之藥有多法.

[註] 製鍼用馬嚼環鐵者，以馬屬午，午爲火，火克金，取克制之義也. 若以眞金製鍼，用之更佳. 其煆煉之法：將鐵絲於火中煆紅，截爲二寸或三寸或五寸長短不拘，次以蟾酥塗鍼上，入火中微煆，取起，復照前塗酥，三次，乘熱插入臘肉皮之裏，肉之外，將後藥用水三碗煎沸，次入鍼肉在內，煮至水乾，傾於水中，待冷將鍼取出，於黃土中插百餘下，以去火毒，其鍼要光圓，不可用尖鋒，次以銅絲纏其柄.

煮鍼藥方

麝香 五分 膽礬 一錢 石斛 一錢 穿山甲 三錢 硃砂 三錢 沒藥 三錢 川芎 三錢 細辛 三錢 甘草節 五錢 沈香 五錢 磁石 一兩

以上諸藥氣味，能引入鍼內.

御纂醫宗金鑑

編輯正骨心法要旨

御纂醫宗金鑑 卷八十七

編輯正骨心法要旨

外治法

手法總論

夫手法者，謂以兩手安置所傷之筋骨，使仍復於舊也. 但傷有重輕，而手法各有所宜. 其痊可之遲速，及遺留殘疾與否，皆關乎手法之所施得宜，或失其宜，或未盡其法也. 蓋一身之骨體，既非一致，而十二經筋之羅列序屬，又各不同，故必素知其體相，識其部位，一旦臨證，機觸於外，巧生於內，手隨心轉，法從手出. 或拽之離而復合，或推之就而復位，或正其斜，或完其闕，則骨之截斷，碎斷·斜斷，筋之弛·縱·卷·攣·翻·轉·離·合，雖在肉裏，以手捫之，自悉其情，法之所施，使患者不知其苦，方稱爲手法也. 況所傷之處，多有關於性命者，如七竅上通腦髓，膈近心君. 四末受傷，痛苦入心者，即或其人元氣素壯，敗血易於流散，可以克期而愈，手法亦不可亂施. 若元氣素弱，一旦被傷，勢已難支，設手法再誤，則萬難挽回矣. 此所以尤當審愼者也. 蓋正骨者，須心明手巧，既知其病情，復善用夫手法，然後治自多效. 誠以手本血肉之體，其宛轉運用之妙，可以一己之卷舒，高下疾徐，輕重開合，能達病者之血氣凝滯，皮肉腫痛，筋骨攣折，與情志之苦欲也. 較之以器具從事於拘制者，相去甚遠矣. 是則手法者，誠正骨之首務哉.

手法釋義

摸法: 摸者，用手細細摸其所傷之處，或骨斷·骨碎·骨歪·骨整·骨軟·骨硬·筋强·筋柔·筋歪·筋正·筋斷·筋走·筋粗·筋翻·筋寒·筋熱，以及表裏虛實，並所患之新舊也. 先摸其或爲跌撲，或爲錯閃，或爲打撞，然後依法治之.

接法: 接者，謂使已斷之骨，合攏一處，復歸於舊也. 凡骨之跌傷錯落，或斷而兩分，或折而陷下，或碎而散亂，或岐而旁突，相其形勢，徐徐接之，使斷者復續，陷者復起，碎者復完，突者復平. 或用手法，或用器具，或手法·器具分先後而兼用之，是在醫者之通達也.

端法: 端者，兩手或一手擒定應端之處，酌其重輕，或從下往上端，或從外向內托，或直端·斜端也. 蓋骨離其位，必以手法端之，則不待曠日遲久，而骨縫即合，仍須不偏不倚，庶愈後無長短不齊之患.

提法: 提者，謂陷下之骨，提出如舊也. 其法非一，有用兩手提者，有用繩帛繫高處提者，有提後用器具輔之不致仍陷者，必量所傷之輕重淺深，然後施治. 倘重者輕提，則病莫能愈. 輕者重提，則舊患雖去，而又增新患矣.

按摩法: 按者，謂以手往下抑之也. 摩者，謂徐徐揉摩之也. 此法蓋爲皮膚筋肉受傷，但腫硬麻木，而骨未斷折者設也. 或因跌撲閃失，以致骨縫開錯，氣血鬱滯，爲腫爲痛，宜用按摩法，按其經絡，以通鬱閉之氣，摩其壅聚，以散瘀結之腫，其患可愈.

推拿法: 推者, 謂以手推之, 使還舊處也. 拿者, 或兩手一手捏定患處, 酌其宜輕宜重, 緩緩焉以復其位也. 若腫痛已除, 傷痕已愈, 其中或有筋急而轉搖不甚便利, 或有筋縱而運動不甚自如, 又或有骨節間微有錯落不合縫者, 是傷雖平, 而氣血之流行未暢, 不宜接·整·端·提等法, 惟宜推拿, 以通經絡氣血也. 蓋人身之經穴, 有大經細絡之分, 一推一拿, 視其虛實酌而用之, 則有宣通補瀉之法, 所以患者無不愈也.

以上諸條, 乃八法之大略如此. 至於臨證之權衡, 一時之巧妙, 神而明之, 存乎其人矣.

器具總論

跌撲損傷, 雖用手法調治, 恐未盡得其宜, 以致有治如未治之苦, 則未可云醫理之周詳也. 因身體上下·正側之象, 製器以正之, 用輔手法之所不逮, 以冀分者復合, 欹者復正, 高者就其平, 陷者升其位, 則危證可轉於安, 重傷可就於輕. 再施以藥餌之功, 更示以調養之善, 則正骨之道全矣.

裹簾 器一無圖: 裹簾, 以白布為之. 因患處不宜他器, 只宜布纏, 始為得法, 故名裹簾. 其長短闊狹, 量病勢用之.

振挺 器二無圖: 振挺, 即木棒也, 長尺半, 圓如錢大, 或面杖亦可. 蓋受傷之處, 氣血凝結, 疼痛腫硬, 用此挺微微振擊其上下四旁, 使氣血流通, 得以四散, 則疼痛漸減, 腫硬漸消也.

用法釋義: 凡頭被傷, 而骨未碎筋未斷, 雖瘀聚腫痛者, 皆為可治. 先以手法端提頸·項·筋骨, 再用布纏頭二三層令緊, 再以振挺輕輕拍擊足心, 令五臟之氣上下宣通, 瘀血開散, 則不奔心, 亦不嘔噦, 而心神安矣. 若已纏頭拍擊足心, 竟不覺疼, 昏不知人, 痰響如曳鋸, 身體僵硬, 口溢涎沫, 乃氣血垂絶也, 不治.

披肩 器三無圖: 披肩者, 用熟牛皮一塊, 長五寸, 寬三寸, 兩頭各開二孔, 夾於傷處, 以棉繩穿之, 緊緊縛定, 較之木板稍覺柔活.

用法釋義: 凡兩肩撲墜閃傷, 其骨或斷碎, 或旁突, 或斜努, 或骨縫開錯筋翻, 法當令病人仰臥凳上, 安合骨縫, 揉按筋結, 先以棉花貼身墊好, 復以披肩夾住肩之前後, 縛緊, 再用白布在外纏裹畢, 更用扶手板, 長二尺餘, 寬三四寸, 兩頭穿繩懸空挂起, 令病人俯伏於上, 不使其肩骨下垂. 過七日後, 開視之, 如俱痊, 可撤板不用. 如尚未愈, 則仍用之. 若不依此治法, 後必遺殘患蘆節.

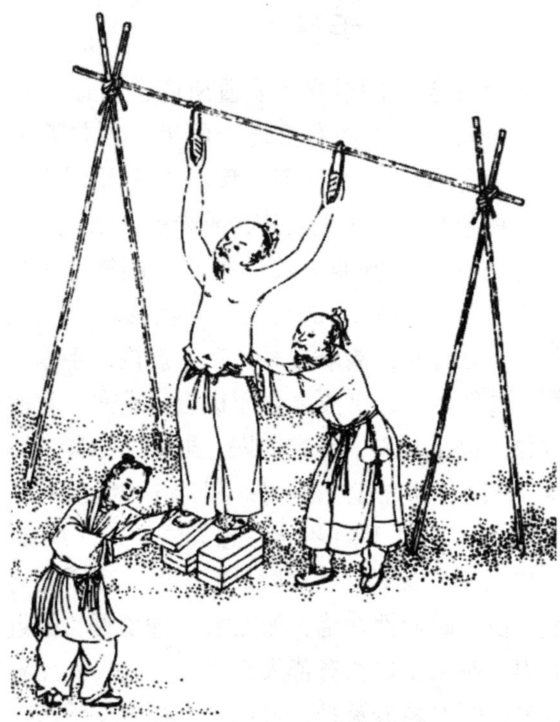

圖510 攀索疊磚用法圖

攀索 器四: 攀索者, 以繩掛於高處, 用兩手攀之也.

疊甎 器五: 疊甎者, 以甎六塊, 分左右各疊置三塊, 兩足踏於其上也.

用法釋義: 凡胸·腹·腋·脇, 跌·打·硼·撞·墊·努, 以致胸陷而不直者, 先令病人以兩手攀繩, 足踏磚上, 將後腰拿住, 各抽去磚一個, 令病人直身挺胸. 少頃, 又各去磚一個, 仍令直身挺胸. 如此者三, 其足著地, 使氣舒瘀散, 則陷者能起, 曲者可直也. 再將其胸以竹簾圍裹, 用寬帶八條緊緊縛之, 勿令窒礙, 但宜仰睡, 不可俯臥側眠, 腰下以枕墊之, 勿令左右移動. [圖510]

通木 器六: 用杉木寬三寸, 厚二寸, 其長自腰起上過肩一寸許, 外面平整, 向脊背之內面刻凹形, 務與脊骨膂肉吻合, 約以五分分去聲. 度之, 第一分自左側面斜鑽二孔右側面斜鑽二孔. 越第二分至第三分·四分·五分, 俱自左右側面各斜鑽一孔, 用寬帶一條, 自第一分上左孔穿入, 上越右肩, 下胸前, 斜向左腋下繞背後, 穿於第一分右次孔內. 再用一帶自第一分上右孔穿入, 上越左肩, 下胸前, 斜向右腋下繞背後, 穿入第一分左次孔內, 兩帶頭俱折轉緊紮木上. 第三分·四分亦以帶穿之, 自軟肋橫繞腹前, 復向後穿入原孔內, 緊紮木上. 第五分以帶穿入孔內, 平繞前腹, 復向後緊紮木上, 切勿遊移活動, 始於患處有益. 凡用此木, 先以綿絮軟帛貼身墊之, 免致疼痛.

用法釋義: 凡脊背跌打損傷, 膂骨開裂高起者, 其人必傴僂難仰. 法當令病者俯臥, 再著一人以兩足踏其兩肩, 醫者相彼開裂高起之處, 宜輕宜重, 或端或拿, 或按或揉, 令其縫合, 然後用木依前法逼之. [圖511~513]

腰柱 器七: 腰柱者, 以杉木四根, 製如扁擔形, 寬一寸, 厚五分, 長短以患處爲度, 俱自側面鑽孔, 以繩聯貫之.

用法釋義: 凡腰間閃挫岔氣者, 以常法治之. 若腰節骨被傷錯筍, 膂肉破裂, 筋斜傴僂者, 用醋調定痛散, 敷於腰柱上, 視患處將柱排列於脊骨兩旁, 務令端正. 再用蘄艾, 做薄褥覆於柱上, 以禦風寒, 用寬長布帶, 繞向腹前, 緊緊紮裹, 內服藥餌, 調治自愈. [圖514, 515]

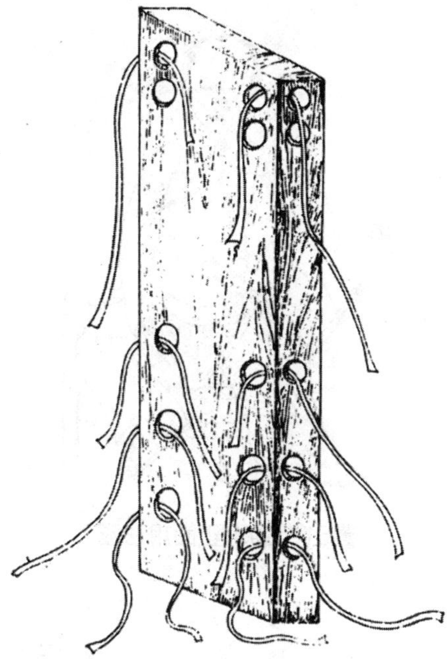

圖511 通木圖

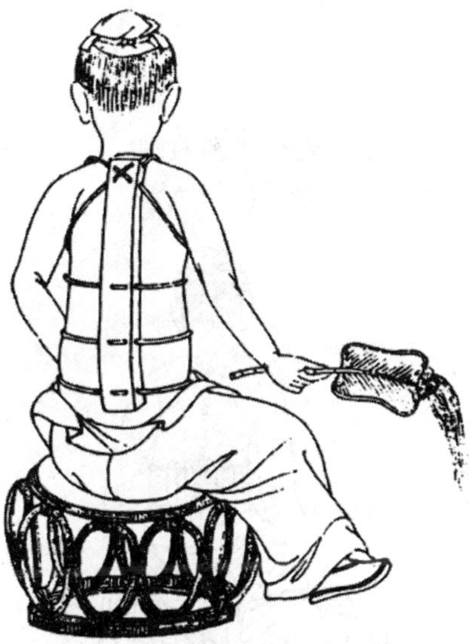

圖512 通木背面用法圖

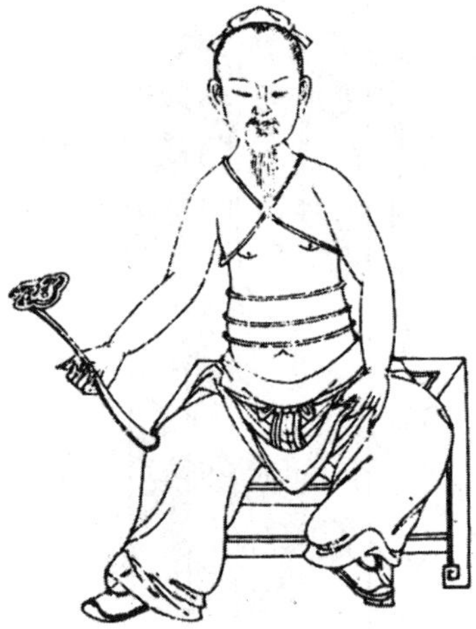

圖513 通木正面用法圖

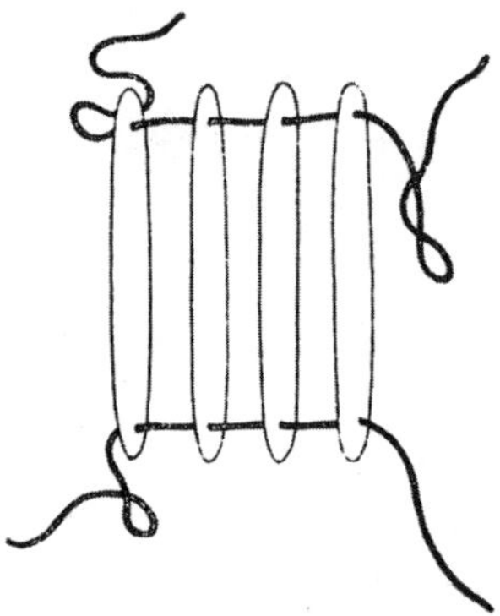

圖514 腰柱圖

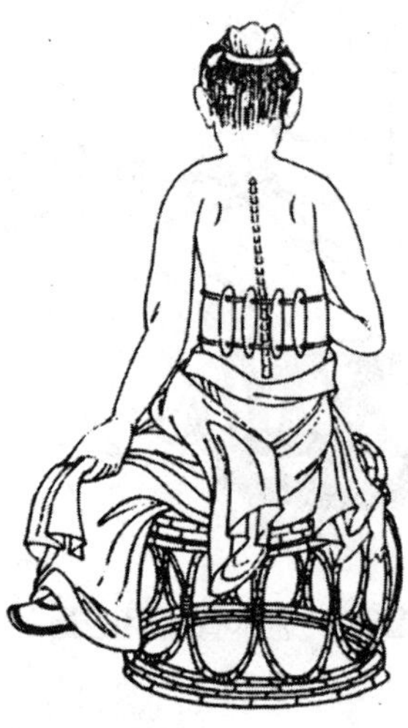

圖515 腰柱用法圖

竹簾 器八: 竹簾者, 卽夏月凉簾也, 量患處之大小長短裁取之.

用法釋義: 凡肢體有斷處, 先用手法安置訖, 然後用布纏之, 復以竹簾圍於布外, 緊紮之, 使骨縫無參差走作之患, 乃通用之物也.

杉籬 器九: 杉籬者, 復逼之器也. 量患處之長短闊狹·曲直凸凹之形, 以杉木爲之. 酌其根數, 記淸次序, 不得紊亂, 然後於每根兩頭各鑽一孔, 以繩聯貫之. 有似於籬, 故名焉. 但排列稀疏, 不似竹簾之密耳.

用法釋義: 凡用以圍裹於竹簾之外, 將所穿之繩結住, 再於籬上加繩以纏之, 取其堅勁挺直, 使骨縫無離綻脫走之患也. 蓋骨節轉動之處, 以骨節甚長之所, 易於搖動, 若僅用竹簾, 恐挺勁之力不足, 故必加此以環抱之, 則骨縫吻合堅牢矣. [圖516, 517]

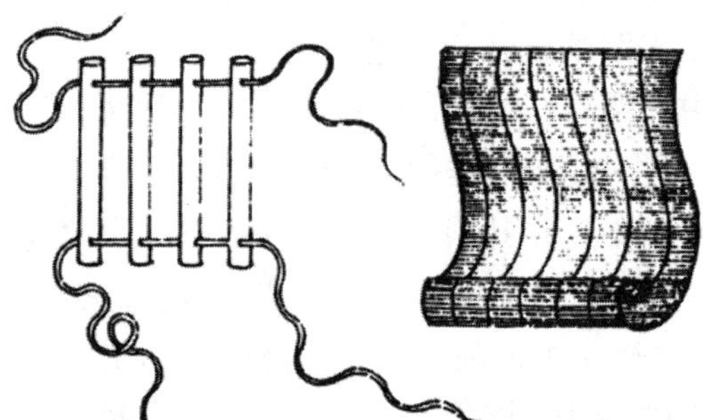

圖516 杉籬竹簾

抱膝 器十: 抱膝者, 有四足之竹圈也. 以竹片作圈, 較膝蓋稍大些須, 再用竹片四根, 以麻線緊縛圈上, 作四足之形, 將白布條通纏於竹圈及四足之上. 用於膝蓋, 雖拘制不致痛苦矣.

用法釋義: 膝蓋骨覆於楗·骱二骨之端, 本活動物也. 若有所傷, 非骨體破碎, 卽離位而突出於左右, 雖用手法推入原位, 但步履行止,必牽動於彼, 故用抱膝之器以固之, 庶免復離原位, 而遺跛足之患也. 其法將抱膝四足, 插於膝蓋兩旁, 以竹圈轄住膝蓋, 令其穩妥, 不得移動, 再用白布寬帶緊緊縛之. [圖518, 519]

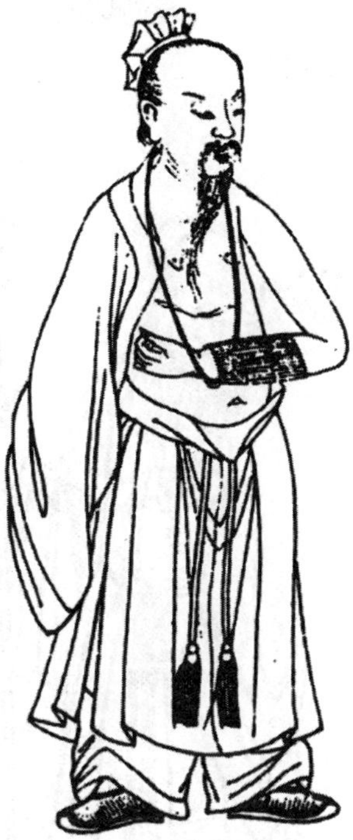

圖517 竹簾杉籬用法圖

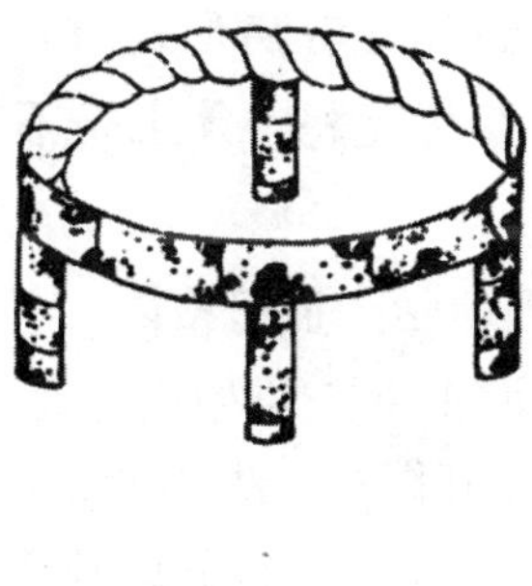

圖518 抱膝圖

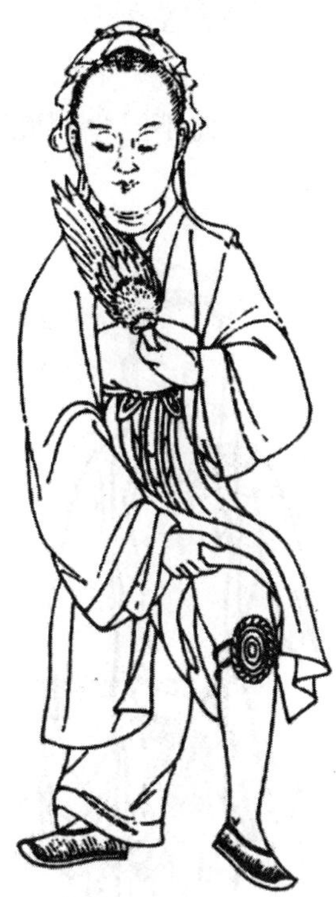

圖519 抱膝用法圖

經 義

擊仆損傷應刺諸穴

『素問·繆刺論』曰, 人有所墮墜, 惡血留內, 腹中滿脹, 不得前後, 先飮利藥. 此上傷厥陰之脈, 下傷少陰之絡, 刺足內踝之下, 然谷之前血脈出血, 刺足跗上動脈. 不已, 刺三毛各一痏, 見血立已. 左刺右, 右刺左.

[註] 此言惡血爲病, 有繆刺之法也. 人因墮墜, 致惡血留內, 腹中滿脹, 前後不通, 當先用利藥. 如上傷厥陰肝經之脈, 下傷少陰腎經之絡, 當刺內踝之下, 然谷之前, 有血脈令出血者, 蓋以此屬少陰之別絡, 而交通乎厥陰也, 兼刺足跗上動脈, 卽衝陽穴, 乃胃經之原

也. 如病不已, 更刺三毛上大敦穴左右各一痏, 見血立已. 繆刺者, 左刺右大敦, 右刺左大敦也. 但足跗動脈, 上關衝脈, 少陰陽明三經, 只宜淺刺, 不可出血不已也. [圖520]

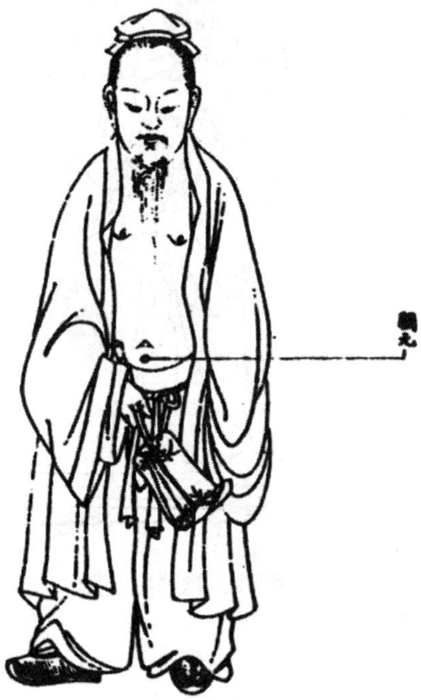

圖520 應刺穴圖

『靈樞經·寒熱病篇』曰, 身有所傷, 血出多, 及中風寒, 若有所墮墜, 四支懈惰不收, 名曰體惰, 取其小腹臍下三結交. 三結交者, 陽明太陰也, 臍下三寸關元也.

[註] 此言身有所傷, 血出多者, 及中風寒者, 破傷風之屬也. 或因墮墜, 不必血出, 而四支懈惰不收者, 皆名體惰也. 關元任脈穴名, 又足陽明·太陰之脈皆結於此, 故爲三結交也. [圖521]

『靈樞經·厥病論』曰, 頭痛不可取於腧者, 有所擊墮, 惡血在內, 傷痛未已, 可側刺不可遠取之也.

[註] 經言惡血在內, 頭痛不可取其腧者, 蓋頭痛取腧, 以泄其氣, 則頭痛可愈也, 若有所擊墮, 惡血在內, 而取腧以泄其氣, 則是血病治氣矣, 故勿取其腧焉. 若所擊仆之膕肉傷痛不已, 雖用刺法, 亦只於所傷附近之側刺之, 以出在內之惡血而已. 若仍按經遠取諸腧, 以療頭痛, 則不可也.

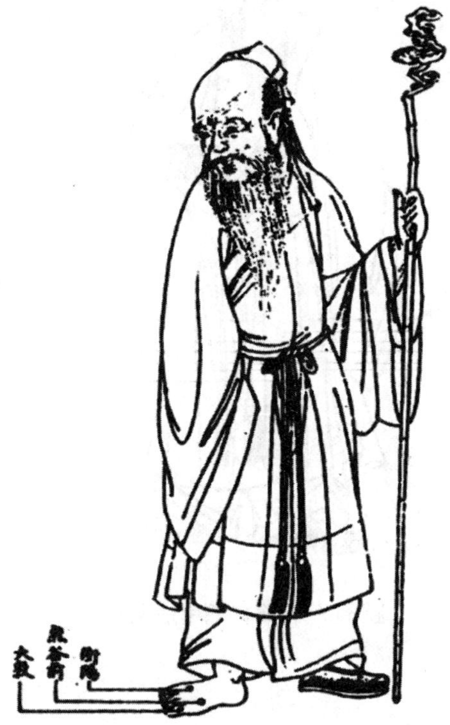

圖521 應刺穴圖

惡血已留復因怒傷肝

『靈樞經·邪氣藏府病形篇』曰, 有所墮墜, 惡血在內, 有所大怒, 氣上而不下, 積於脇下, 則傷肝.

[註] 人因墮墜, 血已留內, 若復因大怒傷肝, 其氣上而不下, 則留內之血, 兩相凝滯, 積於脇下, 而肝傷矣. 法當先導怒氣, 勿積於肝, 則肝可以無傷, 然後飮以利藥, 以破惡血, 則脇下無留血矣.

擊仆傷後入房傷脾

『靈樞經·邪氣藏府病形篇』曰，有所擊仆，若醉入房，汗出當風，則傷脾.

[註] 有所擊仆，乃傷其外體也. 如醉後入房，或汗出不知避忌當風，則邪客於肌膚，傷其內體矣，是皆傷脾之因也.

擊仆損傷脈色

『素問·脈要精微論』曰， 肝脈搏堅而長，色不青， 當病墜若搏， 因血在脇下， 令人喘逆.

[註] 此言肝脈有剛柔，而病亦以異也. 肝脈搏擊於手，而且堅且長，其色又不靑，當病或墜或搏， 因血積於脇下， 令人喘逆不止也. 正以厥陰之脈，布脇肋循喉嚨之後，其支別者，復從肝貫膈上注肺，今血在脇下，則血之積氣上熏於肺，故令人喘逆也.

『金匱要略』曰，寸口脈浮，微而澁，然當亡血. 若汗出，設不汗出者，其身有瘡，被刀斧所傷，亡血故也.

[註] 經言，奪血者無汗，奪汗者無血. 蓋二者皆當脈浮微而澁，今診之如此，是有枯竭之象，而無汗出之證，非亡血而何? 故知有金傷或擊仆而亡血之證也.

又論曰，肝脈搏堅而色不變，必有擊墮之事. 因肉無破，則惡血必留脇下，兼致嘔逆，依經鍼刺然谷足跗，或三毛等穴出血，或飮利藥使惡血開行，當自愈也. 若脈浮微而澁，當知亡血過多，依經於三結交關元穴灸之，或飮大補氣血之劑而調之，則病已矣.

『靈樞經』骨度尺寸

頭部

項髮以下至背， 骨長二寸半. 自後髮際以至大椎項骨三節處也.

[按] 頭部折法: 以前髮際至後髮際， 折爲一尺二寸. 如髮際不明，則取眉心，直上後至大杼骨， 折作一尺八寸， 此爲直寸. 橫寸法: 以眼內角至外角，此爲一寸，頭部橫直寸法並依此.

胸腹部

結喉以下至缺盆中，長四寸. 此以巨骨上陷中而言，卽天突穴處. 缺盆以下髑骬之中，長九寸.

髑骬胸圍四尺五寸.

兩乳之間，廣九寸半. 當折八寸爲當.

中下至天樞， 長八寸. 天樞足陽明穴名， 在臍旁，此指平臍而言.

天樞以下至橫骨，長六寸半，橫骨橫長六寸半. 毛際下骨曰橫骨.

[按] 此古數，以今用上下穴法參較， 多有未合，宜從後胸腹折法爲當.

兩髀之間，廣六寸半. 此當兩股之中，橫骨兩頭之處，俗名髀縫.

[按] 胸腹折法: 直寸以中行爲之，自缺盆中天突穴起，至岐骨際上中庭穴止，折作八寸四分， 自髑骬上岐骨際下至臍心， 折作八寸，臍心下至毛際曲骨穴，折作五寸，橫寸以兩乳相去，折作八寸. 胸腹橫直寸法並依此.

背部

膂骨以下至尾骶二十一節，長三尺. 膂骨脊骨也， 脊骨外小而內巨， 人之所以能負任者， 以是骨之巨也. 脊骨二十四節，今云二十一節者，除項骨三節不在內.

腰圍四尺二寸.

[按] 背部折法: 自大椎至尾骶，通折三尺，上七節各長一寸四分一釐， 共九寸八分七釐. 中七節各一寸六分一釐， 共一尺一寸二分七釐. 第十四節與臍平，下七節各一寸二分六釐，共八寸八分二釐，共二尺九寸九分六釐，不足

四釐者, 有零未盡也, 直寸依此, 橫寸用中指同身寸法.

脊骨內闊一寸, 凡云第二行挾脊一寸半, 三行挾脊三寸者, 皆除脊一寸外, 淨以寸半三寸論, 故在二行當爲二寸, 在三行當爲三寸半也.

側部

自拄骨下行腋中不見者, 長四寸. 拄骨, 頸項根骨也.

腋以下至季脇, 長一尺二寸. 季脇, 小肋也.

季脇以下至髀樞, 長六寸. 大腿曰股, 股上曰髀, 楗骨之下, 大腿之上, 兩骨合縫之所, 曰髀樞, 當足少陽環跳穴處也.

髀樞下至膝中, 長一尺九寸.

橫骨上廉下至內輔之上廉, 長一尺八寸. 骨際曰廉, 膝旁之骨, 突出者曰輔骨, 內曰內輔, 外曰外輔.

內輔之上廉以下至下廉, 長三寸半. 上廉·下廉可摸而得.

內輔下廉下至內踝, 長一尺二寸.

內踝以下至地, 長三寸.

四肢部

肩至肘, 長一尺七寸.

肘至腕, 長一尺二寸半. 臂之中節曰肘.

腕至中指本節, 長四寸. 臂掌之交曰腕.

本節至末, 長四寸半. 指之後節曰本節.

膝以下至外踝, 長一尺六寸.

膝膕以下至跗屬, 長一尺二寸. 膕, 腿灣也. 跗, 足面也. 膝在前, 膕在後. 跗屬者, 凡兩踝前後脛掌所交之處, 皆爲跗之屬也.

跗屬以下至地, 長三寸.

外踝以下至地, 長一寸.

足長一尺二寸, 廣四寸半.

[按] 骨度乃『靈樞經·骨度篇』之文, 論骨之長短, 皆古數也. 然骨之大者則太過, 小者則不及, 此亦言其則耳. 其周身手足折量之法, 用前中指同身寸法爲是. 同身寸量法, 詳刺灸書中. [圖522~528]

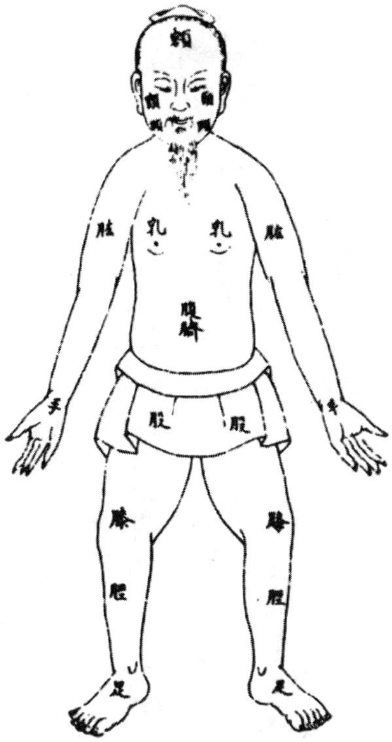

圖522 人身正面全圖

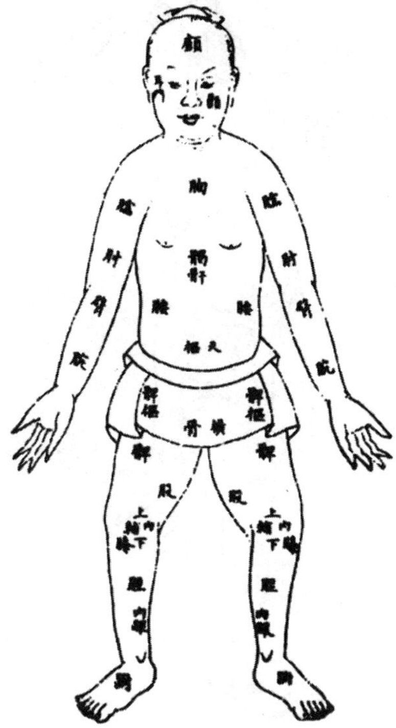

圖524 骨度正面全圖

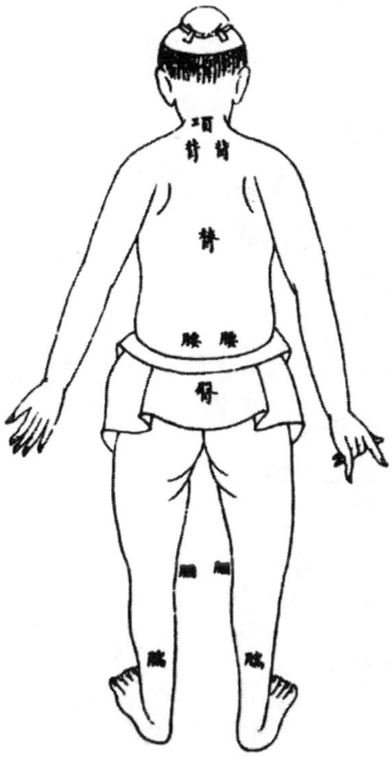

圖523 人身背面全圖

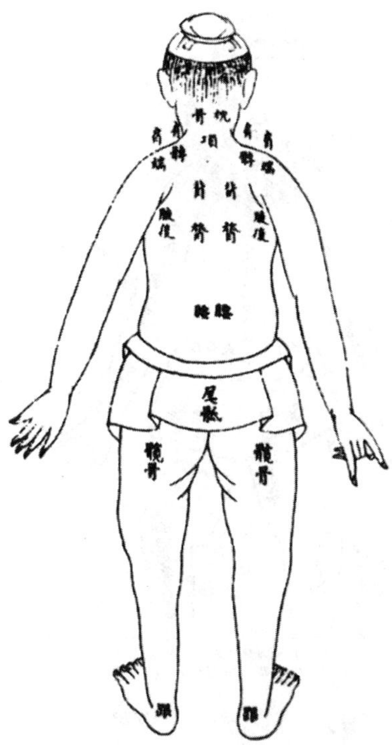

圖525 骨度背面全圖

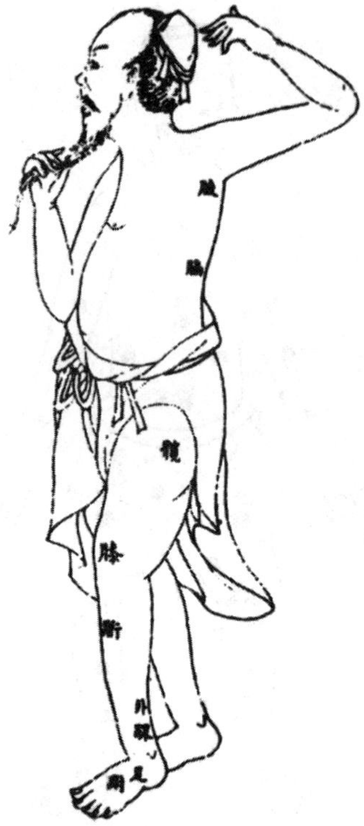

圖526 骨度側面全圖

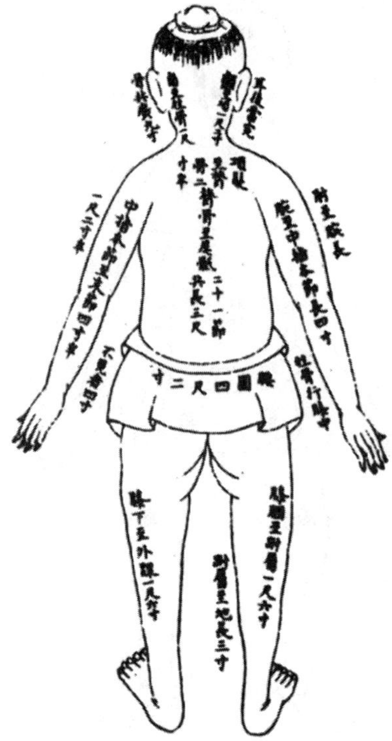

圖528 骨度背面尺寸圖

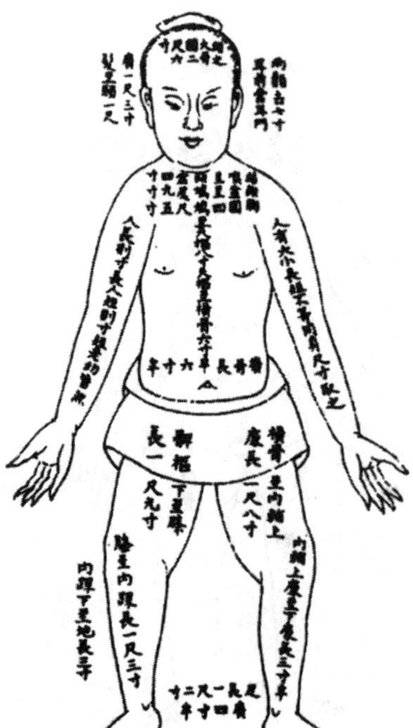

圖527 骨度正面尺寸圖

補 遺

十不治證:

顚撲損傷入於肺者, 縱未卽死, 二七難過.

左脇下傷透至內者.

腸傷斷者.

小腹下傷內者.

證候繁多者.

傷破陰子者.

老人左股壓碎者.

血出盡者.

肩內耳後傷透於內者.

脈不實重者.

以上皆不必用藥.

御纂醫宗金鑑 卷八十八

頭面部

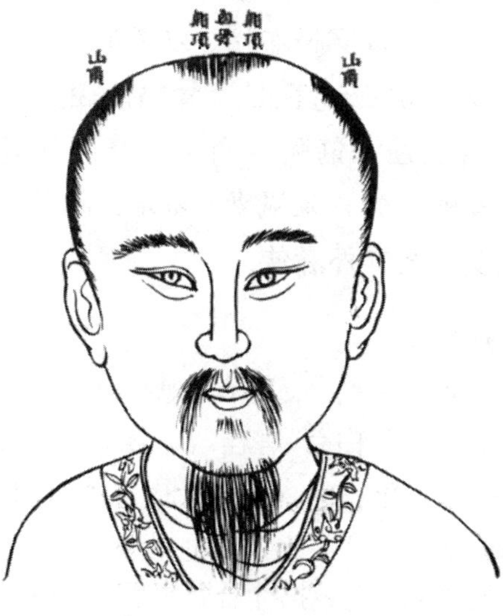

圖529 顚頂圖

顚頂骨

顚者，頭頂也．其骨男子三叉縫，女子十字縫，一名天靈蓋，位居至高，內函腦髓如蓋，以統全體者也．或磞撞損傷，如卒然而死，身體强硬，鼻口有出入聲氣，目閉面如土色，心口溫熱跳動者，此證可治．切不可撅拿並扶起盤坐，蓋恐驚亂之氣上衝，或從傷處或從七竅走泄，必傷性命也．惟宜屈膝側臥，先將高醋調混元膏，敷於頂上，以定痛消腫，活血拔毒．再將草紙卷點著，令煙氣熏其口鼻．再燃煤淬入醋內，使熱氣熏蒸口鼻，如無煤之處，燒鐵淬之亦可．以引五臟血脈，使之通和．待其口中呻吟有聲，卽以童便調八釐散溫服，可以氣轉陽回，外用手法推按心胸兩肋腋下腹上，並輕托內腕攢筋，頻頻揉摩，卽掌後高骨，寸關尺診脈處也．夫衝撞損傷，則筋脈强硬，頻頻揉摩，則心血來復，命脈流通，卽可回生．常服正骨紫金丹，復外用散瘀和傷湯，洗去前敷之混元膏，再換敷混元膏．服丸藥後，或大便色黑乾燥，此乃腸胃存有瘀血，或有耳聾者，俱服加減蘇子桃仁湯，以逐瘀血，健脾胃養精神，兼用導氣通瘀錠塞於耳中．飮食宜素粥湯飮，忌氣怒·油膩·麵食．臥處宜淨室，勿令人喧亂．若傷重已死者，用白布纏頭，以木棍輕輕拍擊足心，再提髮令其直正，安定頸骨，舒其筋絡，外敷混元膏，內服紫金丹．若墜車馬損傷顚縫者，其邪墜而下，多在左，而少在右，因右手利便而然也，其治法同磞撞諸傷．如頂骨塌陷，驚動腦髓，七竅出血，身挺僵厥，昏悶全無知覺者，不治．

混元膏

治打撲損傷，骨碎筋翻，瘀血凝聚，消靑紫腫痛等證．

羚羊血 五錢 沒藥 五錢 漏蘆 三錢 紅花 三錢 大黃 二錢 麝香 三錢 升麻 三錢 白及 五錢 生梔子 二錢 甘草 二錢 明雄黃 五錢 白蘞 三錢

共爲細末，用高醋熬成膏，敷於頂上．

八釐散

治跌打損傷，接骨散瘀．

蘇木麵 一錢 半兩錢 一錢 自然銅 醋淬七次，三錢 乳香 三錢 沒藥 三錢 血竭 三錢 麝香 一分 丁香 五分 番木鱉 油炸去毛，一錢 共爲細末，黃酒溫服，童便調亦可．

正骨紫金丹

治跌打撲墜閃錯損傷，並一切疼痛，瘀血凝聚.

丁香 木香 瓜兒血竭 兒茶 熟大黃 紅花 各一兩 當歸頭 蓮肉 白茯苓 白芍 各二兩 丹皮 五錢 甘草 三錢

共爲細末，煉蜜爲丸，每服三錢，童便調下，黃酒亦可.

散瘀和傷湯

治一切磞撞損傷，瘀血積聚.

番木鱉 油炸去毛 紅花 生半夏 各五錢 骨碎補 甘草 各三錢 葱鬚 一兩

水五碗煎滾，入醋二兩，再煎十數滾，熏洗患處，一日十數次.

加減蘇子桃仁湯

治瘀血內聚，心經瘀熱，大腸不燥者.

蘇子 三錢 蘇木 末，一錢 紅花 一錢 桃仁 炒 麥冬 橘紅 各三錢 赤芍 竹茹 當歸 酒洗，各二錢

水三鍾，煎一鍾，渣二鍾，煎八分，溫服.

導氣通瘀錠

專治耳聾奇方.

用不去油巴豆一個，斑蝥三個，麝香少許，以葱涎蜂蜜和撚如麥粒形，絲棉裹置耳中，響聲如雷，勿得驚懼. 待二十一日，耳中有膿水流出，方可去錠，奇妙無比.

囟骨

囟骨者，嬰兒頂骨未合，軟而跳動之處，名曰囟門. 或跌打損傷，骨縫雖綻，尙未震傷腦髓，筋未振轉. 其形頭項浮光，面虛眼腫，鼻大唇翻舌硬，睡困昏沈，肉雖腫而未皮破出血者，宜扶起正坐，卽以葱汁合定痛散，敷於傷處. 再以毛頭紙蘸醋貼藥上，燒鐵熨斗烙紙上，以傷處覺熱疼，口中有聲爲度. 去藥貼萬靈膏，三日一換. 待疼止思食，始揭去膏，以和傷湯洗之，則風除腫散，血活氣理矣. 肉破出血者，卽用馬屁勃灰先止其血. 次用榆樹皮灸熨法，內服人參紫金丹，以健脾胃提元氣，止渴生津，增長精神，强壯身體，令筋血和通爲要. 忌發物火酒，戴抽口穿帶布帽，以避風寒，不可出房. 若肉破血流不止，骨陷筋翻，必損腦髓，身軟屈手筋强，氣息無聲，則危篤難醫. 若破痕觸冒寒風者，不治. 馬屁勃俗名狗頭灰，産口外者佳.

定痛散

治一切打撲風傷，定痛消腫，舒筋和絡.

當歸 川芎 白芍 官桂 各一錢 三柰 三錢 麝香 三分 紅花 五錢 紫丁香根 五錢 升麻 一錢 防風 一錢

共爲細末，老葱搗汁合敷患處，再用熨法.

灸熨法

此法專以灸熨肉破血出諸傷. 蓋因血液津漬潮潤，以樹皮隔之，方灸熨也. 先以榆樹皮安患處，再以老葱搗爛，並蘄艾止痛散和勻，置樹皮上，連灸五次畢，以軟絹包裹. 戴抽口布帽，繫緊帶子，謹避風冷.

萬靈膏

治跌打損傷，消瘀散毒，舒筋活血，止痛接骨如神，兼去痲木風痰，寒濕疼痛等證.

鸛筋草 透骨草 紫丁香根 當歸 酒洗 自然銅 醋淬七次 瓜兒血竭 沒藥 各一兩 川芎 八錢 赤芍 二兩 半兩錢 醋淬，一枚 紅花 一兩 川牛膝 五加皮 石菖蒲 茅山蒼朮 各五錢 木香 秦艽 蛇床子 肉桂 川附子 製 半夏 製 石斛 萆薢 鹿茸 各三錢 虎脛骨 一對 麝香 二錢

右除血竭·沒藥·麝香三味，各研細末另包外，共二十三味. 先將香油十斤微火煨浸三日，然後將群藥入油內，熬黑爲度，去滓加黃丹五

斤再熬，將至滴水成珠離火，俟少時藥溫，將血竭·沒藥·麝香下入，攪勻取起，出火氣.

人參紫金丹

此丹提補元氣，健壯脾胃，止渴生津，增長精神，和通筋血. 被跌撲閃撞而氣虛者，最宜服之.

人參 三錢 丁香 一兩 五加皮 二兩 甘草 八錢 茯苓 二錢 當歸 酒洗，一兩 血竭 一兩 骨碎補 一兩 五味子 一兩 沒藥 去油，二兩

共爲細末，煉蜜爲丸，每服三錢，早晚淡黃酒化服，童便化服亦可.

山角骨

山角骨，卽頭頂兩旁稜骨也. 凡有跌打損傷未破者，不拘左右，宣紫腫硬，瘀血凝聚疼痛，或昏迷目閉，身軟而不能起，聲氣短少，語言不出，心中忙亂，睡臥喘促，飲食少進者，宜內服正骨紫金丹，外用灸熨如囟骨傷法. 如肉破流血不止者，先用馬屁勃灰止血，後以楡樹皮蓋傷處，以艾合定痛散灸之. 如傷重者，先服人參紫金丹，後如前法. 如損傷太重成破傷風，不治.

正骨紫金丹 見前顚頂傷

人參紫金丹 見前囟骨傷

凌雲骨

凌雲骨，在前髮際下，卽正中額骨. 其兩眉上之骨，卽俗名左天賢骨，右天貴骨，兩額角也. 跌打損傷皮破，二目及面浮虛腫，若內損瘀血，上嘔吐衄，氣虛昏沈，不省人事，身軟，面色乾黃，遍身虛浮，躁煩焦渴，胸膈疼痛，脾胃不開，飲食少進，先服疏血丸，再以五加皮湯熏洗患處，敷烏龍膏，定痛消腫.

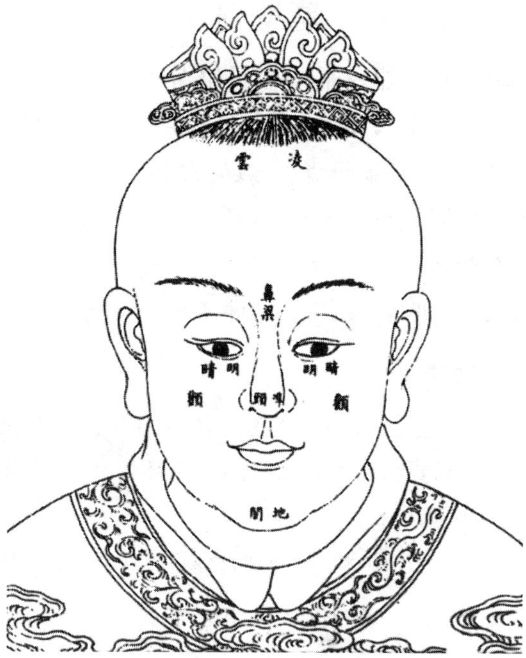

圖530 正面圖

疏血丸

此藥止血開胃.

百草霜 三錢 好阿膠 蛤粉炒成珠 藕節 側柏葉 茅根 當歸 酒洗，各一兩

共爲細末，煉蜜爲丸，如梧桐子大，每服五錢，早晚老酒送下.

五加皮湯

此湯舒筋和血，定痛消瘀.

當歸 酒洗 沒藥 五加皮 皮硝 青皮 川椒 香附子 各三錢 丁香 一錢 麝香 一分 老葱 三根 地骨皮 一錢 丹皮 二錢

水煎滾，熏洗患處.

烏龍膏

此膏治跌打損傷，筋斷骨折，腫硬青紫.

百草霜 三錢 白及 五錢 白蘞 三錢 百合 五錢 百部 三錢 乳香 五錢 沒藥 五錢 麝香 一分 糯米 炒，一兩 陳粉子 隔年者佳，炒，四兩

共爲細末，醋熬爲膏.

睛明骨

睛明骨, 卽目窠四圍目眶骨也. 其上曰眉稜骨, 其下曰䪼骨, 䪼骨下接上牙床. 打仆損傷, 血流滿面者, 敷刀瘡藥. 掀痛瘀血者, 敷混元膏. 如骨損者, 內服八釐散, 忌生冷發物. 偶食猪頭肉者, 必發, 至一月後始愈. 凡眼胞傷損而瞳神不碎者, 可治.

刀瘡藥

治一切金刃所傷, 敷之止血, 收口·定痛·護風.

上白石膏 煅, 一斤 淨板松香 水提過, 一斤 珍珠 豆腐煮過, 五錢

上三味, 共研細末, 和爲一處, 瓷罐收貯備用.

混元膏 八釐散 俱見巓頂傷

兩顴骨

兩顴骨者, 面上兩旁之高起大骨也. 打仆損傷, 靑腫堅硬疼痛, 牙車緊急, 嚼物艱難, 鼻孔出血, 兩唇掀翻, 內服正骨紫金丹, 外以海桐皮湯熏洗, 口漱蓽茇散, 坐臥避冷處.

海桐皮湯

專洗一切跌打損傷, 筋骨骨錯, 疼痛不止.

海桐皮 鐵錢透骨草 明淨乳香 沒藥 各二錢 當歸 酒洗, 一錢五分 川椒 三錢 川芎 一錢 紅花 一錢 威靈仙 白芷 甘草 防風 各八分

共爲粗末, 裝白布袋內, 紮口煎湯, 熏洗患處.

蓽茇散

蓽茇 良薑 細辛 各一錢

水三鍾, 煎一鍾漱口.

正骨紫金丹 見兩山角傷

鼻樑骨

鼻孔之界骨, 名曰鼻樑骨. 下至鼻之盡處, 名曰準頭. 凡鼻兩孔傷凹者可治, 血出無妨. 若鼻梁骨凹陷者, 用當歸膏敷貼. 若兩孔跌磕傷開孔竅, 或金刃傷開孔竅, 用封口藥敷傷處, 外以消毒定痛散貼之退腫. 若鼻被傷落者, 用綴法.

封口藥

治跌打損傷, 皮開肉破, 及金刃傷割喉斷耳, 缺唇傷破肚皮, 跌破陰囊皮等證, 大效.

明淨乳香 沒藥 兒茶 當歸 杉皮炭 各一錢 麝香 五釐 片腦 一分 猪䝟聹葉 如無此葉, 用葛葉毛藤子葉亦可, 一錢

上各另碾細末, 稱合和勻, 入麝碾細, 次入片腦研勻, 瓷罐收貯聽用.

消毒定痛散

治跌撲損傷, 腫硬疼痛.

無名異 炒 木耳 炒 川大黃 各五錢

共爲末, 蜜水調塗. 如內有瘀血, 砭去敷之. 若腐處, 更用當歸膏敷之尤好.

神效當歸膏

此膏斂口生肌, 拔毒止痛, 並諸瘡毒氣壅盛, 腐化成膿.

當歸 黃蠟 各一兩 麻油 四兩

上將當歸入油煎令焦黑, 去滓, 次入黃蠟, 急攪化放冷, 以瓷器收貯, 用時以舊絹布攤貼. 一方用白蠟.

綴法 耳傷落者同此.

用人髮入陽城罐, 以鹽泥固濟, 煅過爲末, 乘急以所傷耳·鼻蘸藥, 安綴故處, 以軟吸縛定效. 昔江懷禪師被驢咬落其鼻, 一僧用此綴之如舊.

中血堂

中血堂, 卽鼻內頞下脆骨空虛處也. 若被打仆損傷, 血流不止, 神氣昏迷者, 宜塞鼻丹塞於鼻中, 外復以新汲冷水, 淋激頭頂.

視其人如氣虛內服人參紫金丹. 如血瘀服蘇子桃仁湯. 服後如血仍不止, 飮食不進, 氣虛目閉面黃者, 八日死. 凡跌打損傷鼻樑骨者, 無妨.

塞鼻丹

此丹治跌打損傷, 鼻中流血不止, 神氣昏迷, 牙齒損傷, 虛浮腫痛者, 及一切衄血之證, 皆可用之.

硃砂 麝香 丁香 烏梅肉 川烏 草烏 當歸 三柰 各一錢 乳香 三錢 皂角 七分

共爲細末, 用獨頭蒜泥爲丸, 以絲棉包裹, 塞於鼻中.

人參紫金丹 見囟骨傷

蘇子桃仁湯 見顚頂傷

唇 口

唇口者, 司言食之竅也. 如跌破擊打上唇而拔缺者, 用絹片一小條, 從腦後紮向前來縛合, 先用桑白皮撚線縫定, 次以封口藥塗敷, 次敷截血膏蓋住封口藥, 不令開落, 仍忌言語. 如整下唇傷而拔缺者, 以絹片從下頦兜縛, 治同前法.

截血膏

治跌打砍磕諸證, 能化血破瘀, 退腫止痛.

天花粉 三兩 片子薑黃 赤芍藥 白芷 各一兩

右共爲細末, 茶調勻, 敷瘡口四圍.

若頭面傷, 其血不止者, 急用此藥調塗頸上周圍. 若手傷, 則塗臂周圍. 若傷足, 則塗腿上. 若傷各處, 則塗瘡口周圍, 使截住其血不來潮作. 若瘡口肉硬不消者, 此被風襲也. 可加獨活, 用熱酒調敷. 如又不消, 則風毒已深, 肌肉結實, 加紫荊皮末和敷, 有必消之理.

封口藥 見鼻柱骨傷

玉 堂

玉堂在口內上腭, 一名上含, 其竅卽頏顙也. 若被觸刺傷於左右者, 惟腫痛而已. 若觸傷正中之孔, 則上通於頞, 必傷鼻孔之卷肉, 俗名鼻鬚. 或再犯空竅, 俗名玉堂. 則血流不止, 以致鼻目皆腫, 滿面青紫, 神倦頭暈, 四肢無力, 痛連腦髓. 若傷及會厭與上橫骨, 輕者易愈, 重者卽不能言. 若痛連心膈, 則昏迷沈重. 急用膩粉冰片敷於紙上, 貼肉破處, 以止其血. 內服正骨紫金丹, 以散瘀定痛, 理氣健脾, 寧神定志. 復用蟹黃血竭煎湯, 日漱口二三十次, 如氣不舒和, 飮食少進, 日以柿霜·玉露霜·牛奶皮·奶餠·奶酥油·並炒糜子麵諸物, 以凉潤將息之則愈.

地閣骨

地閣骨, 卽兩牙車相交之骨, 又名頦, 俗名下巴骨, 上載齒牙. 打仆損傷者, 腮唇腫痛, 牙車振動虛浮, 飮食不進, 目閉神昏, 心熱神亂, 氣弱體軟. 用布兜裹繫縛頂上, 內服大神效活絡丹消瘀散, 止痛和血, 理氣健脾. 再噙化人參紫金丹, 搽固齒散, 口漱華茇散, 以去牙根腫痛, 外貼萬靈膏. 忌風寒冷物, 戒氣惱.

大神效活絡丹

此丹宣暢氣血, 通利經絡, 並風濕諸痺, 口眼喎斜, 半身不遂, 行步艱難, 筋骨拘攣, 手足疼痛等證.

白花蛇 酒浸, 焙 烏梢蛇 酒浸, 焙 麻黃 去節 防風 炙草 官桂 草豆蔻 羌活 元參 天麻 藿香 何首烏 白芷 川連黃 各二兩 黃芪 熟地黃 川大黃 遼細辛 赤芍藥 硃砂 水飛 沒藥 去油 乳香 去油 直殭蠶 去黑嘴, 炒 天竺黃 敗龜板

酥炙 丁香 虎脛骨 酥炙 烏藥 青皮 黑附子 白蔻仁 炒 骨碎補 白茯苓 於白朮 土炒 當歸 酒洗 沈香 各一兩 全蠍 去毒 葛根 威靈仙 酒浸, 各二兩五錢 瓜兒血竭 犀角 各七錢五分 麝香 五錢 地龍 去土, 五錢 淨松香 五錢 兩頭尖 川芎 各二兩 京牛黃 二錢五分 片腦 二錢五分

共爲紅末, 煉蜜爲丸, 金鉑爲衣. 每丸重一錢, 以蠟皮封裹, 溫酒送, 隨病上下, 食前後服.

人參紫金丹 見山角骨傷

固齒散 見齒傷

蓽茇散 見兩顴傷

萬靈膏 見顚頂傷

齒

齒者, 口齦所生之骨也, 俗名曰牙. 有門牙·虎牙·槽牙·上下盡根牙之別. 凡被跌打砍磕, 落去牙齒者, 只用補骨散敷之, 並封口藥, 內服破血藥, 以止其痛. 其藥只用水煎, 不宜酒煎, 此法頗收功效. 如牙齗跌磕砍傷牙齒未動者, 用芙蓉膏塗之. 如齒動者, 用蒺藜根燒存性爲末, 常揩搽之卽牢, 用固齒散時時揩之亦佳.

補肌散

止血除痛, 辟風續筋骨, 生肌肉.

地黃苗 地菘 青蒿 蒼耳苗 赤芍藥 水煎取汁, 各五兩 生艾汁 三合

右五月五日·七月七日午時修合, 以前藥汁拌石灰陰乾, 入黃丹三兩, 更杵爲細末. 凡有傷折出血, 用藥包封不可動, 約十日可瘥, 不腫不膿.

芙蓉膏

治打撲傷損, 腫痛紫黑色, 久不退者.

紫荊皮 南星 各一兩 芙蓉 二兩 獨活 白芷 赤芍藥 各五錢

右共爲末, 用生薑汁茶清調溫貼敷, 傷損紫黑色久不退者, 加肉桂五錢.

固齒散

骨碎補 牡鼠骨 煅灰

共研細末, 瓷罐收貯聽用.

封口藥 見鼻柱骨傷

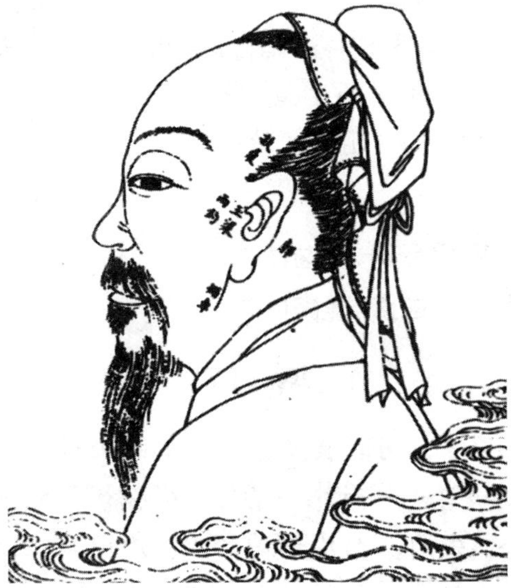

圖531 側面圖

扶桑骨

扶桑骨, 卽兩額骨旁, 近太陽肉內凹處也. 若跌仆損傷, 或焮腫, 或血出, 或青紫堅硬, 頭疼耳鳴, 青痕滿面, 憎寒惡冷, 心中發熱, 大便乾燥, 宜內服正骨紫金丹, 如破損者, 外以灸熨法定痛, 外破者烏龍膏敷之.

正骨紫金丹 灸熨法 俱見顚頂骨傷

烏龍膏 方見凌雲骨傷

耳

耳者, 司聽之竅也. 耳門之名曰蔽, 耳輪之名曰郭. 凡耳被砍跌打落, 或上脫下粘,

或下脫上粘，內用封口藥，外用消毒定痛散敷貼．及耳後看脫落所向，用鵝翎橫夾定，却用竹夾子直上橫縛定，縛時要兩耳相對，輕輕縛住，或用綴法．

封口藥 消毒定痛散 俱見鼻柱骨傷

綴法 見鼻柱骨傷

玉梁骨

玉梁骨，卽耳門骨．其處上卽曲頰，下卽頰車，兩骨之合鉗也，耳門內上通腦髓亦關靈明．若墊傷擊傷，而有礙於骨肉者，腫痛流血，服正骨紫金丹，八仙逍遙湯洗之．洗畢貼混元膏，坐臥避冷處．若傷重內連腦髓及傷靈明，必昏沈不省人事，不進飮食，若再平素氣血皆虛，必爲不治之證．

八仙逍遙湯

專洗跌仆損傷，腫硬疼痛，及一切冷振風濕，筋骨血肉肢體酸痛諸證．

防風 荊芥 川芎 甘草 各一錢 當歸 酒洗 黃柏 各二錢 茅山蒼朮 牡丹皮 川椒 各三錢 苦參 五錢

共合一處，裝白布袋內，紮口，水熬滾，熏洗患處．

兩釣骨

兩釣骨名曲頰，卽上頰之合鉗，曲如環形，以納下牙車骨尾之鉤者也．打撲損傷，耳腫腮硬，牙關緊急，嚼物不合．宜內服正骨紫金丹，外貼萬靈膏．坐臥避冷處．

正骨紫金丹 萬靈膏 俱見顚頂傷

頰車骨

頰車骨，卽下牙床骨也，俗名牙釣，承載諸齒，能咀食物，有運動之象，故名頰車．其骨尾形如鉤，上控於曲頰之環．或打撲脫臼，或因風濕襲入鉤環脫臼，單脫者爲錯，雙脫者爲落．凡治單脫者，用手法摘下不脫者，以兩手捧下頦，稍外拽復向內托之，則雙鉤皆入上環矣．再以布自地閣纏繞頭頂以固之，宜內服正骨紫金丹，外貼萬靈膏．待能飮食後，去布，只用布兜其下頦．繫於頂上，二三日可愈．若雙脫者，治法同前．若欠而致脫臼者，乃突滑也，無妨．脫臼者，俗名吊下巴．欠者，俗名打哈氣．

正骨紫金丹 萬靈膏 方俱見顚頂傷

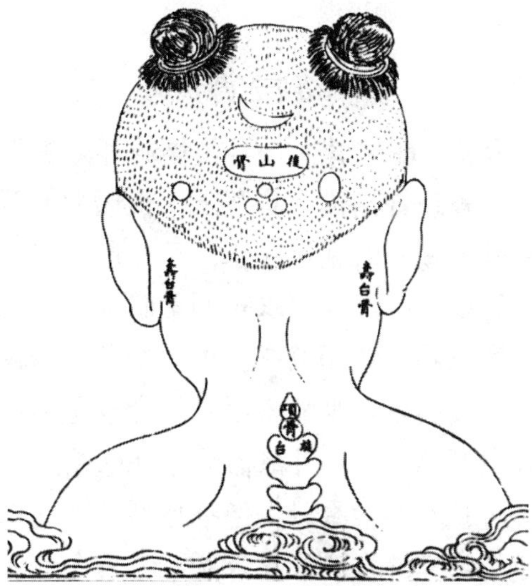

圖532 背面圖

後山骨

後山卽頭後枕骨也．其骨形狀不同，或如品字，或如山字·或如川字，或圓尖，或月芽形，或偃月形，或雞子形，皆屬枕骨．凡有傷損，其人頭昏目眩，耳鳴有聲，項强咽直，飮食難進，坐臥不安，四肢無力，內服正骨紫金丹，外敷烏龍膏，洗以海桐皮湯，以散瘀去麻木止痛．如誤從高處墜下，後山骨傷太重，筋翻氣促，痰響如拽鋸之聲，垂頭目閉，有喘聲者，此風熱所乘，至危之證，不能治也，遺尿者必亡．惟月芽形者，更易受傷．如被墜墮打傷，震動蓋頂骨縫，以致腦筋轉擰疼痛，昏迷不省人事，少時或明者，其人可治，急以凉水蘸髮，啓開牙關，以酒調八釐散灌之，服後目開痛苦有聲，二目流淚，愈見可治之兆，服正骨紫金丹，炒米粥調養可愈．

正骨紫金丹 見顚頂傷
烏龍膏 見凌雲骨傷
海桐皮湯 見兩顴骨傷
八釐散 見顚頂傷

壽台骨

壽台骨，卽完骨，在耳後接於耳之玉樓骨者也．若跌打損傷，其耳上下俱腫起，耳內之禁骨有傷，則見血膿水，耳外瘀聚凝結疼痛，筋結不能舒通，以致頭暈眼迷，兩太陽扶桑骨脹痛，頸項筋强，虛浮紅紫，精神短少，四肢無力，坐臥不安，飮食少進．以烏龍膏敷耳傷處，用絲棉裹導氣通瘀錠塞耳內．內服人參紫金丹，通瘀散腫．外用以八仙逍遙湯熏洗，消散虛浮腫痛．忌食熱物發物．如血流不止，三日不飮食，必動腦髓，不宜治之．

烏龍膏 見凌雲骨傷
導氣通瘀錠 見顚頂骨傷
人參紫金丹 見山角骨傷
八仙逍遙湯 見玉梁骨傷

旋台骨

旋台骨，又名玉柱骨，卽頭後頸骨三節也，一名天柱骨．此骨被傷，共分四證．一曰從高墜下，致頸骨插入腔內，而左右尙活動者，用提項法治之．一曰打傷，頭低不起，用端法治之．一曰墜傷，左右歪斜，用整法治之．一曰仆傷，面仰頭不能垂，或筋長骨錯，或筋聚，或筋强骨隨頭低，用推·端·續·整四法治之．凡治者，臨證時問其或墜車馬踒傷，或高處墜下折傷，或打重跌倒，再問其或思飮食，或不思飮食，或四肢無傷，而精神不減，或精神短少，或能坐起行走，或昏睡不語，或疼痛不止，瘀聚凝結腫硬筋脹，皆宜內服正骨紫金丹，外敷萬靈膏，並洗海桐皮湯，灸熨定痛散．外按手法治之，手法詳首卷．

正骨紫金丹 萬靈膏 俱見顚頂傷
海桐皮湯 見兩顴骨傷
定痛散 見兩山角骨傷

御纂醫宗金鑑 卷八十九

胸背部

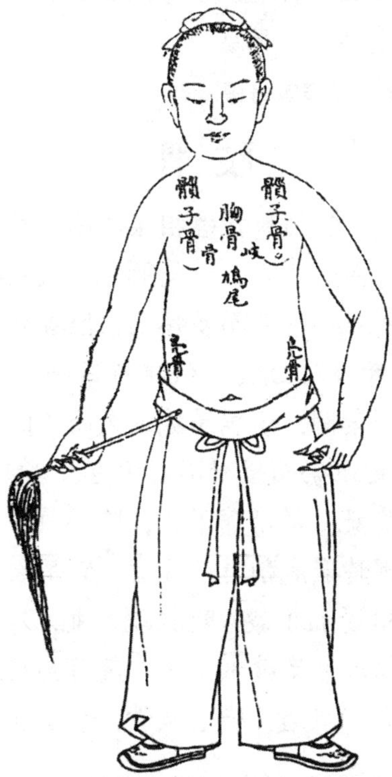

圖533 胸骨圖

鎖子骨

鎖子骨, 經名拄骨. 橫臥於兩肩缺盆之外, 其兩端外接肩解. 擊打損傷, 或騎馬乘車, 因取物偏墜於地, 斷傷此骨, 用手法先按胸, 再將肩端向內合之, 揉摩斷骨令其復位, 然後用帶挂臂於項, 勿令搖動. 內服人參紫金丹, 外熨定痛散, 再敷萬靈膏, 其證可愈.

人參紫金丹 定痛散 俱見山角骨傷

萬靈膏 見顚頂傷

胸 骨 附: 脇肋

胸骨卽髑骬骨, 乃胸脇衆骨之統名也. 一名膺骨, 一名臆骨, 俗名胸膛. 其兩側自腋而下, 至肋骨之盡處, 統名曰脇. 脇下小肋骨名曰季脇, 俗名軟肋. 肋者, 單條骨之謂也, 統脇肋之總, 又名曰胠. 凡胸骨被物從前面撞打跌仆者重, 從後面撞仆者輕. 輕者先按證用手法治之, 再內服正骨紫金丹, 外用麵麸和定痛散灸熨之, 或以海桐皮湯洗之, 貼萬靈膏卽能獲效. 若內血瘀聚腫痛, 傴僂難仰者, 早晨以淸上瘀血湯·消下破血湯分上膈·下膈以治之, 晩服疏血丸. 有受傷日久, 胸骨高起, 肌肉削瘦, 內有邪熱瘀血, 痞氣膨悶, 睛藍體倦, 痰喘欬嗽者, 宜加減紫金丹, 以消熱化痰, 理氣健脾, 潤肌定喘. 若傷重者, 內干胸中, 必通心·肺兩臟, 其人氣亂昏迷, 閉目, 嘔吐血水, 呃逆戰慄者, 則危在旦夕, 不可醫治矣. 若兩側撅肋諸骨被傷者, 則相其輕重以分別治之, 凡胸脇諸傷輕者, 如黎洞丸·三黃寶蠟丸等藥, 皆所必需, 宜酌用之.

淸上瘀血湯

治上膈被傷者.

羌活 獨活 連翹 桔梗 枳殼 赤芍 當歸酒洗 山梔子 黃芩 甘草 川芎 桃仁 紅花 蘇木 川大黃 生地黃

水煎, 加老酒·童便和服.

消下破血湯

治下膈被傷者.

柴胡 川芎 川大黃 赤芍藥 當歸 梔子 五靈脂 木通 枳實 炒 紅花 赤牛膝 澤蘭葉 蘇木 生地黃 黃芩 桃仁

水煎, 加老酒·童便和服.

加減紫金丹

白茯苓 蒼朮 米泔浸, 炒, 各二兩 當歸 熟地黃 白芍藥 炒 陳皮 各四兩 肉蓯蓉 酒洗去鱗甲, 一兩 丁香 一錢 紅花 五錢 瓜兒血竭 三錢 乳香 去油, 三錢 沒藥 去油, 三錢

共爲細末, 煉蜜爲丸, 彈子大, 用黃酒送下.

黎洞丸

治跌打損傷, 瘀血奔心, 昏暈不省, 及一切無名腫毒, 昏困欲死等證.

京牛黃 冰片 麝香 各二錢五分 阿魏 雄黃 各一兩 川大黃 兒茶 天竺黃 三七 瓜兒血竭 乳香 去油 沒藥 去油, 各二兩 藤黃 隔湯煮十數次, 去浮沫, 用山羊血五錢拌曬. 如無山羊血, 以子羊血代之, 二兩

以上十三味, 共爲細末, 將藤黃化開爲丸, 如芡實大. 若乾, 稍加白蜜, 外用蠟皮封固. 內服用無灰酒送下, 外敷用茶鹵磨塗, 忌一切生冷發物.

三黃寶蠟丸

專治一切跌打損傷及破傷風, 並傷力成癆, 女人産後惡露不盡, 致生怪證, 瘀血奔心, 痰迷心竅, 危在旦夕. 重者一錢, 輕者三分, 用無灰酒送下, 立刻全生. 如被鳥鎗打傷, 鉛子在內, 危在頃刻, 服一錢, 吃酒數杯, 睡一時, 汗出卽愈. 如外敷, 將香油熱化少許, 雞翎掃患處. 服藥後忌凉水·生冷·燒酒三日, 如不忌此酒, 則藥無功.

天竺黃 三兩 雄黃 二兩 劉寄奴 紅芽 大戟 去骨 麒麟竭 各三兩 歸尾 一兩五錢 硃砂 兒茶 各一兩 淨乳香 去油, 三錢 琥珀 輕粉 水銀 同輕粉研不見星 麝香 各三錢

以上各稱足分兩, 各研爲細末, 如無眞天竺黃, 以眞膽星三兩代之, 再用好黃蠟二十四兩, 煉淨, 滾湯坐定, 將藥投入, 不住手攪勻, 取出裝瓷罐內備用.

正骨紫金丹 萬靈膏 俱見顚頂骨傷

定痛散 見山角骨傷

疏血丸 見凌雲骨傷

岐骨

岐骨者, 卽兩凫骨端相接之處, 其下卽鳩尾骨也. 內近心君, 最忌觸犯. 或打撲, 或馬撞, 則血必壅瘀而多疼痛, 輕者只在於膈上, 重者必入心臟, 致神昏目閉, 不省人事, 牙關緊閉, 痰喘鼻煽, 久而不醒, 醒而神亂, 此血瘀而堅凝不行者也, 難以回生. 如神不昏亂, 僅瘀痛不止, 胸滿氣促, 默默不語, 醒時猶能稍進飮食者, 宜早晨服加減蘇子桃仁湯加枳殼, 晩服疏血丸, 外貼萬靈膏, 再以炒熱定痛散熨之, 庶可愈也. 又凡周身骨之兩叉者, 皆名岐骨, 學者宜知之.

加減蘇子桃仁湯 見顚頂骨傷

疏血丸 見凌雲骨傷

萬靈膏 見顚頂骨傷

定痛散 見山角骨傷

蔽心骨

蔽心骨, 卽鳩尾骨也. 其質係脆骨, 在胸下岐骨之間. 跌打撞振傷損, 疼痛不止, 兩脇氣串, 滿腹疼痛, 腰傴不起, 兩手按胸者, 宜內服八釐散, 外用艾醋湯洗之, 敷萬靈膏, 渴飮淡黃酒. 忌茶水·生冷·糠米粥.

八釐散 萬靈膏 俱見顚頂骨傷

凫 骨

凫骨者, 卽胸下之邊肋也. 上下二條, 易被損傷, 左右皆然. 自此以上, 有肘臂護之, 難以著傷. 在下近腹者, 用手提之易治, 蓋其肋近邊可以著手, 則斷肋能復其位也, 其人必低頭傴腰, 痛苦呻吟, 惟側臥不能仰臥, 若立起五內皆痛, 或頭迷神昏, 飮食少進, 宜內服正骨紫金丹, 洗以八仙逍遙湯, 貼萬靈膏及散瘀等藥可愈. 若在上之第二肋, 或有斷裂墊傷, 塌陷不起, 因位居膈上, 難以入手, 雖强爲之, 亦難完好, 其所傷之血留於膈上, 若不隨藥性開行, 必結成包囊. 其包輕者係黃水, 硬者係血塊, 則成痼疾矣.

正骨紫金丹 見顚頂骨傷
八仙逍遙湯 見玉梁骨傷
萬靈膏 見顚頂骨傷

陰 囊

凡陰囊被人扯破者, 用雞子黃油, 並金毛狗脊毛, 薄攤塗油於上, 次敷封口藥. 又用截血膏敷貼, 或烏龍膏敷貼亦可. 內服加減紫金丹, 洗用紫蘇葉煎水洗之.

凡陰囊有靑黑紫色腫者, 用定痛膏加赤芍·草烏·良薑·肉桂各少許打和, 用韭葉搗爛同貼. 如無韭葉, 用葱葉亦可. 仍服利小水之藥.

定痛膏

治打撲傷損, 動筋折骨, 跌磕木石壓傷腫痛.

芙蓉葉 二兩 紫荊皮 獨活 南星 生 白芷 各五錢

右共爲末, 加馬齒莧一兩, 搗極爛, 和末一處, 用生葱汁老酒和炒暖敷.

封口藥 見鼻柱骨傷

截血膏 見唇口傷
烏龍膏 見凌雲骨傷
加減紫金丹 見胸骨傷

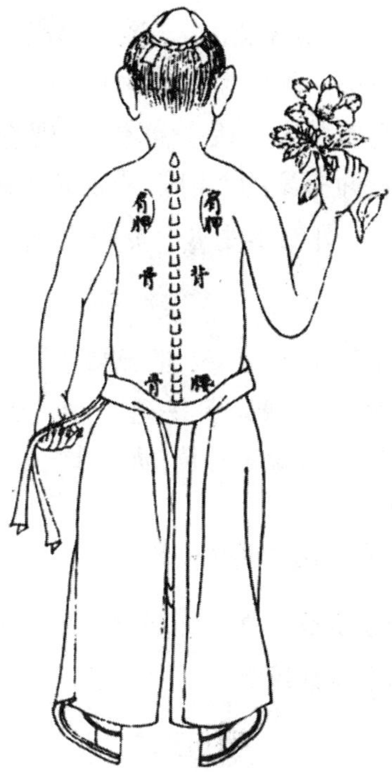

圖534 背骨圖

背 骨

背者, 自後身大椎骨以下, 腰以上之通稱也. 其骨一名脊骨, 一名膂骨, 俗呼脊梁骨. 其形一條居中, 共二十一節, 下盡尻骨之端, 上載兩肩, 內繫臟腑, 其兩旁諸骨, 附接橫疊, 而彎合於前, 則爲胸脇也. 先受風寒, 後被跌打損傷者, 瘀聚凝結, 若脊筋隴起, 骨縫必錯, 則成傴僂之形. 當先揉筋, 令其和軟, 再按其骨, 徐徐合縫, 背膂始直. 內服正骨紫金丹, 再敷定痛散, 以燒紅鐵器烙之, 覺熱去敷藥, 再貼混元膏.

正骨紫金丹 混元膏 俱見顚頂傷
定痛散 見山角骨傷

腰 骨

腰骨，卽脊骨十四椎·十五椎·十六椎間骨也．若跌打損傷，瘀聚凝結，身必俯臥，若欲仰臥·側臥皆不能也，疼痛難忍，腰筋僵硬，宜手法．將兩旁脊筋向內歸附膂骨，治者立於高處將病人兩手高擧，則脊筋全舒，再令病人仰面昂胸，則膂骨正而患除矣．內服補筋丸，外貼萬靈膏，灸熨止痛散．

止痛散

止痛消腫，活血通經，辟風驅寒．

防風 荊芥 當歸 蘄艾 牡丹皮 鶴虱 升麻 各一錢 苦參 鐵線透骨草 赤芍藥 各二錢 川椒 三錢 甘草 八分

共用末，裝白布袋內，紮口煎滾熏洗．

補筋丸 見髃骨傷

萬靈膏 見顚頂傷

尾骶骨

尾骶骨，卽尻骨也．其形上寬下窄，上承腰脊諸骨．兩旁各有四孔，名曰八髎．其末節名曰尾閭，一名骶端，一名橛骨，一名窮骨，俗名尾椿．若蹲墊壅腫，必連腰胯，內服正骨紫金丹，洗以海桐皮湯，貼萬靈膏．

正骨紫金丹 見顚頂傷

海桐皮湯 見兩顴骨傷

萬靈膏 見顚頂骨傷

四肢部

髃 骨

髃骨者，肩端之骨，卽肩胛骨臼端之上稜骨也．其臼含納臑骨上端，其處名肩解，卽肩骸與臑骨合縫處也，俗名吞口，一名肩頭．其下附於脊背，成片如翅者，名肩胛，亦名肩髆，俗名鍬板子骨．以上若被跌傷，手必屈轉向後，骨縫裂開，不能擡擧，亦不能向前，惟扭於肋後而已，其氣血皆壅聚於肘，肘腫如椎，其腫不能過腕，兩手筋反脹，瘀血凝滯，如腫處痛如鍼刺不移者，其血必化而爲膿，則腕掌皆凉，或麻木．若臑骨突出，宜將突出之骨向後推入合縫，再將臑筋向內撥轉，則臑肘臂腕皆得復其位矣．內服補筋丸，外貼萬靈膏，燙洗用海桐皮湯，或敷白膠香散，或金沸草汁塗之亦佳．

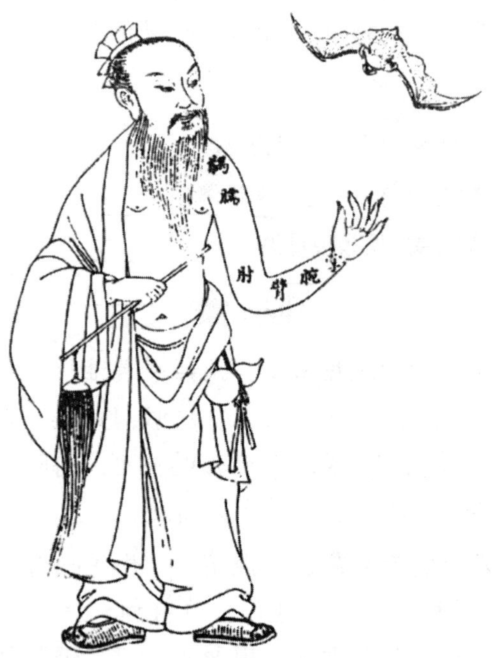

圖535 四肢圖

補筋丸

此藥專治跌仆踒閃，筋翻筋攣，筋脹筋粗，筋聚骨錯，血脈壅滯，宜腫靑紫疼痛等證．

五加皮 蛇床子 好沈香 丁香 川牛膝 白雲苓 白蓮蕊 肉蓯蓉 菟絲子 當歸 酒洗 熟地黃 牡丹皮 宣木瓜 各一兩 懷山藥 八錢 人參 廣木香 各三錢

共爲細末，煉蜜爲丸，彈子大，每丸重三錢，用好無灰酒送下.

加減補筋丸

當歸 一兩 熟地黃 白芍藥 各二兩 紅花 乳香 白雲苓 骨碎補 各一兩 廣陳皮 二兩 沒藥 三錢 丁香 五錢

共爲細末，煉蜜爲丸，彈子大，每丸重三錢，用好無灰酒送下.

白膠香散

治皮破筋斷.

白膠香一味，爲細末敷之.

又方

金沸草根，搗汁塗筋封口，二七日便可相續止痛. 一帖卽愈，不用再塗.

萬靈膏 見顚頂骨傷

海桐皮湯 見兩顴骨傷

臑骨

臑骨，卽肩下肘上之骨也. 自肩下至手腕，一名肱，俗名胳膊，乃上身兩大支之通稱也，或墜車馬跌碎，或打斷，或斜裂，或截斷，或碎斷，打斷者有碎骨，跌斷者則無碎骨，壅腫疼痛，心神忙亂，遍體麻冷，皆用手法，循其上下前後之筋，令得調順，摩按其受傷骨縫，令得平正，再將小杉板周圍逼定，外用白布纏之，內服正骨紫金丹，外貼萬靈膏. 如壅腫不消，外以散瘀和傷湯洗之.

正骨紫金丹 萬靈膏 散瘀和傷湯 俱見顚頂骨傷

肘骨

肘骨者，胳膊中節上·下支骨交接處也，俗名鵝鼻骨. 若跌傷其肘尖向上突出，疼痛不止，汗出戰慄，用手法翻其臂骨，拖肘骨令其合縫. 其斜彎之筋，以手推摩，令其平復，雖卽時能垂能擧，仍當以養息爲妙. 若壅腫疼痛，宜內服正骨紫金丹，外貼萬靈膏

萬靈膏 正骨紫金丹 俱見顚頂骨傷

臂骨

臂骨者，自肘至腕有正輔二根，其在下而形體長大，連肘尖者爲臂骨. 在上而形體短細者爲輔骨，俗名纏骨. 疊並相倚，俱下接於腕骨焉. 凡臂骨受傷者，多因迎擊而斷也. 或斷臂輔二骨，或惟斷一骨，瘀血凝結疼痛，以手法接對端正，貼萬靈膏，竹簾裹之，加以布條紮緊. 三日後開簾視之，以手指按其患處，或仍有未平，再揉摩其瘀結之盤，令復其舊，換貼膏藥，仍以竹簾裹之，每日淸晨服正骨紫金丹.

萬靈膏 正骨紫金丹 俱見顚頂骨傷

腕骨

腕骨，卽掌骨乃五指之本節也，一名壅骨，俗名虎骨. 其骨大小六枚，湊以成掌，非塊然一骨也. 其上並接臂輔兩骨之端，其外側之骨名高骨，一名銳骨，亦名踝骨，俗名龍骨，以其能宛屈上下，故名曰腕. 若墜車馬，手掌著地，只能傷腕. 若手指著地，其指翻貼於臂上者，則腕縫必分開. 傷腕者，壅腫疼痛，法以兩手揉摩其腕，內服正骨紫金丹，外貼萬靈膏. 若手背向後翻貼於臂者，以兩手促其手背，輕輕回翻之，令復其位，仍按摩其筋，必令調順，內服人參紫金丹，外敷混元膏.

正骨紫金丹 萬靈膏 混元膏 俱見顚頂骨傷

人參紫金丹 見山角骨傷

五指骨

五指之骨, 名鍾骨, 卽各指本節之名也. 若被打傷折, 五指皆同, 株連腫痛, 因其筋皆相連也. 手掌與背, 其外體雖混一不分, 而其骨在內, 乃各指之本節相連而成者也. 若手背與手心, 皆堅硬壅腫熱痛, 必正其骨節, 則無後患. 若不卽時調治, 其所壅之血, 後必化而爲膿. 氣盛者, 服瘡毒之劑, 調治可愈. 氣虛者, 將來成漏矣. 洗以散瘀和傷湯, 貼萬靈膏.

散瘀和傷湯 萬靈膏 俱見顚頂骨傷

竹節骨

竹節骨, 卽各指次節之名也. 跌打損傷, 骨碎筋彎, 指不能伸, 以手撚其屈節, 則指必舒直, 洗以散瘀和傷湯, 貼以萬靈膏. 如指甲縫蓄積毒血, 其甲必脫落, 若再生指甲, 其形多不如舊. 若第三節有傷, 治同次節, 其指甲名爪甲.

散瘀和傷湯 萬靈膏 俱見顚頂骨傷

胯 骨

胯骨, 卽髖骨也, 又名髁骨. 若素受風寒濕氣, 再遇跌打損傷, 瘀血凝結, 腫硬筋翻, 足不能直行, 筋短者, 脚尖著地, 骨錯者, 臀努斜行. 宜手法推按胯骨復位, 將所翻之筋向前歸之, 其患乃除. 宜服加味健步虎潛丸, 熏洗海桐皮湯, 灸熨定痛散.

加味健步虎潛丸

專治跌打損傷, 氣血虛衰, 下部腰·胯·膝·腿疼痛, 酸軟無力, 步履艱難. 服此藥至一百日, 舒筋止痛, 活血補氣, 健旺精神.

龜膠 蛤粉炒成珠 鹿角膠 蛤粉炒成珠 虎脛骨 酥油炙 何首烏 黑豆拌, 蒸曬各九次 川牛膝 酒洗曬乾 杜仲 薑汁炒斷絲 鎖陽 當歸 酒洗炒乾, 各二兩 威靈仙 酒洗 黃柏 酒洗曬乾, 小鹽少許酒炒 人參 去蘆 羌活 乾薑 白芍藥 微炒 雲白朮 土炒, 各一兩 熟地黃 三兩 大川附子 童便鹽水各一碗, 生薑二兩. 切片同煮一整日, 令極熟, 水乾再添, 鹽水煮畢取出, 剝皮切薄片, 又換淨水, 入川黃連五錢, 甘草五錢, 同煮長香三炷, 取出曬乾, 如琥珀明亮色方用, 一兩五錢

共爲細末, 煉蜜爲丸, 如梧桐子大, 每服三錢, 空心淡鹽湯送下. 冬日淡黃酒送下.

海桐皮湯 見兩顴骨傷

定痛散 見山角骨傷

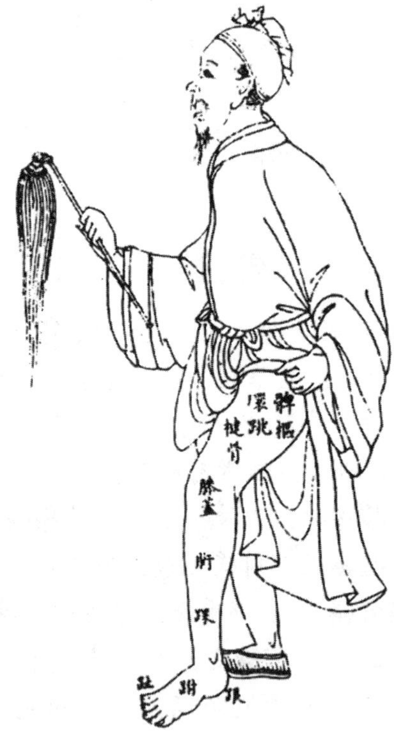

圖536 四肢圖

環 跳

環跳者, 髖骨外向之凹, 其形似臼, 以納髀骨之上端如杵者也, 名曰機, 又名髀樞, 卽環跳穴處也. 或因跌打損傷, 或踒墊挂鐙, 以致樞機錯努, 青紫腫痛, 不能步履,

或行止欹側艱難. 宜先服正骨紫金丹, 洗以海桐皮湯, 貼萬靈膏, 常服健步虎潛丸.

正骨紫金丹 見顚頂骨傷
萬靈膏 見顚頂骨傷
海桐皮湯 見兩顴骨傷
虎潛丸 見髖骨傷

大楗骨

一名髀骨, 上端如杵, 入於髀樞之臼, 下端如鎚, 接於骱骨, 統名曰股, 乃下身兩大支之通稱也, 俗名大腿骨. 墜馬擰傷, 骨碎筋腫, 黑紫淸凉, 外起白泡, 乃因骨碎氣泄, 此證治之鮮效. 如人年少氣血充足者, 雖形證腫痛而不昏沈, 無白泡者可治. 法以兩手按摩碎骨, 推拿復位, 再以指頂按其傷處, 無錯落之骨, 用竹簾裹之, 每日早服正骨紫金丹. 俟三日後, 開簾視之, 若有不平處, 再撚筋結令其舒平, 貼萬靈膏, 仍以竹簾裹之.

正骨紫金丹 見顚頂骨傷
萬靈膏 見顚頂骨傷

膝蓋骨

膝蓋骨卽連骸, 亦名髕骨. 形圓而扁, 覆於楗骱上下兩骨之端, 內面有筋聯屬. 其筋上過大腿, 至於兩脇, 下過胻骨, 至於足背. 如有跌打損傷, 膝蓋上移者, 其筋卽腫大, 株連於膕內之筋, 膕內之筋, 上連腰胯, 故每有腰屈疼痛之證, 或下移胻骨則焮腫, 或足腹冷硬, 步履後拽斜行也. 若膝蓋離位向外側者, 則內筋腫大. 向內側者, 則筋直膕腫. 宜詳視其骨如何斜錯, 按法推拿, 以復其位. 內服補筋丸, 以定痛散灸熨之, 熏八仙逍遙湯則愈.

補筋丸 見髃骨傷
定痛散 見山角骨傷
八仙逍遙湯 見玉梁骨傷

胻 骨

胻骨, 卽膝下踝上之小腿骨, 俗名臁脛骨者也. 其骨二根, 在前者名成骨, 又名骭骨, 其形粗. 在後者名輔骨, 其形細, 又俗名勞堂骨. 若被跌打損傷, 其骨尖斜突外出, 肉破血流不止, 疼痛呻吟聲細, 飮食少進, 若其人更氣血素弱, 必致危亡. 宜用手法, 按筋正骨令復其位, 貼萬靈膏, 以竹簾裹住, 再以白布纏之, 先服正骨紫金丹, 繼服健步虎潛丸.

萬靈膏 正骨紫金丹 俱見顚頂骨傷
健步虎潛丸 見髖骨傷

踝 骨

踝骨者, 胻骨之下, 足跗之上, 兩旁突出之高骨也. 在內者名內踝, 俗名合骨. 在外者爲外踝, 俗名核骨. 或馳馬墜傷, 或行走錯誤, 則後跟骨向前, 脚尖向後, 筋翻肉腫, 疼痛不止. 先用手法撥筋正骨, 令其復位, 再用竹板夾定跟骨, 縛於胻骨之上. 三日後解縛視之, 以枕支於足後, 用手扶筋, 再以手指點按其筋結之處, 必令端平. 內服正骨紫金丹, 灸熨以定痛散, 洗以海桐皮湯, 常服健步虎潛丸. 若稍愈後, 遽行勞動, 致胻骨之端, 向裏歪者, 則內踝突出腫大. 向外歪者, 則外踝突出腫大, 血脈瘀聚凝結, 步履無力, 足底欹斜, 頗費調治. 故必待氣血通暢全復, 始可行動.

正骨紫金丹 見顚頂骨傷
定痛散 見山角骨傷

海桐皮湯 見兩顴骨傷
健步虎潛丸 見髖骨傷

跗 骨

跗者足背也，一名足趺，俗稱脚面，其骨乃足趾本節之骨也．其受傷之因不一，或從隕墜，或被重物擊壓，或被車馬踹砑，若僅傷筋肉，尚屬易治．若骨體受傷，每多難治．先以手法輕輕搓摩，令其骨合筋舒，洗以海桐皮·八仙逍遙等湯，貼以萬靈膏，內服舒筋定痛之劑，及健步虎潛丸·補筋丸．

海桐皮湯 見山角骨傷
八仙逍遙湯 見玉梁骨傷
健步虎潛丸 見髖骨傷
補筋丸 見髃骨傷

足五趾骨

趾者，足之指也．名以趾者，所以別於手也，俗名足節．其節數與手之骨節同，大指本節後內側圓骨努突者，一名核骨，又名覈骨，俗呼爲孤拐也．趾骨受傷，多與跗骨相同，惟奔走急迫，因而受傷者多，治法與跗骨同．

跟 骨

跟骨者，足後跟骨也，上承胻輔二骨之末，有大筋附之，俗名脚攣筋，其筋從跟骨過踝骨，至腿肚裏，上至膕中，過臀抵腰脊至頂，自腦後向前至目眥，皆此筋之所達也．若落馬墜蹬等傷，以至跟骨擰轉向前，足趾向後，卽或骨未碎破而縫隙分離，自足至腰脊諸筋，皆失其常度，拳攣疼痛，宜撥轉如舊，藥餌調治，皆同前法．

［按］ 正骨紫金丹·混元膏·散瘀和傷湯·海桐皮湯·萬靈膏諸藥，皆內庭常用經驗之方，故以上諸證，多引用之．其或跌打損傷證中，而又兼他病者，則不止此數藥也．故采前人舊載諸方，集於末卷，以示證治之法，有不可狹隘者焉．

御纂醫宗金鑑 卷九十

內治雜證法

方法總論

今之正骨科, 卽古跌打損傷之證也. 專從血論, 須先辨或有瘀血停積, 或爲亡血過多, 然後施以內治之法, 庶不有誤也. 夫皮不破而內損者, 多有瘀血. 破肉傷䐃, 每致亡血過多. 二者治法不同. 有瘀血者, 宜攻利之. 亡血者, 宜補而行之. 但出血不多, 亦無瘀血者, 以外治之法治之, 更察其所傷上下輕重淺深之異, 經絡氣血多少之殊, 必先逐去瘀血, 和榮止痛, 然後調養氣血, 自無不效. 若夫損傷雜證論中不及備載者, 俱分門析類詳列於後, 學者宜盡心焉.

傷損內證

凡跌打損傷·墜墮之證, 惡血留內, 則不分何經, 皆以肝爲主. 蓋肝主血也, 故敗血凝滯, 從其所屬必歸於肝, 其痛多在脇肋小腹者, 皆肝經之道路也. 若壅腫痛甚或發熱自汗, 皆宜斟酌虛實, 然後用調血行經之藥. 王好古云, 登高墜下撞打等傷, 心腹胸中停積瘀血不散者, 則以上·中·下三焦分別部位, 以施藥餌. 瘀在上部者, 宜犀角地黃湯. 瘀在中部者, 宜桃仁承氣湯. 瘀在下部者, 宜抵當湯之類. 須於所用湯中加童便好酒, 同煎服之. 虛人不可下者, 宜四物湯加穿山甲. 若瘀血已去, 則以復元通氣散加當歸調之. 『內經』云, 形傷作痛, 氣傷作腫. 又云, 先腫而後痛者, 形傷氣也. 先痛而後腫者, 氣傷形也. 凡打撲閃錯, 或惱怒氣滯血凝作痛, 及元氣素弱, 或因叫號血氣損傷, 或過服克伐之劑, 或外敷寒涼之藥, 致氣血凝結者, 俱宜用活血順氣之劑. 後列諸方, 以備選用.

犀角地黃湯

犀角 生地黃 酒浸, 另搗 丹皮 白芍 各等分

水煎服.

桃仁承氣湯

大黃 芒硝 桃仁 桂枝 甘草

水煎服, 以利爲度.

抵當湯

水蛭 虻蟲 去翅·足, 各三十枚 大黃 酒浸, 三兩 桃仁 去皮·尖, 三十枚

水煎, 去渣, 取三升, 溫服一升, 不下再服.

復元活血湯

柴胡 五錢 當歸 穿山甲 炮 栝蔞根 各三錢 甘草 紅花 各二錢 桃仁 去皮·尖, 五十個 大黃 酒浸, 一兩

右將桃仁研爛, 餘藥銼, 如麻豆大, 每服一兩. 水二鍾, 酒半盞, 煎至七分, 去渣, 大溫, 食前服, 以利爲度.

巴戟湯

巴戟 去心 大黃 各半兩 當歸 地黃 芍藥 川芎 各一兩

右爲末, 水煎服, 以利爲度.

破血消痛湯

羌活 防風 官桂 各一錢 蘇木 一錢半 柴胡 連翹 當歸梢 各二錢 麝香 另研, 少許 水蛭 炒去煙盡, 另研, 二錢

右爲粗末, 共一服, 酒二大盞, 水一盞, 水蛭·麝香另研如泥, 餘藥煎至一大盞, 去火, 稍

熱, 調二味服之, 兩服立愈.

淸心藥

牡丹皮 當歸 川芎 赤芍藥 生地黃 黃芩 黃連 連翹 梔子 桃仁 甘草 各等分

右引用燈心草·薄荷煎, 入童便和服.

止痛藥

當歸 牛膝 川芎 懷慶生地 赤芍藥 白芷 羌活 獨活 杜仲 續斷 各一兩 肉桂 八角茴香 乳香 沒藥 各五錢 南木香 丁皮 沈香 血竭 各二錢半

右爲末, 老酒調用.

活血順氣何首烏散

何首烏 三錢 當歸 赤芍藥 白芷 烏藥 枳殼 防風 甘草 川芎 陳皮 香附 紫蘇 羌活 獨活 肉桂 各一錢

右薄荷·生地黃煎, 入酒和服. 疼痛甚者, 加乳香·沒藥.

調經散

川芎 當歸 芍藥 黃芪 各一錢半 青皮 烏藥 陳皮 熟地黃 乳香 各一錢

右作一服, 水二鍾, 煎至一鍾, 不拘時服.

牡丹皮散

牡丹皮 當歸 骨碎補 紅花 酒浸 續斷 乳香 沒藥 桃仁 川芎 赤芍藥 生地黃 各等分

右水酒煎服, 却用秫米飯熱罨縛, 冷又蒸熱, 換縛.

橘朮四物湯

當歸 川芎 白芍藥 懷慶生地 各二錢 陳皮 白朮 紅花 各一錢 桃仁 十枚

右生地黃煎服. 骨節疼, 加羌活·獨活. 痛不止, 加乳香·沒藥.

當歸補血湯

當歸 川芎 白芍藥 熟地黃 防風 連翹 羌活 獨活 乳香 沒藥 白芷 續斷 杜仲 各等分

右生地黃煎, 入童便和服, 不可用酒. 氣虛, 加人參·白朮·黃芪.

復元通氣散

木香 茴香 炒 青皮 去皮 穿山甲 酥炙 陳皮 白芷 甘草 漏蘆 貝母 各等分

右爲末, 每服一二錢, 溫酒調下.

傷損出血

傷損之證, 或患處或諸竅出血者, 此肝火熾盛, 血熱錯經而妄行也, 用加味逍遙散淸熱養血. 若中氣虛弱, 血無所附而妄行, 用加味四君子湯·補中益氣湯. 或元氣內脫不能攝血, 用獨參湯加炮薑以回陽. 如不應, 急加附子. 如血蘊於內而嘔血者, 用四物湯加柴胡·黃芩. 凡傷損而犯勞碌, 或怒氣肚腹脹悶, 或過服寒毒等藥致傷陽絡者, 則爲吐血·衄血·便血·尿血. 傷於陰絡者, 則爲血積·血塊·肌肉青黑, 此皆臟腑虧損, 經隧失職, 急補脾·肺二臟自愈矣.

加味逍遙散

白朮 茯苓 當歸 白芍 各二錢 柴胡 一錢 薄荷 五分 黑梔 丹皮 各一錢五分

水煎服.

補中益氣湯

人參 二錢 黃芪 炙, 二錢 白朮 炒, 一錢五分 當歸 一錢五分 升麻 五分 柴胡 五分 陳皮 八分 甘草 炙, 三分

引用薑·棗, 水煎服.

四君子湯

人參 白朮 茯苓 各二錢 甘草 炙, 一錢

引用薑·棗, 水煎服.

四物湯

當歸 三錢 川芎 白芍藥 二錢 熟地黃 三錢

水煎服.

獨參湯

人參 一兩

水煎服.

瘀血泛注

傷損瘀血泛注之證，乃跌仆血滯所致．蓋氣流而注，血注而凝，或注於四肢關節，或留於胸腹腰臀，或漫腫，或結塊，初起皆屬肝·脾鬱火．急用葱熨法，內服小柴胡湯以清肝火，次用八珍湯以壯脾胃，或益氣養榮湯，久服自然收功．若日久潰破而氣血虛者，宜十全大補湯．若潰而寒邪凝滯不斂者，宜豆豉餅祛散之．此證若不補氣血，不愼起居，不戒七情，或用寒凉克伐，俱屬不治．

小柴胡湯

柴胡 二錢 黃芩 一錢五分 半夏 製 人參 各一錢 甘草 炙, 五分

引用薑二片，水煎服.

八珍湯

卽四君子湯四物湯，相和爲劑也.

益氣養榮湯

人參 黃芪 炒 當歸 川芎 熟地黃 白芍 炒 香附 貝母 茯苓 陳皮 各一錢 白朮 二錢 柴胡 六分 甘草 桔梗 各五分

引用薑，水煎服．口乾，加五味子·麥冬．往來寒熱，加靑皮.

十全大補湯

卽八珍湯加黃芪·肉桂各一錢.

豆豉餅

江西豆豉

右一味爲末，唾津和作餠子，如錢大，厚二分，置患處，以艾壯於餠上灸之，乾則再易.

葱熨法 方見囟骨傷

瘀血作痛

傷損之證腫痛者，乃瘀血凝結作痛也．若脹而重墜，色或靑黑，甚則發熱作渴汗出者，乃經絡壅滯，陰血受傷也．宜先刺去惡血以通壅塞，後用四物湯以調之.

四物湯 方見傷損出血

血虛作痛

傷損之證血虛作痛者，其證則發熱作渴，煩悶頭暈，日晡益甚，此陰虛內熱之證．宜八珍湯加丹皮·麥冬·五味子·肉桂·骨碎補治之.

八珍湯 方見瘀血泛注

嘔吐黑血

傷損嘔吐黑血者，始因打撲傷損，敗血流入胃脘，色黑如豆汁，從嘔吐而出也．形氣實者，用百合散．形氣虛者，加味芎藭湯.

百合散

川芎 赤芍藥 當歸 百合 生地 側柏葉 荊芥 犀角 丹皮 黃芩 黃連 梔子 鬱金 大黃 各一錢

水煎，加童便和服.

加味芎藭湯

芎藭 當歸 白朮 百合 水浸一日 荊芥 各一錢

水一鍾半，酒半鍾，煎八分，不拘時服.

發 熱

傷損之發熱者，若因出血過多，脈洪大而虛，重按之全無者，此血虛發熱也，用當歸補血湯．脈若沈微，按之軟弱者，此陰盛發熱也，宜用四君子湯加炮薑·附子．若發熱

煩躁，肉瞤筋惕者，此亡血也，宜用聖愈湯．如發熱汗出不止者，此血脫也，宜用獨參湯．血脫之證，其脈實者難治，細小者易治．

當歸補血湯
黃芪 炙，一兩 當歸 三錢
水煎服．

聖愈湯
人參 川芎 當歸 熟地黃 生地 黃芪 炙，各等分
水煎服．

四君子湯 獨參湯 俱見傷損出血

肌肉作痛

傷損之證，肌肉作痛者，乃榮衛氣滯所致，宜用復元通氣散．筋骨間作痛者，肝腎之氣傷也，用六味地黃丸．

六味地黃丸
熟地黃 八兩 山萸肉 去核，四兩 懷山藥 四兩 牡丹皮 三兩 澤瀉 三兩 茯苓 三兩
共爲末，煉蜜丸桐子大，空心，白湯服三錢．

復元通氣散 方見傷損內證

骨傷作痛

傷損之證，骨傷作痛者，乃傷之輕者也．若傷重，則或折·或碎，須用手法調治之，其法已詳列前篇．此乃磕硼微傷，骨間作痛，肉色不變，宜外用葱熨法，內服沒藥丸，日間服地黃丸自愈矣．

沒藥丸
沒藥 去油 乳香 去油 川芎 川椒 去閉口及目 芍藥 當歸 各半兩 自然銅 火煅淬七次，二錢半
右爲細末，用黃蠟二兩熔化，入藥末攪勻，丸彈子大，每服一丸，酒一鍾化開，煎五分熱服．

葱熨法 方見囟骨傷
地黃丸 方見肌肉作痛

胸腹痛悶

傷損之證，胸腹痛悶者，多因跳躍捶胸，閃挫擧重，勞役恚怒所致．其胸腹喜手摸者，肝火傷脾也，用四君子湯加柴胡·山梔．如畏手摸者，肝經血滯也，用四物湯加柴胡·山梔·桃仁·紅花．若胸脇悶痛，發熱晡熱，肝經血傷也，用加味逍遙散．若胸脇悶痛，飮食少思，肝脾氣傷也，用四君子湯加芎·歸·柴·梔·丹皮．若胸腹脹滿，飮食少思，肝脾氣滯也，用六君子湯加柴胡·芎·歸．若胸腹不利，食少無寐，脾氣鬱結也，用加味歸脾湯．若痰氣不利，脾肺氣滯也，用二陳湯加白朮·芎·歸·山梔·大麻·鈎藤鈎．如因過用風熱之藥，致肝血受傷，肝火益甚，或飮糖酒則腎水益虛，脾火益熾，若用大黃·芍藥，內傷陰絡，反致下血．少壯者，必成痼疾．老弱者，多致不起．

加味歸脾湯
黑梔 一錢 牡丹皮 一錢 人參 一錢 黃芪 炙，一錢五分 白朮 炒，一錢五分 茯神 二錢 棗仁 炒，一錢五分 當歸 一錢 木香 五分 遠志 去心，八分 圓肉 二錢 甘草 炙，五分
引用薑·棗，水煎服．

二陳湯
陳皮 一錢五分 半夏 製，二錢 茯苓 二錢 甘草 五分 引用薑，水煎服．

六君子湯
卽四君子湯加陳皮·半夏各一錢五分．
引用薑·棗，水煎服．

四君子湯 四物湯 加味逍遙散 俱見傷損出血

脇肋脹痛

傷損脇肋脹痛之證, 如大便通和, 喘欬吐痰者, 肝火侮肺也, 用小柴胡湯加青皮·山梔清之. 若胸腹脹痛, 大便不通, 喘欬吐血者, 乃瘀血停滯也, 用當歸導滯散通之. 『內經』云, 肝藏血, 脾統血, 蓋肝屬木, 木勝侮土, 其脾氣必虛. 宜先清肝養血, 則瘀血不致凝滯, 次壯脾胃, 則氣血充盛. 若行克伐, 則虛者益虛, 滯者益滯, 禍不旋踵矣.

當歸導滯散

川大黃 一兩 當歸 二錢五分 麝香 少許

右三味, 除麝香另研外, 爲極細末, 後入麝香令勻, 每服三錢, 熱酒一杯調下.

又方

川大黃 當歸 各二兩

右共爲細末, 每服三錢, 不拘時, 溫酒調服.

小柴胡湯 方見瘀血泛注

腹痛

傷損腹痛之證, 如大便不通, 按之痛甚者, 瘀血在內也, 用加味承氣湯下之. 旣下而痛不止, 按之仍痛, 瘀血未盡也, 用加味四物湯補而行之. 若腹痛按之反不痛者, 血氣傷也, 用四物湯加參·芪·白朮, 補而和之. 若下而胸脇反痛, 肝血傷也, 用四君子湯加芎·歸補之. 旣下而發熱, 陰血傷也, 用四物湯加參朮補之. 旣下而惡寒, 陽氣傷也, 用十全大補湯補之. 旣下而惡寒發熱者, 氣血傷也, 用八珍湯補之. 下而欲嘔者, 胃氣傷也, 用六君子湯加當歸補之. 下而泄瀉者, 脾腎傷也, 用六君子湯加肉果·補骨脂補之. 若下後手足俱冷, 昏憒出汗, 陽氣虛寒也, 急用參附湯. 若吐瀉而手足俱冷, 指甲青者, 脾腎虛寒之甚也, 急用大劑參附湯. 口噤·手撒·遺尿·痰盛·唇青體冷者, 虛極之壞證也, 急用大劑參附湯, 多有得生者.

加味承氣湯

大黃 朴硝 各二錢 枳實 厚朴 當歸 紅花 各一錢 甘草 五分

水酒各半, 煎服.

參附湯

人參 或五錢或一兩 製附子 或三錢或五錢

引用薑, 水煎服.

四君子湯 四物湯 俱見傷損出血

六君子湯 方見胸腹痛悶

八珍湯 十全大補湯 俱見瘀血泛注

少腹引陰莖作痛

傷損而少腹引陰莖作痛者, 乃瘀血不行, 兼肝經鬱火所致. 宜用小柴胡湯加大黃·黃連·山梔服之. 待痛勢已定, 再用養血之劑, 自無不愈矣. 此病若誤認爲寒證而投以熱藥, 重則必危, 輕則損目, 治者宜愼之.

小柴胡湯 方見瘀血泛注

腰痛

傷損腰痛·脊痛之證, 或因墜墮, 或因打撲, 瘀血留於太陽經中所致, 宜地龍散治之.

地龍散

地龍 官桂 蘇木 各九分 麻黃 七分 黃柏 當歸尾 各二錢五分 桃仁 九個 甘草 三錢五分

右水煎, 食前服.

眩暈

傷損之證, 頭目眩暈, 有因服克伐之劑太過，中氣受傷，以致眩暈者．有因亡血過多，以致眩暈者．如兼腹脹嘔吐，宜用六君子湯，兼發熱作渴不思飲食者，宜十全大補湯．

六君子湯 方見胸腹痛悶

十全大補湯 方見瘀血泛注

煩躁

傷損之證，煩躁而面赤口乾作渴，脈洪大按之如無者，宜用當歸補血湯．如煩躁自汗頭暈，宜用獨參湯．如煩躁不寐，宜用加味歸脾湯．如煩躁脇痛，宜用柴胡四物湯．如亡血過多煩躁者，宜用聖愈湯．

加味歸脾湯 方見胸腹痛悶

當歸補血湯 聖愈湯 俱見發熱

柴胡四物湯 即四物湯加柴胡·黃芩． 方見傷損出血．

獨參湯 方見傷損出血

喘欬

傷損之證而喘欬者，若因出血過多，面黑胸脹，胸膈痛而發喘者，乃氣虛血乘於肺也，急用二味參蘇飮，緩則難救．若欬血衄血而喘者，乃氣逆血蘊於肺也，只宜活血行氣，不可用下法，宜十味參蘇飮治之．

二味參蘇飮

人參 一兩 蘇木 二兩

水煎服．

十味參蘇飮

人參 紫蘇 半夏 茯苓 陳皮 桔梗 前胡 葛根 枳殼 各一錢 甘草 五分

引用薑二片，水煎服．

昏憒

傷損昏憒乃傷之至重，以致昏憒不知人事，宜急灌以獨參湯．雖內有瘀血，斷不可下，急用花蕊石散內化之．蓋恐下之，因瀉而亡陰也．若元氣虛甚者，尤不可下，亦用前散以化之．凡瘀血在內，大便不通，用大黃·朴硝．血凝而不下者，須用木香·肉桂二三錢，以熱酒調灌服之，血下乃生，怯弱之人，用硝·黃而必加木香·肉桂同煎者，乃假其熱以行其寒也．

花蕊石散

石硫黃 四兩 花蕊石 二兩

右二味合勻，用瓦罐一個，入藥在內，封口，外用紙筋鹽泥周圍固濟，候泥乾，安四方磚上，書八卦五行字，用炭十斤籠疊周匝，自午時，從下著火漸漸上徹，直至經宿，炭盡火冷，又放經宿，罐冷取出研細，用絹羅羅過，瓷盒收貯．每服三錢，以童便調服．

作嘔

傷損作嘔，若因痛甚，或因克伐而傷胃者，宜四君子湯加當歸·半夏·生薑．因忿怒而肝傷者，用小柴胡湯加山梔·茯苓．因痰火盛者，用二陳湯加薑炒黃連·山梔．因胃氣虛者，用補中益氣湯加生薑·半夏．因出血過多者，用六君子湯加當歸．

四君子湯 補中益氣湯 俱見傷損出血

小柴胡湯 方見瘀血泛注

二陳湯 六君子湯 俱見胸腹痛悶

作渴

傷損作渴，若因亡血過多者，用四物湯加人參·白朮．如不應，用人參·黃芪以補氣，當歸·熟地以補血，或用八珍湯．若胃熱傷津液者，用竹葉黃芪湯．如胃虛津液不足，用補中益氣湯．如胃火熾盛，用竹葉石膏湯. 若煩熱作渴·小便淋澁, 乃腎經虛熱, 非地黃丸不能救.

竹葉黃芪湯

淡竹葉 二錢 人參 黃芪 生地黃 當歸 川芎 麥冬 芍藥 甘草 石膏 煆 黃芩 炒 半夏 各一錢 水煎服.

竹葉石膏湯

竹葉 三把 石膏 一斤 人參 三兩 甘草 炙, 二兩 麥冬 一升 半夏 半升 粳米 半升

引用生薑, 水煎服.

四物湯 補中益氣湯 俱見傷損出血

八珍湯 方見瘀血泛注

六味地黃丸 方見肌肉作痛

秘 結

傷損之證, 大便秘結, 若因大腸血虛火熾者, 用四物湯送潤腸丸, 或以猪膽汁導之. 若腎虛火燥者, 用六味地黃丸. 若腸胃氣虛, 用補中益氣湯. 若大便秘結, 裏實氣壯, 腹痛堅硬者, 用玉燭散.

潤腸丸

大黃 當歸尾 羌活 各五錢 桃仁 麻仁 各一兩

右爲末, 煉蜜丸彈子大, 空心, 白湯送下.

猪膽汁導法

大猪膽一枚, 瀉汁和法醋少許, 以灌穀道內, 如一時頃, 當大便, 出宿食惡物甚效.

玉燭散

生地黃 當歸 川芎 赤芍藥 大黃 酒浸 芒硝

引用生薑, 水煎服.

四物湯 補中益氣湯 俱見傷損出血

六味地黃丸 方見肌肉作痛

挾 表

傷損之外挾表邪者, 其脈必浮緊, 證則發熱體痛. 形氣實者, 宜疏風敗毒散. 形氣虛者, 宜加味交加散, 或羌活乳香湯以散之.

疏風敗毒散

當歸 川芎 白芍藥 熟地黃 羌活 獨活 桔梗 枳殼 柴胡 白茯苓 白芷 甘草 紫蘇 陳皮 香附

右生薑·生地黃煎, 入酒和服.

加味交加散

當歸 川芎 白芍藥 生地黃 蒼朮 厚朴 陳皮 白茯苓 半夏 羌活 獨活 桔梗 枳殼 前胡 柴胡 乾薑 肉桂 甘草

右生薑煎服. 有熱者, 去乾薑·肉桂.

羌活乳香湯

羌活 獨活 川芎 當歸 赤芍藥 防風 荊芥 丹皮 續斷 紅花 桃仁 乳香

右生地黃煎服. 有熱者, 加柴胡·黃芩.

補遺方

補損續筋丸

治跌打撲墜, 骨碎筋斷肉破, 疼痛不息.

當歸 酒洗, 五錢 川芎 白芍 炒 熟地 各三錢 廣木香 丹皮 乳香 去油淨 沒藥 去油淨, 各五錢 骨碎補 自然銅 紅花 瓜兒血竭 各三錢 硃砂 五錢 丁香 一錢 人參 一兩 虎骨 酥油炙, 二兩 古銅錢 三文

共爲細末, 煉蜜爲丸, 每服三錢, 淡黃酒·童便化服.

補損接骨仙丹

治證同前.

當歸 酒洗 川芎 白芍 炒 熟地 補骨脂 五靈脂 廣木香 地骨皮 防風 各五錢 乳香 去油淨 沒藥 去油淨 瓜兒血竭 各一錢

右銼一處, 用夜合花樹根皮五錢, 同入大酒壺內, 加燒酒同煮, 一炷香, 取出溫服.

止血定痛生肌散

治傷損等證, 失血過多, 或因克伐致血氣耗損, 惡寒發熱煩躁.

乳香 去油淨 沒藥 去油淨 龍骨 各三錢 血竭 二錢 黃丹 飛過, 五錢 香白芷 二錢五分 軟石膏 去火毒, 一兩 潮腦 少許

共爲細末, 瓷器盛之, 每以糝患處, 止痛生肌.

敷跌打靑腫方

生梔子同飛羅麵搗塗之, 以布纏裹, 拔出靑毒卽消.

回陽玉龍膏

專敷跌打損傷, 氣虛寒冷.

草烏 炒, 二錢 南星 煨, 一兩 軍薑 煨, 一兩 白芷 一兩 赤芍 炒, 一兩 肉桂 五錢

共爲末, 葱湯調搽, 熱酒亦可.

太乙膏

治傷口不收, 貼之生肌長肉.

香麻油 當歸 生地 生甘草

三味入油內炸枯, 去渣, 再以絲棉濾淨, 再入淨鍋, 熬至滴水不散, 入炒飛黃丹八兩, 又用慢火, 熬至滴水成珠, 取起少頃, 入白蠟·黃蠟, 各一兩, 微火再熬, 取起少定, 入去油淨乳香·沒藥各五錢攪勻, 收瓷器內, 過三宿可貼.

索 引

病證索引

ㄱ

ㄴ

人

ㅇ

ㅊ

ㅌ

ㅍ

處方索引

ㄱ

處方索引

ㅁ

ㅅ

ㅇ

ㅈ

ㅋ

ㅌ

ㅍ

ㅎ

標點 · 索引
御纂醫宗金鑑

초판 인쇄 / 2006년 4월 18일
초판 발행 / 2006년 4월 25일

原 著 / 清 · 吳謙 等

再編輯 / 東醫文獻研究室

펴낸이 / 김 근 중

펴낸곳 / 法仁文化社

110-100 서울특별시 종로구 교남동 47

전화 : 영업부 720-8004~6

편집부 736-2324

팩시밀리 : 736-2325

등록번호 / 제2-459호 (1988. 1. 22.)

ISBN 89-7896-119-3-93510

책값은 뒷표지에 표시되어 있습니다.

※ 落張이나 破本은 교환해 드립니다.

※ 東醫文獻研究室은 한의학도서의 번역·편집 등을 주된 업무로 하고 있습니다.

http://www.bubinbooks.co.kr E-mail:bubinbooks@bubinbooks.co.kr